AUZIAS-TURENNE

LA

SYPHILISATION

Tout par la science et pour la science.

PUBLICATION DE L'ŒUVRE DU DOCTEUR AUZIAS-TURENNE

FAITE PAR LES SOINS DE SES AMIS.

SYPHILISATION — SYPHILIS

VACCINE

SUR LES MALADIES VIRULENTES

VARIÉTÉS

PARIS

LIBRAIRIE GERMER BAILLIÈRE ET Cie

108, BOULEVARD SAINT-GERMAIN, 108

AU COIN DE LA RUE HAUTEFEUILLE

1878

L'ŒUVRE DU DR AUZIAS-TURENNE

PARIS. — TYP. A. PARENT

IMPRIMEUR DE LA FACULTÉ DE MÉDECINE

29-31, Rue Monsieur-le-Prince, 29-31

AUZIAS-TURENNE

LA SYPHILISATION

Tout par la science et pour la science.

PUBLICATION DE L'ŒUVRE DU DOCTEUR AUZIAS-TURENNE
FAITE PAR LES SOINS DE SES AMIS.

SYPHILISATION — SYPHILIS
VACCINE
SUR LES MALADIES VIRULENTES
VARIÉTÉS

PARIS
LIBRAIRIE GERMER BAILLIÈRE ET Cie
108, BOULEVARD SAINT-GERMAIN, 108
AU COIN DE LA RUE HAUTEFEUILLE

1878

AUZIAS-TURENNE

SA VIE, SON ŒUVRE.

« J'apporte dans la science une idée neuve... »

Joseph-Alexandre Auzias-Turenne est né à Pertuis (Vaucluse), le 1er mars 1812, et est mort à Paris le 27 mai 1870.

Il a annoncé la SYPHILISATION, c'est-à-dire l'état physiologique dans lequel l'organisme, ayant épuisé sa réceptivité pour le virus syphilitique, n'est plus apte à subir l'évolution de la syphilis, — et il a institué, d'après ce principe, une méthode d'inoculations faisant le double office de *traitement* et de *vaccination* syphilitiques.

Les circonstances dans lesquelles cette découverte s'est produite, — les obstacles qu'elle a rencontrés en France, — les applications qu'elle a reçues à l'étranger, — l'expérience préalable que l'inventeur a faite sur lui-même, et le secret qu'il en a gardé jusqu'à sa mort, — les luttes qu'il a soutenues, — les travaux qu'il a poursuivis, — enfin le pourvoi qu'il a voulu porter devant la postérité, tel sera l'objet de cette notice; nous y ajouterons quelques détails intimes qui feront connaître l'homme en même temps que le savant.

La famille Auzias, très-ancienne à Mirabel-aux-Baronnies, chef-lieu de canton de l'arrondissement de Nyons (Drôme), s'y divisait en branches nombreuses qui avaient de la propension à se distinguer entre elles par des surnoms. Une tradition de famille rapporte que les jeunes gens de Mirabel avaient eu, dans un temps, maille à partir avec des soldats du Comtat, pays limitrophe, venus à Mirabel où ils se permettaient certaines avanies et vantardises, — que les jeunes gens de Mirabel en avaient eu raison, — et que de l'un d'eux, un Auzias, qui s'était signalé dans ces rixes, on avait dit : « *Il s'est battu comme un Turenne!* » d'où le surnom serait resté à une branche de cette famille.

Le nom d'Auzias-Turenne, quelle que soit son origine, existe dans les titres de famille depuis le commencement du siècle dernier, et les différentes branches issues d'un auteur commun, né en 1732, qui lui-même avait toujours porté ce double nom, l'ont généralement inscrit dans leurs actes de naissance.

Le père du Docteur Auzias-Turenne, Jean-Chrysostôme-Julien Auzias, chef de l'une de ces branches, était né à Mirabel en 1771. Nous le trouvons en 1793 lieutenant au bataillon de la 1re réquisition du district de Nyons, en garnison à Marseille; en 1794, l'un des commissaires pour le désarmement des bastides, aux environs de Marseille. Il était en garnison à Toulon en 1795.

En 1799, M. Julien Auzias, après avoir achevé son temps de service militaire, entra comme surnuméraire dans l'Administration de l'Enregistrement et des Domaines, et ne tarda pas à être nommé chef des bureaux de la Direction, à Avignon. Receveur de l'Enregistrement à Castellane en 1809, il épousa l'une des filles de M. Silvy, médecin à Pertuis, et l'année suivante, en 1810, naquit, à Castellane, son premier fils Henri-Gustave (1); un second fils, Joseph-

(1) M. Auzias-Turenne (Henri-Gustave) frère aîné du Dr Auzias-Turenne a suivi la carrière de la magistrature, et est mort Président du tribunal civil d'Avignon le 21 février 1863. Il a laissé deux fils et une fille.

Alexandre, celui qui sera le Dr Auzias-Turenne, vient au monde à Pertuis, le 1er mars 1812. Tous deux portent, d'après leur acte de naissance, le double nom d'Auzias-Turenne.

M. Julien Auzias, qui était Vérificateur de l'Enregistrement à Saint-Jean-de-Maurienne depuis 1812, se trouva sans emploi en 1815, quand la Savoie cessa d'appartenir à la France, et il passa trois ans à Mirabel où s'écoula la première enfance de ses fils. Il fut replacé, en 1818, comme Vérificateur de l'Enregistrement à Marcigny, arrondissement de Charolles (Saône-et-Loire), et resta onze ans dans cette résidence, où naquit, en 1819, son troisième fils Eugène-Paulin (1). C'est là que commença l'éducation des fils.

Quelques extraits de lettres écrites par le père, à cette époque, de 1822 à 1830, donnent, en même temps que la note morale de la famille, des renseignements précis et des appréciations intéressantes sur les premières années d'Alexandre et sur le développement de son intelligence (2).

Marcigny, 27 avril 1822. « Henri et Alexandre reçoivent les premiers principes du latin d'un ecclésiastique qui a bien voulu leur donner quelques soins. Les dispositions de l'aîné sont bonnes, et même précoces. La nature est plus lente chez son frère, mais elle est bonne mère et elle sait ce qu'elle fait. »

Marcigny, 2 septembre 1824. « Je viens de placer Henri dans une pension à Lyon... Alexandre l'y aurait suivi, si sa santé quelquefois inconstante l'avait permis; l'ecclésiastique ne le fait pas marcher vite, mais il lui donne de bons principes. »

Marcigny, 25 février 1826. « Après deux années passées à Lyon, Henri est au collége de Marcigny... Alexandre, qui est avec son frère, le suit de loin avec beaucoup de zèle. Cet enfant a eu de la peine à mordre ; la nature physique contrariait le moral; j'aurais désespéré de ses études s'il n'était pas si vrai qu'il est sage d'en suivre le développement avec patience (3). Depuis la rentrée, il a été constamment le premier de sa classe, et il sera mis en sixième à Pâques. »

Tulle, 13 mai 1830. « L'amour propre d'Alexandre joue de malheur à l'occasion du succès de ses études. En juin dernier, il eut à sacrifier à Marcigny le prix d'excellence qui lui était assuré, et il faut qu'il fasse, en rhétorique, à

(1) M. Auzias (Eugène-Paulin), frère cadet du Dr Auzias-Turenne, a suivi, comme son père, la carrière de l'Enregistrement. Il est aujourd'hui Conservateur des hypothèques à Avignon. Il est resté célibataire.

(2) Ces lettres étaient adressées à M. Théodose Auzias-Turenne, alors étudiant en droit à Aix, neveu de M. Julien Auzias, et qui avait été privé de son père étant très-jeune : « Délicatesse, honneur, franchise et soumission, voilà les bases d'une bonne conduite, voilà ce que tu dois au souvenir de ton respectable père, et j'ose dire à mon amitié... », écrit M. Julien Auzias à son neveu.

Cette correspondance intime nous a été communiquée par M. Théodose Auzias-Turenne devenu lui aussi chef de famille et qui rappelle avec une respectueuse émotion, à cinquante ans de distance, l'affection avec laquelle son oncle a concouru à la continuation des enseignements que son père n'avait pu suffisamment lui donner.

(3) Alexandre Auzias-Turenne était peu doué sous le rapport de la mémoire; il dit lui-même :

« On m'a bien souvent répété, dès mon enfance, que je ne savais pas apprendre les choses comme tout le monde, et que j'avais la tête dure. C'est là, si je puis ainsi m'exprimer, mon idiosyncrasie intellectuelle. » Lettre à M. Viennois* (p. 395).

*Les chapitres cités avec la pagination indiquée entre deux parenthèses, sont ceux de l'Édition de 1878 : LA SYPHILISATION. PUBLICATION DE L'ŒUVRE DU DOCTEUR AUZIAS-TURENNE, FAITE PAR LES SOINS DE SES AMIS.

Tulle, le même sacrifice (1). L'abbé Bousquet, directeur du Collége, me disait hier : Je regrette votre départ; votre fils était l'élève qui devait nous faire le plus d'honneur. Cet enfant manque un peu de ces dehors et de cette politesse qui sont fort appréciés dans le monde, mais, sous tous les autres rapports, il laisse peu à désirer. »

C'est à Montpellier qu'Alexandre Auzias-Turenne achève ses études classiques, c'est là qu'il commence ses études médicales, entraîné par une vocation certaine en présence de laquelle le père renonce à la pensée qu'il avait eue, dès 1829, de demander pour lui un brevet de surnuméraire dans l'Administration de l'Enregistrement.

Bientôt le grand centre parisien l'attire, et c'est au foyer principal de l'activité intellectuelle et scientifique qu'il va poursuivre son développement.

Il arrive à Paris dans le courant de 1834, décidé à payer de sa personne. C'est une nécessité qui s'impose plus impérieusement encore après la mort du epèr et de la mère survenue en 1837 (2).

Auzias-Turenne ne tarde pas à se créer d'utiles relations dans le journalisme et dans le monde scientifique. Collaborateur de la *France médicale*, en 1836, il rédige les premières leçons d'un cours d'anatomie microscopique, professé par M. Raspail, et promptement interrompu ; il écrit des articles sur l'anatomie clastique du Dr Auzoux, sur le Traité de diagnostic de M. Piorry, sur le Concours de l'externat, etc. (3). En 1837, il est externe à l'hôpital de la Pitié, dans le service du célèbre chirurgien Lisfranc. A cette même époque, associé à l'œuvre de Sanson-Alphonse, fondateur de l'École auxiliaire et progressive de médecine de l'Impasse des Vignes, il est pendant deux ans chef des travaux anatomiques, président de la conférence du dimanche où les jeunes gens s'exercent à discuter en public, et demeure à l'École. Camarade de Gratiolet, de Victor Meunier, de Raymond Brucker qui ont, comme lui, le culte des idées générales, il organise avec eux d'autres conférences philosophiques, littéraires, scientifiques, conçues dans le sens le plus libéral. En même temps, et aussitôt qu'il possède quelques notions précises d'anatomie et de physiologie, il se livre à l'enseignement autant pour compléter son instruction que pour aider quelques condisciples, et plus tard, il trouve dans la rémunération de ses leçons l'appoint de ressources qui suffit à sa vie modeste. C'est dans ces conditions qu'il achève ses études médicales et qu'il devient docteur en médecine le 19 novembre 1842.

Il est, avant tout, UN TRAVAILLEUR, avec la dignité de caractère et de conduite qu'exige cette condition sérieusement pratiquée, et aussi avec la simplicité de manières et d'habitudes qu'elle comporte. Il a le courage de ses opinions et de sa situation; non-seulement sa médiocrité extérieure ne l'humilie pas et ne paralyse pas son initiative, mais il ne paraît pas même soupçonner

(1) M. Julien Auzias avait été nommé, en mai 1829, Inspecteur de l'Enregistrement à Tulle (Corrèze); et l'année suivante, en mai 1830, il était envoyé, comme Inspecteur, à Nîmes (Gard).

(2) Mme Auzias (Justine-Catherine Silvy), meurt le 9 juin 1837, à Nîmes, enlevée en six jours par une fluxion de poitrine, et M. Julien Auzias meurt le 15 du même mois. Leur double succession n'atteint pas 20,000 fr., et le plus jeune des fils, confié au frère aîné, n'a pas encore achevé son éducation.

(3) La *France médicale*, 22, 26, 29 novembre, 20 et 31 décembre 1836, 17 janvier 1837. L'*Étudiant*, Journal des Écoles, 25 février 1838, article sur les Applaudissements et les Sifflets dans les Concours à l'École de Médecine (p. 880).

qu'elle puisse, dans certains groupes de jeunes gens, créer des préventions contre lui et faire obstacle à la sympathie. Il est sincère, naturel, « sa vie est originale, » écrit un vieil ami de sa famille qui l'a visité à Paris, « mais honorable et heureuse et partant raisonnable, j'ai été forcé de l'approuver, — et cela de conviction, — après un débat contradictoire. »

En 1840 et par l'intermédiaire de Victor Meunier, il entre en relation avec Étienne Geoffroy-Saint-Hilaire, et il obtient bientôt l'estime, les encouragements et l'affection de l'illustre auteur de la Philosophie anatomique, qui se plaît à l'appeler « son fidèle (1) ». Il l'entoure de soins filiaux jusqu'à sa dernière heure, et consacre ainsi une amitié, héréditaire dans cette famille, et qui sera un des bonheurs de sa vie.

En 1843, assistant à une leçon clinique du célèbre chirurgien de l'hôpital du Midi, il entend M. Ricord enseigner que les animaux ne sont pas susceptibles de contracter la syphilis. Son intelligence se refuse à admettre cette dérogation aux lois de l'analogie, et il entreprend de vérifier expérimentalement le fait contraire qu'il pressent en philosophe plus encore qu'en physiologiste. Il institue alors, et il poursuit avec autant de scrupule que de patience, à la ménagerie du Muséum d'histoire naturelle, grâce à la bienveillance éclairée des Geoffroy-Saint-Hilaire, des expériences qui lui permettent de constater bientôt, sur les singes qu'il a inoculés avec du pus syphilitique, les ulcérations caractéristiques des chancres. Il annonce ce résultat à l'Académie des Sciences, le 28 octobre 1844 (2), et présente en même temps à l'Académie de Médecine et à la Société de Chirurgie (3), des singes qui portent des chancres à la face, aux oreilles, au scrotum. On accepte pour un moment qu'il a réussi, mais bientôt les doutes et les dénégations surgissent. On prétend d'abord que les ulcérations produites ne sont pas des chancres ; ensuite, que ces chancres ne sont pas syphilitiques ; et on déclare enfin que la preuve ne pourrait être faite que si la matière transportée du singe à l'homme communiquait à celui-ci la syphilis.

Sans interrompre ni son enseignement, ni ses autres travaux scientifiques (4), Auzias-Turenne continue ses expériences sur les animaux, et soutient le débat public. Tantôt il réussit et on conteste ses résultats; tantôt il échoue, et on veut l'accabler. Mais loin de se décourager, il trouve au contraire, dans ses insuccès même dont il s'ingénie à découvrir la cause, un nouveau stimulant. Ayant échoué précisément sur des sujets qui lui avaient donné antérieurement des résultats positifs, et que, pour cette raison même, il avait choisis de préférence pour des expériences publiques, il est conduit à se demander si les résultats positifs antérieurement obtenus ne seraient pas pour quelque chose dans les insuccès ultérieurs, et il remarque qu'en effet des inoculations successives ont

(1) VIE, TRAVAUX ET DOCTRINE SCIENTIFIQUE, D'ÉTIENNE GEOFFROY-SAINT-HILAIRE, PAR SON FILS, M. ISIDORE GEOFFROY-SAINT-HILAIRE. Paris, 1847, in-18, p. 415.

(2) Lettres à l'Académie des Sciences (p. 3).

(3) Documents à l'appui, 1re série (p. 61).

(4) C'est pendant cette période de temps qu'il produit les travaux suivants : Théorie ou mécanisme de la Migraine, Paquet cacheté déposé à l'Académie des Sciences, le 1er décembre 1845, et Lecture faite le 24 août 1846 (p. 807-815). — Des Analogies qui existent dans l'espèce humaine entre les membres thoraciques et les membres abdominaux, Mémoire présenté à l'Académie des Sciences, le 21 décembre 1846. (*Non imprimé dans l'édition de* 1878.) — Théorie et traitement de la diathèse cancéreuse, Paquet cacheté déposé à l'Académie des Sciences, le 25 octobre 1847 (p. 215-216). — Le Choléra et son traitement, septembre 1849 (p. 816-819).

été suivies d'ulcérations successivement moins caractérisées, et que là où une auto-inoculation n'a pas réussi, l'insertion d'un pus étranger a souvent produit des résultats positifs.

Il ne lui suffit pas d'expérimenter et d'observer, il raisonne, il juge, il combine, et il arrive ainsi à concevoir la théorie de l'immunité acquise contre le virus syphilitique par des inoculations successives de ce même virus, — et, en même temps, la méthode thérapeutique, à la fois curative et prophylactique, basée sur ce principe. Il exprime par le mot SYPHILISATION ou vaccination syphilitique cette double idée théorique et pratique.

C'est sur lui-même alors, et avant toute publication, qu'il fait la première application de sa méthode, ajournant à sa mort la révélation et la démonstration de son expérience personnelle.

« *Je suis le plus ancien syphilisé du monde,* » écrit-il simplement dans son Testament (1).

Et le jour de l'autopsie, quand les éminents professeurs, les honorables médecins, qui ont donné leur concours à ses amis, constatent sur la partie antérieure et latérale gauche du thorax, des séries symétriques de cicatrices dont l'aspect est nouveau pour la plupart d'entre eux, quand deux des assistants, découvrant leur poitrine, montrent des cicatrices semblables et déclarent qu'ils ont été syphilisés par le Docteur (2), alors la démonstration apparaît saisissante, et un rayon de justice tardive illumine la vie de cet héroïque Turenne! Héroïque en effet, non parce qu'il a pratiqué sur lui, sans ostentation comme sans faiblesse, uniquement par probité et dévouement scientifique, une expérience qui, après tout, servait son idée, — mais parce qu'ayant jugé le secret utile au succès de sa découverte, il est resté impénétrable pendant vingt ans, malgré les objurgations et les injures; parce qu'il a subi cette flagellation publique du Congrès médical international de 1867, se bornant à répondre : « *J'ai apporté une question scientifique, et je demande des objections scientifiques* (3) », alors qu'il pouvait, laissant déborder son cœur, et découvrant lui aussi sa poitrine, confondre ses détracteurs, et remporter un triomphe, sinon plus sérieux que celui que lui valut alors son calme et sa dignité, du moins plus séduisant au point de vue de l'amour propre et du succès immédiat.

« On voudrait que je fisse des expériences personnelles, » dit-il encore au Congrès, « je m'y refuse, et, avant tout, par dignité, ne voulant pas me mettre à la disposition de M. Ricord, dans l'unique but de satisfaire sa curiosité, et de lui servir ensuite, comme cela est arrivé à d'autres, de sujet de plaisanteries (4). »

La note suivante, écrite à la date du 29 juin 1854, avec la rubrique marginale : « *Objection ad hominem* », dans un des cahiers où il consignait ses impressions au jour le jour, résume la question d'une manière aussi logique que piquante :

« Pourquoi ne vous êtes-vous pas syphilisé?

— Qui vous a dit que je ne me suis pas syphilisé?

Vous vous êtes donc syphilisé?

(1) Testament (p. 889).
(2) Procès-verbal d'autopsie (p. 890).
(3) La syphilisation au point de vue de l'hygiène publique (p. 272).
(4) *Ibidem* (p. 273).

— C'est mon affaire ! Pourquoi vouloir scruter mes affaires et ma personne ? Supposez l'une des deux choses suivantes :

a. Je me suis syphilisé, et ne le dirai pas : 1° parce que s'il m'arrivait malheur de santé, on ne manquerait pas de l'attribuer à la syphilisation ; 2° parce que si je publiais mon observation, on serait capable de tout contre moi, hypothèses, calomnies, scrutation de la vie publique et privée, etc... (On ne s'est pas fait faute de tout cela contre moi !)

b. Je ne me suis pas syphilisé : 1° parce que je manque de courage ; 2° parce que je n'avais pas la vérole ; 3° parce que je me suis réservé pour d'autres occasions, désirant faire d'autres expériences sur moi.

Eh bien ! Qu'est-ce que tout cela fait à la syphilisation ? Est-elle juste ou non ? vraie ou fausse ? Voilà toute la question. Le reste n'y fait rien ! »

Ailleurs, annotant un passage de l'Introduction du livre de M. Sperino (1), passage relatif aux expériences de syphilisation pratiquées au Syphilicome de Turin, il écrit : « Il ne peut s'agir ici que des expériences de son premier Mémoire, lesquelles sont postérieures à celles que j'avais faites sur deux filles publiques et sur..... Ah ! si je pouvais parler ! »

Enfin on trouve ce passage dans une lettre du 16 août 1857 (2) : « Avant qu'il ne fût question pour personne de syphilisation, j'avais appliqué la syphilisation sur l'homme. M. Malgaigne m'en a demandé la preuve lors de la discussion académique, je la lui ai donnée. »

M. Malgaigne n'était-il pas inspiré par cette confidence quand, défendant Auzias-Turenne devant l'Académie de Médecine, il lançait cette apostrophe émue : « Ah ! si la Commission avait voulu savoir, et cela lui était si facile ! l'âme haute et généreuse de M. Begin aurait frémi de s'associer, même de loin, à des insultes aussi imméritées (3). »

Ce qui est certain, c'est qu'Auzias-Turenne a jugé que la divulgation de son expérience personnelle, — de son vivant, — serait plus nuisible qu'utile au succès de sa découverte et qu'il s'est voué au secret. Sa résolution sur ce point, qu'on la trouve insuffisamment justifiée ou qu'on l'admire, est acquise à l'histoire aussi bien que le fait même de sa syphilisation personnelle.

Auzias-Turenne, dans la lettre qu'il adresse à l'Académie des Sciences, le 18 novembre 1850 (4), a un double objet. Il confirme d'abord sa découverte de 1844 sur la possibilité d'inoculer la syphilis aux animaux, en produisant le fait de Robert de Welz qui s'est quatre fois soumis, par dévouement pour la science, à l'inoculation du pus des chancres produits sur un singe et sur un chat, et qui a laissé pendant dix jours s'étendre sur ses deux bras les quatre chancres qu'il avait ainsi contractés. Il annonce ensuite le phénomène (qu'il a vérifié sur lui-même) de l'immunité acquise contre le virus syphilitique par l'inoculation d'une succession de chancres. Mais, tandis qu'à l'occasion du premier fait il exalte, avec toute justice d'ailleurs, l'héroïsme de Robert de Welz, il dissimule au contraire l'expérience dont la preuve est écrite sur sa poi-

(1) LA SYPHILISATION ÉTUDIÉE COMME MÉTHODE CURATIVE ET COMME MOYEN PROPHYLACTIQUE DES MALADIES VÉNÉRIENNES. Turin et Paris, 1853.

(2) Lettre à M. le professeur Bœck (p. 323).

(3) Discours de M. Malgaigne à l'Académie de Médecine (p. 183).

(4) Lettres à l'Académie des Sciences (p. 3). La séance est du 18 et non du 17 novembre 1850.

trine en caractères indélébiles et, parlant du deuxième fait, il se borne à dire : « Des observations entreprises sur l'homme sont venues le confirmer. »

Quel contraste ! quelle force de caractère ! N'est-ce pas une empreinte que le génie grave sur la première pierre de son monument scientifique?

Le champ de la lutte est élargi. Tandis que dans le monde scientifique et médical, les uns, solidaires par instinct de tout effort sincère de l'esprit, accordent leur sympathie à l'inventeur et, sans juger *à priori* sa doctrine, sont disposés à lui donner toutes facilités d'en compléter la démonstration dans les conditions rigoureuses, mais équitables, que la vraie science impose à toute découverte avant de la reconnaître, — d'autres, ceux dont l'enseignement et la pratique font loi en syphilistique, et qui se sentent atteints en pleine doctrine et inquiétés dans leurs intérêts particuliers, instinctivement aussi, font tête à la découverte et se liguent pour l'étouffer à sa naissance. D'autres encore, *Laudatores temporis acti*, conservateurs de tout pouvoir à l'abri duquel ils peuvent végéter sans effort, apportent aux princes de la science menacés par la révolution qu'annonce Auzias-Turenne, l'appoint de leur concours plus ou moins désintéressé, plus ou moins avoué. Ils se rallieront aux mots de prudence, scrupule, examen, morale surtout; mais, en réalité, leur intervention n'aura pour but et pour effet que l'inertie, les ajournements, les diversions hypocrites. — D'autres enfin, les plus nombreux, resteront presque indifférents, plutôt importunés cependant par le bruit que fait l'idée nouvelle, et tout en s'amusant des plaisanteries décochées contre elle.

D'un côté donc, un seul combattant, Auzias-Turenne, travailleur obscur et pauvre, encouragé par la sympathie de quelques illustres savants, mais fortifié surtout par sa foi et son enthousiasme d'inventeur, — de l'autre, des adversaires intéressés, déjà célèbres, riches, occupant les principales positions dans les Académies, dans l'Administration, dans la Presse, — puis, dans l'ombre, la légion des indifférents à des degrés divers.

Auzias-Turenne demande, qu'à l'exemple de ce qui se passe au Syphilicome de Turin, on lui permette d'appliquer sa méthode dans l'infirmerie de la prison Saint-Lazare, aux femmes malades qui accepteront son intervention. Les juges du camp suivront le traitement, constateront les résultats et, par cette démonstration au grand jour, la preuve pourra être faite. Mais c'est précisément ce que les adversaires veulent empêcher à tout prix, et ils parviennent en effet à paralyser la bonne volonté de l'Administration supérieure, et à faire échec, pendant vingt ans, aux protecteurs, quels qu'ils soient, qui se montrent disposés à ouvrir la porte de Saint-Lazare à l'inventeur de la méthode appliquée à l'étranger avec le concours des Gouvernements.

En vain l'Expédition du prince Napoléon dans les mers du Nord, en 1856, ira recueillir à Christiania les témoignages les plus décisifs en faveur de la syphilisation (1). Le Prince pourra bien récompenser par la décoration de la Légion d'honneur l'illustre Norwégien qui applique, au grand profit de la science et de l'humanité, la découverte française; il obtiendra même à Stockholm la décoration de l'Étoile polaire pour l'inventeur français; — mais à Paris il sera impuissant à faire accorder à celui-ci un service de dix lits à l'infirmerie de la prison Saint-Lazare.

(1) OBSERVATIONS MÉDICALES RECUEILLIES PENDANT LE VOYAGE SCIENTIFIQUE DE S. A. I. LE PRINCE NAPOLÉON, DANS LES MERS DU NORD, PAR J.-H. GUÉRAULT... Paris, 1857, in-4°, p. 49 et suiv.

Auzias-Turenne poursuivra ce but toute sa vie ; — plusieurs fois il sera fondé à croire qu'il va l'atteindre, — mais, plus puissante que les patrons scientifiques, plus puissante que l'Empereur lui-même, une coterie veille et lui barrera toujours le passage.

Qu'exige-t-on de lui, au contraire? Qu'il livre avant tout son corps aux expériences, qu'il montre ensuite les malades qu'il a guéris ou qu'il traite. Il refuse de trahir les secrets de son cabinet médical comme il a refusé de laisser scruter sa personne, et sacrifie son amour-propre et l'espérance d'un succès immédiat pour préserver de toute atteinte sa dignité et sa conscience.

Ses adversaires qui lui refusent le possible et lui demandent l'impossible, triomphent officiellement, et, dans l'année 1852-1853, la syphilisation est condamnée en même temps, et sous les mêmes influences, par l'Académie de Médecine et par l'Administration française. Le courageux discours de M. Malgaigne (1) et la Lettre au Préfet de police en réponse au Rapport de la Commission administrative (2) font la lumière sur ce double incident.

Et cependant l'idée a pris l'essor ! Appliquée à Turin par Sperino, à Bologne par Gamberini, à Vienne par Sigmund, et surtout à Christiania par le professeur W. Bœck, la syphilisation fait ses preuves à l'étranger dans une pratique publique de plusieurs années, encouragée par les Gouvernements et consacrée par des statistiques irrécusables.

En France, non-seulement l'inventeur ne peut obtenir l'autorisation d'appliquer sa méthode dans un hôpital, mais il est attaqué, injurié, calomnié. Ses idées sont travesties; on s'attache moins à discuter le phénomène scientifique et l'efficacité du traitement qu'à forcer les conséquences de quelques vues d'avenir hasardées ; on l'accuse de favoriser la débauche parce qu'il veut apporter un remède au mal physique dont elle est la source, et c'est au nom de la morale, ainsi comprise, qu'on cherche à ameuter la société contre lui. S'il n'avait la parole et la plume, sa découverte serait bientôt étouffée dans son foyer d'origine, mais il n'est pas pris au dépourvu sur ce terrain, et, sans jamais faiblir, il soutient tous les combats, collectifs ou individuels.

Cours publics de syphilisation et de syphilis; leçons sur le chancre; expositions doctrinales et discussions devant la Société médicale américaine, devant la Société médicale du Panthéon, devant le Congrès médical international; réfutations des objections; réponses, imposées au besoin, aux journaux (3), il est toujours sur la brèche et reste aussi maître de lui dans ses démonstrations que dans sa polémique.

En fait d'application, il n'a que sa clientèle privée, — mais là encore les sacrifices s'imposent. Il syphilise plus souvent pour rien que pour des honoraires, et sa bonté l'entraîne à ajouter parfois les secours pécuniaires aux soins médi-

(1) Discours de M. Malgaigne à l'Académie de Médecine (p. 171-184).

(2) Lettre à M. le Préfet de Police sur la Syphilisation (p. 189).

(3) Cours public de Syphilisation fait à l'École pratique (p. 79-167). — Sur le chancre et le pseudo-chancre (p. 437-448). — Du virus syphilitique et de son emploi thérapeutique (p. 281-304). — La syphilisation pratiquée au syphilicome de Turin, Réponse au Rapport de M. Cullerier sur le Livre de M. Sperino. (p. 203-214). — Discussion sur la syphilis, p. 353-364. — Sur la syphilicité de certaines blennorrhagies (p. 403-410). — Examen d'objections contre la syphilisation (p. 245-268). — La syphilisation au point de vue de l'hygiène publique, Communication faite au Congrès médical international de Paris, en août 1867 (p. 269-279). — Documents à l'appui, 1re série (p. 63-71); d° 2e série (p. 220-225).

caux. De plus, ceux qui s'adressent à lui, riches ou pauvres, doivent être assurés d'une discrétion absolue; il ne faut pas qu'ils puissent se reconnaître eux-mêmes dans les Observations dont ils sont le sujet, et, s'ils le demandent, il anéantit devant eux les notes qu'il a prises au cours du traitement.

« Si les médecins que j'ai syphilisés ouvraient seulement la bouche, » écrit-il à un confrère-ami à la date du 13 février 1863 (1), « la syphilisation serait partout triomphante. Il y en a d'assez haut posés, y compris un chirurgien des hôpitaux; quoiqu'ils soient connus, ils se taisent. Je le comprends! le mariage est là avec son cortége d'impitoyables préjugés! »

Non-seulement il ne peut espérer aucun témoignage public de sa clientèle privée, mais il doit craindre au contraire les piéges et les dénonciations. On lui suscite même des procès qui sans doute n'iront pas jusqu'au bout, mais qui tout au moins lui feront perdre son temps, — car lui ne recule pas, — et pourront troubler son sang-froid.

Pour soutenir une pareille lutte sans y succomber, il lui a fallu toute l'indépendance, toute l'abnégation, tout le désintéressement, toute la patience, toute la résignation d'un moine qui n'est pas dans un couvent, et en même temps toute l'ardeur, toute la fécondité de ressources du partisan le plus résolu.

Il entre dans la Société médicale du XIIe arrondissement en 1850, compte bientôt parmi ses membres les plus assidus et les plus actifs et en devient secrétaire général en 1855. Sous son impulsion, la Société élargit son cadre et marque cette évolution en prenant le nom de Société médicale du Panthéon. Elle a pour organe, à Paris, le *Courrier médical* dont Auzias-Turenne est le collaborateur, et qui publie régulièrement ses procès-verbaux comme ceux des Académies et des grandes Sociétés savantes; elle profite à l'étranger des vastes relations que l'inventeur de la Syphilisation s'est créées et qu'il entretient en Italie, en Allemagne, en Norwége, en Angleterre, en Amérique.

Auzias-Turenne lui apporte d'intéressantes communications en son nom (2) ou au nom de ses correspondants et prend une part active aux discussions; enfin il accomplit à chaque séance, avec autant d'impartialité que d'intelligence, son office de secrétaire général en dépouillant la correspondance et en rendant compte des ouvrages présentés (3). Il s'identifie avec ces fonctions dont il a élevé le niveau, mais, en même temps, sa personnalité, si utilement qu'elle intervienne pour le succès de l'œuvre commune, fait ombrage à quelques-uns; et en 1861, à la suite d'une discussion sur la syphilisation dans le cours de laquelle sont articulés contre lui des faits faux et essentiellement diffamatoires, bien qu'ils soient ensuite couverts devant la justice du prétexte scientifique, une scission éclate et détruit ce foyer de travail et d'expansion qu'il entretenait avec tant de sollicitude depuis dix ans.

La *Revue étrangère médico-chirurgicale* lui ouvre ses colonnes en 1858 (4), et lui-même s'empresse d'offrir à ses correspondants la publicité dont il dispose. Il met à l'ordre du jour de sa *Correspondance syphiliographique* la question de la contagiosité des accidents secondaires de la syphilis qu'il a soulevée dans ses cours et dans ses écrits dès 1851, traitée en 1855 devant la Société médicale du Panthéon, et il sollicite particulièrement sur ce sujet, et dans toutes les direc-

(1) Lettre à M. le Dr Babu, à Clermont-Ferrand, *non imprimée.*
(2) La tumeur et la fistule lacrymales (p. 822-832). — La blennorrhagie (p. 833-839), etc.
(3) Le *Courrier médical*, années 1858, 1859, 1860.
(4) Lettre à M. Petard, rédacteur de la *Revue étrangère médico-chirurgicale* (p. 326).

tions, des communications qu'il insérera, quelle qu'en soit la forme et quelles que soient les opinions qu'elles renferment.

En même temps, il provoque et prépare la solution académique de la question par les lettres qu'il adresse, en octobre et novembre 1858, au Ministre de l'Agriculture et à MM. Velpeau et Gibert et qu'il publie dans la *Revue étrangère* (1).

Le consciencieux rapporteur de l'Académie de Médecine lui paie un juste tribut en citant ces Lettres comme pièces capitales de l'instruction et en y ajoutant quelques Observations nouvelles, encore faites avec lui à l'hôpital Saint-Louis.

Enfin, le vote de l'Académie de Médecine (2), revanche significative de la condamnation de 1852, résout, dans le sens indiqué par Auzias-Turenne, cette question de la contagiosité des accidents secondaires de la syphilis, non moins importante au point de vue de la pratique médicale qu'à celui de la médecine légale.

De précieuses sympathies dans le monde académique et l'affermissement de son crédit dans la critique médicale sont le prix de cette campagne.

Des témoignages extérieurs auxquels il est très-sensible, non par vanité personnelle, — jamais homme ne fut plus indépendant sous ce rapport, — mais parce qu'ils honorent en sa personne sa découverte scientifique, lui arrivent vers cette époque. C'est avec un légitime orgueil qu'il attache à sa boutonnière la croix de chevalier de l'Ordre de l'Etoile polaire que le Gouvernement norwégien lui décerne (3), et c'est également avec une vive satisfaction qu'il accueille sa nomination de membre libre de la Société médicale de Clermont-Ferrand (4), de membre correspondant de la Société médicale allemande (5) et de la Société des sciences médicales de Lisbonne (6).

Habitué à étudier les virus en général avec les lumières qu'il doit aux principes de la syphilisation (7), il a acquis une compétence spéciale et est bien préparé pour suivre les discussions sur l'origine et la régénération du vaccin (8), sur la transmissibilité de la syphilis par la vaccination (9) et sur la pustule maligne (10) qui occupent l'Académie de Médecine en 1863 et 1864.

Les articles, compte-rendu des séances, qu'il publie alors dans le *Courrier médical* et qu'il enrichit d'aperçus nouveaux, de vues ingénieuses, — dussent-elles paraître paradoxales, car pour lui un paradoxe dans le présent n'est souvent qu'une vérité de l'avenir, — ces articles qu'il offre ensuite à l'Académie de

(1) Lettre à M. le Ministre de l'Agriculture, du Commerce et des Travaux publics (p. 364-367). — Lettre à M. Velpeau (p. 367-374). — Lettre à M. Gibert (p. 374-387).

(2) Rapport de M.Gibert à l'Académie de Médecine, et vote de l'Académie (p. 387-390).

(3) Novembre 1859. — L'Ordre de l'Étoile polaire n'a qu'un nombre très-limité de dignitaires, et les nominations ne se font qu'au fur et à mesure des extinctions. C'est ainsi que Auzias-Turenne a succédé à M. de Humboldt. Comme Linné, Auzias-Turenne s'honorait beaucoup de porter cette croix, et la faisait mettre à ses portraits.

(4) Novembre 1859.

(5) Septembre 1860.

(6) Octobre 1860.

(7) Coup d'œil jeté sur les virus.. (p. 709-718).

(8) Jenner et la vaccine (p. 521-528). - Discussion sur l'origine et la régénération du vaccin (p. 528-606). — Variole dans l'espèce bovine (p. 606-610). — Le grease pustuleux (p. 631-648). — Variole et vaccine (p. 649-662).

(9) Syphilis ex vaccina (p. 663-694).

(10) Discussion sur la pustule maligne (p. 719-750).

Médecine dans le livre des Virus (1), restent un des éléments importants de ces discussions et témoignent qu'à l'occasion son érudition, son instinct de chercheur toujours en éveil, lui ont permis de relever des pistes perdues (2) et de rappeler dans le bon chemin des orateurs fourvoyés.

Indépendamment de leur portée scientifique, les articles d'Auzias-Turenne sont encore attrayants par la forme. Les principes, la direction des idées ne changent pas, et, à ce point de vue sans doute, il se répète, ce qui est la condition même de son individualité d'inventeur, mais il donne un tour original à l'expression de sa pensée; il n'est ni monotone, ni languissant, et sa causerie est assaisonnée de traits souvent malins, jamais haineux ni perfides. S'il s'exprime sans réticence sur les opinions, il sait s'arrêter dans le jugement des personnes et reste fidèle à sa devise : *Tout par la science et pour la science* (3).

Mais sa « plume s'effarouche très-facilement ; elle a peur sans cesse qu'on lui rogne quelques-unes de ses barbes », et, quand M. Piorry prend, à la fin de 1864, la direction du *Courrier médical*, Auzias-Turenne, quoiqu'il lui en coûte de quitter cette famille de lecteurs, préfère son indépendance à « l'insigne honneur » de collaborer avec l'illustre auteur de la plessimétrie, qui doit rester seul inspirateur de la rédaction scientifique du journal (4).

La critique médicale qu'il abandonne alors, et qu'il ne doit plus reprendre, lui laisse des loisirs dont profitent ses recherches sur les virus.

En même temps qu'il avance dans la voie théorique, guidé par l'analogie et par la connaissance qu'il a acquise de l'évolution syphilitique, — et ne craignant pas de s'aider d'hypothèses, — il poursuit expérimentalement, en collaboration avec un savant vétérinaire qu'il se fait un devoir de toujours nommer, l'étude de l'inoculation prophylactique et thérapeutique des virus.

Dans toutes les questions qui se rattachent aux maladies virulentes, il apporte à l'Académie de Médecine son contingent de science, de conjectures, d'hypothèses et aussi d'érudition, sachant à l'occasion prendre l'initiative, comme dans cet épisode du loup enragé de la Corrèze dont l'intérêt scientifique est signalé par lui avec autant de zèle que de perspicacité (5).

A la suite des travaux relatifs à la syphilisation et à la syphilis, à la vaccine et aux maladies virulentes, qui forment la base de l'œuvre d'Auzias-Turenne, les éditeurs ont groupé quelques fragments d'études sur les sujets les plus variés de la science et de la pratique médicales (6).

Ils ont donné, en outre, dans les séries de documents à l'appui, et générale-

(1) Lettre au Président de l'Académie de Médecine (p. 801).

(2) RELATION DE QUELQUES EXPÉRIENCES SUR L'ORIGINE DU COW-POX, Mémoire du Dr Loy, traduit de l'anglais, par Jean de Carro, et *annoté par le Dr Auzias-Turenne* (p. 612-630).

DU JAVART PRÉSERVATIF TROUVÉ EN BOHÊME... Mémoire du Dr Kahlert, traduit de l'allemand et *annoté* (p. 695-699).

(3) Discussion sur l'origine et la régénération du vaccin (p. 603).

(4) Lettre à M. le professeur Piorry (p. 700).

(5) Recherches sur la rage (p. 751-782). — Maladies contagieuses des bêtes bovines (p. 783-796). — Traitement du bubon chancreux (p. 473-480). — Sur l'origine de la syphilis en Europe (p. 481-492).

(6) Migraine p. 807-815). — Choléra (p. 816-821). — Tumeur lacrymale (p. 822-832). — Blennorrhagie (p. 833-839). — Diphthérie (p. 840). — Affection phymique (p. 841). — Cas d'empoisonnement par la belladone (p. 842-844). — Gale (p. 845).

ment par périodes chronologiques, de nombreux extraits de la correspondance à la fois scientifique et familière qui est le commentaire inédit des publications et des actes.

Enfin, rassemblant les notes biographiques et critiques dispersées pendant plusieurs années, et à intervalles irréguliers, dans divers journaux, sous le titre d'Éphémérides, ils ont constitué un opuscule intéressant par les souvenirs historiques qu'il enregistre (1), par la critique qui s'y fait jour (2) et surtout par les portraits contemporains si finement touchés qui ont pris place dans cette galerie (3).

La réunion de tous ces documents, spécimens de la manière d'Auzias-Turenne dans les divers genres qu'il a cultivés, permet de juger l'inventeur, le chercheur insatiable, le polémiste, le critique, le moraliste et l'écrivain.

Ayant acquis une grande facilité d'élocution, et aimant à parler, expansif et sympathique, Auzias-Turenne trouvait dans l'enseignement libre qu'il a exercé sans interruption pendant plus de trente ans, et de la dignité duquel il s'est montré constamment jaloux, un mode d'action conforme à ses aptitudes, et donnant satisfaction à son instinct de sociabilité en même temps qu'à son besoin d'indépendance individuelle :

« Un commerce de sympathie et d'habitude, » dit-il dans sa Lettre à MM. les professeurs de la Faculté (4), « s'est formé entre beaucoup de mes élèves et moi. Vivre au milieu d'eux et mériter leur reconnaissance, c'est un besoin non-seulement de mon intelligence, mais de mon cœur. »

Après avoir enseigné l'anatomie et la physiologie de 1837 à 1842, il professe pendant vingt ans la médecine opératoire dans toutes ses applications, fait des cours sur la vaccine en 1865, le tout sans préjudice des cours sur la syphilis et la syphilisation qu'il a commencés en 1851, et qu'il fait encore en 1870.

La préoccupation d'être, avant tout, utile à ses élèves, l'inspire au début même de son enseignement :

« J'aurai à cœur, » dit-il dans sa première leçon, « de me rappeler que hier j'étais sur les bancs où vous êtes assis. Je suis un ami et non un maître. Prêt à offrir le flanc à la critique de ceux qui savent, pour me mettre à la portée de ceux qui ne savent pas et les instruire, j'ambitionne bien moins la gloire de professer brillamment devant vous, que le modeste mais bien vif plaisir de satisfaire à des besoins qui sont les vôtres, et que j'ai éprouvés de fraîche date. »

La même probité dicte les paroles qu'il adresse aux auditeurs de son dernier cours de syphilis en mars 1870 :

« Je ne veux jamais vous surprendre. Jamais je n'émettrai une idée qui n'a pas cours sans vous prévenir, non par orgueil, mais pour vous crier : Garde à vous ! »

Comme complément de ce cours de syphilis, Auzias-Turenne avait annoncé

(1) Expériences faites en 1771 d'un spécifique préservatif de la contamination syphilitique (p. 853). — Auban, médecin français, vaccine dans le Sérail trois enfants du Sultan (p. 856). — Inoculation variolique faite au roi Louis XVI, à ses frères et à Madame la comtesse d'Artois (p. 862), etc.

(2) La Commission de vaccine (p. 850). — Premier Rapport sur la vaccine (p. 857). — Rapport sur les vaccinations en 1805 (p. 861). — Premier Concours à l'Ecole de médecine (p. 870). — Fondation de l'Ecole pratique (p. 871), etc.

(3) M. Ricord (p. 851). — Lisfranc (p. 854). — Geoffroy-Saint-Hilaire (p. 865). — Pariset (p. 867). — Laënnec (p. 872), etc.

(4) Lettre à MM. les professeurs de la Faculté sur l'Enseignement de l'anatomie (p. 883-886).

un cours de syphilisation à l'École pratique ; mais le mot de syphilisation effarouche encore en haut lieu universitaire et pourrait susciter quelques mesures restrictives de la liberté de l'enseignement ; Auzias-Turenne l'apprend et adresse à cette occasion la lettre suivante, la dernière qu'il ait écrite, au directeur du *Courrier médical* (1) :

Mon cher Confrère,

Un membre de la Commission de l'Enseignement supérieur, qui ne m'a pas nommé et que je ne nomme pas non plus, a déclaré devant ses collègues :

Qu'en affranchissant le professorat de toute entrave, on était exposé à voir s'ouvrir un cours de SYPHILISATION *à l'École pratique.*

Voilà le danger ! Personne, à coup sûr, n'en voudra méconnaître la haute gravité !

Ouvrir un cours public de SYPHILISATION !
Mais, *c'est manger l'herbe d'autrui !*
Que le plus coupable de nous
Se sacrifie aux traits du *prétexte*-courroux !

Je me sacrifie, et pour ôter tout prétexte d'asservir la pensée de mes Confrères à l'École pratique, j'ouvrirai très-prochainement à mon domicile un cours privé de *syphilisation.*

J'adresserai des invitations toutes personnelles à ceux qui exprimeront le désir de suivre ce cours.

AUZIAS-TURENNE, *rue Racine*, 22.

Vingt-quatre personnes se firent inscrire pour ce cours qui devait commencer le 20 avril 1870, et que Auzias-Turenne, déjà souffrant à cette époque, ne put faire.

Auzias-Turenne avait fondé, en 1861, rue Saint-Jacques, n° 356, un dispensaire des maladies vénériennes, terrain commun de sa pratique et de son enseignement. Le nom de Dispensaire du Midi, qu'il avait choisi, porta ombrage à l'Administration de l'assistance publique qui y vit une concurrence aux médecins de l'hôpital du Midi, et en demanda la suppression. De plus, c'est en vain qu'il réclama contre le paiement d'une nouvelle contribution de patente qu'on lui imposait à raison de ce modeste établissement où il ne donnait que des consultations gratuites. Ces difficultés ne l'avaient pas arrêté et le dispensaire, annoncé par des affiches, fut ouvert le 16 juillet 1861 ; mais les élèves et les malades ne répondirent pas à l'appel dès le premier jour, et voici la note originale qui inaugure les cahiers dans lesquels Auzias-Turenne consigne le résultat de chaque séance :

« 16 juillet 1861. Mardi. — Pas d'élèves, pas de malades, et beaucoup de punaises ! L'observation ne perd pas ses droits. Je prends un de ces insectes pour l'observer. — Puisse-t-il, à présent que j'ai commencé, ne venir personne ! que ne puis-je avoir une bonne loupe !

« L'insecte est mis sur la surface lisse d'une cuvette ; il y dépose bientôt un œuf allongé, plus gros dans un sens que dans l'autre, *ovoïde* en un mot. — Je le mets, affamé, sur la peau de mon avant-bras, et je reste en observation avec ma mauvaise loupe. L'insecte choisit bientôt son endroit, redresse sa trompe et

(1) Le *Courrier médical* du 9 avril 1870.

l'introduit dans mon derme, probablement par une ouverture naturelle, ou peut-être en écartant les tissus, suivant la *méthode japonaise*. Le fait est qu'il l'introduisit lentement aux trois quarts, qu'il s'est mis à sucer sans que j'aie rien senti. A présent il y a plus d'une demi-heure qu'il a sucé, et je n'ai encore rien senti. Quand l'insecte me suçait, ses segments semblaient s'écarter, montrant des bandes luisantes. Deux minutes ont suffi à son affaire. Une petite papulette rougeâtre, sans trace de piqûre, a régné à l'endroit pendant dix minutes, puis tout a disparu. A présent il n'y a rien de visible, et on ne reconnaîtrait pas l'endroit.

« Après sa réplétion, l'insecte est remis sur la surface de la cuvette; il cherche à s'en aller et laisse sur son passage une trace excrémentielle, jaunâtre, pâle, courbe, irrégulière, et de 3 millimètres de diamètre.

« Je fixe l'insecte à un bec de plume affilé, comme un véritable papillon, et je fais converger sur lui, avec ma loupe, des rayons de soleil. Cela paraît le mettre à deux doigts de sa perte, et tout aussitôt il *embaume* l'atmosphère d'une odeur de punaise des plus caractéristiques et des plus prononcées.

« Cette émission d'odeur, est-ce un signe de détresse? une défense? Est-elle ou non volontaire? »

Les jours suivants, les élèves et les malades se présentent. Le 6 août, c'est « un syphiliomane... un bottier (il ne veut pas se dire savetier ni même cordonnier)... » et Auzias-Turenne termine la note qu'il consacre à ce client par ce retour sur lui-même :

« Mon soulier est un peu percé, c'est une faute, car il peut venir des bottiers dans un Dispensaire. Il faut être bien vêtu, car il peut y venir des tailleurs; — il faut donc y être bien sous tous les rapports. »

Les traits de caractère, traduits en notes humoristiques à côté des plus curieuses observations médicales, abondent dans ce répertoire, continué sans interruption pendant toute la durée du dispensaire, c'est-à-dire jusqu'au mois d'août 1869.

La clientèle particulière d'Auzias-Turenne avait pris, d'année en année, et indépendamment de la spécialité, une extension qu'il n'a ni recherchée ni repoussée. La pratique médicale fut toujours pour lui l'occasion de servir ses amis directement, — ou dans les interventions charitables qu'ils ne lui demandaient jamais en vain.

En outre, il fut, en 1848, aux élections de la garde nationale (1), nommé chirurgien aide-major; il eut un rôle actif dans les postes médicaux aux époques d'épidémie de choléra, — et, dans son voisinage, sa bonne volonté fut exploitée jusqu'à l'abus (2), à l'occasion des accidents nocturnes, le plus souvent provoqués par l'ivresse.

Au savoir du médecin éclairé par une longue étude de l'anatomie et une observation intelligente de l'hygiène, — à l'habileté de main entretenue par les opérations qu'il répétait chaque année dans ses cours, il joignait des qualités tout individuelles qui consacraient son autorité sur le malade et dans les familles : la lutte, sans découragement, contre la maladie si grave qu'elle fût, l'ingéniosité des moyens, le désintéressement qui égalisait pour lui les clients riches ou pauvres, — le dévouement pour tous.

(1) 13 mai 1848, 11e légion, 2e bataillon, 5e compagnie.

(2) Les mesures administratives qui assurent la sécurité et la rémunération du médecin requis de nuit n'existaient pas alors.

Dans la vie privée, Auzias-Turenne conserva toujours les habitudes les plus modestes et les plus austères. Logement, mobilier, costume, nourriture, à aucune époque et alors même que l'aisance lui eût été permise, il ne se départit de sa simplicité et de son économie.

Affranchi des préoccupations que le tempérament, l'ambition, la vanité, les goûts mondains de luxe, ou même de simple bien-être, font peser sur le plus grand nombre, — resté célibataire pour mieux assurer son indépendance, — exerçant sur lui-même, au physique et au moral, une surveillance minutieuse et jamais interrompue, il n'eut d'autre passion que la science, d'autre plaisir que l'amitié, et il ordonna sa vie en conséquence.

Ses journées appartenaient au travail, ses soirées aux relations de société.

Visiter ses malades — fréquenter les cliniques, — donner des consultations chez lui ou à son dispensaire, — faire ses leçons, — assister aux séances académiques et en écrire le compte-rendu, — préparer les communications qu'il adressera lui-même aux Académies et aux Sociétés médicales,— chercher dans les bibliothèques et bouquiner, — suivre des expériences, — entretenir une active correspondance en France et à l'étranger, et traduire des communications scientifiques qui souvent lui sont adressées dans une langue insuffisamment française, — veiller en même temps aux affaires que l'amitié lui confie, — son activité suffisait à tout, et il ne laissait en souffrance que ses propres intérêts d'argent.

Les amitiés complètent sa vie et sont le culte de son cœur, comme la science est celui de son intelligence; il y apporte la même constance, le même désintéressement.

Au premier rang, par l'ancienneté, par la durée et par le dévouement, il convient de rappeler cette famille Geoffroy-Saint-Hilaire qu'il « aime de tout son cœur (1) ».

Depuis 1840, il a partagé ses joies et ses douleurs, — celles-ci surtout. Il a assisté tous ses mourants, — il a veillé tous ses morts, et sa présence a éte recherchée comme une force, un adoucissement, une consolation dans les jours de deuil et de désespoir (2). Et quand à partir de 1862, la veuve d'Étienne Geoffroy-Saint-Hilaire, déjà plus que septuagénaire, reste seule de tous ceux qui ont fait la gloire et le charme de cette maison, Auzias-Turenne ne cesse pas de la visiter presque chaque jour avec une sollicitude vraiment filiale, et la mort de ce fidèle ami est pleurée par la vénérable octogénaire qui avait compté sur lui pour l'heure suprême.

Si Isidore Geoffroy-Saint-Hilaire eût survécu à Auzias-Turenne, l'inventeur de la syphilisation aurait eu un biographe et une biographie dignes de lui.

Richard (du Cantal), cet autre ami fidèle de la famille Geoffroy-Saint-Hilaire et d'Isidore Geoffroy-Saint-Hilaire particulièrement, — fut aussi l'ami dévoué d'Auzias-Turenne qu'il servit activement par ses relations dans la presse. Une

(1) Testament, p. 889. La montre d'Étienne Geoffroy-Saint-Hilaire avait été offerte en souvenir à Auzias-Turenne, et il la portait depuis 1844 ; il veut qu'elle soit rendue à la famille.

(2) « Vous êtes plus que l'ami des jours heureux, vous êtes l'ami des jours de deuil, de désespoir. Vous *seul* avez consolé, soutenu, adouci des souffrances dont j'aurais racheté chacune d'une année de ma vie... Voilà ce que je sens aujourd'hui aussi vivement qu'il y a dix mois, et ce que je sentirai dans dix ans, si je porte encore mon fardeau comme je le sens aujourd'hui. » Lettre d'Isidore Geoffroy-Saint-Hilaire à Auzias-Turenne, en date du 13 septembre 1856, *non imprimée*.

commune affection, des tendances scientifiques semblables, un dévouement réciproque liaient ces trois hommes de cœur, de telle manière que deux d'entre eux, quelque fût l'assemblage, étaient toujours à l'unisson dans leurs sentiments pour le troisième.

C'est par Richard (du Cantal) qu'Auzias-Turenne connut Dupont (de Bussac) à son retour de l'exil, et les services mutuels du médecin et de l'avocat fondèrent une amitié qui fut et qui est restée celle d'une famille.

A ce groupe, se rattache la famille Bonnassies, pour laquelle le médecin devint également un excellent ami.

Une sympathie réelle attacha Auzias-Turenne au professeur Moquin-Tandon, dont le savoir étendu, la vive intelligence et l'esprit méridional répondaient si bien à ses propres qualités; et quand une mort prématurée lui enleva cet ami, il continua à cultiver pieusement une intimité dont le charme survivait dans la personne de deux femmes d'élite.

Chez M. Mathieu (de Sèvres), il trouva un collaborateur dévoué, et des aides intelligents en même temps que des amis d'une fidélité éprouvée.

Dans toutes ces familles, Auzias-Turenne était vivement recherché, car il y apportait la bonne humeur et la confiance. Convive aimable, interlocuteur toujours prêt, alliant la finesse et le tact avec la bonhomie, exempt de toute coquetterie, ne laissant échapper dans ses conversations rien de libre ni d'équivoque, gai cependant et tenant bien sa place dans les amusements de société, aimant le jeu de mots, le calembourg, même avec cascade, et n'étant jamais le dernier à rire, et du rire le plus franc, de ses propres saillies.

En 1864, Auzias-Turenne avait noué avec un gentilhomme cubain, M. Lucas de Castro, éloigné de son pays par la Révolution et résidant momentanément à Paris, de cordiales relations alimentées par un désir d'instruction mutuelle. Un jour il reçoit une lettre de M. L. de Castro qui, obligé de quitter brusquement Paris, lui confie, sans autre préambule, deux de ses fils qu'il a placés et qu'il laisse au lycée Louis-le-Grand. Auzias-Turenne remplit consciencieusement les devoirs que lui impose cette paternité improvisée, prenant sous sa responsabilité et exécutant d'urgence telles mesures dont l'énergie étonnerait les pères les plus vigilants, et poussant même le scrupule jusqu'à prévoir le cas où il viendrait à mourir avant d'avoir été relevé de sa mission. Tel est le sens de la mention des *Intérêts des Castro*, écrite dans le testament sommaire de 1865. M. Lucas de Castro n'est revenu à Paris qu'après la mort d'Auzias-Turenne, et ce sont les amis qui lui ont rendu les comptes et remis le solde de ce fidèle mandataire.

Comment ne pas rappeler la liaison d'Auzias-Turenne avec le professeur W. Bœck, de Christiania! Les extraits de cette correspondance intime, aujourd'hui publiés, donneront une idée de la reconnaissance profonde que l'inventeur de la syphilisation avait vouée à celui qui avait recueilli à l'étranger et développé l'idée proscrite en France. Pas une défaillance de sentiment, pas une ombre dans cette amitié, et au contraire une constante sollicitude pour faire valoir son émule, une joie touchante de la gloire qu'il recueille, un dévouement absolu à sa personne et à sa famille. Quand ce missionnaire de la science, porté par le désir de propager la vérité, s'embarque pour l'Amérique, Auzias-Turenne ne s'arrête pas à la préoccupation personnelle qu'il va être privé de son plus puissant soutien, de celui en considération duquel il a pris ses dernières dispositions et qu'il a désigné en première ligne, pour surveiller la publication de son œuvre s'il venait à mourir, — il ne pense qu'au dévouement scientifique et à la gloire de son ami, et il lui adresse ce touchant adieu :

«Je vous trouve au niveau de tous les dévouements et de toutes les grandeurs. Mon cœur vous aurait voulu à Paris, votre gloire et le désir de propager la vérité vous portent en Amérique. Tout est au mieux. Mon admiration et mes souhaits vous suivent (1). »

En Angleterre, en Écosse, en Suède, en Norwége, des femmes de cœur qui voyaient avant tout dans la découverte d'Auzias-Turenne un service rendu à l'humanité, étaient devenues ses correspondantes et s'employaient avec zèle à la propagation de ses idées ; il savait leur parler avec délicatesse et leur témoigner une respectueuse reconnaissance.

Auzias-Turenne trouva dans le commerce de ces amitiés le contre-poids de sa vie militante et, se conformant d'ailleurs à une hygiène dont la sobriété en tout était la base, il conserva toujours l'équilibre de ses facultés physiques, intellectuelles et morales.

C'est au moment où la vie lui était plus facile par l'apaisement des luttes et quand il commençait à recueillir le prix de tant de travail et de sagesse, que la mort vint l'arrêter.

Le 18 mai 1870, atteint depuis plusieurs semaines d'une bronchite, il fut obligé de s'aliter. Ses amis étaient tellement habitués à la régularité de ses visites qu'une interruption de deux jours fut pour eux un avertissement et une cause d'inquiétude, et que, des divers centres d'affection, ils arrivèrent rue Racine. « C'est une fluxion de poitrine », disait-il, « je m'en tirerai. » Les soins ne lui manquèrent pas ; des confrères amis le visitèrent chaque jour; M. Édouard Mathieu, son disciple fidèle et aimé, alors étudiant en médecine, le veillait. Rien ne faisait pressentir un dénouement fatal; lui-même paraissait croire au retour de ses forces, et cependant le 27 mai, à 10 heures du matin, pendant une courte absence de M. É. Mathieu, il rendait son dernier soupir, sans lutte et sans secousse ; ce n'est qu'en voyant la pâleur subite de ce visage qui lui souriait encore quelques minutes auparavant, que la domestique, assise près de son chevet, comprit que la mort avait accompli son œuvre.

Les amis furent avertis et se trouvèrent réunis rue Racine, à 5 heures du soir, ne se connaissant pas entre eux pour la plupart et ne sachant rien des dispositions du Docteur. Les recherches faites dans le tiroir du bureau amenèrent la découverte d'un testament daté de 1865, dans lequel six amis étaient désignés pour l'exécution des dernières volontés (2). Cinq étaient présents ; un seul manquait à ce triste rendez-vous, le professeur Bœck qui, en ce moment même, voyageait en Amérique pour le triomphe de l'idée dont Auzias-Turenne avait doté l'humanité.

Aucun des amis ne connaissant la famille du Docteur, ce fut d'après les indications fournies par des lettres plus ou moins anciennes et sans savoir même le degré de parenté, qu'ils télégraphièrent la fatale nouvelle à M. Théodose Auzias-Turenne, avocat, à Grenoble, et à M. Jules Auzias, notaire à Nyons. Ceux-ci la transmirent à Avignon au frère survivant qui se mit en rapport avec les amis, mais ne put se rendre à Paris en temps utile pour assister aux

(1) Lettre à M. W. Bœck, à Hambourg (p. 804).
(2) Testament (p. 889).

obsèques et pourvoir aux nécessités du moment. Les amis suppléèrent la famille.

Les scellés furent apposés au domicile de la rue Racine, n° 22; puis la guerre, le siége et les événements de Paris en retardèrent la levée jusqu'au mois de juillet 1871. Les héritiers naturels contestèrent la qualité d'exécuteurs testamentaires prise par les amis et la portée du Testament. Une transaction intervint aux termes de laquelle toute liberté fut assurée aux amis pour la publication des œuvres, mais, en même temps, les ressources à affecter à cette publication furent limitées à un certain nombre de titres au porteur dont la valeur représentait le tiers environ de l'avoir du Docteur (1).

L'Université de Christiania, ayant renoncé à l'exécution du paragraphe du Testament en vertu duquel le squelette du défunt reviendrait aux collections anatomiques de l'Université, le corps est resté au cimetière du Montparnasse où il avait été dépose en 1870. Sa place est marquée par un monument modeste que caractérise la croix de chevalier de l'Étoile polaire sculptée au fronton dans le milieu d'une couronne de laurier, le nom d'Auzias-Turenne et les deux millésimes 1812-1870 (2). L'Administration n'a pas permis que le nom de la découverte scientifique fût inscrit à côté de celui de l'inventeur, et le mot de syphilisation a été proscrit jusque sur cette tombe.

Une partie importante des matériaux rassemblés par Auzias-Turenne n'a pu trouver place dans le volume aujourd'hui publié. Indépendamment des études relatives aux divers cours de médecine et de chirurgie, de vaccine et de syphilis, qu'il a professés pendant vingt ans et rédigés en partie; indépendamment des travaux préparés sur telle ou telle branche de la science médicale, il a laissé un nombre considérable de notes intimes. C'était en effet un des caractères particuliers de cette organisation essentiellement active, et peut-être une conséquence de son défaut naturel de mémoire, d'avoir besoin de fixer matériellement sa pensée. Il réfléchissait la plume à la main.

Cahiers de syphilisation; — Mémoires d'un syphilisateur; — Mémorial de clientèle; — Notes du dispensaire; — Variétés médicales, — tels sont les titres des principales séries de notes qu'il ouvre à différentes époques, ou concurremment, sans autre méthode que l'ordre chronologique, une numérotation en chiffres romains ou en chiffres ordinaires, et de courtes mentions marginales. Une rencontre, une conversation, une lecture, une vue d'analogie, un doute ou une hypothèse scientifique, un perfectionnement, possible ou désirable, dans un traitement, dans une opération, dans un instrument, un souvenir d'érudition, une réflexion de moraliste, — récits, souvenirs, pensées se suivent au cours des impressions qui traversent son cerveau.

D'autres cahiers sont consacrés à la surveillance particulière qu'il exerce sur lui-même, — Emploi du temps, — Emploi de l'argent, — Manquements à l'hygiène qu'il appelle *Suicides*, d'après Flourens, — ou bien encore à certains perfectionnements spéciaux relatifs à l'étude des langues, à la prononciation, à la diction, etc.

(1) La déclaration de succession s'élevait à 33,932 fr. 16 c., et les valeurs laissées à la disposition des amis, entrent dans ce chiffre pour 9,281 fr. 25 c. (cours de la Bourse du 27 mai 1870, antérieurs à la guerre).

(2) Cimetière du Sud. 16e division, 1re ligne, n° 6. — En bordure sur l'allée qui fait le fond du cimetière parallèle à l'entrée, et faisant face à la grande avenue de gauche perpendiculaire à l'entrée.

Dans quelqu'ordre d'idées qu'il se place, il montre la même sincérité, la même curiosité scientifique, la même tolérance, le même penchant à l'affection, la même ardeur à atteindre le mieux sous toutes ses formes, et la même originalité dans l'expression de l'idée ou l'invention de la méthode.

Auzias-Turenne n'a pas obtenu la justice qu'il méritait. Il n'a poursuivi, il est vrai, aucune compétition de clientèle, de chaire, de distinctions honorifiques, de candidatures académiques, et, pour franchir la porte ouverte aux succès contemporains, il n'a jamais abaissé ni sa dignité d'homme ni sa foi de savant; et c'est précisément parce qu'il a fait contraste, sous beaucoup de rapports, avec le plus grand nombre de ses émules et parce que son individualité était pour eux une critique vivante, qu'il n'a pas été, qu'il ne peut pas, — même encore aujourd'hui, — être jugé impartialement.

Il était sorti des rangs pour mieux combattre le grand combat, le combat éternel contre l'ignorance et l'erreur, et il avait la prétention d'avoir conquis une vérité! Si son enthousiasme scientifique l'a entraîné au début, — s'il s'est trop pressé de faire des théories, de promulguer des lois, c'est qu'il avait la foi de l'inventeur, c'est que l'homme n'est capable de grandes choses qu'avec la passion qui anime et la conviction qui soutient!

Plus jaloux de gloire dans l'avenir que de renommée dans le présent, il n'a attendu sa récompense que de la postérité, et sans avoir éprouvé ni défaillance ni désillusion, il a vécu et il est mort dans l'espérance de l'immortalité scientifique.

L'avenir dira, — quand nous n'y serons plus, amis ou adversaires personnels, — si l'inventeur de la syphilisation s'est fait « un nom qui ne périra pas », comme l'a prophétisé Malgaigne (1), et si Auzias-Turenne est digne de prendre rang à côté des Vesale, des Harvey et des Jenner, parmi les bienfaiteurs de l'humanité.

P. D'A.

(1) Discours de M. Malgaigne à l'Académie de Médecine (p. 184.)

TABLE ANALYTIQUE

DES

MATIÈRES CONTENUES DANS CE VOLUME.

SYPHILISATION. — SYPHILIS.

ORIGINES DE LA SYPHILISATION.

DE LA SYPHILISATION OU VACCINATION SYPHILITIQUE.

DOCUMENTS A L'APPUI. 1re SÉRIE.

SUR LA SYPHILICITÉ DE CERTAINES BLENNORRHAGIES.

LA SYPHILIS EXPÉRIMENTALE A L'ACADÉMIE DE MÉDECINE.

SUR LE CHANCRE ET LE PSEUDO-CHANCRE.

TRAITEMENT DU BUBON CHANCREUX.

SUR L'ORIGINE DE LA SYPHILIS EN EUROPE.

DOCUMENTS A L'APPUI, 4e SÉRIE.

pos de son travail statistique qu'il l'engage à publier en Norwége. Essais infructueux suscités par la syphilisation. On cherche à côté d'elle, c'est en la suivant et non en la décriant, qu'on trouvera mieux, p. 518.

VACCINE.

ORIGINE ET REGÉNÉRATION DU VACCIN.

SUR LES MALADIES VIRULENTES.

INTRODUCTION A L'ÉTUDE DES MALADIES VIRULENTES.

LA MALADIE CHARBONNEUSE.

VARIÉTÉS.

SUJETS DE MÉDECINE ET DE CHIRURGIE.

APPENDICE.

SYPHILISATION — SYPHILIS

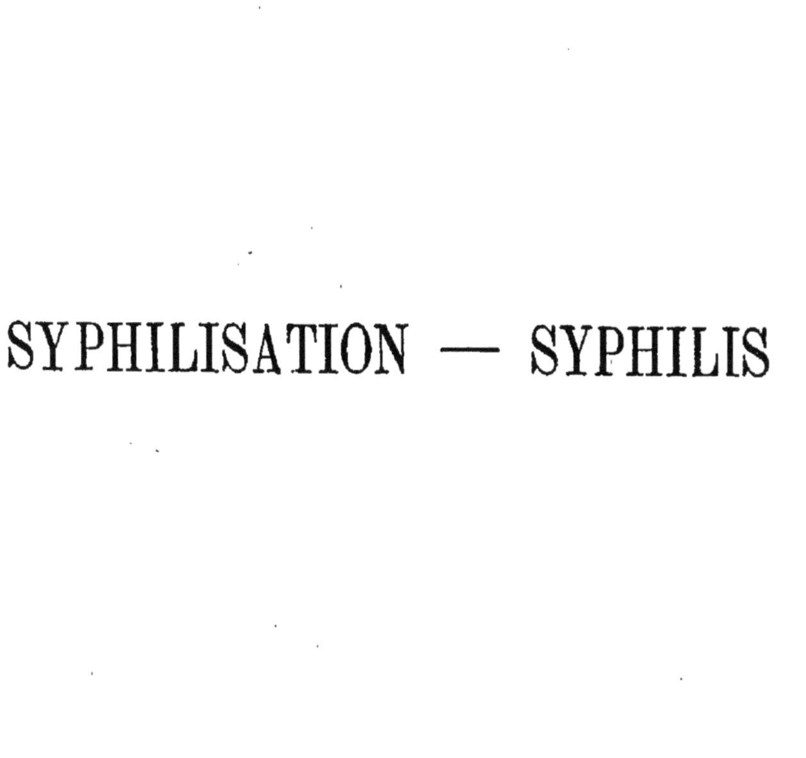

ORIGINES DE LA SYPHILISATION

LETTRES A L'ACADÉMIE DES SCIENCES DE PARIS

I

Séance du 28 octobre 1844.

Monsieur le Président,

L'administration éclairée du Muséum d'histoire naturelle ayant mis à ma disposition quelques singes, j'ai pu constater, par plusieurs expériences, la possibilité d'inoculer la syphilis à ces mammifères.

Depuis cette époque, j'ai communiqué la syphilis au chat, au chien et au lapin.

Ces résultats ne sont que les premiers des recherches que j'ai entreprises et que je me propose de soumettre, quand elles seront terminées, au jugement de l'Académie; mais comme il s'agit d'un fait important que Hunter et ses successeurs ont en vain essayé de produire, je prie l'Académie de vouloir bien, en le faisant constater par une commission, m'honorer de ses suffrages et de ses conseils.

II

Séance du 17 novembre 1850.

Monsieur le Président,

La syphilis est sans contredit, parmi les maladies de l'homme, une de celles dont l'étude présente le plus d'incertitude et d'obscurité. La manière dont elle se contracte dérobe à l'observateur plusieurs circonstances importantes relativement à ses causes, à ses symptômes et à son évolution.

L'inoculation de cette maladie aux animaux devait donc fournir la solution de bien des problèmes; Hunter et tous les syphilographes de son école avaient en vain multiplié les expériences pour arriver à ce résultat.

J'ai été plus heureux, et grâce au concours de l'administration éclairée de la ménagerie du Muséum, qui m'a permis d'expérimenter sur quelques animaux, et plus particulièrement sur des singes, j'ai pu résoudre un certain nombre de questions touchant l'étude de la syphilis.

Dès l'année 1844, j'ai eu l'honneur de faire part à l'Académie des premiers succès que j'avais obtenus. Des objections s'élevèrent contre mon opinion, et les syphilographes prétendirent que le problème ne serait pas résolu d'une manière certaine, tant qu'un homme ne se serait pas soumis à l'inoculation du pus d'un chancre syphilitique que j'aurais donné à un animal.

Quant à moi, ne trouvant aucune différence réelle entre la marche et les symptômes des chancres de l'homme et la marche et les symptômes des ulcérations que je produisais sur les animaux, je n'ai jamais douté de l'identité des deux maladies. Les faits intéressants qui m'étaient journellement révélés par mes expériences m'encourageaient d'ailleurs vivement à poursuivre celles-ci sans m'arrêter à une objection qui me paraissait dénuée de fondement.

Cependant M. Robert de Welz, professeur agrégé à la Faculté de médecine de Wurtzbourg, s'est quatre fois soumis, par dévouement pour la science, à l'inoculation du pus des chancres que j'avais produits sur un singe et sur un chat;

Ces inoculations ont réussi, et notre courageux confrère a laissé, pendant dix jours, s'étendre sur ses deux bras les quatre chancres qu'il avait ainsi contractés.

J'ai rédigé sur cette question, dont je m'occupe depuis six années, un Mémoire que je désire soumettre au jugement de l'Académie, et pour la lecture duquel j'attends que mon tour soit venu par rang d'inscription. Je développe dans ce Mémoire tous les détails et toutes les conséquences de mes expériences, qui sont nombreuses et variées.

Mais entre les faits qui m'ont été révélés par ces expériences, il en est un que je ne veux pas laisser ignorer plus longtemps, parce qu'il est de nature à éclaircir bien des doutes et à produire une véritable révolution dans l'étude de la syphilis. Ce n'est donc pas un fait que j'annonce légèrement; il m'a été au contraire démontré, sans aucune espèce d'exceptions, par toutes les expériences que j'ai faites.

Des observations entreprises sur l'homme sont venues le confirmer.

On s'étonnerait à bon droit qu'il ait échappé à l'observation de tous les médecins, si l'histoire des sciences n'était pleine d'exemples de ce genre. Combien de choses nous paraissent aujourd'hui évidentes, qu'il a fallu pourtant laborieusement prouver autrefois !

Le phénomène auquel je fais allusion établit de grandes analogies entre la syphilis et la petite vérole.

Voici en quoi consiste ce phénomène.

Quand on communique à un animal des chancres successifs par inoculation, quelle que soit la distance qu'on mette dans leur succession, ou de quelque manière qu'on les combine, le premier chancre se manifeste plus vite, devient plus large, fournit plus de pus, s'accompagne d'une inflammation plus grande, et enfin dure plus que le deuxième. Celui-ci est au troisième ce que le premier est au deuxième, et ainsi de suite, jusqu'à ce que l'animal ne puisse plus en contracter aucun. Cet animal se trouve ainsi *vacciné* contre la syphilis, c'est-à-dire que l'état dans lequel il se trouve relativement à la syphilis est analogue à celui dans lequel nous nous trouvons relativement à la petite vérole, après avoir subi l'inoculation du vaccin ou de la petite vérole. Je désigne cet état par le mot *syphilisation* ou par les termes de *vaccination syphilitique*. Les singes sur lesquels j'ai expérimenté sont actuellement, pour la plupart, dans cet état.

Je n'attache pas à ce mot *syphilisation* un sens assez net pour prétendre qu'il pénètre au fond des choses et traduise l'essence du phénomène dont il est question. La physiologie et la pathologie ne se prêtent malheureusement pas à une aussi exacte précision.

Je ne puis pas non plus décider si la *syphilisation* doit impliquer l'idée d'une imprégnation des humeurs, plutôt que celle d'une impression particulière produite sur le système nerveux. Sans connaître à fond l'état dans lequel nous place la *vaccination* ou l'*inoculation de la petite vérole*, ne savons-nous pas que cet état nous exempte, pendant un certain temps, de la contagion véroleuse? Eh bien ! il en est de même, quant à la syphilis, de l'état que j'appelle *syphilisation*. L'animal *syphilisé* se trouve à l'abri de toute contagion syphilitique. Mon mémoire a principalement pour objet l'étude de la *syphilisation* et de ses conséquences.

Néanmoins, je ne voulais pas tarder plus longtemps à signaler à l'Académie l'héroïsme de M. Robert de Welz, et à lui annoncer une découverte qui, si je ne me fais pas illusion, marquera un grand progrès dans l'étude des sciences médicales.

AUZIAS-TURENNE.

DE LA SYPHILISATION OU VACCINATION SYPHILITIQUE

MÉMOIRE

PUBLIÉ DANS LES ARCHIVES GÉNÉRALES DE MÉDECINE

NUMÉROS DE JUIN ET AOUT 1851.

J'apporte dans la science une idée neuve, je dois par conséquent adopter un mot nouveau pour la rendre : ce mot est SYPHILISATION. Sa racine est si connue, qu'on n'aura pas de peine à saisir la signification que je veux lui donner. En voici la définition : *c'est un état de l'organisme dans lequel celui-ci n'est plus apte à subir l'évolution de la syphilis, par suite d'une sorte de saturation syphilitique*. La terminaison que je joins au mot *syphilis* rend parfaitement l'idée d'une sorte d'imprégnation ou d'une impression qui ne peut plus se produire.

La réunion des deux mots *vaccination syphilitique* exprimerait assez exactement la même idée : c'est en effet par l'insertion du virus syphilitique qu'on arrive à épuiser, pour ainsi dire, son action sur l'économie. Les deux mots *inoculation syphilitique* auraient l'avantage de faire comprendre les analogies qui existent, sous ce rapport, entre la syphilis et la petite vérole; mais je rejette la réunion de ces deux termes, parce qu'elle a été appliquée au fait isolé de la transmission du chancre par l'inoculation du virus qu'il fournit, indépendamment des conséquences qui en peuvent résulter pour l'organisme.

Ces explications me dispensent de définir le verbe *syphiliser*, dont je me servirai souvent. J'aurai aussi quelquefois recours au mot *syphilisme*, pour indiquer l'aptitude à la syphilisation. Je pourrai dire, par exemple, d'un individu, qu'il a d'autant plus de *syphilisme*, qu'il est plus facile à *syphiliser*.

Le phénomène que je viens d'indiquer n'est pas une supposition sans fondement, il est expérimentalement prouvé. Ce n'est pas qu'il se soit présenté seulement une ou plusieurs fois accidentellement, il se montre constamment dans les expériences bien faites : en un mot, on peut le reproduire à volonté.

Il ne s'agit donc pas d'un fait exceptionnel; c'est, au contraire, un fait sans exception. En effet, communique-t-on à un animal des chancres successifs par inoculation, quelle que soit la distance qu'on mette dans leur succession, ou de quelque manière qu'on les combine, le premier chancre se manifeste plus vite, devient plus large, fournit plus de pus, s'accompagne d'une inflammation plus grande, et enfin dure plus que le deuxième. Celui-ci est au troisième ce que le premier est au deuxième, et ainsi de suite jusqu'à ce que l'animal ne soit plus susceptible d'en contracter aucun. Ce Mémoire tout entier a pour objet de fournir la démonstration de ce fait, que je ne puis qu'indiquer en commençant. Les expériences que je rapporte plus bas le rendent évident. Le court exposé que je viens de faire n'est donc que l'explication du titre et du but de ce travail, c'est en quelque sorte l'énoncé d'un théorème que je vais démontrer.

INOCULATION DE LA SYPHILIS AUX ANIMAUX.

C'est en communiquant la syphilis aux animaux que j'ai été conduit aux idées que j'annonce : des observations faites sur l'homme sont venues les confirmer. Je dois donc prouver que le virus syphilitique inoculé aux animaux produit chez eux des chancres, c'est-à-dire des ulcérations qui fournissent un pus inoculable, et que ces chancres peuvent passer de génération en génération, d'un animal à un autre, et même d'un animal à l'homme, sans perdre leur vigueur ni changer de nature. C'est un fait dont j'ai rendu témoins un grand nombre de médecins; mais, comme il a été longtemps et énergiquement contesté, je vais m'y arrêter et en fournir une démonstration rigoureuse. Cette démonstration sera du reste largement confirmée par les expériences dont je donnerai plus loin les détails, et que chacun peut reproduire pour la plupart.

La syphilis a eu ses temps fabuleux. On a longtemps discuté et on discutera longtemps encore sur son origine. Les premières traces qu'on trouve de la syphilis chez les animaux ont été invoquées, ou plutôt imaginées, pour expliquer l'origine de la maladie qu'on a rejetée sur la bestialité.

Van Helmont, le premier, en 1644, accueillit et patronna une fable de ce genre. Il prétend que la vérole procède d'un commerce abominable d'un homme avec une jument. Il appuie cette thèse sur le rêve d'un visionnaire qui, tâchant de deviner l'origine de la vérole, *fut ravi en esprit*, et vit une jument rongée du farcin.

Cinquante ans plus tard, Hydendryk-Overcamp, médecin hollandais, hasarda l'opinion que la vérole pouvait bien tenir aux rapports sexuels de notre espèce avec les singes. Cette hypothèse étrange eut dix années d'incubation, après lesquelles elle devint une certitude sous la plume de Jean Linder, médecin suédois, qui soutient hardiment que *la vérole a tiré son origine, chez les Américains, de la sodomie exercée autrefois entre les hommes et de gros singes, qui sont les satyres des anciens.* Je ferai remarquer en passant qu'il n'y a pas en Amérique de singes assez gros pour cela, et que les singes de cet hémisphère ont beaucoup de syphilisme.

Astruc lui-même disserte longuement pour démontrer qu'une *gale miliaire*, à laquelle seraient sujets les chiens vers les parties sexuelles, est distincte de la vérole.

Hunter, le premier, traita la question expérimentalement, et on peut dire scientifiquement. Ses expériences, il est vrai, ne sont pas aussi nombreuses, ni ses affirmations aussi péremptoires qu'on le croit généralement. Il en parle dans deux passages seulement de son immortel traité. Dans l'un il s'exprime ainsi : « De quelque manière que le virus syphilitique ait pris naissance, il a certainement débuté dans l'espèce humaine, car nous ne connaissons aucun autre animal que l'homme qui puisse en être infecté. » Voici ce qu'il dit dans l'autre passage : « On ne connaît aucun autre animal que l'homme qui soit susceptible de l'irritation vénérienne; car des essais répétés ont démontré qu'il est impossible de la communiquer à un chien, à une chienne, ou à un âne. » Il ajoute en note : « Il m'est arrivé souvent de tremper de la charpie dans le pus d'une gonorrhée, d'un chancre ou d'un bubon, et de l'introduire dans le vagin d'une chienne, sans produire aucun effet. J'ai fait la même expérience sur des ânesses sans plus de résultat. J'ai placé inutilement aussi de la charpie imbibée du même pus sous le prépuce chez des chiens ; j'ai même pratiqué des incisions, afin de porter le pus au-dessous de la peau, et il n'en est résulté qu'une plaie ordinaire. J'ai fait aussi cette dernière expérience sur des ânes, et je n'ai rien pu obtenir. » (Traduction de Richelot.) Dans la traduction d'Audiberti, on lit *ulcère ordinaire*, et non pas *plaie ordinaire.*

Turnbull, cité par M. Ricord, M. Rund, Bru, les Cullerier et d'autres, ont eu les mêmes résultats que Hunter. Je ne parle pas de l'école physiologique, qui allait jusqu'à nier qu'il existât des virus.

M. Ricord a fait des expériences nombreuses. Ses écrits et son enseignement ne laissent aucun doute sur l'opinion qu'il s'est formée. Elle est plus affirmative que celle de Hunter. Voici en quels termes il confirme l'assertion du chirurgien anglais : « Cette opinion de Hunter paraît vraie. J'ai tenté l'inoculation du pus syphilitique, pris dans toutes les conditions possibles, sur des chiens, sur des chats, sur des lapins, sur des cochons d'Inde, sur des pigeons qu'on avait dit être bientôt tués par l'absorption du virus vénérien. Dans aucun cas, et malgré la diversité des expériences, il n'a été possible de transmettre la maladie. Il ne faut pas, comme l'a fait dans ces derniers temps l'école physiologique, confondre les ulcérations simples et les affections catarrhales, dont les animaux peuvent être affectés comme l'homme, avec la véritable syphilis. » Il insiste là-dessus dans plusieurs passages de ses écrits.

Bien d'autres expérimentateurs n'ont pas été plus heureux que Hunter et son école, et parmi eux je citerai MM. Tessier, Jules Hélot et Henri de Castelnau; mais j'ai la conviction qu'on a méconnu plus d'un succès dans cette longue série de tentatives.

Tel se trouvait l'état de la science, lorsque j'entrepris mes premières expériences en 1844. Il y avait d'un côté les affirmations réservées de Hunter et d'autres affirmations péremptoires, mais qu'il n'était pas possible de contrôler, puisqu'aucune observation n'avait été publiée en détail. Il y avait d'un autre côté l'*analogie*, qui nous montre la rage passant du chien à l'homme ou à d'autres animaux; le vaccin passant de la vache à l'homme, et d'autres virus qui se transmettent de l'espèce où ils font habituellement leurs ravages à d'autres espèces voisines.

Une circonstance récente m'avait surtout vivement impressionné, et m'avait beaucoup donné à réfléchir. La morve venait de franchir les limites qui séparent le cadre de la nosologie vétérinaire de celui de la nosologie humaine; j'avais suivi avec un vif intérêt les discussions académiques qui eurent lieu à cette occasion, et j'avais été étonné de la résistance que les hommes les plus honorables et les plus instruits avaient opposée avec la plus profonde conviction au triomphe de la vérité, de telle façon que, sans la position élevée dans la science et le talent de MM. Rayer, Velpeau et Andral, on ignorerait sans doute encore que la morve peut être communiquée à l'homme par le cheval. La vérité, me disais-je, peut donc être facilement voilée au yeux d'hommes de talent et de bonne foi, par le prestige des opinions dont ils ont pour ainsi dire contracté l'habitude. Et puis, la pratique des études spéciales qui nous porte aux observations de détails ne peut-elle pas nous inspirer, en nous privant des enseignements de l'analogie, une tendance nuisible à l'examen des rapports des choses?

J'étais donc dirigé par des vues purement théoriques, lorsque j'ai abordé la question de la transmission du virus syphilitique de l'homme aux animaux. Je ne m'attendais pas alors aux résultats importants que j'ai obtenus, et qui me fournissent une réponse si éclatante à ces esprits sceptiques qui condamnaient d'avance mes expériences, quand même l'inoculation réussirait, à la plus complète stérilité. Mais le progrès dans les recherches scientifiques porte tôt ou tard ses fruits, conformément à l'adage si profond de Platon : *toute vérité est utile ou le sera.*

Quant à la solution négative qu'on avait généralement donnée de la question, elle s'offrait beaucoup moins à mon esprit comme un indice de l'inutilité probable de mes efforts que comme le prélude des obstacles que je rencontrerais pour faire accepter la vérité, si je parvenais à la découvrir. Et en effet, telle est la nature de l'esprit humain, qu'on a objecté à l'évidence du fait matériel une théorie improvisée, pour le nier, sous prétexte d'en donner l'explication.

La foi que j'avais dans l'analogie n'a pu être ébranlée (elle me reste à plus forte raison aujourd'hui), et je me suis mis à faire des expériences. Je les ai poursuivies sans me décourager depuis 1844. Il serait inutile d'entrer dans le détail de mes tâtonnements, de mes revers et de mes succès, et d'indiquer les différents procédés opératoires que j'ai tour à tour essayés et abandonnés. Voici le procédé opératoire que j'adopte aujourd'hui, et les résultats que j'en obtiens. Je le transcris ici à peu près tel que je l'ai décrit dans l'*Union médicale* du 6 août 1850.

PROCÉDÉ OPÉRATOIRE.

J'attache une grande importance au choix de la partie sur laquelle on pratique l'inoculation. La première idée qui vient à tout le monde, c'est d'expérimenter vers les parties génitales. C'est ce qu'avait fait Hunter, et ce qu'ont fait probablement tous les expérimentateurs de son école. Je me heurtai moi-même contre cet écueil. Je résolus ensuite de parcourir empiriquement tout le corps ; c'est ce que je fis, en laissant néanmoins de côté la tête, et surtout la face, dont je m'éloignai constamment, à cause du voisinage dangereux des dents.

J'ai eu *quelques* succès dont j'ai profité ; j'ai eu *beaucoup* de revers qui m'ont été bien plus utiles. Ce sont eux surtout qui m'ont appris *à éviter les lieux ou l'animal peut se lécher*. Voici à ce propos un fait curieux : un vieux singe mâle était soumis à mes expériences ; ce singe était paralysé des membres supérieurs, et demeurait habituellement accroupi sur ses tubérosités sciatiques, obligé de condamner ses membres inférieurs à l'unique fonction d'assurer son équilibre. Il pouvait se lécher le haut du scrotum et la partie supérieure de ses mains de derrière, sans pouvoir conduire sa langue jusqu'au dessous du scrotum, ni à la face plantaire de ces mêmes mains. Eh bien, j'ai pu aisément lui donner des chancres dans les parties inaccessibles à sa langue, mais il m'a été impossible de lui en donner dans les autres. Ce singe est le sujet de la première série d'expériences qu'on pourra lire plus loin.

Depuis lors j'ai expérimenté sur la face et sur le pavillon de l'oreille en particulier, et mes succès ont été nombreux. Aujourd'hui que le procédé opératoire m'est familier, je réussis à peu près partout ; mais je donne la préférence sur toute autre place au pavillon de l'oreille, en m'éloignant de la partie supérieure et de la partie postérieure de sa circonférence, qui ne sont pas assez pourvues de vitalité. Mon lieu d'élection sur le pavillon de l'oreille lui-même est sa face mastoïdienne. Voici d'ailleurs les principales raisons qui fixent mon choix :

1° La partie est facile à manier.

2° L'animal ne peut pas la lécher.

3° Il ne voit rien de ce que l'on fait, et ne conçoit par conséquent aucune espèce de crainte.

4° Le tissu cellulaire de la partie mastoïdienne du pavillon de l'oreille étant lâche et séreux, on y perçoit facilement l'*induration*, qui prend là un caractère prononcé. L'*induration*, à mon sens, est la *règle*, et non pas l'*exception*. C'est un point sur lequel je me réserve de m'expliquer plus loin.

Deux instruments suffisent à cette petite opération :

1° Une spatule, ou bien un instrument mousse quelconque, pour ramasser le pus et le déposer sur l'endroit inoculé.

2° De petits ciseaux courbes sur le plat et pointus.

Je préfère beaucoup ce dernier instrument à la lancette. La piqûre de la lancette provoque chez l'animal un mouvement brusque, qu'il est important d'éviter pour la précision de l'opération et la sécurité de l'opérateur. L'animal, au contraire, ne paraît jamais sentir l'action des ciseaux, dont on est d'ailleurs toujours maître.

Je fais maintenir l'animal s'il est indocile, et je rase au besoin la place que j'ai choisie. Il est plus simple d'en exciser les poils avec les ciseaux courbes.

Voici le procédé opératoire :

1° Je coupe avec la pointe des ciseaux l'épiderme dans l'étendue de 1 millimètre. Plus l'incision est superficielle, pourvu que l'épiderme soit entamé, mieux l'opération réussit. S'il vient du sang, je considère le succès comme douteux, et je fais une section dans un autre endroit. Quelquefois je fais plusieurs sections à une certaine distance les unes des autres.

2° Je dépose sur la portion dénudée du derme le pus chancreux simple, ou délayé dans un peu de salive.

3° Je maintiens pendant une minute la partie humide, au moyen de pus chancreux ou d'un peu de salive ; en même temps, je frotte avec l'instrument mousse la périphérie du lieu.

J'abandonne ensuite l'animal à lui-même.

Je ne redoute jamais le mélange du pus avec de la salive, chaque fois que celle-ci n'est pas assez abondante pour l'entraîner. L'essentiel est qu'une certaine humectation empêche les fluides de se coaguler et d'emprisonner le virus.

Le lendemain de cette petite opération, une *papule* se montre *sur place*. Le surlendemain apparaît une *vésicule ;* celle-ci se convertit, au bout de vingt-quatre heures, en *pustule*. Ces phénomènes, parfaitement réguliers, mettent plus ou moins de temps à se produire. Enfin un chancre couvert d'une croûte est le terme de cette évolution. Ce chancre s'arrondit, se creuse et s'étend ; un pus abondant et foncé en couleur soulève la croûte et l'épiderme à une certaine distance de cette croûte. La peau voisine est chaude, rouge et tuméfiée. L'abondance du pus, qui tend et irrite les parties, sollicite l'animal à se gratter, et ce liquide se fait jour de temps en temps par les bords de la croûte qu'il soulève et décolle. Dès qu'il s'en est écoulé une certaine quantité, les parties sont moins tendues. Les bords de la croûte se recollent, ou elle se reproduit de toutes pièces par la concrétion du pus, si elle a été entraînée. L'épiderme se rétracte, il se ride concentriquement au chancre, et se détache par pellicules. Le chancre suit ainsi son progrès pendant plusieurs jours, et la série de ces derniers phénomènes (je veux parler de ceux qui se sont montrés après la pustule) se répète plusieurs fois. L'ulcération s'arrête enfin, se rétrécit graduellement, et finit par disparaître, sans avoir jamais perdu la physionomie ni aucun des attributs du chancre de la peau.

Il est très-facile de propager un chancre d'animal à animal, et de filiation en filiation, jusqu'à un nombre indéterminé de générations, sans qu'il perde sa vigueur.

Pour opérer sur les grands animaux, j'ai fait fabriquer, par notre habile M. Charrière, un trocart inoculateur. Il se compose d'une canule étroite, aplatie, de 10 centimètres environ de longueur, munie d'un manche à l'une de ses extrémités, évidée et tranchante vers l'autre. Un œillet est pratiqué au voisinage de la pointe pour le dépôt du pus, qu'on peut encore recueillir par la pointe elle-même, comme au moyen d'une lancette. Un mandrin glisse librement dans cette canule, qu'il remplit en entier. La canule enduite de pus, on pourra ponctionner presque horizontalement la peau, et parvenir jusqu'à quelques millimètres du point d'entrée, de manière qu'une fois la plaie faite, on déposera, en poussant le mandrin, le pus dans tout le trajet de la solution de continuité, notamment à une certaine distance de la ponction. Le virus sera ainsi déposé à l'abri de tout emprisonnement par la coagulation du sang et du lavage de la salive.

RÉPONSE AUX OBJECTIONS.

On verra par les observations détaillées que je publie plus loin, et dont je pourrais augmenter le nombre, que les choses se passent ainsi que je l'ai dit plus haut. Il s'agit de faits matériels, et que chacun peut reproduire et observer. Chose étrange ! Un fait est dans l'ordre naturel des choses, il ne blesse aucune loi connue ; il est observé, on le montre, il est matériellement incontestable. Eh bien ! que fait-on ? On le combat par des théories. Il n'y a plus qu'à voir pour savoir, et on discute pour ignorer.

Mes expériences renversent toutes les objections. Il pourrait donc paraître superflu de les détruire une à une. Voici pourtant les principales d'entre celles qui m'ont été adressées, et les réponses que j'y fais.

Ire Objection. — La forme d'un chancre de singe (car il faut prendre l'animal le plus rapproché de l'homme) n'est pas la même que celle d'un chancre d'homme.

Réponse. — Sa forme, au contraire, est exactement la même.

Voici la description générale de ce chancre, et l'étude spéciale de sa forme.

Il est parfaitement circulaire, à l'exception des cas dans lesquels un pli de la peau, ou toute autre disposition organique, est venu en modifier l'aspect. Il n'est pas rare non plus (cela dépend presque toujours de la volonté de l'opérateur) de voir plusieurs chancres s'étendre et se confondre par leurs bords, de manière à ne constituer qu'une seule ulcération, dont la forme a subi une certaine modification en rapport avec la cause qui a agi sur elle ; mais tous ces cas ne sont pas même des exceptions, puisqu'ils rentrent sans effort dans la règle. Ils confirment cette règle, bien loin de la détruire. Une auréole inflammatoire le circonscrit et se trouve le siége, quand le chancre dure depuis quelque temps, d'une légère desquamation. Quant à ses bords, ils sont généralement taillés à pic. Je ne parle pas des circonstances exceptionnelles dans lesquelles une partie du fond s'élève pour constituer un ulcère élevé, décrit d'ailleurs dans l'espèce humaine, d'autant plus que ce n'est pas au début du chancre que les choses se passent ainsi, et qu'un observateur attentif peut, pendant plusieurs jours, assister au développement de cette modification. Ces bords sont parfois découpés, comme frangés, et même les franges se montrent habituellement à l'observateur qui examine les choses de très-près. Ils sont en général décollés, quelquefois un peu soulevés et légèrement tournés en dehors. Cela dépend des progrès ulcérants et minants de la maladie, et ne peut pas se rencontrer dans les lieux où le tissu cellulaire sous-cutané est dense et peu abondant. Enfin un caractère de ces bords, trop négligé par les auteurs, c'est qu'ils présentent un grand nombre de petits points rouges, saignants ; c'est une espèce de *pointillé* ou de *piqueté* qui paraît produit par les extrémités de petits vaisseaux sanguins à moitié corrodés par l'ulcération. Son fond est grisâtre, quelquefois taillé en entonnoir ; c'est surtout lorsque le chancre est étroit et mamelonné en forme d'*ulcus elevatum*. Ce fond est parfois, comme les bords, parsemé de points rouges et saignants. Dans la plupart des cas, il est couvert par du pus plus ou moins rougeâtre, et plus ou moins gluant, comme je le dirai plus bas. Il n'est pas besoin d'ajouter que j'ai supposé, dans cette description, l'ablation préalable de la croûte ou du pus concrété qui pourrait masquer le chancre.

Sa base est empâtée ou bien indurée, souvent même dure et élevée. Ces caractères de la base se succèdent, s'isolent ou se combinent de différentes manières.

Le pus que fournit le chancre est, comme je viens de le dire, gluant et sanguinolent; il est quelquefois concret. Il se prend en croûte à l'air libre, surtout quand la température est élevée, et que la partie est à l'abri du contact d'autres parties humides, et de l'action des médicaments. Il est d'ailleurs un cas où le pus se refuse à former croûte, c'est quand il est peu abondant, et que le sujet s'avance vers cet état de saturation qui est l'objet de ce travail. Il se fige alors en prenant l'aspect d'une écaille jaunâtre. Enfin on ne peut que rarement sur l'homme tracer l'histoire naturelle du chancre, aussi bien que sur le singe; en effet, le sujet a souvent eu d'autres chancres et a pu être ou se trouve, quand on l'observe, soumis à un traitement.

IIe Objection. — Le volume d'un chancre de singe est moins considérable que le volume d'un chancre d'homme.

Réponse. — Le volume d'un chancre n'est pas très-important. Un fruit et une fleur, par exemple, perdent-ils leur identité pour plus ou moins de volume?

Ce volume des chancres varie, en effet, singulièrement chez l'homme lui-même, suivant leur siége, le traitement qu'on leur oppose, et certaines autres circonstances. Mais il est vrai que les chancres deviennent en général moins larges chez le singe que chez l'homme, à cause du petit volume de l'animal. Il serait fort étonnant que les choses se passassent autrement. D'ailleurs la syphilisation, ou au moins un commencement de syphilisation, est une des causes qui forcent les chancres à décroître et à se cicatriser. Or, un petit animal est bien plus vite syphilisé que l'homme. En définitive, mes expériences racontées plus loin démontrent que, toutes choses étant égales d'ailleurs, le volume d'un chancre est proportionnel au volume de l'animal et à la durée de ce chancre.

IIIe Objection. — Un chancre de singe dure moins longtemps qu'un chancre d'homme.

Réponse. — Le chancre est un phénomène pathologique enté sur l'organisme, dont il subit l'influence sans cesser d'obéir à ses propres lois. Or, dans le singe, toutes les fonctions se font vite, et le chancre, élément parasite, subit une accélération, dans sa marche, proportionnelle à l'activité fonctionnelle de l'animal. Quelle que soit du reste la valeur de l'explication que je donne, elle ne change rien au fait; or, j'expose celui-ci tel qu'il se produit.

IVe Objection. — L'inflammation qui accompagne un chancre de singe est moins considérable que celle qui accompagne un chancre d'homme.

Réponse. — Cette objection repose sur une erreur : l'inflammation est très-vive dans la période de progrès du chancre, surtout pour le premier et pour le second chancre qui sont donnés à un animal.

Ve Objection. — Dans une inoculation d'animal à animal ou d'animal à l'homme, il peut bien se faire qu'on recueille sur l'ulcère du pus qui est resté, sans subir aucune altération, depuis l'inoculation primitive, en croyant recueillir un pus de nouvelle formation.

Réponse. — Cette objection pourrait s'adresser à toute espèce d'inoculation. Les inoculations d'homme à homme en seraient d'autant moins à l'abri qu'on n'aurait pas, comme sur les animaux, toutes les ressources de l'expérimentation pour la détruire. Cette objection suppose une chose bien extraordinaire, à savoir, que du pus virulent pourrait séjourner fort longtemps sur une ulcération du derme, sans subir la moindre altération ou sans être entraîné par des flots d'un pus récemment sécrété. Quoi! le pus employé le premier serait toujours transporté d'une piqûre à une autre, quel que fût le nombre de ces piqûres? J'ai suivi un chancre jusqu'à sa onzième *génération*, en le faisant passer de l'homme au singe, de celui-ci au chat, du chat à l'homme, de ce dernier au singe, et enfin du singe au bouc. Le dernier chancre de singe que s'est inoculé M. Robert de Welz avait vingt jours d'existence, et trois fois dans le cours de sa durée, il avait été nettoyé pour qu'on pût en observer la forme et les autres caractères physiques. D'autres fois j'ai cautérisé la surface des chancres avec du nitrate d'argent, et j'ai attendu plusieurs jours la reproduction du pus pour faire de nouvelles inoculations qui ont parfaitement réussi.

Ceux qui ont inventé cette objection l'ont caractérisée d'un seul mot, en disant qu'il y avait *transplantation* du pus virulent d'un chancre à un autre. La théorie de *transplantation* a été spirituellement réfutée par un médecin suédois, qui proposait de remplacer les tubes à vaccin par l'épiderme des singes. Mais, ce qui est plus piquant, c'est que deux célèbres syphilographes se disputent la priorité de l'invention de cette théorie.

VIe Objection. — L'inoculation du pus de l'ulcération d'un animal, faite à l'homme sain, est indispensable pour prouver qu'il s'agit réellement d'un chancre.

Réponse. — Cette objection m'était surtout adressée par ceux qui devaient le moins être effrayés des résultats de cette inoculation, c'est-à-dire par les partisans de la localisation primitive de la maladie. Et pourtant pas un seul d'entre eux ne s'est offert pour m'aider à la lever. On alla même jusqu'à menacer de la morve ceux qui se soumettraient imprudemment à cette inoculation. C'était, pour le dire en passant, contester indirectement un principe que mes expériences démontrent irrévocablement, à savoir que le virus chancreux est *un*. Quant à l'objection, elle a été courageusement renversée par M. Robert de Welz, qui s'est quatre fois soumis à l'inoculation du pus des chancres d'animaux. Le premier chancre dont il s'est inoculé le pus datait de cinq jours; le deuxième était à sa deuxième génération chez le singe; le troisième datait de vingt et un jours et avait été trois fois, et à des époques différentes, soigneusement lavé. Enfin le quatrième chancre avait été produit sur un chat. On verra dans les Observations de quel luxe de précautions nous nous sommes entourés pour éviter les chances d'erreur. L'intrépide Robert de Welz a laissé marcher sur son bras les chancres pendant dix jours, afin qu'on pût les observer.

VIIe Objection. — Il faut qu'il y ait chez l'animal des symptômes constitutionnels.

Réponse. — Rien n'est plus constitutionnel que la *syphilisation*, phénomène qui est l'objet de ce Mémoire. Il ne faut pas d'ailleurs s'étonner que sur un animal couvert de poils et sujet à différentes éruptions, comme le singe, il soit difficile de constater sûrement des symptômes de syphilis constitutionnelle. Combien de fois, chez l'homme, n'est-on pas obligé, pour les admettre, de remonter aux causes du mal ou de redescendre dans les détails du traitement mercuriel; et combien de fois aussi reste-t-on dans le doute, malgré tant de moyens de s'éclairer? Je tiens essentiellement à ne dire que ce qui me paraît incontestable. C'est pourquoi je me réserve de parler plus tard de la syphilis constitutionnelle des animaux (1). Il est mieux de ne pas pousser de suite une

(1) Voir ci-après : La Syphilis des animaux, *Histoire d'un chat syphilitique*, p. 419.

découverte jusqu'à ses dernières conséquences, que de risquer de la compromettre par trop de précipitation à conclure. Aussi veux-je m'abstenir provisoirement de citer des cas de roséole, d'éruptions croûteuses et d'ulcérations, suffisamment caractéristiques d'après moi, mais qui sont bien plus difficiles à constater que l'accident primitif.

Il est bizarre qu'on me demande de prouver le *facile* par le *difficile*. D'ailleurs n'est-on pas en droit de dire que les symptômes constitutionnels sont des manifestations, et que l'organisme peut subir longtemps un état constitutionnel sans produire ces manifestations, tant qu'une cause occasionnelle ne vient pas les provoquer?

VIIIe Objection. — Vos chancres d'animaux étaient alimentés par l'irritation que vous entreteniez autour d'eux.

Réponse. — Au contraire, je reconnais aujourd'hui que l'irritation mécanique est plutôt défavorable que favorable au succès de mes expériences. Je ferai observer en outre qu'une maladie ne change pas de nature, par cela seul que l'irritation et l'inflammation y sont plus considérables que de coutume.

IXe et dernière Objection. — On peut, avec des caustiques, produire des ulcérations semblables à celles que le virus syphilitique produit sur le singe ou sur l'homme.

Réponse. — Il importe peu que les caustiques puissent produire des ulcérations semblables aux chancres. Cela n'enlèverait pas leur caractère spécifique à celles qui sont produites sur le singe par l'inoculation du pus chancreux; mais je ne crois pas qu'on fasse avec des caustiques des ulcérations en tout semblables aux chancres. Le chancre, dans les premiers temps de son existence, et avant qu'aucun traitement ne soit intervenu, se distingue par des caractères bien tranchés, et que j'ai décrits plus haut en détail, à propos de sa forme.

L'ulcération que laisse la cautérisation prend un aspect blafard et uniforme, qui contraste singulièrement avec la physionomie vive et diaprée du chancre dans ses premiers temps. Et puis le chancre subit une évolution; il a un commencement, un milieu et une fin. Il est par conséquent facile de se prémunir contre toute espèce de confusion, en l'examinant dans les diverses périodes de son existence. Le pathologiste ne peut pas, plus que le botaniste, caractériser un être dans un état quelconque ou dans un moment quelconque de sa durée. De même qu'on ne juge pas de toute plante sans sa fleur ni ses fruits, il y a en pathologie une méthode naturelle de diagnostic. Elle doit invoquer différents caractères qui ne se trouvent pas en tout temps réunis.

Telles sont les plus fortes objections qui m'aient été adressées. Je ne parle pas du reproche qui m'a été fait d'avoir eu la prétention de découvrir ce que tout le monde avait inutilement cherché avant moi. Un pareil reproche, s'il était juste, serait une barrière à presque tous les progrès de la science.

Voici la liste des animaux sur lesquels j'ai jusqu'à présent réussi :

1° Le singe. C'est sans contredit celui sur lequel le chancre se développe le mieux. Il serait bien important de trouver un petit animal de nos climats aussi favorable aux expériences. Les moindres défauts du singe sont d'être malpropre, indocile et frileux. Les singes de l'ancien continent sont préférables à ceux du nouveau. Ils sont plus longs à *syphiliser*, et par conséquent contractent plus aisément le chancre. J'ai déjà dit en d'autres termes que les singes américains avaient plus de *syphilisme* que les autres. J'ai eu et j'ai encore des singes atteints de symptômes constitutionnels.

2° Le chien. M. Lallemand a vu des chancres à des chiens. M. Leblanc (d'Alfort), a constaté, vers les parties génitales de ces animaux, des ulcérations qui se transmettaient par le coït.

3° LE CHAT. On lira, dans les observations, que M. Robert de Welz s'est inoculé, avec un résultat positif, le pus d'un chancre de chat. M. Diday, de Lyon, s'est lui-même soumis courageusement, et avec trop de succès, à l'inoculation du pus d'un chancre du même animal, qui est le seul, avec le singe, à propos duquel cette contre-épreuve ait été faite. M. Malgaigne a vu un chat atteint d'exostoses; c'était à une époque où les lueurs que jetait la doctrine physiologique éblouissaient presque tout le monde, et où l'on rendait le mercure responsable de beaucoup d'accidents. Je décris plus loin, dans les observations, les ulcérations chancreuses du chat. Je puis du reste aujourd'hui montrer des chats atteints de la vérole constitutionnelle et notamment d'ulcères labiaux.

4° LE RENARD.

5° LE LAPIN.

6° LE BOUC. Je donne une observation de chancres produits sur cet animal.

7° LE RAT.

J'ai échoué sur les oiseaux; mais c'était dans des essais fort restreints que je renouvellerai.

Je n'ai pu trouver encore l'occasion d'expérimenter sur le cheval. Je n'ignore pas qu'un médecin distingué d'Alfort n'a pas réussi; mais je ne crois pas qu'il faille pour cela renoncer à donner des chancres vénériens aux chevaux. Un intérêt spécial viendrait s'ajouter à celui qui s'attache à des expériences bien faites sur d'autres animaux; ce serait de pouvoir comparer la syphilis avec la morve. Un fait curieux, mais très-peu circonstancié, vient de nous être récemment apporté par les journaux italiens, et mériterait bien d'être vérifié par des expériences. Ces journaux, en effet, décrivent, à la date du mois d'avril 1850, sous le nom de *syphilis parmi les chevaux*, une maladie qui, après s'être montrée en Autriche, aurait été importée dans les provinces d'Udine et de Trévise. Une commission vétérinaire, envoyée à Brescia, a trouvé cinq chevaux infectés, qu'elle a fait isoler. Cette mesure paraissait avoir eu de bons effets; mais d'autres cas n'ont pas tardé à éclater, et on s'est assuré qu'ils avaient été occasionnés par l'arrivée d'un étalon qui venait de Crémone. Cette maladie consiste en des ulcérations sur les grandes lèvres, suivies parfois de véritables bubons, de gonflement œdémateux, et d'engorgement des mamelles. Dans tous les cas où il y avait un bubon, il a été indispensable de faire usage des mercuriaux et de l'iode. Sous l'influence de cette médication, en 40 ou 45 jours, les animaux ont parfaitement guéri. Espérons de nouveaux détails et de nouveaux faits sur cette circonstance, qui rappelle la fable citée plus haut de Van Helmont.

EXPÉRIENCES ET OBSERVATIONS A L'APPUI.

Je donne avec un grand regret des détails longs et fastidieux; mais ces détails, écrits jour par jour, ne sauraient être résumés sans être interprétés, et par conséquent sans risquer d'être altérés.

Première série d'expériences et d'observations.

Le sujet de ces expériences est un vieux singe macaque dont j'ai parlé plus haut, et qui ne pouvait se lécher vers certaines parties, et notamment la partie inférieure du scrotum, la face plantaire, et les commissures de ses mains de derrière, à cause d'une paralysie des membres supérieurs. Le malade auquel j'emprunte du pus est âgé de 27 ans; il jouit d'une bonne constitution, et n'a pas eu d'autre accident vénérien qu'un écoulement, antérieurement à la maladie dont il est atteint. Celle-ci consiste en un chancre du frein, datant de cinq semaines, et en un bubon, à gauche, ulcéré depuis quatre jours; c'est le bubon qui m'a fourni le pus dont je me suis servi.

18 juillet 1844. — Inoculation par trois piqûres peu distantes les unes des autres sur le sourcil droit :

CHANCRE SOURCILIER DROIT, 1er jour.

25 juillet. — *Chancre sourcilier droit*, 8e jour. Deux des inoculations n'ont pas réussi. A la troisième existe un chancre sous une croûte.

Les efforts qu'on a faits pour prendre le singe dans sa cage ayant déchiré la croûte, on voit très-bien ce chancre qui est circulaire et présente 3 millimètres de diamètre.

1er août. — *Chancre sourcilier droit*, 15e jour. Il a 5 millimètres de diamètre. Je respecte la croûte qui le recouvre. Je fais de nouvelles inoculations d'un pus emprunté à un chancre phagédénique, et conservé pendant trois heures sur de la charpie, aux trois premières commissures de la main postérieure gauche :

CHANCRE COMMISSURAL POSTÉRIEUR GAUCHE, 1er jour.

7 août. — *Chancre sourcilier droit*, 21e jour. Il paraît stationnaire. En soulevant la croûte, je le trouve arrondi, légèrement déchiqueté, pointillé ou piqueté à sa circonférence. Son fond est grisâtre, granulé. C'est un chancre type sans induration.

Chancre commissural postérieur gauche, 7e jour. Une ulcération existe à la première commissure digitale.

12 août. — *Chancre sourcilier droit*, 26e jour. Il s'est rétréci sans s'indurer.

Chancre commissural postérieur gauche, 12e jour. Il s'est étendu surtout en profondeur.

16 août. — *Chancre sourcilier droit*, 30e jour. Sa croûte offre à peine 2 millimètres de diamètre. Cette croûte est fort adhérente et je ne l'enlève point.

Chancre commissural postérieur gauche, 16e jour. Il s'est encore étendu. J'en racle un peu la surface dans l'intention d'y prendre du pus que je veux inoculer ailleurs. Ce pus s'est mélangé de sang et j'ai pratiqué du même côté une inoculation au talon et dans plusieurs points de la face palmaire du pouce. Ces inoculations n'ayant pas réussi il n'en sera plus question.

18 août. — *Chancre sourcilier droit*, 32e jour. Il présente la même croûte, mais plus dure et plus sèche que précédemment.

Chancre commissural postérieur gauche, 18e jour. Il s'est un peu rétréci. Je romps sa croûte et je racle sa surface pour en recueillir du pus. Il saigne. Sa base est dure, c'est d'après moi de l'induration. Je fais avec son pus une inoculation au côté gauche du raphé scrotal et inférieurement :

CHANCRE SCROTAL GAUCHE, 1er jour.

19 août. — *Chancre sourcilier droit*, 33e jour. Idem que le 18.

Chancre commissural postérieur gauche, 19e jour. Croûte, induration se prononçant mieux. J'y prends du pus que j'inocule à droite du raphé scrotal et inférieurement :

CHANCRE SCROTAL DROIT, 1er jour.

Chancre scrotal gauche, 2e jour. Il y a une vésicule.

21 août. — *Chancre sourcilier droit*, 35e jour. La croûte s'étant rompue et détachée, on voit que l'ulcération existe.

Chancre commissural postérieur gauche, 21e jour. Rétrécissement, induration.

Chancre scrotal gauche, 4e jour. Légère pustule.

Chancre scrotal droit, 3e jour. Petite vésicule.

22 août. — *Chancre sourcilier droit*, 36e jour. Croûte.

Chancre commissural postérieur gauche, 22e jour. Croûte, induration.

Chancre scrotal gauche, 5e jour. La pustule est sèche et dure; il est douteux qu'il y ait réellement chancre. (Je donne la transcription exacte de mes notes.)

Chancre scrotal droit, 4e jour. Croûte, pus sous la croûte. Ulcère à fond grisâtre, pointillé de rouge; bords découpés et taillés à pic. L'ulcère saigne quand on veut y prendre du pus. Je fais une inoculation de son pus à la partie interne de la cuisse droite avec une lancette peu acérée. J'inocule encore au prépuce et au gland dans plusieurs endroits; toutes ces inoculations ont été négatives à l'exception de celle de la cuisse droite :

CHANCRE FÉMORAL DROIT SUPÉRIEUR, 1er jour.

23 août. — *Chancre sourcilier droit*, 37e jour. Croûte. Je romps la croûte, il y a une cicatrice sous elle.

Chancre commissural postérieur gauche, 23e jour. Croûte. Je romps la croûte, il y a cicatrice. A dater de ce jour l'induration a diminué graduellement pendant quinze jours, au bout desquels il n'en restait plus de traces.

Chancre scrotal gauche, 6e jour. Papule comme ecthymateuse, douloureuse; est-ce une inoculation qui n'a pas réussi ou une pustule avortée? (Transcription de mes notes.)

Chancre scrotal droit, 5e jour. Croûte volumineuse, beaucoup de pus au-dessous. Le fond du chancre est parfaitement caractérisé. J'inocule ce pus à la cuisse droite, plus bas que précédemment :

CHANCRE FÉMORAL DROIT INFÉRIEUR, 1er jour.

Chancre fémoral droit supérieur, 2e jour. Croûte et ulcération sous-jacente.

24 août. — *Chancre scrotal droit*, 6e jour. Croûte, pus abondant. Je prends de ce pus que je dépose sur le gland. Je frictionne beaucoup cet organe contre le prépuce.

Chancre fémoral droit supérieur, 3e jour. Croûte que je respecte.

Chancre fémoral droit inférieur, 2e jour. Suintement séreux.

25 août. — *Chancre scrotal droit*, 7e jour. Croûte.

Chancre fémoral droit supérieur, 4e jour. Croûte.

Chancre fémoral droit inférieur, 3e jour. Croûte.

26 août. — *Chancre scrotal droit*, 8e jour. J'enlève la croûte, pus encore assez abondant. Caractère chancreux très-prononcé, fond grisâtre, bords taillés à pic. J'y prends du pus que je mets entre le prépuce et le gland, puis je fais exécuter au prépuce des mouvements de frictions contre le gland. Rien n'est paru plus tard sur le gland ni sur le prépuce. Il faut remarquer que la muqueuse de ces organes et particulièrement du gland est bien plus épaisse qu'elle ne l'est chez l'homme.

Chancre fémoral droit supérieur, 5e jour. Croûte.

Chancre fémoral droit inférieur, 4e jour. Croûte.

27 août. — *Chancre scrotal droit*, 9e jour. La croûte s'est enlevée, il y a pus concret et peu abondant. Il existe des fongosités rouges dans le fond du chancre; celui-ci paraît ovalaire ; son plus grand diamètre a une ligne et demie et son plus petit une demi-ligne, son bord gauche est gonflé, saillant, comme induré.

Chancre fémoral droit supérieur, 6e jour. La croûte s'est rompue. Le pus est liquide et peu abondant.

Chancre fémoral droit inférieur, 5e jour. Je romps la croûte, pus.

28 août. — *Chancre scrotal droit*, 10e jour. Croûte, un peu de pus. Je l'inocule sur le prépuce et le gland. Cette inoculation a été sans résultat.

Chancre fémoral droit supérieur, 7e jour. Croûte.

Chancre fémoral droit inférieur, 6e jour. Croûte.

Je fais de nouvelles inoculations avec du pus pris dans un chancre ganglionnaire ouvert depuis trois jours. (Le pus de cet ulcère inoculé à un autre singe a donné de très-beaux chancres.) Je fais quatre inoculations, une à chaque commissure de la main postérieure droite :

CHANCRES COMMISSURAUX POSTÉRIEURS ET DROITS, 1er jour,

et quatre à la face interne de la cuisse gauche :

CHANCRES FÉMORAUX GAUCHES, 1er jour.

29 août. — *Chancre scrotal droit*, 11e jour. Croûte étroite, adhérente.

Chancre fémoral droit supérieur, 8e jour. Croûte étroite.

Chancre fémoral droit inférieur, 7e jour. Croûte étroite.

Chancres commissuraux postérieurs et droits, 2e jour. Rien.

Chancres fémoraux gauches, 2e jour. Rougeur et élevure.

30 août. — *Chancre scrotal droit*, 12e jour. Papule et dureté. Cette dureté a fini par disparaître graduellement.

Chancre fémoral droit supérieur, 9e jour. Cicatrice rougeâtre sous la croûte.

Chancre fémoral droit inférieur, 8e jour. Cicatrice et léger suintement sous la croûte. Je n'en parlerai plus.

Chancres commissuraux postérieurs et droits. 3e jour, Rien.

Chancres fémoraux gauches, 3e jour. Croûtes.

31 août. — *Chancre commissural postérieur et droit*, 4e jour. La troisième commissure présente un petit chancre peu vivace.

Chancres fémoraux gauches, 4e jour. Avortement.

1er septembre. — *Chancre commissural postérieur et droit*, 5e jour. Il marche vers la cicatrice. J'introduis, avec une sonde, du pus blennorrhagique dans l'urèthre. Aucun résultat n'ayant été produit, je ne parlerai plus de cet essai.

2 septembre. — *Chancre commissural postérieur et droit*, 6e jour. Cicatrice presque entière.

5 septembre. — Il n'y a à peu près plus aucune trace de chancre.

Depuis le 5 septembre jusqu'au 25 du même mois de nombreuses inoculations ont été reproduites et variées avec du meilleur pus sans que rien ait été obtenu. Je ne parle pas de quelques papules ectymateuses éphémères qui n'ont laissé après elles qu'un peu de dureté.

Ces essais sont refaits avec le même insuccès du 15 au 30 octobre : de petits ulcères étroits et bientôt cicatrisés, de petites papules éphémères, voilà tout ce qu'ils ont fourni.

De nouveaux essais échouent de même du 1er au 10 novembre. Un jeune macaque, inoculé en même temps, et avec le même pus, a eu des chancres qui ont duré de 15 à 20 jours.

Le singe meurt le 3 décembre. Tous les organes sont trouvés sains, à l'exception des organes pectoraux. Il y a pleuro-pneumonie à droite avec épanchement. Quelques ganglions axillaires et cervicaux, du côté droit, sont un peu plus rouges que ceux du côté opposé.

Dans le commencement de cette série d'expériences, la suppuration était abondante. Si mes visites n'étaient pas plus rapprochées, c'est parce que je tenais à ne pas fatiguer l'animal et à respecter les croûtes qui se formaient sur ses ulcérations. On était malheureusement obligé de faire trop d'efforts pour le prendre dans sa cage. En se reportant à l'époque dont il s'agit, on voit qu'alors j'échouais souvent, même quand un animal était indemne de toute inoculation, à cause de mon défaut d'habitude. Mais les revers que j'éprouvais ne diminuent en rien l'intérêt qui s'attache à ces expériences. En voici les principales conclusions :

1° Du pus chancreux, conservé pendant trois heures sur de la charpie, a pu être inoculé avec succès (la connaissance de ce fait n'est pas nouvelle; j'ai d'ailleurs conservé du pus chancreux pendant plusieurs jours sans qu'il s'altérât; je ne mentionne donc cette conclusion que parce que des assertions contraires ont été émises dans ces derniers temps).

2° L'induration d'un chancre peut disparaître spontanément (c'est même ce qui a lieu ordinairement).

3° Un chancre de singe peut durer 35 jours (témoin le chancre sourcilier droit).

4° Le pus d'un chancre phagédénique a produit des chancres ordinaires et un chancre induré. D'où la nécessité d'admettre l'*unité* du virus chancreux.

5° On voit sur le même animal le second chancre s'indurer, tandis que le premier, le troisième, le quatrième, le cinquième, etc., ne s'indurent pas. C'est encore une preuve de l'unité du virus chancreux. Cela démontre en outre qu'il peut y avoir des inconvénients à multiplier les chancres sur un individu, à moins qu'on ne veuille les conduire jusqu'à la syphilisation.

6° Des chancres ont été seulement produits dans des lieux où l'animal ne pouvait pas se lécher (on peut à la rigueur en produire partout).

7° Quand un chancre est produit après un autre chez un animal, ce deuxième chancre dure moins que le premier, quelle que soit la source qui en a fourni le pus. Ce deuxième chancre se cicatrise, suivant les cas, plus tôt, en même temps, ou plus tard que le premier. Un troisième chancre est au deuxième ce que le deuxième est au premier, et ainsi de suite, jusqu'à ce qu'on ne puisse plus donner au même animal que des chancres *avortés*, c'est-à-dire qui mettent plus de temps que les autres à paraître après la contamination, pour disparaître très-rapidement. Enfin il n'est plus même possible de donner à cet animal aucun chancre.

8° Le pus blennorrhagique et le pus chancreux, déposés autour du gland, ou conduits dans l'urèthre, n'ont rien produit, qu'on ait ou non préalablement pratiqué des écorchures (mais cette partie des expériences n'a pas une grande valeur, parce que l'animal était très-près de la *syphilisation*, si même il n'était pas complètement *syphilisé*).

J'ai supprimé, dans le compte rendu, déjà trop long, de cette série d'expériences, de minutieux détails sur d'autres essais que j'ai tentés. J'ai promené, par exemple, sans aucun résultat, à la surface de la conjonctive oculaire et de la conjonctive palpébrale du singe, un pinceau trempé dans du pus chancreux ou bien dans du pus blennorrhagique. L'époque avancée de ces tentatives, eu égard à la syphilisation, était peut-être de nature à en compromettre le succès. Je dois pourtant dire que l'animal, s'étant un jour débattu, me fit jaillir sur l'œil du pus d'un chancre ganglionnaire (pus que je cherchais à lui inoculer en ce moment), et que je n'ai ressenti ni douleur ni irritation. J'ai plusieurs fois reproduit cette espèce d'accident sur les animaux, et ceux-ci ne m'ont pas paru souffrir davantage que si on leur eût déposé un peu d'eau sur la surface du globe de l'œil.

Deuxième série d'expériences et d'observations.

Le sujet de ces expériences est un jeune singe macaque toque femelle, âgé d'environ 15 mois. Le procédé opératoire qui a été mis en usage diffère peu de celui qui est indiqué dans les généralités de ce mémoire. Le pus a été emprunté à deux chancres indurés, siégeant l'un à la partie supérieure du prépuce, et l'autre sur le dos de la verge d'un même malade. Ce pus, très-peu abondant, a été déposé, trente heures avant l'opération, sur une des deux faces d'un bouchon de liége. Pour opérer, je l'ai préalablement délayé dans un peu d'eau tiède.

27 octobre 1844. — Les inoculations ont toutes été faites du côté gauche et vers les parties suivantes :

1° Le sourcil :

CHANCRE SOURCILIER GAUCHE, 1er jour.

2° La face externe du pavillon de l'oreille (le lieu précis n'est pas indiqué dans mes notes) :

CHANCRE AURICULAIRE GAUCHE, 1er jour.

3° La narine (sans indication d'un lieu plus précis) :

CHANCRE NASAL GAUCHE, 1er jour.

29 octobre. — 3e jour. Trois pustules ; leur rupture laisse trois chancres bien caractérisés pour moi, mais, j'en conviens, qui ne le seraient peut-être pas assez pour d'autres.

30 octobre. — 4e jour. Les chancres sont mieux caractérisés.

31 octobre. — 5e jour. Chacun des chancres est recouvert d'une croûte épaisse et élevée, la circonférence en est rouge, tendue. En soulevant les croûtes on fait sortir un pus abondant. Je me sers de ce pus pour faire trois autres inoculations : une avec chacun des pus pris sur les trois ulcérations existantes ; ces inoculations sont faites en dehors de l'orbite du même côté gauche :

CHANCRE ORBITAIRE SUPÉRIEUR, 1er jour.

CHANCRE ORBITAIRE MOYEN, 1er jour.

CHANCRE ORBITAIRE INFÉRIEUR, 1er jour.

1er novembre. — Le *chancre sourcilier gauche*, 6e jour, et le *chancre auriculaire gauche*, 6e jour, sont très-développés. J'y prends une quantité considérable de pus que je dépose sur une plaque de verre à vaccin. J'ai inoculé ce pus à des oiseaux (mes notes se bornent à indiquer que le résultat de ces inoculations a été douteux chez les oiseaux).

Le *chancre nasal gauche*, 6e jour, est peu développé, mais très-caractérisé ; son fond est grisâtre, ce chancre est sur les confins de l'action de la salive.

Les trois inoculations orbitaires, 2e jour, sont représentées par des pustules.

2 novembre. — 7e et 3e jour. Les six chancres, à l'exception du *nasal*, sont bien développés ; aucun d'eux ne présente de vestige d'induration.

3 novembre. — Rien dans mes notes sur la description des six chancres ; j'indique seulement que j'y prends du pus pour faire six inoculations sur les parties semblables du côté opposé de façon à avoir :

1° CHANCRE PALPÉBRAL DROIT, 1er jour.

2° CHANCRE AURICULAIRE DROIT, 1er jour.

3° CHANCRE NASAL DROIT, 1er jour.

4° CHANCRE ORBITAIRE SUPÉRIEUR DROIT, 1er jour.

5° CHANCRE ORBITAIRE MOYEN DROIT, 1er jour.

6° CHANCRE ORBITAIRE INFÉRIEUR DROIT, 1er jour.

4 novembre. — Six chancres à gauche, 9e et 5e jour, et six pustules à droite, 2e jour. Je note seulement qu'à gauche il n'y a pas d'induration.

5 novembre. — Les chancres du côté gauche restent stationnaires, ceux du côté droit se cachent sous une croûte assez épaisse. Ils sont tous les douze de vrais types et je les montre à l'Académie de médecine.

6 novembre. — Les *chancres* du côté gauche ont un peu diminué d'étendue, *ceux* du côté droit, au contraire, se sont accrus, mais ils sont peu vivaces. Le chancre nasal droit est comme avorté. Je montre l'animal à la Société de chirurgie. Une discussion s'engage parmi les membres de cette compagnie savante qui conviennent généralement que les ulcérations ressemblent à des chancres. Ils constatent également qu'il n'y a dans le voisinage aucune trace d'induration (1).

7 novembre. — *Chancre sourcilier gauche*, 12e jour. Il a 5 millimètres de diamètre.

Chancre auriculaire gauche, 12e jour. Il a 4 millimètres dans son plus grand diamètre qui est vertical, car le chancre lui-même est ellipsoïde.

Chancre nasal gauche, 12e jour. Il en reste à peine de traces et je n'en parlerai plus.

Chancres orbitaires gauches. 8e jour. J'indique seulement dans mes notes qu'ils marchent bien et fournissent beaucoup de pus.

Chancres droits. Variablement développés à part le nasal qui est avorté. J'indique dans mes notes qu'il n'y a pas d'induration.

11 novembre. — *Chancre sourcilier gauche*, 16e jour. Il a encore 5 millimètres de diamètre.

Chancre auriculaire gauche, 16e jour. Il n'y a pas de changements; je respecte la croûte.

Chancres orbitaires gauches, 12e jour. Statu quo.

Je me sers de leur pus pour faire deux inoculations distantes de 1 centimètre à la face mastoïdienne du pavillon de l'oreille gauche :

CHANCRE MASTOIDIEN GAUCHE SUPÉRIEUR, 1er jour.

CHANCRE MASTOIDIEN GAUCHE INFÉRIEUR, 1er jour.

Chancres droits, 9e jour. J'y prends du pus pour faire

Les CHANCRES MASTOIDIENS SUPÉRIEURS DROITS, 1er jour,

Et le CHANCRE MASTOIDIEN INFÉRIEUR DROIT, 1er jour.

12 novembre. — Je lis seulement dans mes notes que M. Nélaton, accompagné de M. Deville, vient faire une inoculation à la paupière inférieure gauche avec du pus pris au chancre palpébral supérieur gauche. J'ai noté plus bas qu'il y avait eu là une vésicule, puis une pustule avortée.

15 novembre. — *Chancre sourcilier gauche*, 20e jour. Il a 3 millimètres d'étendue sous une croûte. Il n'y a pas de trace d'induration.

Chancre auriculaire gauche, 20e jour. Il a 2 millimètres de diamètre sous une croûte. Il n'y a pas non plus de trace d'induration.

Chancres orbitaires gauches, 16e jour. Ils se sont beaucoup rétrécis. Pas d'induration.

Chancres droits, 13e jour. Il n'en existe plus que trois (je fais abstraction des *chancres mastoïdiens* dont je parlerai plus loin) : le palpébral, l'auriculaire et l'orbitaire supérieur.

J'arrive aux mastoïdiens : A gauche existent seulement deux pustules avortées, à droite deux petits chancres qui s'éteignent bientôt et dont je ne parlerai plus.

16 novembre. — *Chancres gauches*, 21e et 17e jour. Ils sont plus rétrécis, leurs croûtes sont sèches.

Chancres droits, 14e jour. Ils sont dans le même état que le 15 novembre.

20 novembre. — Il n'y a plus de traces de tous ces chancres qui se sont éteints sans induration.

Depuis cette époque jusqu'au commencement du mois de janvier de l'année suivante, j'ai multiplié les expériences avec de nouveau pus; quelquefois j'ai eu de légères pustules, de petites vésicules, et des chancres étiolés. (On voit que le singe était saturé.) Du pus pris sur un de ces chancres éphémères a aisément donné des chancres à un singe bien portant, et indemne jusque-là de l'action du virus syphilitique.

L'animal est mort, vers le 15 janvier, d'une phthisie pulmonaire dont il était déjà atteint lorsque j'ai commencé mes expériences. Les poumons, et surtout la rate, sont farcis de tubercules ; des traces de phlogose existent vers la plèvre gauche.

Cette observation est remarquable à plus d'un titre :

1° Le succès a répondu à chaque inoculation, tant à cause du perfectionnement du procédé opératoire, qu'à cause du meilleur choix du lieu sur lequel ces inoculations étaient pratiquées.

(1) Voir à la suite de ce Mémoire, DOCUMENTS A L'APPUI, 1844-1851, nos 1 et 2, p. 61.

2° On suit, pour ainsi dire, pas à pas, les progrès de la *syphilisation*. Celle-ci est presque complète, lorsqu'à la date du 12 novembre, une inoculation est pratiquée par M. Nélaton. Je ne connaissais pas alors la cause de l'insuccès, et je n'ai pas pu par conséquent en donner à ce chirurgien une explication satisfaisante.

3° On voit que les deux chancres nasaux sont moins vivaces que les autres; c'est probablement en partie parce qu'ils sont sur les confins du domaine de la langue.

4° Les pustules (excepté vers la fin des expériences) se sont développées très-rapidement, c'est-à-dire en raison de l'activité vitale de l'animal. Cette circonstance est très-favorable pour faire des inoculations diagnostiques. Il est très-avantageux de pouvoir obtenir un prompt résultat.

5° Les petits chancres qui sont *avortés* et en voie rapide de cicatrisation, n'en sont pas moins inoculables à un animal indemne de l'action du virus chancreux. Si leur pus ne s'inocule pas facilement à l'animal qui les porte, c'est parce que celui-ci est plus ou moins *syphilisé*.

6° Les chancres ne se sont pas *indurés*, bien qu'ils aient été produits par des chancres *indurés*. Cette circonstance est à l'appui de l'unité du virus chancreux.

7° Des chancres non *indurés* ont conduit à la *syphilisation*.

8° Enfin le pus était inoculable après avoir été gardé pendant 30 heures, puis délayé dans de l'eau (résultat antérieurement connu).

Troisième série d'expériences et d'observations.

Le sujet de ces expériences est un jeune singe dont mes notes n'indiquent ni l'âge précis ni l'espèce ; il est phthisique et tousse beaucoup. J'ai pris du pus à un chancre ganglionnaire qui en a déjà fourni, pour faire de bonnes inoculations, consignées dans la première série ; ce pus, très-peu abondant, et dont il était très-difficile, à cause de cela, de charger la pointe d'une lancette, avait été emprunté au chancre depuis une heure environ, et déposé sur de la charpie.

16 juillet 1844.—Plusieurs inoculations sont faites par la lancette et au moyen de piqûres assez profondes pour faire couler du sang, à la face palmaire de la main droite. Le singe, a en outre sucé et exprimé avec ses dents, pendant plusieurs minutes, la charpie imprégnée du pus contagieux.

17 juillet. — Aucun effet n'est produit.

18 juillet. — Pas d'observation.

19 juillet. — Excoriation manifeste à l'une des piqûres de la paume de la main : CHANCRE PALMAIRE DROIT, 4e jour.

20 et 21 juillet. — Pas d'observations.

22 juillet. — *Chancre palmaire droit*, 7e jour. L'ulcération s'est un peu agrandie, elle est cachée sous une croûte. Il n'y a pas assez de pus pour qu'on puisse pratiquer une contre-inoculation.

23 juillet. — *Chancre palmaire droit*, 8e jour. Croûte insignifiante que je respecte.

24 juillet. — *Chancre palmaire droit*, 9e jour. Ablation de la croûte, pus très-concret.

25 juillet. — *Chancre palmaire droit*, 10e jour. A peine trouve-t-on les traces de chancre.

26 juillet. — Je note que la phthisie marche très-rapidement.

28 juillet. — Je mets du pus blennorrhagique en contact avec le gland et le prépuce. (Aucun effet n'a été produit.) J'inocule par 4 piqûres un pus chancreux au sourcil et à la paupière supérieure gauche. Je frotte en outre la partie inoculée et la surface du globe oculaire avec du diachylum sur lequel a été déposé et conservé le pus.

29 juillet. — Il y a vers le globe oculaire une espèce d'écoulement muqueux qui cesse au bout d'un jour et qui, par conséquent, peut provenir d'une irritation mécanique. Deux papules s'observent au sourcil.

30 juillet. — DEUX CHANCRES AU SOURCIL, 3e jour.

31 juillet. — Les chancres ne paraissent pas actifs. La consomption marche rapidement.

1er août. — Idem.

2 août. — Les chancres sont petits, peu actifs, stationnaires.
5 août. — Chancres éteints ; animal moribond.
12 août. — Mort.

AUTOPSIE. — Rien à la place des *piqûres; rate* convertie en une masse de tubercules suppurés ; groupes tuberculeux épars dans les *reins* et le *foie; poumons* farcis de tubercules non suppurés, et proportionnellement moins abondants que ceux de la rate; tubercules bronchiques. Le *cerveau* est exempt d'altération.

J'ai rapporté cette série, parce qu'elle est la seule de son espèce; mais je conviens qu'il faut être extrêmement réservé dans les réflexions qu'elle suggère, et qui demandent à être confirmées par d'autres faits. Voici ces réflexions :

1° Le singe peut impunément sucer des gâteaux de charpie imprégnés de pus chancreux, et avaler ce pus.

2° Les chancres sont peu vivaces dans les endroits que l'animal peut lécher. On ne peut pas objecter à cette proposition l'état de phthisie, car bien des faits m'ont démontré que cet état n'a pas d'influence sur la marche des chancres.

3° Il ne paraît pas qu'il en soit de même de l'état des fonctions qui sont sur le point de s'éteindre; dans cet état, les chancres semblent être eux-mêmes dépourvus de vitalité. Il ne faut pourtant pas oublier l'adage : *testis unus, testis nullus.*

4° L'innocuité du pus blennorrhagique sur les muqueuses de l'animal serait démontrée, s'il était permis de faire parler très-haut un fait négatif.

5° Je termine par deux remarques importantes, mais étrangères à mon sujet :

a. Plusieurs organes sont pris, en même temps que le poumon, de tubercules.

b. la rate en est proportionnellement plus imprégnée que tous les autres organes.

La prédilection des tubercules pour la rate et la dissémination de ce produit pathologique constituent un double phénomène que j'ai observé sur plusieurs singes, et qui prouve que certaine phthisie est une maladie générale.

Quatrième série d'expériences et d'observations.

Dès l'année 1844, on faisait peser sur mes expériences une double objection. On prétendait : 1° que les ulcérations de mes singes n'avaient rien de syphilitique; 2° qu'il était possible de produire, à l'aide de caustiques, des ulcérations ayant tous les caractères matériels du chancre syphilitique. J'ai cherché à combattre ces deux assertions connexes par les faits de la série suivante :

Le singe est adulte et bien portant. Mes notes n'indiquent pas l'espèce. Un malade, auquel j'emprunte du pus, est atteint de six chancres résultant de piqûres de sangsues qui se sont inoculées ; les six chancres occupent la région inguinale droite. Le limbe du prépuce est bordé de chancres confluents ; un autre chancre peu vivace existe à la face antérieure du scrotum. Pas d'induration, pas de pléiade inguinale, ni de ganglions cervicaux ; en un mot, aucun autre symptôme syphilitique. Le pus est recueilli sur tous ces chancres, et déposé sur l'une des deux faces d'un bouchon de liége, où il se dessèche. L'inoculation n'est faite que le lendemain.

7 juillet 1846. — Je crache sur la face du bouchon de liége où est le pus ; je laisse celui-ci se ramollir pendant quelques minutes, puis je le délaie très-exactement dans la salive. Quand le délayement est complet, je trempe la pointe d'une aiguille courbe à suture très-fine dans le liquide, et je profite de la docilité très-grande de l'animal pour piquer obliquement la peau du pavillon de l'oreille gauche vers la région mastoïdienne ; je réitère cinq fois cette petite opération dans le même endroit, en écartant mes piqûres de 1 millimètre les unes des autres ; puis je dépose sur toute la circonscription de la partie piquée le reste du liquide, que j'y étale. Je ne provoque dans le voisinage aucune autre espèce d'irritation.

9 juillet. — Une des piqûres présente une vésicule que je respecte.

11 juillet. — Il existe au même point une pustule grosse comme la tête d'une épingle, et surmontée d'une croûte ; la peau du voisinage est animée ; le pus s'aperçoit sous la croûte, mais ne la soulève pas assez pour la chasser.

12 juillet. — Une teinte rouge se dessine autour de la croûte, le pus soulève visiblement l'épiderme. Je trempe, à six reprises différentes, la pointe de mon aiguille dans ce pus, pour faire à droite six inoculations semblables à celles du côté gauche.

14 juillet. — Aucune de ces inoculations n'a été suivie de succès. Je laisse se charger de pus le CHANCRE AURICULAIRE GAUCHE, et je renvoie au lendemain le renouvellement de l'opération. Ce chancre auriculaire gauche, dont la croûte n'a jamais été enlevée, est à son 8e jour.

15 juillet. — *Chancre auriculaire gauche*, 9e jour. Je lui emprunte du pus pour répéter six inoculations sur la face mastoïdienne du pavillon de l'oreille, du côté droit.

16 juillet, huit heures du matin. — Trois papules sont apparentes à droite.

Le *chancre auriculaire gauche*, 10e jour, a 4 millimètres de diamètre ; son pourtour est rouge, gonflé, ridé ; des pellicules épidermiques se détachent de ce pourtour. J'enlève avec précaution la croûte : les bords du chancre sont taillés à pic, piquetés de points rouges, saignants ; le fond est grisâtre, pultacé. Je fais maintenir solidement l'animal, et avec un crayon de nitrate d'argent je cautérise profondément les bords et le fond du chancre ; immédiatement après, et à 1 centimètre au-dessous, je fais un pli à la peau, et à l'aide de ciseaux droits bien affilés, je fais une incision dont les bords écartés laissent une surface aussi large que celle du chancre ; puis je taris cette plaie saignante en la cautérisant avec mon crayon de nitrate d'argent, aussi exactement que possible, de la même manière que j'avais cautérisé le chancre, à cette différence près pourtant que j'ai appuyé pendant assez longtemps mon cylindre perpendiculairement à la surface saignante, pour augmenter la profondeur de la solution de continuité sans en augmenter la largeur:

PSEUDO-CHANCRE AURICULAIRE GAUCHE, 1er jour.

16 juillet, à midi. — Deuxdes papules du côté droit se sont converties en vésicules ; le *chancre auriculaire gauche*, 10e jour, et le *pseudo-chancre auriculaire gauche*, 11e jour, ont une surface noirâtre à peu près semblable ; le vrai chancre paraît entouré de plus d'inflammation.

17 juillet. — Trois pustules à droite, grosses comme la tête d'une épingle ; une d'elles présente près du centre un point noirâtre :

CHANCRE AURICULAIRE DROIT SUPÉRIEUR, 3e jour.

CHANCRE AURICULAIRE DROIT INFÉRIEUR, 3e jour.

CHANCRE AURICULAIRE DROIT POSTÉRIEUR, 3e jour.

Le *chancre auriculaire gauche*, 11e jour, et le *pseudo-chancre auriculaire gauche*, 2e jour, n'ont pas changé d'aspect.

18 juillet. — *Chancre auriculaire gauche*, 12e jour. Une inflammation très-vive paraît exister autour de la surface noirâtre de cautérisation : cette surface *est comme soulevée ;* quand on presse la partie, l'animal témoigne par son impatience de la douleur qu'on lui cause.

Pseudo-chancre auriculaire gauche, 3e jour. Surface noirâtre et sèche ; il se forme une sorte de croûte très-adhérente. *Chancre auriculaire droit supérieur*, 4e jour. Pustule, croûte, inflammation de périphérie.

Chancre auriculaire droit inférieur, 4e jour, et *Chancre auriculaire droit postérieur*, 4e jour. Leurs pustules viennent de se rompre par des mouvements qu'a faits l'animal ; il ne paraît pas qu'il y ait eu de croûtes.

19 juillet. — Pas d'observation.

20 juillet. — *Chancre auriculaire gauche*, 14e jour. Le pourtour de l'escharenoirâtre qui s'est formée est très-enflammé ; la pression fait sortir gros comme une lentille d'un pus crémeux un peu sanguinolent. Je me sers de ce pus pour faire deux inoculations, par le procédé perfectionné (excision), à la partie antérieure de l'hélix de chaque côté :

CHANCRE HÉLICIEN DROIT, 1er jour.

CHANCRE HÉLICIEN GAUCHE, 1er jour.

Le tiers de la croûte formée par la cautérisation s'enlève, et la surface qui reste est un peu saignante.

Pseudo-chancre auriculaire gauche, 5e jour. Il est sec sous sa croûte noirâtre.

Chancre auriculaire droit supérieur, 6e jour. Rougeur, croûte, suppuration abondante.

Chancre auriculaire droit inférieur, 6e jour, et *chancre auriculaire droit postérieur*, 6e jour, idem que le chancre auriculaire droit supérieur.

21 juillet. — *Chancre auriculaire gauche*, 15e jour. Il a près de 7 millimètres de diamètre, et est caché sous sa croûte.

Pseudo-chancre auriculaire gauche, 6e jour. Il y a un peu de suppuration autour de l'eschare, qui est libre d'un côté.

Les *chancres auriculaires droits*, 7e jour, sont très-développés; je respecte leur croûte.

Chancres héliciens, 2e jour, Il y a une papule de chaque côté.

22 juillet. — Pas d'observation.

23 juillet. — *Chancre auriculaire gauche*, 17e jour. J'enlève sa croûte, et je le nettoie : il est saignant; les bords sont pointillés, déchiquetés, et un peu décollés; quelques parties de son fond semblent s'élever.

Pseudo-chancre auriculaire gauche, 8e jour. La suppuration qui entoure l'eschare s'est un peu augmentée; l'eschare est presque complètement détachée. Je coupe avec des ciseaux ce qui est encore adhérent, de manière à la détacher complètement. La solution de continuité qui reste n'est saignante qu'à l'endroit où a porté l'action des ciseaux; les bords sont lisses, uniformes, adhérents; le fond est régulièrement infundibuliforme.

Il n'y a aucune ressemblance de surface entre le chancre et le pseudo-chancre, quoique le pseudo-chancre devienne saignant quand on le presse avec les doigts.

Chancre auriculaire droit supérieur, 9e jour. Il s'empâte un peu à la base; je romps la croûte; je fais une inoculation à la partie externe de la paupière supérieure droite au moyen de petits ciseaux (procédé ordinaire perfectionné) :

CHANCRE PALPÉBRAL DROIT EXTERNE, 1er jour.

Chancre auriculaire droit moyen, 9e jour. L'induration paraît mieux se prononcer que vers l'*auriculaire droit supérieur*. J'y prends aussi du pus pour faire une inoculation à la partie moyenne de la paupière supérieure droite :

CHANCRE PALPÉBRAL DROIT MOYEN, 1er jour.

Chancre auriculaire droit inférieur, 9e jour. Pas de trace d'induration; il paraît moins vivace que ses deux voisins; il fournit néanmoins assez de pus pour que je puisse faire une inoculation à la partie interne de la paupière supérieure droite :

CHANCRE PALPÉBRAL DROIT INTERNE, 1er jour.

Chancres héliciens, 4e jour. Deux pustules. Elles donnent assez de pus pour faire deux inoculations, l'une en dehors, et l'autre en dedans de la paupière supérieure gauche:

CHANCRE PALPÉBRAL SUPÉRIEUR GAUCHE EXTERNE, 1er jour.

CHANCRE PALPÉBRAL SUPÉRIEUR GAUCHE INTERNE, 1er jour.

24 juillet. — Pas d'observation.

25 juillet. — *Chancre auriculaire gauche*, 19e jour. Diminution dans sa largeur et son inflammation. Croûte que je respecte.

Pseudo-chancre auriculaire gauche, 10e jour. Il s'est bien rétréci; une croûte s'est formée, je la respecte; il n'y a autour de lui aucun vestige d'inflammation.

Chancre auriculaire droit supérieur, 11e jour. Il diminue de largeur; je respecte la croûte. L'induration est manifeste; l'animal sent de la douleur quand on presse ce chancre à sa base.

Chancre auriculaire droit moyen, 11e jour. Fortement rétréci, à peine suppurant, non induré.

Chancre hélicien droit, 6e jour. Il paraît déjà s'arrêter dans ses progrès; tout au moins il n'est pas vivace, et ne présente pas de traces d'induration.

Chancre hélicien gauche, 6e jour. Il est plus vivace que le précédent; il ne présente pas non plus de traces d'induration.

Chancre palpébral droit externe, petite papule.

Chancre palpébral droit moyen, petite papule aussi.

Chancre palpébral droit interne, rien d'apparent.

Les chancres palpébraux gauches paraissent tous avortés.

26 et 27 juillet. — Pas d'observations.

28 juillet. — *Chancre auriculaire gauche*, 22e jour. Il s'est beaucoup rétréci, et se trouve un peu allongé de haut en bas. Je soulève la croûte, et il sort assez de pus ; puis je réapplique délicatement la croûte sur la solution de continuité. Ce pus, inoculé à un autre singe, donne un chancre que j'éteins par la cautérisation au fer rouge le 5e jour. (Il s'agissait d'un singe que je n'avais pas l'autorisation de sacrifier.)

Pseudo-chancre auriculaire gauche, 13 jour. La croûte est tombée, et il reste une cicatrice blanchâtre.

Chancre auriculaire droit supérieur, 14e jour. Il est petit, non suppurant, manifestement induré, et douloureux à la pression.

Chancre auriculaire droit moyen, 14e jour. Mêmes caractères qu'au chancre précédent.

Chancre hélicien droit, 9e jour. Il ne reste plus qu'une petite papule squameuse.

Chancre hélicien gauche, 9e jour. Petit et suppurant peu, mais encore saignant ; il était sous une croûte ; pas d'induration.

Les *chancres palpébraux* sont ou avortés ou représentés par de petites papules.

30 juillet. — *Chancre auriculaire gauche*, 24e jour. Je respecte la croûte, qui est fort étroite.

Chancres auriculaires droits, 16e jour. Papules indurées.

Chancres héliciens, 11e jour. Papules indurées.

2 août. — L'animal meurt. L'autopsie m'échappe.

Réflexions. — 1o L'ulcération produite par le nitrate d'argent diffère du chancre. Cette ulcération n'a du reste jamais fourni assez du pus pour qu'il fût possible d'inoculer celui-ci.

2o La cautérisation du *chancre auriculaire gauche* n'avait laissé à sa surface aucune partie du pus qu'il avait sécrété; du nouveau pus s'est produit, et a été inoculable.

3o Le pus d'un chancre s'est inoculé le 22e jour de la durée de ce chancre.

4o Le pus était à peine inoculable à l'animal qui l'avait fourni, et l'était parfaitement à un animal vierge d'inoculation syphilitique. On peut en conclure que les chancres *avortés* d'un individu plus ou moins *saturé* peuvent néanmoins se reproduire très-vivaces chez un autre individu qui n'est pas *syphilisé*.

5o Des chancres non indurés peuvent en produire d'indurés. C'est un argument que j'ai déjà produit à l'appui de la doctrine de l'unité du virus chancreux.

6o Quand on donne à un animal des chancres successifs, engendrés ou non les uns par les autres, leur durée est d'autant moins grande qu'ils sont inoculés les derniers. Cette observation est encore à l'appui de la doctrine de la *syphilisation*.

J'ai plusieurs fois, et dans diverses régions, cherché à simuler sur moi-même des chancres par différents modes de cautérisation; je n'ai jamais réussi. On peut voir ce que j'en dis dans ma réponse à la 9e objection.

Cinquième série d'expériences et d'observations.

La série suivante est la plus importante de ce travail. Les circonstances dans lesquelles elle a été entreprise, le dévouement de Robert de Welz, la patience de plusieurs confrères allemands, et la multiplicité des faits qu'elle met en lumière, lui donnent un très-grand intérêt. Je dois donc entrer dans beaucoup de détails.

Les résultats de mes expériences, que j'avais annoncés comme étant hors de doute, avaient été, de même que les années précédentes, récemment niés par un syphilographe célèbre, M. Ricord. Deux amis de la science, MM. Neuhoefer et Handschuh, me demandèrent si je consentirais à soumettre de nouvelles expériences au contrôle minutieux et sévère de plusieurs de leurs collègues de la Société des médecins et naturalistes allemands, à Paris. J'ai reçu avec empressement cette proposition. Cette série d'expériences et d'observations a donc été entreprise sous les yeux et la direction des médecins allemands dont les noms suivent : MM. Lindhwurm, Gerson, Baumgaertner, Diruf, Handschuh, Berlin, Graefe, Robert de Welz, Roth, Neuhoefer et Mezank. Qu'ils reçoivent, et particulièrement MM. Neuhoefer et Handschuh, l'expression de ma reconnaissance.

Pour ce qui concerne M. Robert de Welz, je me borne au récit de ce qui s'est passé, c'est la meilleure manière de faire l'éloge du dévouement de notre courageux confrère. Si c'est avec raison qu'on admire celui qui s'expose sur un champ de bataille ou sur le théâtre d'une épidémie, bien qu'il ait de nombreuses chances d'échapper au danger, combien n'est pas plus digne d'admiration celui qui se dévoue à une contagion certaine!

5 juin 1850. — Le sujet est un singe macaque, mâle, âgé de 2 ans, et bien portant. Nous l'avons gardé et observé plusieurs jours, avant les expériences, afin d'être bien sûr de l'intégrité de sa santé, et de l'habituer à nos manœuvres. M. Robert de Welz a écrit longuement l'histoire du malade, auquel a été emprunté le pus. Pour cette série d'observations, comme pour les autres, je me bornerai à dire que le pus a été constaté inoculable au malade lui-même. Je n'en avais recueilli qu'une petite quantité, qui s'était desséchée sur le bord du goulot d'une petite fiole, lorsque quatre heures après, je fis la première inoculation; je fus obligé de délayer ce pus dans de la salive; j'ai fait à la partie antérieure de l'hélix droit, suivant mon procédé ordinaire, deux inoculations distantes de 2 millimètres l'une de l'autre :

CHANCRE HÉLICIEN DROIT, 1er jour.

6 juin. — Les points de l'hélix où l'inoculation a eu lieu se montrent un peu élevés et entourés d'une auréole rouge. On croit observer que l'animal est triste.

7 juin, onze heures et demie du matin. — *Chancre hélicien droit*, 3e jour. Vésicule à l'un des deux points : le supérieur.

7 juin, cinq heures du soir. — L'animal paraît encore avoir de la tristesse. Vésicule à l'autre des deux points : l'inférieur. Le contenu de ces vésicules, d'abord clair comme de l'eau, a bientôt pris l'aspect d'un pus jaunâtre et non transparent.

8 juin, onze heures du matin. — L'animal ne paraît plus triste. *Chancre hélicien droit*, 4e jour. Les deux petites pustules ont conflué et se sont recouvertes d'une croûte brunâtre sur les bords de laquelle on voit un liquide puriforme qui soulève l'épiderme. C'est un chancre composé de deux chancres, l'un supérieur, l'autre inférieur. Ce chancre est ellipsoïde et allongé de haut en bas; il a 4 millimètres verticalement et 2 millimètres transversalement.

9 juin. — *Chancre hélicien droit*, 5e jour. Rougeur périphérique très-considérable; croûte soulevée par le pus qu'on voit à la circonférence. Je prends de ce pus pour l'inoculer sur la partie mastoïdienne du pavillon de l'oreille du même côté :

CHANCRE MASTOIDO-AURICULAIRE DROIT, 1er jour.

M. Robert de Welz se fait en même temps une inoculation de ce même pus (voir plus bas).

10 juin. — *Chancre hélicien droit*, 6e jour. Plus considérable et plus enflammé à son pourtour que précédemment. La croûte étant enlevée et son fond nettoyé, tous les observateurs constatent les caractères d'un chancre.

Chancre mastoïdo-auriculaire droit, 2e jour. Vésicule. On croit encore reconnaître de la tristesse à l'animal.

11 juin. — *Chancre hélicien droit*, 7e jour. Statu quo.

Chancre mastoïdo-auriculaire droit, 3e jour. Pustule crustacée, chancre sous la croûte.

14 juin. — *Chancre hélicien droit*, 10e jour. Statu quo. Croûte qu'on respecte.

Chancre mastoïdo-auriculaire droit, 6e jour. Circulaire, 3 millimètres d'étendue; fond grisâtre. M. Ricord y prend du pus pour faire une inoculation à M. Robert de Weltz (voir plus loin).

15 juin. — *Chancre hélicien droit*, 11e jour. Statu quo. Se rétrécissant même un peu.

Chancre mastoïdo-auriculaire droit, 7e jour. Stationnaire.

17 juin. — *Chancre hélicien droit*, 13e jour. On respecte la croûte.

Chancre mastoïdo-auriculaire droit, 9e jour. Idem que précédemment. J'y prends du pus pour faire à l'autre oreille une inoculation :

CHANCRE MASTOIDO-AURICULAIRE GAUCHE, 1er jour.

18 juin. — *Chancre hélicien droit*, 14e jour. Moins de rougeur, affaissement et desquamation périphérique : croûte très-adhérente. On n'y touche pas.

Chancre mastoïdo-auriculaire droit, 10e jour. La croûte s'est reformée.

Chancre mastoïdo-auriculaire gauche, 2e jour. Élevure au centre et un peu de rougeur à la circonférence.

19 juin. — *Chancre hélicien droit*, 15e jour. Idem que précédemment.

Chancre mastoïdo-auriculaire droit, 11e jour. Suppurant moins que précédemment. Un peu dur à la base.

Chancre mastoïdo-auriculaire gauche, 3e jour. Vésicule, un peu de rougeur périphérique.

20 juin. — *Chancre hélicien droit*, 16e jour. Idem que précédemment.

Chancre mastoïdo-auriculaire droit, 12e jour. L'induration se prononce mieux.

Chancre mastoïdo-auriculaire gauche, 4e jour. Pustule crustacée; je la romps et je trouve sous elle un petit chancre peu suppurant.

21 juin. — *Chancre hélicien droit*, 17e jour. Je soulève la croûte, du pus sort. Je fais une inoculation de ce pus à la partie antéro-inférieure de l'hélix gauche :

CHANCRE HÉLICIEN GAUCHE INFÉRIEUR, 1er jour,

puis je nettoie le fond du chancre pour en montrer les caractères matériels à plusieurs personnes.

Chancre mastoïdo-auriculaire droit, 13e jour. J'y prends du pus pour faire un :

CHANCRE HÉLICIEN GAUCHE SUPÉRIEUR, 1er jour,

Chancre mastoïdo-auriculaire gauche, 5e jour. Idem que précédemment. Je respecte la croûte.

23 juin. — *Chancre hélicien droit*, 19e jour. Il est encore diminué et commence à présenter de l'induration vers la base. Je romps la croûte du chancre; je le nettoie, et je le fais voir à un de nos confrères, M. le Dr Langlebert.

Je considérais alors les expériences comme finies, et c'est la première fois (à l'exception de M. Ricord), que j'ai montré l'animal à une personne étrangère à la Société des médecins allemands.

Chancre mastoïdo-auriculaire droit, 15e jour. Plus petit, moins suppurant, induration manifeste d'après moi. *Chancre mastoïdo-auriculaire gauche*, 7e jour. Peu actif, peu suppurant, petite croûte, pas d'induration.

Chancres héliciens gauches, 3e jour. Papules légères; avortement. Je tente de les reproduire de nouveau par le même mécanisme que le 21 juin.

25 juin. — *Chancre hélicien droit*, 21e jour. J'y prends du pus dont se sert M. Robert de Welz pour s'inoculer (voir plus loin).

Chancre mastoïdo-auriculaire droit, 17e jour. J'y prends du pus pour faire une inoculation à la paupière supérieure gauche :

CHANCRE PALPÉBRAL GAUCHE, 1er jour.

Chancre mastoïdo-auriculaire gauche, 9e jour. Papuleux et non induré.

Chancres héliciens gauches, 5e jour. Le supérieur existe seul, c'est une petite vésicule; l'inférieur est avorté.

30 juin. — *Chancre hélicien droit*, 6e jour. A peine du pus sous la croûte. On peut le considérer comme cicatrisé. Il présente selon moi de l'induration.

Chancre mastoïdo-auriculaire droit, 22e jour. Il ne laisse plus qu'un noyau d'induration très manifeste pour moi.

Chancre mastoïdo-auriculaire gauche. Il n'en reste plus de traces.

Chancre hélicien gauche, 10e jour. Il s'éteint aussi après avoir été peu vivace et avoir peu duré.

Chancre palpébral gauche. Papules d'avortement.

5 juillet. — Il n'y a plus que la trace de l'induration du *chancre hélicien droit* et la trace de l'induration du *chancre mastoïdo-auriculaire droit*. La première persiste encore cinq jours et la deuxième douze ou quinze jours.

Le malade qui fournit le pus d'une nouvelle inoculation a un chancre non induré sur le prépuce et un bubon fluctuant dans l'aine droite. C'est à ce chancre que j'emprunte le pus. L'inoculation est faite à la face externe du tragus gauche :

CHANCRE TRAGIEN GAUCHE, 1er jour.

6 juillet. — Petite papule, 2e jour.

8 juillet. — Vésico-pustule et un peu d'inflammation, 4e jour.

9 juillet. — *Chancre tragien*, 5e jour. Idem que précédemment. Je fais une inoculation un peu plus haut avec du pus de ce chancre tragien :

CHANCRE HÉLICIEN, 1er jour.

10 juillet. — *Chancre tragien*, 6e jour. Idem que précédemment, très-peu actif.

Chancre hélicien, 2e jour. Vésicule peu marquée.

11 juillet. — Idem.

12 juillet. — *Chancre tragien*, 8e jour. Il s'étend peu et fournit un peu de pus. L'inoculation de ce pus faite sur un singe indemne du virus syphilitique produit un chancre vigoureux.

Chancre hélicien, 4e jour. Pustule dont le pus est concret.

14 juillet. — *Chancre tragien*, 10e jour. Papule sans pus.

Chancre hélicien, 6e jour. Comme le 12 juillet.

16 juillet. — Il n'y a plus aucune trace de chancres.

J'emprunte pour une autre inoculation du pus à un nouveau malade. Ce malade a sur le prépuce un chancre non induré, lequel a inoculé des piqûres de sangsues à l'aine droite; ce sont les chancres inguinaux qui me fournissent le pus. Je fais une inoculation :

CHANCRE MASTOIDO-AURICULAIRE DROIT.

17 juillet. — Papule.

19 juillet. — Vésicule.

20 juillet. — La vésicule est disparue.

21 juillet. — Je prends du pus sur un chancre de la cuisse d'un malade résultant d'une inoculation suivie de succès et je l'inocule à la face mastoïdienne du pavillon de l'oreille droite.

22 juillet. — Papule.

23 juillet. — Plus rien.

24 juillet. — Je prends du pus sur un autre singe soumis aux mêmes expériences, lequel a des chancres très-actifs. Je fais des inoculations sur mon singe en trois endroits : 1° à la partie antérieure de l'hélix du côté droit (3 excisions) ; 2° à la face mastoïdienne du pavillon de l'oreille du côté gauche (3 excisions); 3° à la partie moyenne du dos préalablement rasée (3 excisions).

25, 26 juillet. — Aucun résultat, tandis que les inoculations faites sur le singe qui a fourni le pus ont complètement réussi. Les inoculations faites sur un chat avec le même pus ont aussi réussi.

27 juillet. — Je fais cinq inoculations en des lieux différents avec cinq pus divers, tous constatés inoculables par des inoculations préalablement faites sur l'homme ou sur les animaux.

28, 29, 30, 31 juillet. — Tous les résultats sont négatifs et je cesse momentanément les expériences. Je les reprends le 10 août.

10 août. — Le malade auquel j'emprunte du nouveau pus a sur la cuisse gauche un chancre récent d'inoculation. C'est ce chancre qui me fournit le pus. Je fais quatre inoculations, chacune par trois excisions. Voici le siége de ces quatre inoculations : deux sont faites à la face mastoïdienne du pavillon de chaque oreille; une troisième au milieu du dos et une quatrième à la queue, à 5 centimètres de la pointe.

11, 12, 13, 14 août. — Rien, si ce n'est un peu de suintement vers la queue.

14 août. — Je prends sur un malade du pus d'ectyma secondaire. Je fais trois inoculations à la face mastoïdienne du pavillon de l'oreille droite. Le pus est maintenu humide et les parties voisines de l'inoculation sont légèrement frictionnées et excitées pendant cinq minutes.

15, 16, 17, 18 août. — Pas de résultat; la piqûre faite sur la queue suppure encore.

23 août. — Je prends du pus d'accident primitif sur un malade de M. Vidal. Ce malade a un large chancre au frein de la verge (mes notes n'indiquent pas s'il est induré) et une adénopathie des deux côtés, mais principalement à droite. Le malade s'est inoculé lui-même par mégarde son chancre du frein au scrotum. Le chancre scrotal qui est résulté de cette inoculation existe depuis sept jours. C'est à lui que j'emprunte du pus. Je fais une inoculation, par trois excisions assez distantes les unes des autres, à la face mastoïdienne du pavillon de l'oreille droite. J'apporte un très-grand soin à l'exécution du procédé opératoire.

24 août. — La queue continue à suppurer. Je respecte une croûte. Les inoculations de la face mastoïdienne du pavillon de l'oreille ne présentent absolument rien.

25 août. — La queue suppure encore. Du pus emprunté à cette queue ne peut s'inoculer sur un animal qui est indemne de toute inoculation antérieure.

Les inoculations de la face mastoïdienne du pavillon de l'oreille ne présentent rien non plus.

Le singe pousse plusieurs fois dans la journée des cris de douleur; tous les voisins l'ont remarqué (je l'ai logé dans une chambre du quatrième étage de la maison que j'habite). Il n'y a pourtant aucun signe extérieur d'affaiblissement ni de dérangement de sa santé.

26 août. — *Queue*. La croûte s'est reformée.

CHANCRES MASTOIDO-AURICULAIRES DROITS, 4e jour. Ils présentent trois vésicules.

27 août. — De même que le 26 août.

28 août. — *Queue*. Rien de nouveau.

Chancres mastoïdo-auriculaires droits, 6e jour. Trois pustules. Il a donc fallu *six* jours pour ce qui se manifeste ordinairement en deux ou trois jours. Je respecte les trois pustules.

29 août, 6 heures du matin. — Les pustules ne semblent pas avoir une grande activité l'une d'elles semble tendre à l'avortement. (Je transcris mes notes journalières.) Serait-ce une fausse vaccine

Midi. — Idem qu'à six heures du matin.

30 août. — J'examine l'animal plusieurs fois dans la journée; je ne trouve aucun changement.

31 août. — Je respecte la croûte de la queue. Quant aux pustules auriculo-mastoïdiennes,

elles s'amoindrissent, s'étiolent : l'une, c'est la plus antérieure, est crustacée, noirâtre, un peu plissée à la base. Les deux autres, dont l'une supérieure et l'autre inférieure, sont bien aussi crustacées, mais leur pus jaune compacte forme une sorte de saillie dure.

1er septembre. — Suppuration à la queue. Rien n'est changé. Les trois pustules auriculo-mastoïdiennes ressemblent plus à un ectyma secondaire qu'à toute autre chose. Elles ont 3 millimètres de diamètre, 1 millimètre de hauteur, et présentent une espèce de pus blanchâtre et concret. (Je note que c'est au même endroit qu'a été faite l'inoculation d'un pus d'ectyma secondaire.)

2 septembre. — La croûte de la queue est un peu affaissée, comme si un liquide s'en était écoulé; je la respecte.

Les trois pustules auriculo-mastoïdiennes sont véritablement trois papules croûteuses.

3 septembre. — Les trois papules auriculo-mastoïdiennes sont sèches. Rien de nouveau à la queue.

4 septembre. — La papule antérieure n'est plus rien ; mais les croûtes des deux autres étant enlevées, leur surface dénudée saigne : on dirait deux petits chancres avortés.

La croûte de la queue étant enlevée, on constate encore sous cette croûte de la suppuration. L'ulcération a 3 millimètres de diamètre et ressemble beaucoup à une ulcération scorbutique. Pour comparer cette ulcération de la queue à d'autres ulcérations du même organe sans intervention du pus vénérien, je fais à la queue, et avec mes petits ciseaux, trois excisions plus profondes et plus larges que l'excision d'inoculation caudale. Ces excisions sont placées du côté opposé à celui où existe l'inoculation; une au point diamétralement opposé, et les deux autres à 1 centimètre plus haut et plus bas.

5 septembre. — Les deux croûtes des papules supérieures et inférieures sont sèches. La croûte de la queue paraît vive. Les trois excisions de la queue paraissent comme trois lignes transversales croûteuses.

6 septembre. — Les deux croûtes des papules supérieures et inférieures sont encore sèches. La croûte de la queue paraît vive. Les trois excisions de la queue suppurent.

8 septembre. — Les deux croûtes des papules supérieures et inférieures tombent. Il n'y a plus que de légères élévations sans suppuration. La croûte et les trois excisions de la queue sont de même que précédemment.

10 septembre. — Idem.

11 septembre. — Légères élevures aux papules. Les croûtes de la queue n'ont pas changé.

13 septembre. — Idem.

16 septembre. — Les élevures des papules sont remplacées par des taches cuivrées. Il y a à la queue trois croûtes sous lesquelles est une suppuration très-peu abondante. Cette suppuration, qui paraît vouloir ne pas se tarir, ressemble beaucoup à celle dont est habituellement le siége l'extrémité libre de la queue des singes macaques et d'autres singes.

20 septembre. — L'animal pousse quelques cris comme s'il souffrait. La santé générale paraît pourtant bonne. Idem pour le reste que précédemment.

21 septembre. — L'animal ne paraît plus se plaindre comme les jours précédents. Idem que précédemment pour le reste.

27 septembre. — Rien de nouveau.

Je reviens à M. Robert de Welz, que je laisse d'abord s'exprimer lui-même, les faits qu'il raconte étant conformes aux détails que j'ai consignés dans mes notes :

« Tant pour constater que l'ulcération inoculée était bien un chancre, que pour essayer la possibilité de transporter la syphilis des animaux à l'homme, je résolus de me soumettre à cette inoculation.

« Agé de 33 ans, j'ai une constitution forte, un habitus robuste, un tempérament sanguin colérique, et ai toujours eu une bonne santé, n'ayant spécialement jamais eu de maladie syphilitique.

« J'inoculai le 9 juin, à 11 heures du matin, au côté externe de mon bras droit, du pus pris à la première ulcération du singe, en introduisant si superficiellement la lancette sous mon épiderme que cela n'y produisit aucune coloration de sang.

« Les 9 et 10 juin, il me fut impossible de percevoir aucun changement appréciable à la peau, et j'eus même de la peine à trouver ce point, ayant négligé de le recouvrir d'un verre de montre. Je croyais si peu à la réussite de l'opération, que je négligeai de m'en occuper le 11 juin; mais le 12, dans l'après-midi, je remarquai avec surprise, à la place où j'avais fait l'inoculation, l'épiderme soulevé par du liquide avec un halo rouge, mais qui n'avait pas au milieu ce point noir, que M. Ricord indique comme le résultat du dessèchement du sang de la petite piqûre. Dans la matinée du 13 juin, la vésicule éclate, et il en coule une goutte d'un pus d'un jaune verdâtre; l'aréole rouge qui entourait ce point s'était un peu agrandie. Je me rendis ce jour-là, avec M. Auzias, à la clinique de M. Ricord, que j'ai le plaisir de suivre depuis plus d'une année et demie, afin de montrer à ce célèbre syphilographe le résultat de l'inoculation. M. Ricord utilisa cette occasion pour faire une leçon remarquable, dans laquelle, après avoir traité de l'historique de l'inoculation, il parla de l'influence et des suites qu'une telle découverte était à même d'accomplir dans cette matière; mais il ne crut pas encore pouvoir se prononcer définitivement sur la nature des ulcérations que l'inoculation avait produites chez moi.

« Le 14 juin, la tumeur de mon bras gauche s'était recouverte d'une légère eschare, qui fut éloignée, et sous laquelle on trouva un fond gris lardacé, à bords nettement tranchés; les tissus sous-jacents commençaient à s'enflammer, à s'infiltrer, et à s'indurer.

« A ma demande, M. Ricord inocula sur mon bras gauche le même jour, à onze heures du matin, du pus pris à la seconde ulcération du singe, qui, comme je l'ai dit, avait été produite au moyen de la première. La piqûre ayant été plus profonde que la première fois, ce point fut rougi par un peu de sang qui s'échappa; ma première ulcération, et la plaie où l'inoculation venait d'avoir lieu, furent mises sous cloche, au moyen de verres de montre.

« Le 15 juin, dans l'après-midi, la sécrétion du pus de la première ulcération avait augmenté; les tissus environnants étaient enflammés dans une assez grande étendue, et les mouvements du bras très-douloureux. La seconde plaie inoculée présentait déjà, ce jour-là, une vésicule qui offrait à son sommet un point noir, et un halo rouge enflammé; et M. le Dr Ricord, auquel je me montrai, reconnut la première ulcération pour un chancre, et me recommanda de la cautériser avec de la pâte de Vienne, ce que je négligeai de faire alors, faute de temps pour m'en occuper.

« Le 16 juin, agrandissement du premier chancre, et augmentation de l'inflammation des tissus ambiants. La seconde ulcération présentait une pustule remplie d'un pus verdâtre; sans cause déterminée, je sentis ce jour un léger frisson, qui alterna avec un sentiment de chaleur, de grand abattement dans les membres, et de douleurs vagues dans les articulations. La tête était prise, je manquai d'appétit, et mes urines étaient d'un rouge foncé; le lendemain, tous ces phénomènes avaient disparu. Sans vouloir nier qu'ils puissent avoir été tout à fait indépendants de la présence des ulcérations syphilitiques, je serais persuadé, au cas où j'aurais plus tard une syphilis constitutionnelle, que c'est ce jour-là qu'elle commença.

« Le 17 juin, même état de la première ulcération; la pustule de la seconde inoculation, avait éclaté, et l'ulcération était recouverte d'une croûte; le tissu cellulaire ambiant commençait à s'enflammer.

« Le 18 juin, agrandissement de la première ulcération, qui, avec les parties enflammées qui l'entourent, atteint à peu près l'étendue d'une pièce d'un sou; augmentation de l'inflammation du tissu ambiant de la seconde. M. Ricord me présente, ce jour-là, à ses auditeurs, et comme toujours, loyal et noble, prêt à rendre hommage à la vérité, et à reconnaître les services rendus à la science par d'autres personnes, dussent les résultats être en opposition aux idées qu'il professait jusque-là, il déclara que les expériences de M. Auzias-Turenne avaient pleinement réussi, et que les deux ulcérations dont j'étais porteur étaient de vrais chancres.

« Le 19 juin, dans la soirée, je cautérisai ma première ulcération avec de la pâte de Vienne afin de la détruire, après l'avoir laissée subsister pendant dix jours; cela eut lieu tandis que j'étais soumis à l'influence du chloroforme.

« Quant au second chancre, je le laissai subsister jusqu'au soir du 24 juin, époque où je le détruisis de même, après que j'en eus été le porteur pendant dix jours aussi; il avait alors acquis une beaucoup plus grande étendue que le premier; le tissu cellulaire était enflammé, et induré dans une beaucoup plus grande étendue, mais on ne put déterminer si cette induration était spécifique à cause de l'inflammation qui l'accompagnait. L'état de ma santé avait été d'ailleurs satisfaisant pendant tout ce temps; je remarquai, par hasard, le 17 juin, dans l'après-midi, une légère éruption de roséole sur ma poitrine; mais je ne voudrais pas décider si elle était ou non de nature spécifique.

« J'ai montré, pendant son existence, le second de mes chancres à plusieurs médecins, entre autres à MM. Velpeau, Vidal (de Cassis), Cullerier, Lebert, de Graefe et Cornaz; je le présentai également à la Société biologique, et aucune des personnes qui le virent ne mit en doute que ce ne fût réellement un chancre.

« Je résolus de faire un troisième essai, et je m'inoculai encore une fois, le 25 juin, du pus pris au premier chancre du singe, et, afin de ne laisser prise à aucun doute, je n'employais que des instruments neufs, qui n'avaient jamais servi; je pratiquai cette inoculation comme la première, c'est-à-dire en glissant légèrement la lancette sous l'épiderme. L'ulcération se développa plus lentement encore que la première fois, et pendant les deux premiers jours, il n'y eut rien d'appréciable à la place inoculée ; ce ne fut qu'au troisième jour que les phénomènes se développèrent, en suivant seulement la marche régulière que décrit si bien M. Ricord ; néanmoins il ne se manifesta pas plus cette fois que la précédente de points noirs au sommet de la vésicule. Le septième jour, l'ulcération avait atteint tout son développement, et montrait évidemment le caractère d'un chancre ; je le détruisis comme les précédents, après l'avoir laissé marcher pendant deux semaines. Après chacune des trois ulcérations, eut lieu dans le tissu cellulaire de tout le bras une violente inflammation, qui cessa au bout de vingt-quatre heures. Actuellement, les trois ulcérations sont recouvertes d'eschares noires, dont les bords sécrètent un pus très-liquide, sanguino-séreux ; je ne vis jamais se produire, chez moi, ni engorgement des ganglions axillaires, ni aucun autre phénomène secondaire ; cependant je m'engage à publier ce qui pourrait survenir en moi par la suite. » . . . .

Je joins à ce récit quelques remarques :

M. Robert de Welz a emprunté du pus au *chancre hélicien droit* pour l'inoculation qu'il s'est faite le 9 juin. Ce chancre datait de cinq jours, le pus a été pris au même chancre, à son vingt et unième jour, pour sa troisième inoculation, à la date du 25 juin. On a vu que le 10, le 21 et le 23, la croûte de ce chancre avait été enlevée, et que son fond avait été soigneusement lavé et essuyé devant plusieurs médecins, qui désiraient en étudier la physionomie. Pour la deuxième inoculation, le pus a été pris au *chancre mastoïdo-auriculaire droit* ; celui-ci, originaire de la même source que le premier chancre de Robert de Welz, dont il était contemporain, datait lui-même de six jours.

Voici donc, en résumé, ce qu'étaient les chancres auxquels M. Robert de Welz a emprunté du pus pour se l'inoculer : Dans la première inoculation, le chancre était de première génération sur le singe, et datait de cinq jours ; dans la deuxième inoculation, le chancre était de deuxième génération sur le singe, et datait de six jours ; enfin, dans la troisième inoculation, le chancre, qui n'était pas autre que celui de la première inoculation, était par conséquent de première génération, et datait de vingt et un jours. Il avait été trois fois nettoyé avec le plus grand soin.

J'insiste sur tous ces détails, parce qu'on a prétendu que le pus primitif de ces inoculations successives, emprunté à l'homme, s'était *miraculeusement* conservé, pour se présenter, sans avoir subi d'altération, à la lancette de l'opérateur. On a avancé, en d'autres termes, que ce premier pus, dont je me suis servi, après l'avoir humecté par de la salive, avait bien pu ne pas se décomposer, et qu'il avait pu subir une sorte de *dilution homœopathique*, sans perdre ses propriétés. N'a-t-on pas été jusqu'à écrire que tout s'était probablement passé chez M. Robert de Welz, comme s'il s'était inoculé du pus virulent, pris chez l'homme, et conservé sous l'épiderme du singe, comme dans un tube ou entre deux plaques de verre ?

J'ai emprunté plus tard à un chancre de chat, en présence de MM. Diruf et Robert de Welz, du pus, dont ce dernier s'est fait une inoculation. Cette inoculation a également réussi, et j'en parlerai plus bas. M. Robert de Welz a ainsi subi quatre inoculations de pus virulent : trois qu'il s'est faites lui-même, et une qu'a pratiquée M. Ricord. Il est remarquable qu'aucune de ces inoculations n'ait échoué.

Il y a une différence importante dans la manière d'inoculer entre M. Robert de Welz et M. Ricord. M. Robert de Welz glisse très-légèrement et très-peu profondément sous l'épiderme la pointe d'une lancette, trempée dans du pus ; on a peine à voir si l'épiderme est entamé, et si le pus est réellement mis en contact avec le derme. M. Ricord enfonce bien plus la lancette, il la soulève ensuite un peu par un mouvement de bascule; il a soin, en outre, de faire exécuter à la pointe de l'instrument un léger mouvement de rotation dans la plaie; ensuite, il essuie cette pointe dans l'endroit piqué et dans son voisinage. Il en résulte une petite plaie, moins superficielle, plus irritée, plus ouverte, et dans laquelle est déposée une plus grande quantité de pus virulent.

Telle est la différence des procédés opératoires; voici celle des résultats : Il faut au moins deux jours pour qu'on aperçoive quelque chose aux piqûres que M. Robert de Welz s'est faites, tandis qu'un travail se montre dès le lendemain, quand la piqûre lui a été pratiquée par M. Ricord. Et pourquoi? c'est parce que dans cette dernière il y a deux éléments : 1° l'irritation produite par la piqûre, et par l'excès du pus; 2° l'action du pus spécifique. Dans les piqûres faites par M. Robert de Welz, au contraire, le pus agit seul, et n'agit que comme spécifique; la piqûre est trop superficielle et trop délicate, et le pus est en trop petite quantité pour que ce pus produise une autre action. Ce n'est pas que j'aie l'intention de blâmer ici l'un ou l'autre de ces procédés; chacun d'eux a ses avantages particuliers. Celui de M. Robert de Welz est, en quelque sorte, plus précis, et celui de M. Ricord plus sûr : mais je me borne à constater les résultats, pour en tirer parti dans mes conclusions. J'insiste donc seulement sur ce point, qu'une piqûre de M. Ricord, même sans dépôt de pus virulent, serait souvent suivie, dès le lendemain, de *quelque chose*, tandis qu'une piqûre de M. Robert de Welz, sans dépôt de pus virulent, ne serait suivie de *rien du tout*. La pustule de l'inoculation faite par M. Ricord est plus grosse que la pustule de l'inoculation faite par M. Robert de Welz.

Voici mes conclusions :

1° Un ou deux jours suffisent pour qu'on puisse reconnaître si l'inoculation est positive sur le singe, tandis qu'il faut un temps plus long chez l'homme; cela résulte clairement de la comparaison des inoculations que j'ai pratiquées au singe, avec celles que s'est faites M. Robert de Welz. Quant aux inoculations pratiquées par M. Ricord, elles ne doivent pas être interrogées dans les premiers jours, parce que le résultat peut en être masqué par un mouvement fluxionnaire, étranger à l'action spécifique du virus, et qui peut s'éteindre plus ou moins promptement; et puis, ne doit-on pas se méfier souvent de ces inoculations faites au malade lui-même?

2° Il ne paraît pas que les inoculations soient d'autant plus graves qu'elles sont pratiquées plus loin de la sphère génitale. (Le temps seul pourra confirmer cette conclusion, que semble pourtant justifier, dès aujourd'hui, un accident fâcheux arrivé à M. Diday. Ce courageux confrère s'est inoculé à la verge le pus d'un chancre de chat, et n'a pas réussi dès le principe à se rendre maître du mal.)

3° Le pus syphilitique ne perd aucune de ses propriétés en passant de l'homme aux animaux, et de ceux-ci à l'homme.

4° Un chancre de singe se développe plus vite, marche plus vite, devient moins large, se rétrécit, et se cicatrise plus vite qu'un chancre d'homme.

5° Sans affirmer que le chancre a une période d'incubation, je suis sûr qu'il n'y a pas de travail local appréciable dans les deux ou trois premiers jours qui suivent l'inoculation du pus chancreux sur la peau épaisse de la face externe du bras, si cette inoculation est faite superficiellement et délicatement, et qu'en outre le sujet de l'expérience n'ait jamais eu d'affection syphilitique.

6° Le premier chancre qui est donné à un singe peut être encore inoculable à son vingt et unième jour, ou après avoir parcouru les quatre cinquièmes de sa durée.

7° Un chancre à peine inoculable (si je puis me servir de cette expression) au singe, qui le portait depuis vingt et un jours, s'est facilement inoculé à l'homme. Le pus n'avait donc rien perdu de ses propriétés spécifiques; mais le singe était devenu moins apte à en recevoir l'inoculation. On comprend, par analogie, qu'un chancre puisse être inoculé sans succès au malade, tandis que le malade pourrait communiquer le virus à une personne saine.

8° Il y a des degrés dans la *syphilisation*, et probablement aussi dans la *vérole constitutionnelle.*

9° Les chancres qu'on donne à un animal à *demi-syphilisé* sont plus lents à se produire, s'accompagnent d'une moindre inflammation, s'étendent moins, et durent moins que les autres. Ce sont les chancres semblables qu'on désigne vulgairement dans l'espèce humaine sous le nom de *chancres volants.*

10° Ces *chancres volants* ou *avortés* sont néanmoins inoculables, surtout à un autre animal. L'homme peut donc communiquer une infection violente, bien qu'il n'ait que des *chancres volants.*

11° Ces chancres sont des accidents primitifs qui peuvent ne durer que quelques jours, quoi qu'on ait prétendu qu'il n'en existât pas de si éphémères.

12° Quand un animal a plusieurs chancres successifs, le premier dure plus que le deuxième, le deuxième dure plus que le troisième, et ainsi de suite jusqu'au dernier; le premier s'étend plus que le deuxième, celui-ci que le troisième, etc. On peut résumer dans une seule phrase toutes les propositions de ce genre : *les chancres deviennent d'autant moins vivaces qu'on les multiplie successivement davantage sur le même animal.*

J'emprunte, en terminant, cette série de propositions, trois propositions à M. Robert de Welz, quoi qu'elles soient bien plus relatives à la philosophie des sciences en général, qu'à la syphilographie en particulier; leur généralité les rend d'ailleurs inoffensives :

13° « Il vaudrait souvent mieux ne pas se hâter de publier des résultats négatifs au sujet d'un fait dont on cherche à démontrer la vérité, parce qu'on peut facilement en tirer des conclusions fausses, et ralentir ou annihiler le zèle de ceux qui se livrent à des essais à ce sujet.

14° « Une seule expérience positive, bien constatée, a plus de valeur qu'une quantité innombrable de résultats négatifs.

15° « Cette seule expérience positive vient détruire d'un seul coup des erreurs qui duraient depuis bien des années, et se traînaient, comme une maladie héréditaire, d'une génération à l'autre. »

N. B. Je n'insiste pas sur la tristesse qu'on a cru observer chez l'animal peu de temps après les premières, et surtout la première inoculation qu'il a subie. Je la signale néanmoins, parce que plusieurs fois mon attention a été éveillée sur cette circonstance, pendant les premières inoculations que je pratiquais à d'autres singes ; ceux-ci m'ont souvent paru souffrir au commencement. Des témoins de mes expériences ont fait la même remarque. On vient de lire que, malgré sa robuste constitution et son courage, Robert de Welz lui-même n'a pas été exempt de malaises dans les premiers jours de nos expériences.

Sixième série d'expériences et d'observations.

Le sujet de ces expériences est une macaque âgée de 2 à 3 ans. J'ai fait toutes les inoculations du 17 au 26 juillet 1850, en présence de plusieurs témoins, chez le Dr Langlebert, auquel l'animal appartient, ainsi que le mérite de plusieurs des observations suivantes.

Le pus est pris sur un malade de M. Vidal ; ce malade a un chancre à la partie inférieure du prépuce, dont le pus s'est inoculé dans deux endroits de la face correspondante du scrotum ; le pus est ramassé sur les trois ulcérations. Tous ces chancres, observés exactement, ne montrent aucune trace d'induration.

17 juillet 1850. — Je fais, par mon procédé, deux inoculations à la face mastoïdienne du pavillon de l'oreille gauche à 2 centimètres de distance l'une de l'autre :

CHANCRE MASTOIDO-AURICULAIRE GAUCHE SUPÉRIEUR, 1er jour.

CHANCRE MASTOIDO-AURICULAIRE GAUCHE INFÉRIEUR, 1er jour.

18 juillet. — On voit à chaque inoculation une petite papule.

19 juillet. — *Chancre mastoïdo-auriculaire gauche supérieur*, 3e jour. Pustule de 2 millimètres de diamètre. L'animal en se grattant ouvre la pustule et une ulcération est mise à nu. Cette ulcération a parfaitement les caractères d'un chancre.

Chancre mastoïdo-auriculaire gauche inférieur, 3e jour. Il y a également une pustule de 2 millimètres de diamètre. J'en romps la croûte pour prendre du pus destiné à faire une inoculation à une chatte.

Je parlerai plus bas de cette chatte dont le chancre a fourni du pus que s'est inoculé M. Robert de Welz.

20 juillet. — *Chancre mastoïdo-auriculaire gauche supérieur*, 4e jour. Agrandissement du chancre sous la croûte. L'ulcération a marché si rapidement qu'on dirait d'une tendance au phagédénisme.

Chancre mastoïdo-auriculaire gauche inférieur, 4e jour. Mêmes caractères qu'au chancre précédent.

23 juillet. — *Chancre mastoïdo-auriculaire gauche supérieur*, 7e jour. Un flot de pus a soulevé et chassé la croûte. Le fond de l'ulcération est granulé. Les bords en sont inégaux, décollés et un peu soulevés. L'ulcération est saignante au moindre contact; l'inflammation voisine est très-considérable, et l'animal qui souffre beaucoup devient indocile et se laisse difficilement examiner.

Chancre mastoïdo-auriculaire gauche inférieur, 7e jour. La croûte est soulevée par du pus. L'épiderme qui entoure la croûte est également soulevé. On voit que l'ulcération déborde cette croûte.

24 juillet. — *Chancre mastoïdo-auriculaire gauche supérieur*, 8e jour, et *Chancre mastoïdo-auriculaire gauche inférieur*, 8e jour. Ils sont dans le même état que précédemment. Une croûte recouvre chacun d'eux. J'y puise du pus pour faire une inoculation du côté opposé :

CHANCRE MASTOIDO-AURICULAIRE DROIT SUPÉRIEUR, 1er jour.

25 juillet. — *Chancre mastoïdo-auriculaire gauche supérieur*, 9e jour. Même état.

Chancre mastoïdo-auriculaire gauche inférieur, 9e jour. Même état.

Chancre mastoïdo-auriculaire droit supérieur, 2e jour. Vésicule.

26 juillet. — *Chancre mastoïdo-auriculaire gauche supérieur*, 10e jour. Même état que le 25. J'y prends du pus pour faire une inoculation du côté opposé :

CHANCRE MASTOIDO-AURICULAIRE DROIT INFÉRIEUR, 1er jour.

Chancre mastoïdo-auriculaire gauche inférieur, 10e jour. Même état que le 25.

Chancre mastoïdo-auriculaire droit supérieur, 3e jour. Pustule.

27 juillet. — *Chancre mastoïdo-auriculaire gauche supérieur*, 11e jour. Statu quo.

Chancre mastoïdo-auriculaire gauche inférieur, 11e jour. Statu quo.

Chancre mastoïdo-auriculaire droit supérieur, 4e jour. Pustule croûteuse.

Chancre mastoïdo-auriculaire droit inférieur, 2e jour. Légère papule.

28 juillet. — *Chancre mastoïdo-auriculaire gauche supérieur*, 12e jour. Il a 5 millimètres de largeur et se trouve éloigné de 3 millimètres de son voisin. Une croûte est soulevée par un pus abondant. Une inflammation très-vive règne à sa périphérie. Il n'y a pas de traces d'induration.

Chancre mastoïdo-auriculaire gauche inférieur, 12e jour. Il a 6 millimètres de largeur. On voit le pus soulever l'épiderme sur les côtés d'une croûte. L'inflammation de voisinage est également très-vive. Il n'y a pas non plus de traces d'induration.

Chancre mastoïdo-auriculaire droit supérieur, 5e jour. *Ulcus elevatum* parfaitement arrondi de la largeur de 3 millimètres.

Chancre mastoïdo-auriculaire droit inférieur, 3e jour. La papule persiste.

1er août. — *Chancre mastoïdo-auriculaire gauche supérieur*, 16e jour. Statu quo.

Chancre mastoïdo-auriculaire gauche inférieur, 16e jour. Statu quo.

Chancre mastoïdo-auriculaire droit supérieur, 9e jour. La partie indurée qui soulève le chancre augmente en consistance et en étendue. Le pus est sécrété moins abondamment.

Chancre mastoïdo-auriculaire droit inférieur, 7e jour. Pustule sèche sans croûte, pus jaunâtre.

5 août. — *Chancre mastoïdo-auriculaire gauche supérieur*, 20e jour. Il n'a plus que 3 millimètres d'étendue, sous une croûte. L'inflammation qui l'environne est beaucoup

moins vive. Le pus est néanmoins sécrété assez abondamment. Il y a, d'après moi, un commencement d'induration.

Chancre mastoïdo-auriculaire gauche inférieur, 20e jour. La base est plus manifestement indurée que celle du chancre précédent. Les autres caractères sont les mêmes.

Chancre mastoïdo-auriculaire droit supérieur, 13e jour. Il est presque complètement cicatrisé; *Ulcus elevatum*; induration manifeste.

Chancre mastoïdo-auriculaire droit inférieur. Avortement. Ce chancre a duré dix jours et n'a jamais eu aucune activité.

10 août. — *Chancre mastoïdo-auriculaire gauche supérieur*, 25e jour et *Chancre mastoïdo-auriculaire gauche inférieur*, 25e jour. Ils sont presque entièrement cicatrisés. L'induratrion est très-manifeste, au supérieur surtout.

Chancre mastoïdo-auriculaire droit supérieur, 18e jour. L'induration persiste, mais la partie indurée n'est pas plus grosse qu'une tête d'épingle.

15 août. — La cicatrice est complète des deux côtés. Une seule masse indurée très-étroite existe à gauche. L'induration a beaucoup diminué à droite.

20 août. — Noyau d'induration à gauche; à peine vestige d'induration à droite.

22 août. — Le noyau qui est à gauche a diminué de volume.

25 août. — Ce noyau a encore diminué.

30 août. — Il n'en reste plus qu'un vestige.

Cette série offre un grand intérêt; d'abord, les expériences ont été faites publiquement à une époque où l'attention était vivement excitée sur ce sujet; ensuite, les inoculations ont été peu nombreuses et séparées par des intervalles qui permissent de faire en quelque sorte l'analyse naturelle de la maladie. Plusieurs des propositions précédemment émises se trouvent, en outre, confirmées.

Voici quelques réflexions importantes :

1° Les deux chancres de l'oreille gauche, étant de même date, sont suivis, sept jours après leur production, du *chancre mastoïdo-auriculaire droit supérieur*, lequel est lui même suivi, au bout de deux jours, du *chancre mastoïdo-auriculaire droit inférieur;* or, le premier groupe dure plus de jours que le second chancre, et celui-ci plus de jours que le troisième. On voit donc, pour ainsi dire, diminuer l'aptitude de l'animal à contracter le chancre, et on assiste, en quelque sorte, au progrès de la *syphilisation;* celle-ci n'est pourtant pas devenue complète. Par conséquent, l'animal est passible de la syphilis constitutionnelle.

2° Des chancres, qui n'étaient pas *indurés*, et qui n'avaient aucun des caractères de l'*ulcus elevatum*, ont donné lieu à quatre chancres, dont deux se sont *indurés* (1re génération), un s'est *élevé* (2e génération), et un dernier a presque *avorté* (3e génération). C'est une confirmation de la loi d'unité du virus chancreux.

3° Cette série ne suffit pas pour démontrer que l'*ulcus elevatum*, à l'instar du chancre induré, dénote un acheminement vers la *syphilisation*, mais toutes les expériences que j'ai faites ne me laissent pas de doute à cet égard.

4° On voit que l'*induration*, ou bien que le caractère d'élévation du chancre, qui constitue l'*ulcus elevatum*, lequel est une sorte d'induration, a commencé douze jours après l'apparition du premier chancre, et sur un chancre qui n'était qu'à son cinquième jour; c'est le *mastoïdo-auriculaire droit supérieur*.

5° L'*induration* s'est montrée le 28 juillet, sur le *chancre mastoïdo-auriculaire droit supérieur*, et sept ou huit jours après sur les chancres du côté gauche qui existaient avant lui.

28 avril 1851. — Mes prévisions relativement à la syphilis constitutionnelle se sont réalisées; ce singe a été atteint d'une ophthalmie, et a maintenant encore une syphilide crustacée bien caractérisée. La croûte en est symétrique et circinée; elle a du reste été longtemps précédée, et est accompagnée d'un état maladif qui ne ressemble en rien aux états morbides habituels du singe.

J'ai dit que j'étudierais plus tard la syphilis constitutionnelle des animaux et je m'en tiens là pour le moment.

Septième série d'expériences et d'observations.

Le sujet est une vieille femelle de magot; cette espèce, on le sait, est très-grosse, et ar conséquent la tête de notre animal est très-volumineuse; ses tissus paraissent breuvés de fluides, mais il n'y a pas d'infiltration. Il existe sur son dos, et ailleurs, des icatrices et des croûtes, qui viennent de morsures faites par d'autres singes. La santé e ce magot est excellente; il n'a ni toux, ni diarrhée.

J'emprunte du pus à un malade du service de M. Ricord; ce malade est porteur de eux chancres non indurés de la verge, et de plusieurs chancres inguinaux qui résultent e l'inoculation accidentelle de plusieurs piqûres de sangsues. Ce sont ces derniers qui ournissent le pus; mais celui-ci n'étant pas très-abondant, je suis obligé de le délayer s de la salive avant l'opération.

21 juillet 1850. — Inoculation à l'hélix de l'oreille droite :

CHANCRE HÉLICIEN DROIT, 1er jour.

24 juillet. — *Chancre hélicien droit,* 4e jour. Il présente une pustule croûteuse de la argeur de 3 millimètres. La suppuration est peu abondante.

28 juillet. — *Chancre hélicien droit,* 8e jour. Croûte. Chancre sous-jacent, taillé à ic, fond grisâtre, largeur de 5 millimètres environ.

29 juillet. — *Chancre hélicien droit,* 9e jour. Idem. Je respecte la croûte. Je fais une ouvelle inoculation en empruntant du pus à un chancre de M. Robert de Welz. Ce pus rovient d'une inoculation que M. Robert de Welz s'est faite, le 24, du pus d'un de mes hats. Je parlerai plus tard de ce chat et de cette inoculation, mais je laisserai à M. Robert de Welz les prémices de la description de son chancre. L'inoculation que je fais ac-llement au singe est placée à la partie moyenne de la face mastoïdienne du pavillon de oreille droite :

CHANCRES MASTOIDO-AURICULAIRES MOYENS DROITS, 1er jour. Cette inoculation est pratiquée par excision et en trois points distants de 5 à 6 millimètres. Ces trois points forent un triangle avec les lignes fictives qui les unissent.

30 juillet. — *Chancre hélicien droit,* 10e jour. Il s'est agrandi sous sa croûte.

Chancres mastoïdo-auriculaires moyens droits, 2e jour. Il existe un point rouge et eux papules.

31 juillet. — *Chancre hélicien droit,* 11e jour. Il est stationnaire.

Chancres mastoïdo-auriculaires moyens droits, 3e jour. Il existe trois pustules.

1er août. — *Chancre hélicien droit,* 12e jour. Idem que précédemment.

Chancres mastoïdo-auriculaires moyens droits, 4e jour. Il y a, sous des croûtes, ois chancres très-distincts ayant 2 à 3 millimètres d'étendue.

2 août. — *Chancre hélicien droit,* 13e jour. Idem que précédemment.

Chancres mastoïdo-auriculaires moyens droits, 5e jour. Les trois chancres se sont andis sous leurs croûtes sans se confondre. Je romps la croûte de l'un d'eux pour cueillir du pus et faire une inoculation à 1 centimètre plus bas:

CHANCRE MASTOIDO-AURICULAIRE INFÉRIEUR DROIT, 1er jour.

3 août. — *Chancre hélicien droit,* 14e jour. Il se rétrécit légèrement sans offrir ni trace nduration spécifique, ni trace d'induration simplement phlegmoneuse.

Chancres mastoïdo-auriculaires moyens droits, 6e jour. Les trois croûtes précédentes nt confondues en une seule. Cette croûte unique est soulevée par un pus abondant. Les arties voisines sont rouges et tuméfiées.

Chancre mastoïdo-auriculaire inférieur droit, 2e jour. Il y a une vésico-pustule.

4 août. — Pas d'observation.

5 août. — *Chancre hélicien droit,* 16e jour. Idem que le 3 août.

Chancre mastoïdo-auriculaire moyen droit, 8e jour. Il s'est agrandi et a atteint la rgeur d'une pièce de 20 centimes. Il suppure très-abondamment.

Chancre mastoïdo-auriculaire inférieur droit, 4e jour. Je respecte une croûte sous quelle est le chancre.

6 août. — *Chancre hélicien droit,* 17e jour. Il est plus rétréci qu'à la précédente obrvation.

Chancre mastoïdo-auriculaire inférieur droit, 5e jour. Croûte de 4 millimètres d'édue. Je soulève cette croûte pour recueillir du pus et faire une inoculation au-dessus u chancre mastoïdo-auriculaire moyen droit :

CHANCRE MASTOIDO-AURICULAIRE SUPÉRIEUR DROIT, 1er jour.

7 août. — Pas d'observations.

8 août. — *Chancre hélicien droit*, 19e jour. Croûte sèche. Il est fort rétréci. En rom pant la croûte on trouve encore du pus. Pas d'induration.

Chancre mastoïdo-auriculaire moyen droit, 11e jour. Statu quo.

Chancre mastoïdo-auriculaire inférieur droit, 7e jour. La croûte s'est agrandie.

Chancre mastoïdo-auriculaire supérieur droit, 3e jour. Vésico-pustule.

9, 10, 11 août. — Pas d'observations.

12 août. — *Chancre hélicien droit*, 23e jour. Croûte sèche de 1 millimètre de largeu

Chancre mastoïdo-auriculaire moyen droit, 15e jour. Il s'est un peu rétréci. Il e circulaire et présente à peu près 6 millimètres de diamètre.

Chancre mastoïdo-auriculaire inférieur droit, 11e jour. Croûte de 4 millimètr d'étendue, peu d'inflammation.

Chancre mastoïdo-auriculaire supérieur droit, 7e jour. Croûte de 3 millimètr de diamètre. J'emprunte à ce chancre du pus sanguinolent et je pratique à un *bouc* dou je parlerai plus loin une inoculation suivie de succès.

13 août. — *Chancre hélicien droit*, 24e jour. Croûte insignifiante; je l'enlève et je trou au-dessous une cicatrice sans trace d'induration.

Chancre mastoïdo-auriculaire moyen droit, 16e jour. Il est resté stationnaire.

Chancre mastoïdo-auriculaire inférieur droit, 12e jour. Il est aussi stationnaire.

Chancre mastoïdo-auriculaire supérieur droit, 8e jour. La croûte s'est refaite, il par aussi stationnaire.

14, 15, 16 août. — Pas d'observations.

17 août. — *Chancre mastoïdo-auriculaire moyen droit*, 20e jour. Il est plus rétré que précédemment, il saigne au moindre contact, les chairs se sont élevées vers le cent et y ont pris l'aspect d'un ulcère atonique. Le chancre n'a plus sa physionomie ordinai Pas de rougeur, pas d'inflammation ni de desquamation périphériques; les bords n sont ni décollés, ni relevés, ni déchiquetés, ni taillés à pic, ni pointillés. Le fond est roug blafard et élevé dans un endroit central comme je l'ai dit. Est-ce du *parcheminemen* Est-ce de l'*induration*? Son pus sanguinolent a été inoculé sans succès à une autre par du même animal.

Chancre mastoïdo-auriculaire inférieur droit, 16e jour. Il a 3 millimètres de di mètre et l'aspect bien caractéristique du chancre.

Chancre mastoïdo-auriculaire supérieur droit, 12e jour, Il a 4 millimètres d'étend

20 août. — *Chancre mastoïdo-auriculaire moyen droit*, 23e jour. Il n'a plus q 3 millimètres de diamètre; son fond est partout de niveau avec ses bords. Il est moi saignant et paraît velouté. C'est une sorte d'ulcère atonique qui tend vers la cicatrisati Il n'y a pas d'induration.

Chancre mastoïdo-auriculaire inférieur droit, 19e jour. Il est stationnaire.

Chancre mastoïdo-auriculaire supérieur droit, 15e jour. Il est aussi stationnaire. J prends du pus que j'inocule en vain sur le même animal.

23 août. — *Chancre mastoïdo-auriculaire moyen droit*, 26e jour. Croûte allon verticalement de 3 millimètres de hauteur et de 1 millimètre de dimension transv sale. Le peu d'étendue transversale tient à l'application du pavillon de l'oreille co l'apophyse mastoïde. Empâtement de la base plutôt qu'induration.

Chancre mastoïdo-auriculaire inférieur droit, 22e jour. Il se rétrécit sous une cro et reste sans induration.

Chancre mastoïdo-auriculaire supérieur droit, 18e jour. J'enlève une croûte sous quelle il n'y a plus rien.

27 août. — *Chancre mastoïdo-auriculaire moyen droit*, 30e jour. Il n'y a plus qu peu d'empâtement de la cicatrice. Plus rien aux autres chancres.

30 août. — Je fais, avec du pus éprouvé, deux inoculations à la partie antérieure l'hélix des deux pavillons de l'oreille.

3 septembre. — CHANCRE HÉLICIEN DROIT, 5e jour. Une papule.

CHANCRE HÉLICIEN GAUCHE, 5e jour. Rien.

Je fais encore, avec du pus éprouvé, trois groupes d'inoculations : 1o a a face mast dienne de chaque pavillon de l'oreille; 2o au sourcil droit.

Toutes ces inoculations (il s'agit des dernières) ont échoué; l'animal est syphilisé. prends le parti de l'abandonner à lui-même, pour ne pas le tourmenter.

Cette série d'expériences met en lumière, indépendamment de la *syphilisati* plusieurs circonstances importantes, parmi lesquelles je ne mentionnerai q celles qui suivent :

1o Un chancre composé, c'est-à-dire résultant de la fusion de plusieu chancres, est plus long à se cicatriser, toutes choses étant égales d'ailleurs, qu'un chancre simple.

2° Plusieurs chancres simultanés peuvent conduire à la *syphilisation*, sans induration apparente.

Ce singe est mort de vieillesse le 27 février 1851 ; ses fonctions se sont insensiblement éteintes. J'en ai fait l'autopsie minutieuse, et je n'ai rien pu découvrir d'anormal qu'une certaine quantité de sérosité arachnoïdienne. Je ne me sens pas le courage d'imposer à personne la lecture du long procès-verbal négatif que j'ai dressé de cette autopsie.

Huitième série d'expériences et d'observations.

19 juillet 1850. — Le sujet est une jeune chatte, âgée de 3 mois et bien portante. J'emprunte le pus au chancre mastoïdo-auriculaire gauche supérieur du singe de la sixième série, pour pratiquer trois inoculations espacées à la face externe du pavillon de l'oreille droite :

CHANCRES AURICULAIRES EXTERNES DROITS, 1er jour.

20 juillet. — *Chancres auriculaires externes droits*, 2e jour. Rougeur et élevure vers les points inoculés.

21 juillet. — *Chancres auriculaires externes droits*, 3e jour. Pus sous des croûtes. Il y a plutôt de petits abcès que de véritables pustules. Le pus de l'un de ces abcès est assez abondant pour que je puisse faire une inoculation à la face externe du pavillon de l'oreille gauche :

CHANCRE AURICULAIRE EXTERNE GAUCHE, 1er jour.

22 juillet. — *Chancres auriculaires externes droits*, 4e jour. L'inflammation et le pus sont beaucoup moins considérables que chez les singes ; mais la croûte qui recouvre les ulcérations étant enlevée on distingue parfaitement les caractères physiques de véritables petits chancres. Ils sont étroits, saignants, pointillés, taillés à pic.

Chancre auriculaire externe gauche, 2e jour. Élevure et rougeur.

23 juillet. — *Chancres auriculaires externes droits*, 5e jour. Ils se sont confondus en un seul.

Chancre auriculaire externe gauche, 3e jour. Il y a du pus peu abondant sous une croûte que je respecte.

24 juillet. — *Chancre auriculaire externe droit*, 6e jour. Il a 4 millimètres de diamètre ; la croûte est très-adhérente et le pus peu abondant.

Chancre auriculaire externe gauche, 4e jour. Le chancre est étroit, il y a du pus peu abondant sous une croûte. J'enlève la croûte et je racle la surface saignante avec la pointe d'une lancette. M. Robert de Welz se sert de cette lancette plus chargée de sang que de pus pour se faire une inoculation à la partie inféro-externe du bras gauche. Il décrira lui-même plus tard le chancre qui en est résulté.

25 juillet. — *Chancre auriculaire externe droit*, 7e jour. Pas de changement.

Chancre auriculaire externe gauche, 5e jour. La croûte s'est reformée et a 3 millimètres d'étendue.

26, 27 juillet. — Pas d'observations.

28 juillet. — *Chancre auriculaire externe droit*, 10e jour. Il a décru sous sa croûte et commence à s'indurer par la base. C'est comme un commencement d'*ulcus elevatum*.

Chancre auriculaire externe gauche, 8e jour. Il a encore 3 millimètres de diamètre sous sa croûte. Il semble aussi s'indurer et se convertir en *ulcus elevatum*.

29, 30, 31 juillet. — Pas d'observations.

1er août. — *Chancre auriculaire externe droit*, 14e jour. Croûte étroite, élevée, base indurée.

Chancre auriculaire externe gauche, 12e jour. 2 millimètres de diamètre, croûte, induration très-prononcée.

2, 3 août. — Pas d'observations.

4 août. — *Chancre auriculaire externe droit*, 17e jour. Cicatrice, persistance d'une légère induration.

Chancre auriculaire externe gauche, 15e jour. Croûte de 1 millimètre de diamètre, induration très-prononcée.

10 août. — *Chancre auriculaire externe gauche*, 21e jour. Encore des traces d'induration.

12 août. — Idem.

13 août. — L'induration disparaît.

14 août. — Inoculation d'un pus nouveau et éprouvé au milieu du sinciput préalab ment rasé :

Chancre cranien, 1er jour.

15 août. — Léger suintement séreux.

16 août. — *Chancre crânien,* 3e jour. Croûte. Inoculation d'un nouveau pus à commissure labiale droite par quatre excisions faites avec mes petits ciseaux courbes:

Chancre commissural, 1er jour.

17 août. — *Chancre crânien,* 4e jour. Croûte.

Chancre commissural, 2e jour. Inflammation papuleuse manifeste.

18 août. — *Chancre crânien,* 5e jour. Idem que précédemment.

Chancre commissural, 3e jour. Vésicule dont la surface est humide.

19 août. — *Chancre crânien,* 6e jour. Idem que précédemment.

Chancre commissural, 4e jour. Petites ulcérations à caractère chancreux bien tranc

20 août. — *Chancre crânien,* 7e jour. Il s'est agrandi sous sa croûte.

Chancre commissural, 5e jour. Il s'est agrandi sous sa croûte.

21 août. — Idem que précédemment pour les deux chancres.

22 août. — *Chancre crânien,* 9e jour. Il est stationnaire.

Chancre commissural, 7e jour. Il s'est agrandi.

23 août. — *Chancre crânien,* 10e jour. Statu quo.

Chancre commissural, 8e jour. Stationnaire et saignant à la moindre irritation.

24, 25 août. — Idem que précédemment.

26 août. — *Chancre crânien,* 13e jour. Croûte étroite, pas d'induration.

Chancre commissural, 11e jour. Moins vif, moins saignant et un peu moins large le 23.

27 août. — Idem que précédemment.

28 août. — *Chancre crânien,* 15e jour. J'enlève la croûte et je trouve une cicatrice dessous.

Chancre commissural, 13e jour. Statu quo.

29 août. — *Chancre commissural,* 14e jour. L'une des ulcérations, très-étroite, sai encore un peu au frottement.

J'inocule, par une seule excision, le pus d'un chancre ganglionnaire à la partie an rieure de l'oreille gauche :

Chancre antéro-auriculaire gauche, 1er jour.

30 août. — Pas d'observation.

31 août. — *Chancre commissural,* 16e jour. Il en reste à peine quelque trace sans duration.

Chancre antéro-auriculaire gauche, 3e jour. Papule de 1 millimètre de hauteur 3 millimètres de circonférence à sa base.

1er septembre. — *Chancre antéro-auriculaire gauche,* 4e jour. Il existe une esp papule qui a une certaine ressemblance avec la base d'un chancre induré. Cette pa est surmontée d'un petit chancre de 1 millimètre de diamètre.

2 septembre. — *Chancre antéro-auriculaire gauche,* 5e jour. (Je transcris textu ment une note d'observation.) Le chancre est on ne peut mieux dessiné au sommet papule ; c'est une espèce d'*ulcus elevatum.* La papule est comme une partie indurée chancre n'a pourtant pas plus de 2 millimètres de diamètre. La papule réunie au ch représente une espèce d'infundibulum dont le fond est rempli de pus. Il y a asse pus pour une inoculation. J'en pratique *une* sur un gros chien qui m'a échappé, mais la constatation du succès. Les bords de l'ulcération sont parfaitement réguliers, tail pic, et pointillés de rouge. On dirait de petits vaisseaux béants dont les parois sont à tié corrodées. On peut comparer l'aspect de ses bords au liséré du corps dentelé des de la moelle allongée ou du cervelet. En résumé : le chancre a beaucoup marché quo son début ait été lent. Cette lenteur du début serait-elle l'effet d'un commencement syphilisation ?

3 septembre. — *Chancre antéro-auriculaire gauche,* 6e jour. Il a 3 millimètres diamètre, sa surface est encore plus vive.

4 septembre. — Il ne paraît pas qu'il y ait de changement, mais je ne vois pas la face du chancre parce que je respecte la croûte qui le recouvre.

5 septembre. — Idem que précédemment.

6 septembre. — Le chancre s'est rétréci sous la croûte.

7 septembre. — Idem que précédemment.

8 septembre. — Il se rétrécit, induration.

9 septembre. — Idem.

10 septembre. — La croûte tombe et laisse voir une cicatrice.

11 septembre. — On voit et on sent l'induration. Toute pression exercée sur la partie qui st le siége de cette induration fait souffrir l'animal.
20 septembre. — Induration persistante.
25 septembre. — Il n'y a qu'un vestige de cette induration.
30 septembre. — Tout est disparu.

Cette série, combinée à d'autres faits précédents, démontre, entre autres hoses :
1° La transmissibilité du virus syphilitique au chat, au chien, et au bouc.
2° L'*inaltérabilité* du virus dans ces transmigrations. Ce virus passe de 'homme au singe, de celui-ci au chat, du chat au chien et à l'homme; de 'homme, il passe de nouveau au singe, et puis du singe il passe au bouc. Le irus syphilitique et le chancre restent identiques à eux-mêmes, au milieu de ette longue génèse.
28 avril 1851. — Cette chatte, que j'ai fort bien nourrie, a été néan- oins mal portante jusqu'à présent; elle a notamment éprouvé, durant tout e mois de novembre, et une partie de celui de décembre, une extinction de oix accompagnée de chute de poils, et plus tard, une ophthalmie des deux eux. Aujourd'hui, elle porte un chancre labial, et plusieurs croûtes en forme croissant sur le front.
Ce n'est pas la première fois que je remarque des ophthalmies et des extinc- ons de voix (symptomatiques sans doute d'ulcérations à la gorge) chez les imaux qui ont eu des chancres; il en est même dont les yeux se sont tota- ment vidés par une sorte de fonte purulente. Je renvoie les détails à l'étude e je ferai plus tard de la vérole constitutionnelle des animaux.
La chatte en question est mère de quatre petits, dont je donnerai ailleurs histoire.

Neuvième série d'expériences et d'observations.

Le sujet de cette série est un bouc, auquel j'ai fait plusieurs fois des inoculations, tôt suivies, tantôt non suivies de succès, en empruntant du pus aux ulcérations d'un ge qui était dans le même local. J'avais fait primitivement ces inoculations à la face erne du pavillon de l'oreille, dont la peau est, chez le bouc, dure, noirâtre, et peu rvue de vitalité; c'est donc un lieu où la suppuration ne saurait être abondante. Ces culations étaient d'abord tentées comme essais, et je n'ai pris des notes régulières qu'à ter du 13 août 1850.
3 août 1850. — Je dénude préalablement la partie mastoïdienne du pavillon de l'oreille uche; puis j'y fais, avec du pus emprunté à un chancre de singe, trois inoculations ès-voisines les unes des autres :
HANCRE MASTOIDO-AURICULAIRE GAUCHE, 1er jour.
7 août. — *Chancre mastoïdo-auriculaire gauche*, 5e jour. Il existe une croûte con- e et chagrinée. Sous cette croûte est une ulcération superficielle mais évidemment ncreuse.
0 août. — *Chancre mastoïdo-auriculaire gauche*, 8e jour. La croûte s'est agrandie. ais avec le pus de ce chancre, et du côté opposé, *une* inoculation qui n'a pas été ie de succès.
août. — *Chancre mastoïdo-auriculaire gauche*, 11e jour. Les trois petits chancres sont confondus. La croûte commune a 5 millimètres de diamètre. En enlevant cette te, on voit que le chancre commun a un peu suppuré et est saignant. Il n'y a pas d'in- mation autour de lui, mais ses bords se sont taillés à pic et sont piquetés de rouge si que le fond.
août. — La croûte n'est pas changée et je la respecte.
0 août. — La croûte tombe. Il y a un peu de suintement à la place de l'ulcération.
5 septembre. — Cicatrice.

On voit que le bouc a reçu son chancre d'un singe; celui-ci l'avait lui- me reçu d'un chat qui le tenait d'un autre singe. C'est à cause de ces transmissions successives, que je publie cette série, dépourvue d'aucun autre intérêt.

Je supprime à dessein plusieurs autres observations, pour ne pas surcharger mon travail. Je demande pardon au lecteur des détails longs et fastidieux de toutes ces expériences. Personne, sans doute, ne pourra lire en entier les pages qui précèdent, mais chacun, au besoin, pourra les consulter et en contrôler les particularités.

Engorgement des ganglions lymphatiques. — Il n'est pas fait mention, dans tous ces détails, de ganglions lymphatiques engorgés. Ce n'est pas qu'ils aient manqué d'une manière absolue; mais le petit volume habituel de ces organes chez les singes, la profondeur des ganglions carotidiens, dont se trouvent, en général, tributaires (car je fais abstraction des petits ganglions isolés du voisinage) les vaisseaux des régions sur lesquelles j'expérimentais, et l'indocilité des animaux, ont dû me rendre très-circonspect sous ce rapport, dans le récit de mes expériences. Je n'aurais pu d'ailleurs que très-difficilement faire contrôler mes assertions.

Induration des chancres d'animaux. — J'ai souvent parlé de l'*induration* des chancres de singe, sans dire en quoi elle consiste. On pourrait donc, avec quelque apparence de raison, en contester l'existence chez les animaux. J'ai pourtant éludé l'écueil dans lequel sont tombés la plupart des syphilographes; ils n'ont pas été heureux dans les descriptions qu'ils ont données de l'induration. Il est si difficile de bien rendre des sensations par des mots! Je me suis borné, pour mon compte, à bien examiner la base des ulcérations chez les animaux; j'ai constaté souvent des parties résistantes et bien circonscrites; j'ai cru y voir un état matériel de dureté analogue, pour ne pas dire semblable, à ce qui se passe aux chancres indurés de l'homme. Cet état se produisait dans des circonstances bien définies, et je l'ai considéré comme *identique à l'induration chez l'homme.* Tous les faits que j'ai observés depuis m'ont confirmé dans cette conviction, et aujourd'hui je juge de cette induration aussi bien chez les animaux que chez l'homme. On ne peut m'adresser à cet égard d'autres objections que celles que je puis moi-même faire aux syphilographes.

Les parties indurées m'ont paru être douloureuses à la pression; est-ce parce que la peau de l'animal se trouve pressée entre une portion résistante et la main exploratrice? L'induration persiste dix à trente jours chez le singe; ce temps, si l'on tient compte de l'activité vitale de l'animal, n'est peut-être pas proportionnellement plus court que celui de certaines indurations chez l'homme. M'objectera-t-on le *volume* de la partie indurée qui est moins considérable que chez l'homme? L'objection ne serait pas fondée, puisqu'il y a chez l'homme de fort petits chancres supportés par une induration très-étroite, et que chez le singe ce volume est en rapport avec celui de l'animal et l'étendue des chancres.

ANALYSE DE LA SYPHILISATION.

Après l'exposé que je viens de faire des faits, il ne me sera pas difficile de définir et de décrire, de manière à ne laisser des doutes dans l'esprit d'aucun lecteur, cette sorte de modification de l'organisme par le virus syphilitique que j'ai désignée sous le nom de *syphilisation;* il me suffira de laisser parler les observations qui précèdent.

Je n'attache pas à ce mot une signification assez nette pour prétendre qu'il pénètre au fond des choses, et exprime dans son essence le phénomène dont il s'agit. La physiologie et la pathologie ne se prêtent malheureusement pas à une aussi exacte précision. Je ne puis pas, par exemple, décider si le mot *syphilisation* doit impliquer l'idée d'une impression produite sur le système nerveux, plutôt que celle d'une imprégnation particulière des humeurs. D'autres théories ont déjà été proposées. Sans connaître à fond l'état dans lequel nous place la *vaccination* ou l'*inoculation de la variole*, ne savons-nous pas que cet état nous exempte, pendant un certain temps, de la *contagion varioleuse*? Il en est de même, quant à la syphilis, de l'état que j'appelle *syphilisation* : l'animal *syphilisé* se trouve à l'abri de toute *contagion syphilitique*. Il n'est pas un singe qui se soit montré jusqu'ici dépourvu de *syphilisme*, c'est-à-dire de l'aptitude à être *syphilisé*.

Je n'ai pas à ma disposition un nombre de faits suffisants pour qu'il me soit possible de faire l'histoire complète de la *syphilisation*. Voici pourtant quelques résultats :

1° Rapports de la syphilisation avec le volume de l'animal :

Un animal est d'autant plus difficile à *syphiliser* qu'il est plus gros; combien, par conséquent, l'homme ne doit-il pas être plus difficile à *syphiliser* qu'un petit singe?

2° Rapports de la syphilisation avec le nombre des chancres :

Elle est en raison directe du nombre des chancres; en effet, on obtient d'autant plus rapidement la *syphilisation*, que ceux-ci sont plus nombreux, toutes choses étant égales d'ailleurs. Il est rare qu'entre un très-grand nombre de chancres, il n'y en ait pas au moins un qui *s'indure*. Or, quand l'*induration* d'un chancre s'est produite chez un animal, la cicatrisation de ce chancre et de ceux qui viennent après lui se fait promptement. Les chancres sont, en général, lents à se produire, après que l'induration s'est manifestée; elle indique bien moins un état local qu'un état général de l'économie. C'est parce qu'il n'est pas fréquent qu'un animal arrive à la *syphilisation* sans avoir passé par le chancre induré, que j'ai écrit au commencement de ce Mémoire et ailleurs, que l'*induration est la règle et non l'exception*. Je ne nie pas que, un individu étant porteur de plusieurs chancres, une sorte de dissémination (1) de l'induration ne puisse la rendre imperceptible, ou même qu'elle puisse manquer totalement.

3° Rapports de la syphilisation avec l'étendue des chancres :

Ces rapports n'existent pas d'une manière absolue; mais la *syphilisation* ralentit l'activité, et par conséquent l'extension des chancres ; elle diminue aussi leur durée. L'étendue des chancres est donc, d'une manière générale, en raison inverse de la *syphilisation* et du *syphilisme*. L'*élévation de la base* des chancres, leur *induration*, et leur *avortement*, témoignent des progrès et des différentes phases de la *syphilisation*. Ils indiquent que les portes de l'organisme se ferment à l'absorption, ou que celui-ci se refuse à l'impression particulière du virus syphilitique. Le vrai *phagédénisme* (il ne saurait être ici question du phagédénisme dit gangréneux, ou par excès d'inflammation) dénote, au contraire, que le chancre inocule vigoureusement son pourtour. Dans le *phagédénisme*, de nouveaux chancres s'ajoutent, pour ainsi dire, à ceux qui

(1) Est-ce la dissémination ou le passage rapide d'un état à un autre qui éclipse le phénomène? Signalons le fait, et soyons sobre d'explications.

existent déjà et se confondent avec leur circonférence. *Avortement, induration, élévation de la base, phagédénisme*, tous ces phénomènes, complètement indépendants de la nature du pus, qui est toujours identique à lui-même, sont exclusivement sous l'influence d'un état général ; aussi les fauteurs de la doctrine du *loup renfermé dans la bergerie* n'ont-ils qu'entrevu la vérité ! Ils ont eu raison de soutenir que l'infection générale se produit difficilement quand les chancres suppurent et s'étendent beaucoup ; mais ils ont eu tort d'en conclure qu'il fallait bien se garder d'éteindre, dans tous les cas, la maladie locale ; c'était prendre l'effet pour la cause. La syphilisation explique ces contradictions apparentes.

4° Rapports de la syphilisation avec la manière dont les chancres se succèdent ou se combinent :

On peut distinguer trois cas : 1° les chancres sont donnés les uns après les autres : le deuxième, quand le premier est à sa fin ; le troisième, quand le deuxième est à sa fin, et ainsi de suite ; 2° les chancres sont donnés les uns après les autres : le deuxième, quand le premier est à son milieu, etc. ; 3° les chancres sont donnés et marchent tous ensemble. Or, il faudra, pour que la *syphilisation* devienne complète, le moins de chancres et le plus de temps dans le premier cas, et le moins de temps et le plus de chancres dans le troisième ; le deuxième cas tiendra le milieu, soit pour le temps, soit pour le nombre de chancres nécessaires à la *syphilisation*. Les combinaisons variées de ces trois cas rendent facilement raison de toutes les circonstances qui peuvent se présenter.

5° Temps moyen nécessaire à la syphilisation :

Le temps absolu est difficile à préciser. Il faut à peu près un mois de l'existence de chancres pour syphiliser un singe ; mais on conçoit combien ce temps peut varier selon le nombre, la succession des chancres, le volume de l'animal et plusieurs autres circonstances.

Pour laisser une idée claire de la *syphilisation*, je vais supposer deux cas particuliers de singes, qu'on soumet à l'inoculation de pus chancreux :

A. On inocule, par exemple, à un singe cinq chancres, à dix jours d'intervalle les uns des autres. En désignant ces chancres par leurs numéros d'ordre, voici à peu près quelle en sera l'évolution et la succession :

Le premier chancre durera environ vingt-cinq jours.

Le deuxième chancre durera environ quinze jours.

Le troisième chancre durera environ douze jours.

Le quatrième chancre durera environ dix jours.

Le cinquième chancre durera environ huit jours.

On arriverait rapidement ainsi à l'impossibilité de donner des chancres à l'animal. Pour les cinq chancres en question, les choses se passeront donc comme il suit :

Au cinquième jour de l'expérience, existera un chancre, le chancre 1.

Au quinzième jour de l'expérience, existeront deux chancres, les chancres 1 et 2.

Au vingt-cinquième jour de l'expérience, existera un chancre, le chancre 3.

Au trente-cinquième jour de l'expérience, existera un chancre, le chancre 4.

Au quarante-cinquième jour de l'expérience, existera un chancre, le chancre 5.

En outre, le premier chancre s'indurera un peu ; le deuxième sera un type d'induration ; le troisième s'indurera à peine, et les deux derniers ne s'indureront aucunement.

B. Supposons qu'on inocule à un autre singe vingt chancres en même temps ; ils se cicatriseront plus rapidement qu'un seul, ou qu'un moins grand nombre de chancres, parce que la *syphilisation* viendra plus vite. Quinze à vingt jours pouront suffire pour que celle-ci soit complète.

Quand les animaux sont plus ou moins *syphilisés*, les chancres, je l'ai déjà dit, quoique peu durables, sont très-lents à se montrer après l'inoculation.

Les nombres hypothétiques qui précèdent ne sont pas très-éloignés de la réalité ; on peut les considérer comme étant la résultante ou la moyenne d'un grand nombre d'expériences. Ils font saisir, en quelque sorte à mesure qu'il se produit, le phénomène incontestable de la *syphilisation*, dont je ne veux pas indiquer ici toutes les conséquences ; elles trouveront place, pour la plupart, dans les aphorismes qui complètent ce Mémoire.

CONSÉQUENCES DE LA SYPHILISATION.

On doit comprendre désormais que si un individu presque complètement *syphilisé* a un chancre, ce chancre, qui suppure à peine, ne sera que difficilement inoculable à ce même individu ; en d'autres termes, l'inoculation ne produira sur lui qu'un chancre *avorté*. Il en serait de même de l'inoculation à cet individu du pus emprunté à un chancre récent d'une autre personne, exempte ou non de chancres avant celui-là. En effet, ce n'est pas le chancre, mais le malade qui aura passé sa période d'inoculabilité ; le pus de ce malade, inoculé à une personne saine, pourra fort bien lui communiquer des ulcérations spécifiques très-actives. J'ai inoculé, avec succès, à un singe, le pus d'un chancre qu'un chirurgien, chef de service, avait inutilement tenté d'inoculer au malade qui le fournissait. Je m'explique : le chancre du singe dura vingt-trois jours, et la pustule d'inoculation qui s'est produite sur le malade s'éteignit en huit jours. Le chirurgien en question caractérisa cette pustule *avortée* par le mot sacramentel d'*inoculation négative*. C'est ainsi que le dernier chancre de singe, que s'est inoculé M. Robert de Welz, n'avait pas pu la veille être inoculé au singe qui le portait, c'est-à-dire qu'il n'arriva sur ce singe qu'une *pustule avortée*. C'est donc souvent (on ne saurait trop répéter cette vérité, pour l'inculquer dans les esprits) parce qu'un individu est presque complètement *syphilisé*, que les inoculations de ses chancres ne réussissent pas sur lui-même, tandis qu'elles réussiraient très-bien sur un autre individu non *syphilisé*.

Or, qu'un homme plus ou moins *syphilisé*, porteur d'un chancre éphémère, *volant*, comme on le dit, ou d'un chancre qui n'a pas pu s'inoculer à cet homme, ait un rapprochement sexuel, il peu fort bien donner la syphilis à une femme indemne de l'action du virus syphilitique, et vice versa. Ce n'est pas le pus, mais le malade qui aura perdu ses propriétés. Que de chancres, que de maladies, que de symptômes, sont passés inaperçus ou n'ont pu s'inoculer à la lancette, parce qu'on les insérait sous l'épiderme du malade lui-même, tandis qu'ils ont, ou auraient pu se transmettre à un individu bien portant !

Ces considérations prouvent le profond esprit d'observation qui inspirait à Hunter plusieurs passages, et notamment les deux suivants :

A. « Des hommes qui n'ont qu'un chancre en voie de guérison, communiquent la maladie à des femmes qui étaient saines. » (Traduction de Richelot, p. 165.)

Il est inutile de dire que je n'admets pas l'explication suivante, donnée en note par M. Ricord : « Les chancres en voie de *réparation absolue* passent à l'état d'ulcères simples, et cessent d'être contagieux. Les *expériences* que j'ai faites sur l'inoculation mettent cette vérité hors de doute. Dans les cas où on a cru observer le contraire, la période de réparation était incomplète, et quelques points de l'ulcération *devaient être* encore à la période ulcéreuse *spécifique.* » Ces expériences me sont suspectes, parce qu'elles ont été faites sur les malades eux-mêmes. Avec le *syphilisme* et la *syphilisation*, plus n'est besoin d'imaginer qu'un *chancre primitif* se convertit en *ulcère simple*, sans cesser d'être *chancre.* Je n'ai pas *foi* dans les *mystères* de la science (1).

B. « L'expérience nous apprend que le pus vénérien ne présente point des espèces diverses, et qu'aucune différence ne peut être produite dans la manifestation de la maladie par une différence de force dans la matière purulente; mais le même pus affecte très-différemment des personnes différentes. De deux hommes qui ont eu commerce avec la même femme, et qui ont contracté la syphilis, l'un aura une gonorrhée intense ou des chancres, et l'autre n'aura qu'une gonorrhée légère. J'ai vu un homme communiquer la maladie à plusieurs femmes, parmi lesquelles les unes furent gravement atteintes, tandis que les autres n'eurent qu'une affection très-légère. Il en est de même aussi bien pour les chancres que pour la gonorrhée. Les symptômes différents qu'on observe chez les divers sujets dépendent de la constitution et de l'état général de l'économie au moment de l'infection. » (Traduction de Richelot, p. 169.)

Les mêmes considérations donnent la clef des deux propositions suivantes, si contestées de Swediaur :

« 1° Une personne, homme ou femme, qui a du virus syphilitique logé dans les parties génitales, peut en infecter une autre, sans qu'elle ait elle-même la moindre apparence de maladie;

« 2° Souvent, surtout dans les grandes capitales de l'Europe, on observe que des gens, accoutumés à cohabiter habituellement avec une femme, restent en bonne santé, tandis qu'un étranger, cohabitant avec elle, en reçoit quelquefois une infection violente. »

Je recommande au même propos la lecture de l'observation suivante, de M. Babington : « Un homme marié s'exposa à l'infection, à Londres. Un ou deux jours après il se rendit en Irlande, où résidait sa famille; il séjourna quelque temps à Cheltenham, et tandis qu'il était dans cette ville, deux ou trois *petites indurations* ou *tubercules* se formèrent à la surface interne du prépuce. Il les montra à un chirurgien, qui s'assura qu'il n'y avait aucune ulcération, et qui pensa que l'affection n'était point de nature vénérienne. Peu de temps après, il retourna en Irlande, portant encore ces *indurations*, et il infecta sa femme qui eut des chancres primitifs. » (Hunter, traduit par Richelot, p. 167.)

Ce mari n'était-il pas plus ou moins *syphilisé?* et ces *indurations* n'étaient-elles pas des *chancres avortés?* Ce n'est là qu'un échantillon; je pourrais en fournir un millier. Que de maris *donnent* à leurs femmes la vérole sans l'*avoir* eux-mêmes, puis les accusent d'infidélité, et vice versa.

Voilà encore pourquoi la communication des accidents secondaires par l'inoculation doit être soigneusement étudiée d'après de nouvelles données. Il ne faut pas oublier qu'il paraît y avoir plusieurs cas d'inoculation faite avec succès à l'homme sain. Loin de moi la prétention de résoudre la question; j'expose simplement les éléments de sa solution. J'ai cherché plutôt à circonscrire

(1) Je ne veux pas dire que le chancre ne se transforme jamais, mais je dis qu'on a pris l'exception pour la règle.

le domaine que je défriche qu'à l'agrandir. (J'ignorais, en traçant ces lignes il y a plus d'un an, que MM. Wallace, Vidal et Waller, étaient entrés dans la voie de la vérité en inoculant les accidents secondaires à des personnes non vérolées. On peut aujourd'hui singulièrement élargir cette voie par des expériences sur les animaux; mais je dois à la vérité de dire que je n'ai pu jusqu'ici parvenir à inoculer à des animaux sains le pus des accidents secondaires, qu'il provînt de l'homme ou des animaux eux-mêmes.)

Là ne se bornent pas les conséquences de la *syphilisation;* j'ai seulement voulu mettre les inoculateurs sur leurs gardes. Les faits n'ont pas beaucoup de valeur, à moins qu'on ne tienne exactement compte des circonstances de *syphilisation* et de *syphilisme* qui ont pu influencer l'état des malades.

SYPHILISATION CHEZ L'HOMME.

Quant à la *syphilisation*, elle s'observe, sans aucun doute, dans l'espèce humaine. Non seulement l'*observation* m'en a révélé plusieurs exemples, mais encore j'en ai trouvé dans les auteurs; je n'en ai voulu consigner aucun dans mon travail, dont je craignais de trop élagir le cadre, et parce que je ne voulais pas sortir de la voie si sûre de l'expérimentation. Le fait de Babington, dont je viens de parler, doit être considéré ici comme simplement justificatif des opinions de Hunter et de Swediaur. Voici, du reste, cinq remarques sur lesquelles j'appelle l'attention des syphilographes :

1° *Beaucoup de praticiens, entre autres Fallope et Van Swieten, ont remarqué avec étonnement que des galériens se sont guéris de la vérole sans traitement.* Chacun a envisagé et interprété ces remarques d'après son point de vue théorique. L'école physiologique y a trouvé un argument contre l'existence du virus syphilitique, contre la possibilité d'une syphilis constitutionnelle, et enfin contre les bénéfices de la médication mercurielle. Quoi! se sont écriés les plus ardents apôtres de Broussais, des malheureux abreuvés de misère, entassés pendant la nuit dans des lieux humides et mal aérés, seraient soustraits aux ravages d'un virus qui corrompt les sources de la vie, si ce virus n'était pas un être chimérique? Mais on sait à quoi s'en tenir, en dépit des exclamations des physiologistes, sur les immoralités qui ont de tout temps régné dans les bagnes. Certes, si la *syphilisation* produite par l'abus de jouissances déréglées, pouvait se produire quelque part, en Italie du temps de Fallope, et en Allemagne du temps de Van Swieten, c'était bien certainement dans les prisons de forçats!

2° On a fait observer que les femmes sont moins sujettes à la vérole que les hommes. Or les femmes, à l'exception des filles publiques, sont généralement plus réservées que les hommes. Il n'est pas étonnant qu'il y ait moins de véroles parmi elles que parmi les hommes. Quant aux prostituées, la *syphilisation* doit être souvent leur rempart contre le mal vénérien.

C'est un sujet curieux sur lequel j'ai voulu avoir des renseignements puisés à différentes sources; et de tous côtés le fait suivant m'a été confirmé (j'apportais toute la discrétion possible dans mes questions pour ne pas influencer les réponses), à savoir que les personnes qui commencent la vie de prostituée sont souvent atteintes d'une nouvelle contamination syphilitique, et qu'après les premiers temps de déréglement, elles passent de longues années d'immunité. Le même phénomène se remarque chez les hommes qui fréquentent ou habitent les lieux de débauche. Lorsque j'ai été mis sur la trace de ce fait, en apparence si extraordinaire, il ne m'a pas été difficile de trouver des personnes *syphilisées*, surtout parmi celles du sexe; mais ces personnes ne sont pas souvent en rapport avec le médecin, parce qu'elles n'éprouvent nullement le besoin de le consulter. C'est ce qui explique comment la *syphilisation* a été ignorée par les hommes de l'art. Je n'en ai pu trouver de traces plus positives dans aucune publication que celles que j'ai empruntées à Hunter et à Swediaur; mais les remarques dont j'ai parlé plus haut, et qui constatent la *syphilisation*, ont été publiées pour prouver autre chose.

Il est donc bien vrai que les filles publiques se *syphilisent*, au grand bénéfice de leur santé et de la santé publique; sans cela, répéterait-on si souvent que « ce sont les femmes honnêtes qui donnent la vérole? »

3° On admet généralement, dans le peuple, qu'il faut propager la vérole pour la détruire. Les proverbes sont souvent basés sur des préjugés ; mais ils sont aussi quelquefois, comme on le dit, la *sagesse des nations*. Il serait intéressant de rechercher historiquement si la violence du mal n'a pas été diminuée par sa propagation. On voit encore aujourd'hui que quand la syphilis est portée dans un pays récemment découvert ou exploré, ses prémices y sont d'une effrayante intensité.

4° Un honorable praticien de l'hôpital du Midi, M. Puche, a l'habitude de laisser se fermer spontanément tous les chancres diagnostiques qu'il produit sur ses malades ; il se borne à les recouvrir d'un emplâtre de sparadrap ou de Vigo. Or tous ces chancres se cicatrisent à peu peu près en même temps que ceux qui les ont engendrés. Supposez qu'on soumît ces deuxièmes chancres à une autre inoculation diagnostique, les troisièmes chancres se fermeraient avec eux. Il en serait de même des chancres suivants, si l'on voulait aller plus loin. Ainsi cette seule circonstance, qui est de notoriété dans le service de M. Puche, suffirait, avec un peu de raisonnement, pour établir le phénomène de la *syphilisation*.

5° M. Ricord s'exprime ainsi dans l'*Union médicale* du 3 décembre 1850, après ne m'avoir ni *compris* ni *nommé :* « Il vous souvient peut-être que Fricke (de Hambourg) qui, lui aussi, a fait des expériences sur l'inoculation, croyait avoir observé que les inoculations successives perdaient de plus en plus leur intensité, et que leur effet devenait *nul* à la *sixième*, quand on les pratiquait sur un même individu. J'ai poursuivi les inoculations du chancre jusqu'à la huitième génération, et je n'ai jamais constaté la moindre différence entre elles. Fricke, à qui j'ai montré ces résultats, les a reconnus comme moi, et a dû convenir qu'il s'était trompé. » Ce ne doit pas être M. Fricke qui s'est trompé. Puisque M. Ricord a poursuivi les inoculations du chancre si loin, il ne peut se dispenser de publier des détails. Je l'adjure, au nom de la science, d'exhumer les précieux matériaux que récèlent ses cartons ou sa mémoire.

CAUSES DES INSUCCÈS DES EXPÉRIMENTATEURS.

La *syphilisation* n'aide pas seulement à se rendre compte des faits d'observation, elle explique encore bien des cas d'insuccès dans les expériences qui ont été tentées sur les animaux eux-mêmes. En effet, on a souvent expérimenté sur des animaux qui, par suite d'un long séjour dans les hôpitaux vénériens, avaient pu subir des inoculations accidentelles et parvenir à la *syphilisation*. Il m'est parfois arrivé, dans le principe, de rencontrer cet écueil en opérant sur des chats ; mais depuis que l'expérience m'a éclairé, je discontinue les essais que j'ai commencés dès que je m'aperçois qu'ils ont pour sujet des animaux *syphilisés*.

Je ne connaissais pas, il y a sept ans, le phénomène de la *syphilisation*, quoiqu'on eût pu le déduire des expériences que j'ai faites à cette époque. J'ai rapporté plus haut les détails de quelques-unes de ces expériences. Ces détails ont d'autant plus de valeur qu'ils n'étaient pas recueillis dans des idées préconçues; mais depuis lors, la connaissance de ce phénomène m'a expliqué les insuccès de tentatives que j'ai faites en 1845 pour inoculer la syphilis à deux singes, dans les services de MM. Vidal et Huguier. Je m'étais bien aperçu antérieurement que je ne réussissais pas toujours, et je rejetais mes revers soit sur la saison, soit sur la nature ou la nourriture de l'animal. Bref, dans les deux cas dont il est question, la pénurie d'animaux, et peut-être le désir d'en choisir qui fussent éprouvés, me firent déposer deux singes précédemment inoculés dans mes expériences particulières, l'un dans le service de M. Vidal, et l'autre dans le service de M. Huguier; mais il ne me fut pas possible de reproduire et de montrer les succès que j'avais eus tout seul, et je me suis trouvé obligé de cesser des expériences qui n'aboutissaient qu'à des résultats négatifs. Les précautions que j'avais prises avaient tourné contre moi. C'est ainsi que le triomphe de la vérité a été retardé de six années; mais en revanche, elle y a gagné de n'être produite au grand jour qu'en parfaite maturité.

Expériences de M. Cullerier. — C'est peu de temps après qu'un homme, dont j'honore le caractère, et dont j'apprécie le talent, m'a réfuté dans un Mémoire lu à la Société de chirurgie; mais il me sera facile de démontrer qu'on doit faire en toute justice trois parts des résultats expérimentaux qu'a publiés M. Cullerier : la part des insuccès, la part des succès méconnus, et enfin la part d'expériences tentées sur un singe en voie de *syphilisation*.

1° Je ne m'arrêterai pas aux insuccès : ils sont nombreux dans le Mémoire de M. Cullerier; mais ils sont moins nombreux qu'il ne le croit lui-même.

2° Voici un cas très-probable de succès; je dis très-probable, car, indépendamment de la volonté de M. Cullerier, qui sans doute n'a pas voulu surcharger son travail de détails fastidieux, cette observation laisse quelques éclaircissements à désirer. Il arrive fort souvent, en pareil cas, que les choses qu'on ne détaille pas, parce qu'elles sont, au point de vue où l'on est, dépourvues d'intérêt, sont le plus favorables à la thèse que l'on combat.

Cette série d'expériences est intitulée dans le Mémoire de M. Cullerier :

Expériences sur le lapin et sur le chat :

Du pus d'un chancre envahissant a été porté, à la *lancette*, sur la face interne du prépuce d'un jeune lapin; vingt-quatre heures après, le prépuce est légèrement tuméfié; la piqûre faite la veille présente un peu d'écartement de ses bords.

Les jours suivants, l'*inflammation* augmente, la plaie est *rouge*, ses bords sont *renversés*, le fond est d'un *blanc grisâtre*, puis il survient un phimosis, qui rend l'exploration de la plaie difficile, il se développe des symptômes de cystite, le ventre se ballonne, et l'animal meurt. A l'autopsie, on trouve la verge, la vessie, et l'urèthre, très-injectés. *Deux jours avant* sa mort, croyant voir un *aspect douteux* dans cette ulcération, nous en avons inoculé le pus à la *vulve* d'une *petite chatte;* mais au bout de six jours, elle ne présentait plus de traces de la piqûre.

Le même pus fut introduit sous la conjonctive palpébrale d'un *jeune chat;* vingt-quatre heures ont suffi pour la cicatrisation; l'œil n'a pas été enflammé, et aucun écoulement ne s'est manifesté.

Un troisième chat, vieux et fort, fut inoculé à la même époque avec du pus d'un chancre qui avait produit sur la malade la pustule caractéristique; une incision à la lancette fut faite sur la verge, et une grande quantité de pus y fut déposé; des précautions furent prises pour que l'animal ne pût ni se lécher, ni se frotter. Ce chat était très-sauvage, et difficile à maintenir; ce ne fut que six jours après l'inoculation, que la petite plaie put être examinée, mais alors toute trace avait disparu, et depuis, l'animal s'est très-bien porté.

J'ai peine à croire qu'un pus spécifique, porté à la lancette, ait pu faire naître tant de symptômes sans produire un chancre. Quel fut le nombre des *jours suivants?* depuis combien de temps l'inoculation avait-elle été faite? *Deux jours* avant la mort de l'animal. M. Cullerier a lui-même trouvé un *aspect douteux* à l'*ulcération* qu'il a produite. Il ne la décrit pas ; mais pour qu'il lui trouvât un *aspect douteux*, il fallait bien qu'elle ressemblât à un chancre. En quoi ressemblait-elle à un chancre? et si elle en différait, en quoi en différait-elle? L'autopsie du jeune lapin a été faite, mais incomplètement rapportée; *on trouve la verge, la vessie et l'urèthre très-injectés.* Mais en quoi consistait donc l'altération du point du prépuce sur lequel l'inoculation avait été faite? On ne produit sur un lapin aucune espèce d'*ulcération*, par une piqûre de lancette, quand cette lancette n'est pas chargée d'un pus qui s'inocule. Les contre-épreuves faites sur des chats ne sont rien moins que concluantes. Les inoculations sont très-délicates à faire à des chats, et il est très-facile de se méprendre à l'égard des résultats que l'on obtient. Je ne parle pas du gros chat, vieil habitant sans doute de l'hôpital, qui pouvait être *syphilisé.*

3° J'arrive enfin à une expérience faites sur un singe, que je considère comme plus ou moins *syphilisé*. Je transcris textuellement le paragraphe ainsi intitulé:

Expériences sur le singe :

Je me suis *procuré* un singe de l'espèce des sapajous, et je l'ai gardé à l'hôpital, pendant toute la durée des expériences. Dans les inoculations que j'ai faites sur ce petit animal, avec le pus chancreux, j'ai toujours eu soin, soit la veille, soit le jour même, d'essayer ce pus sur la malade qui me le fournissait; par conséquent, il n'y a pas à douter de son inoculabilité.

Dans une première série d'expériences, j'ai fait, sur le ventre de ce singe, des inoculations, à la lancette, avec du pus virulent; la première *très-profonde;* la seconde plus *superficielle.* Le surlendemain, celle qui avait été profonde était couverte d'une croûte noirâtre, sanguine, sans rougeur ni gonflement; deux jours plus tard, elle fut arrachée, et au-dessous d'elle, je trouvai une surface cicatrisée.

La plaie qui avait été plus superficielle se couvrit également d'une croûte noirâtre, mais autour de cette croûte il y avait une *légère auréole rouge;* il semblait qu'au-dessous il se fît un certain *travail* inflammatoire. Le *sixième* jour, la croûte fut enlevée, et la petite plaie se trouva couverte, bien qu'en petite quantité, d'*une sanie séro-purulente;* mais la rougeur périphérique observée les jours précédents avait disparu, et il n'y avait pas la moindre tendance à l'ulcération; le lendemain, nouvelle croûte plus mince, également arrachée. Deux jours après, cicatrisation complète.

Je fis, à la partie interne de la cuisse gauche, une plaie avec perte de substance de 1 centimètre de large, et je la recouvris d'une couche de pus chancreux. Le troisième jour, il ne s'était pas *formé de croûte;* la plaie était humide, rougeâtre, couverte de sanie purulente, mais sans le liséré rouge périphérique. Le cinquième jour, elle présentait des bourgeons de bonne nature, et le *neuvième*, elle était entièrement cicatrisée.

Je fis, en même temps que la précédente, une autre plaie par excision aussi, et de la même grandeur, sur la cuisse droite; je ne l'inoculai pas. Le lendemain, elle était couverte d'une croûte noire, que j'enlevai, et je fis ainsi tous les matins pendant six jours. Le septième jour, *il n'y a plus de croûte*, et la plaie tend à se cicatriser; ses bords sont nettement circonscrits. Je cesse de l'irriter; elle marche alors franchement vers la cicatrisation, mais elle n'est complètement guérie que cinq jours après celle qui avait été inoculée.

Ni l'une ni l'autre n'ont laissé après elles la moindre *induration.*

Les deux plaies par piqûre et par excision que j'avais inoculées, ayant fourni un peu de pus, la première surtout, je m'empressai de le porter à la lancette, sous la peau des environs de la verge; mais ces deux inoculations n'ont donné aucun résultat.

Enfin, dans une autre expérience, faite quelque temps après, nous avons pratiqué, à la partie supérieure du thorax, une incision large comme une pièce de 50 cent., et comprenant toute l'épaisseur de la peau. Nous avons recouvert cette plaie avec un plumasseau imbibé de pus chancreux; malgré nos précautions, l'animal parvint, au bout de deux heures, à déranger cette charpie. Craignant alors que le contact n'ait pas été assez prolongé, je ravivai la plaie le lendemain, et un nouveau plumasseau humide de pus chancreux, dans lequel il avait macéré pendant douze heures sur le malade, fut appliqué tout chaud, et cette fois maintenu très-solidement en place sous un verre de montre, au moyen de bandelettes de diachylon, et d'une camisole de force faite à cet effet. Il y resta huit heures.

Vingt-quatre heures après, la plaie était humide, un peu rouge, sans engorgement du pourtour ; les jours suivants, elle se sèche. Trois fois on arrache la pellicule qui la recouvre, et cet arrachement ne donne lieu qu'à quelques gouttelettes de sang. Au bout de douze jours, elle était complètement cicatrisée.

J'entrerai dans des détails circonstanciés que justifie le nom de l'auteur des expériences. M. Cullerier se procure un singe *sapajou;* il s'agit donc d'un singe *très-petit* et très-facile à *syphiliser*, puisque le *syphilisme* est en raison inverse du *volume* de l'animal, et que d'ailleurs les singes américains ont beaucoup de *syphilisme*. Mais comment M. Cullerier s'est-il procuré ce sapajou ? lui appartenait-il en propre, ou bien était-il la propriété d'un de ses élèves ? Celui-ci n'aurait-il pas fait, le premier, des expériences avec ses condisciples ? M. Cullerier n'en dit rien, et il n'y avait pas lieu à s'en enquérir à une époque où personne ne songeait à la *syphilisation*. Je suppose donc que l'animal était vierge de l'action du virus syphilitique, et je me borne à insister sur son petit volume, et sur la partie du monde dont il était originaire.

Dans une première série d'expériences, on fait sur des parties similaires deux inoculations à la lancette, avec du pus virulent, une inoculation *très-profonde*, et une inoculation *plus superficielle*. Or, si le virus n'a pas pris, et par conséquent si les choses se sont passées en dehors de son influence, il est clair que l'incision profonde a dû se cicatriser la dernière; mais c'est précisément le contraire qui est arrivé : quatre jours ont été suffisants pour sa cicatrisation complète, tandis qu'il a fallu neuf jours pour la cicatrisation de l'incision superficielle. Ce n'est pas tout, cette inoculation superficielle présentait une croûte *environnée d'une auréole rouge*, et il *semblait qu'en dessous la croûte il se fît un certain travail inflammatoire ; le sixième jour, la croûte est enlevée*, et on trouve, bien qu'en petite quantité, une sanie *séro-purulente*. Pas un mot de la surface pyogénique qui est si caractérisée. Rien n'est plus clair ; il s'agit d'un chancre sur un animal antérieurement contaminé et en voie de *syphilisation :* que peut prouver à l'encontre de mon opinion une contre-épreuve tentée dans un lieu si mal choisi que *la peau des environs de la verge?* et puis, il ne se manifeste ni à présent ni plus tard, sur ce singe, aucune induration. Voyez d'ailleurs ce qu'on obtient en arrachant tous les jours des croûtes sur des plaies non contaminées ; c'est tout au plus si on parvient à en retarder la cicatrisation de deux ou trois fois vingt-quatre heures.

Jetons maintenant un coup d'œil sur les inoculations que j'ai faites dans le service de M. Cullerier, et sur le même singe. Je transcris textuellement un passage du Mémoire de mon honorable contradicteur :

Sur le singe, il fit trois inoculations, dont deux par piqûre, et une par incision avec le même pus virulent, sur la paupière supérieure droite. Ces trois inoculations présentent, au bout de quarante-huit heures, un peu de tuméfaction ; mais deux jours après, deux sont entièrement cicatrisées ; l'une de celles par piqûre présente alors une légère saillie, qui fait croire qu'elle recèle *un peu de pus;* mais, avec la pointe d'une épingle, on s'assure qu'il n'y en a point du tout. Pendant six autres jours, il se fait dans cette plaie d'inoculation un léger travail inflammatoire, et au bout de ces six jours, on *constate la présence d'une pustule*. M. Auzias la déchire, et de suite inocule le pus qu'elle fournit sur la paupière du côté opposé. Dans un brusque mouvement que fit l'animal, la lancette pénétra très-profondément, et il s'écoula plusieurs gouttes de sang ; cette plaie se cicatrisa exactement comme une plaie simple, *sans la moindre suppuration*. Quant à la plaie résultant de la déchirure de la pustule, dont il vient d'être question, elle fut cicatrisée au bout de quarante-huit heures, sans la moindre tendance à l'ulcération.

Trois excisions furent encore faites par M. Auzias, sur la paupière supérieure gauche; une seule de ces excisions fut inoculée. Le lendemain, et les jours suivants, l'aspect de ces plaies reste absolument semblable, et le sixième jour, elles étaient cicatrisées, sans qu'on pût distinguer par quoi que ce soit celle sur laquelle avait été déposé le pus virulent; enfin il pratiqua sur le front une plaie avec perte de substance plus profonde; elle offrait un contour peu régulier, et ses bords étaient un peu mâchés; il la recouvrit d'une couche épaisse de pus provenant d'un bubon chancreux inoculable. Nous n'avons vu dans cette plaie aucun travail inflammatoire; elle était sèche dès le troisième jour, et tout à fait cicatrisée le septième, quoiqu'on ait cherché à l'ouvrir en tiraillant plusieurs fois la peau des environs.

Ainsi, soit que j'opérasse moi-même, soit que M. Auzias opérât sous mes yeux, il ne m'a pas été donné une seule fois de constater la production d'une seule ulcération semblable à celles qui ont *été montrées à la Société de chirurgie*.

Sur l'invitation de M. Auzias, je suis allé au Jardin des Plantes, j'y ai revu son singe, j'ai vu sur cet animal une inoculation faite avec le pus des prétendus chancres qu'il portait sur la face, et je déclare que cette inoculation qui devait être probante, au dire de notre confrère, n'a eu, à mes yeux du moins, aucun résultat positif; car il m'est impossible de prendre pour tel un léger degré d'inflammation, qui n'a même eu aucune tendance à s'ulcérer.

Un dernier mot sur le singe de M. Auzias. Dans le mois de novembre, cet animal mourut, et la peau nous fut apportée; elle présentait, disait-on, des taches qui avaient l'aspect de la roséole syphilitique, et l'animal, ajoutait-on, avait peut-être succombé à la syphilis. Je ne puis, en vérité, discuter la valeur des deux ou trois taches ecchymotiques que l'on voyait sur cette peau; il fallait une bonne volonté par trop grande pour trouver là le moindre caractère, même phlegmasique, à des accidents peut-être du décubitus cadavérique, peut-être même du dépècement de l'animal. D'ailleurs, depuis longtemps déjà ce singe était malade, et lorsque je l'ai vu à la Ménagerie, il était dans un état de marasme avancé.

Mais ce n'était pas la vérole qui l'avait réduit là; c'était une phthisie tuberculeuse des mieux conditionnées, comme je m'en suis assuré moi-même; car je dois à l'obligeance de M. Emmanuel Rousseau, chef des travaux anatomiques du Muséum, d'avoir disséqué ce singe, qui n'a pas servi, comme on l'avait avancé, à des démonstrations d'anatomie comparée. J'ai constaté des tubercules, soit à l'état de crudité, soit à l'état de ramollissement, dans les poumons, dans le foie, dans la rate, dans le mésentère, et dans les intestins. La mort de cet animal n'a donc rien d'extraordinaire, même après les expériences qu'il a eu à subir, et il est mort comme meurent, sous notre climat, la plupart de ses pareils, et comme, depuis, est mort aussi celui sur lequel j'ai fait mes expériences.

Une des inoculations que j'ai pratiquées par piqûre présente donc, quatre jours après, une légère saillie, qui *fait croire qu'elle recèle un peu de pus;* mais, six autres jours après, c'est-à-dire le dixième jour, il y a pustule, et deux autres jours encore après, il y a *cicatrisation*. Dans mes observations, la pustule ne disparaît pas en deux jours; mais, à part cette circonstance, n'y voit-on pas que, chez les individus saturés, la pustule est lente à se produire, et que souvent, au bout de quatre ou cinq jours, il n'y a qu'une *papule?* n'y voit-on pas que le pus de la pustule se sèche, et forme une croûte jaunâtre?

Je ne parlerai pas du singe que M. Cullerier a vu, sur mon invitation, au Jardin des Plantes. Il est évident que cet animal marchait rapidement vers la *syphilisation*. Je n'étais pas alors à même d'expliquer des faits qui me paraissent, et doivent paraître à tout le monde, si clairs aujourd'hui.

Quant au singe que j'ai montré aux Sociétés savantes, il a bien certainement eu une roséole, que j'ai fait voir pendant sa vie, et non après sa mort, comme on l'a imaginé plaisamment. Mais pourquoi me serais-je obstiné à insister sur un signe que se refusaient à admettre ceux mêmes qui considéraient les accidents secondaires comme l'unique preuve concluante de la syphilis chez les animaux? On me poursuivait d'exigence en exigence, et à peine avais-je donné satisfaction à l'une d'elles, qu'on se rejetait sur une nouvelle prétention.

D'ailleurs, j'ai moi-même fait l'autopsie du singe dont il est question : c'est celui dont j'ai déposé les pièces pathologiques au musée Dupuytren. Un autre singe a sans doute été confié à M. Cullerier, qui en a fait l'examen cadavérique; mais la question de savoir qui de nous deux a eu le privilége de l'autopsie est aujourd'hui de bien médiocre importance.

Toutes les circonstances dans le détail desquelles je viens d'entrer rendent très-naturelle, et par conséquent très-excusable, l'erreur de M. Cullerier. Il a bien raison de regretter (je le regrette autant que lui, car je serais heureux d'avoir converti à la bonne cause un aussi digne confrère) de n'avoir point assisté l'été dernier à quelques-unes de mes expériences; il n'aurait certainement point persisté dans l'erreur jusqu'à se faire de bonne foi l'apôtre d'hérésies scientifiques regrettables. Voici en effet comment il s'exprime dans une lettre écrite à l'*Union médicale*, du 30 juillet 1850 :

« Deux ou trois fois (M. Cullerier parle des expériences que j'ai faites à Lourcine) il crut à un résultat heureux parce qu'il se manifesta un peu d'inflammation; il y eut dans quelques piqûres un soulèvement de l'épiderme, quelquefois sécrétion purulente, mais bientôt la négation fut évidente pour tout le monde... »

« Eh bien! que fait-on donc (M. Cullerier parle ici des expériences faites en présence de nos confrères allemands)? qu'a donc fait M. Auzias? Il a fait une solution de continuité qui s'est enflammée, qui a produit du pus parfaitement innocent d'abord, mais qui, ensuite, est promptement devenu virulent par son mélange avec le pus dont on recouvrait incessamment la plaie, ou avec celui qui, déposé sous l'épiderme ou dans le tissu cellulaire sous-cutané, y a fait épine, y a déterminé une inflammation phlegmoneuse, non comme pus spécifique, mais comme corps étranger. . . . . »

« Le pus virulent, au lieu d'être déposé sur un corps inerte, comme dans les expériences de M. Ricord et comme dans quelques-unes des miennes sur l'inoculation médiate, le pus virulent, dis-je, a été déposé, maintenu au chaud dans la peau ou sous la peau du singe. »

Je me borne à ces trois citations. On voit par la première que je n'avais pas voulu considérer moi-même comme négatives toutes les expériences que nous avions faites dans le service de M. Cullerier. Je ne puis trop engager M. Cullerier à refaire, après la lecture de mon Mémoire, des essais d'inoculation de la syphilis aux animaux. Je ne doute pas qu'il ne réussisse et ne soit, par conséquent, indemnisé de ses peines.

Opinion de M. Ricord. — Je pourrais terminer mon travail en me dispensant d'une réfutation spéciale de l'opinion de M. Ricord, mais je veux montrer combien de fois cette opinion a varié sans être définitivement fixée aujourd'hui.

Je ferai observer d'abord que ce chirurgien n'a jamais donné de détails relativement à ses expériences; mais il a dit avoir constaté sur les animaux qu'il y soumettait des ulcérations analogues à celles que je montrais sur des singes. M. Ricord aurait-il méconnu les chancres qu'il produisait sur ses animaux?

Pour mon compte, je suis bien convaincu de la justesse des idées nouvelles que je proclame, et je me suis dévoué à leur triomphe. Je ne dois donc rien négliger pour ne laisser subsister aucune objection. Une seule se dresse aujourd'hui devant moi; elle m'est adressée par bien des gens que j'estime. On me dit: « Mais si les faits sont évidents, pourquoi M. Ricord ne les admet-il pas comme vous? » Cette objection, comme *personnelle* à M. Ricord, est en même temps un hommage à son talent et une vive sommation qui m'est faite de répondre. Or, voici ma réponse:

M. Ricord n'a pas envisagé les faits comme moi, parce qu'il ne s'est pas mis à mon point de vue pour les observer; ils lui ont apparu sous le mirage des idées qu'il a depuis longtemps adoptées; il n'a vu que deux fois un seul de mes singes, et a plus souvent, il est vrai, examiné les chancres de M. Robert de Welz; en outre, il a pratiqué, lui-même, comme il le dit franchement, l'inoculation du pus d'un chancre de singe à notre courageux confrère. Voilà tout le bagage, peu lourd, de ses observations sur ce sujet. Ce n'était pas assez pour briser une ancienne conviction, c'était assez pour l'ébranler.

Une esquisse historique des opinions qu'il a successivement émises sur ce sujet donnera la preuve de mon assertion. On discernera, au milieu de ses hésitations et de ses contradictions, une espèce de conflit qui s'est élevé dans son esprit entre de vieilles croyances et celles qui viennent en prendre la place. La raison de M. Ricord est trop élevée pour que ce conflit se prolonge.

J'ai déjà cité, au commencement de ce Mémoire, la note si affirmative qu'il a ajoutée à l'opinion de Hunter. Voici ce qu'il dit dans son *Traité de l'inoculation* : « Quant aux expériences tentées sur les animaux, bien que restées négatives entre les mains des hommes les plus expérimentés, il devenait cependant nécessaire de les répéter; or, des expériences publiques ont été faites à ma clinique de l'hôpital des Vénériens, sur des chiens, sur des lapins, sur des cochons d'Inde, sur des chats, sur des pigeons (1), et toutes n'ont donné que des résultats négatifs. Toutes les expériences répétées par toutes les voies possibles d'inoculation et d'infection, sans négliger aucune des précautions nécessaires, avaient été faites chaque fois avec du pus qui, chez l'homme, avait cependant donné des résultats positifs, de telle façon que, d'après ces expériences, jointes à celles qu'on possédait déjà, on peut conclure que le principe inoculable de la syphilis est particulier à l'homme et ne saurait se transmettre aux brutes; ce qui, comme nous l'avons vu, n'empêche pas celles-ci d'être sujettes, sous l'influence de causes irritantes, aux inflammations des organes génitaux, qui peuvent, comme dans tous leurs autres tissus, être suivies de suppurations, d'ulcérations, etc., sans que ces lésions aient aucun rapport avec la vérole de l'homme. On comprend bien toutefois que, lors même qu'on arriverait à transmettre la véritable syphilis à un animal, cela n'ôterait pas plus de la spécificité du principe syphilitique, que la possibilité de transmettre le vaccin de la vache à l'homme ne détruit la spécialité de ce virus.

« Jusqu'à présent donc, la vérole ne pouvait être inoculée qu'à l'homme. »

Il n'a été question jusqu'ici que de l'opinion de M. Ricord antérieurement à mes recherches; mais lorsque j'ai eu annoncé les résultats de mes premiers essais, M. Ricord contesta la réalité de ces résultats dans son cours clinique de l'année 1845. Voici les idées qu'il émit alors; je les rapporte en propositions et telles qu'elles m'ont été confiées par un de mes confrères qui peut en garantir l'authenticité; si ce ne sont pas les termes dont s'est servi M. Ricord, ils expriment au moins toute sa pensée :

« 1° La syphilis est une affection exclusivement propre à l'homme.

« 2° Tous les expérimentateurs, Hunter et M. Ricord en particulier, ont échoué dans les tentatives qu'ils ont faites pour inoculer le chancre aux animaux.

« 3° Les animaux peuvent contracter les maladies des organes génitaux *non spécifiques*, telles que la blennorrhagie, les végétations, etc., mais ils ne peuvent pas contracter la syphilis.

(1) Un médecin d'Italie, dont le nom m'échappe, avait prétendu que le virus vénérien inoculé aux pigeons déterminait bientôt la mort de ces oiseaux. Les personnes qui ont assisté à mes expériences peuvent se rappeler que le contraire a toujours eu lieu, et que les animaux ne se sont jamais mieux portés.

« 4° Tout récemment M. Auzias-Turenne a prétendu qu'il avait donné des chancres à des singes et à d'autres animaux.

« 5° Il y eut un grand émoi dans le monde médical, et des Sociétés savantes ont failli sanctionner cette assertion erronée de M. Auzias.

« 6° M. Ricord a repris les expériences qu'il avait tentées autrefois sur des chiens, des lapins et des cochons d'Inde. Les résultats ont encore été négatifs; il s'est abstenu dès lors de prendre part au débat parce qu'il n'y a point à discuter sur des faits auxquels on ne peut opposer qu'une négation absolue.

« 7° On doit avoir le courage de son opinion ; il faut savoir mourir pour la science comme on meurt pour son pays. M. Auzias aurait donc dû s'inoculer le pus des ulcérations de ses singes et attendre la manifestation des symptômes. » (1)

Les journaux qui ont rapporté les leçons cliniques de M. Ricord, les élèves et les médecins qui les ont entendues, forment un écho qui ne rend qu'un seul son; tous nous répètent la même opinion de M. Ricord (voyez la *Gazette des hôpitaux* du 17 décembre 1846, et l'*Union médicale* du 31 janvier 1850; *Lettre de M. Ricord sur la syphilis*).

C'est encore à propos d'une réfutation faite par M. Ricord de mes travaux, dans ses leçons cliniques de l'année 1850, qu'ont été entreprises les expériences que j'ai faites en présence de plusieurs des membres de la Société des médecins allemands, expériences qui, grâce au dévouement de Robert de Welz, ont eu un si grand retentissement.

Après ces expériences, M. Ricord se range lui-même à mon avis. J'en appelle au témoignage de ses nombreux disciples, et notamment de plusieurs membres de la Société des médecins et naturalistes allemands à Paris. On peut lire, dans la 5e série d'expériences et d'observations, le compte rendu qu'a donné M. Robert de Welz de cette rétractation publique, si honorable pour M. Ricord. M. Jacquemet a été, dans la *Gazette médicale de Lyon* du 30 juin 1850, le spirituel interprète de la leçon que fit M. Ricord à ce sujet.

L'opinion de M. Ricord a donc été nettement formulée; les témoignages sont nombreux, unanimes, irrécusables.

Quelques jours après avoir produit une opinion si ferme, l'esprit de M. Ricord paraît ébranlé. Que s'est-il donc passé pour qu'à l'assertion la plus positive succède, en quelques jours, la plus vague des formules? Voici en effet comment s'exprime M. Ricord dans l'*Union médicale* du 23 juillet 1850 : « Jusque-là il n'y a donc que des accidents purement primitifs, essentiellement locaux, mais ce n'est pas encore la vérole. Le singe n'a-t-il servi au chancre que de terrain de transplantation? Cela est très-possible. On est en droit de le penser jusqu'à ce qu'on parvienne à déterminer chez lui des accidents constitutionnels. Cette opinion est d'autant plus soutenable, que plusieurs syphilographes, en Angleterre surtout, prétendent que le chancre qui ne s'indure pas n'est pas un accident syphilitique. Les expériences de M. Auzias viendront-elles confirmer cette opinion? Je vous ferai savoir plus tard ce que j'en pense et ce que je pense aussi de l'induration du chancre. »

La première phrase de ce passage est amphibologique. S'agit-il du singe ou de l'honorable Robert de Welz, quand M. Ricord dit que jusque-là il n'y a *que des accidents purement primitifs?* (Je demande pardon à mon ami Robert de Welz de ce rapprochement bizarre.) Et puis, pourquoi M. Ricord se retran-

(1) « ... *Je suis le plus ancien syphilisé du monde...* » Voir à l'Appendice : TESTAMENT et PROCÈS-VERBAL D'AUTOPSIE.

che-t-il derrière une opinion de syphilographes anglais qu'il a si souvent combattue? Certes, l'inoculation de la syphilis aux animaux et peut-être la syphilisation elle-même sont bien moins hostiles que cette citation aux dogmes de M. Ricord. Tous les auditeurs de la leçon clinique dans laquelle il rendit compte pour la première fois du succès de mes expériences savent avec quelle énergie il a insisté contre cette opinion. Combien de fois n'a-t-il pas répété qu'il suffisait d'un chancre pour constituer la syphilis, et que la maladie constitutionnelle n'était pas de rigueur? M. Ricord avait raison, et que dirait-il si un autre que lui avait imaginé une objection semblable à ses doctrines?

Mais cette amende honorable aux syphilographes anglais qu'il invoque ne serait-elle qu'une transition pour arriver à nier la découverte? Une lettre de M. Ricord, insérée dans l'*Union médicale* du 30 juillet 1850, et dont voici des extraits, semblerait autoriser cette conclusion :

« Les singes m'ont porté malheur; je n'ai pas contenté les expérimentateurs qui ont la *prétention* de leur avoir inoculé la syphilis, et j'ai bien moins satisfait encore ceux qui ne croient pas à cette *prétendue* inoculation. . . . .

« Ce que je vous ai raconté dans ma dernière lettre, je l'ai vu, de mes yeux vu; je vous ai dit aussi les circonstances atténuantes qu'il m'était impossible de taire, convaincu cependant et de la conviction et de la bonne foi de M. Auzias-Turenne. . . . .

« Il restera seulement acquis à la science, ce que je me suis plu à reconnaître avec empressement, qu'on peut déposer et conserver du pus virulent sur le singe et s'en servir ensuite pour inoculer l'homme, comme on transplante une plante d'un terrain sur un autre; voilà tout ce que j'ai vu et constaté, voilà la seule déduction que j'en puisse tirer. . . . .

« Donc, jusqu'à nouvel ordre, notre confrère bavarois pourrait bien en être pour ses inoculations, comme si elles lui eussent été faites avec du pus virulent conservé dans des *tubes* ou entre deux *plaques de verre.* »

J'ai scrupuleusement choisi dans la lettre de M. Ricord *ses opinions*. Le reste de cette lettre est consacré à une polémique étrangère au sujet, ou bien (qu'il me soit permis de le dire) ne consacre que des erreurs.

Qui pourra douter désormais que M. Ricord ait passé par les quatre opinions que voici sur la question de l'inoculation de la syphilis aux animaux : 1° négation absolue; 2° affirmation positive; 3° doute; 4° enfin nouvelle négation.

J'aurais évité d'entrer dans ces détails s'il n'eût été important de défendre la vérité du côté de l'attaque. On m'objectait sans cesse l'opinion autocratique de M. Ricord; il a fallu une fois enfin, pour détruire l'effet de cette opinion, en signaler le vague, les hésitations, les contradictions! Toutefois qu'on ne m'accuse pas, contre ma pensée, de méconnaître les services rendus à la science syphilographique par le célèbre chirurgien de l'hôpital du Midi, dont l'enseignement m'a été plus profitable qu'à personne!

Je terminerai à propos cette polémique par la citation suivante de M. Robert de Welz. Il s'agit d'un fait que j'ai voulu laisser notre honorable confrère expliquer lui-même. Ce qu'il dit est plein de raison : « En tout cas, il est certain que cette question en litige ne se décidera pas plus qu'aucune autre question scientifique par des opinions personnelles prononcées même par les plus grandes autorités. L'erreur est un héritage du genre humain, et c'est l'expérimentation seule qui peut nous offrir une issue pour sortir de ce labyrinthe. Pour continuer dans cette voie, je me permets de publier ici une nouvelle tentative que j'ai faite; je me suis inoculé, à la fin de juillet, du pus pris à une ulcération produite par M. Auzias, huit jours auparavant, à la face externe du pavillon de l'oreille d'un chat (car les singes ne sont plus les seuls qui ont un privilége dans cette affaire). Ma 4e inoculation réussit complètement, et produisit également un 4e chancre, aux dépens duquel M. Auzias-Turenne inocula en ma présence un singe par son procédé connu sur trois points voisins les uns des autres. Dans l'espace de quatre jours, se développèrent des ulcérations qui présentaient les caractères du chancre d'une manière aussi caractéristique qu'aucun que j'aie jamais vu chez l'homme, et qui ont conflué en une seule qui subsiste encore avec une profondeur d'une demi-lentille. Voilà donc plusieurs générations qui, malheureusement, ne suffiront pas encore pour satisfaire ceux qui en demandent une vraie preuve de noblesse. Pour moi, la transmission du chancre de l'homme aux animaux, et de ceux-ci à l'homme, est devenue une vérité sans ombre de doute. Et à quoi me servirait-il de douter de la possibilité d'un fait dont la vérité me paraît prouvée (1)? »

J'ait dit au commencement de cette discussion relative à M. Ricord, que ce chirurgien avait probablement méconnu les chancres qu'il avait produits sur les animaux. Oserais-je maintenant ajouter que Hunter lui-même a pu tomber dans cette méprise? En quoi consistent ces *ulcères ordinaires* dont il parle dans la note que j'ai citée, d'après un traducteur, au commencement de mon travail? Ne seraient-ce pas des *chancres?*

Les expériences sur la *syphilisation* de l'homme ont confirmé les données de l'analogie et de l'observation. C'est à ce propos que M. Sperino, qui a soumis 52 prostituées à la syphilisation dans le Syphilicome de Turin, vient de faire une publication importante (*Annales de la syphilis*, juillet 1851). Le savant médecin italien passe en revue, dans son Mémoire, le mode de développement des chancres artificiels, les conditions dans lesquelles on doit les produire, leurs effets soit comme moyen prophylactique, soit comme moyen curatif de la syphilis primitive ou de la syphilis secondaire, et enfin leurs avantages et leurs inconvénients.

Les femmes soumises à l'inoculation du pus virulent des chancres primitifs étaient toutes, à leur entrée au Syphilicome, atteintes de chancres primitifs ou de syphilis secondaire. L'inoculation a été faite par la lancette dans trois ou quatre points chaque fois, ordinairement sur le ventre; elle a été répétée une ou deux fois par semaine. Le pus a toujours été emprunté à des chancres primitifs. Après huit ou dix inoculations de trois chancres chaque fois, il n'a plus été possible, dans tous les cas d'ulcérations petites et récentes, de produire autre chose, dans l'endroit de la piqûre, qu'une petite pustule qui s'éteignait bientôt; puis enfin toutes les autres inoculations sont demeurées sans résultat. Chez les femmes qui avaient des ulcères anciens et larges, les premières ulcérations artificielles furent petites, et il n'a plus été possible d'en produire de nouvelles après un nombre peu considérable d'inoculations.

Les chancres des femmes soumises à l'inoculation et leurs nombreuses ulcérations artificielles n'ont été cautérisés que dans des cas d'exceptions. Les symptômes constitutionnels n'ont pas été non plus attaqués par un traitement spécifique. Les ulcérations se sont constamment fermées d'elles-mêmes, sans que l'organisme ait cessé un seul instant, après la période aiguë des chancres inoculés, de se trouver dans les meilleures conditions.

M. Sperino fait observer qu'avant toute espèce de tentative de *syphilisation*,

(1) DEUX RÉPONSES A DEUX LETTRES DE M. le Dr RICORD SUR LA SYPHILIS; Wurtzbourg et Paris, 1850.

il est important d'examiner la santé générale des individus, l'expérience lui ayant démontré que l'état inflammatoire d'un ou de plusieurs organes peut faire tourner à la gangrène les ulcérations artificielles. Dans ces circonstances, les antiphlogistiques ont parfaitement réussi à dissiper les accidents. Il existe enfin un petit inconvénient quand on produit la *syphilisation;* il résulte des cicatrices des ulcérations artificielles. On peut le pallier, dit M. Sperino, en inoculant des parties le plus habituellement cachées.

Les chancres primitifs de fraîche date ou d'une étendue peu considérable, ont disparu sous l'influence de quelques autres chancres artificiels. Les ulcérations chroniques larges et rebelles à tous les autres moyens ont cédé à un petit nombre d'inoculations de pus emprunté à des chancres récents d'autres femmes. De semblables inoculations ont également fait justice de deux bubons dont le pus s'est résorbé, de plaques muqueuses, d'une ulcération serpigineuse, et de douleurs ostéocopes qui, dans un cas, se sont calmées.

Les expériences de M. Sperino ont été certainement très-bien faites; mais il était possible d'arriver à la *syphilisation* par un moins grand nombre de chancres. Une seule inoculation, tous les huit à dix jours, aurait été suffisante excepté vers la fin, où l'on peut sans inconvénient les multiplier et les rapprocher les unes des autres. (Voyez plus haut l'ANALYSE DE LA SYPHILISATION, et le nº 19 des CONCLUSIONS.)

La place des inoculations ne doit pas être douée d'une sensibilité trop vive, et il est important qu'elle se trouve à l'abri de tout retentissement ganglionnaire. Il faut qu'elle soit peu visible, pour éviter des stigmates qui pourraient contrarier la coquetterie des femmes syphilisées ou blesser la décence. Il convient encore de mettre un certain espace entre les inoculations, et de ne pas les faire toutes sur une seule partie. Le mieux, à mon sens, est de les disséminer sur les parties externe et antérieure des cuisses dans les deux sexes, et sur les parties externe et postérieure des bras chez l'homme. On aura surtout grand soin d'éloigner les piqûres du passage des veines et des nerfs superficiels. Je n'ai pas besoin de dire que ces piqûres doivent être très-étroites et peu profondes, pour diminuer d'autant la largeur et l'inflammation des ulcérations. Tout traitement mercuriel est rigoureusement proscrit.

Telle est la formule la plus simple de la *syphilisation.* Les premiers chancres sont actifs et un peu douloureux; les autres sont sans vigueur et peuvent être mis hors de compte. On obtient donc l'immunité à la suite de quelques chancres artificiels sur les membres, tandis que ceux qu'on contracte naturellement sur les organes sexuels, doués d'ailleurs d'une sensibilité si exquise, peuvent ne pas être les derniers, et exposent entre autres dangers, à celui d'une infection générale.

CONCLUSIONS.

1. L'inoculation de la syphilis aux animaux est moins une découverte qu'un instrument de découverte.

2. Plus les plaies sont étroites et superficielles, plus les inoculations sont significatives. Ces inoculations répondent parfois tardivement à la question dont on cherche la solution; mais elles y répondent sûrement.

3. Le substantif *syphilisation* (le verbe correspondant étant *syphiliser*) peut indiquer une sorte de saturation des organes vivants par le virus syphilitique, ou mieux l'état d'immunité auquel on arrive par une succession de chancres; et le mot *syphilisme*, l'aptitude à être syphilisé.

4. Aucun animal susceptible de contracter le chancre syphilitique ne s'est montré jusqu'ici réfractaire à la *syphilisation*.

5. Il existe des degrés dans la *syphilisation;* pourquoi n'en existerait-il pas dans la vérole constitutionnelle?

6. Les animaux sont susceptibles d'avoir, comme l'homme, la syphilis constitutionnelle.

7. Personne n'est réfractaire à la syphilis constitutionnelle avant d'avoir été *syphilisé*. Si beaucoup de gens y échappent, bien qu'ayant contracté des chancres, c'est qu'ils en ont heureusement contracté en trop petite ou en trop grande quantité et dans un mode particulier de succession. En réglant, par l'inoculation, le nombre et la succession des chancres, on pourrait donner, à coup sûr, à l'homme, comme on le peut aux animaux, la syphilis constitutionnelle.

8. Il n'y a pas de différence fondamentale entre le chancre d'un singe et celui d'un homme.

9. Un chancre est parfaitement caractérisé par sa forme, qui devient un type chez les animaux où il n'a point été modifié par des médicaments ou par quelques circonstances particulières; mais il faut examiner cette forme aux différentes périodes de la durée du chancre.

10. L'étendue d'un chancre est, toutes choses égales d'ailleurs, proportionnelle au volume de l'animal, et inversement proportionnelle à son *syphilisme*.

11. Le *volume* d'un chancre de singe est, relativement au *volume* de l'animal, aussi grand que celui d'un chancre d'homme.

12. Un chancre de singe dure aussi longtemps, eu égard à l'activité des fonctions de l'animal, qu'un chancre d'homme.

13. L'*inflammation* qui accompagne un chancre de singe est aussi considérable que celle qui accompagne un chancre d'homme.

14. La *durée* d'un chancre est, toutes choses égales d'ailleurs, inversement proportionnelle à l'activité vitale et au *syphilisme* de l'animal.

15. La *syphilisation* et le *syphilisme* sont, toutes choses égales d'ailleurs, en raison inverse du *volume* de l'animal.

16. La *syphilisation* est en raison directe du nombre des chancres simultanés.

17. La *syphilisation* est en raison inverse de l'étendue des chancres.

18. La *syphilisation* est en raison directe du nombre des chancres successifs qu'on donne à un animal.

19. Il faut beaucoup plus de chancres simultanés que de chancres successifs pour *syphiliser* un animal.

20. Il faut moins de temps pour *syphiliser* un animal par des chancres simultanés que par des chancres successifs.

21. Le *temps* nécessaire à la *syphilisation* est en raison directe du volume de l'animal, et en raison inverse de l'activité de ses fonctions.

22. Les chancres deviennent d'autant moins vivaces qu'on les multiplie davantage et surtout qu'on les multiplie successivement sur le même animal.

23. Il y a des chancres qui peuvent ne durer que quelques jours sous l'influence d'une *syphilisation* plus ou moins complète.

24. On appelle ces chancres de *fausses pustules*, et on considère les chancres qui les ont engendrés comme n'étant plus *virulents*. C'est une double erreur; car ce sont des *pustules* parfaitement *virulentes* quoique *avortées*.

25. Il répugne aux lois de l'organisme que le virus syphilitique puisse demeurer sans décomposition pendant plusieurs jours dans le derme ou sous

l'épiderme. Il n'est donc pas possible de l'y prendre pour le transporter et le faire agir ailleurs; à plus forte raison, est-il impossible de le *transplanter* plusieurs fois, et à différentes époques, d'un de ces lieux dans un autre. Le prétendu dogme de la *transplantation* est donc condamné par la physiologie.

26. Le virus syphilitique se transmet de l'homme aux animaux, des animaux aux animaux eux-mêmes, et de ceux-ci à l'homme; ces transmissions peuvent être indéfinies sans dégénérescence du virus.

27. L'idée que le virus pourrait cesser d'être identique à lui-même dans ces migrations et reproductions est en opposition avec celle de l'*unité* de ce virus.

28. Le virus chancreux est *un* comme le *vaccin* ou comme le *virus variolique*. C'est une graine qui germe plus ou moins bien suivant les terres; elle s'étiolerait, et finirait par périr si elle ne changeait jamais de terrain.

29. Les *chancres* sont les analogues des *pustules vaccinales* ou des *pustules varioliques*. La *syphilisation* correspond à l'état général dans lequel nous sommes après une éruption vaccinale ou une éruption variolique.

30. Mais les *pustules chancreuses* sont des manifestations moins aiguës que les *pustules vaccinales* ou que les *pustules varioliques*.

31. La *syphilisation* est, philosophiquement parlant, le plus haut degré de l'*état constitutionnel*.

32. L'*état constitutionnel* ordinaire est sur la route de la *syphilisation*, qui est un autre *état constitutionnel*. L'un se traduit en général par des symptômes (vérole constitutionnelle), et se trouve compatible avec de nouveaux chancres; l'autre ne se révèle à nous que par son incompatibilité avec l'existence d'une nouvelle syphilis primitive.

33. Si l'on ne peut arriver à la *syphilisation* qu'en passant par la syphilis primitive et par l'état syphilitique constitutionnel, on peut dire théoriquement qu'elle guérit plutôt qu'elle ne prévient la syphilis primitive et la syphilis constitutionnelle; mais on doit la considérer pratiquement comme prophylactique, et comme curative de la syphilis primitive et de la syphilis constitutionnelle.

34. Le virus syphilitique est le meilleur remède contre l'action du virus syphilitique.

35. On *devrait* syphiliser : 1° tous ceux qui ont la syphilis n'importe sous quelle forme; 2° toutes les filles publiques; 3° tous les militaires et tous les marins; 4° tous ceux qui passent leur vie ensemble et en grand nombre (prisons, bagnes, manufactures, etc.); 5° enfin *tous ceux* qui peuvent être exposés à la contagion.

36. On pourrait éteindre dans le monde la syphilis par une syphilisation universelle.

37. J'ai vu un seul chancre suffire presque à la *syphilisation* d'un animal.

38. On ne peut pas, au moyen de caustiques, produire des ulcérations identiques, même pour la physionomie, au chancre syphilitique primitif.

39. Le vrai chancre *phagédénique* est un chancre qui inocule *sans cesse* et très-activement une partie de sa circonférence. Le *phagédénisme* est en raison inverse du *syphilisme* et de la *syphilisation*.

40. L'inoculation moins active de la totalité de la circonférence du chancre *pendant un temps plus court* est un caractère de tous les chancres en voie de progrès. Elle ne constitue pas de nouveaux chancres; c'est pourquoi aucune espèce de phagédénisme ne saurait aboutir à la syphilisation.

41. Quand, sous l'influence d'un état plus ou moins *local*, un chancre n'inocule plus aucune partie de sa circonférence, il se *cicatrise*.

Quand, sous l'influence de la *syphilis constitutionnelle*, un chancre n'inocule plus aucune partie de sa circonférence, il s'*indure* puis se *cicatrise*.

Quand, sous l'influence de la *syphilisation*, un chancre n'inocule plus aucune partie de sa circonférence, il se *cicatrise* promptement, il *avorte* même si la *syphilisation* est complète.

Ces trois propositions, surtout les deux premières, n'ont rien d'absolu.

42. Toute inoculation qui *avorte* sur un individu *syphilisé* peut réussir sur un individu qui ne l'est pas.

43. On affirme souvent que le pus d'un chancre n'est plus inoculable quand c'est le malade qui ne l'est plus. Là se trouve, comme je l'ai dit plus haut, le secret des *fausses pustules*.

44. Une inoculation peut n'être pas concluante si elle est pratiquée sur le malade lui-même; elle est toujours concluante si elle est convenablement pratiquée sur un individu sain.

45. Quand on donne à un singe plusieurs chancres à la fois, pourvu qu'ils ne soient pas confluents, la cicatrisation se fait plus rapidement que si on ne lui en donnait qu'un.

46. La *syphilisation* est plus facilement produite par plusieurs chancres que par un seul.

47. Quand on donne à un singe des chancres séparés par une période de quelques jours, l'*induration* ne se montre pas toujours au premier chancre, elle se montre souvent au second ou même au troisième. Cette *induration* apparaît alors à une époque en rapport avec la durée du premier chancre, de telle façon qu'elle peut se montrer vers les premiers jours du second ou du troisième chancre. Une pustule d'inoculation sur le malade lui-même peut donc être rapidement suivie d'*induration*.

48. La *syphilisation* est, à un point de vue, le contraire de la *saturation mercurielle;* l'une empêche, l'autre favorise l'existence du chancre. L'une conduit à l'*avortement* du chancre et l'autre au *phagédénisme*.

49. Les chancres que contracte un animal sont d'autant moins vivaces que celui-ci s'avance plus vers la *syphilisation*. Les chancres ne peuvent pas même se produire quand la *syphilisation* est complète : elle n'empêche donc pas seulement un chancre de s'*indurer*, elle l'empêche d'*exister*. L'aptitude à contracter l'affection syphilitique locale est en raison inverse du *syphilisme* et de la *syphilisation*.

50. Toute tentative d'inoculer le pus syphilitique, qu'il provienne d'une manifestation primitive ou autre, doit tenir compte de la *syphilisation* et du *syphilisme*.

51. Les chancres *avortés* qui se manifestent sur un animal plus ou moins *syphilisé* sont inoculables à un animal bien portant. Il en est de même des chancres *volants* de l'homme et de la femme. Ils peuvent donc se transmettre par le coït, bien qu'ils passent souvent inaperçus.

52. L'*induration* chancreuse n'est pas le prélude indispensable de la *syphilisation*. Il en est de même de l'*induration* lymphatique et ganglionnaire.

53. Il est rare qu'un singe soit soumis à une succession de chancres sans que l'un au moins de ces chancres ne s'*indure;* mais quand cette *induration* s'est montrée sur un ou deux chancres, elle ne se montre pas sur ceux qui suivent.

54. Le *syphilisme* est une règle qui paraît avoir peu d'exceptions, si toutefois il en existe.

55. Un animal qui ne serait pas susceptible de contracter le chancre pourrait être considéré comme *syphilisé* ou doué du maximum de *syphilisme.*

56. Tout animal qui se *syphilise* facilement a beaucoup de *syphilisme.*

57. Dire que les animaux peuvent être *syphilisés*, c'est dire qu'ils peuvent passer par la *syphilis constitutionnelle.*

58. L'induration du chancre peut cesser spontanément, mais elle cède surtout à la *syphilisation.*

Si les propositions précédentes ne sont pas les plus importantes de celles qui résultent de mes expériences et de mes observations, elles sont au moins les plus sûres. Le temps qui mûrit tout permettra de recueillir plus tard d'autres fruits. J'ajouterai que les faits de syphilisation appliquée à l'homme, et la possibilité de faire passer sans scrupule aujourd'hui le pus d'une personne à une autre, constituent une source féconde et rapide de progrès.

J'ai abordé depuis huit années ce sujet d'études que j'ai poursuivi sans relâche, au prix de sacrifices de plus d'un genre; j'obéis à un sentiment de justice et de reconnaissance en remerciant l'administration de la ménagerie du Muséum de m'avoir efficacement secondé.

Voici les questions que j'examinerai en détail dans un autre travail :

1. Quelle est l'action du mercure sur la *syphilisation?*

2. La *syphilisation* est-elle transmissible par l'inoculation ou par la transfusion du sang, et pourrait-on, par conséquent, *syphiliser* un individu sans le faire passer par le chancre?

3. La blennorrhagie et la balano-posthite peuvent-elles conduire à la *syphilisation?*

4. Quelle est la maladie virulente des animaux qui ressemble le plus à la syphilis?

5. La *syphilisation* est-elle compatible avec la diathèse cancéreuse?

6. Quels sont les autres états morbides généraux qui sont sympathiques ou antipathiques à la *syphilisation*

DOCUMENTS A L'APPUI

1844 — 1851

Académie de médecine. — Séance du 5 novembre 1844.

M. Auzias-Turenne montre à l'Académie un des animaux auxquels il a inoculé le pus de chancres syphilitiques. C'est un jeune singe macaque porteur de dix à douze chancres huntériens parfaitement caractérisés. L'inoculation du premier de ces chancres date de dix jours, celle de quelques-uns de deux jours seulement; celle de tous les autres a été faite à des époques intermédiaires et variables.

Pour pratiquer ces inoculations, M. Auzias choisit un endroit où l'animal ne puisse se lécher. Il rase les poils pour peu qu'ils soient longs et abondants.

Si l'animal est un singe, et surtout un jeune singe, l'inoculation peut se faire comme chez l'homme, par la piqûre d'une lancette dont la pointe a été trempée dans du pus chancreux. Tous les phénomènes consécutifs ressemblent alors entièrement ou presque entièrement à ce qu'ils sont chez l'homme.

Si l'animal est un singe plus âgé, ou un chien, un chat, etc., voici le procédé que préfère M. Auzias :

1° Il fait, avec un bistouri ou des ciseaux, une écorchure qui permet un léger suintement de sang; il irrite au besoin l'endroit écorché et son voisinage.

2° Il dépose sur l'écorchure le pus chancreux qui fait bientôt corps avec les gouttelettes de sang à demi-coagulées.

3° Il fait surveiller l'animal pendant quelques minutes, pour qu'il ne puisse pas se frotter, puis il l'abandonne à lui-même.

4° Lorsque, vers le premier, le deuxième ou le troisième jour, se manifeste une croûte, il l'enlève de manière à irriter encore le siége de l'inoculation.

5° Il réitère cette ablation d'une croûte plusieurs jours de suite, c'est-à-dire jusqu'à ce que sous elle se montre un chancre avec tous les caractères indiqués par les syphilographes.

6° Celui-ci étant devenu bien apparent ne laisse pas que de se couvrir d'une croûte. La rupture de cette croûte permet l'écoulement d'un pus abondant et très-inoculable jusqu'à un nombre indéfini de générations.

D'après les expériences de M. Auzias, le chancre passe de l'homme à l'animal, plus difficilement que de l'animal à lui-même. Aussi, quand une fois il avait obtenu un chancre, la reproduction s'effectuait souvent du jour au lendemain chez le même animal ou chez un animal de son espèce. Il est vrai de dire que l'inoculation de l'homme à l'animal était faite avec du pus recueilli depuis un certain temps et transporté, tandis que l'inoculation de l'animal à l'animal était pratiquée avec du pus sortant à l'instant même au-dessous de la croûte des chancres.

M. Auzias, conduit à cette découverte par des vues analogiques qui lui donnaient confiance, pense que les expérimentateurs qui l'ont précédé ont dû plusieurs fois obtenir des chancres sur les animaux sans les reconnaître. Ils ont dû voir des croûtes précédées ou accompagnées d'un léger suintement séreux là où ils avaient fait des piqûres. En enlevant une ou plusieurs de ces croûtes successivement, ils auraient pu reconnaître le vrai chancre huntérien.

M. Auzias a jusqu'ici inoculé des chancres avec succès au singe, au chat, au chien et au lapin. Il n'a pas encore fait d'expériences sur d'autres animaux; mais il compte pouvoir les entreprendre incessamment, et être à même de présenter ensuite à l'Académie de nouveaux résultats, grâce aux lumières et à l'esprit élevé qui préside à la direction de la ménagerie du Muséum.

(Gazette des hôpitaux du 7 novembre 1844.)

Société de chirurgie. — Séance du 20 novembre 1844.

M. Auzias-Turenne montre à la Société un singe macaque chez lequel il a déterminé la production de plusieurs chancres par le moyen de l'inoculation. Ces chancres siégent tous à la tête, au-dessus et en arrière de la bouche de l'animal.

Deux conditions, dit M. Auzias, concourent à la production d'un chancre : 1° le dépôt et le maintien du virus sur le derme excorié; 2° une certaine dose d'irritation dans la partie où on a déposé ce virus.

Chez l'homme, à cause de l'irritabilité dont il est doué, la présence du virus provoque elle-même une irritation suffisante; chez les animaux, au contraire, il faut presque toujours la produire et l'entretenir artificiellement. C'est pour cette raison que M. Auzias fait des piqûres plus profondes que chez l'homme, ou bien qu'il fait éprouver au derme de légères déperditions de substance au moyen de petits ciseaux courbes, et qu'il irrite la plaie, soit directement, soit indirectement, par l'ablation des croûtes qui se forment. Néanmoins, on peut se passer de cette irritation artificielle chez le jeune singe.

L'irritation seule, sans dépôt préalable de virus, quelle que soit d'ailleurs l'étendue des plaies et des pertes de substance, est complètement impuissante à engendrer rien de semblable aux ulcérations que M. Auzias vient de montrer. La suppuration simple est elle-même très-difficile à produire chez les animaux. M. Auzias a enlevé, dans l'aisselle d'un singe, une tumeur entraînant avec elle une plaque de téguments de la largeur d'une pièce de 5 francs : l'écoulement de sang a été abondant ; l'indocilité de l'animal n'a pas permis à M. Auzias de faire ni réunion ni pansement; le lendemain, l'occlusion de la plaie a été presque complète.

M. Auzias tient beaucoup à ce que les animaux ne puissent pas lécher l'endroit de l'inoculation. Le singe qu'il vient de montrer a, entre autres, deux chancres de même date et produits du même pus. L'un de ces chancres occupe le sourcil; l'autre occupe le lobule du nez, et se trouve par conséquent un peu accessible à la langue du macaque. Le chancre nasal a été beaucoup irrité, le chancre sourcilier l'a été fort peu; et pourtant la vigueur et l'activité de ce dernier contrastent avec la lenteur des phénomènes qui se passent dans le second. M. Auzias cite encore le fait d'un singe paraplégique qui, constamment accroupi sur les tubérosités sciatiques, pouvait lécher la partie supérieure, mais non la partie inférieure de son scrotum. Eh bien! M. Auzias ne pouvait faire naître de chancres que sur cette partie inférieure.

M. Auzias pense que les expérimentateurs qui l'ont précédé ont presque toujours expérimenté dans des endroits où les animaux pouvaient se lécher; d'abord, parce que la maladie syphilitique étant une maladie des organes génitaux, ils ont surtout déposé le pus virulent sur ces organes, et ensuite parce que la face est voisine des dents qu'on évite en pareil cas. Il croit aussi qu'ils n'ont pas toujours bien surveillé les parties sur lesquelles ils avaient pratiqué ces inoculations. Il lui est arrivé à lui-même, dans ses premières expériences, de constater tardivement des chancres d'abord méconnus par lui, dans des endroits où il avait fait des piqûres contaminées.

Un jour, M. Auzias a reçu du pus chancreux sur le globe oculaire, et a été vivement alarmé. Il n'en est advenu rien de fâcheux. Depuis, il s'est convaincu par une foule d'essais que le pus chancreux emprunté à l'homme ou aux animaux, et déposé sur la conjonctive de ces derniers, n'y produit aucun phénomène morbide.

M. Auzias a inoculé le pus blennorrhagique dans différents endroits du corps des animaux, mais sans résultat. Il l'a déposé entre le prépuce et le gland excorié d'un singe, la verge étant en érection. Il l'y a maintenu longtemps et l'a versé ensuite dans le canal de l'urèthre. Il l'y a même versé une fois après avoir irrité et écorché l'intérieur du canal à l'aide d'un instrument spécial. Il n'a jamais pu déterminer l'apparition d'une maladie, même locale.

M. Cullerier ne trouve pas dans les ulcérations du singe touts les caractères du vrai chancre. Il cite des expériences qu'il a faites sur le prépuce des malades du service de son cousin, et qui prouveraient que des fragments de nitrate d'argent déposés sur cette partie de la verge, peuvent donner lieu à des solutions de continuité qui ressemblent à des chancres. Des ulcérations simples de la verge qui sont souvent irritées peuvent aussi prendre l'aspect du chancre.

M. Robert regarde comme parfaitement établie la nature syphilitique des ulcérations obtenues par M. Auzias-Turenne. Il se fonde :

1° Sur la propriété contagieuse du pus recueilli sur ces ulcérations, ce pus ayant, en effet, reproduit par l'inoculation des ulcérations semblables à celles desquelles il provenait;

2° Sur la marche de ces ulcérations, qui ont persisté et fait des progrès en l'absence de toute cause irritante.

Contrairement à M. Cullerier, il pense que l'irritation ou l'orgasme des tissus sur lesquels s'opère le dépôt du virus exerce une influence incontestable sur la facilité de la propagation de celui-ci. Il déclare, à ce sujet, que les inoculations artificielles opérées avec la lancette sur le corps de l'homme sont loin de représenter les conditions dans lesquelles se trouve l'organisme lorsqu'il contracte la syphilis. Il a vu, à l'hôpital de Lourcine, avec son collègue M. Michon, des ulcérations qui, n'étant pas inoculables par la lancette, avaient cependant déterminé l'infection par d'autres voies. Il approuve donc l'idée qui a porté M. Auzias-Turenne a irriter, par des percussions ou des froissements, la peau des animaux avant d'y pratiquer l'inoculation du virus syphilitique.

M. Vidal dit que l'on ne peut agir avec trop de précaution quand il s'agit d'un fait qui d'abord n'a pu être produit par d'excellents expérimentateurs, et qui l'est ensuite par d'autres. Mais ici le raisonnement est très-secondaire. C'est le moment d'expérimenter et non de discourir. Pour lui, il a entrepris des expériences qu'il fera connaître plus tard.

MM. Maisonneuve, Huguier, Chassaignac, Robert, prennent la parole sur la présentation faite par M. Auzias. Ces messieurs conviennent tous des difficultés du diagnostic de l'ulcération vénérienne, et M. Maisonneuve reconnaît que souvent la certitude de l'existence du chancre n'est complète que quand l'accident consécutif est survenu.

M. Vidal fait observer que les questions soulevées par ses honorables collègues sont trop importantes pour être traitées à la fin d'une séance.

M. Vidal demande donc la clôture, qui est prononcée.

(*Gazette des hôpitaux* du 7 décembre 1844.)

Lettre de M. Auzias-Turenne

AU RÉDACTEUR DE LA *Gazette médicale de Paris*.

Monsieur,

Je viens vous prier d'accueillir une explication sur un fait qui m'est en quelque sorte personnel. En rendant compte des épreuves du concours qui est actuellement en activité dans la Faculté de médecine, votre collaborateur rapporte une allusion de M. Maisonneuve aux recherches que j'ai faites sur l'inoculation des virus de l'homme aux animaux, dans des termes qui pourraient faire croire que je n'accorde plus moi-même confiance aux résultats que j'ai annoncés. Je repousse, au contraire, de toutes mes forces l'idée d'une rétractation, que je m'empresserais d'ailleurs de faire si je croyais m'être trompé.

On a pu, Monsieur, tout dire et tout faire sur ce sujet dans les cours, dans les cliniques et dans les journaux, sans que j'aie cru devoir élever la moindre réclamation, mon devoir étant d'écouter, de lire et d'observer. Ce devoir, j'ai la conscience de l'avoir rempli. Je pouvais aller plus loin, et me jeter dans la polémique ; je ne l'ai point fait. J'ai laissé attaquer mes opinions, comme on avait le droit de le faire, et j'ai rendu grâce du fond de l'âme à ceux qui ont bien voulu les préserver de l'oubli en les discutant. En effet, le choc, le mouvement des idées, n'est-ce pas la lumière? Mais il ne faut pas qu'on les change. Je dois donc réclamer contre une erreur, ou chercher à mettre un terme à un malentendu qu'entretiendrait mon silence.

Voici ma pensée tout entière, celle d'il y a trois ans comme celle d'aujourd'hui : *On peut donner par inoculation des chancres vénériens aux animaux.* Mais ce résultat n'est pas toujours facile à obtenir. Il faut choisir une région de l'animal qui jouisse d'une grande vitalité et où il ne puisse point se lécher. On est *parfois obligé d'irriter* la piqûre d'inoculation. C'est quand le chancre a été transplanté de l'homme sur le singe que sa migration devient facile de singe à singe.

Personne n'a nié la ressemblance complète des chancres que j'ai montrés avec le chancre huntérien, et j'ai porté le défi qu'on reproduisit rien de semblable par des caustiques ou des écorchures, comme on s'était vanté de le faire. Ce défi persiste puisqu'il est demeuré sans réponse. Une seule et dernière démonstration paraissait à tout le monde devoir être concluante ; je veux parler de l'inoculation d'un chancre de singe à l'espèce humaine. Les apôtres de la localisation primitive de la maladie devaient se dévouer par centaines à cette expérience. Aucun n'a voulu s'y prêter. Quelques-uns d'entre eux auraient-ils renié leur foi ? On a parlé en pleine Société de chirurgie de la morve, en laquelle pouvaient s'être convertis les chancres en passant de l'homme aux animaux !..... et c'est moi qu'on accuse de donner pour des faits des produits de l'imagination !

Vous ne savez que trop, Monsieur, combien de luttes ont à soutenir les idées nouvelles avant d'obtenir leur place dans les cadres de la science, pour ne pas publier une explication que j'ai rendue aussi concise que possible.

(*Gazette médicale de Paris* du 29 janvier 1848.)

Syphilisation.

ARTICLE DE LA *Gazette médicale de Paris* DU 30 NOVEMBRE 1850.

La communication faite par M. Auzias-Turenne à l'Académie des sciences occupe et mérite à un trop haut degré d'occuper l'attention des pathologistes pour que nous nous exposions au reproche de paraître indifférents envers cette découverte. Nous ne voulons point ici la juger : preuves et explications manquent encore, et de plus, elles sont promises par l'auteur, Mais ce motif, bien suffisant pour nous faire réserver notre opinion définitive, ne saurait l'être assez pour imposer silence aux réflexions que tout fait inattendu, voisin du merveilleux, arrache instinctivement aux esprits les plus amis de la temporisation et du doute. Si nos observations sont démenties par les résultats déjà acquis à M. Auzias, il excusera sans peine une impatience que le titre seul de sa lettre justifie. Si, au contraire, elles peuvent lui indiquer de nouvelles recherches, rectifier quelques-uns de ses aperçus, lui ouvrir une meilleure voie de démonstration, certes alors notre critique, bien que prématurée, n'aura été sans fruit ni pour lui ni pour la science.

Il convient de distinguer dans les faits annoncés par M. Auzias, trois choses : 1° les particularités de l'évolution syphilitique qu'il a constatée sur les animaux ; 2° l'analogie qu'il peut y avoir lieu d'établir sous ce rapport entre les animaux et l'homme ; 3° les conséquences pathogéniques et prophylactiques auxquelles ce fait, une fois admis, pourrait conduire.

1° Pour ce qui regarde l'inoculation chez les animaux, personne assurément ne voudra contester à M. Auzias qu'il ait vu et bien vu ce qu'il décrit. Son nom seul rappelle à un si louable degré toutes les qualités de l'observateur patient, attentif, consciencieux ; il est tellement lié à l'histoire de cette partie de la syphilographie, que mettre en doute la réalité de ce qu'il avance avoir cent fois vérifié, serait, pour le critique, donner de sa propre loyauté une triste opinion. Il faut donc reconnaître avec lui que, sur les animaux mis en expérience, les chancres qu'il a inoculés se sont montrés d'autant plus *actifs* (1) qu'ils étaient ou les premiers ou les plus anciens en date. C'est là la partie matérielle, indéniable du phénomène. On peut différer d'avis avec l'auteur sur l'explication de sa cause, et nous proposerons peut-être nous-mêmes plus tard notre version à ce sujet ; mais il n'y a pas de dissidence possible sur l'exactitude de l'observation. Elle serait d'ailleurs d'autant moins excusable que, à ce moment, pas un médecin en Europe ne pourrait invoquer contre ces expériences des expériences contraires en nombre suffisant pour en détruire, pour en ébranler le moins du monde la valeur.

2° Cette loi, qu'on peut nommer de *saturation* syphilitique, régit-elle également l'espèce humaine ? C'est là le point important, mais aussi le plus difficile à établir. Disons tout d'abord que l'analogie ne serait ici qu'une voie bien incertaine de démonstration. L'aptitude à subir telle ou telle contagion varie à un haut degré dans les diverses classes zoologiques. Ainsi, les affections charbonneuses qui se transmettent si facilement entre les ruminants, dès qu'elles passent à l'homme, y perdent une grande partie de leur force de propagation. La rage inoculée aux individus de l'espèce ovine épuise, au bout de quelques passages chez eux, son pouvoir contagieux, tandis que de chien à chien, les transmissions successives possibles sont véritablement indéfinies.

Privés de l'induction, du moins comme argument décisif, il faut recourir à l'observation. Or déjà M. Auzias affirme qu'elle plaide en sa faveur : « Des observations entreprises sur l'homme, dit-il, sont venues confirmer le fait que j'annonce. » Nous demandons bien pardon à notre honorable confrère de venir démentir une assertion qu'il se propose de prouver plus tard ; mais si nous osons nous inscrire dès aujourd'hui contre *ses expériences*, c'est au nom d'*une expérience* bien autrement ancienne, celle de tous les syphilographes, celle aussi de tous les syphilitiques.

Ainsi :

A. S'il est positif qu'un homme qui a eu la vérole constitutionnelle est désormais sûr de ne pas en prendre une nouvelle, il n'est pas moins certain qu'un, deux, trois, vingt chancres primitifs, suivis ou non de vérole constitutionnelle, n'empêchent en aucune façon leur malheureuse victime d'en reprendre dès demain un vingt et unième, s'il s'est mis dans les conditions voulues et vulgairement connues pour cela.

B. Il existe en effet des individus qui se croient, qui passent dans le cercle de leurs amis pour réfractaires à la syphilis. Mais loin d'être des hommes *saturés* de chancres, ce sont toujours au contraire des jeunes gens, peu avancés encore dans la carrière, et qu'une bonne qualité d'épiderme, un gland habituellement découvert, la ténuité de leur organe qui adoucit le frottement, leur susceptibilité génésique qui l'abrége, empêchent pendant quelques années de contracter des chancres là où d'autres en prennent. Mais laissez passer encore deux ou trois ans, soumettez-les à l'inoculation artificielle, et ils payeront tout aussi complet que qui que ce soit leur tribut arriéré.

(1) Ce mot nous paraît résumer assez bien les propriétés de rapidité d'apparition, d'étendue, de fécondité pyogénique, d'inflammation et de durée, que M. Auzias regarde comme plus prononcées dans le premier chancre inoculé que dans le second, et ainsi de suite.

C. Nous précisons cette idée, et nous disons, contrairement à M. Auzias, qu'il n'y a point d'hommes privilégiés chez qui l'inoculation, convenablement faite, du pus chancreux, ne produise pas la pustule caractéristique.

D. Si un, deux, trois chancres précédemment contractés créaient réellement, ainsi que le veut M. Auzias, des circonstances atténuantes en faveur de celui qui en prend un quatrième, il serait à la rigueur possible que ce fait fût passé inaperçu des médecins et des malades. Mais la pratique de l'inoculation n'aurait pas tardé à le mettre en relief. Ainsi les centaines (je pourrais dire les milliers) d'individus à qui M. Ricord a inoculé le pus du chancre, présentaient certes, sous ce rapport, les conditions les plus diverses, les uns ayant un chancre pour la première fois, d'autres pour la cinquième ou sixième au moins. Si donc la nouvelle théorie était vraie, on aurait ensuite vu se produire les différences les plus tranchées quant à la rapidité d'apparition, la largeur, la ténacité des chancres d'inoculation. Eh bien, il n'en a rien été. Quels que fussent les états de service syphilitique de ces innombrables sujets, chez tous, sans exception, la pustule a invariablement suivi une marche identique, permettant ainsi à l'illustre expérimentateur d'en décrire la marche uniforme et constante avec une précision que jamais aucune exception depuis n'est venue démentir.

E. Tous les médecins spécialistes ont observé, et il est de science vulgaire parmi les malades, qu'une seconde blennorrhagie est moins douloureuse, moins aiguë, moins inflammatoire que la première; la troisième moins que la seconde, et ainsi de suite. Comment le fait qu'ils ont su signaler pour l'une des deux formes vénériennes leur aurait-il échappé pour l'autre, s'il était exact?

F. Enfin l'*adoucissement* progressif du chancre étant supposé réel, pourquoi verrait-on chaque jour tant d'infractions à cette prétendue loi? L'atténuation pourrait être faible, insignifiante, contestable; mais au moins elle ne devrait jamais faire place à une influence en sens contraire. Un quatrième chancre, plus grand, plus enflammé, plus prolongé que le premier, devrait être un fait inouï, monstrueux. Or ce fait se rencontre à tout instant. Il n'est pas de salle d'hôpital, il n'est pas de souvenir d'obscur praticien qui n'en fournît sur le champ quelques exemples. Nous soignons, en ce moment même, un monsieur âgé de 30 ans, maintenant affecté de chancres qui occupent une moitié du gland et la plus grande partie de l'extérieur du prépuce. Ils existent depuis deux mois, et malgré tous nos soins, ont pris un caractère phagédénique. Eh bien! ce même malade avait eu déjà des chancres en 1843, puis d'autres en 1848, et la maladie, surtout la première fois, s'était bornée à des ulcérations de durée et de largeur comparativement très-modérées. Bien entendu le même traitement avait été, à ces trois époques, prescrit par le même médecin.

G. En vain M. Auzias dirait-il que si les chancres nouveaux durent quelquefois plus ou autant que les anciens, cela tient à l'influence d'une thérapeutique vicieuse. D'abord il faudrait, pour appuyer cette manière de voir, supposer que tous les premiers chancres sont bien traités, et tous les nouveaux mal, ce qui est évidemment le contraire de la vérité; car ce n'est souvent qu'averti par la mauvaise issue d'un premier accident que le malade se décide à consulter pour celui qui lui arrive plus tard. En second lieu, l'insoucieuse population ouvrière ne donne que de trop fréquentes occasions au médecin d'observer la marche comparative des infections successives, telle qu'elle a lieu naturellement et hors de l'influence de tout traitement.

Nous résumant donc sur ce second point, nous nous croyons en droit d'affirmer que l'action *locale, directe*, du virus syphilitique sur l'homme ne suit point, dans ses transmissions successives, la progression décroissante que M. Auzias a cru pouvoir présenter comme étant un de ses caractères.

3° La conséquence à tirer de la loi énoncée par M. Auzias a déjà été saisie par les moins clairvoyants : ce serait la possibilité, pour l'individu ainsi *saturé*, d'échapper désormais à toute infection syphilitique. Mais ici encore il faut distinguer entre le principe et l'exécution.

En principe, il est reçu aujourd'hui, et je pense à l'abri de toute contestation, qu'une diathèse, un état général de l'organisme, ne peut être modifié, combattu, prévenu, détruit, que par une action qui porte également son effet sur toute l'économie. Or de deux choses l'une : ou la *syphilisation* (1), due à plusieurs chancres successifs, tient à une modification générale, constitutionnelle, et alors je ne vois vraiment pas de différence entre la *syphilisation* et la syphilis, ou bien les chancres qui l'ont produite sont restés une affection locale. Dans ce second cas, le danger, je l'avoue, est moindre; mais aussi les garanties contre une infection ultérieure me paraissent beaucoup plus incertaines.

(1) M. Auzias désigne par cette expression l'état dans lequel se trouve un sujet qui, à la suite de plusieurs chancres successifs, ne peut plus en contracter aucun.

Quant à l'application, il convient de laisser entièrement à l'auteur le soin d'en tracer les règles; mais nous ne quitterons néanmoins pas ce sujet sans rappeler à nos lecteurs ce que M. Auzias sait tout aussi bien que nous :

Que chancre simple et chancre induré peuvent tous les deux donner lieu, quoique moins souvent le premier, à la vérole constitutionnelle ;

Que le pus d'un chancre qui ne donnera pas la vérole à celui qui en est porteur peut parfaitement transmettre à un autre individu un chancre qui donnera la vérole à celui-ci;

Que la cautérisation abortive, sur laquelle M. Auzias compte peut-être afin d'ôter tout danger aux chancres qu'il se propose d'inoculer pour produire la *syphilisation*, tout en leur laissant leur effet censé heureusement modificateur de la constitution, que la cautérisation abortive, dis-je, rend, il est vrai, les chances d'infection générale moindres, et d'autant moindres qu'elle est faite de meilleure heure, mais qu'elle ne les neutralise jamais entièrement;

Que par conséquent les hommes exposés à avoir la syphilis préféreront sans doute courir les hasards de la contracter par la voie qui du moins offre quelques compensations, au lieu de se soumettre coup sur coup à cinq, six, sept, huit chancres, inoculés ou spontanés, cautérisés ou non, qui pourront fort bien leur donner, chemin faisant, la vérole..., le tout dans l'espoir d'être préservés contre la chance d'en contracter un neuvième...

(*Gazette médicale* du 30 novembre 1850).

Lettre de M. Auzias-Turenne

À M. DIDAY, EX-CHIRURGIEN EN CHEF DE L'HOPITAL DE L'ANTIQUAILLE, À LYON.

Monsieur,

En lisant l'article qui a paru dans la *Gazette médicale de Paris* du 30 novembre dernier sur la *syphilisation*, j'ai sans peine deviné que vous en êtes l'auteur. Aimant franchement la science, vous êtes indulgent envers ceux qui la cultivent. C'est ce qui me donne la confiance de vous écrire pour vous exprimer combien vos conseils me seront utiles, et pour chercher à éclaircir vos doutes.

Vous avez nettement défini, dans les termes suivants, les trois chefs importants de la *syphilisation*. Il faut, avez-vous dit, examiner dans les faits annoncés par M. Auzias: 1° les particularités de l'évolution syphilitique qu'il a constatée chez les animaux ; 2° l'analogie qu'il peut y avoir lieu d'établir sous ce rapport entre les animaux et l'homme; 3° enfin les conséquences pathogéniques et prophylactiques auxquelles ce fait une fois admis pourrait conduire. Permettez-moi de vous suivre dans ces trois points.

1° J'ai vu la *syphilisation* se produire invariablement chez tous les animaux que j'ai, pour ainsi dire, saturés de chancres. Ce serait pour moi une bonne fortune que de trouver une exception à cette règle ; car les faits exceptionnels sont plus instructifs que les autres. En attendant j'ai pu déduire d'un grand nombre d'expériences, et consigner dans mon Mémoire entre autres lois, les suivantes :

A. La syphilisation et le *syphilisme* (je désigne par ce dernier mot l'aptitude à être syphilisé) sont en raison inverse du volume de l'animal.

B. La syphilisation est en raison directe du nombre des chancres simultanés.

C. La syphilisation est en raison inverse de l'étendue des chancres.

D. La syphilisation est en raison directe des chancres successifs qu'on donne à un animal.

E. Il faut beaucoup plus de chancres simultanés que de chancres successifs pour syphiliser un animal.

F. Il faut moins de temps pour syphiliser un animal par des chancres simultanés que par des chancres successifs.

G. Le temps nécessaire à la syphilisation est en raison directe du volume de l'animal et en raison inverse de l'activité de ses fonctions.

Ces lois peuvent paraître obscures en l'absence des expériences qui les confirment et les expliquent ; mais je tiens surtout à ce qu'on n'établisse aucune confusion entre la *syphilisation* et la *syphilis constitutionnelle* ou la *diathèse syphilitique*. Je n'aurais pas imaginé un mot s'il en eût existé pour rendre ma pensée. La *syphilis constitutionnelle* est compatible avec une nouvelle infection primitive et se traduit en général par des symptômes, tandis que les *syphilisés* se montrent réfractaires au chancre, et sont, pendant un certain temps, peut-être même pour toujours, à l'abri de manifestations symptomatiques spéciales.

Il n'y a rien de plus merveilleux dans cette découverte, dont vous êtes un des précurseurs par vos travaux, que dans toute autre découverte, *l'inoculation de la petite vérole* ou la *vaccine*, par exemple. D'ailleurs, pour bien juger de la réalité d'un fait, il faut le vérifier au lieu de le contester d'après une impossibilité apparente. « Nous tenons pour certain, dit M. Risueno d'Amador, que rejeter les innovations sous prétexte d'impossibilité, c'est juger ce qu'on ne sait pas par ce qu'on sait, quand, au contraire, il faudrait soumettre ce qu'on sait à ce qu'on découvre. » Cela ne saurait s'adresser à vous, Monsieur, c'est une pierre jetée dans le jardin d'autrui par-dessus les murailles du vôtre.

2° Le point important est de prouver la *syphilisation* dans l'espèce humaine. On peut invoquer en preuve de son existence l'analogie et les faits eux-mêmes.

L'analogie n'est pas aussi trompeuse que vous croyez, pourvu qu'on ne l'accepte pas sans discernement. Les chancres, je vous l'assure, se comportent chez les singes absolument comme chez les hommes; le virus ne s'y affaiblit pas plus que dans l'espèce humaine. Donc la syphilis de l'espèce singe n'est pas manifestement à la syphilis de l'homme ce qu'est la rage de l'espèce bovine à la rage du chien. La rage, d'ailleurs, naît tous les jours spontanément chez le chien, et une création nouvelle du virus peut être confondue chez cet animal avec sa simple propagation. Je ne sache pas, au contraire, qu'il soit démontré que la syphilis s'engendre aujourd'hui chez l'homme sans une inoculation ou une contamination. Ainsi la rage naît spontanément dans l'espèce canine, et peut-être (cette opinion a des partisans) s'y éteint-elle, comme dans l'espèce bovine, après un nombre très-limité de générations; tandis que la syphilis ne naît probablement pas spontanément dans l'espèce humaine, et ne s'y affaiblit pas en passant d'une personne à une autre. On pourrait signaler entre les deux maladies d'autres différences importantes qui s'ajouteraient aux précédentes, pour mettre en garde contre certaines analogies qu'on essayerait d'établir entre la syphilis et la rage. Or ne serait-ce pas s'égarer dans les ténèbres que de suivre un fil conducteur si souvent rompu?

Ne nous fions donc pas à cette analogie perfide. Il est une autre analogie plus frappante et plus sûre: c'est celle qui existe entre la *syphilis* et la *petite vérole*. On trouve pour unique différence qu'une simple inoculation positive de la *petite vérole* met à l'abri des effets d'une seconde, tandis qu'il faut des inoculations successives de pus chancreux pour rendre le sujet réfractaire à cette inoculation elle-même. Mais en définitive, le résultat est identique dans les deux cas, et se traduit par le mot: *immunité*.

Les faits sont aussi favorables à mon opinion que l'analogie. On en trouve parmi les personnes des deux sexes qui ont successivement et sans interruption contracté des chancres dans les premiers temps de leurs déréglements. Il leur a suffi, pour arriver à la *syphilisation*, d'une ou deux années de chancres successifs et sans traitement. Nous aurons ultérieurement là-dessus des données plus précises. Les personnes dont je parle se portent bien, et par conséquent ne recherchent point les médecins. C'est à celui qui veut les observer à les découvrir lui-même. *Quærite et invenietis*. Cherchez donc, et n'oubliez pas que l'homme est un gros animal, et que *la syphilisation doit être en raison inverse du volume de cet énorme singe.*

Les faits que vous m'objectez sont relatifs à des chancres, entre lesquels un long intervalle a existé et s'est fait un traitement. Il ne s'agit donc pas de chancres contractés par des personnes antérieurement bien portantes, et chez lesquelles la contamination aurait été produite successivement jusqu'à saturation complète.

C'est pourtant là une condition de *syphilisation*. La *syphilisation* et la *vérole constitutionnelle* d'une part, et de l'autre la *syphilisation* et la *mercurialisation* (passez-moi le mot), semblent s'exclure. Il faudrait donc manœuvrer, pour ainsi dire, sans interruption pour obtenir la *syphilisation* avant que se manifeste la syphilis constitutionnelle. Il est bien plus important encore d'écarter l'intervention du mercure. Nous saurons plus tard s'il est possible de convertir la *diathèse syphilitique* en *syphilisation*, et quelle est l'action précise du mercure sur la syphilisation elle-même. Le problème est posé. Les inconnues sont encore nombreuses, je cherche à les dégager. Soutenez mon ardeur à la recherche de la vérité, en me communiquant une partie de ce feu sacré qui vous anime. Mais, de grâce, ne me parlez pas du *phagédénisme*, si ce n'est pour en accuser la vérole constitutionnelle, le mercure et tout ce que vous voudrez, excepté la *syphilisation*. La *syphilisation* et le *phagédénisme* sont incompatibles.

Les inoculations ne sont pas plus contre mon opinion que les faits. Il faut de deux choses l'une: ou bien que les sujets des expériences se soient trouvés, quand elles ont été commencées, en voie de syphilisation, ou bien qu'ils ne s'y soient pas trouvés. Dans le dernier cas, on ne pourrait m'objecter ces expériences que si l'on avait pratiqué successivement des inoculations nombreuses. Or je me plais à croire que cela n'a pas été fait. Dans le premier cas, voici ce qui est arrivé sans doute: il s'est produit sur les malades ce que j'appelle des *pustules avortées*, et ce qu'on désigne dans le peuple par les mots de *chancres volants.* On a pensé dès lors que le pus avait cessé d'être inoculable, tandis que c'était le malade lui-même qui avait perdu son inoculabilité. L'inoculation du meilleur pus aurait échoué de même. Je cite dans mon Mémoire un de ces chancres de l'espèce humaine qui a donné à un singe bien portant un ulcère de vingt-trois jours de durée.

On n'a donc pas pu jusqu'ici étudier la syphilisation sur l'homme après l'avoir produite à dessein, et on l'a méconnue ou ignorée quand elle s'y est montrée accidentellement.

3° Il résulte de tout ce que je viens de vous dire que la *syphilisation* est un état constitutionnel bien distinct de la *vérole constitutionnelle*, sur laquelle il offre le double avantage d'une immunité contre le chancre, et probablement aussi d'une garantie d'assez longue durée contre tout autre symptôme syphilitique. Mais si la *syphilisation* devenait jamais applicable à la prophylaxie et à la thérapeutique, il faudrait bien se garder d'en entraver la production par la cautérisation des chancres. Il est important de laisser marcher ceux-ci pour qu'ils produisent complètement leur effet *syphilisant.*

Je crois me trouver sur la voie de la découverte d'une maladie des brutes qui serait la *vaccine* de la syphilis, sans en avoir les dangers. Mais en attendant, quel parti pratique pourrait-on tirer de la *syphilisation?* La question est complexe et se décompose ainsi: 1° Y aurait-il avantage à *syphiliser* les individus, et dans quel cas? 2° Serait-il dans l'intérêt général de *syphiliser* toutes les filles publiques? 3° Devrait-on chercher à éteindre la vérole dans une *syphilisation* universelle? Triple problème, bien digne de vos méditations, car c'est vous, Monsieur, qui avez tenté d'inaugurer, par vos savantes recherches, la *médecine légale* de la syphilis.

Voulez-vous un exemple dans lequel la *syphilisation* serait applicable à un malade? Je suppose celui-ci atteint d'un chancre qui commence à s'indurer. Qu'on se hâte de le *syphiliser* pour conjurer la vérole constitutionnelle. *Autre cas.....* Mais je veux m'en tenir à ce qui est rigoureusement démontré.

En résumé, l'*inoculation de la syphilis* aux animaux et la *syphilisation* sont deux faits certains. Puissé-je en annoncer bientôt un troisième!

(*Gazette médicale de Paris* du 25 janvier 1851.)

Lettre de M. Auzias-Turenne

AU RÉDACTEUR EN CHEF DE L'*Union médicale*.

Monsieur le Rédacteur,

Il en est des idées justes comme des bonnes gens. Elles gagnent à être connues. Or M. Ricord a prêté à la *syphilisation*, bien involontairement, sans aucun doute, un mauvais entourage et un faux air dans vos colonnes du 12 août dernier. Permettez-moi donc de la faire simplement connaître à vos lecteurs.

La *syphilisation* n'est pas un virus ni une maladie, à l'exemple du vaccin ou de la variole. C'est un état analogue à celui dans lequel nous met une atteinte de variole. En effet, après avoir eu la variole, nous en sommes préservés; de même, après avoir subi la succession d'un nombre suffisant de chancres, nous sommes *syphilisés*, c'est-à-dire assurés contre toutes les formes de la syphilis. Le *syphilisme*, de son côté, c'est l'aptitude à être *syphilisé.* Sans doute que nous en jouissons tous à des degrés divers. C'est donc une qualité naturelle, tandis que la *syphilisation* est une propriété acquise en vertu de cette qualité. Enfin, nous acceptons sans peine le qualificatif *syphilisateur* né sous la plume de M. Diday. Aussi bien, on disait autrefois les *circulateurs,* les *inoculateurs.* Cette analogie ne nous déplaît pas.

Mais arrière les mots de *saturation*, d'*imprégnation* et d'*infiltration*, si on veut les prendre à la lettre! Nous ne voulons pas plus être *saturés, imprégnés* ou *infiltrés* du virus de la syphilis, que de celui de la petite vérole; nous ne voulons pas, en un mot, être des foyers d'infection et la pourriture elle-même! Ce que nous prétendons, c'est d'avoir, quand nous sommes *syphilisés*, subi en peu de temps l'évolution de la syphilis, et d'en être quittes, comme nous sommes quittes de la petite vérole quand nous ne l'avons plus. Nous accepterions toute autre explication rationnelle de la *syphilisation*, mais nous repoussons énergiquement une théorie qui serait aux yeux de tous une source de prévention.

Pour faire comprendre la *syphilisation*, je suppose un voyageur parcourant les deux flancs d'une montagne, d'abord de la base au sommet, puis du sommet à la base. Il représente la personne qu'on *syphilise*. Les chancres correspondent aux différentes portions de sa route; ainsi le chancre induré, indice de la syphilis constitutionnelle, répond à la crête de la montagne, et la *syphilisation* au terme du voyage. Ce voyageur se rapproche par ses premiers chancres de la syphilis constitutionnelle. Celle-ci atteinte, il la dépasse par d'autres chancres qui le mènent à la *syphilisation*. Il doit donc, pour se soustraire à la syphilis constitutionnelle, ne pas s'arrêter au milieu de sa route. Tout le monde avant d'avoir été syphilisé se trouve apte à contracter la syphilis constitutionnelle, mais elle est évitée par la plupart de ceux qui ont des chancres, soit parce qu'ils n'arrivent pas jusqu'à elle, soit parce qu'ils la dépassent. Nul doute qu'on ne puisse donner artificiellement la syphilis constitutionnelle à quiconque ne l'aurait pas eue, comme on peut en préserver tout le monde.

On comprend bien, par ce que je viens de dire, qu'il n'est pas possible d'arriver à la *syphilisation* sans traverser l'état de syphilis constitutionnelle. L'essentiel est de le traverser assez rapidement, par des inoculations en quelque sorte précipitées, pour qu'il n'ait pas le temps d'endommager nos organes. Le chancre induré n'est donc autre chose que l'indice d'un arrêt dans cette période réellement inévitable, mais qu'on peut rendre aussi courte qu'on le désire. Disons par conséquent, n'en déplaise à Dubois et à M. Ricord : « *Qui veut avoir, peut avoir la vérole.* » Mais ajoutons : *Non bis in idem.* Il y a peut-être une exception pour ceux dont les parents avaient la vérole, et qui, à cause de cela, peuvent y être héréditairement réfractaires. Un certain degré de syphilisation chez les parents serait, à plus forte raison, une source d'immunité pour les enfants.

Aussi suis-je porté, par les faits et le raisonnement, à admettre qu'il n'y a qu'un seul virus, lequel produit, suivant son état particulier, ou suivant l'état dans lequel se trouve l'organisme, tantôt le chancre simple, tantôt le chancre induré. Si M. Ricord, comme il le fait pressentir, cessait de tenir haut et ferme le drapeau que Hunter a remis entre ses mains, et sur lequel est écrit : *unité du virus*, j'en saisirais hardiment la hampe, tant je suis convaincu que dans ses plis se trouve la vérité. Oui, il n'y a qu'un virus syphilitique, et cet unique virus n'est pourtant pas un Protée. Mais il réagit différemment, suivant que l'organisme représente à son égard tel ou tel réactif, ou que peut-être ce virus est lui-même à un degré différent de concentration. Je crains qu'on ne le méconnaisse, comme les anciens chimistes faisaient d'un corps simple, dans ses combinaisons variées !

Ne soyez plus étonné que M. Ricord ait vu des chancres simples précéder et suivre des chancres indurés sur la même personne; mais étonnez-vous qu'il soupçonne, pour expliquer ces différences, qu'il existe plus d'une cause virulente. Un seul virus à formes graduées et un organisme diversement modifié par lui, donnent aisément la clef de ces contradictions apparentes.

Pas n'est besoin davantage d'admettre un virus particulier pour expliquer le phagédénisme. Il suffit, en effet, pour rendre raison d'une diminution notable de *syphilisme*, diminution sous l'influence de laquelle il se trouve, de faire intervenir soit les vices scorbutique, herpétique ou cancéreux, soit l'abus des liqueurs alcooliques ou du mercure, soit enfin une inflammation ou telle autre cause plus ou moins bien appréciée. La théorie est ici d'accord avec la pratique pour indiquer les moyens de combattre ces tendances *antisyphilisatrices*, ou pour apprendre à les laisser se dissiper par le temps. Qu'on ne s'y méprenne pourtant pas, car, malgré l'étonnement de M. Ricord, on n'a pas à craindre le phagédénisme, quand on *syphilise* avec intention, et qu'on sait manier le virus.

On conçoit de reste, maintenant, que la syphilisation n'ignore pas et qu'elle explique ces chancres qu'on lui objecte et qui dépassent en vigueur ceux qui les ont précédés. Chacun ne peut-il pas reconnaître là l'influence des modifications qu'a subies l'organisme dans l'intervalle de ces chancres, ou l'intervention d'un virus moins atténué dans sa force que celui qui avait précédemment agi?

Est-il possible de préciser le nombre de chancres nécessaires à la *syphilisation?* Non. Parce qu'il faudrait tenir compte de trop de données pour la solution de ce problème. Ce nombre de chancres doit sans doute varier d'après leur siége, leur largeur, leur durée et surtout leur mode de succession : d'après l'état d'intégrité ou de contamination syphilitique antérieure des individus; d'après l'idiosyncrasie ou mieux le syphilisme absolu de ceux-ci; d'après l'intervention du mercure, des liqueurs alcooliques, d'excitants organiques variés, etc. Ainsi par exemple :

1° Des chancres successifs syphilisent plus, à nombre égal, que des chancres simultanés. Mais la *syphilisation* complète serait trop longue à obtenir exclusivement par des chancres successifs. C'est pourquoi je conseille de rapprocher et de multiplier vers la fin les inoculations, parce qu'alors il n'y a plus à courir de chances d'inflammation. Car on peut dire en parodiant un adage : *Il n'y a que les premiers chancres qui coûtent.*

2° Quand un individu a la syphilis constitutionnelle, il faut moins de chancres pour le *syphiliser*, toutes choses étant égales d'ailleurs, que pour *syphiliser* un autre individu. Mais qu'on se garde bien d'oublier que la syphilis constitutionnelle est une cause de délabrement des organes, ou en d'autres termes que la *diathèse syphilitique* peut engendrer une *cachexie syphilitique!* Or, cette cachexie peut être, à son tour, une source de phagédénisme, c'est-à-dire de diminution extrême du *syphilisme*, surtout lorsqu'il y a eu dans un traitement intervention prolongée ou récente du mercure.

3° Le mercure favorise les progrès du chancre. Il est donc à désirer que les personnes qu'on *syphilise* soient soustraites à l'influence de cet agent. Mais comme son action est passagère, tandis que la *syphilisation*, même incomplète, est persistante, on peut reprendre des inoculations après une interruption qu'avait motivée la présence du mercure dans l'économie.

4° Les liqueurs alcooliques, les fatigues et les excès de tout genre, les inflammations internes, les vices, et l'appauvrissement du sang, etc., sont des coups de fouet pour le phagédénisme ou pour l'engorgement ganglionnaire. Est-il besoin d'insister sur l'importance d'éloigner ou de laisser se passer ces influences?

Au milieu de tant de causes qui peuvent agir ensemble ou séparément, il nous est bien moins possible de fixer le nombre de chancres nécessaires à la *syphilisation* que de dire par exemple d'une manière absolue ce qu'il faut d'opium pour endormir et de vin pour griser.

Mais on peut, sans craindre de se tromper, diminuer au moins des trois quarts les nombres trop libéralement mis en avant par M. Ricord, et dont il n'est pas explicitement question dans le mémoire de M. Sperino. Et puis pourquoi laisser dans l'ombre des phrases de ce mémoire, telles que celles-ci : *Chez les femmes qui avaient des ulcères anciens et larges, les premières ulcérations artificielles furent petites, et il ne fut plus possible d'en produire de nouvelles après peu d'inoculations.* Le maximum de M. Sperino pourrait d'ailleurs être singulièrement réduit en faisant, comme je l'ai dit plus haut, les inoculations une à une, excepté vers la fin, où cette discrétion ne serait plus nécessaire.

Dispensez-moi aussi de vous dire combien d'années précisément devra durer l'immunité. Combien de temps la vaccine ou la petite vérole elle-même nous préserve-t-elle de la petite vérole? Nous ne le savons pas relativement à l'un ou à l'autre de ces deux préservatifs que nous étudions pourtant depuis si longtemps! Comment pourrions-nous être mieux renseignés à l'égard de la syphilis? Mais je suis sûr d'être au-dessous de la vérité en évaluant le temps de cette préservation à tout celui de la jeunesse. Je puise cette conviction à différentes sources, dont les principales sont des expériences déjà anciennes et des observations que je possède. Qui empêcherait d'ailleurs des revaccinations syphilitiques, en supposant qu'elles pussent devenir nécessaires? Ces revaccinations se réduiraient à bien peu d'inoculations puisqu'elles n'auraient d'autre but que celui de prolonger une immunité antérieurement acquise, et qui ne devrait pas être entièrement épuisée!

Je ne propose d'ailleurs pas de *syphiliser*, s'ils existent, ceux qui sont à jamais à l'abri de la contagion. Ce serait folie, je le sais, que de vouloir faire assurer contre l'incendie un bâtiment qui ne serait pas susceptible de prendre feu. Qu'on applique, au contraire, le moyen à ceux qui sont très-exposés à la syphilis, et surtout à ceux qui en sont atteints à des degrés divers. La maladie elle-même est le commencement de la préservation et de la guérison. Notre vaccination a cela de précieux et, le dirai-je, de merveilleux, qu'elle produit ses bienfaits *avant, pendant et après.*

Réduisez donc le nombre des chancres donnés par M. Sperino, en commençant par ne faire qu'une inoculation chaque fois, à huit à dix jours d'intervalle. Mais vers la fin, quand vous ne produirez plus que des chancres sans vigueur, faites plusieurs inoculations tous les deux à trois jours, et même plus souvent. L'essentiel alors c'est d'aller vite. Puis cessez de vous étonner de ne point voir d'induration ; elle n'a pas le temps de se produire, parce que vous glissez en quelque sorte sur la syphilis constitutionnelle dont l'induration n'est que l'indice, et, on pourrait dire, la première étiquette.

Pour les *syphilisateurs*, l'induration n'est pas la cause, elle n'est que l'effet, et dussiez-vous emporter la pièce, détruire par le fer ou le feu ce témoin de la contamination générale, que vous ne changeriez rien à celle-ci. Quand on *syphilise* très-vite une personne, on ne voit pas de chancre induré bien qu'on la fasse certainement passer par la syphilis constitutionnelle.

J'irai plus loin ; vous avez bien pu, dans quelques cas, détruire des chancres avant que l'induration ne s'y soit montrée, et quand pourtant la syphilis constitutionnelle existait déjà, et peut-être des cas de ce genre ont-ils été objectés à votre théorie d'ailleurs précieuse du chancre induré?

Ainsi, la *syphilisation* se charge elle-même d'expliquer des faits qui battaient en brèche vos doctrines.

Quelques mots maintenant des *syphilisés* de M. Puche. Leur direction ne m'appartient pas, quoique je les voie à peu près tous les jours. Aussi n'en eussé-je point parlé si M. Ricord ne les avait pas évoqués le premier. C'est une initiative dont je lui sais gré, parce qu'elle me fournit l'occasion de mettre en lumière deux faits entièrement confirmatifs de mes assertions. En effet, chez l'un de ces *syphilisés*, la *syphilisation* a marché sans obstacle, et chez l'autre les choses se seraient vraisemblablement passées de même, s'il n'eût pas été soumis, concurremment avec les inoculations, à un traitement mercuriel. Et pour preuve, je dirai que la suspension de ce traitement a coupé court aux entraves que rencontrait la *syphilisation*.

Nos inoculations ne sont pas seulement préventives; elles sont aussi, et par-dessus tout, curatives. Cela résulte de ce fait, qu'on n'arrive pas à la *syphilisation* sans passer plus ou moins rapidement par la syphilis constitutionnelle. Or, à la condition que l'organisme n'aura pas eu trop, ni surtout trop longtemps, à souffrir de l'action du virus, on se trouve encore à temps de faire jouir cet organisme des bienfaits de la *syphilisation*.

Je craindrais, Monsieur le rédacteur, d'abuser de votre patience, en insistant sur les conditions de siége des chancres inoculés, mais vous comprendrez de reste combien des chancres placés sur les bras ou l'abdomen, par exemple, doivent occasionner moins de douleur et présager moins d'inconvénients que des chancres placés sur la verge.

M. Ricord demande instamment un *syphilisé en champ clos*. Ses vœux seront plus que comblés, car le *syphilisé* que je veux lui opposer sera en outre *syphilisateur :* que M. Ricord se mette donc en garde. Il verra s'il a affaire à des convictions qui faiblissent !

Et qu'il le sache bien ; il n'est pas simplement question, comme il le croit, d'une révision de la constitution syphilitique, mais bien d'une révolution radicale !

(*Union médicale* du 23 septembre 1851).

Syphilisation. — État de la question.

ARTICLE DE M. HIFFELSHEIM DANS LA *Gazette médicale de Paris* DU 29 NOVEMBRE 1851.

D'après les expériences de Hunter, MM. Cullerier, Ricord et d'autres éminents syphilographes, on admettait que la syphilis n'était pas transmissible de l'homme aux animaux. M. Auzias-Turenne, guidé par l'analogie, inspiré par les beaux travaux de M. Rayer, qui avait montré, contrairement à l'opinion reçue, que la morve pouvait se transmettre du cheval à l'homme, eut l'idée d'expérimenter l'inoculation de la syphilis aux animaux les plus rapprochés de l'homme, et particulièrement au singe. Après de nombreux essais, favorisés par la libéralité éclairée de l'administration de la ménagerie du Muséum, M. Auzias crut être parvenu à donner des chancres syphilitiques aux singes. Il fit à cet égard une communication à l'Académie des sciences (novembre 1844), et montra à l'Académie de médecine et à d'autres corps savants des singes ayant des pustules, des ulcérations aux oreilles, aux paupières, au nez. Le fait parut accepté d'abord dans le sens que lui donnait M. Auzias. Bientôt il se manifesta contre cette opinion une vive réaction. M. Cullerier, rejetant la nature syphilitique de ces accidents, dans un travail lu à la Société de chirurgie, entraîna l'opinion de tous les savants. Ce qui dut donner gain de cause à M. Cullerier contre M. Auzias, c'est que ce dernier, mis en demeure de donner des chancres à des animaux par lui choisis, dût renoncer publiquement à son opinion. Il persista à soutenir qu'il avait *maintes fois* réussi.

Se fondant sur des résultats positifs, il chercha en silence à se rendre compte de ces alternatives de succès et de revers. Tenant un compte rigoureux de toutes ses observations, il crut surprendre un fait d'une haute portée s'il se confirmait.

Les ulcérations qu'il donnait au singe diminuaient graduellement de largeur et d'activité à mesure qu'il les multipliait successivement sur le même individu, et il arrivait un moment où il ne pouvait plus produire que des pustules qui avortaient; qu'enfin, en multipliant ses essais, il ne pouvait plus rien produire sur eux. Il dit en outre que *les singes auxquels il n'avait donné que quelques chancres dépérissaient bientôt, tandis que ceux qu'il avait, suivant certaines règles, inoculés jusqu'à épuisement de leur réceptivité syphilitique, jouissaient de la santé la plus parfaite, malgré les mauvaises conditions climatériques.*

Swediaur seul, en admettant la diminution d'intensité dans la vérole par sa propagation, parut à M. Auzias un point d'appui, quoique vague. Voilà pour la bibliographie. Tous les cliniciens qu'il consulta nièrent le fait, les uns absolument, les autres au moins pour ce qui touche l'homme.

Cependant M. Auzias annonça avoir découvert des personnes chez lesquelles la réceptivité syphilitique était sinon épuisée du moins telle qu'il ne put leur donner que de petites pustules. De là il conclut hardiment à l'anologie des faits observés sur les singes avec ceux offert par l'homme. Sous le titre de SYPHILISATION, il fit part de sa découverte à l'Académie des sciences (août 1850).

M. Auzias institua un enseignement de syphilis expérimentale, dans lequel les démonstrations paraîtraient avoir été assez rigoureuses pour que des étudiants et des médecins se soient spontanément soumis aux inoculations successives.

Sur ces entrefaites, des personnes atteintes d'accidents syphilitiques graves, et réfractaires aux traitements ordinaires, se sont présentées à M. Auzias qui les a traitées et prétend les avoir guéries par des inoculations successives. Des jeunes gens se sont montrés, affirmant qu'ils étaient réfractaires à la syphilis par suite de syphilisation.

La découverte de M. Auzias fut consciencieusement et savamment examinée par M. Diday et bien favorablement accueillie en Italie, plus particulièrement à Turin. Nos lecteurs connaissent les recherches importantes du Dr Sperino, dont le savoir n'est contesté par personne. Ses observations n'ont été publiées que très-succinctement, parce qu'elles sont soumises à l'examen d'une commission de l'Académie de Turin, dont le rapport sera bientôt prêt et promet d'être favorable.

De nombreuses objections ont été adressées aux assertions de M. Auzias; la plus sérieuse paraît être l'objection vivante de M. L......., médecin instruit, qui s'est fait inoculer le virus. Le Dr L....... a été présenté à l'Académie de médecine, à la séance du 18 novembre dernier; il porte sur les bras une serie d'ulcérations toutes également étendues et virulentes. M. L....... est en outre atteint d'accidents constitutionnels que les inoculations n'ont pas fait disparaître. M. Auzias répond à ce cas que la syphilisation n'a pas été convenablement dirigée; que les chancres ont été inoculés à des jours trop rapprochés. Or tout le monde sait qu'un malade que l'on voudrait guérir par un altérant quelconque, on ne le traiterait pas d'un seul coup, avec la somme de doses qu'il devrait prendre en fractions.

En second lieu, M. Auzias répond que les piqûres ont été trop rapprochées les unes des autres, mais surtout qu'elles ont été faites avec toute espèce de pus.

Dans la séance du 25 novembre de l'Académie de médecine, des communications importantes ont été envoyées à ce corps savant, et M. Laval, ancien élève du Val-de-Grâce, a écrit lui-même qu'il était syphilisé et qu'il se soumettrait à toutes les expériences que la commission voudrait bien entreprendre. M. Auzias prétend, malgré l'assertion contraire de M. Ricord, que l'éminent syphilographe a fait sur M. Laval sept inoculations publiques sans pouvoir produire des traces de pus inoculable. Ce fait est du reste facile à vérifier, puisque M. Laval se met à la disposition des commissaires. M. Auzias prétend encore qu'on ne peut pas donner de blennorrhagie à M. Laval. Cette maladie est, comme on le voit, pour M. Auzias, de nature syphilitique.

Les éléments du problème sont posés; il faut les étudier tous pour pouvoir résoudre la question.

La Société de chirurgie, en décidant la question dans un sens, comme par une sorte d'entraînement, n'a pas rendu une décision sans appel.

En effet, ses membres ont unanimement protesté et ont accepté sans examen, et sur l'affirmation de M. Cullerier, qu'on ne pouvait pas même donner de chancres aux animaux, alors qu'il est de notoriété scientifique que M. Auzias a répété publiquement, pendant tout l'été dernier, ses expériences; que M. Robert de Welz les a montrées publiquement en Allemagne; que M. Sigmund, médecin du grand hôpital de Vienne, les a reproduites sur des lapins et des chevaux; enfin, que notre savant collaborateur, M. Diday, a lui-même confirmé les résultats trouvés par M. Auzias sur la transmissibilité aux animaux.

Contrairement aux conclusions de la Société de chirurgie, cette dernière question paraît résolue.

La question de la syphilisation est à résoudre, mais non à rejeter à l'avance.

Les pièces du procès se rassemblent, et nous croyons du devoir de tout esprit sage de se garder, en si grave matière, de toute prévention pour ou contre, et de se rappeler que les grandes découvertes se présentent souvent avec les allures du paradoxe.

(*Gazette médicale de Paris*, 29 novembre 1851.)

LOIS DE SYPHILISATION

LECTURE FAITE A L'ACADÉMIE DES SCIENCES

Séance du 17 novembre 1851.

1. Le virus syphilitique est un, c'est-à-dire qu'il procède toujours de la même source; mais son activité est variable. On peut donc considérer le pus syphilitique comme présentant des formes graduées. L'adage : *Unité dans la variété* lui est parfaitement applicable.

2. Le pus ayant des formes graduées, tout individu réfractaire à l'action d'une forme inférieure ne l'est pas pour cela à l'action d'une forme supérieure.

3. Toutes choses étant égales d'ailleurs, le pus virulent d'un individu appartient à une forme d'autant plus inférieure que cet individu est plus avancé en syphilisation et qu'il en sécrète par une plus large surface ou en plus grande quantité.

4. Mais quand ce pus a cessé d'agir sur celui qui le fournit, il agit encore sur une personne moins avancée que lui en *syphilisation*, et surtout sur une personne complètement indemne de l'action du virus.

5. Inocule-t-on, par exemple, à un individu, indemne jusque-là de l'action du virus, un pus de forme supérieure? son premier chancre sera très-actif. Les suivants diminueront graduellement d'activité, surtout si l'on inocule à cet individu son propre pus, et fourniront par conséquent un pus de forme de plus en plus inférieure. Le *syphilisme*, ou l'aptitude à être syphilisé, de cet individu augmente donc au fur et à mesure qu'on lui communique des chancres successifs.

6. Non-seulement le pus d'une personne très-avancée en *syphilisation* est de moins en moins actif sur elle-même, mais encore il l'est de moins en moins, quoique d'une manière qui n'est pas autant marquée, sur une personne indemne jusque-là de l'action du virus.

7. Mais ce virus de forme inférieure se régénère bientôt par des inoculations successives, faites à une personne saine au point de vue de la syphilis, et produit sur elle le chancre le plus actif, ou le chancre induré à la deuxième ou à la troisième génération.

8. Il y a deux causes de diminution dans l'activité d'un pus syphilitique : 1° la dégénérescence de la graine semée souvent dans le même terrain; 2° la détérioration du terrain par cette uniformité de culture. Ces deux causes agissent de concert jusqu'à ce qu'un individu soit enfin réfractaire à l'inoculation de son propre pus.

9. Ceux qui ont cru reconnaître au chancre une période de réparation, c'est-à-dire une période pendant laquelle son pus ne serait plus inoculable, auraient évité l'erreur s'ils avaient su apprécier l'action de cette double cause, et ne pas dénaturer les chancres par des applications caustiques ou simplement topiques. Ce qu'ils auraient eu seulement le droit de dire, c'est que la virulence du pus chancreux a une période de décroissance.

10. Pendant cette période, le pus de tous les chancres d'un même individu, quelle que soit leur date d'origine, pourvu qu'ils soient engendrés les uns par les autres, est de même forme, c'est-à-dire inoculable au même degré, ni plus ni moins.

11. Au point de vue de la *syphilisation*, tous ces chancres ont la même tendance vers la cicatrisation, et se cicatriseraient en même temps si quelque cause particulière ne venait pas combattre les effets de cette uniformité de tendance.

12. C'est ainsi que les chancres les plus larges, qui sont en général les plus anciens, ont une plus grande surface à combler pour se cicatriser à dater du moment où se manifeste cette tendance.

13. C'est encore ainsi que des circonstances de siége peuvent augmenter l'étendue et retarder la cicatrisation de certains chancres.

14. Des chancres de même date, mais d'origine différente sur un individu, peuvent présenter, surtout dans le commencement, une activité différente et en rapport avec la forme de leur pus générateur.

15. Deux chancres de même origine et de même date peuvent présenter une activité différente chez deux individus, et qui est en raison inverse de leur syphilisme.

16. Des chancres peuvent être plus actifs chez une personne que les chancres qui les ont précédés, par cela seul que le pus qui les a produits appartient à une forme supérieure.

17. Le pus le moins actif agit toujours sur celui qui n'a jamais eu d'affection syphilitique.

18. Quand un individu n'est plus inoculable par son propre pus, c'est-à-dire par un pus de forme inférieure, il est encore inoculable par un pus de forme supérieure.

19. Le sujet peut devenir alors inoculable à quelques générations successives de ce nouveau pus.

20. En inoculant à quelqu'un un pus d'une forme supérieure à celle du pus que sécrètent ses chancres, on n'élève pas beaucoup la forme du pus que sécrèteront de nouveaux chancres ainsi produits.

21. Quand on renouvelle de la sorte plusieurs fois la source du pus d'une personne, celle-ci finit par être tout à fait syphilisée, c'est-à-dire à l'abri de tout accident syphilitique.

22. La *syphilisation*, à ses degrés divers, rend donc plus facilement compte de la cicatrisation des chancres que toute espèce de théorie, inconciliable avec elle.

23. On syphilise mieux et plus vite, mais plus douloureusement, une personne en lui inoculant à la fois, ou même successivement, plusieurs chancres d'un pus très-actif, et surtout constamment régénéré, pourvu qu'on sache éviter le phagédénisme.

24. La meilleure formule de syphilisation pour un individu qui n'a jamais eu d'accident syphilitique consiste : 1° à lui inoculer par une seule piqûre un pus de forme inférieure, et à le conduire (par des inoculations successives de son pus isolées et à huit à dix jours d'intervalle, puis par des inoculations également de son pus, rapprochées et multipliées) jusqu'au moment où celui-ci ne lui sera plus inoculable; 2° à multiplier et à rapprocher ensuite les inoculations d'un pus de forme de plus en plus supérieure.

25. Quand un individu a des accidents primitifs, on peut commencer par lui inoculer son propre pus et continuer comme précédemment.

26. Quand un individu a des accidents constitutionnels, on se comporte comme dans le cas d'un individu qui n'a jamais eu de syphilis, sauf à élever rapidement les formes de pus au fur et à mesure qu'on les reconnaît insuffisantes.

27. Mais, dans tous les cas, la piqûre doit être le plus étroite et le plus superficielle qu'il est possible, afin de ne pas provoquer inutilement l'agrandissement des chancres. En effet, la pustule initiale du chancre circonscrit tou-

jours exactement la solution de continuité qui a été faite. Celle-ci est une figure inscrite dans un cercle que représente la pustule. Ainsi, toutes choses étant égales d'ailleurs, plus la piqûre d'inoculation est étroite et superficielle, moins les chancres deviennent étendus.

28. En inoculant à une personne indemne de l'action du virus syphilitique le pus d'une autre personne presque complètement syphilisée, on peut régénérer ce pus à la première, deuxième ou troisième génération, soit qu'on le fasse passer, soit qu'on ne le fasse pas passer à une troisième personne.

29. La *syphilisation* est un renfort de l'organisme, elle augmente l'appétit et la puissance d'assimilation des organes. Elle peut être opposée à d'autres maladies que la syphilis, et notamment au cancer.

30. La blennorrhagie et la balano-posthite sont (je ne dis pas toujours) de nature syphilitique. La *syphilisation* les prévient. Elle les guérit chaque fois que le génie syphilitique n'a pas disparu pour faire place à une affection purement catarrhale.

31. Comme accident primitif, elles peuvent dépendre de l'action d'un pus de forme très-inférieure, et alors commencer en quelque sorte la *syphilisation;* ou dépendre d'un pus de forme supérieure agissant sur un organisme bien avancé en *syphilisation*.

32. Elles peuvent, dans le premier cas s'inoculer et se réinoculer successivement au malade; elles peuvent, dans les deux cas, s'inoculer aux personnes saines.

33. Il n'est donc pas étonnant : 1° que la blennorrhagie et la balano-posthite produisent quelquefois, surtout si l'accident se répète, mais rarement, la vérole; 2° qu'elles aient pu engendrer, par inoculation, la pustule avortée et même le chancre.

34. La débauche et la prostitution, qui font que le virus tend à s'épuiser sur un nombre restreint de personnes, sont une des causes de son affaiblissement. Au contraire, quand la vérole envahit un pays vierge de ses atteintes, elle y sévit rigoureusement.

35. Les chancres qui ne donnent pas la syphilis constitutionnelle sont : 1° quelquefois ceux qui sont produits par un pus de forme inférieure et qui sont à leur première génération; 2° ceux qui existent chez les personnes en voie de *syphilisation* et ayant dépassé l'état de syphilis constitutionnelle. Dans le premier cas, c'est la graine qui est insuffisante; dans le deuxième cas, c'est le terrain qui est mauvais.

36. Les accidents secondaires résultent de la généralisation, et par suite de l'atténuation de la forme de pus qui succède au chancre induré. On peut les comparer aux chancres multiples d'une personne en voie de *syphilisation*. A ce titre, leur pus peut être inoculable à une personne saine, sans l'être au malade chez qui le molimen morbifique est épuisé.

37. Un pus de forme inférieure peut bien ne pas être inoculable à celui qui a la vérole constitutionnelle, et l'être parfaitement à une personne bien portante et qui n'est pas syphilisée.

38. La *syphilisation* n'est pas transmissible par la transfusion du sang. Ce résultat de l'expérience devait être prévu, puisque la *syphilisation* est un état qui n'est pas pathologique.

39. Il ne paraît pas que l'action syphilisante soit proportionnelle à l'étendue des chancres.

40. Le pus d'un chancre phagédénique est de même forme pendant toute la durée de ce chancre, c'est-à-dire pendant tout le temps qu'il reste phagédénique.

41. Pour combattre un ulcère phagédénique par la *syphilisation*, il faut presque toujours faire intervenir un pus d'une forme supérieure ou inférieure, suivant le cas, à celle du pus de cet ulcère. L'essentiel est d'obtenir des chancres dont le pus s'absorbe aisément. Le pus qui ne s'absorbe pas *phagédénise*, celui qui s'absorbe *syphilise*. Il syphilise d'autant plus qu'il est d'une forme plus élevée.

42. L'action syphilisante du virus syphilitique n'est pas la même aux diverses périodes du chancre qui le produit.

43. Les manifestations chancreuses sont en général d'autant plus rapides à se montrer, après l'inoculation, que les individus sont plus avancés en syphilisation.

44. Ce fait, comme l'ensemble des principes de la *syphilisation*, démontre que tout chancre a une action générale sur l'économie, proportionnelle, du moins en partie, à la durée de ce chancre. Il y a une exception pour le chancre phagédénique quand le pus n'est pas absorbé.

45. L'action syphilisante est durable, de façon qu'à un chancre ancien s'ajoute un chancre actuel pour concourir à produire la *syphilisation*.

46. A une certaine période des inoculations successives, variable selon bien des circonstances, ceux qui s'y soumettent sans être atteints de syphilis constitutionnelle subissent l'influence d'un état général qui disparaît par les modifications que produisent les chancres subséquents.

47. La *syphilisation* n'a une action puissante contre une maladie dite syphilitique que quand cette maladie demeure sous l'influence directe du génie syphilitique.

48. Pour être à l'abri des accidents primitifs, il faut aller jusqu'à la *syphilisation* complète; mais pour être exempté des accidents généraux, il suffit d'aller plus ou moins loin en syphilisation.

49. Les syphilisés ne peuvent plus produire de pus syphilitique; la source du mal est tarie chez eux, tant pour les accidents primitifs que pour les accidents généraux.

50. Bien loin de pouvoir produire des accidents constitutionnels, la *syphilisation* les fait disparaître quand ils existent.

51. Pour tirer tout le parti possible de la *syphilisation*, il faut manier le virus prudemment et hardiment à la fois.

52. Souvent le phagédénisme n'a pas d'autre cause que la térébration et le décollement de la peau par le pus purulent. Il est encore souvent sous la dépendance des vices scorbutique, herpétique, cancéreux, etc., ou de l'usage du mercure, de l'abus des liqueurs alcooliques, etc. Enfin il suffit souvent, pour le faire naître, d'empêcher, par des lavages ou d'une autre manière, l'absorption, et par suite l'effet syphilisant du pus. Ces diverses causes peuvent dériver les unes des autres, ou se combiner entre elles.

53. Le siége des cicatrices de chancres est inoculable comme les autres endroits de la peau.

54. La *syphilisation* ne procède pas par régions; quand une partie du corps est syphilisée, les autres le sont également.

55. L'immunité à laquelle on arrive par la *syphilisation* n'a rien de passager ni de commun avec une idiosyncrasie particulière. Le mot idiosyncrasie est d'ailleurs un aveu déguisé d'ignorance.

56. Les animaux ont plus de syphilisme que l'homme; mais tous les animaux n'en sont pas doués au même degré. Il serait possible de dresser une échelle du syphilisme de chacun d'eux. Ainsi le chien a plus de syphilisme que le lapin; celui-ci en a plus que le chat; le chat en a plus que le singe en général (je dis en

général, parce qu'il en a moins que le *papion*, par exemple). Parmi les singes, le papion a plus de syphilisme que le magot, et le magot en a plus que le macaque.

57. Cette échelle animale du syphilisme est descendue par l'homme qu'on syphilise, de façon qu'il y a un temps pendant lequel il n'a pas plus de syphilisme que le macaque, le magot, le chat, le papion, le lapin et le chien.

58. Plus un animal ou un individu a de syphilisme naturel ou acquis, plus le virus doit être actif pour lui être inoculable. Là est le secret de bien d'échecs dans les essais d'inoculation de la syphilis aux animaux et dans ceux d'inoculation du pus des accidents secondaires et de celui de la blennorrhagie ou de la balano-posthite.

59. On peut donc considérer le virus syphilitique dans ses formes variées comme un vrai syphilismomètre. Il est en même temps une source et la mesure du syphilisme.

60. Enfin, au double point de vue de la science et de la pratique, le fait et la doctrine de la syphilisation font presque table rase des idées syphilographiques régnantes ou débattues jusqu'ici. La résistance que rencontre la syphilisation est proportionnelle à la masse des ruines qu'elle amoncèle.

A la suite de cette communication les observations suivantes sont échangées :

M. Flourens : D'après les travaux de M. Auzias-Turenne, il y a une grande analogie entre le virus de la petite vérole et le virus syphilitique. Le virus variolique est, pour ainsi dire, représenté par trois formes, qui produisent la variole confluente, la variole discrète et la vaccine. De même le virus syphilitique a plusieurs formes, et M. Auzias-Turenne pense que la blennorrhagie doit être définitivement attribuée à l'action d'une forme inférieure du virus ou pus syphilitique.

M. Serres : J'ai beaucoup étudié la petite vérole et j'ai maintes fois constaté qu'une personne atteinte de variole discrète pouvait transmettre à une autre personne une variole confluente et *vice versa*. Il faut donc admettre des modifications imprimées au virus par les personnes qui en subissent l'influence, et il ne faudrait pas croire que le pus d'une pustule syphilitique de forme inférieure ne pourrait jamais produire une pustule plus active.

M. Flourens : La comparaison que je viens d'établir entre le virus de la petite vérole et celui de la syphilis ne se trouve pas dans le mémoire de M. Auzias-Turenne. Elle vient de moi. Je m'en suis servi pour expliquer clairement et en peu de mots l'importance des travaux de M. Auzias-Turenne. M. Auzias, en effet, poursuit ses recherches avec la plus louable persévérance.

M. Serres : L'analogie invoquée par M. le secrétaire perpétuel m'a paru très-juste et se trouve, je crois, confirmée par les expériences de M. Auzias. Membre de la commission chargée d'examiner les recherches antérieures de M. Auzias, j'ai examiné la question, et j'ai plusieurs fois entendu les explications de M. Auzias. C'est par suite de cet examen que je crois pouvoir dire que le pus provenant d'une pustule syphilitique d'une forme peut produire une pustule syphilitique d'une autre forme.

ENSEIGNEMENT DE LA SYPHILISATION

COURS PUBLIC

FAIT A L'ÉCOLE PRATIQUE DE LA FACULTÉ DE MÉDECINE DE PARIS.

1re Leçon, dimanche 31 novembre 1851.

Messieurs, on peut dire des sciences et des arts : *dis-moi d'où tu viens, et je te dirai où tu vas.* Leur avenir est peut-être plus étroitement lié qu'on ne pense à leur origine et à leur passé. Une chose découverte par quelqu'un qui ne la cherchait pas, emprunte à ce qu'elle a d'inattendu un cachet particulier de vérité. Mais par le même motif, elle surprend et étonne. Elle peut gêner des habitudes et contrarier une pratique. Aussi, est-ce bien rarement près de sa source qu'une idée peut suivre facilement son cours. Elle y rencontre l'obstacle des préjugés et des passions. Il en est donc des innovations comme des hommes *qui ne sont pas prophètes dans leur pays.* Des ennemis de notre profession ne manqueraient pas de faire intervenir à ce propos l'adage : *Ira medicorum pessima.* A ce compte, les syphilographes seraient plus médecins que les autres.

La destinée de la *syphilisation* est écrite dans ce préambule. Vous allez en juger par l'esquisse historique suivante. (Je définis la SYPHILISATION, *un état de l'organisme*, qui résulte d'une succession d'inoculations ou de contaminations syphilitiques, *dans lequel cet organisme n'est plus apte à contracter la syphilis.*)

En 1843, j'ai assisté à une leçon clinique de M. Ricord, dans laquelle il enseignait qu'on ne pouvait pas communiquer la syphilis aux animaux. Les preuves qu'il a données de leur immunité ne m'ont pas paru concluantes. M. Ricord n'entrait pas dans des détails assez explicites pour me convaincre.

Deux mobiles me poussaient surtout à n'accepter que sous bénéfice d'inventaire le jugement si affirmatif de M. Ricord.

D'un côté, j'avais été élève de Lisfranc, et j'avais souvent entendu cet éminent chirurgien répéter que, pour faire des découvertes en médecine, il *fallait tout remanier.* Un exemple récent et célèbre donnait, dans mon esprit, une haute valeur au précepte de Lisfranc. Je veux parler de l'introduction de la morve dans le cadre de la pathologie humaine. Que de travaux pénibles et de discussions M. Rayer n'a-t-il pas affrontés pour écrire une des plus belles pages du livre de la science ! Il n'était pas facile de faire casser une décision à laquelle les préjugés et la routine avaient donné la consécration du temps. C'était presque un crime de lèse-école d'Alfort d'avoir vu autrement qu'elle dans cette affaire. On ne manqua pas d'invoquer contre M. Rayer l'observation de tous les jours. Vous remarquerez, Messieurs, que c'est au nom de l'observation que se sont établies presque toutes les erreurs en médecine, et qu'on a repoussé les idées nouvelles !

D'un autre côté, j'avais des rapports fréquents avec d'autres savants que des médecins. Les deux Geoffroy-Saint-Hilaire m'honoraient de leur bienveillance et de leur amitié ; j'étais plein de foi dans l'analogie dont ces illustres naturalistes s'étaient si heureusement servi. Je me suis donc laissé conduire par l'analogie qui m'enseignait que les virus se propagent de l'espèce où ils font ordinairement leurs ravages à d'autres espèces voisines, et que le singe était l'animal sur lequel il convenait d'expérimenter de préférence; le singe, si rapproché de l'homme, et sur lequel aucun essai d'inoculation de la syphilis n'avait probablement encore été fait! J'ai donc expérimenté sur le singe et j'ai réussi. Plus tard, il ne m'a pas été difficile de démontrer que, comme l'a dit spirituellement mon ami Robert de Welz, les singes n'ont aucun privilége dans cette circonstance.

Pour expérimenter, j'obtins aisément, grâce à la libéralité et aux lumières de l'administration de la ménagerie du Muséum, qu'on me confiât quelques singes.

Ma première pensée a été tout naturellement d'expérimenter vers les parties génitales. Telle avait sans doute été aussi la pensée des expérimentateurs qui m'avaient devancé. Je n'ai pas eu plus de succès qu'ils n'en avaient eu eux-mêmes, bien que mes essais aient été plus multipliés que les leurs. Je ne pouvais pourtant pas renoncer à la confiance que m'inspirait l'analogie, et je me suis avisé, après bien des tâtonnements et des réflexions, d'observer de plus près que je ne l'avais fait jusqu'alors les singes sur lesquels je pratiquais des expériences. J'ai voulu voir ce qui se passait chez ceux auxquels j'avais inoculé le pus chancreux, pendant les premières heures et même pendant les premiers jours qui suivaient ces inoculations.

Je prolongeais donc mon séjour au palais des singes le plus qu'il m'était possible, et je me mettais en observation pour surprendre leurs *faits et gestes*. Je m'étais en outre procuré, à diverses reprises, quelques-uns de ces animaux que je gardais chez moi, et que je pouvais ainsi surveiller et observer très-attentivement. J'acquis de cette façon la certitude que les singes entraînaient le pus virulent et peut-être l'altéraient en se léchant. Je n'oublierai jamais un vieux macaque mâle, affligé de paraplégie, et dont la position obligée consistait à être accroupi sur ses tubérosités sciatiques. Ses membres supérieurs lui servaient de balancier pour assurer son équilibre. Ce fut le premier singe auquel j'ai pu donner des chancres assez larges aux parties sexuelles pour que leur aspect les fit reconnaître par ceux qui n'auraient pas nié systématiquement l'inoculation de la syphilis aux animaux. Or ce singe ne pouvait pas lécher ses organes génitaux. J'ai obtenu le même résultat à la paume de ses mains de derrière, et à d'autres parties également inaccessibles à sa langue.

Je parvins, par mon stratagème, à prendre sur le fait la plus importante des causes d'insuccès. Des précautions fort simples me suffirent dans la suite pour obtenir des chancres vers les parties génitales de plusieurs singes. Mais ces chancres étaient généralement plus petits que les autres; leurs caractères n'étaient pas toujours très-nets, et je me suis bien gardé de les montrer à ceux qui en auraient, en tout cas, contesté l'identité.

Même chose m'est arrivée quand j'ai voulu substituer aux singes des animaux plus communs et plus dociles. Leurs chancres étaient moins faciles à reconnaître que ceux des singes. J'ai craint d'abord de compromettre ma découverte en les faisant voir à qui que ce fût. *Qui peut le plus peut le moins*, et ceux qui ne reconnaissaient pas des chancres sur les oreilles et les paupières d'un singe, ne les auraient certainement pas vus sur celles d'un chat ou d'un lapin!

La principale cause de mes revers étant trouvée, il ne me fut pas difficile d'opérer dans des conditions meilleures, en évitant avec soin non pas seulement les organes génitaux, mais encore toutes les localités vers lesquelles mes animaux pouvaient se lécher. Je soumettais, en outre, mes sujets d'expériences au régime cellulaire, parce que je m'étais aperçu qu'ils se rendaient le service de se lécher mutuellement.

Pour que l'inoculation soit facile et donne un bon résultat, les parties doivent être dépourvues de poils. Il vaut mieux qu'elles en soient privées naturellement, que si on en avait fait l'ablation, parce que, abstraction faite des difficultés de cette petite opération, ils sont sujets à repousser rapidement.

Je choisis, de préférence, différentes parties de la face, notamment les paupières, les sourcils, le nez et surtout les oreilles. Les oreilles sont pour moi un lieu d'élection; les singes aiment qu'on les leur chatouille; c'est une volupté dont ils sont en général très-friands. Comme ils n'ont, pas plus que nous, le don de voir ce qui se passe vers ces organes, ils ne sont pas effrayés par la vue de mes petits instruments, et les choses se passent agréablement pour eux. Hélas! ils ne sont pas les seuls à prendre la syphilis en goûtant le plaisir!

Je renvoie ceux d'entre vous qui désireraient connaître plus en détail ma manière d'opérer à l'*Union médicale* (n° du 6 août 1850), et au Mémoire que j'ai publié dans les *Archives générales de médecine* (n[os] de juin et août 1851). Vous trouverez dans ce Mémoire la plupart de mes travaux sur la syphilis expérimentale (1). Quant au numéro de l'*Union médicale* que je viens de citer, je me permets d'en recommander particulièrement la lecture à ceux qui se sont procuré un excellent et modeste volume, intitulé : LETTRES DE M. RICORD SUR LA SYPHILIS, etc. Vous trouverez en effet, dans ce numéro, une réponse que j'ai faite à quelques-unes des assertions erronées de MM. Ricord et Cullerier, relativement à l'inoculation de la syphilis aux animaux. Ma réponse n'était pas digne, sans aucun doute, de prendre place dans le volume dont il s'agit, à côté des lettres de M. Ricord et d'une lettre de M. Cullerier; mais tout indigne qu'elle soit, il n'en est pas moins vrai qu'elle *redresse des torts scientifiques;* c'est ce qui lui donne quelque droit à l'indulgente attention des personnes qui veulent savoir le pour et le contre dans cette question.

Bref, j'ai inoculé, par la suite, au nez, aux paupières et surtout aux oreilles. Les chancres que je produisais alors ressemblaient exactement, dans toutes leurs phases et dans toutes leurs parties, à ceux de l'homme.

Voici ce qu'ils étaient et ce qu'ils sont chaque fois qu'on répète l'expérience:

Ils commencent par une papule, suivie d'une vésicule, ou plutôt d'une pustule (dès qu'il y a soulèvement de l'épiderme, on dirait qu'il y a du pus au-dessous); cette pustule est d'abord très-petite et n'a guère que 1 millimètre d'étendue. Au bout de quelques jours, elle s'est agrandie, et sa rupture laisse voir un chancre ayant tous les caractères que je vous indiquerai dans la suite de ces leçons. Une croûte produite par un nouveau pus desséché recouvre bientôt ce chancre, et lui adhère assez intimement. Celui-ci s'agrandit sous sa croûte et avec sa croûte qui persiste ou se laisse entraîner (pour se reproduire ensuite) par un pus abondant, des frottements, etc. Du quinzième au vingtième jour, tantôt plus tôt, tantôt plus tard, le chancre commence à décroître, et il finit par se cicatriser.

J'ai fait voir des chancres de singe à un grand nombre de nos confrères; en 1845, j'en ai produit et montré quelques-uns aux auditeurs nombreux du cours de M. Isidore Geoffroy-Saint-Hilaire, au Muséum d'histoire naturelle. Vous savez que plusieurs médecins français et étrangers suivent ce cours fait avec une grande distinction.

(1) Voir ce Mémoire ci-dessus, pages 5 à 60.

Pendant ce temps, je fréquentais beaucoup les hôpitaux de vénériens, et je m'y livrais à l'étude assidue de la physionomie et de la marche des chancres, principalement de ceux du prépuce, du gland et du scrotum. Aucun caractère ne me semblait les différencier de ceux de mes singes. Ma conviction était donc entière sur l'*inoculabilité* de la syphilis aux animaux.

Je me rendais d'ailleurs parfaitement compte des dénégations opiniâtres, et qu'on a pu croire systématiques, des écoles de Hunter et de M. Ricord.

Hunter pensait que les chancres ne devaient céder qu'au mercure. Il n'abandonnait jamais ceux de l'homme aux soins de la nature, et par conséquent il ne vit pas qu'elle peut suffire à leur cicatrisation. Il a constaté, au contraire, que les ulcérations qu'il avait produites sur les animaux, par l'inoculation du pus syphilitique, se cicatrisaient d'elles-mêmes, et il en a conclu qu'elles n'étaient pas des chancres. Le *criterium* de Hunter était faux ; son école devait donc proclamer et défendre l'erreur.

L'école de M. Ricord ne trouvait au chancre *qu'un* bon caractère : *l'inoculabilité*, pendant un temps, de son pus ; elle allait jusqu'à dire : *Le chancre est tout entier dans le pus qu'il sécrète.* Pourquoi donc l'examiner, puisqu'on ne pouvait pas apprendre à le connaître ?... L'école de M. Ricord a donc péché par abus de logique et défaut d'étude ; elle ne devait pas plus reconnaître les chancres d'animaux que ceux de l'homme. Le *criterium* de M. Ricord était incomplet. Rappelons à M. Ricord l'axiome de jurisprudence : *testis unus, testis nullus.* Qu'il ne le prenne pas pourtant à la *lettre*, car ce serait rayer le mot *pathognomonique* du vocabulaire de la pathologie.

Le 28 octobre 1844, je me hasardai d'écrire à l'Académie des sciences le résultat de mes expériences (1). J'annonçai à ce corps savant que j'étais parvenu à donner la syphilis, et notamment des chancres syphilitiques, aux animaux. On ne parut pas comprendre toute l'importance de la question. La chose ne fut pas même prise au sérieux. A quoi bon, disait-on, donner aux animaux une maladie qu'ils n'ont pas ? La bizarrerie apparente de ma communication fit beaucoup rire, et la syphilis des animaux défraya de plaisanteries les petits journaux et les feuilletons des journaux de médecine.

J'étais trop convaincu d'avoir fait une découverte utile pour qu'un échec semblable ébranlât en rien mes croyances ; et quelques jours après (5 novembre), au lieu de faire une communication par écrit à l'Académie de médecine, j'y ai fait porter un singe ayant à la face plusieurs chancres bien caractérisés (2). Ce singe fut examiné avec soin par quelques académiciens, et notamment par MM. Rayer et Lallemand. M. Lallemand m'affirma alors avoir vu en Italie des chiens auxquels on avait communiqué la syphilis par le crime de la bestialité. Ces animaux l'auraient à leur tour transmise à d'autres personnes de mœurs dégradées.

Le 20 novembre, je fis porter ce singe à la Société de chirurgie ; il y fut aussi soigneusement observé qu'à l'Académie de médecine. Un membre de cette Société, dont les dissidences scientifiques ne m'empêcheront jamais d'apprécier le mérite, prétendit, sous l'influence des idées de Hunter et de M. Ricord, que les ulcérations de mon singe n'étaient pas des chancres. La principale raison qu'il fit valoir était que, les chancres n'ayant aucun caractère physique qui fût pathognomonique, l'inoculation du pus du singe faite à l'homme pourrait seule juger la question ; mais il ajouta qu'il fallait bien se

(1) Voir p. 3.
(2) Voir p. 61.

garder de tenter cette contre-épreuve, de crainte de donner la morve à l'un de nos semblables. Cette bizarre restriction rendait tout bonnement, d'après lui, le problème insoluble. Ce membre est l'honorable M. Cullerier.

Si j'avais eu l'honneur d'être son collègue dans la Société de chirurgie, j'aurais pu lui répondre que les chancres ont des caractères matériels bien tranchés (je vous les décrirai dans une prochaine séance). J'aurais sans doute ajouté que, si l'inoculation éclaire le diagnostic quand elle est faite du malade au malade lui-même, elle doit l'éclairer également quand elle est faite du singe syphilitique à lui-même.

Pour mon compte, je n'ai qu'une confiance restreinte dans l'inoculation diagnostique, pratiquée à la manière de MM. Ricord et Cullerier, qui ne tiennent aucun compte des enseignements de la syphilisation ; mais j'en sais plus qu'il n'en faut pour rassurer complètement ce dernier touchant la transformation de la syphilis en morve. Que de fois, en effet, n'ai-je pas fait passer impunément des chancres syphilitiques des animaux à l'homme! Sur quoi M. Cullerier s'appuie-t-il pour redouter l'étrange métempsycose pathologique dont il s'est fait le Pythagore? Et c'est moi qu'on accuse de substituer aux faits des produits d'imagination!

L'opinion de M. Cullerier ne se produisit pas sans réplique au sein de la Société de chirurgie. Elle y trouva un contradicteur vigoureux dans la personne de M. Robert, qui soutint avec talent que les ulcérations du singe qu'on avait sous les yeux étaient syphilitiques.

M. Maisonneuve prétendit, dans la même séance de la Société de chirurgie, qu'on ne serait certain de l'identité des ulcérations de mes singes, que s'il venait à paraître chez eux des symptômes de syphilis constitutionnelle, et que ces symptômes disparussent sous l'influence d'un traitement mercuriel. Il eut été facile de répondre à M. Maisonneuve que tout chancre n'est pas fatalement suivi chez l'homme d'accidents généraux (notez bien que je ne dis pas d'un état général), et qu'il est plus d'une vérole qui résiste au traitement mercuriel le mieux dirigé; mais la syphilisation lui réserve une réponse péremptoire qui ressortira de la suite de ces leçons.

On invoqua ensuite contre moi la ressemblance des ulcérations de mes singes avec les pseudo-ulcérations qu'on forme avec des caustiques, et on accusa mon procédé opératoire de produire des ulcérations semblables aux chancres, parce qu'il consistait, disait-on, à irriter fortement les tissus en les grattant. Enfin, un assistant impartial pouvait entrevoir sans peine que le *verba magistri* du moyen âge se mettait de la partie; on m'adressait, en effet, les objections les moins fondées, plutôt que d'accepter une vérité de toute évidence. J'ai réuni dans les numéros que j'ai cités tout à l'heure des *Archives générales de médecine*, les objections qui m'ont été faites, et j'ose penser que mes réponses auront satisfait plus d'un lecteur. Je renvoie à mon Mémoire ceux d'entre vous qui désireraient connaître plus de détails sur la *syphilis expérimentale*, qui n'est pas l'objet de ce Cours et dont je ne parle qu'incidemment.

Revenons à la Société de chirurgie. M. Malgaigne désirait prendre la parole et m'appuyer. Il devait apporter dans le débat, pour faire pencher la balance de mon côté, une observation qu'il avait faite d'un chat atteint d'exostose dans un hôpital de vérolés, à Nancy. L'heure avancée de la séance m'a privé de l'appui de ce savant professeur.

M. Nélaton fit, séance tenante, à mon singe, une inoculation au moyen d'une lancette dont la pointe avait été trempée dans le pus d'un de ses chancres. Trois jours après, ce chirurgien vint voir l'animal au Muséum d'histoire naturelle, et constata, au lieu de la piqûre qu'il avait faite, une petite pustule, mais non pas un chancre comme on l'entendait alors. Cette pustule était un embarras pour les syphilographes et pour moi; on ne pouvait s'en rendre compte; mais grâce à la syphilisation nous savons parfaitement ce qu'elle est. D'après M. Ricord elle est une *fausse pustule;* elle devient un *chancre avorté* de par les *syphilisateurs.* Le singe avait eu bien d'autres chancres; son pus était affaibli en même temps que son *syphilisme* (1), avait augmenté; ce pus n'était donc presque plus inoculable au singe qui le sécrétait. Ses chancres, pour parler le langage de M. Ricord (langage qui consacre une erreur), étaient en voie de réparation, c'est-à-dire que leur pus n'aurait plus été inoculable. Je dis que ce langage, ainsi compris, consacre une erreur, parce que ce pus se serait inoculé à une personne ayant moins de syphilisme que mon singe. J'ajouterai qu'on aurait réussi à lui inoculer un pus plus énergique que le sien. Mais je n'avais pas encore éclairci ce sujet, et ma réponse se ressentit de mon incertitude. La suite de mes démonstrations vous donnera la clef de tout cela.

Je me trouvais dans un embarras étrange et véritablement des plus pénibles! J'étais sûr d'avoir raison, et la balance restait penchée du côté opposé au mien, sous le faux poids des erreurs que je venais combattre! Des amis m'engageaient à ne pas persister, par une lutte inégale, dans une opinion qu'ils croyaient erronée. Il n'y avait, disaient-ils, rien que de digne à faire amende honorable de mon erreur sur l'autel de la science.

Aux conseils, aux attaques, aux plaisanteries qui m'assaillaient, je n'avais à opposer que le calme de ma conviction. C'est ce calme que j'oppose de même aujourd'hui aux plus lâches et aux plus odieuses insinuations. Oui! puisque j'ai commis le grand crime de faire une découverte qui doit sauver l'humanité d'un de ses plus cruels fléaux, j'accepte avec résignation les calomnies qui sont ma récompense! J'ai trop médité, pour me plaindre, ces paroles du paria au savant anglais, dans la *Chaumière indienne* : « Si vous dites la vérité aux hommes, vous aurez contre vous tous ceux qui vivent de l'erreur contraire! »

J'avais échoué dans ma campagne académique, mais je persistai dans mes opinions; elles avaient été étouffées, et non pas réfutées. J'annonçai une leçon de syphilis expérimentale, et je la fis dans l'amphithéâtre où je parle à présent; la séance dura deux heures, et je répondis sans désemparer à toutes les objections verbales qui me furent adressées.

Je me traçai immédiatement après un plan d'expériences et de démonstrations que j'ai fidèlement suivi.

Vers cette époque, un élève externe de M. Cullerier s'était procuré un jeune singe sapajou, sur lequel on fit des expériences à l'hôpital de Lourcine (hôpital des femmes vénériennes) ; les résultats de ces expériences furent négatifs, d'après M. Cullerier. Il me demanda par suite d'aller opérer moi-même dans son service et sous ses yeux. J'y consentis volontiers, mais il trouva que je ne réussissais jamais; je prétendais, de mon côté, que je réussissais quelquefois; il est vrai que les chancres que je produisais n'étaient pas très-larges.

J'ai démontré plus tard que M. Cullerier avait eu plusieurs succès avant que

(1) Je désigne par ce mot l'aptitude à être *syphilisé.* Ainsi, un individu a d'autant plus de *syphilisme* qu'il lui faut moins de chancres pour être *syphilisé.* Le chat, par exemple, a plus de *syphilisme* que l'homme, parce qu'il est plus tôt *syphilisé* que lui. Le *syphilisme* de celui qui est soumis aux inoculations successives augmente donc en proportion des progrès que fait chez lui la syphilisation.

je n'allasse dans son service et qu'il les avait ignorés ; je ne me suis pas permis d'ajouter qu'il avait produit des chancres sur les animaux, comme certain personnage de Molière faisait de la prose. C'est une épigramme que notre spirituel confrère s'est récemment décochée à lui-même dans la Société de chirurgie.

Au demeurant, si les chancres produits par lui et par moi ont été sans vigueur, on doit l'attribuer à trois causes. La première, c'est que le singe sapajou a beaucoup de syphilisme ; la deuxième, c'est que le syphilisme du sapajou de Lourcine s'était augmenté par les inoculations successives qu'on lui avait pratiquées ; la troisième cause enfin, est la faiblesse du pus qui a été employé. En effet, j'ai démontré que l'énergie du pus chancreux s'affaiblit lorsque ceux qui le fournissent sont soumis à de nouvelles inoculations. Or, M. Cullerier, avant d'emprunter du pus à ses femmes malades pour l'inoculer au sapajou, leur faisait subir une ou deux inoculations diagnostiques, et diminuait d'autant la force du pus que rendaient leurs chancres.

Dans la même année, je fis porter successivement deux singes macaques différents, l'un dans le service de M. Vidal, à l'hôpital du Midi, et l'autre dans celui de M. Huguier, à l'hôpital de Lourcine, pour leur inoculer des chancres. Mais j'avais malheureusement expérimenté de reste sur ces deux singes, et je n'ai pu leur donner, en présence de ces chirurgiens, que des *chancres avortés*. — Les *chancres avortés* sont une nouvelle monnaie, qui n'a cours que parmi les *syphilisateurs*. — Il s'ensuivit pour moi un nouvel échec apparent, et dont je ne pus prendre ma revanche que par la *syphilisation*. Mais c'est plus tard que la *syphilisation* me fut nettement révélée.

Cependant les publications et les communications dans les Sociétés savantes abondaient contre ma découverte.

M. Davasse, interne de M. Cullerier, ouvrit l'assaut contre moi, dans un feuilleton de la *Gazette des hôpitaux*, avec moins de courtoisie que ne l'aurait fait son chef. Ce n'était qu'un avant-goût peu délicat, car quelque temps après M. Cullerier me combattit lui-même, dans la Société de chirurgie.

M. H. de Castelnau produisit également, je ne sais où, un rapport qui m'était je crois, défavorable.

M. Bartholi, interne de M. Puche, promena en triomphe, de Société en Société, un chien dont l'oreille était écorchée. On disait malicieusement que j'avais pris pour des chancres les plaies de cet animal ; on devine sans peine que je n'avais pas même vu ce chien. Qui donc ne me réfuta pas ? il était, dans ce temps-là, de bon goût scientifique d'apporter aux journaux et dans les Sociétés médicales son écot au *tolle* général contre la syphilis des animaux. Tout était bien reçu dans ce genre ; la moindre égratignure garantissait le succès. C'était la mode, vous en connaissez l'empire. On n'observait, ni ne réfléchissait, ni ne raisonnait ; chacun tenait lit de justice, mais la déesse du lieu avait, chez tous, les yeux voilés. Cette mode est passée ; c'est maintenant la *syphilisation* qui est à l'index ; son tour de faveur viendra !

J'ignorais, dans le temps, la plupart de ces attaques : j'évitais même de les connaître, de peur d'en subir l'influence, et d'être poussé à défendre mon opinion avec passion et avec aigreur. D'ailleurs j'aurais pu m'égarer du chemin de la vérité, en cherchant à suivre sur leur terrain mes adversaires. Et puis, qu'y avait-il à répondre ? Que parler de couleurs à gens qui n'y voient pas et vous traitent d'aveugles ? Les faits doivent être le pivot de toute discussion fructueuse ; or, les mêmes faits étaient vus d'une manière différente par les autres et par moi. Il n'y avait donc pas à discuter contre une espèce de parti pris.

Je n'ai réclamé qu'une fois; voici dans quelle circonstance : un concours se tenait à la Faculté de médecine; un des compétiteurs, M. Maisonneuve, parlait des ulcères, et il avança que j'avais montré des singes avec des ulcérations prétendues syphilitiques, à l'égard desquelles plusieurs personnes s'étaient trompées comme moi. Il sembla croire que j'étais moi-même revenu de mon erreur, et c'est contre cela que je me suis inscrit, dans une lettre adressée à la *Gazette médicale* du 29 janvier 1848 (1). J'insistais dans cette lettre sur les motifs de ma réclamation. Je me plaignais, non pas de ce qu'on avait contesté, mais de ce qu'on avait altéré mon opinion, en m'attribuant une pensée de rétractation bien éloignée de mon sentiment.

Pendant six années, j'avais répété plusieurs fois mes expériences, et j'avais fait souvent des démonstrations publiques sur l'inoculation de la syphilis aux animaux, lorsqu'une occasion solennelle est venue réveiller l'opinion publique des médecins sur cette question; je veux parler des expériences auxquelles s'est courageusement prêté Robert de Welz, et dont je vous entretiendrai dans un instant.

Je ne me suis pas borné dans mes expériences à l'examen d'un fait matériel: *l'inoculation de la syphilis aux animaux.* J'ai cherché aussi à me rendre compte des insuccès qui m'arrivaient. La syphilisation y jouait un grand rôle. C'est en 1849 que j'ai entrevu cet important phénomène. Je me suis livré, dès lors, à des recherches historiques, et j'ai trouvé qu'après l'épidémie du XVe siècle, la maladie avait diminué par degré d'intensité, en subissant une transformation favorable, jusqu'à l'époque à peu près où l'on fit usage du mercure pour la combattre. Ce métal serait-il venu modérer les progrès d'une *syphilisation* qui gagnait déjà les masses par des contaminations successives? Je soupçonnais en même temps que la vérole pourrait bien être très-ancienne, et avoir été réveillée au XVe siècle par les rapports des Européens avec des peuples chez qui la maladie aurait été affaiblie par une *syphilisation* accidentellement produite sur une grande échelle. C'est ainsi que la syphilis se serait trouvée très-bénigne chez ces peuples, et, en quelque sorte, à l'état latent. Le contact d'un sang nouveau aurait pu ranimer un feu qui couvait sous la cendre de plusieurs siècles.

En compulsant les auteurs, j'ai trouvé que Swediaur avait, le plus distinctement de tous, entrevu la *syphilisation*. Il dit à propos du virus syphilitique: « *Ce même virus propagé depuis, surtout aujourd'hui, par une inoculation presque générale, est devenu comme la petite vérole inoculée, beaucoup moins meurtrier qu'il n'était.* »

J'ai fait des recherches suivies dans des lieux de débauches, et j'ai découvert des filles publiques qui, par suite de contaminations successives, se trouvaient être très-avancées en syphilisation. Il est inutile que je vous dise les moyens par lesquels j'ai obtenu d'elles qu'elles me permissent de leur faire quelques inoculations. Elles avaient, pour ainsi dire, l'habitude de la syphilis, et savaient presque aussi bien que moi que les chancres que je leur donnerais ne seraient pas très-grands ni très-longs à se cicatriser; ces chancres, en effet, furent très-petits et peu douloureux; il ne me fut bientôt plus possible d'en produire aucun.

Je sais qu'il existe à cet égard des réclamations de priorité; mais quelle découverte est à l'abri de semblables prétentions? Ces prétentions se sont élevées en de tels termes, que la seule réponse convenable de ma part était le silence du dédain.

(1) Voir p. 63.

Je reviens à l'historique de mes expériences de syphilis expérimentale. Que d'objections ne m'ont pas été faites? Il en est une à laquelle mes adversaires semblaient tenir par-dessus tout; c'est celle qui imposait la nécessité d'une contre-épreuve faite de l'animal à l'homme. Cette pierre de touche, disaient-ils, est indispensable, mais ne doit pas être employée à cause des dangers auxquels on exposerait un de nos semblables; car ne croyez pas, Messieurs, que l'Ecole qui professait la localisation primitive du chancre ait été conséquente à elle-même. Non, ce n'est pas de son sein qu'est sorti celui à qui revient l'honneur d'avoir scellé de son sang ce progrès de la science; je fais allusion à notre estimable confrère allemand Robert de Welz, qui, tant à Paris qu'en Allemagne, s'est plusieurs fois prêté à cette contre-épreuve; il a fallu que M. Ricord, forcé dans son dernier retranchement, cédât à l'évidence dans sa clinique même à l'hôpital du Midi : mais, comme s'il regrettait de s'être trop engagé, il a publié quelques jours après, dans l'*Union médicale*, une profession de foi des plus ambiguës; il est revenu sur ce chapitre à différentes reprises, et a tant fait, grâce à maintes explications, que sa pensée est devenue une énigme! Je dois avouer en faveur de l'esprit et du caractère de M. Cullerier, qu'il ne s'est jamais réfugié dans des distinctions subtiles, et qu'il a constamment nié, sans ambages, que j'aie pu donner la syphilis aux animaux.

J'ai répondu amplement à ceux qui exigeaient des accidents secondaires chez les animaux. En effet, j'ai montré sur des singes et des chats, des croûtes et des dépilations circinées, des ulcérations aux lèvres et à la gorge, des ophthalmies syphilitiques, etc.; j'ai été plus loin, puisque j'ai fait voir de jeunes chats atteints, et qui sont morts de syphilis constitutionnelle héréditaire.

Après n'avoir rien négligé pour forcer les convictions des esprits les plus rebelles, j'ai repris mes études sur la syphilisation; j'ai recueilli beaucoup de renseignements que j'ai consignés dans les *Archives générales de médecine* et dans la *Gazette médicale*. J'avais appliqué bien avant cette époque l'inoculation de la syphilis à la guérison du cancer. Je vous dirai bientôt les essais que j'ai faits et les résultats importants qui en ont été la suite.

C'est à la même époque, 23 mai 1851, que M. Casimir Sperino (de Turin) a publié son premier travail sur la *syphilisation* de l'homme. Ce praticien recommandable, membre de l'Académie médico-chirurgicale de Turin, et médecin depuis 14 ans du Syphilicome de cette ville, avait soumis publiquement cinquante-deux prostituées à la syphilisation. On a opposé au travail de M. Sperino une fin de non-recevoir fort peu convenable; on a prétendu que les observations de notre confrère italien étaient entachées d'exagération, parce qu'il ne donnait pas de détails. Il fallait, au contraire, tenir compte de la précipitation avec laquelle M. Sperino a dû rédiger et présenter son Mémoire à ses collègues, et ne pas oublier que l'Italie est la patrie des Morgagni et des Scarpa!

Honneur à Casimir Sperino! Il se voue à des travaux qui l'élèveront au rang des plus célèbres médecins!!!

2e Leçon, dimanche 7 décembre 1851.

Je vous ai dit quelques mots, dimanche dernier, du premier écrit de M. Sperino sur la syphilisation. Je reviendrai bien d'autres fois sur les recherches de notre savant confrère italien, et pourtant, je ne lui rendrai peut-être pas toute la justice qu'il mérite, malgré le vif désir que j'en ai.

Pourquoi ne me sera-t-il pas possible de lui rendre cette entière justice?

Parce que nous nous sommes trouvés placés tous les deux, presque en même temps, à un même point de vue nouveau : un nouvel horizon s'est en même temps déroulé sous nos yeux. Nous avons donc pu découvrir chacun des mêmes choses, à l'insu l'un de l'autre. Il m'arrivera, sans doute, plusieurs fois de me tromper, en vous donnant, comme si elles venaient de moi, des découvertes dont la priorité pourra appartenir à M. Sperino. Comment n'en serait-il pas ainsi? M. Sperino n'a pas beaucoup écrit, et moi, je lis fort mal l'italien. Mais, en tout cas, personne n'a plus d'admiration que moi pour la belle initiative de Casimir Sperino!

Ainsi, quand j'ai annoncé la syphilisation à l'Académie des sciences, dans sa séance du 18 novembre 1850, j'avais déjà des faits de syphilisation artificielle de l'homme que je n'ai pas osé produire explicitement. Je me suis borné à dire: *Des observations entreprises sur l'homme sont venues confirmer le fait que j'annonce.* Ma conscience applaudissait à ma conduite, mais j'ai cru devoir voiler l'expression de ma pensée, parce que je prévoyais, d'après l'histoire d'autres découvertes, les passions qu'on ne manquerait pas de susciter contre moi. Ah! si j'avais eu l'imprudence d'annoncer alors que j'avais sauvé quelqu'un de la vérole ou du cancer par la *syphilisation*, qu'auraient dit ceux dont la plume et la bouche se sont plus tard avilies jusqu'à me désigner clairement aux rigueurs du bras séculier! Qu'ils se détrompent, s'ils ont l'espoir qu'en cherchant à troubler ma tranquillité ils me forceront à pactiser avec ma conscience et à m'arrêter dans la voie où elle me pousse!

M. Sperino a eu le triple privilége de se trouver chargé d'un service de malades syphilitiques, où il a pu faire en grand ce qui aurait constitué la réalisation d'un de mes rêves de plusieurs années : d'avoir des collègues académiciens pleins de zèle pour le progrès, et enfin d'être favorisé par les autorités de son pays.

Mais ce concours de circonstances favorables ne diminue en rien le mérite de M. Sperino. N'a-t-il pas contribué à faire naître ce concours? N'est-ce pas lui, tout au moins, qui en a su tirer parti? Ne doutez pas qu'il ait eu des obstacles à vaincre, des préjugés et des passions à combattre. Les ennemis de la syphilisation à Paris avaient des complices à Turin. Le plus grand mérite de M. Sperino n'est pas d'ailleurs, d'avoir, le premier, syphilisé des femmes; il a réellement une grande part dans la découverte de la syphilisation.

En effet, la lettre que j'ai écrite à l'Académie des sciences pour annoncer la syphilisation, et présager une révolution en syphilographie, a été connue en même temps de cent personnes qui se trouvaient dans une position aussi bonne que M. Sperino. Parmi elles, deux étaient en relation directe avec moi, et ont fait des essais à ma sollicitation. Ces essais n'ont pas été décourageants, et néanmoins les personnes dont je parle ont craint de les continuer. Une intrigue avait suffi pour faire évanouir mes espérances. Personne, autre que M. Sperino, n'a donc trouvé en soi cette inspiration, ce feu sacré qui fait poursuivre les grandes choses; M. Sperino est le seul qui ait de prime-abord compris l'avenir de la syphilisation; à plus forte raison eût-il compris cet avenir s'il avait trouvé le premier la syphilisation. Le génie qui a conçu, la conscience et la science qui ont conseillé, et la main qui a exécuté feront la gloire de Casimir Sperino

Le Mémoire de M. Sperino ne m'a été connu que fort tard (le 3 juillet de cette année). J'avais commencé un cours; voici une partie du texte de l'affiche: *M. Auzias montrera l'évolution de la syphilis chez les animaux ; il exposera les idées nouvelles en syphilographie qui résultent de ses expériences. Après avoir soumis des singes à l'inoculation du virus syphilitique, il les rendra réfractaires à l'action de ce virus par son procédé spécial de vaccination.* C'est pendant ce cours que j'ai constaté que les divers pus de chancres n'ont pas tous la même force. (J'ai exprimé cela en disant que le pus syphilitique a des formes graduées). Cette découverte des différentes formes de pus m'a autant coûté de travail que celle de la syphilisation elle-même. En revanche, j'en ai obtenu un grand profit; elle a élargi mon horizon, et m'a permis de voir clairement des choses que je n'avais pas encore pu comprendre; je crois avoir tiré de cette connaissance nouvelle un grand avantage dans la pratique de la syphilisation.

Il y a donc trois phases dans mes recherches sur la maladie syphilitique :

1° Inoculation de la syphilis aux animaux ou *syphilis expérimentale;*

2° *Syphilisation ;*

3° Découverte des différentes *formes* de pus syphilitique ou des divers degrés de force du pus syphilitique.

Je vais à l'instant vous donner des détails sur ce dernier point.

Pendant l'été dernier, et dans le cours dont je viens de vous parler, deux singes et plusieurs autres animaux étaient soumis à des expériences de syphilisation. Je désirais beaucoup que ces expériences fussent suivies de succès, et je choisissais constamment un pus sur la nature duquel je devais compter; c'était un pus dont l'inoculabilité venait d'être constatée sur l'homme par l'inoculation; plusieurs individus en traitement de syphilisation m'en fournissaient en abondance.

Le succès ne répondit pas à mon attente : quand je voulais produire des chancres, je n'obtenais absolument rien, ou bien que des pustules petites, peu actives, de courte durée, et des ulcérations faiblement caractérisées; cela était loin de répondre au programme de mon cours; j'avais beau alléguer, en guise d'explication, que les choses ne se passaient pas habituellement ainsi; mes assertions semblaient condamnées par un résultat négatif, presque invariable.

Mes deux singes étaient des papions qui avaient été achetés à Bordeaux. Après en avoir fait l'acquisition, j'avais appris qu'un médecin de cette ville avait tenté des expériences d'inoculation de la syphilis aux animaux, et comme je trouvais une grande ressemblance des pustules avortées que je faisais naître sur ces papions, avec celles qu'on produit sur les singes quand ils sont presque complètement syphilisés, je me suis mis à soupçonner que mes papions avaient été déjà soumis à des expériences.

Néanmoins des raisons sérieuses venaient combattre ce soupçon dans mon esprit. Un confrère aurait-il eu la patience de conduire si loin des expériences délicates, difficiles à faire, sans avoir rien publié, rien dit, et surtout sans avoir voulu garder des animaux qu'il devait être curieux d'observer?

J'étais en tout cas porté à accuser les papions de mes revers, avec d'autant plus d'apparence de vérité que je n'avais pas encore expérimenté sur des cynocéphales. Il est vrai que mon accusation tombait solidairement sur une demi-douzaine de chats dont deux étaient certainement innocents. Les quatre autres, nés d'une mère vérolée, pouvaient être considérés comme suspects; ils sont morts tous les quatre de la vérole héréditaire.

A tout prendre, ce n'est que sur le singe que les choses se passent absolument comme sur l'homme; et j'avais perdu confiance dans mes papions; c'est pourquoi j'ai fait échange de l'un d'eux contre un jeune macaque qui n'avait jamais subi d'inoculation. Le macaque, surtout quand il est jeune, est le meilleur sujet pour mes expériences. Celles que j'allais entreprendre devaient donc être décisives; mais les choses se passèrent comme avec les papions.

C'est en vain que je me flattais, devant les personnes qui suivaient mes expériences, d'avoir la certitude que je finirais par trouver la cause de tant d'insuccès; c'est en vain qu'invoquant mes antécédents je promettais que cet échec serait une occasion de découverte; il n'en était pas moins pénible pour moi de rester publiquement frappé d'une sorte d'impuissance : aussi, n'est-il pas de tentative à laquelle je ne me sois rattaché pour varier les conditions de mes expériences et les faire réussir. Je fus obligé, malgré tous mes efforts, de suspendre ces expériences infructueuses.

J'avais fait, en trois semaines, cent soixante-dix-sept inoculations négatives ou à peu près négatives. Je fus plutôt excité que rebuté par ces revers, et je consacrai une semaine entière à consulter les notes que j'avais écrites jour par jour. Je cherchais ainsi à sonder l'obstacle qui m'arrêtait, afin de devenir à même de l'écarter dans de nouvelles expériences.

Je suis arrivé de cette manière à supposer que la principale cause de mes insuccès résidait dans la circonstance dont je me méfiais le moins; je veux parler de l'inoculabilité du pus dont je m'étais servi jusqu'alors : ce pus avait été, au préalable, inoculé positivement aux malades dont les chancres le fournissaient. A qui ce pus était-il emprunté? A des malades qu'on syphilisait, à des malades qui portaient plusieurs chancres successivement engendrés les uns des autres, et pouvaient par suite être dans un état particulier. Leurs chancres, me disais-je, ne peuvent-ils pas sécréter un pus en quelque sorte inférieur au pus ordinaire? L'influence générale à laquelle ils sont soumis n'a-t-elle pas retenti dans le travail pyogénique? Il ne m'était pas possible d'admettre chez eux des pus de sources différentes, mais j'étais porté à y admettre des pus modifiés à leur source d'une manière différente, suivant l'époque de la sécrétion. J'avais en quelque sorte produit et vu naître ces pus; je les avais vu s'engendrer tantôt par le pus d'un chancre simple ou induré, tantôt par le pus d'un chancre phagédénique; j'avais vu des individus très-avancés en syphilisation me rendre à peu près la même matière par tous leurs chancres, pourvu que je ne recueillisse de leur pus qu'un certain nombre de jours après les inoculations; j'avais aussi constaté que, sur les personnes de cette catégorie, les inoculations positives se trouvaient plus rares que sur d'autres.

Il y avait dans tout cela une révélation ou du moins le sujet d'une hypothèse; j'ai cherché à la vérifier. Voici un exemple des expériences que j'ai faites dans ce but :

J'ai pris le jeune singe macaque dont je vous ai parlé tout à l'heure, et que j'avais échangé contre un papion. Rappelez-vous que plusieurs inoculations successives du pus de malades en traitement de syphilisation avaient eu sur lui un résultat négatif, ou ne lui avaient donné que des pustules insignifiantes.

Je lui ai inoculé le pus d'un chancre envahissant, mais non phagédénique, du fourreau de la verge d'un malade de M. Puche. Ce chancre, au dire du malade, existait depuis un mois; il était considéré par le chef de service comme ne devant pas être suivi d'*accidents constitutionnels;* je ne me rappelle pas si le malade en question avait eu d'autres maladies syphilitiques.

C'est le mardi 19 août, à midi, que l'inoculation est faite sur la paupière droite. La section de l'épiderme a moins de 1 millimètre de largeur. C'est à peine si l'on y aperçoit un peu de sérosité. Dès six heures du soir, il y a légère *papule*. Le 20, à cinq heures du matin, il y a *vésico-pustule*, et le 21, à midi, *pustule*. Le 22, vendredi, je romps la pustule, et j'inocule le pus qu'elle contient à la face antérieure de l'un des avant-bras de M. Laval.

L'ulcération qui est sous la pustule a tous les caractères d'un chancre : *fond pointillé, matière grisâtre, adhérente; bords vifs, piquetés, grisâtres, soulevés.* Ce chancre, dont la forme est très-régulière, est un ellipsoïde dont le grand diamètre est transversal et a 3 millimètres. L'aréole de ce chancre, qui était très-animée la veille, n'était presque plus rouge. L'induration commence à se manifester. Quelques heures après avoir été détruites, la croûte et la pustule s'étaient refaites.

Le lundi 25, le chancre, dont les progrès se sont arrêtés, est supporté par une induration des mieux accentuées et qu'on perçoit même à l'œil. Un vaisseau lymphatique engorgé part de l'induration; il se dirige en dehors et aboutit à un ganglion gros comme un grain de chènevis et placé à 1 millimètre en dehors de l'apophyse orbitaire externe.

Les choses restèrent dans cet état jusqu'au samedi 30 août; alors la lymphite et la ganglionite commencèrent à décroître pour ne laisser bientôt plus aucune trace; mais l'induration persista. (Depuis le 25 jusqu'au 30 août, plusieurs inoculations du pus de ce chancre ont été faites à l'homme. Nous avons remarqué que les chancres ainsi obtenus avaient une grande activité.)

Il n'y eut pas de changement depuis le 30 août jusqu'au vendredi 5 septembre. Ce jour-là, j'ai pratiqué au Dr Ch... une inoculation du pus du chancre de ce singe. Cette inoculation a réussi.

Le 8 septembre, un peu de conjonctivite *semble* se montrer à l'œil gauche. Je me sers du mot *semble*, parce qu'il n'y a d'anormal qu'un écoulement peu abondant d'un liquide comme séreux.

9 septembre. Le lendemain, cet écoulement est plus abondant. Les paupières sont œdématiées et rapprochées par le gonflement. L'œil opposé (droit), sur la paupière duquel siége le chancre, commence à se prendre. Pas de fièvre, mais inappétence presque complète.

10 septembre. Le mal a augmenté des deux côtés. L'œdème s'étend à toute la face et au front. L'animal semble souffrir beaucoup, et pourtant il mange avec un grand appétit. Tous les témoins en font la remarque, parce que cet appétit contraste avec la souffrance actuelle du singe et son inappétence de la veille.

11 septembre. Le mal a empiré. L'œdème a envahi le col.

L'animal succombe le 12 au soir, malgré les soins les plus grands. Dans ses dernières heures, nous ne l'avons pas quitté un instant, tant dans l'espoir de le sauver que pour l'observer avec soin.

Le liquide séreux qui coulait de ses yeux et de ses narines a été plusieurs fois inoculé à d'autres singes ou déposé sur leurs yeux ou sur leurs parties sexuelles, mais sans résultat.

Autopsie. — L'œdème occupe en entier la tête et le col. Le sang est fluide, et les muscles sont décolorés. Il n'y a pas de tubercules dans la rate ni dans les poumons. Les glandes salivaires sont très-développées ou plutôt très-gonflées. Les ganglions lymphatiques de toutes les régions sont engorgés. Ainsi, les ganglions mésentériques, coliques et axillaires sont très-gros. Les ganglions carotidiens, et particulièrement ceux du côté gauche, sont comme hypertrophiés. A la région carotidienne de ce côté, il existe une sorte de chapelet ganglionnaire à gros grains, et qui n'a pas pu être senti pendant la vie dans un examen attentif et réitéré, que la docilité de l'animal rendait facile. Ces ganglions sont assez gros pour avoir pu comprimer les vaisseaux du col et en gêner la circulation.

Avant l'autopsie on n'a pas pu les sentir davantage, quoiqu'on ait chassé la sérosité de la tête et du col par des ponctions suivies de compression.

J'appelle, Messieurs, votre attention sur cette difficulté de reconnaître les ganglions pendant la vie, et même après la mort (et avant l'autopsie), parce qu'on a insisté bien à tort sur l'absence de ganglions engorgés chez les animaux vérolés. Mais aurait-on mieux perçu l'existence de ces ganglions sur d'autres animaux forts, vigoureux, indociles?

MM. Robin et Gros (de Moscou), après avoir examiné chacun de son côté ces ganglions au microscope, les ont trouvés simplement hypertrophiés. Il y avait donc hypertrophie de tous les ganglions, puisqu'ils se trouvaient tous à peu près dans le même état.

Serait-ce un cas de mort par vérole aiguë?

Cette observation fait voir clairement que les pus qui s'inoculaient parfaitement à l'homme n'étaient pas assez forts pour s'inoculer au singe; j'ai exprimé cela, en disant que le singe a plus de *syphilisme* que l'homme.

Je vais toucher maintenant, Messieurs, à une question palpitante d'actualité, c'est-à-dire que je vais vous parler de deux observations qui ont fait beaucoup de bruit : celle de M. Laval, étudiant en médecine, et celle de M. Lindeman, médecin allemand.

A. OBSERVATION DE M. LAVAL.

Le sujet de cette observation est M. Laval, étudiant en médecine, âgé de 24 ans, et d'une constitution ordinaire. Les inoculations ont été commencées le 28 juillet 1851. Je désignerai numériquement les premières d'entre elles. Les suivantes ayant été multipliées, je me dispenserai de compter une à une les pustules souvent avortées qui en ont été la conséquence.

L'inoculation 1re a été pratiquée au niveau de l'empreinte deltoïdienne droite. Le pus qui a servi pour cette inoculation avait été emprunté au cinquième chancre du nommé T..., en voie de syphilisation. Il n'est pas indifférent de noter que les chancres de T... avaient été engendrés les uns par les autres, un à un, et à trois jours d'intervalle. Depuis plusieurs jours, le pus de T... n'était plus inoculable aux animaux.

30 juillet. Le chancre qui résulte de cette inoculation faite à M. Laval est inoculé à un papion mâle. L'ulcération produite sur l'animal a été sans vigueur, et s'est bientôt éteinte.

2 août. I^1. L'ulcération a marché.

Une deuxième inoculation est pratiquée au niveau de l'empreinte deltoïdienne gauche avec le pus d'un chancre de chat. Ce chancre avait été donné au chat, le 30 juillet, par l'inoculation du pus d'un chancre récent et actif du prépuce.

7 août. I^1. L'ulcération a 25 millimètres de diamètre.
— I^2. Son diamètre est la moitié de celui de la précédente ulcération.
9 août. I^1. L'ulcération s'est agrandie.
— I^2. Elle fournit du pus pour l'inoculation I^3, qui est multiple et faite un peu au-dessus d'elle par trois piqûres.
12 août. I^1. L'ulcération s'est rétrécie et n'a plus, comme le 7, que 25 millimètres de diamètre.
— I^2. 1 millimètre de diamètre.
— I^3. Les trois piqûres ont conflué.
— I^4. Pratiquée avec le pus de l'I^1 par deux piqûres faites au bras droit.
13 août. I^1. Elle continue à décroître.
— I^2. Elle commence sa marche décroissante.
— I^3. Elle est stationnaire.
— I^4. On voit deux petites vésicules, une à chaque piqûre.
14 août. I^5. Pratiquée sur le ventre avec le pus de la première.
15 août. I^5. Elle a été promptement suivie d'une pustule chancreuse.

16 août. I^6. Pratiquée au devant du sternum avec le pus de l'I^5. Dès le soir existe une papule bien marquée.

17 août. I^1, I^2, I^3 et I^4. Tous les chancres sont arrêtés dans leur marche ou en voie de réparation. Leur décroissance de volume est manifeste.

I^5. Elle n'a pas même 3 millimètres de diamètre.

I^6. Elle a un peu plus de 1 millimètre de diamètre. Un ganglion de l'aisselle est engorgé.

I^7. Elle est faite à midi précis, au moyen de six incisions ou sections très-étroites pratiquées sur le devant de la poitrine et du ventre avec la pointe de ciseaux très-fins. Chacune de ces incisions est contaminée par le pus parfaitement isolé de chacune des six inoculations précédentes. Pour éviter toute confusion, six tuyaux de plume avaient été chargés chacun à chacun du pus des six chancres. Le pus de chaque tuyau a été déposé sur chacune des six incisions. On fit en sorte que le numéro d'ordre des six incisions correspondît exactement, en allant de haut en bas, aux numéros d'ordre des chancres générateurs. Dès le soir, à six heures, on pouvait percevoir distinctement avec la pulpe du doigt une papule correspondant à la sixième petite incision.

18 août. I^7. Les six incisions sont converties en pustules.

Le pus est emprunté pour une I^8 à un chancre du gland peu profond et à base légèrement engorgée. Il datait de huit jours. Cette inoculation ne produisit qu'une ulcération insignifiante.

Depuis le 18 jusqu'à la fin du mois, les inoculations ont été multipliées. On en a fait jusqu'à douze par jour, en empruntant le pus, tantôt à des chancres simples ou indurés, tantôt à des chancres phagédéniques, car le pus du sujet avait cessé de bonne heure de lui être inoculable à lui-même. On ne produisit ainsi que des *papules* ou des *pustules*, petites, passagères et à pus concret; quelquefois cependant on obtint de petites ulcérations par l'inoculation d'un pus très-énergique.

Pendant le cours de ces expériences, les ulcérations n'ont jamais été soignées spécialement. Nous en avons pourtant cautérisé quelques-unes pour réprimer des bourgeons charnus. Dans le principe, les croûtes étaient leur meilleur moyen de protection; mais vers la fin des premières ulcérations, qui ont été de beaucoup les plus larges, nous avons eu recours pour les protéger, et en l'absence des croûtes, à du taffetas d'Angleterre.

Il ne fallut pas longtemps d'inoculations successives après le 8 août pour faire cesser le gonflement du ganglion de l'aisselle qui s'était engorgé.

Nos expériences ne se sont pas bornées là. Pendant tout le mois de septembre, nous avons maintes fois déposé sur le gland et à la face interne du prépuce, ou bien dans l'urèthre, au moyen d'une sonde, du pus blennorrhagique et du pus chancreux qui venaient d'être puisés à leur source; nous avons eu le soin de frotter les parties les unes contre les autres, dans le but de faciliter la contamination. Il ne nous a jamais été donné de faire naître chez M. Laval soit la blennorrhagie, soit la balano-posthite.

A la même époque, des inoculations ont été multipliées sur diverses parties du corps. On choisissait toujours les pus les plus actifs. Nous n'avons jamais pu obtenir que de petits chancres de quelques jours seulement de durée, et qui dans l'école de M. Ricord, sont connus sous le nom de *fausses pustules*.

Pendant tout le mois d'octobre, des inoculations variées ont été faites sans résultat à M. Laval. M. Robert de Welz en a pratiqué plusieurs, soit à la Société des médecins allemands, soit en particulier. MM. Langlebert, Nyman (de Stokholm), etc., ont fait, ont vu faire des inoculations qui n'ont jamais réussi. Enfin

M. Ricord a pratiqué publiquement à M. Laval sept inoculations, sans pouvoir lui faire produire un atome de pus inoculable. On peut consulter sur ce point le témoignage des personnes qui ont fréquenté la clinique de M. Ricord, depuis le 17 jusqu'au 31 octobre.

Le 1er novembre, nous avons fait à M. Laval, et avec les pus les mieux éprouvés, des centaines d'inoculations aux parties postérieures et latérales du tronc. Dix heures après, ces parties étaient recouvertes d'une multitude de pustules moins grosses que des grains de millet. M. Laval n'a éprouvé ni fièvre, ni malaise, et a suivi ses occupations habituelles. Vingt-quatre heures après ces inoculations, toutes les pustules étaient flétries. Nous avons dès lors considéré M. Laval comme exemplairement syphilisé. Depuis, d'autres inoculations, toujours négatives, lui ont été faites par MM. Gosselin, Marchal de Calvi, etc.

Toutes ces expériences ont augmenté l'appétit, et n'ont en rien troublé la santé de M. Laval.

M. Laval publiera, sans doute, plus en détail, son observation dans sa thèse, et exposera les conclusions particulières qu'il en déduit. Il se met à la disposition de tout confrère qui voudra l'examiner ou se faire des inoculations.

De toutes les conséquences de cette observation, je ne veux, dans ce moment-ci, en faire saillir qu'une seule : c'est qu'à une certaine époque, des pus qui ne pouvaient pas s'inoculer aux animaux se sont bien inoculés à M. Laval, et qu'à une autre époque des pus qui s'inoculaient aux malades ne prenaient plus sur M. Laval.

B. OBSERVATION DE M. LINDEMAN.

Voici cette observation, telle qu'elle est exprimée dans une note des Lettres de M. Ricord sur la syphilis :

« M. le Dr L....... a été présenté à la Société de chirurgie par M. Musset, interne du service de M. Ricord, pour soumettre à l'observation de cette Société savante les résultats d'expériences entreprises dans le but de vérifier les idées émises sur la syphilisation.

« *En attendant* que M. le Dr L....... donne lui-même, *in extenso*, l'histoire de sa propre observation, *non encore complétée*, voici les principaux résultats auxquels il est déjà arrivé :

« M. le Dr L....... n'a jamais eu ni chancres ni blennorrhagies.

« Au mois de décembre 1850 et janvier 1851, il s'est inoculé à la verge, *à un intervalle d'une semaine chaque fois, une dizaine de chancres*, dans le but d'étudier une nouvelle médication. Ces chancres ont *disparu en peu de temps*, sous l'influence d'un traitement simple, hygiénique.

« Le 2 juillet, il s'*inocule* de nouveau au bras gauche, et un chancre *induré* en est la conséquence.

« Trois mois après, c'est-à-dire le 1er octobre, il se déclare une syphilide exanthématique et bientôt papuleuse, accompagnée de l'engorgement des ganglions cervicaux postérieurs.

« Quelques jours après, des plaques muqueuses apparaissent sur les amygdales.

« M. le Dr L....... ne se soumet à aucun traitement.

« Le 17 octobre, *une* inoculation est pratiquée sur le bras gauche par M. Auzias, en présence de M. Ricord, avec du pus puisé à un chancre *datant de 20 jours*, existant chez un *malade* qui avait été inoculé lui-même avec du pus pris chez un *prétendu syphilisé* qui en était *à peu près* à son 60e chancre.

« Le 26 octobre, M. Ricord pratique deux inoculations : l'une sur le bras gauche, l'autre sur la muqueuse du prépuce, avec du pus d'un chancre phagédénique non serpigineux, existant sur un malade couché salle 2, n° 4, de son service.

« Le 27 octobre, M. le Dr L....... s'inocule lui-même au bras et à la verge avec le pus du premier chancre.

« Le 28 octobre, deux inoculations sont pratiquées au bras gauche, l'une avec le pus du premier chancre, l'autre avec celui du quatrième.

« Le 29 octobre, deux inoculations sont faites avec le pus du quatrième chancre.

« Le 30, deux inoculations sont pratiquées au bras avec le pus du premier chancre et du second.

« Le nombre des inoculations s'élève ainsi à onze.

« 1° Bien que des inoculations, au nombre de dix, aient été faites, cela n'a pas empêché une onzième de s'indurer et d'être suivie régulièrement de la syphilis constitutionnelle.

« 2° Les nouvelles inoculations successives qui ont été faites en vue de la syphilisation ont toutes réussi.

« 3° Les chancres n'ont pas été d'une moindre étendue à mesure des inoculations faites.

« Ainsi les diamètres des chancres successifs ont été indifféremment plus grands ou plus petits que ceux des chancres qu'ils avaient précédés ou suivis.

« 4° Le plus grand nombre des chancres inoculés a pris la forme phagédénique, comme cela se montre souvent chez des individus qui, ayant une syphilis constitutionnelle, contractent de nouveaux chancres.

« 5° Il est à remarquer que les plus intenses proviennent du pus du syphilisé de M. Auzias, parvenu à son 60e chancre.

« 6° Le phagédénisme non serpigineux n'a pas dépendu de la source à laquelle le pus avait été emprunté, car le plus grand nombre des chancres qui ont été produits par le pus provenant du syphilisé ont pris indifféremment la forme phagédénique, tandis que parmi trois chancres produits par le pus fourni par un malade du service de M. Ricord, affecté d'un chancre phagédénique non serpigineux, un seul a pris la forme phagédénique.

« 7° Le phagédénisme des premiers chancres n'a pas été atténué par les chancres qui ont suivi et qui sont devenus phagédéniques à leur tour.

« 8° Le phagédénisme a donc semblé tenir à l'état général du malade influencé par le siége, car tandis que le plus grand nombre des chancres inoculés au bras ont pris cette forme, les chancres inoculés à la verge, le même jour, avec le même pus, sont restés très-restreints, et ont vite marché vers la réparation.

« 9° Les inoculations successives, *faites dans le sens de la syphilisation*, et qui ont *affecté une marche si grave*, *non-seulement n'ont pas influencé favorablement les accidents de la syphilis constitutionnelle*, mais, bien au contraire, ces accidents ont *semblé* prendre une nouvelle intensité au fur et à mesure que les chancres d'inoculation tendaient au phagédénisme.

« 10° Il est à remarquer que, tandis que toutes les inoculations faites avec du pus d'ulcères primitifs ont été suivis de résultats positifs, des inoculations d'accidents secondaires appartenant aux formes les plus graves, et dans toute leur intensité, sont restées sans effet. »

J'ai vu pour la première fois M. Lindeman, le 13 octobre, dans la Société des médecins allemands. Je venais de présenter aux membres de cette Société un syphilisé, auquel plusieurs d'entre eux, et notamment M. Robert de Welz, avaient fait, sans résultat, des inoculations. M. Lindeman se montrait à ses compatriotes pour leur faire part que, après s'être inoculé au bras le pus d'une ulcération secondaire de l'amygdale, il avait contracté une ulcération dont il nous a montré la cicatrice. M. Lindeman portait actuellement sur lui les preuves les moins équivoques de la vérole. Trois jours après, j'ai eu l'occasion de voir M. Lindeman, et je lui ai proposé de le *syphiliser*, pour le guérir des accidents constitutionnels dont il était atteint. M. Lindeman accueillit favorablement ma proposition, et voulut que les inoculations successives lui fussent faites publiquement dans la clinique, et sous les yeux de M. Ricord.

En conséquence, le 17 octobre, j'inoculai M. Lindeman vers l'empreinte deltoïdienne gauche par une piqûre étroite et superficielle. Le pus fut emprunté à M. P... dont je commençais la syphilisation et qui avait un chancre depuis huit jours. C'était un pus régénéré sur un terrain vierge. En apprenant que, le 24, M. Ricord avait pratiqué à M. Lindeman deux inoculations intempestives, et d'un pus que je n'avais pas choisi, je fus alarmé des conséquences probables du courage imprudent de M. Lindeman, et je résolus, après avoir tenu conseil de mes amis, de ne prendre aucunement part à ce qui se ferait désormais, si je n'obtenais, par mes prières, de M. Lindeman, qu'il se confiât entièrement à ma direction. Je compris dès lors, et j'annonçai tout le parti qu'on ne manquerait pas de tirer contre la syphilisation d'expériences que je blâme avec autant d'énergie que qui que ce soit. Je n'expérimente pas sur mes semblables; je les soigne et je les guéris, ou bien, je les vaccine et je les préserve.

Voici à peu près comment les choses se seraient passées, si j'avais pu continuer mes soins à M. Lindeman :

Le premier chancre n'aurait pas dépassé la largeur d'une pièce de 50 centimes, et aurait commencé sa marche décroissante au bout de quinze à vingt jours. J'aurais, d'ailleurs favorisé cette marche décroissante par une inoculation que j'aurais faite huit à dix jours après la première, et à une certaine distance de celle-ci à laquelle j'aurais emprunté le pus. Le deuxième chancre ainsi produit ne serait probablement pas devenu aussi large ni aussi enflammé que le premier. Un troisième chancre, engendré par le pus du premier ou du deuxième, aurait suivi d'assez près ce dernier, c'est-à-dire à six ou huit jours de distance, et aurait à peine dépassé en largeur celle d'une lentille. Après quoi, j'aurais fait à M. Lindeman, et dans une même séance, huit à dix inoculations de son propre pus, puisé indifféremment à quelques-uns de ces chancres. J'aurais alors été sûr du peu de développement des pustules qui en seraient résultées; plus tard, j'aurais cherché un pus de forme très-supérieure avec lequel j'aurais recommencé et parcouru rapidement la série précédente. Je suis bien convaincu que les chancres auraient graduellement diminué d'étendue.

Enfin, j'aurais inoculé à M. Lindeman indistinctement toute espèce de pus, sans pouvoir produire autre chose que des pustules insignifiantes. Après quoi, je l'aurais considéré comme syphilisé; les symptômes restant de syphilis constitutionnelle n'auraient pas tardé à disparaître spontanément.

Je me prononce avec assurance parce que l'expérience ne m'a pas encore donné de démenti. J'aurais donc guéri M. Lindeman sans l'exposer à aucun inconvénient, et à plus forte raison, à aucun danger.

Contrairement à cela qu'a-t-on fait? On a multiplié sans mesure les inoculations, en se servant de toute espèce de pus. En outre, on a lavé les chancres de manière à contrarier *l'absorption* ou mieux, quoique plus vaguement, *l'action sur l'économie* de leur pus, et à empêcher par suite l'effet syphilisant, au lieu de les laisser cachés sous leur propre croûte.

M. Lindeman a donc été la victime ou plutôt le jouet de la *syphilisation*, comme est victime de la saignée celui dont un chirurgien novice ouvre l'artère brachiale, comme est victime du cathétérisme celui dont une main inhabile perfore la vessie, victime de l'opium celui qu'un médicastre empoisonne par une dose exagérée de ce médicament ! Cette syphilisation postiche n'est pas la nôtre !

Il y a, Messieurs, des circonstances dans lesquelles le hasard ou la fatalité pèsent de tant de poids sur une idée, qu'on dirait d'une conjuration pour l'opprimer, bien qu'on sache très-certainement qu'il n'est pas possible que les passions des hommes s'en soient mêlées.

Telle est la circonstance actuelle.

Le caractère honorable de M. Ricord, son empressement à accepter toute idée nouvelle, la considération qui revient aux confrères et aux écrivains qui semblent avoir marché sous sa bannière dans une espèce de croisade contre la syphilisation, sans s'être aucunement concertés avec lui, le courage si mal dirigé de M. Lindeman, le témoignage nombreux et intègre des personnes qui ont assisté à ses inoculations, et enfin la chronologie des faits, tout démontre avec la plus parfaite évidence l'intervention fatidique de quelque *deus ex machina.*

Pourtant, qu'on rapproche les événements. Les doctrines de M. Ricord venaient de se briser contre un fait authentique, éclatant; conviée en champ clos par M. Ricord, la syphilisation s'était rendue dans l'arène de l'hôpital du Midi. M. Ricord, après avoir choisi ses armes, avait été publiquement vaincu, désarmé ! Quelle revanche pouvait-on prendre sur la syphilisation triomphante, si ce n'est... après avoir baissé le rideau sur la défaite de l'hôpital du Midi.

Ce que je viens de dire est hypothétique, impossible, absurde; mais le jeu de la fatalité en a transformé le résultat en réalité. On a touché une corde qui devait réveiller des échos généreux dans des réunions de médecins.

Exciter la pitié, c'était imposer silence à la raison

Ces deux observations ont un grand intérêt pour qui sait les voir d'ensemble après s'être dégagé de toute idée préconçue.

Je vous dirai, chemin faisant, que M. Laval n'a pas été présenté par moi à M. Ricord; ce n'est pas que le chirurgien de l'hôpital du Midi l'ait prétendu explicitement. Mais M. Ricord s'est exprimé ainsi dans sa dernière lettre sur la syphilis : « *on* a enfin présenté, etc. » Lisez la lettre précédente de M. Ricord, et vous verrez que ce *on* ne peut guère s'appliquer qu'à moi. Pourquoi le langage de M. Ricord se prête-t-il à des équivoques ? Parce que le *on* anonyme est malheureusement passé dans ses habitudes professorales, quand il parle de ses adversaires; au moins devrait-il le proscrire dans ses écrits. Je m'appelle *on* dans bien d'autres cas, et particulièrement dans une note de la deuxième édition de *Hunter-Ricord*, où il fait mention, en termes fort succints, de l'inoculation de la syphilis aux animaux.

Voici la fin de cette note : « *on* a dernièrement réussi, après de nombreux insuccès, à inoculer des accidents primitifs (des chancres *non indurés*) sur divers animaux, sur des singes, des chats, etc., et de ces animaux à l'homme : mais sans production de bubons ni d'accidents constitutionnels. Ce n'est pas encore la syphilis. » M. Ricord est libre, sans doute, de traiter si légèrement une découverte qui commence la ruine de ses doctrines, mais ne commet-il pas un déni de justice en me désignant par *on* (qui veut dire *tout le monde* ou *personne*), à propos de travaux qui sont une propriété scientifique ? Quant aux erreurs de cette note, qu'il eût mieux valu supprimer que de la rendre si... courte, vous les connaissez; vous savez, en effet, que j'ai inoculé le pus de chancres indurés aux animaux; vous savez aussi que j'ai obtenu chez eux des *accidents constitutionnels.* Ne vous ai-je pas raconté tout à l'heure l'observation d'un singe auquel j'ai donné un chancre induré par l'inoculation du pus d'un chancre qui ne l'était pas?

Messieurs, le *on* qui a présenté M. Laval à M. Ricord, ce n'est pas moi, c'est M. Laval lui-même. Mais ce *on* qui n'est pas moi, n'a pas voulu que M. Ricord expérimentât sur lui, en l'absence du *on* qui était moi; bien en a pris à M. Laval d'avoir exigé ma présence et mon appui, car M. Ricord qui ne reconnaît sûrement (et encore pas toujours!) les chancres qu'après l'inoculation du pus qu'ils fournissent, lui qui se débarrasse si aisément de nos *chancres avortés* en les qualifiant de *fausses pustules*, il était parfaitement disposé, dans ces jours d'épreuve, à donner la bienvenue aux pustules et aux croûtes les plus équivoques. *Quantum mutatus ab illo!* Mais, halte-là, lui ai-je dit, vous n'avez pas été d'un accès si facile à mes chancres d'animaux! Tout chancre, lui ai-je répété devant son auditoire accru par la circonstance, doit fournir un pus inoculable; c'est vous, M. Ricord, qui le dites par ma bouche. Quant à vos *fausses pustules*, je pourrais m'en servir comme d'une arme défensive à votre égard; mais il ne me convient pas de m'abriter contre mes adversaires, même sous les erreurs dont ils se parent.

Les sept inoculations de M. Ricord ont échoué, comme peuvent l'attester MM. Deville, Langlebert, Nyman, Pajot, Hiffelsheim, comme peuvent l'attester deux cents autres personnes.

Mais, nous a dit M. Ricord, le pus de tous les chancres que j'ai inoculés à M. Laval n'était pas virulent. Vous vous trompez, ai-je répondu; pourquoi, du reste, n'en avez-vous pas choisi de meilleur? Pourquoi, puisqu'on vous le permet, ne faites-vous pas de nouvelles inoculations?

M. Laval est une exception, reprit M. Ricord. C'est vous pourtant, M. Ricord, qui nous avez appris que *les hommes sont égaux devant le chancre*. Cette objection tombe d'ailleurs d'elle-même en face des nombreuses cicatrices de chancres que porte M. Laval.

Après avoir, ou avant d'avoir (je ne sais) avancé que M. Laval était une exception, et qu'à ce titre il ne pouvait pas contracter de chancres, M. Ricord a prétendu qu'il en avait eu en trop grande quantité pour que la syphilisation pût devenir une méthode généralement applicable. La réponse était fort simple (en admettant qu'elle ne fût pas toute faite dans l'objection qui précède). M. Laval n'a pas voulu seulement se syphiliser, il s'est donné, dans un but d'étude, beaucoup de chancres qui auraient été superflus pour la syphilisation.

Mais, prétendit encore M. Ricord, les cicatrices de chancres et leur atmosphère ne sont pas inoculables. Erreur, deux fois erreur, avons-nous répondu.

Assez et trop d'objections comme cela! Je m'arrête dans l'intérêt de M. Ricord.

C'est ainsi que le plus habile pilote court à l'écueil, quand, après s'être égaré, il méprise les avertissements du simple matelot.

Voici un épisode fort piquant de ce tournoi. M. Laval avait sur l'épaule une *pustule avortée* dont il arrachait la croûte tous les jours, pour savoir pendant combien de temps il pourrait en retarder la cicatrisation, et pour voir la forme qu'elle affecterait. M. Ricord a vu là un chancre! lui, qui ne reconnaît pas à la vue les chancres quand ils existent! C'est le système d'Azaïs appliqué au diagnostic.

Enfin, j'ai abandonné le service de M. Ricord, en lui disant les paroles suivantes : *M. Ricord, armez-vous de la meilleure de vos lancettes, trempez-en la pointe dans le meilleur de vos pus, et faites à M. Laval une de ces inoculations que vous savez si bien faire. Je vous porte le défi de produire sur M. Laval un chancre, c'est-à dire une ulcération fournissant du pus inoculable.* M. Ricord s'est tu. La *syphilisation* avait vaincu dans la lice.

Pendez-vous, brave journaliste de l'*Union médicale*, car vous n'étiez pas là, vous qui naguère demandiez des *faits* à cor et à cri !

Vous remarquerez, Messieurs, que M. Laval n'a pas pu se donner la chaude-pisse. J'ai bien d'autres expériences qui établissent que la blennorrhagie est souvent syphilitique.

Quant à l'observation de M. Lindeman dont on a fait tant de bruit contre la syphilisation, elle plaide, au contraire, pour la nouvelle doctrine ; mais il faut l'interpréter convenablement. En tout cas, elle condamne ceux qui syphilisent sans avoir appris à le faire. La syphilisation repousse donc toute espèce de participation à ce fait-là :

1° Parce que les époques des inoculations ont été fâcheusement rapprochées les unes des autres ;

2° Parce que ces inoculations ont été faites dans des lieux trop peu éloignés les uns des autres ;

3° Parce qu'on a inoculé à notre confrère allemand *ab hoc et ab hac*, des pus de toute forme, de façon qu'une sorte de conflit inutile s'est établi entre les actions sur l'économie de chacun des chancres ainsi produits ;

4° Enfin, parce qu'on a entraîné le pus par des lavages. C'était empêcher gratuitement l'action *syphilisante* de ceux d'entre les chancres qui étaient *syphilisateurs*.

N'a-t-on pas fait, en outre, des piqûres trop profondes, trop larges, trop irritées? Je demande pardon à M. Ricord de lui rappeler son ancienne méthode. On dit qu'il s'est amendé depuis que j'ai fait la critique de cette méthode dans mon Mémoire publié dans les *Archives générales de médecine*. Je serais heureux d'en acquérir la certitude et d'avoir à l'en féliciter!

Je n'en ai pas fini, Messieurs, avec l'observation de M. Lindeman. Que de fautes en quelques pages!

Voici un passage bien fâcheux au point de vue de la vérité : « Le 17 octobre, une inoculation est pratiquée sur le bras gauche, par M. Auzias, en présence de M. Ricord, avec du pus puisé à un chancre datant de vingt jours, existant chez un malade qui avait été inoculé lui-même avec du pus pris chez un *prétendu syphilisé* qui en était à peu près à son 60e chancre. » Pardon, M. Ricord; mais je dois confesser que je me suis trompé en vous donnant un renseignement de mémoire. Le pus n'a point été puisé à un chancre datant de vingt jours; le chancre qui a fourni le pus n'avait que neuf jours, à partir de l'instant de l'inoculation qui l'a produit, et il n'avait que six jours à partir du moment où il a fourni du pus inoculable. En effet, c'est au premier chancre de M. P... que le pus a été emprunté; or M. P... tenait son premier chancre d'une inoculation qui lui avait été faite le 8, avec du pus de M. Laval. Il n'est pas extraordinaire que M. Laval, qui n'était pas complètement syphilisé le 8 octobre, l'ait été dix jours plus tard, c'est-à-dire à l'époque où M. Ricord lui a fait des inoculations. D'ailleurs, les plus simples notions de syphilisation nous apprennent que le pus des individus syphilisés (ils ne peuvent produire du pus inoculable que pendant quelques heures, et encore à la condition qu'on leur ait inoculé un pus très-fort) (1), est souvent assez fort lui-même et que du moins il se régénère vite sur un terrain vierge, c'est-à-dire sur un individu non contaminé jusque-là. Or

(1) J'ai l'habitude de dire qu'il n'est pas plus possible de *syphiliser* complètement un individu que de faire un vide absolu sous la machine pneumatique.

le chancre de M. Laval était un de ces chancres éphémères dont je parle, et qu'on obtient à grande peine, tandis que M. P... constituait le terrain vierge, puisqu'il n'avait jamais eu d'accident syphilitique. Aussi, n'a-t-il pas tardé à fournir un pus *très-syphilisant*, dont on est malheureusement parvenu à perturber l'action par des inoculations intempestives.

Je signalerai, en passant, le A PEU PRÈS à son 60e chancre. Nous avions pourtant bien des fois répété à M. Ricord que M. Laval s'était donné plusieurs chancres, comme moyen d'étude, et que les derniers de ces chancres avaient été fort peu actifs et s'étaient très-peu étendus. Ne vous avais-je pas dit, M. Ricord, en vous répondant dans l'*Union médicale* (1) : *Il n'y a que les premiers chancres qui coûtent?* Est-ce bien vous, M. Ricord, qui, après avoir créé et mis au monde les *fausses pustules*, voulez les faire compter comme de larges *ecthymas?* Reniez votre interne ou abjurez vos doctrines, car votre interne compromet vos doctrines, ou vos doctrines vous perdent vous et lui!

Je continue la lecture de l'observation de M. Lindeman, et j'y trouve cette phrase-ci :

« Il est à remarquer que les (chancres) plus *intenses* proviennent du pus du *syphilisé* de M. Auzias, parvenu à son 60e chancre. »

L'*à peu près* a disparu à propos du 60e chancre. Il n'y a plus de M. P... comme intermédiaire. C'est à présent le pus du *syphilisé* qui a produit les chancres les plus *intenses*. Le pus de M. P..., je ne le nie pas, était, à cette époque, des plus *syphilisateurs*. C'est pourquoi il fallait le laisser agir sur notre confrère allemand, jusqu'à ce que je jugeasse convenable de lui faire une 2e inoculation.

Il est dit dans les conclusions de cette observation, que *les chancres phagédéniques n'ont pas influencé favorablement la syphilis constitutionnelle*. Vous n'en savez rien, puisque vous n'avez pas voulu attendre. Mais si je considérais les chancres de M. Lindeman comme vraiment phagédéniques, j'aurais à vous répondre par un de mes aphorismes de syphilisation. Je vous dirais : *Le pus qui ne s'absorbe pas phagédénise, celui qui s'absorbe syphilise.* Je préciserai plus tard, à propos des théories de la syphilisation, le sens figuré que doit avoir ici le mot *absorber*. Mais n'allez pas jusqu'à donner à entendre que les chancres phagédéniques ont aggravé les accidents constitutionnels ; car vos dogmes, M. Ricord, vous crieraient par derrière : *non bis in idem*. Et puis, ne violeriez-vous pas ces dogmes en attribuant au chancre phagédénique tant de virtualité?

Si je ne craignais de sortir de mon sujet, j'aurais bien autre chose à dire sur cette observation ; je demanderais, par exemple, des explications sur cette phrase : « Le 2 juillet, il s'*inocule* de nouveau au bras gauche, et un *chancre induré* en est la conséquence. »

Il s'*inocule* quoi? M. Lindeman prétend que c'est le pus d'une ulcération secondaire de l'amygdale. Quant au chancre *induré*, l'avez-vous vu? Pour mon compte, je n'ai constaté qu'une cicatrice.

Ah! M. Ricord! vous vous êtes laissé prendre au piége que vous tendiez à la syphilisation. Vous ne voulez pas savoir *syphiliser* et vous n'admettez pas l'inoculabilité des accidents secondaires. Mais, en revanche, vous forgez des armes à vos adversaires! Merci, M. Ricord, au nom des syphilisateurs!

Mais que puis-je objecter à une proposition comme celle-ci : « Les nouvelles inoculations successives qui ont été faites en vue de la syphilisation ont toutes réussi. » Et pourquoi pas? Et à cette autre : « Les chancres n'ont pas été d'une moindre étendue, à mesure des inoculations faites. » Mais quelles

(1) Voir : LETTRE AU RÉDACTEUR EN CHEF de l'*Union médicale*, p. 68-69.

inoculations? De pus fort? De pus faible? A quelle date de succession? etc..... et *tutti quanti!*

Enfin, les chancres de M. Lindeman étaient-ils certainement phagédéniques? Cela n'est pas l'opinion de M. Puche, le savant collègue de M. Ricord. Ce n'est pas non plus la mienne, s'il m'est permis de me citer. Mais qu'importe?... Ce que je voudrais savoir, c'est ce qu'est devenu M. Lindeman. Il n'a pas dû tarder à être guéri de ses chancres! Pourquoi la Société de chirurgie ne réclame-t-elle pas la suite de cette communication? Trop d'observations inachevées encombrent déjà ses procès-verbaux! On ne nous a plus parlé de M. Lindeman, on ne l'a plus présenté nulle part. M. Ricord lui-même ne dit plus rien, n'écrit plus rien. M. Lindeman a été son dernier trait contre la syphilisation. Il l'a lancé comme un Parthe..... en fuyant!

Regrettons que le courage de M. Lindeman ait été si mal employé! Qu'ont retiré les amis de la science de cette exhibition publique d'ulcères ambulants dont la syphilisation n'était pas comptable? je me trompe, ils auront appris à se méfier de nos détracteurs.

Quant à ceux qui ont voulu, dans des intentions que je crois louables, tirer parti de ce fait, ont-ils agi scientifiquement? Devaient-ils remuer des passions dans une question de science? L'esprit de vertige avait soufflé sur la Société de chirurgie tout entière. Elle avait oublié..... la première partie de sa belle devise: *Vérité dans la science, moralité dans l'art.* Cette Société n'a ni discuté la question de science, ni nommé de commission pour l'examiner. Quelques-uns de ses membres m'ont frappé d'anathème en des termes qu'ils ont bien fait de supprimer dans leur procès-verbal. On a entendu le Président de la Société (mu, je le sais, par un bon sentiment, mais oubliant ses devoirs de sévère et froide impartialité, maudire la syphilisation et ses partisans, en son nom, au nom de toute la Société de chirurgie, au nom même de l'humanité! Pas une voix, parmi trente chirurgiens, n'a réclamé pour la vérité violée et l'honneur d'un confrère outragé! La Société de chirurgie était devenue ce jour-là une synagogue de la science, il s'agissait d'étouffer une idée nouvelle.

La *syphilis expérimentale* a fait son chemin *envers et contre* la Société de chirurgie; la *syphilisation* saura bien, comme son aînée, passer par-dessus les obstacles que lui oppose cette Société. L'écrivain qui a dit: *Les vérités font longtemps le tour des académies avant d'y entrer*, n'a pas été seulement spirituel, il a été profond! La Société de chirurgie est une académie au petit pied!

Le jugement que je viens de porter sur la Société de chirurgie ne saurait atteindre aucun de ses membres en particulier, ni surtout son honorable Président, M. Larrey. Nulle part ne se rencontrent plus de praticiens recommandables et de savants respectés. Mais, quand la responsabilité se partage et que l'esprit de corps inspire des concessions réciproques, tout homme, en acquérant de l'influence, perd de sa valeur. C'est à chacun de choisir, en frappant à la porte d'une Société, entre ce qu'il trouve dans la salle et ce qu'il laisse dehors.

Ce n'est pas tout. Les membres les plus remuants sont parfois les plus influents, et les Sociétés ne se trouvent pas alors à l'abri d'une intrigue ou d'un coup de main.

Je terminerai cette leçon en répondant à une lettre dans laquelle on m'adresse deux objections à ce que j'ai dit dimanche dernier.

La première objection est formulée à peu près en ces termes :

« M. Cullerier vous accuse de tourmenter les piqûres que vous faites, et il assure qu'après avoir obtenu un ulcère à force de *malaxations* (c'est le mot de la lettre), vous abreuvez journellement cet ulcère de pus virulent. Sa théorie de la contagion médiate serait donc parfaitement rationnelle. Il est bien vrai que le récit fait par vous de votre manière ordinaire d'expérimenter répond à ce reproche ; mais pourquoi n'avez-vous pas franchement exposé la critique de vos adversaires, sauf ensuite à nier les faits sur lesquels ils s'appuient ? »

Il fut une époque, j'en conviens, où j'irritais les plaies et les souillais, à différentes reprises, de pus nouveau. Mais j'ai depuis longtemps cessé d'en agir ainsi. Ma manière de faire aujourd'hui est perfectionnée et tout opposée à celle-là. C'est ce que je m'efforce de faire savoir à chacun ; j'ai décrit mon procédé opératoire dans mon Mémoire publié dans les *Archives générales de médecine* (1).

M. Cullerier, me dit-on, soutient que je ne procède pas ainsi. Que puis-je répondre, si ce n'est que M. Cullerier n'est pas au courant des progrès que je fais, puisqu'il s'en tient à mon ancienne méthode ? Consultez, pour vous édifier à cet égard, le Mémoire que j'ai écrit dans les *Archives générales de médecine*, invoquez surtout le témoignage de Robert de Welz et de tous les médecins qui m'ont vu expérimenter.

Parmi eux, M. Langlebert est plus en mesure que personne de vous fournir des renseignements fidèles : vous savez que ce confrère fait un très-bon cours sur la syphilis. M. Langlebert n'a pas agi comme d'autres qui ont jugé mes expériences sans les connaître. Il s'est procuré un singe dont il avait lui-même la propriété et la surveillance ; il m'a demandé d'aller faire des expériences chez lui et devant ses élèves ; je n'ai vu et touché l'animal que pendant que je lui inoculais le virus. Informez-vous de ce que j'ai fait, auprès de M. Langlebert et de ses élèves qui étaient nombreux.

Voici la deuxième objection qu'on m'adresse. — « Vous ne présentez qu'un seul sujet de l'espèce humaine ; ce sujet peut bien être exceptionnellement réfractaire à l'action du virus syphilitique, comme d'autres par exemple sont réfractaires à l'action du virus variolique. »

Rien n'est vrai dans cette objection. Personne n'est, que je sache, réfractaire à l'action du virus variolique ; ceux qui ont dit le contraire ne l'ont pas démontré. Que quelques-uns aient semblé résister à l'action de ce virus, agissant par contagion accidentelle, cela est incontestable ; mais qu'on n'ait pas pu leur inoculer positivement le virus variolique ! c'est ce que je nie, et je demande formellement des preuves. Je n'ai donc pas à examiner la question de savoir si, dans le cas présent, il serait rigoureux de conclure du virus variolique au virus syphilitique. Vous n'ignorez pas, au reste, que M. Ricord, en dehors du débat actuel, s'est formellement prononcé pour la négative.

Et puis, que prouvent les cicatrices de M. Laval dont les adversaires de la syphilisation font tant de bruit, si ce n'est qu'il a eu des chancres ? Car il ne peut pas en même temps en avoir eu 60 et n'en avoir eu aucun. J'ai déjà nié ailleurs les mystères de la science. J'ajouterai que plusieurs inoculations positives ont été faites à M. Laval devant témoins, et par d'autres que moi.

Le nombre des syphilisés que je puis montrer augmente tous les jours. Mais laissez-moi faire une réserve ou dénoncer une tactique. On fait aux *syphilisés* que je montre des questions grosses d'un sombre avenir et auxquelles les esprits de la plus forte trempe sont seuls capables de résister. Avec un pareil langage, je voudrais faire trembler quiconque se serait, il y a dix ans, désaltéré en buvant une bouteille de limonade gazeuse. Il n'est pas besoin d'être Alexandre le Grand ou Spartacus pour devenir mon client. Joignez-y la répugnance qu'ont beaucoup de personnes à laisser savoir qu'elles ont été atteintes d'une maladie

(1) Voir ci-dessus, pages 8 et 9.

qu'on appelle *secrète*. Malgré tous ces obstacles, vous verrez des *syphilisés* autres que M. Laval et particulièrement M. P..., dont la *syphilisation* commencée se continuera sous vos yeux. Vous noterez que M. P... n'avait jamais eu d'affection syphilitique quand j'ai consenti à le *syphiliser*.

Je relèverai, dans cette dernière objection, ce qu'on insinue à propos des singes syphilisés. On semble croire qu'on ne saurait conclure rigoureusement de ce qui se passe chez le singe à ce qui doit se passer chez l'homme. Quoi! tout singe qui n'a pas été inoculé peut l'être, puis il devient réfractaire à la suite d'inoculations successives, et il n'en serait pas de même de l'homme? Les lois de l'analogie sont ici forcées. Pour bien les connaître, lisez souvent Zimmermann et Geoffroy-Saint-Hilaire.

3e Leçon, dimanche 14 décembre 1851.

Les deux leçons précédentes n'ont été qu'une introduction à l'exposition méthodique de la syphilisation. Le moment est venu de faire cette exposition. Chose étrange! la question est neuve, née d'hier; pourtant il faut déblayer le terrain avant de bâtir. Chaque esprit brouillon a déjà porté sa pierre à cette Babel aphrodisiaque. C'est à qui s'est empressé d'obscurcir la vérité en agitant son flambeau. Je laisse la parole à Thierry de Héry (1) l'enfant gâté, si je puis dire, de la maladie syphilitique, pour exprimer des choses qu'on ne doit sans doute pas dire aujourd'hui. Voici comment il parle, non loin du berceau, ou mieux, peut-être, puisque je soupçonne que la maladie ne s'est que ravivée au XVe siècle, soixante années après la renaissance de la vérole, dans *la Méthode curatoire de la maladie vénérienne, vulgairement appelée grosse vérole :* « Attendu que tout, ainsi qu'un baston tordu, ne se peut bonnement redresser, n'un vieil arbre transplanté rejetter des boutons verds (comme dit Galien, après le poëte), ne plus ne moins est-il mal aisé, que celuy qui est envieilly en une opinion tant soit-elle évidemment fausse et absurde, la laisse pour adhérer à la vérité : pour ce que l'amour de soy-mesme, joinct avec le désir de gloire et réputation, l'empesche de se ranger à ce qu'il connaît autrement estre plus certain et plus véritable. » Les syphilographes se suivent-ils donc en se ressemblant à travers les siècles?

J'entrerai en matière par l'examen de trois points importants :

1o La syphilisation est-elle possible, est-elle un fait?

(1) Ce célèbre barbier est le premier qui ait écrit un livre en français sur les maladies vénériennes. Il suivit l'armée de François 1er en Italie, et étudia à Rome la *grosse vérole* dans l'hôpital Saint-Jacques-le-Majeur. Il revint à Paris, précédé d'une grande renommée et y fit beaucoup de cures. Il mourut très-vieux, après avoir gagné la somme, énorme pour son temps, de 150,000 livres. C'est là l'origine d'une singulière tradition dont on l'a fait le héros. On prétend qu'étant allé à l'église de Saint-Denis, il se fit montrer le tombeau de Charles VIII. Après quelques instants de méditation, il se prosterna devant ce monument, et se mit à prier au grand étonnement des personnes qui étaient autour de lui. Un religieux crut devoir l'avertir que Charles VIII n'était pas un saint. Je le sais bien, dit Héry, mais je prie Dieu pour celui qui m'a comblé de richesses, en apportant parmi nous une maladie dont le traitement guérira éternellement les chirurgiens de la pauvreté!

Le livre de Thierry de Héry (*Méthode curatoire de la maladie vénérienne*) est encore fort estimé. Un exemplaire de sa première édition (1552), imprimé sur vélin, s'est vendu 200 francs. Les syphilographes modernes ont emprunté à ce livre beaucoup d'idées qu'ils ont omis de rapporter à leur véritable source. Pour mon compte, je laisse Thierry de Héry entièrement responsable du passage de son *Salut* au lecteur, que je cite textuellement.

2° Les personnes syphilisées sont-elles à l'abri d'accidents à venir?

3° La syphilisation s'obtient-elle aisément, c'est-à-dire sans trop de temps ni de douleurs?

1er Point. — **La syphilisation est-elle possible?**

C'est demander s'il se peut qu'une personne épuise sa réceptivité syphilitique jusqu'au point de ne plus pouvoir fournir de matière syphilitique. C'est une question que l'observation et les expériences doivent seules juger, puisqu'il s'agit d'un fait. Malheureusement un objet ne paraît pas le même à différents points de vue. Que de faits médicaux changent de signification dans la tête des observateurs! Que de fois ils prennent la teinte de nos préjugés, ou se moulent sur nos intérêts! C'est vous dire, Messieurs, les conditions dans lesquelles vous devez vous mettre pour que la syphilisation vous apparaisse comme un fait incontestable, c'est-à-dire telle qu'elle est. Ce fait existe chez les animaux et chez l'homme. On ne le démontre pas, on le montre. Je l'ai montré partout, je le fais voir tous les jours; M. Sperino le fait voir à Turin; ce n'est donc pas le lieu de discuter, mais d'ouvrir les yeux. Ce fait est une règle qui n'a peut-être pas d'exception.

2e Point. — **Les syphilisés sont-ils à l'abri d'accidents à venir?**

Je ne me dissimule pas que cette question est grave, difficile à résoudre, mais je ne chercherai pas à l'éluder. Il faut que ma réponse, qui est affirmative relativement à la syphilisation complète, soit claire, évidente, incontestable, sous peine de restreindre singulièrement les applications de la syphilisation; si ma démonstration laissait du doute dans les esprits, on répéterait souvent avec raison le proverbe : *Dans le doute, abstiens-toi*. Deux motifs vont augmenter les difficultés de ma tâche; le premier vient des opinions qui divisent les auteurs touchant l'époque et l'ordre d'apparition des accidents constitutionnels. Nous sommes un peu, sous ce rapport, à la cour du roi Pétaud (permettez-moi ce langage familier). Le second motif est bien plus sérieux, et résulte de la manière toute nouvelle dont les syphilisateurs comprennent la vérole. Ils ne croient pas qu'il soit possible de juger sainement des choses sans se placer à leur point de vue. Après avoir traité la question d'une manière un peu générale, j'examinerai quelques cas particuliers, et je laisserai à la clinique le soin d'éclaircir les autres.

Que ne puis-je avoir exclusivement affaire avec la classe si nombreuse et si respectable des syphilographes, tels que J. de Vigo, Vacca-Berlinghieri, Hunter, Nisbet, dont M. Ricord contresigne, ainsi qu'il suit, l'opinion en gros caractères : Il ne se passe jamais six mois (après ce que M. Ricord appelle le chancre infectant), sans qu'il survienne des manifestations de l'intoxication syphilitique. Ma tâche serait des plus simples; elle se réduirait à vous répéter ce qu'a si bien exprimé M. Sperino, dans la *Gazette médicale de Paris*, du 4 octobre 1851. Ce savant praticien affirme qu'aucune des femmes qui étaient alors complètement syphilisées depuis 8 mois n'avait été atteinte d'accidents constitutionnels, tandis que ces accidents avaient éclaté sur plusieurs d'entre celles dont les épreuves de syphilisation s'étaient trouvées interrompues, soit à cause de leur indocilité, soit par suite de l'apparition d'une maladie intercurrente; mais qu'ils avaient disparu consécutivement à la reprise et à l'achèvement de cette syphilisation.

M. Sperino ayant, en outre, remarqué que les bains sulfureux faisaient souvent apparaître les manifestations d'un état constitutionnel qui jusque là était demeuré latent, a soumis à ces bains, avant leur sortie de l'hôpital, plusieurs femmes qu'il avait syphilisées, sans jamais voir se produire chez elles de symptômes constitutionnels.

Je puis joindre d'autres preuves à celles qu'à fournies M. Sperino.

1° J'ai un singe syphilisé depuis trois ans, et j'ai possédé pendant cinq ans une chatte également syphilisée. Ces animaux se sont toujours bien portés; la chatte s'est perdue, mais elle était bien portante la veille du jour où elle a disparu. Or, chez les animaux de cette petite stature, toutes les fonctions s'accomplissent bien plus rapidement que chez l'homme. Je ne parle pas seulement des *fonctions physiologiques*, telles que la circulation, la nutrition et les sécrétions, mais encore de ce qu'on peut appeler les *fonctions pathologiques*, parce qu'elles résultent d'une autre constitution, la constitution syphilitique, par exemple. C'est ainsi que les symptômes constitutionnels se montrent et disparaissent plus tôt chez les animaux que chez l'homme. Je crois qu'il convient de multiplier par trois le nombre qui marque la date de l'apparition de ces phénomènes et celui qui marque leur durée chez les animaux, pour évaluer approximativement l'époque de leur apparition et le temps de leur durée chez l'homme. Cinq années équivaudraient donc à quinze. Vous pourriez vous étonner que la syphilisation n'étant pas connue depuis cinq années, j'aie pu avoir une chatte syphilisée depuis ce temps. Mais il n'est pas indispensable pour syphiliser d'inoculer coup sur coup. On peut obtenir la syphilisation en laissant des intervalles très-longs entre les inoculations : des animaux que j'avais inoculés plusieurs fois avant la découverte de la syphilisation, se sont trouvés, à mon insu, syphilisés plus ou moins complètement. Je puis donc avoir possédé une chatte syphilisée depuis un lustre. J'ai déjà répondu à ceux qui n'acceptent pas comme concluantes les expériences faites sûr les animaux; leur opinion diffère doublement de la mienne en ce qu'ils récusent les faits et méconnaissent les lois de l'analogie. Comment donc pourrions-nous nous comprendre; ils ne veulent pas voir et ne savent pas conclure.

2° Lorsque j'ai cherché à vérifier sur l'homme le fait de la syphilisation, j'ai rencontré des personnes, comme je vous l'ai dit dans ma première leçon, qui se trouvaient accidentellement très-avancées en syphilisation, et dont j'ai pu obtenir la permission de continuer sur elles ce qui avait été si bien commencé par le hasard. Je suis parvenu à en trouver trois. Le premier chancre de l'une d'entre elles datait de 1841, et avait été suivi, six mois après, par des accidents constitutionnels qui n'ont été soumis à aucun traitement spécifique. C'est une observation que je publierai plus au complet.

3° Je connais une personne que j'ai traitée du cancer par la vérole, depuis trois années. Son troisième chancre artificiel s'est induré et a été suivi, entre autres accidents, de roséole et d'ulcérations à la gorge. La syphilisation vient de couronner un traitement mercuriel, et la personne dont il s'agit n'a plus de vérole; son cancer est flétri. La valeur de ce fait augmentera avec le temps.

J'aurais bien d'autres preuves à faire valoir en remontant à une époque antérieure à la syphilisation. Je vais, par exemple, citer Boerhaave; ce qu'il faisait ressemble bien à une syphilisation incomplète. Voici comment il s'exprime dans la préface de l'*Aphrodisiacus*, à propos des chancres syphilitiques : « La meilleure méthode que l'on puisse employer dans le traitement de ces sortes d'ulcères, est d'user de fomentations savonneuses, émollientes et aqueuses qui les tiennent ouverts aussi longtemps que possible. » Il dit plus bas : « On guérit par ce moyen la maladie présente, et l'on prévient celles qu'elle eût pu occasionner par la suite. » Quelle pouvait être l'action des fomentations de Boerhaave (qui, dans ce cas-là, négligeait l'emploi du mercure), sinon de ramollir, d'ouvrir les parties, et de favoriser ainsi l'inoculation du chancre à son pourtour? Le grand médecin hollandais, quelle que fût sa théorie, était un syphilisateur. D'ailleurs, que de fois n'ai-je pas vu des piqûres de sangsues qui s'inoculaient en grand nombre, ou même quelques inoculations artificielles, faire céder des indurations de chancres qui se manifestaient? J'ai observé longtemps les personnes sur qui cela arrivait; elles n'ont point été atteintes de syphilis constitutionnelle.

Je sais l'objection qu'on tient prête à l'ensemble de ces dernières raisons: *Tout le monde n'est pas susceptible d'avoir la vérole constitutionnelle; elle ne se montre qu'une fois sur seize cas de chancres, qu'une fois sur vingt*, etc. On ne disconvient pourtant pas que tel ne peut contracter la *syphilis constitutionnelle* dans un temps qui le peut dans un autre temps. Cet aveu est une pente qui conduit à mon opinion, la voici: *Personne n'est réfractaire à la syphilis constitutionnelle* (à moins qu'il n'existe quelque rare exception pour des gens dans un état de diathèse avancée, cancéreuse ou autre); *mais il y a des degrés divers dans la syphilis constitutionnelle. Ces degrés constituent des syphilis constitutionnelles à différents types, par lesquels peut successivement passer le même individu.*

On peut donc, à ce point de vue, avoir plusieurs fois *la syphilis constitutionnelle.* Peut-être parviendrait-on à la doser, c'est-à-dire à pouvoir en donner une forte ou une faible, comme on peut prendre l'une ou l'autre accidentellement. Mais il est probable qu'il ne serait pas possible qu'un même individu passât deux fois par le même type. Je me garde bien d'aller jusqu'à prétendre que des différences individuelles de tempérament ne puissent mitiger ou aggraver les symptômes d'une syphilis constitutionnelle quelconque.

Je pense donc que si le chancre *induré*, qu'on appelle *huntérien* (1) (je ne sais trop pourquoi), est un billet à ordre payable dans six mois, sous la forme d'accidents constitutionnels, on peut en ajourner indéfiniment l'échéance par des à-compte de nouveaux chancres syphilisants, jusqu'à une sorte de prescription qui correspond à la syphilisation complète.

J'ai des observations qui prouvent que des individus ont parcouru divers échelons de chancres indurés et de syphilis constitutionnelle. J'admets donc, non-seulement que chacun peut avoir la syphilis constitutionnelle, mais encore qu'il peut l'avoir d'un type différent, soit successivement, soit *isolément.* Je veux exprimer, par ce mot *isolément*, que la personne dont il s'agit peut être à sa première syphilis et qu'il est possible qu'elle n'en contracte pas d'autre dans la suite.

Je crois même qu'indépendamment de l'idiosyncrasie des personnes, et des circonstances hygiéniques qui agissent sur elles, ces véroles de types différents ne doivent pas se manifester toutes par les mêmes symptômes et dans la même période de temps après l'accident ou les accidents primitifs. La syphilisation complète garantit seule l'immunité à tout homme qui a eu un accident syphilitique quelconque.

(1) L'induration huntérienne, étudiée par Babington, commentateur de Hunter, et bien avant Babington, par J. de Vigo et d'autres, appartient plus particulièrement au début du chancre, tandis que l'induration spécifique que M. Ricord a bien *indiquée* plutôt que *décrite*, et sur laquelle il a si justement appelé l'attention des médecins, est en général plus tardive. Ces deux indurations seraient-elles de la même famille, et auraient-elles la même signification? Un travail complet sur les indurations syphilitiques est dans les *desiderata* de la science.

3e Point. — **La syphilisation est-elle douloureuse, longue et désagréable à obtenir ?**

D'abord, savons-nous bien nous rendre compte de la douleur? Il y a du vrai dans l'exclamation du philosophe : *Douleur, tu n'es qu'un mot.* Cardan préférait la maladie à la santé. *Il éprouvait des impétuosités d'esprit si violentes et si fâcheuses, quand il était exempt de douleurs, que pour les éviter il aimait mieux se faire du mal.* Tantôt il se mordait les lèvres ou se tordait les doigts, tantôt il se pinçait la peau ou se pressait les muscles des membres avec une grande violence. *Fuit mihi mos*, dit-il, *ut causas doloris, si non haberem, quærerem. Unde, plerumque causis morbificis obviam ibam.* Tamerlan se faisait fustiger par esprit de débauche et de jouissance. Sans rien exagérer, je veux constater qu'il n'y a souvent entre le plaisir et la douleur que des différences de degré dans la sensation. Tel bruit qui flatte vos oreilles déchire les miennes. L'asa-fœtida délectable des anciens et le piment savoureux des Américains blessent et brûlent nos palais délicats. Allez donc offrir à une petite maîtresse votre pipe acrimonieuse en échange des parfums dont elle s'entoure et s'enivre.

La douleur n'est pas seulement une affaire de sensation ; c'est, en outre, une question de sentiment, et souvent même de jugement. Les petits polissons que Rousseau voit courir sur la neige transis et violets ne sentent pas le froid; ils sont tout entiers à l'attrait du plaisir. Sachons donc être enfants. N'ayons pas peur d'un exutoire. Les chancres artificiels (et encore ne s'agit-il que des premiers), font à peine autant souffrir qu'un cautère. S'ils sont ressentis vivement par ceux qui s'en trouvent accidentellement affectés, n'est-ce pas en raison du siége qu'ils occupent et des maux qu'ils présagent? Quel contraste avec la perspective rassurante de la syphilisation !

La volonté, aidée de sa sœur la raison, peut donc faire tolérer aisément la douleur bien médiocre des premiers chancres. Nous sommes convenus de ne pas tenir compte des autres. Ne peut-on pas, au surplus, suivant les habitudes, la profession ou le désir des personnes, varier le choix des localités, de manière que les chancres soient le moins gênants possible,et les petites cicatrices moins apparentes? On multiplie, au besoin, dès le principe, et au prix d'un peu de fièvre, les chancres, à la manière de M. Sperino, pour rendre la souffrance ou la gêne qu'ils occasionnent moins vive et diminuer le temps de la syphilisation. On doit quelquefois tempérer préalablement, ou chemin faisant, l'organisme des malades par des bains, des évacuants et une hygiène appropriée, la diète lactée notamment. Il est rare que ces soins se trouvent indiqués quand la syphilisation est achevée ; mais on ne peut que gagner à y avoir recours, parce qu'ils sont parfaitement du goût des syphilisés. L'emploi de l'iodure de potassium est encore excellent pour confirmer leur bien-être physique et moral.

Quant au temps exigé par une syphilisation complète, il est de deux à cinq mois. Il dépend beaucoup du choix des pus et du nombre des chancres qu'on donne simultanément.

Voilà, avec quelques stigmates cicatriciels dont je vous parlerai plus tard, tout le budget des désagréments de la syphilisation.

Afin de faciliter l'étude de la syphilisation, j'adopterai la distinction nominale proposée par M. Marchal de Calvi, qui la divise en *préventive* et *curative.* J'appelle cette distinction *nominale*, parce qu'elle existait de fait bien avant que notre éloquent confrère s'occupât de syphilisation ; M. Sperino développe l'idée qu'elle exprime dans son Mémoire du 23 mai 1851. Je l'avais fait moi-même avant lui dans mes cours, quoique d'une manière beaucoup moins explicite ; vous aurez la preuve de cette dernière assertion en lisant un article de la *Gazette médicale de Lyon*, du 31 janvier 1851, dû à la plume de M. Berne, interne très-distingué des hôpitaux de cette ville. Mais, de même que M. Sperino, dont le nom se rattache d'une manière si éclatante à la syphilisation, M. Marchal a un bien autre mérite que celui d'avoir créé cette distinction utile à certains égards; il a eu le courage d'affronter les attaques des ennemis de la syphilisation, et s'est mis au premier rang de ses défenseurs !

En définitive, cette distinction a besoin d'être interprétée pour devenir réellement utile. Je ne partage pas l'opinion des syphilographes qui tracent une ligne de démarcation bien tranchée entre le chancre qu'ils appellent infectant et celui qui ne l'est pas, selon eux. Tout chancre peut être, à mon sens, la source de quelque état constitutionnel. Ne vous l'ai-je pas dit, en outre? On peut, après un chancre induré, en contracter d'autres qui s'indurent aussi quoiqu'à des degrés divers, et passer ainsi par différents types de syphilis constitutionnelle. La vérole est, en d'autres termes, un cercle dont les intersections peuvent être représentées par les degrés d'induration ; on n'est affranchi qu'après avoir parcouru ce cercle en entier par une syphilisation complète.

Supposons maintenant un individu qui n'ait jamais été affecté d'aucun accident syphilitique. En le syphilisant, on le soumet à la syphilisation préventive. Rien n'est plus clair.

Un autre, par exemple, a contracté un chancre qui s'est induré et a été suivi d'une roséole. Il a de plus des ganglions sous-occipitaux et post-mastoïdiens, des pléiades ganglionnaires, cervico-latérales et inguinales ; des ulcérations se manifestent à la gorge ; c'est de la syphilisation curative que vous ferez, si vous entreprenez de le syphiliser. Cela est encore très-clair.

Mais entre ces deux circonstances tranchées, que d'éventualités intermédiaires ou collatérales! Une troisième personne a un chancre qui ne s'indure pas, ou bien d'autres accidents qu'on ne considère pas généralement comme suivis de syphilis constitutionnelle. Feriez-vous, en syphilisant cette personne, de la syphilisation *préventive*, ou bien au contraire, de la syphilisation *curative*? Cette syphilisation n'empruntera-t-elle pas son caractère et la qualification que vous lui donnerez, à l'opinion que vous vous serez formée de la propriété infectante ou non des accidents dont il s'agit? A quelle classe appartiendra la syphilisation de celui que torturent des symptômes équivoques dans leur nature, et que vous essayez de guérir, par pis-aller, à l'aide d'inoculations successives? Ne conviendrait-il pas d'établir une subdivision particulière pour la syphilisation curative, appliquée à la guérison des maladies qui ne sont pas syphilitiques, comme le cancer? Et puis la syphilisation n'est-elle pas mixte, c'est-à-dire tout à la fois curative et préventive quand, au lieu de se borner à guérir un vérolé, elle lui confère l'immunité ? Les progrès de la science réclament donc une classification plus parfaite. Acceptons celle-là néanmoins ; elle est en même temps une pierre d'attente et une ressource provisoire.

SYPHILISATION CURATIVE (*thérapeutique*, *médicatrice*, *médicale*, etc.).

Les raisons qui plaident pour elle seront si nombreuses, dans toutes les parties de mon cours, qu'il me semble superflu de les réunir en un chapitre particulier. Je veux donc me borner à passer en revue les critiques qu'on a faites de la syphilisation curative. J'établirai ensuite un parallèle entre le traitement de la vérole par la syphilisation et celui de cette maladie par le mercure. Quant à l'iodure de potassium, c'est un excellent médicament; il vit en bonne harmonie avec la syphilisation ; je l'ai bien des fois employé avec et surtout après elle.

En fait de critiques, voici la *douleur* qui reparaît en tête. Je viens d'examiner son dossier tout-à-l'heure. Est-il besoin de vous redire ce que peut sur elle le concert de l'imagination et de la raison? Citons Mme de Sévigné, et qu'après le jugement d'une femme, il ne soit plus question de la douleur. Elle s'exprime ainsi : *Il n'y a de véritable mal dans la vie que les grandes douleurs.* Cette phrase exclut les petites douleurs; or, les chancres sont dans les plus petites.

On objecte à la syphilisation de renforcer la diathèse. Ce n'est pas M. Ricord qui lui adresserait cette objection; car, d'après lui, on a tout ou rien en fait de vérole; mais pour M. Ricord la diathèse n'est pas seulement *une et indivisible*, elle est encore *inamovible.* Ses droits, sur un organisme dont elle a pris possession, ne sauraient se prescrire. On ne peut pas refaire, on ne peut que replâtrer et blanchir un édifice humain quand le virus syphilitique s'est infiltré dans ses murailles. Ce reproche ne nous est donc pas porté par le vent qui souffle sur l'hôpital du Midi; il n'en a pas moins un faux air de vérité; *un peu de vérité et beaucoup d'erreur.* Tel est son bilan. Je vais m'expliquer mieux.

Il y a, vous ai-je dit, des états diathésiques à divers degrés, c'est-à-dire qu'il y en a de plus ou de moins forts. Or, nul doute qu'en certains cas des inoculations ne puissent renforcer une diathèse, ou, en d'autres termes, convertir une faible diathèse en une forte; mais qu'importe, si cette forte doit à jamais être repoussée de nos organes par d'autres inoculations, et si l'on peut se débarrasser des diathèses à divers degrés en marchant vite vers la syphilisation? Tous les avantages sont donc pour une syphilisation la plus complète possible.

Je sens, Messieurs, que je suis trahi par la langue de la science et que les expressions me font défaut pour rendre nettement une pensée dont j'ai clairement l'intuition dans l'esprit, mais non pas la démonstration ni la formule. Est-ce une raison pour m'abstenir de vous dire : *Regardez de ce côté, j'y vois quelque chose?* Non. Mais il n'est que trop vrai que je me sens à l'étroit dans ce lit de Procuste du langage imparfait de la syphilographie. Cette langue retardatrice à la suite du progrès, insuffisante ici, et là superflue, ne consacre-t-elle pas encore une démarcation tranchée entre la syphilis primitive et la vérole? Et pourtant, la pente qui mène de l'une à l'autre est imperceptible et n'offre pas d'hiatus! Le législateur du Parnasse a eu le droit de dire :

> Ce que l'on conçoit bien s'énonce clairement,
> Et les mots pour le dire arrivent aisément.

parce qu'il parlait d'idées reçues et dont le langage était fait. Mais les idées nouvelles ne se prêtent pas à être affublées des oripeaux vieillis de celles qui s'en vont. La forme doit se modeler sur le fond et se perfectionner avec lui. Le vrai style c'est l'idée faite verbe, *c'est l'homme même*, suivant la métaphore hardie de Buffon. Condillac considérait avec raison une science comme parfaite, dès lors que sa langue était parfaite elle-même; c'est qu'en effet les progrès de l'une sont invariablement liés à ceux de l'autre : *nomina si desint, perit cognitio rerum.* Le moment est venu d'affermir, par une lettre écrite, un grand pas fait en syphilographie; l'heure à donc sonné d'une réforme du langage usité dans cette branche importante des sciences médicales.

Cette supposition fort gratuite de renforcement de la diathèse, puise sa source dans la fausse pensée où sont certains adversaires de la syphilisation, que les inoculations successives saturent l'économie de virus syphilitique. Cela n'est pas plus exact qu'il ne l'est de dire, par exemple, que la mèche qui brûle se sature de flamme, ou que le sol se sature des éléments de la plante dont il recèle les racines. Il est constant qu'on ne donne aucune preuve à l'appui de cette prétendue saturation. On récuse, dit-on, les théories; on n'accepte que la suprématie des faits ; mais n'est-ce pas là une théorie au premier chef? Et, d'ailleurs, le mot *saturation* implique plutôt l'idée de combinaison que celle de mélange. Or, ne sait-on pas que les éléments d'une combinaison peuvent s'y dépouiller de leurs propriétés?... Je n'abandonne pas définitivement cette question des théories de la syphilisation à laquelle je viens seulement de toucher. Je la traiterai plus tard en détail devant vous. Car je crois les théories utiles; elles sont l'âme, la vie de la science ; mais arrière la théorie perfide de la saturation! Est-il jamais venu à l'esprit d'aucun médecin de soutenir, par exemple, que la variole ou la vaccine préservent de la variole en saturant l'économie de virus variolique ou de virus vaccin ?

On fait peser sur la syphilisation un troisième reproche bien plus grave, à savoir, que plusieurs malades ont pu mourir de vérole avant d'être parvenus à la syphilisation complète. On cite, à l'appui, une statistique inédite qui démontre, à ce qu'on prétend, que sur un certain nombre de filles dont la vie déréglée est une source de vérole, et, par conséquent, de syphilisation, il y en a quelques-unes qui succombent avant d'avoir atteint cette syphilisation. Mais cet argument veut-il dire autre chose, si ce n'est que la syphilis peut coûter la vie, ce que je m'efforce d'empêcher en préconisant un moyen de la combattre efficacement? Je suis loin de nier (je l'ai démontré le premier) que la syphilisation ne puisse arriver accidentellement ; c'est, à vrai dire, dans des cas bien exceptionnels et où elle ne se montre jamais complète. Mais il n'est pas, d'ailleurs, de plus détestable manière de l'obtenir ; c'est pourquoi je propose, pour prévenir les désordres que peut occasionner la syphilisation accidentelle, de lui préférer la syphilisation artificielle, faite dans des conditions meilleures et dans des limites de temps infiniment plus étroites. Il est, en effet, très-mauvais de consacrer une bonne partie de sa vie à se syphiliser, comme cela se passe chez les filles qui se syphilisent accidentellement. Il faut bien éviter en un mot de laisser à la syphilis le temps de ravager l'organisme.

Voici une quatrième objection sans valeur. Elle repose sur une erreur, mais fût-elle vraie que son peu d'importance la frapperait en quelque sorte de nullité. Les syphilisateurs soutiennent qu'ordinairement les chancres sont d'autant moins actifs sur un individu qu'on les multiplie davantage et qu'ils sont les derniers venus. On croit infirmer cette opinion et couper court à toute réplique en citant des faits qui sont réels et semblent prouver qu'il n'en est rien. Je conteste formellement la légitimité de l'interprétation qu'on donne de ces faits. Je n'invoquerai pas même à mon aide les circonstances de siége et de dimension des plaies d'inoculation, pas plus que je ne chercherai à m'abriter derrière la quantité de pus qu'on y a déposée, et le degré d'irritation qu'on leur a fait subir avec la pointe de la lancette ; je me bornerai à prendre comme exemples trois faits semblables à ceux qu'on objecte, et je me charge de faire voir qu'ils rentrent dans cette loi dont nos adversaires prétendent contredire la justesse.

1er Fait. — On en voit tous les jours d'analogues. Un individu indemne, ou presque complètement indemne jusque-là de l'action du virus syphilitique, est infecté par le pus d'un chancre de forme très-inférieure, et huit jours après cette infection, il est inoculé du pus de son propre chancre. Cet individu aura deux chancres, l'un accidentel et l'autre artificiel. Le pus qui avait fait naître le premier chancre était d'abord faible et commençait à se régénérer quand on a produit le second ; celui-ci achèvera donc cette régénération et pourra, toutes choses étant égales d'ailleurs, dépasser l'autre chancre en activité.

2e Fait. — Quelqu'un a eu, depuis plusieurs mois, des chancres dont un s'est induré; il contracte un nouveau chancre, par suite d'une contamination naturelle ou artificielle, lequel coïncide avec une poussée de vérole constitutionnelle humide : ce nouveau chancre pourra dépasser ses aînés en largeur et en durée, parce qu'il sera sous l'influence de l'action qui se passe dans l'économie entière. Il participera donc de l'attribut des accidents constitutionnels.

3e Fait. — Une personne vient de contracter un second chancre qui, contrairement à la règle, se trouve plus actif que le premier. C'est parce que la santé générale de cette personne s'est détériorée depuis son premier chancre. Bien des causes, telles que l'abus du mercure (si près de l'usage) ou celui des liqueurs alcooliques, ou bien une maladie inflammatoire, saburrale ou intermittente, ont pu faire peser sur l'organisme leur intervention fâcheuse. Les signaler toutes avec les moyens d'en écarter l'influence, ce serait faire un cours d'hygiène et de thérapeuthique. Mais c'est ici le cas de dire : *sublata causa, tollitur effectus*. Le syphilisateur doit être avant tout médecin. Nous reviendrons plus tard là-dessus, en traitant de la pratique de la syphilisation : *Disce omnes*.

La cinquième objection des *antisyphilisateurs* s'appuie sur un parallèle de la *syphilisation* avec l'action des poisons ou avec celle des venins. Quelle peut être la portée de ce parallèle? Quoi de commun entre l'action de l'émétique ou celle de l'opium, et l'action du virus syphilitique sur nos organes? Où se trouvent, à propos d'un médicament, ces effets lents, progressifs, persistants du virus?

Prenons l'opium. L'homme qu'on prétend être habitué à son usage, est-il dans un état comparable à celui de syphilisation? Non, car cet homme serait empoisonné par une dose exagérée d'opium, tandis que le syphilisé est réfractaire à l'action du prétendu poison syphilitique. L'usage de l'opium devient, d'ailleurs, un besoin pour nos organes. En serait-il de même, si l'opium ne conservait pas une partie de sa puissance sur eux? Quittons ce parallèle si pauvre d'analogies, si fécond en différences! Tel est l'opium, tel est à peu près l'émétique et toute autre espèce de médicament ou de poison. Et même l'action des poisons minéraux ne s'épuise pas autant sur nos organes par l'habitude que celle de l'opium.

Le virus syphilitique ressemble-t-il davantage aux venins, et en particulier à ceux des serpents? Pas le moins du monde. L'action rapide et énergique des venins contraste, au contraire, avec la marche chronique de la syphilis. Et puis, les venins, pas plus que les poisons, se reproduisent-ils, comme font les virus, dans notre organisme?

L'unique comparaison légitime serait celle du virus syphilitique avec les autres virus. Que d'aperçus ingénieux et féconds ne mettrait-elle pas en lumière? Il y aurait là tout un monde scientifique; or, c'est précisément la seule comparaison que nos détracteurs ne veulent ou ne savent pas faire!

Je passe au parallèle de la syphilisation avec ce que j'appellerai la *mercurialisation* ou l'action du mercure.

On a soutenu que la *syphilisation* exigeait un temps plus long pour guérir la vérole que la *mercurialisation*. Il n'en est pas moins vrai qu'on peut, à la rigueur, syphiliser une personne en deux mois, et qu'on fait, en tout cas, les plus complètes syphilisations en cinq mois. Eh bien, j'ouvre le volume des Lettres de M. Ricord sur la syphilis, que j'aime tant à relire et à citer; j'y trouve la phrase suivante, page 279, dans la dernière lettre, dans le chant du cygne de M. Ricord, qui a trop brusquement coupé court à ses intéressantes communications: « Six mois de traitement à une dose journalière qui influence les accidents qu'on a à combattre, et qui indique, après qu'ils ont été détruits, que le médicament agit encore par ses effets physiologiques connus, constitue, aujourd'hui, le traitement rationnel auquel beaucoup de praticiens s'arrêtent, et qui semble donner les cures les plus soutenues. » Pas n'est besoin, messieurs, d'autres citations. Dispensez-moi de réflexions et concluez vous-mêmes.

La *syphilisation* ne laisse pas à craindre de *récidive*. Si l'on a constaté des accidents syphilitiques légers chez des gens syphilisés, c'est parce qu'ils ne l'étaient pas complètement, et qu'un pus très-fort a eu la puissance de produire encore chez eux quelque chose d'insignifiant. C'est une vérole d'un autre type, mais ce n'est pas une véritable récidive des accidents secondaires. Personne ne nie la possibilité de contracter des accidents primitifs à la suite de la *mercurialisation*. Quant aux accidents secondaires, M. Ricord va nous renseigner dans la lettre que je viens de citer, et quelques lignes avant la phrase que j'ai rapportée :

« Les thérapeutistes qui se respectent peuvent donc dire qu'ils préviennent ou font disparaître les manifestations constitutionnelles dans un grand nombre de cas, sans qu'il leur soit jamais permis d'affirmer qu'elles ne seront plus possibles.

« Il n'y a ni forme, ni dose journalière, ni dose absolue du remède qui donnent toujours l'immunité, quels que soient, du reste, les soins accessoires. »

En effet, Messieurs, non-seulement le mercure ne met pas l'abri d'une contagion nouvelle, mais encore il ne guérit pas la vérole. Son rôle se borne à pallier le mal, à blanchir, comme on dit, l'organisme. La *mercurialisation* supprime les effets, tandis que la *syphilisation* frappe la cause. Cette cause s'éteint parfois d'elle-même ; et alors on bénit l'intervention du mercure parce qu'on exagère sa puissance. Ce n'est pas que je veuille nier les bienfaits d'un métal qui peut momentanément protéger contre les coups du virus; mais à quel prix ces bienfaits ne sont-ils pas achetés ! *Timeo mercurium et dona ferentem.*

Puis-je essayer de jeter du jour sur ma pensée par une comparaison familière, sans donner prise à l'ironie d'une peu indulgente critique ? Le mercure abrite nos organes contre les rigueurs du virus, comme un foyer toujours chaud nous garantit des frimas. Mais l'hiver passe et revient. Quand l'hiver de la syphilis revient (il est presque aussi coutumier du fait que l'autre hiver), c'est une récidive. Supprimer le mercure en plein virus, c'est éteindre le feu quand il fait froid. On se prémunit donc contre la vérole et l'hiver, mais le mercure et le bois ne peuvent pas plus anéantir l'une que l'autre.

Passe encore si le mercure n'était qu'impuissant et jamais nuisible ! Mais il est souvent avec l'espérance dans une boîte de Pandore.

Ce n'est pas sans raison qu'il inspire tant de répugnances habilement exploitées par les charlatans. Il a pris nom du dieu des malfaiteurs et place dans nos livres de médecine, à l'instar du miasme paludéen. Le chapitre réservé aux accidents qu'il produit est de rigueur. Que de gens en effet dont il a ruiné le sang et dépeuplé les gencives ! Il n'importe qu'on nous répète à l'aise que son emploi méthodique n'est pas malfaisant, s'il trahit à chaque instant ces promesses. Or, cela peut-il être douteux ? Jugez-en par les dissertations de *hydrargiro* qui grossissent nos Traités sur les maladies syphilitiques !

Je viens d'exposer mes griefs contre le mercure, mais je ne veux pas plus être injuste envers lui qu'envers les détracteurs de la *syphilisation*. Je reconnais les services rendus par ceux-ci à la syphilographie, et je me plais à déclarer que le mercure peut demeurer utile. Je ne le mets donc pas définitivement à la réforme; je me borne à restreindre ses attributions. Que les *antisyphilisateurs* fassent en avant le pas que je semble faire en arrière, et peut-être serons-nous près de tomber d'accord. L'humanité, qui est le champ de lutte, aura beaucoup moins à souffrir.

Voici plusieurs cas où le mercure peut être employé :

1° Chez quelques individus frappés de pléthore, son action altérante est fort propice ; chez d'autres, il agit favorablement et d'une manière continue comme un léger purgatif. La *syphilisation* l'accepte alors comme adjuvant.

2° Une personne éprouve des accidents syphilitiques qui menacent de faire de rapides ravages dans son organisme; cette personne doit voyager pendant un ou plusieurs mois, et se priver ainsi momentanément des soins directs du *syphilisateur*. Que celui-ci pactise avec le métal, et cette personne lui reviendra! Quelques pilules hydrargiriques seront le gage d'un armistice avec la vérole, et la syphilisation sera le port de salut du voyageur.

Ce que je dis d'un voyageur s'applique à celui ou à celle dont des travaux pénibles et pressants fatigueraient trop la partie sur laquelle on doit greffer les chancres. Il s'en faut de beaucoup, en effet, que le *syphilisateur* ait constamment le choix de cette partie. C'est bien le moins qu'il consulte la volonté de celui sur la peau duquel les choses doivent se passer ! *Nam agitur de pelle humana*, répétait sans cesse Lisfranc, d'après Baglivi.

3° Il est tels accidents syphilitiques que, dans certaines constitutions, le mercure fait promptement disparaître. Servez-vous de lui pour vous débarrasser des *effets* ; la *syphilisation* se chargera d'évincer la *cause*.

4° Enfin (ce cas est des plus importants), une personne presque complètement *syphilisée* est inoculée d'un pus d'une forme très-supérieure. Soit par négligence ou indocilité de cette personne, soit par une nécessité absolue qu'on n'a pu prévoir, on s'abstient de lui inoculer le pus du chancre ainsi produit. C'est laisser à cette personne une vérole d'un type inférieur. Les symptômes de cette vérole doivent être provisoirement attaqués par le mercure, jusqu'à ce qu'on soit en possession d'un pus très-énergique, assez énergique pour parfaire la *syphilisation*.

Je ne dis pas que ces circonstances soient les seules à réclamer l'emploi du mercure.

La syphilisation est donc *bonne princesse*. Pourrait-on plus galamment congédier le mercure qu'en lui tendant la main ?

La syphilisation bien conduite laisse une nouvelle et bonne constitution. De toutes les personnes qui ont été syphilisées à Paris, à Turin et ailleurs, une seule est morte, que je sache ; elle a succombé, à ce qu'il paraît, par suite de l'inflammation d'un viscère. Il est d'ailleurs prouvé que la syphilisation n'éloigne pas toutes les causes générales des maladies. On peut, en effet, très-bien se casser la jambe malgré elle, et même se jeter par une croisée !

Mais ce que le mercure ne saurait promettre et ce que la syphilisation donne de la manière la plus positive, c'est l'immunité à l'égard de nouvelles atteintes de la syphilis. Ce privilége du syphilisé est une cause de sécurité pour les autres, en vertu du proverbe : *nemo dat quod non habet*. On pourrait donc créer des maisons de prostitution avec *garantie du gouvernement*. C'est à faire mentir la loi sur les brevets et à justifier le héros d'une anecdote piquante dont M. Ricord assaisonne ses leçons. Il s'agit d'un particulier qui, après avoir contracté une maladie syphilitique dans une maison de tolérance, voulait résolument actionner en justice je ne sais quel Préfet de police, et l'en rendre responsable.

Quant au phagédénisme, il s'est montré deux fois sur des sujets cancéreux que je cherchais à guérir par la syphilisation. M. Sperino l'a vu se produire quelquefois pendant la syphilisation, sous l'influence de maladies internes intercurrentes; mais il s'est facilement rendu maître de cet accident, par l'emploi de l'émétique et des antiphlogistiques. Pourrait-on se flatter du même succès contre le phagédénisme mercuriel, surtout si l'opportunité de l'usage du mercure existait encore? En tout cas, le mercure n'est jamais un moyen curatif du phagédénisme, tandis que la syphilisation l'est fort souvent. Il est même vrai de dire qu'il n'en existe pas de meilleur.

Autre fin de non recevoir des mercurialisateurs : *On ne peut pas contraindre les prostituées à se faire syphiliser.* Notre désir n'est pas non plus qu'on les contraigne. Mais ne faut-il pas les soigner quand elles ont la vérole? à moins que vous ne veuillez leur laisser libre patente pour infecter largement les populations! Les femmes qui remplissent Saint-Lazare y viennent-elles donc spontanément? Vous avisez-vous de les gorger de mercure sans charger quelqu'un de *l'exécution de vos ordonnances!* Au contraire, vous les appréhendez au corps bel et bien pour les soumettre à l'injection de votre cher métal. N'ayez crainte que les syphilisateurs usurpent vos procédés; ils ne feront pas comme vous! ils ont d'autres moyens que votre *compelle intrare.* Ils ne désirent pas plus contraindre les prostituées que personne. Ce qu'ils veulent ardemment, c'est prouver à tous la supériorité de leur méthode, c'est accomplir leur mission, qui est l'*extinction de la syphilis.* Ils traitent donc les prostituées avec égard, et voudront mériter leur confiance. Pourraient-ils oublier qu'elles sont femmes et malheureuses, et qu'eux-mêmes ils sont médecins!

Enfin, je vais faire justice d'une objection financière. Il s'agit encore de nos pauvres filles publiques auxquelles on voudrait marchander le temps de leur séjour dans l'hôpital, autrement dit dans la prison. On prétend qu'en moyenne elles ne séjournent qu'un mois à Saint-Lazare, chaque fois qu'elles y entrent, tandis que pour les syphiliser il faudrait les y laisser au moins quatre mois, c'est-à-dire le tiers d'une année. Cela obligerait, dit-on, à quadrupler le nombre des lits de l'infirmerie de la prison, et à augmenter au moins d'un quart celui des filles publiques.

Ce double sacrifice est bien loin d'être nécessaire. Admettons, en effet, qu'il faille quatre mois pour une syphilisation à peu près complète, et que chaque fille ne séjourne en moyenne que le quart de ce temps à Saint-Lazare, bien que plusieurs d'entre elles doivent y rester pendant les six mois qu'on exige pour traiter la vérole par le mercure. Eh bien, dans l'état actuel, chaque fille n'entre-t-elle pas à Saint-Lazare à peu près une fois par an? On peut donc dire, sans rien exagérer, que, si toute prostituée fait son métier pendant huit années, elle passe huit mois ou les deux tiers d'une année en traitement. Au contraire, si vous faites syphiliser les filles publiques, elles n'entreront plus à Saint-Lazare, et seront constamment en circulation, c'est-à-dire qu'après avoir perdu quatre mois sur une année, elles les regagneront au double sur le total de huit années. C'est du temps placé à cent pour cent, et de la santé peut-être à dix mille pour cent.

Niera-t-on maintenant qu'il puisse en résulter la diminution du nombre des prostituées et des lits qu'on leur destine à l'infirmerie de Saint-Lazare? Niera-t-on que la morale et la santé publique y trouveraient leur compte?

Mais je consens à supposer qu'il faille, dans le commencement de l'importante réforme que je préconise, augmenter le nombre des prostituées, et multiplier les moyens de traitement. Voudrait-on, dans le siècle où nous sommes, hésiter à faire un sacrifice qu'un si grand bien devrait suivre?

4e Leçon, dimanche 21 décembre 1851.

Dimanche dernier, je vous ai entretenu, Messieurs, de la *syphilisation curative*; je vous ai fait entrevoir ses immenses ressources. Si la *syphilisation curative* justifie son titre, cela ne peut être qu'en laissant une bonne santé, au point de vue de la syphilis. Or, elle guérit d'autant plus facilement (je ne dis pas rapidement) que le mal est moins ancien. Et peut-être guérit-elle toujours, quand ce mal est attaqué dès le chancre induré. Nous arrivons donc à la *syphilisation préventive*, dont la cause est bien près d'être *théoriquement* gagnée auprès de ceux qui acceptent la *syphilisation curative*. Le mot *théoriquement* doit faire sous-entendre que cette syphilisation-là ne rencontre que des difficultés d'application. Ces difficultés sont des espèces de toiles d'araignées qui doivent arrêter un praticien sage, sans gêner dans son essor la pensée du savant.

Examinons cette *syphilisation préventive.*

Synonymie. — *Syphilisation prophylactique, hygiénique, préservatrice, de prévoyance, de précaution.*

Gardez-vous de croire, Messieurs, que les *syphilisateurs* se livrent imprudemment à la pratique de cette syphilisation. Cette croyance n'est que trop favorisée par ceux qui, cherchant un refuge dans la syphilisation contre des maux vénériens, saisissent l'occasion de se dresser une façon de piédestal, sous prétexte de dévoûment à la science. De cette manière, on parvient à s'inaugurer quelque notoriété d'emprunt. Tel qui se montre ingrat envers la syphilisation curative, s'attribue complaisamment le droit, en se considérant comme l'auteur d'expériences dont il n'est que le sujet, d'émettre une opinion dogmatique sur la syphilisation. N'est-on pas coupable d'usurper ainsi la part d'éloges et d'admiration que doivent inspirer les savants qui ont expérimenté sur eux-mêmes avec courage, habileté et discrétion?

Le syphilisateur se trouve aussi placé dans une situation des plus délicates. D'un côté, il est médecin et poussera la réserve que sa conscience et sa position lui imposent jusqu'aux dernières limites de l'abnégation. Mais, d'un autre côté, il est homme de cœur et de science et dénoncera l'imposture, tout en s'abstenant de démasquer l'imposteur.

De même qu'à propos de la syphilisation curative, on a allégué à propos de la syphilisation préventive, des raisons *pour* et des raisons *contre*. Commençons par nous débarrasser des raisons qui sont *contre*. Ne faut-il pas dans un procès écouter d'abord les témoins à charge?

1° *La syphilisation préventive est immorale.* Il est immoral, dit-on, de chercher à prévenir la vérole, parce que ce serait encourager le libertinage. N'est-ce pas pourtant afin de prévenir la vérole qu'on réglemente la prostitution, et qu'une administration tout entière est chargée de ce soin? N'est-ce pas d'ailleurs favoriser le libertinage au même titre que de chercher à guérir la vérole? Car ceux qui la prennent s'y exposeraient beaucoup moins, s'ils n'avaient pas la perspective de la guérison. Soyez donc conséquents, et puisque vous frappez de réprobation la *syphilisation préventive*, enveloppez dans la même proscription la *syphilisation curative*. Allez encore plus loin, si vous avez de la logique. Proscrivez le mercure et l'hygiène; enfin proscrivez-vous vous-mêmes, *laudatores temporis acti*, qui faites profession de soigner les vérolés. Autrefois, médecins et malades se cachaient pour le traitement d'une maladie *secrète*, *honteuse*, *abominable;* ce temps d'ignorance que vous paraissez regretter n'est plus, et vous ne le ferez pas revivre; frappez donc vos coups insensés aux portes du passé; elles sont irrévocablement fermées.

S'il est immoral de guérir la vérole dont l'origine est dans l'accomplissement d'une loi sacrée de nature, à plus forte raison doit-il l'être de chercher à guérir les maux qui naissent de vices honteux, ceux par exemple qui ont leur source dans l'onanisme et l'ivrognerie. Qui plus est, il doit être immoral, à ce compte, de pratiquer presque toutes les branches de l'art de guérir.

Vous le voyez, Messieurs, je viens de vous donner, à la manière de la géométrie, une démonstration par l'absurde, parfaitement appropriée à la circonstance.

2° *On est libre de ne pas s'exposer à la syphilis, et par conséquent, il ne faut pas se soumettre à des préparations chanceuses pour l'éviter.* Il est peut-être vrai qu'on soit libre dans certaines circonstances; mais croyez-vous que la plupart de ceux qui ont des blennorrhagies ou des chancres s'y soient exposés *volontairement* dans le sens littéral du mot, et qu'ils n'aient pas, au contraire, eu recours à toutes les précautions pour se soustraire à ce tribut? S'ils ont contracté ces maladies, c'est une preuve que *ne les évite pas qui veut.* On n'est donc point réellement *libre* de ne pas s'y exposer. Sans doute, on est *libre*, théoriquement parlant, de ne pas tenir compte de certaines fonctions; mais la pratique de la vie dément, à chaque instant, vos spéculations philosophiques, et d'ailleurs la morale et la santé publique ne sauraient s'accommoder de cette abstention. La morale y entrevoit les vices les plus hideux.

Au point de vue de la santé publique, serait-ce donc une excellente manière de prévenir les inconvénients d'une espèce de garde-robe, passez-moi la comparaison triviale, que de se boucher l'anus? On est donc à peu près libre d'éviter la vérole, comme on l'est d'éviter la pneumonie, la gastrite, une maladie quelconque, en ne s'exposant ni au chaud ni au froid, ni à l'intempérance, ni à rien. Est-ce que vous voudriez essayer de supprimer les maladies en préludant par la suppression des fonctions?

Sous un autre rapport, celui du mariage, que d'unions troublées, envenimées par des maladies que l'on aurait pu éviter au moyen de la syphilisation préventive!

3° *Il ne faut pas s'exposer à une maladie qu'on n'aurait peut-être jamais contractée.* Mais qui parle donc de donner gratuitement une maladie? Oui, sans doute, les chancres sont une maladie; oui, les chancres ont infailliblement une action générale quelconque sur l'économie; mais peut-on prétendre que la syphilisation bien conduite, et continuée jusqu'au bout, laisse une maladie? Non, car elle ne laisse pas plus de maladie que l'inoculation de la vaccine et de la variole, quand les éruptions produites par ces inoculations sont passées; elle n'en laisse pas plus qu'une saignée ou un purgatif de précaution; pas plus que la circoncision chez les israélites; pas plus enfin que toute espèce de médication prophylactique bien faite. Je nie donc absolument les accidents qu'on rejette sur la *syphilisation préventive.*

Je suis bien loin de prétendre qu'on puisse étourdiment pratiquer une *syphilisation préventive* sans se conformer à aucune espèce de règle. Ce serait, paraît-il, la manière de procéder des ennemis de la syphilisation. Ils feraient volontiers des victimes pour nous les faire expier. Qu'ils se cramponnent donc à cet argument qui est leur œuvre; ils y tiennent beaucoup par pénurie. Mais, ne leur en déplaise, la syphilisation a des règles; elles sont nettes et précises; je vous les dirai avec minutie. Sans elles, le *syphilisateur* s'aventure au hasard; le bien et le mal peuvent jaillir aventurément de sa lancette inexpérimentée; navigateur sans boussole, il rencontre indifféremment le port ou l'écueil. Là serait le vrai danger, si la *syphilisation préventive* tombait dans le domaine de la pratique médicale.

Nos adversaires ne sont pas au courant de la syphilisation ; nous devons donc leur apprendre les objections qu'ils pourraient nous faire. En voici une que je me fais à moi-même, et qui me préoccupe beaucoup ; peut-être leur paraîtra-t-elle bonne? Elle a son point de départ dans les causes qui peuvent interrompre, à un moment inopportun, une syphilisation commencée. Je vous indiquerai d'ailleurs les phases de la syphilisation qui sont propices à des points d'arrêt.

Un voyage imprévu, dont la nécessité se trouve impérieuse ; des affaires inopinément urgentes, et qui absorbent tous les moments du syphilisé ; une maladie subite et compliquée des exigences sociales, qui obligent le malade à passer des mains d'un médecin syphilisateur dans celles d'un autre médecin qui ne l'est pas ; malheureusement aussi, et trop souvent, les caprices, l'impatience, et en un mot, l'indocilité, quelle qu'en soit la cause, du sujet, ou même les alarmes que peut lui causer un détracteur maladroit, sinon perfide, de la nouvelle doctrine : telles sont les principales circonstances qui se trouvent de nature à venir interrompre intempestivement la syphilisation ; telles sont donc aussi les éventualités en face desquelles tout médecin prudent doit s'abstenir et attendre que l'occasion d'une syphilisation curative lui prescrive d'agir. A tout prendre, la science de la syphilisation ne fait que de naître, et l'avenir nous réserve à cet égard des enseignements plus complets et plus précis.

Mais rigoureusement, logiquement parlant, on ne doit pas plus proscrire la *syphilisation préventive* que la *syphilisation curative*. Êtes-vous en effet très-exposé par votre âge, votre tempérament, vos mœurs, vos habitudes, vos fréquentations, votre état, à prendre et à donner la vérole? Il est prudent, sage, raisonnable, honnête, de vous faire syphiliser. Laissez tonner les foudres de ces moralistes frêlons qui usurpent un rôle ; on ne fait pas tant de bruit au nom de la morale quand on en pratique les sentiers. D'ailleurs *l'esprit de domination réduit à l'impuissance se fait moraliste* ; c'est une maxime commune que Boiste cite dans son dictionnaire.

Les raisons à faire valoir pour la *syphilisation préventive* sont donc de différentes sortes ; elles sont, pour ainsi dire, de l'ordre public et de l'ordre particulier.

Les premières raisons s'appliquent aux filles publiques et à nos soldats.

Nous avons prouvé qu'il serait possible, en soumettant les filles publiques à la syphilisation, et indépendamment des immenses avantages qui en résulteraient pour l'extinction de la vérole, de diminuer le nombre de ces filles qui se trouvent en circulation, et des lits qui leur sont affectés dans nos hôpitaux. On pourrait ainsi mieux et plus largement répartir la bienfaisance publique. La morale y gagnerait beaucoup, parce que les hommes ne chercheraient point à satisfaire un besoin de la nature ailleurs que dans les maisons de tolérance qui seraient, pour ainsi dire, *garanties*.

Je n'ai pas besoin d'insister sur l'importance qu'il y aurait à appliquer la *syphilisation préventive* à nos soldats de terre et de mer. Combien d'entre eux se trouvent mis hors de combat, étant affaiblis, démoralisés, alités par cause vérolique? Leur premier chancre accidentel ne devrait-il pas être leur premier chancre syphilisateur?

Quant aux particuliers qui devront s'exposer beaucoup à la syphilis, plusieurs motifs sont de nature à les porter vers la *syphilisation préventive*. D'abord, en fait de chancres, ils ne les auront pas toujours où ils voudront et tels qu'ils les voudront ; ensuite ils sont menacés de maintes chaudepisses avec leurs conséquences possibles. Ils sont presque en face d'un dilemne ; qu'ils choisissent entre le lugubre cortége et les déplorables suites de la vérole ou une syphilisation régulière. Qu'ils n'oublient pas en outre l'*occasio præceps* de tous les jours. J'ai vu des hommes atteints de chancres et de blennorrhagies, et qui me demandaient s'il pouvaient innocemment, au point de vue de la contagion, remplir leurs fonctions sexuelles. Combien qui, mal conseillés dans le même cas, ont dû transmettre la syphilis, précisément parce que leurs chancres étaient, soit en voie de réparation, soit à l'état secondaire; ils croyaient ne pouvoir propager aucun mal par le coït. C'est M. Ricord qui a frappé et leur a mis entre les mains cette monnaie de mauvais alliage à l'effigie de Hunter. On lit à l'exergue : *Propagation de la vérole!* N'est-il pas aisé de comprendre que le coït ne doit être agréable, sinon possible, que lorsque les maladies s'éloignent de l'état aigu? C'est donc peut-être quand celles-ci deviennent le moins inoculables qu'on les communique le plus souvent.

Est-il possible, en effet, après les preuves fournies par la *syphilisation*, de douter que plusieurs accidents dits *secondaires* ne soient du nombre de ceux dont le pus, pris à certains moments, s'inocule parfaitement aux personnes ayant moins de syphilisme que le malade qui est atteint de ces accidents? Bien donc que ces accidents ne soient pas inoculables à celui qui les porte, ils peuvent l'être néanmoins à une personne saine ou moins malade que lui.

Fernel avait deviné cela quand il écrivait les lignes suivantes :

« Or cette communication se fait à quelqu'un qui ne l'avait pas par un qui en est entaché ; ou bien à un qui l'avait déjà par un autre qui est beaucoup plus gasté, et ne le prend jamais d'un qui est également vérolé, ou qui ne l'est pas tant. — Ceux qui sont au même degré de cette maladie peuvent coucher ensemble sans danger, et néanmoins tous les deux la peuvent donner par le congrès à d'autres moins malades (1). »

Il est trop-vrai que cette doctrine funeste de la transmissibilité des accidents consécutifs s'est traduite en une déplorable réalité! Des villages entiers, par exemple, ont reçu l'infection grâce à l'intermédiaire de nourrissons affectés de syphilis secondaire (2). Mais accuserons-ceux qui prêchent cette doctrine d'être

(1) La PATHOLOGIE de Jean Fernel, mise en français par A. D. M., deuxième édition, à Paris MDCIX.

(2) M. Diday vient de formuler avec son talent ordinaire une indication précise, présante, inattaquable de la *syphilisation*. La voici : un enfant naît avec une vérole, précoce héritage de sa mère. Par qui le ferez-vous nourrir? Ce n'est pas par cette mère gâtée, mais par une nourrice étrangère. Syphilisez donc cette nourrice, choisissez-la parmi les syphilisées, ce qui revient au même, pour ne pas l'exposer à la vérole.

La porte des bureaux de nourrices s'ouvre donc devant les syphilisateurs. Qui a frappé pour eux à cette porte? Est-ce un *chaud* partisan de la syphilisation? Non, c'est M. Diday, c'est un indécis, un homme qui attend des preuves. (Voyez la *Gazette médicale* de Paris du 28 août 1850).

Je suis très-attentif à tout ce qui coule de la plume originale de M. Diday. C'est un écrivain fécond, hardi, plein d'initiative, chez lequel l'observation n'étouffe pas l'idée. Plus on lui reprochera ses allures inconstantes et aventureuses, plus je le louerai d'être chercheur. Soldat indiscipliné de M. Ricord, il est la doublure de son chef, avec beaucoup de bonne foi et l'intolérance de moins. Il est trop noble combattant pour ne pas dédaigner le verbe âpre et injurieux de ceux qui militent avec lui sous le même drapeau; il déserte volontiers pour faire des *ponctions exploratrices* dans le champ de la syphilis. Quand il proteste de sa soumission, c'est maintes fois alors qu'il fomente l'insubordination dans les rangs. Aussi son général le désavoue-t-il dans l'occasion, quand il devrait au contraire lui confier un commandement; mais *l'obéissance passive* n'est-elle pas inscrite dans tous les ordres du jour de l'hôpital du Midi? Bref, c'est M. Diday, cet éclaireur prime sautier et indocile, qui a d'abord dans la presse donné l'éveil sur mes travaux de syphilisation. Il a même payé de sa personne et n'a fait valoir son sacrifice que pour donner de l'éclat à une vérité momentanément obscurcie. (Voyez ci-dessus Documents à l'appui du 1er Mémoire, p. 63-68.)

immoraux, coupables? Crierons-nous *anathème?* Non, il ne nous convient nullement de suspecter la bonne foi de personne. Laissons le langage passionné de la calomnie aux ennemis de la syphilisation; bornons-nous, pour notre compte, à les plaindre, et tâchons de les guérir de leur erreur, sans chercher à savoir si leur aveuglement et leur ignorance viennent de leur faute.

En définitive, la prudence et les devoirs de la profession exigent que le *syphilisateur* n'entreprenne de faire une *syphilisation préventive* que dans des cas exceptionnels, et sur les insistances légitimes et réitérées de la personne qui doit s'y soumettre. Il faut que cette personne jouisse de toute sa maturité d'esprit et se trouve parfaitement capable d'une détermination réfléchie. Il existe, comme je viens de vous le dire, de graves inconvénients (que je vous expliquerai plus tard) à ce qu'une syphilisation se trouve interrompue à certaine période. Le médecin doit donc compter à tous égards sur la docilité des personnes qui se soumettent à la syphilisation; le *syphilisé* doit, en un mot, et pour ainsi dire, appartenir corps et âme au *syphilisateur* pendant tout le temps exigé pour la *syphilisation;* cette dépendance est bien plus de rigueur quand il s'agit de *syphilisation préventive.*

Il est, en outre, de la plus grande importance qu'aucun d'entre vous n'entreprenne d'en syphiliser un autre que lui-même, sans être reçu docteur en médecine. *Syphiliser*, c'est sans doute exercer son art comme *vacciner* ou *saigner;* mais la *syphilisation* est encore trop jeune pour avoir trouvé grâce devant les aristarques rassis de la science. N'allez donc pas vous exposer à compromettre l'art et à vous nuire par un excès d'ardeur. Surtout *pas trop de zèle*, comme disait Talleyrand. J'ai déjà eu l'occasion de réparer les suites fâcheuses de quelques syphilisations de contrebande très-étourdiment commises; c'est ce qui m'excuse de vous parler ce langage un peu doctoral.

A plus forte raison, les profanes, c'est-à-dire ceux qui sont étrangers aux études médicales, doivent-ils s'abstenir de toute espèce d'inoculation syphilitique sur eux-mêmes, et surtout sur les autres. Il y aurait, s'ils passaient outre à ma recommandation, plus qu'imprudence de leur part dans ce dernier cas.

Nous sommes ainsi conduits, Messieurs, à l'examen particulier des indications de la syphilisation. Il faut distinguer trois cas : 1° l'état de santé; 2° l'état de maladie syphilitique; 3° l'état de maladie indépendamment de la syphilis. Pas n'est besoin de justifier cette division après les détails que je vous ai précédemment donnés.

Premier cas. — Ce que je viens de dire de la *syphilisation préventive* répond à ce premier cas. Ne vous ai-je pas en effet parlé des avantages de cette syphilisation dans les services publics, pour les filles, les soldats, les marins? J'ai admis cette syphilisation en faveur de ceux qui, sans appartenir à un service public, seront pourtant exposés sans cesse à la contagion; par exemple, les personnes qui sont esclaves d'un tempérament plus fort que leur volonté, et les ouvriers de nos ateliers. N'est-il pas aussi certaines fantaisies qu'on ne peut se dispenser de satisfaire dans des conditions qu'il est peut-être bon de ne pas préciser davantage? Telles sont, en quelque sorte, les indications théoriques de la *syphilisation préventive :* mais je vous recommande en pratique une excessive prudence. Je vous le répète : *ne syphilisez jamais préventivement aucune personne sans un désir clairement, librement, et plusieurs fois exprimé par elle!* et encore faut-il que vous jugiez vous-même l'indication comme étant des plus formelles et des plus faciles à remplir!

Deuxième cas. — Les indications de la syphilisation dans la syphilis se rapportent à la *syphilis préventive* ou à la *syphilis constitutionnelle.* Je me sers encore, jusqu'à nouvel ordre de cette distinction de langage qui n'est plus l'expression rigoureuse des faits d'après les *syphilisateurs*. En effet, il n'y a pas réellement de *syphilis constitutionnelle* dans le sens absolu qu'on donne à ce mot; mais il y a, comme je vous l'ai dit dans notre dernière réunion, des degrés divers dans *l'état constitutionnel*, et qui se succèdent d'une manière interrompue et irrégulière, depuis le premier chancre ou la première blennorrhagie jusqu'à la syphilisation complète. Il y a plus ou moins de vérole, qu'elle se traduise ou non par des symptômes. Une réforme est donc urgente, sur ce point comme sur beaucoup d'autres, du domaine de la syphilis. Il était, sans doute, fort commode pour les chercheurs de la science d'imaginer qu'on pouvait inoculer à son gré aux malades leur propre pus, sans modifier en rien leur état constitutionnel; mais on trompait les autres... on se trompait. Tantôt on augmentait, tantôt on diminuait, suivant les cas, le degré d'infection constitutionnelle. Ce sont ces inoculateurs, épris de zèle pour la vieille syphilis, fardée, mais non rajeunie, par M. Ricord, qui ont poussé les hauts cris contre la syphilisation. Tous ces naufragés du navire qui sombrait se sont raccrochés pêle-mêle au seul débris qui surnageât, à M. Lindeman.

Qu'est devenu M. Lindeman? Les aurait-il laissés s'engloutir en se réfugiant lui-même au port de la syphilisation?

La syphilisation peut être employée contre la chaudepisse syphilitique quand cette chaudepisse est récente, ou bien lorsqu'étant assez ancienne elle s'est trouvée retrempée dans une nouvelle contamination. La syphilisation peut prévenir alors une infection générale qui, j'en conviens, est très-rare après la chaudepisse. Mais que d'accidents, suites de la chaudepisse, ne peut-on pas pas conjurer par la syphilisation? Je vous expliquerai plus tard complètement ma doctrine sur la blennorrhagie; je déclare néanmoins que je n'ai pas ordinairement recours à la syphilisation contre la blennorrhagie.

Quant au chancre, quelle que soit sa variété, mais surtout s'il est induré, le meilleur traitement consiste dans la syphilisation. On inocule, en général, le pus du chancre lui-même, fût-il induré, si, bien entendu, il est encore inoculable au malade. Je serai plus explicite, en entrant dans les détails du traitement, et je vous citerai des observations; je me borne, dans ce moment, à vous apprendre à poser les indications; je vous dirai plus tard la manière de les remplir.

Après le chancre induré, le chancre phagédénique est celui qu'on doit attaquer le plus résolument par la syphilisation. Je ne dis pas qu'elle triomphera toujours, à elle seule, du phagédénisme; je pense, au contraire, qu'il convient d'en seconder l'action par l'hygiène et une médication appropriée; car il ne suffit pas d'éloigner les causes du phagédénisme, il faut encore refaire une constitution que ces causes auraient concouru à affaiblir. Le choix des pus est important pour attaquer le phagédénisme par la syphilisation.

Il n'est peut-être pas d'indication plus formelle de la syphilisation que l'existence de bubons. La syphilisation conjure la suppuration de ces bubons, ou tout au moins elle dispense de les ouvrir, parce qu'elle en fait *résorber* le pus. N'oubliez pas la restriction que j'ai faite dans l'avant-dernière séance, à propos du sens qu'on donne ordinairement au mot *résorber*. Lorsqu'un ou plusieurs bubons sont indurés, pourvu que ce ne soit pas depuis très-longtemps (car alors la structure du ganglion malade peut être changée), la syphilisation fait aisément fondre l'induration.

Il est opportun, à propos de bubons et de chancres phagédéniques traités par la syphilisation, de faire une remarque relativement à la douleur. Vous est-il, en effet, arrivé de voir souffrir des maleureux dont on badigeonnait les chancres phagédéniques avec un caustique, ơ dont on criblait les bubons de coups de pointes d'instrument, absolumen comme on fait d'une pomme avant de la soumettre au brasier qui doit la cuire? Ce dernier procédé d'ouvrir les bubons s'appelle le procédé des *pnctions multiples;* je propose de dire par variante : des *douleurs multiples.* Bref que dites-vous des aménités de ce double traitement comparé aux *tortures* de la syphilisation?

Presque tout ce qu'on appelle *affection constitutionnelle* est curable par la syphilisation; mais il se présente ici une distinction importante. Dans une *affection* dite *constitutionnelle*, il y a deux chosss à considérer : ce qui est encore sous l'influence et ce qui n'est plus sous lnfluence du génie syphilitique. Ce qui n'est plus sous l'influence de ce génie n'est presque aucunement modifié par la syphilisation. Comment la syphilisation serait-elle toute-puissante contre les délabrements d'une constitution, qulle qu'en soit la cause, cette cause fût-elle syphilitique? Comment la syphilisation triompherait-elle d'une exostose éburnée? On est en droit de dire que la vérole a passé par là, mais on doit ajouter qu'elle n'y est plus. Toutes choss étant égales d'ailleurs, les accidents qui suppurent abondamment sont ceuxqui cèdent le plus aisément à l'influence des inoculations réitérées. Je citerai ecore les affections du tissu cellulaire et les tubercules comme disparaissan bien plus vite que d'autres accidents. Il en est effectivement parmi ces deniers qui paraissent légers (telles sont les pustules à la peau et au cuir chevelu), et qui cèdent moins rapidement à la syphilisation qu'aux moyens ordinairs, ou bien qui se reproduisent quelque temps après que la syphilisation les a fait disparaître; souvent même, on ne les voit s'en aller qu'après que la syphilisation a été complètement achevée; leur disparition est alors à peu prè définitive.

La syphilis n'est pas toujours seule en face du syphilisateur; elle se présente souvent à lui escortée d'autres maux. Or, àn'envisager la syphilisation que comme une méthode de traitement, il est naturel de se demander quelles sont les complications de la syphilis avec d'autres maladies dans lesquelles il peut convenir de syphiliser les malades. Voici à ce propos quelques réflexions pratiques : On doit, d'une manière générale, ajourner et souvent suspendre la syphilisation pendant le cours des maladies aiguës Ainsi l'on fait d'ailleurs du mercure et d'autres remèdes antisyphilitiques. M. Sperino a observé des inflammations viscérales qui, réagissant sur des chancres d'inoculation, en favorisaient le phagédénisme. Ce phagédénisme s'est guéri par l'usage de moyens analogues à ceux qui convenaient à la maladie inflammatoire. Est-il sûr pourtant qu'il ne se fût point arrêté sous l'influence de nouvelles inoculations, si l'on ne s'était pas abstenu de les faire?

Les phlegmasies chroniques peuvent aussi contre-indiquer momentanément, ou pendant longtemps, et peut-être même pour toujours, la syphilisation; on comprend que ce moyen puisse réveiller défavorablement une inflammation organique qui demeurait latente. Quant aux autres maladies chroniques, je n'en connais aucune qui s'oppose formellement à la syphilisation. Ce n'est pas que j'aie la prétention d'enchaîner l'avenir; la découverte de la syphilisation est de date trop récente pour que cet avenir ne nous réserve plus d'un enseignement. Aussi bien pourrait-il nous apprendre que des personnes atteintes de certaines maladies chroniques ne doivent pas être syphilisées?

Mais il est bien certainement beaucoup d'affections chroniques dans lesquelles la syphilisation ne saurait nuire : *Si non prodest, non nocet.* Il en est de même d'autres dans lesquelles elle ne laisse pas que d'être fort utile. Elle pourrait donc devenir une ressource dans les mains de médecins qui, n'étant pas exclusifs, consentiraient à y avoir recours dans des circonstances exceptionnelles.

J'ai vu quelques maladies chroniques de la peau qui n'étaient probablement pas syphilitiques, être guéries par la syphilisation. D'autres, du même genre, et plus nombreuses, ont résisté à ce moyen avec une grande opiniâtreté. Là, est un vaste champ à explorer pour les dermo-syphilographes.

J'ai eu l'occasion de syphiliser deux scrofuleux, chez lesquels le vice strumeux s'était marié au virus syphilitique. Les premières ulcérations syphilisatrices ont été difficiles à tarir mais l'effet de cette longue suppuration spécifique semble avoir contribué à dégager l'économie de ces malades du vice qui l'infectait..... Je m'arrête devant l'hypothèse pour rester dans l'expression matérielle des faits.

Je n'ai aucune observation de cas de syphilis compliquée du vice goutteux ou du vice scorbutique et traitée par la syphilisation. Mais ne sait-on pas que, chez les scorbutiques particulièrement, les effets du mercure sont désastreux? Il augmente la fluidité et la pauvreté du sang; avant que le malade n'en fît usage, ses gencives étaient saignantes; après l'intervention du mercure, les dents s'ébranlent, et puis abandonnent tout-à-fait leurs alveoles. Vigarous a publié des observations qui démontrent l'action pernicieuse du mercure chez les syphili-scorbutiques. La syphilisation serait vraisemblablement un grand bienfait pour eux.

J'ai, dans mes observations de syphilisation, deux exemples: l'un d'une espèce de trinité pathologique résultant de la combinaison du rhumatisme, de la phthisie tuberculeuse et de la vérole, et l'autre d'une simple phthisie compliquée de vérole. Ces observations démontrent qu'on peut syphiliser les tuberculeux, sans leur nuire. Mes expériences sur les singes m'en avaient déjà fourni la preuve. Cela est d'autant plus précieux à connaître que d'un côté l'âge et le tempérament, ou peut-être même la maladie, ne sollicitent que trop souvent les tuberculeux à s'exposer à la contagion syphilitique, et que de l'autre côté le mercure brut est on ne peut plus nuisible.

L'étude de la vérole compliquée d'autres maladies et traitée par la syphilisation devra être un jour l'objet d'un livre spécial. Vigarous n'en a-t-il pas composé un sur le traitement de la vérole compliquée? M. Lagneau, pour ne citer que cet auteur, n'a-t-il pas insisté longuement dans son ouvrage sur les modifications du traitement de la maladie syphilitique, dans les cas divers de complication? Ce qui a été fait à l'égard du traitement ordinaire ne mérite-t-il pas de l'être à l'égard de la syphilisation?

Troisième cas. — Je passe maintenant aux affections indépendantes de la syphilis. On m'a affirmé que la plique polonaise était modifiée avantageusement par la syphilis. Pourrait-elle l'être plus avantageusement encore par la syphilisation? Je n'ai rien de plus à dire là-dessus, n'ayant même jamais observé la plique polonaise.

Je serai plus affirmatif à propos du cancer. Voici comment mon attention s'est fixée de ce côté.

J'ai connu une dame à laquelle Lisfranc avait fait deux fois l'amputation d'un sein cancéreux, et qui s'est présentée à lui atteinte d'une seconde récidive. Les ganglions axillaires et sus-claviculaires du côté malade étaient pris. Lisfranc ne voulut pas, malgré le désir de la malade, qu'il considérait comme vouée à une mort certaine sinon prochaine, faire une troisième fois l'amputation du sein. Il conseilla à cette personne d'aller vivre (pour ne pas dire mourir) à la campagne. Quatre ans après je la revis, et j'appris d'elle que, pour *s'étourdir et oublier son mal*, elle s'était jetée dans une vie de désordre; elle avait contracté une vérole, dont on l'avait soignée par le mercure; son cancer s'était guéri, et depuis lors elle se portait bien.

J'ai ensuite soigné deux femmes cancéreuses par la syphilisation, ou plutôt par des inoculations de pus syphilitique (car je n'avais pas encore formulé la syphilisation). Chez l'une de ces femmes, le cancer s'arrêta et se flétrit, mais il fallut en enlever les débris par l'instrument. Il y a de cela cinq ans, et la personne en question se porte bien. Chez l'autre malade un des chancres d'inoculation devint serpigineux et finit par s'arrêter de lui-même. Le cancer de cette femme paraît être stationnaire depuis deux ans.

J'ai eu dernièrement à donner mon avis par correspondance, pour un confrère qui habite bien loin de nous et qui est atteint d'un cancer à l'estomac. Voici ce que j'ai répondu à un autre confrère qui m'écrivait : « Si notre confrère cancéreux est voué à une mort certaine, même assez éloignée, *syphilisez-le.* Vous ne risquerez rien, puisque la syphilisation bien conduite est innocente; mais vous courez au moins une chance qui peut devenir favorable. »

Enfin, j'ai soumis à des inoculations successives de pus chancreux d'autres personnes atteintes à différents degrés de cancer; je considère la vérole et la syphilisation comme de puissants et favorables modificateurs d'un organisme cancéreux.

Voici le résumé d'une observation très-importante :

Le sujet de cette observation est une fille âgée de 40 ans, dont la famille a été décimée par le cancer. Un de ses aïeux, sa mère, un oncle et une tante, ont succombé à cette cruelle maladie; elle s'est elle-même vouée au célibat pour ne pas reproduire, disait-elle, le cancer dans sa descendance.

Elle vint un jour chez moi, et me dit en sanglottant : *M. Auzias, j'ai la maladie de ma mère.* Elle avait, en effet, dans l'une des glandes mammaires, une tumeur grosse comme une noix, dure et bosselée; cette tumeur était traversée de moment en moment par une vive douleur

La confiance de cette fille m'était acquise; elle se soumit à mon traitement. Il consista dans plusieurs inoculations de pus d'ulcères syphilitiques primitifs. Je les lui fis derrière le col; j'étais censé lui poser de petits vésicatoires; il est bien entendu que j'ai pansé moi-même avec un soin particulier ces prétendus vésicatoires. Deux ou trois des chancres ainsi produits se sont indurés; l'induration était particulièrement prononcée à l'un d'eux; une roséole se manifesta bientôt; d'autres symptômes de syphilis constitutionnelle la suivirent et se succédèrent pendant une année. Cependant, le cancer se flétrissait; le volume de la tumeur était diminué et la douleur ne s'y montrait plus. J'ai jugé à propos de soumettre cette fille à un traitement mercuriel; elle est bien portante aujourd'hui. Je ne parle pas d'une dermatose squammeuse, dont elle a toujours été couverte sans en être aucunement incommodée.

Il y a plusieurs manières d'attaquer le cancer par la syphilis : j'exprime cela en disant que la *méthode* a différents *procédés*. Le pus chancreux étant le *médicament*, le procédé en est la *formule*. Or, qui ne connaît les effets divers et souvent contraires d'un même agent, suivant ses doses et son mode d'emploi? On peut dans l'espèce (avis aux détracteurs de la syphilisation!) *formuler* les inoculations syphilitiques de manière, soit à provoquer (cela est souvent utile), soit à conjurer ce qu'on appelle des *manifestations constitutionnelles*. Il serait possible de produire du mal par d'autres *formules*. Le ruisseau qui fertilise nos campagnes est le même qui, devenu torrent, les dévaste; pourquoi donc ne veut-on tenir compte que de la dévastation,... je veux dire, que des effets nuisibles du virus syphilitique?

Voici trois manières de formuler l'emploi du virus syphilitique pour combattre le cancer :

1° *Le virus syphilitique est appliqué directement à la tumeur ou à l'ulcération cancéreuse.*

Dans ce procédé, ou bien on se borne à un dépôt de pus virulent qu'on étale sur la partie ; cela n'est possible qu'en cas d'ulcération, et je doute même que le pus, ainsi déposé, puisse rencontrer une solution de continuité ou une condition favorable pour agir ; c'est tout au moins un moyen des plus infidèles, s'il n'est pas absolument mauvais. Ou bien (et je préfère, en tout cas, ce procédé qui est plus précis au double point de vue du choix de l'endroit et de la réussite presque certaine de l'inoculation) on fait avec la lancette chargée de pus virulent, et sur le cancer lui-même, une ou plusieurs piqûres. C'est M. Alquié, professeur de la Faculté de médecine de Montpellier, qui a, le premier, agi ainsi, que je sache. Il est clair que cette formule est inapplicable aux cancers des organes internes. L'indication précise de son emploi est le cancer épithélial, parce que ce cancer n'a peut-être pas, dans l'organisme, de racines profondes, comme le cancer à cellules. On peut d'abord se borner à l'inoculation d'un seul chancre qu'on laissera s'agrandir ; un second, puis d'autres, lui succéderont, conformément aux règles de la syphilisation ; en un mot, on se comportera comme s'il ne s'agissait pas de cancer, et qu'on opérât partout ailleurs que sur la partie malade. On peut aussi débuter par plusieurs inoculations faites à la fois sur le cancer. Tout en affirmant qu'il faut suivre les règles de la syphilisation (que je vous dirai plus tard en détail), je ne prétends pas qu'il soit nécessaire, ni même toujours possible, vu le peu d'étendue du mal local, de mettre entre les diverses inoculations un certain intervalle quand on les pratique sur un cancer.

2° *Les inoculations sont faites à l'ordinaire sans qu'on se préoccupe du siége de l'affection locale.*

On se propose alors, soit de donner la vérole, pour la combattre après qu'elle aura définitivement pris la place du cancer, c'est la *vérolisation* (passez-moi encore ce néologisme), soit de conduire directement l'organisme à la *syphilisation.*

Dans le cas où l'on veut obtenir la *vérolisation*, il est mieux de choisir le pus d'un chancre induré recueilli assez près de l'époque du début de ce chancre ; mais on peût recourir au pus d'un chancre simple, car j'ai démontré expérimentalement que le pus d'un pareil chancre, convenablement manié, peut produire des chancres indurés. Je crois néanmoins que le pus d'un chancre induré conduit à ce résultat d'une manière plus rapide et plus sûre. S'il s'agit du pus d'un chancre induré, on fait une seule inoculation ; mais s'il est question du pus d'un chancre simple, on donne d'abord un premier chancre, puis, quelques jours après, un deuxième ou même un troisième et d'autres, en les surveillant attentivement pour surprendre le moment où l'induration se manifestera à l'un ou à plusieurs d'entre eux. On s'arrêtera alors dans les inoculations, parce que de nouveaux chancres pourraient empêcher la *vérolisation* de se parfaire.

Quand la vérole est ainsi établie, il faut la laisser se développer d'elle-même, et ne chercher à la combattre qu'à l'époque où elle se sera bien définitivement substituée au cancer. C'est seulement alors qu'on pourra lui opposer le traitement ordinaire, ou mieux, la *syphilisation.* On peut néanmoins, dès le début de cette vérole, en pallier les symptômes gênants par des moyens simples. C'est ainsi qu'on réprimera les pustules muqueuses de la gorge par des gargarismes appropriés.

Veut-on, au contraire, parvenir directement à la syphilisation, sans s'arrêter à la *vérole constitutionnelle?* On cherchera à obtenir cette syphilisation, soit d'une manière lente, c'est-à-dire par peu de chancres donnés à la fois et à intervalles assez longs, soit, au contraire, en multipliant très-rapidement les chancres. Je préfère aller lentement, à moins que l'imminence de la mort ne prescrive de faire une syphilisation accélérée.

3° *On combine d'une manière variable les deux formules précédentes.*

Ces combinaisons permettent d'attaquer en même temps la maladie locale et l'affection générale; mais, comme elles sont complètement du ressort de la pratique, la manière de les grouper se prête difficilement à une exposition dogmatique, je ne m'y arrêterai donc pas.

Je laisse à la sagacité et à la prudence du praticien le soin délicat d'apprécier les cas éventuels où il pourra tenter la syphilisation, comme effort suprême, dans des affections protéiques, graves et rebelles.

Y a-t-il un temps d'élection pour la pratique de la syphilisation? Non. Il n'y a pas à temporiser en face d'une maladie à combattre, surtout si elle est syphilitique. Attaquée à l'époque du chancre induré, la syphilis est sûrement chassée ou, pour mieux dire, arrêtée par la syphilisation; je n'ose pas dire qu'il en soit toujours de même quand elle est ancienne! Je ne pense pas que la saison, ni l'état de l'atmosphère, doive éloigner le temps d'une syphilisation, d'ailleurs indiquée. On peut même *faire d'une pierre deux coups* et utiliser, pendant l'hiver, des inoculations pratiquées sur le devant de la poitrine, contre les affections catarrhales des poumons, si fréquentes en cette saison.

Mais il faut s'abstenir autant que possible de syphiliser durant le règne d'épidémies graves (fièvres éruptives, érysipèles). Il est vrai que les érysipèles produits par les piqûres sont d'une grande bénignité; ils cèdent à l'emploi de quelques cataplasmes émollients et de quelques boissons rafraîchissantes, auquel on ajoute au besoin de légers purgatifs. Néanmoins, une prudence exagérée est nécessaire, tant que la syphilisation ne sera pas passée dans la pratique médicale ordinaire.

Il faut se garder de suspendre la syphilisation en cas d'affections morales vives et de chagrins profonds, à moins qu'ils ne coïncident avec un des temps d'arrêt légitimes, dont j'aurai plus tard à vous parler. Je vous apprendrai alors qu'il est certains moments de la syphilisation pendant lesquels on peut la suspendre sans avoir à craindre beaucoup de laisser au sujet la syphilis constitutionnelle. S'arrêter en dehors de ces moments, ce serait exposer les malades à être doublement en proie à leur chagrin et aux ravages de la vérole.

5e Leçon, dimanche 28 décembre 1851.

Ce cours n'est pas seulement, Messieurs, un enseignement dogmatique; il est encore, et par-dessus tout, le journal des progrès de la science. Pourriez-vous être initiés d'une autre manière à ces progrès par la presse médicale qui court? Cette presse-lige, non de l'intelligence et du savoir, mais de l'ignorance et de l'erreur, vassale des inspirations les moins nobles, ne crie-t-elle pas un haro presque général contre la syphilisation? Ne soyez nullement surpris de la réprobation factice dont on nous frappe. Je n'en suis, pour mon compte, pas plus enorgueilli qu'affligé. Ne sais-je pas que la syphilisation a gagné les outrages dont on l'abreuve au service de l'humanité? Serait-ce donc pour rien qu'elle promet le perfectionnement de la race humaine? Pourrait-elle atteindre à cette satisfaction sans passer par de pénibles épreuves?

A propos de la presse médicale et de sa félonie, je veux vous citer de louables exceptions. La *Gazette médicale* de Paris n'a pas de parti pris contre la syphilisation, et accueille bien les travaux des syphilisateurs. Deux autres organes très-accrédités de la presse parisienne, la *Revue médicale* et l'*Abeille médicale*, se sont loyalement prononcés contre l'étouffement systématique de la syphilisation.

Je vais donc essayer de vous tenir au courant des publications qui se font à l'étranger sur la syphilisation. J'ai reçu récemment deux journaux italiens qui nous apportent des documents utiles. L'un de ces journaux renferme un Mémoire bien pensé de M. C. Sperino, touchant la fameuse exhibition de M. Lindeman à la Société de chirurgie et à l'Académie de médecine; l'autre contient une observation détaillée de syphilisation, publiée et accompagnée de sages réflexions, par M. Zelaschi (de Turin). Je tiens à vous faire connaître ces deux travaux, parce qu'ils vous instruiront et vous mettront en état de juger par vous-mêmes s'ils méritaient le dédaigneux accueil que vient de leur faire la Société de chirurgie en *pleine ignorance* de cause. Aspire-t-elle donc à gagner ses chevrons académiques en proscrivant une idée nouvelle?

Voici la substance de ce que dit M. Sperino dans son Mémoire (1).

M. Sperino commence par faire remarquer judicieusement que cette observation de M. Lindeman a été mise en avant par quelques ennemis systématiques de la syphilisation, qui n'auraient pas été fâchés d'avoir l'autorité au service de leur ignorance et de leur parti pris de rester dans l'ignorance à l'égard de la nouvelle doctrine. Ce préambule d'une rude franchise aurait-il choqué l'interprète exotique de la Société de chirurgie? mais en bonne justice, M. Sperino ne se trouvait-il pas en cas de légitime défense? Passons condamnation là-dessus, et suivons M. Sperino sur le terrain scientifique.

Premier point. — Est-il bien sûr que les premiers chancres que s'est donnés M. Lindeman, en décembre 1850 et janvier 1851, se soient cicatrisés en quelques jours? Doutons-en avec M. Sperino. M. Lindeman a pu se tromper, car les choses ne se passent pas habituellement ainsi. *Errare humanum est.*

Deuxième point. — M. Lindeman s'est fait au bras, le 8 juillet 1851, une inoculation avec du pus emprunté à des ulcérations que portait aux amygdales un de ses confrères. Ces ulcérations n'étaient pas primitives; M. Sperino pense au moins qu'on ne voudra pas l'imaginer contre toute vraisemblance, et au risque d'offenser la moralité de ce jeune confrère, ami de M. Lindeman. C'est d'ailleurs à la suite de dix jours d'incubation (contrairement à ce qui se passe d'habitude après l'inoculation de l'ulcère primitif, et conformément à ce qui arrive après l'inoculation de l'accident constitutionnel), que M. Lindeman vit apparaître aux *lieu et place* de l'inoculation une papule, laquelle se couvrit plus tard d'une croûte. L'ablation de cette croûte laissa voir une ulcération à base indurée. Depuis le 8 juillet jusqu'au 17 octobre, aucune inoculation n'a été faite. Le 1er octobre, M. Lindeman fut atteint de symptômes de syphilis constitutionnelle, sous forme papuleuse, tant à la peau qu'aux amygdales, et non pas sous forme de macules, comme on l'indique par erreur dans la version de M. Ricord. La syphilis constitutionnelle de M. Lindeman n'est donc pas le résultat d'inoculations syphilisatrices.

(1) Le Mémoire est inséré dans la *Gazetta medica italiana*. États sardes, Turin, 8 décembre 1851.

TROISIÈME POINT. — Le 17 octobre on pr qua sur le bras gauche de M. Lindeman, une inoculation du pus d'un ulcère yphilitique primitif, et on en fit d'autres semblables les 24, 25, 28, 29 et 30 du même mois. Depuis le 17 jusqu'au 30 octobre, onze inoculations furent insi faites; elles ont toutes donné lieu à des ulcérations primitives plus ou mins phagédéniques; ces ulcérations se sont en effet étendues, pendant leur péride de progrès, de manière à frapper de surprise ceux qui n'ont pas encore fat d'études en syphilisation. C'est alors que M. Ricord s'est hâté de faire présnter M. Lindeman par son interne à la Société de chirurgie. Cette présentatio fut faite le 12 novembre, c'est-à-dire (notez-bien cette circonstance) trois jors après la dernière inoculation.

Le 18 novembre, M. Ricord présenta luimême M. Lindeman à l'Académie nationale de médecine, cherchant ainsi surprendre de l'honorable corps savant, sous le manteau de la science et de l'humanité, un vote de blâme énergique contre la syphilisation et son inventur.

QUATRIÈME POINT. — M. Lindeman s'es bien mal avisé ou a été bien mal conseillé dans les inoculations qu'il s'est fites à intervalles de plusieurs mois. Les espacer ainsi, c'était un bon moyen d. faire naître la vérole. Je publierai, dit M. Sperino, des observations qui démntrent qu'il suffit souvent de suspendre, pendant un mois, les inoculatio:s multipliées de virus syphilitique pour voir apparaître la syphilis constitutonnelle; mais ces observations démontrent en outre que les inoculations rerises et poussées avec une grande vigueur chassent devant elles les manifestations qui s'étaient montrées. J'avais déjà, ajoute-t-il, fait connaître ces résultts dans une lettre que j'ai écrite le 12 septembre à M. Diday, et qui fut insérée dans le n° 40 de la *Gazette médicale* de Paris. Je regrette que M. le Dr Lindeman n'ait pas tenu compte des détails de cette lettre en reprenant ses expériences.

M. Sperino cite à ce propos l'observtion de M. Zelaschi; c'est le second document dont je vous parlerai tout-à-l'heure. Cette observation prouve qu'un petit nombre d'inoculations faites à de lngs intervalles peuvent être nuisibles en donnant lieu à la syphilis constitutonnelle, tandis que des inoculations fréquemment répétées rendraient la santé au malade.

Vous savez, Messieurs, que je vous ai promis des détails sur les moments de la syphilisation où l'on peut s'arrêter sans inconvénients. Il paraîtrait que nos confrères italiens n'ont pas encore fxé leur attention sur ce point délicat de la pratique.

Pourquoi, se récrie M. Sperino, M. Lindeman s'inoculait-il le pus de tubercules muqueux exulcérés (M. Sperino semble ne pas savoir que M. Lindeman voulait prouver, par cette inoculation, l'inoculabilité des accidents secondaires, niée absolument par l'école de M. Ricord)? M. Lindeman ignorait-il qu'il n'y a de pus certainement syphilisant que celui des ulcérations primitives? Le pus qu'il s'est inoculé donne lieu, par la contagion naturelle, à la syphilis constitutionnelle, sous forme papuleuse et tuberculeuse; l'observation clinique démontre cela tous les jours. M. Lindeman devait, d'ailleurs, pour prévenir la syphilis constitutionnelle, continuer les inoculations dans le mois de juillet, au lieu de les suspendre jusqu'au mois d'octobre. La syphilisation de M. Lindeman a donc été fort mal conduite, et s'il veut devoir son salut aux inoculations successives, il faut qu'il suivre exactement les préceptes qui sont formulés dans la lettre que j'ai écrite à M. Diday et que j'ai précédemment citée.

CINQUIÈME POINT. — Les ennemis de la syphilisation font sonner bien haut, dit M. Sperino, que les ulcérations résultant des inoculations pratiquées sur M. Lindeman, depuis le 17 jusqu'au 30 octobre, sont devenues presque toutes également larges et phagédéniques ls triomphent de ce qu'aux dates des 12 et 18 novembre, elles n'ont pas encor nodifié la syphilis générale; c'est, d'après eux, la confirmation éclatante d' e opinion de M. Ricord. Ce chirurgien pense que le phagédénisme des cha res primitifs se manifeste principalement chez les sujets atteints de syphilis c nstitutionnelle. Mais si les onze chancres dont il est question eurent à peu p s la même largeur, n'est-ce point parce qu'ils ont été produits presque dans e même temps, et qu'il n'est pas possible que les premières ulcérations aient de l'influence sur la marche des dernières si rapprochées d'elles? En outre, le chancres produits en janvier ont duré trop peu pour qu'ils aient pu modifier c ux qui ont été produits dans le mois d'octobre suivant. Quant à l'inoculatio faite en juillet du pus de tubercules muqueux, comment pourrait-elle comp r au nombre des inoculations syphilisatrices, puisque l'expérience est m tte touchant la valeur syphilisante du pus des accidents secondaires? Si d c les chancres résultant des inoculations du mois d'octobre, qui seuls doivent tre mis en ligne de compte pour la syphilisation, n'ont eu aucune action pparente contre la syphilis constitutionnelle, on doit l'attribuer à leur peu le durée au moment de l'exhibition de M. Lindeman, et à l'insuffisance de leur nombre. Pour ce qui a trait aux causes du phagédénisme, M. Sperino se propose de démontrer ailleurs l'erreur de M. Ricord, quand ce chirurgien prétend que le phagédénisme des ulcères primitifs frappe, avec une fâcheuse prédilection, les sujets atteints de syphilis constitutionnelle.

La conclusion fort légitime de M. Sperino est que le fait de M. Lindeman ne doit compromettre en rien les destinées de la syphilisation.

Maintenant, continue M. Spérino, n'est-il pas étrange, qu'invoquant ce seul fait, MM. Cullerier et A. Latour viennent frapper de suspicion tout ce qu'on a écrit en faveur de la syphilisation? Comment des hommes d'intelligence et de savoir peuvent-ils céder ainsi à des suggestions passionnées? Ces deux adeptes aveuglés de M. Ricord sentiront un jour retomber sur eux-mêmes le poids des outrages et de la calomnie dont ils ne craignent pas d'abreuver des confrères honorables; c'est lorsque la prétendue utopie qu'ils réprouvent aura marqué sa place parmi les conquêtes dont s'honorent la science et l'humanité. La Société de chirurgie se reprochera alors l'anathème dont elle vient de frapper la syphilisation, à l'instigation. de M. Ricord.

M. Ricord espère-t-il, c'est encore M. Sperino qui a la parole, obtenir de l'Académie nationale de médecine un même bill d'excomunication contre la syphilisation? Je ne veux pas le croire, parce que j'ai foi dans les lumières et l'honneur d'un corps si hautement placé. Dans le cas contraire, ne faudrait-il pas s'écrier avec un membre de notre Académie :

DANS CES QUESTIONS LITIGIEUSES ET IMPORTANTES AUXQUELLES SE LIENT LES INTÉRÊTS LES PLUS GRAVES DE L'HUMANITÉ, LE JUGEMENT DU PUBLIC EST UN MEILLEUR GUIDE QUE LES DÉCISIONS D'UNE ACADÉMIE; CELLES-CI NE SONT PAS TOUJOURS CE QU'IL Y A DE PLUS LÉGITIME NI DE PLUS ÉDIFIANT.

M. Sperino aborde ensuite quelques détails sur les femmes qu'il a *syphilisées* dans le Syphilicome de Turin. Cinquante femmes ont été syphilisées plus ou moins complètement, et sont sorties parfaitement guéries des affections graves pour lesquelles elles étaient entrées à l'hôpital.

De ce nombre, sept sont rentrées au Syphilicome et ont été soumises à l'examen de la Commission nommée par l'Académie de Turin pour étudier la syphilisation.

Sur deux de ces dernières, on n'observa aucun symptôme de syphilis, soit primitive, soit secondaire. Elles avaient à la vulve de simples écorchures; celles-ci rendaient un pus séreux dont l'inoculation répétée à des sujets non syphilisés n'a produit aucune pustule; cinq à six jours de repos ont suffi à la cicatrisation de ces écorchures. Les femmes dont il est question sont bientôt sorties du Syphilicome pour n'y plus rentrer.

Chez trois autres qui se trouvent à l'hôpital depuis quelques jours, il existe des ulcères simples, sans nul caractère spécifique ; ces ulcères n'offrent aucune trace d'induration, et leur pus, inoculé plusieurs fois à d'autres femmes non syphilisées, n'a rien produit.

Chez la sixième femme, la syphilisation n'avait pas été complètement obtenue, par rapport à une métrite aiguë et à une fièvre intermittente qui survinrent. Ces deux complications exigèrent l'emploi de moyens énergiques pendant lequel on suspendit les inoculations syphilisatrices. On observa à la rentrée de cette femme au Syphilicome un petit chancre primitif de la fourchette, sans induration, et dont le pus, inoculé à deux autres femmes, leur a communiqué de petites ulcérations éphémères. Quelques jours ont suffi à la cicatrisation spontanée de ce petit chancre, et la malade est immédiatement sortie bien portante.

Chez la septième enfin, à laquelle il avait fallu faire un grand nombre d'inoculations pour la conduire à l'immunité, nous avons observé une ulcération primitive vulvo-vaginale, sans induration, et suivie d'un bubon inguinal droit qui suppura. Le pus de ce bubon n'était pas virulent, comme l'ont démontré l'aspect de son ouverture et l'inoculation de son pus faite à une autre femme. Néanmoins le pus de l'ulcération primitive de cette femme était syphilitique, puisqu'il s'inocula très-bien à une femme non syphilisée. Ce fait est le seul, dit M. Sperino, qui semble faire craindre que l'immunité acquise contre l'infection par les inoculations successives ne soit pas durable.

Je ne partage pas entièrement les craintes de M. Sperino. Cette femme n'était sans doute pas réfractaire à l'action de toute espèce de pus, lorsqu'elle est sortie du Syphilicome de Turin; ne se peut-il pas, en effet, que le chancre avec lequel elle y est rentrée soit produit par un pus plus intense que tous les pus dont elle avait subi l'inoculation dans le cours de son traitement par la syphilisation?

En tous cas, il n'a été observé chez aucune de ces femmes de symptômes de syphilis constitutionnelle, pas plus que chez toutes les autres qui ont été guéries de la syphilis par la syphilisation, et qu'on a surveillées fort exactement. L'état général de l'organisme de chacune d'entre elles est satisfaisant.

D'ailleurs, M. Sperino, qui n'attache pas, paraît-il, la même importance que nous à la différence des pus, ne se laisse nullement décourager par trois cas équivoques et un seul cas, d'après lui, de récidive franche.

Voici les considérations dans lesquelles il puise des encouragements :

Les femmes qui sont sorties syphilisées de mon hôpital s'exposent souvent, dit-il, à la contagion, car ce sont les plus jeunes comme les plus avenantes. Elles appartiennent à la catégorie de celles qui, avant que je pratiquasse des syphilisations, entraient plusieurs fois dans l'année au Syphilicome (comme y entrent encore aujourd'hui celles de même ordre que je ne syphilise pas). Eh bien! pendant l'année 1850 presque tout entière, il y avait généralement plus de 200 malades en traitement; le 1er février 1851, mois dans lequel, par des motifs de prudence, peu de femmes étaient en cours de syphilisation, il y en avait 219; le 1er juin, il y en avait encore 205, et depuis cette époque, le nombre en a toujours été décroissant, de façon que le 2 décembre on ne comptait plus que 126 femmes dans mon service.

M. Sperino ajoute que, nonobstant les alarmes répandues par quelques confrères sur la santé ultérieure des femmes syphilisées, il n'a jamais vu que la syphilisation bien conduite fût nuisible ; il a constaté, bien au contraire, qu'elle laisse et confère au sujet une santé florissante. Ces considérations ne sont pas le moins du monde infirmées par deux observations de femmes qui ont sucombé pendant les chaleurs à des maladies internes, après avoir subi, l'une cinq inoculations en deux fois, et l'autre deux inoculations seulement. Les observations que publiera M. Sperino viendront à l'appui de son assertion.

Telle est, Messieurs, la substance du premier des deux documents qui nous sont venus de l'étranger.

Le second document est une *observation* complète de syphilisation chez l'homme, publiée par M. Zelaschi, confrère de M. Sperino à Turin (1).

M. Zelaschi commence par faire observer que la syphilisation a tous les caractères d'une grande découverte, et que, par conséquent, une opposition systématique ne devait pas lui faire défaut. Son *observation*, que je ne peux pas reproduire avec détails, est suivie de réflexions très-judicieuses.

Il s'agit d'un jeune homme atteint de plusieurs chancres avec complication d'une blennorrhagie. Parmi ces chancres, l'un a rongé la moitié du prépuce, tandis qu'un autre est induré depuis longtemps ; trois nouveaux chancres se sont manifestés spontanément pendant un commencement de traitement par la syphilisation, deux à la face inférieure de la verge, et un vers le méat urinaire. La syphilisation de ce jeune homme a d'abord été timidement conduite et traversée par l'apparition de quelques symptômes constitutionnels ; mais tous les accidents, tant primitifs que consécutifs, ont été dissipés au bout de trois mois d'une syphilisation plus énergiquement continuée, d'après le conseil de M. Sperino. Le malade de M. Zelaschi jouit actuellement de la santé la plus parfaite.

La lecture attentive de cette *observation* donne la confirmation d'une idée que j'ai sommairement exposée dans l'*Union médicale* du 23 septembre dernier, à savoir que : *la syphilisation semble précipiter la marche de la vérole, et le mercure la ralentir* (2). L'usage du mercure retarde, en effet, tous les accidents, tandis qu'ils sont avancés quand ils arrivent par la syphilisation. C'est ainsi que dans l'observation présente, aucun symptôme constitutionnel ne s'était montré à la date du 22 juin, époque des premières inoculations syphilisatrices, et dès le 14 août, c'est-à-dire 54 jours après, on vit apparaître une éruption papulo-lenticulaire ; celle-ci fut bientôt remplacée par une périostite tibiale ; la périostite disparut à son tour, en peu de temps, sous l'influence des progrès de la syphilisation.

Cette observation est fort bien rédigée, elle me confirme néanmoins dans une réflexion que j'ai faite dès longtemps, et que je vous soumets avec d'autant plus d'empressement qu'elle est en partie cause de ma répugnance à produire des observations. Je regrette la longueur dans les détails, sans blâmer toutefois l'auteur de les avoir tracés ; mais que n'écrit-on des observations abrégées en

(1) *Gazetta medica italiana*, 1er décembre 1851. Cette observation est traduite en français dans l'excellent recueil que publient MM. Cazenave et Chaussit sous le titre d'*Annales des maladies de la peau et de la syphilis*. (Voir le nº de décembre 1851.)

(2) Voir ci-dessus : DOCUMENTS, p. 68-71.

même temps que complètes? Car on ne prend la plume que pour être lu aisément et compris.

Mon désir sera réalisé quand on voudra et pourra joindre à plus de confiance dans la loyauté des observateurs une bonne méthode de statistique qui puisse substituer la vraie science à d'informes matériaux.

Lisez le tronçon d'observation de M. Lindeman; vous serez frappé de la même pensée, et formerez les mêmes vœux que moi, quel que soit l'historien dont vous choisissiez la version. Il y a plusieurs narrations, parce que les syphilographes se sont jetés sur cette observation inachevée comme sur une proie qu'on se dispute. Quoi d'étonnant que M. Lindeman en ait voulu garder la plus grande part?

Luxe dans l'indigence! Qu'a de commun avec la science pure ce fatras de détails dans lequel l'esprit s'embarrasse et s'attarde, au lieu de se déployer sur un ensemble?

Peut-être serait-il bon d'adopter un tempérament? On consentirait, par exemple, à la publication complète de quelques observations qui n'auraient pas été dégrossies. C'est ainsi qu'on laisse, près d'un palais, un ou deux échantillons bruts des pierres qu'a fait tailler l'architecte. Toutes les autres observations seraient mises en œuvre et placées dans les assises d'un édifice vraiment scientifique.

Ces deux documents importants de MM. Sperino et Zelaschi ont été envoyés par leurs auteurs à la Société de chirurgie. Celle-ci, pensaient-ils, recevrait des preuves à cœur joie. Ils avaient trop naïvement compté sans *leur hôte* et le *laisser-passer* de M. Ricord. Que fit donc la Société par ordre supérieur? Et d'abord que pouvait-elle, que devait-elle faire ou ne pas faire?

Charger M. Ricord, M. Cullerier, ou quelqu'un de la même secte, de l'examen de ces travaux? Non, M. Ricord, d'ailleurs, et M. Cullerier, si honnête, si droit, se seraient récusés. Comment, en effet, devenir juge impartial de la syphilisation, après s'en être déclaré l'ennemi? Il ne fut donc question d'aucun de ces deux messieurs dans la Société de chirurgie.

Mais la Société ne pouvait-elle pas se charger honorablement de ce rôle délicat? Elle compte parmi ses membres :

M. Vidal, chef de service syphilitique, collègue et antithèse de M. Ricord à l'hôpital du Midi, mais adversaire moins prononcé de ses doctrines que des miennes.

M. Gosselin, chef aussi de service syphilitique (hôpital de Lourcine), honnête, capable et irrésolu.

M. Robert, athlète glorieux de dix concours, chirurgien de l'hôpital Beaujon, ancien chirurgien de l'hôpital de Lourcine; esprit droit, impartial et sévère; expérience et bienveillance éprouvées; opérateur et professeur habile.

M. Huguier, équivalent de M. Robert. Je lui reproche une peccadille : c'est de ne pas avoir rendu compte à la Société, qui l'en avait chargé, d'un travail de M. Robert de Welz sur l'inoculation de la syphilis aux animaux.

M. Nélaton, clinicien renommé et consommé.

M. Giraldès, bibliothèque chirurgicale, polyglotte; esprit honnête et indépendant.

M. Denonvilliers, qui fut à Lourcine science, impartialité, autorité.

M. Dagneaux, dont le nom couronne dignement cette succession de chirurgiens instruits, et qui ont tous passé par Lourcine ou l'hôpital du Midi avant d'arriver où ils sont.

Le répertoire des membres qu'on pouvait choisir n'est pas encore épuisé. Il y avait notamment :

M. Chassaignac, savant, disert et indépendant.

M. Michon, le praticien émérite; le confrère honnête, indulgent.

M. Maisonneuve, esprit d'initiative, un peu trop hardi. Cette question lui allait peut-être.

M. Demarquay, instruit, mais faible ou bienveillant (je ne sais lequel des deux) jusqu'à pratiquer à mes dépens cette maxime à l'envers : *Amica veritas, sed magis amicus Plato.* Platon, dans l'espèce, serait-ce M. Ricord ? M. Demarquay est trop galant homme pour me garder rancune d'une niche qu'il m'a faite.

M. Morel-Lavallée, travail et science.

Et tutti quanti.

Le bureau n'a choisi aucun de ces messieurs pour rendre compte à la Société des Mémoires de MM. Sperino et Zelaschi. Devinez sur qui a porté le choix de M. Larrey ? Je vous le donnerais en cent à deviner, je vous le donnerais en mille, si la Société de chirurgie comptait un nombre suffisant de membres. M. Larrey a désigné un homme honnête, mais ami et protégé de M. Ricord; instruit, mais peut-être incompétent, M. Lebert, qui est micrographe et n'est point syphilographe. Pourquoi M. Lebert a-t-il accepté cette tâche délicate, et comment l'a-t-il remplie ? *Il a* (je laisse la responsabilité de son dire à l'*Union médicale* d'hier) *en quelques mots pleins de convenance, démontré l'impossibilité de discuter ces documents.* Quels sont donc ces mots de proscription que M. Lebert s'est évertué à rendre *si pleins de convenance ?* D'où vient donc l'impossibilité de discuter ces documents ? Ils m'ont instruit, moi, Messieurs, et ne viennent-ils pas de vous instruire également tous ?

Serait-ce que la forme italienne ait déplu à M. Lebert le Hongrois ?

M. Sperino (pourquoi craindrais-je de l'avouer ?) a riposté vivement. Mais ne l'avait-on pas attaqué de même ? Le droit de représailles n'est-il pas, dans l'espèce, un droit de légitime défense ? Mais pourquoi, M. Lebert, n'avez-vous pas voulu raconter à vos collègues les faits scientiques et les arguments de ce Mémoire ? Vous auriez pu changer les convictions de plusieurs d'entre eux ! Qu'avez-vous fait, au contraire ? Vous vous êtes rendu solidaire, au risque d'enrayer le progrès, de griefs que vous ne partagiez peut-être pas contre la syphilisation.

Quant à M. Zelaschi, aviez-vous même l'excuse de trop de vivacité de sa part ? Que reprochez-vous à son travail ? Pourquoi n'en avez-vous pas fait connaître la substance ?

Mais le bureau aurait-il chargé M. Lebert de ce compte rendu à l'éteignoir; M. Lebert aurait-il accepté cette désagréable mission, et l'aurait-il résolument remplie ; toute la Société de chirurgie enfin aurait-elle battu des mains en aveugle pour obéir à ce *quid ignotum* qui pousse les Sociétés savantes à l'encontre de la vérité et de la justice, dans le but, instinctif peut-être, d'amortir le choc inattendu des innovations, et d'affaiblir l'éclat dont elles pourraient subitement éblouir ?

Ah ! dans ce cas, honneur et réparation au bureau de la Société de chirurgie, honneur, dix fois honneur, à M. Lebert et à la Société de chirurgie tout entière !

Laissons la Société de chirurgie, trop novice encore pour *faire la pluie et le beau temps* dans les régions élevées de la science. Passons à la Faculté de médecine. Deux célèbres professeurs se sont montrés, dans un examen, assez favorables à la syphilisation. M. Giraldès ne l'a pas non plus maltraitée dans sa suppléance du Cours de pathologie externe. Mais il y a, paraît-il, deux Giraldès également honorables : 1° le Giraldès de la Société de chirurgie, qui emboîte parfaitement le pas de tous les soldats de M. Ricord. Ce Giraldès se tait et n'en pense pas moins, sans doute; 2° le Giraldès de la Faculté de médecine qui ne parle pas mal de la syphilisation et malmène convenablement l'ultra-huntérisme de M. Ricord.

Ne regardons pas en arrière, Messieurs, pour y voir le mouvement en avant Le progrès est avec vous qui êtes l'avenir. Le sort de la syphilisation est assuré, parce que plusieurs d'entre vous la comprennent. Soyons donc confiants au milieu des passions qui nous secouent. C'est ainsi que les vents agitent les branchages, en dispersant et semant des fruits qui germeront un jour.

« Ce sont, dit Fontenelle, les passions qui font et qui défont tout. Si la raison dominait sur la terre, il ne s'y passerait rien. On dit que les pilotes craignent au dernier point ces mers pacifiques où l'on ne peut naviguer, et qu'ils veulent du vent, au hasard d'avoir des tempêtes. Les passions sont, chez les hommes, des vents qui sont nécessaires pour mettre tout en mouvement, quoiqu'ils causent souvent les orages. »

Je vous prédis la venue d'un jour où l'on récoltera les produits de ce qui se sème à présent; d'un jour où la syphilisation aura expié la peine de n'être pas, comme l'anesthésie, d'origine exotique. Elle sera alors en vogue parmi les neveux de ses proscripteurs dans Paris !

Je terminerai cette leçon par quelques phrases d'explications au sujet d'une lettre qui m'est adressée par l'un de vous, et dans laquelle on me reproche le mot *absorber*, dont j'ai déjà pourtant excusé le sens vague et l'emploi. Le verbe *absorber* et le subtantif *absorption* reparaissent, me dit-on, souvent dans votre bouche, à propos du *pus virulent*, qui n'est certainement pas *absorbé* en nature. C'est qu'en effet, Messieurs, il suffira peut-être de substituer au mot *pus* celui de *virus* ou celui de *lymphe virulente* pour que mon langage devienne précis.

Faut-il vous le répéter? Ce que j'ai voulu dire est assez clair dans mon esprit comme résultat, mais ne peut pas l'être comme mécanisme, eu égard à l'état présent de nos connaissances en physiologie. Je dis vaguement ce qui se passe sans pouvoir exprimer le *comment*. A quoi bon imaginer, pour le dire, une néologie postiche et qui serait vieillie demain? Attendons que la science soit mieux assise et servons-nous provisoirement d'un mot, sans doute imparfait, mais aussi approprié que possible à la circonstance.

Cela veut-il dire que le *pus* est *absorbé* en nature et passe tel quel dans le torrent circulatoire? Pas le moins du monde. La théorie surannée de la résorption purulente ne saurait revivre. Mais plusieurs hypothèses sont possibles :

Première hypothèse. — N'est-il pas probable que le pus syphilitique n'est pas lui-même l'élément virulent, qu'il n'en est que le réservoir, la menstrue? Ne pourrait-il donc pas se faire que dans le mécanisme de la syphilisation il y eût transport en nature (pour plus tard faire que de droit) de l'élément virulent? Cela est possible, n'est-ce pas? Eh bien! si cela était, ne me passeriez-vous pas le mot *absorption* pour l'exprimer?

Deuxième hypothèse. — Ce *pus* ou mieux cet *élément virulent*, ce *virus*, n'a-t-il pas une action quelconque sur l'organisme? Appelez-la, suivant votre théorie ou à votre gré, *nerveuse*, *mécanique*, *dynamique*, *statique*, *chimique*, *tonique*, *moléculaire*, *vitale*, *dynamo-vitale*, *magnétique*, *animique*, etc. C'est d'elle, en tout cas, que peuvent provenir également la vérole et la syphilisation. Or, cette action vague, occulte, qu'est-elle? Comment se passe-t-elle? Son mécanisme ne nous échappe-t-il pas? Exprimons donc vaguement ce mécanisme, ou ce qui en résulte, par le mot *absorber*.

Troisième hypothèse. — La manière d'agir du virus syphilitique ne pourrait-elle pas être la suivante? Ne peut-on pas supposer, par exemple, qu'il existe, dans l'organisme, une matière, un élément susceptible de se mettre en jeu, en mouvement, sous l'influence du virus, ou de se combiner avec lui? Ce qui se passerait alors à notre insu, exprimons-le par le mot *absorption*.

Quatrième hypothèse. — Serait-il impossible qu'il y eût en nous des forces, des principes neutralisés ou dégagés par le *virus?* Si je le savais, je l'exprimerais par des termes précis. Mais, *dans le doute abstiens-toi*. Le mot *absorption* sera, si vous voulez-bien, synonyme de celui *d'abstention*. C'est un bon mot.

En me cramponant à ce mot si vague et si blâmé, j'ai à cœur de ne pas être exclusif, de ne fermer la porte à aucune explication, à aucune théorie.

Je vous parlerai plus tard de théories sur la syphilisation, et particulièrement de celle de M. Pagès. En voici la clef : M. Pagès suppose qu'il existe en nous un fluide susceptible de se combiner avec le virus; quand la combinaison s'est bien faite par l'action des chancres, il n'y a généralement pas d'accidents syphilitiques constitutionnels. Il peut y en avoir dans le cas contraire. Le fluide est-il complètement épuisé, il y a syphilisation absolue et santé de l'individu soumis aux inoculations. Cette théorie (je vous l'expose trop brièvement pour être bien clair) peut se concilier mieux, qu'elle soit vraie ou fausse, avec le mot *absorption* qu'avec un terme plus défini.

Voici venir enfin la théorie déjà bien ancienne, la théorie tant vantée et critiquée, de même du *ferment organique*. Qu'elle soit la bienvenue à faire valoir ses titres. Ce n'est pas avec le mot *absorber* qu'on lui refusera droit de bourgeoisie dans la cité scientifique.

Je m'aperçois, Messieurs, que j'ai anticipé sur l'horloge et mon programme. J'ai cédé ainsi au plaisir de vous entretenir plus longtemps, et empiété quelque peu sur l'exposition que je dois vous faire plus tard des théories de la syphilisation. *J'ai*, comme disait Eschyle, *jeté agréablement mon javelot à travers et par delà le but.*

6e Leçon, dimanche 4 janvier 1852.

DÉDIÉE A M. MALGAIGNE,

PROFESSEUR DE MÉDECINE OPÉRATOIRE A LA FACULTÉ DE MÉDECINE.

Messieurs, la séance d'aujourd'hui sera consacrée tout entière à l'étude de l'opération de la syphilisation. Je vais vous parler avec plus ou moins de détails : 1° des différentes manières d'obtenir la syphilisation, en ce qui concerne le nombre et le mode de succession des chancres ; 2° du choix des localités organiques ; 3° du temps d'élection, eu égard au sujet et à la saison, et des précautions générales à prendre ; 4° des instruments, *ou mieux*, de l'appareil qui est fort simple, de l'opération ; 5° des qualités et du choix des pus ; 6° du manuel opératoire proprement dit. Je terminerai cette leçon par quelques réflexions critiques touchant le siége, l'espacement des piqûres. et la manière dont certaines personnes pratiquent les inoculations.

1° Différentes méthodes de syphilisation, eu égard au nombre d'inoculations qu'on fait à la fois et à l'intervalle de temps qu'on met entre elles.

Il paraît que M. Sperino est en possession de deux méthodes. L'une est consignée dans son petit Mémoire (1); elle consiste à faire trois ou quatre inoculations, une ou deux fois par semaine, et n'importe avec quel pus inoculable de chancre primitif. L'autre est expliquée dans la *Gazette médicale* de Paris, du 4 octobre dernier, par une lettre de M. Sperino à M. Diday : elle consiste à pratiquer à la fois un plus grand nombre d'inoculations, une vingtaine ou une trentaine, par exemple, et à répéter l'opération tous les deux ou trois jours, et même tous les jours.

Sans vouloir décider du mérite relatif de ces deux méthodes, à peine différentes entre elles ou qui ne diffèrent que du plus au moins, j'aurais de la tendance à préférer la première quand les accidents constitutionnels sont confirmés par quelque symptôme plus avancé que l'induration d'un chancre, et la seconde quand il n'est question que d'accidents primitifs ou de chancres indurés sans autre manifestation générale, ou bien encore de chancres phagédéniques, serpigineux. En effet, on se réserve, par l'emploi de la première méthode, le loisir de guérir la vérole avant l'achèvement de la syphilisation, tandis que, par l'emploi de la seconde, on ne laisse pas à la vérole le temps de venir, ou bien l'on épuise vite le *molimen* phagédénique.

Je puis parler plus explicitement des méthodes qui sont miennes.

Première méthode. — Je prends un pus très-énergique chaque fois, et je ne fais dans le principe qu'une inoculation ou, pour parler plus exactement, qu'une insertion d'une seule piqûre tous les dix ou quinze jours, puis tous les sept ou huit jours, et enfin je rapproche les inoculations et j'augmente progressivement le nombre des piqûres de chaque inoculation. J'arrive ainsi à faire plusieurs insertions par semaine et plusieurs piqûres par insertion, et enfin plusieurs piqûres par jour.

Cette méthode, quoique la plus sûre de toutes pour obtenir des syphilisations complètes, est néanmoins sujette à un grand embarras, qui consiste dans la difficulté de se procurer les pus.

Deuxième méthode ou méthode ordinaire. — Je fais d'abord une ou deux inoculations d'une piqûre, avec le propre pus du sujet, si cela est possible, sinon avec un autre pus assez fort. Dix à douze jours après, j'inocule deux ou trois fois et indifféremment, suivant la possibilité, le pus d'un chancre ainsi produit ou le pus du chancre qu'avait déjà le malade. A peine une semaine s'est-elle écoulée depuis la dernière insertion, que je fais un plus grand nombre de piqûres avec du pus de n'importe lesquels des chancres du sujet. Puis enfin, après une période de deux à trois jours, je pratique des piqûres encore plus multipliées et en nombre indéterminé avec ce même pus, de manière à l'épuiser rapidement.

Ce pus étant épuisé, j'en choisis un très-fort, avec lequel je parcours plus rapidement la série précédente, c'est-à-dire que je rapproche les époques des inoculations, et que je fais des piqûres plus nombreuses.

Il est rarement nécessaire de recommencer avec un nouveau pus très-énergique une troisième série semblable, et à plus forte raison une quatrième : après la deuxième, j'inocule presque tous les jours, et par plusieurs piqûres, tous les pus qu'il m'est possible de me procurer. Je conduis ainsi le malade à une syphilisation très-complète.

(1) M. Sperino vient de publier un traité volumineux de syphilisation sous ce titre : *La Sifilizzazione studiata qual mezzo curativo e preservativo delle malattie veneree.* La traduction française de ce traité doit paraître incessamment. Je craindrais d'être au-dessous du mérite de ce grand travail en essayant d'en faire l'éloge dans une note. On trouvera plus loin l'Analyse du livre de M. Sperino.

Ce n'est pas que je m'en tienne à mes deux méthodes, à l'exclusion de cell de M. Sperino; j'emploie, au contraire, ces dernières avec avantage da maintes occasions. Ai-je à combattre notamment des accidents qui réclamen un prompt secours, comme un bubon qui devient fluctuant, ou un chancre q tourne au phagédénisme? Je n'hésite pas à multiplier les inoculations de tout sortes de pus. Je fais encore plusieurs inoculations, soit d'un pus faible, so d'un pus qui est fourni par le sujet lui-même, quand je ne puis me procurer propos un pus assez fort pour que mon but soit rempli par une seule ou p quelques inoculations. Enfin, quand une syphilisation doit être conduite rap dement, à cause des circonstances extra-médicales relatives au sujet ou l'opérateur, il faut multiplier bien vite les inoculations.

Des oscillations se montrent vers la fin de la syphilisation, comme si l'é nomie n'abandonnait qu'à regret, après plusieurs lavages ou maintes comb naisons substitutives, les derniers vestiges du principe qui s'épuise par l travail chancreux. C'est ainsi qu'une personne déjà rendue réfractaire à l'ac tion de pus d'une certaine force, redevient, au bout de quelque temps, acce sible à l'inoculation de pus semblables. Mais ils n'ont, sur un organisme déj éprouvé, qu'une prise bien faible et bien passagère. A peine produisent-ils quelques pustules éphémères, sèches et sans vigueur! Je fais abstraction d cas exceptionnels où l'on tombe sur un pus d'une puissance tellement extraor dinaire, qu'il n'en ait jamais été inséré d'aussi fort sous l'épiderme du sujet D'ailleurs, ce pus, d'une puissance pour ainsi dire inouïe, étant épuisé, l'i munité se rétablit et persiste d'une manière bien plus irrévocable qu'auparavant.

Mais il est rare que je fasse des syphilisations complètes, c'est-à-dire conduisant les malades jusqu'à l'immunité absolue, à moins qu'il ne s'agisse de véroles qu'on ne peut faire disparaître sans aller jusque-là. Le plus souvent, je me borne à guérir ou mieux (comment dirai-je?) à prévenir, à étouffer une vérole commençante. Si, par exemple, j'ai affaire à un chancre dont l'induration commence, je me hâte de saisir le moment où le pus de ce chancre est encore inoculable au malade, et quelques inoculations faites à la fois suffisent à la guérison de ce malade; si le pus de ce chancre induré n'était plus inoculable au malade, il faudrait recourir à l'inoculation d'un pus très-actif, bien qu'on n'ait pas les mêmes chances de succès à pareil nombre de piqûres.

2° Choix du lieu de l'inoculation.

Deux circonstances importantes doivent présider à la détermination de ce lieu.

1° Il s'agit de considérations en quelque sorte *esthétiques*. Les femmes qui ne sont pas soumises à un travail actif ou à de grandes fatigues (qu'elles doivent ce privilége à leur séjour dans un hôpital, ou bien à leur état social), n'ayant pas à craindre que leurs chancres soient irrités par des frottements, veulent avec raison que les inoculations leur soient faites à des parties qu'elles seront à même de cacher plus tard aisément, par exemple, aux parties latérales du thorax et de l'abdomen. Les femmes, dont la condition exige, au contraire, qu'elles travaillent de leurs bras ou se fatiguent à la marche, tiennent bien, sans doute, à ce qu'on évite de leur faire des inoculations vers des parties trop *voyantes*, comme elles disent, mais elles exigent principalement qu'on s'éloigne des localités que pourraient irriter des mouvements ou le jeu de leurs vêtements. Elles acceptent alors pour *lieux de nécessité* des localités *mixtes*, en ce sens que, bien que ces localités ne soient pas les mieux cachées, elles ne sont pas non plus fort sujettes à des contacts irritants. Je citerai comme exemple la partie externe du bras, à peu près dans l'aire d'une ellipse verticale dont le foyer supérieur correspondrait à l'*empreinte deltoïdienne*. Je reviendrai sur cette ellipse.

Un vésicatoire, déposé là comme un masque, ne pourra-t-il pas, d'ailleurs, faire disparaître tout vestige de contamination? Il est un autre moyen de dissimuler les cicatrices ou de les rendre moins disgracieuses; il consiste à les régulariser en donnant à leur ensemble une forme qui ne soit pas désagréable. C'est ainsi qu'on tracera des banderoles, des guirlandes, des lettres de l'alphabet, des figures de géométrie, ou des dessins convenables. J'ai décoré, par les initiales de mon propre nom, plusieurs régions sternales et empreintes deltoïdiennes. On peut encore faire mieux, et effacer les cicatrices par d'élégants tatouages. Dès lors, l'aiguille du *tatoueur* peut se faire pinceau, et lui, artiste. Plus n'est question de satisfaire à de puérils caprices; son concours est devenu socialement utile.

2° L'autre chose dont il est important de tenir compte dans la détermination du lieu des inoculations, c'est d'éviter la vivacité de la douleur. Celle-ci doit rester dans la limite *des petites douleurs*, sinon être complètement absente; autrement pourrait-elle, à part ses inconvénients propres, ajouter, en pure perte, par un élément inflammatoire, à la durée et à la largeur des ulcérations, peut-être même en provoquer le phagédénisme. De très-bonnes places à choisir au point de vue que je signale, l'absence de la douleur, sont celles où ne s'accomplissent pas de forts mouvements et où la sensibilité est peu vive (*le devant du thorax*, *le voisinage de l'empreinte deltoïdienne*, etc.).

Quand existe sous la peau un coussinet graisseux abondant, il amortit beaucoup la sensibilité. N'est-ce pas une des raisons pourquoi les chancres font moins souffrir les femmes que les hommes? Elles ont en outre plus de *syphilisme* que les hommes. Nous avons le haut bout de l'échelle syphilitique des êtres, et la femme se tient immédiatement au-dessous de nous.

Il faut éviter avec soin le trajet des grosses veines, ou la présence soit d'un nerf, soit d'un faisceau lymphatique. Les parties sont-elles sujettes à des pressions répétées, à des chocs imprévus, comme la partie externe du bras? on les pare de cet inconvénient par des protecteurs particuliers, dont je vous parlerai dans un instant. On s'éloignera de la partie supérieure du thorax, parce que des cols de cravatte ou des mouvements maxillaires seraient de nature à y produire des frottements douloureux. S'agit-il d'organes où la douleur peut provenir de mouvements qu'exige une profession, tels que la totalité des bras chez les tailleurs? On s'abstient d'inoculer ces parties, à moins que le sujet ne puisse se dispenser momentanément de travail.

A côté de ces circonstances principales, il en est de secondaires qui ne sont pas à négliger.

On doit avoir égard à la largeur que prennent les chancres de certaines localités. Ils deviennent moins larges et s'enflamment moins, par exemple, près de la ligne médiane qu'aux parties latérales du corps, au-dessus qu'au-dessous du diaphragme, etc.

Partout où le tissu cellulaire est séreux et la peau mince, il peut se faire que le pus, fusant sous elle, détermine une sorte de phagédénisme. Il faut savoir, au besoin, s'éloigner de ces localités dans la pratique des inoculations syphilisatrices. Nous verrons en effet plus tard que les chancres ont deux manières principales de s'étendre : 1° *De dehors en dedans :* le pus soulève l'épiderme du voisinage, tandis que la face externe du derme se prend par inoculation.

2° *De dedans en dehors :* le derme étant traversé par l'ulcération, subit l'inoculation du pus par sa face interne. C'est ce qui rend compte des décollements de la peau. Le chancre taillé à pic résulte ordinairement du concert, de la pondération, si je puis dire, de ces deux modes d'extension. Je ferai remarquer, en passant, que l'infiltration du pus, sous un derme adhérent à la base du chancre, peut simuler grossièrement l'induration de ce chancre.

Il ne faut pas non plus, en général, que la peau soit très-dure ni fort épaisse, comme celle de la partie postérieure du dos, de crainte que les chancres n'y prennent la tournure furonculaire.

Je vais maintenant passer en revue devant vous les principales localités de notre corps, et vous indiquer les plus convenables pour l'inoculation des chancres. On peut les diviser, sous ce rapport, en localités *ordinaires* et en localités d'*élection*. Les premières doivent être étudiées presque aussi bien que les secondes, parce que des circonstances de profession, d'habitude et même de coquetterie des sujets, peuvent leur faire accorder la préférence. Voici le tableau et la description *ad hoc* des différentes places d'inoculation :

Partie postérieure du col. — La *peau* y est épaisse et serrée ; elle est couverte en haut par des poils qui font suite à ceux des cheveux. Le *tissu sous-cutané* est fort dense, sans être pourtant lamelleux. Les *lymphatiques* de la région peu nombreux, et de directions variées, aboutissent en partie dans les ganglions axillaires, en partie dans les ganglions latéraux du col. Les *nerfs* viennent des branches postérieures des cinq premières paires cervicales. Il s'y joint en bas quelques filets postérieurs des branches descendantes du plexus cervical superficiel. Pas de grosses *veines* sous la peau.

On ne redoute dans cette région ni sensibilité vive, ni décollements étendus, ni retentissement ganglionnaire ; mais les pustules chancreuses peuvent y tourner au furoncle.

Je n'ai pratiqué des inoculations à la partie postérieure du col que dans un cas de cancer au sein ; j'avais des motifs pour désirer panser à mon aise la malade, sans qu'elle me vît agir.

Région thoracique antérieure. — La *peau* de cette région, médiocrement dure et médiocrement épaisse, est à peine doublée, principalement vers la ligne médiane, de tissu cellulaire. Celui qui existe sur les côtés est graisseux. Les *vaisseaux lymphatiques*, peu nombreux, convergent généralement vers les ganglions axillaires. Les *nerfs* proviennent, quelques-uns supérieurement des branches descendantes superficielles du plexus cervical, et, la plupart, des branches perforantes antérieures des nerfs intercostaux. Ils distribuent à la région une sensibilité assez obtuse. Malgré les poils qui semblent l'abriter chez l'homme, *c'est la région par excellence.* C'est là qu'on place des exutoires contre les maladies des viscères de la cavité thoracique. Cicatrice pour cicatrice, autant et mieux vaut celle d'un chancre qui s'efface souvent que celle d'un cautère qui persiste beaucoup plus. Plusieurs personnes, vous ai-je dit, portent mon chiffre cicatriciel sur leur poitrine. Mon nom ne mourra donc pas avant elles.

On s'éloignera des seins chez les femmes, des poils touffus chez les hommes, et de la fourchette sternale chez ceux de ces derniers qui portent des cols raides.

Région thoracique latérale. — La *peau* et le *tissu sous-cutané* de cette région ressemblent infiniment à ceux de la précédente, avec laquelle elle se continue sans aucune démarcation. Elle en diffère surtout en ce qu'elle n'est pas velue. Les quelques *lymphatiques* qui en partent aboutissent généralement aux ganglions de l'aisselle. Il s'y distribue des filaments nombreux de *nerfs intercostaux*. Cette région est chère aux syphilisées de M. Sperino ; elle a été souvent choisie nonobstant le frottement des membres et des habits, et malgré une certaine sensibilité dont elle est le siége, parce qu'elle est très-facile à cacher.

RÉGION ABDOMINALE-ANTÉRO-LATÉRALE OU COSTO-ILIAQUE. — *Peau* velue chez l'homme surtout, mais principalement en bas et en avant; cette peau est doublée, bien entendu, de *tissu cellulaire*. Ce tissu se trouve lâche et assez abondant, excepté vers la ligne médiane où il est rare et dense. Les *veines sous-cutanées abdominales* montent en haut et un peu en dehors, et doivent être évitées dans les inoculations. Les *vaisseaux lymphatiques sous-cutanés* de la région se partagent un peu au-dessus du niveau du nombril, en ceux qui gagnent l'aisselle et en ceux qui vont à l'aine. Les *nerfs* viennent des branches antérieures des *intercostaux* et des *lombaires*. N'étaient les contractions musculaires, la pression des vêtements et l'apparence des cicatrices, cette région serait très-favorable à des inoculations. C'est le lieu d'élection primitif de M. Sperino.

BRAS ET PARTICULIÈREMENT SA RÉGION EXTERNE. — La *peau* du bras, médiocrement épaisse, l'est plus en dehors et en arrière qu'en avant et en dedans; elle est à peu près partout dépourvue de poils. Le *tissu cellulaire sous-cutané* est assez lâche, excepté en arrière et surtout en dehors. C'est en dehors qu'existe la dépression deltoïdienne, lieu d'élection pour les cautères. Qui dit : *lieu d'élection pour les cautères*, est bien près de dire : *lieu d'élection pour les chancres.* Ceux des organes musculaires qui sont rapprochés de la peau se trouvent garantis par des tissus aponévrotiques et représentés à la partie externe du bras par de seules fibres d'insertion; leur contraction ne saurait donc, dans aucun cas, occasionner à cette partie externe des mouvements étendus, ni par conséquent, lorsqu'il y existe des chancres, de vives douleurs. En haut de cette même partie se révèle extérieurement, par une légère dépression, l'insertion du *deltoïde*, c'est-à-dire la portion de ce muscle qui s'insère à l'empreinte humérale à laquelle il donne son nom; en bas est le *grand supinateur*, dont l'insertion remonte plus ou moins haut; au milieu, le *brachial antérieur* qui adhère presque complètement à l'humérus; en arrière existe le *triceps* et antérieurement le *biceps;* ce dernier est le seul qui soit dépourvu d'adhérences à l'humérus.

Deux grosses *veines* superficielles parcourent la longueur du bras, en dehors la *céphalique*, et, en dedans, la *basilique*. Il est bon d'éviter leur voisinage.

Les *vaisseaux lymphatiques* du bras sont de deux ordres, et tributaires pour la plupart des ganglions de l'aisselle (doit-on tenir compte de ceux qui, peu nombreux, suivent la veine céphalique et aboutissent aux ganglions sus-claviculaires?). Le point de départ des uns est la main, l'avant-bras et le coude. Ceux-là se groupent en un faisceau, dont quelques filaments rencontrent sur leur trajet le ganglion épitrochléen, et qui monte le long de la partie interne du bras pour aboutir à l'aisselle. Ce sont des vaisseaux de passage; à peine participent-ils à la vie du bras; aussi ne sauraient-ils jamais servir de lien entre un bubon axillaire et des chancres greffés sur leur trajet. Ce contre-coup ganglionnaire (je veux parler du bubon), est d'autant plus à craindre, toutes choses égales d'ailleurs, que les chancres siégent plus près de la périphérie. C'est ainsi que les chancres du prépuce et du frein, ou que ceux des doigts sont plus inquiétants, sous ce rapport, que ceux du fourreau de la verge ou que ceux du bras. Le point de départ des autres vaisseaux lymphatiques superficiels du bras, est la peau de tout le bras lui-même. Tous ces vaisseaux du bras convergent vers l'aisselle ; ils peuvent être le trait-d'union des chancres du bras et des bubons axillaires (1). Les vaisseaux lymphatiques de cet ordre ne sont pas fort multipliés.

Les nerfs superficiels du bras sont assez nombreux, sans parler des *branches sus-acromiales* du plexus cervical superficiel qui gagnent la région deltoïdienne, des ramuscules brachiaux des *premiers nerfs intercostaux*, des nerfs *cutanés internes* principal et accessoire, ni enfin d'une branche accidentelle du nerf *cubital*, détachée du tronc dans l'aisselle; trois nerfs importants émergent des interstices musculaires de la partie externe du bras, c'est-à-dire dans l'aire elliptique où j'ai fait le plus d'inoculations, quoique je lui préfère le devant de la poitrine. Ces nerfs sont de haut en bas et d'arrière en avant : 1° le nerf *cutané* du *circonflexe*, qui émerge d'entre le deltoïde et le triceps ; 2° le nerf *radial*, qui sort d'entre ce dernier muscle et le brachial antérieur ; 3° enfin le nerf *musculo-cutané* qui s'échappe d'entre le brachial antérieur et le muscle biceps.

En définitive, on peut faire un choix de parties dans toute l'étendue du cylindre brachial, pourvu qu'on sache éviter le voisinage du moignon de l'épaule, et surtout celui du coude, les chancres pouvant aisément s'enflammer dans ces deux endroits (principalement dans le dernier, et par conséquent y devenir très-douloureux). Je recommande particulièrement la partie externe du bras dans l'aire d'une ellipse verticale dont le foyer supérieur correspondrait à l'empreinte deltoïdienne, et dont le grand diamètre, double du petit, serait environ de 12 centimètres, pour l'homme adulte.

La partie interne du bras est plus sensible que l'externe, mais elle offrirait sans doute sur elle l'avantage de cicatrices mieux dissimulées. Quant à la partie posterieure, elle est malheureusement soumise à des frottements, tandis que l'antérieure correspond aux mouvements du biceps. La partie externe du bras est donc un lieu d'*élection* ; ce lieu présente en effet plusieurs avantages, tels que la facilité de l'opération, la possibilité de protéger efficacement les chancres et d'en cacher les stigmates sous la cicatrice d'un vésicatoire. J'ai observé que c'est le lieu de prédilection des femmes.

Je puis résumer ici ma pensée sur les lieux d'élection, parce que nous les avons tous passés en revue. Pour les hommes, c'est le *devant de la poitrine*; pour les femmes, au lit ou désœuvrées, ce sont *les parties latérales du thorax et de l'abdomen*. Pour les autres femmes enfin, c'est l'aire de l'*ellipse précitée*. Le chancre qu'on suppose devoir être le plus large devra correspondre au foyer supérieur de cette ellipse ; ce foyer correspond lui-même, comme vous le savez, à la dépression deltoïdienne.

Il va sans dire que l'on peut indifféremment placer des chancres à peu près partout, vers la fin de la syphilisation. Ils restent alors si petits et laissent de si faibles traces !

Avant-bras et main. — C'est précisément là, entre autres endroits, qu'on ne peut s'autoriser à faire des inoculations que vers la fin de la syphilisation. Cette réserve est bien plus encore motivée pour la main que pour l'avant-bras, soit à cause de l'état habituellement découvert de la main, soit à cause des veines et des vaisseaux lymphatiques qui y prennent naissance en grand nombre, et des filets de nerfs multipliés qui s'y terminent. Adressez-vous au côté dorsal de préférence pour l'avant-bras, quoiqu'il y ait quelques poils, et exclusivement pour la main.

(1) Il est question ici des bubons *virulents* et non pas de ceux qui sont purement *inflammatoires*.

CUISSE. — Je terminerai cette revue de parties organiques par la cuisse, car j'exclus d'une manière absolue du cadre que je me suis tracé la *jambe* et le *pied*, à cause de la nature des mouvements qu'ils exécutent, de leur position déclive et de leur éloignement des centres de vie.

Je serai bref dans l'énoncé de la structure de la cuisse qui a tant de rapports avec celle du bras. Il est bien entendu que les parties superficielles me préoccuperont à l'exclusion des parties profondes.

La *peau* et le *tissu sous-cutané* sont, pour ainsi dire, les mêmes qu'au bras. Le tissu sous-cutané est peut-être ici un peu plus graisseux qu'au bras. Il y a des poils assez nombreux, en avant, en dedans et en dehors de la cuisse.

La plupart des *muscles* sont longs, superficiellement placés et dépourvus d'adhérences au fémur; quelques-uns sont au contraire courts où adhérents à cet os. C'est ainsi qu'il y a, d'une manière générale, des fibres musculaires courtes et adhérentes à la partie antéro-externe, et d'autres fibres plus longues et non adhérentes à la partie interne et surtout à la partie postérieure. Les mouvements de la cuisse sont étendus. La *veine saphène interne* doit être soigneusement évitée; elle monte en dedans, puis en avant du membre inférieur, et reçoit çà et là sur la cuisse quelques affluents. Les *vaisseaux lymphatiques superficiels*, tributaires pour une immense part des ganglions inguinaux, sont, comme ceux du bras, de deux ordres; le groupe de ceux qui viennent du pied, de la jambe, du genou et de la partie interne de la cuisse, accompagne la veine saphène interne; mais ceux qui partent des autres endroits de la cuisse convergent irrégulièrement vers les ganglions de l'aine.

Les nerfs antérieurs, externes et internes, des parties superficielles de la cuisse, procèdent du plexus lombaire; les nerfs postérieurs viennent du plexus sacré. Les premiers sont, en me bornant à une indication sommaire d'après la nomenclature de Bichat, des ramifications des trois *musculo-cutané*, du *genito-crural* et du *crural*; les seconds sont représentés par les branches cutanées peu importantes du *nerf fessier inférieur*.

Je réprouve d'une manière absolue, à cause des mouvements du membre inférieur, toute espèce d'inoculation à la cuisse sur des personnes qui ne sont pas dans un lit, soit d'hôpital, soit de maison de santé; car, en ville, on ne peut pas exiger que ceux qu'on syphilise soient longtemps alités.

Je sais bien que le malade étant couché et atteint de chancres aux parties sexuelles, la cuisse, comme d'ailleurs l'abdomen, se présente naturellement à la lancette du syphilisateur dans le voisinage des parties malades. Je sais bien encore qu'il est, pour certaines personnes, très-facile de dissimuler les cicatrices de la cuisse; mais cette partie se trouve déclive et très-éloignée des centres de vie; les chancres y ont une action syphilisante moins énergique qu'ailleurs, et de la tendance à s'étendre. C'est un siége de prédilection du phagédénisme.

Quelles sont les parties de la cuisse où vous pourriez, au besoin, pratiquer des inoculations?

D'abord, éloignez-vous avec soin des articulations de la hanche et du genou, par rapport aux mouvements qu'elles exécutent. Mais vous conseillerai-je, à l'exemple d'un chirurgien *inoculateur* et par conséquent *à demi-syphilisateur*, quoi qu'il en ait, de vous éloigner des ganglions de l'aine et du faisceau lymphatique saphène, ou, en d'autres termes, de ne faire d'inoculations qu'en bas et en dehors de la cuisse, dans le but de diminuer les chances de bubons? Non! pas le moins du monde! Car, si un chancre siégeant dans ces endroits que le chirurgien dont je parle considère comme des écueils, est accompagné ou suivi d'un bubon, gardez-vous de penser que ce bubon se lie particulièrement à la place qu'occupe le chancre dans le voisinage des vaisseaux lymphatiques saphènes, ou dans la proximité de l'aine! Ce bubon n'a d'existence, au contraire, que de par les lymphatiques dont les racines correspondent au chancre lui-même. Je vais plus loin, et je soutiens qu'à ce point de vue la proximité des ganglions serait plutôt à rechercher qu'à éviter. Ne vous ai-je pas dit en effet que les bubons se lient plus fréquemment aux chancres les plus périphériques qu'aux autres, parce que entre autres causes, c'est à la périphérie du corps que naissent en grand nombre les vaisseaux lymphatiques superficiels?

N'avez-vous pas entendu dire à M. Ricord ceci? *Les chancres de la région fémorale produits par inoculation n'engendrent pas de bubons.* Ce n'est pas, quoi qu'en pense M. Ricord, à leur siége qu'ils le doivent, mais parce qu'ils font nombre. Nous arrêtons, vous apprendrai-je plus tard, le progrès des bubons inguinaux par l'inoculation de plusieurs chancres; quoi d'étonnant que cette inoculation n'en produise pas? C'est donc à titre de chancres *surajoutés* et non pas à titre de chancres *fémoraux*, que ces chancres préservent ou ne sont pas suivis de bubons. Reconnaissez, en cela du moins, la puissance de la syphilisation!

Irai-je pourtant jusqu'à prétendre, d'une manière absolue, que les adénites sont d'autant moins à craindre qu'il y a plus de chancres? Non pas! car quelquefois les adénites sont le témoignage d'une forte activité *syphilo-ulcérative.* Elles ne prouvent alors qu'une chose, c'est la grande aptitude du malade à contracter des chancres. J'exprime cette aptitude en disant : que le malade a très-peu de syphilisme. Quelques inoculations feraient disparaître l'état dans lequel il se trouve en augmentant son *syphilisme.* Je n'ai donc à affirmer qu'une chose pour me circonscrire dans le sujet que je traite : c'est qu'un individu étant menacé de bubons, suites de chancres, on peut conjurer la manifestation de ces bubons par des inoculations chancreuses quelque part qu'on les pratique.

3° Temps d'élection et précautions générales.

J'ai presque épuisé par anticipation ce chapitre dans les considérations que j'ai faites sur les *indications* et *contre-indications* de la syphilisation. — On peut, vous ai-je dit, syphiliser en toute saison.

Voici une autre question dont vous avez déjà sans doute entrevu la solution: *Le malade doit-il rester au lit? Est-il au moins utile qu'il soit au lit pendant la syphilisation?* — Règle générale : Le repos, de légers purgatifs et un doux régime serviront de frein à l'inflammation des premiers chancres. Le séjour au lit est donc utile sans être nécessaire au début de la syphilisation. Mais arrive vite un moment de bien-être et d'appétit pour le malade; pourquoi lui ferait-on garder le lit quand il peut jouir de la plénitude de l'existence?

Donc le lit est l'exception, la vie contente est la règle.

4° Appareil ou instruments.

L'inoculation syphilisatrice est assez simple pour qu'à la rigueur on puisse se passer de recourir dans sa pratique à des instruments et à des renseignements particuliers. Qui sait inoculer le vaccin ne sait-il pas inoculer le virus syphilitique? Mais un cours spécial, comme le mien, doit être aussi très-complet. D'ailleurs, les ennemis de la syphilisation ne sont-ils pas nombreux, injustes, acharnés, violents? Savent-ils rien que médire et maudire? A quoi bons seraient-ils, sans nous aiguillonner à bien faire? Que leur mission soit donc efficace, et méritons par nos efforts cette persécution qui nous sert. Eh bien!

pour que tout soit fait au mieux, ne faut-il pas que nos instruments soient appropriés à leur but, qu'ils soient aussi délicats et parfaits que possible?

Voici ceux dont je me sers et que je préfère.

Ils sont relatifs à trois points : 1° soit recueillir, soit conserver le pus; 2° pratiquer l'inoculation; 3° panser et protéger les chancres produits. D'où trois sortes d'instruments ou moyens matériels : A. *les recueilloirs et conservatoires*, B. *les opératifs*, C. *les protecteurs*.

A. Les premiers sont donc divisés en deux groupes; pourtant, la plupart des instruments de chacun de ces deux groupes peuvent concourir aux deux fins, *recueillir* et *conserver* le pus. Souvent même on se passe de cette première classe d'instruments, en recueillant le pus avec les *opératifs*, pour s'en servir de suite. Recueillé-je en effet du pus, dans le but de ne faire qu'une ou deux inoculations, et désiré-je les faire immédiatement ? Je me borne quelquefois à tremper dans le pus d'un chancre la pointe d'une lancette ou de mon aiguille inoculatrice (deux instruments dont je vais vous parler).

D'autres fois, je plonge délicatement dans ce pus et par le côté concave, ou bien en simulant un léger mouvement de cuiller, l'extrémité mousse et arrondie d'une plume taillée en bec de flûte. Je trempe ensuite la pointe de ma lancette ou de mon aiguille dans le pus que j'ai recueilli. C'est ainsi qu'il convient de procéder, soit qu'on désire pratiquer un grand nombre d'inoculations, soit qu'on ait des raisons de discrétion médicale pour séparer le *donataire* du *destinataire* du pus.

On peut également recueillir le pus en quantité par le goulot à bord mince et arrondi d'une petite bouteille homœopathique, dont on se sert comme d'une cuiller pour ramasser le pus, ou comme d'un vase dans lequel celui-ci est versé. On fait à peu près de même avec une petite coquille.

Un dernier et mauvais moyen, un moyen à n'employer que par pis aller, parce qu'il est difficile pour l'opérateur et douloureux pour l'opéré, consiste à presser contre le chancre, avec le bord ou la partie moyenne d'une petite plaque de verre à vaccin, de manière, bien entendu, à colliger une certaine quantité de pus.

Il s'agit ensuite de savoir conserver le puc. Celui-ci sera bien conservé s'il demeure humide, car sa putréfaction n'est pas commune. Il faut donc le tenir au frais et, si cela se peut, à l'abri du contact de l'air et de la lumière, sous une cloche à ventouse, par exemple, recouverte d'un corps opaque, comme un morceau de papier ou de linge. A-t-on recueilli une grande quantité de pus dans un vase étroit? Est-ce pendant l'hiver, ou bien le vase est-il mis dans un lieu humide, dans une cave? La surface de ce pus se coagule; mais en ponctionnant avec un instrument aigu la croûte superficielle qui s'est formée, on trouve au-dessous du pus demeuré fluide.

On le conserve encore assez longtemps, trente-six heures, par exemple, en hiver, dans le bec d'une plume bien chargé de ce pus, et engagé dans le tuyau plus grand d'une autre plume; on enveloppe cela d'une lame de plomb ou de sparadrap, par-dessus laquelle on applique des linges mouillés. Le pus se conserverait aussi dans un petit flacon bouché et semblablement enveloppé.

Désire-t-on le conserver plus longtemps? Est-ce dans la saison chaude? N'en possède-t-on que fort peu? S'agit-il d'un échantillon rare de pus extrêmement énergique? On le laisse sécher en dedans du goulot d'un flacon et mieux sur une lame de verre, ou dans la capsule d'une petite coquille, objet qu'on protégera ensuite convenablement par une ou plusieurs feuilles de plomb ou par un autre moyen. Quand je me sers d'une coquille, je la choisis bivalve, afin d'appliquer, de même qu'on ferme une boîte, l'une des valves contre l'autre qui est chargée de pus. On garde ainsi du pus en plus grande quantité que s'il était pressé, comme on fait du vaccin, entre deux lames de verre, immédiatement après avoir été déposé tout frais sur l'une d'elles.

Le pus desséché et enveloppé, comme il convient, sera déposé dans un lieu sec et obscur. Je vous dirai bientôt la manière dont il faut s'en servir.

B. La deuxième classe d'instruments, celle des instruments *opératifs*, est ce qu'il y a de plus simple. Une *aiguille*, une *lancette*, une pointe quelconque peut servir. Une lancette étroite ou cannelée, une aiguille à vaccin, voilà mon instrument; il suffit qu'il soit bien confectionné, bien acéré, bien essuyé et tenu au sec. Je le nettoie de la manière suivante : immédiatement après m'en être servi, j'en lave la pointe avec de la salive, et je l'essuie après sur un linge sec et fin. Je vous conseille de faire habituellement cela sur une petite pelotte, dans la crainte de vous blesser. Il ne m'est jamais arrivé qu'un instrument nettoyé ainsi retînt la moindre parcelle de virus ou contractât de l'oxydation. S'il s'oxydait, sa pointe serait moins aiguë; il en résulterait une légère douleur pendant l'inoculation.

Ce mode de nettoiement suffit, bien qu'on ne s'en soit pas contenté dans toutes les inoculations expérimentales. On a non-seulement exigé que les instruments fussent propres, mais encore qu'ils n'aient jamais servi à rien. Que résulte-t-il, Messieurs, de ces précautions puériles? Le voici : c'est que l'esprit de l'observateur, préoccupé d'écueils chimériques, s'égare et néglige les données les plus importantes.

Je vais vous conter à ce propos, et pour faire diversion à l'aridité de notre sujet, les infortunes burlesques d'une trop célèbre spatule. Il s'agit, dans cette histoire, d'une inoculation de pus de singe faite par M. Ricord à Robert de Welz. Notre héroïne, chaste et modeste, n'avait jamais été souillée par le contact d'aucun pus syphilitique; néanmoins, elle fut injustement condamnée à être purifiée en public par des lavages et ablutions. J'ai fait l'office de justicier. Dieu sait avec quel impitoyable scrupule j'ai gratté, raclé, raboté, ratissé, frotté, savonné, inondé et essuyé cette pauvre et innocente spatule, pour laver sa tache imaginaire! Aussi fut-elle agréée par acclamation et unanimement déclarée digne de servir d'entrepôt purulent! Je fis en conséquence couler sur sa palette luisante le pus chancreux du macaque; dans ce pus, M. Ricord trempa la pointe d'une lancette neuve; cette pointe, dirigée par la main habile du grand maître, piqua le bras gauche de Robert de Welz. Une pustule *caractéristique* (ainsi nommée, je crois, par antiphrase) se montra bientôt..... Plus tard, il fut hasardé par la bouche trop zélée ou indiscrète d'un des fidèles, la petite oraison que voici : « La spatule a été lavée, parce que probablement elle n'était pas propre; par conséquent elle aurait pu être sale et virulente (qui sait!) au moment de l'expérience; *haro* sur la spatule impure, l'expérience ne vaut rien! » Ce discours n'obtint qu'un succès de ridicule parmi les assistants; il fut donc désavoué prudemment, et séance tenante, par M. Ricord. Pendant qu'on devisait de *spatule souillée*, des choses pleines d'intérêt demeuraient inaperçues, et j'entendais la voix discrète d'un homme de sens qui me redisait tout bas la maxime d'un moraliste : *Quand on s'occupe trop des petites choses, on devient souvent incapable des grandes.*

Je vois que cet épisode a le double avantage de vous égayer et de vous instruire. *Miscuit utile dulci.*

Permettez-moi, Messieurs, d'ajouter, sous forme de conclusion que les moyens les plus simples sont les meilleurs.

C. Autant vous dirai-je de l'appareil protecteur ; ce qui est le moins compliqué vaut le mieux. La nature en fait souvent tous les frais ; elle dépose tout uniment une croûte sur le chancre. J'aurai bientôt à apprécier, à admirer et à imiter ce procédé simple et ingénieux.

Il a été imaginé un appareil protecteur spécialement destiné à la partie externe du bras ; il ressemble beaucoup à celui dont on se sert pour protéger les cautères ; on a eu le soin d'y ménager des ouvertures, destinées à laisser voir les chancres, sans qu'on soit obligé de toucher à l'appareil. Mais ce brassard n'est pas sans inconvénients. En effet, si on le serre un peu fort sur le bras, il irrite et fait souffrir, et, dans le cas contraire, il produit le même effet en se déplaçant. Être inutile, *c'est là son moindre défaut.* Il occupe d'ailleurs trop de place sous les vêtements. Je ne doute pas qu'il ne soit facile de le rendre utile, en lui faisant subir quelques perfectionnements.

N'y a-t-il à garantir qu'un seul chancre, surtout s'il est étendu, ou deux ou trois chancres voisins ? On le couvre ou on les couvre d'un verre de montre assez convexe, avec le soin d'interposer un cercle de linge fin entre les bords du verre et les téguments.

Je reviens à l'appareil par excellence, celui qu'a créé la nature, la *croûte* en un mot. On peut se procurer celui-là partout, et l'appliquer à toutes les parties de notre corps. Mais le pus devient-il abondant, séreux, difficilement coagulable ? la croûte cesse de se former, ou ne se reproduit qu'éphémère (j'étudierai les différentes variétés de cette croûte). C'est alors qu'il faut chercher à la renforcer ou même à la remplacer entièrement par des moyens artificiels.

Je me sers habituellement d'une rondelle de taffetas d'Angleterre, de papier poreux ou de baudruche, un peu plus large que l'ulcération. Cette rondelle est échancrée, ou bien l'opérateur la soulève à la partie déclive pour favoriser l'écoulement ou la récolte du pus. Quelquefois, le diamètre de ma rondelle de baudruche excède de beaucoup celui du chancre, et je fixe aux téguments la circonférence de celle-là au moyen de collodion, en ayant soin de ménager une ouverture ou une espèce de pont, dans le sens de la déclivité.

On peut varier à l'infini les moyens de ce genre ; je ne fais que vous donner des indications.

M. Puche *n'y va pas par quatre chemins.* Il recouvre les chancres d'inoculation, quelque part et quelque nombreux qu'ils soient, d'un large emplâtre de diachylon ou bien de Vigo. Cet emplâtre est renouvelé tous les jours par propreté. Les chancres n'en suppurent que *de plus belle* par dessous, et la syphilisation se fait *sans tambour ni trompette.* Personne n'en sait rien, pas même M. Puche.

5° Des qualités, du choix du pus ; lymphe virulente.

Ce chapitre est une partie très-importante de mon sujet, à laquelle je vous ai déjà un peu initiés. Quand je parle du *choix du pus*, voici comment cela doit s'entendre : Le virus est habituellement dans le pus qui lui sert de véhicule ; il s'agit donc en réalité du *choix du virus.* Celui-ci est sécrété par le chancre, sous la forme ou l'enveloppe d'une sérosité transparente et légèrement citrine. J'appelle cette sérosité : *lymphe virulente* ou *lymphe syphilitique.* C'est l'analogue de la *lymphe vaccinale.* Le pus n'est produit qu'après cette lymphe qu'il semble avoir pour office d'entraîner au dehors de l'organisme. Aussi, la lymphe seule agit-elle plus énergiquement que lorsqu'elle est *purulente*, c'est-à-dire moins concentrée et déjà éloignée du moment de sa production. Il est fâcheux qu'on ne puisse pas l'obtenir pure en assez grande quantité pour la conserver aisément. Elle obéit d'ailleurs, de même que le pus, difficilement à la capillarité quand on lui présente un tube à vaccin.

Voici le moyen de se la procurer. Après avoir bien abstergé le fond d'un chancre, de manière à ce qu'il n'y reste plus de pus, on exerce à l'entour de ce chancre une légère et lente pression, entre deux doigts qu'on tend à rapprocher; on voit alors sourdre de toute sa surface une sérosité limpide et légèrement citrine. Ce n'est autre chose que la *lymphe virulente*. Cette lymphe est au moins aussi sûre, pour faire une inoculation, que le pus qu'on vient d'absterger. Elle est identique à celle de la vésico-pustule initiale du chancre.

Les chancres produisent des pus de différentes forces suivant : *a.* leur origine, *b.* leur manière d'être, *c.* la période où ils sont, *d.* leur nombre, *e.* la nature du terrain, c'est-à-dire l'état de la personne qui les porte.

a. Toutes choses étant égales, un pus énergique donnera lieu à un chancre fournissant un pus de même qualité.

b. Des causes d'excitation, plus ou moins faciles à apprécier, peuvent augmenter la virulence des chancres. La science est à compléter sous ce rapport (1).

c. Un chancre ne produit pas du pus également fort pendant toute sa durée. Il fournit le pus le plus actif quelque temps avant de commencer à décroître (2). Mais je vous signalerai ici une cause d'erreur. L'inflammation peut s'emparer d'un chancre, ou une fausse membrane revêtir sa surface, sans que l'activité du travail de sécrétion purulente soit l'indice de la plus grande virulence du pus de ce chancre. Le mouvement de cicatrisation qui succède à la diminution de l'inflammation ou à la destruction de la pseudo-membrane, peut donc n'avoir pas été immédiatement précédé par la production du pus le plus fort, parce que le pus sécrété pendant l'un ou l'autre de ces phénomènes (inflammation ou existence de la pseudo-membrane), ne provient pas exclusivement de la cause virulente elle-même.

d. Toutes choses étant égales d'ailleurs, plus il existe et surtout plus il a existé récemment de chancres chez un individu, moins est fort le pus actuellement sécrété par les chancres de cet individu.

e. Cela nous conduit à l'étude des terrains; le pus virulent que sécrète un individu est, toutes choses égales, d'autant plus énergique que cet individu constitue pour le virus un terrain plus vierge et plus récemment ensemencé, ou bien que cet individu est placé plus bas dans une échelle de *syphilisme* que j'ai dressée autre part. L'homme, pour ne citer que quelques exemples, est placé plus bas dans cette échelle que la femme; celle-ci plus bas que le singe macaque; le singe macaque plus bas que le chat, etc. Ne confondez pas cette échelle avec l'échelle *syphilitique*, au sommet de laquelle l'homme est perché.

(1) Les chancres phagédéniques serpigineux semblent obéir à une sorte de flux et de reflux, au point de vue de la virulence de l'humeur qu'ils sécrètent. L'ulcère a-t-il subi pendant un certain temps un mouvement de cicatrisation? Tout-à-coup il reprend sa marche envahissante. La cause *phagédénisante* semblait s'être épuisée par une sorte de décharge qui avait soulagé l'organisme, lorsque cette cause paraît se raviver et se manifeste par de nouveaux ravages à travers les téguments.

Ces chancres ont en général pour origine un bubon ulcéré qui est symptomatique de la *vérole*. Le phagédénisme part de l'aine pour s'irradier et s'éloigner de plus en plus de cette région. J'appelle ce phagédénisme, *le phagédénisme de dedans en dehors* ou *le phagédénisme sortant,* par opposition avec un autre phagédénisme, que je nomme *phagédénisme de dehors en dedans* ou *phagédénisme rentrant.*

(2) La note précédente doit peut-être infirmer, dans certains cas, ce que cette dernière phrase a de trop général. L'expérience ultérieure prononcera.

On peut commencer la syphilisation d'une personne peu élevée dans l'échelle du *syphilisme* par l'inoculation d'un pus faible qui pourra se régénérer sur elle (1). Mais il n'en est pas toujours ainsi. On est souvent obligé de commencer par un pus assez fort, et quand un individu est en cours de syphilisation, quand surtout il a presque atteint l'immunité, il n'est possible de lui inoculer qu'un pus très-énergique.

Après avoir déterminé la période d'un chancre où il produit le fluide le plus virulent, voyons quels sont, d'une manière absolue, les chancres les plus virulents.

Toutes choses étant égales d'ailleurs, le pus d'un chancre est d'autant plus virulent que ce pus est plus frais, que ce chancre a été semé sur un terrain vierge ou récemment ensemencé pour la première fois, qu'il est produit par un pus plus virulent lui-même, et qu'enfin, bien entendu, on choisit le pus dans la période de la plus grande virulence de ce chancre.

Il va sans dire qu'on affaiblit le pus d'autant plus qu'on le délaye dans une plus grande quantité de liquide.

Je vous apprendrai bientôt dans quoi et comment il faut le délayer, quand il se trouve sous les espèces de pus desséché; cette dilution doit alors être bien exactement faite.

Comme un pus très-faible peut se régénérer et un pus quelconque se renforcer dans un terrain vierge, on obtiendrait un pus ayant le maximum de virulence par des inoculations successives en changeant chaque fois de terrain vierge. C'est pourquoi je remarque dans les inoculations sur les animaux, bien qu'ils aient plus de syphilisme que l'homme, que j'obtiens des chancres de plus en plus actifs, ou, en d'autres termes, des pus de plus en plus forts, au fur et à mesure que je passe plus souvent d'un animal à un autre, et que mes animaux de rechange sont plus nombreux. Ce n'est pas ce qu'on avait cru et ce qu'affirme encore M. Ricord. Il pense au contraire que le pus syphilitique s'épuise vite sur les animaux, parce qu'ils ne lui servent que de terrain de transplantation.

Cette possibilité de régénération et de renforcement du virus, rendrait aisément compte, dans ma manière de voir, de l'explosion ou de l'aggravation de la vérole, quand elle sévit pour la première fois sur une contrée. L'épidémie du XVe siècle n'est peut-être qu'une recrudescence ayant la cause que j'indique ici.

6° Manuel opératoire.

Le manuel opératoire est, comme vous le prévoyez, fort simple.

La menstrue virulente, lymphe ou pus, est-elle fraîche? Il n'y a, bien entendu, aucune préparation à lui faire subir. Est-elle sèche au contraire? Il importe de la délayer, de la dissoudre dans un peu de salive ou d'eau légèrement tiède. Non pas qu'il soit suffisant de la détremper de salive ou d'eau tiède, et de constituer ensuite par l'agitation une glue plus ou moins fluide; mais il faut mettre sur la matière desséchée un peu de salive ou d'eau tiède qu'on renouvelle au besoin de moment en moment, et qu'on laisse agir environ pendant un quart d'heure. Alors, on agite délicatement le tout pour faire un mélange complet (2).

(1) Cette régénération n'a pas toujours lieu. Le virus est comme un germe; c'est un être, si l'on veut, qui parfois n'a pas même assez de vigueur pour résister aux causes d'épuisement dont il a subi l'action dans un autre organisme.

(2) Ce mélange est plus facile à obtenir avec la lymphe virulente qu'avec le pus; elle est plus *miscible* à l'eau et à la salive.

Je me suis ainsi servi de pus recueillis depuis plusieurs jours. Néanmoins, il vaut toujours infiniment mieux avoir la lymphe ou le pus frais, et, pour ainsi dire, à l'état le plus vivace. Employés de bras à bras, d'organisme à organisme, ils ont l'un et l'autre une supériorité d'énergie incontestable.

Je suppose qu'on ait le virus sous la forme et dans un état convenables; il s'agit de s'en servir.

N'ai-je qu'une ou deux inoculations à faire? je trempe la pointe de mon aiguille ou de ma lancette dans la matière virulente, ensuite je pique la peau avec cette pointe et de la manière que je vais indiquer.

Mais quand je désire faire un grand nombre d'inoculations (cas dans lequel il faut économiser le temps et le virus), je trempe dans le liquide un bec de plume assez aigu, de manière à le charger d'un peu de matière ; après cela, je me sers de ce bec de plume ainsi chargé pour déposer cinq ou six gouttelettes virulentes, une dans chacun des endroits vers lesquels j'ai l'intention d'inoculer. Après avoir piqué dans chacun de ces endroits et à travers la gouttelette de la manière que je vais dire, je *reviens à la charge*, en ce sens que je retrempe le bec de ma plume dans la lymphe ou le pus, et que j'en dépose, comme précédemment des gouttelettes dans cinq ou six autres endroits ; et ainsi de suite jusqu'à ce que mon pus soit épuisé ou que j'aie fait toutes les inoculations que je voulais faire.

Afin de rendre l'observation facile et les séries de cicatricules non disgracieuses, je choisis, autant que possible, pour inoculer, des points symétriquement ou au moins régulièrement placés.

La peau doit être tendue près de l'endroit où l'on va piquer. C'est un moyen de simplifier la petite manœuvre et d'empêcher qu'elle soit accompagnée de la moindre douleur. Est-il question, par exemple, d'une partie étroite du bras? on obtient la tension de la peau en embrassant cette partie de membre dans la concavité d'une main mise en supination, tandis qu'on fait la piqûre de l'autre. S'agit-il d'une région à surface large? on tend la membrane tégumentaire entre le pouce et un ou plusieurs doigts de la main gauche, obliquement appliqués sur elle par leur pulpe. La main droite se charge alors de l'opération, ou *vice versa*.

Quelquefois je me borne à tendre la peau du côté opposé à la direction de mon instrument inoculateur. D'autres fois, je fais tendre cette peau en tout ou en partie par un aide, ou par le sujet de la syphilisation, mais dispensez-moi de vous apprendre des choses si faciles.

Quand on fait beaucoup de piqûres ensemble, à quoi bon y apporter une minutieuse attention? Ne suffit-il pas qu'elles soient imperceptibles pour la sensibilité du sujet, et que la plupart réussissent? Mais ne fait-on qu'une ou deux piqûres? Opère-t-on devant témoins, et surtout devant une Commission hostile? Tient-on beaucoup, en un mot, au résultat de chaque piqûre? Voici comment il faut manœuvrer l'aiguille ou la lancette, en se servant de la main droite, à moins qu'on ne soit gaucher ou ambidextre.

Direction de l'instrument. — Le mieux est que l'aiguille fasse avec l'horizon un angle de 25° environ (angle droit de 100 degrés).

Profondeur. — Comme on ne fait pas d'inoculations dans les endroits où l'épiderme est épais, il suffit d'enfoncer l'aiguille de 1 millimètre.

Vitesse. — Mais faut-il l'enfoncer vivement ou lentement? Vivement si vous avez la main sûre et une grande habitude, lentement dans le cas contraire; et alors, s'il s'agit de l'aiguille et que vous lui fassiez exécuter un léger mouvement de vrille, l'inoculé ne sentira rien (voir l'indication du mouvement suivant).

Mouvement de bascule et de rotation de l'instrument. — La menstrue du virus est gluante ; elle ne coule donc pas aisément. On facilite son écoulement et on lui laisse le temps de se faire, en exécutant lentement avec l'extrémité de l'aiguille ou de la lancette, un léger mouvement de bascule et de torsion combinées; puis on laisse l'instrument, pendant quelques secondes, dans la position déterminée par ce double mouvement.

Est-il besoin d'attendre le desséchement de la petite piqûre pour remettre les vêtements ou les draps de lit sur la partie piquée? Non, car le pus est parfaitement à l'abri sous l'épiderme, dans une piqûre étroite.

Il n'est pas non plus nécessaire, ni toujours possible, de recourir à la solennelle apposition d'un verre de montre sur la piqûre pour la garantir de toute souillure ultérieure, précaution superflue pour la science et gênante pour le sujet.

Je ne parle pas des cas où vous pourriez vous méfier de quelqu'un et avoir le désir de mettre un cachet autour du verre ou par-dessus lui, afin de vous assurer qu'il n'y sera pas touché en votre absence.

Il est bien vrai que M. Ricord ne se borne pas toujours à une simple piqûre. Il entame et irrite plus que moi les tissus ; il salit en outre l'extérieur de la piqûre par le dépôt de force pus virulent. Le principal inconvénient de cette manière de faire que j'ai critiquée dans mon Mémoire des *Archives générales de médecine* (1), est de produire une irritation mécanique qui masque ou simule le premier travail provoqué par le virus. Serait-ce donc que, pour M. Ricord et sa méthode, le verre de montre puisse paraître réellement de mise? J'en doute pourtant !

Quant au siége des piqûres, je ne veux répéter ici qu'une chose, c'est qu'il faut éviter aux membres le voisinage des veines céphaliques, basiliques et saphènes internes, et au ventre celui des vaisseaux sous-cutanés abdominaux.

Enfin, quel espace faut-il laisser entre les piqûres? Il doit être assez considérable, de 4 à 5 centimètres dans le commencement de la syphilisation, lorsque les chancres, peu nombreux, sont sujets à s'étendre; mais vers le milieu, et surtout vers la fin de la syphilisation (ou même dans le commencement, quand on débute par un grand nombre d'inoculations à la fois), on peut, sans inconvénient, rapprocher beaucoup plus les piqûres les unes des autres. On va jusqu'à ne mettre que 1 centimètre et même moins de distance entre elles. En effet, on ne peut avoir à craindre, dans ces conditions, ni l'inflammation ni l'extension des chancres. Cela est pour le syphilisateur une question d'habitude, de pratique. *On ne naît pas syphilisateur, on le devient.*

Messieurs, je terminerai cette leçon en vous priant d'excuser la longueur, la minutie (la superfluité, peut-être, pour plusieurs d'entre vous) de ces détails. Ils ne vous paraîtront jamais aussi fastidieux que je vous trouve indulgents pour moi. Cette longue séance vient d'être consacrée à l'exposition de l'*art* du syphilisateur. *Ars longa!* Voici d'ailleurs ma justification : L'ART DÉTAILLE ET LA SCIENCE GÉNÉRALISE.

Puisse-t-on ne pas me reprocher plus aigrement mes généralisations que mes détails !

(1) Voir p. 30-31.

7e Leçon, dimanche 11 janvier 1852.

Messieurs, dimanche dernier nous avons étudié tout ce qui a trait à l'opération de la syphilisation. Nous allons examiner aujourd'hui les phénomènes qui se passent chez ceux qui ont été inoculés dans des conditions diverses; phénomènes immédiats ou ultérieurs, locaux ou généraux.

Il se présente, tout de suite, une question qui a excité longtemps, et qui excite encore aujourd'hui la sagacité, non-seulement des médecins philosophes, mais encore des praticiens. Y a-t-il une incubation syphilitique? C'est-à-dire, le virus déposé dans l'épaisseur du derme ou sous l'épiderme, puis absorbé, imprime-t-il, en silence, à l'économie tout entière une modification primordiale, à laquelle soit subordonné le travail local d'où naît le chancre, ou bien *quelqu'autre symptôme syphilitique produit par incubation, directement, ou par contagion* (1)? Dans ce cas particulier, il n'est pas de manière de préciser mieux le sens du mot *incubation;* c'est une expression figurée qui assimile le développement de la pustule chancreuse à l'évolution d'un œuf couvé par sa mère.

Cette question délicate a suivi les fluctuations d'une longue et vive controverse. *Et adhuc sub judice lis est.* Peut-être hésiterais-je à me jeter à travers les combattants pour prendre part au litige, si la syphilisation ne m'avait révélé à cet égard des circonstances pleines d'intérêt.

Interroger discrètement les analogies, et faire parler les faits sans violence, tel me semble être le plus sûr moyen d'arriver à une solution satisfaisante. Les analogies, vraies boussoles de la science, nous marqueront la route, tandis que les faits, semblables à des fanaux, nous la feront parcourir sûrement.

A propos d'analogies, méfiez-vous, messieurs, du savoir brut des syphilographes; à force de creuser un sujet spécial, ils ne remarquent rien de ce qui se passe autour d'eux. Ce sont des myopes qui voient les faits particuliers de très-près et auxquels échappent, fort souvent, les données générales de la science. Parlez-moi, au contraire, des Boerhaave, des Astruc, des Hunter, et de tous les médecins dont la vue porte! En effet, si l'art s'alimente de détails, la science qui est le dogme, plane au-dessus de lui et s'inspire de la contemplation générale des phénomènes. C'est pourquoi tel bon élève de M. Rayer peut en savoir plus long, sur l'incubation, que M. Ricord. La *spécialité* est souvent la porte des *fausses routes!*

Que nous disent donc les analogies?

Elles nous apprennent qu'un temps de calme perfide sépare l'insertion des autres virus, du moment où éclatent les premiers symptômes morbides.

L'incubation de la rage, de la variole, de la vaccine, n'est pas douteuse.

Bryce a constaté, à propos du vaccin, un phénomène remarquable. Il a fait deux piqûres au même sujet, à quatre jours d'intervalle, et les deux pustules vaccinales se sont montrées en même temps. La modification générale qui paraît être indispensable à l'évolution de la vaccine, avait été produite par la première inoculation, de manière à influencer les phénomènes qui se sont passés au siége de la seconde (2).

Nous allons voir qu'il se montre quelque chose de semblable dans les inoculations syphilitiques.

(1) On voit par la dernière partie de cette phrase que je n'ai pas voulu bannir de ma définition les matières syphilitiques qui sont inoculables, bien que n'étant pas fournies directement par le chancre.

(2) « Il arrive quelquefois que la deuxième vaccination développe le travail de la pre-

Arrivons maintenant à ce que disent les faits; leur brutalité ne permettra pas de réplique. *Les analogies proposent, les faits disposent.*

Les observateurs sérieux ont peine à douter qu'il y ait incubation quand on contracte la maladie par voie physiologique. Mais certains syphilographes prétendent qu'il n'est que mystères impénétrables sous les rideaux de l'alcôve; ils récusent les renseignements qui sont puisés là, quand ces renseignements, cela va sans dire, contrarient leurs doctrines; serait-ce à leur adresse que Thierry de Héry a écrit? « Car tel ne trouve rien bon, s'il ne part de leur officine. » Pourtant, dans quels termes dirai-je à ces syphilographes, sans offenser une susceptibilité des plus ombrageuses, qu'avant la syphilisation l'observation de la manière dont les choses se passent, quand on contracte naturellement la syphilis, conduisait à des renseignements bien plus précis que l'inoculation du pus du malade faite au malade lui-même? Mais, soit! ils récusent la voie physiologique et je désire que leur édification soit pleine et entière; j'accepte donc leur récusation. En retour, qu'ils veuillent bien consentir à se placer dans de bonnes conditions pour provoquer, voir naître et se développer des faits expérimentaux qui soient concluants.

J'ai, à mon tour, une récusation à exercer. Elle porte sur la manière dont M. Ricord fait ses inoculations; il pique assez profondément la peau (je l'ai dit et redit), avec une lancette ordinaire, bien chargée de pus; il fait ensuite exécuter à son instrument un mouvement de bascule et de torsion combinées (1) de façon à ouvrir et à irriter la petite plaie en même temps qu'il y dépose une bonne quantité de pus; puis, il essuie sa lancette sur la plaie et autour d'elle. La conséquence de cette manière de procéder est fort claire; il y a dépôt dans la plaie d'un corps étranger qui est le pus, en même temps qu'elle se trouve le siége d'une irritation directe assez vive; cela suffit pour provoquer une phlogose prompte et éphémère. Par conséquent M. Ricord dit vrai quand il affirme qu'un travail continu et appréciable se passe localement depuis le moment de l'inoculation jusqu'à la production de la pustule chancreuse. Encore faut-il que le temps présumé d'incubation ne dépasse pas sensiblement celui de la petite phlogose dont je viens de parler. M. Ricord, en tout cas, ne saurait prouver que le travail local qui succède en quelques heures à ses inoculations soit pro-

mière. Le comité l'a remarqué plusieurs fois, et M. Delepinay, propriétaire à Châteaudun en cite un exemple. M. Guérin, médecin à Avignon, nous a communiqué sur cet objet une observation fort remarquable. Un enfant est vacciné, sans succès, au mois de juin 1809, à un bras; on le revaccine à l'autre bras, dans le courant du mois d'août suivant, et bientôt le travail se développe aux deux bras, quoiqu'il se fût passé un intervalle de plus de six semaines entre les deux vaccinations. Un de nos collègues, M. le professeur Leroux, Doyen de la Faculté de médecine, connaît un sujet sur lequel il a pratiqué trois vaccinations, à trois ou quatre jours de distance l'une de l'autre, et sur lequel le travail de toutes a paru ensemble. » (Rapport du Comité central de vaccine sur les vaccinations pratiquées en France, pendant les années 1808 et 1809, p. 106.)

C'est à dessein que je cite ces faits, bien qu'ils n'appartiennent pas tous à la même catégorie. Dans celui de Bryce et dans celui de Leroux, l'insertion vaccinale a été immédiatement suivie du travail général et latent qui précède l'éruption, tandis que, dans le fait de Guérin, le germe vaccinal, inséré dans la première vaccination, paraît avoir séjourné longtemps sous l'épiderme ou dans le derme, et vraisemblablement jusqu'à l'époque de la seconde, avant d'être absorbé, et par conséquent avant de donner lieu à ce travail de toute l'économie.

(1) Ce n'est pas que je proscrive ce mouvement, puisqu'au contraire je l'adopte d'une manière générale; mais je veux qu'il soit fait très-délicatement, et avec un instrument plus délié que la lancette à saignée. Il n'est pas d'ailleurs indispensable au succès de la petite opération, et peut nuire en particulier à l'observation du phénomène de l'incubation.

duit par le virus, d'autant plus que ce travail n'est pas toujours régulier. Nous allons établir que les inoculations de M. Ricord sont bien plus suspectes encore, pour une autre raison, à savoir qu'il les fait au malade lui-même.

Mais laissons là cette manière d'inoculer. Vous savez la mienne; voici quelques-uns des résultats auxquels elle m'a conduit. Chaque fois que la prudence ne m'a pas permis de les suivre sur l'homme, j'ai pu le faire sans inconvénients sur les animaux.

1° Si l'on fait à un individu qui n'a jamais eu d'accident syphilitique une inoculation d'un pus de chancre primitif simple, il se passe quelques jours entre l'inoculation et l'apparition des premiers symptômes locaux.

2° Si l'on fait à un individu placé dans les mêmes conditions une inoculation de pus d'un chancre induré, il se passe ordinairement un temps plus long avant l'apparition des premiers symptômes locaux.

3° Si l'on fait à un individu, toujours dans les mêmes circonstances, l'inoculation de pus d'accidents secondaires, le temps de silence de l'organisme sera plus long que dans les deux cas précédents.

4° Enfin un individu a-t-il déjà des chancres ? il ne se passe presque jamais plus de vingt-quatre heures avant que quelque chose se manifeste à l'endroit où l'on a inoculé du pus chancreux. La promptitude du résultat est encore plus grande quand on a inoculé à l'individu son propre pus, ou bien lorsqu'il est très-avancé en syphilisation.

Bien d'autres faits de ce genre se sont révélés à mon aiguille inoculatrice; je me borne, pour le moment, à vous signaler ceux-là, parce qu'ils mettent le plus en relief le phénomène de l'incubation.

Il est une particularité appréciable seulement dans les deux premiers des cas qui précèdent, la voici : après que le chancre inoculé s'est montré et qu'il a commencé à se développer, il est une époque (du 10me au 15me jour après l'inoculation), où il semble s'arrêter et tendre vers la cicatrisation; puis, tout à coup, il reprend sa marche et s'étend de nouveau. Cette sorte de recrudescence est précédée d'un peu de fièvre et quelquefois de douleurs musculaires et articulaires.

Je ne veux entrer, à propos de ces quatre cas, dans aucun détail minutieux et superflu ; mais peut-on se refuser à y voir quelque chose qui ressemble à une incubation ? Dans le 3me, l'incubation est évidente et complète.

Le virus syphilitique se range donc sans peine sous la loi des virus. Comme les autres, il produit sur l'économie une impression universelle avant d'agir manifestement au lieu où il a été appliqué. Mais cette impression pourrait-elle suffire à affecter le sujet de la vérole, en l'absence de tout travail local, de façon que cette vérole de contrebande se trahît, à une époque éloignée, par des symptômes? Nous touchons ici à la question brûlante et obscurcie des véroles d'emblée (1); je ne puis ni ne veux la discuter; cela nous écarterait de la signification précise du mot *incubation*,

Quelle est-elle? L'imperfection du langage syphilographique pèse à ma pensée. Je vais invoquer, pour la dégager, une analogie grossière et étrange. Passez-la moi, je vous prie, *indulgete mihi !* Eux ! ils en feront, je le sais, gorge chaude; nargue de leur ironie et de leurs sarcasmes ! Ce n'est pas pour eux que je parle, *pas plus que Galien n'écrivait pour les Sarmates* (Lisfranc).

Une chrysalide est déposée quelque part. *Plusieurs jours se passent*, après les-

(1) Je croirais plutôt aux véroles d'emblée de par le pus des accidents secondaires, qu'aux véroles d'emblée de par le pus du chancre.

quels paraît un papillon : celui-ci pond ses œufs; *plusieurs autres jours se passent*, et il naît des chenilles. Appellerez-vous temps d'incubation celui qui s'écoule pendant la transformation de la chrysalide en papillon, ou bien celui qui précède immédiatement, soit la ponte des œufs, soit la naissance de chenilles, etc.? Si les choses étaient moins apparentes, quel sujet ne serait-ce pas de doute et de controverse !

Supposez qu'on ne connaisse (et encore qu'imparfaitement) qu'une partie de cette génèse par succession. Comme l'ignorance deviendrait superbe et tranchante, soit en proclamant une incubation unique, certaine, soit en soumettant *ex cathedra, suivant les us et coutumes, et secundum artem*, les amis de la science et les partisans de l'incubation à une bordée compromettante de lazzis et de calembours !

Pourquoi les produits des accidents secondaires ne seraient-ils pas des œufs, de la graine? S'il arrive que cette graine déposée dans un organisme y germe, ce n'est qu'après un temps incontestable d'incubation.

S'agit-il au contraire de l'insertion de pus d'accident primitif? On a l'image de la chrysalide (1). Celle-ci devient papillon, soit tout de suite, soit après un certain temps; cela dépend de ses conditions propres, de son âge et de l'endroit où elle est déposée; rien d'étonnant qu'il y ait dissidence touchant l'incubation du virus chancreux. Mais pour peu que ce papillon chancreux pût naître, se développer et déposer sa graine, l'éclosion de celle-ci équivaudrait à l'explosion de la vérole. Eclosion incertaine, vérole non fatale.

Je vous donne cette comparaison vague comme une vue de l'esprit, c'est-à-dire pour ce qu'elle vaut. C'est une analogie éloignée, équivoque, douteuse, fausse peut-être de tous points; mais peut-être aussi soulève-t-elle assez le coin du voile qui nous dérobe la vérité pour nous laisser entrevoir que cette vérité n'est pas impénétrable, et qu'il faut la chercher sans relâche. Cette analogie, dira-t-on, est un symbole et un aveu d'ignorance. Je le veux bien; mais au moins cette ignorance se connaît elle-même. N'est-ce pas la réalisation du γνῶθι σεαυτόν des anciens? Ce serait donc un pas de fait. Si cette ignorance (qui sait?) était *chrysalide* et venait à se transformer en science!

En définitive qu'ai-je voulu dire? Le voici : Il y a des faits, des modifications, des transformations qui nous échappent et dont nous ne tenons par conséquent aucun compte dans nos raisonnements défectueux. Doutes sur le moment, le mode, le mécanisme de l'incubation; certitude sur la réalité du fait. Voilà tout. Maintenant qu'il y ait ou non chrysalide, papillon, graines et chenilles; qu'il se passe phénomènes biologiques (2), ou purement physico-chimi-

(1) Il *m'a semblé* que les accidents secondaires arrivaient plus tôt et plus sûrement après l'inoculation, quand elle réussit, bien entendu, du produit d'accidents secondaires, qu'après l'inoculation du pus de chancre, tandis qu'au contraire la manifestation chancreuse locale qui suit cette dernière inoculation serait plus précoce et plus sûre que la manifestation locale qui succède à l'inoculation du produit des accidents secondaires.

Mais comme il y a là dedans un *quid ignotum*, il pourrait bien se faire que le *il m'a semblé* ne fût qu'une étape sur le chemin de la vérité. C'est pourquoi j'ajourne l'exposition de détails qui ne laissent pas que d'être fort curieux.

(2) L'hypothèse de germes syphilitiques rendrait compte de cas de chancres ou d'autres accidents, réputés syphilitiques, qui ne sont pas suivis de symptômes généraux. Il suffirait d'admettre que les germes ont été anéantis ou n'ont pas pu subir une évolution complète dans l'organisme. Mais qu'on ne me fasse pas endosser la responsabilité d'hypothèses, par cela seul que je les admets à se produire et à faire valoir leurs titres.

N'ai-je pas, après tout, le droit de dire qu'un *œuf* n'est pas encore un *poulet*, et qu'on peut faire pousser un arbre, soit par *semence*, soit par *bouture*, etc.?

ques, le champ est également ouvert aux conjectures ; car c'est à peine si nous savons comparer le virus syphilitique aux autres virus. Nous décidons néanmoins les questions les plus graves sans meilleurs guides que d'infirmes théories (1) que nous nous cachons à nous-mêmes à force de les désavouer. Le bon ton d'aujourd'hui consiste à répéter qu'on n'a d'autre *criterium* que les faits. C'est l'hypocrisie dans la science, ou le défaut de logique : mensonge ou sottise !

Si le virus chancreux inoculé peut provoquer dans l'économie une impression générale qui précède le chancre, il n'en résulte pas sans doute une modification *bio-pathologique* qui soit le prélude infaillible de la vérole, dans le sens qu'on donne aujourd'hui à ce mot ; il ne faut donc pas croire à l'incubation dans une acception trop absolue, pas plus qu'il ne convient de la nier tout à fait. J'admets qu'il se passe un travail chancreux local ; mais je pense que l'organisme tout entier fait les principaux frais de ce travail, en fournissant jusqu'à extinction les matériaux, les éléments du virus. La mèche syphilitique cesse de brûler quand la lampe organique, épuisée, ne lui fournit plus d'aliments. Comment comprendre, en dehors de cette hypothèse, une diminution que personne, à l'exception de M. Ricord et de quelques rares satellites, ne conteste, dans la réceptivité syphilitique ?

C'est donc à dater du chancre que commence un travail dont il est le centre, et dont la circonférence est partout l'organisme.

Ainsi, le pus est déposé sous l'épiderme ; il se fait là un travail général ou local, peu importe ! et le chancre apparaît. Mais celui-ci a besoin pour s'alimenter de mettre à contribution l'organisme, et il décline quand cet organisme plus ou moins dépouillé refuse de répondre à son appel. Un chancre plus puissant, c'est-à-dire plus virulent, pourrait puiser à une source non complètement tarie, c'est-à-dire encore soutirer pour vivre, et consumer des éléments organiques (2).

L'état général du sujet offre à peine quelques phénomènes appréciables depuis le moment de l'inoculation jusqu'à l'apparition du chancre. Et encore faut-il que ce sujet, d'ailleurs doué d'une vive susceptibilité nerveuse, soit indemne jusque-là de l'action du virus chancreux, ou bien qu'il n'en ait pas subi depuis longtemps l'influence. Il peut alors éprouver du malaise, de la courbature, et quelquefois une fièvre éphémère ; ce sont phénomènes avant-coureurs de la vésico-pustule initiale du chancre (3).

Autre chose se produit quand le chancre est en pleine activité et poursuit son évolution. Alors, que ce chancre soit ou non isolé, l'économie tout entière

(1) Des savants sans *théories* seraient des astronomes sans *lunettes*. Il est d'ailleurs étrange que ceux qui ne savent pas avoir de bons instruments, veuillent briser les verres de bonnes lunettes appartenant à autrui.

(2) Le chancre fournit le virus, comme le sein produit le lait et le testicule le sperme. C'est un *laboratoire* auquel afflue la matière première, plus ou moins dégrossie, de toutes les parties de l'organisme ; ou mieux, pour ne pas quitter ma comparaison, c'est une glande. Dans une *syphilisation-modèle*, le travail de cette glande doit s'accomplir régulièrement ; il faut savoir, pour ainsi dire, mesurer et ménager le concours de l'organisme. Tantôt on relèvera le ton des organes, tantôt on le déprimera, au contraire. Un chancre a-t-il de la peine à *s'établir*, vers la fin de la syphilisation, par exemple ? on se gardera bien de réclamer ailleurs par de nouvelles inoculations le molimen organique, car ce serait contrarier le travail qui tend à se faire dans un endroit.

(3) En rapprochant mes observations de celles de M. Sperino et de celles qui me sont obligeamment transmises par M. Bœck, professeur à la Faculté de médecine de Christiania, il me semble que ces phénomènes généraux sont plus intenses dans le nord que dans le midi de l'Europe.

se sent ébranlée et comme opprimée par le travail qui se fait. Le sujet éprouve une prostration particulière, accompagnée de malaise général, d'inquiétudes dans les membres et de souffrances aux jointures; il s'y ajoute souvent de la raideur, un peu de gonflement et de la douleur en haut du col, principalement le long de la partie postérieure des muscles sterno-mastoïdiens; mais la loi des réactions ne tarde pas à se faire sentir; le bien-être succède à ce désordre passager; l'appétit se prend à augmenter et la puissance d'assimilation semble redoubler d'énergie (1).

Enfin, voici ce qui se passe localement après l'inoculation du pus chancreux : je suppose la piqûre assez délicatement faite pour ne rien laisser de visible après elle; le sujet éprouve, à l'instant de l'inoculation, une sensation de picotement qui est en raison directe, toutes choses égales, de l'activité du pus qui a été mis sous l'épiderme ou dans le derme. Cette sensation, d'ailleurs légère, dans tous les cas, ne se prolonge guère au-delà d'un quart d'heure; au bout de ce temps, on trouve à l'endroit de la piqûre un peu de rougeur, un peu de congestion; douze, dix-huit, vingt-quatre heures, et souvent un temps bien plus long, après l'inoculation (cela varie selon les circonstances d'incubation dont je viens de vous entretenir), le picotement reparaît; il s'y joint souvent de la cuisson; une petite papule un peu jaunâtre se montre *sur place*; elle est moins appréciable à la vue qu'au toucher; avec un peu d'habitude, on la sent bien distinctement en promenant légèrement la pulpe d'un doigt sur la peau.

La papule semble infiltrée d'une lymphe virulente qui ne tarde pas à se réunir en un foyer, c'est-à-dire à constituer une petite vésicule; celle-ci est au centre d'une auréole rougeâtre, d'abord peu étendue et peu foncée en couleur; l'aire de cette auréole paraît également infiltrée de lymphe virulente; la lymphe virulente, agissant comme un corps étranger, est presque aussitôt mélangée de pus que produite, ou au moins que rassemblée. L'évolution du chancre est-elle rapide comme, par exemple, chez les sujets auxquels on inocule leur propre pus, surtout si l'on multiplie les inoculations? il n'est plus alors possible de constater l'existence de la vésicule, tant est prompte l'apparition d'une pustule. Souvent même celle-ci se montre comme d'emblée, c'est-à-dire du jour au lendemain, avec une forme hémisphérique et le volume d'une grosse pustule de variole. Le pus est alors jaunâtre, assez concret; il soulève un épiderme épaissi et qui est devenu quelquefois comme gélatineux; on dirait même parfois que cet épiderme s'est laissé pénétrer et gonfler par la partie la plus ténue de la matière qui distend la pustule. Dans la plupart des cas de ce genre, l'auréole manque presque absolument, et l'évolution chancreuse se fait très-vite. Je ne parle pas des circonstances dans lesquelles il ne se produit que des pustules sèches, éphémères, avortées; ces pustules sont à peine; elles ne sont pas des chancres!

Mais ordinairement ce n'est que vers le deuxième ou le troisième jour qu'apparaît la pustule chancreuse. Quelquefois même c'est plus tard.

M. Ricord la nomme *pustule caractéristique*. Cette qualification qu'il lui donne gratuitement est fort étrange; car il ne lui assigne aucun caractère. Voilà donc une pustule qu'il ne sait pas reconnaître et qui lui sert à reconnaître le

(1) Est-il besoin de dire que, quand les chancres sont le siége d'une suppuration abondante et de longue durée, les effets de cette suppuration n'ont rien de particulier? Pourquoi la suppuration qui élimine un produit virulent aurait-elle un autre effet que la suppuration, par exemple, qui délivre l'économie d'une épine? Un exutoire, qu'il soit cautère ou séton, n'est-il pas toujours un exutoire?

chancre. C'est l'adage : *nemo dat quod non habet*, bizarrement interverti. Il est pourtant bien vrai que M. Ricord ne sait pas la reconnaître ! Combien de fois, en effet, n'avez-vous pas ouï ce chirurgien baptiser des pustules du nom de *fausses pustules*, par cela seul qu'elles s'éteignent au bout de quelques jours d'existence? Le résultat seul apprend donc à M. Ricord si les pustules sont des *pustules caractéristiques*, des *pustules vraies* ou de *fausses pustules*. M. Ricord dit donc à la pustule : *Dis-moi ce que tu deviens, et je te dirai qui tu es*. Ce *diagnostic* ou ce *pronostic*, après coup, est (j'en demande pardon à M. Ricord) une immense..... déception.

La pustule disparaît-elle de bonne heure? *Les absents ont tort*, et on la renie. L'exclusion, cela va sans dire, porte uniquement sur les pustules qui suivent l'inoculation du pus de blennorrhagie, de balano-posthite ou d'accidents secondaires. Les *pustules avortées* de nos *syphilisés* sont mieux accueillies que cela. Quelles qu'elles soient, elles sont les bien-venues : ce sont toujours de *vrais chancres*.

Quant à moi, je reconnais des caractères aux pustules d'inoculation proprement dites et au chancre ; je veux vous faire connaître ces caractères :

Je vais vous décrire la pustule elle-même et le chancre.

Voyons d'abord la pustule.

Il faut distinguer l'*auréole* de la *pustule* proprement dite.

L'*aréole* ou, comme Chaussier voulait qu'on dît, l'*auréole* a une couleur rouge plus ou moins foncée et tirant quelquefois sur la teinte lie de vin. Cette teinte indique généralement une grande force dans le pus qui a été inoculé. Pour les cas ordinaires, l'auréole est peu rouge et se trouve fort étroite, ayant tout au plus 1 centimètre de diamètre ; mais, dans certains cas, ce diamètre est beaucoup plus grand. Il est très-important à noter du cinquième au dixième jour dans le commencement de la syphilisation, car, à cette époque, la largeur de l'auréole indique assez bien, sauf accident inflammatoire ou pléthorique, celle du chancre qui va suivre, s'il n'est point modifié par des inoculations ultérieures. Enfin, on pourrait dire que l'auréole a une épaisseur, en ce sens qu'elle correspond à un empâtement.

La pustule elle-même est en hémisphère; quelquefois pourtant elle est un peu conique. Il est bien rare qu'elle soit légèrement ombiliquée (1); tantôt elle conserve, tantôt elle ne conserve pas (2) la trace de la piqûre. Sa *grosseur* varie ordinairement depuis celle d'une graine de millet jusqu'à celle d'un chènevis; mais la manière dont on a piqué la peau peut modifier la forme et changer le volume de la pustule. Toutes choses étant égales, la pustule est d'autant plus grande que la piqûre a été plus étendue. Les inoculations faites à des personnes qui ont déjà plusieurs chancres donnent souvent lieu à des pustules très-grandes, bien que les chancres dont elles sont le commencement ne soient pas destinés à s'étendre beaucoup. L'évolution précoce des pustules naissantes et le volume que la plupart d'entre elles acquièrent rapidement pourraient induire en erreur sous ce rapport; mais l'étroitesse ou l'absence de l'auréole, la connaissance du syphilisme et de la constitution du sujet, et enfin le nombre des piqûres, prémunissent contre toute illusion.

Le pus de la pustule est fluide, blanchâtre et généralement peu abondant. Au

(1) Les causes de l'*ombilication* (qu'on me passe ce néologisme) de la pustule ne sont pas mystérieuses; je les connais et les ferai connaître ailleurs. (Voir ci-après : SUR LE CHANCRE.)

(2) Quand la piqûre est très-étroite, très-obliquement faite, et surtout qu'elle n'a pas saigné, la pustule initiale du chancre n'en conserve pas de trace.

contraire, il est copieux, jaunâtre, épais, et se concrète *sur place*, quand le chancre doit vite avorter, par suite de l'état avancé de la syphilisation du sujet.

8e et dernière Leçon, dimanche 18 janvier 1852.

Messieurs, abordons maintenant l'étude du chancre proprement dit.

L'école de l'hôpital du Midi n'est pas à bout en fait d'hérésies ! C'est elle qui a propagé l'opinion que le chancre n'a pas de caractères matériels auxquels il soit possible de le reconnaître !

Une pareille assertion, si contraire à la réalité, ne doit-elle pas surprendre ceux qui savent que la médecine moderne a signalé les caractères matériels des désordres les plus profondément cachés dans nos organes? Le chancre, au contraire, n'est-il pas soumis à nos sens? Ne le voyons-nous pas? Ne le touchons-nous pas? Si. Il a donc des caractères objectifs, matériels? Or, de deux choses l'une : ou bien l'ensemble de ces caractères n'appartient qu'à lui seul, ou bien cet ensemble lui est commun avec d'autres altérations morbides, soit naturelles, soit artificielles. Dans le premier cas, ces caractères réunis devront nous faire reconnaître le chancre, et nous demanderons, dans le second cas, quelles sont les altérations qui usurpent ces attributs? J'ai démontré, dans mon premier Mémoire sur la syphilisation, que ce ne sont pas les simples écorchures ni les pertes de substance, pratiquées au moyen de caustiques, comme on l'avait prétendu. Le chancre, ai-je dit dans ce travail, présente une physionomie vive et diaprée, qui lui est propre; il accomplit, en outre, une évolution, c'est-à-dire qu'il a un commencement, un milieu et une fin, lesquels offrent chacun des caractères particuliers. L'ensemble de ces caractères n'appartient qu'au chancre, qui se trouve ainsi mieux spécifié que ne le sont peut-être la pneumonie et la fièvre typhoïde, l'abcès et l'anévrysme ! On s'est pourtant évertué à ne pas vouloir diagnostiquer les chancres, autrement que par l'inoculation, dont on avait besoin pour l'étude ; on s'est en quelque sorte complu dans l'ignorance et l'erreur. Quel bon marché ne fait-on pas encore tous les jours de nos chancres *avortés*, qui deviennent, au gré de capricieuses théories, de *vraies* ou de *fausses* pustules? Ah ! si je ne fuyais la pente des personnalités, comme je vous égayerais par le récit de curieux incidents, d'anecdotes piquantes ! Les systèmes dans les sciences, Messieurs, sont de perfides, de détestables conseillers !

Le fait est qu'après avoir observé, étudié, les chancres de l'homme et des animaux dans leurs diverses périodes, on parvient aisément à savoir distinguer leurs caractères. Le diagnostic d'un chancre ne doit pas rester indécis. Il est vrai qu'il faut quelquefois savoir, en l'absence d'un signe pathognomonique dont je vous parlerai, faire intervenir, à propos, des renseignements anamnestiques dans ses investigations. En effet, le chancre n'est-il pas un tout, un être dans le temps et l'espace? Ne faut-il pas, pour le connaître, le voir dans tout ce qu'il est et comme il est, c'est-à-dire l'examiner dans ses différentes phases et ses diverses parties? Presque toutes les données sont utiles à invoquer dans l'étude des maladies ; pourquoi vouloir faire de la vérole une exception pathologique? On peut donc encore constater l'identité d'un chancre, en l'absence de son cachet pathognomonique ; ce cachet prime tous les autres moyens de diagnostic, parmi lesquels, j'en conviens, l'inoculation peut se trouver. Elle s'y place néanmoins quelque peu en intrus et très-loin du premier rang; il lui faut presque passer, pour se faire agréer dans le monde, sous la livrée des syphilisateurs; car enfin ce n'est pas un moyen comme un autre, un moyen exempt d'inconvénients ni même de danger, sans compter que la pustule d'inoculation a besoin d'être diagnostiquée à son tour. On trouve souvent un *sophisme* au bout des raisonnements de M. Ricord : ici, c'est l'espèce connue sous le nom de *pétition de principe* et la variété dite *cercle vicieux.* Parlez-nous franchement, M. Ricord, et apprenez-nous, de grâce, si vous recourez fréquemment en ville à l'inoculation comme moyen de diagnostic? Vous ne l'employez peut-être pas plus que vous ne prescrivez certain Rob dont vous ne parlez jamais à Paris, fût-ce en plaisantant. M. Ricord est au fameux Rob ce qu'Épaminondas était au mensonge. *Etiamsi, ridendo non mentiebatur.* Il s'agit du général thébain : chacun sait que M. Ricord ne ment ni ne plaisante jamais.

Je vais étaler devant vous l'argument de M. Ricord. Il consiste à nous assurer que *le chancre n'est pas dans sa base, ni dans l'aspect pultacé de son fond, ni dans ses bords taillés à pic, frangés, renversés*, etc. (avec toutes les variantes possibles de cette phrase). On ajoute, comme corollaire, que le chancre est tout entier dans le pus qu'il sécrète; l'inoculation est donc la pierre de touche du chancre. Hors de l'inoculation, point de salut diagnostique. Tel est l'article de foi : c'est M. Ricord qui vient de vous prêcher par ma bouche.

M. Ricord a mille fois raison : le chancre n'est exclusivement ni dans sa base, ni dans son fond, ni dans ses bords, etc. ; il est vrai qu'on s'en était bien quelque peu douté avant M. Ricord. Mais le chancre, M. Ricord, est dans tout cela réuni. Qu'avez-vous à répondre? Rien.

Vous connaissez, Messieurs, mon goût prononcé pour les analogies. Je veux m'en donner à l'aise et vous faire quelque raisonnement de la famille de celui de M. Ricord. Je vais animer le discours en simulant un dialogue entre un savant et un gourmand :

. . . .

Le gourmand. — Quelle est cette poire? Est-elle bonne? J'ai bien envie d'en goûter.

Le savant. — Attendez ; cela est délicat, non pas la poire, mais la question. En effet, cette poire ne consiste ni dans sa forme, ni dans son volume, ni dans son prolongement pédonculaire.....

Le gourmand. — Je sais bien que la poire ne consiste dans aucune de ces choses prises isolément, mais elle consiste dans toutes ces choses réunies.....

Le savant. — Ne m'interrompez pas. On ne peut la reconnaître ni à son épicarpe, ni à son sarcocarpe, ni à son endocarpe, etc. Elle est tout entière dans son pépin.

Le gourmand. — Pardon ; c'est le pépin qui est dans la poire.

Le savant. — Ne plaisantez pas, car le sujet est sérieux.

Le gourmand. — Fort bien. *Dis-moi, poire, quel est ton pépin, ce qu'il devient, et je te dirai qui tu es.*

Le savant. — C'est cela ; toute la difficulté ne consiste plus qu'à reconnaître le pépin.

Le gourmand. — N'est-ce pas la reculer sans la résoudre? j'ai peur qu'il ne soit moins facile de reconnaître le pépin que la poire.

Le savant. — C'est vrai ; mais le pépin mis en terre deviendra un arbre; celui-ci portera des poires semblables à celle qui aura fourni le pépin.

Le gourmand. — Sans doute, mais cela ne m'apprendra pas si ma poire est un *Messire-Jean* ou un *Bon-Chrétien*; puisqu'il faudra toujours reconnaître la poire elle-même, sans compter qu'elle est mûre et que je ne veux pas lui laisser le temps de pourrir. Si j'allais consulter le jardinier Bontemps?

Le savant. — Si votre poire était pourrie, aucun jardinier ne pourrait la reconnaître, pas plus Bontemps qu'un autre.

Le gourmand. — Alors, je comprendrais à la rigueur qu'on en semât les pépins pour obtenir d'autres poires semblables ; mais encore faudrait-il que ces pépins fussent intacts et confiés à un terrain convenable? Je ne parle pas du temps très-long pendant lequel on devrait attendre le résultat.

Le savant. — Qu'importe? si le moyen est bon et qu'on ait du temps devant soi.

Le gourmand. — Quand une poire est entière, on peut la reconnaître sans en semer les pépins, et quand elle a été détruite par la pourriture ou autrement, il est rare que les pépins ne soient pas eux-mêmes endommagés. Ceux-ci, quoique semés dans un bon terrain, ne germeront donc pas toujours. D'où il me paraît suivre que votre moyen est fort souvent incertain et presque constamment inutile. Est-il à peine quelques cas exceptionnels qui puissent en réclamer l'emploi? Quant à ma poire, je vais décidément consulter Bontemps. S'il n'est pas le roi des poires, au moins les a-t-il beaucoup cultivées et pourra-t-il me donner un avis utile? Permettez-moi de vous laisser un conseil en vous quittant : *faites plus attention aux poires, et occupez-vous moins des pépins.*

Le savant. — Merci! Mais *pour avoir des poires, il faut semer des pépins*, entendez-vous?

Le gourmand. — Ah! J'entends ; l'intérêt.....

Le savant. — Oui ! L'intérêt de la science et de l'humanité.....

Le gourmand. — Bien entendu! Semez des pépins. Adieu!.....

. . . .

Le chancre avec son auréole, c'est une poire avec son prolongement. Il a une forme et un volume comme la poire. Celle-ci a un épicarpe, un sarcocarpe et un endocarpe, etc. ; le chancre a de même des bords, un fond et une base, etc. Il a aussi des pépins qu'on sème, c'est-à-dire un produit virulent qu'on peut inoculer. Il vient également des fruits..... pourvu que le terrain soit bon, la graine bien conservée..... et qu'on attende!

Convenez-en, Messieurs les gourmands ; M. Ricord est un des plus grands savants de l'Europe. Il règne sur les fruits de la syphilis. Croyez-en le Bontemps de la vérole.

Dans cette fiction, je le sais, l'analogie prête la main à l'hyperbole. Mais j'attaque l'excès et non pas la chose. Tout en vous faisant rire de l'abus, je ne veux pas condamner l'usage. *Castigo ridendo mores.* Non-seulement, en effet, on a donné le pas à l'inoculation sur tous les autres moyens de diagnostic, mais encore on est allé jusqu'à les exclure. Je prétends, à mon tour, dénoncer l'usurpation et réintégrer les proscrits dans leurs droits. Je n'ai donc aucunement la pensée de nier la valeur de l'inoculation comme moyen de diagnostic, pas plus que je n'ai contesté l'utilité du mercure ni l'excellence des médicaments iodiques. J'ai uniquement pour but de vous montrer qu'ici, comme en toutes choses, *le mieux est l'ennemi du bien.* J'entends des ricanements qui m'objectent qu'en fait d'inoculations l'abus à l'extrême est dans notre camp. Erreur grossière ou mensonge! car l'abus, c'est l'usage pernicieux. Combien de fois ne s'est-il pas glissé dans vos inoculations diagnostiques? Au contraire, cet abus n'est bien certainement pas dans nos syphilisations prudentes. Feignez, tant qu'il vous plaira, l'indignation ou l'incrédulité ; mais cette inoculation que vous n'avez employée qu'en tremblant et au risque de vous blesser (ou plutôt de blesser les autres), est une arme aujourd'hui puissante et dépourvue de dangers. Apprenez donc à la manier. Le poison porte en lui son remède et son préservatif. L'égalité n'est plus en ce moment, entre vous et nous, devant le chancre. Nous sommes des privilégiés et c'est par votre faute. Voilà, grâce à votre obstination, une des merveilles de la syphilisation.

Ne nous croyez pas injustes et dénigrants à l'endroit de l'inoculation diagnostique. Nous savons plus exactement sa valeur précise, son utilité réelle que ceux qui l'ont inventée. Notre foi, j'ose le dire, est plus clairvoyante que la leur. Nous savons, à n'en pas douter, que le pus est plus longtemps et plus souvent inoculable qu'ils ne le pensent eux-mêmes. Par conséquent le chancre devait être, plus à nos yeux qu'aux leurs, dans son propre pus. C'est presque toujours quand le cachet pathognomonique du chancre a disparu, qu'ils lui refusent d'une manière absolue la propriété de donner un pus inoculable. Au contraire, nous attribuons encore au pus du chancre l'inoculabilité pendant un certain temps; nous prétendons seulement que ce pus est moins fort, et nous reconnaissons qu'il n'est plus inoculable à celui qui le fournit. Quand ils contestent d'une manière absolue l'inoculabilité d'un pus, nous nous bornons à constater son inoculabilité *relative*. Nous avons donc des données qu'ils n'ont pas sur la virulence; nous savons mieux qu'eux quand, où et comment le pus est inoculable. Nous sommes théoriciens et praticiens; ils sont à peine routiniers. Pourquoi aurais-je la pudeur de vous le taire?

J'ai donc le droit de les interpeller en ces termes :

Vous admettez que quand un pus finit d'être inoculable au malade qui le sécrète, il cesse également de l'être à des personnes saines, tandis que nous croyons que quand l'heure de votre prétendue période de réparation (1) a sonné, le pus du chancre peut être encore inoculé à une personne saine, ou bien qui est seulement moins avancée en syphilisation que votre malade. Mais nous n'allons pas jusqu'à prétendre que la transformation du chancre en ulcère simple et blafard n'ait jamais lieu; nous expliquons même les circonstances dans lesquelles cela se produit.

Pour vous, le pus du chancre n'est inoculable que depuis l'origine de ce chancre, jusqu'au moment où il commence à se cicatriser. Nous croyons autre chose; le voici : Quand le chancre est en marche de cicatrisation, il fournit un pus qui est encore inoculable, je ne dis pas au malade, mais à une per-

(1) Si par les mots de *période de réparation* on voulait désigner simplement une *période de cicatrisation*, je n'aurais pas d'objection à faire, car je conteste seulement qu'il y ait une période commençant en général avec le rétrécissement du chancre, et pendant laquelle le pus de cet ulcère ne serait plus inoculable d'une manière absolue. Mais voici ce qu'on pourrait me dire : *Si le pus était inoculable, la circonférence du chancre en subirait l'influence, et celui-ci ne marcherait pas vers la cicatrisation*. Je répondrais précisément, faut-il le répéter sans cesse? que le pus n'est plus inoculable au sujet qui le fournit et qu'il peut l'être encore à un autre sujet. Je demande pardon au lecteur de tant insister là-dessus. Il s'agit d'un point sur lequel j'ai été assailli par une grêle d'objections, même dans mon propre camp, et je cherche, pour me bien faire comprendre, à varier l'expression de ma pensée.

Mes expériences démontrent que le pus du chancre est bien certainement inoculable à une personne saine, tant qu'il produit sur le malade ce que M. Ricord nomme une *fausse pustule*. Or, ce chirurgien a toujours pratiqué ses inoculations aux malades qui lui fournissaient le pus, et n'a pas tenu compte de cette circonstance dans l'interprétation des résultats qu'il a obtenus. Plusieurs de ses conclusions sont donc nécessairement viciées à leur source et entachées d'illusions. Et pourtant c'est là leur *moindre défaut*.

Ce n'est pas que je fasse un crime à M. Ricord de sa prudence. Bien au contraire, je l'en féliciterais volontiers, s'il voulait suivre les progrès de la science et revenir à résipiscence à la lueur du flambeau de la syphilisation.

Il est bien plus beau d'avouer ses erreurs et de s'amender que de découvrir de grandes vérités, parce que l'élévation de l'âme est au-dessus de la supériorité de l'esprit.

sonne ou à un animal qui a moins de syphilisme que lui ; et il fournit ce pus inoculable pendant un temps qui peut quelquefois aller jusqu'à sa complète cicatrisation. »

Il n'est pas possible d'évaluer cela d'une manière rigoureuse, sans entrer dans des détails cliniques, et se livrer à l'examen de faits particuliers. J'en supposerai cinq. Ils suffiront pour donner une idée de tous ceux qui pourraient se présenter. Avec un peu d'habitude de la syphilisation, on reconnaîtra qu'ils ne sont pas trop en dehors de la réalité. Afin de rester dans une généralité dogmatique qui soit facile à comprendre, je ne tiendrai pas compte, ici, de deux circonstances dont l'influence sur la marche des chancres est pourtant considérable; je veux parler de différences individuelles dans le syphilisme et de l'existence de la syphilis constitutionnelle chez les individus auxquels on pratique des inoculations. Celui qui est atteint de la vérole a, toutes choses égales d'ailleurs, vous le savez, plus de syphilisme qu'un autre.

Premier fait. — 1° Exposition. — Un pus convenable est inoculé par plusieurs piqûres en une seule fois, à une personne qui est à l'abri de toute cause d'inflammation et de toute autre cause qui pourrait, en dehors de son *syphilisme* et du degré de virulence du pus, occasionner l'agrandissement et augmenter la durée des chancres (par exemple, l'abus des liqueurs alcooliques, et chez la femme, l'aménorrhée ou la congestion de l'utérus).

2° Marche des chancres. — Les chancres qui résulteront de ces inoculations ne deviendront pas, en général, *très-étendus*, et commenceront, au bout d'un temps *médiocrement long*, à se rétrécir pour se cicatriser assez rapidement (1) ; (leur étendue et leur durée seront, toutes choses égales d'ailleurs, en raison inverse de leur nombre). Ils auront donc chacun deux périodes de longueur inégale et très-variable, une de progrès ou *période positive*, et une de déclin ou *période négative*. La première s'étendra depuis le commencement des chancres jusqu'au moment de leur rétrécissement; et la seconde mesurera l'intervalle qui séparera ce moment de celui où la cicatrisation sera complète. Il est bien entendu que, comme ces chancres n'auront pas tous la même étendue ni la même durée, les périodes, soit positives, soit négatives des uns, ne seront pas nécessairement de la même longueur que celles des autres.

3° Inoculabilité du pus. — Pendant la première période, le pus de ces chancres sera inoculable au sujet, et, à peu d'exceptions près, à tous les sujets (ces exceptions porteront, notamment et à des degrés divers, sur les personnes avancées en syphilisation et sur les animaux qui ont beaucoup de syphilisme). Pendant la seconde période, ce pus ne sera pas inoculable (2) au sujet et ne le sera qu'aux personnes et aux animaux qui, notamment, auront moins de syphilisme que lui, à l'époque de l'inoculation. Peut-être existera-t-il un temps très-

(1) Toutes choses égales d'ailleurs, le temps que met un chancre à se cicatriser complètement depuis le moment où il a commencé à se rétrécir, est en raison directe de son étendue.

(2) Tant que le pus d'un chancre est inoculable à quelqu'un (pendant la période négative, par exemple), ce chancre syphilise encore le sujet qui le porte, quelque faible que soit son action syphilisante. Les *fausses pustules* de M. Ricord, qui sont nos *chancres avortés*, syphilisent à ce titre. N'y a-t-il pas en effet production de virus aux dépens de l'organisme? Or, cela suffit.

Enfin, je n'oserais pas affirmer que le virus des chancres de plusieurs personnes qui sont à un même degré de syphilisation, bien que ce degré soit très-avancé et même la syphilisation extrêmement près d'être complète, ne pût se régénérer par des pérégrinations successives à travers ces personnes. J'incline même à admettre la possibilité de cette régénération.

court vers la fin de cette seconde période, pendant lequel le pus ne sera pas inoculable d'une manière absolue.

4° Théorie. — Tant que le pus est inoculable au sujet, il inocule la circonférence des chancres qui le fournissent. Ceux-ci s'agrandissent donc, et dès que cette inoculabilité n'existe plus, ils tendent et commencent à se rétrécir. Leur pus serait encore inoculable alors à une personne ou à un animal qui aurait moins de syphilisme que le sujet à l'époque de l'inoculation, pendant un temps inversement proportionnel, toutes choses égales d'ailleurs, au syphilisme de cette personne ou de cet animal.

Il ne serait pas contradictoire à cette théorie, qui est, elle-même, l'expression des faits, d'admettre un consensus cicatriciel organique, qui hâterait le moment où commence la seconde période.

Deuxième fait. — 1° Exposition. — Un pus convenable est inoculé par plusieurs piqûres, en une seule fois, à une personne qui est soumise à l'action d'une ou plusieurs causes d'inflammation, ou de toute autre cause qui pourrait, en dehors de son *syphilisme* et du degré de virulence du pus, occasionner l'agrandissement et augmenter la durée des chancres.

2° Marche des chancres. — La plupart des chancres qui résulteront de ces inoculations deviendront *étendus*, et commenceront, au bout d'un temps variable (eu égard aux causes précitées), à se rétrécir. Ils auront donc chacun deux périodes, etc.

3° Inoculabilité du pus. — Pendant la première période, le pus de ces chancres sera inoculable au sujet, et, à peu d'exceptions près, à tous les sujets (les exceptions porteront, notamment et à des degrés divers, sur les personnes avancées en syphilisation et sur les animaux qui ont beaucoup de syphilisme). Dans la première partie de la seconde période, ce pus ne sera pas inoculable au sujet, et ne le sera qu'aux personnes ou aux animaux qui auront moins de syphilisme que lui à l'époque de l'inoculation. Mais dans la seconde partie de cette période (1), le pus ne sera inoculable à personne.

4° Théorie. — Tant que le pus est inoculable au sujet, il inocule la circonférence des chancres ; ceux-ci s'agrandissent donc, et, dès que cette inoculabilité n'existe plus, ils tendent et commencent à se rétrécir. Leur pus serait encore inoculable alors à une personne ou à un animal qui aurait moins de syphilisme que le sujet à l'époque de l'inoculation, pendant un temps inversement proportionnel, toutes choses égales d'ailleurs, au syphilisme de cette personne ou de cet animal. En outre, la cause inflammatoire ou congestive s'étant jointe à la cause virulente pour augmenter l'étendue des chancres et en retarder la cicatrisation, la virulence de ces chancres aura pu être épuisée par l'augmentation du syphilisme, avant qu'ils ne se soient complètement cicatrisés. C'est donc la cessation absolue de la virulence qui sépare en deux parties la seconde période. Je vous ai donné à entendre qu'une séparation semblable n'est pas certaine dans le premier fait.

Troisième fait. — 1° Exposition. — Un pus convenable est inoculé une seule fois et par une seule piqûre à une personne qui est à l'abri de toute cause d'inflammation et de toute autre cause, etc.

(1) Ces deux parties de la seconde période ont une durée, soit absolue, soit relative, extrêmement variable. Quelquefois, en effet, elles ont la même durée. D'autres fois, l'une d'elles, indistinctement, peut durer plus longtemps que l'autre. Leur durée varie, en outre, comparativement à celle de la première période.

2° MARCHE DU CHANCRE. — Le chancre qui résultera de cette inoculation deviendra *étendu* et commencera, au bout d'un temps assez long, à se rétrécir, pour se cicatriser d'une façon passablement lente. Il aura donc deux périodes, etc.

3° INOCULABILITÉ DU PUS. — Pendant la première période, le pus de notre chancre sera inoculable au sujet et, à peu d'exceptions près, à tous les sujets (les exceptions porteront, notamment et à des degrés divers, sur les personnes avancées en syphilisation et sur les animaux qui ont beaucoup de syphilisme). Pendant la seconde période, ce pus ne sera pas inoculable au sujet, et ne le sera qu'aux personnes ou aux animaux qui auront moins de syphilisme que lui à l'époque de l'inoculation. Il existera peut-être un temps très-court vers la fin de cette seconde période, pendant lequel le pus ne sera pas inoculable d'une manière absolue.

4° THÉORIE. — Tant que le pus est inoculable au sujet, il inocule la circonférence du chancre. Celui-ci s'agrandit donc et, dès que cette inoculabilité n'existe plus, il tend et commence à se rétrécir; mais son pus serait encore inoculable alors à une personne ou à un animal qui aurait moins de syphilisme que le sujet à l'époque de l'inoculation, pendant un temps inversement proportionnel, toutes choses égales d'ailleurs, au syphilisme de cette personne ou de cet animal.

Quatrième fait. — 1° EXPOSITION. — Un pus convenable est inoculé par une piqûre à une personne qui est à l'abri de toute cause d'inflammation ou de toute autre cause, etc...; mais, peu de temps avant le déclin du chancre ainsi produit, le pus de ce chancre est inoculé plusieurs fois à la même personne. (Cela donnera naissance à des chancres surnuméraires, dont nous nous bornerons à constater l'influence sur le premier.)

2° MARCHE DU CHANCRE. — Le chancre qui résultera de la première inoculation *deviendra étendu* (presque autant que dans le fait précédent) et commencera, au bout d'un *temps assez long* (à peu de chose près aussi long que dans le fait précédent), à se rétrécir, pour se cicatriser assez rapidement (plus rapidement que dans le fait précédent). Il aura donc deux périodes, etc.

3° INOCULABILITÉ DU PUS. — Pendant la première période, le pus de notre chancre sera inoculable au sujet et, à peu d'exceptions près, à tous les sujets (les exceptions porteront, notamment et à des degrés divers, sur les personnes avancées en syphilisation et sur les animaux qui ont beaucoup de syphilisme). Dans la première partie de la seconde période, ce pus ne sera pas inoculable au sujet, et ne le sera qu'aux personnes ou aux animaux qui auront moins de syphilisme que lui à l'époque de l'inoculation; mais, dans la seconde partie de cette période, le pus ne sera pas inoculable d'une manière absolue.

4° THÉORIE. — Tant que le pus est inoculable au sujet, il inocule la circonférence de notre chancre. Celui-ci s'agrandit donc et, dès que cette inoculabilité n'existe plus, il tend et commence à se rétrécir; mais son pus serait encore inoculable alors à une personne ou à un animal qui aurait moins de syphilisme que le sujet, à l'époque de l'inoculation, pendant un temps inversement proportionnel, toutes choses égales d'ailleurs, au syphilisme de cette personne ou de cet animal.

En outre, les chancres surajoutés augmentant rapidement le syphilisme du sujet, il en résulte que la virulence se trouvera épuisée par cette augmentation avant que le chancre ne se soit complètement fermé. C'est donc, comme dans le deuxième fait, la cessation absolue de la virulence qui divise en deux parties le plus souvent inégales la seconde période.

Cinquième fait. — 1° Exposition. — Un pus convenable est inoculé par une piqûre à une personne qui est soumise à l'action d'une ou plusieurs causes d'inflammation ou de toute autre cause, etc.

2° Marche du chancre. — Le chancre qui résultera de cette inoculation deviendra très-étendu et commencera, au bout d'un temps assez long, mais variable, eu égard aux causes précitées, à se rétrécir pour se cicatriser d'une façon passablement lente. Il aura donc deux périodes, etc.

3° Inoculabilité du pus. — Pendant la première période, le pus de notre chancre sera inoculable au sujet et, à peu d'exceptions près, à tous les sujets (les exceptions porteront, notamment et à des degrés divers, sur les personnes avancées en syphilisation et sur les animaux qui ont beaucoup de syphilisme). Dans la première partie de la seconde période, ce pus ne sera pas inoculable au sujet, et ne le sera qu'aux personnes ou aux animaux qui auront moins de syphilisme que lui, à l'époque de l'inoculation ; mais, dans la seconde partie de cette période, le pus ne sera pas inoculable d'une manière absolue.

4° Théorie. — Tant que le pus est inoculable au sujet, il inocule la circonférence du chancre ; celui-ci s'agrandit donc et, dès que cette inoculabilité n'existe plus, il tend et commence à se rétrécir. Mais son pus serait encore inoculable à une personne ou à un animal qui aurait moins de syphilisme que le sujet, à l'époque de l'inoculation, pendant un temps inversement proportionnel, toutes choses égales d'ailleurs, au syphilisme de cette personne ou de cet animal.

En outre, la cause inflammatoire ou autre s'étant jointe à la cause virulente, pour augmenter l'étendue du chancre et en retarder la cicatrisation, la virulence de ce chancre aura dû être épuisée par l'augmentation de syphilisme, avant qu'il ne se soit complètement cicatrisé, etc. (1).

Les détails dans lesquels je viens d'entrer n'ont dû laisser aucun doute dans vos esprits sur la possibilité de distinguer et l'importance d'étudier les différentes formes, c'est-à-dire les différents degrés de force et le mode de virulence du pus chancreux. Il faut apprendre à distinguer ces formes les unes des autres, par l'examen des chancres et de leur pus, et savoir, au besoin, faire intervenir quelques signes anamnestiques précieux. C'est ainsi qu'on peut se dispenser de recourir à la ressource de l'inoculation, cette ressource étant souvent infidèle et jamais prompte à fournir des renseignements. Deux points sont essentiels à noter en pareille étude : 1° l'augmentation plus ou moins rapide du syphilisme ou, ce qui revient au même, l'avancement de la syphilisation ; 2° les causes indépendantes du syphilisme et du degré de syphilisation qui favorisent l'agrandissement et retardent la cicatrisation des ulcères chancreux.

Maintenant, Messieurs, vous avez franchi *le pont-aux-ânes* de la syphilisation, car vous connaissez cette théorie scabreuse du syphilisme qui a tant causé de tintoin (permettez-moi ce langage familier à la fin d'une leçon) à M. Ricord.

(1) Il peut se faire, par le concours de circonstances complètement étrangères à la virulence, que l'ulcère (qui alors ne serait plus un chancre), cesse d'être inoculable d'une manière absolue, avant même que d'avoir commencé à décroître. Il n'y a pas que le génie syphilitique qui entretienne et agrandisse les ulcérations. J'ai vu, par exemple, des furoncles *devenir ulcères*. Pourquoi s'étonner qu'un chancre *reste ulcère*, après avoir perdu toute propriété virulente? J'exposerai ailleurs les causes de l'entretien et de l'agrandissement des chancres, abstraction faite de leur virulence.

Dans les cinq types que je viens de vous présenter, je me suis presque toujours servi des mêmes termes, afin de vous laisser dans l'esprit comme une sorte de tableau synoptique qu'il vous serait facile de réaliser sur le papier (1).

Vous avez donc les éléments qui suffisent à la solution de tous les problèmes chancreux ou syphilitiques qui peuvent se poser devant vous.

Vous savez plus que des faits, car vous connaissez, jusqu'à un certain point, les causes qui les régissent. C'est à tel point que, s'il était possible d'évaluer par des chiffres toutes les circonstances qui entrent en jeu dans l'évolution des chancres, telles que l'âge, le sexe, l'espèce (homme, singe, chat, etc.) du sujet, son syphilisme naturel ou acquis, la qualité du pus inoculé ou ayant infecté par le coït, l'époque d'inoculation ou de l'infection, l'existence, la date et le degré d'une vérole ou d'une inflammation, etc., on parviendrait à soumettre au calcul les divers tableaux que je viens de vous présenter et tous ceux du même genre; mais ce qui ne peut pas se chiffrer se juge fort bien d'une manière approximative dans la pratique, quand cette pratique, s'appuyant sur un jugement solide, est éclairée par le flambeau d'une saine théorie. Il m'arrive, chaque jour, de pronostiquer avec précision l'évolution d'une pustule, la marche d'un chancre. Je puis, au besoin, modifier les allures et changer la durée de celui-ci par des inoculations, une hygiène appropriée et quelques médicaments convenables.

Que cette longue exposition, Messieurs, ne vous fasse pas perdre de vue notre point de départ, à savoir : les difficultés et les éléments de diagnostic du chancre. Je me résume et je dis que la doctrine syphilographique de M. Ricord, sous l'empire de laquelle nous avons presque tous vécu, les uns la subissant (comme moi, car je ne l'ai jamais acceptée), d'autres l'acclamant, se restreint à tort, dans les cas difficiles de diagnostic du chancre, à l'invocation d'un seul caractère : l'*inoculabilité du pus de ce chancre* (l'inoculation étant pratiquée au malade lui-même).

C'est une triple hérésie : 1° une contradiction, puisqu'on suppose une pustule caractéristique ou, ce qui revient au même, un chancre caractérisé ; 2° une pétition de principe, car cette pustule, ce chancre aurait besoin d'être diagnostiqué à son tour par l'inoculation de son pus, et ainsi de suite indéfiniment; 3° une impuissance ou une insuffisance de moyens de diagnostic, attendu que cette inoculation, surtout quand elle est faite au malade lui-même, ne saurait servir à rien dans une foule de cas (2).

C'est donc une sorte de système de Linnée, appliqué au diagnostic du chancre, et qui ne choisit pas même le meilleur caractère ! Nul doute qu'il ne faille

(1) Voir le Tableau synoptique, p. 167.

(2) Voici trois de ces cas : 1° Une inflammation gangréneuse a détruit la spécificité de l'ulcère (je dirai ailleurs comment); 2° la virulence du chancre s'est épuisée avant sa cicatrisation complète, comme dans les exemples que j'ai cités dans le cours de cette leçon; 3° le pus du chancre n'est plus inoculable au sujet qui le fournit, bien qu'il le soit à d'autres sujets.

Mais, me sera-t-il dit, vous avez établi vous-même qu'on peut aujourd'hui faire sans danger l'inoculation du pus à une autre personne que celle qui le fournit. Ne pourrait-on pas, dès lors, utiliser cette latitude pour éclairer le diagnostic, si le pus du sujet ne lui était plus inoculable à lui-même? Oui, sans doute, répondrai-je, on le pourrait, au besoin, pourvu qu'on choisît bien les personnes auxquelles on ferait subir les inoculations, car il ne faudrait pas, notamment, s'adresser à celles qui seraient au moins aussi avancées en syphilisation que le sujet dont on voudrait diagnostiquer la maladie ou l'affection.

lui préférer une méthode de Jussieu, une méthode naturelle syphilographique. Renoncez donc, en tant que général, à un système qui ne vous tirera pas toujours d'embarras. Je ne vous conseille pas en définitive d'abandonner l'inoculation diagnostique elle-même, mais je vous engage à ne l'estimer qu'à sa logique mal assurée et à sa valeur restreinte. A des avantages qu'on exagère, je me borne à opposer l'impuissance dans certains cas et des inconvénients réels dans d'autres. Inoculez donc plutôt pour guérir le mal que pour le reconnaître. Syphilisez, syphilisez, syphilisez; il en restera toujours quelque chose. C'est ainsi qu'il faut répondre au : calomniez, calomniez, calomniez, de nos adversaires.

Je vous décrirai dans un cours prochain, qui formera le complément de celui-ci, les caractères du chancre (1). Je ne vous les présenterai pas comme infaillibles et invariables; au contraire, je sais parfaitement bien que d'aucuns parmi eux sont subordonnés à des circonstances dont il appartient à la clinique seule de tenir compte. Je citerai, parmi elles, le nombre, le siége, la durée et le mode de succession des chancres, la qualité du pus qui les a engendrés, enfin la constitution, l'hygiène des sujets, et l'intervention de certains médicaments. Ce n'est pas aux syphilisateurs qu'il faut seriner tout cela.

Messieurs, ici se terminent mes démonstrations de cette année scolaire. La faveur dont vous m'avez honoré, et dont je vous remercie bien vivement, sera mon égide contre les dénis de justice, contre les persécutions qui m'attendent!

(1) Voir ci-après : SUR LE CHANCRE, *Fragments de Leçons.*

TABLEAU SYNOPTIQUE DE LA THÉORIE DU SYPHILISME (1)

PREMIER FAIT.	DEUXIÈME FAIT.	TROISIÈME FAIT.	QUATRIÈME FAIT.	CINQUIÈME FAIT.
Inoculation par plusieurs piqûres en une seule fois.	Inoculation par plusieurs piqûres en une seule fois.	Inoculation par une piqûre.	Inoculation par une piqûre (ensuite par d'autres piqûres à l'aide desquelles on insère le pus produit).	Inoculation par une piqûre.
Absence de cause inflammatoire ou congestive, etc.	Existence de cause inflammatoire ou congestive, etc.	Absence de cause inflammatoire ou congestive, etc.	Absence de cause inflammatoire ou congestive, etc.	Existence de cause inflammatoire ou congestive, etc.
Les chancres ne deviennent pas, en général, très-étendus.	Les chancres deviennent, en général, étendus.	Le chancre devient étendu.	Le chancre de la première piqûre devient étendu.	Le chancre devient très-étendu.
La durée de la période positive est, en général, médiocrement longue.	La durée de la période positive est variable.	La durée de la période positive est assez longue.	La durée de la période positive (du 1er chancre) est assez longue.	La durée de la période positive est variable mais vraisemblablement longue.
La durée de la période négative est, en général, médiocrement longue.	La durée de la période négative est, en général, assez longue.	La durée de la période négative est passablement longue.	La durée de la période négative (du 1er chancre) est médiocrement longue.	La durée de la période négative est longue quoique très-variablement.
Le pus n'est probablement inoculable à personne pendant un temps très-court de la fin de la période négative (2).	Le pus n'est inoculable à personne dans la seconde partie de la période négative (2).	Le pus n'est probablement inoculable à personne pendant un temps très-court de la fin de la période négative (2).	Le pus (du 1er chancre) n'est inoculable à personne dans la seconde partie de la période négative (2).	Le pus n'est inoculable à personne dans la seconde partie, d'ailleurs pas assez longue, de la période négative (2).

(1) Ce Tableau fait apprécier avec précision la forme ou l'état du pus, c'est-à-dire leur degré et leur mode de virulence. Pour bien l'étudier, il faut en lire d'abord, et de gauche à droite, les cinq colonnes verticales, et le parcourir ensuite transversalement.

(2) Pendant les autres temps le pus est inoculable, en général, à ceux (hommes et animaux) qui ont moins de syphilisme que le sujet au moment de l'inoculation. Il n'est inoculable au sujet que dans la période positive.

LA SYPHILISATION DEVANT L'ACADÉMIE DE MÉDECINE

RÉSERVES A PROPOS DU RAPPORT DE M. BÉGIN

SUR UN FAIT RELATIF A LA SYPHILISATION.

DISCOURS DE M. MALGAIGNE.

Le 18 novembre 1851, M. Ricord présentait à l'Académie de médecine un médecin allemand, M. Lindeman, qui s'était soumis aux pratiques expérimentales de la syphilisation et qui offrait, en ce moment, plusieurs ulcères primitifs, et une syphilide papuleuse.

Un fait qui se révéla incidemment dans l'interrogatoire du malade, et qui parut à plusieurs membres, contrairement à l'opinion de M. Ricord, un exemple de l'inoculation d'ulcérations secondaires des amygdales, ayant donné lieu à une discussion, il fut décidé qu'une Commission spéciale serait chargée de l'examen du malade, et rendrait compte à l'Académie du résultat de son observation.

MM. Velpeau, Ricord, Lagneau, Roux et Bégin furent désignés pour faire partie de cette Commission.

Ce fut seulement à la séance du 20 juillet 1852 que M. Bégin, Rapporteur, produisit son Rapport (1).

A la séance suivante, 27 juillet 1852, et avant la discussion du Rapport, M. le Secrétaire perpétuel donna lecture de la lettre suivante de M. Auzias-Turenne, comme un document faisant partie de la discussion :

Monsieur le Président,

Puisque je ne peux pas défendre la syphilisation devant l'Académie pendant que cette question est en cause, je vous demande la permission de faire mes réserves sur le Rapport de M. Bégin et sur les quelques mots de discussion qui l'ont suivi.

Voici ces réserves rédigées en propositions succinctes :

1° Le premier paragraphe de ce Rapport laisse entendre que j'ai moi-même infecté M. Lindeman par des inoculations de pus syphilitique; du moins plusieurs personnes l'ont compris ainsi. La vérité est que M. Lindeman avait déjà la vérole lorsque je l'ai vu pour la première fois, et que je ne lui ai pratiqué qu'une seule inoculation. Depuis cette inoculation, que j'ai faite dans le but de commencer son traitement, M. Lindeman m'a échappé, malgré la promesse qu'il m'avait faite de me laisser compléter sa syphilisation si je la commençais.

2° M. Bégin relate très-inexactement ma conversation avec M. Lindeman. Si M. Bégin avait eu plus d'indulgence pour moi, il n'aurait pas accueilli un récit qui me fait dire des choses absurdes.

3° Je n'ai pas commis de méprise sur la nature du pus que j'ai inoculé à M. Lindeman. La responsabilité de la syphilisation mal faite revient tout entière aux inoculateurs qui m'ont suivi; M. Lindeman n'est pas la seule personne à propos de qui j'ai eu à regretter l'intervention d'inoculateurs peu exercés en syphilisation.

(1) De la SYPHILISATION et de la CONTAGION DES ACCIDENTS SECONDAIRES DE LA SYPHILIS, — Communications à l'Académie nationale de médecine par MM. Ricord, Bégin, Malgaigne, Velpeau, Depaul, Gibert, Lagneau, Larrey, Michel Lévy, Gerdy, Roux, — avec les Communications de MM. Auzias-Turenne et C. Sperino, à l'Académie des sciences de Paris et à l'Académie de médecine de Turin. Paris, chez J.-B. Baillière, 1853. 1 vol. in-8°.

4° M. Bégin suppose qu'il y a dans la syphilisation une saturation syphilitique. Cela est de la théorie toute pure. Cette saturation n'existe pas plus que la saturation variolique chez celui qui a eu la petite vérole.

5° M. le Rapporteur ne paraît pas connaître d'autre écrit sur la *syphilisation*, que le Mémoire publié par moi dans les *Archives générales de médecine*, en juin et août 1851. Or, à l'époque de sa publication, ce Mémoire était composé depuis une année (c'est celui qui a été communiqué à la Société de chirurgie le 20 novembre 1850). Je ne lui ai fait subir dans les *Archives* d'autre suppression que celle des observations, et n'y ai ajouté d'important qu'un résumé du premier Mémoire de M. Sperino. Ce travail date donc réellement de deux années. Depuis lors, j'ai écrit d'autres choses sur le même sujet.

M. Sperino a également publié dans la *Gazette médicale* du 4 octobre 1851 le plus remarquable article qui ait paru sur la syphilisation.

M. Bégin a sans doute ignoré cet article en même temps que ceux des Galligo, des Zelaski, etc. Ce défaut de documents est fort à regretter chez M. le Rapporteur.

6° M. Bégin a confondu avec les écrits touchant la syphilisation, un savant travail de M. Diday sur un *procédé de vaccination préservatrice de la syphilis constitutionnelle*. C'est une confusion fâcheuse.

7° Les deux faits que M. Bégin cite avec celui de M. Lindeman, et sur lesquels il glisse rapidement, ne sont pas défavorables à la *syphilisation*.

8° Quant au fait de M. Lindeman en lui-même, je renvoie à la savante et spirituelle appréciation qu'en a faite M. Sperino dans la *Gazette médicale des États sardes* (Turin, 8 décembre 1851).

9° Le Rapport de M. Bégin est écrit en nom collectif. Néanmoins M. le Rapporteur y combat les doctrines individuelles de MM. Ricord, Lagneau et Velpeau au nom desquels il parle. La *syphilisation* seule pourrait mettre MM. les Commissaires d'accord ; car, à titre de fait général, elle rend parfaitement compte de leurs dissidences.

10° M. Ricord a dit à l'Académie : 1° que M. Lindeman avait des accidents tertiaires ; 2° que M. Lindeman avait réitéré sans succès sur lui-même les inoculations de pus d'accidents secondaires ; 3° que les inoculations du pus de chancres primitifs réussissaient sur lui aussi bien que dans le commencement de ses expériences. Le premier et le deuxième point sont conformes aux données de la syphilisation, et j'y crois. Mais, j'en appelle sur le troisième point de l'assertion de M. Ricord à un examen plus attentif fait par M. Ricord lui-même.

11° Enfin, me serait-il permis de prier M. le Rapporteur de s'expliquer clairement sur cette phrase du Rapport à laquelle je n'ai rien compris ? « On a fait autour de nous beaucoup de bruit et rien ne nous a été directement communiqué. Des invitations pressantes, des promesses formelles sont restées également sans effet. »

La question soumise à l'Académie fut scindée en deux parts, l'une relative à la syphilisation, dont la discussion fut abordée immédiatement, — l'autre relative à la transmissibilité des accidents secondaires de la syphilis, dont la discussion fut ajournée (1).

MM. Malgaigne, Velpeau, Depaul et Ricord prirent la parole dans cette première séance (27 juillet 1852).

A la séance du 10 août 1852, M. Bégin, parlant après MM. Gibert, Larrey et Lagneau,

(1) DE LA SYPHILISATION..... J.-B. Baillière, 1853, pages 244 à 381, — et ci-après : DE LA CONTAGION DES ACCIDENTS SECONDAIRES DE LA SYPHILIS.

résuma les principes exposés dans le Rapport de la Commission, et en proposa l'adoption dans les termes suivants :

« 1° Que la doctrine de la syphilisation n'est justifiée, dans son application à l'homme sain ou malade, ni par le raisonnement, ni par l'analogie, ni par les expériences sur les animaux, ni par l'observation de prétendus syphilisés naturellement;

« 2° Que leur emploi, à titre de prophylaxie contre la syphilis, est une monstruosité qui expose gratuitement aux plus grands périls la santé des personnes qui ont la folie de s'y soumettre;

« 3° Qu'à titre de traitement des accidents syphilitiques de toutes les formes, elle ne repose sur aucuns faits positifs détaillés, authentiques, sur aucune statistique comparative, et que ce qu'on en connaît d'exact et de constaté, ne témoigne que de son incertitude, de ses difficultés, surtout de ses dangers, et des stigmates honteux qu'elle laisse à sa suite. »

La clôture de la discussion ayant été demandée après le discours de M. Bégin, M. Malgaigne réclama vivement :

« Comment! dit-il, quatre orateurs viennent d'être entendus contre la syphilisation, et la syphilisation n'aurait pas le droit de répondre..... Je demande formellement que la discussion continue. Il faut que la lumière se fasse; je ne savais rien, j'ai appris, et je veux à mon tour dire ce que j'ai appris. La vérité s'est fait jour dans mon esprit, des choses obscures se sont éclaircies; je puis invoquer aujourd'hui des faits restés dans l'ombre. Je vote contre la clôture. »

La clôture fut en effet rejetée et M. Depaul, continuant la discussion, attaqua le Rapport de la Commission.

« Plus que jamais, — dit-il en terminant son discours, — je persiste à demander que la lumière se fasse. car je suis complètement rassuré sur les dangers de la syphilisation, et c'est dans l'autorité de M. Ricord lui-même que je puise les motifs de ma sécurité. »

Ce fut dans la séance du 17 août 1852 que M. Malgaigne prit de nouveau la parole et prononça le discours suivant :

« Je demande à l'Académie toute son indulgence, je suis souffrant depuis quelques jours, et j'aurais volontiers abandonné le débat, si je n'avais cru avoir à remplir un double devoir, devoir envers la science, devoir envers l'Académie.

« Je ne me dissimule pas non plus tout ce que la position présente de délicat et de difficile. Quand j'ai pris pour la première fois la parole, je ne prévoyais pas à quel point les passions allaient se mêler à la discussion, qu'elles n'ont pas, tant s'en faut, contribué à éclaircir. Et ce qui rend la lutte plus pénible, c'est que toutes ces passions, il faut le confesser, sont loyales et généreuses; c'est qu'elles mettent en avant les intérêts les plus graves et les plus légitimes : la dignité médicale, la dignité humaine, la santé du soldat, la santé du pauvre, la santé de tous, *salus populi*. Que puis-je leur objecter, moi qui les partage, moi qui, lorsque M. Larrey faisait vibrer ici le cri d'une noble conscience justement indignée, ai été obligé de me contraindre pour ne pas m'associer aux applaudissements qui l'ont accueilli de toutes parts ?

« Et cependant, Messieurs, tout en faisant une large part à ces sentiments unanimes, je ne voudrais pas qu'on la leur fît trop grande. Si louable qu'elle soit, la passion risque toujours un peu de rompre l'impartialité nécessaire pour voir clairement la vérité; et, pour mon compte, j'aurais à me plaindre du rôle qu'elle m'a attribué, de la position qu'elle a voulu me faire. En entrant dans ce débat, j'étais, Messieurs, singulièrement neutre, et, comme je le disais, n'ayant rien vu, pareillement incompétent pour approuver ou pour combattre, je demandais seulement à être éclairé. Cela a suffi pour que l'on m'ait traité d'*avocat de la syphilisation*, inculpé de lui prêter *un appui complaisant*, pour que l'on m'ait appelé *quasi-syphilisateur*, que sais-je? En vérité, Messieurs, je n'étais rien moins que tout cela.

« Il m'avait paru, en lisant le Rapport, que la question de moralité avait tellement préoccupé la Commission, que la question scientifique en était restée un peu éclipsée; et, pour le dire en passant, le soin avec lequel notre honorable Rapporteur est venu, dans la dernière séance, traiter la question scientifique, et rendre ainsi à son Rapport le complément qui lui manquait, a fait voir que ma critique, à cet égard, n'était pas sans quelque fondement.

« Je voulais donc qu'on séparât soigneusement la question d'application, qui implique la question de moralité, et la question de fait, qui n'implique que la recherche de la réalité. Je m'unissais de toutes mes forces à la juste réprobation dont la Commission avait frappé certaines applications de la doctrine, c'est-à-dire la syphilisation préventive, faisant toutefois mes réserves quant à la syphilisation curative. Faut-il que je le répète ici? Je trouve odieux, coupable, il répugne à ma conscience que l'on donne à un individu la vérole qu'il n'a pas, sous le frivole prétexte de la lui épargner à l'avenir. Tout ce qui a été dit sur ce point, je l'accepte : que dis-je! Messieurs, j'irai plus loin que personne n'a été. A l'occasion de ces tristes expérimentateurs qui ont couru au devant de cette dangereuse pratique, j'ai entendu ici des voix pour les plaindre; ailleurs même j'ai entendu vanter leur courage. Je réserve ma pitié pour des infortunes moins méritées, et mon admiration pour un courage mieux employé. Je blâme de toutes mes forces les expériences sur soi-même; je dis que c'est un attentat contre la morale plus grand et plus condamnable que ne serait le suicide. Le suicide, après tout, n'atteint que l'homme, tandis que l'inoculation de la vérole risque d'atteindre dans l'avenir toute une génération qui ne l'avait point mérité. Ainsi donc, Messieurs, pour la syphilisation préventive, nous sommes d'accord, nous étions d'accord; l'auteur même de la syphilisation l'avait répudiée; on avait lieu d'espérer qu'elle ne reparaîtrait plus dans le débat : comment se fait-il qu'elle y soit rentrée, qu'elle s'en soit emparée, qu'elle l'ait dominé?

« M. Bégin a voulu du moins en donner la raison. C'est que, a-t-il dit, *la vérité scientifique ne comporte pas cet abandon de prétentions d'abord mises en avant;* elle est une et ne saurait se scinder; en sorte que, bon gré, mal gré, si vous admettez la syphilisation curative, il vous faut conserver la syphilisation préventive. Je signalerai d'abord une petite confusion dans l'argumentation de M. Bégin. La vérité scientifique est une, sans doute, et, lorsqu'elle est établie, on ne saurait la scinder, en garder une partie, en rejeter une autre. Mais autre chose est la vérité, autre chose est l'application de cette vérité. Est-ce que tous les jours, au lit des malades, on ne voit pas des médecins, partant du même point, acceptant les mêmes faits, différer sur l'application, les uns allant plus loin, les autres reculant, selon l'idée que chacun se forme du danger? M. Bégin a donc fait là une confusion regrettable. Et quant à cette autre assertion, que moi, par exemple, qui ne suis point contraire à la syphilisation curative, il me faudra, pour défendre mon opinion, me charger du lourd fardeau de la syphilisation préventive; Messieurs, en vérité, cela ne peut pas se soutenir. Je parle de moi, et M. Bégin ne m'avait pas en vue sans doute. Mais quand il s'adresserait uniquement à M. Auzias, est-ce que sa prétention serait plus juste? Quoi! M. Auzias reconnaît qu'il a été dans l'erreur, et il se rétracte, et vous voulez l'en empêcher? Quoi! si cette rétractation était le résultat du beau Rapport de M. Bégin, M. Bégin renierait son triomphe et voudrait obliger M. Auzias à retomber dans l'impénitence finale? De quelque côté que j'envisage la chose, Messieurs, je m'étonne qu'elle ait pu être mise en avant : et c'est se préparer une victoire trop facile que de nous attaquer sur un point abandonné par les uns, et qui a été constamment et absolument repoussé par les autres.

« Mais, sur la syphilisation curative, je l'ai déjà dit, ma conscience est parfaitement en repos; et quand un individu a la vérole, aucune considération morale ne s'oppose à ce qu'on lui inocule de nouveaux chancres, si seulement il est établi qu'il en peut résulter quelque bien. Alors il s'agissait de savoir si, en effet, cela peut être utile; mais cela nous menait à l'examen des faits, on a mieux aimé répondre par des exclamations et des théories. Quoi! cet homme n'a pas assez de sa vérole, vous allez lui en donner une autre! Quoi! a dit mon honorable ami M. A. Latour, voilà un empoisonnement par l'arsenic, et vous voulez saturer le malade d'arsenic! J'ai rencontré à peu près partout cette préoccupation, Messieurs, et, le dirai-je! jusque dans le discours récemment prononcé par M. Ricord, où il parlait de l'*irrigation* continue du virus chancreux.

« Messieurs, je suis parfaitement rassuré à cet égard, et il y a longtemps. La vérole est une, et quand vous l'avez, vous l'avez. M. Ricord enseigne qu'on ne peut pas l'avoir deux fois, c'est possible; ce qui est certain, c'est que vous n'en aurez pas deux ensemble. Je me souviens que, quand on élevait aussi des objections de ce genre contre les premières inoculations de M. Ricord, un de mes maîtres, M. Desruelles, eut le malheur de laisser échapper du bout de sa plume qu'*une syphilis double coûtait plus à guérir qu'une simple*. Je me souviens aussi des sarcasmes impitoyables avec lesquels M. Ricord accueillit cette révélation d'une syphilis *double*, variété nouvelle, disait-il, qui jusque-là avait échappé à l'œil de tous les observateurs. La syphilis *double* fut bel et bien enterrée; est-ce que quelqu'un songerait à la ressusciter aujourd'hui? En ce cas, Messieurs, je n'hésiterais pas à l'attaquer à toute outrance; mais je préférerais encore la renvoyer à une autorité plus haute que la mienne en matière de vérole; et dussé-je rappeler le personnage de la comédie, je déclare à mes adversaires que, s'ils m'attaquent sur ce point, ils auront affaire à M. Ricord.

« Et finalement, ne faudrait-il pas encore soumettre la question au contrôle des faits? Mais la passion ne veut pas de ce contrôle, trop lent à son gré; il lui faut un arrêt prompt pour la satisfaire, et alors à qui en appelle-t-elle? Ah! Messieurs, avec quel étonnement ai-je ouï M. Larrey, cet esprit si sage, si judicieux, si éclairé, nous dire qu'il regardait la question comme jugée à l'avance par le *bon sens et la raison médicale!* Je demanderais volontiers d'abord si ce sont là deux autorités différentes, et si la raison médicale serait par hasard différente du bon sens? Mais peu m'importe la réponse; bon sens ou raison, ce sont des autorités, Messieurs, que Bacon ne reconnaît pas. Il y a encore ici une confusion qu'il faut signaler : le bon sens, si j'ose le définir, dans la pratique médicale comme dans la pratique ordinaire de la vie, c'est le jugement personnel s'aidant de l'expérience antérieure et particulièrement personnelle, pour décider ce qu'il convient de faire dans une difficulté présente. Que le bon sens suggère alors ce qu'il faut faire, à merveille, c'est encore l'application; mais que le bon sens prétende dicter ce qu'il faut croire, alors, Messieurs, ce n'est plus que l'orgueil démesuré d'une opinion personnelle qui veut se mettre au-dessus de l'expérience; et les écarts les plus déplorables dont la médecine ait eu à gémir ont tous été commis au nom du bon sens. Vesale, à 28 ans, réforme l'anatomie : est déclaré *fou* par des gens qui, sans aucun doute, s'attribuaient le monopole du bon sens. Le plus grand chirurgien du XVIIIe siècle, J. Hunter, jeune encore, venait de tenter la ligature de la crurale pour un anévrysme poplité; un chirurgien vieilli dans les hôpitaux, Bromfield, déclare que c'est *la plus insigne extravagance*; et, le sujet ayant succombé, il s'apitoie sur la victime. N'avons-nous pas ouï de nos jours, c'était en 1828, un chirurgien doué au plus haut degré du bon sens pratique, mais qui le confondait volontiers avec l'expérience scientifique, n'avons-nous pas ouï Boyer, dans un Rapport à l'Institut sur deux observations de luxations vertébrales réduites, s'écrier que c'était absurde? Vainement les représentants les plus éminents des sciences physiques, peu satisfaits d'un jugement ainsi formulé, demandaient qu'on les édifiât sur la valeur réelle des deux faits; ils ne purent rien obtenir, et les deux faits furent déclarés absurdes au nom du bon sens. Or, alors même, ces faits étaient appuyés par d'autres que Boyer aurait pu connaître s'il eût voulu s'en donner la peine, et ce qu'il appelait une absurdité est aujourd'hui de la monnaie courante en chirurgie.

« Au *bon sens*, à la *raison*, ces deux divinités décrépites de la philosophie cartésienne, M. Larrey en a joint une autre, l'*autorité*. Il nous raconte que, la syphilisation ayant été présentée à la Société de chirurgie, celle-ci l'a rejetée par *acclamation*. Par acclamation ! Lorsque j'avais l'honneur de faire partie de la Société de chirurgie, je ne l'avais jamais trouvée si criarde ; et je connais assez bien l'excellent esprit de la plupart de ses membres pour dire que, s'il y a eu des acclamations, elles n'ont pas dû être unanimes. Dans tous les cas, la Société de chirurgie pourra recevoir de l'Académie nationale de médecine, son aînée dans la science, cette utile leçon : c'est que, pour des questions aussi graves, la discussion est de meilleur aloi que l'acclamation.

« Laissons donc de côté toutes ces fins de non-recevoir, et abordons la vraie question, la question scientifique.

« Là encore, Messieurs, afin de simplifier et de concentrer le débat, j'avais fait deux parts dans la syphilisation, la théorie et les faits. Quant à la théorie, soumettant à une critique sévère le Mémoire de M. Auzias, la Thèse de M. Laval et les autres documents publiés, j'avais montré combien les conclusions débordaient les prémisses, combien la démonstration était insuffisante et quasi nulle; et il faut que cette critique ait été jugée assez pénétrante, puisque plusieurs de mes collègues, que je ne voudrais pas appeler mes adversaires, ont affirmé que j'avais démontré l'*inanité de la doctrine*. En quoi vraiment ils sont allés un peu trop loin : j'ai démontré, à ce que je crois, l'*inanité de la démonstration*, et en effet jamais peut-être travaux scientifiques ne furent plus mal conçus que ceux-là ; mais précisément je réservais les faits omis, ou dont on n'avait pas fait un légitime usage, réclamant plus de détails pour les uns, une vérification plus sincère pour les autres, et réservant mon jugement définitif. Ainsi donc, j'avais démoli tout cet échafaudage mal étayé de doctrines et de théories ; je croyais en avoir débarrassé le terrain, afin de laisser la place libre aux faits, à la discussion des faits, à la vérification des faits.

« J'ai regret de le dire, Messieurs; mais mes espérances ont encore été trompées; les faits n'ont obtenu que la moindre place dans la discussion, et l'on s'est acharné de préférence sur des théories que personne ici ne défendait. M. Ricord, annonçant qu'il allait me répondre, a répondu précisément à ce que je ne demandais point; et il a déployé une verve, un talent, une énergie au-dessus de tout éloge : pourquoi faire ? pour enfoncer une porte ouverte. M. Bégin, avec une allure plus grave, a fait également le procès aux théories ; en quoi il a eu mille fois raison, mais peut-être aussi, Messieurs, trop et trop facilement raison. Je n'insisterai pas davantage ; je suis de leur avis : les théories, jusqu'à démonstration meilleure, sont insoutenables ; mais les faits sur lesquels je réclamais l'examen, voyons les faits.

« Les faits, Messieurs, il est incroyable comme, du côté de la Commission, ils sont pauvres, rares, incomplets; et si j'ai prouvé que la démonstration de M. Auzias est insuffisante, comme il me sera facile de prouver que la critique de la Commission est tout aussi insuffisante ! D'abord, chose assez curieuse, M. Ricord me reproche de demander des faits et de ne pas en apporter moi-même. « M. Malgaigne, a-t-il dit en propres termes, *n'en a pas vu plus que nous, n'est pas plus avancé que nous.* » C'est vrai, puisque c'est de vous que j'attendais la lumière, puisque vous aviez mission d'éclairer l'Académie ; et si je n'en savais pas plus que vous, au moins n'avais-je pas la prétention de porter un jugement définitif. Je n'avais ni l'intention, ni le temps de recueillir des faits complets, suffisants, authentiques ; ce n'est qu'à défaut de la Commission qu'enfin j'ai voulu voir quelque chose, et je dirai tout à l'heure ce que j'ai vu. Mais auparavant je veux examiner à fond ceux qu'a produits la Commission, et chercher à en apprécier la valeur.

« Ils sont d'abord étrangement présentés. Je ne veux pas dire (non, cela est loin de ma pensée), je ne veux pas dire qu'ils soient altérés ; mais, comme je l'ai dit, il y avait la préoccupation morale en vertu de laquelle la question était jugée par avance ; dès lors les faits n'ont été regardés qu'à travers ce prisme, qui en a beaucoup changé les apparences.

« Je prendrai d'abord les trois faits mentionnés dans le Rapport. Ici, Messieurs, mon embarras est plus grand que jamais. Je crois avoir trouvé en erreur des hommes que j'honore de toute mon âme, et il faut donc que je prouve l'erreur ; mais je crains, par-dessus tout, que ma critique ne contienne seulement l'ombre d'une offense. M. Ricord est mon ami depuis vingt ans, et j'aurai tout à l'heure l'occasion d'en parler d'une manière digne de lui. M. Bégin est bien plus qu'un ami, il a été mon maître, et je n'acquitterai jamais envers lui ma dette de reconnaissance et de respect. Si donc, dans ce que je vais dire, un mot échappé, une allure trop vive risquaient de leur déplaire, je les retire et leur en demande pardon à l'avance, et j'aurais désiré de tout mon cœur que cette partie de ma tâche fût remplie par un autre que par moi.

« Et même encore, après ces précautions prises pour critiquer la partie scientifique de ce Rapport qu'on veut faire adopter à l'Académie, j'ai besoin de prendre un détour, et je prie l'Académie de me permettre une hypothèse.

« Au préalable, je ne pense pas faire grand tort à M. Ricord en présumant qu'il n'a pas fait une étude bien approfondie des cent dix-huit lois de la syphilisation. (*M. Ricord fait un geste d'assentiment.*) D'une autre part, on peut encore soupçonner que M. Bégin ne les connaît pas d'une manière particulière, d'autant plus que, dans son Rapport, il en a tout juste oublié soixante. Ceci posé, voici mon hypothèse :

« Mon excellent collègue et ami M. Soubeiran a inventé le chloroforme. Il y en a, comme chacun sait, du bon et du mauvais. Je suppose donc que M. Ricord apporte un flacon à l'Académie et qu'il dise : « M. Soubeiran vante partout la suavité d'odeur du chloroforme ; mettez le nez sur ce flacon, et vous verrez qu'il est détestable. » M. Soubeiran se récrie et dit : Votre chloroforme est mauvais, mais assurément il ne vient pas de moi. — C'est vrai, répond M. Ricord, mais il est d'un autre. — En ce cas, répond M. Soubeiran, cet autre, j'en réponds, n'a pas suivi mon procédé. — C'est encore vrai, dit M. Ricord, et même il a déclaré qu'il ne voulait pas le suivre. »

« Là-dessus l'Académie nomme une Commission. M. Soubeiran, un peu inquiet des suites, fait parvenir à la Commission deux flacons de chloroforme bien pur. Que fait la Commission ? Elle déclare d'abord que, quoique le procédé de M. Soubeiran n'ait pas été suivi, il l'a été suffisamment pour qu'il en demeure responsable : quant aux deux flacons de chloroforme pur, *ou prétendu tel*, sans se donner la peine de les flairer, comme après tout l'emploi du chloroforme pourrait avoir des inconvénients, elle englobe le tout dans une condamnation générale.

« Messieurs, ceci est l'histoire du malade à l'occasion duquel on vous a fait un Rapport. M. Ricord présente à l'Académie M. Lindeman, atteint de vérole constitutionnelle à la suite de nombreuses inoculations. M. Auzias se récrie et dit : « Je n'y suis pour rien ; je n'en ai fait qu'une, après quoi le sujet m'a échappé. » Le malade confesse, en effet, qu'il s'est inoculé lui-même. M. Auzias ajoute : « Non-seulement je n'ai point fait ces inoculations, mais elles ont été faites contre toutes mes règles. » Le malade, interrogé, déclare que c'est la vérité ; la Commission examine la chose, et, qui le croirait? elle affirme au malade qu'il se trompe, et qu'à son insu *il a procédé conformément aux préceptes.* Mais elle avait pu voir en même temps deux autres syphilisés. Quant à ces deux autres syphilisés, *ou prétendus tels*, c'est la Commission qui s'exprime de la sorte, elle ne s'amuse pas à vérifier le fait ; mais, comme la chose est susceptible d'inconvénient, elle conclut : A bas le chloroforme ! Je me trompe : A bas la syphilisation !

« Eh bien, Messieurs, il y a un sentiment du juste chez tout le monde. Nous avons tous ou des procédés, ou des doctrines, ou des formules. Que chacun se mette la main sur la conscience : que dirait-il si l'on procédait à sa condamnation de cette manière? Je ne veux pas demander à M. Soubeiran ce qu'il eût dit si, par impossible, mon hypothèse se fut réalisée ; mais pour moi, si l'on se comportait ainsi à mon égard, je dirais... Je m'arrête, Messieurs, une expression trop faible trahirait ma pensée, une expression trop forte pourrait déplaire ; je préfère laisser chacun suppléer à mon silence.

« Voilà cependant toute la partie positive du Rapport : trois faits, deux favorables et un défavorable. Les deux faits favorables, on les dédaigne ; le fait défavorable, une critique un peu sérieuse l'eût fait rejeter ; loin de là, on l'adopte, et l'on en fait la base d'un jugement définitif !

« C'est que, Messieurs, dans cette idée préconçue que la syphilisation est une chose honteuse, immorale, repoussante (ce que je n'admets que pour la syphilisation préventive), on est presque invinciblement porté à lui trouver des dangers, à lui trouver des victimes. M. Ricord, qui a apporté quelques faits nouveaux, n'a pas échappé à cette tendance : autant d'observations, autant de victimes. Mon Dieu ! je ne puis pas assurer que la syphilisation n'ait rien à se reprocher en ce genre ; je n'en sais rien ; je serais même assez disposé à soupçonner le contraire ; mais il est bien surprenant que M. Ricord soit si mal tombé, et que ce grand étalage de victimes se réduise à si peu de chose.

« Le premier fait allégué a trait à un officier traité par M. Marchal (de Calvi). C'était un vieux vérolé qui avait passé à diverses reprises par l'iodure de potassium et par le mercure ; il entre enfin au Val-de-Grâce avec un tubercule de la langue, ulcéré à y mettre le bout du doigt. On l'inocule. *Quatre ou cinq jours après*, dit M. Ricord lui-même, *l'ulcère de la langue est modifié ; la langue, qui était très-gonflée et douloureuse, a repris son volume.* Cela n'est pas déjà si fâcheux, ce me semble. Puis, au bout d'un mois et demi, le malade sort guéri ; mais, environ trois mois et demi après, il se présente à la consultation de M. Ricord avec d'autres accidents.

« M. Ricord triomphe de cette rechute. A merveille ; mais du moins la syphilisation n'en est pas cause, d'autant que M. Marchal dit que le traitement a été interrompu. L'aurait-il guéri radicalement? Je n'en sais rien, et j'en doute ; mais ce dont je ne doute pas, c'est que, avec et pendant les inoculations, le malade a guéri d'un tubercule ulcéré de la langue. Ceci, dit M. Ricord, est une coïncidence, et l'on sait que les accidents analogues se guérissent sans traitement. Soit encore ; je suis facile, j'admets la coïncidence ; mais enfin la syphilisation n'a pas été nuisible à ce malade, puisque, coïncidence ou non, il a guéri. Et, Messieurs, on a oublié un petit détail qui n'était pas sans importance. En combien de temps ce tubercule s'est-il cicatrisé? M. Marchal nous l'a appris depuis : *en huit jours*. Cela valait la peine d'être dit. Et, si un fait unique justifiait mal l'enthousiasme de M. Marchal pour sa méthode, il faut convenir que, s'il avait rencontré par hasard dix-huit faits aussi frappants que celui-là, dix-huit coïncidences aussi heureuses, il eût été excusable de ne plus croire aux coïncidences. Je reviendrai plus tard sur ce point; dans tous les cas je puis rayer, ce me semble, notre officier du nombre des victimes.

« Le deuxième fait de M. Ricord est relatif à mademoiselle X... Cette intéressante jeune personne avait attrapé, en 1851, une superbe vérole constitutionnelle. Après sept mois environ on lui fait des inoculations; elle ne guérit point, et aujourd'hui c'est M. Ricord qui la traite. Elle a ce qu'elle avait auparavant, des accidents secondaires. Celle-là, à ce qu'il paraît, n'a rien gagné; mais, en revanche, elle n'a pas perdu grand'chose. On ne peut pas l'appeler une victime.

« Troisième fait. Celui-ci est très-bref : M. J..., l'amant de la jeune personne en question, ayant la vérole, se fait inoculer, et parcourt une série de 150 inoculations, *que la mort termina*, dit l'orateur, *il y a quelques jours seulement*. Cela est bien concis, Messieurs, dans la bouche de M. Ricord; et, l'imagination alarmée, se figure les accidents vénériens les plus graves conduisant l'infortuné jeune homme au tombeau. Je ne veux pas entrer dans la discussion de ce fait, dont nous avons déjà trois versions différentes; je prends la plus défavorable à la syphilisation. Les piqûres d'inoculation auraient engendré, quoi? un érysipèle! Rassurons-nous donc; une piqûre de saignée en aurait fait autant, et plût au ciel que les inoculations syphilitiques n'engendrassent jamais pis que des érysipèles!

« M. Ricord dit ensuite un mot en passant du fait de M. Zelaschi, fait *déplorable*, ajoute-t-il, *et qu'il n'aurait pas le courage de vous raconter*. Mais, Messieurs, il ne faut pas tant de courage pour cela, et le fait, à tout prendre, n'est pas si déplorable.

« Un homme se présente à M. Zelaschi avec un chancre rongeant, de trente-cinq jours de date, que la cautérisation avait exaspéré. Pendant dix-huit jours, M. Zelaschi fait 19 inoculations; le chancre marche toujours. Le praticien, effrayé, s'arrête, et, pendant quarante jours, notez ceci, il essaie d'arrêter son chancre par un traitement plus rationnel. Rien n'y fait : le chancre continue sa marche; il s'y joint une syphilide et des douleurs ostéocopes. M. Sperino est appelé. M. Sperino, plus expert en syphilisation, veut que l'on recommence. Maintenant, Messieurs, écoutez; la chose en vaut la peine. En huit jours, 43 inoculations. Le douzième jour de ce traitement nouveau, la syphilide s'arrête, les douleurs diminuent. Le dix-septième jour, plus de douleurs; le chancre commence à se cicatriser. Bref, en moins de deux mois, la guérison est complète.

« Eh bien! l'observation est-elle si déplorable? D'abord le malade a guéri : c'est un grand point; puis il a guéri sous l'influence de l'inoculation. Dites encore que c'est une coïncidence; du moins confesserez-vous qu'elle n'a pas nui à la guérison. Et, au total, c'est encore une victime qui vous échappe.

« Enfin je trouve dans le discours de M. Ricord une mention fort rapide d'un dernier sujet, M. P... M. Bégin a complété depuis cette petite histoire; il a vu, lui, M. P... *atteint, après quatre mois et demi d'inoculation, de la syphilis constitutionnelle la mieux caractérisée, et dans un état beaucoup plus grave que ne l'a jamais été celui de M. Lindeman.*

« Vous avez lu, Messieurs, les lettres échangées au sujet de M. P... Tout ce que j'en veux extraire, c'est que, si ce sujet a eu la vérole, c'est qu'il a voulu l'avoir, comme il le déclare lui-même; et, chose assez singulière, il prend parti contre M. Ricord pour M. Auzias ! Quant à son déplorable état, je suis en mesure de rassurer l'Académie. M. P... sort de chez moi il n'y a pas une heure, et il se porte à merveille. Et comment s'est-il guéri ? Je lui laisse la responsabilité de son dire : *par la syphilisation.*

« Mais, puisque tout à propos on l'a comparé à M. Lindeman, permettez-moi de faire jour à une réflexion qui m'obsède. On vous a présenté M. Lindeman un jour dans un état déplorable, soit, moins déplorable cependant que celui de M. P... — M. P... est guéri ; qu'est devenu M. Lindeman ? Il ne reparaît plus, la Commission ne l'a plus revu; elle ne l'a vu qu'un jour, et a laissé son observation en suspens. Or, tandis qu'il se dérobe à la Commission, M. Lindeman est parfaitement visible à l'un des membres de la Commission, qui, après la lecture du Rapport, est venu nous en donner des nouvelles. Tout ce que j'ai vu depuis quelques jours me ferait vivement désirer de voir ce M. Lindeman : c'est bien le moins, pour le bruit qu'on fait de son observation, qu'on veuille bien nous la donner complète.

« Après M. Ricord, M. Bégin a cherché aussi à rassembler quelques faits çà et là, d'après les journaux. Il mentionne un exemple de succès de M. Auzias; un grand nombre d'individus présentés par M. Auzias dans des conférences publiques; l'un d'eux attestant à l'Institut l'exactitude du fait qui le concerne; et enfin cet *on dit* qu'il y a maintenant à Paris, parmi les classes distinguées de la société, des individus qui déclarent avoir fait avec profit l'expérience de la syphilisation. Tout cela, dit-il avec raison, est bien vague; tout repose sur des assertions. J'en tombe d'accord avec lui, et je pensais qu'il aurait conclu à la vérification de ces assertions merveilleuses. Pas du tout : il conclut que rien de tout cela ne mérite attention. A mon sens, Messieurs, cette conclusion déborde encore les prémisses.

« Était-il donc enfin si difficile de vérifier, si on l'avait sincèrement voulu? Pour moi, Messieurs, je n'ai eu qu'à dire un mot; j'ai vu tout ce que je voulais voir, tout ce que le temps me permettait de voir. J'ai trouvé M. Auzias empressé de fournir ses preuves.

« On disait, avec juste raison, que le fait de M. Marchal (de Calvi) étant seul ne prouvait rien. N'était-on pas averti que M. Marchal avait dix-huit faits du même genre; dix-huit faits dont il a bien voulu me mettre le résumé sous les yeux? Et j'ose dire que, s'ils ne suffisent pas pour entraîner la conviction, ils suffisent pour frapper, comme ils m'ont frappé, tout homme sérieux et de bonne foi. J'ai vu ensuite plusieurs malades de M. Auzias; j'en ai vu un, inutilement traité par M. Thiry (de Bruxelles), guéri par la syphilisation. Je n'ai pas pu voir, faute de temps, un autre malade, traité plus de trois mois par M. Ricord lui-même, guéri par la syphilisation. J'ai vu un gentilhomme breton, dont je parlais dans une autre séance, porteur d'une vérole de vingt ans, ayant passé par les mains de vingt médecins, n'ayant trouvé, dit-il, de soulagement que dans la syphilisation; il doit être présenté demain à la Commission de la préfecture de police, que préside notre honorable Président, et c'est parce que cela pourra être vérifié demain que je répète ce qu'il me disait il n'y a pas une heure : « J'aurais donné un doigt de ma main pour obtenir seulement dix jours du bien-être dont je jouis depuis que je suis soumis aux inoculations ! »

« Vous ne croirez pas, Messieurs, que je donne tout cela comme des faits complets, assurés, dignes d'une foi absolue; l'enthousiasme enfle les récits des malades. Je n'ai vu d'ailleurs qu'un petit nombre de cas tous heureux, et il faudrait voir les revers. Enfin, pour juger en dernier ressort une question de thérapeutique, il est essentiel de suivre les malades du jour où a débuté le traitement jusqu'à la fin. Que veux-je donc conclure de cet ordre de faits? Rien que ceci : c'est que de tels résultats sont trop importants pour être rejetés légèrement; c'est qu'ils demandent impérieusement à être vérifiés avant d'être jugés.

« Mais il y a un autre ordre de faits sur lesquels je serai plus affirmatif, pour lesquels ma conviction est pleine et entière : c'est ce fait si considérable, sur lequel je voulais être édifié dans mon premier discours, et sur lequel M. Bégin et M. Ricord ont glissé si légèrement que l'Académie a fort bien pu en perdre la trace; ce fait de l'immunité acquise contre l'inoculation du chancre; ce fait, qui me paraît à lui seul toute une révolution dans l'histoire de la syphilis. J'aurais désiré que la Commission le mît en lumière, et, puisqu'elle ne l'a pas voulu, de même que j'ai dû faire d'abord l'histoire des doctrines, je vais essayer de tracer l'histoire des faits. Je ne crains pas de dire que l'Académie ne la trouvera pas indigne de son attention.

« Il y a de cela vingt ans ; les doctrines sur la syphilis ne présentaient plus en France qu'un effroyable chaos : on en était venu à nier la syphilis même, et le virus était rejeté comme une hypothèse d'un autre âge. Un homme se leva alors, un homme que nous sommes fiers aujourd'hui de compter dans nos rangs. Réunissant à l'observation lente et souvent douteuse le levier bien autrement puissant de l'expérimentation, il reconstitua la syphilis tout entière; il lui rendit sa généalogie : accidents primitifs, secondaires, tertiaires, ayant tous pour père ou pour aïeul un auteur unique et commun, le chancre; ses manifestations furent réglées, soumises à une étroite discipline, et le traitement, régularisé à son tour, fut appliqué désormais avec une puissance et une sécurité inouïes. La doctrine n'est pas sortie en un jour de ce fécond cerveau, mais lentement, par accroissements, par progrès successifs; mais finalement, après ces vingt années, elle se présente à nous comme la plus complète qui jamais ait été produite et assise sur des bases si profondes, que naguère encore elle pouvait passer pour inébranlable.

« J'en puis parler ainsi, Messieurs, car je ne suis pas un disciple de M. Ricord; mais, élevé dans d'autres opinions, j'ai été attiré, circonvenu, enveloppé par les siennes : je suis un converti, un prosélyte, encore un peu indépendant toutefois, comme vous avez pu vous en apercevoir. Ce n'est donc pas qu'il ne me reste quelques doutes, ce n'est pas que certains points ne me paraissent manquer d'une démonstration écrite suffisante; mais je tiens compte du talent de l'auteur et des incessantes démonstrations poursuivies depuis vingt ans à cette clinique retentissante, où l'on vient écouter la parole du maître de tous les coins du monde civilisé. J'étais aussi frappé de ceci : bien des fois j'ai vu les doctrines de M. Ricord vigoureusement attaquées; bien des fois ces attaques ont renouvelé mes doutes. Jamais je ne l'avais vu vaincu, forcé de battre en retraite, bien moins encore de capituler.

« Ce jour est enfin venu, Messieurs. Un des points de la doctrine de M. Ricord, c'est que la syphilis appartenait à l'homme tout entière, qu'on ne pouvait la faire passer aux animaux. Je ne reviendrai point sur les premières expériences de M. Auzias : on lui nia longtemps ses résultats ; moi-même, je m'accuse d'avoir eu ma part de cette injustice. Je me disais d'ailleurs : Quand on donnerait des chancres aux singes, à quoi cela mènerait-il? Préoccupation fâcheuse, Messieurs ! un fait est un fait, dût-il demeurer à jamais inutile ; mais le plus souvent cette inutilité apparente ne provient que de l'ignorance où nous sommes de ses rapports. Pour moi, je l'ai déjà dit, le fait est désormais inattaquable. En écoutant le discours de M. Ricord, je n'ai pu trop démêler s'il l'admet ou s'il le rejette. (*M. Ricord :* Je l'admets.) Je suis donc très-heureux de me trouver une fois de plus en accord avec lui ; mais, s'il l'admet, n'aurait-il pu s'épargner ces agressions sarcastiques à l'aide desquelles il semblait lutter contre sa conviction actuelle, et éviter surtout de reproduire encore cette étrange théorie de la *transplantation*, qui ne le cède assurément, pour l'excentricité, à aucune des théories des syphilisateurs?

« Ce fait, si puéril en apparence, était une première brèche à l'édifice de M. Ricord. Pour la première fois, il était vaincu ; et, notez-le bien, c'est qu'il se trouvait attaqué cette fois avec les mêmes armes qui lui avaient servi tant de fois à vaincre ; avec l'expérimentation. Mais bientôt le fait développe des conséquences inattendues. Ces animaux, rendus à si grand'peine dociles aux inoculations, tout à coup y deviennent plus rebelles ; puis, malgré toutes les précautions, les voilà redevenus réfractaires. Quoi donc ! la même chose arriverait-elle chez l'homme? On essaie, on réussit : de là, l'idée de la syphilisation.

« M. Bégin, Messieurs, a essayé de démontrer que cette idée ne pouvait s'étayer ni du raisonnement, ni de l'analogie : en quoi j'estime qu'il a commis une immense erreur. Tous les faits nouveaux, toutes les belles découvertes de M. Ricord y tendaient. C'était d'abord cette distinction capitale du chancre simple qui ne donne pas la vérole, et du chancre induré qui la donne fatalement, et qui serait ainsi le seul et véritable chancre syphilitique. C'était cet autre point de doctrine, qu'un bubon sécrétant du pus spécifique garantit celui qui le porte de la vérole constitutionnelle. C'était encore cette troisième loi, qu'on n'a la vérole constitutionnelle qu'une seule fois : d'où, par une présomption assez légitime, M. Ricord pensait à conclure que les enfants d'un homme ainsi devenu réfractaire pourraient bien participer à cette immunité. Comment, quand la nature montrait elle-même tant de moyens d'échapper à la terrible maladie, ne pas espérer que l'art parviendrait à l'imiter un jour? Ainsi, Messieurs, l'idée de la syphilisation venait bien de cette école ; M. Ricord l'a reconnu lui-même : bien longtemps avant M. Auzias, il prophétisait la découverte du vaccin syphilitique, et, plus tard, frappé des indices d'une révolution prochaine, il n'hésitait pas à en réclamer *la première part.* Plus tard encore, il a été vivement admonesté sur ce point par notre excellent ami M. Amédée Latour, et aujourd'hui il semble disposé à faire amende honorable. Mais, ce qui est, est ; qu'il le prenne à éloge ou à blâme, il est certain que l'idée de la syphilisation découlait directement des enseignements de M. Ricord.

« Et, d'une autre part, voyez ! M. Ricord n'avait observé que l'immunité contre la syphilis constitutionnelle. M. de Castelnau, précédé, dit-on, par Parent-Duchâtelet, arrive à signaler des cas étranges d'immunité contre le chancre lui-même. Combien de signes précurseurs?

« Or, cette immunité, peut-on artificiellement la produire? La réponse désormais ne saurait plus être négative, et je suis surpris que les orateurs de la Commission aient tous relégué dans l'ombre un fait aussi capital. Vous vous rappelez l'observation du malade de M. Marchal (de Calvi) ; il a présenté cet état réfractaire. Comme M. Ricord passe rapidement sur ce fait ! Le malade de M. Zelaschi, si souvent cité, avait acquis la même immunité : ni M. Ricord, ni M. Bégin, ne l'ont remarqué ; il a fallu que le fait leur fût signalé par M. de Castelnau, qui cependant ne passera jamais pour favorable à la syphilisation. Et le fait de M. Laval? J'y viens dans un instant, Messieurs ; mais j'ai besoin de répondre à une objection préalable.

« Quand le fait serait bien démontré, qu'a-t-il donc, après tout, de si important? Ceux qui feraient cette question ne seraient pas bien au courant de la situation actuelle des doctrines sur la syphilis. J'ai signalé brièvement quelques-unes des doctrines les plus importantes de M. Ricord. Pour la plupart, Messieurs, elles touchent de près ou de loin à une base commune : c'est l'inoculation limitée au pus du chancre, mais aussi, forcée pour le pus du chancre. Ici, point de circonlocutions, point d'ambages : « Le pus du chancre, dit M. Ricord, est fatalement inoculable. » La variole et le vaccin trouvent des réfractaires : le pus du chancre n'en connaît point; et c'est ce qu'il exprimait admirablement par cet aphorisme, d'une concision si nerveuse et si pittoresque : « Tous les hommes sont égaux devant le chancre. » C'était, comme vous le voyez, une sorte de constitution politique qu'il imposait à la syphilis ; c'était sa charte constitutionnelle.

« Or, voilà qu'un jour, il est réveillé en sursaut par un fait révolutionnaire, qui rompt l'égalité promise, qui déchire sa charte, qui soumet ses sujets à d'autres lois. Je comprends bien alors, Messieurs, que le législateur ait fait résistance ; je comprends toutes ses ardeurs belliqueuses ; je comprends qu'il ait voulu avoir sa bataille de Saltzbach, avec le désir clairement exprimé d'enterrer son adversaire, et qu'à cette tribune même il ait tenté, selon ses propres expressions, une *nouvelle campagne d'Italie.* Cette résistance n'avait pas, d'ailleurs, attendu la discussion actuelle pour se produire. Aux premières annonces de l'immunité menaçante, il protesta, et l'amphithéâtre de l'hôpital du Midi retentit de ses défis et de ses appels. Du reste, digne et loyal, c'était à la vérification qu'il provoquait ses adversaires : « J'attends surtout, s'écriait-il, qu'on me présente un individu syphilisé et réfractaire, qui vienne, devant les cliniciens de l'hôpital du Midi ou devant l'Académie nationale de médecine, *me défier, en champ clos, avec des armes de mon choix !* »

« Cet appel fut lancé par l'*Union médicale*, le 12 août. Ici, les dates sont précieuses. Le 22, M. Auzias accepte (1) ; le 23 septembre, M. Ricord déclare qu'il attend. Le rédacteur en chef de l'*Union médicale* s'écrie : *Des faits! des faits! Plus de théories!*

« Et puis, Messieurs? Et puis, le 4 novembre, M. Ricord annonce que les expériences sont commencées, et que le résultat en sera communiqué au journal. Cherchez bien; jamais cette communication n'est venue. Huit jours après, M. Ricord présente M. Lindeman à la Société de chirurgie et, le 18 novembre, à l'Académie de médecine. Pas un mot des expériences. Le 20, M. A. Latour donne l'observation de M. Lindeman comme *la seule expérimentation publique et authentique qui soit encore connue.* Comme pour mieux faire ressortir ce silence, le 9 décembre, M. Marchal (de Calvi) écrivait à la *Gazette des hôpitaux* que « M. Laval s'était présenté à M. Ricord, qui lui avait fait en deux fois sept piqûres avec trois pus différents d'une virulence constatée, et cela sans résultat aucun. » M. Ricord ne répond rien ; l'*Union médicale* ne souffle mot. Vous savez que le Rapport de la Commission a gardé pareillement le silence.

« Pour moi, Messieurs, qui connais toute la loyauté de M. Ricord et de l'honorable rédacteur de l'*Union médicale*, ce silence équivalait à une défaite, et cependant j'aurais encore préféré un franc et public aveu. C'est pourquoi j'ai provoqué des explications sur ce point. Il est venu de plusieurs sources ; je ne veux point m'y arrêter. Je n'en veux croire ici que M. Ricord.

(1) La LETTRE DE M. AUZIAS-TURENNE, en date du 22 août 1851, n'a été insérée dans l'*Union médicale* que le 23 septembre suivant. V. DOCUMENTS, 1844-1851, p. 68-71.

« Que nous a donc dit M. Ricord? Qu'il avait produit sur M. Laval « une pustule d'ecthyma assez caractéristique pour n'avoir pas besoin d'une contre-épreuve, » et que « les autres inoculations, qui avaient échoué sur le syphilisé, avaient aussi échoué sur les malades auxquels le pus avait été emprunté. » Pas d'autre détail; M. Ricord déclare qu'*il croirait manquer à sa dignité s'il en disait davantage.*

« Ceci ne me plait pas, Messieurs. Quel rapport y a-t-il entre la dignité de M. Ricord et les détails d'une expérience? Au total, et de son aveu, sur son terrain, « en champ clos, avec des armes de son choix, » il n'aurait réussi qu'une fois sur sept. Mais d'autres malades ont été pareillement réfractaires, ce qui prouve que le pus n'était pas bon. Qui aurait cru, Messieurs, que M. Ricord, après un défi si solennel, dans son service immense, ayant le choix des armes, en serait réduit à nous dire qu'il n'a pas pu trouver de bon pus? Mais enfin une inoculation a réussi. Réussi! Quand vous n'avez pas fait la contre-épreuve, que vous-même, en toute occasion, vous déclarez indispensable, savoir, si le pus produit peut être réinoculé!

« Pour ce qui me concerne, Messieurs, je regarde cette immunité, acquise chez quelques sujets, comme avérée, démontrée, incontestable. M. Ricord la conteste-t-il encore aujourd'hui? (*M. Ricord* : Je répondrai.) J'aurais préféré une réponse plus nette. (*M. le Président :* On ne doit pas transformer la discussion en dialogue; M. Ricord répondra.) Soit; mais j'ai maintenant quelque chose à dire. Si M. Ricord élève des doutes, je me chargerai, moi, de lui fournir tous les éléments de conviction. Que la Commission consente à assister aux expériences, je lui amènerai, j'y engage ma parole, un jeune homme qui se prétend syphilisé, qui porte défi à M. Ricord de produire chez lui un seul atome de pus inoculable. M. Ricord prendra ses précautions; s'il ne réussit pas une première fois, il recommencera; mon sujet se déclare prêt à se laisser faire 1200 inoculations, et davantage si l'on en veut davantage. Maintenant personne ne niera, je l'espère, avant d'avoir vérifié.

« Voilà donc un fait capital qui sortira de cette discussion; et ne doutez pas que ce ne soit un fait considérable. Vous avez lu le beau livre de M. Ricord sur l'inoculation syphilitique; vous avez vu les résultats importants qu'il en avait obtenus pour le diagnostic, pour le pronostic, pour le traitement; vous vous rappelez les belles applications qu'il en déduisait en médecine légale; tout cela est ébranlé, tout cela croule dès que le chancre n'est plus fatalement inoculable; le diagnostic redevient incertain, le pronostic faillible, la thérapeutique douteuse; et surtout la médecine légale, à qui, en pareille matière, il faut des certitudes, oserait-elle compter comme autrefois sur les inoculations?

« Ceci ne touche encore directement qu'à la syphilis primitive; il est à craindre que la doctrine n'ait à subir bientôt un autre échec touchant la syphilis constitutionnelle. Divers expérimentateurs sont unanimes à dire que le chancre induré peut être produit plusieurs fois chez le même sujet, que les inoculations peuvent le faire reculer, dissiper l'induration, donner peut-être ainsi une garantie nouvelle contre l'infection générale. Ici je ne garantis rien; j'attends les preuves; mais cette unanimité ne laisse pas de donner à réfléchir. Après tout, nul de nous ne prétend avoir atteint la vérité absolue; les vérités que nous découvrons sont plus ou moins voilées d'ombres que nos successeurs auront à dissiper. La doctrine de M. Ricord se fût-elle maintenue tout entière de son vivant, il est probable que, comme toute autre, elle aurait obéi plus tard à la loi générale; et je me réjouirais pour la science si elle réalisait dès aujourd'hui un progrès qui aurait pu se faire attendre un demi-siècle. Si la doctrine en souffre quelque dommage, l'homme n'en sera pas amoindri pour cela. Outre qu'il conservera toujours l'honneur de découvertes qui subsisteront, je l'espère, dans la révolution qui en emportera quelques autres, il aura encore à réclamer une large part.

« Quant aux autres prétentions de la syphilisation, en admettant qu'elle guérisse les phénomènes présents de la vérole, arrivera-t-elle à garantir contre toute rechute, et même, l'immunité assurée contre le chancre préservera-t-elle les syphilisés des autres accidents? Sur ces questions nouvelles, je ne veux rien dire, je n'en sais rien ; il me paraît même démontré que les syphilisateurs ont promis au delà de leur puissance, qu'ils se sont trop hâtés de conclure. Je m'en tiens à ce qui est ; j'ignore si la nature, qui a déjà laisé relever ce coin de son voile, nous permettra d'aller plus loin. Mais en considérant la grandeur du progrès qui vient de s'accomplir, je ne saurais renoncer à de plus hautes espérances; et dans ma conviction profonde, la syphilis n'est pas vaincue, mais elle est entamée.

« Je me résume.

« Je n'aurai pas la présomption de dicter à l'Académie ce qu'elle a à faire, ni de lui proposer aucune espèce de conclusion.

« Si elle vote la condamnation de la syphilisation préventive, je la voterai des deux mains.

« Si elle comprend dans le même blâme la syphilisation curative, je m'abstiendrai, n'ayant pas d'éléments suffisants, et les faits acquis jusqu'à présent me paraissant plutôt favorables que contraires.

« Mais si, avant toute vérification et contre les vérifications déjà faites, elle enveloppait dans un arrêt commun les faits que je viens de signaler, je ne veux pas dire que je protesterais, ce serait la science tout entière qui protesterait contre un pareil jugement.

« Et maintenant, qu'un dernier mot me soit encore permis.

« J'ai vu avec regret, avec douleur, les façons dédaigneuses dont on a usé envers un confrère digne à tous égards d'un tout autre traitement. A cette tribune, il semblait que chacun eût peur de prononcer son nom ; en dehors de cette enceinte, il a été en butte à d'autres outrages, dont j'ai retrouvé un écho bien lointain, à la vérité, bien affaibli, dans le dernier discours de M. Bégin. Ah! si la Commission avait voulu savoir, et cela lui était si facile! l'âme haute et généreuse de M. Bégin aurait frémi de s'associer, même de loin, à des insultes aussi imméritées.

« Nous avons tous commencé, Messieurs, nous avons tous eu à surmonter des obstacles, à soutenir des luttes plus ou moins pénibles, et cette loi commune ne m'a pas épargné. Mais je me suis promis alors, si quelque part d'autorité m'arrivait un jour, et s'il se rencontrait sur mon chemin un confrère modeste, laborieux, à qui l'on voulût aussi barrer le chemin et faire porter la peine de ses découvertes, je me suis promis de lui tendre une main confraternelle et de lui venir en aide de tout mon pouvoir.

« L'heure est venue aujourd'hui de me dégager de ma parole, et je n'y faillirai point.

« De cette tribune même, où l'on a tellement cherché à l'humilier, j'adresse à M. Auzias mes félicitations, mes encouragements, et ces encouragements en valent bien d'autres ; je l'exhorte à poursuivre son œuvre commencée, à ne pas laisser sa conquête inachevée.

« Qu'il se presse moins de faire des théories, qu'il multiplie bien plutôt ses expériences, en y mettant toute la prudence que l'honneur médical lui impose, et qu'il ait foi dans l'avenir.

« Celui qui, le premier, et le seul jusqu'à présent, a fait ces brèches irréparables dans l'édifice si bien cimenté de M. Ricord, celui qui a démontré que l'homme pouvait se rendre impénétrable à l'inoculation du chancre, celui-là s'est fait dans l'histoire de la syphilis un nom qui ne périra pas! »

La discussion se termina, dans la séance du 21 août 1852, par le vote, — à l'unanimité, moins deux voix, — de la résolution suivante :

« L'Académie déclare par un vote qu'elle approuve les principes exposés dans le Rapport de sa Commission, en ce qui concerne la pratique de la syphilisation comme moyen prophylactique et comme méthode curative de la syphilis. »

LA SYPHILISATION DEVANT L'ADMINISTRATION FRANÇAISE

DEMANDE DE PRATIQUER LA SYPHILISATION
A L'INFIRMERIE DE SAINT-LAZARE.

RÉPONSE AU RAPPORT DE LA COMMISSION ADMINISTRATIVE.

NOTE A L'APPUI DE LA DEMANDE ADRESSÉE A M. LE PRÉFET DE POLICE.

2 janvier 1852.

M. le Dr Auzias-Turenne, faisant des expériences sur les animaux et des observations sur l'homme, a constaté que le virus syphilitique, inoculé suivant certaines règles, devient non-seulement le remède, mais encore le vaccin de la syphilis.

Il a démontré, en outre, que sa méthode, qu'il nomme la SYPHILISATION, peut guérir l'affreux cancer.

Sa pratique a été officiellement acceptée au Syphilicome de Turin, et dans les hôpitaux de plusieurs Capitales de l'Europe.

M. Auzias-Turenne demande les moyens de développer sa découverte en France, et désire qu'on lui confie un service médical soit dans un hôpital, soit dans la prison Saint-Lazarre où sont détenues les prostituées.

M. Auzias-Turenne n'a pas la pensée de contraindre personne à se faire syphiliser, mais il désire, en qualité d'inventeur, faire à Paris ce que M. Sperino fait à Turin, avec la protection du Gouvernement Piémontais, ce que M. Sigmund fait à Vienne, M. Bœck à Christiania ; ce que font enfin plusieurs autres célèbres médecins en Europe.

Il se chargerait donc lui-même de convaincre les malades touchant l'excellence de sa méthode, qu'il n'appliquerait jamais que de leur consentement.

La sollicitude de M. le Préfet de police a déjà été éveillée sur l'importance de la découverte de M. Auzias-Turenne. Ce magistrat a créé une Commission pour examiner s'il y a lieu de faire appliquer officiellement la syphilisation. Cette Commission a besoin, de son propre aveu, de suivre des malades en traitement pour s'éclairer ; mais il s'agit d'une maladie *secrète*, et les malades libres, de toute condition, répugnent à se montrer. M. Auzias-Turenne ne pourrait donc faire ses preuves que dans un établissement public ; c'est pourquoi il demande un service de quelques lits dans un hôpital.

M. Auzias-Turenne joint à sa demande l'hommage fait par M. C. Sperino, de Turin, d'un livre qui rapporte le résultat de la pratique dans le Syphilicome de Turin.

LETTRE A M. LE PRÉFET DE POLICE.

Paris, le 9 février 1852.

Monsieur le Préfet,

M. Pagès a bien voulu vous entretenir d'une découverte que j'ai faite et qui consiste à vacciner contre la syphilis par un procédé spécial que j'ai désigné sous le nom de SYPHILISATION.

Ce procédé ne préserve pas seulement de la syphilis, mais il la guérit quand elle existe en plaçant les malades dans un état d'immunité contre de nouvelles contagions.

Les personnes syphilisées ne peuvent plus contracter ni donner la syphilis.

Ma méthode appliquée aux filles publiques serait la source d'une grande amélioration de la santé publique. Elle est donc digne de la sollicitude d'une administration éclairée.

Les sujets qui se sont confiés à mes soins sont nombreux; il ne s'agit donc plus d'expériences, mais de l'application d'une méthode éprouvée, et appliquée en outre depuis plus d'un an dans plusieurs parties de l'Italie, et notamment à Turin.

Cette amélioration, dans la condition des filles publiques de Turin, est due à l'intervention active et intelligente du Préfet de police de cette ville. C'est donc à ce magistrat qu'il conviendrait de s'adresser pour avoir des renseignements impartiaux.

M. le Ministre de l'intérieur des États sardes, M. Demaria, Secrétaire général de l'Académie de Turin, et M. Sperino, médecin du Syphilicome (c'est le Saint-Lazare de Turin) seraient aussi avantageusement consultés.

Vous pourriez également faire prendre des informations à Bruxelles, auprès de M. le baron Seutin, Chirurgien du Roi des Belges, et Chirurgien en chef de l'armée belge, lequel vient d'être spécialement chargé, par l'Empereur Nicolas, de visiter l'armée russe du Caucase. M. Seutin, à son retour, a traversé le midi de l'Europe et toute l'Italie, et a été témoin de ce qui se passe à Turin.

Je vous prie, Monsieur le Préfet, de m'accorder quelques instants d'audience, afin que je puisse vous entretenir de la *syphilisation*.

J'ai l'honneur, Monsieur le Préfet, d'être votre très-humble et très-obéissant serviteur.

NOTE EN RÉPONSE AU RAPPORT DE M. DENIS, MÉDECIN DU DISPENSAIRE.

10 juin 1852.

Ma réponse serait plus directe et plus précise si j'avais le Rapport de M. Denis sous les yeux; néanmoins, M. le Chef de la 1re division m'en ayant résumé le sens, avec beaucoup de complaisance et de clarté, je puis répondre aisément et en peu de mots aux quatre objections que ce Rapport renferme :

Ire Objection. — *M. Sperino produit des assertions et non des faits.*

Réponse. — Les faits de M. Sperino se sont passés au grand jour d'un hôpital, et se comptent par centaines. Ce médecin ne pouvait donc faire autre chose qu'en donner le résumé dans son Rapport. M. Denis, qui paraît n'avoir pas eu connaissance des faits détaillés que M. Sperino et les confrères italiens ont publiés, n'ignore pas sans doute l'observation de M. Zelaschi. Elle a été traduite dans le numéro de décembre 1851 des *Annales de la syphilis*. Cette observation, et les réflexions qui la suivent, est un échantillon de la pratique de M. Sperino.

IIe Objection. — *Le fait désastreux du médecin allemand, M. Lindeman.*

Réponse. — M. Lindeman était gravement malade lorsque je lui ai proposé de le syphiliser pour le guérir; ce n'est donc pas la syphilisation qui l'a rendu malade; je n'ai, d'ailleurs, fait à M. Lindeman qu'une piqûre, après quoi il s'est livré à M. Ricord. Sans me permettre de blâmer la conduite du chirurgien de l'hôpital du Midi, j'ai le droit de dire, puisqu'on m'objecte le fait de

M. Lindeman, que M. Ricord lui a pratiqué d'autres piqûres contrairement aux règles de la syphilisation.

Ces règles sont résumées dans l'opuscule que je joins à cette note, et qui est intitulé : LOIS DE SYPHILISATION. Je tiens, en outre, à la disposition de M. Denis : 1° un numéro de la *Gazette médicale de Toulouse* (avril 1852), où j'entre dans de grands détails sur cette observation (1) ; 2° le numéro du 8 décembre 1851 de la *Gazetta medica italiana*, qui contient l'appréciation savante que M. Sperino en fait.

III° OBJECTION. — *Le fait qui s'est passé dans le service de M. Gosselin.*

RÉPONSE. — Ce fait n'a pas été publié par M. Gosselin lui-même ; ce chirurgien n'en a donc pas pris la responsabilité. Il a été inséré dans la *Gazette des hôpitaux* par un élève en médecine, qui me désigne dans son récit d'une manière peu convenable ; j'ignore si cet élève n'a pris conseil que de lui-même, mais il s'abstient de prononcer mon nom. C'est une tactique de journalisme qui a eu pour but de m'enlever le droit incontestable de répondre publiquement ; j'aurais, sans cela, prouvé aisément que ce fait est un exemple de syphilisation très-mal et très-incomplètement faite, sans que la malade ait, d'ailleurs, en rien souffert de cet essai. La syphilisation, comme la saignée et comme toute espèce de chose, a besoin d'être faite par ceux qui savent la faire.

IV° OBJECTION. — *Pourquoi M. Auzias-Turenne ne s'est-il pas syphilisé lui-même ?*

RÉPONSE. — Je ne propose de syphiliser, d'une manière générale, que ceux qui sont déjà malades. Ma conduite est conforme à mes principes ; je suis dévoué à la science, mais je désire qu'on respecte mes convictions et ma vie intime.

Mon vœu est d'être mis en rapport direct avec M. Denis ; je répondrai en particulier, ou devant qui de droit, à toutes les objections qu'il voudra bien m'adresser. Je suis sûr de parvenir à dissiper tous ses doutes.

Je prends, en attendant, la liberté de lui indiquer les principales sources auxquelles il aurait pu puiser pour faire sur mes travaux de syphilisation un Rapport complet :

1° *Archives générales de médecine*, n^{os} de juin et août 1851 (2).

2° *Gazette médicale de Paris*, année 1850, n°s 47 et 48 (3) ; année 1851, n°s 4, 30, 40, 48 (4) ; année 1852, n°s 14 (5).

3° *Union médicale*, 23 septembre 1851 (6) et 4 mai 1852 (7).

4° *Gazette des hôpitaux*, 15 juillet 1851.

5° *Journal des connaissances médicales*, juillet 1851.

6° *Gazette médicale de Lyon*, 30 janvier 1851.

7° *Gazette médicale de Toulouse*, année 1852, 2e et 4e livraison.

8° *Annales de la syphilis*, juillet et décembre 1851.

9° *Bulletin de l'Académie royale de Belgique*, t. XI, n°s 1 et 6.

Je repousse énergiquement l'idée qu'on m'a prêtée de demander qu'on con-

(1) COURS DE SYPHILISATION, p. 94.

(2) MÉMOIRE reproduit ci-dessus, p. 5-60.

(3) DOCUMENTS, 1844-1851, p. 63-66.

(4) *Ibid*, p. 66-68 et 71-72.

(5) Voir ci-après : DOCUMENTS, 2e série, Extrait de la *Gazette médicale de Paris* du 3 avril 1852.

(6) DOCUMENTS, 1844-1851, p. 68-71.

(7) Voir ci-après : DOCUMENTS, 2e série, Lettre au rédacteur de l'*Union médicale*, en date du 28 avril 1852.

traigne les prostituées à se faire syphiliser. Voici ce que je dis, à ce sujet, dans ma 3e leçon faite à l'École pratique :

« Ils (les syphilisateurs) ne désirent pas plus contraindre les prostituées que personne. Ce qu'ils veulent ardemment, c'est prouver à tous la supériorité de leur méthode, c'est accomplir leur mission, qui est l'*extinction de la syphilis*. Ils traitent donc les prostituées avec égards, et voudront mériter leur confiance. Pourraient-ils oublier qu'elles sont femmes et malheureuses, et qu'eux-mêmes ils sont médecins! (1) »

L'Administration éclairée de la Préfecture de police est plus à même que moi de choisir le meilleur moyen d'appliquer, sans contrainte, la syphilisation aux filles publiques, et de la faire, pour ainsi dire, passer dans leurs mœurs; mais je crois que le plus simple serait de me faire l'honneur de me confier provisoirement, à l'infirmerie de la prison de Saint-Lazare, un service médical de quelques lits.

LETTRE A M. LE GÉRANT DE LA *Gazette des hôpitaux.*

Paris, le 8 mars 1853.

Monsieur,

Vous avez publié dans la première page de la *Gazette des hôpitaux* du 1er mars une note, sans signature, touchant le Rapport que la Commission administrative de la syphilisation avait remis la veille entre les mains de M. le Préfet de police. Elle porte que la Commission fait abstraction, dans sa réponse négative, de la question scientifique, et donne à entendre que je ne mérite pas la confiance de l'Administration.

Si telle n'a pas été la pensée de l'auteur, que je ne connais pas, de cette note précipitée, il est de son devoir de s'expliquer plus catégoriquement pour ne pas propager sur mon compte un soupçon immérité.

Ce qui ajoute plus d'importance à cette note, c'est qu'on a pu croire, à tort, qu'elle émanait de la Commission. En effet, elle reproduit textuellement les deux dernières phrases du Rapport, suivies de la signature des membres de la Commission.

Que puis-je contre des lignes anonymes qui m'atteignent indirectement, et se répètent dans différents organes de la publicité, sinon user du droit de me plaindre dans le journal qui s'en est fait l'éditeur responsable?

Je suis, etc.

LETTRE A M. LE PRÉFET DE POLICE.

Paris, le 23 septembre 1853.

Monsieur le Préfet,

La *syphilisation*, que je vous avais demandé l'autorisation d'appliquer aux filles publiques qui sont enfermées à Saint-Lazare, vient d'être jugée défavorablement par la Commission que vous aviez nommée pour l'examiner.

Ma découverte se trouve ainsi condamnée à subir momentanément le sort de toutes les innovations qui ont fait une révolution en médecine.

Le Rapport qu'on vous a adressé, et qu'on s'est empressé de livrer à la publicité, est bien moins une œuvre scientifique qu'une attaque dirigée contre ma personne.

(1) COURS DE SYPHILISATION, p. 114.

J'ai cru devoir à l'Administration, au Corps médical, et à moi-même, d'y faire une réponse, en usant ainsi du droit de me défendre.

Mes justes griefs contre quelques membres de la Commission ne diminuent en rien la reconnaissance que je dois à votre Administration pour tous les efforts qu'elle a faits dans le but de s'éclairer.

Mes convictions sont inébranlables à l'égard des services que la syphilisation est appelée à rendre à l'Administration, sous le triple point de vue de l'économie, de la santé et de la moralité publique.

Je vous prie donc, Monsieur le préfet, de recevoir favorablement la brochure ci-jointe, que j'ai faite en réponse au Rapport de la Commission (1).

J'ai l'honneur d'être, etc.

LETTRE A M. LE PRÉFET DE POLICE

Sur la Syphilisation.

Monsieur le Préfet de police,

Lorsque, l'année dernière, j'ai eu l'honneur de vous faire la demande de pratiquer la *syphilisation* à l'infirmerie de la prison Saint-Lazare, il fut bien entendu entre votre Administration et moi que j'avais les meilleures raisons pour récuser le jugement que les syphilographes de Paris pourraient porter sur une découverte faite à Paris en syphilographie, et que les secrets de mon cabinet médical étant sacrés, il ne saurait être convenable d'essayer de les pénétrer. Il fut, en conséquence, très-explicitement convenu entre nous que votre décision serait exclusivement basée sur le témoignage impartial des médecins célèbres qui avaient pratiqué ou vu pratiquer la *syphilisation* dans les grands hôpitaux de l'étranger.

Votre Administration, animée d'un zèle d'autant plus louable qu'il pouvait se trouver en opposition avec des intérêts privés, fit donc prendre des renseignements auprès des Gouvernements étrangers. Comme ces renseignements s'adressaient à un administrateur plutôt qu'à des médecins, ils furent conçus dans la forme que comportait leur destination, sans être surchargés de détails scientifiques.

C'est contrairement à votre détermination première qu'ils ont été soumis d'abord à l'examen de M. Denis, médecin du Dispensaire de la Préfecture de police, que la syphilisation était venue surprendre dans la tranquille uniformité de ses fonctions. M. Denis ne dut pas, en conscience, trouver suffisants pour lui des renseignements qui ne lui étaient point destinés. Mais il est à regretter que, dans son empressement à servir l'Administration, il ne se soit trop hâté de faire un Rapport *médical* sur des documents exclusivement *administratifs*.

M. Denis ne se borna pas à juger, comme médecin, ces documents administratifs; il en rapprocha, mal à propos, de prétendus faits de *syphilisation* hautement désavoués par tous les *syphilisateurs*, et restreignit son rôle dans une sphère plus que modeste, puisqu'il écrivit un Rapport sur la *syphilisation*, absolument comme s'il s'était trouvé dans l'ignorance la plus complète (ce que je ne veux point croire) de tout ce qui avait été publié, tant en France qu'à l'étranger, en faveur de la nouvelle doctrine.

(1) LETTRE A M. LE PRÉFET DE POLICE SUR LA SYPHILISATION, par le Dr Auzias-Turenne. Paris, 1853, broch. in-8.

Les conclusions de ce Rapport me furent communiquées verbalement (je n'ai pas pu avoir la communication du Rapport entier). J'ai répondu à ces conclusions par une note dont votre Administration a paru satisfaite.

Que s'est-il passé ensuite?..... Vous avez nommé une Commission (1) dont faisaient partie, non-seulement M. Denis, mais encore M. Ricord, que la syphilisation venait d'atteindre en pleine doctrine, et qui s'en était déclaré le premier adversaire. Ces deux messieurs allaient donc avoir à se juger eux-mêmes, puisqu'ils s'étaient déjà prononcés. Néanmoins, ils ne reculèrent pas devant les difficultés de ce rôle délicat; aucun des deux ne se récusa.

On présuma, généralement, que ces messieurs se jugeraient avec une certaine indulgence, et qu'ils réserveraient pour moi toute leur rigueur. Le journal qui reçoit habituellement les confidences de M. Ricord, l'*Union médicale*, qui se vante aujourd'hui, M. le Préfet, d'avoir reçu les vôtres, s'empressa, d'ailleurs, de rassurer les ennemis de la syphilisation, en leur déclarant qu'ils n'avaient rien à craindre tant que les destinées officielles de la nouvelle doctrine seraient entre les mains implacables de M. Ricord.

Je n'ai pas moins su gré à votre Administration de son intention, que je savais bonne, d'autant plus que les adversaires de la *syphilisation* laissaient voir assez clairement qu'ils se trouvaient mal à l'aise vis-à-vis d'elle, même en qualité de juges. En effet, ils avaient, sous main, fait blâmer votre Administration d'avoir donné cours à l'examen de ma demande. C'est M. A. Latour, rédacteur en chef de l'*Union médicale* elle-même, qui avait été dans ce journal l'interprète de leur désapprobation.

Je me suis empressé, Monsieur le Préfet, de prendre votre défense, dans le journal dont on se sert aujourd'hui pour m'attaquer sous votre nom; car c'est l'*Union médicale* qui vient de publier, à votre demande, prétend-elle, le Rapport administratif sur la *syphilisation* (2). Or, jamais attaques si violentes que dans ce prétendu Rapport n'ont été dirigées contre ma personne. Il a fallu, pour que ces attaques personnelles pussent se produire impunément, qu'elles se soient abritées derrière l'Administration de la police!

Mais ce sont là des particularités sur lesquelles il me répugne d'insister. Voyons quel était le devoir de la Commission, qui s'est beaucoup trop préoccupé, je pense, de ma personne dans son Rapport. Elle devait examiner tous les faits déjà connus de syphilisation, ou dont elle pouvait avoir connaissance, sans commettre d'indiscrétion; elle devait, en outre, m'exposer ses objections ou ses doutes, et m'aider de tous ses moyens à les faire disparaître. Qu'a-t-elle

(1) Cette Commission, composée de MM. Mélier, Ricord, Denis, Conneau et Marchal (de Calvi), était présidée par M. Mélier, *que la syphilisation épouvante* (p. 54 du Rapport), *chez qui la syphilisation excite d'abord l'effroi, et même l'horreur*, (p. 26), etc. Il n'était donc pas dans de bonnes conditions pour examiner *de très-près* et juger *sans parti pris* la *syphilisation*, ni, à plus forte raison, pour être à la tête de ceux qui allaient l'examiner et la juger!

Les hommes de l'âge et du tempérament de M. Mélier sont généralement conservateurs. *Laudatores temporis acti!* Leur expérience est précieuse, mais ils répugnent au progrès. On leur doit respect et déférence, mais non pas jusqu'au point de s'enchainer à leur immobilité. Il ne faut pas non plus forcer leurs aptitudes : *Autres âges, autres fonctions intellectuelles.*

(2) RAPPORT A M. LE PRÉFET DE POLICE sur la question de savoir si M. le Dr Auzias-Turenne peut être autorisé à appliquer ou à expérimenter la syphilisation à l'infirmerie de la prison Saint-Lazare, par MM.....; publié par décision de M. le Préfet de police. Paris, aux bureaux de l'*Union médicale*, 1853.

fait, au contraire? Elle a passé sous silence ou altéré les renseignements les plus précieux, et n'a pas voulu, quoiqu'elle feignît d'en avoir le plus grand désir, s'éclairer par l'examen de faits de *syphilisation* que j'étais en mesure de lui soumettre, et dont elle aurait pu surveiller toutes les phases.

Je viens d'articuler une accusation trop grave contre une Commission scientifique, pour ne point donner de preuves à l'appui ; en voici :

La Commission pouvait avoir à sa disposition des documents écrits, des documents officiels qui étaient manuscrits, et enfin, d'autres documents, *adventifs* en quelque sorte, soit que ces derniers parvinssent à la Commission par ses propres efforts et à sa sollicitation, soit qu'ils lui arrivassent, pour ainsi dire, d'eux-mêmes.

Voyons quelle a été la conduite de la Commission, en présence de cette triple source de renseignements.

Les premiers de ces documents étaient les meilleurs; la Commission les a complètement passés sous silence. Le Rapport purement administratif, envoyé par M. Sperino, avait paru insuffisant à la Commission; mais M. Sperino, apprenant qu'on avait fait une confusion et qu'on voulait détruire l'effet de documents administratifs en les taxant d'insuffisance scientifique, réclama par une lettre que la Commission n'a point publiée, et par l'envoi d'un volume de 900 pages qui est un vrai monument scientifique. La Commission n'en tint pas le moindre compte. *Son siége était fait*, son parti était pris. Elle savait, par avance, comment elle devait conclure.

La Commission a gardé le même silence calculé sur les écrits des Zelaschi, des Galligo, des Mottini, des Gamberini, etc.; et, qui plus est, se laissant aller à je ne sais quel concert occulte, elle a amorti l'*enthousiasme continu* (c'est l'expression de M. Ricord et non la mienne) d'un de ses membres en faveur de la syphilisation. Cet enthousiasme s'était pourtant produit bruyamment par la voix de la presse.

Suivons la Commission à l'œuvre, et voyons ce qu'elle va faire de ses documents officiels. Elle vient de passer l'éponge sur les réclamations enthousiastes d'un des siens en faveur de la syphilisation; elle va sans doute aussi effacer le Rapport de M. Denis, cette ébauche empreinte de prévention. Mais ce Rapport est contraire à la syphilisation ; il est, à ce titre, une pièce importante. M. Denis, membre de la Commission, aura donc à juger son propre Rapport, ce qui est assez étonnant, et, ce qui l'est beaucoup moins, M. Denis le jugera favorablement et sera de son avis à lui-même. Tout cela se passera, sans doute, avec la gravité qui accompagnait les délibérations des augures de l'antiquité. Il n'y a pas loin de cette manière d'agir à la condamnation sommaire de tout ce qui n'est pas du goût de MM. Ricord et Denis; aussi la Commission s'en donne-t-elle à l'aise! Elle ne se fait certes pas faute de proscriptions en matière de documents! M. Alquié, par exemple, a beau lui crier de Montpellier, en glisssant prudemment sur le mot de syphilisation et sur mon nom, qu'il guérit, en pleine clinique, des véroles et des cancers par des inoculations de pus syphilitique, tout est peine perdue! La Commission ne veut rien entendre ; ce ne sont pas des renseignements favorables à la syphilisation qu'il lui faut.

Vient enfin le chapitre des documents adventifs. La Commission ne semble pas l'avoir pris au sérieux; c'est pourquoi j'éprouve de l'embarras à vous en parler.

On ne pousse pas plus avant la discrétion et la réserve que l'honorable M. Mélier. Je n'ai pas l'idée de faire ici quelque allusion ironique aux efforts qu'il a tentés, à mon grand regret, pour connaître les secrets de ma clientèle ;

je veux seulement parler d'un voyage que M. Mêlier a fait à Turin pendant que la Commission fonctionnait à Paris. M. Sperino n'a rien négligé pour montrer toutes ses *syphilisées* à M. le Président de la Commission administrative. Qu'a vu M. Mêlier? Il ne l'a pas dit tout haut. Il n'était point allé en Piémont en qualité de membre de la Commission. Ainsi, M. Mêlier aurait bien pu se convertir à Turin, sans que le Président de la Commission changeât d'opinion à Paris. Pour peu que cette *dualité* eût été l'apanage de plusieurs de ses collègues, nous aurions le secret du vote de la Commission; mais, arrière loin de moi l'intention de scruter les pensées de ceux-là même qui n'ont pas craint de fouiller dans ma conscience!

MM. les Commissaires sont donc parfaitement discrets, puisqu'ils se taisent à eux-mêmes ce qu'ils ont appris; mais c'est sur moi qu'ils vont, pour ainsi dire, chercher à se rattraper; ils n'auront cesse de me presser de leur montrer mes clients. Rien ne fera de me retrancher dans le for intérieur du secret médical, dans l'asile sacré de ma conscience. M. Ricord me répondra avec assurance qu'il montre ses clients, et que j'en puis bien faire autant. « Je n'ai jamais, dit-il, éprouvé la *moindre difficulté*, de la part de mes malades, quand j'ai dû les montrer. » (Page 24 du Rapport.) M. Denis ajoutera, peu courtoisement : « Il faut croire que les malades de M. Auzias sont d'une espèce particulière. » (Page 28.) C'est pourquoi la Commission me sollicitera, à chaque instant, de violer les secrets de mon cabinet, sous prétexte qu'elle sait être discrète (elle l'a bien prouvé). Est-ce à dire que, lorsqu'on nous a confié un secret, et surtout un secret médical, nous ayons le droit de choisir des personnes discrètes pour le leur dévoiler? Voilà une question de déontologie professionnelle et de morale touchant la solution de laquelle peu de personnes, je présume, seront d'accord avec la Commission. S'il en était autrement, je dirais, dût-il en coûter beaucoup à mon amour-propre et à mes intérêts : *Etiamsi omnes, ego non.*

Cette Commission, discrète outre mesure et pourtant si avide de savoir ce qui se passe en moi, autour de moi, si avide d'explorer mes pensées et de contrôler mes actions, cette Commission, discrète et inquisitoriale à la fois, va se montrer, sans aucun doute, animée du désir le plus sincère et le plus vif d'assister à des traitements par la *syphilisation;* elle va s'empresser de m'aider à en faire sous ses yeux? Pas le moins du monde. Bien au contraire; elle repoussera le *possible* après avoir demandé l'*impossible*.

Voici la flagrance de sa contradiction:

Un chef de service d'hôpital était tout disposé à consentir que quelques-uns des lits de ses salles fussent occupés par des malades ayant confiance en moi, que je soumettrais à la *syphilisation*. Ce médecin mettait pour double condition à son consentement, que je me chargerais de trouver ces malades, et que la Commission voudrait bien obtenir le *laisser-faire* de l'Administration des hôpitaux. La Commission n'avait donc qu'un mot à prononcer pour que *la lumière se fît*. Elle a décidé qu'elle ne le prononcerait pas; mais, qui le croirait? Le syphilisateur déchu du Val-de-Grâce, tenant la plume sous la dictée de M. Ricord, a racheté son enthousiasme factice en rivalisant d'ardeur avec ses collègues dans ce vote inconséquent. Telle est l'instabilité de certaines convictions, que M. Marchal a pu se créer l'opinion singulière qu'on ne devait pas m'autoriser à faire ce qu'il avait fait lui-même sans aucune permission.

Il ne restait plus à la Commission qu'à faire bon marché de la vérité et à déverser la calomnie, sous forme de *conversations*, sur un confrère qui n'était pas présent pour se défendre..... Je m'arrête, Monsieur le Préfet, parce que mon indignation pourrait vaincre les efforts que je fais pour la contenir.

J'aime mieux fixer votre attention sur ce que la Commission appelle *les faits arrivés à sa connaissance*, et apprécier la manière dont elle a cru devoir les exposer et les interpréter. Je ferai cela sans préjudice d'une publication dans laquelle je donnerai des détails plus circonstanciés.

PREMIER FAIT. — Il est question d'un gentilhomme intelligent et énergique, M. le chevalier de ... Il souffrait depuis de longues années d'une syphilis qui avait résisté à tous les moyens ordinaires de traitement, lorsqu'il s'est réfugié au port salutaire de la syphilisation.

Certains membres de la Commission auraient bien voulu peut-être ne pas avoir à examiner M. de ... lorsque j'ai proposé de le montrer. M. Ricord notamment demandait à voir un singe (c'était à une époque où l'on pouvait vouloir gagner du temps); mais la réclamation de M. Conneau l'a emporté dans le sens que je désirais, et M. de ... fut montré à la Commission.

Que font les membres de la Commission après l'examen d'un fait aussi concluant? Ils conversent sur le compte de M. de ..., qu'ils représentent comme une santé délabrée, une poitrine ruinée; c'est une proie que se sont disputée, suivant eux, le rhumatisme, les scrofules et l'hypochondrie; M. de ... est, en outre, pour MM. les Commissaires, un de ces enthousiastes qui donnent tête baissée dans toutes les utopies. Ne fallait-il pas imaginer quelque allégation pour amoindrir l'effet de la parole d'un homme d'honneur qui témoigne hautement en faveur de l'excellence de la *syphilisation?*

On veut bien convenir que M. de ... a eu la vérole, pourvu qu'il soit entendu qu'il ne l'avait pas au moment de la *syphilisation*, celle-ci étant jugée, par avance, incapable d'avoir pu guérir un malade. Il y a pourtant une certaine difficulté, car comment nier que M. de .., ait recouvré la santé depuis qu'il s'est soumis à la *syphilisation?* C'est là un *post hoc* assez embarrassant. Les procédés de la *syphilisation* auraient-ils donc pu faire justice d'un mauvais état de la poitrine, justice du rhumatisme, des scrofules et de l'hypochondrie? L'enthousiasme de M. de ..., de plus forte trempe que celui d'un des membres de la Commission, a seul survécu, paraît-il, à cette série de tribulations.

La Commission va aviser à se tirer d'embarras, en déclarant, du bout des lèvres de M. Ricord, que toutes ces merveilles ont pu être le résultat d'une dérivation. Voilà donc les chancres élevés à la plus haute puissance curative, au rang de panacée, par la bouche même de M. Ricord. Je n'attendais pas autant de lui!

J'accepte, tout en faisant mes réserves, que la syphilisation soit un révulsif si énergique qu'elle puisse triompher d'un délabrement de poitrine et chasser devant elle le rhumatisme, les scrofules et l'hypochondrie. Je ne dis pas l'*enthousiasme* qu'elle fait naître et entretient, au contraire; il est vrai que c'est pour un temps différent, selon qu'on est un simple malade ou qu'on doit faire partie d'une Commission administrative.

M. Ricord, après avoir nié la signification de cet exemple éloquent, fait observer, en demandant que son observation soit mise dans le procès-verbal (ce qui prouve bien qu'on n'y a pas tout mis), que le cas de M. de ... est précisément un de ceux qui ont fait illusion aux défenseurs de la *syphilisation* dans le sein de l'Académie. On n'a pas de peine à comprendre quelle est l'intention de M. Ricord.

Mais M. de ... compte parmi ses amis le Dr Romane, confrère dont la droiture est au niveau du savoir; celui-ci avait appris à regret que son ami s'était confié à mes soins syphilisateurs, et avait fait auprès de lui et de moi des instances réitérées en faveur d'un autre système de traitement. J'avais résisté, par devoir, à ces instances, et M. de ... m'avait conservé sa confiance. La *syphilisation* de M. de ... a été continuée par moi, sous les yeux de M. Romane, que ce fait a éclairé et qui est devenu depuis syphilisateur. Des académiciens ne se sont donc pas seuls laissés aller à ce que M. Ricord appelle une *illusion*.

Je ne demande à la Commission qu'une seule concession, qu'elle ne peut pas se dispenser de me faire : *C'est que je n'ai pas donné la vérole à M. de ... par mes inoculations, et que je l'ai rendu réfractaire.*

Ce serait alors un exemple de *syphilisation préventive!*

DEUXIÈME FAIT. — Un jeune homme, dont la santé est épuisée par des excès de tout genre et des drogues antisyphilitiques prises sans aucun succès, se confie à mon traitement. Pendant que je le syphilise, il persiste, malgré mes remontrances, dans un mauvais genre de vie; puis il est pris d'érysipèle à une époque où sévit sur Paris, et notamment sur la maison qu'il habite, une épidémie meurtrière d'érysipèles. Il succombe enfin entre les mains de deux étudiants en médecine, qui ne l'ont pas quitté durant sa maladie. Ces jeunes gens ont dit ce qu'ils savaient, ou au moins ce qu'ils pouvaient dire.

La syphilisation n'a pas, certes, la prétention d'empêcher les gens de mourir ni de les soustraire aux influences épidémiques; mais on ne manquera pas de faire débuter l'érysipèle par des pustules d'inoculation, et d'attribuer la mort à la syphilisation.

Vous penserez, Monsieur le Préfet, qu'il eût été convenable, dans un cas aussi grave, de faire une enquête, puis un rapport qui en résumât les principales circonstances; mais cela aurait donné prise à une réponse victorieuse de ma part, puisqu'il m'aurait suffi de rétablir la vérité des faits pour détruire toute la portée des discours des Commissaires. Ces messieurs aimeront donc mieux dresser une espèce de *réquisitoire-conversation*, auquel ils ne me laisseront pas le droit de répondre; ensuite, on conclura de ces conversations sans réplique, qu'il faut condamner la syphilisation comme dangereuse.

On me laisse donc sous le poids de conversations dans lesquelles chacun n'avoue que ce qu'il veut; on s'abstient de considérer comme véridiques ou on ne reproduit qu'inexactement les déclarations de jeunes médecins qui ont veillé sans cesse auprès du malade (c'est de leur aveu que je m'exprime ainsi) (1); on met au-dessus de leur témoignage celui d'une femme perdue. D'où vient donc une préférence avouée pour de telles confidences?

On savait, Monsieur le Préfet, que j'aimerais mieux subir avec résignation les accusations les plus rigoureuses que de trahir des secrets que je dois, même à une tombe, parce que j'en ai reçu la confidence dans l'exercice de ma profession : c'est pourquoi on n'a pas manqué de redoubler d'insistance pour mettre ma conscience aux prises avec mon amour-propre et mes intérêts. Que de fois, en effet, ne vous a-t-on pas donné à entendre, dans les dialogues de ce Rapport, que ma discrétion cachait des réticences blâmables! On en viendra jusqu'à mettre sur le compte de la *syphilisation* et sur le mien tous les accidents qui pourront frapper la santé ou la vie des personnes syphilisées. N'est-il pas clair pourtant que ces accidents devront se multiplier en raison du nombre toujours croissant des syphilisés?

(1) On ne leur a pas lu ni fait signer leur interrogatoire, tel qu'il a été publié dans le Rapport.

TROISIÈME FAIT. — Je manque, M. le Préfet, d'expression convenable pour qualifier ce que la Commission appelle son troisième fait. Tout est basé sur le récit d'une fille misérable, *amenée à M. Ricord par un de ses élèves*. Je n'avais pas conduit la *syphilisation* de cette fille jusqu'à la fin, à cause de son indocilité; mais il paraît qu'elle est devenue beaucoup plus traitable sous la direction de M. Ricord ou de son élève. Elle débite en effet son histoire à merveille, et parle de *syphilides* avec aplomb (page 52). On peut certes bien me blâmer sur des renseignements venus d'une source aussi pure, sans se donner la peine de me confronter avec un pareil témoin.

QUATRIÈME FAIT. — Madame Z..., atteinte de syphilis, est soignée par moi en même temps qu'un jeune homme, son amant; jamais accidents syphilitiques ne furent d'ailleurs mieux caractérisés que chez elle. Madame Z... a été arrêtée pour cause d'adultère pendant que je la syphilisais. J'ai manifesté à la Commission le désir de continuer sous ses yeux la syphilisation de madame Z... à Saint-Lazare, où elle était détenue; la Commission a refusé d'en demander l'autorisation. C'est alors que, à la demande de madame Z..., votre Administration m'a fait l'honneur de m'adresser la lettre suivante :

Paris, le 9 octobre 1852.

Monsieur,

La nommée Z..., détenue à Saint-Lazare, a fait connaître que vous aviez commencé sur sa personne un traitement par la syphilisation et a témoigné le désir d'être soignée par vous pendant sa détention.

En raison des conditions toutes spéciales dans lesquelles se trouve cette femme, je consens à ce qu'elle reçoive vos soins dans la prison, et je vous autorise à vous présenter pour la visiter et la traiter à l'Établissement de Saint-Lazare.

Recevez, Monsieur, l'assurance de ma considération.

Pour le Préfet de police et par autorisation,
Le chef de la 1re division : METTETAL.

Je me suis rendu à votre appel et à celui de madame Z... J'ai appris ensuite que la Commission s'agitait et que madame Z... avait reçu dans sa prison la visite de plusieurs médecins. Je n'en ai point été fâché, ayant toujours désiré que mes confrères vissent le plus de cas possibles de *syphilisation;* mais j'ai su plus tard que la Commission avait témoigné son mécontentement à l'Administration, sous prétexte que l'autorisation qu'on m'avait donnée préjugeait la solution de la question qui lui était soumise.

Cependant madame Z... touchait à la guérison sans avoir encore atteint l'immunité complète contre le virus syphilitique : c'est alors que j'ai prié la Commission de venir la voir. — Pourquoi si tard, me dira-t-on? — Parce que j'avais cru d'abord que la Commission la visitait en secret. Cette Commission a fait tant d'autres choses à mon insu! Mais madame Z..., sans avoir été vue en réalité par la Commission entière, sortit quelques jours après de Saint-Lazare, par suite de l'abandon des poursuites dont elle était l'objet.

Que va donc faire la Commission? Elle a la franchise de nous le dire : elle va tout bonnement frapper à la porte du mari de madame Z..., qui est réintégrée dans le domicile conjugal, pour lui demander si sa femme a eu la syphilis. Ce mari, qui, trois mois auparavant, m'avait questionné là-dessus, répond hardiment par la négative, et (le croira-t-on?) M. Ricord se contente de cette déclaration, lui qui a passé sa vie à ridiculiser la naïve crédulité des maris! *Quantum mutatus ab illo!* La Commission a sans doute été un peu coupable ou légère (on sait pourtant combien elle s'avoue prudente et discrète) de risquer ainsi de troubler la paix d'un ménage fraîchement repatrié, en ravivant le souvenir d'infidélités récentes ; mais elle a été bien plus étourdie (l'expression n'est pas trop forte) de m'accuser, sur une preuve aussi fragile que la déclaration d'un mari, d'avoir donné par mes inoculations la syphilis à madame Z... Au moins la Commission voudrait-elle convenir que madame Z... est sortie bien portante de la prison ?

Encore un exemple de *syphilisation préventive*, d'après la Commission.

Permettez-moi, Monsieur le Préfet, de me taire sur le Rapport que M. Collineau a fait à la Commission à propos de madame Z.... Ma réserve a sa source dans un sentiment de convenance envers un confrère respectable qui a vieilli au service de l'Administration ; autrement, je ne manquerais pas de vous faire remarquer dans ce Rapport, entre autres invraisemblances médicales, que des *chancres spontanés* auraient surgi sur le bras de madame Z..., non loin des inoculations que je lui avais pratiquées. Il s'agit simplement d'autres inoculations que madame Z... s'était faites au moyen d'une aiguille pour continuer elle-même sa syphilisation, avant que vous m'eussiez donné l'autorisation dont il a été question plus haut : tant il est vrai que les malades ne redoutent pas beaucoup les inoculations successives après en avoir essayé. — Les notes qu'écrivait jour par jour M. Collineau sont assez curieuses ; la Commission les a-t-elle consultées ?

Cinquième fait. — Une insinuation peu bienveillante de M. Mêlier, une plaisanterie de mauvais goût de M. Ricord et une parole offensante de M. Denis (ce n'est pas la seule qu'il m'ait adressée).

Sixième fait. — Presque autant d'erreurs que de mots.

1° La Commission dit vaguement que *j'ai été amené à parler du malade dont il s'agit*. La vérité est que j'ai absolument refusé d'en parler. M. Ricord ayant avancé qu'un médecin l'avait entretenu d'un tambour de la garde nationale qui avait été soigné par moi, et que, cet homme n'étant pas riche, je pouvais le montrer à la Commission, je me suis borné à répondre que je voulais garder les secrets de tout le monde, riches et pauvres, et je me suis tû.

2° Cet homme, dit la Commission, sans nier qu'il soit mieux portant aujourd'hui, n'était pas syphilitique avant son traitement ; elle le représente en outre comme un *syphilophobe* dépourvu d'intelligence (1) ; il n'a donc pas pu imaginer la repartie suivante, si bien marquée au coin de l'esprit de M. Ricord. M. Ricord, consulté par ce malade, insistait pour qu'il entrât à l'hôpital du Midi ; le malade s'y est refusé dans la crainte qu'un séjour dans ce lieu suspect ne lui fît perdre sa place. *Eh bien!* lui dit vivement M. Ricord, *vous perdrez votre place et votre nez*. Quelle est, dites-nous, M. Ricord, la maladie si funeste aux nez, autre que la vérole, qu'on traite à l'hôpital du Midi ?

L'opinion de M. Marchal, en dehors de la Commission, est presque aussi explicite que celle de M. Ricord. La note suivante peut montrer que la mémoire de l'ex-syphilisateur est sujette à quelques défaillances. Je ne crois pas avoir le droit de divulguer les communications particulières que j'ai reçues. En faisant une exception pour cette note, en un cas de légitime défense, j'entre dans les vues de M. Marchal, qui semble m'y convier. En effet, après avoir dit solennellement, dans le Rapport : « *Je dois toute la vérité à la Commission,* » il ajoute : « J'écrivis à M. Auzias que *je ne croyais pas que cet individu fût syphilitique*, et

(1) « C'était d'ailleurs un homme de jugement peu solide, un de ces hommes qui vivent sur les confins de la raison, plutôt au delà qu'en deçà. » (P. 59 du Rapport.)

je confiai le billet au malade lui-même, qui, peut-être, ne l'aura pas remis à son adresse. »

Je tiens à montrer que le malade, au contraire, a été messager fidèle. Mes obligations envers le public ressemblent ici à celles de M. Marchal envers la Commission.

Note pour M. Auzias. — J'ai soigneusement interrogé le nommé J..., et *il n'est pas tout à fait* certain, pour moi, qu'il se trouve sous l'influence de la diathèse syphilitique. Cela est seulement *très-probable*. Dans ces circonstances, et attendu, surtout, que les traitements spécifiques auxquels le malade a été soumis, ont été tout à fait incomplets, je conseillerais de le mettre à l'usage des pilules de *protoiodure de mercure*, à la dose progressive de 0.05, 0.10, 0.15 et 0.20 grammes, et simultanément à l'usage de l'iodure de potassium, à la dose progressive de 1, 2, 3 et 4 grammes par jour. On suivrait avec attention les effets de ce traitement, et, en tout cas, on ne le discontinuerait qu'au bout d'un mois s'il était positif que les accidents n'eussent été aucunement amendés.

Paris, 16 avril 1852. Marchal (de Calvi).

Ainsi, *il n'était pas tout à fait certain* pour M. Marchal, en 1852, mais il était seulement *très-probable*, que J... se trouvait sous l'influence de la diathèse syphilitique. Cela n'a pas empêché M. Marchal d'affirmer de mémoire, dans le sein de la Commission, en 1853, qu'il ne croyait pas que J... fût syphilitique en 1852.

MM. Marchal et Ricord se sont donc deux fois rencontrés. Ils ont d'abord pensé de même sur un malade, puis ils ont tous deux changé d'avis, sans se concerter, pour en penser encore ensemble tout le contraire. Que s'est-il donc passé entre leur première et leur seconde pensée ? Le traitement du malade par la syphilisation.

3° En attendant, J... paraît avoir eu plus d'esprit que la Commission tout entière. En effet, il n'a perdu ni sa place ni son nez, qui est encadré dans une bonne figure dont le teint est excellent ; il y a même gagné de peser 23 livres de plus qu'avant la syphilisation.

M. Ricord n'a qu'à s'en informer auprès de la personne qui l'a mis au courant des affaires de mon cabinet.

Voilà encore un cas où, tout au moins, je n'ai pas donné la vérole par mes inoculations. N'est-il pas piquant d'avoir syphilisé le tambour d'une compagnie dont M. Ricord est chirurgien ? C'est presque un argument *ad hominem*.

Troisième exemple de *syphilisation préventive*, si ce n'est un exemple de guérison.

La manière d'agir de la Commission dans ce fait, qui est le seul à propos duquel il m'ait été donné de soulever une partie du voile qui cache la vérité, doit être pour vous, Monsieur le Préfet, une sorte de révélation. Vous pouvez juger des dispositions de la majorité de la Commission à mon égard, par la conduite de celui de ses membres qui passait pour être favorable à la syphilisation.

Septième fait. — Il s'agit d'un homme que j'ai montré à la Commission, parce qu'il avait été assez récemment inoculé par M. Ricord, lequel avait laissé marcher sans obstacle ses chancres d'inoculation, conformément aux préceptes de la *syphilisation*, et contrairement à ses propres doctrines. Effectivement, ce ne sont pas les inoculations nombreuses que M. Ricord réprouve, puisqu'il a écrit les lignes suivantes : « J'ai poursuivi les inoculations du chancre jusqu'à la huitième génération, et je n'ai jamais constaté la moindre différence entre elles. » (*Lettres sur la Syphilis*, p. 184.) Ce que M. Ricord réprouve, ce sont les inoculations qu'on n'arrête pas dans leur marche par la cautérisation ; ce que M. Ricord réprouve hautement dans son langage, c'est ce qu'il a fait lui-même dans la circonstance présente. Le vers suivant d'Ovide serait-il sa devise :

....Video meliora proboque,
Deteriora sequor.

Ce fait a, d'ailleurs, été pour le chirurgien de l'hôpital du Midi l'occasion de soutenir, en dépit de la vérité, qu'ordinairement les chancres de l'abdomen deviennent moins larges que ceux du gland. C'est tout l'opposé qui est vrai.

Vous parlerai-je enfin, Monsieur le Préfet, de l'expérience que j'ai faite sur un singe, sous les yeux de la Commission? Cette expérience, j'en conviens, n'était pas des plus concluantes au point où l'on a jugé à propos de s'arrêter. Il n'a manqué à ces messieurs, pour voir davantage, que des singes, de la patience et du temps. Quant à moi, je n'aurais peut-être jamais rien voulu écrire sur la *syphilis expérimentale* ni sur la *syphilisation*, si mes travaux ne m'avaient conduit à des résultats beaucoup plus significatifs. Pourquoi, au moins, M. Ricord n'a-t-il pas rapporté à la Commission les faits dont je l'ai rendu autrefois témoin, quoique, à vrai dire, ce que je lui ai montré ne soit qu'une partie peu importante de ce que m'ont appris des expériences auxquelles j'ai consacré plusieurs années? Mais M. Ricord sent que mes découvertes ont sonné la dernière heure de ses doctrines. Ses efforts pour nier l'inoculabilité de la syphilis aux animaux, c'est-à-dire mon point de départ, ressemblent à des cris de détresse ou aux convulsions de l'agonie.

Voici, à propos de cette expérience, deux affirmations qui ne me satisfont point, et que M. Ricord a placées dans ses discours du Rapport de la Commission ; cela soit dit, en passant, sans y attacher une trop sérieuse importance

1° Il est parlé, dans le Rapport, d'un singe qui avait *une affection polymorphe de la peau*. D'où vient cette périphrase ambiguë? Il s'agissait tout uniment d'un *lichen*. Pourquoi ne pas l'avoir dit? L'ignorait-on?

2° Voici la contradiction la plus flagrante entre deux phrases limitrophes du Rapport de la Commission : « Deux femmes sont présentées à M. Auzias : l'une porte un ulcère serpigineux ancien, et M. Auzias la refuse justement ; l'autre porte à la vulve un chancre récent, non induré, offrant, suivant les membres de la Commission (M. Ricord en tête), *tous les caractères de l'inoculabilité;* M. Auzias la refuse également. » — « *On ne peut s'en rapporter qu'à l'inoculation pour déterminer la nature de l'accident.* » (Ricord, p. 85 du Rapport.) Quels sont donc, pour M. Ricord, *tous ces caractères de l'inoculabilité?* Et puisqu'il les reconnaît si bien aux chancres de femmes, pourquoi ne veut-il pas les reconnaître aux chancres de singes? M. Ricord abuse de la faculté de se contredire.

Remarquez, Monsieur le Préfet, qu'il s'agit là de phrases très-mûrement méditées. Ces messieurs faisaient de longues séances de révision à l'imprimerie de l'*Union médicale*, à la veille de chaque publication d'un fragment de leur Rapport. Mes improvisations, au contraire, avaient été, pour ainsi dire, saisies au passage, et ont été ensuite imprimées sans qu'il m'ait été donné de les revoir. On a même encadré certaines de mes réponses dans des phrases, arrangées après coup, de MM. les Commissaires.

Je dirai, pour en finir avec cette expérience, qu'un chancre de six jours, et non pas de quatre jours (ce qui est, d'ailleurs, peu important), a existé sur ce singe.

L'animal a été malade plus tard. J'en parlerai dans un Mémoire, dont je m'occupe, sur la syphilis constitutionnelle des animaux.

Tels sont, Monsieur le Préfet, rendus à leur valeur, les faits de la Commission. Elle vous les a présentés sous forme de dialogues, parce qu'elle était dans l'impuissance de vous en donner la substance d'une manière claire et concise. Je vous signalerai tout à l'heure la cause de cette impuissance dans laquelle s'est constamment agitée la Commission, comme son Rapport en fait foi.

Là s'est donc arrêtée, et pour cause, sa vaine et stérile ardeur à mettre des faits à la question. Elle s'est tue sur le compte d'un nommé T..., que j'ai pourtant amené à M. Mêlier; elle s'est tue sur le compte de Pagès et du Dr Laval; elle s'est tue encore sur le compte du médecin allemand de l'observation duquel on s'était, à tort, prévalu contre la syphilisation, et qui étale partout aujourd'hui sa face florissante. Enfin, la Commission n'a pas même dit un seul mot d'un de nos confrères, attaché à la Préfecture de police, qui s'est soumis à des inoculations réitérées de pus chancreux, sous les yeux même de MM. Ricord et Denis.

Pourquoi donc, ensuite, déplore-t-elle sans fin la pénurie de faits à laquelle elle se prétend réduite, et ne tarit-elle point contre mon obstination à refuser de me déshonorer par la violation de secrets qu'on m'a confiés dans l'exercice de ma profession ?

La Commission a donné à ses séances la physionomie des séances d'une Cour d'assises, moins la vérité des débats. En vain chercherez-vous dans son volumineux *factum*, et à travers ses longs dialogues, une procédure consciencieuse, un interrogatoire authentique de témoins, la défense de l'accusé (car on m'accuse) et le résumé d'un président impartial.

Ce qu'on vous a présenté n'est donc ni un Rapport scientifique ni un Rapport administratif; ce n'est pas même un compte rendu judiciaire. Cela *ne mérite de nom dans aucune langue, et* N'A PAS, dit la Commission, LA FORME DES DOCUMENTS DE CE GENRE. Elle en est réduite à faire ce singulier aveu!

Puisque la Commission était sur la pente des aveux, pourquoi ne l'a-t-elle pas suivie en vous disant le vrai motif de sa manière de procéder par dialogues? Chose étrange! les conclusions elles-mêmes du Rapport sont en dialogues! Des dialogues, pourtant, ne peuvent constituer tout au plus que des procès-verbaux, c'est-à-dire une partie des éléments que le rapporteur doit mettre en œuvre. Pourquoi la Commission a-t-elle donc procédé par dialogues? Ce serait, d'après elle, pour apporter plus de *précision* dans son travail. *Cent pages de dialogues pour être plus précis!* Non! Non! Je vais avoir pour eux de la sincérité.

Ils ont procédé par dialogues, parce que leurs opinions offensantes et disparates ne pouvaient se réunir dans un tout bienséant et homogène.

Ils ont procédé par dialogues, pour supprimer, tronquer, falsifier des documents.

Ils ont, enfin, procédé par dialogues, pour étouffer la vérité, m'accabler sous la calomnie et masquer l'indignité du fond sous la prolixité hypocrite de la forme.

Puisque cette forme inusitée se trouvait être le seul refuge de la Commission, au moins devait-elle l'adopter franchement et tout dire. Pourquoi n'a-t-elle pas divulgué tous mes efforts pour lui faire accepter des moyens de s'éclairer par des faits? Quelle est la date de chaque séance de la Commission? Quels étaient les membres présents à chaque séance, et que s'y est-il passé au juste? De quelles séances sont les parties des procès-verbaux qu'on a publiées? Quelles sont les parties de ces procès-verbaux qu'on a supprimées, transposées, etc.? Pourquoi, et quand l'a-t-on fait? Quelles sont les séances, les fractions de séances auxquelles j'ai été admis, dans lesquelles j'ai été *introduit*, pour employer le mot de la Commission, celles d'où l'on m'a exclu? Ai-je assisté à une seule séance en entier? Quels sont les cas où M. Ricord n'a pu échapper aux étreintes de ma logique que par des dénégations ou par la demande du *comité secret* de la Commission? Pourquoi les conclusions ont-elles été publiées plusieurs mois avant le Rapport?

Le public veut être renseigné sur toutes ces choses. Moi-même, n'ai-je pas plus de droit que personne à savoir tout?

Que la Commission s'explique, sinon je pourrai répandre mes griefs et mes soupçons.

Monsieur le Préfet, un Rapport par dialogues, un Rapport qui a jusqu'à la prétention de refléter la physionomie intime des séances de la Commission, ne devait vous cacher aucune des circonstances qui ont accompagné les investigations de ces messieurs. Ce Rapport devait vous apprendre, par exemple, que dans toutes les séances de la Commission auxquelles j'ai pu assister (cela était subordonné aux caprices des Commissaires), M. Ricord a affecté dédaigneusement de ne jamais prononcer mon nom.

Je veux vous citer un seul incident pour vous donner l'idée de l'aigreur qui se mêlait, parfois, à l'accueil qu'on me réservait.

Il s'agit de la communication que j'ai faite dans le cabinet de M. Mêlier, chez qui se réunissait la Commission, réduite, ce jour-là, à deux membres, d'une proposition que je soumettais à cette Commission, et qui est reproduite textuellement à la page 30 du Rapport. M. Denis, après avoir écouté, sans faire aucune réflexion, cette lecture, a caractérisé ma proposition par un mot qu'il n'a accompagné d'aucun autre, et dont je ne veux souiller ni ma plume ni vos yeux. M. Denis n'a rien voulu rétracter, et j'ai protesté, dans la séance suivante, par ce billet, qui a bien pu s'égarer sur le bureau de M. Mêlier ou dans les papiers de M. Marchal :

« La proposition que j'ai loyalement faite chez M. le Président, le mercredi 29 décembre, a été traitée, séance tenante, par un membre de la Commission, d'*escobarderie*. En me présentant devant la Commission pour défendre ma proposition, je mets ma dignité sous la sauvegarde de la Commission elle-même, et je proteste contre un outrage que je n'ai ni provoqué ni mérité. La modération dont j'ai fait preuve en me contenant témoigne de mon loyal désir d'éclairer la Commission, et de ma reconnaissance pour l'urbanité de M. Mêlier; mais j'ai droit, dans le sein de la Commission, aux égards qu'on se doit dans une bonne compagnie. — 3 janvier 1853. »

Les provocations les plus affligeantes ont ainsi échoué contre ma patience et ma modération qui étaient fortifiées par le sentiment du devoir, la fermeté du droit et l'inspiration d'une grande pensée. Elles ont aussi trouvé, je me plais à le dire, un auxiliaire dans l'urbanité de M. Mêlier et dans l'expansion cordiale de son foyer domestique.

Vous entretiendrai-je, Monsieur le Préfet, des circonstances qui ont accompagné la présentation qui vous a été faite, et la publication de ce Rapport? On se hâte de vous en présenter les conclusions et de les publier dans les journaux. Plus tard, on se réunit, on discute, et on fait imprimer le Rapport dans l'*Union médicale*, avec addition de notes malveillantes contre moi. La première partie du Rapport paraît dans ce journal avec votre *autorisation*, et les autres par votre *décision*. Un tirage à part est répandu dans Paris, en province et à l'étranger ; il se vend, avec mon nom sur la couverture, au profit de je ne sais qui, au bénéfice de je ne sais quelle réclame. En tête de ce tirage est une lettre sans date que vous avez écrite à M. A. Latour, pour le prier de prêter au Rapport la publicité de son journal. C'est sans doute là ce qu'on appelle votre *décision*. Or, M. A. Latour est le seul journaliste qui vous ait blâmé d'avoir nommé une Commission.

L'interprétation de tout cela se fait d'elle-même.

L'intrigue antisyphilisatrice ne voulait d'abord pas de Commission, c'est-à-dire pas d'examen ; mais, obligée de céder sur ce point, elle est parvenue à devenir l'âme de la Commission, et a voulu se faire ensuite un instrument de votre Administration elle-même.

La Commission, après avoir repoussé ou étouffé toutes les preuves, peut bien s'écrier, au bout de son œuvre, par l'organe de M. Marchal :

« Il est arrivé maintes fois que l'avenir a vengé les inventeurs des préjugés et des mépris dont leur temps les avait accablés. La Commission n'a pas à craindre ce démenti, aussi longtemps que les faits *qui pourront se produire* ne différeront pas de ceux qui lui ont été soumis. » (Page 90.)

Le *qui pourront se produire* est significatif. Est-ce un *lapsus* ou un aveu de la Commission?

On m'a personnellement mis en cause dans le Rapport; il était donc juste que je me défendisse.

Si les traits de ma défense ont souvent atteint les membres de la Commission, ceux-ci ne devront s'en prendre qu'à eux-mêmes, car ils se sont isolés pour m'attaquer et se sont en quelque sorte placés nominalement à découvert dans chaque ligne.

Oui, j'ai trouvé dans chaque ligne de cet informe Rapport des accusateurs, des ennemis, et jamais des juges ! Mais telle est la vanité de leurs longs dialogues et de leurs propos, telle est surtout l'évidence de leur dessein, qu'il m'a suffi de quelques pages pour vous montrer que la vérité et la raison sont de mon côté.

Je n'ai donc pas voulu faire à la Commission une réponse de détails. *On attaque avec un mot*, dit J.-J. Rousseau, *il faut des pages pour se défendre.* Pour répondre minutieusement au volume de la Commission, il m'aurait fallu en écrire un plus considérable; — je n'ai pas cru que la chose en valut la peine.

J'ai réellement manqué de latitude dans ma défense ; en effet, je l'ai circonscrite, par respect pour l'Administration et pour moi-même, entre deux limites que les dialogues désobligeants de ces messieurs me donnaient pourtant le droit de franchir.

D'un côté, je n'ai pas voulu infliger à la Commission tout entière la solidarité des discours de chacun des membres; d'un autre côté, j'ai dédaigné de me servir de l'arme des récriminations personnelles, autrement que pour en parer les coups dirigés contre moi ; personne ne pourra donc m'accuser d'avoir introduit dans ma défense des éléments étrangers au Rapport.

Non, je ne veux pas incriminer le caractère d'aucun des membres de la Commission ; j'ai seulement prétendu démontrer que cette Commission avait été au-dessous de sa tâche, quelle que soit la valeur des hommes qui la composaient. Ils ont été faillibles; ce n'est pas la première fois que des écueils imprévus se sont dressés au travers des carrières les plus honorables.

Vous avez, Monsieur le Préfet, un moyen de vous faire par vous-même une idée parfaitement exacte de la valeur de l'œuvre de la Commission. En effet, quelque opinion qu'on se forme sur la syphilisation comme pratique médicale, tout esprit non prévenu doit convenir que la nouvelle doctrine a résolu ou au moins soulevé plusieurs questions importantes en *syphilographie ;* or, puisque la Commission ne veut reconnaître aucun progrès accompli dans la science par la syphilisation, puisqu'elle laisse percer une opposition qui s'adresse à moi personnellement, c'est que les membres qui font la majorité de cette Commission ne sont pas en état de porter un jugement impartial, c'est que la routine, la passion ou quelque autre cause les aveugle.

J'en appelle à des juges plus intègres !

Vous déciderez.

J'ai l'honneur, Monsieur le Préfet, d'être votre très-humble et très-obéissant serviteur.

A. T.

Septembre 1853.

LA SYPHILISATION PRATIQUÉE AU SYPHILICOME DE TURIN

ANALYSE DU LIVRE DE M. SPERINO

ET

RÉPONSE AU RAPPORT FAIT A LA SOCIÉTÉ DE CHIRURGIE PAR M. CULLERIER SUR LE MÊME OUVRAGE.

Lecture faite à la Société médicale du 12e arrondissement

Le 7 juin 1854.

Messieurs et chers Collègues,

Notre très-honoré collègue, M. Cullerier, vous a fait hommage du Rapport qu'il a présenté à la Société de chirurgie, sur le livre de M. Sperino (1).

Il sait, mieux que personne, que la Société de chirurgie a condamné la syphilisation, — *par acclamation*, — procédé peu scientifique, et que, là, mes réclamations courraient risque d'être étouffées, mes intentions et mes actes d'être calomniés. Aussi, tout en me combattant dans une enceinte où je n'ai pas droit à prendre la parole, a-t-il voulu me fournir l'occasion d'une réplique au dehors. Je saisis avec empressement celle que m'offre la communication faite de son Rapport à notre Société.

Dans une question aussi délicate il faut, Messieurs, que vous portiez par vous-mêmes un jugement sur le travail de M. Cullerier ; c'est pourquoi je vais transcrire textuellement les paragraphes dans lesquels ce travail est encadré, je veux dire le premier et le dernier paragraphe :

« J'éprouve un tel éloignement à m'occuper de tout ce qui a trait à la syphilisation, que, pour me décider à faire ce Rapport, il m'a fallu être sollicité d'abord par le sentiment d'un devoir à remplir envers la Société, et ensuite parce que j'ai pensé que, si la doctrine était déjà irrévocablement condamnée dans l'esprit de la plupart d'entre vous, il pouvait néanmoins s'en trouver quelques-uns qui, incertains encore de l'opinion qu'ils doivent se former, attendent de la lecture de ce livre des documents capables de les éclairer.

. . . .

« Nous aussi, Monsieur Sperino, nous sommes guidés par le désir d'être utiles à nos semblables, et c'est pour cela précisément que nous condamnons votre méthode. *D'avance, et sans la connaître à fond*, nous nous étions *révoltés* contre elle, parce que sa seule exposition *alarmait nos instincts scientifiques*. Aujourd'hui que nous l'avons vue à l'œuvre et que nous avons pu constater, si ce n'est le danger, du moins l'impuissance et le *mensonge*, nous vous disons, à vous, le plus zélé des syphilisateurs, ainsi qu'à tous vos adeptes : Comme *hommes privés*, nous pouvons vous accorder encore notre estime ; comme hommes de science, nous reconnaissons volontiers que vous êtes des *rhéteurs* ou des écrivains habiles ; mais, comme praticiens, vous n'avez rien à attendre de notre approbation. »

Ainsi M. Cullerier éprouve de *l'éloignement* pour la syphilisation, cette énormité née d'hier qui choque *le sens moral* (comme il l'appelle ailleurs dans son Rapport), et contre laquelle il est révolté *avant de la connaître*.

(1) LA SYPHILISATION ÉTUDIÉE COMME MÉTHODE CURATIVE ET COMME MOYEN PROPHYLACTIQUE DES MALADIES VÉNÉRIENNES, par C. Sperino....; traduit de l'italien, par A. Tresal D. M. P. Turin, J. Bocca ; Paris, Chamerot, 1853. 1 vol. in-8o.
Rapport sur l'ouvrage du Dr Sperino, de Turin, par M. Cullerier, chirugien de l'hôpital de Lourcine, lu à la Société de chirurgie dans la séance du 14 décembre 1853. — Extrait des *Bulletins* de la Société de chirurgie.

M. Cullerier, en outre, a des *instincts scientifiques*, et ces instincts sont *alarmés* par la syphilisation!

Je vous convie seul, *sans vos instincts scientifiques*, vous, monsieur Cullerier, notre digne, notre savant collègue, à l'examen calme, réfléchi, *scientifique* du livre de M. Sperino.

En voici l'analyse rectifiée :

Ce livre est divisé en six CHAPITRES, précédés d'une introduction et suivis d'une conclusion.

Le PREMIER CHAPITRE est consacré à un excellent historique de l'*inoculation syphilitique* et de la *syphilisation*. L'auteur y examine la question de l'existence du virus syphilitique, question qu'il résout par l'affirmative, conformément à l'opinion généralement admise aujourd'hui.

Il réduit à sa valeur l'inoculation considérée comme méthode de diagnostic, et comme moyen d'éclairer la prophylaxie de la syphilis.

M. Sperino aborde ensuite la question de l'inoculabilité de la syphilis aux animaux. Il conclut encore à l'affirmative. En effet, à part cette différence que les animaux ont plus de syphilisme que l'homme, et sont, pour cela, souvent réfractaires à l'inoculation des pus faibles, les choses se passent chez eux après l'inoculation, identiquement comme chez nous, depuis les symptômes primitifs jusqu'aux manifestations constitutionnelles inclusivement.

Je n'ai pas seul observé ces dernières sur les animaux; M. Sigmund les a fait voir à Vienne dans sa clinique de l'hôpital général. Je profite de l'occasion pour montrer à la Société le dessin fait par M. Bion d'une ulcération secondaire de la lèvre d'une chatte, à laquelle plus d'une année auparavant j'avais donné un chancre à l'oreille.

M. Cullerier, au contraire, se met en quatre pour défendre contre la syphilis l'entrée de l'organisme des animaux. *Il n'y a que le premier pas qui coûte.* C'est pourquoi le chancre est l'objet spécial de sa continuelle vigilance. Comme on est ingénieux, fécond, que de défaites n'imagine-t-on pas pour fermer la porte à cet intrus! Avant que la contre-épreuve qu'on prétendait indispensable de l'inoculation du pus des animaux à l'homme n'eût été faite, on menaçait sans façon de la morve l'imprudent qui permettrait qu'on égratignât son épiderme par une pointe de lancette, trempée dans le pus chancreux ou pseudo-chancreux d'un macaque; cette étrange idée de *substitution*, cet épouvantail pathologique par lequel on pouvait fermer définitivement accès à la lumière, fit éclosion, sous l'aile de M. Cullerier, dans l'enceinte de la Société de chirurgie, d'où elle sortit aussitôt pour aller s'éteindre au grand air. Ce ne fut que bien plus tard que la théorie de *transplantation* jaillit tout entière du cerveau de M. Cullerier. M. Ricord la caressa, la patrona et parut l'adopter; mais soyons juste, il n'en fut bien réellement que le parrain. Je donne donc entièrement droit à la réclamation de M. Cullerier. *On a ri d'abord de cette théorie*, dit-il; *aujourd'hui, on en fait honneur à M. Ricord.*

M. Cullerier sait donc à merveille (j'en prends acte) qu'on conteste d'abord aux inventeurs la vérité, puis la priorité de leurs idées. Mais, à vrai dire, je crois que si l'on se permet de rire encore de la théorie de transplantation, M. Ricord a la réserve de ne plus élever aucune prétention à la priorité.

Il faut pourtant que vous sachiez bien, Messieurs, ce qui se passe de singulier, d'après cette théorie, lorsqu'on fait à un singe l'inoculation du pus chancreux ou (pseudo-chancreux), et qu'on emprunte du pus à la pustule produite sur l'animal pour l'inoculer à l'homme, quel que soit le nombre de générations *pseudo-chancreuses* qu'on superpose ainsi, et par quelques ablutions qu'on nettoie ces *pseudo-chancres* d'animaux. Ce qui se passe, le voici très-sérieusement, ainsi, tâchez de ne pas rire :

Le pus virulent, déposé sous l'épiderme de l'animal, y agit comme un corps étranger, et détermine une inflammation. Celle-ci devient cause de la production d'un nouveau pus, au milieu duquel le virus se conserve au moins aussi bien que dans un tube à vaccin ; puis, la pointe d'une lancette va chercher à coup sûr ce virus, qui est inoculé positivement à l'homme une fois, deux fois, vingt fois... après avoir été successivement déposé sous l'épiderme de divers animaux. Le pus virulent s'est donc conservé dans la peau de l'animal, comme fait une plante dans un terrain de *transplantation*. Voilà, réduite à sa plus naïve et on peut dire plus textuelle expression, cette fameuse théorie de transplantation.

M. Sperino parle enfin, dans ce chapitre, des expériences tentées par Percy dans le but d'utiliser le virus syphilitique comme moyen thérapeutique de la syphilis. Le Mémoire dans lequel Percy a consigné ses recherches est perdu pour la science, ou tout au moins il se trouve profondément enfoui dans quelque poudreuse oubliette académique dont on ne s'empressera guère de l'exhumer. Il ne nous est parvenu que mutilé, et condamné, dans un Rapport présenté par Fabre, à l'Académie royale de chirurgie. Chose bien digne de remarque ! Percy était arrivé, lui aussi, à l'idée de l'emploi thérapeutique du virus syphilitique par des inoculations faites sur les animaux ; Percy est donc un ancêtre pour les syphilisateurs.

Ceux-ci, néanmoins, n'ont pas eu son héritage ; en effet, Percy a sacrifié à la porte des Corps savants, sur l'autel du succès, ce qui serait devenu le glorieux patrimoine des syphilisateurs. Ce célèbre chirurgien d'armée a manqué de *courage scientifique*, de ce courage bien rare dont MM. Depaul et Malgaigne ont fait preuve, à un très-haut degré, dans le sein de l'Académie de médecine.

Les expériences de Percy avaient été si peu appréciées et tellement négligées, que je n'ai eu connaissance que dans ces derniers temps du Rapport de Fabre (1) et de quelques réflexions de Ribes (2) au même sujet ; autrement je n'aurais pas manqué de citer les travaux de Percy dans mes premières publications sur la syphilisation.

Ce premier chapitre du livre de M. Sperino est donc, à vrai dire, un traité de l'*inoculation syphilitique*, aussi bien à l'usage de nos adversaires qu'à celui des syphilisateurs. Chaque opinion des syphilographes sur ce sujet important y est bien jugée. M. Cullerier n'y aurait pas trouvé de contradiction, s'il avait su tenir compte des deux maximes suivantes de Vauvenargues :

« Nous sommes bien plus appliqués à noter les contradictions, souvent imaginaires, et les autres fautes d'un auteur, qu'à profiter de ses vues vraies ou fausses. »

« Pour décider qu'un auteur se contredit, il faut qu'il soit impossible de le concilier. »

Il est en revanche une autre maxime du même auteur, pour laquelle M. Cullerier semble avoir une prédilection trop marquée. La voici : « Comme il

(1) RECHERCHES SUR DIFFÉRENTS POINTS DE PHYSIOLOGIE, DE PATHOLOGIE ET DE THÉRAPEUTIQUE, etc., Paris, 1783, p. 320.

(2) *Loc. cit.*, t. Ier, p. 413, et *Archives de médecine*, t. XII, p. 59.

est naturel de croire beaucoup de choses sans démonstration, il ne l'est pas moins de douter de quelques autres, malgré leurs preuves. »

Il nous serait d'ailleurs facile d'user de représailles envers M. Cullerier, en lui reprochant d'exalter les merveilles de l'inoculation, quand elle est pratiquée par pure curiosité scientifique, tandis qu'il en méconnaît les services et la réprouve même énergiquement dès qu'elle a pour fin la guérison et la prophylaxie de la vérole.

Le deuxième chapitre est consacré à l'exposition des motifs qui ont déterminé M. Sperino à expérimenter la syphilisation sur l'homme. M. Cullerier en extrait, avec bonne foi, les raisons déterminantes qui suivent :

« Les individus qui ont été souvent, et à des intervalles très-rapprochés, affectés de chancres sont plus rarement atteints de la syphilis constitutionnelle, que ceux qui n'ont qu'une seule infection, qui souvent n'a été que très-légère. »

« Les chancres qu'on inocule (aux malades, bien entendu), comme moyen de diagnostic, paraissent activer la cicatrisation des ulcères sur lesquels le pus a été pris. »

« Enfin, sur les animaux, on observe la diminution progressive des chancres artificiels. »

Mais voici sans doute un *lapsus* de la part de M. Cullerier. Il désapprouve fort M. Sperino de considérer comme un excellent argument en faveur de la syphilisation, cette circonstance, que les ulcérations phagédéniques ne sont pas généralement suivies de vérole. Pourquoi M. Cullerier se trouve-t-il en dissentiment avec M. Sperino ? C'est, dit-il, parce qu'il est d'observation (l'opinion de M. Cullerier est ici celle de presque tout le monde et de M. Sperino en particulier), que le *phagédénisme met à l'abri de manifestations constitutionnelles*. Ainsi M. Cullerier paraît répondre à M. Sperino par une identité, ou en abondant dans le sens du syphilographe de Turin. Eh quoi autrement, M. Cullerier prétendrait-il que le phagédénisme serait plus probant en faveur de la syphilisation s'il procurait la vérole ? Ne penserez-vous pas, Messieurs, que la logique n'est point du côté de M. Cullerier ? La contradiction dans laquelle il est tombé n'a pas échappé à M. Rambaud, qui pourtant s'est borné partout ailleurs au rôle de rapporteur scrupuleux.

Le troisième chapitre est consacré à des considérations préliminaires sur la thérapeutique syphilisante. Il traite des règles générales de la syphilisation, du procédé opératoire, des régions organiques et des pus qu'il faut choisir ; de l'évolution des chancres artificiels et enfin des maladies intercurrentes qui peuvent compliquer la scène.

M. Sperino, à la grande satisfaction de M. Cullerier, n'est pas partisan de la syphilisation préventive ; mais personne, que je sache, à part les cas exceptionnels et malgré tout le bruit qu'en ont fait non-seulement les ennemis de la syphilisation, mais encore ceux qui n'auraient pas été fâchés de se faire un marchepied de la découverte en offrant comme holocauste aux ennemis de cette découverte, le sacrifice de l'inventeur, personne, dis-je, n'en est autrement partisan que M. Sperino, quand ce chirurgien syphilise des femmes atteintes de chancres primitifs. Ces chancres ne peuvent-ils pas être en effet considérés comme de premiers chancres syphilisateurs ?

Le quatrième chapitre, sur lequel M. Cullerier glisse assez rapidement, est gros de 96 observations, dont les sujets, à part quelques rares exceptions, jouissent du triple bénéfice de la santé, de la fraîcheur et de l'immunité.

Il y a certes là de quoi intéresser vivement tout syphilographe qui n'aurait pas un *instinct scientifique*, c'est-à-dire une *préoccupation extra-scientifique*, pour prendre dans sa moins mauvaise acception l'accolement hybride de ces deux mots : *instinct* et *science*. Mais M. Cullerier ne sait que se voiler la face au *hideux spectacle* offert par M. Lindeman, qui n'en cumule pas moins les trois attributs précités.

M. Cullerier, qui n'a pas vu ce qui était dans ces observations, aurait voulu y trouver, en revanche, ce qui ne doit pas y être à la rigueur. Pourquoi, dit-il, à travers tant d'inoculations, M. Sperino n'a-t-il pas cherché à résoudre la question de l'inoculabilité du produit des accidents secondaires? Ce reproche, d'ailleurs, porte doublement à faux : d'abord parce que M. Sperino, au contraire, apportant son contingent d'expériences et de raisonnements, a résolu cette question par l'affirmative, dans son premier chapitre (j'aurais pu le dire à propos de ce chapitre, si je n'avais mieux aimé suivre pas à pas M. Cullerier); ensuite parce que le syphilisateur transalpin n'a pas pu s'engager fort loin dans cette ligne d'expérimentation. Bien lui en a pris, parce qu'il aurait encouru *de plus belle* le blâme de M. Cullerier, *in utroque labes.*

En effet, qu'est-ce que la vérole, si ce n'est une maladie dont les accidents constitutionnels sont des symptômes? Qu'est-ce donc qu'inoculer avec succès ces symptômes, si ce n'est donner à un individu la maladie dont ils ne sont que l'expression? Il faudrait donc, pour que l'expérimentation eût toute valeur, que ceux auxquels on les inocule n'eussent pas encore la maladie. Or, figurez-vous, Messieurs, la juste indignation de notre collègue, si M. Sperino s'était rendu coupable d'un pareil crime de lèse-humanité!

Au reste, M. Sperino ne savait pas si le produit des accidents secondaires était syphilisant. Je crois pouvoir lui venir bientôt en aide dans la solution de cette grave question. Je pense qu'il y a des cas où l'inoculation du produit des accidents secondaires peut devenir extrêmement utile ; j'ai plus particulièrement en vue le traitement des accidents dits tertiaires, du phagédénisme et du cancer.

Le cinquième chapitre est le plus important: c'est le résumé et le but de tout l'ouvrage.

Il ne m'est pas possible d'examiner, Messieurs, ni de discuter devant vous toutes les questions soulevées dans ce chapitre et savamment traitées par M. Sperino. Il y démontre la réalité de la syphilisation; il examine si le pus chancreux est *un*; il prouve que le phagédénisme peut être sous la dépendance de maladies internes, et que l'effet général de la syphilisation sur tout l'organisme est des plus salutaires.

Passant à l'examen des propriétés thérapeutiques de la syphilisation, il émet sur la blennorrhagie uréthrale une opinion ingénieuse et vérifiée par les faits, en tant qu'elle n'a rien d'absolu, à savoir, que le produit des plaques muqueuses chez la femme peut communiquer à l'homme une blennorrhagie spécifique, et *vice versa.*

Il examine après cela toutes les variétés de chancres soumises au traitement syphilisant. Il cite le cas d'une malade atteinte de chancres phagédéniques et chez laquelle plusieurs chancres d'inoculation sont devenus également phagédéniques. M. Cullerier s'empare avidement de ce cas pour en faire le texte d'une accusation contre moi ; il y accolle, sans me nommer, comme c'est la mode, un fait mal rapporté de ma pratique : le malade qui en est le sujet m'ayant échappé avant sa guérison, que j'avais presque complètement obtenue, quoiqu'il fût dans des conditions hygiéniques extrêmement défavorables ; le sujet, dis-je, m'ayant échappé et la réserve professionnelle m'étant imposée, M. Cullerier peut s'en donner à l'aise contre moi ; c'est ainsi que l'on ne craint pas de parler tandis que je me crois seul astreint au silence. On ne remporte jamais d'autre victoire contre moi.

Je ne puis pas déborder de mon sujet jusqu'au point d'entamer une dissertation sur le phagédénisme et sur la thérapeutique syphilisatrice que je lui oppose ; mais rien ne peut m'empêcher de déclarer que je compte déjà plusieurs succès contre le phagédénisme.

Dans le même chapitre, M. Sperino passe en revue, sous le rapport du traitement par la syphilisation, les bubons, les végétations (qu'il considère comme n'étant pas syphilitiques), les différentes variétés de syphilides, l'alopécie, les ulcères profonds du tissu cellulaire sous-cutané, l'iritis, les douleurs ostéocopes, etc. Je ne le suivrai pas dans des détails qui font de son livre un ouvrage aussi utile aux syphilographes qu'aux syphilisateurs proprement dits.

Vient ensuite l'examen de quelques questions, entre autres de celles-ci: *Pourquoi l'immunité n'a-t-elle pas été permanente dans quelques cas?* L'auteur discute et approuve l'opportunité de faire dans ces cas de nouvelles vaccinations.

Quel a été le résultat de l'emploi du mercure concurremment avec la syphilisation? M. Sperino démontre que cette combinaison s'est trouvée quelquefois avantageuse.

Il pense que l'iodure de potassium (agent énergique d'élimination et de rénovation organiques), n'est qu'un palliatif prompt et passager. Pourquoi donc M. Cullerier s'étonne-t-il de ce que, dans les cas où la guérison s'est trouvée définitive après un traitement mixte ioduré et syphilisant, le syphilographe piémontais attribue le bienfait aux *inoculations successives?* Il me semble que la conclusion de M. Sperino est parfaitement rigoureuse.

M. Cullerier se récrie parce que M. Sperino, dans un parallèle entre la cure mercurielle et le traitement syphilisant, signale les méfaits et l'infidélité du mercure. Les détails me sont interdits par la nature de mon travail ; mais je ne crains pas d'invoquer, à l'appui de la thèse de M. Spérino, tous les traités de syphilographie passés, présents, et même futurs, ainsi que le témoignage consciencieux des praticiens. « Dans la bouche de charlatans vulgaires, dit M. Cullerier, ces reproches au mercure ont une raison d'être, puisqu'ils tendent à ébranler la confiance du public et qu'ils le poussent ainsi vers l'empirisme. »

Je ne chercherai pas, Messieurs, à sonder devant vous la signification d'une expression dont la distinction de M. Cullerier aurait dû lui signaler l'écueil en cette conjoncture. Je craindrais, en effet, de découvrir sous ces mots: *charlatans vulgaires*, à défaut d'un contre-sens ou d'un pléonasme, une allusion par périphrase, aussi indigne de celui qui la profère, qu'injuste contre ceux qui en seraient l'objet.

Ce vaste chapitre est clos par un long paragraphe où l'auteur examine les essais dont je puis presque dire sans orgueil *quorum pars magna fui*, qui ont été faits pour combattre l'implacable cancer par la syphilisation. Il cite aussi un cas de *favus* qui a disparu consécutivement à des inoculations syphilisantes, mais il s'abstient d'après l'adage *testis unus, testis nullus*, plutôt que de chercher à conclure précipitamment conformément à ces autres adages *post hoc, ergo propter hoc* et *ab uno disce omnes*. Il indique enfin quelques tentatives faites ou à faire relativement à la morve et au farcin.

Le sixième chapitre est une sorte de bibliothèque de syphilisation, c'est-à-dire qu'il renferme un historique des principaux écrits sur la matière.

Messieurs, je ne sais comment aborder devant vous un sujet qui me paraît épineux. M. Cullerier, après avoir fulminé contre nous, suspend sur notre tête une sorte d'épée de Damoclès à la faveur d'une prétérition qui nous donne un échantillon des ressources de sa rhétorique, car lui aussi, et plus que nous, est rhéteur. A rhéteur, rhéteur et demi ! « Je pourrais, dit-il, vous dévoiler bien des démentis donnés aux résultats annoncés dans l'ouvrage de M. Sperino par ses propres collègues. » Je regrette que M. Cullerier ait parlé au conditionnel, car autrement il nous aurait fourni l'occasion de renouveler le triomphe de M. Sperino, qui a répondu à ses collègues piémontais aux grands applaudissements de toute l'Europe scientifique.

Voici un sujet de contentement pour M. Cullerier, et presque, le croirez-vous, de bon témoignage de sa part en faveur de M. Sperino. Il cite une partie de la phrase honorable, qui suit, du livre de M. Sperino. Je souligne simplement ce que M. Cullerier n'en a pas transcrit : « *En attendant*, afin de prouver *ouvertement* que je n'ai été guidé dans mes expériences, ni par l'enthousiasme, ni par le fanatisme, mais seulement par le désir d'être utile à l'humanité, en recherchant ce qu'il y a de vrai et de pratique dans la syphilisation, je continuerai à en suivre les effets éloignés, sur les personnes qui ont été syphilisées jusqu'ici ; mais j'ai décidé de ne plus y avoir recours que dans quelques cas graves de syphilis constitutionnelle, *et de ne la reprendre d'une manière régulière que lorsqu'elle aura obtenu la sanction de quelque syphilographe distingué, parce qu'alors les puissants adversaires de la méthode nouvelle seront réduits au silence et me laisseront étudier tranquillement.* »

Après cette citation, qu'il a, je ne sais sous l'influence de quelle fâcheuse préoccupation (car chez M. Cullerier les intentions sont toujours sauves) tronquée vers une virgule, au commencement, au milieu, et à la fin, notre collègue l'interprète aisément selon son désir, dans un sens de découragement et de renonciation à la syphilisation. C'est en considération de cette prétendue amende honorable, que M. Cullerier veut bien ménager ses derniers coups et épargner quelque peu, en se rattrapant sur moi, le médecin en chef du Syphilicome de Turin.

Mais fort heureusement pour nous que rien ne justifie les dispositions indulgentes de M. Cullerier envers M. Sperino, qui, n'en déplaise à M. Cullerier, n'a pas le moins du monde renoncé à la syphilisation.

M. Sperino courbait la tête pour laisser passer l'orage ; mais c'était en portant des regards animés par la foi vers un ciel plus pur. La preuve en est dans toute sa conduite ultérieure. Témoin le cours public et clinique de syphilisation qu'il a fait depuis, avec un grand succès ! Témoin encore l'admirable lutte qu'il vient de soutenir dans le sein et en dehors de l'Académie de Turin et dont la presse médicale française, généralement hostile à la syphilisation, s'est prudemment abstenue de rendre compte. Non ! non ! notre confrère piémontais n'a rien abdiqué de ses convictions, qui feront un jour sa gloire, comme elles ont fait sa tribulation.

L'époque, au contraire, est arrivée pour M. Sperino de reprendre ses travaux. Le syphilographe éminent dont il attendait la venue et qui devait vérifier, confirmer ses recherches, s'est déjà présenté. Il s'appelle Bœck à Christiania, Retzius à Stockolm, et Carnochan à New-York, etc.; etc.; mais quand même les renforts scandinaves et transatlantiques se seraient fait plus longtemps attendre, quand même M. Sperino n'aurait pas pu reprendre ses expériences, il ne devrait pas être considéré pour cela comme ayant renié la syphilisation. Est-ce que Galilée désavouant tout haut le mouvement de la terre ne disait pas tout bas : *e pur se muove !* Est-ce que Vesale, expiant par un pèlerinage en Palestine le crime de ses découvertes, se blasphémait lui-même et abjurait sa gloire ? Enfin est-ce que la pensée est anéantie, parce qu'on a momentanément bâillonné la parole ?

Depuis que M. Sperino a écrit ce livre, si perfidement exploité par nos adversaires, il a répété partout et sous toutes les formes que la syphilisation est une vérité et qu'elle mérite d'être étudiée. C'est aussi depuis lors que M. Baumès a dit, dans le sein de l'Académie médico-chirurgicale de Turin, après avoir vu toutes les syphilisées de M. Sperino : *Si je me trouvais à la tête d'un Gouvernement, non-seulement je permettrais la syphilisation, mais j'ordonnerais que des études se fissent chez un certain nombre de filles publiques, qui seraient surveillées pendant plusieurs années* (1).

De tout ce qui précède, je conclus, Messieurs, contrairement à l'opinion de M. Cullerier, que le livre de M. Sperino est destiné à rendre à la science de grands services et qu'aucun syphilographe sérieux ne peut se dispenser de le méditer. M. Bœck m'écrit à ce sujet de Christiania : « J'ai la plus grande estime pour les travaux de M. Sperino et je m'étonne de tout ce qu'il a fait, sachant comme vous le temps que lui ont coûté ses expériences. » Oui, Messieurs, on doit s'étonner que M. Sperino ait pu élever un tel monument, dont la base était sapée par tant de passions, j'ai presque dit par tant d'*instincts scientifiques*.

Veux-je exprimer par là que mes opinions soient de tous points conformes à celles de M. Sperino ? Non, Messieurs, car s'il en était ainsi, lui et moi ne ferions pas deux. *Contrariez-moi de temps en temps*, disait madame de Staël, *afin que je m'aperçoive que je ne suis pas seule.*

Ainsi ma doctrine sur le chancre induré diffère autant de celle de M. Sperino que de celle de M. Ricord.

Je fais aussi quelques réserves touchant l'évolution de la syphilis, la doctrine de l'*unicité*, etc. ; différents points sur lesquels je ne tarderai pas à m'expliquer catégoriquement.

Je ne pense pas, je l'ai déjà dit, que la syphilisation soit radicalement impuissante contre le phagédénisme (2).

Le sujet le plus important de dissidence, entre M. Sperino et moi, est relatif à la différence des pus. Je crois qu'il existe des pus plus forts que d'autres ; je crois que tel individu ou tel animal qui est inoculable par un pus ne l'est pas toujours par un autre, parce que ce dernier pus est trop faible ; je crois qu'une syphilisation n'est complète qu'après l'inoculation définitivement négative des pus les plus forts, et encore faut-il qu'on puisse dire, à propos du sujet : *Le mercure n'a pas passé par là !* Je crois, en un mot, que le pus syphilitique (*unité dans la variété*) peut se modifier, se transformer, se renforcer, etc. J'ai détaillé tout cela ailleurs (3) ; M. Bœck partage mon avis (4). M. Sperino qui, cette fois, a M. Cullerier pour lui, serait sans doute arrivé aux mêmes croyances que M. Bœck et moi, s'il avait beaucoup expérimenté sur les animaux, ou bien s'il s'était borné à suivre quelques sujets en même temps. Peut-être, en effet, a-t-il

(1) La syphilisation a l'Académie de Turin, par Cas. Sperino, Turin, 1854.
(2) Lois de syphilisation et Cours de syphilisation, p. 100.
(3) Lois et Cours de syphilisation.
(4) *Syphilisation forsog, fortagne of* W. Bœck, Christiania, 1853.

un peu trop considéré ses nombreuses malades d'ensemble, sans pénétrer assez dans les particularités relatives à chacune d'entre elles.

Mais sans vouloir faire ici une digression, je professe aussi l'opinion que la syphilis n'est pas seulement autre suivant les temps (1), mais qu'elle est différente encore suivant les lieux et les climats, et même suivant la source où on la puise, sans parler des modifications que lui imprime le traitement mercuriel ou autre. Mes correspondances et mes conversations avec plusieurs syphilographes distingués de l'Europe et de l'Amérique ne me laissent pas de doute à cet égard. Le célèbre curé de Meudon (2) le savait, il y a plus de trois cents ans, quand il mettait ce dicton dans la bouche d'un de ses héros :

Vérole de Rouen et crottes de Paris ne s'en vont qu'avec la pièce.

Il paraît que la vérole de Rouen était *des mieux conditionnées*, du temps de Rabelais. C'est dans le même sens assurément qu'on dit aujourd'hui à Moscou : *Vérole de Varsovie.* Un voyage entrepris par un homme instruit, pour étudier la modification que subit la maladie syphilitique suivant les lieux et les climats, me semble être dans les *desiderata* de la science et de l'art.

Le fait est que, de nos jours et dans notre pays, la vérole ne se permettrait plus d'envoyer dans l'autre monde, ostensiblement et sans le concours d'aucune complication maléfique, un souverain du rang de François Ier, fût-il, comme dit Mézeray, *traité plutôt selon sa qualité que selon son mal*, c'est-à-dire aussi maltraité par son médecin que par son mal. Fernel, en effet, par respect pour l'épiderme de son royal client, s'est borné à lui administrer je ne sais lequel de ses impuissants et polypharmaceutiques opiats, contrairement à la consultation de Lecoq, qui avait fait rire le Roi en disant : « C'est un vilain qui a gagné la vérole, *frottetur* comme un autre et comme le dernier de son royaume, puisqu'il s'est gâté de la même manière. »

Pas n'est besoin de remonter au temps de François Ier pour trouver les preuves de l'adoucissement actuel de la maladie syphilitique, qu'on accepte ou qu'on récuse les explications que j'en ai données. M. Moquin-Tandon, dont la mémoire est d'une fidélité à toute épreuve, a entendu un professeur de Montpellier, Victor Broussonnet, dire à propos de vérole : « De mon temps (ce temps correspond au commencement du dernier tiers du XVIIIe siècle), il mourait trois malades sur sept. » Quelle que part qu'on rejette de cette mortalité sur le défaut d'hygiène et de soins, n'en restera-t-il pas toujours assez à mettre sur le compte de la malignité de la vérole dans Montpellier, à l'époque dont il est ici question ?

Pourquoi M. Cullerier s'étonne-t-il et se plaint-il de ce que j'aie retiré mon Mémoire des cartons inhospitaliers de la Société de chirurgie ? Prévoyant la réprobation unanime que M. Cullerier se vante d'avoir provoquée contre la syphilisation, et peut-être aussi quelque *instinct scientifique*, n'ai-je pas dû prendre mes mesures et agir en conséquence ? L'événement a tout à fait justifié ma conduite ; car, à vrai dire, je ne suis que bien médiocrement fâché que mes modestes préludes de syphilisation n'aient pas eu, entre les mains de M. Cullerier, le sort du grand ouvrage de M. Sperino (*qui peut le plus, peut le moins*, et M. Cullerier m'aurait immolé sans peine et sans nul doute), quelque flatteur qu'il puisse paraître d'être exécuté en bonne compagnie par notre collègue.

(1) Zimmermann : TRAITÉ DE L'EXPÉRIENCE, etc., trad. de l'allemand, par Lefebvre de V..., Paris, 1774, t. Ier, p. 76.

(2) Rabelais naquit en 1483 et mourut en 1553.—Voyez PANTAGRUEL, liv. V, chap. XXI.

M. Cullerier, ai-je dit plus haut, traite dans son opuscule la syphilisation de doctrine qui choque le *sens moral*. Je savais bien que déjà un membre de la Société de chirurgie avait offert à ses collègues, et avait sans doute aussi par la même occasion recommandé discrètement au public un livre qui l'intéressait d'assez près, *sur les maladies vénériennes*, en se prévalant d'y avoir sacrifié la syphilisation sur l'autel du *bon sens*. Il n'avait pas besoin de se mettre en grands frais d'imaginative pour trouver semblable réprobation. N'était-ce pas, en effet, au nom du *bon sens*, du *sens commun*, qu'on proscrivait autrefois les idées nouvelles? Mais M. Cullerier a plus d'invention que tout cela, et ce sera désormais, grâce à lui, au nom du *sens moral* que nous serons réprouvés.

Sérieusement parlant, que voulez-vous dire en nous refusant le *sens moral* dont vous êtes sans doute abondamment pourvus? Est-ce que vous penseriez à nous déclarer exempts de cette conscience morale qui fait discerner le bien du mal, le juste de l'injuste? Depuis quand donc, en tout cas, avez-vous *charge d'âmes ?*

Un résultat inattendu, Messieurs, de la syphilisation, c'est d'avoir mis tout à coup en évidence, parmi ceux qui pratiquent la médecine, et plus particulièrement parmi les syphilographes, un certain nombre de gens qui enseignent la morale. Leurs attributs étaient tout à fait ignorés. C'était donc des moralistes *à l'état latent*. La syphilisation les a vigoureusement *frottés*, et leur vertu s'est dégagée comme fait le calorique d'un corps. N'est-ce pas là tout au moins un résultat avantageux de la syphilisation?

Maintenant que vous avez proscrit l'idée et réprouvé les adeptes au nom de la morale, feignez de vous étonner que les gens syphilisés ne viennent pas vous faire l'exhibition de leurs personnes, comme si d'ailleurs les syphilitiques et vos *mercurialisés* avaient l'habitude de faire parade de leurs antécédents. Feignez encore d'être surpris que les syphilisateurs ne vous offrent pas les prémices de leurs expériences et de leurs succès, ni surtout qu'ils ne deviennent pas très-nombreux. Criez-donc bien haut, M. Cullerier : *S'est-il produit une seule observation authentique ?*

Quelque temps après la condamnation de la syphilisation par l'Académie de médecine, un professeur d'une Faculté de province est venu à Paris pour présenter à l'Académie des observations de syphilis et de cancer traités et guéris par la syphilisation. La personne chargée de lui parler au nom de l'Académie l'en dissuada énergiquement. Le syphilisateur provincial comprit, du reste, qu'il devait apporter un bagage moins compromettant s'il voulait être admis à siéger un jour sur une banquette académique (1).

S'est-il produit une seule observation authentique !

Qu'appelez-vous donc une observation authentique?

Est-ce que les quatre-vingt-seize observations de M. Sperino, est-ce que celles de M. Bœck ne le sont pas?

Est-ce que M. Lindeman, l'homme *au hideux spectacle*, suivant vos expressions, et qui se porte à merveille, sans avoir jamais pris un atome de mercure, n'est pas le sujet d'une observation authentique?

(1) Voir dans la *Gazette médicale de Paris*, du 6 novembre 1852, n° 45, p. 707-709 : INOCULATION THÉRAPEUTIQUE DU VIRUS SYPHILITIQUE CONTRE UNE MALADIE SYPHILITIQUE GRAVE ET REBELLE, par le Professeur ALQUIÉ, Chirurgien en chef de l'Hôtel-Dieu de Montpellier.

Le titre de SYPHILISATION, qui convenait seul à cette *Observation*, venait d'être proscrit par l'Académie de Médecine.

Et le Dr L..., et S..., et tant d'autres, dont la santé florissante est un démenti sinon un affront continuel et vivant pour les ennemis de la syphilisation.

Combien vous faut-il donc de sujets ? N'est-il pas même remarquable qu'il s'en présente autant à propos d'une *maladie secrète* et d'une idée proscrite ?

Ah ! vous avez promené en tous lieux M. Lindeman avec ses chancres, et aujourd'hui qu'il est plein de santé, vous vous taisez ! Vous avez égaré l'opinion et vous la laissez dans l'égarement où vous l'avez mise ; vous êtes encore plus à plaindre qu'à blâmer, plus aveugles que coupables !

Mais, quoi que vous en veuillez penser ou dire, la syphilisation a sa place marquée dans les fastes du progrès, et le jour de son avènement est proche. Depuis 350 années les syphilographes se défrayent d'une seule idée et élèvent une même Babel aphrodisiaque, qu'ils replâtrent sans cesse d'un ciment fait de mercure et de salive. La syphilisation les surprend et leur apporte un nouveau principe : aujourd'hui, c'est le tour de la persécution, demain viendra la lumière.

Quant au point de vue exclusivement scientifique, saviez-vous, avant moi, qu'un individu peut devenir *réfractaire* à l'inoculation du pus syphilitique, après un certain nombre d'inoculations (1) ?—Vous avouez que vous ne le saviez pas ; cet aveu me suffit et dès que vous convenez que cette *lancette bravache*, qui nous défiait en champ clos, s'est épointée au premier choc, à la première piqûre, sur l'épiderme d'un de nos confrères et devant un public nombreux (ce qu'on avait d'abord nié comme *un mauvais cas*), je consens à vous faire toutes sortes de concessions. Je vous accorde, en conséquence, que cette immunité, acquise par des inoculations successives, ne s'est présentée que chez un seul individu ; je vous accorde qu'elle a duré moins d'un jour, et je passe même condamnation sur toutes les explications qu'il vous plaira d'en donner (je sais que vous n'êtes pas à court de théories pour écarter ce qui vous blesse), cela n'en est pas moins un principe nouveau, qui éclaire, en les sillonnant, la physiologie et la pathologie générales. Cette vive lumière, projetée sur l'étude des autres virus, n'est-elle pas une lueur néfaste pour vos oripeaux de doctrines ?

D'ailleurs, le mercure lui-même n'a-t-il pas eu son époque de tribulations ? On assure que Béranger de Carpi (2) fut obligé de s'enfuir de Rome pour avoir employé, dans la ville éternelle, ce métal contre la syphilis. On avait joint à *son dossier* l'inculpation d'avoir disséqué tout vivants des Espagnols atteints de la vérole (1493). On voit que depuis le 93 de la vérole jusqu'à l'époque actuelle, les syphilographes de tous pays ne se sont pas fait faute de diriger d'absurdes accusations d'immoralité contre ceux qui s'étaient rendus coupables de découvertes importantes. Béranger de Carpi, le principal instaurateur du traitement mercuriel, mourut en exil à Ferrare.

Est-ce donc moi qui dois apprendre la proscription du mercure à ceux que M. Trésal appelle les héritiers de la doctrine de la salivation ? Je laisse, sur ce chapitre, la parole au spirituel et savant Linguet (3).

« Ce qu'il y eut de singulier, c'est que la Faculté s'y opposa de toute sa force

(1) Le fait incontestable de la diminution graduelle, dans *l'intensité* des chancres à mesure qu'on pratique au sujet de nouvelles inoculations, est le point de départ, le principe de la doctrine nouvelle en syphilis. Aussi, que d'efforts n'a-t-on pas faits pour me dépouiller d'une découverte qui résulte toute entière de mes expériences ? Bien entendu que mes avides et impuissants plagiaires ne se sont pas fait faute d'expressions grossières à mon égard. Ce sont eux qui ont crié : *au voleur !*

(2) Portal, HIST. DE L'ANATOMIE, t. Ier, p. 271 et suiv.

(3) LA CACOMONADE. Londres, MDCCLXII, p. 104.

(*à l'emploi du mercure*). Elle n'avait point voulu chercher de ressource. Elle ne parut s'animer que pour combattre, *suivant son usage*, celle qu'on venait de trouver. *Elle fit retentir l'Europe de ses déclamations*, contre ce fluide utile qu'elle voulait reléguer dans les baromètres. IL NE TINT PAS A ELLE QUE L'AUTORITÉ CIVILE NE S'INTERPOSAT POUR EN INTERDIRE L'USAGE.

« C'est ainsi qu'on a vu l'émétique décrié avec violence par les prédécesseurs de ceux qui l'ordonnent aujourd'hui. C'est ainsi qu'on a tonné avec emportement contre le quinquina, contre l'ipécacuanha, etc., dans les mêmes chaires où l'on en détaille à présent les vertus avec enthousiasme. *C'est ainsi que, de nos jours, l'inoculation a trouvé des ennemis* IMPLACABLES *parmi des gens qui passent pour sages*. Des médecins, reçus docteurs, ont signé un Mémoire où l'on disait *qu'il fallait laisser les étrangers en faire l'expérience* à leurs dépens. »

Si les novateurs sont persistants dans les mêmes plaintes, c'est donc certainement parce que les puissants du jour dans la science dédaignent les leçons du passé et ne savent pas se corriger.

Ne croyez pas que les syphilisateurs aient le moins du monde la prétention de s'imposer ni d'être crus sur parole ; ce qu'ils désirent, c'est qu'on enregistre les faits au lieu de les étouffer ou de les travestir (ce qu'on ne manque pas de faire en criant bien haut dans l'*Union médicale*, par exemple, qu'on demande *des faits, des faits, des faits*) ; ce qu'ils veulent, c'est se défendre quand on les attaque et se plaindre quand on les outrage ; ce qu'ils veulent, en un seul mot, c'est qu'au lieu de chercher à profaner la vérité, on la favorise, et qu'on respecte ceux qui la recherchent au lieu de les calomnier et de les poursuivre.

Permettez-moi, Messieurs et chers Collègues, de terminer ce discours par la reproduction de quelques lignes d'une lettre que j'ai écrite dans le mois de novembre dernier, au rédacteur de l'*Indépendance belge*. En m'adressant à vous comme à mes pairs, je désire que vous soyez bien à même d'apprécier mes sentiments et mes convictions :

« Ce n'est pas que j'aie à me plaindre, *quant au résultat*, de la conduite de l'Académie de médecine à mon égard. Sa proscription et ses colères ont répandu ma découverte comme on sèmerait les fruits d'un arbre qu'on voudrait détruire en secouant violemment le tronc et les branches. J'ai déjà éprouvé ce bénéfice de la persécution. Il n'est pas le seul qu'elle procure. La persécution éclaire et grandit l'esprit; elle fortifie l'âme de ceux qu'elle atteint. En élevant les idées, elle purifie aussi le camp de ceux qui les soutiennent, car elle y attire des hommes de mérite et de cœur, en même temps qu'elle éloigne ceux dont les convictions ne sont pas fermes, — et tous ceux qui manquent de courage et de vertu. »

DOCUMENTS A L'APPUI

2e SÉRIE.

Prophylaxie et curation du cancer par la syphilisation.

THÉORIE ET TRAITEMENT DE LA DIATHÈSE CANCÉREUSE.

Paquet cacheté déposé à l'Académie des Sciences par M. le Dr Auzias-Turenne (1).

NOTE envoyée dans un paquet cacheté à l'Académie royale des sciences, dans sa séance du lundi 25 octobre 1847 :

La diathèse cancéreuse trouve son explication dans une *modification générale* du système nerveux.

Cette *modification* résulte de l'action de certaines causes mal connues.

L'action des nerfs qui ont subi cette modification sur les organes de la nutrition et de la sécrétion est telle que les produits de cette nutrition et de cette sécrétion sont altérés.

La diathèse cancéreuse, et par conséquent cette altération spéciale des produits de nutrition et de sécrétion, peuvent exister à tous les âges.

Mais dans l'enfance et l'âge adulte, les excrétions et l'absorption se font si bien qu'il y a presque constamment élimination en même temps que production de la matière cancéreuse. La maladie est alors à l'état latent.

Dans l'âge mûr et la vieillesse, au contraire, cette matière s'arrête dans l'organisme et constitue ce qu'on appelle le cancer.

Cette matière se fixe plus particulièrement dans les organes qui sont passés d'une grande activité d'absorption et d'élimination à la diminution notable ou à la cessation de ces fonctions.

C'est ainsi que, chez les nourrices, le sein devient souvent cancéreux, vers l'âge critique.

Au contraire, le rein dont les fonctions d'élimination persistent toute la vie devient rarement cancéreux.

Le résultat des opérations sanglantes sur le système nerveux tend plutôt à favoriser qu'à empêcher le développement de la diathèse cancéreuse. Ce n'est donc que dans des cas exceptionnels qu'il faut se permettre d'enlever un cancer ; ces cas exceptionnels se rencontrent rarement et sont au nombre de deux : 1o une tumeur cancéreuse gêne un organe important ; 2o une fonte cancéreuse donne un liquide dont l'absorption est nuisible. Souvent même, dans ces deux cas, il vaut mieux s'abstenir d'opérer. Si une statistique était possible, elle démontrerait qu'en moyenne l'ablation des cancers a plutôt précipité que retardé la mort des malades.

La diathèse syphilitique trouve aussi son explication dans une modification générale du système nerveux.

Cette modification peut être produite par l'inoculation d'un pus spécial.

L'action des nerfs ainsi modifiés détermine des altérations matérielles vers les organes. Ces altérations ne sont donc qu'un effet.

La diathèse cancéreuse diffère considérablement de la diathèse syphilitique par son étiologie et ses symptômes.

Ces deux diathèses se comportent encore différemment l'une de l'autre en présence des agents modificateurs de l'organisme. C'est ainsi que les préparations mercurielles favorisent les progrès de la diathèse cancéreuse et s'opposent à ceux de la diathèse syphilitique.

Or, deux modifications générales du système nerveux, en vertu desquelles ce système agit contrairement sur les organes, ne sauraient coexister chez le même individu.

On ne pourrait donc pas être atteint en même temps de la diathèse cancéreuse et de la diathèse syphilitique. Il n'y a pas d'exemple avéré de cette simultanéité morbide.

Nous ne pouvions pas jusque ici modifier la diathèse cancéreuse ; mais nous pouvons modifier avantageusement la diathèse syphilitique. Nous savons que, en outre, on peut produire facilement cette dernière diathèse.

(1) Dépôt du 25 octobre 1847, sous le no 786. — Retrait du 22 octobre 1877, par les Exécuteurs testamentaires.

J'ai à ma disposition quelques faits qui établissent qu'il est possible d'imprégner de la diathèse syphilitique des sujets déjà affectés d'une diathèse cancéreuse. Celle-ci dès lors disparaît.

La diathèse syphilitique ainsi substituée à la diathèse cancéreuse cède à l'usage d'une médication antisyphilitique.

J'ai pu faire ainsi disparaître la diathèse cancéreuse en lui substituant une diathèse syphilitique, que je faisais disparaître à son tour.

Néanmoins les faits que j'ai à ma disposition ne sont pas assez nombreux pour que je veuille en faire aujourd'hui l'objet d'une communication détaillée.

Enfin, je suis porté à penser : 1° que l'union sexuelle de deux personnes dont l'une serait cancéreuse et l'autre syphilitique, ne donnerait pas un produit mal portant et conduirait à une amélioration de la race humaine ; 2° que la vérole et le cancer ne sont pas les seules maladies dans lesquelles on puisse utiliser l'incompatibilité pathologique.

Dr AUZIAS-TURENNE.

ACADÉMIE ROYALE DE MÉDECINE DE BELGIQUE. — SÉANCE DU 27 MARS 1852.

Continuation de la discussion sur le Mémoire de M. Didot, relatif à la prophylaxie du cancer par la syphilisation artificielle.

. . . .

M. Auzias-Turenne. Messieurs, je demanderai la permission à l'Académie de poser nettement; de circonscrire la question qui lui est soumise, et d'indiquer les moyens par lesquels je crois qu'on peut arriver à la résoudre.

Le point de départ de cette discussion, c'est l'inoculation du virus syphilitique, soit pour prévenir, soit pour combattre le cancer. Dans le premier cas, la *diathèse syphilitique* et surtout la *syphilisation* sont appelées à prendre les devants dans l'organisme sur la *diathèse cancéreuse*. Dans le second cas, on espère substituer provisoirement à la *diathèse cancéreuse* la *diathèse syphilitique* ou bien définitivement la *syphilisation*.

Je dois donc établir (et je le ferai très-succinctement, pour ne pas abuser des instants et de la bienveillance de l'Académie) la différence qui existe dans mon esprit et qui doit exister, je pense, dans l'esprit de tout le monde, entre la *diathèse syphilitique* ou cet état que Hunter désignait sous le nom de *vérole confirmée*, et la *syphilisation*.

Quand on a inoculé un certain nombre de fois le pus de chancres syphilitiques aux animaux ou à l'homme, et souvent même après quelque temps de durée d'un premier chancre, il arrive un moment qui se dénonce fréquemment par l'*induration* plus ou moins accentuée d'un ou de plusieurs chancres, et dans lequel on peut considérer toute l'économie comme entachée du vice syphilitique : on dit alors que cette économie est en état de *diathèse syphilitique*. Il est rare que cette diathèse tarde beaucoup à se traduire au dehors par quelques symptômes moins équivoques que l'induration du chancre, tels que la roséole, des ganglions cervicaux et des ulcérations à la gorge.

Mais si les inoculations qui ont déterminé la production de cet état sont continuées, surtout sans interruption, on voit que les ulcérations chancreuses, graduellement produites, diminuent d'étendue et de durée, et, en un mot, qu'elles offrent de moins en moins d'activité. L'inoculation positive du pus chancreux finit par n'être plus possible. Les individus qui ont subi ainsi des inoculations successives, que leurs chancres se soient indurés ou non, et qui sont ce que j'appelle *syphilisés* ou en état de *syphilisation*, se trouvent dans un état bien différent de celui de *vérole confirmée*.

Je prends d'abord les animaux.

Chez les singes, vous obtenez un état tout différent, suivant que vous avez fait peu ou beaucoup d'inoculations.

Les singes auxquels on n'a fait que quelques inoculations de pus chancreux deviennent pâles et malingres. Le gardien des singes, au Muséum d'histoire naturelle, sait fort bien les reconnaître à leur état de santé.

Ceux, au contraire, qui ont subi un grand nombre d'inoculations restent bien portants, vigoureux, et quelquefois, chose remarquable, la couleur de leur peau change pour devenir plus foncée.

Il est bien constant qu'il peut exister chez les animaux un état auquel on les fait arriver par l'inoculation du pus chancreux et qui n'est pas celui de diathèse syphilitique ou de syphilis constitutionnelle. Il y a donc chez eux deux états différents de par la syphilis, la *syphilis constitutionnelle* et la *syphilisation*.

On ne connaissait, jusqu'à ces derniers temps, que le premier de ces états chez l'homme;

il fallait savoir s'il pouvait contracter le second, qui venait d'être découvert chez les animaux.

L'observation et l'expérience ont résolu la question. Il ne manque pas aujourd'hui d'hommes *syphilisés*.

Il y a donc d'une part la *vérole constitutionnelle*, et de l'autre la *syphilisation*, chez l'homme comme chez les animaux.

Maintenant se présente un troisième état, celui de *diathèse cancéreuse*, et on se demande s'il est compatible avec les deux précédents, qui sont d'origine syphilitique. On doit donc chercher si l'on peut combattre le cancer par la *vérole* et surtout par la *syphilisation*.

Voici une question préalable importante. Le cancer, le vrai cancer, est-il ou non, dans tous les cas, la manifestation d'un état général? Je le crois; mais je ne veux pas dans ce moment-ci m'exposer à faire dévier la discussion en essayant de le prouver. Il est très probable que celui ou celle chez qui se montre une tumeur cancéreuse a longtemps avant sécrété, éliminé de la matière cancéreuse; cette matière était sécrétée, et l'élimination se faisait par toutes les portes ouvertes de l'organisme: le sein, l'utérus, la peau, les muqueuses, etc. Mais il arrive une époque où cet organisme, concentrant son action, diminue ses dépenses, et ferme ou rétrécit les ouvertures qui lui servaient d'émonctoire: cette époque est peut-être celle où la matière cancéreuse se produit le plus abondamment. Cette matière se dépose alors dans différents organes, et principalement dans ceux par où elle avait l'habitude de sortir.

Cette *diathèse cancéreuse* est-elle compatible avec les états généraux qui procèdent de la syphilis, *vérole* et *syphilisation?* C'est le hasard qui m'a depuis longtemps mis sur la trace d'une solution. Voici comment. J'étais élève de Lisfranc. Dans son service de l'hôpital de la Pitié se trouvait une femme, à peine âgée de 30 ans et atteinte, ce qui est rare à cet âge, d'un cancer au sein. Cette femme fut opérée; il y eut récidive. L'opération fut refaite et suivie d'une deuxième récidive. Une troisième opération ne fut pas plus heureuse que les deux premières, car une troisième récidive ne tarda pas à paraître. Les ganglions axillaires étaient bosselés et très-durs; l'état général paraissait alarmant. Le bistouri du chirurgien de la Pitié recula devant une quatrième mutilation. Il fut conseillé à cette femme, qui fort heureusement n'en fit rien, d'aller habiter la campagne. La campagne, c'était le cimetière de Lisfranc; il y envoyait ceux qu'il désespérait de guérir!

Quel ne fut pas mon étonnement, quelques années plus tard, de rencontrer cette femme, cette espèce de revenant, dans un quartier de Paris! Je la suivis, de rue en rue et de maison en maison, jusqu'à son domicile, où je me présentai. J'eus une conversation avec elle, et j'en obtins beaucoup de renseignements. Cette femme avait *noyé ses soucis* dans la débauche; elle avait vu plusieurs hommes, et avait contracté des accidents syphilitiques qui l'avaient guérie du cancer, et pour lesquels elle avait subi tardivement un long traitement mercuriel. Lorsque je la vis, la région mammaire gauche (c'est-à-dire du côté malade) était devenue sèche et dure.

Je dois avouer qu'aucun examen microscopique n'avait été fait.

J'ai envoyé cette observation à l'Académie des sciences, où elle repose dans un paquet cacheté (1).

J'ai fait ensuite des recherches dans les hôpitaux où tant de malheureux, atteints de cancers, vont attendre la mort dans des divisions dites des *Incurables*. Mon intention s'est particulièrement fixée sur ceux qui avaient de vieux cancers indolents; j'ai vu des femmes qui portent depuis un quart de siècle d'énormes cancers enkystés. L'économie générale et le cancer semblent indépendants l'un de l'autre; les parois du kyste sont la barrière qui les séparent. Dès longtemps la matière cancéreuse n'est plus produite. Ces personnes sont guéries. Que de fois n'ai-je pas appris que, suivant l'expression de madame de Sévigné, l'*amour avait passé par là*. Il n'y avait pas passé sans faire des égratignures.

L'occasion s'est bientôt offerte de tirer un parti pratique de ces observations, et je citerai entre autres un cas où il ne me paraît nullement douteux que la syphilis ait chassé le cancer.

Dans ce cas, bien que, fort heureusement pour la malade, l'examen microscopique ait également manqué, l'existence du cancer ne saurait être contestée. Il s'agit d'une fille de 40 ans, dont la famille a été décimée par cette maladie: un de ses aïeux, sa mère, un oncle et une tante lui ont déjà payé un cruel tribut.

A l'époque où je la vis, elle avait, dans l'une des glandes mammaires, une tumeur grosse comme une noix, dure et bosselée. Cette tumeur était, disait-elle, *traversée de moment en moment par une douleur rapide*.

J'avais sa confiance; elle se soumit à mon traitement. Il consista en inoculations de pus chancreux que je lui fis derrière le col, sous prétexte de lui poser de petits vésicatoires.

(1) V. p. 215.

J'ai pansé moi-même très-attentivement ces prétendus vésicatoires : deux ou trois chancres ainsi produits se sont indurés. L'induration était surtout marquée à l'un d'eux. Une roséole ne tarda pas à paraître; d'autres symptômes de syphilis constitutionnelle se sont succédé pendant une année, tandis que le cancer battait en retraite manifestement. La tumeur du sein avait diminué, et la douleur ne se montrait plus. J'ai jugé à propos de soumettre cette fille à un traitement mercuriel. Aujourd'hui, elle se porte bien.

J'ai fait, depuis cette époque, d'autres inoculations à des personnes atteintes de cancer, et je n'ai obtenu que des chancres qui ne se sont point indurés; j'ai même eu à lutter dans deux cas contre le phagédénisme. L'impossibilité d'obtenir le chancre induré m'a semblé un indice du peu de prise qu'avait le virus syphilitique sur la constitution des personnes que je cherchais à guérir. Le cancer a maintenu ses droits; il est, pour ainsi dire, resté maître du terrain.

Il paraîtrait, d'après cela, qu'il existe un antagonisme entre la vérole et le cancer. Je ne veux pas dire que ces deux maladies ne puissent jamais se rencontrer sur le terrain de l'organisme; mais elles ne peuvent pas y coexister longtemps. Unissons-nous à la plus faible pour chasser la plus forte : nous combattrons la première à son tour. Heureux, si nous pouvons dans tous les cas substituer la syphilis au cancer! Que de fois on essaie trop tard d'obtenir ce résultat! Il convient de ne rien entreprendre si le terme fatal est prochain.

Je n'ai pas vu le malade de M. Thiry, auquel on a inoculé le virus syphilitique pour le guérir d'une affection cancéreuse de la verge. De deux choses l'une : ou bien ce malade n'avait qu'une maladie épithéliale, ou bien il s'agit d'un véritable cancer. Ce dernier cas est plus probable, d'après les renseignements que vient de donner M. Ricord : c'est celui que je vais supposer pour rendre ma démonstration péremptoire.

Ce qu'on a fait pour guérir le malade ne pouvait pas suffire. Il fallait, après les premières inoculations, s'arrêter et attendre; il fallait chercher à produire le chancre induré, la vérole, en un mot, puis laisser subsister pendant un temps ce nouveau mal avant de songer à le combattre. Ce qui n'a pas été fait peut-il se faire? Il en est peut-être encore temps : rien n'est perdu, s'il reste au malade assez de résistance vitale. Je suis donc tenté d'en appeler de la condamnation à mort qu'on vient de prononcer contre lui.

On vous a parlé en outre d'une femme dont le cancer s'était avantageusement modifié à la suite d'inoculations syphilitiques. Pourquoi n'a-t-on pas accepté cette modification et continué le traitement?

A l'époque où j'ai soigné la fille dont je vous ai parlé tout à l'heure, la *syphilisation* n'était pas encore découverte; elle me semble appelée à jouer un rôle important dans la guérison du cancer.

Il m'est démontré que non-seulement la *syphilisation* peut être obtenue chez une personne complètement indemne jusque-là de l'action du virus syphilitique, mais encore qu'elle peut l'être chez une personne atteinte de *diathèse syphilitique*. Il est possible, en d'autres termes, de convertir la *diathèse syphilitique* en *syphilisation*. Il y a plus : c'est qu'une partie du chemin est déjà faite vers la *syphilisation* par celui qui est atteint de *diathèse syphilitique*.

Il y a deux choses à signaler dans cette transformation : la disparution à tout jamais des symptômes constitutionnels et l'immunité contre les accidents primitifs. Quand je parle de disparution des symptômes constitutionnels, j'entends dire que le travail pathologique qui les a produits s'est arrêté, mais non pas que des parties organiques de nouvelle formation, comme une exostose éburnée, puissent disparaître.

Lorsque la *diathèse syphilitique* est ancienne, l'une et l'autre de ces deux choses arrivent en général plus tôt que lorsqu'elle est récente. La disparution des symptômes constitutionnels anciens tertiaires a souvent lieu plus rapidement que celle des symptômes constitutionnels récents secondaires. Enfin, il arrive quelquefois que les uns et les autres ne disparaissent qu'après l'immunité acquise contre les accidents primitifs.

Les malades, que j'ai eu l'occasion de traiter de la *syphilis constitutionnelle* par la *syphilisation*, appartenaient principalement à la catégorie de ceux qui ne pouvaient pas supporter l'usage du mercure, ou bien qu'aucun traitement mercuriel ou autre n'avait pu soulager d'une manière durable. C'est là le triomphe de la *syphilisation*.

La *syphilisation* est donc un moyen *curatif* de la maladie vénérienne; elle en est de plus un moyen *prophylactique*. A ce double titre, sa supériorité sur le mercure ne saurait être douteuse. D'ailleurs, là n'est pas la question, puisqu'il s'agit de la guérison du cancer par la *syphilisation*.

Je ne ferai pas encore connaître des faits de cancer guéris par la *syphilisation*. J'attends la consécration du temps pour savoir si des sujets dont la santé est notablement améliorée seront complètement et définitivement guéris.

Je soigne quelques personnes cancéreuses qui n'appartiennent pas à la classe de celles qu'on reçoit dans les hôpitaux; plusieurs de ces personnes ont subi des opérations, et le mal de toutes est considéré par des praticiens instruits comme au-dessus des ressources de l'art. Chez l'une d'elles, j'ai déjà obtenu un chancre induré : chez une autre, je suis presque parvenu à la *syphilisation* complète ; mais, dans aucun cas, la syphilis n'a défavorablement compliqué le cancer, tandis que dans la plupart, au contraire, une amélioration notable est venue à la suite des inoculations du pus chancreux.

Je cherche à m'arrêter dans ces inoculations quand j'arrive à la *syphilis constitutionnelle.* Je voudrais qu'elle fît le plus de ravages possible ou plutôt qu'elle restât longtemps maîtresse du terrain, sans que ses désordres fussent irrémédiables. Lorsqu'elle se serait bien substituée à la *diathèse cancéreuse*, je la combattrais elle-même par la *syphilisation.* Ainsi, la *vérole* déplacerait le *cancer*, et la *syphilisation* chasserait la vérole.

Il n'est pas dans ma pensée, Messieurs, qu'il faille considérer la production du chancre induré comme une condition *sine qua non* de succès, et renoncer à la cure quand il ne se montre pas. La *syphilis constitutionnelle* peut exister sans lui, et, d'ailleurs, que de degrés depuis le chancre le moins induré jusqu'à celui qui l'est le plus ! Celui-ci est, sans doute, l'étiquette habituelle, la première manifestation de la vérole ; mais la vérole peut exister sans lui. On pouvait dire, avant la découverte de la syphilisation : *Pas de chancre induré sans vérole ;* mais on n'a jamais pu dire, d'une manière absolue : *Pas de vérole sans chancre induré.* L'étiquette du vase peut en effet manquer, sans que rien soit changé dans le contenu de ce vase.

En résumé, la *syphilis constitutionnelle* et la *syphilisation* sont deux états bien différents, quoiqu'ils dérivent de la même source. Le *cancer*, ou mieux la *diathèse cancéreuse*, constitue un troisième état, bien distinct aussi, de chacun des deux précédents.

La syphilis modifie-t-elle le cancer par une sorte d'antagonisme, ou bien, au contraire, parce qu'il y a dans le cancer quelque élément syphilitique? Je l'ignore.

Il n'en est pas moins certain que la *diathèse syphilitique* a pu se substituer à la *diathèse cancéreuse*, que la *diathèse syphilitique* peut être masquée, sinon détruite, par l'intervention du mercure, et que, en outre, toutes les inoculations qui sont faites dans l'intention de guérir ceux qui ont des cancers par la *syphilisation* ne sauraient les exposer à aucun danger.

C'est donc une voie nouvelle à explorer. On peut la parcourir sans inconvénient pour les malades, et y faire bien des découvertes utiles !

. . . .

(*Bulletin de l'Académie royale de médecine de Belgique*, t. XI, nº 6.)

REVUE HEBDOMADAIRE DE LA *Gazette médicale de Paris.*

Il y a quelques jours, l'Académie de médecine de Belgique semblait avoir été envahie par la France. Les questions qu'on y a traitées sont presque exclusivement du domaine de la médecine française, et les médecins qui les ont discutées, presque tous des médecins français. C'était un acte de déférence et de courtoisie de la part de l'Académie de médecine de Belgique au profit de nos compatriotes appelés dans ce pays pour prendre part à une fête médicale. Nous sommes heureux, en remerciant l'Académie belge de sa parfaite hospitalité, de dire que nos confrères de Paris ont répondu dignement à sa bienvenue. MM. Dechambre, Leroy-d'Etioles, Ricord et Auzias-Turenne, ont en grande partie défrayé la séance : ils ont obtenu un succès complet et de bon aloi.

. . . .

L'Académie avait mis à l'ordre du jour la prophylaxie du cancer par la syphilisation. . . . .

M. Auzias-Turenne, que l'Académie a eu la courtoisie d'entendre, bien qu'il ne soit pas membre de la Compagnie, a répliqué avec bonheur à son habile antagoniste. Il a cité quelques cas où la guérison de cancers opérés et récidivés avait paru suivre le développement de véroles constitutionnelles. Il a maintenu quelques preuves ou au moins quelques apparences d'antagonisme entre les deux maladies : comme la rareté relative du cancer chez les prostituées ; l'absence presque complète du cancer dans les pays chauds, en Égypte, par exemple, où la maladie vénérienne est pour ainsi dire endémique. Mais la partie de l'argumentation où M. Auzias a surtout captivé l'attention de l'Académie est celle où il a exposé les procédés de la syphilisation, et montré la différence considérable qui existe entre cette méthode et les accidents syphilitiques qu'elle ne fait que traverser.

. . . .

(*Gazette médicale de Paris*, du 3 avril 1852.)

Lettre de M. Auzias-Turenne

A M. LE RÉDACTEUR EN CHEF DE L'*Union médicale*.

Paris, le 28 avril 1852.

Monsieur le Rédacteur,

On me communique les numéros de l'*Union médicale* du 6 et du 8 avril, dans lesquels, non-seulement mes idées sur la *syphilisation* se trouvent travesties (j'y suis habitué et je ne m'en plaindrai pas), mais encore où l'on va jusqu'à mettre en cause ma moralité. J'use de mon droit et j'accomplis un devoir, en protestant dans l'*Union médicale* elle-même, contre ces attaques, dont l'auteur est M. Vénot que je ne connais pas.

Les deux articles dans lesquels mon honneur est outragé, ont été lus, dites-vous, à la Société de médecine de Bordeaux et publiés dans le Recueil de cette Société. Je ne doute pas que le Président de cette Compagnie, qui doit être en même temps le directeur de ce Recueil, n'ait la loyauté de communiquer à l'une et d'insérer dans l'autre ma protestation.

Jusqu'à présent, Monsieur, je me suis abstenu de répondre aux injustes attaques, aux insinuations déloyales et aux allusions malveillantes dont ma doctrine et ma personne étaient l'objet. Je n'ai pas même réclamé contre le retentissement que vous avez donné à l'observation d'une syphilisation mal faite, et dont je n'avais point à rendre compte, parce qu'elle n'était pas mon œuvre. Il m'aurait d'ailleurs répugné, d'une part, de toucher à une question délicate d'individualité, et, d'autre part, de me mêler à une polémique passionnée, tant je redoute de me dévier de la voie scientifique et de devenir, par représailles, injuste envers mes adversaires! Mieux vaut cent fois être victime que coupable d'une injustice. Mais je ne veux pas souffrir que personne touche à mon honneur!

Quant à ma doctrine scientifique sur la syphilisation, M. Vénot la condamne avant d'en connaître le premier mot. Faut-il donc que je proteste tous les jours contre cette idée perfide de *saturation syphilitique* pour qu'on cesse de me l'imputer à crime? M. Vénot me fait dire tout le contraire de ce que j'ai écrit, puis il taxe ma pensée de ridicule. Que vos lecteurs s'amusent à relire dans le numéro du 8 avril les premières lignes fort bizarres de sa quatrième observation, et je serai dix fois vengé de ce reproche par la peine du talion que M. Vénot a pris soin de s'infliger lui-même.

Il m'a semblé que les auditeurs de mes cours saisissaient mieux le phénomène nouveau et complexe de la syphilisation, à l'aide d'une comparaison matérielle. J'ai supposé un voyageur qui gravissait et qui descendait les deux versants d'une montagne, j'ai considéré les chancres comme des étapes, et j'ai admis, par fiction, que le plus fort de la vérole du voyageur correspondait au milieu de sa route, c'est-à-dire au sommet de la montagne. Je savais bien que cette comparaison grossière n'était qu'une image imparfaite de la réalité. Je ne m'en suis servi et je ne l'invoque encore aujourd'hui que pour faciliter les études de ceux qui cherchent à comprendre la syphilisation. J'espérais qu'ils en choisiraient le côté sérieux et utile. Pourquoi M. Vénot a-t-il eu le mauvais esprit de faire le contraire? Je n'ai donc pas placé l'immunité à la crête de la montagne, comme il le suppose gratuitement, mais au terme du voyage.

Je suis, au reste, plus que personne, partisan de la simplicité et de la réserve dans l'expression en syphilographie; et, puisqu'on prétend parler *morale*, j'appelle de mes vœux une réforme dans les habitudes du langage de cette branche de la médecine. Ne devrait-on pas y éviter les phrases équivoques à l'endroit des mœurs et tout ce qui peut tendre à profaner le sanctuaire de la famille? Mais Dieu me garde de faire ici la moindre allusion à qui que ce soit, et en particulier à M. Vénot! Je ne veux que me justifier d'un reproche qu'il m'adresse.

Où serait donc l'immoralité dans la syphilisation? L'inoculation a été permise pour satisfaire une curiosité scientifique; serait-elle coupable quand elle guérit et préserve d'une affection contagieuse?

Cela se réduit en définitive à la solution d'une question des plus simples. *La syphilisation guérit-elle la vérole?* Je n'hésite pas à répondre: *oui*. Que de gens, en effet, atteints de véroles rebelles au traitement ordinaire, ont trouvé leur salut dans la syphilisation? Si vous désirez des faits qui le prouvent, vous en aurez assez pour en remplir vos colonnes. N'ai-je pas montré des faits à mon cours, dont la *Gazette médicale de Toulouse* est aujourd'hui le fidèle écho? N'en ai-je pas porté des échantillons à l'Académie royale de médecine de Belgique, dans la séance du 27 mars dernier, où j'ai eu l'honneur d'être admis à parler sur la syphilisation? Je m'étais rendu à Bruxelles à l'appel bienveillant de M. Seutin, qui m'avait convié à son banquet.

J'ai une ferme confiance dans les destinées de la syphilisation. Les esprits éclairés et impartiaux reconnaîtront sans peine qu'elle revêt tous les attributs des découvertes faites dans notre science. Les voici d'après M. Risuëno d'Amador: « Les caractères de la vraie découverte en médecine sont : 1° d'être niée, méprisée, persécutée à son apparition ; 2° d'avoir l'air d'un paradoxe. »

M. Arago dit à son tour : « Si vous trouvez une chose dans les sciences, attendez-vous à rencontrer deux sortes de contradicteurs, ceux qui la nieront et ceux qui prétendront l'avoir découverte avant vous. »

La syphilisation reflète donc exactement l'histoire de toutes les grandes conquêtes médicales. Elle est sœur cadette de la *circulation* et de la *vaccine*.

N'est-il pas vrai que cinquante années après l'immortelle découverte de Harvey, la *circulation* était repoussée de la Faculté de médecine de Paris, sous le décanat de Denyan? N'est-il pas vrai que l'inoculation de la petite vérole a été condamnée comme un meurtre? Des volumes n'ont-ils pas été écrits, et les Parlements n'ont-ils pas rendu des arrêts contre la vaccine, aujourd'hui obligatoire par-devant la loi, comme un certificat de bonnes vie et mœurs? Le quinquina n'a-t-il pas mis cent ans à se faire agréer? Vous connaissez l'épitaphe de cette vile écorce par Guy-Patin :

Barbarus ipse jacet, sine vero nomine cortex.

Vous parlerai-je de la guerre acharnée faite à l'antimoine? Vous citerai-je les tribulations du mercure qui ont encore un cachet d'actualité?

Bien loin de moi la prétention de m'égaler aux auteurs des plus grandes découvertes; mais les besoins de ma défense exigent impérieusement que je mette la syphilisation sous l'égide de ses devancières.

Ce n'est pas que je veuille l'exempter de son tribut obligé de lutte et de martyre. L'épreuve de la moquerie est la torture légitime de toute vérité naissante, et la calomnie, son baptême. Mais j'ai lieu de m'étonner, Monsieur, que cette consécration me vienne de votre part, avec l'autorisation des confrères honorables qui composent le comité de rédaction de l'*Union médicale !*

Je n'ai pas d'ailleurs à me plaindre. Une seule vie sauvée, une seule souffrance soulagée m'indemnise des persécutions que m'attire la syphilisation. Mais la plus cruelle et la plus odieuse de toutes, c'est l'accusation d'immoralité. Je dois à mes confrères, je me dois à moi-même de la repousser énergiquement.

Agréez, etc. (*Union médicale* du 4 mai 1852.)

Lettre de M. Auzias-Turenne

A M. LE RÉDACTEUR EN CHEF DE L'*Union médicale.*

Paris, le 29 novembre 1852.

Monsieur le Rédacteur,

Vous venez d'insérer, dans l'*Union médicale* du 25 novembre, une lettre de M. Melchior Robert (de Marseille), dans laquelle je suis nominativement désigné, et où mes doctrines et ma pratique sont défigurées, au point qu'il en peut résulter une atteinte grave à ma considération d'homme et de médecin. Je ne puis donc pas la laisser passer sans réplique.

Cela est précédé du titre de *Tentatives de syphilisation.* Quoi ! M. Melchior Robert s'inocule deux fois, du jour au lendemain, du pus syphilitique, puis renonce aussitôt à se faire de nouvelles inoculations, et il voit là de la syphilisation? M. Melchior Robert s'est donné deux chancres, et rien de plus. C'est, pour le résultat, absolument comme s'il les avait contractés dans un coït impur. Il ne resterait plus, à son compte, qu'à faire peser sur la syphilisation toutes les contaminations syphilitiques possibles !

L'expérience malheureuse de M. Melchior Robert prouverait tout au plus qu'il faut s'abstenir de pratiquer des inoculations isolées, des inoculations *diagnostiques,* par exemple. Il a donc été imprudent de commencer ou bien de ne pas continuer à se faire des inoculations. Je suis parfaitement de son avis quand il blâme la *syphilisation.* Il s'agit, bien entendu, de la sienne.

Quand notre courageux et savant confrère M. Diday s'est inoculé le pus d'un chancre de chat, il n'a pas intitulé le récit qu'il a fait de cette expérience : *Tentatives de syphilisation;* son dévouement s'est produit sans ostentation, et n'a pas été pour lui un prétexte à incriminer les syphilisateurs.

M. Melchior Robert n'a pas bien choisi la place des chancres qu'il s'est donnés. Puisque vous avez eu la bonté, Monsieur, d'annoncer à vos lecteurs la publication de mon cours dans la *Gazette médicale de Toulouse,* ils pourront y voir que je recommande de ne pas pratiquer d'inoculations dans le voisinage de l'articulation du coude, excepté vers la fin de la syphilisation. A cette époque, en effet, les chancres ne deviennent ni larges, ni inflammatoires.

Je ne me comporte pas dans ma pratique comme a fait M. Melchior Robert, d'après la méthode de son invention ; aussi n'ai-je point eu à déplorer d'accident semblable à celui dont il s'est rendu victime. Pourtant, le nombre des personnes que j'ai inoculées est assez grand et ne laisse pas que de s'accroître tous les jours. C'est vous dire, Monsieur le rédacteur, que je persiste dans la phrase citée par M. Melchior Robert : *Je n'expérimente pas sur mes semblables ; je les soigne et je les guéris, ou bien je les vaccine et je les préserve.*

M. Melchior Robert a, dit-il, dans sa clientèle, quelques cas de *syphilis rebelles*. Je n'ose pas me permettre de lui demander de m'envoyer ses malades ; mais il pourrait voir ce que deviennent les *syphilis rebelles* quand elles sont traitées par la syphilisation !

J'espère pouvoir soumettre bientôt quelques pièces du procès à nos confrères ; ils y verront que de vieux ulcères, des véroles rebelles et même des cancers, ont été guéris par des inoculations syphilisatrices. Si je mets quelque retard dans la production de ces documents, c'est principalement parce que j'ai à cœur de leur donner la sanction du temps et de les mûrir par la réflexion, afin qu'ils soient plus dignes de l'attention des praticiens. D'ailleurs, en les faisant paraître dans un moment plus calme que celui où nous sommes, je les dégagerai aisément de toute polémique vive et irritante. La patience et la modération m'ont toujours réussi !

Notre confrère marseillais *a laissé percer le bout de l'oreille.* Il marche, à n'en pas douter, sous la bannière équivoque de la *transplantation*, puisqu'il faut l'appeler par son nom. Je pourrais faire sur sa publication plus d'une remarque dont je m'abstiens. Il me suffit que vos lecteurs sachent où trouver mes travaux, ailleurs que dans vos colonnes.

M. Melchior Robert nous apprend qu'il est un *sage*, et il peut nous *flétrir* à la faveur d'une prétérition, sans perdre, à ce qu'il paraît, ses attributs. *Si j'étais homme,* dit-il, *à faire cas des souffrances que j'ai endurées pendant la période d'activité de mes inoculations, je n'aurais d'épithète assez* FLÉTRISSANTE *pour qualifier la syphilisation ; mais le* SAGE, *l'homme qui expérimente, surtout quand il met sa santé et sa vie au service de l'humanité, ne doit point faire parade des dangers auxquels il s'est exposé.*

L'état de *sage* est une condition à laquelle j'aspire sans pouvoir y atteindre. Je ne suis malheureusement jusqu'ici qu'un simple mortel, soumis à toutes les faiblesses de mon infime condition. Parmi elles, se trouve l'intention bien arrêtée de répondre à toute attaque dirigée contre moi par un écrivain sage ou non.

Agréez, etc.

P. S. — Vous avez annoncé, sans paraître y ajouter foi, dans votre numéro du 16 novembre, qu'une malade m'avait fait demander à Saint-Lazare, et que j'avais obtenu l'autorisation de la traiter par ma méthode. Rien n'est pourtant plus vrai, Monsieur. La personne dont il s'agit est sortie satisfaite de la prison, après y avoir été visitée par plusieurs confrères. Je suis heureux chaque fois que je trouve ainsi l'occasion de concilier mes devoirs de discrétion avec mon désir d'opérer au grand jour. Les *syphilisateurs* ne cherchent pas le bruit, mais ils ne craignent point la lumière.

Je n'aurais pas pris la plume pour vous apprendre cela ; mais vos lecteurs ne me sauront certainement pas mauvais gré d'avoir saisi l'occasion qui s'en présente.

(*Union médicale* du 21 décembre 1852.)

Lettre de M. Auzias-Turenne

A M. MELCHIOR ROBERT.

« Les injures ne touchent pas à la vérité d'un fait, elles ne font même que le constater. »

(Le professeur RISUÊNO D'AMADOR.)

Paris, le 5 février 1853.

Monsieur,

Je n'ai point écrit ma lettre du 29 novembre dernier dans le but de vous désobliger, mais dans celui de me défendre. Vous m'aviez piqué au vif après avoir altéré mes doctrines : *Ubi stimulus, ibi fluxus.* Vous avez donc fait une faute en prenant le signe d'une réaction favorable pour un symptôme de mauvais caractère.

J'ai voulu prouver (cela soit dit sans vous déplaire, car je n'emploie cette comparaison que pour être clair et précis) qu'au rebours de M. Jourdain *qui faisait de la prose sans le savoir*, vous *ne faisiez pas de la syphilisation croyant en faire*. Vous ne faisiez peut-être pas non plus de la *bonne prose*, j'entends de la *prose courtoise* (permettez-moi encore de vous le dire sans vous offenser) en parlant de me *flétrir*, absolument comme vous auriez dit d'un fripon de la Bourse ou d'un bandit des grands chemins. Avez-vous bien songé, Monsieur, avant de vous servir à mon égard d'un pareil langage, à la gravité du propos que vous alliez tenir ? Je veux bien croire que vous avez été plus irréfléchi que coupable ou méchant. Mais puis, quand je réponds d'une manière où mon indignation contre un pareil affront se voile de la pudeur de l'ironie, vous vous prenez à me trouver bien discourtois, bien *virulent*. Tant d'injures, il est vrai, m'ont assailli dans ces derniers temps, que vous avez pu croire user d'un droit légitime en m'outrageant !

J'ai voulu encore vous indiquer ce que vous auriez dû faire, afin de convertir vos deux inoculations désastreuses en inoculations syphilisatrices, et vous donner ainsi l'occasion de me *rendre grâce* au lieu de me *flétrir*.

Ma démonstration, paraît-il, n'a pas eu de succès, auprès de vous du moins ; j'y reviens donc. Aussi bien, je ne veux pas porter la peine de l'erreur que vous avez commise en vous inoculant autrement qu'il n'aurait fallu. Ne savez-vous pas qu'aujourd'hui on rejette sur moi toutes les inoculations qui se font à contre-temps ? Je voudrais bien qu'on me dise ce qu'on pensait de celles-là, avant la syphilisation ! Sur qui en reversait-on la faute ? Qu'advint-il, que dit-on, notamment de ce malheureux qui s'est noyé, pour en finir avec un chancre d'inoculation devenu phagédénique, de ce malheureux que la *syhilisation* aurait pu sauver plus tard ? On vient précisément de dire qu'il en est mort victime ! La *syphilisation* s'est récriée :

> Je n'étais pas encore née ;
> — Si ce n'est toi, c'est donc ton frère,

a-t-on répliqué, c'est-à-dire qu'on a prétendu que *c'était la même chose*.

Il est un point que vous m'accordez implicitement par votre silence (*qui ne dit mot, consent !*). C'est que vous avez été mal inspiré en choisissant les parages du coude pour y faire des inoculations. Passons.

Vous ne paraissez pas, à beaucoup près, aussi convaincu des avantages que vous auriez eus à vous faire d'autres inoculations pour concourir à tempérer la conflagration des premières. Vous me dites triomphant et comme pour pulvériser ma réplique : « Vous oubliez que ces chancres m'ont occasionné un bubon qui a suppuré. » Je ne l'oublie pas, Monsieur, bien au contraire ! Mais sachez que les syphilisateurs attaquent le bubon suppuré par des inoculations, et qu'ils peuvent faire ainsi disparaître, sans le vider par une ouverture, le foyer virulent.

Voici, à ce propos, un échantillon clinique :

A cette époque-ci de l'année dernière, vient chez moi un ouvrier. — Qu'avez-vous ? lui dis-je. — Vous allez le voir, me répond-il..... Il se dépouille alors de ses vêtements, et me montre sur la partie externe de son bras gauche un chancre large et enflammé. Il lève ensuite douloureusement le membre malade et me fait sentir un bubon fluctuant dans l'aisselle correspondante. Voici comment il répondit à la question que je lui adressai sur ses antécédents :

« Nous sommes plusieurs ouvriers qui nous syphilisons mutuellement. Tout se passe bien chez mes camarades, mais vous voyez ce qui m'arrive, et j'ai recours à vous. »

J'appris ensuite qu'il avait été inoculé d'un seul chancre quinze jours auparavant, et qu'il avait beaucoup travaillé de ses bras. Le bubon virulent s'explique de reste.

Voici ce que je fis :

Je ponctionnai, au moyen d'un petit trocart, le centre du bubon, et je mis l'extrémité libre de la canule en rapport avec le goulot d'une fiole homœopathique, que je remplis ainsi de pus virulent. Ensuite, je retirai le trocart et je bouchai la petite plaie par une mouche de taffetas d'Angleterre.

Séance tenante, j'inoculai quarante fois mon sujet sur le devant de la poitrine, en partie avec le pus du bubon et en partie avec celui du chancre. Je prescrivis le repos, des boissons délayantes, un cataplasme de farine de graine de lin sur le chancre et un autre sur le bubon. Trente-six pustules chancreuses répondirent en deux ou trois jours à mes quarante inoculations. Le bubon et le chancre marchèrent vite, l'un à la résolution, et l'autre vers la cicatrice.

Au bout d'une semaine, l'ouvrier en question reprit son travail, très-satisfait d'une méthode qui avait été son *palladium* contre l'hôpital et le bistouri.

Cet exemple de gens qui s'inoculent eux-mêmes est un bon présage pour l'avenir de la syphilisation. Elle n'inspire donc pas autant de répugnance que le disent ses calomniateurs.

Cet exemple vous montre aussi que je ne désapprouve pas les moyens ordinaires par lesquels vous avez combattu vos deux chancres et votre bubon. Mais pourquoi n'y avez-vous pas ajouté deux ou trois douzaines d'inoculations? Vous seriez à présent converti à la syphilisation!

Je me sentirais, pour mon compte, doublement heureux de ce résultat, parce que j'aurais soulagé un homme souffrant et gagné à la cause de la vérité un médecin d'intelligence et de savoir. Ah! Monsieur, je suis bien sûr qu'aujourd'hui vous ne me jetteriez pas la pierre!

Vous revenez encore avec un air de triomphe sur une de mes phrases qui se mêlait sans prétention à une foule d'autres, et que vous allez rendre célèbre: « Je n'expérimente pas sur mes semblables, je les *soigne* et je les *guéris*, ou bien je les *vaccine* et je les *préserve.* » Qu'a d'extraordinaire cette phrase? Est-ce qu'une personne guérie de la vérole par des inoculations n'a pas été *soignée* et *guérie?* Quand les insertions sont poussées jusqu'à l'immunité, cette personne n'est-elle pas *vaccinée* et *préservée* de contaminations ultérieures? Vous, Monsieur, si vous aviez invoqué et suivi mes conseils dans votre mésaventure, vous auriez été *soigné*, *guéri*, *vacciné* et *préservé.* Au lieu de critiquer ma phrase, vous la porteriez dans le cœur!

Vous croyez sans doute m'embarrasser beaucoup en alléguant l'histoire d'un de mes clients qui est mort d'une épidémie, et celle d'une fille qui m'est échappée pendant son traitement. Cependant, Monsieur, il est bien facile de comprendre que la syphilisation ne doit pas empêcher de mourir, et que, avant d'être guéris par elle, les gens sont encore malades! C'est du *La Palisse* le plus pur! Les deux observations que vous citez sortiront un jour du secret de mes cartons.

J'ai ouï avec étonnement et regret une plainte qui s'exhale de votre lettre: quoi! l'éloge d'un de vos amis vous paraîtrait un blâme contre vous! Louer M. Diday, serait-ce donc offenser M. Melchior Robert? J'avais espéré, bien au contraire, que mes raisons triompheraient plus facilement des répugnances de votre esprit en passant par le chemin de votre cœur!

Je veux pourtant vous le dire, sans que vous y trouviez la moindre allusion qui vous choque. J'aime en M. Diday son indulgente franchise. Il a discuté ma doctrine, sans toucher à ma bonne foi ni à ma dignité, et a gagné ma confiance en me donnant la sienne. Il sera désormais encore mon adversaire, mais je saurai découvrir le bon côté de ses critiques pour lui en savoir gré. On m'a tant blâmé et injurié que j'ai de la reconnaissance pour ceux qui s'abstiennent envers moi de blâme et d'injures. Vous vous écriez néanmoins que *je ne laisse pas même mettre en question ma doctrine à l'aide de l'expérimentation.*

Je n'exagère pas, Monsieur, dans le récit des déboires qu'on m'a fait éprouver.

On m'a mis, en quelque sorte, hors la loi des médecins, dans la presse, les Sociétés, les Académies, les Cours, les Commissions!

On a faussé la vérité pour me nuire, on a violé contre moi la foi médicale et le secret des familles: on a enfin accumulé injustices sur injustices, et injures sur injures!

Mais vous, Monsieur, consentirez-vous à suivre ce courant de réprobation que remontent avec énergie des hommes qui s'appellent Dechambre, Depaul, Flourens, Malgaigne, Seutin, etc.? Permettez-moi d'en douter encore. Vous vous êtes déjà distingué par votre savoir, vos travaux et votre esprit; vous voudrez vous élever par le cœur. Vous répudierez, n'est-ce pas? le rôle sans courage d'attaquer un homme assailli de tous côtés, et vous traiterez désormais avec considération un confrère qui n'a commis d'autre crime qu'une conquête laborieuse de la vérité sur l'erreur!

C'est pourquoi je consens à vous donner quelques explications sur mes observations dont vous trouvez que la publication se fait trop attendre.

Vous conviendrez, d'abord, qu'il en est des observations de syphilis comme de certaines liqueurs. Elles deviennent meilleures en vieillissant, c'est-à-dire plus probantes, au point de vue des récidives.

Tenez compte ensuite des longueurs indispensables dans la rédaction des détails d'une syphilisation qui a pu durer plusieurs mois; tenez compte de la peine qu'on trouve à revoir certains malades dont l'histoire a besoin d'être complétée; tenez compte enfin de l'importance et des difficultés du groupement des observations. Ne comprenez-vous pas, par exemple, que des *lois*, permettez-moi l'usage de ce mot tant critiqué, peuvent être rendues claires par le rapprochement synoptique d'inoculations d'un même pus faites à diverses personnes qui sont placées dans des circonstances dissemblables?

J'ai différentes catégories d'observations groupées ainsi: 1° cas très-favorables à la syphilisation; 2° cas douteux (*apparent rari nantes*), soit parce que la guérison n'a pas eu lieu, soit parce qu'il s'est montré une récidive ou quelques accidents; 3° cas d'intervention des préparations mercurielles et surtout des préparations iodurées; 4° enfin, cas divers qui ne rentrent dans aucune des trois catégories précédentes.

Laissez-moi, pour produire tout cela, et en tirer un bon parti au profit de la science et de l'humanité, choisir mon temps et mes moyens. « On ne me demandera pas, disait un auteur, le temps que j'aurai passé à composer mon œuvre, mais on la jugera telle que je l'aurai faite. » Faut-il que j'aie à me défendre de vouloir mettre au jour un travail digne de mes confrères? Est-ce donc moi qui ai précipité les choses? Est-ce moi qui suis allé au devant de la Presse, des Académies, des Commissions? Me suis-je d'abord adressé au public autrement que pour poser des jalons et fixer des dates? Ah! si vous saviez, Monsieur, la répugnance que j'éprouve à me mettre en scène, vous parleriez moins cavalièrement de ce qu'il vous plaît d'appeler mes *réclames!*

Bien au contraire de ce que vous paraissez croire, je ne tiens pas à ce succès éphémère et précoce qui donne des palmes académiques et procure des clients.

Je ne tenterai pas non plus d'inutiles efforts pour chercher à convaincre ces mélanges de gens de toutes opinions que dominent des préjugés, et inspirent des passions diverses. En même temps qu'ils réclament à chaque instant des preuves, ils ont prudemment le soin perfide de me refuser les moyens d'en fournir!

Ils savent très-bien que la vérole est une maladie *secrète;* mais ils feignent d'ignorer que la réserve vis-à-vis des malades et la discrétion vis-à-vis du public sont les premiers devoirs de notre profession. Croient-ils donc avoir fait preuve d'un grand désir de connaître la vérité, quand ils m'ont demandé sans cesse à voir ceux que je soigne, tandis qu'ils me ferment leurs services d'hôpitaux, dont ils inoculent pourtant les malades depuis vingt ans par pure curiosité?

Je désire avant tout que le temps ne me donne pas de démenti et que les efforts que je fais soient un jour appréciés par les vrais savants. « Persévérance, m'écrit M. Sperino, courage, prudence et loyauté, voilà les titres qui feront tôt ou tard triompher la syphilisation. »

Je suis prêt à vous suivre, Monsieur, dans une discussion fructueuse sur le terrain de la loyauté et du bon goût; mais autrement portez aussi bas qu'il vous plaira votre enseigne de transplantation sur la pente des personnalités, semée d'indignités et d'erreurs, et vous pourrez être certain de ne pas m'avoir pour adversaire; car je resterai derrière l'égide de mon épigraphe.

Agréez, etc.

(*Union médicale* du 8 février 1853.)

Article bibliographique sur le livre de M. Sperino (1).

Un malade se présente dans le service de M. Ricord. Diagnostic : Chancre induré, pléiade ganglionnaire, ganglions cervicaux postérieurs... Prescription : *Cautérisation* du chancre, s'il n'est cicatrisé, afin d'*éteindre* le foyer de la contagion; tisane amère et *proto-iodure de mercure* pour *combattre* (ne pas confondre avec *exterminer*) la diathèse.

Si le malade revient au bout de deux ans, avec plus ou moins d'alopécie, après avoir traversé quelque variété de syphilide; atteint d'une ostéite spécifique avec douleurs ostéocopes, suivant les circonstances, on prescrira l'iodure de potassium avec ou sans mercure. Au bout de six ans, le malade revient, après avoir engendré un ou deux enfants morts, en naissant, de pemphygus : tubercules profonds de la peau; une tumeur gommeuse dans la langue, qui le dispense de toute explication. Nouvelle prescription d'iodure de potassium ou de mercure, et ainsi de suite.....

J'en passe, et des plus belles. Chaque praticien sait à quoi s'en tenir sur ce point, M. Ricord tout particulièrement.

C'est ainsi, éminent maître! que vous fûtes convaincu, par l'irrésistible argument de votre grande expérience, que le mercure *ajourne*, mais ne *guérit* point; si bien que, maintes fois, dans vos leçons, avec une verve sans égale, vous évoquez les véroles descendues prématurément dans la tombe, et qui n'ont pu voir qu'une seule fois le grand jour.

Tout cela s'adresse à ces honorables optimistes, qui pensent que, en fait de vérole, tout est pour le mieux dans la meilleure des doctrines possibles.

Mais, au fait, la doctrine pourrait être très-juste et le mercure très-insuffisant; il ne s'agirait alors que de trouver une drogue un peu plus héroïque.

Toutefois, ce n'est plus là l'opinion de M. Auzias-Turenne, et c'est au renversement

(1) LA SYPHILISATION ÉTUDIÉE COMME MÉTHODE CURATIVE ET COMME MOYEN PROPHYLACTIQUE DES MALADIES VÉNÉRIENNES, par C. SPERINO, Docteur en Médecine et en Chirurgie, Agrégé à la Faculté Médico-Chirurgicale de Turin, Médecin et Chirurgien en chef du Syphilicome, etc., etc.; *traduit de l'italien* par A. TRESAL, D. M. P. Turin, J. Bocca. Paris, Chamerot, janvier 1853. 1 vol. in-8 de 822 p.

radical de la doctrine qu'est consacré le livre de l'éminent syphilographe de Turin, le Dr Sperino.

M. Auzias s'était proposé, il y a dix ans, de donner la vérole aux animaux (à des singes, des chats, etc.).

Leur donner des *chancres*, leur donner la vérole, c'était tout un alors pour tout le monde, avec la restriction de l'*induration obligée* pour l'école de M. Ricord. — Enfin M. Auzias : 1o parvient à communiquer des chancres aux singes ; 2o il observe que, à mesure que les chancres se multiplient et se succèdent par inoculation, les subséquents hâtent la guérison des précédents ; 3o et que l'aptitude à recevoir des chancres va en diminuant jusqu'à un certain moment, où elle disparaît. (*Syphilisation.*)

Voilà la révolution en principe ; les circonstances la traduiront en fait.

Première réaction, la plus logique de toutes : On contesta la réalité et la signification des chancres du singe ; d'où la transplantation. (*MM. Cullerier et Ricord.*)

C'est l'argument *a fortiori ;* car, si le singe n'a pas de chancre, tout le reste est une fable sans portée.

Parfois vaincu, on transplanta ingénieusement l'argumentation sur un autre terrain : Les singes peuvent avoir des chancres, a-t-on dit, mais de vérole point.

Outre que l'*école du Midi* pouvait seule se prévaloir de ce principe par les distinctions qu'elle établit entre les chancres, cette étrange assertion ne serait jamais venue à l'idée de personne, si l'*antithèse* de M. Auzias n'avait eu la syphilisation pour cortége.

C'est là qu'en est M. Ricord, en fait de syphilisation.

Je le regrette pour ma part, car j'ai, depuis des années, une vive sympathie pour le talent de ce syphilographe. Et, d'abord, la transmission de la vérole aux animaux ne saurait plus être mise en doute. Accidents primitifs, simples ou indurés ; accidents secondaires, accidents tertiaires : il y a une foule d'hommes considérables pour les affirmer *de visu.* Le savant Sigmund (de Vienne) les a surtout bien observés depuis quelque temps (1).

Quant à l'analogie entre le singe et l'homme, j'allais dire leur égalité devant la vérole (qui n'est point absolue), outre que, de bonne foi, personne n'oserait, *a priori*, affirmer le contraire (2), c'est M. Isidore Geoffroy-Saint-Hilaire qui vous l'apprendra.

Mais alors que l'expérimentation, la pratique de M. Auzias, l'irréfragable autorité du savant naturaliste ne suffiraient pas, les quatre-vingt-seize *observations* de M. Sperino nous prouveront bien amplement le fait de la *diminution graduelle* observée chez l'homme : ces observations ont été recueillies au *Saint-Lazare de Turin.* (Syphilicome.)

M. Sperino a appliqué l'inoculation successive ou multipliée contre toute espèce de manifestation syphilitique ; quelquefois il a cru devoir recourir au mercure, à l'iodure potassique. Mais, tout bien supputé, défalqué, l'auteur compte soixante-seize cas de succès nets. Beaucoup des quatre-vingt-seize cas appartiennent aux premières tentatives de la méthode, et, si exigeant que l'on soit pour toute innovation, malgré les incertitudes pratiques du début, malgré les difficultés obligées venant des malades, de l'ombrageuse phalange des partisans du *statu quo*, des discussions sanglantes, des condamnations par entraînement, des jalousies, des envies, en dépit enfin des obstacles que rencontre partout la vérité, le livre de M. Sperino donne gain de cause à M. Auzias. — Je ne vais pas ici éplucher les Observations de M. Sperino, travail de bénédictin, que j'ai fait dans le silence du cabinet, et, n'eussé-je rien vu avant, je vous dirai : J'ai lu, j'ai compris, j'ai cru.

Lisez donc !... Bien plus, vérifiez ! Les Observations prouvent beaucoup à celui qui les recueille, bien moins à celui qui les lit, et rien à celui qui y met tout en question, car seul il y veut répondre de sa propre main ou de ses propres yeux.

Que de fois M. Ricord nous disait, à sa clinique, quand M. Vidal annonçait une inoculation d'accidents secondaires : « Vous me permettrez, Messieurs, de ne m'en rapporter qu'à mes yeux. »

Quand on oppose une fin de non-recevoir à tout ce que l'on n'a pas vu, et M. Ricord n'est pas le seul ; quand on aura contesté des faits plein un livre, et le diagnostic et la guérison, on aura noirci bien du papier et perdu bien du temps.

Ce livre est un monument, et vous aurez beau y gratter l'inscription, chacun saura qui l'a élevé, et en l'honneur de quel homme : je veux dire de quel principe.

La syphilisation, dans ce livre comme ailleurs, se montre inoffensive, c'est-à-dire sans danger aucun pour la santé. Bien plus, ainsi que M. Auzias le proclamait, les singes et les hommes se portent mieux que jamais quand la cure est terminée.

(1) J'ai vu il y a un mois, chez M. Auzias-Turenne, une chatte qui, après avoir passé par divers accidents syphilitiques, porte à la lèvre une ulcération *à l'emporte-pièce*, couleur *chair à jambon*, de près de 1 centimètre de largeur, de 2 à 3 centimètres de profondeur : *c'est la vérole signée en gros caractères.*

(2) Depuis les expériences sur l'inoculation de la morve, de M. Rayer.

La pratique en est facile, les soins, pendant le traitement, presque nuls. — Pas plus que la vérole elle-même, la syphilisation n'empêche un érysipèle, une pleurésie, et, quand les adversaires du mercure reprochent à M. Ricord les complications des vérolés qui subissent ce traitement, « la vérole n'empêche rien, leur dit-il; elle est tolérante pour toute maladie qui voudra se greffer sur le lieu qu'elle habite. » Y compris les effets du mercure, n'est-ce pas? vous dira-t-on. — Ah! combien il faut d'indulgence pour ne pas tourner contre vous chacun des arguments que vous invoquez contre vos différents adversaires!

Voyons un peu la pratique dans ses détails : tout est là. Qui, en effet, conçoit une pratique sans règle?

M. Ricord vous dit : Ne sont inoculables que les accidents primitifs, et avant leur période de réparation, qui survient quelquefois en un clin d'œil; mais, si vous lui laissez choisir son pus dans ces conditions, il l'inoculera à tout sujet.

Avec M. Vidal, avec l'hôpital Saint-Louis, avec M. Velpeau et bien d'autres observateurs, avec M. Auzias, enfin, M. Sperino a inoculé des accidents secondaires; avec la plupart d'entre eux, il admet des blennorrhagies virulentes en l'absence de tout chancre larvé.

Pour syphiliser, M. Sperino prend donc du pus partout où un accident n'est pas encore en voie de cicatrisation, et, si l'inoculation n'a pas toujours le même résultat, c'est que les individus que l'on inocule ne sont pas au *même degré de syphilisation*, etc.

Le pus que sécrète le chancre, au contraire, serait toujours *identique chez un individu;* presque *également virulent* tant que l'accident n'est pas à sa dernière période; car M. Sperino admet au moins une période intermédiaire, comprise entre la cessation du *progrès* et le commencement de la *cicatrisation.*

Eh bien! M. Auzias avait ajouté ceci : Le pus sécrété par un accident syphilitique offre *des degrés de virulence* diminuant sans cesse : 1° en raison *du nombre d'inoculations* antérieures; 2° en raison de la *durée de l'accident* présent. Il résulte de là que, pour syphiliser, il demande au pus d'où il vient et où il va, tandis que M. Sperino s'occupe surtout de la destination ou de l'état du syphilisé.

En lisant attentivement les Observations de M. Sperino, on est tenté d'expliquer des syphilisations incomplètes et terminées par les mercuriaux, des traitements prolongés, de nombreuses inoculations avortées, par la théorie Auzias : elle y satisfait pleinement.

Ce qui fortifie cette théorie, c'est son heureuse application au phagédénisme, faite par M. Auzias, contrairement à l'opinion de M. Sperino.

Je soumets le passage suivant de Fernel à la méditation du chirurgien de Turin, l'homme courageux, éclairé autant qu'instruit, qui, le premier, a su et pu introduire la syphilisation dans l'hôpital spécial qu'il dirige : « Or, cette communication se fait ou à quelqu'un qui ne l'avait pas par un qui en est entaché, ou bien à un qui l'avait déjà par quelque autre qui en est beaucoup plus gasté; et ne se prend jamais d'un qui est également vérolé, ou qui ne l'est pas tant. Ceux qui sont en même degré de cette maladie peuvent coucher ensemble sans danger, et, néanmoins, tous les deux peuvent donner, par le congrez, à d'autres moins malades. » Ce qui suit dans le chapitre ne laisse aucun doute sur la justesse de mon interprétation. (Fernel, *Path.*, liv. VI, ch. XX : *De la vérole.*)

L'autorité n'a plus de Rapport à demander à présent. Les hommes éclairés qui disposent des établissements hospitaliers peuvent juger par eux-mêmes, il suffit d'un sens droit, à quel degré il serait à la fois humain et juste, logique et utile, de mettre M. Auzias à même de réaliser sa découverte, et de l'appliquer telle qu'il l'enseigne et la pratique en particulier.

HIFFELSHEIM.

(*Revue médicale* du 15 juin 1853.)

LETTRES DE M. AUZIAS-TURENNE.

A M. LE PROFESSEUR BŒCK, A CHRISTIANIA (NORWÉGE).

Paris, le 1er juillet 1853.

Monsieur et très-honoré Confrère,

J'avais connaissance de vos beaux travaux, et notamment de votre excellent Mémoire sur une nouvelle espèce de gale, publié dans les *Annales de la syphilis, etc.*, lorsque j'ai appris par M. Holss fils que vous aviez entrepris des cures par la *syphilisation.* Je fus très-heureux de le faire annoncer dans nos journaux. Une aussi grande question que la *syphilisation* ne pouvait que gagner beaucoup à être étudiée par un savant aussi distingué que vous l'êtes.

C'est vous dire assez, Monsieur et très-honoré confrère, la satisfaction que m'a causée M. Huss, par les détails qu'il m'a obligeamment donnés sur les inoculations que vous avez déjà faites, et par la communication qu'il a bien voulu me faire des observations que vous lui aviez envoyées.

Les dessins linéaires que m'a remis M. Huss m'ont montré tout le parti qu'on peut tirer de l'excellente idée que vous avez eue de numéroter les chancres, et d'indiquer par des lignes à flèche la filiation de ces chancres. Malheureusement l'ignorance dans laquelle je suis de votre langue ne m'a pas permis de tirer de vos observations toute l'utilité que j'aurais voulu. Mais votre lettre me montre que je n'aurai rien à perdre désormais, si vous avez la bonté de me faire de nouvelles communications. Je suis donc bien satisfait de savoir que notre langue vous est familière. J'ai mille remercîments à vous adresser de ce que vous avez eu la bonté de m'écrire.

Vous m'apprenez une chose qui pique beaucoup ma curiosité, à savoir qu'il y a chez vous beaucoup de véroles graves et peu de chancres primitifs inoculables. Serait-ce parce que la syphilis constitutionnelle se communiquerait chez vous très-souvent d'emblée? Cela est digne d'être éclairci.

J'ai déjà observé, comme vous, que le mercure apportait des entraves à la cure syphilisante ; je l'ai écrit dans une lettre qui se trouve dans le volume des Lettres de M. Ricord, sur la syphilis ; mais le fait n'est pas général ; il ne se présente guère, par exemple, quand la cure syphilisante est précédée de purgations ou de saignées. La cure syphilisante est souvent retardée par le mercure, mais peut-être n'en est-elle que plus solide.

Apportez dans l'étude de cette question toutes les lumières de votre esprit distingué.

Je partage entièrement votre avis sur les différences que vous avez observées dans les différentes qualités de pus. Vous recevrez dans ma lettre trois échantillons de pus dont l'un est très-énergique.

Les personnes qui ne sont pas encore guéries complètement après avoir épuisé leur réceptivité syphilitique, guériront plus tard d'elles-mêmes. Ne vous en inquiétez pas.

J'accepte avec reconnaissance l'offre que vous me faites de m'envoyer vos observations pour les publier. Si vous avez la bonté de me les envoyer dans notre langue, sans vous préoccuper des incorrections de forme, j'en ferais moi-même disparaître les négligences; je prierais ensuite M. Flourens de les présenter, — en votre nom, — à l'Académie des sciences; puis, immédiatement après, je les publierais dans un de nos journaux de médecine que je vous enverrais.

Dans le cas où vous n'auriez pas les matériaux d'un Mémoire, écrivez-moi sous forme de lettre tout ce que vous aurez observé, et je publierai votre lettre.

Vous rendriez par là de grands services ; et si je vous parle ainsi franchement, c'est parce que je connais votre talent et votre dévouement à la science et à l'humanité.

. . . .

Agréez, etc., etc.

A M. LE PROFESSEUR SIGMUND, A VIENNE (AUTRICHE).

Paris, le 12 juillet 1853.

Monsieur,

Deux de nos amis communs, qui sont en outre vos compatriotes, MM. Mandl et Otterbourg, m'engagent à m'autoriser de leur nom pour vous écrire et entrer en communication avec vous.

Cette lettre vous sera remise par un jeune voyageur valaque qui part demain pour Vienne avec sa sœur, et pour lequel j'ai de l'attachement.

Il vous remettra en même temps les deux premières livraisons de mon *Cours de syphilisation;* je vous ferai parvenir la fin de cette publication lorsqu'elle aura paru.

Je pense, Monsieur, que vous avez reçu mon premier Mémoire sur la syphilisation que je vous ai, dans le temps, envoyé par la poste, et dans lequel vos premiers travaux sur la *syphilis expérimentale* ne sont que mentionnés, parce que je ne connaissais pas les détails.

Ma satisfaction a été grande, lorsque j'ai appris qu'un homme de votre réputation et de votre savoir avait entrepris des expériences de *syphilis expérimentale* et de *syphilisation.* J'en ai beaucoup causé avec M. C. de Hubbenet, professeur à Kiew, pendant son séjour à Paris. Il avait eu occasion d'apprécier de près votre science et votre talent.

J'ai le plus vif désir de connaître ce que vous avez publié ou ce que vous publierez en Allemagne sur *la syphilis expérimentale* et sur la *syphilisation* pour le faire traduire et publier en France. Je prends la liberté de vous prier de me tenir au courant là-dessus.

L'infatigable Sperino n'est plus aujourd'hui le seul à lutter dans un hôpital. La syphilisation s'expérimente publiquement dans plus d'un endroit. Il faut que les grands praticiens de l'Europe protestent contre les tendances à *l'éteignoir* qui animent nos syphilographes parisiens qui ne veulent pas laisser passer les découvertes qu'ils n'ont pas faites.

La science n'est-elle pas l'apanage de tous?

La liberté que j'ai prise, Monsieur, de vous écrire, trouvera son excuse dans l'amour de la vérité qui nous anime l'un et l'autre.

Je suis, Monsieur, etc.

A M. C. SPERINO, MÉDECIN EN CHEF DU SYPHILICOME, A TURIN (PIÉMONT).

Paris, le 23 août 1853.

Monsieur et très-cher Confrère,

Le long temps que j'ai tardé à vous écrire n'a point été infructueux pour la cause de la syphilisation dont je me suis constamment occupé.

Les raisons que j'avais de ne pas répondre immédiatement au Rapport de la Commission administrative n'existent plus; ma réponse est faite et paraîtra incessamment sous forme de brochure (1) Je vous en ferai parvenir plusieurs exemplaires que vous aurez la bonté de donner aux amis de la syphilisation en Italie. J'ai pris la plume pour écrire cette brochure immédiatement après avoir reçu le numéro 31 de la *Gazetta medica italiana* que je vous remercie de m'avoir envoyé. Je m'attache surtout dans ma brochure à rétablir la vérité sur des faits de syphilisation qui ont été travestis par la Commission.

M. Sales-Girons est absent de Paris depuis plusieurs mois; médecin d'eaux minérales, il se trouve en ce moment à son poste. C'est un contre-temps fâcheux qui retarde la publication que je veux faire dans son journal des Observations de M. Bœck. Si M. Sales-Girons ne fait pas ces jours-ci une apparition à Paris, je ferai moi-même une note que je lui transmettrai et dans laquelle je ferai entrer l'observation que vous désirez rendre publique, à savoir que *le Rapport de M. Freschi n'a pas encore la sanction académique, et que vous allez y répondre.* La Revue annoncera en même temps à ses lecteurs l'analyse de votre réponse.

Je ne veux pas oublier de vous dire que M. Bœck n'a pas reçu votre livre par mon entremise. Lorsque j'ai parlé à M. Huss, médecin du roi de Suède, et ami de M. Bœck, partant pour la Suède, de la commission dont vous m'aviez chargé, il n'a pas voulu emporter votre livre à M. Bœck, m'assurant que ce dernier avait dû le recevoir par la voie de Hambourg.

Je n'ai point fait tenir votre lettre à M. A. Latour; elle lui aurait donné l'éveil, et désormais il aurait parlé de vous de façon que votre droit de réponse ne fut pas évident. Il vaut mieux attendre; je suis sûr que prochainement il prêtera le flanc à une réponse catégorique.

Je viens de faire la rencontre de M. Lindeman; il était chargé de flacons et de drogues chimiques. Je l'ai regardé en souriant et il m'a tendu la main; j'ai profité de ses bonnes dispositions et j'ai causé avec lui. Il dit avoir passé plusieurs mois dans l'étude exclusive de la vérole et du pus syphilitique. Il se porte très-bien.

Voici quelques-unes des choses qu'il m'a affirmées :

1° Il est réellement parvenu à se guérir de sa vérole par la syphilisation seule; mais il se prétend encore inoculable;

2° Il pense que la syphilisation a de l'avenir et qu'on ne l'étouffera pas;

3° Il est au plus mal avec M. Ricord auquel il a refusé, dit-il, d'écrire contre moi une chose qu'il ne m'a pas spécifiée, et se plaint beaucoup de l'esprit de système qui aveugle M. Ricord.

Il paraît, en résumé, que M. Lindeman est dans notre camp. Nous avons échangé nos adresses; j'espère le revoir bientôt.

C'est par un médecin arrivant de New-York que j'ai appris que M. Carnochan se livrait à des expériences; je lui ai écrit par l'entremise d'un médecin allemand qui partait pour la même ville; je n'ai pas encore reçu de réponse.

J'ai trois faits qui démontrent que les enfants des syphilisés se portent bien. L'un de ces faits est relatif à Laval qui a aujourd'hui un enfant. Il en avait eu un premier qui est mort peu de temps après sa naissance. Indépendamment de ce fait-là, j'en ai deux autres.

(1) LETTRE A M. LE PRÉFET DE POLICE SUR LA SYPHILISATION, par le Dr Auzias-Turenne, Paris, 1853, broch. in-8. V. p. 189.

Je recueille actuellement le détail des choses qui se sont passées, depuis la syphilisation, sur les sujets de ces observations.

L'*Union médicale* d'aujourd'hui m'arrive fort à propos avant la clôture de ma lettre; c'est bien le cas que vous répondiez à la note qui est mise à la fin de ce journal. Si vous m'envoyez une réponse, je la ferai immédiatement tenir à M. A. Latour. Je devine le motif de cette note. On veut atténuer l'effet de ma réponse qu'on sait toute prête au Rapport administratif, — et surtout paralyser le bon vouloir, l'action des personnes qu'on sait se préoccuper *en haut lieu* des intérêts de la syphilisation. Je m'attendais à cette note ; je prévois toujours quelque attaque plus ou moins directe dans l'*Union médicale*, chaque fois que je vois monter les actions de la syphilisation.

Je suis, etc.

A M. B..., A VAISON (VAUCLUSE).

Paris, le 15 septembre 1853.

Mon très-cher compatriote, Confrère et ami,

Je vous remercie infiniment de votre lettre, bien qu'elle ait été un peu tardive; mais vous m'aviez prévenu que le genre épistolaire n'est pas celui que vous cultivez avec le plus d'ardeur, et il m'a bien fallu me contenter : c'est même une raison pour que je vous sois reconnaissant d'avoir fait une exception en ma faveur.

Les malencontreuses secousses de votre voyage étaient prévues et cotées dans mon esprit ; je souhaite qu'elles n'aient pas laissé de traces sur vous-même et ne se reproduisent pas à votre retour ici.

Je vous aurais écrit, immédiatement après avoir reçu votre lettre, si je n'avais quelque temps nourri le projet en l'air, qui s'est évanoui, de faire une excursion dans notre Provence et d'aller vous y voir.

Un syphilisateur n'aurait pas hésité, dans quelque état que vous fussiez, à tenter de comprimer par des inoculations, coup sur coup, cette aptitude (qui est votre lot fâcheux) à reconquérir rapidement la réceptivité syphilitique.

Pourquoi hésiter à épuiser, par des inoculations précipitées, cette importune propriété dont votre organisme est un réservoir, et dont l'épuisement serait suivi par une guérison rapide et certaine?

Deux cas fort ressemblant au vôtre sont aujourd'hui soumis à mon observation (ce sont eux, en partie, qui rivent ma chaîne à Paris). Dans l'un, j'ai vaincu, en soumettant l'organisme à un *impôt progressif* d'inoculations; dans l'autre, j'ai fait de suite des piqûres par centaines; mais je sais que vous goûtez peu cette façon d'aller. J'ai un troisième cas qui me vient de Strasbourg, et dans lequel j'attends, pour faire des inoculations, qu'un organisme trop vigoureux soit un peu calmé par la diète lactée.

Tous ces faits ne me laissent pas de doutes sur votre guérison; je voudrais pourtant vous la voir garantir par de nouvelles inoculations.

L'air de la Provence et l'empressement intelligent de vos parents et amis y concourront énergiquement. Ceux-ci feront très-bien de ne pas vous laisser braver intempestivement des secousses comme celles de votre triste voyage.

Si vos chancres du bras et de la poitrine *bourgeonnent* et *boutonnent*, ne craignez pas de réprimer, par des cautérisations au nitrate d'argent, leur sève, qui prend la place de cicatrices. Pour le reste, rapportez-vous-en à la note que je vous ai remise à votre départ.

Ne négligez pas de m'apprendre comment vous allez et si vous comptez rester longtemps là où vous êtes. Puis-je vous y expédier au besoin des avis et une brochure que je viens de faire imprimer sur la syphilisation?

Écrivez-moi aussi pour me procurer le plaisir de vous rendre, s'il y a lieu, quelques services à Paris.

Du courage, et tout à vous.

A M. LE Dr MEYER, RÉDACTEUR EN CHEF DE LA *Presse médicale*.

Paris, le 27 septembre 1853.

Monsieur et honoré Confrère,

J'ai lu avec beaucoup d'intérêt les articles que vous avez publiés dans le *Moniteur des hôpitaux*, sous le titre suivant : *De la spécificité dans les inflammations, et des modifications qu'elle apporte au traitement.* Je n'ai point été surpris qu'une plume aussi ferme et aussi indépendante que la vôtre n'ait pas voulu être solidaire de la réprobation que la plupart des organes de la publicité médicale, en France, ont voulu faire peser sur la *syphilisation*, sans se donner la peine d'examiner la nouvelle doctrine, et sans lui accorder la parole pour se défendre.

Dernier venu dans la presse médicale, vous donnez des leçons à vos aînés, en déclarant que, pour vous, la question de la *syphilisation* est encore en litige. (*Moniteur* du 17 septembre.)

La *syphilisation*, Monsieur, ne redoute pas l'examen et le jugement des esprits éclairés et impartiaux comme la vôtre; elle les recherche, au contraire. Jugez-la donc en votre âme et conscience, et que l'Étranger apprenne par vous qu'il existe encore en France des organes de la publicité qui ne sont pas voués à l'étouffement systématique d'une idée, — parce qu'elle est née en France.

Je vous fais parvenir pour la bibliographie du journal la *Presse médicale*, que vous dirigez avec tant de distinction, deux exemplaires du Traité de M. Sperino. J'y joins deux exemplaires d'un opuscule que je viens de publier sous ce titre : *Lettre à M. le Préfet de police sur la syphilisation.* Je ne vous prierais pas d'annoncer cet opuscule dénué de valeur, si je ne l'avais écrit pour user d'un droit sacré, — celui de la défense.

Je suis, etc.

A M. LE PROFESSEUR BŒCK, A CHRISTIANIA (NORWÉGE).

Paris, le 24 octobre 1853.

Monsieur et très-honoré Confrère,

J'ai mis quelques jours de retard à répondre à votre lettre du 7 courant, parce que j'avais compté sur le départ pour vos pays d'un voyageur de commerce que j'aurais voulu charger de plusieurs commissions pour vous et M. Huss. Ce départ est ajourné.

Vos observations auront d'autant plus de mérite et de précision que vous aurez plus d'obstacles à vaincre pour les faire. Vous nous avez d'ailleurs montré par vos échantillons qu'aucun obstacle n'était de nature à vous arrêter.

Voici un bon pus rassemblé en croûte; il a été recueilli depuis dix jours et constaté bon par l'inoculation il y a trois jours. Je vous enverrai très-prochainement, dans un petit tube, un autre pus qui sera fourni par un syphilisé que j'ai inoculé avant-hier pour la première fois, et auquel je n'ai fait qu'une inoculation, afin qu'il sécrète pendant quelques jours un pus fort actif. Notez que ceux qui fournissent un pus très-abondant le fournissent rarement très-énergique. Je vous expédierai, du reste, de temps en temps, du bon pus.

Écrivez-moi souvent et ne craignez pas de me déranger quand je pourrai vous servir en quoi que ce soit. Je vous serai reconnaissant de le faire.

J'ai regretté beaucoup que vous ayez envoyé la première partie de votre excellent Mémoire à M. Cayol; il était absent et a gardé votre manuscrit jusqu'à la semaine dernière. Je l'ai retiré et fait passer à la rédaction de la *Gazette médicale*. Si vous aviez l'occasion de me faire tenir deux exemplaires suédois, je prierais M. Flourens de les offrir à l'Académie des sciences.

Je n'ai pas de réponse précise à la question que vous m'adressez, touchant la fièvre qui a accompagné les inoculations que vous avez faites avec un même pus à une série de syphilisés; j'ai seulement observé, d'une manière générale, que l'inoculation d'un pus fort est plutôt suivie, toutes choses égales d'ailleurs, d'une longue incubation et de fièvre que celle d'un pus faible. Il y a donc dans les circonstances de vos observations quelque chose d'important à rechercher et qui peut mettre sur la voie d'un progrès réel. Il est curieux qu'une récidive soit arrivée à la seule d'entre les syphilisées d'une de vos séries qui n'avait pas eu de fièvre. Celle-là aurait-elle senti moins vivement l'action du virus?

Quelle est donc la raison pourquoi vos chancres norwégiens ne fournissent pas de pus inoculable? Est-ce que leur pus n'est jamais inoculable ; ou bien s'il ne l'est que pendant très-peu de temps? Est-ce qu'ils ont un aspect particulier? Une marche particulière? Toutes ces questions me préoccupent beaucoup.

J'apprendrais aussi avec plaisir le résultat des expériences que vous avez instituées avec le pus vénérien, indépendamment de la syphilisation.

Recevez..., etc.

A M. C. SPERINO, MÉDECIN EN CHEF DU SYPHILICOME, A TURIN (PIÉMONT).

Paris, le 8 janvier 1854.

Mon très-cher et très-honoré Confrère,

Le vote intolérant de votre Académie ne m'a pas plus affligé que surpris; il était dans l'ordre; je m'y attendais. L'Académie de Paris avait refusé de lire mes lettres, celle de

Turin devait refuser de vous entendre. Les Académies se suivent et se ressemblent : Intérêt et ineptie, amour-propre et routine. On a dit, avec raison, qu'il y a plus *d'erreurs en circulation dans une Académie que dans une société de Hurons*. Qu'y faire ? Si ce n'est plaindre les Académies et en prendre notre parti. Pour peu que nous subissions encore quelques défaites de ce genre, nos ennemis y laisseront complètement leurs plumes.

Je vous ai envoyé les deux numéros du *Moniteur des hôpitaux* où s'étale le récit de M. Freschi. Vous avez vu qu'on s'est à dessein abstenu de prononcer mon nom pour me priver du droit de réplique ; mais ce droit vous est largement acquis et vous pouvez écrire le double de la longueur des deux lettres de M. Freschi.

. . . .

Les choses n'ont pas tourné à la Société de chirurgie comme je m'y étais attendu ; mais en revanche, une croisade assez serrée semble se former contre M. Ricord, et je n'ai garde de troubler par une intervention quelconque une tactique dont nous pourrons un jour recueillir les bénéfices.

J'entreprends toujours quelques syphilisations nouvelles, mais je n'ose presque plus en faire sur les gens du peuple, les seuls pourtant qu'on pourrait montrer, de crainte que l'intervention de quelque maladie intercurrente ne les fasse aboutir à un hôpital ; cela me susciterait de mauvaises affaires.

On ne laisse pas échapper la moindre occasion d'altérer la vérité sur les faits de syphilisation qui ont eu de la publicité à Paris ; les faits de Laval, de Lindeman, etc., viennent encore d'être falsifiés à la Société de chirurgie. Laval m'a promis aujourd'hui même une déclaration qui infirmera l'assertion de M. Larrey à cette Société, et dans laquelle déclaration il se prononcera hautement, suivant sa conscience, en faveur de la syphilisation. J'ai même l'espoir d'obtenir de lui qu'il parle de son enfant, lequel est parfaitement bien portant. C'est d'autant plus remarquable qu'un premier enfant, de la même mère, né avant la syphilisation du père, est mort misérablement peu de temps après sa naissance.

Je surveillerai la publication du Mémoire de M. Bœck dès que je l'aurai reçu. J'en ferai faire un tirage à part qui nous servira d'excellent moyen de propagande.

Je tâcherai de faire publier dans un de nos journaux, médical ou autre, le récit de ce qui s'est passé à Turin. Je l'emprunterai aux journaux que vous m'avez envoyés, et surtout à votre lettre ; mais il est mieux que j'attende votre protestation et ce que vous jugerez peut-être à propos d'écrire au *Moniteur des hôpitaux*.

Quand vous serez moins préoccupé par la polémique, j'appellerai votre attention sur le numéro 5 des conclusions de la première observation du Mémoire de M. Bœck ; j'ai noté cela pour vous en parler : il s'agit des différences qui existent dans l'activité des pus. La question est du reste largement traitée dans ma huitième leçon, qui est sous presse, à Toulouse.

Merci, pour les vœux de nouvel an que vous m'adressez. Recevez en échange les miens qui sont bien cordiaux pour vous ; puisse, comme je l'espère, l'année 1854 être propice à la syphilisation !

Je suis, etc.

A M. C. SPERINO, MÉDECIN EN CHEF DU SYPHILICOME, A TURIN (PIÉMONT).

Paris, le 31 janvier 1854.

Mon très-cher Confrère,

Le jour même où j'ai reçu votre lettre pour M. de Castelnau (lundi 23 janvier), j'ai conféré avec M. X... sur ce qu'il convenait de faire ; le mardi 24, M. X... a annoncé à M. de Castelnau qu'une lettre lui serait remise de votre part, et que vous teniez à son insertion immédiate et intégrale dans le *Moniteur des hôpitaux*. M. de Castelnau a répondu qu'il l'insérerait volontiers.

Le mercredi 25, votre lettre a été remise à M. de Castelnau, par l'entremise obligeante de M. Y.... M. de Castelnau, sans la lire, dit qu'il allait l'insérer avec empressement. Il n'y avait pas à chercher à enfoncer une porte qui paraissait ouverte.

Hier, voyant que votre lettre ne paraissait pas dans le *Moniteur des hôpitaux*, j'ai eu de nouveau recours à l'obligeance de M. Y..., pour qu'il voulût bien aller s'informer auprès de M. de Castelnau de la cause de ce retard.

M. Y... a donc eu la bonté de retourner chez M. de Castelnau. Celui-ci, en dépit de sa parole donnée, et ayant ainsi gagné huit jours par une tactique familière à nos adversaires, a répondu à M. Y... qu'il vous avait écrit pour vous demander l'autorisation d'écourter votre lettre.

Sans chercher à savoir ce qu'il pouvait y avoir de vrai dans l'assertion de M. de Castelnau, j'ai prié M. Y... de vouloir bien retirer votre lettre. Dès qu'elle m'aura été rendue, je la ferai porter à M. de Castelnau par un huissier. Il est extrêmement important qu'elle soit imprimée sans mutilation aucune, car on a répandu partout et à dessein la fausse nouvelle que vous vous teniez pour battu, et que vous aviez complètement renoncé à la *syphilisation*.

Il est bien entendu que votre lettre a été remise à M. de Castelnau telle que vous me l'avez envoyée, avec la simple correction de quelques fautes grammaticales.

Je n'ai pas reçu le Mémoire de M. Bœck. J'y tiens pourtant beaucoup, car j'en considère comme très-importante l'insertion dans la *Gazette médicale*. M. Bœck m'annonce de nouvelles expériences et de nouveaux succès. Ses confrères du Nord nous sont, en général, favorables, et il ne doute pas du triomphe prochain de la syphilisation. Il portera, dit-il, la question devant un Congrès de médecins qui doit, dans la belle saison, se réunir à Christiania. M. Bœck est un homme très-droit qui ne comprend pas le mensonge, et qui a pris, *argent comptant*, l'assertion reproduite partout, sans votre démenti, de l'*Union médicale*, qui a publié que vous aviez renoncé à la syphilisation. « Ne perdez pas courage, me dit M. Bœck, nous ferons triompher à nous deux une grande idée. » M. Bœck venait seulement de recevoir votre livre.

Indépendamment d'une lettre dans laquelle je l'édifierai sur votre prétendue renonciation, et dans laquelle je lui montrerai, qu'au contraire, vous êtes le premier sur la brèche, je lui envoie par la poste tous les documents qui me viennent de vous. Il faut que M. Bœck soit en mesure de soutenir vaillamment, sur notre nouveau champ de bataille, une lutte qui peut transformer et gagner à notre cause tout le nord de l'Allemagne. Il va sans dire que j'enverrai à M. Bœck votre lettre à M. de Castelnau aussitôt qu'elle aura été publiée.

Pour en revenir à M. de Castelnau, vous voyez qu'il nous a trompés ; c'était difficile à éviter, à moins de lui envoyer votre lettre tout de suite par un huissier, ce qui lui aurait fait pousser les hauts cris. Et puis, quand on est honnête et qu'on marche droit dans les choses, on ne sait pas, ou on ne veut pas jouer au plus fin avec les gens de mauvaise foi.

Je regrette qu'au lieu d'avoir envoyé votre brochure à M. de Castelnau qui ne la lira pas et ne la montrera à personne, vous ne l'ayiez pas envoyée à M. Depaul ; ce savant et loyal confrère, que vous y avez cité, désire la posséder ; il est ferme et droit. Il vaut mieux s'adresser à lui que chercher à convaincre des gens à parti pris en dehors de considérations scientifiques.

Agréez, etc.

A M. LE PROFESSEUR BŒCK, A CHRISTIANIA (NORWÉGE).

Paris, le 25 février 1854.

Monsieur et très-honoré Confrère,

Je vous suis infiniment reconnaissant de m'avoir écrit, et je vous prie de le faire aussi souvent et aussi longuement que vous le pourrez, pour me parler de cette question de la syphilisation qui m'intéresse tant, ainsi que de toutes les questions qui ont trait à l'étude de la syphilis, en général, et même à l'étude des dermatoses. Je publierai, soit par Notes, soit sous forme de Communication à des Sociétés savantes, tous les renseignements que vous voudrez bien me transmettre. Je vous prierai seulement de m'écrire en langue française ; je trouve que vous l'écrivez de façon qu'il m'est très-facile de vous comprendre ; au contraire, pour la lecture de la langue allemande, je suis obligé de me faire aider par un interprète ; c'est même le besoin de cet interprète qui est cause du retard que j'ai mis à vous répondre.

Ne vous donnez aucun embarras, ne vous occasionnez aucune perte de temps pour faire des frais de style en langue française, parce que je suis sûr que je vous comprendrai toujours. J'aurai soin, de mon côté, de bien tracer mes caractères, afin que vous puissiez me lire aisément. Mes écrits sur la syphilisation, qui sont fort peu nombreux jusqu'ici, se trouvent disséminés dans divers Recueils scientifiques que je ne possède malheureusement plus par feuilles séparées ; mais je vais faire l'impossible pour me les procurer. Mon Cours les résume à peu près tous. Je vais me mettre en quête et recueillir tous les matériaux possibles venant d'autres ou de moi sur la syphilisation et je vous les enverrai. Vous recevrez entre autres écrits mon premier Mémoire sur la syphilisation que j'ai publié dans les *Archives générales de médecine* (1) ; mais vous aurez la bonté de vous rappeler que le récit des observations et des expériences a été mutilé dans ce Mémoire, parce

(1) Ce MÉMOIRE est reproduit ci-dessus pages 5 à 60, et les EXPÉRIENCES ET OBSERVATIONS A L'APPUI ont été rétablies *in extenso* d'après le manuscrit primitif.

que je n'ai pas trouvé d'éditeur qui ait voulu se charger de la publication d'un travail de près de 300 pages à une époque où le mot de *syphilisation* n'était pas même encore connu.

Je suis fort préoccupé des deux malades dont vous me parlez, qui ne vous paraissent pas devoir guérir par la syphilisation. Serait-ce que les accidents dont il s'agit chez ces malades, bien que produits par la syphilis, consisteraient en des altérations matérielles qui ne dépendraient plus directement du virus, et qui seraient passées plus ou moins à l'état soit de dépôt, soit d'organisation nouvelle? Serait-ce qu'une cause encore inappréciée enrayerait le travail chancreux en dehors du syphilisme augmenté du sujet? Des faits de ce genre ont été observés par M. Sperino et par moi. Dans ces cas-là, il ne nous a pas été possible de faire beaucoup d'inoculations positives aux sujets; il est vrai que M. Sperino n'admettant pas des distinctions dans la force des pus a dû échouer bien plus souvent que nous dans ses inoculations. Un sujet de ce genre, traité par moi et auquel je n'avais pu faire que quelques inoculations, a procréé l'an dernier un enfant qui est venu mort-né, tandis que d'autres syphilisés qui l'étaient complètement, au contraire, ont procréé des enfants bien portants. Mais je viens de pouvoir refaire, sur ce sujet, qui est marié, des inoculations positives, et je suis bien sûr que s'il fait d'autres enfants, ils n'hériteront d'aucun germe syphilitique. Du moins je possède plusieurs exemples de ce genre, lesquels sont entièrement favorables à la syphilisation.

Dans le cas où vous voudriez, ou bien ne pourriez pas, laisser reposer ces deux malades pour voir si plus tard des inoculations positives, devenues possibles, ne réussiraient pas à les conduire à l'immunité complète et à la guérison, pourquoi ne jugeriez-vous pas à propos, tant comme moyen d'étude que comme moyen d'être utile à ces malades, de combiner avec la syphilisation les autres agents antisyphilitiques (mercure et iodure de potassium); l'immunité obtenue serait toujours un grand bénéfice pour vos malades.

J'apprends avec un vif plaisir que vous vous proposez de porter la question de la syphilisation devant un Congrès de naturalistes et de médecins scandinaves qui se réunira à Christiania. J'espère que vous serez plus heureux que M. Sperino et moi devant des confrères. Je ne partage pas entièrement les craintes de M. Sperino qui veut que je vous mette en garde contre les jugements des confrères réunis en Académie ou en Congrès.

Ayant fait ma découverte à Paris, avant d'avoir obtenu un poste scientifique où je pusse me tenir retranché et me défendre, je me suis trouvé assailli de tous côtés; j'ai été victime de la jalousie et de bien d'autres passions de confrères sous les yeux de qui j'avais fait ma découverte. M. Sperino, bien que ayant une bonne position scientifique, a reçu le contre-coup des attaques dirigées contre moi, parce que ses confrères piémontais ont été jaloux de sa belle initiative ; — mais, à la distance de temps et de lieu où vous arriverez troisième avec le drapeau de la syphilisation, dans une réunion de savants de pays divers et qui ne seront pas exclusivement médecins, je ne doute pas que, grâce à votre talent, à la considération dont vous jouissez si justement, et à la bonté de la cause de la syphilisation, vous ne la fassiez triompher.

Je suis décidé à tenir bon ; je crois que la syphilisation est la vérité. Sans doute il faut l'étudier, la perfectionner; mais quelle est la découverte qui n'a pas passé par différentes phases de persécution et de progrès?

M. Sperino n'a pas plus que moi renoncé à la syphilisation ; il lutte vigoureusement au premier rang, et s'il a fait quelques concessions, mu par des exigences de santé et de clientèle, il n'en a pas moins attaché très-honorablement et très-courageusement son nom à la syphilisation, pour laquelle il combat encore aujourd'hui vaillamment.

Ce n'est pas que je sois moins que vous en dissidence avec M. Sperino sur plusieurs points de doctrine; mais je crois aussi que la syphilis admet quelques différences suivant les lieux. N'avez-vous pas, plus que tout autre, contribué à démontrer cela?

C'est même pour m'éclairer là-dessus et avancer dans des recherches que je fais à cet égard, que je me permets de vous adresser quelques questions auxquelles vous répondrez à votre loisir :

1° Vous avez observé des chancres qui n'ont jamais été inoculables, et qui ont abouti à la syphilis constitutionnelle? Je voudrais savoir : *a.* Si ces chancres ont été traités par le mercure? *b.* Après combien de jours d'incubation ils se sont montrés? *c.* Combien de temps l'accident secondaire s'est-il montré après l'accident primitif?

2° Les bubons suppurants s'observent-ils chez vous en dehors de toute importation? Y en a-t-il qui paraissent d'emblée, c'est-à-dire sans accidents primitifs préalables?

3° Avez-vous beaucoup de blennorrhagies et de blennorrhagies infectantes?

Répondez à tout cela, sans aucune espèce de frais, je ne saurais trop vous le répéter, pour bien écrire le français; car j'ai compris parfaitement toutes vos lettres ainsi que le manuscrit du Mémoire que vous avez eu la bonté de m'envoyer.

Dès que votre Mémoire aura paru dans la *Gazette médicale*, je prierai M. Flourens de présenter l'original et la traduction à l'Académie des sciences.

Il est dans les usages de cette Académie de ne faire ni Rapport, ni Compte rendu, ni Résumé à propos des ouvrages qui lui sont transmis imprimés; mais elle s'en occupe plus explicitement quand ils lui sont envoyés manuscrits, et avant toute espèce de publication. Cela n'empêche, ni ne retarde, ni ne contrarie en rien la publication de ces travaux. Si donc l'occasion s'offrait, faites-moi passer soit les Mémoires que vous voudriez que je publiasse en France, soit leurs résumés. J'irai voir M. Flourens, qui est très-obligeant, très-empressé pour la science, et notamment pour la syphilisation. Il voudrait bien présenter vos travaux à l'Académie des sciences et la syphilisation y gagnerait.

Je vous remercie beaucoup des encouragements que vous me donnez, et de votre très-efficace concours pour le triomphe de la syphilisation.

Je suis, etc., etc.

A M. C. SPERINO, MÉDECIN EN CHEF DU SYPHILICOME, A TURIN (PIÉMONT).

Paris, le 28 février 1854.

Très-cher et très-honoré Confrère.

J'ai reçu et je vous en remercie cent exemplaires de votre Lettre à M. de Castelnau (1), avec les cinq affiches qui s'y trouvaient jointes; merci encore de l'intention qui a dicté les réflexions dont vous faites précéder cette lettre. Je suis malheureusement désarmé contre la diffamation de M. de Castelnau, jusqu'au moment où elle se produira explicitement dans un journal. Dans ce cas seulement j'aurai le droit de répondre.

M. de Castelnau s'est bien gardé et se gardera bien encore de suivre le conseil que vous lui donnez sur ce chapitre. Je vous fournirai tout à l'heure à vous-même des explications que je ne manquerai pas de rendre publiques aussitôt que l'occasion s'en offrira.

Les affiches que vous m'envoyez ne pourront servir à rien : 1° Elles sont sur papier blanc; l'Administration se réserve en France le droit pour elle seule de faire apposer sur les murailles les affiches en papier blanc. 2° Elles ne sont pas timbrées. 3° Le parti clérical a obtenu en France la suppression de toutes les affiches, annonces, etc., où est le mot de *syphilis*, en nature ou dérivé; les journaux de médecine peuvent seuls faire de semblables annonces. Peut-être faudrait-il l'autorisation de M. de Castelnau pour mettre son nom sur une affiche; ce qu'il est inutile de chercher à éclaircir.

Peu nombreux seront les journaux de médecine qui consentiront à annoncer votre Lettre. Les rares amis de M. de Caselnau ne le feront pas dans la crainte de lui déplaire; ses nombreux ennemis voudront éviter de faire savoir à leur public que M. de Castelnau dirige un journal. J'agirai pour le mieux.

J'arrive aux explications que je viens de vous promettre et je vous donne le droit d'en faire ce qu'il vous plaira.

Mes premières relations avec M. H. de Castelnau sont fort anciennes. Nous avons été ensemble externes de Lisfranc; puis nous nous sommes perdus de vue en suivant chacun une voie différente.

Lorsque je fis mes premières expériences sur l'inoculation de la syphilis aux animaux, M. H. de Castelnau, qui avait alors déjà publié des expériences, lesquelles avaient été négatives, se trouvait interne à l'hôpital de Lourcine, et membre de la Société anatomique; je ne faisais pas plus partie qu'aujourd'hui de cette Société, quoique je passasse ma journée à l'École pratique où elle siégeait et siége encore; je ne me suis jamais présenté à aucune Société dans le dessein d'en faire partie.

M. H. de Castelnau fit nommer dans le sein de la Société anatomique une Commission dont il était membre et rapporteur pour juger la *syphilis des animaux;* j'ai refusé alors d'aller expérimenter sous les yeux d'une Commission composée d'internes dévoués à M. Ricord; j'ai peut-être eu tort, mais *chat échaudé craint l'eau froide!*

Il va sans dire qu'un Rapport fut dirigé contre moi; mais je m'en suis si peu préoccupé que je ne l'ai pas encore lu, et ne saurais pas même où le trouver. Je n'ai appris qu'il existait que plusieurs années après. M. de Castelnau en a mis un résumé dans le volume des maladies syphilitiques de la *Bibliothèque du médecin praticien,* volume dont il est l'auteur, ce qui se reconnaît de reste aux citations perpétuelles qu'il y fait de lui-même et de ses travaux; mais il n'y a pas dans ce volume la moindre petite trace de la *saturation syphilitique* qu'il n'a inventée à point qu'après la *syphilisation.*

M. de Castelnau n'a certes pas manqué d'organes pour publier ses pensées et ses dé-

(1) LA SYPHILISATION A L'ACADÉMIE DE TURIN, LETTRE A M. H. DE CASTELNAU, Rédacteur en chef du *Moniteur des hôpitaux*, par C. SPERINO. Turin, 1854, broch. in-8 de 16 p.

couvertes, même avant la maturité de celles-ci. Lisez les *Annales de la syphilis et des maladies de la peau* qu'il a rédigées deux années durant avec M. Cazenave, lisez la *Gazette des hôpitaux*, consultez tous les écrits produits sur la syphilis par les amis et les ennemis de M. de Castelnau; vous n'y trouverez rien sur la *saturation syphilitique* avant l'annonce de la *syphilisation* faite par moi; c'est même seulement après cette annonce que M. Ricord, qui, lui aussi, n'aurait pas été fâché, j'en ai la preuve, de s'approprier la syphilisation, s'est rappelé l'opinion abandonnée de Fricke, dont aucun élève de Fricke n'a jamais eu connaissance, dont aucun écrit de Fricke ne fait mention. J'ai consulté beaucoup de ses élèves sur cet objet, ils m'ont tous répondu par la négative. C'est moi-même qui, en compulsant les auteurs, ai trouvé tous les autres indices historiques sur la syphilisation. Si M. de Castelnau avait semé quelque part une idée semblable, je me serais empressé de m'appuyer sur son auteur.

Ma lettre du 17 novembre 1850 à l'Académie des sciences a été remise par moi à M. Flourens le 10 novembre. A cause d'une surcharge de la correspondance, ou bien parce qu'il alternait avec M. Arago, M. Flourens n'a présenté ma lettre à l'Académie que le 17. Un paquet cacheté avait été déposé par moi le 29 juillet 1850. Ces dates n'ont aucune importance aujourd'hui, mais j'avais parlé de ma découverte à plusieurs personnes avant le 17 novembre, et notamment du 10 au 17 novembre à tous les journalistes, y compris M. de Castelnau. Ma priorité était solidement assurée auprès de l'Académie des sciences; c'est là que devait arriver toute réclamation de priorité au lieu de se glisser subrepticement, et en termes voilés, dans les colonnes d'un journal. Je n'ai pas besoin de dire que M. de Castelnau s'est bien gardé de s'adresser, sur ce chapitre, à l'Académie des sciences, ni à aucun corps savant.

Dans l'intervalle du 10 au 17 novembre 1850, M. de Castelnau était donc instruit, comme bien d'autres personnes, de ma découverte. Or voici ce qu'il m'a dit dans cet intervalle, sans que je puisse préciser le jour (M. de Castelnau était alors rédacteur en chef de la *Gazette des hôpitaux*) : « La *Gazette des hôpitaux* paraîtra désormais tous les jours..... Nous allons lancer un *prospectus-spécimen* à 20,000 exemplaires.....; donnez-moi d'avance votre lettre pour ce numéro afin que je puisse faire sur elle un premier-Paris. » Tel est du moins le sens de ses paroles que je ne puis pas me rappeler en propres termes. Les convenances et ma circonspection me firent refuser cela. Bien m'en a pris, car vous pouvez lire les termes laconiques dans lesquels la *Gazette des hôpitaux* du 21 novembre 1850 a parlé de ma Communication, sans reproduire aucun fragment de ma lettre que M. Brochin, rédacteur du Compte rendu académique, avait pourtant envoyée au Journal.

Certes M. de Castelnau ne me traitait pas alors de voleur, et j'aurais été un parfait galant homme et un savant (comme j'étais autrefois le savant confrère de M. Ricord) si j'avais prêté la main à M. de Castelnau pour qu'il me dépouillât d'une découverte résultat de plusieurs années de recherches, et qu'il ne comprend pas même encore aujourd'hui.

De là date une rupture de relations que je ne m'étais jamais prêté à laisser devenir intimes, parce que je connaissais déjà l'homme. Je pense que vous commencez à le connaître, et par vous-même; c'est pourquoi je ne puis pas blâmer votre répugnance à avoir affaire à un homme avec lequel j'ai rompu tout à fait, *par mon initiative*.

Il serait trop long et fastidieux de vous dire les démarches que M. de Castelnau a faites contre moi, les calomnies qu'il a répandues, les lettres qu'il a écrites. Il avait beau jeu, au fort de la persécution académique, puisque c'était un titre à la faveur que de m'insulter; j'étais alors assailli par tout le monde, et je ne pouvais par conséquent répondre à personne. Mais je dois dire que si M. de Castelnau a voulu me faire beaucoup de mal, il a complètement échoué. Des gens intéressés ont bien cherché à faire valoir ses *dires* contre moi; je ne sache pas qu'ils aient obtenu beaucoup de crédit.

Je ne prétends pourtant pas qu'il n'ait point observé la *saturation syphilitique*, mais je n'en savais rien lorsque j'ai fait mes travaux; je n'en sais même encore rien aujourd'hui, puisque M. de Castelnau n'a encore rien publié que des injures dont je vous ai envoyé maints échantillons. C'est précisément pour que je ne l'écrase pas par une lettre que je ne manquerais pas d'envoyer à son journal en exigeant l'insertion, c'est pour cela qu'il ne cite jamais mon nom et qu'il répand ses injures dans des termes qui ne sont pas toujours très-clairs; qui ne le seraient pas du moins aux yeux de magistrats étrangers à la médecine et chargés d'appliquer la loi.

Vous même, cher confrère, n'aviez-vous pas fait avant moi des observations qui pouvaient conduire à la syphilisation? Ne sont-ce pas précisément ces observations qui vous ont conduit et encouragé dans votre belle initiative à répéter mes expériences? N'auriez-vous donc pas plus de droits que M. de Castelnau à dire : « J'ai vu la syphilisation avant M. Auzias-Turenne, » vous qui l'aviez si bien comprise; mais vous n'avez pas dit cela, parce que vous avez honnêtement, loyalement, délicatement respecté la limite qui existe entre les *prodromes* d'une découverte et la découverte elle-même.

Quelle découverte n'est pas précédée de signes avant-coureurs? Ne faut-il pas que quelqu'un trouve le premier une formule complète? Ne suis-je pas ce *quelqu'un* pour la syphilisation? Tout le monde ne l'a-t-il pas reconnu?

M. de Castelnau n'a pas plus trouvé la syphilisation en découvrant la *saturation syphilitique* (je suppose qu'il l'ait découverte), que ceux qui avaient vu tomber des pierres avant Newton n'avaient trouvé la gravitation; il n'a pas plus trouvé la syphilisation que Fabrice d'Aquapendente n'avait trouvé la circulation en démontrant les valvules des veines et leurs usages, qui ont pourtant mis Harvey sur la voie de sa grande découverte. Jenner lui-même n'a-t-il pas un précurseur dans celui qui a, le premier, observé que les personnes qui trayaient les vaches dans le Devonshire n'étaient pas atteintes de la petite vérole? Aux noms de Newton, de Harvey, de Jenner, je pourrais joindre ceux de tous les inventeurs qui ont marqué dans les sciences.

Je vous demande pardon d'une circonstance qui fait que je cite, à mon propos, nos plus grands inventeurs; mais c'est un moyen de rendre ma pensée palpable.

Si M. de Castelnau vous a écrit avec une tête de lettre partant du Ministère de l'Intérieur, c'est encore un moyen peu convenable, pour ne pas employer une autre expression, de vous faire croire à son importance. Il aura facilement trouvé ce papier chez un bureaucrate du ministère.

Ce n'est pas que j'en veuille le moins du monde à l'homme : mon unique but est de vous faire voir l'illégitimité de ses prétendus griefs contre moi et de vous faire bien connaître un ennemi de la syphilisation, qui a noué une intrigue avec nos ennemis de Turin et qui concerte avec eux une action pernicieuse au triomphe de la vérité.

M. Tresal (1) est à Paris, je l'ai vu deux fois; nous avons causé ensemble sur la syphilisation et sur vous. Ce qu'il m'a dit touchant l'harmonie de votre intérieur, la distinction et l'austérité de vos habitudes me fait sentir et bien comprendre la nature et l'étendue des sacrifices que vous avez faits par dévouement pour *la syphilisation*. La découverte de la syphilisation a donc eu pour résultat immédiat de troubler un peu votre vie si bien remplie par le travail et les douces satisfactions de la famille. Je ne vous en sais que plus de gré et n'en ai que plus d'estime pour vous. Rappelez-vous ce que dit Virgile:

Forsan et hœc olim meminisse juvabit.

Les discussions sur la syphilisation ne sont-elles pas nos désastres de Troie?

M. Tresal m'a dit un mot d'une lettre que vous a écrite M. P...., du fond de son village de l'Ariége, Puisse cette lettre être la seule de ce genre que vous ayez reçue. Je sais que vous avez bien compris les intentions et la valeur de votre correspondant. Les quelques explications qui suivent seraient donc superflues puisque votre tact vous les a fait deviner.

Le médecin n'a pas la responsabilité des actes de ses malades, ni le professeur celle des actes de ses élèves. Faire consciencieusement tout le bien qu'ils peuvent aux uns et aux autres, tel est le rôle de chacun d'eux. Je suis scrupuleusement resté dans ce rôle. N'ayant pas de service d'hôpital, j'ai dû laisser faire ceux de mes syphilisés, à morale souvent équivoque, qui ont voulu se montrer. C'est donc par des motifs faciles à comprendre qu'il m'a généralement répugné de mettre mes syphilisés en avant, et souvent de rectifier les erreurs scientifiques qu'on répandait sur leur compte et dont on se servait même contre moi et contre la syphilisation. P...., L...., et bien d'autres, ont ainsi alternativement servi et desservi la syphilisation et son inventeur, suivant les passions qu'on exploitait en eux, sans que j'aie jamais voulu m'exposer à leur nuire; mais je n'ai jamais voulu non plus établir la moindre solidarité entre eux et moi. Je ne suis étonné que d'une chose, c'est que, dans les dispositions où j'étais, on ne se soit pas plus qu'on ne l'a fait servi d'eux contre moi.

J'ai une opinion toute contraire de M. Lindeman, que je crois un homme bizarre, mais intelligent et honnête.

M. Tresal partira, dit-il, cet été pour l'Amérique. Si tous les renseignements qui me sont donnés par M. Brown-Sequart, qui en revient, sont exacts, M. Tresal ne peut pas manquer de faire dans l'autre hémisphère la fortune de la syphilisation, et sa propre fortune par la syphilisation.

Je n'ai pas encore eu le plaisir de voir M. Arvello; j'ai reçu avant-hier seulement, par la poste, votre lettre, avec sa carte; je ne manquerai pas d'aller le voir pour causer avec lui de la syphilisation et de vous. Il va sans dire que je souscrirai avec un grand empressement à tout projet honorable de faire triompher la syphilisation; je suis prêt à tout, for ce qui blesse l'honneur.

(1) M. Tresal a traduit en français l'ouvrage de M. Sperino. (V. p. 225.)

Vous me demandez si je répondrai au Rapport de M. Cullerier, ce qui ne serait pas difficile. Mais quel journal me permettra de tenir la plume, pour cela, dans ses colonnes? Je tâcherai de prendre un biais et je vous écrirai ce que j'aurai fait.

Ma lettre est trop démesurément longue (expression de M. de Castelnau) pour que je puisse aujourd'hui vous donner des détails sur les faits observés par moi.

Je suis, etc.

A M. J.-M. CARNOCHAN, D. M., PROFESSEUR DE MÉDECINE OPÉRATOIRE AU COLLÉGE MÉDICAL, CHIRURGIEN EN CHEF DE L'HOPITAL DES ÉTRANGERS, A NEW-YORK.

Paris, le 14 mars 1854.

Mon cher Confrère et ami,

Je vous remercie beaucoup de l'excellent souvenir que vous m'avez donné de nos études de médecine opératoire, en m'envoyant votre savante brochure sur l'amputation de la mâchoire. J'en ai fait part à plusieurs chirurgiens français; ils en ont été fort satisfaits. Cette opération vous a fait, et vous fera dans l'avenir, beaucoup d'honneur.

M. Alger, qui a l'obligeance de se charger de vous remettre ma lettre, vous donnera en même temps une brochure. Cette brochure est ma défense contre les éternels ennemis de toute innovation scientifique; mais c'est en vain qu'ils se coalisent pour étouffer une idée que j'ai eu le bonheur de trouver. On a beau persécuter la syphilisation, elle n'en gagne pas moins du terrain et des partisans. Elle finira certainement par triompher, parce qu'elle est la vérité.

On m'avait dit que vous aviez entrepris des cures par la nouvelle méthode: cela m'avait fait un grand plaisir, parce que je connais toute votre loyauté et tout votre talent. J'en avais fait part à M. Sperino. J'ai appris depuis par notre confrère de Turin, qui vous a écrit, que vous n'aviez pas encore fait d'expériences, mais que vous étiez sur le point d'en entreprendre.

Si cela n'a pas déjà eu lieu, vous obtiendrez des résultats très-satisfaisants. La science, en tout cas, ne peut que gagner à votre concours. Aussi est-ce avec empressement que je vous tends la main par delà l'Océan. Je compte donc sur une bonne hospitalité américaine en faveur d'une invention qui a un immense avenir.

Ne doutant pas que vous ne soyez homme à attacher aussi votre nom au triomphe de la syphilisation, je voudrais bien recevoir de vous, imprimés ou manuscrits, tous les documents américains que vous avez sur la question.

Voici ce que je ferai de ces documents, si vous en avez et que vous ayez l'obligeance de me les envoyer:

1° Je ferai traduire et je publierai en France ce qui sera imprimé; en outre, je l'enverrai à mes correspondants d'Angleterre, d'Allemagne, etc.

2° Je publierai aussi les matériaux que vous m'enverrez manuscrits, tout en faisant les corrections de style qui seront nécessaires.

Je prierai en outre M. Flourens, qui est très-bienveillant, de les présenter en votre nom à l'Académie des sciences.

Vous n'aurez donc pas même besoin de vous donner beaucoup de peine pour bien écrire la langue française; mais écrivez-moi en cette langue, qui est la seule, avec les langues classiques, que je comprenne bien.

Voici, mon cher confrère, quelques questions sur la manière d'être de la syphilis en Amérique. La solution de ces questions me serait fort utile. Plusieurs chirurgiens européens ont déjà eu l'obligeance de répondre à des questions analogues:

1° La syphilis secondaire est-elle communicable chez vous?

Comment se passent les choses quand on contracte la maladie par cette voie?

2° Avez-vous observé des chancres qui n'ont été inoculables dans aucune période de leur durée et qui aient abouti à la syphilis constitutionnelle? Ces chancres ont-ils été traités par le mercure? — Après combien de jours d'incubation se sont-ils montrés? — Combien de temps l'accident secondaire s'est-il montré après l'accident primitif?

3° Les bubons suppurants sont-ils communs en Amérique? — Y en a-t-il, et dans quelle proportion, qui paraissent d'emblée, c'est-à-dire sans accidents primitifs préalables?

4° Avez-vous beaucoup de blennorrhagies et de blennorrhagies infectantes? — Quel est leur temps d'incubation? — Combien de temps, après leur début, se montrent les accidents secondaires et de quelle nature sont ces accidents?

5° Quand la syphilis vous est importée, quels sont ses caractères? Sont-ils identiques à ceux de votre syphilis indigène? — En quoi diffèrent-ils, suivant les lieux d'où part l'importation?

6° Y a-t-il quelque espèce particulière de syphilis américaine?

7° Enfin, les connaissances historiques sur la syphilis sont-elles plus avancées en Amérique qu'en Europe, et sous quel rapport?

Répondez-moi, quand vous aurez le temps et l'occasion, à toutes celles d'entre ces questions sur lesquelles vous aurez des données importantes. Nous comptons beaucoup, dans notre vieille Europe, sur le concours actif et intelligent de nos confrères de la jeune Amérique, et sur le vôtre très-particulièrement.

Dites-moi ceux que vous avez des écrits qui ont été publiés sur la syphilisation, afin que je puisse vous envoyer ceux qui vous manquent.

Je remplis bien tard, n'est-il pas vrai? l'engagement que j'avais pris (et que nous avions pris réciproquement) de nous écrire. Peut-être m'avez-vous écrit sans que j'aie reçu votre lettre. Répondez-moi, du moins, afin que je sois sûr que vous aurez reçu la mienne. Je conserve le plus agréable souvenir de votre séjour à Paris et de notre liaison.

Agréez, etc.

A M. LE BARON SEUTIN, PROFESSEUR DE CLINIQUE CHIRURGICALE, CHIRURGIEN EN CHEF DE L'ARMÉE BELGE, ETC., A BRUXELLES.

Paris, le 17 avril 1854.

Monsieur,

Cette lettre vous sera remise par un jeune et distingué confrère hollandais, M. Piepers, qui désire voir, en passant par la Belgique, les institutions médicales que votre zèle, votre activité et votre talent ont tant contribué à perfectionner.

M. Piepers vous présentera, en même temps, l'hommage d'une brochure que j'ai publiée pour répondre à un Rapport qui condamne la syphilisation.

Mes convicions, loin de s'affaiblir, se sont plutôt fortifiées, touchant l'efficacité de la syphilisation. Je suis bien persuadé que le jour où un Gouvernement me donnera la direction de quelques filles publiques, la réforme se fera partout, parce que tout le monde verra que ces filles seront fraîches, bien portantes, et qu'elles ne pourront ni donner ni prendre la vérole.

M. Sperino continue à Turin ses travaux de syphilisation, avec l'appui d'un Gouvernement éclairé. M. Bœck, professeur de clinique chirurgicale à Christiania, n'a rencontré dans le Nord aucun obstacle, et a fait des expériences très-remarquables. M. Retzius s'est également déclaré partisan de la syphilisation, qu'il pratique avec succès à Stockolm. Malheureusement, la presse médicale française fait la sourde oreille et ne publie rien.

M. Piepers portera à Bruxelles quelques-unes de mes brochures; il les remettra aux journaux de médecine. Seriez-vous assez bon pour faire hommage de l'une à l'Académie? Je conserve le plus reconnaissant souvenir pour l'hospitalité qu'elle a donnée à la syphilisation, en ma personne, et grâce à votre protection.

Je profite de l'occasion, Monsieur et savant confrère, pour vous remercier vivement de l'accueil bienveillant et généreux que vous m'avez fait personnellement à Bruxelles, ainsi que des encouragements et de l'appui que vous m'avez donnés jusque dans mon pays.

Je suis avide de posséder pour mes travaux tout ce qui s'est publié en Belgique sur, pour et contre, la syphilisation. Je n'ai reçu qu'une petite brochure de M. Thiry. M. Piepers ira voir ce confrère de ma part, et je suis sûr que M. Thiry aura la bonté de fournir à M. Piepers tous les renseignements que je désire. Les plus petites notes pourront m'être utiles.

Enfin, M. Piepers aura la bonté de m'envoyer de vos nouvelles, ce à quoi je tiens beaucoup.

Je suis, etc.

A M. NOGUÈS, CHEF DES TRAVAUX ANATOMIQUES A L'ÉCOLE DE MEDECINE, A TOULOUSE (HAUTE-GARONNE).

Paris, le 11 juillet 1854.

Monsieur et très-honoré Confrère et collaborateur,

Je viens de lire avec le plus grand plaisir dans la *Gazette médicale* les premières pages de l'important Mémoire dont vous avez entrepris la publication et qui est relatif à l'action du mercure sur notre économie.

J'ai fait, à ce sujet, quelques recherches qui m'ont conduit à considérer le mercure comme un médicament qui ne doit être employé qu'avec circonspection et mesure pour les raisons que voici:

1° Il mine souvent la constitution et ajoute son action malfaisante à celle des vices qui compliquent la vérole. C'est ce que vous démontrez parfaitement bien et soutenez avec talent.

2° Il entrave l'évolution de la syphilis dont il pallie les symptômes et retarde ainsi le moment d'une guérison radicale, laquelle arrive spontanément par le fait de cette évolution.

Je me permets d'appeler votre attention sur ce dernier point en vous engageant à *interroger* dans ce sens celles de vos observations que vous ne rapportez pas dans votre Mémoire.

La question en vaut bien la peine, puisque sa solution conduirait les praticiens à ne recourir à l'emploi du mercure que dans des cas de nécessité, c'est-à-dire quand il s'agirait de *refouler* des *manifestations* dangereuses ou au moins très-incommodes.

L'indication de l'emploi du mercure serait formelle, par exemple, lorsque par suite de désordres il y aurait compression des centres nerveux (*exostoses*, *périostoses*, diverses productions, etc.), ou bien seulement troubles du sommeil (*douleurs ostéocopes*) ; lorsque des ulcérations de la gorge empêcheraient la déglutition, lorsque, enfin, le visage se trouverait défiguré par des syphilides.

Il faudrait, au contraire, favoriser ou tout au moins ne pas contrarier la marche de la maladie, dans tous les cas de manifestations nullement compromettantes. De là naîtrait l'indication de l'emploi des sudorifiques, de l'iodure de potassium et surtout des préparations sulfureuses, ces dernières ayant une propriété diamétralement opposée à celle du mercure, c'est-à-dire la propriété de faire *ressortir* les symptômes qui sont *refoulés* par le *mercure*.

J'ai vu des hommes qui avaient infecté leur famille longtemps après avoir subi un traitement mercuriel qui semblait les avoir débarrassés à jamais de la syphilis, tandis qu'au contraire les préparations mercurielles n'avaient fait que rendre la maladie latente, retarder son évolution naturelle et, par conséquent, que la faire durer plus longtemps. Je pense donc qu'une personne guérie de la vérole sans mercure, ou après n'avoir fait usage que d'une faible quantité de ce médicament, se trouve bien plus définitivement guérie qu'après un long et souvent intempestif emploi de l'hydrargyre.

La thérapeutique de la vérole se réduirait donc : 1° à combattre (même par les médicaments mercuriels) certains accidents qu'il est important de faire cesser au plus tôt; 2° à favoriser, dans la plupart des cas, l'évolution de la maladie par différents moyens, au premier rang desquels se trouve la syphilisation, et parmi lesquels les préparations sulfureuses occupent un rang distingué. N'est-ce pas à cette évolution naturelle, spontanée de la maladie, que contrariait le mercure, qu'il faut rapporter la guérison de ce jeune homme (nouvel Ulrich de Hutten) dont vous citez l'histoire d'après Van Swieten, et dont un quadruple traitement mercuriel n'avait pas empêché la maladie de progresser.

Du reste, Monsieur, les observations que je prends la liberté de vous adresser sur votre Mémoire intéressant ne sont qu'une partie de la question que vous avez commencé à traiter, de manière à rendre un véritable service à la thérapeutique de la syphilis, en remontant courageusement le courant de l'opinion qui entraîne la plupart des praticiens de nos jours.

Agréez, etc.

A M. LE PROFESSEUR BŒCK, A CHRISTIANIA (NORWÉGE).

Paris, le 20 juillet 1854.

Monsieur et très-cher Confrère,

Je profite du départ de M. H. Arentz pour vous écrire et vous faire quelques envois. Merci d'abord, mille fois, de l'obligeant envoi des cinq premières feuilles de votre Traité de syphilisation. Je vais m'empresser de me faire aider à les lire par un médecin danois qui est à Paris et qui a bien voulu m'offrir ses services. Je crois que votre ouvrage sera pour nous d'une immense portée.

Les Corps savants nous sont généralement hostiles à Paris, mais le plus important de tous compte plusieurs hommes qui nous sont favorables. Ce corps est l'Académie des sciences. Les hommes dont je veux parler sont MM. Flourens, Serres, Geoffroy-Saint-Hilaire, Moquin-Tandon, etc. M. Flourens est secrétaire perpétuel et jouit à ce titre d'une immense influence. Il a secondé la syphilisation lorsqu'elle ne faisait que naître; il ne demande qu'à l'appuyer.

Je ne doute pas que si vous envoyez votre livre à l'Académie en même temps qu'une courte lettre à M. Flourens, il ne répète à l'Académie tout ce que vous lui aurez dit.

Il est une chose dont dont je doute encore moins : c'est que si (bien avant de lui envoyer votre livre) vous lui écriviez pour l'Académie une lettre sur le résultat de vos expériences et dans laquelle vous exprimeriez votre opinion, il ne fît imprimer votre lettre dans les Comptes rendus de l'Académie (ce qu'il ne fait jamais pour les communications imprimées). Le parti de lui écrire serait donc préférable à l'envoi du livre, que vous ne feriez que plus tard.

Si vous jugiez à propos de faire cela, il en résulterait un bien d'autant plus grand pour la syphilisation que la réponse de M. Retzius à M. Geoffroy-Saint-Hilaire est extrêmement favorable.

Il ne serait pas nécessaire que votre lettre fût longue. Il suffirait qu'elle fût claire et qu'elle insistât sur les points essentiels. . . . .

Dites-lui, comme cela est, que votre livre paraît sous le patronnage de votre Faculté. Si vous avez occasion de lui dire votre opinion sur l'importance, qu'il y aurait à ce que je fusse à même *d'appliquer* (non pas *expérimenter*) dans un service officiel une idée dont je suis l'inventeur, il est possible qu'il le répète et qu'il en résulte ma nomination à Saint-Lazare.

J'ai entre les mains la lettre que M. Retzius a écrite à M. Geoffroy-Saint-Hilaire. Elle nous est très-favorable, bien que la syphilisation n'ait été appliquée que trois fois à Stockholm, non par M. Retzius, mais par M. Stenberg.

Voici comment s'exprime sur votre compte M. Retzius : « En Norwége, savoir à Christiania, l'excellent professeur Ch. Guilbom Bœck s'est occupé de la syphilisation avec beaucoup de zèle. »

Si je connaissais M. Stenberg, je le prierais (ce qui aurait aussi son importance) d'envoyer également à M. Flourens le résultat de ses observations.

Sans avoir lu l'article de M. Sigmund, je sais qu'un anonyme italien : *del altro mondo*, a écrit contre la syphilisation ; mais j'ignore, comme vous, son identité. . . . . .
. . . .

Courage donc ! et je vous remercie de tout ce que vous avez fait et ferez pour moi, pour l'idée, pour la science, pour l'humanité.

Votre bien dévoué confrère, etc.

A M. LE PROFESSEUR MALGAIGNE.

Paris, le 7 septembre 1854.

Cher et très-illustre Maitre,

Je m'empresse de vous porter les deux citations que j'ai promis à M. Bœck de vous remettre en temps opportun.

Vous avez bien le droit d'être fier de l'ouvrage de M. Bœck, car c'est votre généreux et habile plaidoyer académique qui a ensemencé le terrain où il a fait une si riche récolte scientifique, en inspirant à notre savant confrère scandinave le courage bien méritoire d'expérimenter la syphilisation. Grâce à vous et à M. Bœck, je me trouverai, pour mon compte, un peu plus à l'aise, non pas en face de ma conscience que je n'ai jamais trahie et de mes amis qui n'ont jamais douté de moi, mais vis-à-vis du public médical qu'on a si facilement égaré.

M. Sperino, condamné à Turin par des Commissaires qui confondaient des chancres avec des plaques muqueuses et des furoncles avec des gommes, etc., éprouve aussi un très-grand contentement.

MM. Bœck, Sperino et moi, désirons un tirage particulier du travail de M. Bœck. J'irai traiter de cela moi-même avec votre imprimerie, si vous voulez bien le permettre.

Je ne vous porterai pas ma lettre à l'heure où vous êtes chez vous. Je remplace dans son cabinet, de 1 heure à 4 heures, M. Puche, médecin des vénériens, qui est aux eaux de Vichy et qui ne reviendra à Paris que le 15 du présent mois.

L'engagement que j'ai pris envers M. Puche est la cause qui m'a privé du plaisir d'accompagner chez vous M. Bœck. Mais, après le 15, j'aurai l'honneur de vous visiter, ayant à vous entretenir de maintes choses.

Plusieurs des idées auxquelles nous sommes arrivés, M. Bœck et moi, notamment sur l'action du mercure, ne sont pas absolument nouvelles, si j'en crois un Rapport, espèce de mutilation faite par Fabre (le Ricord de l'Académie royale de chirurgie), d'un Mémoire de Percy. Le Rapport de Fabre commence à la page 320 d'un volume intitulé : RECHERCHES SUR DIFFÉRENTS POINTS DE LA PHYSIOLOGIE, etc..., Paris, 1783.

Le Mémoire de Percy n'a jamais été publié, et serait une excellente trouvaille pour nous. Il a été communiqué à l'Académie royale de chirurgie dans l'une des cinq années que voici : 1778, 1779, 1780, 1781, 1782. Les Mémoires de cette époque ont été classés dans les archives de l'Académie de médecine, par M. Dubois (d'Amiens), qui ne me donne que des réponses dilatoires ou évasives chaque fois que je lui demande la permission de consulter le manuscrit de Percy. M. Dubois n'oserait sans doute pas refuser à un membre éminent, comme vous, de l'Académie, ce qu'il refuse à votre bien dévoué et reconnaissant confrère.

Agréez, etc.

A M. LE PROFESSEUR BŒCK, A CHRISTIANIA (NORWÉGE).

Paris, le 19 septembre 1854.

Très-cher et très-honoré Confrère,

Je vous suis bien reconnaissant du soin que vous avez eu de m'écrire dès votre arrivée, vous n'auriez pas attendu pendant une semaine ma réponse, qu'il m'est si agréable de faire, si je n'avais voulu vous envoyer avec elle de l'excellent pus. Mais j'ai attendu que M. Puche ait repris son service ; le petit papier ci-inclus renferme de la matière avec laquelle j'espère que vous réussirez.

J'ai fait tenir à MM. Follin et Larrey les lettres qui leur étaient destinées.

Le résumé de votre livre est à moitié imprimé dans le journal de M. Malgaigne ; le reste paraîtra dans le prochain numéro. J'ai demandé à l'imprimeur un tirage de 500 exemplaires, car, moi aussi, je veux en distribuer à Paris. M. Sperino voudra sans doute également un certain nombre d'exemplaires. J'y ferai mettre une couverture.

Dans quelques jours, M. Sales-Girons, rédacteur de la *Revue médicale*, sera de retour à Paris et je lui remettrai la Note rectificative que vous désirez, et qui est fort juste, en même temps qu'un exemplaire du résumé de votre livre.

Pas de nouvelles de M. Sperino.

Écrivez-moi souvent ; il m'a semblé, en recevant votre lettre, qu'elle était celle d'un vieux ami, tant elle est pleine d'affectueux dévouement pour moi ! Je vous en remercie beaucoup et vous le rends du fond du cœur.

Paris, médicalement parlant, est dans le morne silence des vacances.

Dès le mois de novembre, je ferai un cours de syphilisation, et alors je chercherai un libraire pour la publication de votre livre en français.

Recevez, etc., etc.

A M. LE PROFESSEUR BŒCK, A CHRISTIANIA (NORWÉGE).

Paris, le 3 octobre 1854.

Très-cher et très-honoré Confrère,

Je ne sais comment a pu se perdre le pus que je vous ai ou crois vous avoir envoyé. En voici d'autre, mais je crains que celui-ci ne soit pas assez énergique ; j'en inoculerai ce soir une personne cancéreuse, et je pourrai ainsi vous expédier dans quelques jours de la matière régénérée.

Le silence de vos collègues ne m'étonne pas ; mais patience ! Un de nos proverbes dit : *Rira bien qui rira le dernier*. Je m'occupe dans ce moment-ci d'une chose très-importante pour la syphilisation, et j'espère qu'elle réussira.

J'ai prié une personne, bien placée pour cela, de faire passer votre Livre sous les yeux de l'Empereur ; je suis donc momentanément privé de l'exemplaire que vous avez eu la bonté de me donner, et ne puis tenter aucun arrangement avec un libraire à propos d'une traduction.

Le résumé de votre livre n'a encore été inséré que dans le journal de M. Malgaigne, mais, dans quinze jours, je l'aurai en entier tout broché. J'en mettrai de suite à la poste quelques exemplaires pour vous et pour M. Sperino.

Recevez, etc., etc.

A M. C.

Paris, le 27 octobre 1854.

Monsieur,

Madame C... m'a appris avant-hier que vous aviez déjà obtenu un bénéfice de l'usage du lait, mais que certains inconvénients, et peut-être une sorte d'impatience contre l'uniformité, vous avaient porté, non à supprimer, mais à modifier par une addition de riz ce régime à peine essayé. Je ne blâme pas absolument cette intervention du riz, mais je crois qu'elle doit être restreinte, de crainte qu'elle n'engendre des flatulences et ne cause une paresse du cerveau. Chaque fois que vous aurez pris un repas au riz (substance qui doit être abandonnée aux Chinois, comme nourriture habituelle), laissez passer deux ou trois heures au moins avant de boire une tasse de lait, qui, alors, devra être chaud et alcoolisé à la manière que je vais vous indiquer.

Voici, en effet, les correctifs à la *diète lactée* que l'expérience m'a démontré utiles en certaines circonstances, et qui sont à votre usage.

On peut prendre de temps en temps dans sa tasse de lait chaud, et sucré à volonté, une cuillerée à café d'eau-de-vie ou de rhum, le mélange étant bien exactement fait.

On peut aussi mettre de temps en temps dans sa tasse de lait chaud, et sucré fortement, une cuillerée à café de la solution suivante (iodure de potassium, 3 grammes; eau distillée, 100 grammes).

Cette très-petite quantité d'iode ne laisse pas que de nourrir un peu et d'exciter convenablement les organes : elle aromatise agréablement le lait pour certaines personnes; il est vrai qu'elle le rend nauséabond pour beaucoup d'autres. Vous pouvez en faire l'essai.

Vous avez encore, Monsieur, la ressource d'alterner le lait de chèvre avec celui de vache. Le lait de chèvre est excellent, surtout quand on le boit à la sortie du pis de l'animal, contre les relâchements de ventre et par conséquent les effets du lait de vache... Pourquoi n'auriez-vous pas une chèvre dans un coin de votre jardin, qui paraît fait exprès?

Ne croyez pas, Monsieur, que vous soyez guéri parce que vous digérez le lait : cela veut dire seulement que vous êtes dans la bonne voie, et que vous *pouvez* être guéri si vous *voulez;* mais votre organisme n'a pas eu le temps de se refaire. Ne vous lassez donc pas si vite de l'usage d'une excellente chose.

Je suis, etc., etc.

A M. LE PROFESSEUR BŒCK, A CHRISTIANIA (NORWÉGE).

Paris, le 20 novembre 1854.

Très-cher et très-honoré Confrère,

Je commence ma réponse à votre bonne lettre du 14 novembre par vous donner une nouvelle qui m'a causé un grand plaisir et qui vous regarde personnellement. M. Geoffroy-Saint-Hilaire m'a appris hier que l'Académie des sciences vous donnait un prix Montyon à partager avec votre estimable collaborateur, M. Danielsen, pour votre magnifique ouvrage sur l'Elephantiasis. C'est aujourd'hui qu'on décidera la somme qui vous sera accordée; mais l'essentiel était pour vous d'avoir un prix. M. Geoffroy-Saint-Hilaire voit, comme moi, dans le couronnement de deux syphilisateurs, quoique pour une chose étrangère à la syphilisation, un précédent de très-bon augure pour l'avenir de la syphilisation.

Je vais m'occuper immédiatement de la commission que vous me donnez, et dont je me charge très-volontiers, touchant votre Traité des maladies de la peau; mais j'ai besoin de savoir très-exactement ce dont il s'agit, pour choisir convenablement l'homme qu'il faut. Le texte sera-t-il très-long, comparé à la longueur du texte de votre Traité de syphilisation? Je voudrais bien aussi en recevoir quelques autres feuilles, afin de voir bien exactement en quoi consiste le travail. Quant à l'observation que vous m'envoyez, puisqu'il s'agit de syphilisation, je ne veux pas que personne déflore ce petit travail, qui me regarde exclusivement, et dont je profiterai scientifiquement. Je vais donc m'en occuper moi-même, après quoi je le remettrai à un copiste, et je vous l'enverrai bien au net.

Je vis tout entier pour la syphilisation, et j'aime à faire par moi-même tout ce qui la concerne. Plût à Dieu que vous puissiez m'envoyer toutes les observations de votre Traité de syphilisation et qu'un libraire voulût se charger des frais matériels de publication. Votre livre serait bientôt édité à Paris, et en bon français.

Je vous ferai soigneusement parvenir tout ce qui sera publié en France pour ou contre la syphilisation : faites de même pour moi, à l'égard de ce qui pourrait se publier dans vos pays scandinaves. Je trouverai toujours quelqu'un qui m'aidera à le lire.

Recevez, etc., etc.

A M. C. SPERINO, MÉDECIN EN CHEF DU SYPHILICOME, A TURIN (PIÉMONT).

Paris, le 23 novembre 1854.

Très-cher et très-honoré Confrère,

Excusez-moi si je réponds tardivement à votre lettre du 6 novembre. Ce retard n'a d'autre motif que l'espoir, que je nourrissais tous les jours, de pouvoir bientôt vous apprendre quelque chose de plus que ce que je vais vous dire.

Je commencerai par quelques observations sur ce que vous me dites touchant l'effet qui pourrait produire, selon vous, sur les antisyphilisateurs et sur les indifférents l'admission par les syphilisateurs de plusieurs sortes de pus.

Je crois que les syphilisateurs doivent toujours dire ce qui leur paraît vrai, sans se laisser jamais devancer en cela par leurs détracteurs.

Voilà pour le côté moral et, si je puis dire, abstrait de la question.

Quant au point de vue scientifique, les syphilisateurs, quand on leur objectera que leurs syphilisés peuvent encore contracter une maladie, pourront et devront répondre ceci, à savoir qu'un pus assez fort pour *prendre* sur un syphilisé est difficile à trouver, et qu'il ne doit guère se rencontrer naturellement dans les rapports sexuels; qu'en outre, les individus ainsi contaminés exceptionnellement ne pourront avoir qu'une maladie très-faible.

Les syphilisateurs trouveront une arme très-forte dans la doctrine des différentes formes de virus; ils expliqueront aisément, sans sortir de la vérité, certains cas de succès incomplet de la syphilisation, en arguant de l'insuffisance des pus employés, et ils s'ingénieront à trouver des pus assez forts pour faire disparaître les derniers vestiges d'une vérole opiniâtre. On ne pourra donc plus leur objecter cette vérole comme une preuve de l'impuissance de la syphilisation. Ce que je dis là n'est pas théorique; j'ai des faits à l'appui.

Ce sont des points dont nous nous sommes entretenus avec M. Bœck, tant de vive voix que par écrit, et sur lesquels nous nous sommes parfaitement entendus. La question des différentes formes de virus, ou plutôt de pus, n'en est pas moins à étudier encore très-sérieusement.

. . . .

Agréez, etc., etc.

A M. LE PROFESSEUR BŒCK, A CHRISTIANIA (NORWÉGE).

Paris, le 30 décembre 1854.

Très-cher et très-honoré Confrère,

La somme qui vous est donnée par l'Académie des sciences est de 2,000 fr.; je ne me suis pas hâté de vous l'apprendre, parce que nous étions d'accord ensemble sur ce point, que la quotité de la somme était presque indifférente. La chose importante est dans les termes mêmes du Rapport qui vous concerne, et qui exprime l'espoir que vous et M. Danielsen trouverez un moyen de guérir l'Elephantiasis. Puisse ce moyen être, comme vous me l'avez fait pressentir, la syphilisation.

Rappelez-vous bien que, en tout cas, les envois sur la syphilisation doivent parvenir à M. Flourens avec un très-court résumé, que M. Flourens communiquera à l'Académie. Si vous me les faites parvenir, je les porterai moi-même à M. Flourens, avec qui j'en causerai.

Le copiste que je faisais ordinairement travailler, et qui a copié le résumé de votre livre, est devenu fou et a été transporté subitement à Bicêtre. Je lui avais remis votre observation de syphilisation, toute corrigée et transcrite de ma main : tout cela a été perdu. Fort heureusement, j'étais resté en possession de votre manuscrit. Je n'ai pas pu, dans ces derniers jours de l'année, recommencer immédiatement le travail que j'avais fait avec un grand plaisir, mais qui a été assez long : c'est pourquoi j'ai remis votre manuscrit à un correcteur, qui me le rapportera prochainement. Je ne sais comment il s'en sera tiré. Je relirai son travail avec soin, et je rectifierai tout ce qui ne me paraîtra pas clair pour des lecteurs français.

En rédigeant votre observation à ce point de vue, j'ai eu le désir d'y mettre un dessin analogue à ceux qui sont dans votre livre. Ne serait-ce pas possible?

Je crois que je vais m'entendre avec M. Follin pour publier, dans les *Archives de médecine*, celles de vos observations de syphilisation que j'ai toutes prêtes. Je ne sais pas s'il pourra ou voudra faire quelques dessins.

Je fais faire ici une traduction de votre résumé, en Espagnol et en Hollandais, par des auditeurs de mon Cours. J'en ai reçu une analyse que M. Sperino a fait mettre dans un journal italien.

J'ai reçu de M. Sigmund une lettre favorable à la syphilisation.

Nous comptons maintenant, en Angleterre, un partisan de la syphilisation : c'est M. Henri Lee.

Je vous souhaite bonne et heureuse, à vous et à ceux qui vous sont chers, l'année qui va commencer. Puisse-t-elle être favorable à la syphilisation.

Agréez, etc., etc.

EXAMEN D'OBJECTIONS CONTRE LA SYPHILISATION

LETTRES ET DISCOURS

LETTRE A M. LE PRÉSIDENT DE L'ACADÉMIE DE MÉDECINE DE BELGIQUE.

Paris, le 25 juin 1858.

Monsieur le Président,

Dans la séance du 27 février dernier, une communication, peu courtoise à mon égard, a été faite à propos de syphilisation, à l'Académie royale de médecine de Belgique, par l'honorable M. Verheyen.

Cet académicien semble vraiment se réveiller d'un sommeil sexennal, car, n'était une simple et dédaigneuse mention des travaux du savant W. Bœck, non-seulement il n'apporte aucun élément nouveau à la solution de la question, mais encore il reproduit, sans y changer absolument rien, erreurs et injures, tout ce qui a été débité, il y a six ans, contre la syphilisation et contre moi. Je me suis cru un instant rajeuni en lisant l'incroyable communication de M. Verheyen. Mais, qu'il me soit permis de le dire, cet oubli des bienséances et ce défaut, non pas de savoir, mais de renseignements même approximatifs, ne sont-ils pas de nature à surprendre beaucoup, chez un membre d'ailleurs distingué d'une Académie renommée en Europe par sa libéralité et son indépendance scientifiques, laquelle compte dans son sein tant de noms honorables et chers à la science?

D'ordinaire, je n'interromps pas mes travaux pour répondre à des attaques de ce genre, que je considère bien plus comme une profanation que comme un culte de la science. — L'Académie me pardonnera une franchise qui égale à peine la rudesse du langage de M. Verheyen ; — mais je ne puis pas montrer la même indifférence, le même dédain, pour un outrage qui m'est adressé en présence d'hommes aussi éminents que les Seutin, les Vleminckx, les Didot, les Fallot, les Marinus, etc., et tout près du lieu où se dresse, comme un avertissement à tous les contempteurs du progrès, la statue du grand Vesale.

Ayant à combattre l'opinion d'un homme de la considération de M. Verheyen, je suis placé dans l'alternative regrettable de lui reprocher son défaut de loyauté ou son manque de savoir. Or, je me hâte de déclarer que la bonne foi de l'honorable M. Verheyen ne m'est pas suspecte et que, si je me trouve obligé de dénoncer son ignorance, c'est sans l'en accuser aucunement.

En effet, sans vouloir rappeler ici les motifs de l'opposition qu'a rencontrée en France ma découverte, je puis dire que la presse médicale de Paris s'est généralement montrée hostile à la syphilisation, quand elle ne s'est pas tout à fait abstenue d'en parler. C'est pourquoi M. Verheyen, privé de tout renseignement ou mal renseigné, a pu écrire dans son Mémoire la phrase suivante : « Je n'avancerai rien qui ne soit appuyé des témoignages les plus irrécusables ou de faits en dehors de toute contestation ; » tandis que, au contraire, il avance à peine un seul fait qui n'ait été de ma part l'objet des plus vives comme des plus itératives protestations.

Je conteste la vérité des assertions de M. Verheyen, et je vais les réfuter chacune dans le rang qui lui convient :

I. M. Verheyen suppose, page 349 du *Bulletin de l'Académie*, que j'ai été conduit à l'idée de syphiliser l'homme « parce qu'il ne peut être atteint de la syphilis constitutionnelle qu'une fois dans le cours de sa vie ».

Je défie l'honorable M. Verheyen d'étayer son assertion d'un seul de mes écrits, d'une seule de mes paroles. J'ai été conduit à l'idée, que j'ai bientôt mise en pratique, de syphiliser l'homme, parce que j'avais constaté que le phénomène de la décroissance successive des chancres, arrivé jusqu'à l'impossibilité de produire la moindre ulcération, ne s'accompagnait pas, chez les animaux sur lesquels j'expérimentais, de symptômes constitutionnels et se trouvait, au contraire, compatible avec la plus florissante santé.

L'assertion de M. Verheyen est empruntée au langage de M. Ricord, qui n'a pas tout d'abord, sans hésiter, répudié la syphilisation, et qui n'aurait pas été fâché de la faire dériver d'une opinion émise par lui, et dont la phrase précitée de M. Verheyen n'est qu'une tardive reproduction.

Il en est de même de l'opinion erronée que soutient encore l'honorable M. Verheyen, quand il prétend que je n'ai pas pu donner aux animaux la syphilis constitutionnelle.

On comprend, en effet, de quelle importance il pouvait être pour M. Ricord, qui s'était obstinément refusé à admettre que les animaux pussent contracter la syphilis, de se réfugier derrière une fin quelconque de non-recevoir, lorsque, vaincu par l'évidence dans un tournoi public et battu par moi dans tous ses retranchements successifs, il fut obligé de convenir que les animaux peuvent contracter des chancres.

C'est pour déguiser cet aveu pénible, en le faisant suivre d'un palliatif, qu'il prétendit, nonobstant les faits les mieux avérés, que les animaux ne pouvaient être atteints de la syphilis constitutionnelle. M. Ricord cherchait encore, par cette tactique indigne d'un savant, à déplacer ou à obscurcir la question, et à jeter de la défaveur sur la syphilisation en l'entachant d'une erreur primordiale, d'un vice originel. Mais aujourd'hui la syphilis constitutionnelle est si facile à démontrer chez les animaux, et d'ailleurs la syphilisation est tellement devenue indépendante de cette question, que, dans l'impossibilité où je me trouve de tout dire, je ne veux engager aucune discussion sur ce point avec l'honorable M. Verheyen.

Ce n'est donc pas le moins du monde en m'appuyant sur une idée de M. Ricord, mais guidé exclusivement par l'observation et la logique, que j'ai rendu, je crois, à l'humanité un grand service par la découverte de la syphilisation. Certes, si j'avais pu concevoir d'abord quelques doutes sur l'importance de cette découverte, ils n'auraient pas manqué d'être dissipés bien vite par le concert de réprobation dont elle fut accueillie. On n'aurait certainement pas fait tant de bruit autour d'une idée dangereuse ou d'une utopie.

II. M. Verheyen s'exprime ainsi, page 351, à propos de M. Lindeman : « Ce martyr de la syphilisation offre des bras labourés par des ulcères phagédéniques, et son habitude extérieure traduit tous les caractères de la syphilis constitutionnelle, sous la forme la plus grave. »

Ne croirait-on pas, à la lecture de cette phrase, que M. Lindeman a été victime de la syphilisation, ou que tout au moins il a dû aux inoculations successives d'être atteint de la syphilis constitutionnelle? Rien n'est en réalité plus inexact :

a. Avant de se soumettre à la syphilisation, M. Lindeman s'était inoculé un produit d'accident secondaire, et se trouvait en pleine vérole sous forme papuleuse à l'époque de sa première piqûre syphilisatrice. M. Ricord ne pouvait l'ignorer lorsqu'il présenta ou fit présenter M. Lindeman aux Sociétés savantes, de manière à insinuer ou à laisser croire que ce confrère avait été infecté par la syphilisation. C'était vouloir détourner l'attention du fait important de l'inoculabilité des accidents secondaires, et chercher en même temps à faire peser sur moi et sur ma doctrine la plus grave des responsabilités. L'opinion avait été si habilement égarée et tellement exaltée contre moi, que mes réclamations furent étouffées dans le sein de ces Compagnies. Le fait est que M. Lindeman était au commencement de la troisième semaine d'une syphilisation commencée par moi et continuée, Dieu sait comme, par M. Ricord lorsqu'il fut exhibé à la Société de chirurgie par l'interne de M. Ricord, et à l'Académie de médecine par M. Ricord lui-même, avec beaucoup d'apparat et de mise en scène. On parvint ainsi à toucher la sensibilité et à pervertir le jugement de personnes étrangères à la syphilologie et même de gens du monde qu'on avait adroitement attirés.

N'était-ce pas comme si l'on montrait à des ignorants, peu de jours après l'opération, un amputé pour faire ressortir dans leur aspect horrible les désordres produits par le couteau et pour faire proscrire la grande chirurgie?

b. M. Lindeman, dont la syphilisation a été ultérieurement achevée, s'est toujours très-bien porté depuis, sans avoir jamais pris, dit-il, une molécule de mercure. Je défie MM. Ricord et Verheyen d'infirmer cette assertion.

III. M. Verheyen cite, d'après M. Ricord, l'exemple d'un jeune officier qui n'aurait pas été guéri de la syphilis constitutionnelle par quelques chancres artificiels.

Ce fait ne m'est pas personnellement connu; mais, tel qu'il est rapporté, il ne prouve absolument rien contre la syphilisation, que je n'ai jamais fait consister chez l'homme dans la production de quelques chancres artificiels.

IV. M. Verheyen parle d'un étudiant, qui serait mort des suites de la syphilisation, et d'une jeune fille, maîtresse de cet étudiant, qui n'aurait point été guérie de la syphilis par les inoculations successives.

Ce sont deux faits qu'on a travestis et que j'ai rétablis dans leur vérité, en répondant à la *Commission des dialogues*.

Ce nom singulier de *Commission des dialogues* est resté à une Commission instituée dans de bonnes intentions, auxquelles tous les membres n'ont point répondu, pour examiner la syphilisation. Au lieu d'un Rapport, ils mirent au jour, à grand fracas de publicité, un dossier exclusivement composé de dialogues aussi offensants pour la vérité que pour moi-même. Une chose incroyable dans cette pièce historiquement curieuse, mais aussitôt oubliée, c'est que les conclusions elles-mêmes sont dialoguées comme les conversations du théâtre. Ces messieurs avaient bien effectivement un peu l'air de jouer la comédie.

J'ai rendu publique ma réponse à ce *factum* étrange par une brochure intitulée : LETTRE A M. LE PRÉFET DE POLICE SUR LA SYPHILISATION. J'y parle des deux faits en question sous les titres de 2e et 3e *Faits* (1).

V. Quant au Dr Laval, il n'est redevenu apte à contracter de petits chancres après sa syphilisation que parce que cette syphilisation avait été consécutive à plusieurs traitements mercuriels; mais tandis que, avant sa syphilisation, Laval avait procréé un enfant qui n'a pas pu vivre, il en fit un autre après elle, avec la même mère, plein de vigueur et de santé. Par un effet du hasard, ce second

(1) V. p. 194-195.

enfant est venu au monde à l'Hôtel-Dieu, dans le service et sous les auspices de M. Piedagnel, dont on connaît le mauvais vouloir à l'égard de la syphilisation. Comme ce petit être, image de son père et premier produit d'un syphilisé, fut tourné, contourné et retourné! Mais en vain avait-on conçu l'espoir inhumain de le trouver malade! Il fallut y renoncer. On s'est bien gardé d'en rien dire, tandis qu'on m'aurait objecté cent fois le moindre bobo du petit garçon. Fidèle à ses antécédents et à ses convictions, le Dr Laval a pratiqué sur nos braves officiers et sous les murs de Sébastopol, — n'en déplaise à M. Bégin, — plusieurs syphilisations efficaces dans des circonstances de fatigues, d'excès et de privations, où un traitement mercuriel n'aurait pas été possible.

VI. M. Verheyen dit, page 355 : « Dans la discussion dont la syphilisation a été l'objet à la Société de médecine de Christiania, on s'aperçoit que M. Bœck combine avec la pratique le mercure et l'iode. Dès lors, les syphilisations de la Norwége n'entrent plus en ligne de compte. »

M Bœck n'a jamais eu recours au mercure que dans les cas où ce médicament avait été employé déjà avant la syphilisation. Cette circonstance de l'intervention d'un traitement mercuriel préalable rend effectivement moins sûrs ou plus incertains les résultats des inoculations successives; mais peut-on juger ainsi, en quelques mots et aussi faussement, les admirables travaux et le dévouement plus admirable encore de M. Bœck pour la science?

VII. « A Bruxelles, » dit encore M. Verheyen à la page 345, « M. Thiry, dont personne ne récusera la compétence en syphilographie, a démontré, par une *série d'observations bien faites*, minutieusement décrites et *qui défient la critique*, toute l'inanité de cette doctrine. »

Loin de moi l'intention de *récuser la compétence* de M. Thiry, pas plus que de personne, en fait de syphilis; mais je conteste absolument la valeur des *trois* observations qu'il a publiées *contre* la syphilisation, et qui formeraient, d'après M. Verheyen, une espèce de faisceau à l'épreuve de la critique. Je ne dirai rien de la confusion qu'établit M. Thiry entre le sens du mot *syphilisme* et celui du mot *syphilisation*, non plus que de l'opinion singulière, pour ne pas dire obscure, de cet honorable confrère sur le chancre et sur la manière dont toute la constitution se trouve *syphilitiquement* infectée. Je me bornerai à quelques remarques sur chacune de ses trois observations, qui sont si parfaites d'après M. Verheyen :

Observation I. — *a*. Il s'agit d'une malade qui avait déjà subi un traitement mercuriel. En quoi consista ce traitement? Quelle fut sa durée, quel fut son résultat, etc.? Il n'est pas dit un mot de tout cela dans cette observation *minutieusement décrite*. Nous sommes cependant assez renseignés pour en suspecter la valeur. En effet, faut-il le redire? n'ai-je pas toujours considéré la *mercurialisation* comme un obstacle sérieux à l'application régulière de la méthode syphilisatrice? *b*. Tout s'est passé en moins de quarante jours, sans que même cinquante chancres eussent été produits; c'est donc une syphilisation seulement commencée. C'est là ma plus grave objection.

Observation II. — Soixante inoculations en quarante-huit jours. Donc, dirai-je encore, syphilisation incomplète.

Observation III. — Vingt-cinq inoculations en vingt-huit jours! Et M. Thiry affirme qu'en voyant cette malade (c'était une fille publique) j'aurais déclaré *que la syphilisation existait* chez elle. Est-il besoin de protester contre cette assertion de M. Thiry?

Que M. Thiry me permette, puisqu'il veut bien invoquer mon témoignage, de lui signaler la première cause de son insuccès et le motif de son défaut de patience. C'est qu'en expérimentant la syphilisation, il était outre mesure préoccupé de l'idée, et peut-être aussi de l'espoir, de la trouver mauvaise. Il n'a donc pu transmettre aux autres une confiance dont il était lui-même dépourvu. Cela explique la répugnance, l'indocilité de ses malades, et son propre désistement. En effet, la confiance de réussir est un grand élément de succès. En même temps qu'elle communique un courage supérieur aux obstacles, elle inspire la plus salutaire et la plus énergique persévérance. Je suis loin d'envier le sort de ceux qui n'ont pas éprouvé dans leur âme toute la puissance d'une conviction secondée par une volonté ferme.

En définitive, M. Thiry n'a complètement ni bien fait aucune syphilisation. Il cherche, d'ailleurs, si peu à cacher ses préventions, qu'il déclare sans artifices, à la fin de sa troisième observation, page 22 de sa brochure : *que si de nouveaux essais avaient eu lieu, l'inoculation chancreuse se serait perpétuée à l'infini, comme dans les observations précédentes.* A l'INFINI ! n'est-ce pas une expression qui rappelle toute la rigueur du langage des mathématiques ? Étrange aveu pourtant, qui met hautement une présomption à la place du fait, dans un travail qui, d'après M. Verheyen, *défie la critique*, et que M. Thiry résume lui-même par un modèle achevé de modestie et de bon goût. « Ce Rapport sera lu avec un certain intérêt, car il traite de la syphilisation sous un point de vue qui nous paraît nouveau, et qui fait ressortir d'une manière décisive l'inanité de cette singulière théorie qui répond au nom de syphilisation. »

J'ai longtemps fait des efforts, M. le Président, pour retenir les coups que je viens de porter à M. Thiry, lequel je considère infiniment. J'avais pris le parti de ne rien dire de ses observations ni de son Mémoire, bien qu'ils aient été dirigés à bout portant contre moi ; j'espérais qu'on se lasserait enfin de me les jeter à la face, et que M. Thiry viendrait peut-être un jour lui-même à résipiscence ; mais je n'avais aucunement fait vœu de patience, et c'est moi-même qu'on a lassé. Donc, j'ai dû faire justice d'un argument contemptible, mais importun. Que M. Thiry s'en prenne à M. Verheyen. — Je demande pardon à l'Académie de la vivacité que je viens d'avoir.

VIII. M. Verheyen appelle, page 342, la syphilisation une *innovation moderne conquise à la vapeur.*

Je suis on ne peut plus touché de cette façon exquise d'apprécier plusieurs années de travaux et de sacrifices qui durent encore ! Mais peut-être n'ai-je pas bien compris M. Verheyen, et cet honorable académicien veut-il faire aussi un procès *à la vapeur !*

IX. M. Verheyen semble triompher, page 350, à l'instar de M. Bégin, par la citation écourtée des conclusions de mon premier Mémoire.

Un jurisconsulte ne demandait qu'une ligne de l'écriture d'un homme pour le faire pendre ; il n'en faut pas autant que cela à M. Verheyen pour me condamner : un *et cætera* va lui suffire. Il en fera sortir tout ce qu'il veut. Mes conclusions, pourtant, ne sont que dogmatiques ; j'avais d'autant plus le droit d'y écrire, par exemple, *on pourrait éteindre la syphilis dans le monde par une syphilisation universelle*, que rien n'est en effet plus vrai, une fois l'hypothèse admise d'une syphilisation universelle, et que j'insistais beaucoup, dans le cours du Mémoire, sur le caractère purement scientifique et éventuel de ces conclusions quand elles sont exprimées au conditionnel. Est-ce ma faute si mon œuvre a été soumise à un lit de Procuste et mutilée? Est-ce ma faute si l'Académie de médecine a étouffé mes justes et pressantes réclamations? Est-ce ma faute enfin, si presque toute la presse médicale de mon pays s'est faite complice, soit par dédain, soit par crainte (je ne veux supposer que des motifs avouables), du jugement sommaire et de l'étouffement systématique d'une idée française, sans qu'on ait laissé à l'inventeur de cette idée le droit, qu'on ne retire pas même à un criminel, de présenter ses explications et sa défense?

Mais encore, supposez que, dans mon enthousiasme, qui était pur, j'en atteste ceux qui m'ont vu de près à cette époque, et sans lequel, j'en ai le sentiment intime, je n'aurais pu m'élever à la hauteur d'une grande conception; supposez, dis-je, que, dans cet enthousiasme, j'aie d'abord exalté les destinées de ma découverte, fallait-il donc en prendre acte pour rejeter la découverte elle-même, et en faire un crime à celui qui n'était coupable, après tout, que d'un amour exclusif et passionné pour la vérité? Étais-je donc si peu accessible aux conseils et à la critique qu'il fallût commencer par des calomnies et des injures à mon égard? Pouvait-il, d'ailleurs, résulter beaucoup de mal de ma prétendue exagération? Oh! non, non! — le résultat l'a bien montré, — le danger n'était pas de ce côté-là! Les hommes, — surtout les compatriotes d'un inventeur, — n'adoptent pas si facilement les idées nouvelles, qu'il faille rien craindre, dans le principe, de l'exagération de ces idées.

X. M. Verheyen m'objecte, page 357, une série d'affirmations relatives aux virus et de la nature de celle-ci : « Le vaccin inoculé au mouton ne le préserve pas de la clavelée. »

Il ne m'est pas possible de saisir aucun lien logique ni analogique entre de semblables affirmations et le fait lui-même de la syphilisation. En quoi ces affirmations pourraient-elles donc empêcher la syphilisation d'être vraie? Il y a certainement erreur ou confusion dans l'esprit de l'honorable membre. Le fait est que je ne comprends pas cette classe d'objections.

XI. M. Verheyen dit, page 349 : « On n'a pas craint d'imprégner, de saturer l'économie de l'homme d'un poison, etc. »

J'ai répondu jusqu'à satiété qu'il s'agit là d'une théorie, et que le syphilisé n'est pas plus saturé du virus syphilitique que celui qui vient d'avoir la variole n'est saturé de virus varioleux. L'un est garanti contre la syphilis, comme l'autre est à l'abri de l'action du principe de la variole. D'ailleurs, les virus ne sont pas des poisons; ils sont des virus.

XII. « En Prusse, les syphilisateurs sont livrés aux tribunaux, etc. »

Je crois que l'honorable membre calomnie l'Administration Prussienne; mais, son assertion fût-elle fondée, qu'elle ne prouverait absolument rien contre la syphilisation, puisqu'elle supposerait, au contraire, l'existence de l'autre côté du Rhin de syphilisateurs courageux.

XIII. Je passe sous silence les tirades dénonciatrices de M. Bégin et les propos offensants de M. Ricord, reproduits par M. Verheyen avec une extrême complaisance. C'est une contrefaçon qui me paraît bien en retard. Je m'arrête, page 318, à cette phrase peu rationnelle : « Il suffit qu'il reste une objection à soulever pour déclarer les expériences incomplètes et blâmer les syphilisateurs qui n'ont pas hésité à porter un poison homicide dans l'organisme de leurs semblables. »

Je ne dirai plus rien du *poison homicide*. Mais quoi! on a donc eu raison, d'après M. Verheyen, de rejeter de prime abord la doctrine de la circulation, parce qu'elle n'est pas sortie parfaite du cerveau de Harvey, comme Minerve de celui de Jupiter? On aurait encore eu raison de rejeter, comme on l'a fait, le quinquina, de proscrire la vaccine, etc.? L'honorable M. Verheyen a sans doute dit autre chose que ce qu'il prétendait dire.

Il est donc établi, Monsieur le Président, que la syphilisation est restée, dans l'opinion de M. Verheyen, absolument ce qu'elle était après la condamnation prononcée contre elle par l'Académie impériale de médecine. Cet *immobilisme* se comprend de la part de ceux qui sont dans la disposition d'esprit de M. Verheyen. En effet, pourquoi s'occuperaient-ils d'une chose, étudieraient-ils une découverte *absurde, dangereuse et immorale* à leurs yeux?

Le cadre restreint d'une lettre m'empêche de vous tracer le tableau des progrès accomplis et des conquêtes faites récemment par la syphilisation. Sans cela je vous démontrerais, entre autres choses, par des preuves irrécusables, qu'elle est bien accueillie dans les Facultés de médecine de Strasbourg et de Paris, et qu'il n'est guère prudent d'y présenter des thèses où il serait par trop dédaigneusement parlé de la nouvelle doctrine.

M. Verheyen s'élève avec force contre les détracteurs de la vaccine, qu'il compare aux hydropathes, aux syphilisateurs et aux partisans de ce qu'il appelle la *pneumonisation*. M. Verheyen me semble faire une étrange confusion et intervertir singulièrement les rôles; c'est lui-même, au contraire, qu'il devrait comparer bien vite aux détracteurs de la vaccine. Eh! la vaccine n'est-elle pas la sœur aînée de l'hydropathie, de la syphilisation et de la *pneumonisation*, qu'il voudrait en vain étouffer?

L'honorable M. Verheyen n'est donc bien renseigné sur la syphilisation ni au point de vue dogmatique ni au point de vue pratique. Je l'engage à faire de nouvelles études ailleurs qu'auprès de l'honorable M. Thiry. Ce n'est pas sous le boisseau qu'il faut chercher à voir briller la lumière. Qu'il imite la louable conduite des docteurs Lindsay (d'Édimbourg) et Charlton de (Newcastle), qui, après avoir visité le service de M. Bœck, à Christiania, ont changé d'avis sur la syphilisation, et ont eu le courage et la loyauté de le déclarer dans les journaux de médecine d'outre-Manche.

Quant à moi, j'ai toujours occasion d'appliquer la syphilisation, à la satisfaction de mes clients et à la mienne. Je crois donc que quand cette méthode aura été publiquement éprouvée ici, et sur une assez large échelle, elle triomphera aisément de l'incrédulité des confrères qui sont loyaux et amis du progrès; mes adversaires le savent parfaitement.

On serait, en effet, bien mal informé de ce qui s'est passé à Paris, si l'on pouvait croire que tout le bruit qu'ils ont fait en 1851 avait un autre but que celui de paralyser l'initiative de l'Administration et d'empêcher l'application officielle de la syphilisation. Nous sommes à présent, grâce à eux et à notre Académie, à la remorque de l'étranger.

Par déférence pour l'Académie de Belgique et par respect pour moi-même, je m'abstiendrai de relever les injures personnelles que M. Verheyen m'adresse à la page 351, et dont j'aurais dû être au moins préservé par la frontière qui nous sépare. Je ne veux même en conserver le ressentiment que pour y opposer avec reconnaissance la faveur que j'ai reçue de la Compagnie lorsqu'elle me fit l'honneur, il y a six années, de me permettre de siéger dans son sein et de prendre part à ses discussions.

Je suis, Monsieur le Président, etc., etc.

LETTRE A M. LE PROFESSEUR W. BŒCK, A CHRISTIANIA (NORWÉGE).

Paris, le 10 août 1858.

Très-cher et très-honoré confrère,

Vous êtes plus à même que moi de juger, en parfaite connaissance de cause, le sentiment de votre honorable collègue, M. Faye, à l'égard de la syphilisation. Je n'ai pas été témoin, bien entendu, des faits inédits sur lesquels il s'appuie, et mon habitude n'est point d'user envers mes adversaires d'un procédé dont je n'ai eu que trop à me plaindre personnellement, et qui consiste à porter, d'après les errements du passé, un jugement sur les questions dont la solution dépend surtout de l'avenir.

Je ne chercherai pas non plus à avoir raison, dans votre esprit, sur M. Faye, touchant le résultat fort discutable, d'après lui, de mes expériences sur les animaux. Votre collègue fait sans doute allusion à la prétendue non-production chez les animaux de symptômes constitutionnels. Il suffit pourtant d'inoculer un certain nombre de bêtes par du pus chancreux, et de les garder pendant plusieurs mois, pour voir naître chez quelques-unes d'entre elles des symptômes évidents de syphilis constitutionnelle. Je pourrai vous raconter plus tard des expériences détaillées sur ce sujet; mais la syphilis des animaux est une question devenue *secondaire*, dont je ne veux pas sans à-propos et à tout propos vous entretenir.

Une chose, entre autres, a fixé mon attention dans la publication de M. Faye: c'est que, pour arriver à condamner la syphilisation, il a dû reconnaître la nécessité d'expérimenter, et l'efficacité, au moins dans certaine mesure, des inoculations successives. C'était faire assez bon marché de ce qui se pense et se passe à l'hôpital du Midi, où il n'est prétexte qui ne soit le bienvenu pour empêcher des syphilisations publiques. On paraît, en effet, y redouter singulièrement des résultats qui ne manqueraient pas de rendre très-prochain le triomphe de la syphilisation en France. N'est-il pas bien étrange que dans un lieu où ont été faites, depuis vingt-cinq ans, des milliers d'inoculations de curiosité pure, on ne veuille pas en tenter une seule au bénéfice des malades?

Sans le savoir, peut-être, M. Faye a porté d'autres et de rudes coups à l'hôpital du Midi. Il a dû montrer notamment les inconvénients de changer tout à coup de doctrine, après avoir travaillé pendant un quart de siècle à former une armée de disciples. Ceux-ci, attachés pour la plupart à leur vieux drapeau, deviennent indisciplinés parce qu'ils ont de la peine à comprendre le rôle inattendu qu'on prétend leur faire jouer.

Connaissez-vous bien tout le dégât que l'hôpital du Midi a fait lui-même dans sa propre doctrine? Celle-ci pouvait, vous en souvient-il, se résumer dans une seule phrase : *le chancre est seul inoculable ; il peut donc seul donner la vérole.* Mais voici qu'un changement à vue s'est opéré, et qu'on admet aujourd'hui deux chancres sans aucune parenté, ou bien peut-être deux chancres dont l'un est une espèce de bâtard. De ces deux chancres, le premier, vraiment syphilitique, le *chancre dur* (on ne dit plus guère aujourd'hui *chancre induré*), ne s'inocule pas et infecte toujours, tandis que le second, le *chancre mou*, n'infecte jamais et s'inocule toujours, indéfiniment. Cela est précis, n'est-ce pas, comme une proposition de géométrie? Mais voici le fin mot de l'affaire. On voulait arriver à nous dire que les syphilisateurs n'inoculent que le pus de chancres mous, c'est-à-dire un pus qui n'a rien de syphilitique. Ce subterfuge est un piége qu'on se tend à soi-même. Ne se crée-t-on pas, en effet, de nouveaux embarras, et notamment celui d'avoir à se justifier de crier si haut contre les dangers de nos inoculations? Bref, on a cru trouver quelque argument dans un changement de doctrine, et aujourd'hui le *chancre dur* est une véritable déité. Tantôt on en relègue le temple dans les régions reculées de l'urèthre, tantôt un doigté de faveur est exigé de qui veut en pénétrer les mystères. Écoutez l'oracle avec ses ambiguïtés : « Il est vrai qu'au delà de l'anneau vulvaire, dans le vagin, l'induration perd de sa rénitence, de sa netteté, qu'elle *peut manquer* même ou devenir moins facilement appréciable. Mais si elle échappe quelquefois, *elle n'en existe pas moins* d'une manière générale ; *elle se produit bien réellement* et peut être perçue dans un *certain temps* et par de *certains doigts*. » Puis apprenez bien vite, par la bouche du même oracle, ce qui rend parfaitement clair ce que vous auriez pu prendre d'abord pour du galimatias, que cette induration *qui peut manquer quand elle existe*, ou bien *qui existe quand elle manque*, « est *irrécusable* en tant que PHÉNOMÈNE pathologique DOCTRINAL. »

Quand nos adversaires veulent frapper un grand coup, ils ne manquent pas d'imaginer que c'est la vaccination qui m'a suggéré, par analogie, la première idée de la syphilisation ; puis, se méprenant sur le sens réel de ce mot *analogie*, qui implique à la fois l'idée de ressemblances et celle de différences, ils ne tiennent aucun compte des ressemblances, et ils s'appuient exclusivement sur les données différentielles pour essayer de jeter de la défaveur sur l'origine de la syphilisation. C'est ainsi qu'a procédé M. Faye. Or, au contraire, quand j'ai trouvé la syphilisation, je comprenais très-bien la difficulté de faire un rapprochement exact (ou plutôt un rapprochement tel qu'on veut l'entendre) entre les deux virus syphilitique et vaccinal. Je savais comme tout le monde (et pourquoi ne le dirai-je pas, mieux que beaucoup de monde), que le virus vaccin épuise bien plus vite son action sur l'organisme que le virus syphilitique. Aussi n'est-ce pas d'abord en suivant le lien de l'analogie que je suis arrivé à la découverte de la syphilisation. Il est vrai que je me suis ensuite laissé conduire par ce lien pour parvenir à la solution de problèmes intéressants et relatifs à l'étude des virus en général.

M. Faye commet une autre erreur dont il avait besoin à l'appui de la thèse qu'il soutient.

Cette erreur consiste à considérer comme purement locale l'action du pus chancreux, de telle façon que l'apparition du chancre ne serait jamais précédée d'incubation. Cette fausse opinion provient sans doute de ce qu'on ne veut pas établir de distinction entre une première inoculation (ou une première contamination) et celles qui viennent après. La première est suivie d'incubation, tandis que les autres ne le sont pas, parce qu'il se fait alors, pour ainsi dire, un travail continu. Elles seraient néanmoins encore suivies d'un temps d'incubation plus ou moins long, s'il s'agissait de l'inoculation d'un pus notablement plus énergique ou bien d'un pus mieux approprié au sujet (plus fort, si vous voulez, relativement à l'idiosyncrasie de ce sujet) que le pus précédemment inoculé. Quelque chose d'analogue paraît avoir lieu pour la vaccination, sur les phénomènes de laquelle la syphilisation reflète un si grand jour, grâce précisément à ses inoculations successives et à ses lenteurs, qui en font une sorte d'analyse très-favorable à l'observation. C'est ici surtout qu'il convient de recueillir les enseignements de l'analogie.

Qu'est-ce que cette immunité de M. Faye, laquelle serait le privilége du derme, qu'elle ne saurait dépasser ? Ne vous prend-il pas envie de demander grâce pour les muqueuses, par exemple ? Le virus va-t-il donc se réfugier et concentrer ses ravages dans les profondeurs organiques ? M. Faye semble vouloir dire que *les inoculations réitérées du virus chancreux confèrent à la peau une immunité exclusive et temporaire.* J'admets pour un instant cette opinion. J'en ferai sortir... quoi? *La réhabilitation de la syphilisation préventive.* — Notez bien que dans la disposition d'esprit favorable où je me suppose à l'opinion de M. Faye, j'ai bien garde de m'apercevoir de cette contradiction, qui consiste à admettre la guérison d'accidents syphilitiques par une action exclusivement *dermique*, en même temps que la possibilité du renforcement de la diathèse par cette même action.

Suivez bien mon raisonnement :

D'après M. Faye, la syphilisation ne guérit pas radicalement. Donc il n'est pas très-utile de l'employer comme méthode curative.

Elle confère, d'après lui, une immunité purement *dermique* (c'est-à-dire dont l'action ne dépasse pas le derme), qui n'est que temporaire. Mais cette immunité durera bien une année ou au moins quelques mois. Or, un jeune homme qui se ferait syphiliser une bonne fois, et auquel on pratiquerait tous les ans, ou après un autre intervalle de temps jugé convenable, quelques inoculations *complémentaires*, se trouverait donc comme enveloppé d'une cuirasse contre la syphilis, et cela par une action purement *dermique*, une action sans retentissement dans l'organisme, par une action enfin bornée à la peau et sans doute aux orifices des membranes muqueuses, c'est-à-dire bornée aux seules portes d'entrée de la syphilis. — Je fais abstraction ici de la syphilis congénitale. — Quel père ne bénirait pas, à ce compte, le syphilisateur de son fils? Quel Gouvernement hésiterait à rendre la syphilisation obligatoire pour tous?

Mais nous n'en sommes pas là. J'ai voulu seulement donner à M. Faye une *démonstration par l'absurde*, et lui montrer qu'il lui suffirait de raisonner un peu juste, dans cette circonstance, pour devenir plus syphilisateur que nous, à l'instar de ceux qui étaient autrefois plus royalistes que le roi.

Je suis donc loin, en réalité, de vouloir emprunter un argument à M. Faye, qui paraît avoir l'idée fixe de décréditer la syphilisation. A peine tient-il à ce qu'il dit. Il n'est pas sûr de son fait. On voit qu'il cherche et tâtonne. Ici les chancres syphilisants sont des exutoires; là, ils ne produisent plus qu'une immunité dermique, sans qu'on sache trop s'il s'agit pour lui d'un seul ou de deux arguments.

Une seule chose est avouée très-catégoriquement par lui : c'est que les symptômes syphilitiques disparaissent sous l'influence de la syphilisation. Aveu précieux, — non pas précisément pour M. Ricord, — et qui prouve le degré d'évidence où vous avez porté la démonstration de ce fait dans un pays où la syphilis s'exprime par des symptômes aussi tenaces que graves.

C'est parce que cet aveu forcé de M. Faye était peu du goût de nos intolérants adversaires parisiens, qu'ils ont mieux aimé laisser passer inaperçu son Mémoire que de nous faire la plus mince concession.

M. Faye, dans sa croisade solitaire contre la syphilisation, devait au moins s'attendre à une mention honorable de leur part. Quoi! sans les syphilisateurs, il n'aurait pas même été question de lui! Je signale avec désintéressement le mécompte de M. Faye aux journaux qui reçoivent le mot d'ordre de l'hôpital du Midi.

Bref, si j'étais en droit de questionner M. Faye, je lui demanderais pourquoi le virus syphilisateur, curatif, n'étendrait pas aussi profondément son action que le virus quand il infecte l'économie.

Pourquoi, très-cher et très-honoré confrère, craindriez-vous, dans l'occasion, de réinoculer vos syphilisés? Vos scrupules n'ont rien de fondé en théorie (je me félicite de ne les avoir jamais partagés en pratique). Supposons, en effet, qu'il existe au bout d'un certain temps un déchet notable d'immunité ; hésiteriez-vous, un mois après la syphilisation, à pratiquer des inoculations réparatrices de ce déchet ? Pourquoi donc hésiteriez-vous davantage après une année ? Vos malades, croyez-le, n'ont pas été guéris par suite d'une modification passagère de l'organisme ni d'une destruction pure et simple du virus. Ils ont acquis, au contraire, de par le virus syphilitique, une constitution particulière et incompatible avec de nouveaux accidents dus à l'action ou au développement du virus. Si ce fonds constitutionnel nouveau semble s'épuiser, c'est par suite d'un échange de propriétés ou de *syphilisme* qui s'opère entre des organes atteints complètement par le bénéfice de la syphilisation, et d'autres organes plus difficilement, plus lentement accessibles. Rendez donc aux premiers, par un nouveau *versement* de virus, ce qu'ils ont abandonné aux seconds, jusqu'à ce que ceux-ci aient acquis, pour ainsi dire, leur part d'immunité, et que ceux-là, que tous enfin, puissent jouir d'une exemption aussi durable que le comportent les mouvements de composition et de décomposition de l'organisme. Il n'est pas surprenant que ceux d'entre les organes qui ne se montrent que fort tard, *tertiairement*, par exemple, *affectés* par le virus, soient un peu *retardataires* à en recevoir le double effet curatif et préservatif.

Mais je suis loin de vous conseiller de pousser, comme M. Faye, du pus virulent dans le tissu cellulaire sous-cutané. Qu'est-ce, en effet, que du pus virulent ? C'est du virus dont le pus est le véhicule, ou du pus, si vous aimez mieux, additionné de virus. Or, le virus ne détruit ni la composition, ni les propriétés générales de ce pus, auquel il ajoute les siennes (celles-ci sont non avenues pour les syphilisés). Eh bien ! qui oserait injecter ou insinuer du pus, même louable, dans le tissu cellulaire sous-cutané ? M. Faye fait-il autre chose, quand il pousse du pus virulent dans le tissu cellulaire sous-cutané des syphilisés ?

Agréez, etc.

DISCOURS SUR LA SYPHILISATION.

EXTRAIT DES PROCÈS-VERBAUX DE LA SOCIÉTÉ MÉDICALE DU PANTHÉON.

Séance du 10 novembre 1860.

M. Auzias-Turenne a la parole pour faire une exposition dogmatique de la syphilisation.

M. Auzias remercie la Société du désir exprimé par elle de l'entendre exposer les principes de la syphilisation. Il réclame en même temps l'indulgence de ses confrères pour les paroles vives qui pourraient lui échapper dans l'improvisation. On lui a fait quelquefois l'honneur de personnifier en lui la syphilisation, de manière qu'on a pu lui adresser sous ce nom, en apparence collectif, beaucoup d'injures personnelles. Mais il a tout oublié et beaucoup appris ; il ne veut donc à présent récriminer contre personne.

Il reconnaît l'importance des travaux de M. Ricord. Sans avoir beaucoup inventé, ce chirurgien a fixé une détermination du chancre, que M. Auzias admet, et a fait un ingénieux faisceau d'idées éparses, dont quelques-unes auraient dû sans doute être écartées dans l'intérêt de la vérité. M. Ricord, toutefois, a rendu séduisants les abords de la science et s'est fait chef d'école. Dans les recherches actuelles en syphilistique, on doit donc soigneusement tenir compte d'une période qui a commencé à l'entrée en scène de M. Ricord, et dont l'avénement de la syphilisation a marqué le dernier terme. Mais depuis cet avénement, M. Ricord, débordé par ses plus fervents disciples, a cessé d'être lui-même : il avait fait son temps.

M. Auzias n'a donc voulu avoir à se reprocher aucune injustice historique. Il a pris pour point de départ dans ses expériences les premiers dogmes de M. Ricord, qu'il a acceptés, il est vrai, sous bénéfice d'inventaire : il a entrepris de les vérifier.

Un des premiers articles de foi du système de M. Ricord, était que les animaux ne pouvaient avoir la syphilis.

M. Auzias parvint à inoculer le chancre à des singes, à des chats et à d'autres animaux.

M. Ricord nia d'abord le fait résolument. Plus tard il fut contraint et forcé de se rendre à l'évidence. Il eût été mieux, sans doute, d'ouvrir les yeux tout de suite et de bonne grâce. En tout cas, cet échec aurait dû rendre M. Ricord plus prudent à l'avenir.

Il se passa pour la syphilis constitutionnelle à peu près ce qui était arrivé à propos du chancre. M. Auzias montra cette syphilis sur des animaux. Les dénégations de M. Ricord ne se firent pas longtemps attendre. M. Auzias ne sait pas au juste ce que M. Ricord peut penser aujourd'hui sur cette question, tant a varié l'opinion de l'ex-chirurgien de l'hôpital du Midi. M. Auzias est heureux, toutefois, de pouvoir saisir une rare occasion de ne pas déplaire à M. Ricord en mentionnant une instabilité d'opinion dont M. Ricord s'est lui-même publiquement glorifié, en prenant pour texte et devise de ses leçons sur le chancre, le vers suivant, de Barthélemy :

L'homme absurde est celui qui ne change jamais.

En variant ses expériences, M. Auzias reconnut, après de nombreux tâtonnements, qu'il devenait, toutes choses égales d'ailleurs, d'autant plus difficile de donner des chancres aux animaux, que ceux-ci en avaient eu davantage, de plus larges et pendant plus longtemps, et qu'il arrivait enfin une époque où l'on ne pouvait plus leur en donner d'une manière absolue.

La syphilisation, dès lors, était trouvée. C'était l'état de l'organisme où cet organisme ne pouvait plus contracter le chancre, et, d'une manière plus générale, aucun symptôme syphilitique. On appela aussi plus tard syphilisation le procédé par lequel on obtient cet état. Le mot de *deuto-syphilisation* pourra désigner l'inoculation curative de l'accident secondaire ou du pseudo-chancre induré, ce qui est la même chose pour M. Auzias. M. Auzias passe rapidement sur toutes ces questions historiques et terminologiques.

La syphilisation trouvée sur les animaux devait être vraie chez l'homme. M. Auzias n'en douta pas un moment, et put bientôt en acquérir la preuve expérimentale. Mais il se borna à dire prudemment dans l'énonciation de ce fait : « *Des OBSERVATIONS faites sur l'homme sont venues le confirmer.* »

Il faisait, à cette époque, des leçons sur sa découverte, lorsqu'un savant médecin allemand, M. Clemens, le mit en rapport avec le Dr Carrenzi, aujourd'hui médecin de l'hôpital de *la Charité* à Turin, lequel lui apprit que M. Sperino, dont le nom était resté jusqu'alors ignoré de M. Auzias, avait pratiqué récemment la syphilisation sur des prostituées, dans le Syphilicome de Turin.

M. Auzias, dès lors, n'était plus seul.

Cette intervention piémontaise ne laissa pas que d'inquiéter M. Ricord. C'était, en effet, le prélude d'autres annexions scientifiques. . . . .

M. Auzias jette un voile sur tout ce qui n'est qu'historique, car il veut laisser à l'écart les questions de personnes.

M. Auzias n'a pas la prétention de faire connaître entièrement, dans une séance, la syphilisation qui est tout une science et tout un art; mais il peut éclairer ses confrères sur cette question et leur en faire voir toute l'importance.

Le fait de la syphilisation peut se résumer en trois points principaux : 1° l'immunité acquise; 2° la guérison obtenue; 3° l'amélioration de la santé générale.

1° Immunité. — M. Auzias explique qu'il y a des variétés dans les pus : il y en a de forts, il y en a de faibles, il y en a qui présentent des différences entre eux indépendamment de leur force absolue. Les sujets ne peuvent être considérés comme vraiment immunes, c'est-à-dire comme complètement syphilisés, que quand ils sont devenus réfractaires à l'action de toutes les espèces de pus. C'est la pratique qui règle la conduite du syphilisateur à cet égard.

En outre, tous nos organes ne subissent pas simultanément au même degré les modifications qui sont produites par l'action du virus. Ils ne sont pas syphilisés aussitôt les uns que les autres. Or, tant que tous les organes ne sont pas syphilisés, l'organisme ne l'est pas lui-même complètement. Au bout de quelque temps, l'équilibre doit donc se rétablir par un échange de propriétés au point de vue de l'*imprégnation*, — sans prendre à la lettre ce mot qui n'a pas la prétention d'exprimer une théorie, — entre les différentes parties de l'organisme; par suite, des inoculations positives redeviennent possibles à la peau, mais ces inoculations ne donnent pas des résultats aussi prononcés qu'auparavant. On comprend ainsi pourquoi l'immunité acquise n'est pas promptement absolue. Une excellente syphilisation doit donc être faite très-régulièrement et en plusieurs temps.

Les choses se passent à peu près ainsi pour la vaccine : c'est la syphilisation qui a appris cela.

On peut conjecturer, dit M. Auzias, que l'ovaire, et surtout les ovules, sont un des refuges du poison syphilitique; or, s'ils ne reçoivent que tardivement le bénéfice de l'influence syphilisatrice, doit-on s'étonner que l'ovaire puisse renfermer pendant un certain temps encore des germes infectés au milieu d'un organisme purifié, et que des femmes récemment syphilisées aient pu procréer des enfants syphilitiques? Cet échec, au lieu de m'inquiéter, m'a fait entrevoir de nouvelles perspectives, et l'époque n'est peut-être pas bien éloignée où la syphilisation projettera quelque clarté sur le mystère même de la génération!

2° Guérison. — On voit arriver la guérison invariablement et assez vite, quand le malade n'a subi aucun traitement mercuriel antérieur, et que la syphilis n'est pas chez lui très-invétérée.

M. Auzias ne peut entrer dans les détails des obstacles qu'on rencontre dans les cas de mercurialisation du malade ou d'invétération de la maladie. Son opinion n'est pas que ces obstacles soient insurmontables. Mais pour les vaincre, il faut savoir, dans les cas notamment d'invétération de la maladie, inoculer à propos la matière d'un pseudo-chancre induré, afin de presser pour ainsi dire de plus près des accidents tertiaires. Quant au fait en lui-même de la guérison, M. Auzias ne peut que l'affirmer en invoquant le témoignage de tous ceux qui l'ont constaté.

Resteraient les enfants atteints de syphilis congénitale et les sujets souffrant de syphilis maligne, chez lesquels il paraîtrait que le virus chancreux ne prend pas aisément. Mais M. Auzias est parvenu à inoculer le chancre à de jeunes animaux, qu'il soumettait à l'usage d'excitants, autrement réfractaires, pense-t-il, que les jeunes enfants, et il a de bonnes raisons pour croire que les sujets souffrant de syphilis maligne ne se trouvent pas non plus placés dans une situation sans ressources syphilisatrices. Un exemple lui fait conjecturer, au contraire, que ces malheureux pourraient être favorablement impressionnés par l'inoculation de la matière du pseudo-chancre induré, et rendus ainsi accessibles à l'inoculation bienfaisante du vrai pus syphilisateur.

3° Santé des syphilisés. — Dans quelques cas la santé générale des syphilisés paraît d'abord souffrir un peu, mais elle ne tarde pas à s'améliorer très-sensiblement. Ce n'est pas à dire que la syphilisation puisse rétablir une santé épuisée indépendamment de la présence réelle et actuelle du principe syphilitique, ni surtout qu'elle ait le don de détruire des transformations ou de réparer des destructions organiques.

Le traitement syphilisant est-il préférable aux autres traitements, et en particulier au traitement mercuriel ?

Sans parler de l'immunité que confère la syphilisation, M. Auzias insiste sur la fréquence des récidives après le traitement mercuriel. Il n'y a pas à discuter là-dessus. C'est un fait. Or, la statistique de M. Bœck ne donne pas même une récidive sur vingt-cinq sujets après le traitement syphilisant. Pourtant la méthode ne date que d'hier, et a trouvé sur sa route des difficultés inouïes, tandis que le traitement mercuriel a derrière lui plus de trois siècles et demi d'expérimentations et de perfectionnements successifs. On peut lire des détails nombreux sur les rigoureuses exigences et les affreuses tortures de la cure par la salivation dans les auteurs qui écrivaient même plus d'un siècle après la découverte du traitement mercuriel.

M. Auzias s'abstient d'insister sur les désordres produits par le mercure dans l'économie. C'est là un sujet encore obscur, quoique bien ancien, mais M. Auzias regrette de voir trop souvent les médecins employer le mercure, comme pierre de touche, dans les cas d'affections douteuses. Cette conduite expose l'organisme à de graves inconvénients. M. Auzias dit enfin que l'emploi du traitement mercuriel rencontre des obstacles particuliers comme l'emploi du traitement syphilisant. Dans les saisons et les pays froids, humides, chez les sujets qui ont de mauvaises dents, de mauvaises gencives, le traitement mercuriel est impraticable ou aggrave beaucoup la situation. Il n'en est pas de même du traitement par la syphilisation.

Dans cette exposition succincte, M. Auzias a dû laisser de côté beaucoup de points de détail. Il renvoie, comme complément, aux écrits des syphilisateurs et aux siens propres. Il ne peut sans doute prévoir les éclaircissements qui lui seront demandés, ni les objections qui lui seront adressées, mais il fait tous ses efforts pour aller au devant des intentions et des vœux de ses confrères.

Il est, pense-t-il, des questions qu'on ne doit pas faire. Lui demander par exemple s'il est lui-même syphilisé, ne serait-ce pas commettre la même indiscrétion que vouloir apprendre de lui s'il a eu la vérole ?

On ne doit pas non plus exiger de lui qu'il montre des sujets, puisque ses instances auprès de l'Administration ont eu en partie pour but d'obtenir les moyens de le faire, tandis que ses adversaires ont tout fait pour empêcher ce résultat. Quant aux secrets de son cabinet, M. Auzias soutient énergiquement qu'ils doivent être respectés dans son propre intérêt comme dans celui de ses clients.

Qu'on ne lui objecte pas non plus des malades qui lui ont été enlevés ou qui lui ont échappé avant qu'il ait pu achever leur syphilisation.

Il est une objection des plus délicates ; elle est relative à de prétendus adeptes qui se sont syphilisés eux-mêmes, ou qui ont été syphilisés par M. Auzias, préventivement, disaient-ils, lesquels auraient eu plus tard des accidents syphilitiques. M. Auzias soutient qu'il s'est presque toujours agi de syphilitiques déjà mercurialisés, qui, n'ayant pas une grande foi dans la syphilisation, dont ils voulaient toutefois, en cas de succès de la nouvelle méthode, se créer un piédestal ou un veau d'or, continuaient pour la plupart à prendre du mercure. La persécution a fort heureusement éloigné tous ces prétendants qui compromettaient la syphilisation. Mais M. Auzias exprime des réserves les plus honorables en faveur de personnes qui se sont dévouées réellement et sans ostentation.

Ces restrictions posées, M. Auzias ne recule pas devant les objections. Il les appelle au contraire de ses vœux et en aborde quelques-unes. Il appartient, dit-il, à ceux qui lui font l'honneur de l'écouter d'en augmenter le nombre.

Ire Objection. — Vous avez créé des pus forts et des pus faibles ; cette distinction augmente les embarras de la pratique. (M. Diday, de Lyon, a surtout fait cette objection.)

Réponse. — M. Auzias se défend d'avoir rien créé. Il a observé la nature et a fidèlement constaté ce qu'elle produit. La syphilisation est une science nouvelle et un art nouveau. Pour bien connaître l'une et pratiquer l'autre convenablement, il faut les avoir étudiés. D'ailleurs, les difficultés de la pratique ne sont pas toutes à regretter, car ce sont elles qui garantissent la syphilisation des envahissements et des écarts du charlatanisme. Si donc cette distinction nécessaire de pus variés, qui n'est pas à beaucoup près le dernier mot de la science, crée quelques embarras de pratique, elle fait en revanche que la méthode est plus pure dans ses intentions en même temps que plus parfaite dans ses résultats.

IIe Objection. — En prétendant que les sujets ne doivent pas avoir pris de mercure avant la syphilisation, vous restreignez de beaucoup le champ de la méthode.

Réponse. — Ce sont les *mercuristes* qui créent cette restriction, ou plutôt ces difficultés, qui n'ont réellement rien d'absolu. M. Auzias a déjà déclaré, dit-il, que les syphilisateurs épient pas à pas, sans jamais prétendre diriger la nature.

IIIe Objection. — Les chancres d'inoculation sont très-douloureux, et les malades refusent eux-mêmes de se soumettre à la méthode. (Objection unique de M. de Hubbenet.)

Réponse. — Un syphilisateur convaincu persuade aisément ses clients. N'est-il pas, en effet, des douleurs bien plus grandes, bien plus difficiles à supporter que celles des chancres artificiels, et dont ceux-ci peuvent préserver les malades? Telles sont, par exemple, les douleurs ostéocopes, les douleurs qui résultent de la cautérisation des chancres aux parties sexuelles, et celles qui accompagnent les bubons, soit que ces dernières résultent du mal lui-même, soit qu'elles aient pour cause l'intervention salutaire d'ailleurs du chirurgien. En général, les malades cèdent volontiers à des considérations aussi justes. Mais ne fussent-ils pas en état de les comprendre, qu'on réglerait en conscience sa conduite à leur égard.

IVe Objection. — La syphilisation laisse des cicatrices difformes.

Réponse. — La syphilisation laisse des cicatrices qui ne sont aucunement difformes. Elles sont définitivement régulières, blanches, lisses, un peu molles, très-légèrement convexes. Elles ne sont pas plus, sinon moins, apparentes que celles de la vaccine. Elles n'ont certainement pas tous les inconvénients des cicatrices dont elles peuvent garantir, par exemple des cicatrices de bubons et de syphilides serpigineuses, dont, pour comble de désagrément, personne ne peut choisir la place.

Ve Objection. — La pratique de la syphilisation est difficile.

Réponse. — Cette objection, qui n'est pas entièrement distincte des précédentes, n'est pas non plus véritablement scientifique. Ce n'est pas même en réalité une objection pratique. Renonce-t-on, par exemple, aux résections articulaires, parce qu'elles sont plus difficiles à exécuter que les amputations des membres? Renonce-t-on à devenir oculiste, uropathe, ou à recourir à la science et à l'habileté des oculistes et des uropathes, parce que l'oculistique et l'uropathie exigent de l'étude et du talent? Depuis quand l'habileté requise de l'artiste ne relève-t-elle pas l'art, bien loin de le faire condamner et proscrire? Les difficultés peuvent empêcher sans doute que la syphilisation ne devienne une pratique dans les mains de tout le monde. N'est pas syphilisateur qui veut. On ne naît pas non plus syphilisateur : on le devient. Cette objection n'est d'ailleurs applicable qu'à la syphilisation scientifiquement conduite, et comme doit, bien entendu, la faire un vrai syphilisateur. On sait très-bien aujourd'hui que des courtisanes de l'Inde et des matrones d'Amérique se sont mêlées avant nous, sans trop mal s'en tirer, de pratiquer la syphilisation, et, qui plus est, la syphilisation préventive.

VIe Objection. — Les personnes qui ont soin des vêtements de ceux qu'on syphilise peuvent contracter des chancres.

Réponse. — C'est vrai, dit M. Auzias, qui a bien envie de ne pas prendre au sérieux cette objection venue de Vienne, où, paraît-il, une blanchisseuse a contracté des chancres en lavant le linge d'un syphilisé en traitement. Les blanchisseuses de Vienne feront bien désormais de prendre modèle sur celles de Paris, qui savent se prémunir contre la blennorrhagie par l'examen du linge de leurs clients.

C'est, dit encore M. Auzias, une objection qu'on peut élargir, plutôt que de la restreindre. Tous ceux qui ont des rapports quelconques avec des *syphilisaires* pourraient sans doute aussi subir la contagion chancreuse. Mais les précautions à observer, pour se garantir de cette contagion, ne sont pas difficiles.

La syphilisation d'un sujet dure plusieurs mois, pendant lesquels il n'est pas encore syphilisé sans être exclusivement syphilitique. M. Auzias a vainement cherché un adjectif convenable pour qualifier sans périphrase ce sujet pendant la période transitoire dont il est ici question. Il a dû s'arrêter, regrettant de ne trouver mieux, au mot syphilisaire, la terminaison aire pouvant, à la rigueur, indiquer une action subie actuellement par le sujet.

En revanche, les vérolés peuvent aussi transmettre, et pendant bien plus longtemps, une contagion beaucoup plus redoutable, c'est-à-dire la vérole elle-même. (*Transmission facile des accidents secondaires.*)

M. Auzias ne s'arrêtera pas à l'objection déduite de l'existence de deux virus distincts. Il s'est expliqué plusieurs fois là-dessus, et notamment dans le sein même de la Société. Il n'admet qu'un seul virus modifié suivant les circonstances. Il répète ce qu'il a dit autrefois du virus syphilitique : *unité dans la variété.* (*Lois de syphilisation.*)

M. Auzias n'élève pas au rang d'objections sérieuses les idées de ceux qui, dans ces derniers temps, ont avancé que des exutoires multipliés ou que des vaccinations itératives pouvaient produire sur l'organisme malade le même effet salutaire que la syphilisation, ni l'opinion de ceux qui ont préconisé l'expectation, cette négation de toute méthode, aussi vieille, dit-il, que la syphilis en Europe. Ce qu'il pense de l'expectation doit s'entendre aussi de la méthode antiphlogistique, et particulièrement des saignées. Il défie d'ailleurs qu'on lui cite des faits durables à l'appui de toutes ces conceptions dont la syphilisation a suscité sans doute ou ranimé la plupart, mais qui n'ont pas cessé d'être désavouées et considérées par elle comme non viables. C'est même en réfléchissant aux résultats de la syphilisation que quelques adversaires de cette doctrine ont pu concevoir un peu légèrement la pensée que la syphilis n'était pas une maladie fort grave par elle-même. C'est donc, en définitive, la syphilisation qui nous a physiquement et moralement aguerris contre le virus syphilitique. Elle a inondé de lumières ses blasphémateurs.

M. Auzias ne croit pas avoir besoin de prouver, dans une réunion de médecins, qu'il n'y a rien d'immoral à vouloir guérir et préserver ses semblables de la vérole. De même qu'il procure à ses confrères une meilleure méthode de traitement, il offre à l'Administration des moyens prophylactiques de beaucoup préférables à ceux qu'elle emploie. D'ailleurs, c'est toujours avec un nouveau plaisir qu'il voit se produire l'objection déduite de l'immoralité de la syphilisation. En effet, cette fin de non-recevoir suppose que la syphilisation est une vérité. Autrement, les adversaires de M. Auzias auraient-ils eu besoin de se faire casuites pour le combattre !

La syphilisation n'a pas seulement beaucoup d'importance pratique. Elle offre aussi un grand intérêt scientifique. C'est elle qui a déterminé le mouvement qui s'opère depuis quelque temps dans l'étude de la syphilis, et même dans l'étude des virus en général. Partout où ce mouvement n'est pas l'ouvrage de syphilisateurs avoués, il est l'œuvre de quasi-syphilisateurs honteux ou plagiaires. Il serait, dit M. Auzias, facile de le démontrer.

M. Auzias est bien fixé sur l'avenir de la syphilisation. Il a étudié l'histoire de toutes les grandes découvertes médicales, et il en retrouve les principaux traits dans ce qui s'est passé jusqu'ici relativement à la syphilisation. Il cite comme exemples la *circulation* et la *vaccine.*

Entre toutes les découvertes, la syphilisation trouve un obstacle qui lui est propre. C'est la répugnance que des personnes influentes peuvent éprouver à protéger publiquement une nouveauté ayant rapport à l'amortissement de la syphilis. Quel aurait été, par exemple, le sort de l'inoculation et de la vaccine dans notre pays sans l'application de la première aux enfants de France et la protection de la seconde par le premier consul ?

Une idée qui n'est que le développement d'un principe déjà émis et bien patronné fait promptement son chemin dans le monde, et crée bientôt la fortune de son auteur, parce qu'elle n'a, pour réussir, qu'à suivre ou à élargir une voie déjà frayée. Il n'en est pas de même d'un principe nouveau. Les intérêts, les amours-propres, des passions de toute sorte et la routine se coalisent contre lui. En revanche, les adhésions qui lui viennent sont des plus significatives, parce qu'elles supposent chez les adhérents une grande force morale et beaucoup d'intelligence.

Or, à l'encontre d'adversaires qui se comptent, les partisans de la syphilisation deviennent de jour en jour plus considérables sous le rapport du nombre et du mérite. M. Mansourof a cité la plupart d'entre eux, et il est lui-même digne de se placer à leur suite. Ce qui m'ébranle, me disait naguère, ajoute M. Auzias, un jeune et honnête adversaire de nos doctrines, c'est le langage approbateur tenu sur le compte de la syphilisation par ceux qui l'ont vue à l'épreuve.

On doit donc désirer que la syphilisation soit officiellement adoptée à Paris. Mais M. Auzias ne veut pas étaler une orgueilleuse modestie, et déclare avec franchise que son désir est d'être appelé à appliquer lui-même sa découverte. On compromet en France, d'après lui, le succès des meilleures innovations en accablant les inventeurs de méfiances et de rivalités.

Séance du 14 novembre 1860.

M. Auzias fait deux parts des observations qui lui ont été adressées. Les unes appartiennent à l'objet en discussion ; les autres sont entièrement subjectives, c'est-à-dire qu'elles ont exclusivement rapport à M. Auzias. Ces dernières pourraient être fondées en raison sans que la syphilisation elle-même cessât d'être une vérité importante. M. Auzias a annoncé une idée nouvelle au monde médical ; ce sont les fondements de cette idée qu'il convient de rechercher, au lieu de s'enquérir si M. Auzias possède l'aptitude et les moyens propres à gagner et à conserver à son opinion des partisans et des défenseurs.

Qu'il s'agisse d'exhiber une ou deux fois un malade atteint ou guéri d'une maladie des yeux, par exemple, la chose paraît bien facile ; mais il n'en est pas de même quand il est question de montrer un grand mombre de fois et pendant longtemps un syphilitique ailleurs que dans un dispensaire ou dans un service nosocomial. Peut-être M. Auzias s'exagère-t-il, malgré une bien rude expérience personnelle, les difficultés de ce qu'on lui demande ; peut-être manque-t-il aussi des qualités requises pour les vaincre, et qu'à d'autres était réservée la gloire de démontrer la réalité et l'importance de sa découverte.

Mais n'est-ce pas là une raison d'être indulgent, au lieu d'être exigeant à son égard ? n'est-ce pas une raison de chercher à lui venir en aide dans ses efforts pour combattre l'erreur et pour faire triompher la vérité ?

M. Auzias reconnaît, comme on le lui a opposé, que des erreurs favorisées par les circonstances et l'état des esprits, et habilement défendues, ont pu conquérir l'adhésion de la pluralité des médecins d'un pays. C'est même contre les erreurs de ce genre qu'a été arboré le drapeau si agité de la syphilisation. Mais ce n'est pas là un argument contre la syphilisation, qu'on accuse en même temps d'impuissance à se faire accepter. La syphilisation ne peut pas être passible à la fois de reproches qui se contredisent. Il n'y a donc pas même, dit M. Auzias, dans toute cette argumentation, une présomption de preuve contre nous.

Ainsi, que M. Auzias soit ou non *prophète dans son pays*, que, par sa faute ou non, il y soit une avant-garde sans armée, et la syphilisation une bannière sans soldats, toutes choses à l'égard desquelles il reconnaît le droit à chacun d'avoir un avis singulier, il va examiner en ordre toutes les observations, toutes les objections qui lui ont été adressées pêle-mêle par différents de ses confrères.

La méthode lui fera gagner de l'espace et du temps.

Ire OBJECTION. — Dans la contagion naturelle de la syphilis, ou bien quand la syphilis est produite par une seule inoculation, le sujet contaminé passe successivement par des accidents primitifs, des accidents secondaires, des accidents tertiaires, etc. Il est donc saturé, *sursaturé*,—le mot est de M. Mattei, — de virus syphilitique. Or, puisque cette saturation ne le guérit pas, comment pourrait-on guérir un sujet atteint de syphilis par la syphilisation, qui n'est pas autre chose que la saturation de l'organisme de ce sujet par le même virus syphilitique?

RÉPONSE. — M. Mattei suppose indûment que, dans l'évolution lente et naturelle de la syphilis, il y a saturation de l'organisme par le principe syphilitique. Il paraît oublier que, quand l'évolution de la syphilis a été complète chez un sujet, ce sujet n'a plus la syphilis.

La syphilisation n'aboutit très-vraisemblablement pas non plus à une saturation de l'organisme par ce principe.

M. Auzias cite des textes nombreux de ses écrits pour établir que cela n'a jamais été son opinion, et, qu'au contraire, il a plusieurs fois et énergiquement combattu cette manière de voir.

M. Auzias aurait plus de tendance à supposer qu'il résulte de la syphilisation une évolution très-rapide de la maladie syphilitique.

La cessation de la syphilis est en définitive un bénéfice commun de l'évolution lente et naturelle de la maladie et de la syphilisation, avec ces deux différences entre autres, entièrement à l'avantage de la syphilisation, d'une part, que celle-ci confère l'immunité contre toutes les formes ou variétés de virus syphilitique, et que, d'autre part, elle ne laisse pas au virus le temps d'entamer, pour ainsi dire, et de détériorer l'organisme. M. Auzias accepte donc et ramène à un point de vue favorable à la syphilisation le parallèle, en apparence fâcheux, invoqué par M. Mattei. Il ajoute que, dans sa pensée, beaucoup d'expériences et beaucoup d'observations restent encore à faire pour qu'on sache exactement, et sous tous les rapports, en quoi se ressemblent et en quoi diffèrent entre eux l'état de syphilisation et l'état d'un sujet qui a subi, soit naturellement, soit au milieu d'entraves médicamenteuses de toutes sortes, l'évolution complète de la syphilis.

IIe OBJECTION. —Pour qu'un individu devienne absolument réfractaire, il faut lui faire des inoculations pendant plusieurs années, ce qui rend la syphilisation difficilement praticable.

RÉPONSE. — Il n'est pas nécessaire d'arriver à la syphilisation complète, absolue, pour qu'il y ait guérison. On peut s'arrêter quand le virus chancreux n'engendre plus que de petits boutons, pour ainsi dire sans racines.

La même chose se produit d'ailleurs pour les autres virus. Les virus variolique et vaccin prennent longtemps encore chez les vaccinés et les *variolisés* (*fausses vaccines* et *vérolettes*). C'est même la syphilisation qui a appelé récemment de ce côté l'attention des observateurs. Si donc il doit exister un *chancroïde* syphilitique, ce mot, d'ailleurs mal formé, et plus embarrassant qu'utile, ne devrait s'entendre que de chancres abortifs, et non pas de véritables chancres, de chancres qui s'ulcèrent largement.

IIIe Objection. — L'idée de guérir la syphilis par l'inoculation de sa propre cause est si étrange qu'on aura de la peine à la faire accepter par le *vulgaire* des médecins. (Mattei.)

Réponse. — La science médicale s'acquiert par des travaux longs et pénibles qui semblent exclure toute idée de *vulgarité*. En toutes choses d'ailleurs l'opposition d'un *vulgaire*, quel qu'il soit, doit être subordonnée à l'opinion de gens plus éclairés. C'est pourquoi M. Auzias invoque les lumières et l'assistance de M. Mattei.

Il n'y a vraiment rien d'étrange dans la syphilisation : c'est une vérité nouvelle qui avait déjà été pressentie et dont nous devons la connaissance, comme celle d'une foule d'autres étrangetés, à l'observation, qui est la grande source de nos découvertes en médecine.

La syphilisation est donc un paradoxe qu'il faut accepter des mains de l'expérience, puisque nous ne pouvons pas prétendre avoir des idées innées en fait de syphilis.

IVe Objection. — La syphilisation n'est pas une méthode générale, puisqu'on doit exclure de ses applications : 1° ceux qui ontpris du mercure ; 2° les femmes grosses ou nouvellement accouchées, de façon que la syphilisation ne serait pas utile en obstétrique; 3° ceux qui ont une syphilis invétérée. (Mattei.)

Réponse. — La syphilisation doit être une méthode générale, s'il est vrai qu'elle guérisse mieux que le traitement mercuriel, ou que d'autres méthodes, et sans offrir autant d'inconvénients. Il y a plus, c'est qu'elle se charge, quoique avec une certaine répugnance, de corriger les méfaits du traitement mercuriel.

Les femmes grosses doivent être soumises à la syphilisation plutôt qu'au traitement mercuriel, qui, d'une part, pourrait les faire avorter, tandis que, d'autre part, des femmes syphilisées peuvent seules impunément devenir nourrices d'enfants contaminés.

Quant aux nouvelles accouchées, elles sont dans la loi commune et doivent être soumises à la syphilisation, si la syphilisation est la meilleure méthode de traitement,

La syphilisation est donc utile en obstétrique, où du moins à côté de l'obstétrique. J'ajouterai, dit M. Auzias, qu'elle peut être appliquée aux enfants syphitiques et les guérir (1).

Enfin les syphilis invétérées cèdent, après avoir été rebelles aux autres traitements, à l'inoculation successive ordinaire de pus chancreux, précédée quelquefois de l'inoculation une fois faite et *réussie* de la matière de *pseudo-chancre induré.*

Ve Objection. — La syphilisation ne doit être essayée sur un sujet qu'après que toutes les autres méthodes de traitement ont échoué.

Réponse. — On n'attend pas, dit M. Bœck, pour employer le sulfate de quinine contre les fièvres intermittentes que toutes les autres méthodes de traitement aient échoué. On a recours tout de suite à la meilleure méthode. Ainsi l'on doit faire en fait de syphilis. Néanmoins, la syphilisation confiante veut bien consentir, quoique un peu à contre-cœur, à arriver, comme dernière ressource, pour traiter les malades atteints de syphilis invétérées et souvent

(1) De la syphilisation appliquée aux enfants, par W. Bœck, professeur à l'Université de Christiania; traduit de l'allemand par J. A. Hagen, docteur en médecine. — Paris, imprimerie Bailly, 1857.

même compliquées de mercurialisation ; elle consent en un mot à être le dernier refuge contre la maladie et le remède (*una salus!*), pourvu qu'on ne lui impute pas plus tard les conséquences d'un état de choses auquel elle sera venue s'efforcer de porter remède.

VIe Objection. — Le syphilisateur est exposé, par suite d'une erreur de diagnostic, à syphiliser une personne qui n'aurait pas la syphilis et par conséquent à la lui donner. (Mercier).

Réponse. — Cette objection suppose indûment que la syphilisation donne la syphilis et que les syphilisateurs procèdent sans réflexion ni prudence. Les mercurialisateurs, il est vrai, se gênent beaucoup moins, et ne se font nullement scrupule de mercurialiser, outre les syphilitiques, ceux qui ne le sont pas : c'est même là un de leurs moyens de diagnostic. Les syphilisateurs, au contraire, se préoccupent beaucoup plus des questions de diagnostic. Leur traitement n'est pas pour eux une pierre de touche, car ils savent très-bien qu'il est de leur devoir de ne syphiliser personne qu'à bon escient.

M. Mercier, qui a tant éclairé par ses recherches une spécialité limitrophe de la syphilistique, manie avec trop d'habileté ses instruments explorateurs pour jamais s'exposer, par exemple, à pratiquer l'excision d'une valvule qui n'existerait pas. Or, les explorations diagnostiques de M. Mercier se font sur des organes et s'adressent à des lésions qui ne sont pas accessibles à la vue, et qui ne le sont qu'indirectement, que médiatement au tact, puisqu'un instrument, une sonde, sert d'intermédiaire entre la main qui explore et la partie qui est explorée. L'habileté en cette matière ne s'acquiert donc pas aisément : le noviciat, en outre, n'est pas sans inconvénients, sinon sans dangers, pour les malades. Au contraire, la syphilis se reconnaît presque toujours à ciel ouvert et sans aucune espèce d'inconvénient pour les malades. Rien ne vient entraver l'étude et s'opposer à ce que les syphilisateurs ou d'autres acquièrent une grande expérience en fait de *diagnostic syphilitique*. Dans le doute, les syphilisateurs savent se conformer au proverbe et s'abstenir.

Mais M. Mercier paraît admettre, dit M. Auzias, la distinction de deux chancres, laquelle est encore l'œuvre, quoique un peu travestie, des syphilisateurs, et craindre qu'on n'inocule la matière de l'un de ces chancres pour celle de l'autre. Que M. Mercier se rassure! ceux qui ont établi la distinction de ces deux chancres, — c'est dans le sein de la Société que M. Auzias a lu son premier travail sur ce sujet, — ne doivent pas être les moins habiles à les reconnaître, quelque soin qu'on prenne à garder le silence, non-seulement sur leur initiative, mais encore sur leurs recherches. M. Auzias se hâte de répéter, comme il ne laissera jamais échapper l'occasion de le redire, que les syphilisateurs, plus fidèles à la tradition que le commun des syphilistes, n'en considèrent pas moins le chancre, c'est-à-dire l'ancien chancre à pustule initiale et *caractéristique* de M. Ricord, comme pouvant infecter dans certaines conditions et dans une certaine mesure.

VIIe Objection. — Le mercure n'est pas une cause de folie, de ramollissement cérébral, etc., car il y a plus de fous parmi les journaliers que parmi les marchands, par exemple, tandis que l'usage du mercure est plus répandu chez ces derniers. La folie résulte de ce que certains organes sont soumis à un surcroît d'activité au préjudice de certains autres qui ne s'exercent pas assez. (Girault.)

Réponse. — M. Auzias n'a pas dit que le mercure fût la cause unique ni même principale des maladies cérébrales, et spécialement des affections mentales, comme le ferait supposer l'objection de M. Girault. Bien d'autres causes, dit M. Auzias, peuvent rendre ces maladies fréquentes chez les journaliers. Il n'existe donc aucune opposition entre ce qu'a avancé M. Auzias et ce que prétend M. Girault. Le mercure peut être une cause de folie, sans que la folie soit rare dans les classes où l'usage médicamenteux de ce métal n'est pas fréquent.

M. Auzias cite Esquirol, qui considérait le traitement mercuriel comme cause d'aliénation mentale, et qui s'exprime ainsi à l'article FOLIE du grand *Dictionnaire des sciences médicales :* « Il n'est pas rare que des personnes deviennent aliénées pendant le traitement antisyphilitique, soit par les frictions, soit par l'usage interne du mercure. » Voici des chiffres extraits du même article. Sur 361 cas de folie observés à la Salpêtrière, le mercure est noté comme cause dans 14; et sur 107 cas observés dans l'établissement du célèbre aliéniste, le mercure est 18 fois incriminé, c'est-à-dire, proportion énorme! un peu plus d'une fois sur 6.

Quant à l'inégalité de répartition de la fonctionnalité organique à laquelle M. Girault attache une importance exclusive dans l'étiologie de la folie, elle ne prouve pas que le mercure, dont la manière d'agir sur nos organes est inconnue, ne puisse être une cause de folie. Mais si la pensée de M. Girault et l'opinion d'Esquirol étaient l'une et l'autre rigoureusement exactes, on devrait considérer le mercure comme un dérivatif, sinon un perturbateur, de l'action organique, c'est-à-dire comme un agent qui, transportant mal à propos cette action d'une partie à une autre de l'économie, produirait précisément ce que M. Girault considère comme cause de la folie. Le mercure serait, à proprement parler, la cause première, matérielle; *la dérivation fonctionnelle* ne serait que la cause seconde, physiologique. C'est ainsi que l'étude de l'aliénation mentale pourrait jeter quelque jour sur la thérapeutique en général et sur celle de la syphilis en particulier. Toutes les branches de la médecine sont donc reliées entre elles par une merveilleuse solidarité. La spécialité, qui conduit à la perfection de l'art, doit incessamment se retremper à la source vive et pure, à la source féconde d'une grande unité scientifique.

La statistique de M. Bœck est irréprochable au point de vue de l'objection complexe de M. Girault. Cette statistique porte sur les malades des hôpitaux de Christiania, comparativement examinés avant et depuis l'ère de la syphilisation. Il s'y agit donc de la comparaison d'individus aussi semblables que possible.

VIIIe OBJECTION. — L'emploi du mercure n'est pernicieux que parce qu'on a recours à une méthode d'administration défectueuse. M. Mialhe a démontré notamment que ce métal n'agit qu'à l'état de deuto-chlorure. C'est dans cet état qu'il convient donc de l'employer toujours; car il peut résulter, dans un temps donné, de son administration sous une autre forme, une accumulation intempestive et dangereuse de sublimé dans l'organisme. (Mercier.)

RÉPONSE. — Il faut donc reconnaître que depuis plus de 360 années le mercure est mal administré, ce qui semble prouver tout au moins que la bonne méthode n'était pas très-facile à trouver. Cette méthode ne paraît pas être non plus très-facile à appliquer puisque les hommes les plus compétents ne s'en tirent pas toujours très-bien. M. Mercier doit connaître l'histoire d'un de nos plus habiles et plus célèbres confrères, qui traité à Paris par un syphiliste très-illustre, d'une syphilis contractée à l'étranger, a été bientôt atteint d'une cachexie vraisemblablement mercurielle et n'a pas tardé de succomber à la suite d'un pemphygus généralisé.

Quant à la théorie de M. Mialhe rappelée par M. Mercier, ce n'est qu'une théorie, faillible en tant que théorie. M. Auzias se croit un des moins compétents pour la juger parmi les membres de la Société, mais il a entendu de la bouche de notre honorable Président, dont personne ne contestera les connaissances spéciales en cette matière, des témoignages de dénégation exprimés à mots couverts pendant même que M. Mercier mettait en avant cette théorie.

IXe Objection. — Pour que le mercure apporte des entraves à la syphilisation, et par conséquent à l'action du virus syphilitique sur nos organes, il faut bien que ce métal soit un excellent antisyphilitique. (Mattei.)

Réponse. — On ne saurait nier l'opération du mercure sur le principe syphilitique. Elle paraît opposée sous un rapport, et parallèle sous un autre rapport, à la manière d'agir de la syphilisation. Mais ce métal entrave et ralentit plutôt qu'il n'empêche l'évolution de la syphilis, au prix de laquelle d'ailleurs peut être obtenu l'affranchissement de l'organisme. Cet effet du mercure n'est donc pas à beaucoup près toujours avantageux. C'est ce dont la démonstration péremptoire résultera de la réponse que M. Auzias va faire à l'objection suivante. De plus le résultat de l'action du mercure sur l'organisme est fâcheux par lui-même, indépendamment de la coexistence du principe syphilitique. M. Auzias n'est pourtant pas éloigné de croire que cet effet est moins à craindre quand le principe syphilitique en action dans l'économie se révèle par des symptômes, que quand il y est uniquement en puissance, c'est-à-dire silencieux, à l'état latent.

Quant aux effets du mercure sur un organisme sain ou même seulement non syphilitique, M. Auzias n'hésite pas à les considérer comme très-mauvais.

Xe Objection. — « L'homme *bien guéri* pourra se marier sans être obligé d'*avouer les fruits d'une jeunesse orageuse*, tandis que s'il a été syphilisé, la chose pourra être même affirmée par une *expertise médico-légale.* » (Mattei. *Textuel.*)

Réponse. — M. Auzias cite l'exemple de maris qui ont transmis la syphilis à leurs femmes et à leurs enfants longtemps après avoir été prétendûment *bien guéris* par le mercure et qui ont ainsi *été obligés d'avouer* d'une façon plus que déplaisante *les fruits d'une jeunesse orageuse.* Quant à l'autre argument qu'implique la phrase de M. Mattei, M. Auzias ne croit pas avoir à y répondre, parce que l'usage n'est guère qu'un homme, avant son mariage, soit soumis, de par sa future, à *une expertise médico-légale.* En tout cas cette expertise ne pourrait aboutir dans l'espèce qu'à la constatation du bon état sanitaire et même réfractaire du mari relativement au principe syphilitique.

XIe Objection. — Il est remarquable que dans tout ce qu'à dit M. Auzias, il n'ait pas été question de la syphilisation préventive. (Furnari.)

Réponse. — C'est moins une objection qu'une observation bienveillante dont M. Auzias remercie M. Furnari.

Voici quelques réflexions de M. Auzias à cet égard :

Un individu atteint d'un ou de plusieurs chancres est syphilisé avant qu'il n'ait la vérole. C'est là une syphilisation préventive.

Un autre individu a la vérole. On l'en guérit par la syphilisation. Contrairement à ce qui arrive après le traitement mercuriel, cet individu est garanti pour l'avenir de chancres et de toute autre espèce d'accidents syphilitiques. C'est encore là une syphilisation préventive.

Mais il arrivera un jour où certaines personnes très-exposées à communiquer où à subir l'infection syphilitique pourront être syphilisées préventivement, même avant que d'avoir contracté un premier accident spécifique.

Ceux qui ont mis en avant contre les syphilisateurs la syphilisation préventive, se sont-ils réellement effrayés d'une ombre ou bien n'ont-ils qu'imaginé un prétexte pour effrayer les autres ?

XIIe Objection. — M. Auzias pourrait facilement et devrait montrer des malades dans un dispensaire.

Réponse. — M. Auzias, en effet, ne pourrait guère à présent montrer des malades qu'en fondant un dispensaire *ad hoc*. Jusqu'à ce moment il a hésité à employer ce moyen, quoiqu'il tienne beaucoup à convaincre ses confrères et les élèves en médecine de l'excellence de la syphilisation et de la bonté de ses principes en syphilistique.

En même temps que les affiches d'un dispensaire y attirent des malades et des élèves, il est fort difficile d'empêcher qu'elles ne dirigent quelques clients dans le cabinet du directeur de ce dispensaire. M. Auzias est loin de blâmer des confrères qui, ayant des talents à produire et de l'instruction à donner, consentent à accepter l'indemnisation de leurs frais et le dédommagement de leurs efforts; mais il craindrait que l'opinion publique ne montrât plus d'exigence à l'égard des syphilisateurs et en particulier à l'égard de celui qui ne peut que se glorifier d'avoir à porter la peine d'une éclatante initiative, d'une grande découverte.

Une circonstance impérieuse pourrait seule déterminer M. Auzias à fonder un dispensaire.

LA SYPHILISATION AU POINT DE VUE DE L'HYGIÈNE PUBLIQUE

COMMUNICATION

FAITE AU CONGRÈS MÉDICAL INTERNATIONAL DE PARIS (1)

SUR LA QUESTION III DU PROGRAMME :

Est-il possible de proposer, aux divers Gouvernements, quelques mesures efficaces pour restreindre la propagation des maladies vénériennes?

Séance du 23 août 1867.

. . . .

M. Auzias-Turenne. — Depuis l'apparition de la syphilis en Europe, les médecins de tous les pays se sont efforcés de découvrir les moyens de la combattre. Sa prophylaxie a été en particulier, pendant plusieurs siècles, l'objet du rêve des philanthropes. Le Congrès médical universel a la mission de réaliser ce rêve. Mais, pour rencontrer un but qui s'est dérobé jusqu'à présent aux plus persévérantes enquêtes, n'est-il pas indispensable que la science abandonne les routes sans issue qui ont été suivies?

Jetons un regard sur les moyens prophylactiques qui ont été préconisés, ne fût-ce que pour marquer les écueils.

Les précautions qu'on a conseillé de prendre ou qu'on a exigées ont trait aux hommes et aux femmes. Elles ne sont pas, à beaucoup près, identiques ni surtout égalitaires pour les deux sexes.

. . . .

On ne peut apprécier les moyens qu'on a proposés ou mis en pratique pour empêcher que les femmes ne donnent la syphilis, sans examiner, au préalable, la manière dont le plus souvent elles la donnent.

Elles peuvent communiquer l'infection, mais rarement, lorsqu'elles n'ont que des accidents primitifs. Elles le font surtout quand elles se trouvent dans un état syphilitique constitutionnel.

Cette assertion paraîtra peut-être en désaccord avec des idées généralement admises, mais elle est conforme à l'observation de tous les jours. Les remarques suivantes en fournissent l'explication :

Les femmes atteintes d'accidents primitifs sont, le plus souvent, détournées du coït par la crainte de ressentir de la douleur, sinon par la crainte de transmettre la syphilis. D'ailleurs, elles ne peuvent cacher leur situation, à moins que leur mal ne soit au début ou sur le déclin, ou bien encore à l'état abortif.

Quand, au contraire, les femmes ont la vérole, et que leurs organes ont été surexcités par des rapports sexuels fréquents, les sécrétions abondent vers ces organes, et s'accompagnent, dans la plupart des cas, de poussées virulentes. Celles-ci se traduisent quelquefois par des symptômes locaux contagieux. Mais je pense que le sang des règles ou que des écoulements blancs, peuvent aussi, sans qu'il existe de lésion, devenir alors les véhicules du virus, et concourir à sa propagation.

(1) Congrès médical international de Paris. Aout 1867. Paris, Victor Masson et Asselin, 1868. 1 vol. gr. in-8, pages 375 à 391.

Il en résulte que la syphilis constitutionnelle est transmissible pendant des années, tandis que les accidents primitifs, indépendamment de l'éveil qu'ils donnent, le sont tout au plus pendant quelques semaines.

D'après un calcul approximatif, dont les élémentssurchargeraient cette lecture, j'ai lieu de conjecturer que les femmes traitées de la vérole par les préparations mercurielles, conservent, pendant quatre ans environ, le triste privilége d'émettre, de temps à autre, des sécrétions contagieuses, tandis que si elles n'avaient pas été traitées du tout, elles auraient perdu cette propriété au bout de trois années.

Or, en admettant que les prostituées exercent leur métier pendant quatre années, — ce que relate certaine statistique, — la mercurialisation aurait pour résultat de les constituer un réservoir de virus pendant tout ce temps.

J'ai sous les yeux un relevé dressé par M. A. Fournier, et j'y trouve qu'à Paris les prostituées sont quatre fois sur cinq l'origine des syphilis constitutionnelles de l'homme. On peut douter qu'en l'absence de toute réglementation les résultats fussent beaucoup plus calamiteux !

Le mal est donc considérable, mais au moins nous savons d'où il vient, et surtout nous comprenons pourquoi on ne lui a opposé jusqu'ici que de bien impuissants palliatifs.

Maintenant, à quelle pratique en est-on venu? Après avoir dispensé, bien à propos, il faut le reconnaître, les femmes de l'usage d'un condom renversé, à l'application duquel leurs organes ne se prêtaient pas, on les a soumises, de plus que les hommes, à des inspections périodiques. On leur a infligé, en outre, une discipline dégradante, et prescrit des règlements draconiens. Ce sont des négresses blanches. — Le bureau où l'on s'occupe d'elles est connu à la Préfecture de police sous le nom de *Bureau des mœurs !*

Mais, en supposant qu'on puisse voir très-clair dans les recoins de leurs organes, le virus n'en échapperait pas moins à toute surveillance.

Et, en effet, on aura beau multiplier le nombre des visites et redoubler de soins en les pratiquant, on n'empêchera pas que des organes surmenés ne sécrètent des humeurs abondantes, et que, par le fait de la constitutionnalité, ces humeurs ne puissent être chargées de virus; on n'empêchera pas que des poussées d'accidents constitutionnels ne se produisent,

Visitez donc, injectez, badigeonnez; tamponnez, cautérisez, imprégnez de mercure les pauvres filles; visitez-les de nouveau, cautérisez-les encore, mercurialisez-les toujours; imposez-leur humiliations sur humiliations, souffrances sur souffrances; bien plus, comme en Belgique, organisez autour d'elles et même parmi elles, le hideux espionnage; enfin, forcez-les à descendre de dégradation en dégradation, jusqu'au point que ce ne soit plus des femmes; le virus latent, insaisissable, mais obstiné, sera là prêt à perpétuer son action!

Ce ne sont pas de simples vues de l'esprit, ce sont des faits; c'est le propre aveu de nos adversaires que nous enregistrons après l'avoir interprété rigoureusement.

Pourquoi donc rester dans cette voie? Cherchons ailleurs d'autres moyens.

Celui que je propose est connu.

Je ne puis en quelques minutes, quoique je sois prêt à le faire, vous démontrer la réalité de la syphilisation, et traiter devant vous toutes les questions qui s'y rapportent.

Une démonstration suppose la relation de faits, la reproduction de statistiques et la discussion de certains points de doctrine. Elle exigerait beaucoup de temps.

Mais, tout le monde convient aujourd'hui que la syphilisation n'empêche pas les malades de guérir, et très-vite; qu'elle est dépourvue de dangers, et qu'elle procure une immunité au moins temporaire.

Ces trois conditions me suffiraient pour établir ma thèse; cependant, je ne puis cacher ce que l'expérience m'a fait connaître. Je dois cet hommage à la vérité et cette déférence à mes confrères.

J'atteste donc, — et je n'attends que l'occasion de le démontrer, — qu'un individu traité de la vérole par la syphilisation se porte bien, et qu'il ne peut ni contracter, ni transmettre aucune sorte d'accident syphilitique.

Ce n'est pas que cette assertion doive revêtir un caractère trop absolu; il ne faut pas exagérer les choses. Mais il n'est pas vrai non plus absolument qu'une personne, vaccinée ou ayant eu la petite vérole, soit réfractaire au virus variolique; car, si vous faites à cette personne l'inoculation d'un pus assez fort, une petite pustule de courte durée apparaîtra bientôt. Cette pustule fournira un virus qui, quoique affaibli, serait capable d'engendrer la maladie complète et de se régénérer sur un organisme vierge jusque-là de l'action du virus vaccinal ou du virus variolique. L'expérimentation l'a démontré.

Un phénomène analogue s'observe chez les syphilisés : l'inoculation d'une forme quelconque de virus syphilitique peut y produire des éléments abortifs, dont la matière serait susceptible de fructifier ailleurs. Mais il y a loin de ce fait à la reproduction de chancres complets, et surtout à la consommation d'une syphilis constitutionnelle.

Je ne connais, à vrai dire, cette restriction qu'en théorie, ou, pour m'exprimer plus exactement, je l'ai apprise par des expériences directes et positives, mais non à la suite d'observations cliniques accidentelles. En pratique, nous devons donc à peine tenir compte d'une exception qui, réelle scientifiquement parlant, ne doit se présenter que bien rarement d'elle-même à l'observateur.

Ce n'est pas tout, je soutiens que l'immunité effective garantie par la syphilisation, contre toutes les formes de virus syphilitique, est plus tenace que celle qui est conférée contre la variole par la variole ou par la vaccine. Je pourrais invoquer ici le témoignage de confrères parfaitement bien renseignés à cet égard.

Le syphilisé peut donc encore, à la rigueur, recevoir l'impression locale et passagère d'un liquide virulent qui serait susceptible d'infecter profondément toute autre personne. C'est un Achille, qu'on me passe cette métaphore, trempé dans le Styx, et dont le talon seul est resté vulnérable. Il est en état de braver toutes les atteintes.

Comment conviendrait-il d'agir à notre avis? Faudrait-il syphiliser toutes les filles publiques? Non, car il nous répugne d'exercer la moindre contrainte envers qui que ce soit et pour quelque motif que ce soit.

Nous ne voudrions syphiliser que les prostituées qui, étant malades, désireraient, en même temps qu'être guéries, devenir invulnérables et inoffensives. On aurait aussi le choix de s'adresser à d'autres comme à elles dans les maisons de débauche.

Comparons ce qui s'observe aujourd'hui avec ce qui aurait lieu si notre méthode venait à prévaloir.

En moyenne approximative, avons-nous dit, les prostituées vivent de leur métier pendant quatre années, dont elles passent au moins une à l'hôpital, pour être traitées, je ne dis pas guéries, de la syphilis par le mercure. Il leur resterait donc trois ans d'une prostitution effective.

Elles peuvent être, pendant ces trois années, un réservoir de vérole dans une proportion que vient de nous apprendre la statistique de M. Fournier, et que la syphilisation nous explique. Est-ce là tout le bénéfice qu'on recherche à si grands frais et par tant de soins!

Si, au contraire, on traitait les prostituées malades par la syphilisation, on ne tarderait pas à s'apercevoir de la supériorité des résultats.

Une syphilisation bien faite exige trois mois. Mettons qu'il en faille six quand il s'agit de filles publiques, car on doit tenir compte de retours éventuels à l'hôpital. Il leur reviendra net trois années et demie de métier, avec garantie presque certaine pour le public.

On comprend aisément les avantages que présenterait l'application de cette méthode sous tous les rapports, y compris celui de l'économie dans les frais d'inspection.

Ceux qui désormais auront affaire à ce genre de femmes, pourront échapper à tous les risques en s'adressant à des prostituées munies de certificats en règle de syphilisation.

Il ne s'agit pas de considérations théoriques; ce sont des faits. Je connais certains sujets (des confrères en connaissent aussi) qui se trouvent dans le cas d'immunité que je désigne.

Ces sujets font exception à la règle, sans doute; mais le Congrès peut augmenter considérablement leur nombre en exprimant le vœu que l'auteur de la syphilisation soit mis en mesure d'appliquer lui-même sa méthode. Chacun a le droit de vouloir qu'on ne le juge que par ses œuvres.

Nous n'avons rien dit des cas de transmission de la syphilis étrangers aux rapports sexuels, et dans la plupart desquels la responsabilité du médecin se trouve engagée. On peut aisément démontrer que, pour le plus grand nombre, la syphilisation est seule applicable comme moyen préventif. Exemple: Il n'y a qu'une nourrice syphilisée qui puisse impunément donner le sein à un enfant syphilitique.

J'ai mis de côté, pour être bref, tout ce qui n'était pas indispensable dans l'exposition de mon sujet. Mais je suis tout disposé à fournir au Congrès les détails qui lui paraîtraient utiles, et à répondre aux objections qu'on voudrait bien m'adreser.

Toutes les découvertes ont leur temps d'épreuves, et reçoivent le baptême de la proscription. C'est la loi et la caractéristique du progrès; mais il vient un jour où on les accepte.

Ce jour commence pour la syphilisation.

Le Congrès revêt, dans l'opinion publique, le caractère et les attributs d'une haute magistrature médicale. Je l'adjure, au nom de la vérité et de la justice, de réformer un arrêt notoirement empreint de précipitation.

Parmi les textes du programme, celui qui est relatif à la prophylaxie vénérienne a seul été conçu en des termes qui exigent une réponse. Jusqu'alors des paroles ont été dites. N'est-il pas temps, pour une assemblée virile, de passer aux actes? Vous devez vouloir que la lumière soit faite, et qu'une question qui à un si haut point intéresse l'humanité soit résolue!

. . . .

J'ai apporté devant le Congrès une question scientifique, et je demande des objections scientifiques. . . . . . .

. . . .

J'ai offert de faire des expériences devant une Commission; ma demande a toujours été repoussée.

On voudrait que je fisse des expériences personnelles; — je m'y refuse, et avant tout par dignité, ne voulant pas me mettre ainsi à la disposition de M. Ricord dans l'unique but de satisfaire sa curiosité, et de lui servir ensuite, comme cela est arrivé à d'autres, de sujet de plaisanteries (1)!

. . . .

M. Ricord. — Pendant longtemps, Messieurs, j'ai cru à l'unicité du virus syphilitique. Je n'admettais qu'une graine; eh bien, l'observation m'a démontré qu'il y avait deux formes, l'une locale, et l'autre fatalement générale. De cette distinction est née de mon école, de mes élèves, la doctrine de la dualité, deux accidents, l'un local, l'autre général. J'avais seulement fait le départ clinique; mais la délimitation était tellement nette, que mes élèves sont remontés aux sources. C'est ce qu'ont fait MM. Bassereau, Clerc, et l'école de Lyon, dont nous avons ici un illustre représentant, M. Rollet. Déjà, dans mes Lettres, j'avais montré qu'il n'y a pas seulement des différences dans le terrain, mais aussi dans la graine.

Je demande à mon confrère, qui disait tout à l'heure qu'il était syphilisé, ce qu'il s'est inoculé, le chancre mou ou le chancre infectant (2)?

Un de mes élèves de l'hôpital du Midi m'a demandé de l'inoculer : j'ai refusé; il s'est inoculé malgré moi, et il a eu la syphilis. Jamais, Messieurs, je n'ai voulu porter sur un sujet vierge de vérole une lancette chargée de pus syphilitique. C'est de là qu'est venue mon erreur, touchant la question des accidents secondaires. Il y a trente-sept ans, en effet, je faisais des inoculations; mais je n'inoculais que des sujets déjà syphilitiques : cela ne prenait jamais. J'inoculais le pus du chancre; l'inoculation réussissait : c'était le chancre mou. D'où je concluais que la plaque muqueuse n'est pas inoculable et, par suite, pas contagieuse. Le chancre est inoculable et contagieux : voilà la source de l'erreur que j'ai confessée. Dans la science, on doit avoir le courage de dire que l'on s'est trompé. Il fallait inoculer des sujets sains avec du pus syphilitique; je n'ai jamais voulu le faire. D'autres ont eu plus d'audace, et ils ont réussi. Pour moi, Messieurs, je ne croyais pas avoir ce droit. J'ai expérimenté sur moi-même, je me suis inoculé, et je demande qu'on en fasse autant.

M. Auzias-Turenne. — Il y a deux formes de chancre, et dans ces deux formes je vois deux individualités qui sont parentes. Pour démontrer ma thèse, je suis obligé de me servir d'observations qui me sont personnelles. J'inoculais avec un bec de plume, toujours le même, une femme atteinte de cancer. J'étais à la quarantième inoculation successive du même pus, lorsqu'un des points inoculés au bras devint dur. Les ganglions de l'aisselle se prirent, et, au bout de quelque temps, une roséole me montra clairement que j'avais affaire à la syphilis.

Nous autres syphilisateurs, nous faisons à volonté des chancres mous ou des chancres durs. Ainsi, comme il m'est quelquefois difficile de me procurer du pus de chancre mou, j'emploie, pour en obtenir, le procédé suivant : je prends une femme, par exemple, ayant des plaques muqueuses; je panse ces plaques muqueuses avec une solution alcoolique de *silphium cyrenaicum*, la matière se modifie, et j'ai du pus de chancre mou.

Il y a deux virus, dites-vous? Mais qu'est-ce que cela prouverait contre moi?

(1) « ... *Je suis le plus ancien syphilisé du monde...* » Voir à l'Appendice : TESTAMENT et PROCÈS-VERBAL D'AUTOPSIE.

(2) Au cours de la discussion, un membre du Congrès venait de s'écrier : « *Je suis médecin, syphilisé, et je me porte bien!* »

Est-ce que le vaccin et la variole n'ont pas deux virus différents? Et malgré cela, est-ce qu'il n'y a pas influence d'une maladie sur l'autre? Eh bien, ne pouvons-nous pas aussi admettre qu'une variété de chancre peut modifier l'autre. Nous ne savons pas encore tout, et si quelques faits paraissent contradictoires, cela n'est pas une raison pour rejeter la syphilisation. Dans la doctrine d'Harvey sur la circulation, il y avait bien certains faits qui lui étaient opposés, et malgré cela Harvey avait raison.

. . . .

Séance du 26 août 1867.

. . . .

M. Auzias-Turenne. — Ce que le Congrès désire avant tout, c'est d'être fixé sur une question scientifique : il veut apprendre ce qu'il y a de vrai dans la syphilisation; il veut savoir si cette méthode est en mesure de rendre des services, tant sous le rapport de la prophylaxie que sous celui du traitement de la syphilis.

Les titres de la syphilisation consistent dans les applications et dans les écrits dont elle a été l'objet jusqu'ici. Son passé est garant de son avenir, qui doit réaliser tous les développements dont elle est susceptible. Depuis quinze ans, beaucoup de malades ont été soumis à ce traitement : les services qu'il a rendus sont nombreux et avérés. Ne commet-on pas au moins un anachronisme en lui adressant les mêmes objections qu'autrefois?

Voici les preuves qu'il a déjà données :

I. Je ne dirai presque rien de Sperino ni des autres médecins italiens qui ont marché à l'avant-garde de la syphilisation. Ce qu'ils ont fait n'est-il pas connu de tous?

En vain nous a-t-on objecté leurs prétendues défaillances. Si, par quelque motif, ils se sont abstenus momentanément de pratiquer la syphilisation, est-ce donc la même chose que s'ils l'avaient reniée? Non! non! car on peut céder à des influences ou suivre un courant d'idées quand on voudrait, au contraire, avoir la force d'y résister. Nous ne sommes pas tous également organisés ni placés dans de bonnes conditions pour la lutte.

On prétend que Sperino abandonne la syphilisation, ou que du moins il la réserve contre les syphilis graves, rebelles, contre les accidents tertiaires. Ce n'est pas Sperino lui-même qui le dit. Mais n'est-il pas étrange qu'une méthode, mise au rebut pour les cas simples, soit jugée efficace dans les circonstances difficiles!

N'a-t-on pas, naguère encore, émis l'assertion que la méthode syphilisatrice sacrifiait l'avenir au présent, parce que les syphilisés devaient être atteints plus tard d'accidents profonds, c'est-à-dire atteignant les os, les viscères! On attribuait ainsi, sans doute par mégarde, à la syphilisation deux propriétés qui semblent incompatibles : celle de faire naître et celle de faire disparaître la même catégorie de symptômes. Faut-il donc que tout paraisse extraordinaire dans ce qui concerne la syphilisation! Cette thèse contradictoire n'est pas en tout cas à l'avantage de nos détracteurs. Où sont aujourd'hui ces accidents tertiaires, tant prédits, et qui devaient s'abattre sur les syphilisés? Il ne devrait pourtant pas être difficile d'en découvrir au moins quelques-uns, car il y a longtemps déjà, il y a quinze ans que cette prédiction menaçante a été faite.

Quand même, fatigué de la lutte ou préoccupé d'autres soins, Sperino ne se livrerait plus à la pratique exclusive et journalière de la syphilisation, il n'en serait pas moins resté fidèle à ses convictions premières, à son passé. Eh quoi ! ne peut-on pas quitter un instant la brèche sans abandonner définitivement son drapeau ?

II. Le professeur W. Bœck a produit plusieurs ouvrages sur la syphilisation. Voici la substance des principaux :

1° Recherches cliniques sur la syphilisation ; 1 volume grand in-8°, écrit en langue norwégienne et publié en 1854. La *Revue médico-chirurgicale* de la même époque a inséré un long extrait de ce travail.

A propos de l'immunité obtenue par la syphilisation, l'auteur s'exprime de la manière suivante :

« C'est là un fait hors de toute contestation et que chacun peut vérifier. Il est impossible dans les sciences d'en constater de plus évident.

« Les plus incrédules doivent donc convenir que ces inoculations réitérées de virus syphilitique rendent l'organisme de moins en moins impressionnable. La molécule indéterminée de matière syphilitique qui peut rendre un organisme malade pour toujours, n'agit pas plus qu'une goutte d'eau sur le syphilisé. On a beau emprunter la matière à différents individus, aux chancres les plus variés, on n'obtient jamais le moindre résultat. »

« *La disparition des phénomènes syphilitiques*, ajoute-t-il, *sous l'influence des inoculations successives, est aussi certaine que l'immunité elle-même.* »

Enfin, il dit :

« Bien loin que la syphilisation ait une mauvaise influence sur l'organisme en général, les syphilisés ont tout l'extérieur de la santé et ont de la fraîcheur, ils témoignent eux-mêmes du bien-être qu'ils éprouvent. »

M. Bœck a montré la plupart des sujets qu'il avait traités par la syphilisation aux membres d'un Congrès réuni à Christiania en 1856. Voici ce que rapporte à ce sujet le *Morgenbladed*, journal politique de cette ville :

« Au Congrès scientifique scandinave de Christiania, M. W. Bœck a prononcé un discours sur la syphilisation, et a été écouté avee beaucoup de satisfaction. M. le professeur Carlson (de Stockolm) a ensuite remercié M. Bœck au nom de la science et de l'humanité, et au milieu des acclamations générales de la section de médecine, pour les résultats qu'il avait obtenus par ses recherches sur cette nouvelle méthode de traitement. »

2° De la syphilisation appliquée aux enfants ; ouvrage publié en allemand, et traduit en français par J.-A. Hagen. Paris, 1857.

Dans ce travail, M. Bœck confirme et développe ses précédentes convictions. Voici l'extrait d'une lettre qu'il a écrite, à propos de ce livre, à l'Académie des sciences :

« Tous les symptômes syphilitiques disparaissent rapidement chez eux (les enfants). La vie se ranime promptement sous l'influence du traitement chez les nouveau-nés syphilitiques qui sont sur le point de succomber. Ceux qui sont voués à la mort par l'impuissance de tous les autres moyens de traitement, sont sauvés par la syphilisation, qui jouit, dans ce cas, de son plus grand triomphe. »

3° De la syphilisation. *État actuel et statistique*. Christiania, 1860.

M. Bœck entre ainsi en matière :

« Les expériences se sont multipliées dans les dernières années. On est parvenu à appliquer la syphilisation avec la plus grande sûreté ; par une méthode systématique d'inoculations, on n'a pas d'accidents, et les symptômes syphilitiques constitutionnels disparaissent presque sans exception. D'après les expériences que j'ai faites jusqu'à ce moment, je ne crains pas d'affirmer que, par la découverte de la syphilisation et par l'application de cette découverte à la guérison de la syphilis constitutionnelle, un grand bienfait a été rendu à l'humanité. »

Dans cet ouvrage, des tableaux statistiques démontrent l'excellence de la syphilisation. L'auteur y désigne nominativement toutes les personnes qu'il a syphilisées, et termine dans les termes suivants :

« En tout cas, on ne doit pas fermer les yeux sur les avantages d'un traitement qui est préférable à tous les autres, et dont la découverte est par conséquent un grand bienfait pour l'humanité. »

4° Recherches sur la syphilis, appuyées de tableaux de statistique tirés des archives des hopitaux de Christiania, 1862, in-folio, aux frais du Gouvernement de Norwége, et en *langue française*, sur la demande expresse du *Sthorting* (Chambre des députés), qui a voté les fonds nécessaires à cette publication.

Ce monument montre par des chiffres les suites funestes de la médication mercurielle, et les avantages immédiats et durables de la syphilisation.

Pour couronner la notice des travaux de M. Bœck, il devrait paraître opportun de reproduire le Rapport du Comité médical de Christiania, qui a été chargé de surveiller la syphilisation. Mais il serait trop long de tout dire. D'ailleurs, la conclusion de ce Rapport, très-favorable à la syphilisation, a été insérée dans la plupart des journaux français où l'on peut en prendre connaissance. (1863.)

III. M. Bidenkap. — Aperçu des différentes méthodes de traitement employées a l'hopital de l'université de Christiania contre la syphilis constitutionnelle ; par J.-L. Bidenkap, médecin de réserve à l'hôpital. Christiania, 1863.

Les fonctions de l'auteur, à l'hôpital de Christiania, ressemblent beaucoup à celles de médecin ou de chirurgien du Bureau central d'admission dans les hôpitaux de Paris. Si M. Bidenkap s'est prononcé en faveur de la syphilisation, c'est parce qu'il a reconnu en elle le meilleur mode de traitement de la syphilis. Le livre de M. Bidenkap est une exposition de la méthode et une statistique complète de la syphilisation en Norwége. Les travaux de vingt-cinq syphilisateurs norwégiens y sont analysés.

A la suite des Norwégiens, viennent les auteurs qui sont allés chercher des renseignements en Norwége, ou qui ont formé leurs convictions d'une autre manière.

IV. M. Guérault, chirurgien de la marine impériale. Il a accompagné le prince Napoléon dans un voyage au nord de l'Europe. Il a visité Christiania, et fréquenté le service hospitalier ainsi que la pratique civile de M. Bœck, avec M. Bellebon, chirurgien comme lui de la marine. Voici en quels termes il résume le résultat de cette enquête :

« Tels sont les faits et les expériences que nous avons recueillis en Norwége, M. Bellebon et moi, et qui m'ont paru dignes d'être signalés d'une manière particulière, car ils tendent à établir l'innocuité et les avantages de la méthode syphilisatrice.

« La situation morale de la syphilisation est, d'ailleurs, excellente en Norwége; l'opinion générale des médecins, après y avoir été excessivement opposée aux expériences de M. Bœck, est devenue très-favorable à la méthode qu'il emploie, en présence du grand nombre de guérisons reconnues qu'elle a produites à Christiania.

« L'authenticité de ces guérisons est attestée par le contrôle officiel que le Gouvernement et l'Université de Christiania ont fait exercer sur la pratique de M. Bœck, par un comité de quatre médecins éclairés et impartiaux.

« L'histoire de chaque malade et le diagnostic de son affection sont pris et suivis avec une grande rigueur à son entrée à l'hôpital, pendant tout le temps qu'il y passe et après sa sortie.

« Le caractère personnel, la droiture scientifique, la légitime réputation de M. Bœck, qui a été honoré d'un prix Montyon par l'Académie des sciences, sont autant de garanties de la loyauté et de la valeur de ses expériences.

« Qu'il me soit permis..... d'exprimer ma conviction personnelle : qu'il y a quelque chose de vrai et d'utile dans la syphilisation, qu'elle entraîne peu de dangers, et qu'elle paraît exercer une influence réelle et durable sur la disparition des accidents secondaires de la syphilis; qu'il me soit permis aussi de faire le vœu que la question soit reprise et étudiée chez nous avec calme et impartialité; que les expériences se répètent dans la voie libéralement ouverte par M. le professeur Nélaton, et que l'inventeur de cette idée française, contre laquelle il ne peut plus y avoir de préventions sérieuses, obtienne enfin les moyens de démontrer en France la vérité expérimentale et l'utilité pratique de sa découverte (1). »

V. M. Sirus Pirondi, chirurgien des hôpitaux de Marseille. Il a guéri des syphilis rebelles au moyen de la syphilisation. (Thèse de J. Collin; Montpellier, 1858.)

VI. M. Melchior Robert, ex-interne de M. Ricord, et chirurgien également des hôpitaux de Marseille. Il s'est d'abord très-énergiquement prononcé contre la syphilisation. Ensuite, il l'a vue de moins mauvais œil. Enfin, il a fini par l'adopter. A son instigation, la Société impériale de médecine de Marseille a voté des conclusions favorables à la syphilisation. Melchior Robert est mort épuisé de travail, victime de ses convictions.

Il s'exprime de la façon suivante dans le commencement du Mémoire sur la syphilisation qu'il a présenté à la Société de Marseille :

« Pourquoi souffrir qu'une idée, qui a germé sur le sol français, ne soit fécondée qu'à l'étranger? Revenons donc sur nos opinions préconçues, je dirai volontiers sur nos erreurs passées, et remettons à l'étude un moyen que nous n'avons combattu que par des assertions sans fondement. Soyons francs, et ne craignons pas d'avouer que notre opposition n'était qu'un élan généreux en faveur des doctrines émises (2). »

VII. M. Simpson. — Il a communiqué à la Société de médecine d'Édimbourg un Mémoire sur la syphilisation, lequel a été publié dans l'*Edinburgh medical journal*, et traduit dans la *France médicale*.

(1) Observations médicales recueillies pendant le voyage scientifique de S. A. I. le prince Napoléon dans les mers du Nord, par J.-H. Guérault... Paris, 1857.

(2) De l'influence des inoculations multipliées sur la marche des accidents consécutifs de la syphilis constitutionnelle..., par le Dr Melchior Robert... Marseille, 1859.

Ce Mémoire rapporte deux observations de sujets atteints de syphilis graves et rebelles. Ces sujets ont été entièrement guéris par la syphilisation (1).

VIII. M. Baumès, ancien chirurgien en chef de l'hospice de l'Antiquaille de Lyon, membre correspondant de l'Académie de médecine, etc.

Il s'exprime en ces termes dans son PRÉCIS DES DIATHÈSES :

« Dans les circonstances dont il vient d'être question, comme dans celles dont j'ai parlé dans les pages précédentes, l'inoculation, je le répète, me paraît un procédé admissible, rationnel. Ce qu'on a appelé, dans ces derniers temps, *syphilisation*, renferme implicitement une grande question de philosophie et de pratique médicales, relativement aux états morbides diathésiques, aux diathèses. Tout ami de la science doit regretter que cette question n'ait pas pu être plus froidement, plus sûrement envisagée dans la dernière discussion qui a eu lieu à l'Académie de médecine de Paris, dans cette assemblée où se trouvent réunis tant d'hommes d'un mérite éminent. Une pareille discussion doit rechercher le calme et fuir l'effet théâtral. Il ne faut pas oublier que, dans certaines questions médicales, le temps est un élément indispensable pour donner des bases solides à la solution que l'on croit devoir adopter. »

IX. M. Hagen, docteur en médecine à Maxey-sur-Vaise (Meuse), traducteur de l'ouvrage de M. Bœck : DE LA SYPHILISATION APPLIQUÉE AUX ENFANTS, avait lui-même présenté, peu de temps auparavant, à la Faculté de médecine de Strasbourg, et brillamment soutenu, une THÈSE remarquable sur la syphilisation. (Strasbourg. Juin 1855.)

Il posait les conclusions suivantes :

I. La syphilisation n'est pas une chimère. Elle est une réalité : 1° chez les animaux ; 2° chez l'homme.

II. La syphilisation n'offre aucun danger. Il est impossible de lui opposer un seul fait malheureux. Ce qu'on pourrait dire de plus défavorable, c'est qu'elle compte quelques insuccès.

III. La syphilisation guérit les accidents de la veille et préserve de ceux du lendemain.

IV. La syphilisation doit prendre rang dans la science, et les observateurs sérieux doivent porter leur attention sur une question d'une si grande importance pratique et d'un si haut intérêt scientifique.

X. M. Nélaton, qui a fait deux leçons cliniques favorables à la syphilisation (21 et 24 novembre 1856), et qui, d'après la rédaction conservée par un de ses auditeurs, terminait ainsi sa première leçon :

« Lorsqu'un traitement nouveau rencontre tant d'oppositions et qu'il en triomphe, il y a tout lieu de croire que c'est une chose bonne. Je crois donc être autorisé à tenter la syphilisation et je me borne, pour le moment, à un tout petit point de la question. »

XI. La Société médicale de Clermont-Ferrand qui, après quatre mois de discussion sur un Rapport très-bien fait de M. Babu, a voté la conclusion suivante, proposée par le vénérable Bertrand :

« La Société médicale de Clermont-Ferrand déclare qu'il lui semble que les

(1) Ce Mémoire, sous le titre : Considérations sur la syphilisation comme moyen de guérir la syphilis constitutionnelle, est reproduit ci-après, *in extenso*, dans les DOCUMENTS A L'APPUI, 3e série.

travaux qui lui ont été soumis témoignent du peu de danger de la syphilisation, et de son utilité dans le traitement de la syphilis constitutionnelle. . . . . . .

« Elle émet le vœu que la liberté d'expérimentation soit laissée en France aux médecins qui se croiraient suffisamment éclairés. »

J'ai vivement désiré de pouvoir joindre à cette liste d'adhésion la nom considérable de M. Ricord. J'ai fait plusieurs vaines tentatives pour atteindre ce résultat; M. Ricord ne m'a pas secondé.

J'ai syphilisé un tambour de la garde nationale qui portait à M. Ricord ses billets de service; M. Ricord a donc pu l'examiner tant et plus. Malgré tout, M. Ricord est resté aussi réfractaire à la conviction que mes syphilisés le sont au virus.

. . . .

M. Auzias-Turenne entre ensuite dans de longs développements pour établir que la syphilisation avait été pressentie par Percy, Deguerre, Fricke (de Hambourg), cité par M. Ricord, Graves (de Dublin), etc.

Il rapporte, notamment, le passage suivant d'une lettre de Percy :

« Deux de nos généraux, réduits au désespoir et hors d'état de continuer leur service, doivent à ma méthode leur existence et leur délivrance d'une maladie qui les menait à une mort obscure et honteuse. »

Et il ajoute :

En quoi consistait cette méthode de Percy? Dans l'inoculation d'un virus nouveau, suivie d'un traitement mercuriel ordinaire. On peut en lire les détails dans un Rapport présenté par Fabre à l'Académie royale de chirurgie. Ce Rapport a été inséré dans l'ouvrage suivant de Fabre : RECHERCHES SUR DIFFÉRENTS POINTS DE PHYSIOLOGIE, DE PATHOLOGIE ET DE THÉRAPEUTIQUE; Paris, 1783.

Le dessein de Percy était d'obtenir, par le moyen du virus inoculé, une modification avantageuse de l'organisme et une transformation favorable de symptômes qui rendissent la maladie moins rebelle. Il demandait donc à l'inoculation un service restreint, tandis que nous lui demandons le rétablissement complet de la santé du malade.

M. Auzias-Turenne ajoute enfin, à l'appui de sa doctrine, différentes considérations déduites de l'analogie (variole, vaccine, clavelée, péripneumonie exsudative, rougeole, scarlatine, etc.).

Il termine ainsi son discours :

Je regrette de ne pouvoir en dire davantage, quelle que soit la satisfaction que j'éprouverais à m'expliquer nettement sur des faits particuliers qu'on m'objecte après les avoir dénaturés; mais je suis résolu, tant par déférence pour le Congrès que par respect pour moi-même, à m'abstenir d'entrer dans l'examen de questions personnelles. Les incursions faites dans le domaine privé, sous prétexte de science, manquent de dignité, rabaissent l'art et n'apportent aucune lumière à la discussion. J'abandonne ces armes à mes adversaires.

Je remercie le Congrès de m'avoir patiemment écouté.

DU VIRUS SYPHILITIQUE ET DE SON EMPLOI THÉRAPEUTIQUE

EXPOSÉ DE DOCTRINE

FAIT A LA SOCIÉTÉ MÉDICALE AMÉRICAINE DE PARIS

DANS SA SÉANCE DU 31 JUILLET 1855 (1).

Messieurs, avant l'année 1844, c'est-à-dire avant l'époque où j'ai commencé mes expériences sur l'inoculation du virus syphilitique, deux opinions régnaient parmi les médecins : la première, c'est qu'on n'avait point pu jusqu'alors inoculer avec succès le virus syphilitique aux animaux; la seconde, c'est qu'il serait important d'y parvenir, afin de pouvoir observer aisément sur eux ce qu'il n'était pas permis de chercher à constater sur l'homme.

En me mettant au courant de ce qui était enseigné à cet égard, je n'ai pas tardé à acquérir la preuve que la science était bien loin d'avoir dit son dernier mot sur l'inoculation du virus syphilitique.

C'est donc avec confiance que j'ai entrepris d'expérimenter. J'ai fait mes premiers essais sur des singes à la ménagerie du Muséum. Je ne veux pas vous raconter les alternatives de succès et de revers par lesquelles j'ai dû passer, ni mes tâtonnements. Aujourd'hui je réussis, à coup sûr, à inoculer le virus syphilitique aux animaux.

Les animaux ne sont pas seulement susceptibles de contracter les accidents primitifs, ils le sont encore d'avoir la syphilis constitutionnelle, soit qu'on la leur donne directement par inoculation, soit qu'elle ne leur arrive qu'à la suite d'accidents primitifs.

C'est presque toujours, Messieurs, animé par des obstacles à surmonter, des oppositions à briser, que j'ai été conduit à agrandir le champ de mes expériences et de mes découvertes. Si l'hôpital du Midi n'avait pas contesté l'inoculabilité du virus chancreux aux animaux, je n'aurais point institué, sous le nom de *syphilis expérimentale*, les expériences d'où est sortie la syphilisation. Mes adversaires, en refusant d'admettre une première découverte, m'ont, pour ainsi dire, contraint d'en faire une seconde; puis, ils m'en ont fait faire une troisième et plusieurs autres. Quand s'arrêteront-ils dans cette voie qui m'est propice?

Voici comment les choses se sont passées relativement à la découverte de la syphilisation :

Je choisissais les singes pour mes démonstrations, parce que les phénomènes que je voulais montrer y sont très-apparents. Mais ces animaux sont aussi difficiles à garder qu'à se procurer dans nos climats. Je n'en avais donc pas de rechange, et je faisais mes inoculations sur un nombre très-restreint de sujets.

Je me suis aperçu qu'il devenait de plus en plus difficile d'inoculer avec

(1) Présidence de M. W.-E. Johnston. Les professeurs Ch. et W. Bœck, de Christiania, assistaient à la séance.

Ce travail a été imprimé pour la première fois dans la *Revue étrangère médico-chirurgicale*, sous forme de lettres adressées à M. le Dr F. Bateman (de Norwich), aux dates des 25 août, 10 et 25 septembre et 10 octobre 1858. Ces lettres sont les sixième, septième, huitième et neuvième de celles que l'auteur a réunies dans la CORRESPONDANCE SYPHILIOGRAPHIQUE, Paris, 1860.

Les notes sont de cette époque.

succès les singes qui avaient été inoculés plusieurs fois, et qu'il arrivait enfin un moment où ceux-ci étaient entièrement réfractaires à mes inoculations. J'ai appelé *syphilisation* l'état dans lequel ils se trouvaient alors. M. Sperino a donné plus tard le même nom au procédé par lequel on obtient cet état, c'est-à-dire à l'inoculation du pus chancreux poussée jusqu'à l'épuisement de la réceptivité syphilitique des sujets.

Les sujets qu'on inocule passent par une série d'états gradués, depuis le moment où ils sont le plus inoculables, jusqu'à celui où ils ne le sont absolument plus. J'ai créé le mot *syphilisme* pour indiquer cela, et je dis qu'un sujet a *d'autant plus de syphilisme qu'il est plus rapproché de l'état réfractaire*, soit par le fait d'inoculations réitérées, soit par sa propre nature. J'ai dressé une échelle animale de *syphilisme* dans laquelle l'homme tient le dernier rang, ce qui signifie qu'il est le plus complètement et le plus longtemps inoculable. L'état de syphilisme d'un sujet correspond donc, sans lui être absolument identique (1), au degré de syphilisation auquel se trouve ce sujet.

Non-seulement mes animaux étaient devenus réfractaires à l'inoculation chancreuse et à toute autre espèce d'inoculation syphilitique, mais encore ils jouissaient d'une bonne santé. C'était un idéal à réaliser chez l'homme : *être réfractaire à la syphilis et bien portant*. Cependant, il n'était pas nécessaire à la rigueur que l'expérience en fût faite à l'espèce humaine. L'analogie parlait assez haut, selon moi. J'ai attendu, néanmoins, avant d'annoncer la syphilisation à l'Académie des sciences, que l'occasion me fût offerte de l'observer sur l'homme. C'est à cette épreuve, deux fois réalisée sur l'homme, que je faisais *discrètement* allusion, en écrivant au Président de cette Académie, à propos du phénomène de la syphilisation que j'avais découvert sur les animaux : « Des *observations* entreprises sur l'homme sont venues le confirmer. »

Les oppositions violentes qui se sont formées contre cette découverte, bien autrement importante que la première, ne m'ont pas non plus découragé; — elles n'avaient rien de nouveau pour moi. — Au contraire, elles ont encore excité, elles ont affermi mon esprit. Mais il a fallu, sans doute, beaucoup d'indépendance et de talent au savant italien qui a joint ses efforts aux miens pour faire triompher la vérité.

Voici, Messieurs, la substance du dogme syphilographique auquel je suis arrivé par mes recherches expérimentales et par la méditation.

Pour se faire une bonne idée d'une maladie virulente, il faut la considérer comme un être abstrait dont nos organes sont en quelque sorte le théâtre d'évolution. Quand cette évolution est accomplie, l'organisme est débarrassé du principe morbide. Heureux! quand cette évolution, qui peut aller jusqu'à compromettre l'existence, n'est pas très-longue, et qu'on en est quitte sans trop de ravages!

Prenons la *petite vérole* pour exemple. Cette maladie fait son évolution en un temps assez court, après lequel l'organisme se trouve à peu près libéré.

(1) Certains sujets, et notamment des cancéreux, sont difficilement impressionnables par le pus syphilitique. Cette nouvelle dérogation à la charte qui proclamait *l'égalité de tous les hommes devant le chancre*, enlève malheureusement le dernier espoir qu'on pouvait avoir conçu de soustraire l'organisme de ces sujets à la fonction pathologique qui les dévore.

C'est une chose à quoi n'a pas pris garde un interne distingué des hôpitaux de Lyon, qui vient de présenter à la Faculté de médecine de Paris une thèse dans laquelle il nie la contagion des accidents secondaires.

Quelque chose d'analogue existe à l'égard de la *grosse vérole*, de la syphilis. Celle-ci parcourt, en quelque sorte, une évolution qui est naturellement fort longue, mais qu'on peut réduire à quelques mois par des inoculations syphilisatrices. Plus cette évolution se fera vite, moins les organes auront à souffrir du passage et du séjour du virus.

Je pense que le mercure, indépendamment du dommage qu'il peut causer à nos organes (1), entrave les manifestations de la syphilis, et retarde ainsi le terme de son évolution. J'ai vu des sujets en infecter d'autres par la communication directe d'accidents secondaires, longtemps après avoir subi un traitement mercuriel, et qui auraient été bien certainement quittés plus tôt par la maladie, du moins sous certaine forme, s'ils n'avaient ajourné à contre-temps l'échéance de ses symptômes. *Timeo mercurium et dona ferentem*, ai-je dit ailleurs; cela ne m'empêchera pas de vous indiquer tout à l'heure quand il y a lieu de recourir à l'emploi du mercure, et comment il faut l'employer.

Les syphilisateurs ont donné, par leurs recherches, au virus syphilitique le rang d'agent médicamenteux. Je vais commencer par vous faire connaître cet agent. C'est notre matière médicale.

Le virus syphilitique, pas plus que les autres virus, n'a pu être isolé des liquides de l'économie. Il se cache à nos sens sous différentes formes, dans lesquelles il ne se révèle pas à nous par des propriétés physiologiques (*action physiologique sur l'organisme*), qui soient absolument identiques. Le pus du chancre, par exemple, et le pus de l'accident dit *secondaire*, offrent sous ce rapport des différences fort marquées. Le virus syphilitique passe donc d'un état à un autre. Il semble avoir dans ses transformations, véritables métamorphoses, quelque chose qui est régulier et comme instinctif à l'image de ces êtres qu'on appelle *inférieurs*, et qui passent par différents états d'organisation.

C'est tomber dans une bien grande erreur que de mettre au nombre des différences qui distinguent le pus du chancre de celui de l'accident secondaire, la *non-inoculabilité* absolue de ce dernier pus. Il est vrai, entre autres différences, qu'un temps assez long sépare l'insertion du virus sous *forme secondaire* du moment où éclatent les premiers symptômes, tandis que la pustule initiale du chancre se montre, en général, bien plus tôt après l'inoculation du pus chancreux. Mais cela n'est pas une circonstance qui sépare profondément, essentiellement, les deux formes virulentes.

Il ne faut pas non plus vouloir inoculer le pus de l'accident secondaire au malade qui le fournit, et dont le sang se trouve en quelque sorte imprégné de virus sous la même forme. Cette vérole, que vous voudriez donner au malade, il l'a déjà. Cette inoculation que vous allez lui faire, la nature s'en est chargée avant vous par un procédé qui vaut bien sans doute le vôtre. Ne venez donc pas après elle, et renoncez à donner à quelqu'un, sous la même forme et au même degré, une maladie générale qu'il a déjà. Cette différence entre le pus du chancre qui s'inocule plusieurs fois consécutives au malade, et le pus de l'accident secondaire, pour lequel il n'en est pas de même, tendrait à faire croire qu'il existe pour le chancre un élément moins expansible dans l'économie. Il y a là un *quid ignotum*, une inconnue qui est depuis longtemps l'objet de mes

(1) M. Bazin croit que l'effet du mercure est de hâter et de compliquer les manifestations de la syphilis viscérale. Récamier, au récit de M. Nélaton, professait cette opinion, qui est également adoptée par M. Bœck. L'action du mercure serait-elle donc, comme on l'a pensé, révulsive, mais de la plus triste manière?

réflexions. Voilà ce qui motive ma tolérance pour l'opinion, — que je ne puis pourtant partager entièrement, — de ceux qui voient dans le chancre, à son début, une maladie exclusivement locale. Le fait est que le chancre est souvent, comme la blennorrhagie syphilitique, la seule expression morbide d'une modification de tout le système, *totius substantiæ*, soit plus ou moins légère, soit plus ou moins passagère.

Il n'y a pas plus de maladie (1) exclusivement locale que de maladie exclusivement générale. Une maladie locale ne peut se développer et persister qu'à la condition d'un consentement ou d'une tolérance de tout l'organisme, sur lequel elle exerce, à un degré quelconque, son influence. Toute maladie générale implique à son tour l'idée d'une manifestation quelque part, d'un retentissement dans un temps ou dans un autre, soit dans une région, soit dans un système; c'est-à-dire qu'elle suppose une disposition organique plus ou moins locale, plus ou moins élective. Les syphilistes (2) s'entendraient mieux entre eux, s'ils consentaient à n'être pas plus absolus dans leurs opinions que la nature n'est exclusive dans ses actes.

Non-seulement le virus syphilitique revêt diverses formes, mais encore la matière de chacune de ces formes, et particulièrement le pus chancreux, présente différents degrés de force. En voici la preuve :

Les animaux, vous ai-je dit tout à l'heure, ont généralement plus de *syphilisme* que l'homme, c'est-à-dire qu'ils sont moins facilement et moins longtemps inoculables que lui par le pus chancreux. Or, quand l'inoculation d'un pus chancreux est suivie de chancres chez certains hommes, et ne produit rien sur les animaux; quand elle ne produit rien non plus sur les hommes qui ont eu plusieurs fois des chancres, et dont, par conséquent, le syphilisme est augmenté, tandis qu'au contraire l'inoculation d'un autre pus réussit à divers degrés, c'est-à-dire proportionnellement à leur syphilisme sur tous les sujets, hommes et animaux, à moins, bien entendu, qu'ils ne soient complètement syphilisés, il faut bien en conclure que ce dernier pus est plus fort que le premier. Or, l'inoculabilité plus ou moins restreinte de certains pus et l'inoculabilité à peu près générale de certains autres est un fait d'observation journalière parmi les syphilisateurs.

En établissant, comme je l'ai fait, une échelle animale de syphilisme, on trouve des pus qu'on ne parvient à inoculer que jusqu'à un certain degré de cette échelle, tandis que d'autres s'inoculent, pour ainsi dire, *sur toute la ligne*. Il me semble donc qu'on ne peut se refuser d'admettre l'existence d'une série de pus dont la force décroît graduellement.

(1) Je prends, comme le vulgaire, le mot *maladie* dans son acception la moins restreinte, *sans empêcher néanmoins*, suivant l'expression de Condillac, *que chacun n'entende ce qu'il veut*.

On tentera éternellement de définir le mot *maladie;* tout au plus pourrait-on en marquer le sens précis, et le distinguer nettement de celui des mots *affection* et *lésion*, en suivant la méthode que l'abbé Girard a adopté dans ses *Synonymes français*.

Un travail de ce genre, appliqué à la médecine, serait un beau monument lexicologique. Exemple : *Organe*, *viscère*. *Infirmité*, *difformité*. *Constitution*, *tempérament*. *Disposition*, *diathèse*, *cachexie*. *Nosographie*, *pathologie*. *Signes*, *symptômes*. *Syphilis*, *vérole*. *Virus*, *miasmes*, *venins*, *poisons*. *Diète*, *régime*. *Matière médicale*, *pharmacie*, *pharmacologie*.

(2) Nous ne savons pas d'où Frascator a tiré le mot *syphilis*, qui a donné carrière à la fécondité des étymologistes. Est-ce du grec ? est-ce du latin? ou bien n'y a-t-il là qu'une fantaisie de poète? Dans le doute, comment devons-nous former nos dérivés? Qu'on me permette d'essayer de parler ma langue, et de dire quelquefois *syphiliste*, comme on dit *publiciste*, *botaniste*, *aliéniste*, etc.

Mais ces pus, de forces graduées, n'ont pas une existence isolée, indépendante. Ils sont au contraire la transformation, la dérivation les uns des autres.

Voici la cause de ces transformations, c'est-à-dire de l'affaiblissement et du renforcement graduels et alternatifs des pus :

Le pus d'un chancre qui marche vers la cicatrisation est un pus déjà affaibli. Il ne s'inocule plus au sujet qui le fournit, bien que, contrairement à ce qu'on enseigne dans l'hôpital du Midi, il puisse s'inoculer encore à d'autres sujets. A plus forte raison, les inoculations d'un même pus, faites successivement au même individu, affaiblissent graduellement ce pus, à dater d'un certain moment du moins, jusqu'à l'absence complète de virulence. Un chancre ne se cicatrise que par cette concordance, dont l'absence explique par conséquent certain phagédénisme, de l'affaiblissement du pus avec l'augmentation du syphilisme du sujet, et on peut dire que le pus chancreux disparaîtrait de la scène pathologique s'il n'était pas sans cesse régénéré.

La régénération du pus est le résultat d'un phénomène tout à fait inverse. Que le pus faible d'un sujet soit transporté sur un autre organisme et produise une pustule, il pourra être régénéré tout de suite ou du moins après un certain nombre de générations, principalement si ce dernier sujet a moins de syphilisme que le premier. On peut fabriquer en quelque sorte d'excellent pus à volonté, en faisant changer souvent de terrain aux générations successives du même pus. De cette manière, celui-ci s'améliore graduellement. M. le professeur Bœck a donné à cet égard des détails pleins d'intérêt et très-précis.

Ce n'est pas là sans doute la seule source de régénération du pus, mais les autres ne sont pas rigoureusement démontrées (1).

Bref, voici les lois de *renforcement* et d'*affaiblissement* du pus chancreux.

I. *Le* RENFORCEMENT *du pus chancreux est généralement en raison directe du nombre de sujets auxquels on l'inocule successivement et en raison inverse du syphilisme de ces sujets, et du nombre d'inoculations qu'on leur pratique.*

II. *L'*AFFAIBLISSEMENT *du pus chancreux est généralement en raison inverse du nombre de sujets et en raison directe de leur syphilisme et du nombre d'inoculations qu'on leur pratique.*

Ces deux lois sont implicites l'une de l'autre.

Ils ont donc commis plus d'une erreur ceux qui ont emprunté dans ces derniers temps, au dogme de la dégénération des pus, l'idée que les sujets qui ont la syphilis constitutionnelle (ces sujets ont plus de *syphilisme* que ceux qui n'ont jamais subi aucune atteinte du virus syphilitique) ne peuvent plus rendre qu'un pus non infectant par suite d'une contamination chancreuse.

(1) J'ai plusieurs observations qui semblent prouver que des individus *syphilitiques constitutionnellement*, peuvent, — dans certaines circonstances très-indéterminées, et en l'absence de toute contamination chancreuse récente qui en donne la raison, — produire, sécréter du pus chancreux, comme un animal ou un végétal produit des germes. Il est même douteux que, sans ces *poussées chancreuses*, le pus chancreux, — qui s'épuise spontanément dans certains pays, — ait pu se conserver jusqu'à présent dans le monde. Mais que ceux qui pensent que la syphilis est un frein providentiel de nos passions se rassurent, car elle pourrait très-bien survivre au chancre, et se propager parfaitement sans lui, s'il venait, — ce qui n'est guère vraisemblable, — à disparaître complètement de la terre. Il y a plus, c'est que le pus chancreux est la meilleure barrière que nous puissions opposer à la vérole.

Et fais du même lieu d'où sa peine est venue
Venir sa guérison. (MALHERBE.)

Voici ce qui est vrai et ce qui est faux dans cette opinion, — et pourquoi ne pas le dire, — dans ce lambeau mal déchiré de ma doctrine (1)?

Il est vrai que quand un pus chancreux est inoculé par la lancette (ou par le coït, n'importe) à une personne affligée de syphilis constitutionnelle, cette personne rend à la suite de cette inoculation et d'une courte incubation (je vous parlerai tout à l'heure en détail de l'incubation) un pus chancreux moins énergique, toutes choses égales d'ailleurs, qu'un individu qui serait pour la première fois soumis à une atteinte syphilitique. Rien de plus, rien de moins.

Il est faux que ce pus rendu par un *terrain constitutionnel* (permettez-moi cette expression) ne puisse jamais donner la vérole dès le premier chancre, dès la première génération chancreuse. Il est encore bien plus faux qu'il ne puisse pas se régénérer à la suite de plusieurs inoculations ou contaminations, de manière à devenir infectant.

Si le pus est rendu plus faible, toutes choses égales d'ailleurs, par une personne qui a la syphilis constitutionnelle, ce n'est qu'en vertu du syphilisme acquis de cette personne par le fait même de la vérole. C'est pourquoi des contaminations chancreuses successives, circonscrites à un même individu, conduisent bien mieux encore à la dégénérescence du pus. C'est encore pourquoi, à plus forte raison, ces inoculations empêchent souvent que le pus de chancres ainsi produits, transporté sur un autre organisme, ne soit infectant du premier coup.

En tout cas, il n'y a pas dans le pus chancreux *deux* degrés de force nettement tranchés et dont il soit opportun de consacrer les rapports et les différences par *deux* expressions (2) presque homonymes, c'est-à-dire deux expressions qui ne diffèrent entre elles que par la désinence. Ce serait vouloir consacrer l'erreur, ou donner du poids à une idée incomplète, c'est-à-dire fausse. Il n'y a pas, dis-je, *deux* degrés de force dans le pus chancreux, il y en a cent, il y en a mille, depuis la matière la moins forte jusqu'à celle qui est la plus énergique (3).

En général, le temps d'*incubation* d'un pus chancreux est d'autant plus long que ce pus est plus fort, et que le sujet auquel on l'inocule a moins de syphi-

(1) Un médecin, qui suivait assidûment mon cours de syphilisation, ne manquait pas, après chaque séance, de m'assiéger de questions relatives aux propriétés, aux *formes*, au temps d'incubation du pus chancreux, etc... Quelques temps après, paraissait dans divers journaux de médecine un Mémoire où la plupart de mes idées se trouvaient reproduites, sans qu'il fût aucunement question de la source où elles avaient été puisées. L'auteur de ce Mémoire avait sans doute pensé qu'il devait agir ainsi, avec modestie pour moi, parce qu'il était arrivé à des conclusions différentes des miennes. Il avait, en effet, conclu à faux. Je le remercie, néanmoins, d'avoir daigné faire attention à mes travaux. Il y a donc quelque chose *à prendre* dans les visées d'un syphilisateur?

(2) *Chancre* et *chancroïde*. Le mot *chancroïde* ne restera pas, et fort heureusement, car c'est un barbarisme.

(3) Une circonstance qui a induit en erreur la plupart des *néo-dualistes*, c'est qu'ils ne tiennent pas compte de la contagion des accidents secondaires. A la suite de cette contagion se passent des phénomènes fort différents de ceux qui succèdent à la contagion chancreuse. Ainsi, par exemple, le temps d'incubation est plus long, l'ulcération qui suit moins manifeste, l'induration mieux accusée, et enfin l'apparition des phénomènes généraux plus constante, plus précoce et plus régulière. Dans l'opinion où l'on est que les accidents secondaires ne sont pas contagieux, on s'imagine qu'il s'agit là d'un chancre, et qui plus est, du seul chancre infectant. Ce *pseudo-chancre* est quelquefois peu apparent et à peine douloureux. Il inspire moins de répugnance et moins d'inquiétude que le véritable ulcère chancreux. C'est, entre autres raisons, parce qu'il ne met pas obstacle aux plus infâmes contacts, qu'il peut être communiqué aux lèvres et même à d'autres parties de la

lisme. Mais il y a toujours une incubation quelque courte qu'elle soit. Voici la loi : *Le temps d'incubation d'un pus chancreux est ordinairement en raison directe de la force de ce pus et en raison inverse du syphilisme du sujet inoculé.*

Je suppose, bien entendu, que ce sujet ne soit pas sous l'influence d'une incubation consécutive à une inoculation ou à une contamination récente. Autrement il faudrait tenir compte du temps de cette incubation, c'est-à-dire en faire déduction.

Ainsi le temps d'incubation semblera nul, si le pus qu'on inocule actuellement n'occupe pas dans l'échelle de force un rang supérieur à celui du pus dont l'incubation vient de se faire. C'est pourquoi il n'y a généralement pas d'incubation quand on inocule à un sujet son propre pus.

Mais si le pus qu'on inocule actuellement occupe, dans l'échelle de force, un rang supérieur à celui du pus récemment inoculé, on évaluera le temps de l'incubation qui devra avoir lieu, en défalquant, comme je viens de le dire, le temps de l'incubation déjà révolue, d'où est résultée une modification dans le syphilisme du sujet, du temps qui devrait appartenir à l'incubation de ce pus récemment inoculé.

On ne peut donc prévoir le temps d'incubation d'un pus qu'en tenant bien exactement compte du syphilisme précis, actuel du sujet, et de la force également précise de ce pus. Il faudrait probablement encore tenir compte de certaines *aptitudes* des pus pour les individus. Je vous parlerai tout à l'heure de ces aptitudes.

Je fais abstraction dans ces considérations de l'incubation qui appartient aux accidents secondaires, ainsi qu'à certaines blennorrhagies que je considère comme rentrant dans la catégorie de ces accidents. Cette incubation est plus longue que celle qui suit l'inoculation du pus chancreux le plus fort.

Le virus, le pus virulent varie en force, vous ai-je dit, suivant l'organisme qui le produit. Je vous ai donné à ce propos quelques détails sur le syphilisme. En outre, tout pus syphilitique est affaibli par sa dilution (1) dans un liquide, dans de l'eau ou de la salive, par exemple. Or, il y a des *organismes aqueux* (permettez-moi cette expression) qui peuvent fournir en peu de temps une grande quantité d'humeurs. Si un chancre se développe sur un de ces organismes, des humeurs pourront venir en abondance affaiblir le virus, à mesure qu'il sera produit. C'est de cette manière que certains sujets paraissent impuissants à sécréter des pus énergiques. Ce n'est pas, à proprement parler, la sécrétion du virus qui fait défaut, mais sa conservation à l'état de virus concentré. On peut quelquefois modifier ces organismes de façon à leur faire sécréter ou conserver des pus forts.

Se trouvent dans le même cas d'impuissance (mais d'impuissance plus facilement curable), ceux dont les tissus s'enflamment aisément, parce que la phlo-

face. Ainsi, a-t-on pu dire que le chancre céphalique est toujours un chancre *dur* ou *infectant*. Mais il est hors de doute que l'autre chancre, c'est-à-dire le seul vrai chancre, peut très-bien s'inoculer à la face. (Voir ci-après : DE LA CONTAGION DES ACCIDENTS SECONDAIRES DE LA SYPHILIS, *Discussion sur la syphilis* à la *Société médicale du Panthéon*.)

Dans l'erreur qu'on cherche à accréditer, on donne le nom de *chancroïde* au vrai chancre, et celui de chancre au *pseudo-chancre*. On *pêche* en eau trouble.

(1) Ce que je dis là de la *dilution* du virus, résulte d'expériences bien imparfaites, et difficiles à faire partout, mais surtout en dehors d'un hôpital. La lymphe et le pus virulents ne semblent pas se dissoudre, se délayer aisément dans un liquide inerte; de telle façon qu'il pourrait bien se faire tout simplement qu'un atome de virus ne fût pas combiné ou identifié avec chaque partie moléculaire du menstrue. Champ vaste et fécond d'expériences à explorer pour ceux qui ont le bonheur de se trouver mieux *placés* que moi!

gose produit le pus qui *dilue* le virus, et ceux dont le régime est délayant, aqueux, etc. Je m'abstiendrai en ce moment de détails plus circonstanciés. Je craindrais que la théorie ne débordât la pratique.

Ce que je viens de vous dire de l'affaiblissement des pus par leur dilution est en contradiction avec ce qu'on enseigne dans un langage pittoresque, en répétant sans cesse qu'on pourrait dissoudre une goutte de pus virulent dans l'océan Pacifique, et obtenir des inoculations positives de la pointe d'une lancette qui serait trempée dans cet immense réservoir. Je crois pouvoir rassurer à cet égard ceux qui vont aux bains de mer, et qui pourraient bien y avoir été précédés par quelques syphilitiques chancreux.

C'est par la dilution du virus dans une grande quantité de liquide purulent que j'explique en partie comment le pus d'un bubon est en général très-faible, principalement le jour de l'ouverture de la tumeur, c'est-à-dire lorsque sans doute la quantité de liquide purulent est très-considérable proportionnellement à la quantité de virus (1).

Le phagédénisme tient aussi en partie à ce que plusieurs causes, telles que l'état inflammatoire ou l'appauvrissement du sang, rendent l'organisme incapable de la sécrétion d'un virus assez concentré, sinon assez fort d'une manière absolue, pour avoir la puissance de mettre un terme syphilisateur à l'ulcération des tissus.

Y a-t-il identité absolue, ou du moins, peut-il y avoir identité de nature, c'est-à-dire unité d'essence et de manière d'être entre deux virus qui sont faibles, l'un à cause du syphilisme du terrain qui le fournit, et l'autre par suite de *dilution?* Question bien délicate ! Je n'ose pas même l'effleurer, tant je crains d'effaroucher certains esprits qui sont honnêtes et droits, et qui craignent, par goût ou par réserve, d'approfondir un sujet au delà des exigences positives et actuelles de la pratique. Mais aussi, le fait est que toute question résolue ouvre la perspective séduisante d'autres questions à poursuivre, et que le chercheur ardent et ferme sait braver le risque et le blâme de s'isoler quelquefois, pour atteindre la vérité, de l'avant-garde de la science.

Les virus chancreux n'ont pas seulement différents degrés de force, ils ont encore des *aptitudes* spéciales pour les individus. C'est par suite d'une sorte d'idiosyncrasie de ces virus, ou mieux des organismes avec lesquels ils sont mis en rapport. Je m'explique :

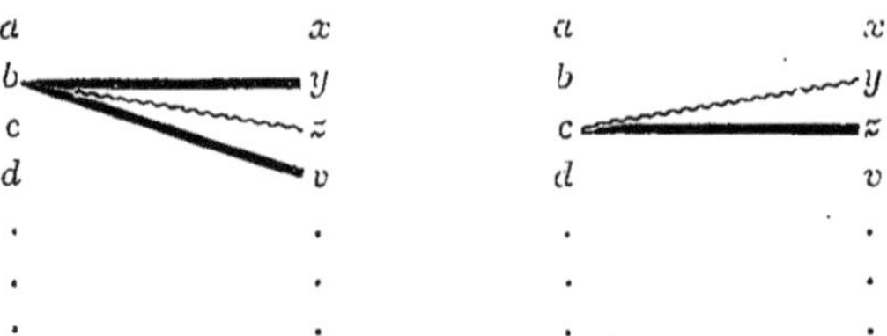

Soit a, b, c, d... une série d'individus dont le syphilisme croît plus ou moins régulièrement à partir de a, et x, y, z, v... une série de différents pus dont le degré de force décroît au contraire plus ou moins régulièrement à partir de x.

(1) Il y a encore bien des expériences à faire sur les bubons et qui ne sont praticables que dans un hôpital. J'ai fait fabriquer, à ce propos, un petit trocart, au moyen duquel on peut extraire aisément une partie de l'humeur qui est au centre d'un ganglion.

Il est généralement vrai que les chances d'*inoculabilité* diminueront d'autant plus que les sujets et les pus seront pris plus bas dans l'une et l'autre de ces deux échelles.

Mais il y a des exceptions. Il pourra se faire, par exemple, que le sujet *b* soit inoculable au pus *y* et *v*, sans l'être au pus intermédiaire *z*, tandis que le sujet *c* sera inoculable au pus *z*, sans l'être au pus supérieur *y*, etc.

C'est aux recherches du savant professeur Bœck, de Christiania (1), que nous devons la connaissance de ces cas fort exceptionnels, de ces espèces d'anomalies, dont la raison nous sera sans doute un jour révélée.

Messieurs, d'autres nuances bien délicates existent dans les vertus du pus chancreux; mais je crois que l'exposé qui précède est plus que suffisant pour faciliter l'intelligence de ce qui me reste à vous dire et pour la pratique de la syphilisation.

J'arrive à cette pratique de la syphilisation.

Le sujet qu'on veut syphiliser sera placé dans les meilleures conditions possibles, et particulièrement dans les conditions dont je vous parlerai tout à l'heure, qui devront contribuer à le garantir du phagédénisme.

Mon instrument inoculateur est un instrument spécial, fort peu compliqué, et qu'il est inutile de décrire, ou tout simplement une aiguille à vaccin, et je fais mes piqûres à peu près comme on fait pour la vaccination.

Afin de ne pas perdre de temps, je commence par inoculer ce que j'ai de plus fort en fait de pus, à moins que le sujet ne soit atteint de chancres dont le pus puisse me servir. Il est vrai qu'on peut en général inoculer d'abord toute espèce de pus, parce qu'ordinairement les pus se régénèrent bien vite dans le commencement d'une syphilisation.

Dans le principe (à moins que je ne veuille aller très-vite) je fais peu d'inoculations à la fois, deux ou trois par exemple, tous les huit à dix jours à peu près. Souvent même je n'en fait qu'une seule. Mais quand les chancres deviennent plus considérables, je multiplie les inoculations de leur pus, et je fais ces inoculations à des dates plus rapprochées. Il m'est pourtant arrivé quelquefois de débuter par un très-grand nombre de chancres.

Je choisis ensuite les pus les plus énergiques que je puis me procurer (2) ou

(1) On peut consulter sur ce point : *Syphilisationen studered ved Sygesengen*, ou le résumé de cet ouvrage, publié par la *Revue médico-chirurgicale de Paris*.

(2) Les conscrits qui viennent des campagnes éloignées des grands centres de population, fournissent en général des pus très-énergiques la première fois qu'ils contractent des chancres. Ces chancres sécrètent ordinairement du pus de première qualité, à peu près depuis le dixième jusqu'au vingtième jour de leur existence. Le virus rencontre un terrain d'autant plus propice au développement de ces chancres, ou, le cas échéant, d'autres accidents de contamination, que les mœurs des ascendants des victimes avaient été plus longtemps et plus complètement irréprochables. Malheur à celles-ci, si leur première contamination se trouve être une *contamination secondaire*. J'ai vu, dans ce cas, des ecthymas profonds et envahissants s'accompagner de symptômes très-alarmants. Dans les circonstances de ce genre, les sujets de ces renforcements du virus peuvent infecter d'autres personnes d'une manière d'autant plus grave, que celles-ci sont elles-mêmes plus pures de toute souillure vérolique. C'est ainsi qu'on voit reparaître quelquefois des véroles, fort heureusement de plus en plus rares, avec la physionomie terrible de l'épidémie du xve siècle. C'est là une question que je me réserve de traiter à fond quand je démontrerai l'origine américaine de la syphilis.

Nous obtenons donc ici d'une part une sécrétion d'un pus chancreux plus énergique et par conséquent plus syphilisateur, tandis que nous avons à redouter d'autre part la propagation des véroles les plus intenses.

Il m'a semblé, toutes choses égales d'ailleurs, que les rapports entre gens de pays que je puis *fabriquer*. Je multiplie les inoculations de ces pus, et je rapproche aussi de plus en plus les époques auxquelles je les fais.

J'inocule enfin, et c'est alors souvent sans succès, toutes les espèces de pus, aussi bien ceux des accidents secondaires que ceux des accidents primitifs.

Il ne faut considérer un sujet comme complètement, absolument syphilisé que quand on a répété sur lui sans résultat, dans des régions organiques variées et dans des temps divers, de nombreuses inoculations de toutes sortes de pus syphilitiques (1).

J'ai fait sans résultat, dans une matinée, plus de cinq cents inoculations sur le tronc d'un sujet syphilisé. Un autre jour, j'en ai fait près de deux cents dans une séance sur une personne qui n'avait eu jusque là que quelques chancres. Le lendemain cette personne était couverte de pustules correspondant aux points des inoculations. Ces pustules étaient, les unes varioliformes, les autres miliaires, toutes exemptes d'inflammation, et se sont séchées au bout de quelques jours.

En général, et abstraction faite du *serpiginisme* dont je vais tout à l'heure vous entretenir en détail, les chancres sont d'autant plus actifs, deviennent d'autant plus larges et durent d'autant plus longtemps que le pus inoculé est plus fort, qu'on fait moins d'inoculations et que l'individu est moins avancé en *syphilisme*. On peut prévoir, avec un peu d'habitude, l'intervalle de temps et de lieu qu'il convient de mettre entre eux, ainsi que les précautions qu'il faut prendre pour qu'ils ne deviennent pas confluents.

J'ai donné dans mes différentes publications des détails circonstanciés à cet égard.

On peut faire les piqûres à peu près partout. L'essentiel est de laisser entre elles assez d'intervalle pour éviter, comme je l'ai dit, la confluence des aréoles chancreuses. Il faut d'ailleurs s'accommoder aux circonstances. Chez les manouvriers qui travaillent beaucoup, par exemple, on ne peut guère, au commencement, faire d'inoculations sur les bras. Je fais les premières sur le devant de la poitrine. Chez les femmes, M. Sperino pratique les inoculations sur les côtés du thorax, pour éviter que les cicatrices ne soient apparentes. M. Boeck a toujours inoculé les membres.

Une légère cuisson succède quelquefois à la piqûre; puis vient une papule précédée d'un peu de démangeaison, et enfin une vésico-pustule (2), ou plus exactement une petite pustule qui s'agrandit bientôt, se distend, cède enfin à l'effort du pus, et dont la rupture laisse voir un chancre. Celui-ci ne tarde pas

différents et très-éloignés les uns des autres, donnaient lieu à la production de pus, — soit chancreux, soit secondaires, — extrêmement forts. C'est encore une question historique et physiologique que je me propose de traiter plus tard avec l'aide des enseignements de la syphilisation.

(1) Les membres inférieurs, et notamment les régions fémorales, deviennent le siége de chancres plus actifs, plus étendus, et à sécrétion plus énergique que partout ailleurs. On peut aussi y pratiquer plus longtemps des inoculations positives. Aussi est-ce là qu'il faut essayer de faire naître des chancres quand les principales parties du corps se sont montrées rebelles à la lancette syphilisatrice. C'est encore là que la constatation de l'immunité est le plus significative, surtout quand elle est faite à l'égard des pus les plus forts. C'est enfin là, — l'expérience nous l'apprend de concert avec l'analogie, — que les inoculations vaccinales ont le plus d'efficacité. *Avis aux vaccinateurs.*

(2) Je doute que le virus syphilitique ait jamais fait naître une *vésicule* aussi franche que celles de l'herpès, de l'eczéma ou même de la gale, c'est-à-dire un petit amas sous-épidermique d'un liquide non purulent. Les sécrétions syphilitiques sont en général épaisses et collantes. C'est précisément pour cela que les croûtes sont elles-mêmes épaisses, luisantes, dures, adhérentes, etc.

ordinairement à se couvrir d'une croûte (1) qui n'est autre chose que sa matière concrétée. Il parcourt d'autant plus vite son évolution et se cicatrise en général d'autant plus promptement, comme je vous l'ai dit, qu'on multiplie davantage les inoculations. J'ai donné ailleurs beaucoup de détails sur l'incubation, l'évolution et la terminaison des chancres artificiels. J'ai parlé aussi de la fièvre qui intervient quelquefois. Mais je veux seulement insister à présent sur le côté thérapeutique de la syphilisation.

Il n'est pas nécessaire de soumettre d'emblée personne à une syphilisation préventive. Il vaut mieux attendre, pour syphiliser un sujet, que celui-ci ait un chancre, et souvent même qu'il présente les premiers symptômes constitutionnels. Mais pour les prostituées il ne faut ni hésiter ni temporiser beaucoup. Plus on attend, plus on les expose, ainsi que leurs pratiques (2). Elles devraient donc former l'*avant-garde*, pour ainsi dire, des personnes syphilisées, pourvu qu'on soit bien sûr qu'elles n'ont pas pris clandestinement, ou à leur insu, du mercure, cas dans lequel le succès serait moins rapide et moins sûr. Elles seront ainsi *guéries* et *préservées*, car la syphilisation *curative* est également *préventive*. La syphilisation agit *avant*, *pendant et après*. La thérapeutique vulgaire nous avait-elle habitués à rien d'aussi merveilleux !

Quand on n'a affaire qu'à des *chancres simples*, la syphilisation ne présente rien de particulier ; on se borne ordinairement à continuer, en quelque sorte, ce que la nature a commencé, en inoculant d'abord (comme je vous l'ai dit) le pus de l'affection qui existe.

Arrêtons-nous sur le *chancre phagédénique*, cet écueil de toutes les vieilles méthodes thérapeutiques, ce chancre dont nos adversaires se servent comme d'un argument contre la syphilisation et comme d'un épouvantail envers ceux qui voudraient se soumettre à la nouvelle thérapeutique. Je veux parler surtout de ce *phagédénisme serpigineux*, de ce *serpiginisme* (je l'appelle ainsi volontiers) qui a fréquemment pour point de départ un bubon ulcéré.

(1) Les caractères de cette croûte aussi bien que d'autres attributs objectifs du chancre sont tellement précis, que je suis tenté de dire que ceux qui les ont niés n'ont pas observé du tout. Mais je ne veux pas embarrasser cette exposition rapide de principes par une description qui n'est pas indispensable.

(2) Personne ne peut affirmer qu'une femme ayant eu des accidents syphilitiques n'en a pas actuellement de contagieux, ou au moins ne fournit pas de sécrétion contagieuse, parce que les organes de la femme, — qui sont d'ailleurs essentiellement sécrétants, — sont plus difficiles à explorer que ceux de l'homme. *On peut très-bien savoir*, dit le professeur N. Guillot, *comment les femmes contractent la vérole, mais on ne sait presque jamais comment elles la donnent.*

Ce n'est pas qu'au point de vue de l'exploration le *speculum matricis* n'ait rendu de réels services. Un certain Girouard, *officier de santé, accoucheur*, — c'est le double titre qu'il se donne, — a mis au jour, en l'an VIII, un petit livre intitulé : *La Rose sans épine, ou Vénus affranchie du repentir*, dans lequel il prouve, par des détails circonstanciés, que l'usage du *speculum* lui était familier dans l'examen des femmes suspectes. Loin de moi l'intention de déprécier le mérite des Récamier et des Lisfranc, qui ont vulgarisé, *popularisé* l'usage du *speculum*. Il est même regrettable que M. Ricord, ayant marché sur les traces de ces deux maîtres, n'ait pas cité, — à propos de spéculum, — Lisfranc (dont il avait été l'élève et le prosecteur) dans son Mémoire intitulé : *De la blennorrhagie chez la femme*, et publié en 1834.

On voit dans ce Mémoire que M. Ricord s'essaye déjà à être chef d'école, bien qu'il ne semble pas encore avoir profité des expériences de Fricke, de Hambourg (qu'il a peut-être empêché de découvrir la syphilisation), sur l'inoculation du pus syphilitique, et plus particulièrement du pus chancreux.

Pour les médecins non syphilisateurs, le phagédénisme est cet état d'un chancre qui tend à ulcérer sans cesse les téguments du voisinage. Les syphilisateurs vont plus loin et ils expliquent comment cet état peut exister. Il y a, d'après eux, phagédénisme, toutes les fois que, n'importe pour quelle cause, un organisme produit sans cesse un pus virulent qui n'est pas assez fort pour augmenter sensiblement le syphilisme du sujet et mettre ainsi un terme à l'ulcération des tissus.

C'est presque le contraire de ce qu'on avait pensé jusqu'ici.

En effet, on parlait sans cesse de la *malignité* de l'ulcère, en faisant allusion sans doute à la grande virulence du pus. Je prétends au contraire que c'est surtout en raison de son peu d'énergie que ce pus paraît être *malin*. Qu'on parvienne à le rendre plus fort, et le phagédénisme aura beaucoup moins de raison d'être. Le syphilisme du sujet augmentant rapidement, bien loin qu'on ait à craindre que ses chancres ne s'éternisent, on éprouvera au contraire de la difficulté à en produire chez lui qui soient même médiocrement étendus.

Le dogme de la syphilisation m'a conduit très-loin dans l'étude étiologique du *serpiginisme* et dans la connaissance du traitement qui convient à cet accident. Je crois la classification suivante utile dans la pratique, mais je ne la considère pas plus comme définitive que comme sans défauts. Du reste, vous comprendrez parfaitement ce que j'ai à vous dire là-dessus, si vous n'oubliez pas que le pus virulent est affaibli par sa *dissolution* dans un liquide.

Voici les principales espèces de *serpiginisme :*

1° *Serpiginisme aqueux.* Il existe des individus qui ont naturellement beaucoup d'humeurs, des individus dont les chairs sont abondamment abreuvées. A peine y a-t-il chez eux un *stimulus* quelque part, qu'il s'y montre un *fluxus* considérable. Qu'un de ces individus soit atteint d'un chancre ou d'un bubon, et par suite de ce *stimulus*, un flot liquide viendra se saisir du virus naissant, le *délayer*, l'atténuer. Le *syphilisme* du sujet demeurant à peu près tel quel, à cause de l'impuissance du pus, la cicatrisation du chancre ne se fera pas. Il y aura alors phagédénisme, *serpiginisme.*

Ce qui conviendra au sujet, ce seront les aliments farineux absorbants, les évacuations abondantes, et tout ce qui s'oppose aux fluxions de la peau et à sa fonction trop énergique. Les boissons exclusivement aqueuses seront proscrites.

2° *Serpiginisme inflammatoire.* Il a été bien étudié par M. Sperino. L'état du sang des sujets qui en sont atteints est tel, qu'il se produit aisément chez eux des inflammations. Il y a souvent des congestions viscérales, des accès fébriles, et chez les femmes, irrégularité ou suppression du flux cataménial.

Il est facile de comprendre que la disposition aux phlogoses provoque la sécrétion d'une grande quantité de pus. Celui-ci s'empare du virus dont il diminue la force. On s'explique ainsi la présence d'un pus virulent très-faible, et par conséquent très-peu syphilisateur.

Sont alors indiqués le repos, les bains, les aliments doux et peu abondants; la diète lactée, les boissons tempérantes; les éméto-cathartiques; et enfin tout l'arsenal antiphlogistique.

Le *serpiginisme gangréneux* est une exagération de celui-là, et résulte peut-être aussi de sa combinaison avec d'autres. On admet généralement que la gangrène détruit la virulence. Elle ne va pas toujours aussi loin. Mais il est vrai qu'elle diminue considérablement l'énergie du pus. Il n'est pas en effet de virus naturellement plus *dilué* que celui qui est fourni par les chancres gangréneux; il y a là des liquides en abondance. Mais le virus est-il absolument détruit, anéanti? Non, car dans la plupart des cas, le pus de chancres gangréneux peut encore avoir prise et produire des chancres sur des sujets très-peu doués de *syphilisme*.

Il est possible que la gangrène arrête parfois la virulence, en mortifiant rapidement les parties menacées par l'ulcération spécifique. L'inoculation qui tend à se faire de proche en proche serait alors interceptée par des parties scarifiées. Mais une portion de virus inscrite dans l'aire de ce *cordon sanitaire*, pourrait bien n'être que réduite à l'impuissance, c'est-à-dire éloignée, séparée des parties qu'elle pourrait atteindre, sans être virtuellement anéantie (1).

Les règles de traitement de ce *serpiginisme* ne diffèrent pas beaucoup de celles du *serpiginisme inflammatoire*. On insistera de plus sur l'usage des détersifs et les soins de propreté.

Je vous renvoie à la lecture du livre de M. Sperino.

3° *Serpiginisme alcoolique.* Vous savez le genre d'appauvrissement du sang, et le genre particulier d'éréthisme qu'engendre l'alcoolisme (2). Le remède absolu en est difficile à trouver. En effet, si d'un côté vous empêchez entièrement et tout à coup l'usage des boissons fortes, l'organisme aura de la peine à se relever de l'espèce d'atonie dans laquelle il est plongé par l'absence d'un excitant habituel. Vous ne pouvez pas, d'un autre côté, abandonner le malade à ses funestes habitudes. Il faut apporter ici, dans votre conduite, une grande sagacité médicale, et invoquer par-dessus tout les ressources si précieuses de l'hygiène. Usez donc de tactique et de moyens termes ; substituez d'abord graduellement et avec modération, pour le supprimer ensuite à son tour, un excitant à un autre, etc.

4° *Serpiginisme mercuriel.* Les premières indications à remplir sont d'éliminer le mercure (purgatifs et sudorifiques) et de relever les forces du malade par une bonne alimentation. Vous retirerez aussi un grand avantage des bains, de la diète lactée, de l'usage interne des iodiques et de l'emploi des sulfureux *intus et extra*. Serait-ce le cas d'essayer les moyens électro-galvaniques récemment préconisés pour débarrasser le corps humain du mercure ?

5° Je formerai un dernier groupe, groupe théorique à la vérité, de tous les cas de phagédénisme qui ne rentrent pas dans les catégories précédentes. Vous savez qu'il existe plusieurs genres d'altérations du sang, sources fréquentes de viciations des humeurs et d'infiltrations. Les sujets chez lesquels ces divers états se rencontrent peuvent facilement devenir la proie du *phagédénisme serpigineux*. C'est au praticien à interroger soigneusement les causes pour pouvoir apprécier et remplir les indications.

Ces cinq groupes ne sont pas des groupes distincts, isolés, en un mot, des *groupes naturels*. Les diverses causes de phagédénisme se combinent entre elles ou rentrent aisément les unes dans les autres. Si la science était achevée, parfaite, on n'admettrait probablement qu'un seul genre de phagédénisme. Tout serait clair, méthodique, précis, et la pratique un corollaire de théorèmes scientifiques.

C'est à dessein, Messieurs, que je ne vous dis rien d'un phagédénisme qui, d'après certains auteurs, dériverait de la syphilis constitutionnelle.

Je sais très-bien qu'il existe des syphilides serpigineuses et que le *serpiginisme* lui-même peut être un symptôme de syphilis constitutionnelle. Dans l'hôpital du Midi on méconnaît ce symptôme à titre de constitutionnel, parce

(1) Expériences à faire et possibles seulement dans les hôpitaux.

(2) M. Huss, de Stockholm, a très-bien étudié l'alcoolisme, et a justement obtenu, pour cela, de l'Académie des sciences, un prix Montyon.

qu'il est inoculable, souvent solitaire, et qu'il peut s'exaspérer par l'action du mercure.

Ce que je n'admets pas, c'est que le chancre ou le bubon d'un individu puisse tourner au phagédénisme par le seul fait de la vérole et en dehors de causes analogues à celles que je viens d'énumérer. Le contraire serait plutôt vrai, en ce sens que, *avoir la vérole*, c'est avoir plus de *syphilisme* que celui qui ne l'a pas, et qui n'a jamais eu de chancres. C'est donc être plus près que lui de la syphilisation, et par suite, toutes choses égales d'ailleurs, plus éloigné du phagédénisme.

En conséquence, sans vouloir nier que les altérations et l'appauvrissement du sang, qui sont la suite de la vérole, ne puissent devenir causes de phagédénisme serpigineux, je pense qu'on n'a que trop souvent attribué à la vérole ce qui doit être rejeté sur le compte du traitement, et spécialement sur celui du traitement mercuriel.

Mais il n'y a peut-être en réalité, j'insiste là-dessus, qu'une seule espèce de phagédénisme qui dépend exclusivement de la *production incessante d'un virus qui n'est pas assez fort pour mettre un terme syphilisateur à l'ulcération des tissus*. Cette cause est elle-même souvent sous la dépendance des causes premières qui viennent de servir de base à ma classification.

Il n'y a également, sans doute, pour tous les phagédénismes, qu'un seul remède bien efficace : c'est l'inoculation syphilisatrice. Inoculez donc, pour ainsi dire, à outrance, les pus les plus forts. Contraignez l'organisme à vous rendre beaucoup de virus dans un temps donné. Choisissez au besoin, pour précipiter la cure, les instants propices, c'est-à-dire ceux où la nature a de la tendance à vous seconder. Il y a en effet des moments où l'on dirait que le chancre serpigineux va se fermer de lui-même. C'est alors qu'il faut frapper les grands coups et donner l'assaut contre la maladie ; il faut la réduire, en un mot, avant qu'elle n'ait le temps de reprendre haleine et l'offensive. *Occasio præceps*.

La théorie du bubon est assez claire et simple pour les syphilisateurs.

Indépendamment des causes qui produisent et entretiennent cet accident, et qui ressemblent, jusqu'à un certain point, aux mobiles étiologiques du phagédénisme, il y a deux choses à considérer dans le bubon : 1° le virus ; 2° le pus qui devient un corps étranger. Le praticien doit se comporter, à l'égard de ce dernier, abstractivement considéré, à peu près comme s'il n'avait rien de virulent.

Le pus du bubon est inoculable à un moindre degré que celui du chancre, à cause de la dilution considérable qu'a subie le virus dans le ganglion (peut-être, en outre, à cause d'une décomposition et d'une résorption partielles). Aussi, le pus de sécrétion récente fourni par un bubon, le lendemain de son ouverture, est-il généralement plus fort que celui qui a été recueilli au moment même de cette ouverture. C'est encore un fait bien certain, et que l'école du Midi méconnaît en partie, et explique en outre d'une manière imparfaite, incomplète.

Je ne crois pas à l'existence fréquente des prétendus bubons *strumeux* de l'hôpital du Midi. Je sais bien qu'à la rigueur le vice scrofuleux, réveillé par le virus syphilitique, peut être la source d'adénites inguinales chez l'adulte. Mais cela est aussi rare que les bubons strumeux sont fréquents à l'hôpital du Midi. On les y rencontre *à l'état aigu* sur des hommes dont la constitution est d'ailleurs excellente, et que la syphilis est venue surprendre dans une florissante santé.

Un bubon est-il apparu sans un chancre avant-coureur? Le pus de ce bubon, — ou même d'un bubon ordinaire, — inoculé, est-il impuissant à produire un chancre sur la cuisse du malade? La cicatrisation se fait-elle assez longtemps attendre? Il n'en faut pas autant à l'hôpital du Midi pour qu'on n'hésite pas à dire que ce bubon est scrofuleux. C'est tout au plus si la saine doctrine touchant les bubons a trouvé un refuge dans les salles d'où est bannie l'inoculation..... chancreuse (1).

Mais, d'une part, de ce que le pus ne s'inocule pas au malade, on n'est pas en droit d'en conclure qu'il n'est pas du tout virulent, et je prétends, d'autre part, que les obstacles à la cicatrisation peuvent bien tenir à l'affaiblissement du pus par sa *dilution*, aux mouvements de la partie, à la profondeur des ganglions atteints ou à d'autres causes étrangères au vice scrofuleux (2).

Quant aux *bubons d'emblée* (3), ils sont plus fréquents qu'on ne le pense. Je

(1) Ma pensée avait été jetée dans son moule, et mon expression avait pris sa forme dégagée avant la mort regrettable de Vidal : on comprendra facilement que j'aie voulu conserver à mon manuscrit sa véritable date, en en respectant le texte. Mais Dieu me garde de la pensée de profaner, par une critique acerbe et des sarcasmes rétrospectifs, une tombe à peine fermée !

Vidal était doué d'un esprit critique bien plus qu'observateur; il avait d'ailleurs, par représailles, beaucoup de tendance à désapprouver ce qui se passait de l'autre côté de la cour de l'hôpital du Midi. Or, comme je tenais par-dessus tout à l'indépendance et à la rigueur de mes observations, j'ai constamment évité, avec le même soin, de subir son influence et de chercher à l'assujettir à la mienne. Aussi me suis-je invariablement abstenu de lui rien communiquer de relatif à la syphilisation, de même que je n'ai jamais pris connaissance de ce qu'il a écrit à ce sujet dans les deux éditions de son livre.

Il est maints autres écrits modernes que j'ai eu la précaution de ne connaître que par ouï-dire, et dont la lecture, faite prématurément, m'eût été sans doute aussi préjudiciable qu'elle pourra m'être profitable un jour. Qu'on ne voie là ni dédain ni jactance; il y a plutôt défiance de moi-même et peut-être un peu, — je le dis franchement, — méfiance à l'égard des autres. Le temps qu'on donne à la lecture est trop souvent enlevé à l'observation, à la méditation, et l'esprit perd en profondeur et en justesse ce qu'il paraît gagner en étendue. La meilleure manière d'avoir des idées saines n'est donc pas toujours de les emprunter à autrui.

(2) Mon intention n'a jamais été de nier l'existence du bubon scrofuleux; mais j'ai invariablement protesté contre l'imperturbable assurance avec laquelle on rejette dans la scrofule tous les bubons qui ne trouvent pas leur place sur l'échiquier d'une doctrine fantaisiste.

(3) Peut-il y avoir eu dans le cas de bubons d'emblée un travail chancreux imperceptible et passager aux parties sexuelles externes? Cela est possible, mais tout à fait hypothétique. J'ai beaucoup de notes particulières sur les bubons d'emblée ; elles renferment ou des conjectures ou des faits incomplets, qui ont besoin d'être vérifiés : c'est mon affaire. Le public ne doit être pour rien là-dedans. Je veux lui présenter *la besoigne toute maschée*.

Je viens de dévoiler en deux mots ma manière d'étudier la nature. Il est des hypothèses que j'abandonne, après les avoir méditées en silence et soumises au creuset de l'observation pendant plusieurs mois et même pendant plusieurs années; il en est d'autres, au contraire, que je finis par adopter publiquement, sans crainte de me compromettre.

Je sais bien que ce procédé n'est pas à la mode, ou du moins qu'il n'est pas généralement avoué parmi les médecins; mais comme ce n'est pas à la remorque de la mode, ni à l'imitation de l'exemple d'autrui que j'ai trouvé la syphilisation, n'est-il pas singulier qu'on prétende m'astreindre à la mode ou à cet exemple, quand il s'agit de prouver et de développer ma découverte?

On est allé bien plus loin, en me faisant l'affront et en commettant l'impertinence d'affirmer que j'étais le plus grand ennemi de la syphilisation, et que M. Ricord était seul capable d'être à la tête du mouvement dont j'avais pris contre lui l'initiative. Il est vrai qu'on a écrit plus tard, par la même plume et sur un ton ridiculement dithyrambique, que les doctrines syphilographiques de M. Ricord étaient mieux que nature. N'était-ce pas en faire impudemment la plus piquante critique que de porter si loin l'hyperbole de la flatterie?

n'ai plus besoin de vous dire pourquoi leur pus ne s'est que rarement montré inoculable à la lancette des opérateurs. C'est parce que ce pus, qui était faible (ou qui peut-être, je ne le nie pas, n'était plus toujours inoculable d'une manière absolue), n'a été inoculé qu'aux malades, et parce que, en outre, on ne s'est pas fait faute d'éliminer, sous le nom de fausses pustules, de considérer comme non avenus, de petits chancres ainsi produits.

Je ne crois point qu'un bubon, même chancreux, doive fatalement *aboutir*, comme on l'a dit. Un bubon est souvent dans le cas d'un chancre qui s'ulcère à peine ou ne s'ulcère point du tout. Il y a même en faveur du bubon une sorte d'*a fortiori* dont la raison se trouve dans la *dilution* du pus, l'éloignement où ce pus est de la peau, la résistance de celle-ci, et enfin, dans une *action résorbante* plus ou moins prononcée qui peut disperser, sans qu'il y ait d'issue tégumentaire, le corps étranger purulent.

Vous voyez, Messieurs, que les idées touchant la pathologie et la thérapeutique des chancres ganglionnaires sont profondément modifiées par la syphilisation.

Ce n'est pas que tout bubon suppurant doive être tari par des inoculations syphilisatrices. Celles-ci, vous ai-je dit, n'ont pas d'action directe sur le pus considéré comme corps étranger. Tout ce qu'elles peuvent faire, c'est de mettre un terme à la production du virus dans le ganglion ou autour de lui. La syphilisation atteint la cause, mais les effets déjà produits doivent lui résister. En tout cas, ne jette-t-elle pas toujours une vive lumière sur ce qui se passe? Lorsqu'elle n'est plus directement utile, elle peut encore guider le praticien dans l'emploi des ressources de l'hygiène et de la chirurgie. Mais les constitutions pyogéniques, les fusées et les clapiers de pus, les fistules et les décollements de peau étendus ne sont pas directement sous sa dépendance.

Je vais passer maintenant au traitement de la *syphilis constitutionnelle*, que j'envisagerai sous trois points de vue différents :

1° La vérole est simple (sans distinction aucune de force, de degré ni de période), et n'a subi aucune modification par un traitement mercuriel ;

2° La vérole a été préalablement traitée par le mercure ;

3° Des obstacles s'opposent à ce qu'on ait recours à la syphilisation contre une maladie syphilitique ; mais on tient, pour l'institution d'un traitement, à demander des lumières aux dogmes de la nouvelle méthode.

1er Point. — La syphilisation réussit bien mieux, sous tous les rapports, sur les individus de la première catégorie que sur ceux de la seconde. Elle réussit quelquefois encore assez bien chez ces derniers, pourvu qu'il ne soient pas atteints d'une véritable maladie mercurielle (1). Celle-là est une mauvaise complication.

Il ne faut pas se rebuter, parce que certains accidents syphilitiques résistent assez longtemps à la syphilisation. L'essentiel est que la guérison soit parfaite et radicale. Vers la fin d'un traitement syphilisateur, il faut avoir soin d'inoculer à plusieurs reprises les pus les plus forts. Bien des fois on fait alors des inoculations négatives, parce qu'on ne rencontre pas des pus énergiques,

(1) Un bon travail est encore à faire sur les effets du mercure, qui a eu des partisans et des adversaires, mais n'a pas encore trouvé de juge sage et intègre. Le fait est que la syphilisation des sujets est le plus sûr des réactifs sous le rapport de l'emploi antécédent du mercure, et qu'elle fait découvrir le passage de ce métal dans un organisme où les procédés de la chimie sont impuissants à en révéler la moindre trace.

ou peut-être aussi parce que les pus inoculés ne sont pas bien *assortis*, bien *appropriés* au sujet. J'entends faire ici allusion aux *aptitudes* des pus découvertes par M. Bœck, et que je vous ai signalées. On doit donc répéter les inoculations, à satiété pour ainsi dire, jusqu'à ce qu'on soit bien sûr d'avoir conféré l'immunité à l'égard de tous les pus et même de tous les organes. A cette condition seulement, le sujet peut être considéré comme syphilisé, c'est-à-dire comme guéri et préservé de toute espèce d'accidents syphilitiques. S'il restait encore quelques vestiges de semblables accidents, ils disparaîtraient bientôt d'eux-mêmes irrévocablement. Ce sont là des restes d'une vérole épuisée, des détritus véroliques, si je puis dire, dont l'élimination n'a plus qu'à s'effectuer. Le sang est purifié.

2° Point. — Les choses ne se passent pas toujours aussi bien quand le mercure est déjà intervenu.

Voici à cet égard ce qu'a observé M. Bœck : Un sujet, ayant abusé du mercure, présente des accidents de divers ordres, et notamment une exostose. Il devient plutôt réfractaire qu'un autre aux inoculations syphilitiques, et, quoiqu'il paraisse tout à fait syphilisé, il n'est pas entièrement guéri de ses accidents, et en particulier de l'exostose. Un nouveau traitement mercuriel (1) est essayé et ne guérit pas davantage ce malade, qu'il laisse en apparence dans le même état. D'autres inoculations sont faites et réussissent; on peut même répéter avec succès les inoculations un très-grand nombre de fois. Mais enfin, le sujet redevient réfractaire et se trouve guéri définitivement.

Je m'abstiens de reproduire les explications qu'on a données de ce fait qui n'est pas très-exceptionnel.

Dans les cas semblables, il faudrait imiter la sage conduite de l'habile syphilisateur norwégien.

Qu'arriverait-il d'un sujet vierge de l'action du mercure et guéri de la syphilis par la syphilisation toute seule, si une imprudence ou une inconséquence le soumettait ensuite à un traitement mercuriel? Cet individu redeviendrait-il susceptible de réceptivité syphilitique? Quand la syphilisation sera de la *monnaie courante*, il se trouvera sans doute un *syphiliomane* pour réclamer un traitement mercuriel à la suite d'une syphilisation, et plus d'un empirique pour le lui faire subir. La question que je pose pourra donc un jour être résolue.

3° Point. — Une question morale a été soulevée par deux catégories de personnes, celle de savoir si l'on doit se croire autorisé à syphiliser son semblable.

La première catégorie se compose de gens qui auraient bien voulu, sous un prétexte quelconque, étouffer la syphilisation dans son germe. Ils sont en bien petit nombre. Mais je ne les en redoute pas moins, sachant par expérience tout le bruit et tout ce qu'ils peuvent faire.

Je n'ai pas de réponse plus péremptoire à leur adresser que d'arracher leur masque.

La deuxième catégorie renferme de fort honnêtes gens. Voici ce que je puis dire à ceux-là :

Dans deux circonstances de ma vie, je me suis demandé si je pouvais me permettre d'inoculer le virus syphilitique. C'est : 1° avant de commencer mes

(1) M. Bœck a aujourd'hui renoncé à ce second traitement mercuriel, qu'il remplace par un traitement dont l'iodure de potassium fait la base.

On peut aussi se borner, dans ces cas, à plusieurs syphilisations faites à intervalles, sans traitement mercuriel (ni même *iodique*) interposé.

expériences sur les animaux; 2° avant d'appliquer la syphilisation à l'espèce humaine.

Dans la première circonstance, j'ai eu, j'en conviens, des scrupules,

> N'étant de ces gens-là qui, sur les animaux,
> Se font un chimérique empire.

Mais j'ai traité mes *frères inférieurs* avec tant de soins, je leur ai rendu la vie si douce, que si nous étions

> Au temps où les bêtes parlaient,

les miennes seraient, j'en suis sûr, les premières à se récrier contre celui qui voudrait m'adresser le moindre reproche à leur égard.

Pouvais-je rester longtemps sans me déterminer à faire du bien à mes semblables, dans la seconde circonstance ? Ne savais-je donc pas qu'avec de la prudence, je pourrais éviter tous les inconvénients?

M'objectera-t-on que je ne pouvais guérir par la syphilisation sans conférer l'immunité, et par conséquent sans favoriser le libertinage ? Mais ne suis-je pas en droit de demander à mon tour, à tous ceux qui pourraient trouver valable cette objection, pourquoi ils ne blâment pas de même toute espèce de traitement antisyphilitique? Les libertins se trouveraient à coup sûr bien plus effrayés encore s'ils étaient mis au ban de la médecine.

Quelle est d'ailleurs cette morale égoïste et lâche, qui consiste à ne pas *faire mal* de peur de *se faire mal ?* Où est-ce qu'elle a été écrite par les sages ? Où est-elle inscrite dans les codes religieux ? A quel endroit se trouve-t-elle de l'Évangile?

Enfin, n'est-ce pas suivre les desseins de la Providence que de vouloir purifier les sources mêmes de la génération? Est-ce que tout dans l'univers ne témoigne pas d'une constante et universelle sollicitude pour la conservation des espèces?

Mais pourquoi cherchai-je à me disculper d'avoir découvert une prophylaxie vénérienne ? Quiconque m'attaquera sur ce point aura désormais affaire à M. Ricord, car c'est M. Ricord lui-même qui va, dans les lignes suivantes, se charger de ma défense et même de ma glorification :

« Il faut non-seulement s'occuper de guérir les maladies, mais il faut encore, par tous les moyens possibles, chercher à les prévenir. Sous ce dernier point de vue, il n'est peut-être pas d'affection dont la prophylaxie ait été le sujet de plus de recherches consciencieuses et surtout l'occasion de plus de spéculations que les maladies vénériennes. Cependant, tandis que le charlatanisme éhonté a proclamé des moyens inefficaces ou dangereux, *la pudeur mal entendue, une morale timide ou des préjugés religieux ont souvent retardé les progrès de l'art.* Et pourtant si Jenner s'est rendu à jamais célèbre par la découverte de la vaccine comme moyen prophylactique de la variole, *celui qui d'une manière aussi absolue préviendrait la syphilis aurait des droits à l'immortalité.* Mais, en attendant la découverte d'un préservatif certain, *que la connaissance rigoureuse de la cause spécifique de la syphilis rend plus que probable*, examinons, avec toute la gravité qu'exige un sujet aussi délicat, les moyens que l'art possède de mettre l'homme à l'abri des maux vénériens. »

Ce n'est pas là le seul passage des œuvres de M. Ricord que je pourrais citer à ma justification et à ma louange. M. Ricord faisait un long rêve que j'ai réalisé en réveillant M. Ricord en sursaut.

Quant au châtiment du vice et du libertinage (ce qui ne nous regarde d'ailleurs pas, puisque nous sommes médecins), le voici, — sans que personne de nous n'ait à s'en mêler, — d'après un vieux poète, hélas ! trop compétent :

> Je croiray qu'il n'est rien au monde qui garisse
> Un homme vicieux, comme son propre vice.

La syphilisation a l'avantage, que vous avez dû plusieurs fois reconnaître dans le cours de cette communication, de rendre des services à ceux mêmes qui lui préfèrent le traitement mercuriel. Je ne vous dirai rien des inconvénients ni même des dangers du mercure; comme son insuffisance, ils sont pour la plupart connus de tout le monde (malgré le *clair-obscur* qui règne encore sur ce point de la science). On semble pourtant les oublier; du moins on n'en parle plus guère, tant on appréhende de réveiller l'idée d'un parallèle qui serait tout à fait au bénéfice de la syphilisation. Mais la vérité s'échappe souvent à demi de bouches honnêtes. Je lisais naguère, dans un journal, une observation de tremblement mercuriel survenu à la suite d'un traitement antisyphilitique. Aucun lecteur attentif n'a dû se méprendre sur la nature hydrargirique de ce tremblement provoqué par l'art, bien que l'observation dont il s'agit ait été communiquée à la Société médicale des hôpitaux, avec l'assentiment, a-t-on dit, de M. Ricord, sous le nom d'*hémichorée syphilitique.*

Mon but n'est donc pas, Messieurs, de vous parler des accidents produits par le mercure. Je ne veux que vous rappeler une chose que je vous ai dite de ce métal, à savoir qu'il a entre autres propriétés celle de retarder l'évolution de la maladie syphilitique (1) et par suite d'éloigner le terme de la guérison, en laissant pour ainsi dire *le feu couver sous la cendre.* Le mercure est un véritable agent de récidives tardives. On n'aime pourtant pas à garder longtemps la vérole : *Si tu ne crains pas Dieu, crains au moins la vérole*..... ET LE MERCURE (2) !

En tout cas, ne faut-il pas des conseils pour ceux qui, médecins ou malades, ne veulent pas, et surtout pour ceux qui ne peuvent pas recourir à la syphilisation? On comprend, de reste, que la syphilisation ne puisse pas être à la disposition d'une personne qui voyage ou qui, étant sédentaire, appréhende l'indiscrétion de son entourage. On comprend également que cette méthode ne soit guère à l'usage d'un médecin qui exerce dans une petite localité, foyer de commérages, où il serait, d'ailleurs, difficile de se procurer jusqu'au bout des pus convenables. Je ne parle pas de la peine et du temps que la syphilisation coûte au syphilisateur.

Les connaissances qu'on doit à l'étude et à la pratique de la syphilisation, vont nous servir de guide dans l'emploi le moins désavantageux possible de la médication antisyphilitique ordinaire.

D'abord, nous serons très-sobres de l'usage du mercure. Nous donnerons, autant que possible, la préférence à l'iodure de potassium (3), aux prépara-

(1) Je suis bien loin de prétendre qu'il ne se montre jamais d'accidents tardifs chez ceux qui n'ont pas pris de mercure. J'ai une chatte *tertiaire*, qui, malheureusement pour elle et heureusement pour la science, se trouve dans ce cas. Je m'expliquerai là-dessus, ailleurs que dans une note.

(2) Variante d'un proverbe passablement cynique et qui peint tout l'effroi que doit inspirer la syphilis. Ce proverbe m'ayant été jeté à la face dans une discussion, j'ai riposté à l'instant même par l'addition des trois mots : *et le mercure*, disant tout bas cette phrase de Quintilien : *Utinam non inquinasset argumenta, mores suos fassus !*

(3) M. Bazin ne considère pas comme sans inconvénient l'emploi d'un traitement iodi-

tions sulfureuses et aux sudorifiques. Ce n'est pas qu'à mon sens ces trois groupes de médicaments aient autant ni le même genre d'efficcaité que le mercure contre les symptômes syphilitiques, mais au moins ne laissent-ils pas après eux de mécomptes. Ils ne compromettent pas l'avenir au bénéfice fort équivoque du présent. Le mercure, au contraire, passez-moi l'expression, *entame le capital.*

Nous l'emploierons pourtant quelquefois, mais discrètement et à petite dose, à défaut de la syphilisation. Nous l'emploierons encore de concert avec elle pour faire disparaître vite quelques accidents ; mais à peine ces accidents se seront-ils évanouis, que nous nous hâterons d'exclure de notre thérapeutique l'insidieux métal.

Son usage topique chassera promptement quelques symptômes, sans que nous ayons à en craindre l'absorption d'une bien grande quantité ; des pustules muqueuses seront bientôt réprimées par des lotions d'un liquide tenant en dissolution quelques centigrammes de *sublimé*, et certaines blennorrhagies céderont aisément à des injections uréthrales du même liquide.

Mais, nous ne prescrirons les médicaments mercuriels, à l'intérieur ou en frictions, c'est-à-dire que nous ne les confierons à une active absorption que dans des cas d'urgence, c'est-à-dire contre des accidents dont la disparition prochaine est nécessaire ou vivement désirée.

Avons-nous à combattre, par exemple, des pustules de la face, des papules muqueuses, des plaques opalines ou des ulcérations de la gorge, de la bouche, des accidents quelconques existant vers les parties sexuelles, ou des douleurs nocturnes, intenses et opiniâtres ? Nous chercherons à réprimer rapidement, surtout chez les gens du monde, ces divers accidents, en recourant au besoin à l'usage temporaire, fût-il intérieur, du mercure.

C'est qu'en effet les pustules de la face sont un inconvénient social; les affections de la gorge gênent la déglutition, les accidents de la bouche et des organes génitaux sont transmissibles et souvent visibles; les douleurs nocturnes enfin, causes d'insomnie et de surexcitation nerveuse, rendent quelquefois la vie fort à charge, et la santé plus que précaire.

En un mot, répression par le mercure des accidents qui sont apparents, communicables, très-douloureux ou fortement nuisibles, mais libre développement des autres (*exanthèmes*, *papules*, *tubercules* du tronc et des membres, etc.). Il est même avantageux de favoriser l'évolution de tous ces derniers accidents. Qu'ils passent, qu'ils aient leur cours, aussi vite que possible, mais sans être étouffés, refoulés; ce sera autant de gagné pour l'avenir. Tâchez donc d'appeler souvent les accidents vers la peau, à l'exception toutefois des mains et du visage que vous pourrez protéger par des lotions (*froides*, *répercussives*, *mercurielles*, etc.).

Existe-t-il, par exemple, des douleurs préludes d'une éruption? Aidez celle-ci à se faire par des sulfureux, des martiaux et des sudorifiques ; mais gardez-vous de l'emploi du mercure. Il refoulerait en quelque sorte, au contraire, le mal pour un temps. Plus tard, il faudrait payer les intérêts de cette espèce d'emprunt.

Il y a dans tous les traités de syphilis un chapitre spécial pour la syphilis

que dès le début d'une syphilis constitutionnelle. La publication des leçons que ce médecin vient de faire à l'hôpital Saint-Louis sur les *syphilides* est attendue avec une certaine impatience.

des nouveau-nés. Nous avons aussi ce chapitre ; mais toutes les pages n'en sont pas encore à beaucoup près remplies.

Les questions à résoudre sont nombreuses et variées. La syphilisation les éclairera sans doute un jour toutes de son flambeau. Elle se borne aujourd'hui à les indiquer. Ces questions peuvent être divisées en deux groupes : 1° Le groupe de celles que cherchait à résoudre la syphilologie antérieurement à la découverte de la syphilisation ; 2° le groupe de celles qu'a fait naître la syphilisation.

Dans le premier groupe, dont je ne veux pas vous parler, bien qu'il soit incontestable que les données de la syphilisation éclairent déjà la solution des questions qu'il renferme, se place l'examen des questions suivantes : 1° *Le père est sain* (au point de vue de la syphilis, bien entendu), *tandis que la mère est syphilitique*. L'infection de la mère peut être primitive ou secondaire, antérieure à la grossesse, ou contemporaine de celle-ci. Elle peut consister dans une forme ou dans une autre, ou bien enfin être parvenue à tel ou tel degré ; 2° la mère est saine et le père a une affection primitive ou une affection secondaire. Celle-ci peut aussi consister dans une forme ou dans une autre, ou bien être parvenue à tel ou tel degré. (Tout à l'heure, je vous dirai un mot de ce cas, en entrant dans les détails du second groupe.) 3° *Enfin le père et la mère sont syphilitiques, etc.*

Dans le second groupe, c'est-à-dire dans celui qui a trait directement à la syphilisation (je ne vous en parle qu'au point de vue étiologique), il faut établir une subdivision et faire trois catégories, dont la première renferme les cas de syphilisation d'un des conjoints et de santé, c'est-à-dire d'état non syphilitique de l'autre ; la seconde, les cas de syphilisation d'un des conjoints et d'état syphilitique de l'autre ; et dont la troisième, enfin, est relative aux cas de syphilisation des deux conjoints.

J'ai une observation, entre autres, qui rentre dans la première de ces catégories, et qui est connue de plusieurs ennemis de la syphilisation. Il s'agit d'un homme qui, après avoir engendré un enfant syphilitique, a été traité par la syphilisation, et a procréé ensuite un enfant bien portant.

La seconde catégorie a beaucoup d'importance. *L'un des conjoints est syphilisé, l'autre est syphilitique*. Que seront les enfants ? Ont-ils autant, plus, ou moins de chance de naître avec la vérole que si l'un des parents était syphilitique et l'autre complètement étranger à l'action du virus ? J'arrive ainsi à la question du premier groupe que je vous disais tout à l'heure devoir traiter incidemment.

Ne vous semble-t-il pas, Messieurs, que la mère étant saine et non syphilisée et le père syphilitique, les chances d'infection seront très-grandes pour l'enfant ? Voici comment les choses pourront se passer. Le père infectera d'abord le germe et peut-être la mère, qui est un terrain vierge à l'égard de la syphilis. Que cette mère reçoive la maladie de son mari ou de son enfant, son mal, qui sera au début, ne pourra que s'accroître, et l'enfant s'en ressentira peut-être plus cruellement que si les deux conjoints eussent été syphilitiques avant l'époque de la conception ; ou bien pourrait-on admettre dans ce cas une action syphilisante de la mère sur son enfant ?

Au contraire, si la mère avait été syphilisée le germe l'aurait été peut-être aussi jusqu'à un certain point. En tout cas, l'infection du germe n'aurait pu être transmise à la mère et réagir ensuite sur ce germe lui-même. Il y aurait donc eu probablement grand bénéfice pour la mère et pour l'enfant ?

Ce ne sont là, sans doute, Messieurs, que des considérations théoriques, mais pour résoudre les questions, il faut préalablement les poser. C'est ce que je fais dans ce moment-ci. *Plutôt une théorie fausse que pas de théorie*, a dit justement M. Flourens dans son cours. Les théories, en effet, quand elles ne sont pas des fanaux qui nous guident, sont encore des espèces de points de mire qui donnent un but à nos observations et un objet à la critique. N'est-ce pas à l'aide de théories transitoires que sont accomplis les plus grands et les plus rapides progrès des sciences physiques? « Pour bien voir, » dit Schelling, cité à ce propos par M. J. Geoffroy-Saint-Hilaire dans son *Histoire naturelle générale des règles organiques*, « il faut savoir de quel côté on doit regarder. » Or, ne sont-ce pas les théories qui nous l'apprennent? C'est un service de ce genre qu'avait rendu M. Ricord par l'édification de sa doctrine qu'on a assez justement appelée *carrée*. Cette doctrine a effectivement attiré l'attention sur son auteur. Mais les affirmations de M. Ricord n'étaient qu'un groupement ingénieux d'hypothèses antérieurement et la plupart plus que séculairement éparses dans la science. On s'est chargé de les examiner et de les renverser. M. Ricord s'est enfin mêlé lui-même aux démolisseurs pour sauver sans doute son amour-propre et quelque partie de son édifice. Je doute qu'il y ait réussi en séparant le chancre en deux. On est écrasé sous des ruines, on ne s'y abrite pas.

Les choses paraissent devoir se passer moins favorablement quand c'est l'inverse qui a lieu, c'est-à-dire quand le père est syphilisé et la mère syphilitique. En effet, peut-on espérer que l'imprégnation du germe par un père syphilisé imprimera à ce germe une modification assez forte dans le sens de la syphilisation, pour contre-balancer l'action incessante d'une mère syphilitique sur son enfant ? En tout cas, on n'aura sans doute pas à soupçonner que celle-là puisse recevoir la moindre aggravation, la moindre modification dans son mal de la part de celui-ci, c'est-à-dire de l'enfant.

Quant à la syphilisation préalable des deux conjoints, n'est-elle pas une garantie de santé suivie d'une certaine immunité chez les enfants ?

Que de questions, Messieurs, sont à résoudre par la sage alliance de la théorie avec la pratique ! Les progrès de la syphilisation agrandiront donc considérablement un jour le domaine de nos connaissances !

Voici, par exemple, une question pratique, une question sociale même d'un haut intérêt. Je ne veux pas vous parler de parents syphilitiques (c'est une autre question à laquelle je ne viens de faire que toucher) qu'il eût fallu syphiliser avant le congrès, ni de ce pauvre petit enfant qui vient de naître entaché du vice syphilitique, et qu'on pourrait peut-être, hélas ! sauver de la mort en le syphilisant (1). Je veux seulement vous dire quelque chose en faveur des nourrices, car ce n'est pas une mère gâtée qui pourra nourrir convenablement son propre enfant. Eh bien ! exposerez-vous une nourrice à être infectée, ou

(1) Le professeur Bœck a réalisé depuis ce progrès. Voici comment il s'exprime dans une lettre qu'il a écrite à ce sujet à l'Académie des sciences, et qu'aucun journal de médecine français n'a reproduite. « Les chancres artificiels des jeunes enfants restent toujours très-petits. En outre, le traitement par la syphilisation ne paraît aucunement faire souffrir ces petits êtres, et les choses se passent chez eux sans le moindre phénomène de réaction. — Tous les symptômes syphilitiques disparaissent rapidement chez eux ; la vie se ranime promptement sous l'influence du traitement, chez les nouveau-nés syphilitiques qui sont sur le point de succomber. Ceux qui sont voués à la mort par l'impuissance de tous les autres moyens de traitement sont sauvés par la syphilisation, qui jouit dans ce cas de son plus grand triomphe. » M. Bœck a donc eu le premier le bonheur et le mérite d'arracher des nouveau-nés à « la mort presque certaine qui a frappé jusqu'à ce jour tous les enfants infectés du mal vénérien. » *Doublet*. Cela se fait en Norwége par la raison toute simple que la méthode salutaire a été trouvée en France.

plutôt n'en chercherez-vous pas une parmi les personnes syphilisées? La question se trouve presque résolue par cela seul qu'elle est posée (1).

Messieurs, je viens d'avoir l'honneur de vous exposer ce qui est fondamental touchant les enseignements de la syphilisation. Vous trouverez le complément de ma communication dans les écrits qui ont paru sur la matière et en particulier dans ceux de MM. Sperino et Bœck (2).

Dans tout ce que je vous ai dit, faites une distinction entre la pratique et le dogme.

Je crois que celui-ci vous guidera bien dans le labyrinthe de la pathologie syphilitique. Vous le jugerez d'après les services qu'il vous aura rendus dans l'observation et le traitement des affections vénériennes.

Quant à la syphilisation en elle-même, la syphilisation pratique, vous ne parviendrez à la connaître bien et par conséquent à la juger convenablement que par des expériences, mais j'espère que vous aurez un jour à protester avec l'énergie d'âmes honnêtes et convaincues contre ces hommes inconséquents qui repoussent sans examen la syphilisation après avoir fait pendant plus de vingt ans, par curiosité pure ou par ambition, des inoculations syphilitiques.

Messieurs, depuis que j'étudie la syphilisation, la science syphilologique me paraît marcher vers une grande simplicité. Elle semble ne devoir consister presque uniquement un jour que dans quelques principes dont les conséquences se déduiront, pour ainsi dire, d'elles-mêmes. N'est-ce pas là le caractère de la vérité, de la vraie science, qui est toujours simple? Je me sens à la fois pénétré d'une vive lumière et de la grandeur de ma mission, qui est de concourir au perfectionnement physique, et par suite, à l'amélioration morale de l'humanité. — Je ne parle pas du jour que jette la syphilisation sur l'étude de tous les virus, ni de la destinée de ce puissant modificateur de l'organisme, de cette puissante médication en dehors de la thérapeutique de la syphilis (3).

Permettez-moi, Messieurs, de terminer par quelques paroles entièrement de circonstance. On dit que les Européens ont rapporté la syphilis de l'Amérique. Alors, je présume que le contact d'un sang nouveau (ce sang nouveau, pour la maladie, était celui des habitants de l'Ancien-Monde) a dû être pour la maladie une source de régénération, et par suite, l'occasion de nouveaux sévices. Cela peut rendre compte des ravages que fit l'épidémie vérolique du XVe siècle. Si mes conjectures ont quelque fondement, nous vous avons renvoyé plus cruel que vous ne l'aviez, qu'il n'était en Amérique, le fléau que nous avions été prendre dans votre pays.

(1) Voir ci-après : DE LA CONTAGION DES ACCIDENTS SECONDAIRES DE LA SYPHILIS, *Sujet de médecine légale*.

(2) Une appréciation remarquable de l'ouvrage de M. Sperino a été insérée dans la *Revue médicale*, par le Dr Hiffelsheim, qui s'est trouvé un des premiers sur la brèche pour défendre la syphilisation. V. DOCUMENTS, 2e série, p. 225.

V. p. 275 la notice des principaux ouvrages de M. le Professeur Bœck.

(3) Depuis que je me sers des lois de la syphilisation comme moyen d'étude, il me semble que je vis à part avec quelques amis dans une époque toute d'avenir. Mes contemporains (qu'ils me le pardonnent!) m'apparaissent comme dans un passé obscur et lointain, et je me prends à les plaindre sincèrement d'avoir appartenu à des siècles de chaos, à des siècles où l'éternel et empirique mercure tient invariablement le sceptre de la thérapeutique antivénérienne. Je voudrais réellement les tirer de l'abîme de ce perpétuel moyen âge où je les vois plongés, et les faire jouir des clartés que je reçois. Ils excuseront, je l'espère, ma franchise à cause de la pureté de mes intentions.

Le moment est venu pour vous d'exercer les plus nobles représailles en donnant à la vieille Europe une salutaire leçon.

Recueillez donc cette syphilisation proscrite; étudiez-la, appliquez-la, développez-la, régénérez-la et renvoyez-la toute transformée et triomphante à l'Europe, à la France, à ce Paris, enfin, qui la persécute, parce qu'il l'a vue naître.

Nous vous avons pris le mal pour vous le rendre pire; acceptez de nous le remède pour nous le rendre meilleur. C'est une belle mission qui s'offre à vous et que, je l'espère, vous voudrez et saurez bien remplir!

Il semble, Messieurs, à mon cœur reconnaissant, que vous en avez déjà commencé l'accomplissement par la bienveillante attention dont vous venez de m'honorer.

DOCUMENTS A L'APPUI

3e SÉRIE.

Critique syphilographique, par M. Auzias-Turenne.

UN NOUVEAU MOYEN PRÉSERVATIF DE LA SYPHILIS.

Il y a trois cents ans, ni plus ni moins, que Gabriel Fallope, après avoir fait confidence au public d'un préservatif assuré de la contagion vénérienne, prend son expérience et Dieu à témoin de l'efficacité de son aromate et de la vérité de son assertion. *Ego feci*, dit-il, *experimentum in centum et mille hominibus et Deum testor immortalem nullum eorum infectum.*

Depuis Fallope jusqu'à nos jours, l'inépuisable imagination des syphilographes a doté la prophylaxie spéciale d'une infinité de moyens, — *centum et mille*, — au moins aussi efficaces que celui de Fallope.

Voici, d'après M. Ricord, la résultante de ces moyens : « La seule manière certaine de ne pas prendre la vérole est de ne pas s'y exposer. »

M. Rodet (de Lyon), ex-chirurgien en chef de l'Antiquaille, croit qu'il reste encore quelque chose à faire, et ne craint pas de l'entreprendre. On ne peut que louer son courage, car une tâche de ce genre n'est plus commode depuis que la syphilisation a fait gronder les orages d'une *révolution* aux oreilles de ceux qui, comme M. Rodet, se contentaient de réclamer une *réforme*.

Ce ne serait certes pas aujourd'hui, sans exciter des tempêtes, que la bouche du vénérable et réglementaire Adelon pourrait faire entendre, dans le sein de l'Académie de médecine, ces paroles philanthropiques qui ont trouvé l'assemblée tranquille en 1847 : « Cette recherche (celle des préservatifs de la syphilis) ne saurait être blâmée ; elle n'a rien qui blesse la morale ; elle est bonne à encourager, au contraire, et rentre dans les attributions du médecin. »

M. Rodet jette, en passant, un peu de cendre sur l'innocente *vaccination préservatrice de la syphilis constitutionnelle*, œuvre de son prédécesseur (qui ne la défend plus), et qu'il appelle à tort *vaccination syphilitique*.

Nous supplions M. Rodet de nous laisser cette dernière expression, qui est déjà consacrée par l'usage comme synonyme de syphilisation. Autrement ne serait-ce pas nous mettre dans le cas de répéter sans cesse, à l'endroit de notre méthode : « Ne pas confondre avec celle de M. Diday ? »

Cela serait gênant pour nous, et pourrait ne pas plaire à un confrère moins spirituel et moins sensé que M. Diday, auquel nous voulons beaucoup de bien, parce qu'il s'est quelquefois déclaré partisan de la syphilisation ; témoin ce que nous allons dire bientôt à propos des nourrices.

Nous considérons comme non avenue, et nous passons, par conséquent, sous silence, la superbe de M. Rodet envers la syphilisation, qu'il appelle *audacieuse*, et qu'il jette au vent, après en avoir essayé une seule fois, et en dépit des règles, sur un malade imprégné de mercure.

M. Rodet n'a besoin que de cette unique et irrégulière tentative pour biffer d'un trait de plume les immortels travaux de Sperino, de Bœck et de plusieurs autres !

Voici comment M. Rodet s'exprime sur sa découverte : « Persuadé que rien n'autorise jusqu'à présent à espérer la découverte d'un vaccin syphilitique, et que ce vaccin, s'il était connu, serait encore difficilement applicable, ce n'est pas dans ce sens que j'ai dirigé mes investigations. J'ai cherché à découvrir une substance qui fût douée de pouvoir neutraliser complètement le virus syphilitique, même lorsqu'il est insinué depuis plusieurs heures dans l'épaisseur de la peau ou des membranes muqueuses. » Et, par conséquent, sans doute aussi, lorsqu'il a été absorbé ?

Les *difficultés* ne rebutèrent pas M. Rodet, certain que la *découverte* qu'il cherchait n'était pas *impossible*, puisqu'elle avait été faite en 1812 par Luna Calderon. Celui-ci a bien fait, dans l'intérêt de sa gloire, de soustraire sa recette, en l'emportant avec lui, aux investigations d'une critique sévère. Je ne parle pas des passions qui viennent mourir au pied d'une tombe !

Voici, après maints tâtonnements et quelques variantes, dont nous faisons grâce à nos lecteurs, la formule définitive de M. Rodet :

Eau distillée.	32 grammes.
Perchlorure de fer	ãa 4 grammes.
Acide citrique	
Acide chlorhydrique	

Rien n'est simple comme l'emploi de ce liquide. Vous en déposez une seule *goutte* sur la partie où le virus a été inoculé, et vous l'y laissez pendant 10 à 15 minutes, ou bien vous appliquez sur cette partie un peu de charpie préalablement imbibée du liquide. Vous laissez là cette charpie pendant *une heure;* mais il n'y a pas d'inconvénient, d'après M. Rodet, à la laisser beaucoup plus longtemps.

Notez bien qu'il n'est ici question que d'une piqûre faite à la cuisse ou ailleurs. Il ne nous est rien dit, pour ne citer qu'un exemple, du nombre de gouttes qu'il faudrait confier à un vagin suspect de souillure, ni du temps pendant lequel il faudrait les y laisser. Il s'agit bien de cela pour M. Rodet ! Il nous *laisse*, comme on dit vulgairement, *le bec dans l'eau*, avec la tirade édifiante que voici : « Je viens de faire connaître un moyen *très-simple et très-facile* de neutraliser le virus syphilitique, *partout où il se trouve*, et de tarir ainsi, dans sa source, l'une des maladies les plus répandues et les plus redoutées. En le livrant à la publicité, je crois remplir un devoir impérieux et sacré. Mais qu'il me soit permis *de ne pas le suivre dans ses applications et de jeter un voile sombre* sur ces plaies hideuses de la société. » Tirez-vous du reste comme vous pourrez ; allez chercher le virus *partout où il se trouve*, et tâchez d'y voir un peu clair à *travers ce voile sombre*. Cela n'est plus l'affaire de M. Rodet, qui croit « déjà entendre murmurer de loin le reproche d'immoralité, » dont il se lave on ne peut mieux, en adressant aux pécheurs indurés et endurcis le plus onctueux sermon.

— Hé ! mon ami, tire-moi du danger,
Tu feras après ta harangue.

Donc, après avoir indiqué un excellent moyen, M. Rodet ne dit pas la manière de s'en servir ; il ne sait que détourner la tête. « La médecine, dit-il, est comme la *charité:* elle doit faire le bien en détournant la tête. » Peste soit d'une charité qui fait sitôt détourner la tête à M. Rodet, quand il devrait au contraire répondre à une série de questions. Par exemple, que ferait-il pour empêcher une nourrice d'être infectée par son nourrisson, *et vice versa?* Combien de gouttes de liquide mettrait-il sur le sein de la nourrice? Quand les mettrait-il? Combien de temps les y laisserait-il?

Quis, quid, ubi, quibus auxiliis, cur, quomodo, quando?

Qu'en résulterait-il? Mettrait-il aussi des *gouttes*, ou bien de la charpie, dans la bouche du petit enfant pour préserver la nourrice? Combien de temps encore les y laisserait-il? Combien de fois dans la journée les y mettrait-il? Que devrait penser le nourrisson de ce biberon de charpie? Il y a tant de manières, soit de prendre la vérole, soit de contracter de simples accidents syphilitiques (au double point de vue de la forme des affections et du mode par lequel leurs produits se présentent à nos organes), que nous pourrions faire autant de questions à M. Rodet qu'on a trouvé de moyens pour ne pas les résoudre depuis Fallope jusqu'à lui !

Il y aurait bien aussi quelques objections scientifiques à joindre aux embarras de la pratique. Nous regrettons que M. Rodet semble encore ici *détourner la tête*. Le fait est qu'il nous prive presque absolument de détails sur ses expériences, d'où *judicium difficile*. Il est néanmoins probable que M. Rodet, étant adversaire de la syphilisation, quoique partisan, comme elle, de *différentes formes de pus*, n'aura pas voulu exposer les malades au danger de l'inoculation d'un pus étranger pour eux. Il aura donc déposé son liquide sur des piqûres contaminées par le pus virulent des sujets même de l'expérience, en restreignant d'ailleurs le champ de son expérimentation à la recherche d'un préservatif contre le produit du chancre primitif, sans se préoccuper le moins du monde, soit de la blennorrhagie, soit d'autres accidents vénériens.

Or, inocule-t-on à un malade son propre pus? Les choses ne se passent pas ordinairement de même que si l'on fait une inoculation de pus syphilitique à un sujet bien portant. Le temps d'incubation est en quelque sorte supprimé chez le malade lui-même. Il y a bien d'autres différences, suivant le nombre, le siége et le mode de succession des piqûres, sans parler de celles qui résultent de la qualité du pus employé.

Ce n'est pas ici le moment de m'étendre sur la théorie du syphilisme et les lois si controversées de la syphilisation ; mais on comprend sans peine le nombre presque illimité de questions que ces lois portent dans leurs flancs, et qui seraient de nature à faire naître des embarras pour M. Rodet.

Qu'arriverait-il, notamment, si M. Rodet versait la goutte de liquide, ou bien posait sa charpie sur des inoculations, faites à divers sujets, suivant plusieurs modes (au point de vue du nombre et de la succession des piqûres) et avec des pus différents? Serait-il bien sûr de ne jamais trouver sous *le voile sombre* ni bubons (1), ni vérole d'ensemble? Qu'adviendrait-il encore de l'inoculation faite à un sujet bien portant du produit des accidents secondaires (inoculation qui peut aboutir, après une longue incubation, à une vérole d'emblée), si M. Rodet déposait sur la partie inoculée sa goutte de liquide ou sa charpie détrempée?

Nous pourrions multiplier les interrogations de ce genre, mais nous voulons bien croire au liquide de M. Rodet toute l'efficacité promise, et ne pas douter une minute de la commodité de son emploi, ni des merveilles qu'il va produire. La syphilisation n'en sera ni supprimée, ni détrônée.

En voici quelques preuves :

1° Qu'est-ce que c'est qu'une nourrice? C'est ordinairement une villageoise pleine de jeunesse et de santé, qu'on arrache à son propre enfant, et qu'on éloigne de son mari, pour lui faire allaiter l'enfant d'une citadine. En outre, elle peut recevoir de son nourrisson, qu'elle caresse à prix d'argent pour le compte de sa mère, le supplément d'une bonne vérole, qu'elle repasse à sa famille et à son village tout entier!

Bienheureuse cette *femme laitière*, quand on ne met pas tout d'abord le mercure de la partie! En effet, on l'en sature quelquefois au préalable pour faire arriver, par le tamis de ses organes, quelques gouttes métalliques à son frêle nourrisson, c'est-à-dire qu'on la traite d'un mal qu'elle n'a pas, en attendant qu'on le lui donne.

Où est le remède à ces criminels abus? Dans la syphilisation, dit M. Diday. En effet, que de pauvres femmes vérolées ne pourrait-on pas syphiliser, avant ou pendant leur grossesse, pour en faire les nourrices d'enfants syphilitiques? Nous adjurons M. Diday de suivre le filon précieux qu'il a trouvé, et de compléter sa conquête scientifique. *Nihil actum, si quidquam superest agendum.*

2° Que conseillerez-vous à ceux qui sont malades de par la vérole, et dont les maux opiniâtres ne veulent pas céder à vos classiques médications? Laisserez-vous un lupus dévorer sans fin le derme, ou une affection serpigineuse le ravager? Verrez-vous la carie détruire une organisation pièce à pièce, et direz-vous avec le poète : *una salus plagis, nullam sperare salutem*, au lieu de vous mettre à la place des malades et d'invoquer à leur aide les ressources de la syphilisation?

3° Voici des malades dont le mercure aggrave à chaque instant les souffrances; ils sont, pour ainsi parler, des amalgames doubles d'organisme et de virus. Quel réactif peut avoir prise sur cette combinaison? Le virus lui-même en excès, — qu'on nous passe la métaphore, — c'est-à-dire la syphilisation. Consultez, pour en acquérir la preuve, le beau livre du professeur Bœck.

4° Et ces nouveau-nés *pemphigodes*, sur la tache originelle desquels ont mis le doigt M. Depaul, — un homme de science et de cœur, — et son savant maître, M. Paul Dubois, qu'il ne faut pas confondre avec M. Dubois (d'Amiens), et qui a eu l'heureuse idée, pour faire entendre la vérité *aux pires des sourds*, de devenir doyen de la Faculté et plus que cela? Ces pauvres petits êtres ont leurs langes pour linceul et leur berceau pour tombe! Les abandonnerez-vous à leur sort, quand une syphilisation galopante pourrait (qui sait?) peut-être les sauver?

5° Voici des cancéreux, dont le mal a ses racines dans tout l'organisme; que ce mal réponde au nom de *cellule* ou bien à celui d'*épithélium*, il n'en brave pas moins le bistouri de M. Velpeau et celui de M. Robert.

6° Voici les morveux et les farcineux, que la mort arrache sans pitié aux mains habiles, mais impuissantes, des Boyer et des Nélaton. Leur vue n'excite-t-elle pas votre esprit? Ne touche-t-elle pas votre cœur? Ne vous vient-il pas même le désir d'essayer quelque chose, ne fût-ce qu'un *pis-aller?* N'êtes-vous pas enfin tentés de faire quelque inoculation sur les membres que tous ces malheureux ont encore hors de la tombe?

Là ne s'arrêtent pas d'ailleurs nos prétentions et nos sujets de contentement. Les

(1) Voici, en deux mots, quelques-unes de nos idées fondamentales sur le bubon :

1° Il existe des bubons d'emblée. 2° Le bubon a tous les caractères de l'accident périphérique auquel il se lie ou qu'il représente; ainsi il peut être *chancre ganglionnaire, plaque muqueuse ganglionnaire*, etc. 3° Le *chancre ganglionnaire* ne fournit que rarement du pus inoculable, parce que le virus y est considérablement *dilué*. Les prétendus bubons strumeux de l'hôpital du Midi rentrent dans ce cas. Le vrai bubon strumeux, expression de la constitution scrofuleuse exagérée, est, au contraire, excessivement rare. 4° Le chancre ganglionnaire, quoique suppurant plus ou moins *intérieurement*, n'*aboutit* pas fatalement. Le résultat est subordonné à plusieurs circonstances.

dogmes de la syphilisation sont pénétrants de leur nature; ils se sont infiltrés jusque dans l'esprit de nos détracteurs.

Tout le monde connaît l'anecdote d'un grand seigneur qui avait daigné s'approprier et manger des fruits que quelqu'un avait adressés à Rousseau, et la charmante lettre de remercîments écrite par Rousseau au grand seigneur. La syphilisation (*venia sit dicto*) ressemble un peu au philosophe et n'est pas du tout fâchée qu'on veuille bien jouer à son égard le rôle de grand seigneur, en s'assimilant ses plus beaux fruits. Un fin observateur, qui est surtout un grand libraire, M. J.-Baillière, nous disait un jour que la syphilisation finirait par triompher, mais que ce ne serait peut-être pas sous son véritable nom.

Voici où nous voulons en venir. On se rappelle la défaveur par laquelle fut accueillie notre distinction des pus, en pus forts et en pus faibles à différents degrés : c'était à qui battrait en brèche ou tournerait en ridicule la *théorie du syphilisme;* mais aujourd'hui M. Rodet disserte à l'avenant sur les *chancres imparfaits*, la *préservation incomplète* et le *degré d'activité et d'énergie du virus*. Il disserte sur le virus qui *s'affaiblit en vieillissant*, et qui peut se *retremper* et se *régénérer*.

Cela n'a-t-il pas beaucoup l'air d'un lambeau de notre *audacieuse* et ridicule doctrine?

Non pas que M. Rodet ressemble en rien au plagiaire. Soyons damné si la pensée nous en est seulement venue. Nous voyons, Dieu merci! les choses de plus haut. La vérité, à notre sens, est, passez-nous le mot, fort *entrante*. On a beau s'en défendre; elle s'insinue comme l'air : on la respire, on s'en nourrit, on se l'assimile; c'est-à-dire, en un mot, qu'on se l'approprie bien souvent à son insu.

En effet, ce n'est pas toujours l'idée qui fait peur : ce sont les noms qu'elle porte et, quelquefois aussi, le succès de ceux qui l'ont trouvée ou la proclament.

Il n'est pas de publication syphilographique un peu sérieuse qui ne reproduise, sous un nom ou sous un autre, avec ou sans restriction, avec ou sans addition d'erreurs, nos opinions touchant les différents degrés de force du pus et sa régénération; touchant aussi l'incubation variable et les chances diverses d'infection, suivant le syphilisme du sujet, la force et les migrations du pus.

Mais nous savons reconnaître notre bien, nos enfants sous tous les noms, et les retrouver sous toutes les langues; ils nous ont trop coûté, ils nous sont trop chers, pour que nous les méconnaissions. Nous les reprenons donc nous-mêmes avec un : *ceci est à nous.* Il ne serait pas prudent d'attendre que les pharisiens nous fissent justice; ils sont trop fidèles gardiens de la morale pour cela!

Nos compliments de rechef à M. Rodet pour son courage et sa persévérance; mais qu'il *retourne* un peu la tête par ici et nous donne quelques détails sur ses recherches, afin que nous puissions les juger et en profiter.

Exprimons enfin un doute à M. Rodet. Ne se trompe-t-il pas en supposant que la syphilis est moins cruelle aujourd'hui pour chacune de ses victimes, uniquement par cette raison que l'art est mieux armé pour la combattre? Le virus, au contraire, n'aurait-il pas agi lui-même en se répandant par une sorte de syphilisation universelle, qui aurait diminué les chances d'infection, en atténuant la gravité des infections réelles?... Mais c'est trop laisser percer l'oreille du syphilisateur.

(*France médicale* du 15 février 1855.

BULLETIN SYPHILOGRAPHIQUE.

Celui qui vient de courir une carrière peut être très-utile aux autres en leur racontant ce qu'il a observé. Or, *tout ce qu'on peut faire*, disait Haüy, *on le doit*. Ainsi a pensé, avec raison, M. Rodet en quittant les fonctions de chirurgien en chef de l'Antiquaille.

Il y a deux manières, en pareil cas, de s'acquitter envers sa conscience et le public. L'une est de faire un livre; l'autre de publier des mémoires ou un résumé de sa pratique.

La première risque d'être une impertinence, à moins que l'auteur, doué d'un remarquable talent d'écrivain, ne se présente avec un bagage considérable de faits nouveaux, reliés par une doctrine entièrement nouvelle. Autrement, qu'ai-je besoin qu'on m'apprenne dans 7 ou 800 pages (*indigesta moles*) ce que je sais déjà ou ce qu'on pourrait me dire dans un article de journal? « Je voudrais, dit Montaigne, que chacun écrivist ce qu'il sçait....., car tel peut avoir particulière science, ou expérience de la nature d'une rivière ou d'une fontaine, qui ne sçait au reste que ce que chacun sçait. Il entreprendra toutesfois, pour faire courir ce petit loppin, d'escrire toute la physique; de ce vice sourdent plusieurs grandes incommodités. »

La seconde, quand ce n'est pas la *nécessité* (res angusta domi) *qui fait loi*, est le cachet d'un homme de bon goût. C'est celle qu'a choisie M. Rodet en publiant dans la

Gazette médicale de Lyon le résumé et en quelque sorte l'essence de sa pratique syphilographique.

Mon rôle va se borner à extraire de cette essence une quintessence que j'assaisonnerai de quelque critique. Je me trouve d'ailleurs bien plus à l'aise que si j'avais à rendre compte d'un gros livre qui ne renfermât rien.

M. Rodet était dans de bonnes conditions pour observer les choses qu'il nous raconte. Jeune encore, et par conséquent à l'abri, s'il le voulait, des influences de la routine, il s'est trouvé placé, à la suite d'habiles prédécesseurs, en tête d'un service où l'observation des *dermatoses* non spécifiques vient éclairer l'étude des *syphilides*. Il a su profiter des avantages de sa position. Je ne veux pas, à ce propos, chercher à savoir de qui est venu l'idée de détacher de l'œuvre de M. Rodet, pour en alimenter dix journaux, cette malencontreuse annonce d'une prophylaxie vénérienne que je n'ai pas pu prendre au sérieux. C'était l'ivraie au milieu du bon grain.

M. Rodet débute par nous parler de la blennorrhagie. Il entre en plein dans l'école de Bell qui admet un virus blennorrhagique entièrement distinct du virus syphilitique. Il rompt par conséquent en visière avec l'école de l'hôpital du Midi, qui, dérivant sur ce chapitre de la doctrine physiologique, nie absolument que la blennorrhagie soit le résultat d'un virus. Pour M. Ricord, en effet, la blennorrhagie est un *rhume de cerveau.....* du canal de l'uréthre. Voici en quels termes M. Rodet formule sa complète adhésion à l'opinion de Bell : « Il (Bell) démontra que la blennorrhagie ne produit jamais le chancre et n'en provient jamais; que ses effets sont toujours locaux et (*sic*) qu'elle n'infecte jamais la constitution. »

Cette phrase, à part un pléonasme, se décompose en trois propositions : 1° *La blennorrhagie ne produit jamais le chancre.* Cela n'est pas prouvé, mais je veux bien l'admettre. 2° *La blennorrhagie ne vient jamais du chancre.* Cela est encore moins prouvé, mais je veux bien aussi l'admettre. 3° Enfin, *la blennorrhagie n'infecte jamais la constitution.* Rien n'est certes moins vrai; mais je l'admettrai tant qu'on voudra.

S'en suit-il, en bonne logique, que la blennorrhagie ne soit jamais syphilitique? Pas le moins du monde. Ces trois propositions ne sont autre chose que les *majeures* de syllogismes privés de *mineures* et dont par suite les *conclusions* ne valent rien.

En effet. 1° A-t-on démontré qu'il fallût engendrer le chancre pour être syphilitique? Est-ce que la plaque muqueuse ou l'exostose produit le chancre? Est-ce qu'une syphilide quelconque le produit? S'est-on jamais avisé de soutenir que la plaque muqueuse et l'exostose ou que des pustules n'étaient pas syphilitiques par cela seul qu'elles ne produisent pas le chancre? 2° Est-il encore démontré qu'il faille venir directement du chancre pour être syphilitique? Demandez le contraire à M. Diday qui a imaginé une théorie tout exprès pour sauver la doctrine de la non-contagion des accidents secondaires, et qui admet chez les enfants nouveau-nés un virus contagieux, quoique secondaire, lequel par conséquent ne procède que fort collatéralement de celui du chancre. 3° Est-il enfin hors de doute qu'il faille infecter la constitution pour être syphilitique? Est-ce que tous les chancres infectent la constitution? Ne sont-ils pas syphilitiques sans cela? La fausse vaccine n'est-elle pas *vaccinale* (qu'on me permette cette expression) quoiqu'elle n'imprime pas énergiquement son cachet antivariolique à toute l'économie?

Que serait-ce maintenant si je faisais voir à M. Rodet (ce sera quand il voudra) qu'il est *possible* que la blennorrhagie produise le chancre, qu'il est *probable* qu'elle peut en provenir, et enfin qu'il est *certain* qu'elle peut infecter la constitution (2)?

Qu'on me pardonne tant d'insistance. Je tiens beaucoup à convertir à la bonne cause un ancien chef de service aussi distingué que M. Rodet. Or, je prétends qu'il a dû passer par trois sophismes pour arriver à croire que la blennorrhagie n'est jamais syphilitique :

I. Majeure. Ce qui ne produit jamais le chancre n'est jamais syphilitique: *nego.*
Mineure. Or la blennorrhagie ne produit jamais le chancre; *nego.*
Conclusion. *Donc la blennorrhagie n'est jamais syphilitique.*
II. Majeure. Ce qui ne vient jamais du chancre n'est jamais syphilitique; *nego.*
Mineure. Or la blennorrhagie ne vient jamais du chancre; *nego.*
Conclusion. *Donc la blennorrhagie n'est jamais syphilitique.*
III. Majeure. Ce qui n'infecte jamais syphilitiquement la constitution n'est jamais syphilitique; *nego.*
Mineure. Or la blennorrhagie n'infecte jamais syphilitiquement la constitution; *nego.*
CONCLUSION. *Donc la blennorrhagie n'est jamais syphilitique.*

Je prépare à l'usage des commençants et de quelques *finissants* un traité de logique dont les exemples seront empruntés aux écrits des syphilographes modernes.

(1) Voir ci-après : SUR LA SYPHILICITÉ DE CERTAINES BLENNORRHAGIES.

M. Rodet nous communique l'intéressante observation d'un sujet chez lequel une névralgie iléo-scrotale, consécutive à une blennorrhagie, a été calmée par l'inoculation d'une blennorrhagie nouvelle. Je publierai moi-même un cas analogue dans lequel j'ai guéri une prostatite chronique en donnant une blennorrhagie qui a duré trois mois.

Je glisse sur plusieurs points des opinions de M. Rodet, qui ne sont pas tous de la plus parfaite orthodoxie. C'est ainsi que, d'après lui, un ulcère serait le prélude obligé de la syphilis, et que celle-ci, sans l'intervention de l'art, ne s'éteindrait jamais qu'avec la vie; tandis qu'au contraire cette maladie ne commence pas nécessairement par un chancre, et peut s'épuiser par le fait de son *évolution spontanée*. Heureux! quand cette évolution spontanée (à laquelle je substitue l'*évolution artificielle*, qui est innocente, plus efficace et plus rapide) n'a pas fait trop de ravages dans l'organisme! Je pense, au surplus, que le traitement mercuriel retarde l'évolution de la syphilis, ce qui ne veut pas dire qu'il ne faille y recourir jamais.

M. Rodet n'aborde pas sans réserve la question de la transmissibilité des accidents secondaires. *Il a bien vu des faits qui tendent à démontrer que ces accidents sont quelquefois transmissibles, mais ces faits, de même que la plupart de ceux qui ont été publiés présentent quelques lacunes* et vont céder le pas à une seule expérience, peut-être mal faite, dans laquelle M. Rodet n'a pu donner d'emblée la vérole à un cancéreux, c'est-à-dire à un sujet qui pouvait se trouver plus réfractaire que tout autre à ce genre de contamination.

M. Rodet ne se dissimule ni les dangers ni l'infidélité du mercure. Il a fait une observation précieuse sur l'emploi de ce métal. C'est que la même préparation hydrargirique devient bientôt impuissante contre la vérole, et qu'on ne peut obtenir de bénéfice durable, quand bénéfice il y a, que lorsqu'on la fait alterner avec une autre préparation. Les deux formes du choix de M. Rodet sont le bichlorure et le protoiodure.

M. Rodet, je l'ai dit une autre fois, est arrivé par ses expériences à une opinion qui m'est chère et qu'on a beaucoup contestée avant de me la prendre par lambeaux et de la défigurer, à savoir qu'il y a différents degrés de force dans les divers pus chancreux. Je lui sais d'autant plus gré de signaler mes droits à la priorité de cette idée qu'elle est à l'ordre du jour dans la presse et qu'on la détourne beaucoup de sa source et de sa véritable signification. Que m'importe après tout! Parmentier ne demandait pas mieux qu'on lui volât ses pommes de terre pour les manger.

Pain qu'on dérobe et qu'on mange en cachette
Vaut plus que pain qu'on cuit et qu'on achète.

M. Diday agite à son tour, de sa plume facile, dans la *Gazette hebdomadaire*, une partie de ce sujet (la transformation des pus). Malheureusement les articles de cet écrivain ne sont pas aussi châtiés les uns que les autres. Il soulève parfois des questions qu'il ne remet pas bien à leur place, et par suite il n'épargne pas assez la besogne à un lecteur consciencieux. Je ne puis pourtant pas résister au plaisir d'avouer que ce qui nous vient de M. Diday exhale un parfum qui me plaît toujours.

Il profite gracieusement de l'occasion pour nous signaler un écueil et nous donner des conseils quant aux *voies et moyens* qui doivent nous conduire à la solution du point en litige. Je ne veux pas être en arrière avec lui. Qu'il me permette donc de lui indiquer une bonne source à consulter. Ci : RECHERCHES CLINIQUES SUR LA SYPHILISATION, par W. Bœck, Professeur à l'Université de Norwége.

J'assiste avec une pleine satisfaction au travail de réforme syphilographique qui s'opère. Quelques personnes, il est vrai, ménagent assez bien leur transition. Mais il appartient à ceux qu'anime la plus noble indépendance de s'écrier : *J'adore ce que j'ai brûlé, je brûle ce que j'ai adoré.*

Les lauriers de Luna Calderon nous empêchent toujours de dormir. Il tombe dans ce temps-ci une manne céleste de liquides neutralisateurs du virus syphilitique : c'était hier, après d'autres, le liquide de M. Rodet. Aujourd'hui c'est le tour du liquide de M. Lebel, qui fait voltiger sa recette autour de la chandelle académique, fort heureusement pourvue d'éteignoirs. M. Lebel coagule le muco-pus syphilitique par une solution de perchlorure double de manganèse et de fer?. Pour ce liquide-ci, comme pour ceux-là, je suis impatient de connaître la manière de s'en servir.

Le vent est décidément à la prophylaxie dans les régions syphilographiques. L'*Union médicale* sert à ses lecteurs réduits aux abois (depuis que M. Ricord, se reposant sur ses lauriers de Saltzbach, s'amuse à disperser dans la presse ses bulletins pharmaceutiques de victoire) une oraison de M. Thiry, renouvelée de la *Presse médicale* belge, sur l'examen des vertus prophylactiques du mercure. Sous prétexte de cet examen, M. Thiry s'escrime d'estoc et de taille contre le mercure, qu'il n'en appelle pas moins *ce remède héroïque*.

M. Thiry nous enseigne beaucoup de choses. Voici un passage qui ne peut pas se résumer. « ..... La syphilis constitutionnelle est le résultat d'un principe spécial de détérioration renfermé dans l'induration qui succède au chancre et qui est une de ses terminaisons. Le scalpel et le microscope se sont accordés pour sanctionner cette vérité en faisant découvrir dans les altérations particulières de la syphilis le type caractéristique de l'induration qui a été leur point de départ. L'induration exclut la virulence : donc l'expression généralement admise dans la science de *virus syphilitique* est impropre ; elle représente une idée fausse, dangereuse, et doit conséquemment disparaître du langage technique. Pour nous il n'existe qu'un *principe*, une *cachexie syphilitique.* »

Il n'y a donc plus de *virus syphilitique?* La place est prise par un *principe*, ou, si vous aimez mieux, une *cachexie syphilitique.* Croyez-en le parfait accord du scalpel, du microscope et de M. Thiry. L'essentiel est de savoir que ce principe, confiné d'abord dans l'induration, puis disséminé par tout l'organisme, exclut absolument la virulence.

Je trouve encore dans l'*Union médicale* une lettre de M. Melchior Robert sur l'emploi *intus et extra* des carbonates alcalins contre les chancres diphthéritiques. Cette idée de M. Robert est l'extension d'une idée de M. Marchal, dont M. Lemaire revendique la priorité.

(*France médicale*, 5 juillet 1855.)

LETTRES DE M. AUZIAS-TURENNE.

A M. ALF. HAGEN, A STRASBOURG.

Paris, le 10 mai 1855.

Monsieur,

La lettre que je vous ai écrite dimanche est une lettre en quelque sorte officielle, et que je vous donne le droit de publier en tout ou en partie dans votre thèse ou ailleurs.

Voici maintenant quelques observations, sans ordre et au courant de la plume; je les numérote malgré leur désordre, pour avoir la faculté d'être plus laconique et afin que vous puissiez au besoin me demander des éclaircissements sur chaque numéro dont je conserverai le sommaire :

1. M. Hiffelsheim m'a parlé, au nom de monsieur votre frère, d'un cas de phagédénisme à la suite d'une inoculation fémorale faite dans le service de M. Stœber. Il est bien important pour votre soutenance que vous découvriez la cause de ce phagédénisme dans les détails de l'observation, si vous les connaissez.

Consultez, pour être prêt à tout, mon Cours et mes Lois de syphilisation, ainsi que divers écrits dont je vous dirai un mot tout à l'heure.

2. Je trouve le plan de votre thèse excellent; à mesure qu'elle s'imprimera envoyez-m'en une épreuve pour que je vous indique par lettres les objections qu'on pourrait vous faire et leurs réponses.

Cela vous servira le jour où vous passerez votre thèse.

3. Je vous engage à traiter dans votre thèse, sommairement du moins, la question de l'inoculation de la syphilis aux animaux, parce qu'il est important que de nouvelles expériences soient faites par ceux surtout qui ne peuvent pas opérer sur l'homme. Mais vous ferez sans doute bien de ne pas expérimenter maintenant à cause du peu de temps qui vous reste. Dans le cas pourtant où vous voudriez donner un chancre à un animal, choisissez le chat et empruntez le pus au chancre arrivé à son dixième jour, ou environ, d'un sujet autant que possible non contaminé jusque-là, et, surtout, s'il se peut, d'un militaire campagnard arrivé depuis peu de temps sous les drapeaux.

4. Je trouve très-bien les trois conclusions de votre historique; je vous ferai, néanmoins, sur la troisième, une observation qui regarde votre soutenance.

Bien que j'aie la prétention fondée d'avoir établi le dogme de l'inoculabilité des accidents secondaires, d'autres ont la même prétention, parce qu'à toutes les époques des savants distingués ont soutenu la contagion des accidents secondaires. Wallace avait même fait des expériences directes pour la prouver. M. Vidal en a fait plus tard. (Voir LES LETTRES SUR LA SYPHILIS DE M. RICORD.) Mais la doctrine de M. Ricord était restée inébranlable jusqu'à mes expériences, parce qu'elles m'ont permis de multiplier les essais et de lever toutes les objections en démontrant :

a. Que le temps d'incubation est plus long après l'inoculation du produit des accidents secondaires qu'après l'inoculation du pus du chancre;

b. Que c'est aux personnes et aux animaux sains qu'il fallait faire des inoculations pour qu'il en résulte quelque chose de démonstratif.

J'ai eu l'occasion d'inoculer le produit des accidents secondaires à une personne ayant un cancer et à deux sujets atteints de phagédénisme. Nous reparlerons du reste de cette *communication secondaire* avant votre soutenance. En attendant, maintenez vos trois conclusions.

5. Je crois vous avoir envoyé tout ce qui vous sera le plus utile pour la rédaction de votre thèse. Je pense que vous avez entre les mains le livre de M. Sperino, qui est trop volumineux pour qu'il me soit possible de vous l'envoyer par la poste. Il doit, en tout cas, se trouver dans la bibliothèque de la Faculté de médecine de Strasbourg.

6. Mon premier Mémoire sur la syphilisation a été inséré dans les *Archives générales de médecine* (juin et août 1851), consultez-le.

7. Vous devez vous étonner que je n'aie pas le Rapport italien contre la syphilisation. Je l'ai plusieurs fois demandé, mais en vain, dans mes correspondances. Il ne nie pas, m'a t-on dit, absolument le résultat de mes travaux. Est-ce pour cela que l'*Union médicale*, journal de M. Ricord, ne l'a jamais publié, après nous en avoir souvent menacé?

Consultez les LETTRES de M. Ricord SUR LA SYPHILIS, et la préface dont M. A. Latour les a fait précéder. Voyez spécialement les lettres suivantes, 2, 15, 16 (à côté de celle-ci est une lettre de M. Cullerier ; vous avez une réponse qui est victorieuse, je pense, de mes deux adversaires, et qu'on a eu soin de ne pas mettre dans le volume); 24 (vers la fin), 32, 33, 34. Vous remarquerez que M. Ricord a *terminé court* la série de Lettres pour n'avoir pas à discuter avec les syphilisateurs.

M. Baumès (de Lyon), a visité à Turin les syphilisés de M. Sperino. Il a rendu compte de ce qu'il a vu à l'Académie des sciences et lettres de Montpellier. (*Revue thérapeutique du Midi*, 15 février 1854.)

Je suis prêt, Monsieur, à répondre à toutes les questions et demandes que vous m'adresserez et vous remercie beaucoup des efforts que vous faites pour le triomphe de la vérité. Ce sera plus tard pour vous un sujet de gloire d'avoir le premier, à Strasbourg, arboré la bannière de la syphilisation.

Il arrivera un jour, qui n'est pas éloigné, où tous ceux qui se seront occupés de syphilisation seront chargés d'appliquer la nouvelle méthode sur les filles publiques dans les grands centres de population et où beaucoup de syphilitiques incurables jusqu'alors auront recours à eux. Les syphilisateurs doivent adopter une tactique honnête pour hâter ce moment, non pas dans des vues d'intérêt personnel, mais dans l'intérêt de la vérité et de la santé publique. Cette tactique nous est parfaitement indiquée par la tactique même de nos adversaires. Que font-ils? Sachant bien que la vérité apparaîtrait dans tout son jour si quelques expériences publiques étaient faites à Paris par l'inventeur de la syphilisation, ils ont eu recours à toutes sortes de manœuvres, y compris des calomnies personnelles contre l'inventeur, pour empêcher cela. C'est à vous, Monsieur, de contribuer par ce que vous pourrez dire dans votre thèse à amener l'opinion publique à cette idée, dont la réalisation est je crois d'ailleurs prochaine, à savoir qu'il faut que quelque part au monde je sois mis en demeure de faire mes preuves publiquement. En effet, j'irai partout pour les faire, contrairement même à mes intérêts.

Oserais-je jamais faire une semblable proposition si je n'étais pas bien sûr du succès! Je crois que dans ce moment-ci l'Administration de France ne demande qu'à être un peu aidée par le Corps médical avant de prendre une détermination qui, en définitive, doit émaner de la science.

Je vous salue bien cordialement.

A M. HAGEN, A STRASBOURG.

Paris, le 14 mai 1855.

Monsieur et très-honoré Confrère (vous allez l'être bientôt de la plus digne manière),

Je porterai ce soir moi-même, à l'embarcadère du chemin de Strasbourg, un paquet à votre adresse; il vous arrivera donc sans doute demain au soir. Vous y trouverez : 1° le livre de M. Sperino, que je suis heureux de vous prier d'accepter; 2° le livre de M. Bœck, que je vous prête et que vous me retournerez quand vous m'enverrez quelques exemplaires de votre thèse; 3° la dernière Observation du livre de M. Bœck, dont je viens de mettre au net le commencement et la fin, afin de vous épargner la fatigue d'une longue lecture, car le temps doit vous être précieux dans ce moment-ci. Conservez tous ces papiers bien soigneusement, afin de pouvoir me les rendre après votre soutenance.

Ai-je besoin de vous dire la raison qui me fait choisir, entre 21 Observations, celle où la syphilisation a été la plus longue et la plus difficile à obtenir? C'est pour mieux vous armer contre les objections et vous mettre à même de montrer que la règle n'admet pas d'exceptions; et que la syphilisation bien conduite triomphe des cas de véroles les plus rebelles et les plus invétérées.

Si le paquet ne vous arrivait pas de suite, prenez la peine d'aller le demander vous-même au débarcadère. Peut-être qu'après informations jugerai-je à propos, pour que l'envoi soit plus sûr et plus rapide, de ne pas payer le port. Soyez assez bon pour excuser, dans ce cas, une omission qui ne serait pas un oubli.

L'idée de saturation ne m'a jamais plu, même à l'aurore de la syphilisation; je m'en suis servi d'abord pour me faire comprendre, pour me mettre à la portée de l'opinion routinière existante. Remarquez que je dis dans premier Mémoire, *une* SORTE *de saturation syphilitique;* voyez aussi, pour cela, la lettre où j'annonçais la syphilisation à l'Académie des sciences (pages 38, 39 et 40 du livre de M. Sperino).

J'ai écrit à l'*Union médicale* une lettre sur cet objet, où je repousse vivement cette idée de saturation; vous la trouverez dans le n° du 4 mai 1852 (1). J'en ai adressé au même journal deux autres sur la syphilisation. Voyez les n^{os} des 21 décembre 1852 et 8 février 1853 (2).

Voici une analogie. Quand vous avez eu la petite vérole, êtes-vous saturé de virus variolique? Non. Vous ne pouvez plus contracter la petite vérole, et voilà tout. Pourquoi n'en serait-il pas de même à l'égard de la grosse vérole? Cela me rappelle une certaine brochure de Pagès, que je ne vous ai pas envoyée et que je vais mettre dans le paquet que vous recevrez demain. C'est une théorie de Pagès, dont je ne me sers pas. En somme, l'idée de saturation, fausse en théorie, est dangereuse en pratique, parce qu'elle peut effrayer. C'est une arme des *antisyphilisateurs.*

Mon opinion sur le phagédénisme est bien arrêtée. J'ai guéri des phagédénisants par la syphilisation. Mes écrits et la première lettre que je vous ai adressée vous donnent mon opinion toute entière à cet égard. Ce n'est pas là le seul point sur lequel je me trouve en dissentiment avec M. Sperino. Néanmoins j'ai pour l'homme et le savant la plus grande considération.

Je savais bien que vous trouveriez à Strasbourg de vrais amis de la science. Je vous félicite d'avoir rencontré dans M. Kuss un homme de cœur. Quel est le professeur de physiologie, instruit et avide de science, dont la curiosité ne serait pas excitée par un phénomène tel que la syphilisation?

Agréez, etc.

A M. HAGEN, A STRASBOURG.

Paris, le 20 mai 1855.

Très-cher et très-honoré Confrère,

J'approuve tous les détails que vous me donnez sur votre thèse, et je suis bien convaincu aujourd'hui que ce n'est pas seulement une formalité que vous accomplissez, mais que vous rédigez encore une monographie très-importante. L'avenir vous montrera que je ne me trompe pas à cet égard. Vous n'avez donc qu'à continuer : mes conseils se bornent à vous y engager vivement.

Vous avez bien compris la principale raison de l'absence, dans la science, d'observations rédigées par moi; mais vous ne savez pas tout, et vous devez tout savoir, car vous êtes doué de trop de tact et de jugement pour ne pas discerner aisément ce qu'il convient de dire aujourd'hui de ce qu'il est mieux de laisser dans l'ombre. Voici quelques faits exprimés sommairement :

1° Mon premier travail, avant d'être publié dans les *Archives générales de médecine*, était presque un livre; il renfermait des observations de singes et d'hommes. Je n'ai trouvé ni journaliste ni libraire qui voulût le faire imprimer. M. Raige-Delorme, directeur des *Archives générales de médecine*, s'est montré moins exigeant que les autres en se bornant à demander la mutilation et l'abréviation de mon travail; j'ai dû consentir, sans me plaindre, à soumettre ma pensée à un lit de Procuste. C'est ainsi que mon œuvre a pu paraître dans les *Archives*, mais tronquée et autrement tronquée qu'elle ne l'avait été par moi-même dans mon manuscrit, que j'avais consenti à réformer. Les Observations sont inintelligibles dans la version des *Archives*. C'est par là que j'ai présenté le flanc à la critique malveillante des académiciens : on m'avait enlevé ma cuirasse; mais M. Malgaigne, qui tenait mon Mémoire (1er manuscrit) entre les mains, a pu me défendre. Je n'en suis pas moins reconnaissant aux *Archives*, car je sais qu'elles ne sont pas faites

(1) DOCUMENTS, 2e série. V. p. 220.
(2) Ibidem. V. p. 221 à 225.

pour imprimer des livres. Bref, c'est à l'occasion de ce premier travail que j'ai regretté pour la seconde fois de ma vie de n'être pas riche. Je l'avais déjà regretté une fois en faisant mes premières expériences.

2o J'ai donné ou offert maintes fois des Observations à divers journaux de médecine; il les ont trouvées ou trop longues ou trop courtes, ou bien ils ont prétendu qu'il fallait attendre. La plupart des grands journaux de médecine ne sont pas des journaux de science : ce sont des boutiques de science.

3o L'Académie de médecine n'a pas voulu me permettre de lire un Mémoire, et a supprimé toutes les lettres que je lui ai écrites.

4o M. Sperino a dépensé beaucoup d'argent pour publier son livre en italien et en français. L'Université de Christiania a fait les frais de celui de M. Boeck.

5o Nos adversaires ont trouvé au contraire largement ouvertes toutes les voies de la publicité pour produire immédiatement contre nous tout ce qu'ils ont voulu, et souvent même des calomnies qui faisaient le tour du monde avant que nous pussions en obtenir la rectification restreinte par avocats et par huissiers. Mais le mal était fait, et c'est ce qu'on voulait. *Calomniez, calomniez.* etc.....

6o Je veux que tout ce que je publierai sur la syphilisation soit bien soigné; la rédaction d'une seule observation me prendrait plusieurs jours. Ne vous semble-t-il pas que les Observations de M. Sperino sont de *bonnes* pierres, mais mal taillées, d'un édifice à construire?

7o Mes sujets d'observations ne sont pas des sujets d'hôpitaux; ils me prient avec raison de faire en sorte qu'on ne les reconnaisse pas dans les détails que je publierai. Mais, pour qu'ils soient contents, ne faut-il pas qu'ils ne s'y reconnaissent pas eux-mêmes? Je ne veux pourtant changer aucune circonstance, même insignifiante, parce que, si je le faisais, je ne serais plus vrai. La profession, l'âge, le sexe, le genre de vie, les antécédents, les parents, rien, selon moi, n'est indifférent dans les sujets d'observations. Plus tard, je serai plus libre, et mes Observations bien travaillées n'en seront que meilleures, par l'effet du temps, *comme les bons vins.*

8o Je suis, pour ainsi dire, plus astreint que les autres médecins à une grande discrétion. Les ennemis de la syphilisation ont compris qu'ils auraient une grande force contre elle s'ils pouvaient en quelque sorte la corrompre à sa source, en atteignant la considération de l'inventeur. Les attaques exotiques et anonymes ne m'ont pas manqué; mais mon honorabilité est demeurée intacte, malgré tous les piéges qu'on m'a tendus. Il m'a suffi, pour me préserver de ces piéges, de demeurer fidèle à toutes les paroles que j'avais données, à toutes les promesses que j'avais faites, soit en particulier, soit en public. Un étudiant en médecine a exigé que je brûlasse son observation devant lui : je l'ai fait; mais je conserve de son observation un souvenir utile, utile pour la science.

Comme vous le dites fort bien, comme l'a fait remarquer M. Bœck, comme l'ont pensé toutes les personnes impartiales, les matériaux fournis par les Commissions et les Académies hostiles suffisent seuls pour établir que la syphilisation n'est pas une chimère; les sujets eux-mêmes qui ont servi à nos ennemis, pour attaquer la syphilisation, sont des types de santé et des preuves vivantes de l'efficacité de la syphilisation. Lindeman fait envie à tous ceux qui le voient; Pagès est plein de santé. Laval est chirurgien militaire, et a traversé toutes sortes d'excès et de privations, et une fièvre typhoïde; il se porte bien. Le tambour de M. Ricord continue à lui porter des billets de garde; et ainsi des autres. Jugez enfin comme on serait fort contre nous si les syphilisés connus ne jouissaient pas de la santé.

Je vous presse cordialement et confraternellement la main.

A M. HAGEN, A STRASBOURG.

Paris, le 7 juin 1855.

Très-cher et très-honoré Confrère,

Je viens de recevoir votre thèse et la bonne lettre qui l'accompagne. J'ai parcouru la thèse, que je lirai ce soir ou demain mieux à mon aise. Je ne veux pas aujourd'hui laisser partir le courrier sans vous adresser mes remercîments et mes compliments. J'y joins mes encouragements pour la journée du samedi.

Je vois que vous connaissez très-bien la doctrine de la syphilisation. Je ne suis par conséquent pas en peine sur la manière dont vous vous défendrez; je n'ai donc vraiment pas de conseil à vous donner. Il n'y a pas dans votre travail les imperfections que votre modestie vous y fait découvrir; mais je vous dirai plus tard franchement ce qu'une lecture attentive pourrait m'y faire trouver d'incomplet. Jusqu'à présent, c'est-à-dire dans un rapide parcours, je n'y ai vu que des choses noblement et justement pensées, et très-bien dites. Préparez-vous donc fièrement à la journée d'après demain.

Que me parlez-vous de dépenses faites pour vous? Je n'en ai fait aucune. N'est-ce pas vous, au contraire, qui vous imposez les frais d'une thèse volumineuse? Je voudrais en faire parvenir un exemplaire à chaque syphilisateur, car les syphilisateurs sauront seuls utiliser et prôneront, selon sa valeur, votre remarquable travail. Mais que ne vous ai-je écrit plus tôt pour vous dire, sans avoir l'air d'user de représailles, que je désire payer le tirage des exemplaires que vous m'enverrez? Je ne suis d'ailleurs d'aucune manière quitte envers vous, car vous ne me deviez rien quand vous avez consacré à la cause que je défends votre temps, votre activité, votre intelligence et tout votre cœur. Mais j'espère qu'un jour la syphilisation elle-même me donnera l'occasion de vous témoigner toute mon entière reconnaissance.

Je vous écrirai bientôt encore. Apprenez-moi comment les choses se seront passées samedi. Je désire que quelque journal consacre le souvenir de cette journée importante pour la syphilisation.

Votre bien dévoué confrère.

A M. HAGEN, A STRASBOURG.

Paris, le 18 juin 1855.

Très-cher et très-honoré Confrère,

J'attendais, pour vous témoigner la satisfaction que m'a causé votre dernière lettre, de recevoir quelques exemplaires de votre excellente thèse, afin de pouvoir la faire connaître. M. Heiberg, ami de M. Bœck et Directeur de l'hôpital de Christiania, était à Paris lundi dernier. Je lui ai communiqué votre lettre, et je lui ai laissé emporter à Christiania l'unique exemplaire de votre Thèse que vous m'avez envoyé. J'en attends impatiemment quelques autres.

Je me réserve le plaisir de rendre compte moi-même de votre soutenance dans mon prochain BULLETIN SYPHILOGRAPHIQUE de la *France médicale.*

J'ai trouvé vos réponses pleines de vigueur et de sens. Vous avez surtout admirablement répondu au reproche d'immoralité qu'on adresse à la syphilisation.

N'oubliez pas de me renvoyer le livre de M. Bœck et le manuscrit de son Observation.

Puisse cette lettre, que j'écris à la hâte, vous trouver à Strasbourg!

Votre bien dévoué et reconnaissant confrère.

A M. LE PROFESSEUR BŒCK, A CHRISTIANIA (NORWÉGE).

Paris, le 5 juillet 1855.

Très-cher et très-honoré Confrère,

J'ai lu avec soin et grand intérêt les deux Observations que vous m'envoyez. Je les mettrai au net pour qu'elles soient prêtes à votre arrivée ; mais je crois qu'il y a deux choses à faire: 1° une relation que vous puissiez lire à l'Académie ; 2° une relation plus longue pour la publier dans un journal. Cette seconde partie est plus importante. Mais je ne veux pas entreprendre le travail avant de trouver un journaliste qui consente à reproduire vos deux dessins. Quand vous viendrez, j'espère que tout sera prêt.

Je trouve excellente votre réponse au Freschi de Copenhague. J'en dirai un mot dans un BULLETIN SYPHILOGRAPHIQUE que je publie dans la *France médicale*, si vous me donnez quelques détails pendant votre séjour à Paris.

J'écris à M. Sperino en même temps qu'à vous. Je crois qu'il sera à Paris en même temps que vous.

Il paraît que votre fils vous accompagnera à Paris. Je ne connais pas l'École polytechnique de Liége. — Voyez en passant à Liége M. Didot, avec lequel j'ai combattu côte à côte en faveur de la syphilisation, et contre Ricord, à l'Académie de Belgique. Je connais beaucoup à Liége un de nos réfugiés, M. Geniller, qui y enseigne les mathématiques. Voyez-le en mon nom, si vous avez besoin de renseignements sur une Ecole polytechnique. Je crois que les règlements de l'Ecole polytechnique de Paris vous permettraient d'y laisser votre fils.

Je vous demande pardon d'avoir tant tardé à répondre à toutes vos bonnes lettres. C'est ainsi que je fais souvent quand j'ai l'intention d'écrire longuement, et que je cherche un moment favorable. Mais aujourd'hui il est inutile que je vous parle plus en détail, puisque je dois bientôt vous voir,

Agréez, etc,

A M. C. SPERINO, MÉDECIN EN CHEF DU SYPHILICOME, A TURIN (PIÉMONT).

Paris, le 19 juillet 1855.

Très-cher et très-honoré Confrère,

Vous me donnez une bonne nouvelle en m'apprenant que vous viendrez à Paris pour y rencontrer M. Bœck. Je profiterai avec joie de cette rencontre. M. Bœck partira de Christiania le 17 de ce mois et s'arrêtera quelques jours à Hanovre et à Liége. Il sera donc arrivé à Paris bien avant la fin du mois, sans que je puisse préciser la date.

M. Bœck n'avait l'intention d'aller à Lyon que pour vous y rencontrer ainsi que M. Baumès. Il ne savait pas que vous vous détermineriez à venir jusqu'à Paris. J'ignore quelle sera désormais l'intention de ce véritable apôtre de la syphilisation.

M. Hagen a fait une révolution dans l'antique et honnête Faculté de Strasbourg. Pas une objection sérieuse n'a été adressée à M. Hagen. La salle des actes de la Faculté de Strasbourg n'avait jamais été si remplie. Professeurs, élèves et praticiens s'y étaient donné rendez-vous. On dit que M. Stœber ne tardera pas à expérimenter.

M. Hagen n'est jamais venu à Paris, et je ne le connais que par correspondance. Je n'ai eu que très-peu d'exemplaires de sa Thèse qui n'est pas dans la librairie, et qui a été littéralement enlevée à Strasbourg. Je tâcherai pourtant de vous avoir les exemplaires que vous demandez.

Voici comment, d'après mes conjectures du moins, M. Hagen n'a pas parlé, dans sa Thèse, de l'Académie de Turin. C'est parce que je n'ai pu lui fournir, lorsqu'il m'a écrit pour me demander des renseignements, le Rapport de M. Freschi, et ce qu'on a écrit contre nous en Italie. M. Hagen, auquel j'ai envoyé vos brochures, n'a sans doute pas voulu en parler sans connaître le pour et le contre.

On dit que M. Hagen doit avoir le prix de thèse, ce qui indique combien la Faculté de Strasbourg, malgré M. Bégin, qui y est influent, se trouve bien disposée pour nous. Je crois aussi que mes petits articles inquiètent M. Ricord, dont M. Latour n'est que le truchement.

Je ne vous écrirai pas longuement ce que je vous dirai ici tout à l'aise. Mais je ne veux pas retarder pour vous le plaisir d'apprendre les choses les plus importantes pour l'avenir de la syphilisation.

Voyez M. Diday en passant à Lyon. Je le crois plus honnête que solide dans ses idées. Il serait bon de voir aussi M. Rodet, et surtout son successeur à l'Antiquaille. Ce dernier seul peut entreprendre des expériences publiques à Lyon.

Je ferai le mardi 31 juillet une exposition de la syphilisation dans le sein de la Société médicale Américaine de Paris. Vous pourriez y être, ainsi que M. Bœck.

Si vous étiez aussi disposé à faire une exposition dans l'amphithéâtre où j'ai fait mon cours, cela serait d'un excellent effet, et vous verriez par vous-même que la syphilisation vous a fait un beau nom dans l'esprit de la jeunesse française.

Au moment de finir ma lettre, j'en reçois une de M. Bœck. En voici la substance: 1° la syphilisation gagne tellement du terrain à Christiania, qu'un médecin adresse à M. Bœck un malade de la ville afin qu'il soit syphilisé; 2° M. Bœck a guéri par la syphilisation, aidée d'un peu d'iode, une femme atteinte de paralysie syphilitique; 3° il quittera Christiania huit jours plus tard qu'il ne nous l'avait écrit; il me prie de vous en informer.

Qu'est-ce que dit un M. Landi, de Toscane, dans ses articles sur la syphilisation?

Agréez, etc.

A M. HAGEN, DOCTEUR EN MÉDECINE, A MAXEY-SUR-VAISE (MEUSE).

Paris, le 1er novembre 1855.

Très-cher et très-honoré Confrère,

J'ai le remords de ne vous avoir point encore écrit dans votre nouvelle résidence. Je n'ai point oublié le signalé service que vous avez rendu à la syphilisation par votre Thèse. La fin des vacances et le retour à Paris des travailleurs dispersés me ramènent au projet que j'avais eu de faire parler de votre Thèse dans quelques journaux.

Je suis bien content que vous vous occupiez de quelques thèses sur la syphilis. Je crois que, dans un temps très-prochain, les dogmes de la syphilisation devront dominer toutes les idées syphilographiques. Personne n'est plus que vous à même de comprendre cela et d'en hâter le moment.

Il se confirme par une nouvelle expérience de M. Sperino que la syphilisation guérit le *favus*.

Le livre de M. Bœck se traduit en Allemagne. Je vous en ferai parvenir un exemplaire. Il y aura des additions faites par l'auteur.

Votre dévoué confrère.

A M. LE PROFESSEUR BŒCK, A CHRISTIANIA (NORWÉGE).

Paris, le 30 mars 1856.

Cher Confrère et ami,

M. F.... a produit dans les *Archives* deux articles que je n'ai pas même lus jusqu'au bout, tant ils sont faibles au point de vue de la syphilisation. M. F... est dans la classe des *louvoyeurs*. Il sera des nôtres quand nous triompherons.

Quand vous autres étrangers vous êtes à Paris, ces messieurs vous font belle figure; leur intérêt est de se créer des relations; mais ensuite leur conviction fléchit quand il s'agit de faire un acte désintéressé de dévouement à la vérité. J'ai deviné ce que ferait M. F... quand, après vous avoir demandé des Observations, il s'est réfugié dans un prétexte, puis dans un autre, pour ne pas les insérer dans son journal.

Ce qu'il faut à la syphilisation pour triompher rapidement, c'est la notoriété, la publicité. Je n'ose pas m'aventurer dans la création d'un journal; cela est trop dispendieux et engage trop vis-à-vis du public; mais je me suis décidé à publier de temps en temps des brochures qui feront suite les unes aux autres, de manière à remplacer un journal et à faire un livre. Il y a une foule de choses qu'il nous importe de faire savoir, en temps opportun, au public. Mon cadre ne se prêtera pas facilement à la publication d'Observations, mais il se prêtera très-bien à la publication de correspondances. Vous m'écrirez donc tout ce que vous voudrez sur la syphilis et sur la syphilisation, et, de cette manière, rien ne sera perdu pour le public.

M. le professeur Nélaton a ouvert son service à la syphilisation pour les cas graves; mais quoiqu'il m'ait déjà donné l'autorisation de syphiliser deux sujets, je me suis abstenu, parce que l'état moribond de ces sujets ne me permettait pas de tenter une chose qui ne devait pas réussir. Mais j'espère que M. Nélaton se décidera plus tôt une autre fois ou choisira mieux.

M. Sirus-Pirondi, médecin de l'hôpital des vénériens à Marseille, vient de publier un opuscule dans lequel il se hasarde à dire que la syphilisation est une bonne chose en théorie (mais non en pratique? Contradiction!). Les journaux ont parlé de la brochure, mais ils se sont bien gardés de souffler mot de la syphilisation.

. . . .

J'ai commencé la semaine dernière la syphilisation sur trois officiers arrivés fraîchement de Sébastopol. Ils ont été à l'assaut de Malakoff; je m'en vais les mettre à même d'affronter d'autres assauts. Je leur ai inoculé à tous le même pus; l'un d'eux qui n'avait qu'un chancre simple a eu cinq jours d'une fièvre intense d'incubation qui a complètement fait défaut chez les deux autres.

. . . .

Je suis, etc.

A M. HAGEN, DOCTEUR EN MÉDECINE, A MAXEY-SUR-VAISE (MEUSE).

Paris, le 24 août 1856.

Très-cher et très-honoré Confrère,

Ne croyez pas que je vous aie oublié dans ce que vous appelez votre Arcadie. Le talent et le zèle que vous avez déployés dans la défense de la syphilisation à Strasbourg ne sauraient manquer, s'il était besoin, de me faire songer à vous chaque fois surtout qu'un événement important arrivera pour la syphilisation. Aujourd'hui cet événement est une grande victoire remportée par M. Bœck.

Un Congrès de médecins et de naturalistes scandinaves vient d'avoir lieu à Christiania. M. Bœck a rassemblé devant les médecins du Congrès la plupart des personnes qu'il avait guéries de la syphilis par la syphilisation et celles qui étaient encore en traitement. Il a ensuite prononcé un discours qui a entraîné les suffrages de l'Assemblée. Tous ses collègues de l'Ecole de médecine de Christiania ont confirmé ce qu'avait dit M. Bœck.

M. Bœck vient de publier un petit livre allemand sur la syphilisation des enfants. J'ai grand désir d'en faire paraître à Paris une traduction française. Mais je n'ai voulu en parler à personne, avant de savoir si vous auriez le temps et le désir d'y attacher votre nom déjà si cher à la cause de la syphilisation. Il est bien entendu que vous n'auriez qu'à m'envoyer cette traduction manuscrite, et que je me chargerais à Paris et à mon compte de tous les frais et soins matériels. Je vous envoie mon exemplaire. Écrivez-moi votre pensée là-dessus.

Adieu, cher confrère, donnez-moi quelques détails sur votre vie, vos projets d'avenir. L'année 1860 s'approche, et j'espère qu'alors la syphilisation sera en mesure de vous venir efficacement en aide dans votre concours d'agrégation.

Votre bien dévoué confrère.

A M. LE PROFESSEUR BŒCK, A CHRISTIANIA (NORWÉGE).

Paris, le 12 octobre 1856.

Très-cher Confrère et excellent ami,

La distinction dont vous a honoré le prince Napoléon a comblé de satisfaction tous ceux qui vous ont vu ici, et qui, par conséquent, ont su vous apprécier. Quant à moi, j'ai éprouvé une joie indicible, parce qu'il me semble que c'est la syphilisation qu'on a honorée et encouragée dans son plus digne propagateur. M. Geoffroy-Saint-Hilaire, sa famille, M. Gaimard, tout le monde m'a chargé de vous adresser des compliments. Je l'aurais fait plus tôt si je n'avais été dans une espèce de fièvre d'espérance qui me faisait croire que j'aurais d'un jour à l'autre quelque chose très-importante à vous apprendre.

J'ai passé hier une partie de la matinée avec M. Guérault, chirurgien du *Cocyte*. Il m'a donné de vous, de votre service et de Christiania les meilleurs renseignements. Il conserve de vous et de votre pays d'excellents souvenirs qui ont comblé de joie un Norwégien d'ici qui se nomme M. Gaimard.

M. Guérault n'a pas reçu une aussi bonne impression de la part de M. Nyman, qui raffole encore, paraît-il, de M. Ricord et de son école. Un de nos proverbes est ainsi conçu : *Quand on veut noyer son chien on dit qu'il a la gale.* Il semble que la syphilisation soit le chien galeux de M. Nyman. Mais alors pourquoi M. Nyman me promettait-il ici *monts et merveilles* ? Pourquoi pense-t-il à Stockolm différemment qu'à Paris ? L'explication de cela la moins désobligeante pour M. Nyman que je puisse imaginer, c'est que : *les lauriers de M. Bœck empêchent M. Nyman de dormir.* J'écrirai ces jours-ci à M. Nyman sans lui dire un seul mot sur la syphilisation. J'attendrai ainsi qu'il prenne position pour voir le côté par où je devrai l'attaquer.

Le prince Napoléon est arrivé depuis huit jours. Personne de mes amis ne l'a encore vu. Hier son aide de camp est venu chez M. Geoffroy-Saint-Hilaire et chez M. Gaimard. Aucun de ces messieurs n'était chez lui, mais aucun d'eux ne tardera non plus à voir le Prince. Vous recevrez donc très-prochainement de moi une nouvelle lettre.

Je sais que M. Ricord multiplie ses évolutions. Il est allé à Bordeaux pour se faire remarquer, le jour même où y était l'Empereur. L'historiographe de M. Ricord, M. A. Latour, nous apprend dans un feuilleton dithyrambique du plus mauvais goût, que *le Prince de la Syphilographie se trouvait à Bordeaux en même temps que l'Empereur des Français, et que cela a donné lieu à plus d'un rapprochement.* Je crois que le Prince de la Syphilographie (puisque prince il y a) veut compromettre l'Empereur en faisant croire à un *rapprochement* qui n'existe pas. On dit que M. Ricord est allé aussi au Havre le jour de l'arrivée du prince Napoléon en cette ville. Mais je ne puis l'affirmer. Ce qui est certain, c'est que le Prince de la Syphilographie sent son trône bien ébranlé.

Toutes les recommandations pour votre fils ont été envoyées. Donnez-moi son adresse précise à Liége. Je le ferai voir par un de mes amis. Sachez si les recommandations lui sont parvenues et s'il en désire d'autres.

J'ai rencontré votre hôtesse. Elle m'a appris qu'elle avait encore trois livres à vous et à l'excellent M. Egebert. J'irai les retirer et vous les ferai parvenir.

Mes bien affectueux compliments et remercîments.

A M. E. KAUFFMANN, A BERLIN (PRUSSE).

Paris, le 19 octobre 1856.

Très-cher ami,

Mes regrets seraient bien vifs d'avoir tardé si longtemps à répondre aux deux aimables lettres du plus dévoué des apôtres de la syphilisation, si je n'avais eu la certitude que vous correspondiez activement avec M. Geoffroy-Saint-Hilaire et le désir de vous annoncer quelque événement important relatif à la syphilisation.

Vous avez su le grand triomphe remporté par M. Bœck, qui a obtenu du Congrès scandinave un vote unanime en faveur de la syphilisation. Le prince Napoléon a décoré M. Bœck en passant à Christiania. Si vous restez à Berlin, je vous enverrai ces jours-ci une nouvelle brochure du syphilisateur norwégien.

Je vous enverrai aussi votre diplôme de membre de la Société médicale du Panthéon, dont les travaux sont très-actifs.

Pas de nouvelles du prince de Capoue. Je l'ai vu cet été. Nous n'avons pas causé de syphilisation.

Recevez, cher ami, mes félicitations pour le succès que vous avez eu dans la fondation d'une Société d'Acclimatation à Berlin. Je vous écrirai bientôt une longue lettre sur la syphilisation.

Mes affectueux compliments et remercîments.

A M. NYMAN, A STOCKOLM (SUÈDE).

Paris, le 20 octobre 1856.

Très-cher Confrère,

Pendant votre trop court séjour à Paris, vous m'avez parlé d'un homme à queue que vous avez vu à Londres pendant l'Exposition universelle. M. Geoffroy-Saint-Hilaire s'intéresse particulièrement aux détails de ce fait. Voudriez-vous m'en écrire pour lui une relation scientifique?

Je vous envoie un opuscule sur la syphilis, vous m'en direz votre avis.

Je vais toujours de temps en temps à Saint-Louis, et je ne fais pas un diagnostic sans songer à vous; nous avons pourtant commis ensemble quelques erreurs.

a. Vous rappelez-vous cet homme au testicule syphilitique que nous avons vu chez M. Nélaton? Le testicule a été enlevé, et il y avait dans ce testicule autre chose que de la syphilis. Des recherches seraient encore à faire sur le *testicule vénérien.*

b. Cet homme ayant sur le corps une foule de papules petites et noirâtres que nous avons rencontré dans la cour quand nous étions avec M. Bazin, et qui est entré chez M. Hardy, est aujourd'hui chez M. Gibert, qui le traite pour un *lichen syphilitique.* Une amélioration très-grande semble confirmer le diagnostic de M. Gibert.

c. Il est mort chez M. Cazenave un syphilitique qui marchait vers la tombe quand nous visitâmes ensemble le service de ce médecin. Ce syphilitique est mort diarrhéique et cachectique. Il avait l'intestin criblé de pustules et d'ulcérations. J'ai fait l'autopsie et j'ai gardé les pièces. Venez les voir.

d. Ce juif syphilitique qui était couvert d'ecthymas et de rupias chez M. Bazin est mort récemment. Le grand Rabbin nous a fait refuser l'autopsie.

Je vois tous les jours de plus en plus qu'on ne meurt jamais de syphilis, et qu'il était bien inutile d'inventer la syphilisation. N'est-ce pas là aussi votre avis?

Notre Société médicale du Panthéon est dans une voie de grande prospérité. J'en suis secrétaire-général. Envoyez-nous des travaux et nous les ferons publier. Si vous voulez être membre, cela vous rapportera 5 francs par an.... que vous nous donnerez.

Remplissez aussi exactement vos promesses que celle que vous m'aviez faite de m'écrire aussitôt après votre arrivée à Stockolm, et je serai parfaitement content. Je crois pourtant que vous avez un peu oublié *Pivert.* Pour mon compte je n'ai pas oublié l'aménité de votre caractère, le charme et l'instruction qui résultent de votre conversation, et je fais des vœux pour que vous reveniez bientôt à Paris.

Mes affectueux compliments.

A M. X., OFFICIER ....., A PARIS.

Paris, le 29 novembre 1856.

Monsieur,

Quel que soit le degré de syphilis dont vous êtes atteint et dont je ne puis juger qu'en vous voyant, l'application de ma méthode demandera toujours plus d'un mois, sinon pour vous guérir, du moins pour vous conduire jusqu'à l'immunité contre le virus syphilitique. Or, mettre les sujets dans un état d'immunité qui leur permet d'affronter dans l'avenir tous les risques de contagion est un des avantages les plus précieux de ma méthode. Guérir, c'est sans doute beaucoup; mais préserver, c'est encore plus et mieux. En effet, les personnes atteintes de syphilis sont sujettes à deux genres de récidives: 1° le mal peut reparaître sans nouvelle contagion, parce qu'il n'a pas été guéri; 2° le sujet peut être infecté de nouveau, en lui supposant une guérison radicale que je ne crois pas facile à obtenir par les moyens ordinaires. La syphilisation met à l'abri de ces deux chances fâcheuses. Un pareil résultat demande du temps ; environ trois mois, puisqu'il s'agit de substituer une constitution à une autre. La gêne du traitement n'est pas grande pour le malade, mais il doit voir le médecin une fois au moins par semaine. Je ne dois pas vous taire, Monsieur, que les difficultés du traitement par la syphilisation sont augmentées quand le malade a été préalablement soumis à un traitement mercuriel.

Tels sont, Monsieur, les seuls détails que je puisse vous donner par écrit et que je m'empresserai de vous compléter si vous prenez la peine de venir me voir. Ne connaissant pas votre état de maladie, je ne puis rien vous conseiller de précis. Mon habitude est de n'appliquer ma méthode qu'aux personnes qui peuvent en apprécier la valeur et la portée. Je suis donc souvent obligé de faire ce qu'il y a de moins bien, en dirigeant des traitements qui sont à mes yeux un pis, un *très-pis aller*.

J'ai l'honneur, etc.

A M. C. SPERINO, MÉDECIN EN CHEF DU SYPHILICOME, A TURIN (PIÉMONT).

Paris, le 25 décembre 1856.

Très-cher Confrère,

Je n'ai pas un instant oublié vos remarquables travaux sur la syphilisation ni la grande importance de votre initiative. Mon plaisir a toujours été de vous le dire et de le publier.

C'est avec une peine bien vive que j'avais appris la longue maladie dont vous avez été atteint. Je suis doublement heureux de votre rétablissement et de la reprise de vos travaux. Ils auront, je n'en doute pas, la plus grande influence sur le triomphe définitif et prochain de notre syphilisation. Mais il faut pour cela que ces travaux reçoivent de la publicité, et que cette publicité parte de Paris.

Votre Ministre a bien agi en n'acceptant point votre démission, et je voudrais bien que le nôtre fît, en vous décorant de la Légion d'honneur, le pendant de ce qu'a fait le prince Napoléon en décorant M. Bœck (de Christiania).

Vous me demandez si j'ai toujours la pensée que la syphilisation soit efficace contre le cancer? Mon opinion n'a pas changé ; mais de nouvelles expériences m'ont fait voir que quand la diathèse cancéreuse est très-avancée, les chancres et l'influence syphilitique se développent très-difficilement. On ne saurait trop multiplier des essais qui, dans ma pensée comme dans la vôtre, sont tout à fait sans inconvénient.

J'ai voulu traiter par la syphilisation, chez M. Nélaton, un homme atteint de farcin. La diathèse *farcino-morveuse* était trop avancée et les chancres n'ont pas pris. Essai à recommencer.

A propos de l'eczéma que vous avez guéri et de celui qu'a guéri M. Bœck, je crois qu'il y a deux sortes d'eczéma : 1° un eczéma scrofuleux ; 2° un eczéma dartreux. C'est sans doute le premier qui est influencé par la syphilisation. Qu'en dites-vous?

Une de vos syphilisées a fait, dites-vous, un enfant sain. Deux de mes syphilisés sont dans le même cas : 1° Laval, qui avant la syphilisation avait fait un enfant mort-né, et qui depuis en a fait un autre qui est bien portant ; 2° un ouvrier cordonnier. Ces faits ont une grande importance.

Je ne connais que M. Danielssen qui ait cherché à combattre la lèpre tuberculeuse par la syphilisation. Il dit avoir eu quelques succès. Nous saurons plus tard exactement ce qu'il en est. Je vise dans ce moment-ci pour le faire entrer chez M. Nélaton et le syphiliser un médecin grec et lépreux, qui est à l'hôpital Saint-Louis depuis longtemps et dont le mal ne fait qu'empirer.

Le sujet que je syphilise dans ce moment-ci chez M. Nélaton n'est malheureusement pas un de ces cas sur lesquels la syphilisation ait une très-grande influence, et surtout une influence immédiate. Il s'agit d'une fille de 18 ans dont le mal est héréditaire et consiste en affections du système osseux (exostoses, gommes ulcérées, nécroses, etc.). J'espère pourtant qu'à la longue la syphilisation, qui n'est commencée que depuis un mois, ne sera pas complètement inefficace. Je vous tiendrai au courant.

M. Nélaton a fait une bonne leçon clinique pour expliquer les motifs qui l'ont engagé à entrer dans cette voie (1). Il est bien regrettable que cette leçon n'ait pas été publiée.

J'ai entre les mains le discours remarquable qu'a prononcé M. Bœck sur la syphilisation au Congrès scientifique de Christiania. Vous ne soupçonneriez jamais qu'il m'a été communiqué par M. A. Latour. J'attends pour publier ce discours celui du professeur Carlsson (de Stockolm), qu'on doit m'envoyer.

(1) Voir ci-dessus, p. 278.

Si la syphilisation avait eu un organe à Paris, quel parti n'aurions-nous pas tiré du grand mouvement qu'a fait M. Bœck dans tous les pays Scandinaves. Au contraire, tous les plus petits faits qui semblent contre nous ne sont-ils pas publiés avec bruit par nos adversaires ? Parviendrai-je enfin à avoir un service ? Le malheur veut que M. Ricord ait donné des soins au prince Napoléon et fasse une cour assidue. La conversation que j'ai eue avec le Prince se résume ainsi quant à ce qu'il m'a dit : « Vous avez fait une graude découverte ; j'en ferai parler dans le compte rendu de mon voyage, mais c'est *une grosse affaire* (textuel) que de vous faire avoir un service de syphilisation. » Mes amis me font pourtant espérer que je réussirai.

Ecrivez-moi souvent, cher confrère, et recevez mes sentiments affectueux et confraternels de nouvel an.

A M. LE PROFESSEUR CARLSSON, A STOCKOLM (SUÈDE).

Paris, le 25 décembre 1856.

Monsieur et très-honoré Confrère,

Je viens d'avoir communication du discours que le professeur W. Bœck a prononcé sur la syphilisation au Congrès scientifique de Christiania. C'est un morceau remarquable, dont la publication doit intéresser vivement le public médical et concourir beaucoup au progrès de la science. Mais la publication de ce discours serait incomplète sans la réponse que vous avez faite à M. Bœck, et qu'il me serait inutile de demander à l'obligeance du savant et trop modeste Professeur de Norwége.

Puis-je donc espérer, Monsieur, de votre extrême obligeance que vous aurez la bonté de me communiquer votre discours, ainsi que tout ce qui s'est dit et passé à Christiania sur la syphilisation, en dehors du discours de M. W. Bœck.

Si quelque événement nouveau se passait dans vos contrées sur la syphilisation, et si je ne craignais d'abuser de votre obligeance et de vos instants, je vous serais infiniment obligé de m'en informer.

Je ne quitterai pas la plume, Monsieur et très-honoré confrère, sans vous exprimer la vive reconnaissance que j'éprouve envers vous qui avez prêté avec abnégation l'appu de votre talent et de votre nom à une cause que je crois être celle de la vérité.

Je suis, etc.

A M. LE Dr CLERC, A SAINT-GERMAIN-EN-LAYE (SEINE-ET-OISE).

Paris, le 6 janvier 1857.

Monsieur et très-honoré Confrère,

La syphilisation marche bien sur votre jeune malade. Si vous pouviez venir la voir n'importe à quel jour et à quel moment, vous verrez que la multiplicité des inoculations chancreuses n'est pas quelque chose de pénible ni de nuisible aux malades.

Je crois que l'état général a gagné, mais aucun bénéfice n'a encore été obtenu quant aux affections osseuses. Cela n'a rien qui doive surprendre, car la syphilisation n'est commencée que depuis un mois et dix jours. Or, de même que le virus syphilitique demande un temps très-long pour produire des affections osseuses, de même aussi il exige plus long temps pour agir comme curatif contre des affections osseuses que contre d'autres affections moins profondes.

Je suis loin de penser pourtant qu'il faille à la syphilisation des années pour modifier des affections tertiaires. Une guérison qui se ferait si longtemps attendre serait presque illusoire. Je n'en pense pas moins qu'on s'est trompé en disant que la syphilisation ne guérissait pas les affections osseuses. Ce qui est vrai, c'est que quand l'immunité absolue est atteinte, les malades ne sont pas encore guéris. Ce qui n'est pas moins vrai, c'est qu'il suffit de les bien nourrir ensuite, et de leur faire prendre quelquefois de l'iode, s'ils ont déjà fait usage de mercure, pour voir tous leurs maux disparaître. C'est là, je crois, un grand résultat, car en définitive c'est guérir dans des cas où les médicaments *iodiques* avaient été impuissants avant la syphilisation.

Voici, je crois, comment les choses se passeront (sauf accidents imprévus ou le progrès d'une exostose interne) chez notre jeune malade. — *Premier effet.* Etablissement de la puberté, c'est-à-dire arrivée des règles et développement des seins. — *Deuxième effet.* Guérison des affections qui existent.

Il est utile que je sache si la jeune fille a pris du mercure, et en quelle quantité. Elle m'a parlé de pilules ; elle m'a parlé surtout d'une liqueur dont on lui faisait avaler tous les jours une cuillerée dans une tasse de lait. N'était-ce pas de la liqueur de Van-Swieten ?

Voici d'autres questions beaucoup moins importantes que je me permets de vous adresser, et qui n'ont presque qu'un intérêt scientifique.

La maladie est-elle héréditaire ou bien la jeune fille n'aurait-elle pas été *contagionnée* par sa mère dès la première enfance? Comment a succombé sa mère?

Quelle phase a suivie la maladie du père, dont la sœur, au récit de la jeune fille, a une ulcération à la jambe?

En attendant votre réponse, je vous prie, Monsieur et très-honoré confrère, d'agréer mes compliments les plus empressés.

A M. F..., A X....

Paris, le 19 janvier 1857.

Mon cher F...,

Je réponds à la partie pressante de votre lettre.

S'il est bien vrai :

1° Que votre mal ait commencé par une petite élévation pleine, c'est-à-dire sans pus, sans aucun liquide (affection que vous auriez exaspérée par l'usage de l'alun).

2° Qu'il se soit écoulé un temps assez long (quinze jours et plus par exemple) entre le coït suspect et l'apparition de l'ulcération que vous portez.

3° Que cette ulcération ne se soit jamais creusée, même à son début.

Vous êtes sûr d'avoir la vérole.

En conséquence, comme je ne crois pas qu'il y ait à X... quelqu'un qui puisse appliquer ma méthode, vous devez vous soumettre au traitement mercuriel.

Jamais de corps gras sur votre ulcère, qui doit être pansé avec de la charpie trempée dans du vin aromatique et touché de temps en temps avec la pierre infernale.

Si mes conjectures sont fondées :

1° La grosseur que vous avez dans l'aine cessera d'être tendue et douloureuse (sans disparaître complètement), à la suite de quelques bains.

2° Il se montrera probablement, et bientôt, sur diverses parties du corps des boutons rouges et pleins. C'est ce que nous appelons *syphilide papuleuse*.

Ne vous faites pas un monstre de tout cela, car une souffrance morale assombrirait au détriment de votre santé l'état fort peu alarmant dans lequel vous êtes.

Donnez-moi plus de détails pour que je puisse perfectionner et au besoin réformer mon diagnostic. Ne craignez pas d'être prolixe. C'est une sorte d'instruction que vous me demandez de faire à distance, donnez-m'en les moyens. Les plus petites particularités, la précision des dates et des faits, tout peut m'être utile.

Avez-vous des douleurs dans la tête et dans les membres, surtout pendant la nuit? Vous est-il venu quelque glande au cou derrière la tête? Souffrez-vous de la gorge? Quelles maladies antérieures avez-vous eu (si vous en avez eu qui fussent vénériennes, bien entendu)?

Votre projet d'aller à Lyon pour y séjourner est prématuré et aussi impraticable d'ailleurs que serait celui de venir à Paris.

Votre dévoué, etc.

A MISS E..., A EDINBURGH (ÉCOSSE).

Paris, le 2 mai 1857.

Mademoiselle,

Je suis heureux et reconnaissant envers vous chaque fois qu'il m'arrive de vos nouvelles ou la preuve que vous avez quelquefois la bonté de songer à moi. J'ai donc reçu comme une bien bonne fortune, par Madame H..., l'avis que vous voulez animer de votre souffle pur et bienfaisant une idée qui bien que s'appliquant à des choses et souvent à des personnes impures (puisse un jour une société nouvelle améliorer tout cela!) n'en est pas moins digne d'exciter au plus haut degré la sollicitude des vrais philanthropes.

Votre bonté me comble à la fois de confusion et de plaisir. Je sais très-bien que les efforts que vous ferez pour le triomphe de la vérité seront d'autant plus admirables et efficaces qu'il y a chez vous plus d'élévation d'âme et de supériorité d'esprit. Permettez-moi donc de vous témoigner ma respectueuse satisfaction et de vous dire qu'il n'est personne plus désireux que moi d'avoir l'occasion de vous être agréable. Je remettrai volontiers à Madame S..., puisqu'elle a la bonté de vouloir s'en charger, des documents complets sur ma découverte. J'ai peu publié en brochures, mais rien n'est perdu pour la fructification de l'idée, car des voix plus autorisées que la mienne se sont fait entendre.

Un célèbre médecin étranger qui n'est séparé de l'Écosse que par la mer, et qui en est très-rapproché par les idées, M. W. Bœck (de Christiania), a beaucoup écrit sur ma découverte, qu'il a su faire triompher dans les pays Scandinaves par sa loyauté, sa persévérance et son talent. Je vous enverrai plusieurs exemplaires de sa dernière brochure.

Quel dévoûment que celui de M. W. Bœck!

Père de famille, professeur à l'Université de Christiania, chargé d'un service d'hôpital et d'une nombreuse clientèle, il veut quitter tout momentanément et aller, dit-il, faire alliance avec la grande nation anglaise, qui a fait triompher la doctrine de la circulation du sang, l'inoculation, la vaccine, etc.

M. Bœck a déjà écrit à un ami d'Angleterre pour obtenir un service de six mois dans un hôpital. Il veut y démontrer la supériorité de la nouvelle méthode de traitement. M. Bœck me demande le secret, mais doit-il y avoir de secret pour vous?

N'est-ce pas une combinaison de la Providence qui vous a inspiré une noble et généreuse pensée (ce dont vous avez l'habitude), et à M. Bœck la conviction raisonnée qu'une grande idée française transportée par un Scandinave sera bien accueillie sur la terre hospitalière et intelligente que vous habitez.

J'ai été favorisé dans ces derniers temps, ayant eu plusieurs fois de vos nouvelles : 1° par M. D..., avec qui j'ai dîné chez le prince Ch. Bonaparte; 2° par Madame B...; 3° par Mademoiselle D... Pauvres sœurs, pourquoi est-il donc si difficile d'alléger leurs souffrances à la fois physiques et morales!

Mais le plaisir de recevoir de vos nouvelles n'a pas été sans mélange d'amertume. Vous avez été malade par suite d'un accident. Que n'ai-je pu concourir aux soins qu'on a dû vous prodiguer. J'aurais été plus heureux de remplir auprès de vous la fonction de garde-malade que d'être le médecin du plus grand potentat du monde.

Êtes-vous au moins complètement rétablie?

Je n'ose pas me permettre de vous demander de m'envoyer directement de vos nouvelles; mais si vous jugiez à propos de le faire je vous en serais infiniment reconnaissant.

Je suis, Mademoiselle, votre bien humble et respectueux serviteur.

A M. C. SPERINO, MÉDECIN EN CHEF DU SYPHILICOME, A TURIN (PIÉMONT).

Paris, le 12 mai 1857.

Très cher et très-honoré Confrère,

J'ai apporté un très-grand retard à vous écrire, absorbé que j'étais par des affaires qui ne finissaient pas (qui ne sont pas finies) et dont pourtant je voulais vous entretenir et vous donner la solution.

La jeune fille du service de M. Nélaton a quitté l'hôpital pour cause d'indocilité avant sa syphilisation complète. Elle est à Saint-Germain, bien moins malade qu'avant son entrée à la Clinique. La signification de ce fait incomplet est importante à Paris. Tout le monde a pu voir l'innocuité d'une méthode qu'on avait représentée comme étant extrêmement dangereuse. Mais M. Nélaton n'a que trente lits et la syphilis ne se présente chez lui que comme cas accidentel.

Faites la rédaction de vos nouveaux faits, insistez sur l'importance de la syphilisation des jeunes enfants et surtout des nourrices. Vous êtes le premier qui avez syphilisé une nourrice. Terminez par un *résumé court* et *clair* (à l'usage du compte rendu de l'Académie des Sciences.) Envoyez ce Mémoire à M. Geoffroy-Saint-Hilaire, Président de l'Académie des sciences. En suivant cette voie, vous aurez fait beaucoup pour la syphilisation.

Tant mieux que vous soyez de l'Académie de Vienne, vous lui enverrez votre Mémoire futur que nous ferons extraire à part de la *Gazette médicale*.

Plutôt que de se rendre à l'évidence des faits quelques-uns de nos adversaires ont imaginé que les chancres successifs guérissaient la syphilis par une révulsion. M. Cullerier se fait aujourd'hui accompagner dans sa visite d'un porte-vésicatoires, et chaque malade reçoit le cadeau d'une quinzaine de vésicatoires par semaine!

Votre bien dévoué.

A M. LE PROFESSEUR BŒCK, A CHRISTIANIA (NORWÉGE).

Paris, le 16 août 1857.

Très-cher et très-honoré Confrère,

Le vent souffle ici pour la syphilisation. M. Guérault va subir sous la présidence de M. Nélaton une thèse dont les éléments sont entièrement puisés à votre école. La *Gazette médicale* vient de publier un très-court abrégé de votre SYPHILISATION DES ENFANTS et va reproduire en entier votre discours, que j'ai reçu de M. A. Latour lui-même. Pas un médecin ne vient chez moi sans recevoir un exemplaire de la traduction de votre brochure.

Quelles que soient les propriétés thérapeutiques de l'iodure de potassium, ce médicament se distingue surtout par la rapidité de son action qui n'est que passagère. C'est donc un médicament bon et exclusivement à employer pour produire un effet actuel, un effet du moment. C'est pourquoi je suis partisan des doses petites, fractionnées. Je ne parle pas de l'effet chimique que vous obtenez de l'emploi de l'iodure de potassium chez un individu mercurialisé. Vous dépouillerez heureusement les organes d'un corps qui leur est fortement associé et qui leur nuit. L'effet secondaire doit être durable; mais l'effet primitif, l'action sur le mercure ou sur les organes a été rapide. Je ne parle pas non plus de l'effet tonique de l'iodure de potassium. Ce médicament facilite l'élaboration et la rénovation organiques. Il accélère la nutrition, d'où des effets qui peuvent être durables. Mais en dehors de là nous n'avons que des effets passagers. Exemple : la migraine (du moins la migraine à laquelle je suis sujet, et qui est la seule affection morbide que j'aie jamais eue) est pour moi le résultat d'une diacrise, d'une altération du sang inconnue dans son essence, altération qui se juge par l'accès de migraine qui en est la crise. Cette migraine est en quelque sorte la satisfaction d'un besoin organique. Eh bien (quand je semble parler d'un autre c'est de moi qu'il s'agit), prenez tout l'iodure de potassium que vous voudrez, quand l'organisme vient d'être satisfait, mais cessez-en ensuite l'emploi, pendant un temps assez long pour que le besoin organique d'une migraine ou d'une nouvelle satisfaction se fasse sentir, vous n'empêcherez pas la migraine de revenir. Il suffit qu'entre l'époque de la cessation du médicament et l'accès il se soit passé un certain temps. Au contraire, saisissez bien par l'observation le moment où l'organisme va demander *sa satisfaction hémicrânique* (pardon de ce langage), prenez alors l'iodure de potassium à petites doses (25 centigrammes par exemple par jour), mais à doses fractionnées, prenez cela en cinq ou dix fois par exemple. Prenez-le avec les aliments, dans les boissons, ou bien en faisant faire des pains, des bonbons, du chocolat à l'iodure de potassium, et vous verrez que le médicament devient d'une efficacité parfaite pour le but que vous voulez obtenir.

Sous ce rapport, comme sous beaucoup d'autres, l'iodure de potassium agirait à l'encontre du mercure, qui aurait plutôt pour effet de ralentir l'action organique et qui peut et doit être utilisé dans certaines circonstances précises.

Vous me parlez sans détails des résultats douteux que vous avez obtenus par des expériences de vaccination. Publierez-vous ces résultats?

J'ignore ce qu'a voulu dire M. Sperino. Avant qu'il ne fut question pour personne de syphilisation, j'avais appliqué la syphilisation sur l'homme. M. Malgaigne m'en a demandé la preuve, lors de la discussion académique, je la lui ai donnée. M. Sperino a cru faire le premier des syphilisations sur l'homme. Son mérite est aussi grand que s'il l'avait fait en effet. Ce n'est certes pas moi qui aurais cherché à diminuer ce mérite. Au contraire, je me suis toujours tu sur ce chapitre, et j'ai fait à M. Sperino avec bonheur la part aussi large que possible. Il le méritait.

J'ai évité de le combattre quand nous étions en dissidence sur quelques points. Il ne s'est pas fait faute, pour son compte, d'attaquer mes *pus forts* et mes *pus faibles*. Et néanmoins on ne m'a pas entendu crier victoire quand vos expériences m'ont donné raison. Ai-je jamais revendiqué quelque chose, moi qui ai remis à MM. Guérault et Bellebon tout ce qui était écrit par vous et par M. Sperino et rien de mes brochures? Tant je suis convaincu que c'est vous et M. Sperino qui avez fait le plus dans cette affaire, et tant aussi je place avant tout le triomphe de la syphilisation!

Ma conduite vis à-vis de M. Sperino est la même que vis-à-vis de vous. Si je m'appuie davantage sur vos travaux, si je m'en fais moi-même le propagateur, c'est que vous m'en fournissez les moyens par la confiance que vous me donnez et dont je vous suis reconnaissant.

Votre affectionné.

A M. LE DOCTEUR V..., A PARIS.

Paris, le 5 septembre 1857.

Cher Confrère et ami,

Merci mille fois de votre lettre.

Ce que vous me dites de M. L... ne me surprend pas; sa loyauté et sa bienveillance me sont aussi connues que son inintelligence de la chose. M. L... confond tout en syphilis, bubons, chancres, blennorrhagies, accidents secondaires. Ce n'est d'ailleurs qu'à la faveur de cette confusion, qui existe dans tant de cervelles, que M. Ricord lui-même a pu sembler avoir raison contre moi. Il a dû mettre son propre drapeau dans sa poche, pour me combattre, en se glissant dans un camp *tohu-bohu*, c'est-à-dire composé d'ignorants, de physiologistes (partisans de l'ex-doctrine physiologique), de vétérinaires et de pharmaciens, etc.

Il est une chose que j'ai beau crier sur les toits, personne ne m'entend. Cette chose, la voici : En pratique actuelle, la SYPHILISATION PROPHYLACTIQUE *consiste à* SYPHILISER *les* SYPHILITIQUES *pour les guérir et les préserver à la fois de toute contagion syphilitique.* Malgré mes protestations, on n'en répète pas moins à qui mieux mieux, sur la foi des ennemis et même des amis de la syphilisation qui connaissent le *sic vos non vobis*, que prêcher la syphilisation est un cas pendable. Mais, dût-on me pendre dès demain, je n'en soutiendrai pas moins (avant la pendaison, bien entendu), vis-à-vis des amis et des ennemis, que si la syphilisation bien conduite procure la santé parfaite et l'immunité contre le virus syphilitique, il arrivera un jour où la généralisation de la syphilisation pourra sauver l'humanité de la syphilis.

On a tort de dire que qui veut se préserver de la syphilis le peut. Nos penchants ne nous portent pas à l'abstinence. Théoriquement parlant, *oui*, qui veut se préserver de la syphilis peut s'en préserver; mais pratiquement cela n'est pas vrai. Je ne suis pas plus libre de ne pas avoir la syphilis que je ne le suis de ne pas avoir la colique, si tous les aliments qui me sont offerts sont empoisonnés.

Du reste, la question n'est même pas là. Il n'est pas de sujet de syphilographie théorique qui ne soit éclairci par la syphilisation, et j'ai la prétention, fondée ou non, de tout réformer en syphilographie. Dois-je être libre ou non de professer ma doctrine sur les bubons, les plaques muqueuses, etc.?

Enfin, parce que j'ai trouvé la syphilisation, doit-on m'interdire de professer la médecine opératoire, ce que je fais depuis plus de quinze années? M. L... sait parfaitement cela puisqu'il m'a fait l'honneur d'assister à une de mes leçons, il y a déjà bien longtemps.

Votre reconnaissant confrère.

A M. LE PROFESSEUR BŒCK, A CHRISTIANIA (NORWÉGE).

Paris, le 15 décembre 1857.

Très-bon et très-honoré Confrère,

Je vous remercie infiniment de l'excellente lettre que je viens de recevoir. Je n'ai qu'un regret, c'est de ne pas m'être trouvé à Christiania pour me joindre à ceux qui ont célébré le 25e anniversaire de votre mariage.

Vous avez raison de me trouver heureux d'avoir, à l'appui de ma découverte, des hommes aussi impartiaux et aussi éclairés que MM. Egebert et Voss; mais n'est-ce pas vous-même qui avez su les trouver et avez tout fait pour la syphilisation? Permettez-moi donc de vous placer à leur tête.

La syphilisation et son inventeur sont mieux traités ici qu'autrefois; mais il n'y a pas excès de faveur. Il nous faudrait un hôpital, c'est-à-dire un lieu où la syphilisation pût se montrer et se développer au grand jour.

Un mari attrape la syphilis et la communique *illico* à celle qui partage tout avec lui; ils offrent à peu près les mêmes symptômes. La femme, assez timide, entre à Saint-Louis, chez M. Bazin, pendant que je soumets le mari à la syphilisation. Celui-ci, sur ma recommandation, se présente tous les huit jours, avec ses chancres, à la consultation de M. Bazin à Saint-Louis. Cet homme, pendant ce temps, n'a pas discontinué un seul jour son travail. A présent, il est guéri et dans l'état d'immunité.

Sa femme, après avoir subi des accidents mercuriels, est actuellement atteinte d'iritis très-grave. M. Bazin, homme honnête et clairvoyant, a dit devant tous ses élèves : « *Je voudrais pouvoir syphiliser tous les syphilitiques de mon service.* » Il ne faudrait donc plus à présent qu'une circonstance propice pour m'ouvrir les portes de Saint-Lazare.

Que sont devenus les essais de M. Danielssen, touchant le traitement de la lèpre par la syphilisation? A-t-il manqué de pus, ou bien le succès n'a-t-il pas répondu à son attente? *On peut tout ce qu'on veut*, et je m'en vais entreprendre à Paris même le traitement de l'*éléphantiasis* par la syphilisation, que je combinerai au besoin avec la médication altérante. J'ai fini par découvrir ici quelques lépreux, et je m'adresse partout pour en avoir. Si M. Danielssen peut m'en céder trois ou quatre qui soient jeunes, leur transport et leur entretien à Paris me regardent. Quant au transport, on l'obtiendra sur un bâtiment de l'État.

J'attaque toujours ici les cancers. Quand je ne guéris pas les malades, je les soulage, du moins, et je découvre des choses utiles.

La *Gazette médicale* a rendu un compte avantageux de votre communication au Congrès de Bonn.

J'ai reçu le Mémoire de M. Gjor, et, si je trouve un traducteur, je prierai M. Rayer lui-même de m'aider à le faire reproduire quelque part.

J'ai une correspondante à Édimbourg, à laquelle j'ai déjà écrit pour la syphilisation, et à qui je vais faire passer quelques matériaux pour M. Simpson. C'est une dame anglaise, aussi intelligente que dévouée, et qui ne recule pas dès qu'il y a du bien à faire.

Le consul français de Christiania est, dit-on, à Paris. C'est l'ami de M. F..., que vous avez vu. Je demanderai son adresse, et j'irai le voir.

Je vous souhaite une bonne année.

A M. PÉTARD, RÉDACTEUR DE LA *Revue étrangère médico-chirurgicale* (1).

Paris, le 25 février 1858.

Monsieur le Rédacteur,

Merci de votre libéralité. Vous ouvrez vos colonnes aux développements de mes principes, et vous me demandez une revue mensuelle des progrès de la science en syphilographie. Je réponds à votre appel avec empressement.

Aussi bien, ai-je concouru à donner l'impulsion au mouvement qui s'opère et aux conversions qui s'accomplissent tous les jours, en faisant brèche aux retranchements de l'hôpital du Midi.

J'ai prouvé l'inoculabilité de la syphilis aux animaux, et j'ai démontré que cette inoculation entraînait chez eux les mêmes conséquences que chez l'homme.

Le syphilisation, née de mes expériences et bientôt outrageusement repoussée, a pris enfin rang dans la science comme dogme et dans l'art comme pratique. Ses principes ont même reçu les honneurs du plagiat.

Il est donc opportun de les remettre en évidence, et de montrer qu'ils projettent leur clarté dans les recoins les plus obscurs de la syphilographie, et même jusque sur l'étude de toutes les maladies virulentes.

C'est moins toutefois une exposition dogmatique de la syphilisation, que je me propose de faire, que l'application impartiale de ses préceptes aux questions et aux faits qui surgissent à chaque instant dans le domaine de la science.

Je donnerai une analyse et mon appréciation des ouvrages nouveaux qui seront exclusivement ou partiellement consacrés à l'étude de la syphilis, ou bien qui se rattacheront à cette branche de la médecine par les liens étroits de l'analogie.

Mon désir ardent, c'est que pas un fait récent, pas une idée neuve, pas un point de vue nouveau, ni même aucun événement important n'échappe à mon examen et à mon jugement. C'est pourquoi je compte sur le concours actif et bienveillant des *syphilistes* de tous pays.

La forme épistolaire me permettra, par sa simplicité, de suivre facilement la fluctuation des idées, et de rendre plus aisément justice à ceux qui auront bien mérité de la science par leurs travaux ou par leurs efforts.

Ma prochaine lettre sera un hommage au professeur W. Bœck (de Christiania). Le mérite et l'éclat de ses travaux ont été rehaussés par sa généreuse abnégation. Il lui a fallu, sans aucun doute, beaucoup d'élévation d'âme et une grande indépendance d'esprit pour me tendre la main du fond de la Norwége au moment où mon idée subissait le comble des outrages et de l'oppression.

Agréez, etc.

A M. LE DOCTEUR RICHARD GORDON, A MONTPELLIER (HÉRAULT).

Paris, le 2 avril 1858.

Monsieur et très-honoré Confrère,

J'ai reçu et lu avec autant de reconnaissance que d'intérêt les deux remarquables et trop bienveillants articles que vous avez publiés et m'avez envoyés sur la syphilisation. J'ai témoigné à M. le professeur Martins tout le plaisir qu'ils m'ont procuré.

Vous aurez contribué beaucoup par vos articles à ramener en France une découverte qui n'a peut-être été exilée de notre pays que parce que l'inventeur était Français. Sans cela, c'est en France sans doute qu'elle aurait accompli ses plus grands progrès.

(1) Cette lettre sert d'introduction à celles que M. Auzias-Turenne a publiées, en 1858, dans la *Revue étrangère médico-chirurgicale,* et qu'il a réunies en brochure sous le titre de CORRESPONDANCE SYPHILIOGRAPHIQUE. Paris, 1860.

Tout l'acharnement qu'on a déployé à Paris contre la syphilisation n'avait qu'un but : *empêcher l'autorité de me confier un service.* Que de passions diverses ont été mises en jeu pour obtenir ce résultat ! Aujourd'hui, ces passions se sont éteintes ou sont devenues impuissantes ; l'opinion publique tend à me devenir favorable. Il ne manque presque plus à ma découverte que la consécration d'une application publiquement faite à Paris. Vous aurez contribué beaucoup par vos deux articles, et vous pourrez contribuer encore davantage, par le dernier, à m'aider dans le but que je poursuis.

Personne n'a plus d'admiration que moi pour les belles recherches de M. Bœck ; mais je pense qu'on n'a point épuisé la mine dont j'ai signalé le premier filon, et je ne veux pas être le dernier à prendre rang parmi les travailleurs.

Je suis, etc.

A M. LE PROFESSEUR BŒCK, A CHRISTIANIA (NORWÉGE).

Paris, le 30 mai 1858.

Très-cher Confrère,

Parmi les réflexions que vous faites sur ma lettre, il y en a qui me paraissent justes. Elles sont toutes extrêmement intéressantes.

Je vous en remercie ; mais je ne suis pas égoïste au point de désirer d'en profiter seul. Envoyez-les moi donc plus complètes dans une lettre, dont je ne ferai que corriger les fautes de français et que je mettrai dans les *Correspondances syphiliographiques.* Ce sera pour vous l'occasion de nous dire tout ce que vous voudrez sur la syphilis et la syphilisation et *de omni re scibili.*

J'ai précisément choisi cette forme de correspondances pour avoir et offrir aux autres l'occasion de tout dire. Il est donc convenu que le feuilleton de la *Revue étrangère* vous est réservé pour chaque fois que vous le voudrez. Mais ne vous croyez pas obligé de remplir ce feuilleton, si vous manquez de temps ou de matières ; l'essentiel est de ne pas empiéter sur la dernière page où le feuilleton fait très-mauvaise grimace, comme dans ma deuxième lettre.

Où a paru le Mémoire que vous avez envoyé à M. Simpson ? J'en ferai un extrait, à moins que vous n'aimiez mieux m'en envoyer la substance sous forme de Correspondance syphilographique.

Mêmes réflexions pour le Mémoire de M. Gjor, que j'ai beaucoup apprécié, mais auquel je n'ai pas osé demander son temps pour me faire une traduction à Paris. Il faut donc que quelqu'un de vous, M. Gjor ou un autre, m'écrive là-dessus une lettre que je mettrai dans les Correspondances syphilographiques, ou bien un résumé que je placerai, soit dans une de mes lettres, soit dans le corps du journal.

Vous pouvez donc disposer des colonnes de la *Revue étrangère* pour toute question médicale ou chirurgicale. Il faut que la Norwége y tienne le premier rang.

Agréez, etc.

A M. F. BATEMAN, A NORWICH (ANGLETERRE).

Paris, le 27 août 1858.

Cher Confrère et ami,

Loin de me défier de la perfide Albion, je suis au contraire très-flatté et très-reconnaissant de la manière dont vos compatriotes accueillent ma syphilisation.

Le professeur Simpson (d'Édimbourg), s'est mis à la tête d'un mouvement important, ce dont vous pouvez vous convaincre en parcourant les journaux que je vous envoie. C'est même pour témoigner ma reconnaissance à votre pays que je veux adresser quelques-unes de mes lettres à un Anglais. J'ai pensé que vous voudriez bien recevoir mes confidences publiques. Vous serez donc le destinataire de ma prochaine lettre et d'une ou deux autres suivantes. Mon texte dans ces deux ou trois lettres sera une exposition complète et succinte de la syphilisation. Je suppose, bien entendu, comme entrée en matière, que vous m'avez demandé cette exposition, et j'espère que vous ne me démentirez pas. Si vous avez envie de traduire quelque chose sur la syphilisation, je crois que vous ferez bien de choisir cette exposition, laquelle formera un tout suffisant pour ceux qui voudraient connaître la substance de la syphilisation, sans avoir besoin de recourir à d'autres renseignements. La traduction d'une exposition doctrinale a d'ailleurs plus de chances de réussir que des articles de polémique pure.

. . . .

Agréez, etc.

A M. GAMBERINI, A BOLOGNE (ITALIE).

Paris, le 28 août 1858.

Monsieur et très-honoré Confrère,

Je vous remercie infiniment d'avoir traduit dans le *Bulletin de la Société de Bologne* ma lettre sur la spécificité de la blennorrhagie (1) et d'y avoir joint des réflexions importantes.

J'ai recommandé qu'on vous envoyât mes lettres au fur et à mesure qu'elles paraissent. Je désire savoir si cet envoi a été régulier. Mon intention étant de publier ces lettres en un volume, je souhaite qu'elles soient l'expression de la science syphilographique actuelle. C'est vous dire combien je me croirais honoré de toutes les communications que vous voudriez me faire, qu'elle qu'en fût la forme. Je m'empresserais de les communiquer aux lecteurs de la *Revue étrangère.*

Je vous réitère, Monsieur et très-honoré confrère, l'expression de ma reconnaissance.

A MISS E..., A ÉDIMBOURG (ÉCOSSE).

Paris, le 10 septembre 1858.

. . . .

En tout cas, le cancer, s'il est confirmé, est une maladie des plus graves, une maladie constamment mortelle.

J'ai pourtant rêvé de le guérir, comme je l'ai indiqué dans quelques-unes des brochures que je vous ai envoyées. Mais j'en suis encore aux tâtonnements et, bien que je sois sûr que je perfectionnerai mon procédé dans le cas où il me serait possible de faire des traitements nombreux dans un hôpital, il n'en est pas moins vrai qu'aujourd'hui je ne puis répondre de rien.

Voici quelle est mon idée : le cancer résulte d'une maladie de tout le système, laquelle finit par atteindre plus particulièrement un organe, le sein, par exemple. C'est donc en cherchant à modifier la masse du sang qu'on peut parvenir à guérir le cancer. Or, il n'y a que l'inoculation des virus qui puisse procurer cette modification profonde. Mais comme on repousse mon inoculation dans les cas même où son action est la plus évidente, il n'est pas probable qu'on s'engagera bientôt dans la voie que je cherche à ouvrir.

Je suis très-reconnaissant au professeur Simpson (d'Édimbourg), d'avoir pris mon idée sous sa protection et d'en avoir favorisé la discussion.

Veuillez agréer, etc.

A M. C. SPERINO, MÉDECIN EN CHEF DU SYPHILICOME, A TURIN (ITALIE).

Paris, le 9 octobre 1858.

Très-honoré Confrère,

Il y a déjà longtemps que le professeur N. Guillot m'a fait part qu'il passerait par Turin dans la dernière quinzaine d'octobre, et qu'il était très-curieux de voir votre service et vos syphilisations. Je vous en préviens, parce que cette visite peut avoir pour nous de l'importance.

Dans le cas où vous ne recevriez pas régulièrement mes lettres sur la syphilis que je recommande qu'on vous envoie, ayez la bonté de me l'écrire, afin que je puisse vous les envoyer moi-même.

Je n'ai pas besoin de vous dire que la *Revue étrangère* est entièrement ouverte à vos communications, quels qu'en soient le sujet et la forme. Le feuilleton est réservé à la syphilis. Je crois qu'il est bien dans l'intérêt de notre cause et de la science de n'y pas parler exclusivement de syphilisation.

M. Bœck et les médecins scandinaves m'envoyent des matériaux; mais je manque de traducteurs.

Croyez à ma parfaite et affectueuse considération.

(1) Voir ci-après : DE LA SYPHILICITÉ DE CERTAINES BLENNORRHAGIES.

A M. LE PROFESSEUR BŒCK, A CHRISTIANIA (NORWÉGE).

Paris, le 17 octobre 1858.

Cher et honoré Confrère,

Les prétendus succès *révulsifs* (je crois qu'on veut révulser l'attention qui se porte sur la syphilisation) de M. Cullerier n'ont pas plus fait fortune à Paris qu'à Copenhague. L'interne de M. Cullerier en présentant une Thèse sur ce sujet a été assez mal accueilli à la Faculté de médecine, tant à cause de l'insignifiance de ses observations, qu'à cause de son mal parler de la syphilisation. Cela nous fait du bien, parce que pour dire que les vésicatoires guérissent la syphilis, il faut commencer par dire que les inoculations chancreuses ont pu produire le même résultat.

Rien de nouveau ici en syphilis. M. Ricord semble avoir abdiqué dans la science. Son crédit diminue beaucoup et je cherche à l'attirer dans un débat académique où il laissera son dernier prestige. Vous verrez cela bientôt. Je doute même qu'en adoptant la syphilisation, M. Ricord pût aujourd'hui l'aider beaucoup à triompher. Dans un an et deux mois, l'heure de la retraite aura sonné pour lui à l'hôpital du Midi. Il donne à ses élèves un os à ronger. C'est la discussion de la question de savoir s'il y a deux sortes de chancres. Mes lettres, qui sont traduites à l'étranger, lui causent de l'inquiétude. Je vous enverrai les réflexions que fait M. Gamberini, de Bologne, en traduisant ma deuxième lettre sur la blennorrhagie, qui vous est adressée.

A propos de mes lettres, j'en suis à la dizième, et le jour même où elles paraissent, j'en mets trois exemplaires à la poste pour la Norwége (ce que je ferai demain), un pour vous, un pour M. Danielssen et un pour M. Gjor.

Vous n'avez pas bien compris ma demande relativement à la *Revue étrangère*. Voici en quoi elle consiste : Je suis entièrement chargé de la *Correspondance syphilographique*, dans laquelle on peut traiter tout ce qui, de près ou de loin, tient à la syphilis (maladies de la peau, organes urinaires et génitaux, gale, favus, virus, diathèses, travaux norwégiens, etc.). Envoyez-moi, sous forme de lettre (depuis dix lignes jusqu'à un feuilleton entier de longueur) tout ce que voulez faire connaître au public médical, j'en corrigerai les fautes de français et je le ferai parvenir à sa destination.

J'aurais voulu recevoir de vous ou de n'importe lequel de vos élèves ou amis et sous forme épistolaire, par exemple : 1° un résumé de la brochure de M. Gjor ; 2° un résumé du travail de M. Danielssen ; 3° un résumé de votre statistique mercurielle ; 4° un résumé de votre travail sur la *radesyge*, etc. Le genre de publicité que j'ai créé a réussi, il faut en profiter pour les progrès d'une science que vous cultivez avec tant de succès, en tant, bien entendu, que vos occupations vous le permettront, et que cela vous conviendra.

Quant à votre *radesyge*, je corrigerai avec empressement et plaisir ce que vous m'enverrez, j'en publierai même un extrait dans la *Revue étrangère*, si vous le jugez convenable.

Je vous enverrai demain ou après de la bonne matière, sans toutefois bien comprendre pourquoi vous la voulez d'un bubon.

Votre bien dévoué.

A M. LE PROFESSEUR BŒCK, A CHRISTIANIA (NORWÉGE).

Paris, le 21 octobre 1858.

Très-cher et très-honoré Confrère,

Ci-inclus du bon pus à l'abri du froid, de la lumière et du contact de l'air.

Maintenez-le délayé pendant au moins un quart d'heure dans du lait ou du pus simple à 30 degrés Réaumur de température.

J'ai déjà remis un échantillon de vos croûtes à MM. Bazin et Moquin-Tandon. Ce dernier m'a déjà dit y avoir trouvé un acarus femelle.

Je mettrai à la poste en même temps que ma lettre les trois numéros norwégiens de la *Revue étrangère*. Puissent-ils ne pas s'égarer en route !

M. Gaimard, après une année d'absence, vient d'arriver à Paris.

Mes compliments à MM. Gjor, Heibert, Egebert.

Votre dévoué confrère et ami.

A M. LE PROFESSEUR BŒCK, A CHRISTIANIA (NORWÉGE).

Paris, le 25 Octobre 1858.

Très-cher Confrère et ami,

Lorsque vous me donnâtes en quittant Paris une preuve de confiance par votre signature en blanc, j'y fus d'autant plus sensible que ma qualité d'inventeur de la syphilisation m'avait mis en butte à plus de calomnies et que, même dans notre camp, tout le monde était bien loin d'avoir votre délicatesse. Aussi est-ce avec un grand scrupule que j'ai immédiatement copié le brouillon que vous veniez d'approuver et que j'ai moi-même porté votre lettre à l'Académie.

Dès ce moment elle n'était plus votre propriété ni la mienne. A pu la copier qui a voulu, au secrétariat où elle est encore. Je n'étais pour rien dans la publication qui s'en est faite immédiatement dans la *Science pour tous*. Je me suis borné à vous envoyer ce journal, comme je vous ai envoyé la Thèse de M. Guérault, que je n'ai connue que trois jours après la soutenance.

Je conserve les deux brouillons de votre lettre à l'Académie des sciences, que vous reconnaîtrez aisément quand vous viendrez à Paris. Le premier, écrit sous votre dictée, a des tournures que je suppose norwégiennes, et le second a les corrections dictées par M. Geoffroy-Saint-Hilaire, dont une consiste notamment à rappeler que vous aviez reçu le prix Montyon. N'ayant jamais syphilisé un enfant, je n'ai pas d'opinion, mais je ne crois pas que la partie de votre lettre, par moi reproduite, veuille dire que la syphilisation ait jamais ramené à la vie des avortons et des êtres atrophiques.

Bref, ennemi comme vous de toute exagération, je ne saurais néanmoins comment rectifier une chose que je ne vous ai pas fait dire, et j'aimerais bien mieux que vous m'écrivissiez à la première occasion une lettre dans laquelle, sans blâmer personne (à moins que ce ne soit vous-même), vous me diriez tout ce que vous voudriez. Je n'y toucherai que pour les corrections. Je gagnerais beaucoup à cela, ainsi que tous les lecteurs de la *Revue étrangère*.

Dans ce moment, la question importante est celle de la contagiosité des accidents secondaires. Belle occasion pour vous de m'envoyer l'opinion des médecins scandinaves sur cette question, et de joindre à votre lettre toutes les idées que vous voudrez sur la syphilis et la syphilisation des enfants et sur quoi que ce soit. Ma prochaine lettre sera adressée à M. Gibert.

J'ai complètement distribué vos croûtes d'acares. Si vous en avez d'autres, envoyez-les moi. M. Bazin veut en faire faire des préparations par M. Bourguignon.

Je n'ai pas reçu votre manuscrit sur la radesyge.

Bien des choses à tous mes amis de Norwége.

A M. LE PRÉSIDENT DE LA SOCIÉTÉ MÉDICALE AMÉRICAINE DE PARIS.

Paris, le 25 octobre 1858.

Monsieur le Président,

Il y a plus de trois années que la *Société médicale américaine de Paris* m'a fait l'honneur de m'admettre à exposer dans son sein mes doctrines sur la syphilis et sur la syphilisation. Le souvenir de la séance où j'ai fait cette exposition m'était trop cher pour que je négligeasse de le consacrer par la publicité.

C'est pour cela qu'à l'époque dont je parle, j'avais rédigé avec soin le discours que j'avais eu l'honneur de prononcer et que des circonstances indépendantes de ma volonté m'ont empêché de publier. Aussi ai-je saisi avec empressement l'occasion qui s'est offerte à moi de le faire dans mes correspondances syphiliographiques. Je prie la Société de vouloir bien accepter les quatre numéros ci-joints de la *Revue étrangère*, lesquels renferment cette publication (1).

J'ai l'honneur, Monsieur le Président, de vous prier de transmettre à la Société l'expression de ma gratitude.

(1) *Revue étrangère médico-chirurgicale* des 25 août, 10 et 25 septembre et 10 octobre 1858, et ci-dessus : DU VIRUS SYPHILITIQUE ET DE SON EMPLOI THÉRAPEUTIQUE, p. 281.

OBSERVATIONS DE SYPHILISATION.

> « On consentirait, par exemple, à la publication complète de quelques Observations qui n'auraient pas été dégrossies. C'est ainsi qu'on laisse près d'un palais un ou deux échantillons bruts des pierres qu'a fait tailler l'architecte. Toutes les autres observations seraient mises en œuvre et placées dans les assises d'un édifice vraiment scientifique (1). »
>
> (COURS DE SYPHILISATION, 5e Leçon, p. 131.)

OBSERVATION A.

M. A., 41 ans, rouge de teint. Éprouvé par des secousses et fatigues politiques, blessures, etc. Chancres en 1832, durée de deux mois. Ulcérations à la gorge en 1833. Depuis lors, différents accidents se sont succédés. Aujourd'hui douleurs, lombes et membres, pesanteur au périnée, etc. Soupçon de vérole. Désir de syphilisation.

1852		
1 juillet.	1^1	INOCULATION, région thoracique antérieure et supérieure droite du pus de Y.
2 juillet.	1^1	Papule imperceptible.
5 juillet.	1^1	Petite pustule sans presque aréole; elle est plutôt grisâtre que blanchâtre.
7 juillet.	1^1	Aréole peu vive, de 1 centimètre, un peu élevée; pustule grisâtre, tête d'épingle. Chancre petit, pointillé, pultacé, régulier, taillé à pic. Il a éprouvé un désordre, un travail, un malaise général, comme s'il avait pris nouvellement la vérole. Il prétend diagnostiquer le pus syphilitique à l'odeur.
9 juillet.	1^1	Crescendo. Mieux-être.
11 juillet.	1^1	Crescendo. Douleur vésico-prostatique à la suite d'une copulation.
14 juillet.	1^1	Crescendo.
—	2^2	INOCULATION, par 2 piqûres, de son pus, à la région thoracique antérieure supérieure gauche, et à la base de l'omoplate du côté droit.
17 juillet.	1^1	Crescendo.
—	2^2	Ont pris. Il a été lui-même étonné que cela eût pris plus tôt que la première fois (incubation moins longue quand il y a eu une suspension de la syphilisation).
20 juillet.	1^1	Crescendo.
—	2^2	Crescendo.
—	3^2	INOCULATION, par 2 piqûres, du pus de 1^1, et à côté.
22 juillet.	1^1, 2^2	Crescendo.
—	3^2	A pris.
26 juillet.		Tout va crescendo.
28 juillet.	1^1	Aréole rouge, 3 centimètres, animée; croûte et phlyctène nulles; pus crémeux, abondant, non adhérent.
—	2^2	En avant, et à gauche, ecthyma sec et peu large; en arrière, et à droite, ecthyma furonculeux, c'est-à-dire *aréole* de 4 centimètres, et très-foncée, et à base un peu épaissie; *croûte phlyctène* de 1 centimètre, mais pus moins abondant, quoique crémeux (qu'à l'inoculation 1^1). Ne pourrait-on pas conclure que les chancres seront plus animés en arrière qu'en avant?
—	3^2	Peu vivaces.
—	4^{10}	INOCULATION, par 10 piqûres, faites aujourd'hui le long de la ligne médiane à la partie postérieure du tronc; 6 du pus de 2^2 postérieur : ce

(1) Parmi les nombreuses Observations de syphilisation recueillies par M. Auzias-Turenne, quatre seront imprimées ici telles qu'elles existent en manuscrit, c'est-à-dire *sans avoir été dégrossies*, et simplement comme *échantillon* de sa manière de pratiquer la syphilisation et de noter ses Observations.

28 juillet. 4^{10} sont les 6 supérieures ; 4 du pus de 1^1 : ce sont les 4 antérieures. On verra si 1^1 fournit du pus meilleur que 2^2 postérieur. Il est vrai qu'il y aura une petite cause d'erreur, parce que nous ne savons pas au juste s'il y a plus de vitalité derrière le sacrum que derrière le reste de l'échine.

Remarque : M. A. a passé la nuit au bal. Cette excitation réagira-t-elle sur les chancres ?

30 juillet. 1^1 Decrescendo. Elle se sèche et se tarit.

— 2^2 Statu quo antérieurement ; crescendo en arrière.

— 3^2 Légère induration de l'externe ; il faut se hâter de faire des inoculations.

— 4^{10} Tout a pris, au même titre ; ses chancres sécrètent donc le même pus : c'est donc l'individu qui sécrète, et non pas le chancre.

— 5^{10} INOCULATION, par 10 piqûres, région thoracique antérieure gauche, de son pus, distantes de 2 centimètres.

1 août. 6^{10} INOCULATION, par 10 piqûres, région thoracique antérieure droite.

Brisement des membres, surtout en regard des articulations ; — un peu de pemphigus sur chaque pied.

4 août. 7^{10} INOCULATION, par 10 piqûres, région thoracique antérieure droite : l'induration et les brisements de membres ont disparu ; la respiration de la partie antérieure et droite de la poitrine ne s'entend pas plus qu'autrefois.

7 août. 8^{10} INOCULATION, par 10 piqûres, région thoracique antérieure droite.

9 août. a^{10} INOCULATION (*nouveau pus, nouvelle série*), par 10 piqûres, du pus de madame C.

12 août. a^{10} N'avait pas pris très-énergiquement. Serait-ce parce que le pus de madame C. n'est pas assez fort ? Serait-ce à cause de chagrins puissants que vient d'éprouver M. A. par la perte d'une personne qu'il aimait ?

— b^{10} INOCULATION, par dix piqûres, de son pus.

13 août. a^{10} Peu développés.

— b^{10} Ont pris.

— c^{40} INOCULATION, par 40 piqûres, de son pus.

14 août. Rien de nouveau ; C^{40} ont pris.

20 août. d^{15} INOCULATION, par 15 piqûres, de son pus.

24 août. Tout est sec ; santé bonne.

31 août. Il va bien ; pas d'inoculations.

3 sept. a^5 INOCULATION (*nouveau pus, nouvelle série*), par 3 piqûres, à la région thoracique antérieure supérieure et droite, d'un pus que je crois fort, mais qui était desséché.

4 sept. a^5 3 papulo-pustules.

7 sept. a^5 3 petites pustules coniques, jaunâtres et presque sèches.

9 sept. a^5 Rien de nouveau.

— b^2 INOCULATION, par 2 piqûres, avec le pus de a^5.

— 1^5 INOCULATION (*nouveau pus, nouvelle série*), par 5 piqûres, avec un autre pus apporté de l'hôpital. C'est celui que j'ai inoculé à M. Y.

13 sept. 1^5 N'a pas pris ou presque pas pris.

— a^5 Marche.

— b^2 Plus vestige.

— c^{10} INOCULATION, par 10 piqûres, avec le pus de a^5 (région thoracique gauche).

15 sept. d^{30} INOCULATION, par 30 piqûres, de son propre pus.

20 sept. Pustules insignifiantes. Mercredi 22, on lui fera inoculation d'un pus fort. Chaudepisse. Il a vu d'autre (au moins une) femme que la sienne ; douleur dans la fosse naviculaire.

Il a, le 15 ou le 16, inoculé son pus à madame B., sa maîtresse, à l'empreinte deltoïdienne droite, petite pustule, aréole livide. L'aréole livide indique une inoculation qui a bien pris. Je prendrai mercredi l'observation de madame B. La chaudepisse vient-elle d'elle, de lui, ou d'une autre femme ? A réfléchir. 5 *inoculations* de son pus à la région thoracique antérieure, supérieure et droite.

22 sept. Une dizaine d'*inoculations* de son pus ; moyens simples pour sa chaudepisse.

24 sept. 1^1 INOCULATION (*nouveau pus, nouvelle série*), par 1 piqûre, région thoracique gauche (pus de madame B.).

24 sept. a^{10} INOCULATION (*nouveau pus, nouvelle série*), par 10 piqûres, du pus de sa blennorrhagie : 3 région abdominale droite ; 7 région abdominale gauche.

Le pus de la blennorrhagie est épais, sanieux, sanguinolent ; il n'est pas gluant et concret, comme le pus du chancre. En agitant la plume à l'extrémité de laquelle il se trouve, on le fait sauter à l'instar d'une goutte d'eau. Serait-ce parce que le pus, ou virus syphilitique, est soluble dans le mucus ? Le serait-il dans le lait, le sang, etc. ?

Si la blennorrhagie est secondaire, comment se prendrait-elle chez un presque syphilisé ?

Si elle est primitive, comment se prendrait-elle également ?

Le travail syphilitique étant toujours général, qu'il soit primitif ou secondaire, n'y a-t-il pas des temps pendant lesquels l'économie est réfractaire à l'un ou à l'autre ?

27 sept. Onguent mercuriel à l'extérieur pour la chaudepisse.

— 1^{5} INOCULATION, par 5 piqûres, région thoracique gauche, du pus de madame B. Les inoculations précédentes n'avaient point pris, ni celles de sa blennorrhagie.

29 sept. Même traitement. Il s'est lui-même fait des *inoculations* de chaudepisse qui peut-être ont pris. Y aurait-il un moment où la chaudepisse s'inoculerait ?

30 sept. et 1 octob. Une de ses pustules thoraciques a encore le volume d'une petite lentille. Ses inoculations de chaudepisse ne paraissent avoir pris ni sur lui ni sur madame B. Sa chaudepisse tient toujours, quoique un peu moins forte, et, si je ne fais pas un traitement plus actif, c'est parce qu'il s'y refuse.

3 octob. 4 *inoculations* à droite et 2 à gauche de la partie inférieure de l'abdomen avec le pus de madame B.

6 octob. 1^{10} INOCULATION, par 10 piqûres, 5 région thoracique droite, 5 région abdominale droite, du pus de madame B. Il a enfin mis les sangsues ; il a des douleurs vésicales et des pesanteurs périnéales.

11 octob. 1^{10} Tout cela a pris, mais faiblement.

— 2^{3} INOCULATION, par 3 piqûres, région thoracique antérieure gauche, du pus de madame B.

Blennorrhagie allant un peu mieux.

12 octob. Prescription de cubèbe-peroxyde de fer ; une inoculation du pus phagédénique de Z. (région thoracique antérieure et droite).

14 octob. Chaudepisse ; cubèbe.

— a^{5} INOCULATION, par 5 piqûres, du pus de madame B.

18 octob. Chaudepisse continuant, 4 paquets de cubèbe.

19 octob. a^{10} INOCULATION, par dix piqûres, bras droit, du pus de madame B.

20 octob. a^{10} Fait hier au soir ; papules.

21 octob. a^{10} Rien. Rendez-vous à 9 heures à l'hôpital du Midi.

23 octob. 1^{8} INOCULATION (*nouveau pus, nouvelle série*), par 8 piqûres, bras droit, à l'hôpital, le matin, chez M. Puche ; pus de chancres récents, 6 à 8 jours au nombre de 5 ou 6, chez quelqu'un à son début chancreux. Parmi ces chancres, l'induration semble commencer chez un ou deux.

23 octob. 1^{8} Rien.

28 octob. 1^{8} 8 magnifiques pustules. Je vois bien qu'il y a eu incubation, mais j'ignore de combien d'heures et de jours.

— $2^{15 \text{ à } 20}$ INOCULATION, par 15 à 20 piqûres, de son pus, au bras et à la poitrine.

3 nov. 3^{10} INOCULATION, par 10 piqûres, de son pus.

9 nov. Il n'a plus que des chancres fort peu suppurants, et sur lesquels il n'est plus possible de faire aucune espèce d'étude.

13 nov. Rien de nouveau.

23 nov. 1^{10} INOCULATION (*nouveau pus, nouvelle série*), par 10 piqûres, d'un pus pris à l'hôpital du Midi et inoculé, en même temps, sur l'oreille d'un cochon d'Inde.

30 nov. Il n'y a que de petites pustules.

— a^{6} INOCULATION (*nouveau pus, nouvelle série*), par 6 piqûres, d'un pus pris au Midi.

7 déc. 1^{6} INOCULATION (*nouveaux pus, nouvelles séries*), par 6 piqûres, 5 au bras gauche avec le pus d'un chancre non phagédénique, et 1 au bras droit avec le pus d'un chancre phagédénique.

22 déc. Il a encore, dit-il, conservé quelques petits chancres, vestiges de la seconde série d'inoculations.

28 déc. Ces chancres, dit-il, prennent toujours; il a effectivement quelques pustules qu'il se fait lui-même par *inoculations*. Il est assez difficile de bien suivre cette observation.

1853.

25 janv. Après du repos, des affections rhumatismales intercurrentes, etc., je lui fais, sur le bras droit, 9 *inoculations*, 3 en haut en triangle, avec le pus de l'inoculation d'un chancre induré faite par M. Puche, et 6 en bas, sur une ligne horizontale, avec le virus du chancre induré lui-même, ramolli dans de la salive (le pus virulent se sèche bien moins vite que la lymphe virulente). Je lui fais, sur le bras gauche, 3 inoculations avec le pus d'un chancre simple.

26 janv. 3 à droite, en triangle, semblent avoir pris.

10 fév. M. A. vient d'avoir une otite externe grave du côté gauche. — Il s'est inoculé le pus provenant de cette otite. Il est venu des pustules; mais, en les rompant quelques jours après, je ne leur ai point trouvé le caractère chancreux. M. A. est fort avancé en syphilisation, et ses ulcérations sont à pus concret, un peu frangées sur les bords taillés à pic, à fond mamelonné et pultacé. Le fond des ulcérations provenant de l'inoculation du pus de l'otite est infundibuliforme, fournissant de la sérosité, et finement vasculeux.

17 fév. Il prétend encore : 1° qu'il a encore un peu de blennorrhagie après avoir vu une femme ; 2° que son otite s'inocule encore. Mais il y a tant de vague dans ses récits, il se fait tant de choses lui-même, qu'il est bien difficile de tirer au clair cette observation.

21 fév. Blennorrhagie presque éteinte. Otite presque guérie. Coton dans l'oreille. Pustule pseudo et peut-être vraiment chancreuse, résultant au bras de l'inoculation de l'otite. Je lui fais, au bras gauche, 3 *inoculations* d'un pus recueilli le matin sur un gland prépuce, rongé par un chancre de 15 jours, chez un individu vierge. Ce même pus a été dans ce jour inoculé à W.

22 fév. Rien aux piqûres, à part une rougeur insignifiante.

26 fév. Les piqûres que j'ai faites ont produit des chancres volants déjà éteints. Il lui reste une foule de pustules peu considérables, qu'il dit tenir de son oreille; j'en ouvre quelques-unes, et je ne puis trouver les caractères du chancre. C'est blafard, pultacé, non taillé à pic, non pointillé, non couenneux.

8 mars. Il se porte à peu près bien, parce que son otite, qui est rhumatismale, a presque complètement disparu. Il faut des pus très-forts pour qu'ils aient de la prise sur lui. Les pustules qu'on produit sont avortées.

20 juin. État de santé parfaite.

OBSERVATION B.

Madame B, somnambule, 30 ans, maîtresse de M. A. Pas de symptôme syphilitique à moi connu, puisque je n'ai fait qu'un examen superficiel, sans spéculum.

1852.

16 sept. 1^1 Inoculation, par 1 piqûre faite avec le pus de A., à l'empreinte deltoïdienne droite.

Il y aurait eu incubation. (A questionner !)

22 sept. 1^1 Pustule chancreuse, croûteuse, peu suppurante, et avec aréole.

24 sept. 1^1 Idem. Je crois qu'il y a, dans ce moment-ci, un de ces points d'arrêt qui précèdent une explosion. Je suppose qu'il y ait eu infection et non inoculation chez cette personne; cette infection aurait pu être méconnue. Je suppose encore que cette personne ait eu un coït avant le 24, et, après avoir été visitée, on trouverait ainsi l'explication de ces cas de longue incubation et de communication de la syphilis, avant que se soit montré le premier accident local.

— 1^2 Inoculation à 3 centimètres au-dessous de 1^1. (Auto-inoculation.)

24 sept.	*a*	INOCULATION (*nouveau pus, nouvelle série*), faite à l'empreinte deltoïdienne gauche, avec le pus blennorhagique de M. A.
		Examen au spéculum. Descente utérine; flaccidité vaginale et flueurs blanches.
27 sept.	1^1	Idem. Un peu plus de pus, sans plus d'inflammation.
—	1^2	Pustule insignifiante. Est-ce une incubation, est-ce point d'arrêt, comme à 1^1, est-ce avortement?
—	*a*	Le pus de M. A. ne lui a pas plus pris qu'à M. A.
		Son pus ne paraît pas s'être inoculé à M. A.; mais, comme je l'ai inoculé aujourd'hui à celui-ci, nous verrons s'il a augmenté de force et de concentration en trois jours.
29 sept.	1^1	Crescendo. Sans aréole.
—	1^2	Pustule sèche, avec aréole livide et très-étendue. Qu'indique cette aréole? Veut-elle dire qu'il y aura induration? Demander à M. U. si l'inoculation qui s'indura n'avait pas l'aréole livide?
30 sept.	1^1	Crescendo. Pus un peu sanguinolent. Le chancre gagne par en bas vers la partie déclive.
—	1^2	L'aréole a disparu. La pustule est sèche et chronique. Bien-être général.
1 octob.		Rien de nouveau.
—	a^3	INOCULATION, par 3 piqûres, du pus, chaudepisse de M. A., au bras gauche.
3 octob.	1^1	Aréole nulle. Phlyctène nulle. Croûte nulle. Ulcération circulaire; 8 millimètres de diamètre. Bords un peu relevés, taillés à pic; ni renversés, ni décollés; fond pultacé, grisâtre, pas de pointillé.
—	1^2	Pas de changement.
—	1^3	C'est une INOCULATION qu'elle s'est faite elle-même, au bras gauche, le 27 septembre.
—	1^4	INOCULATION, faite aujourd'hui en arrière, entre 1^1 et 1^2.
4 octob.	1^1	Croûte jaunâtre, émaillée (1 centimètre). Pus abondant, lié.
—	1^2 et 1^3	Rien de nouveau.
—	1^4	Vésicule transparente et grosse comme une tête d'épingle; aréole diffuse. La sérosité serait-elle du virus très-pur? (Nouveau moyen de colliger le pus; cupule de coquille.)
6 octob.		Nihil novi. Douleur nerveuse à l'ovaire du côté gauche; son pus inséré cejourd'hui à M. A.
11 octob.	1^{1234}	Rien d'actif.
—	1^5	INOCULATION, faite aujourd'hui, de son propre pus.
12 octob.		Gale qu'elle aurait, dit-elle, depuis deux mois.
—	1^{1234}	Rien de nouveau.
—	1^5	A pris.
		Sa gale, traitée par des gants dans lesquels on met de l'axonge, va beaucoup mieux. C'est pour asphyxier l'insecte.
13 octob.	1^{12}	Rien de nouveau.
—	1^3	Induration, large, profonde, conique, enflammée, suppurant très-pen.
—	1^{45}	Petits chancres.
—	1^6	INOCULATION, par cinq piqûres, au bras droit, du pus de 1^4.
		Gale va mieux; axonge continuée.
14 octob.	1^{12}	Rien de nouveau.
—	1^{345}	Idem.
—	1^6	Ont pris.
—	1^7	INOCULATION, par 5 piqûres, de son pus, 3 au bras gauche.
		Gale non examinée.
18 octob.	1^{123} &	Rien de nouveau.
		Érysipèle superficiel et sans fièvre, mais s'étendant à toute la face externe des deux bras autour des inoculations.
—	1^3	A 1 centimètre de diamètre, et il y a déjà une portion bourgeonnante au centre, ce qui indique une cicatrice.
		Eau de Sedlitz, diète, cataplasmes.
18 octob.		Diminution de l'érysipèle gauche.
20 octob.		Érysipèle disparu partout.
21 octob.		Rien de nouveau.
23 octob.		Rien de nouveau.
26 octob.		La gale va mieux. Je n'ai pas examiné le reste, parce que je n'ai fait que rencontrer madame B.

28 octob.		Gale guérie.
—	1^{8}	INOCULATION, par 20 piqûres. Toutes ses inoculations battent en retraite; elles suppurent, quelques-unes encore beaucoup.
		État général très-bon.
3 nov.	1^{1}	INOCULATION (*nouveau pus, nouvelle série*), par 3 piqûres, du pus de M. A. Ce pus prendra-t-il?
9 nov.	1^{1}	A pris.
—	1^{2}	INOCULATION, par 5 piqûres, de son pus.
		Quelques pustules sont légèrement indurées. A surveiller.
15 nov.		La malade a fait, à mon insu, différentes inoculations dont je ne saurais préciser le nombre. Il n'y a plus ni chancre induré, ni inflammation.
		Au bras droit, il n'y a plus que des cicatrices, sous forme de papules lenticulaires, et une ou deux croûtes impétigineuses.
		Au bras gauche, il y a des chancres coniques suppurant peu.
		Je lui fais, au bras droit, une inoculation avec la lymphe inoculable d'un chancre auriculaire d'un chat, dont l'inoculation a été faite le 10.
23 nov.		Elle s'est inoculée de temps en temps elle-même et malgré moi. Aujourd'hui je trouve parmi ses ecthymas, dont il m'est impossible de démêler l'origine, un ecthyma conique, furonculaire, induré à la base. Attention!
30 nov.		Elle va très-bien et n'a plus rien. Ce que j'avais cru être de l'induration s'est fondu.
22 déc.		Elle est bien, et sans trace aucune de maladie.

OBSERVATION C.

Madame C. Il y a 4 ans, chaudepisse qui n'a pas cessé. Une foule de traitements ont été infructueux, copahu, cubèbe, etc. Ancien impétigo du cuir chevelu; a perdu des cheveux; a communiqué la blennorrhagie à son amant; son mari avait des chancres et un phimosis. Bien réglée; a eu trois enfants. Bonne santé, bonne digestion; lassitude dans les membres; viendra lundi et vendredi.

1852.		
30 juillet.	1^{1}	INOCULATION, par 1 piqûre, du pus prétendu secondaire et frais de X.
2 août.	1^{1}	N'a pas pris. A surveiller plus tard.
—	2^{1}	INOCULATION (*nouveau pus, nouvelle série*), par 1 piqûre, du pus d'un chancre récent de Y. (30 juillet), provenant du pus de M. A.
		Ulcération commençante à la gorge, du côté droit; pus concret, disséminé, dont les plus gros morceaux sont comme la tête d'une épingle.
6 août.	2^{1}	Petite pustule; bien-être.
9 août.	2^{1}	Pustule de dimension moyenne, blanche, rupiale; pus blanc, épiderme solide.
—	3^{1}	INOCULATION, par 1 piqûre, de son pus, à 1 pouce au-dessus.
		Dix inoculations de son pus à M. A.
13 août.	2^{1}	Marche lentement.
—	3^{1}	A peine pris.
—	4^{1}	INOCULATION, par 1 piqûre, en arrière de 3^{1}.
12 octob.		J'avais cessé de voir madame C., parce qu'elle avait été enfermée à Saint-Lazare. Elle s'est elle-même fait des piqûres avec son propre pus; nous en avons compté 40 avec M. Collineau. Je lui en fais quelques-unes avec son propre pus; je doute qu'elles prennent.
15 octob.	a^{20}	INOCULATION (*nouveau pus, nouvelle série*), par 20 piqûres, du pus de madame B.
		Deux petites pustules muqueuses à la vulve.
18 octob.	a^{20}	Huit ont pris. Le pus avait été desséché et n'était, par conséquent, pas aussi actif.
—	b^{10}	INOCULATION, par 10 piqûres, avec son propre pus (pus de a^{20}), très-peu abondant d'ailleurs.
		Rougeur; phlogose à la vulve; flueurs blanches; elle attribue tout cela au spéculum que lui a placé l'interne.

20 octob. a^{20} Ceux qui ont pris, marchent.
— b^{10} Six ont pris.
— c^{10} INOCULATION, par 10 piqûres, avec son pus.
Elle va bien partout, et à la vulve.
21 octob. d^{10} INOCULATION, par 10 piqûres, de son pus.
Vulve examinée ; il n'y a presque plus rien ; charpie sur les parties humides.
26 octob. e^{20} INOCULATION, par 20 piqûres, de son pus.
30 octob. Il n'y a plus que de petites pustules ; e^{20} a à peine pris. Nécessité d'un pus très-fort. État général parfait. Plus de plaques muqueuses à la vulve. Écoulement vaginal peu important. Guérison.
3 nov. f^{10} INOCULATION, par 10 piqûres, de son pus. Cela ne prendra pas.
— 1^{3} INOCULATION (*nouveau pus, nouvelle série*), par 3 piqûres au bras droit, d'un pus suspect d'un chancre pris à l'entrée du vagin, du côté gauche.
Elle m'a dit que l'interne a voulu la passer au spéculum ; elle s'y est refusé.
Elle m'a dit que l'interne l'avait menacée, à son propos, d'une publication contraire à la syphilisation.
8 nov. Tout va bien, la vulve aussi. 1^{3} n'a pas pris.
26 nov. J'ai reçu sa visite ; elle va bien ; elle est fraîche, et ses cicatrices sont peu larges.
185..
28 juin. Je viens de recevoir madame C., bien portante et contente. Elle est rentrée avec son mari.

OBSERVATION D.

M. D., 29 ans. Constitution bonne ; tempérament indécis ; n'ayant jamais fait de maladies ; marié à D'. De ce mariage 3 enfants. Un a survécu ; un est mort en naissant et un autre au bout de 20 mois. Le survivant est l'aîné et a 6 ans et demi ; il est bien portant.

Sa femme jusqu'ici bien portante a eu la petite vérole et un érysipèle étant enfant. Elle a une ulcération granuleuse du col et deux chancres de l'entrée du vagin et de la fourchette. Ces chancres et l'affection du col ne se sont montrés qu'après l'affection de M. D., qui se considère comme l'auteur de la maladie de sa femme. (Femme à réexaminer.)

ÉTAT ACTUEL. *Organes génitaux :* chancre induré glando-préputial ; phimosis ; suppuration abondante, le tout datant de deux mois. Pléiade ganglionnaire indurée des deux côtés. Torse, bras et cuisses recouverts d'une roséole pointillée naissante. Au pied droit (M. D. transpire beaucoup des pieds) deux plaques dénudées, l'une entre le 1er et le 2e orteil, l'autre entre le 3e et le 4e orteil. M. D. est toujours enrhumé et tousse toujours.

1857
1 juillet. INOCULATION à l'empreinte deltoïdienne gauche. Pus recueilli trois heures avant sur un malade jeune, œnophile (chancre tournant rapidement à l'induration et au phagédénisme.) Ce chancre siége sur le dos du gland et du prépuce ; il est profond, a plus de 1 centimètre de diamètre, est rouge tout autour ; son fond est pultacé, grisâtre, gangréneux. Ce chancre est de date récente (4 jours) ; il s'est accru rapidement dans le dernier jour. Incubation, 8 jours. Le même pus inoculé à madame V., mais 3 heures plus tard et délayé dans du lait.
4 juillet. Silence de l'inoculation.
8 juillet. INOCULATION par 3 piqûres avec un pus douteux et trop délayé.
Je constate chez sa femme, à la place des ulcérations commençantes d'y il y a quelques jours, deux larges chancres dont l'un a plus et l'autre moins de 1 centimètre, à fond pultacé, grisâtre. Il y a aussi une pléiade indurée et plus prononcée à droite qu'à gauche. Nul autre symptôme. Ces deux conjoints doivent être réexaminés de très-près. Quelle est la source, la filiation de cette double vérole ?

16 juillet. Silence des *inoculations* précédentes.

— 16/7 INOCULATION [*désignée par* 16/7 *d'après sa date : 16e jour du 7e mois* (1)] par une piqûre à l'empreinte deltoïdienne gauche (1re *série, fig.* 1) avec un bon pus de chancre récent.

RÉGION DELTOIDIENNE GAUCHE.

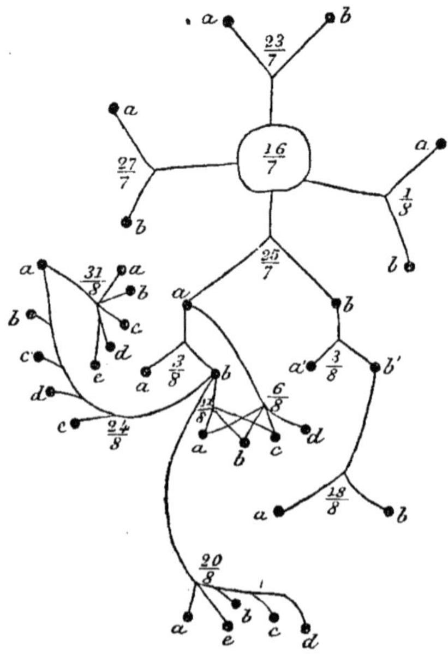

Figure 1.

18 juillet. 16/7 Pustulette, c'est-à-dire : 1° petit grain miliaire purulent, peu élevé avec un point noir au centre qui indique la piqûre. Aréole livide de 1 centimètre, peu élevée. Examen d'ailleurs superficiel du malade, faute de temps. Ici, il n'y a pas eu d'incubation ; est-ce la nature du pus ? Est-ce celle du sujet ? Sans doute que le sujet est pour beaucoup dans ces sortes d'affaires, mais n'y a-t-il pas la part du pus ? Un chancre qui commence ne fournit-il pas du pus qui agit sans incubation ? Un chancre qui finit n'en fournit-il pas de contraire ? etc. Que de questions importantes à examiner et à résoudre !

20 juillet. 16/7 Grain miliaire devenu chènevis, et plus élevé. Aréole plus étendue et plus élevée.

23 juillet. 16/7 Bicratère de 5 millimètres (crête intermédiaire). Phlyctène nulle ou cachée sous le monticule de la pustule. Aréole rouge, conique, livide, furonculeuse, de 4 centimètres de diamètre. Pas d'empâtement à la base.

Énorme glande trachélienne droite.

— 23/7 *a b* INOCULATION par 2 piqûres *a b* (*fig.* 1) du pus de 16/7.

25 juillet. 16/7 Cratère unique de près de 1 centimètre, entouré d'une phlyctène assez large et brunâtre. Aréole idem.

(1) Ce même mode de désignation est appliqué à toutes les inoculations subséquentes ; par exemple : 25/7 désignera l'inoculation faite le 25e jour du 7e mois ou 25 juillet ; — 1/8 désignera l'inoculation faite le 1er jour du 8e mois, ou 1er août ; — 26/9 désignera l'inoculation faite le 26e jour du 9e mois ou 26 septembre, etc., etc. Dans les figures schématiques, ces chiffres sont écrits sous la forme de *fractions*. Les lettres *a b c d...* indiquent les différentes piqûres provenant d'une même inoculation.

25 juillet. 23/7 *a b* *Pustulettes.*

— 25/7 *a b* INOCULATION, par 2 piqûres *a b* (*fig.* 1), du pus de 16/7.

27 juillet. 27/7 *a b* INOCULATION, par 2 piqûres *a b* (*fig.* 1), du pus de 16/7.

— 16/7 Pus à peu près neutre, pourtant un peu alcalin.

1 août. 1/8 *a b* INOCULATION, par 2 piqûres *a b* (fig. 1), du pus de 16/7.

Il m'a manqué de parole car il devait venir le 30 juillet. Plaques muqueuses entre les orteils; il a des varices à la jambe droite; là il a reçu, il y a 2 mois, un coup à la face interne du tibia. Il y a des croûtes qui sont noirâtres et ont pris une teinte cuivrée. Il ne les soigne pas; je conseille cataplasmes puis pansement simple. Sa femme que j'ai peu examinée a des douleurs de côté; sa roséole papuleuse se développe.

août. 3/8 *a b a' b'* INOCULATION, par quatre piqûres (*fig.* 1), du pus de 25/7 *a* et *b*.

Je prends *passim* sur ses chancres du pus pour madame V.

Sa femme présente une éruption générale de petits boutons miliaires (syphilide vésiculeuse); il n'y a rien de cuivré, mais l'éruption paraît assez générale et plus prononcée sur les côtés des flancs. Elle a aussi de véritables *sudamina*. Sont-ce des *sudamina* syphilitiques? Y a-t-il des *sudamina* syphilitiques? Ses cheveux sont *douloureux* à la racine quand elle se peigne. Est-là encore un symptôme syphilitique? Elle est faible, mal conformée, a la poitrine en carène; mais elle est oppressée depuis 15 jours; cette oppression et cette faiblesse ne sont-elles pas un symptôme syphilitique? Ses poils axillaires, qui sont roux, sont curieux; on dirait qu'à leur superficie est un abondant dépôt de matière jaune humidifiée par la transpiration. Est-ce encore un symptôme syphilitique? Je prescris à sa femme 2 bains de vapeur en 8 jours.

Il dit sentir quelque chose à la gorge où je ne vois rien.

6 août. 16/7 Croûte rupiale, noirâtre, gommeuse, luisante, adhérente, communiquant en avant et en bas avec 25/7 *a*.

— 25/7 *a* Phlyctène terne de 1 bon centimètre.

— 25/7 *b* Phlyctène de même volume, noirâtre, aplatie, hémorrhagique. Aréoles souvent confluentes de ces trois chancres avec celles d'en arrière et d'en bas.

— 23/7 *a* et *b* Phlyctènes croûteuses de 1 à 2 centimètres sans aréole. *a* plus grand que *b*.

— 27/7 *a* et *b* De même que 23/7, mais moins prononcé.

— 1/8 et 3/8 Pustules varioliformes et aréoles.

— 6/8 *a b c d* INOCULATION, par 4 piqûres, du pus de 25/7 *a* (*fig.* 1).

Je prends du pus *passim* pour madame V.

2 pustulettes; une à la base de chaque pilier postérieur. La syphilide vésiculeuse se développe sur la femme.

11 août. 11/8 INOCULATION, par 3 piqûres (*fig.* 1), du pus de 3/8 *b* pour remplacer 6/8 *a b c* qui ont avorté.

Son pus, faible pour lui, ne l'a pas été pour madame V., beaucoup plus avancée que lui en syphilisation.

18 août. Les chancres sont guéris, ou en voie de guérison.

— 18/8 *a b* INOCULATION, par 2 piqûres (*fig.* 1), avec le pus de 3/8 *b'*.

2 plaques cuivrées superficielles de 1 centimètre à la face interne de la lèvre supérieure, à une certaine distance du frein.

Plaques semblables, mais allongées verticalement, aux piliers du voile du palais, principalement à droite.

20 août. 18/8 *a b* Échec. Deux *inoculations* mal faites sur le devant de la poitrine avec 14/7 de madame V. pris le 30 juillet.

— 20/8 *a b c d e* INOCULATION, par 5 piqûres (*fig.* 1), faite avec son propre pus, de 3/8 *b*, dont je prends un échantillon pour le garder.

Sa femme est tombée entre les mains d'un charlatan.

24 août. 24/8 *a b c d e* INOCULATION, par 5 piqûres (*fig.* 1), du pus de 3/8 *b*, à l'empreinte deltoïdienne gauche.

26 août. Quelques plaques muqueuses interdigitales du pied gauche, qui ne sont soumises à aucun soin d'hygiène et de propreté, sont puantes, douloureuses, et accompagnées d'un peu de gonfle-

26 août. ment du pied. Pansement avec : sublimé 10 centigr,, eau dist. 200 gr. Gland où il reste une légère excoriation après plusieurs cautérisations, soumis au même pansement.

28 août. Plaques muqueuses interdigitales touchées avec la pommade d'iodure de chlorure mercureux.

31 août. 31/8 *a b c d e* Inoculation, par 5 piqûres (*fig.* 1), de son pus, *passim*, à l'empreinte deltoïdienne gauche.

Ses chancres prennent, mais ne sont pas actifs.

4 sept. Toutes les inoculations d'hier ont pris et ont produit des pustules varioliformes sans dépression au centre.

Il résulte de là que le même pus inoculé sur le même individu a pris le 16 juillet, jour de la 1re inoculation positive, jusque pendant un mois qu'il prenait alors faiblement et incomplètement pour reprendre à présent d'une manière complète, et engendrer des pustules qui semblent modifier avantageusement l'état de la verge.

Un pus inoculé au même individu me paraît presque toujours présenter une période de sédation pendant laquelle les inoculations ne prennent pas ou sont stationnaires; puis le pus reprend avec activité; on dirait que pendant la période de sédation la guérison ne se fait pas. Mais quelle est cette période de sédation, quand un individu ne contracte par le coït qu'un ou deux chancres qui ne sont pas tourmentés par des médicaments?

Il y a là un *quid ignotum* à résoudre par l'observation, une 4e loi qui sera aussi importante que la découverte des pus forts et faibles.

— Inoculation, par 10 piqûres au bras, de son propre pus.

7 sept. Inoculations peu actives; les dernières, celles du 4, ont à peine pris.

— Inoculation, par 5 piqûres, *passim*, à la partie externe de son bras avec du pus recueilli *passim*, à cette même partie externe.

12 sept. Il a été irrégulier. Des inoculations du 7, une seule a pris.

— Inoculation, par 6 piqûres, de son propre pus.

14 sept. Les dernières inoculations n'ont pas pris.

17 sept. Depuis plusieurs jours il n'a plus de pus inoculable; il n'a même plus de pus; je finis pourtant par en trouver un peu que je lui inocule à la cuisse gauche.

— 17/9 Inoculation *fémorale gauche*, par 1 piqûre, du pus de 24/8 *b* (*fig.* 2).

21 sept. 17/9 A pris. La pustule est petite, sèche, douloureuse, ressemble à un furoncle qui commence. M. D. dit que l'inoculation a réussi le soir même ou le lendemain. Il n'y aurait donc pas eu incubation? A vérifier. Ce qui est certain, c'est que l'aréole de la pustule est vive, rosée, diffuse, étendue, inflammatoire, comme s'il s'agissait d'une inoculation qui va bien prendre et marcher. Mercredi 23 j'en ferai aux 4 membres et je le surveillerai le lendemain.

L'inoculation qui a fourni le pus reste seule sèche et un peu safranée.

23 sept. 17/9 Est furonculeuse, peu suppurante. Son aréole est rouge, livide, vive, étendue; la douleur est assez forte. Je n'y prends pas de pus pour le lui inoculer, de crainte de lui faire mal.

— 23/9 Inoculation, par 1 piqûre, faite à l'empreinte deltoïdienne droite (2e *série*, *fig.* 3) d'un pus pris chez M. Cullerier et que ce chirurgien attribue à un chancre devenu pourriture d'hôpital.

26 sept. 17/9 L'inoculation *fémorale gauche* s'est encore développée; il y a même un léger bubon correspondant à la partie supéro-antéro-interne de la cuisse.

— 23/9 Pustulette.

— 26/9 Inoculation, par 1 piqûre, du pus de 17/9, — au-dessus de 23/9 (*fig.* 3).

26 sept. La cuisse gauche a-t-elle régénéré le pus de la région deltoïdienne gauche? Comme l'aurait fait un autre individu? Qui sait si le bras droit eut été immune en même temps que le gauche? Pour que l'état de syphilisation se régularise, ne faut-il pas qu'un certain temps se passe entre certaines inoculations, et qu'il y ait un temps d'oscillations.

28 sept. 17/9 Ecthyma furonculeux, animé mais peu suppurant; il fournit l'inoculation suivante.

— 28/9 *a b c d* INOCULATION, par 4 piqûres, du pus de 17/9 (*fig.* 2).

— 23/9 et 26/9 Ont pris.

RÉGION FÉMORALE GAUCHE. RÉGION DELTOIDIENNE DROITE.

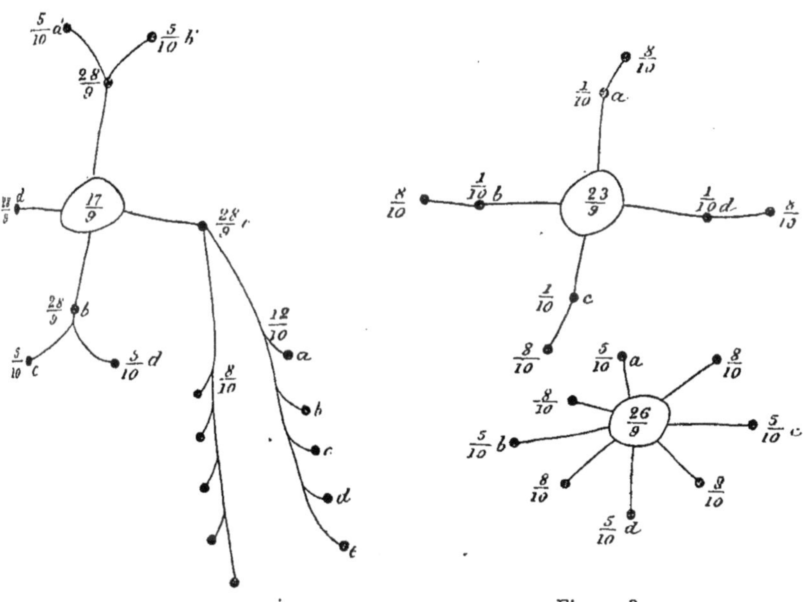

Figure 2. *Figure* 3.

1 octob. 17/9 Rien de nouveau.

— 28/9 Pris.

— 1/10 *a b c d* INOCULATION, par 4 piqûres, du pus de 23/9 (*fig.* 3).

La pommade a fait beaucoup de bien aux plaques muqueuse interdigitales; nouvelle application de cette pommade.

5 octob. Nouvelle application de la pommade.

— 1/10 Ont pris.

— 5/10 *a b c d* INOCULATION, par 4 piqûres, du pus de 26/9 (*fig.* 3), à l'empreinte deltoïdienne droite.

— 5/10 *a' b' c' d'* INOCULATION, par 4 piqûres, du pus de 28/9 *a* et *b* (*fig.* 2) à la région fémorale antéro-interne gauche. 5/10 *c'* avec du sang plutôt que du pus.

8 octob. Amélioration et nouvelle application de la pommade.

Les cicatrices du bras gauche sont rouges de cuivre, sombres, déprimées, recouvertes quelques-unes de pellicules épidermiques, minces, sèches, adhérentes, caractéristiques, douloureuses à l'ablation. M. D. compare la douleur à une piqûre. Il est vrai que M. D. est très-sensible.

— 8/10 INOCULATION, par 8 piqûres, de son pus, *passim*, à l'empreinte deltoïdienne droite (*fig.* 3).

— 8/10 INOCULATION, par 5 piqûres, de son pus à la région fémorale (*fig.* 2).

12 octob. Toutes les inoculations fémorales prennent, — les 8 brachiales du 8 octob. ont avorté.

— 2 sur 4 ont avorté de 5/10.

— 12/10 *a b c d e* INOCULATION, par 5 piqûres, de son pus à la région fémorale (*fig.* 2).

— L'inoculation 17/9 de la cuisse gauche a fourni 26/9 dont les générations au bras se sont plus vite épuisées qu'à la cuisse. La cuisse gauche est donc au bras droit une sorte d'individu ayant moins de syphilisme que ce bras droit. Supposons que sur un sujet on ait toujours inoculé à la cuisse, cette cuisse serait-elle, chez l'individu, syphilisée avant le bras, de façon qu'il n'y aurait entre la cuisse et le bras que cette différence à savoir que la cuisse est plus difficile que le bras à syphiliser, parce qu'elle est plus grosse? Ainsi, en définitive, peut-être que la syphilisation complète de la cuisse n'entraînerait pas fatalement celle du bras, à moins que le bras n'ait été attaqué directement. Cette indépendance qui existe jusqu'à un certain point de la syphilisation du bras d'avec celle de la cuisse et d'autres parties, ne conduirait-elle pas à admettre qu'une bonne syphilisation suppose qu'on fait marcher de front la syphilisation de plus de parties en même temps, ou qu'on commence tout d'abord par les parties les plus difficiles à syphiliser. En résumé :

a. Voulez-vous aller vite, ayant plusieurs pus à votre disposition, inoculez les plus forts.

b. Si vous n'avez qu'un individu, inoculez le plus de parties que vous pourrez, en empruntant toujours le pus à celle qui le fournit le plus fort, la cuisse par exemple.

Voulez-vous la faire la plus solide? inoculez le plus de parties possible, rapidement. Cela veut dire, contrairement à l'opinion de M. Sperino, que le plus de parties possibles sont attaquées en même temps, car ce qui se dit en fait du plus ou moins de syphilisme, d'un individu à un autre, ou d'une cuisse à un bras, doit également se dire d'une partie d'un bras avec une autre, etc., etc.

15 octob. Bras droit. Toutes les piqûres (qui ont pris) sont peu actives et vont s'éteignant. 8/10 d'en haut (*fig.* 3) a formé une pustulette tardive, tandis que 1/10 *a* s'est un peu agrandi. Certains chancres peuvent donc subir une sorte d'arrêt pour reprendre ensuite un peu d'activité. Dans ces moments d'un peu d'activité, ne peuvent-ils pas devenir inoculables à des sujets auxquels ils ne l'étaient pas?

La cuisse gauche ne sécrète pas non plus abondamment; 4 inoculations du 12 ont pris.

— INOCULATION, par 10 piqûres, *passim*, de son pus.

20 octob. INOCULATION, par 5 piqûres, *passim*, de son pus à la cuisse gauche.

21 octob. INOCULATION, par 15 piqûres, qu'il se fait à la cuisse gauche, avec son pus de cette cuisse.

22 octob. INOCULATION, par 25 piqûres. 5 cuisse droite; 5 thoraciques antérieures et droites; 5 thoraciques antérieures et gauches; 10 abdominales antérieures, 5 de chaque côté, avec son pus de la cuisse gauche.

24 octob. Touché plaques muqueuses intra-digitales avec la pommade Boutigny.

27 octob. Il s'est fait les jours précédents 38 *piqûres* sur le ventre, sur la cuisse droite, etc. Il en est résulté des pustulettes ou des pustules abortives dont la teinte cuivrée est très-caractéristique. A la partie antérieure de la cuisse droite, plusieurs pustules ont conflué et se sont couvertes de croûtes noirâtres, fendillées, un peu luisantes, rupiales. Pas d'aréole autour.

28 octob. INOCULATION, par 3 piqûres, cuisse droite.

30 octob. Il se fera jusqu'à lundi des *inoculations* avec du pus de certains de ses chancres que je lui ai désignés, les autres ne prenant pas.

30 octob. Sa femme sort de chez M. Bazin où elle est restée six semaines, depuis le 16 octobre jusqu'au 28 novembre. Elle a : 1° une iritis syphilitique ; 2° des papules qui renaissent ; 3° des érosions et des granulations du col ; 4° des flueurs blanches ; 5° des douleurs de membres ; 6° de la surdité.

3 nov. INOCULATION, par 5 piqûres, de son pus à la cuisse droite.

Ses chancres confluents sentent le rupia et le phagédénisme syphilitiques.

5 nov. M. D. se fatigue évidemment beaucoup. Il s'est donné une entorse de l'articulation métacarpo-phalangienne droite. La phalangette du médius de la même main a été, pour ainsi dire, coupée en deux. Il a été pansé par M. Thierry ; je n'ai pas examiné la partie.

Il est douillet, et ses inoculations prennent à peine ; il s'en fera pourtant plusieurs et se montrera demain chez M. Bazin.

L'odeur rupiale de ses chancres fémoraux droits n'a-t-elle rien de caractéristique ? Ne faut-il pas, pour cela, assimiler M. D. à un tertiaire ? N'est-ce pas une évolution qui garantit l'avenir ? etc., etc.

11 nov. Le 6 M. D. a été montré à la clinique de M. Bazin ; le 9 il a été montré chez M. Hiffelsheim à plusieurs personnes, et notamment à M. Desterne, médecin homœopathe. Ses chancres marchent rapidement vers la cicatrisation.

13 nov. Je le montre à M. Bazin, à Saint-Louis. Les chancres sont presque cicatrisés sur toute la ligne. M. Bazin est agréablement étonné.

16 nov. Je le montre à Sousa-Gomès, encore plus amélioré.

19 nov. 19/11 *a b c* INOCULATION, par 3 piqûres, à la partie antérieure de la cuisse droite avec le pus d'un malade de M. Puche.

24 nov. 19/11 *a b* 2 de ces *inoculations*, *a* et *b* ont pris.

26 nov. 26/11 INOCULATION (*nouveau pus, nouvelle série*), par 1 piqûre au bras droit, avec le pus d'un malade de M. Gosselin.

30 nov. Il a négligé de venir ; les *inoculations* ne sont presque pas développées.

1 déc. Je l'ai vu aujourd'hui en courant ; il venait de chez M. Natalis Guillot qui l'a questionné avec intérêt et étonnement.

— 1/12 INOCULATION à la région abdominale droite avec du pus de 26/11 (malade de M. Gosselin). Inoculation faite un peu en courant.

3 déc. 3/12 INOCULATON à la cuisse gauche, avec le pus d'un malade de M. Gosselin.

7 déc. 19/11 Les *inoculations* du 19 novembre ont encore marché. Une me fournit encore du pus.

— 7/12 INOCULATION un peu plus bas, et en dedans, avec le pus de 19/11 *b*, cuisse droite.

— 1/12 L'inoculation du 1er avec le pus du malade de M. Gosselin n'a pas pris. Confirmation de plus que ce pus n'était pas inoculable ; je le lui inoculerai demain avec toutes les précautions possibles.

Touché une seule plaque muqueuse interdigitale ; misère, défaut de travail, mauvaise nourriture, etc.

8 déc. Il prétend que sa femme souffre beaucoup des membres et de l'œil.

— 8/12 INOCULATION aux deux bras ; à droite, avec le pus de 3/12 ; à gauche, avec le pus de 26/11, tous deux provenant du malade de M. Gosselin.

10 déc. Sa femme a une iritis droite très-prononcée ; une ulcération (comme plaque muqueuse) au bas de la paroi externe des fosses nasales ; c'est quelque chose de pultacé. Des douleurs dans les membres, dans la tête ; on ne peut pas toucher ses cheveux sans qu'elle éprouve de la douleur. Des papules persistent ou reparaissent. Périostose de la fourchette sternale.

RÉFLEXIONS : 1° Cette susceptibilité des cheveux, auxquels on ne peut pas toucher sans causer de la douleur, est-t-elle vérolique ? 2° La maladie du nez est-elle vérolique ou irritative et

10 déc.		causée par l'écoulement de l'œil dans le nez par les points et conduits lacrymaux ? 3° N'y a-t-il pas une périostose secondaire?
—	10/12	INOCULATION, par 2 piqûres, à la cuisse gauche, avec le pus de 26/11 (du malade de M. Gosselin).
—	7/12	Fémoral droit ne paraît pas prendre.
12 déc.	10/12	Fémoral gauche a pris. Il y a 2 petites papules qui indiquent, si elles se développent, qu'il n'y a pas eu d'incubation.
—	7/12	Fémoral droit paraît aussi se développer.
—	19/11 *a*	S'éteint.
—	19/11 *b*	Ne paraît pas s'étendre.
—	8/12	Des deux bras paraît avortée.
—	10/12	Fémoral gauche a pris; mais pourquoi n'y a-t-il pas d'incubation ? Y aurait-il eu incubation si l'inoculation avait été faite quelques jours plus tôt ? Non, puisque 8/12 des deux bras n'ont pas pris. Il faut pourtant suivre ces inoculations pour voir si elles ne prendront pas. C'est surtout sur les sujets vierges d'inoculations qu'il faut chercher à constater des choses semblables; nous verrons. J'ai constaté aussi l'absence d'incubation.
15 déc.		Les *inoculations* sont négatives et les chancres s'éteignent.
—		INOCULATION à la partie antérieure de l'avant-bras avec le pus de 26/11 (malade de M. Gosselin).
		M. D. est dans la misère, et sans travail. Il fume beaucoup; il a quelques ulcérations aux lèvres que je cautérise. Il a aussi une plaque muqueuse à la gorge du côté gauche; cela naît habituellement par un petit soulèvement de l'épiderme. Il a toujours une sorte de plaque muqueuse inter-digitale. J'y mets la pommade de Sellier-Boutigny.
17 déc.		Il y a une pustulette à l'*inoculation* faite le 15 à la partie antérieure de l'avant-bras droit.
		Une plaque muqueuse inter-digitale est très-douloureuse; je la cautérise au nitrate d'argent.
25 janv. 1858.		Il a vu M. Bazin, il y a deux jours; il est très-bien portant; il a des transpirations nocturnes; je lui fais sentir l'importance de nouvelles et dernières inoculations. Ses cicatrices sont peu apparentes.
8 fév.		M. D. est venu me voir aujourd'hui; il est plein de santé.
		Je n'ai pas examiné ses *inoculations;* il y a 8 jours que sa femme est sortie de chez M. Bazin, bien portante, sauf un écoulement vaginal.
9 fév.		Je lui touche une légère plaque opaline siégeant à la lèvre supérieure. M. D. fume beaucoup.
5, 6 sept.		Il vient plein de vigueur et de santé, mais je ne l'examine pas.
2 mai 1859.		M. D. vient me voir bien portant, avec un de ses amis.
10 octob. 1860.		Je l'ai vu bien des fois et bien portant depuis sa syphilisation.
		De temps en temps il a fallu pourtant cautériser quelques petites ulcérations bucco-linguales dont M. Bazin a été témoin.
		Sa femme est enceinte et va accoucher. Enfant à surveiller, comme produit d'une mère mercurialisée et d'un père quasi-syphilisé.
		Ses cicatrices sont blanches, la plupart un peu convexes, très-peu sont déprimées et très-peu déprimées. Quoique la dépression soit peu considérable, les bords sont à pic. Il y en a de gaufrées à l'exemple des cicatrices vaccinales, mais les inégalités sont beaucoup moins prononcées.

Considérations sur la syphilisation.

MÉMOIRE DE M. LE PROFESSEUR SIMPSON, D'ÉDIMBOURG.

Il n'est peut-être pas de maladie contre laquelle on ait employé autant de remèdes divers que la syphilis constitutionnelle. Depuis son apparition en Europe jusqu'à nos jours, de nombreuses tentatives ont été faites, mais toujours sans succès, pour découvrir une substance qui eût une action spécifique contre cette terrible maladie. En vain on a exploré tous les sentiers de la médecine et mis à contribution toutes les ressources de la pharmacie.

C'est de la chirurgie, sœur de la médecine, que nous avons reçu une opération simple, par laquelle on peut obtenir la guérison certaine du malade. Cette opération, qui consiste dans l'inoculation répétée de chancres sur le corps de la personne atteinte de syphilis constitutionnelle, a été nommée *syphilisation* par son inventeur, AUZIAS-TURENNE.

L'assertion qu'il a émise, à savoir : que la maladie pouvait être chassée de l'organisme de cette manière, a été vérifiée, pendant les onze dernières années, par les expériences de M. Sperino (de Turin), et spécialement par celles de M. W. Bœck (de Christiania), dont les efforts nous ont appris la plupart des choses que nous savons sur ce remède merveilleux.

Avant de considérer le traitement dans ses détails, permettez-moi de vous présenter un abrégé de deux cas de syphilis très-graves, qui, après avoir résisté aux remèdes ordinaires, n'ont pas tardé à céder à la syphilisation instituée par M. Bœck.

Ire OBSERVATION. — M. X... a eu un chancre en 1853. Quelques mois plus tard, il lui est survenu des ulcères aux amygdales, lesquels se sont cicatrisés à la suite d'applications répétées de nitrate d'argent; on lui a encore administré l'iodure de potassium et la décoction de salsepareille. Aucun autre symptôme ne s'était manifesté jusqu'au mois de mars de l'année 1858, quand un ulcère se forma à la face interne du genou droit, lequel s'est cicatrisé à la suite d'un traitement local.

Au mois de décembre de l'année 1859, les amygdales et le voile du palais s'ulcérèrent profondément. Aucun des remèdes locaux qui furent employés n'a semblé avoir pour effet d'arrêter les progrès de l'ulcération; le traitement par l'iodure de potassium et la décoction de salsepareille n'a pas été plus efficace.

Au mois d'août, le malade, qui était venu à Édimbourg pour demander des conseils, fut examiné par plusieurs des médecins et des chirurgiens les plus distingués de cette capitale. Les amygdales et le voile du palais étaient presque complètement détruits par l'ulcération. Le malade avait un aspect presque cadavéreux, et était si faible qu'il éprouvait de grandes difficultés à marcher; sa condition se trouvait d'autant plus alarmante que plusieurs membres de sa famille étaient morts de phthisie pulmonaire. On lui donna le conseil, comme dernier refuge, d'aller à Christiania, et de se faire traiter par la syphilisation.

Il suivit ce conseil et, arrivé à Christiania le 1er septembre 1861, il s'adressa à M. Bœck, qui commença son traitement tout de suite, en lui inoculant sur les côtés du thorax la matière d'un chancre infectant. Les inoculations furent répétées, tous les trois jours, avec la matière des dernières pustules.

Au bout de quinze jours, l'appétit, qui avait été presque complètement perdu, était devenu dévorant, et le malade marchait sans éprouver trop de fatigue.

Trois semaines plus tard, les inoculations restaient sans résultats ; les générations successives de pustules étant devenues de plus en plus petites, les dernières finissaient par avorter.

Il fut alors inoculé aux bras, où se formèrent d'assez belles pustules; mais, après une vingtaine de jours, les inoculations avortèrent à leur tour.

Le malade partit, le 1er décembre 1861, *complètement guéri*. Le poids de son corps avait augmenté de 3 livres anglaises, et il se disait « presque aussi bien portant qu'il l'avait jamais été de sa vie. »

IIe OBSERVATION. — M. Y... reçut le conseil, pendant l'année 1861, d'aller à Christiania se soumettre au traitement de M. Bœck, à cause d'une atteinte très-grave de syphilis tertiaire; il y avait six ans qu'il avait contracté un chancre.

(1) Sous ce titre : CONSIDÉRATIONS SUR LA SYPHILISATION COMME MOYEN DE GUÉRIR LA SYPHILIS CONSTITUTIONNELLE, présentées à la Société royale de médecine d'Édimbourg, dans sa séance du 26 février 1864, par le Professeur SIMPSON, Président de cette Société. Traduit de l'*Edimburgh medical Journal*, décembre 1864, et publié dans la *France médicale* des 10 et 13 mai 1865, nos 37 et 38.

Pendant l'été de 1861, étant venu à Édimbourg pour demander conseil, il portait un large ulcère syphilitique sur le devant de chaque tibia, et un troisième sur le devant de la clavicule gauche. La cloison du nez était perforée; quelques morceaux d'os s'étaient détachés de l'intérieur de cet organe, et il y avait une tumeur de l'os frontal simulant une variété de *corona veneris'* (1). Les ulcères étaient très-rebelles et continuaient à s'élargir, malgré les remèdes employés.

Le malade avait subi un traitement mercuriel complet à deux ou trois reprises; il avait été soigné par les princes de la science à Édimbourg, à Londres et sur le continent, sans avoir éprouvé la moindre amélioration dans son état. Désespérant de retrouver la santé, il résolut d'aller à Christiania. Il était dans un tel état de faiblesse qu'on dut le porter à bord du bateau à vapeur qui le conduisit d'Édimbourg en Norwége, où il débarqua de la même manière.

Il fut mis au traitement de la syphilisation, qui lui rendit ses forces et la santé si rapidement, que, deux mois après qu'on l'eut porté à terre en Norwége, il allait à la chasse. Au bout de trois mois, il revint chez lui, complètement guéri.

Dans ce dernier cas, la guérison est d'autant plus remarquable que le malade avait une hypertrophie énorme du foie, contractée pendant un séjour en Chine, où il remplissait les fonctions d'officier de l'armée.

J'ai eu l'occasion de voir ces deux malades, immédiatement après leur retour de Christiania : tous les deux s'exprimaient en termes pleins de confiance dans leur traitement. Jusqu'aujourd'hui, aucun d'eux n'a eu la moindre trace de récidive.

La syphilisation peut être pratiquée de deux manières, c'est-à-dire avec la matière du chancre mou ou avec celle du chancre induré. Supposons qu'un malade vienne nous consulter pour un cas de syphilis constitutionnelle, et que nous nous proposions de le traiter par l'inoculation de la matière du chancre mou. S'il naît des pustules à la suite de cette inoculation, nous inoculerons le troisième jour la matière de ces pustules, en continuant de la même manière jusqu'à ce que la réinoculation ne produise aucun effet. Alors nous recommencerons avec la matière d'un nouveau chancre mou, en continuant ainsi jusqu'à ce que les matières de chancres mous dont nous pouvons disposer ne produisent plus de pustules.

Quand nous inoculons expérimentalement au porteur la matière d'un chancre non artificiel qui suppure beaucoup, l'inoculation réussit presque toujours; il arrive ensuite quelquefois que ce même chancre commence à s'indurer à la base. A mesure que l'induration augmente, la suppuration diminue, la sécrétion est plus séreuse, et il devient dès lors presque impossible de produire d'autres chancres par l'inoculation. A la fin, toute inoculation échoue.

Quand, à cette époque, nous couvrons le chancre de charpie, nous trouvons que, au bout de vingt-quatre heures, la sécrétion rétablie a produit une matière purulente considérable et épaisse. L'inoculation de cette matière donnera généralement des résultats positifs, même quand l'induration est très-forte. Cela prouve que l'intensité du virus syphilitique peut s'affaiblir, car la matière qui au commencement donnait des résultats positifs donne plus tard des résultats moins accentués quand l'induration se montre, et finit par ne plus donner aucun résultat.

Mais si dans certains cas la force du virus syphilitique s'affaiblit, il y a aussi des circonstances où l'intensité du virus augmente.

L'inoculation de la matière des pustules qui sont en voie de réparation ne produit que de petites pustules, qui disparaissent au bout d'un temps assez court; mais, en continuant d'inoculer de génération en génération, on aura la satisfaction de produire des pustules plus grandes. Citons un exemple :

Un homme se présente à l'hôpital de Christiania, avec des symptômes de syphilis constitutionnelle commençante, et avec un chancre induré non encore complètement cicatrisé; il est inoculé de la matière de son propre chancre. Il en résulte des pustules très-petites et presque insignifiantes. Mais, en continuant d'inoculer tous les trois jours avec la matière des dernières pustules, on obtint enfin des ulcères à la sixième génération, et, à dater de ce moment, l'inoculabilité de la matière se trouva parfaite.

Les résultats des cinq premiers cas de syphilis traités par M. Bœck, au moyen de la syphilisation, prouvent encore plus manifestement l'augmentation de l'intensité du virus.

Deux individus syphilitiques furent inoculés de la matière d'un chancre mou : la durée du traitement fut, dans les deux cas, de plus de six mois avant que l'on obtînt l'immunité

(1) Ici, le texte anglais n'est pas très-clair.

complète. L'un des malades a eu 222 chancres et l'autre 290. Dans le quatrième mois du traitement, on prit la matière d'un d'entre eux, et on l'inocula à deux autres malades atteints de syphilis constitutionnelle. Ces deux derniers étaient déjà devenus immunes au bout de trois mois. L'un avait eu seulement 133 chancres et l'autre 152; un autre malade fut inoculé avec la matière provenant des premiers malades au cinquième mois du traitement. On obtint l'immunité au bout de deux mois après seulement 71 chancres.

Ainsi nous constatons la filiation par nuances insensibles des deux variétés de chancres, la disparité des formes étant causée par la variation de l'intensité du virus, et peut-être aussi par quelques différences dans la constitution des individus.

On n'a pas encore produit une théorie satisfaisante qui puisse expliquer la disparition extraordinaire des symptômes constitutionnels pendant la syphilisation. M. Danielssen (de Bergen) a émis l'idée que cette médication n'avait qu'un effet dépuratif; il s'appuie sur cette observation que, dans la période tertiaire, la nature produit souvent la guérison par de larges ulcères qui surviennent. M. Danielssen est partisan de la doctride dualiste, et, comme il emploie seulement la matière de chancres mous pour la syphilisation, il croit produire la guérison par des ulcères superficiels, provoqués par un virus simplement irritant. S'il n'a réellement pas d'autre motif pour recourir à la syphilisation, il peut aussi bien recourir à l'emploi de tout autre remède irritant.

Cette opinion étant devenue assez générale, on institua à Christiania une série d'expériences pour examiner si l'on pouvait obtenir des résultats aussi favorables par l'emploi extérieur de substances irritantes que par la syphilisation, et l'on se servit d'onguent de tartre stibié pour produire des pustules. Voici les conclusions du Rapport de la Commission instituée pour approfondir la question de la *tartarisation :* « Les membres de la Commission déclarent, à l'unanimité, qu'ils ne connaissent pas de traitement aussi efficace que la syphilisation contre les cas de syphilis secondaire, chez les sujets qui n'ont pas subi auparavant de traitement mercuriel. »

Il faut que les ulcères produits soient syphilitiques, exclusivement syphilitiques. C'est dans cette circonstance qu'est très-probablement caché le motif du succès obtenu; c'est de la même manière, c'est-à-dire en produisant des ulcérations tertiaires, que la nature elle-même chasse la maladie. C'est encore de cette manière que la nature détruit le virus du chancre mou; l'inflammation excessive produit un bubon de l'un ou de l'autre côté, et il est probable que ces surfaces suppurantes concourent à l'élimination du virus.

Quand on établit le parallèle des différentes méthodes qui sont généralement employées contre la syphilis, c'est évidemment la syphilisation qui remporte le prix.

Voici les résultats du traitement de la syphilis à l'hôpital de Christiania, d'après les tableaux statistiques dressés depuis l'année 1825, suivant qu'on a employé : 1° le mercure, 2° l'iodure de potassium, 3° la syphilisation, 4° enfin la tartarisation.

1° RÉSULTATS DU TRAITEMENT MERCURIEL (depuis 1825 jusqu'à 1856 :

3,200 malades ont été traités par les différentes préparations de mercure. Le traitement a duré en bloc 401,969 jours, ce qui fait un temps moyen de 125 jours.

De ces 3,200 cas, 1,036 ont été suivis de récidive, ce qui fait 32 pour 100.

108 sont morts, dont 29 pendant le traitement des récidives.

2° RÉSULTATS DU TRAITEMENT PAR L'IODURE DE POTASSIUM, *alors qu'il était généralement adopté dans l'hôpital* (de 1838 à 1856) :

186 malades ont été traités par l'iodure de potassium.

Le traitement a duré 20,085 jours, soit en moyenne 108 jours.

40 de ces 186 sujets ont eu des récidives, soit 21 pour 100. Deux malades sont morts pendant le traitement.

On peut agir de la même manière si l'on se borne à employer la matière du chancre induré; car la pratique de la syphilisation a démontré (contrairement à l'opinion généralement répandue de ceux qui pensent que la matière du chancre induré ne produit pas de pustules), que la matière du chancre induré est presque aussi, pour ne pas dire autant, d'une manière absolue, inoculable que celle du chancre mou. Seulement la matière du chancre mou peut être transmise pendant un nombre plus grand (presque double) de générations que la matière du chancre induré; c'est-à-dire que si la matière du chancre induré a perdu sa force après vingt-cinq réinoculations ou générations, on doit en faire cinquante avant d'obtenir ce résultat avec la matière du chancre mou. Nous voyons ainsi que si nous nous bornons à employer la matière d'ulcères indurés, le traitement sera complet dans un temps beaucoup plus court, et après la production d'un plus petit nombre de chancres que si l'on avait employé la matière de chancres mous. En outre, de cette manière, les chances de récidive sont réduites à presque rien, car dans les trois dernières années pendant lesquelles M. Bœck s'est borné à l'inoculation de la matière de chancres indurés, il n'a pas mentionné une seule récidive, tandis que dans les sept ou huit années précédentes, pendant que les inoculations étaient faites avec la matière de chancres mous, le nombre des récidives remontait à 9 1/2 pour 100.

La longueur du traitement constitue l'objection le plus souvent avancée contre la pratique de la syphilisation; mais nous avons vu qu'en substituant la matière du chancre induré à celle du chancre mou, non-seulement la guérison est plus parfaite et les chances de récidive sont diminuées, mais encore le temps nécessaire au traitement se trouve très-considérablement abrégé.

La plupart des écrivains modernes sur la syphilis soutiennent que le virus qui produit le chancre induré est essentiellement différent de celui qui produit le chancre mou; mais M. Bœck a démontré que les deux formes de chancres résultent du même virus. Selon lui, la production des deux espèces tient uniquement à la différence d'intensité du virus. Si le virus est très-intense, il en résulte un chancre mou, l'intensité du virus produisant un état inflammatoire assez fort pour empêcher l'absorption. Le chancre induré, au contraire, est le produit d'un virus plus faible, l'inflammation n'étant pas assez forte pour opposer une barrière à l'absorption. Le virus le plus intense occasionne un chancre mou type; le virus le moins intense, un chancre induré type. Le virus dont l'intensité est médiocre donne lieu aux formes intermédiaires : c'est pour cela que le pronostic doit toujours être porté avec beaucoup de réserve.

Le résultat suivant, plusieurs fois observé pendant la syphilisation, est pour moi concluant à l'égard de l'unité du virus.

3° Résultats du traitement par la syphilisation (de 1852 à 1862) :

252 malades qui n'avaient subi aucun traitement mercuriel ont été soumis par M. Bœck à la syphilisation jusqu'en 1862.

Le traitement a duré 33,828 jours, en moyenne 134 jours. Dans deux cas les sujets étaient atteints de syphilis maligne, l'iodure de potassium a été employé concurremment avec la syphilisation.

23 malades ont eu des récidives; dont 20 entrèrent à l'hôpital, et 3 furent traités en ville par l'iodure de potassium.

Des 20 sujets qui sont entrés de nouveau à l'hôpital, 9 ont été traités par la syphilisation. L'un d'eux ayant éprouvé une seconde récidive, a été encore soumis à un traitement très-court par la syphilisation. Un des sujets a été traité par l'iodure de potassium et les 10 autres par des remèdes extérieurs; mais chez tous, sans exception, le traitement n'a pas été de longue durée.

D'après cela, le nombre des récidives, à la suite de la syphilisation, a été de 9 1/2 p. 100.

18 enfants atteints de syphilis congénitale, un enfant ayant une syphilis acquise et une femme âgée de 50 ans, sont morts. L'enfant atteint de syphilis acquise est mort du croup et la femme de dyssenterie.

54 individus ayant subi une médication mercurielle ont été traités par la syphilisation pour leurs récidives.

Le traitement a duré 10,335 jours, ce qui donne un temps moyen de 191 jours. 10 de ces malades ont pris l'iodure de potassium dans le traitement.

10 malades ont eu des récidives, soit 18 1/2 pour 100. De ces 10 malades, 7 ont été syphilisés de nouveau; 3 ont été traités par l'iodure de potassium.

6 individus ayant été soumis à un traitement mercuriel sans avoir éprouvé d'amélioration, ont été guéris par la syphilisation.

Le traitement a duré 2,240 jours; le temps moyen pour chaque malade a été de 374 jours. 2 de ces malades ont eu des récidives, soit 33 1/3 pour 100.

4° Résultats obtenus par des ulcères produits par l'emploi de l'onguent de tartre émétique (*tartarisation*) :

157 malades ont été traités de cette manière.

Le traitement a duré 27,994 jours, en moyenne 178 jours.

31 de ces malades ont eu des récidives; soit 20 pour 100.

Quand on compare le nombre des récidives, on voit qu'il y en a eu 32 pour 100 après le traitement mercuriel, 21 pour 100 après l'emploi de l'iodure de potassium, 20 pour 100 après la tartarisation, et seulement 9 1/2 pour 100 après la syphilisation. Mais, comme je l'ai déjà dit, depuis qu'il se borne à inoculer la matière du chancre induré, M. Bœck n'a pas mentionné encore un seul cas de récidive.

Les méthodes qui ont le plus de droit à notre attention sont la syphilisation et la tartarisation. Après la tartarisation, 20 pour 100 ont eu des récidives; après la syphilisation, seulement 9 1/2 pour 100, et pas un seul à la suite des expériences de M. Bœck. Le nombre très-diminué des récidives, et la possibilité d'arriver à un certain degré d'immunité, où l'on peut dire le malade guéri (ce qui n'a pas lieu pour la tartarisation, qui produit des ulcères à l'infini), prouvent la supériorité de la syphilisation, comparée à toute autre méthode de traitement jusqu'ici proposée.

La méthode produite fut à bon droit frappée de discrédit, quand son inventeur Auzias-Turenne la proposa comme un moyen prophylactique analogue à la vaccination (1). Cela répugnait naturellement à tout praticien. En outre, la syphilisation n'agit pas comme prophylactique, un ou deux individus ayant, après avoir été guéris par la syphilisation, contracté de nouveaux chancres, lesquels ont été suivis de syphilis constitutionnelle.

Son emploi contre les ulcères primitifs n'est pas non plus justifiable, puisque nous ne pouvons jamais prédire avec exactitude qu'un chancre sera suivi de symptômes constitutionnels. Mais comme remède de la syphilis constitutionnelle, la syphilisation occupe la première place. Cette méthode nous semble être de guérir *tout* cas de syphilis constitutionnelle.

En vérité, au lieu d'être rejeté, comme il l'a été dans ce pays, le remède a droit à une vérification impartiale et désintéressée.

Lettre de M. Auzias-Turenne

A M. LE RÉDACTEUR EN CHEF DE LA *France médicale.*

Paris, le 24 mai 1865.

Monsieur le Rédacteur,

Par suite d'un malentendu qui n'a pu échapper à aucun de vos lecteurs, mon nom s'est trouvé mis au bas de l'important Mémoire du professeur Simpson, dont vous venez de publier la traduction. Je suis loin de m'en plaindre, puisque cela me donne l'occasion de causer un instant avec vous pour dégager ma responsabilité.

Est-il vrai d'abord que ma découverte ait fait naufrage à sa sortie du port, il y a quinze ans, parce que je n'ai pas jeté à la mer la syphilisation préventive? Ceux qui le disent n'ont pas consulté l'histoire à sa véritable source; ils prennent pour cause le prétexte, ou plutôt l'un des mille prétextes que l'on a trouvés de me faire subir le sort réservé à la plupart des inventeurs. Que d'idées absurdes ne m'a-t-on prêtées, pour me dédommager sans doute de celles qu'on me dérobait ! La syphilisation préventive elle-même a bien plus été invoquée contre l'inventeur que contre l'invention.

Autre sujet : *la rechute.* Un syphilisé peut-il contracter de nouveaux chancres qui seront suivis plus tard de syphilis constitutionnelle? Non. Le syphilisé, tel du moins que je le comprends, est précisément celui qui, étant guéri, ne peut plus fournir aucune sécrétion syphilitique. J'ai, d'ailleurs, des renseignements sur le prétendu exemple opposé auquel fait allusion M. Simpson. Il s'agit d'un individu très-incomplétement syphilisé par M. Danielssen.

On ne devrait donc pas hésiter à essayer, à l'occasion, de nouvelles inoculations sur les syphilisés; elles ne pourraient d'ailleurs leur être que favorables. Je me suis assuré qu'ils sont dans les mêmes conditions, relativement à la syphilis constitutionnelle, que les vaccinés et les *variolisés* relativement à la variole.

Je me défie de la guérison quand les individus ne sont ni devenus ni restés plus ou moins longtemps réfractaires au virus. Des récidives fréquentes, quoique peu graves, ont vite détrompé ceux qui s'étaient bornés à pratiquer ces syphilisations incomplètes. Il est bien entendu que ce n'est pas sur eux-mêmes qu'ils en ont rejeté la faute. Nous avons eu à ce propos de véritables *querelles d'Allemands*, car c'est de Vienne et de Munich qu'elles nous sont arrivées.

Un mot sur la prétendue méthode de dérivation. Elle est presque aussi ancienne que la syphilis en Europe. On l'a reproduite dans ces derniers temps : on avait si souvent répété que des chancres syphilitiques ne pouvaient pas guérir la vérole, qu'il a bien fallu imaginer, en face de faits incontestables, que si les chancres guérissaient la vérole, c'était *quoiqu'ils* fussent et non *parce qu'ils* étaient syphilitiques.

(1) M. Simpson s'est loyalement fait l'écho d'un *on dit* aussi imaginaire que perfide, et qui en tout cas ne méritait pas d'avoir tant de retentissement ni de conséquences. C'est une *petite cause* à laquelle on a rattaché par une tactique qui paraît adroite de *grands effets.*

Il n'y avait ensuite qu'un pas à franchir pour prétendre qu'ils n'étaient pas syphilitiques. C'est ce qu'on fit en changeant la signification de faits et d'arguments que nous avions produits. Il en est effectivement des idées comme des habits; on les retourne, puis on s'en affuble.

Il est fâcheux pour la méthode de dérivation, et pour le système du dualisme, que l'inoculation du *pseudo-chancre* (chancre dur) produise plutôt et plus sûrement la guérison que l'inoculation du chancre, quoiqu'elle détermine une suppuration beaucoup moins abondante.

Il faut donc qu'on imagine d'autres explications.

La syphilisation est-elle ainsi destinée à féconder incessamment l'esprit de ceux qui paraissent les plus incrédules à son efficacité et qui repoussent ses avances!

Que penser enfin de la syphilisation employée contre le chancre simple? Doit-elle être permise? La réponse n'est pas douteuse pour ceux qui admettent que le chancre simple peut infecter et que la syphilisation guérit. Ce n'est plus qu'une question de logique et une affaire de pratique dont la solution est subordonnée à l'esprit et aux convenances de chacun.

Agréez, etc. (*France médicale* du 24 mai 1865.)

DE LA CONTAGION DES ACCIDENTS SECONDAIRES DE LA SYPHILIS

DISCUSSIONS

A L'ACADÉMIE DE MÉDECINE ET A LA SOCIÉTÉ MÉDICALE DU PANTHÉON.

SUJET DE MEDECINE LÉGALE.

La question de la contagiosité des accidents secondaires de la syphilis, plusieurs fois indiquée dans mes écrits antérieurs (1), fut discutée une première fois à l'Académie de médecine, immédiatement après celle de la syphilisation, et à propos du fait même qui avait été le signal de cette première discussion (2).

L'Académie, comme pour faire le pendant du vote qui venait de frapper la syphilisation, décida, dans sa séance du 12 octobre 1852, qu'une Commission serait nommée pour étudier, et résoudre, s'il se peut, la question de la transmission des accidents secondaires, — mais aucune Commission ne fut alors nommée (3).

En septembre 1855, à propos d'un Rapport de M. Cullerier sur un Mémoire de M. Hammer, je publiais dans la *Revue médicale française et étrangère* l'article suivant :

Y a-t-il deux virus chancreux?

Si quelque chose doit diminuer la satisfaction que nous avons de nous-mêmes, c'est, sans contredit, l'aveu tacite que nous faisons quelquefois de nous être trompés. Mais nous grandissons dans l'estime de nos semblables quand cet aveu s'échappant de notre for intérieur, nous avons le courage et la loyauté de confesser publiquement nos erreurs. C'est pourquoi nous félicitons M. Cullerier d'avoir eu la probité scientifique de déclarer dans la Société de chirurgie, à propos des chancres non indurés, qu'il avait jadis cru incapables d'infecter l'organisme : « J'ai été dupe, au détriment de mon pronostic, d'une croyance que j'avais pu partager. » Espérons que la bonne foi de M. Cullerier aura des imitateurs parmi ses collègues. Il y a tant d'éloquence dans ces simples mots : *Je me suis trompé*, et tant d'occasions de les redire, que tout le monde ne voudra pas sans doute en laisser le monopole à l'honorable M. Cullerier.

Ces réflexions nous sont inspirées par un Rapport du chirurgien de Lourcine, sur un Mémoire de M. Hammer. Mais nous ne dirons que peu de choses de ce Mémoire, parce qu'il n'est, comme on va le voir, que le prétexte ou le prélude d'une discussion plus sérieuse.

M. Hammer paraît entièrement converti aux idées qui ont envahi tout un côté de l'hôpital du Midi. Il croit fermement que le *chancre induré* peut seul donner la syphilis constitutionnelle. Aussi est-ce sur le chancre et sa membrane pyogénique que M. Hammer a concentré ses recherches et ses efforts pour conjurer le danger de l'induration.

D'après M. Hammer, point n'est à craindre que celle-ci ne se montre, tant

(1) DE LA SYPHILISATION OU VACCINATION SYPHILITIQUE, p. 44. — LOIS DE SYPHILISATION, p. 75. — COURS DE SYPHILISATION, p. 118 et 152.

(2) LA SYPHILISATION DEVANT L'ACADÉMIE DE MÉDECINE, p. 169.

(3) *Bulletin de l'Académie de médecine* des 7, 14, 21, 28 septembre, 5 et 12 octobre 1852.

que le pus spécifique reste confiné à la surface de la membrane pyogénique; mais si par malheur l'endosmose vient à s'exercer et que le pus traverse la membrane, ce liquide s'organisera sous elle en un noyau fibro-plastique d'induration, duquel s'irradiera l'infection par tout l'organisme. « Le chancre, dit M. Hammer, dans son langage précis, est la cause médiate, et l'induration spécifique, la cause immédiate de la syphilis constitutionnelle. »

Comment prévenir le danger? C'est bien facile, Voici un étui de caoutchouc qui engaîne hermétiquement la verge. Un gros œil de verre dont il est muni va permettre de surveiller sous lui l'organe suspect, tandis qu'une pompe fera le vide autour de celui-ci. Pas n'est moyen que le pus franchisse la membrane. L'induration est donc impossible; et par suite, point de vérole.

M. Cullerier a d'abord l'air de réclamer en faveur des organes féminins, dont M. Hammer n'*a pas cure* dans la confection de son appareil. Mais le chirurgien de Lourcine ne tarde pas à reconnaître que les utérus et les vagins disgraciés par M. Hammer n'en sont pas plus à plaindre. Il traite ensuite M. Hammer un peu cavalièrement et saute à un autre sujet:

Y a-t-il deux virus chancreux? se demande-t-il.

C'est une question des plus vieilles qu'on a su rajeunir, sans nous faire aucunement mystère de son extrait de naissance et de ses certificats de baptême. Il est vrai que M. Bassereau n'a rien dit dans son TRAITÉ DES AFFECTIONS DE LA PEAU SYMPTOMATIQUES DE LA SYPHILIS, de la thèse suivante, qui parut à Munich il y a trente ans: *De lue veterum et recentium*, par Math. Jaudt. Mais c'est à coup sûr parce qu'il ne la connaissait pas, ou qu'il l'a jugée sans importance. L'auteur de cet opuscule soutient, avec non moins de conviction que M. Bassereau lui-même, l'existence d'une double *lues*, la *lues antiqua* et la *lues universalis*. Il fait remarquer que cette dernière s'est montrée pour la première fois en 1494, et doit être traitée par les préparations mercurielles.

Mais laissons de côté l'historique et occupons-nous de la question même. Consultons là-dessus les syphilisateurs. Quand quelqu'un se casse la jambe, a-t-on dit quelque part, en parlant de la syphilisation, ne faut-il pas faire bénéficier la science de cet accident! Or, c'est bien le moins que nous puissions dire un mot, au nom de la syphilisation. Voici ce qu'elle a trouvé. Il existe des chancres dont le pus se modifie, au point de ne pas infecter constitutionnellement du premier coup et à coup sûr. Mais cela n'a rien d'absolu. Il est d'ailleurs possible par des inoculations convenables de ramener ce pus à plus d'efficacité.

Voilà la substance de ce qu'avait prouvé, écrit et professé la syphilisation, lorsqu'elle apprit qu'on avait eu la pensée de donner une signification absolue à un fait tout relatif. Elle n'a rien dit. Il lui suffirait que l'erreur nouvelle, qui s'en est bien gardée, ne cherchât à établir aucune filiation directe avec elle.

Bref, on a prétendu qu'il y avait deux sortes de pus chancreux, à propriétés nettement distinctes, et partant deux sortes de chancres, le chancre proprement dit, c'est-à-dire le chancre infectant et le *chancroïde*, puisqu'il faut l'appeler par le nom que lui a donné un confrère absent, M. Maratray.

M. Ricord a bien droit à quelque chose ici; témoin une hypothèse qu'il formulait carrément dans l'*Union médicale*, avec le but avoué de diminuer l'importance des faits que la syphilisation venait de mettre en lumière. Lisez la trente-deuxième lettre de M. Ricord sur la syphilis.

Il n'a pas été difficile à M. Cullerier de faire justice dans son Rapport du système de la *dualité virulente*. Nous n'aborderons pas aujourd'hui l'examen de ce Rapport, parce que les questions syphilographiques s'enchaînent tellement qu'il n'est guère possible de toucher à l'une sans remuer plus ou moins les autres. Nous allons nous borner à apporter dans le débat l'argument suivant, sur lequel nous appelons l'attention de M. Vidal.

La lecture attentive des observations qui ont été invoquées à l'appui de la *dualité chancreuse* et l'examen de certains sujets, nous ont affermi dans la conviction que plusieurs cas de vérole attribués à de prétendus chancres infectants doivent être rapportés à la contagion directe du produit d'accidents secondaires. M. Bassereau signale notamment une variété de chancres, infectants au premier chef, qu'il désigne sous le nom d'*érosions chancreuses*, tout en avouant que ces chancres n'ont pas les attributs des autres chancres. Voici un échantillon descriptif de ces *érosions chancreuses:* « Quelquefois, l'*érosion virulente* avait une si petite étendue, sa suppuration était si peu abondante, et sa cicatrisation tellement rapide, qu'à défaut d'une *induration caractéristique de la base de l'érosion*, il était permis de rester dans l'incertitude, je ne dis pas sur la forme du chancre, mais sur la nature même de la maladie : *six semaines à deux mois d'expectation, après lesquels des symptômes d'infection générale commençaient à se manifester, ont plus d'une fois été nécessaires pour lever tous les doutes.* » Ce n'est là qu'un spécimen, et nous conseillons la lecture du paragraphe 5, du chap. II du livre de M. Bassereau. Nous nous bornerons à noter que les *érosions chancreuses* y figurent 143 fois sur 157 cas de vérole.

Au surplus, nous avons constaté sur un grand nombre de malades, qu'il n'est pas d'induration plus nettement accentuée que celle qui occupe l'endroit contaminé dans la communication de la syphilis par le produit d'accidents secondaires.

La question pourra s'élargir dans la discussion, que nous suivrons avec intérêt. Espérons que le but ne sera pas oublié à mesure qu'on s'éloignera du point de départ, et que les jeunes chirurgiens de la Société de chirurgie auront assez de sève, c'est-à-dire de force et de volonté, pour déroger en faveur de la science à ces usages conventuels qui n'invalident que trop souvent, en les frappant de discrédit, les délibérations des Sociétés savantes.

Cet article n'était que le prélude du Mémoire que je communiquais, à la même époque, à la Société médicale du Panthéon.

Voici, d'après les procès-verbaux de la Société, la substance de ce travail (1) et la discussion à laquelle il a donné lieu :

Séance du 14 novembre 1855.

M. AUZIAS-TURENNE :

1° *Y a-t-il deux virus chancreux?*

Cette question n'est pas nouvelle : elle date presque de l'origine de la vérole; un certain Math. Jaudt en fit le sujet d'une Thèse qui parut à Munich il y a trente ans avec ce titre : *De lue veterum et recentium.*

Les expériences de syphilisation ont péremptoirement résolu cette question. Voici ce qu'elles ont montré. *Il existe des chancres dont le pus se modifie par les progrès naturels ou artificiels du* SYPHILISME, *jusqu'au point de ne pas pouvoir infecter d'emblée ni à coup sûr toute la constitution de ceux qui en ont subi la contagion. Mais il est facile de ramener ce pus par des inoculations faites* ad hoc, *et il est possible qu'il soit ramené par des contaminations accidentelles à des pro-*

(1) Le Mémoire lui-même est reproduit, avec des notes complémentaires, dans la Lettre adressee à M. Velpeau. V. ci-après p. 368.

priétés plus énergiques : UNITÉ DANS LA VARIÉTÉ. Ces quatre derniers mots sont le symbole du virus chancreux. (V. LOIS DE SYPHILISATION, Académie des sciences, 17 novembre 1851.)

Il y a plusieurs variétés de pus chancreux dérivant de la même source, mais il n'y a pas deux sortes (ni surtout que deux sortes) de pus chancreux, à propriétés nettement distinctes, et par conséquent, il n'y a pas deux sortes de chancres, le chancre proprement dit, c'est-à-dire le chancre infectant, et le *chancroïde*. (Ce dernier mot a été créé par M. Maratray, tandis que l'idée qu'on veut lui faire signifier vient de l'hôpital du Midi ; elle a été conçue sans doute dans le double but de diminuer l'importance et de détourner le bénéfice des faits que la syphilisation a mis en lumière). *Sic vos non vobis.*

Plusieurs cas de vérole attribués à de prétendus chancres infectants, à des *érosions chancreuses*, par exemple, doivent être rapportés à la contagion directe du produit d'accidents secondaires. En effet, il n'est pas d'induration plus nettement accusée que celle qui occupe l'endroit contaminé dans la communication de la syphilis par le produit d'accidents secondaires.

2° *Qu'est-ce que le chancre induré ?*

J.-L. Petit connaissait déjà *l'induration chancreuse.* Voici ce qu'il en dit dans le TRAITÉ DES MALADIES DES OS à l'article *Des signes de l'exostose vérolique.* « Le chancre, si bien qu'il soit traité, cause presque toujours la vérole, surtout s'il *durcit*, s'il reste quelque *dureté* après la cicatrisation de l'ulcère, ou si le prépuce demeure gonflé, ou enfin si quelque *glande de l'aine reste dure* et plus grosse qu'elle ne doit être naturellement. »

L'école de M. Ricord a trop insisté sur *l'induration* sans la caractériser suffisamment. Dès l'instant, en effet, qu'on ne veut pas que le mot *induré* soit synonyme du mot vulgaire *dur*, et peut-être qu'on a raison, il devient nécessaire d'en marquer le sens précis par une bonne définition.

Le mot *dur* ne suppose pas l'idée de transition d'un état antérieur à l'état présent, tandis que le mot *induré* implique au contraire l'idée d'une modification subie par l'objet qu'il qualifie. Mais sans compter que les médecins n'ont pas le temps d'être puristes, les mots ne conservent pas toujours leur signification originelle, primitive. Il faut donc, dans les cas où il y a doute ou contradiction, bien préciser la valeur des termes.

Au lieu de préciser les termes, M. Ricord propose, dans l'espèce, de les changer et de mettre à la place de l'expression *chancre induré* celle de *chancre infectant ;* mais cela ne fait que reculer, cela augmente même la difficulté, si l'on ne dit rien des conditions matérielles de l'objet qu'il s'agit de qualifier. En effet, c'est uniquement pour savoir si un chancre est *infectant*, que nous voulons savoir s'il est *induré.* Le mot *induré* mérite donc de rester dans le langage des syphilistes, puisqu'il ne peut y avoir que du désavantage à lui en substituer un autre.

La *pléiade ganglionnaire* est peut-être aussi importante que le *chancre induré* lui-même comme témoignage de la vérole ; mais ce serait faire une *définition extrinsèque* que de s'en servir dans la définition du *chancre induré*, et ce serait en outre mettre dans une définition une expression qui a elle-même besoin d'être définie.

Voici ce qui s'est souvent passé, d'après mes observations, quand les malades de l'hôpital du Midi ont été atteints de chancres indurés. Ils avaient aperçu une ou plusieurs semaines après le coït une légère rougeur sur la verge, bientôt suivie d'un peu de dureté et d'un léger suintement. Ces symptômes avaient ensuite disparu ou étaient demeurés stationnaires pendant quelques jours; puis ils s'étaient prononcés davantage. La portion dure s'était agrandie, tandis que sa surface était devenue le siége d'une sécrétion plus copieuse. Alors *le chancre induré était fait.* Les femmes qui avaient infecté quelques-uns des sujets dont il s'agit avaient souvent encore des pustules, des plaques muqueuses ou une blennorrhagie. En outre, elles n'avaient pas eu de chancres, du moins depuis un temps assez long. — Des expériences faites sur les animaux ont fourni des résultats du même genre.

Il y a donc un prétendu *chancre induré* qui n'est autre chose qu'un premier symptôme secondaire siégeant à l'endroit même qui a été contaminé par le produit d'un accident secondaire. Il y a un autre *chancre induré*, c'est le chancre *durci* de J.-L. Petit, le vrai chancre (qu'on le nomme ou non *chancroïde*) quand il s'endurcit à la base.

La *pléiade* existe dans le cas de *pseudo-chancre* induré, comme dans celui de *vrai chancre induré.* Il existe encore une autre adénopathie syphilitique, c'est le bubon satellite du chancre non induré.

CONCLUSION : Si le chancre induré n'est pas ce qu'on avait cru qu'il était, avec son prestige s'évanouissent les systèmes dont on l'a fait le pivot.

M. BASSEREAU ne veut pas entrer en discussion sur la question de la communication des accidents secondaires soulevée par M. Auzias-Turenne, et que des faits nombreux et bien observés peuvent seuls résoudre. Ce qu'il a vu n'est pas favorable à l'opinion de ceux qui soutiennent que les accidents secondaires sont contagieux. Il a constamment cru voir que la vérole avait pour point de départ la communication d'un chancre. Et encore ne sont-ce pas toutes les espèces de chancres qui la donnent; car les uns n'infectent jamais tandis que les autres infectent toujours constitutionnellement l'organisme. M. Bassereau a pu s'en assurer par l'examen de personnes qui s'étaient mutuellement infectées.

Des recherches historiques lui ont démontré que cette distinction de deux sortes de chancres avait été établie dès l'apparition de la syphilis en Europe, vers la fin du XVe siècle. Plusieurs auteurs de cette époque considèrent le chancre non infectant comme ayant existé de toute antiquité, tandis que le vrai chancre, le chancre infectant serait contemporain de l'origine de la syphilis.

Quant à la question de la communication de la syphilis secondaire, s'il était vrai, comme le prétend M. Auzias, que les accidents secondaires fussent contagieux, toujours est-il qu'ils ne le seraient pas au même degré que le chancre.

M. LANGLEBERT ne partage pas les doutes de M. Bassereau quant à la communication des accidents secondaires ; sur ce point, il est de l'avis de M. Auzias-Turenne. Dans le commencement de sa pratique il ne croyait pas que les accidents secondaires fussent contagieux, parce qu'il avait alors accepté les idées de M. Ricord dont il était l'élève. Mais son expérience personnelle l'a bientôt détrompé. M. Langlebert cite avec détails deux faits de sa pratique qui ne laissent pas de doute sur la communication des accidents secondaires. Il croit donc que la vérole peut venir d'un chancre ou d'un accident secondaire directement communiqué ; mais il voudrait que M. Auzias-Turenne établît un bon diagnostic différentiel entre les deux sortes de chancres indurés qu'il a admis, le *pseudo-chancre induré* et le *chancre induré* proprement dit.

M. AUZIAS-TURENNE répond qu'il établit principalement cette distinction par la connaissance des commémoratifs. Ces deux chancres indurés, bien que d'origine différente, sont néanmoins l'un et l'autre presque une seule et même chose : ils sont un accident secondaire, une production plastique spéciale. Ils doivent donc ne pas présenter de grandes différences matérielles. Cependant le *vrai chancre induré* a paru être à M. Auzias-Turenne plus étroit, mieux circonscrit, moins élastique que le *pseudo-chancre induré. Le vrai chancre induré* présente quelquefois un bourrelet au centre duquel est un enfoncement étroit, tandis que le *pseudo-chancre induré* est presque constamment une masse uniforme, plus ou moins rougeâtre et a souvent tout à fait l'apparence d'un cartilage sous-muqueux. Le vrai *chancre induré* est parfois douloureux à la pression ; le *pseudo-chancre induré* ne l'est point par lui-même. La pléiade ganglionnaire inguinale, qui correspond au *vrai chancre induré*, n'existe souvent que d'un côté ; elle porte sur un moins grand nombre de ganglions que la pléiade qui correspond au *pseudo-chancre induré*, laquelle est en outre toujours bi-inguinale. M. Auzias-Turenne convient du reste que certains de ces caractères sont infidèles ou inconstants et qu'il y a là sujet à de nouvelles investigations. Il fait appel à ce propos au zèle et au talent des micrographes, qu'il engage à venir en aide aux cliniciens.

Au point de vue de la physiologie pathologique, le *pseudo-chancre induré*, précédé généralement d'une incubation plus longue que celle du vrai chancre induré, est plus rapidement que lui suivi de symptômes généraux.

Chez les animaux soumis à des expériences, il n'est pas difficile, poursuit M. Auzias-Turenne, de distinguer les deux sortes de chancres indurés, parce qu'on pratique l'inoculation des produits syphilitiques ailleurs que vers les parties sexuelles, et qu'alors le chancre seul, à l'exclusion des accidents secondaires, sécrète des matières en abondance.

Dans l'espèce humaine, au contraire, quand une contamination secondaire s'est faite vers les parties génitales, il s'y montre à cause de l'humidité de ces parties un suintement abondant de matières. C'est ainsi que le siége du mal se transforme aisément en une véritable ulcération. Mais cela n'a lieu qu'aux parties génitales et sur les muqueuses.

M. Auzias-Turenne répond à M. Bassereau qu'il pourrait facilement apporter des observations et des expériences personnelles dans le but de prouver d'un côté que les accidents secondaires sont contagieux, et d'un autre côté que des syphilis communiquées par eux ont été considérées par des observateurs en renom comme ayant eu pour point de départ des chancres indurés. Mais il se fait fort de démontrer ces deux choses en s'appuyant sur le livre et les observations de M. Bassereau lui-même. Il pense pouvoir de cette manière entraîner plus aisément la conviction de M. Bassereau, et croit faire en outre le plus grand éloge du TRAITÉ DES AFFECTIONS DE LA PEAU SYMPTOMATIQUES DE LA SYPHILIS.

Séance du 12 décembre 1855.

M. AUZIAS-TURENNE résume les opinions qu'il a émises dans la dernière séance touchant le *chancre induré*. Ce chancre est, d'après lui, tantôt le premier phénomène local qui suit une *contamination secondaire;* tantôt cet état d'un chancre classique, qui annonce par une modification locale l'infection de tout le système organique. L'opinion que je soutiens, dit M. Auzias-Turenne, implique d'une part l'idée que les symptômes secondaires sont contagieux, et d'autre part, celle que le virus chancreux, sans changer de nature, n'est pas toujours identique à lui-même quant à son degré de force.

Deux d'entre vous, poursuit M. Auzias-Turenne, ont pris la parole à propos de ma communication, ce sont MM. Langlebert et Bassereau.

M. Langlebert a cité des faits de sa pratique à l'appui de l'opinion de ceux qui soutiennent la contagion de la syphilis secondaire. L'aveu de M. Langlebert a d'autant plus de prix aux yeux de M. Auzias, que M. Langlebert, ancien élève de M. Ricord, a déclaré que l'expérience l'a forcé de renoncer au dogme qu'il avait d'abord accepté *e verbo magistri*.

M. Bassereau a été moins explicite. Notre honoré collègue s'est borné à reproduire la donnée fondamentale de son livre, laquelle consiste à admettre l'existence de deux virus chancreux bien distincts. Quant à la contagion des accidents secondaires, que M. Bassereau n'admet pas dans ce livre, il ne l'a pas formellement niée devant vous. Il n'a rien dit non plus pour ébranler la thèse que j'ai soutenue. Les motifs sur lesquels je me suis appuyé pour avoir un avis différent du sien subsistent donc dans toute leur force.

M. Auzias s'est engagé à prendre ses arguments contre l'opinion de M. Bassereau dans le livre même de M. Bassereau. Il répète qu'il pense, en remplissant cet engagement, faire le plus grand éloge de ce livre.

M. Auzias établit une distinction dans ce même livre, entre les faits qu'il croit bons, et leur interprétation qu'il croit défectueuse. Il ne doute pas que ce ne soit à cause de ceux-là que M. Bassereau a obtenu un prix de l'Académie des sciences, qui a couronné en même temps un autre livre, celui de M. Vidal, dont les doctrines sont opposées à celles de M. Bassereau.

M. Auzias-Turenne ne pense pas que les observations de M. Bassereau soient entièrement irréprochables ; mais il explique les défauts qu'il y trouve d'une manière qui sauvegarde la loyauté et le talent de M. Bassereau. Dumarsais, dit M. Auzias, place parmi les causes de sophismes « les préjugés, c'est-à-dire les jugements que nous avons portés dans notre enfance, et qui n'ont pas été précédés de l'examen. » Or, quelle est notre *enfance médicale*, si ce n'est le temps que nous avons passé à suivre les leçons de nos maîtres? M. Bassereau se trouvait donc enfant, médicalement parlant, quand il était interne de M. Ricord. C'est de cette époque que datent ses préjugés syphilographiques. Aujourd'hui veut-il rester encore dans ses langes scientifiques ?

M. Auzias est bien loin de blâmer les médecins d'observer dans des idées préconçues. Il faut, dit-il, observer *dans un bon esprit*, mais non pas *en l'absence de toute espèce d'esprit*. Il cite à ce propos les paroles suivantes de Schelling : « Pour bien voir, il faut savoir de quel côté regarder. » Mais il est bien entendu que toute idée préconçue a besoin d'être vérifiée. En acceptant les idées préconçues, M. Auzias-Turenne ne veut donc les prendre que pour ce qu'elles valent.

Il en est de même des idées générales, espèces d'idées préconçues dont on ne doit jamais exagérer la portée. Par exemple, il n'est pas dans les sciences naturelles d'idée plus féconde que l'idée d'unité. On répète sans cesse avec raison que la nature est avare de moyens et prodigue de résultats. Mais si quelqu'un, partant de cette idée, voulait prétendre qu'il n'y a qu'un seul virus dans tout le domaine pathologique, on lui reprocherait à bon droit d'aller trop loin, tandis qu'il y aurait sagesse, suivant M. Auzias-Turenne, à soutenir l'existence d'un seul principe syphilitique, modifié suivant les circonstances. L'observation doit être en définitive le régulateur de nos idées, mais ce n'est pas toujours d'elle directement que part l'impulsion.

M. Auzias insiste sur la nécessité de bien s'entendre, relativement à certaines données préalables et à la signification des termes, avant d'entrer en discussion. Le raisonnement consiste, dit-il, à aller du connu à l'inconnu. Or, qu'est-ce que le connu pour des personnes qui discutent ou qui raisonnent? Le connu est, sinon ce qui est vrai, du moins ce qui est *consenti* par les discutants.

Enfin, il est, cela va sans dire, indispensable de bien raisonner. M. Auzias entre à ce propos dans de longs détails sur la logique, et cherche à établir par de nombreux exemples que les écrits des syphilographes modernes sont remplis de sophismes qu'il rapporte à la pétition de principe, au cercle vicieux, au dénombrement imparfait, à l'induction défectueuse, au *de falso supponente*, et à l'*obscurum per obscurius*. On a abusé autrefois, dit M. Auzias, des préceptes de la logique; mais aujourd'hui on n'en use pas assez.

Après cette longue excursion dans le domaine de la logique, M. Auzias-Turenne reprend la démonstration de sa thèse et va, dit-il, prouver la contagion du produit des accidents secondaires en empruntant ses arguments au livre même de M. Bassereau, qui a souvent pris, selon lui, pour des chancres, des accidents secondaires communiqués directement aux parties sexuelles.

M. Auzias établit les cinq catégories suivantes des Observations de M. Bassereau, lesquelles sont au nombre de 48.

1° Observations dans lesquelles il y a probabilité ou certitude de la préexistence d'un ou de plusieurs chancres;

2° Observations dans lesquelles il y a doute sur la préexistence de chancres;

3° Observations dans lesquelles il y a probabilité de la non-préexistence de chancres;

4° Observations dans lesquelles il y a certitude de la non-préexistence de chancres;

5° Enfin, Observations qui peuvent servir de types démonstratifs de la possibilité de véroles sans chancres préalables.

Afin que chacun puisse vérifier ses assertions, M. Auzias donne des numéros d'ordre aux Observations de M. Bassereau, et note la page où se trouve chacune d'elles.

Voici l'examen fait par M. Auzias des 5 catégories qui viennent d'être indiquées.

La *Première catégorie* renferme 9 Observations. Leurs numéros d'ordre sont les suivants : 15, 35, 37, 40, 41, 42, 43, 46, 47. Voici les pages du livre correspondant à chacune de ces Observations ou à chacun de ces numéros, 206, 367, 382, 396, 397, 404, 432, 479, 482.

Sans contester qu'il y ait eu dans cette série préexistence de chancres à tout autre symptôme, M. Auzias regrette que les descriptions du chancre ne soient pas assez précises dans le livre de M. Bassereau pour qu'on puisse contrôler l'affirmation de ce confrère. Mais M. Auzias passe outre et veut faire tout pour éviter ce qui pourrait ressembler à la moindre chicane.

Deuxième catégorie. 12 Observations. Numéros 10, 11, 12, 13, 14, 16, 17, 36, 38, 39, 44, 45. Pages 199, 200, 201, 203, 204, 276, 278, 381, 393, 394, 434, 436.

M. Auzias soupçonne fort, dit-il, *un Champenois de s'être mêlé parmi tous ces moutons*, et, ajoute-t-il, pour parler sérieusement et sans figure, je pense que quelques accidents secondaires ont bien pu se glisser parmi les chancres, sous le nom notamment d'*érosion chancreuse*. Mais M. Auzias veut encore ici faire preuve de concession envers M. Bassereau, et passe à la catégorie suivante.

Troisième catégorie. 5 Observations. Numéros 1, 2, 3, 4, 48. Pages 91, 93, 97, 108, 540.

Le moment de ne plus faire de concessions est arrivé, dit M. Auzias, et je commencerai l'attaque par la citation suivante du livre de M. Bassereau: « Si à l'époque où le malade se présente au médecin avec un érythème, le symptôme primitif est éteint, il laisse dans la plupart des cas *des traces si caractéristiques*, qu'on peut conclure d'une manière assez rigoureuse de ce qui existe à ce qui a *dû* exister; d'ailleurs, les faits sont si récents, que la mémoire des malades en conserve ordinairement les particularités les plus importantes. — Il ne faudrait cependant pas croire que l'étude du symptôme primitif ne puisse jamais offrir aucune difficulté, dès qu'il est possible d'examiner les malades à une époque voisine de la contagion. Sa forme, sa marche, et surtout son siége, présentent des variétés *qui embarrassent parfois les hommes spéciaux*, et trompent très-facilement les médecins qui n'ont pas fait une étude approfondie des maladies syphilitiques. » (Page 102.)

Suivant M. Auzias, M. Bassereau s'appuie, pour soutenir que les sujets de ses Observations ont eu des chancres, sur des indices bien insuffisants. J'ai déjà fait justice, dit M. Auzias, de *ces érosions chancreuses* qui se reproduisent fréquemment sous la plume de M. Bassereau, avec la qualification de chancres. D'ailleurs, qu'est-ce qui fait souvent dire à M. Bassereau que ses malades ont eu des chancres? C'est *l'induration* de l'accident qui se montre le premier vers les parties génitales, c'est l'existence de la *pléiade;* c'est quelquefois encore la *précocité des accidents véroliques*, tandis que pour M. Auzias toutes ces circonstances donnent au contraire souvent à penser qu'il peut y avoir eu directement *contamination secondaire.*

Quatrième catégorie. 13 chancres. Numéros 5, 6, 7, 8, 9, 18, 19, 20, 21, 22, 23, 24, 25. Pages 110, 113, 116, 118, 122, 282, 288, 290, 326, 361, 361, 362, 362.

Dans toutes ces Observations les chancres n'ont pas été vus par le médecin, ni même aperçus par les malades. Voici par exemple ce que dit M. Bassereau, page 107: « Dans d'autres cas, c'est l'indolence du chancre, sa surface à peine ulcérée, sa bénignité apparente qui éloignent *leur* attention (*l'attention des malades*) d'un symptôme qui ressemble plutôt à une *érosion* accidentelle qu'à une affection contagieuse grave. » Il suffit de lire, entre autres, les Observations 8, 9 et 25 pour se convaincre de l'importance beaucoup trop grande qu'attribue M. Bassereau au témoignage de la *pléiade inguinale.*

Cinquième catégorie. 9 Observations. Numéros 26, 27, 28, 29, 30, 31, 32, 33, 34. Pages 363, 363, 364, 365, 365, 365, 366, 366, 366.

M. Auzias fait la lecture de presque toutes les Observations de cette catégorie. Voici comment il s'exprime ensuite :

Cette lecture, Messieurs, suffit à vous convaincre qu'il s'agit bien ici de vrais types pour démontrer que la vérole peut exister sans qu'il y ait eu de chancres préalables. M. Bassereau convient lui-même qu'il n'y en a pas eu. Il faut l'en croire sur parole, car il a dû les bien chercher; il a dû en scruter soigneusement les traces et jusqu'aux moindres commémoratifs. Voici une dernière citation de M. Bassereau. Il dit, page 377: « Les neuf-dixièmes des chancres qui ont précédé la papule humide étaient indurés, ou consistaient en érosions ou en ulcérations superficielles. »

Ce ne sont pas seulement les Observations publiées par M. Bassereau qui militent en faveur de ma thèse; ce sont encore les relevés des Observations qu'il ne publie pas. Ainsi voici un sommaire de 198 sujets atteints d'érythème. Parmi eux :

1° On a pu constater le symptôme primitif chez. 94

2° On n'a pu constater que les *traces irrécusables* d'un symptôme primitif, c'est-à-dire *l'induration caractéristique* chez 76

3° On n'a rien constaté du tout chez. 28

Une pareille statistique n'a pas besoin de commentaires après ce que j'ai dit plus haut.

1° Est-il sûr que les 94 sujets sur lesquels on croit avoir constaté des chancres aient été bien réellement porteurs de ce symptôme ? Les *érosions chancreuses*, *l'induration* et la *pléiade inguinale* n'en auront-elles pas imposé à l'observateur ?

2° *L'induration* n'est pas, je le répète, la caractéristique d'un chancre; elle n'est pas, en d'autres termes, la trace irrécusable d'un chancre qui aurait disparu.

3° Enfin je ne dis rien des 28 sujets restants; ils plaident pour ma cause contre celle de M. Bassereau.

M. Auzias-Turenne renouvelle en terminant ses félicitations à M. Bassereau. Le TRAITÉ DES AFFECTIONS DE LA PEAU SYMPTOMATIQUES DE LA SYPHILIS, malgré ses imperfections et ses erreurs, n'en demeurera pas moins un monument scientifique important. C'est aussi un rude coup porté par une main prétendue amie à la doctrine de l'hôpital du Midi. La réserve de M. Bassereau a beau s'en défendre. Le journal qui veille au chevet de cette doctrine déjà si cruellement éprouvée ne s'y est pas mépris. Il a parfaitement saisi l'indication et a fait silence au sujet de ce livre malencontreux.

M. Auzias félicite ensuite M. Bassereau d'avoir eu l'honnêteté et le courage de la modération envers l'inventeur de la syphilisation à une époque où cette modération n'était guère de mise, et où les ennemis du progrès s'étaient leurrés de l'espoir d'en finir, comme on l'a dit, du même coup avec l'inventeur et l'invention.

Mais il regrette que M. Bassereau n'ait point bravé les foudres académiques et essayé de rendre son livre plus complet par l'examen des matériaux qui avaient été produits pour ou contre la syphilisation. On était en droit de chercher une opinion catégorique et motivée sur une question litigieuse dans une œuvre si longuement et si consciencieusement élaborée que le livre de M. Bassereau.

Séance du 13 février 1856.

M. AUZIAS-TURENNE reprenant la démonstration de sa thèse emprunte à un ouvrage déjà ancien des détails curieux sur la transmission successive de la syphilis secondaire à un grand nombre d'habitants de la ville de Nérac. Voici le titre du livre où s'en trouvent les détails : OBSERVATIONS DE MÉDECINE, etc., par J. Raulin, de Nérac, in-12. Paris, 1754. Le passage qui est consacré à ces détails est lui-même intitulé : *Sur un mal contagieux qui a beaucoup de rapports avec la maladie des nègres, appelée le* PIAN, *qui s'est manifesté à Nérac, vers le commencement du mois de juin de l'année* 1752. Il y est question d'une maladie qui, après s'être développée par contagion sur des nourrices et sur des nourrissons, a fini par gagner d'autres personnes dans la ville de Nérac. Plusieurs malades cachaient leur mal parce qu'ils craignaient qu'on ne les accusât d'avoir la vérole. Le mercure a joui d'une efficacité parfaite contre les divers accidents qui se sont manifestés.

Il est impossible, d'après M. Auzias, de ne pas reconnaître, aux détails que donne Raulin, une syphilis constitutionnelle qui se communiquait, avec une grande facilité, aux habitants de la ville de Nérac. Il est vrai que Raulin ne considère pas cette maladie comme étant la vérole, bien qu'il convienne qu'elle lui ressemble beaucoup. La vérole est un *Protée*, dit-il; au contraire, la maladie en question avait une grande régularité, et se comportait de même sur tous les sujets. Cette uniformité parfaite ne se serait sans doute pas maintenue d'une manière absolue, si Raulin avait pu attendre et avait observé plus longtemps. Mais n'est-il pas curieux de voir que la principale, l'unique raison de notre auteur aquitain, pour ne pas considérer cette maladie comme identique à la vérole, est précisément une raison qui aurait pu de nos jours la faire considérer, par certains syphilistes en renom, comme étant, au contraire, le prototype de la vérole elle-même. Il suffit de citer parmi eux M. Ricord, qui s'exprime ainsi dans sa trente-deuxième lettre sur la syphilis : « Je vous ai dit combien la vérole, dans son développement libre et normal, était rangée, compassée, symétrique ; combien sa marche était régulière, ses pas comptés, mesurés. » L'assertion de Raulin et celle de M. Ricord ne sont-elles pas précieuses dans leur antagonisme, qui est tout entier au bénéfice de la vérité ?

M. Auzias fait ensuite part à la Société d'une Consultation médico-légale, qu'il a rédigée pour un cas de communication de la syphilis par un nourrisson à sa nourrice. Le fait avait d'abord été jugé en première instance dans une localité de la province. Le tribunal avait admis que la nourrice tenait sa maladie de son nourrisson, et il avait condamné le père de l'enfant à des dommages-intérêts envers cette nourrice. Ce père en a appelé, et le procès a été renvoyé devant la Cour d'appel du département de la Seine ; celle-ci a confirmé le jugement prononcé en première instance. L'appelant s'était appuyé sur le certificat d'un syphiliste célèbre qui prétend que la syphilis secondaire n'est pas contagieuse. L'avocat de la nourrice s'était servi d'une consultation rédigée par M. Auzias (1).

Voici les quelques Propositions par lesquelles M. Auzias-Turenne termine cette Consultation, qu'il a lue tout entière devant la Société :

1. La syphilis constitutionnelle, et par conséquent sa forme *congénitale*, est très-certainement contagieuse. Elle est spécialement transmissible du nourrisson à la nourrice, et *vice versa*. Les médecins dissidents de ce dogme constituent une imperceptible, et fâcheusement opiniâtre minorité.

2. Un enfant, ainsi que tout autre individu, peut être syphilitique sans présenter actuellement des symptômes de syphilis. Il doit donc ne pas infecter une première nourrice et peut très-bien en infecter une seconde, parce que des symptômes syphilitiques se seront montrés chez lui pendant qu'il était confié à cette dernière.

3. La syphilis constitutionnelle est héréditaire du côté du père, comme de celui de la mère.

4. Les personnes syphilitiques peuvent transmettre héréditairement la syphilis, non-seulement quand elles présentent, mais encore quand elles ne présentent pas de symptômes syphilitiques au moment de l'acte de la génération.

5. Un des parents peut transmettre héréditairement la syphilis à l'enfant, sans que l'autre parent soit nécessairement, ni surtout *manifestement* infecté (les symptômes ne se montrent pas toujours quand bien même, ou dès que la maladie existe).

6. Les parents peuvent présenter des symptômes de syphilis au moment de la conception, et être débarrassés de ces symptômes lors de la naissance de l'enfant, sans avoir subi aucun traitement antisyphilitique. Cela même arrive fréquemment. Mais être débarrassé des symptômes, ce n'est pas être guéri de la maladie.

(1) DOCUMENTS A L'APPUI, 4e série, V. **Sur un cas de transmission de la syphilis de nourrisson à nourrice,** CONSULTATION MÉDICO-LÉGALE.

7. La syphilis constitutionnelle transmise par contagion se manifeste très-souvent sous la forme papuleuse.

8. Les premiers symptômes de la syphilis constitutionnelle ne se montrent pas nécessairement à la gorge.

9. Une syphilis héréditaire peut demeurer latente pendant quelques mois chez un enfant, puis se manifester par des symptômes, qui peuvent être, bien entendu, contagieux.

10. Les cas de syphilis héréditaire transmise par le nourrisson à sa nourrice, et par celle-ci notamment à sa propre famille (d'où la maladie peut se propager à d'autres personnes), sont fort nombreux.

11. Un enfant syphilitique ne devrait jamais être confié à une nourrice saine, à moins que celle-ci ne soit *syphilisée*, c'est-à-dire vaccinée contre la syphilis. (Cette proposition devrait d'autant plus être considérée comme incontestable que la *syphilisation* ou *vaccination syphilitique* guérit les personnes atteintes de syphilis, en même temps qu'elle les préserve d'une nouvelle contagion.)

Après cette lecture, M. Auzias fait observer que cette consultation (rédigée en partie pour des personnes étrangères à la médecine) et les propositions qui la terminent étaient suffisantes dans la circonstance dont il vient de donner le récit; mais qu'un traité complet de *médecine légale de la syphilis* pourrait seul satisfaire aux *desiderata* de la science du droit et de la pratique médicale.

M. Auzias-Turenne termine son discours par un rapprochement entre l'époque syphilographique actuelle et l'année 1835, où les médecins de Nantes se réunirent en congrès afin de discuter et d'éclaircir toutes les questions qui se rattachaient alors à l'étude et à la pratique de la maladie vénérienne. A cette époque, en effet, la syphilologie subissait un moment de crise. La confusion régnait dans son domaine envahi de tous côtés par le système physiologique. Le virus, qui était comme proscrit, n'en était que plus dangereux. On ne savait guère à quelle doctrine il fallait se rattacher, ni à quelle pratique on devait se vouer. Les médecins de Nantes ont publié les procès-verbaux intéressants de toutes leurs discussions. Le moment approche, Messieurs, dit M. Auzias-Turenne, où l'une de nos Sociétés médicales devra imiter la Société Nantaise, et faire appel, pour la seconder dans la réalisation d'un projet semblable, aux Sociétés médicales de Paris, sinon de la France entière. La syphilisation qui, pour son compte, a été l'objet des plus vives comme des plus injustes attaques, croit avoir contribué beaucoup à faire naître cette nécessité d'un congrès de syphilistes et se tient prête à prendre l'offensive contre les doctrines dont elle est fière d'avoir commencé la ruine.

M. Auzias est bien sûr que ce qu'il dit à ce propos ne sera pas perdu pour tout le monde, et qu'un jour ou l'autre, ici ou là, doivent s'ouvrir de grandes assises syphilographiques.

Sur la demande de M. le Président, M. Guérin, avocat de la Cour d'Appel, qui avait été invité à la séance, entre dans de longs détails judiciaires sur l'affaire dont M. Auzias vient de parler.

M. Langlebert pense que la syphilis constitutionnelle a constamment pour point de départ un chancre et spécialement un chancre induré, lors même qu'elle a été communiquée par le produit d'un accident secondaire. Cette observation lui est inspirée par ce qu'a dit M. Auzias, lequel dans les conclusions de la consultation qu'il vient de lire, considère la syphilis constitutionnelle communiquée directement comme débutant souvent sous la forme papuleuse.

M. Auzias-Turenne craint que M. Langlebert n'ait oublié le petit Mémoire qui a été le point de départ de cette discussion, ou que ce confrère n'ait pas bien compris sa pensée. En disant que la syphilis constitutionnelle communiquée directement se montre souvent au début sous forme papuleuse, M. Auzias n'entend aucunement ou du moins n'entend pas exclusivement parler de ce qui se passe dans le lieu qui a été le siége de la contamination. Voici ce qu'il a voulu dire : Il y a ordinairement à l'endroit contaminé un état local, une *érosion chancreuse*, par exemple, avec retentissement ou correspondance ganglionnaire, puis bientôt il se manifeste souvent une éruption papuleuse et non pas toujours un exanthème rubéolaire (roséole syphilitique). M. Auzias insiste encore pour qu'on ne confonde pas avec un chancre l'érosion ou l'ulcération déterminée par l'inoculation naturelle ou artificielle du produit de papules muqueuses ou d'autres symptômes secondaires. Si cette confusion n'a que trop souvent été faite, même et surtout par d'habiles syphilistes, la raison s'en trouve dans cette double circonstance que d'une part on a voulu contester la possibilité d'une communication directe secondaire, et que d'autre part les parties sexuelles et les muqueuses étant constamment lubrifiées, constamment humides, une affection syphilitique secondaire peut s'y éroder, s'ulcérer jusqu'au point de faciliter la méprise ; mais il n'en est pas de même quand il s'agit d'une inoculation ou d'une contamination secondaire, ayant pour siége un endroit moins humide des téguments.

M. Auzias-Turenne rapporte que le professeur Bœck observe sur une très-large échelle la syphilis constitutionnelle en Norwége, tandis qu'il n'y voit que très-rarement de chancres primitifs qui soient inoculables même à des époques bien choisies de la durée de ces ulcérations ; on doit donc admettre que la syphilis constitutionnelle communiquée directement est fréquente en Norwége.

On ne fait pas assez attention, dit M. Auzias, que la syphilis varie suivant les temps et suivant les lieux. Les bubons d'emblée, par exemple, sont bien plus fréquents dans les pays chauds que dans les pays du Nord. M. Auzias a observé des syphilis constitutionnelles d'emblée, quoique ces syphilis puissent se montrer plus rarement en France que dans d'autres pays. Que de fois en pareil cas ne prend-on pas aussi pour des chancres des papules ou des pustules syphilitiques qui s'excorient, *s'érodent* vers les parties génitales.

M. Langlebert n'a jamais vu de syphilis constitutionnelle d'emblée. La maladie commence toujours, selon lui, par quelque chose de local, qu'on peut arrêter par la cautérisation. Il doit en être de même de l'action des autres virus ; le virus syphilitique ne peut être comparé, quant à l'absorption, aux autres liquides non virulents. Il porte en lui un principe insaisissable, une force qui agit plus tard sur la constitution.

M. Auzias-Turenne n'a pas d'expériences personnelles à invoquer relativement à la rapidité d'absorption des virus. Mais il rappelle que, d'après les expériences de M. Renault (d'Alfort), la morve se serait développée par inoculation sur des chevaux malgré la prompte cautérisation des parties inoculées. M. Bousquet, paraît-il, n'aurait pas empêché les effets généraux du vaccin de se produire par la cautérisation immédiate du point vacciné. M. Auzias ne se fait pourtant pas garant de la validité des expériences de MM. Renault et Bousquet.

M. Langlebert dit que des expériences répétées l'ont conduit à regarder les huiles essentielles comme pouvant arrêter les effets du virus syphilitique. Ce virus se conduisant, ajoute-t-il, comme un ferment au milieu de l'organisme, les huiles essentielles peuvent prévenir la vérole, de même qu'elles arrêtent la fermentation.

M. Auzias-Turenne, sans prétendre qu'on doive les assimiler aux substances ordinaires, est bien loin de considérer les virus, et spécialement le virus chancreux comme une force, comme un agent impondérable, ni même comme un ferment. On peut au contraire, en quelque sorte, mesurer le virus chancreux. Tantôt fort et tantôt faible à divers degrés, ce virus est susceptible de s'affaiblir jusqu'au point de devenir inactif quand il est *dilué* dans une suffisante quantité de liquide inerte. Il n'est donc pas besoin de préparations pharmaceutiques; l'eau en abondance suffit pour anéantir le virus. M. Auzias reconnaît pourtant, sans pouvoir l'expliquer, qu'il a vu des pus chancreux devenir plus actifs, se *renforcer* en quelque sorte par leur mélange avec un peu de salive encore tiède. Pourrait-il se passer quelque chose d'analogue dans le mélange du produit virulent avec des sécrétions alcalines des organes génitaux? Il l'ignore. En définitive, quelles que soient les comparaisons qui ont été faites et dont notre esprit a besoin, comme d'un point d'appui, le virus dans ses manifestations diverses ne ressemble pas à une force, à un agent impondérable, à un ferment, à un corps chimique, ni même absolument à un être organisé quelconque ou à un produit d'organisation. Il ressemble à un virus. Néanmoins la comparaison du virus avec la graine qui germe ou avec l'essaim qui pullule est peut-être une des moins inexactes.

Quant au liquide de M. Langlebert, dont l'huile essentielle de citron fait la base, M. Auzias-Turenne a constaté que son usage extérieur en médiocre quantité a tué rapidement de jeunes chats. Mais il s'est très-heureusement servi de ce liquide léthifère et *suave olens*, pour exterminer promptement les animalcules pubiens. (*Pediculi pubis* de Linnée.)

Je rappelai la question de la contagion des accidents secondaires de la syphilis dans la lettre suivante que j'adressai à la date du 12 octobre 1858 à M. le Ministre de l'Agriculture, du Commerce et des Travaux publics :

Monsieur le Ministre,

J'ai recours à votre puissante entremise pour demander à l'Académie impériale de médecine la solution d'une question très-importante au triple point de vue de la science, de la pratique médicale et de la médecine légale.

Ayant pleine confiance dans le zèle et les lumières de l'Académie, j'aurais pu m'adresser directement à elle, bien persuadé qu'elle aurait en même temps satisfait à mon vœu et rempli avec empressement sa mission en répondant à ma demande. Mais je connais aussi la juste déférence de l'Académie envers l'Administration éclairée à laquelle elle ressortit, et je suis sûr que ma demande patronnée par cette Administration sera l'objet, de la part de l'Académie, d'un examen plus approfondi et d'une réponse plus expéditive encore que si j'avais écrit directement moi-même à cette illustre Compagnie.

Je terminerai ma lettre, Monsieur le Ministre, par l'énoncé des termes dans lesquels je pense que doit être posée la question dont je parle, et dont beaucoup de praticiens attendent avec impatience la solution. Mais je vous demande la permission d'entrer dans quelques détails préalables.

Il s'agit de la contagion possible des accidents secondaires, autrement dits constitutionnels, de la syphilis.

Pendant près de trois siècles on n'a pas fait de distinction bien exacte entre ces accidents et d'autres accidents qu'on a appelés *primitifs*. On les considérait les uns et les autres comme étant contagieux. Le célèbre chirurgien anglais J. Hunter, se fondant sur le résultat d'expériences fort peu nombreuses et qui n'ont pas paru concluantes à tous les savants, a, le premier, nié la contagion des accidents secondaires. Or, telle est parfois l'influence des hommes célèbres, que l'opinion de Hunter a conquis, particulièrement en France, un certain nombre de partisans.

Une opinion mixte assez singulière a été produite dans ces derniers temps. Elle consiste à admettre que dans la *syphilis congénitale* (on appelle ainsi la syphilis constitutionnelle dont l'enfant a reçu le germe dans le sein maternel) la matière syphilitique a pu subir une transformation telle, que cette matière est devenue exceptionnellement contagieuse. On ne se préoccupe guère, dans cette hypothèse, car ce n'est pas là autre chose qu'une hypothèse, de savoir à travers combien de générations, c'est-à-dire sur combien d'individus de suite cette matière peut se maintenir contagieuse, ni comment elle peut être alors contagieuse sans cesser d'appartenir à la syphilis constitutionnelle. Je glisse, sans m'y arrêter aucunement, sur les autres problèmes nombreux que soulève cet étrange compromis, et sur toutes les contradictions qu'il implique.

Ces dissidences ne laissent pas que de nous créer de sérieux embarras, à nous autres modestes praticiens. Nous ne savons parfois quelle opinion nous devons adopter, ni quel parti prendre. Aussi éprouvons-nous le plus grand besoin de l'intervention de l'Académie impériale de médecine. Les lumières et les conseils de cette Académie ont-ils jamais manqué à ceux qui en réclamaient consciencieusement le bénéfice?

Plusieurs affaires relatives à cette question ont déjà été jugées par les Tribunaux. Des parents de jeunes enfants ont été condamnés à payer des indemnités pécuniaires à des nourrices que ces enfants avaient infectées. Des nourrices peuvent aussi, de leur côté, contaminer leurs nourrissons. Quoique les Tribunaux résolvent généralement par l'affirmative la question dont il s'agit, il ne s'en est pas moins manifesté plusieurs fois des conflits regrettables d'opinions entre les médecins que la Justice avait désignés comme experts. Tout cela met les praticiens dans une incertitude bien pénible et bien funeste, puisqu'elle peut devenir préjudiciable aux intérêts, et même compromettre la santé et la vie de leurs clients, et qu'elle peut aller jusqu'à paralyser l'action si importante de la Justice. Provoquer une solution nette et scientifique du point en litige, c'est donc déférer à un vœu général, c'est presque donner satisfaction à une exigence de l'opinion publique.

Ce que je viens d'avoir l'honneur de vous exposer, Monsieur le Ministre, montre exactement l'importance du sujet.

Il peut se faire, par exemple, que les praticiens soient consultés par des personnes qui craignent dans certaines circonstances de communiquer ou de contracter la syphilis. Je sais bien que la morale recouvre d'un voile discret certains problèmes sociaux et relatifs à la vie intime. Mais c'est fort souvent de ces problèmes que les praticiens et les philanthropes doivent d'autant plus avoir le courage d'aborder l'examen, que l'humanité a plus besoin qu'on en connaisse la solution. La science ne recule devant aucune espèce d'épreuves ou d'investigations quand les intérêts de l'humanité se trouvent en cause.

Monsieur le Ministre, l'éclaircissement du sujet à propos duquel j'ai l'honneur d'invoquer votre intervention et de réclamer les lumières de l'Académie, est bien autrement désirable encore en médecine légale.

En effet, si les nourrissons peuvent communiquer des accidents syphilitiques à leurs nourrices, ils ne peuvent évidemment leur transmettre que des accidents constitutionnels, puisqu'il n'est pas possible d'admettre que ces enfants aient exercé aucune espèce de succion dans le sein de leur mère, ce qui aurait été pour eux à peu près le seul moyen de contracter à la bouche un accident syphilitique dit *primitif*. Où est-ce d'ailleurs qu'ils auraient pu trouver dans le sein maternel la cause directe de cet accident ?

Il n'est pas non plus vraisemblable que les nourrices puissent aisément communiquer à leurs nourrissons autre chose qu'un accident secondaire. En effet, les nourrices sont ordinairement visitées, avant qu'on ne leur confie un enfant ; c'est pourquoi un accident primitif, un *chancre*, puisqu'il faut l'appeler par son nom, siégeant sur la région mammaire, ne pourrait que difficilement passer inaperçu. Les nourrices sont en outre soigneusement surveillées par les parents ou par les tuteurs des enfants qui leur sont confiés. Aussi se gardent-elles généralement bien (il y a malheureusement sans doute des exceptions) de s'exposer avant, et surtout après leur entrée dans une maison, à contracter une maladie dite à tort ou à raison *primitive*. Je laisse de côté les nourrices qui emportent avec elles leurs nourrissons à la campagne.

Au contraire, il est bien facile de comprendre que les nourrices puissent recevoir de leurs nourrissons ou leur communiquer directement un accident constitutionnel. En effet, un accident de ce genre peut naître à chaque instant, et comme spontanément, chez un nourrisson ou chez une nourrice ayant la syphilis constitutionnelle.

Une fois que cet accident constitutionnel se serait produit chez un enfant ou chez une nourrice, il pourrait d'autant plus aisément passer de l'un à l'autre que son existence ne serait pas soupçonnée, et qu'il est de sa nature moins apparent, moins douloureux et moins ulcératif que le chancre.

Je laisse de côté, Monsieur le Ministre, toutes les autres questions de pratique et de médecine légale qui se rattachent à celle de savoir si les accidents constitutionnels de la syphilis peuvent être contagieux. Est-il possible, par exemple, de donner la syphilis en inoculant du virus-vaccin fourni par un sujet syphilitique ? Cela ne pourrait évidemment avoir lieu que si les accidents constitutionnels de la syphilis étant contagieux, il se faisait une *poussée syphilitique*, c'est-à-dire une production de matière syphilitique dans une pustule vaccinale.

La solution de tous ces problèmes est sans contredit dans les attributions de l'Académie impériale de médecine, au sein de laquelle se trouvent réunis les praticiens les plus expérimentés et les plus sages.

Il est quelques précautions que l'Académie s'empressera sans doute d'observer pour donner à son arrêt la plus authentique sanction. Tel est le soin d'éviter de mettre dans la Commission qu'elle ne manquera pas de former, je ne dis pas des hommes passionnés et systématiques (que personne ne supposera exister dans l'Académie), mais des membres qui se seraient catégoriquement prononcés, soit dans un sens, soit dans un autre. Elle jugera probablement aussi opportun de ne pas renvoyer l'examen de cette question à des spécialistes trop exclusifs, lesquels pourraient peut-être ne pas en considérer toutes les faces. Le vrai médecin ne doit jamais perdre de vue les liens qui unissent entre elles les différentes branches de la science qu'il cultive et de l'art qu'il pratique.

Il y a dans l'Académie des hommes du plus grand mérite et de l'esprit le plus étendu, lesquels y figurent à divers titres. Tous ces savants honorables n'ont pas de systèmes, pas de parti pris. Au contraire, ceux qui restreignent à quelques parties de la médecine leurs travaux et leur pratique, contractent à la longue une étroitesse de vue qui ne leur permet guère de se placer à une hauteur convenable pour juger bien des véritables rapports des choses.

Mais ceux qui connaissent tout le zèle de l'Académie impériale de médecine et les lumières qu'elle renferme, ne sauraient douter un instant qu'elle nommera une Commission composée des hommes les plus capables de tirer immédiatement parti des nombreux matériaux qu'elle tient en sa possession. On peut en tout cas affirmer qu'un savant Rapport ne se fera pas longtemps attendre.

En résumé, Monsieur le Ministre, vous rendrez un grand service à la science, aux praticiens et à l'Administration de la justice, si, grâce à votre initiative éclairée, l'Académie de médecine examine et résout d'une manière satisfaisante et prompte la question suivante dans ses deux chefs :

Les accidents syphilitiques constitutionnels sont-ils contagieux ?

Au point de vue de la contagion, le produit de ces accidents a-t-il chez les enfants à la mamelle des propriétés différentes de celles qu'il présente chez l'adulte ?

En vous priant, Monsieur le Ministre, de vouloir bien renvoyer ma lettre et ma demande à l'Académie de médecine, je suis, avec un profond respect et avec reconnaissance, votre très-humble et très-obéissant serviteur.

A la suite de la communication qui lui fut faite de cette lettre par le Ministre, l'Académie de médecine, dans sa séance du 26 octobre 1858, nomma une Commission composée de MM. Velpeau, Ricord, Devergie et Gibert.

C'est à cette occasion que les lettres suivantes adressées à MM. Velpeau et Gibert, membres de la Commission, furent publiées dans la *Revue étrangère médico-chirurgicale :*

A M. LE PROFESSEUR VELPEAU.

Paris, le 10 novembre 1858.

Monsieur et très-illustre maître,

Loin de moi le dessein de vouloir surprendre l'attention et la faveur du public médical à l'ombre du crédit dont vous jouissez auprès de lui ; mon but en m'adressant à vous est de rendre hommage au talent que vous avez déployé il y a six années dans une lutte éclatante et qui va renaître, contre une doctrine syphilographique qui tendait à s'imposer aux médecins et à la ruine de laquelle vous avez beaucoup contribué. J'ai voulu en même temps faire acte de déférence envers le Président de la Commission nommée par l'Académie impériale de médecine pour examiner la question de la contagiosité du produit des accidents secondaires de la syphilis.

Je n'oserais cependant vous soumettre quelques réflexions sur une discussion dont la reprise est imminente dans la presse, à la tribune académique et sans doute aussi dans le sein de la Commission que vous présiderez, si je n'avais pas constamment épié les mouvements de l'adversaire, si je n'avais surpris sans cesse et rigoureusement déjoué sa tactique. Mieux que personne, je sais les armes qu'il choisira, et je connais le terrain où il voudra transporter le champ de bataille. Permettez-moi donc de vous renseigner à cet égard. Jetons ensemble un coup d'œil en arrière ; voyons ce qui se passait il y a six ans dans le camp ennemi.

Il y avait alors une chose dont le produit était inoculable, laquelle pouvait, en s'indurant, infecter l'organisme, et une autre chose dont le produit était complètement dépourvu de la double propriété de s'inoculer et d'infecter.

La première chose s'appelait le *chancre*, la seconde, *l'accident secondaire*. L'inoculation, et c'était là son excuse, était une pierre de touche sans laquelle on ne pouvait les distinguer.

Il y a aujourd'hui une chose dont le produit est inoculable, laquelle ne peut ni s'indurer ni infecter l'organisme, et une autre chose dont le produit, bien que dépourvu de la propriété de s'inoculer, communique fatalement l'infection. Par cet échange singulier de propriétés, l'une de ces choses représente le chancre sans la vérole, tandis que l'autre est *je ne sais quoi* avec la vérole. Il n'y a plus de pierre de touche; mais on a imposé arbitrairement les noms de *chancre mou*, *chancre non infectant*, etc., à la première chose, et ceux de *chancre dur*, *chancre infectant*, etc., à la seconde.

Il fallait toujours que LE CHANCRE fût tout.

Résumons : ce qui donnait la vérole en 1852 n'est plus ce qui la donne en 1858. On se trompait alors ou l'on nous trompait; on nous trompe encore ou bien on se trompe aujourd'hui. Mais la contradiction est claire, l'artifice est dévoilé. La confusion des noms ne nous fera pas prendre le change sur la réalité des choses.

A cet égard, je me repose avec une entière confiance sur la force de votre dialectique et sur la puissance de votre talent.

Ci-joint un petit Mémoire explicatif que j'ai communiqué en 1855 à la *Société médicale du Panthéon* (1). J'y ajoute quelques notes pour le compléter. Veuillez recevoir elles et lui avec cette indulgence qui vous est propre, parce qu'elle est l'apanage de la supériorité et du véritable mérite.

QU'EST-CE QUE LE CHANCRE INDURÉ?

I. Interrogation qu'on se fait partout. Il n'en est pas qui soit plus à l'ordre du jour en syphilologie. Voulez-vous savoir si vous avez la vérole et si on peut l'avoir deux fois? Voulez-vous savoir si votre mal est grave et s'il cède déjà au traitement institué? Désirez-vous apprendre s'il y a deux virus chancreux, etc.? Familiarisez-vous d'abord avec le *chancre induré*. Il répond très-bien, paraît-il, à toutes ces questions ; vrai syphilomètre, l'*induration* mesure, dit-on, par ses différents degrés d'intensité, l'état et les progrès du mal, ainsi que les effets du traitement. Le *chancre induré* est même devenu populaire. Les malades de l'hôpital du Midi vous parlent à l'avenant de leur *chancre* ANDURÉ, et M. Ricord de faire observer gaiement qu'ils sont imbus à la fois de la vérole et de sa doctrine.

Qu'est-ce donc que le *chancre induré?* Hâtons-nous de le bien connaître.

M. Ricord ne l'a nulle part caractérisé nettement, lui pourtant qui en a tant parlé, tant écrit. Quel décourageant début que celui du long discours plein du *chancre induré* qu'il a récemment tenu devant la Société de chirurgie! « Je monte, a-t-il dit, à cette tribune, avec la conviction que cette nouvelle discussion sur des choses tant de fois discutées, nous laissera chacun avec les opinions que nous avions déjà, sans faire avancer la science ; heureux si elle ne la fait pas reculer ! » Quelle mouche le piquait donc (si nous osions dire)? Pourquoi ne s'est-il pas dispensé de parler?

Ce n'est pas, pour notre compte, que nous n'ayons puisé aucun enseignement dans cette discussion que M. Ricord annonçait magistralement devoir être pour

(1) V. p. 353 et s.

le moins stérile. Elle nous a bien fait connaître la fragilité et l'incertitude des opinions de M. Ricord qu'on prétendait immuables, et les ravages que, de son propre aveu, la syphilisation a laissés dans sa doctrine tant reniée aujourd'hui. M. Ricord flotte sans boussole à la remorque de quelques-uns de ses élèves fourvoyés.

Revenons à l'*induration* du chancre.

On trouve l'*induration syphilitique* indiquée dans plusieurs des écrivains qui ont précédé Astruc, lequel a écrit, comme chacun sait, une histoire complète, une *Iliade*, a-t-on dit, de la syphilis. Mais personne jusqu'alors n'avait été plus explicite et plus précis à propos du *chancre endurci* que J.-L. Petit, contemporain d'Astruc, dont ce dernier a calomnié en ces termes le TRAITÉ DES MALADIES DES OS : *Quod opus, prima editione malum, et altera pejus, tertia pessimum evasit et putidæ vanitatis plenum;* tandis que Fabre, au contraire, se félicitait plus tard d'avoir eu J.-L. Petit pour maître dans l'étude de la maladie vénérienne. Ce n'est malheureusement pas la seule fois que des idées justes en matière de syphilis ont trouvé d'habiles et passionnés contradicteurs ! Or, voici ce qu'a écrit J.-L. Petit dans cet ouvrage, *putidæ vanitatis plenum*, à l'article : *Des signes de l'exostose vérolique.* « Le chancre, si bien qu'il soit traité, cause presque toujours la vérole, surtout s'il *durcit*, s'il reste quelque *dureté* après la cicatrisation de l'ulcère, ou si le prépuce demeure *gonflé*, ou enfin si quelque *glande de l'aine reste dure* et plus grosse qu'elle ne doit être naturellement. »

M. Ricord a-t-il jamais rien dit, rien pensé de mieux ?

Nous croyons plutôt que l'école de M. Ricord a trop insisté sur l'*induration* sans la caractériser suffisamment. Dès l'instant en effet qu'on ne veut pas que le mot *induré* soit synonyme du mot vulgaire *dur*, et peut-être qu'on a raison, il devient nécessaire d'en marquer le sens précis par une bonne définition. *Ne confondez pas*, a dit M. Ricord à la Société de chirurgie, le *chancre induré avec le chancre dur, il y a des chancres durs qui ne sont pas indurés.*

En quoi donc diffèrent-ils?

Il y a bien une nuance grammaticale entre les deux mots *dur* et *induré*. Le premier indique une fixité en quelque sorte dans la manière d'être de l'objet; il exclut ou du moins ne suppose pas nécessairement l'idée de transition d'un état antérieur à l'état actuel. Il n'est donc relatif qu'à l'état présent. Le second, le mot *induré*, implique au contraire l'idée d'une modification subie par l'objet qu'il qualifie ; il rappelle le passé en même temps qu'il arrête l'attention sur l'état présent. *Indurare* veut dire *durcir*, *devenir dur*. Une tumeur ne peut-être *endurcie*, *indurée*, que quand elle n'a pas toujours été *dure ;* tandis que celle qui n'a jamais varié de consistance peut bien être *dure*, mais elle n'est pas, rigoureusement parlant, *indurée* ou *endurcie*. Un furoncle abcédé et un kyste *s'endurcissent*, *s'indurent*, sont *indurés;* un tubercule et un névrome sont *durs*, ils ne sont pas *endurcis*, *indurés*. Cette distinction grammaticale que nous signalons entre les mots *dur* et *induré* n'indique aucune différence de degré, c'est-à-dire du plus au moins, et ne touche aucunement à l'état objectif et à l'essence des choses qualifiées par eux, de façon qu'en l'absence de commémoratif, une *grosseur* ou une *dureté* syphilitique pourra être confondue, comme on va voir tout à l'heure que cela s'est fait, avec un véritable *chancre induré*. Mais les praticiens ne s'avisent guère d'être puristes, sans compter que les mots sont sujets à changer de signification par l'usage. Il faut donc, dans les cas où il y a doute ou contradiction, bien préciser la valeur des termes.

M. Ricord prétend arriver au but d'une manière tout à fait différente. Au lieu de préciser les termes, il veut les changer. Il propose en effet de mettre à la place de l'expression *chancre induré* celle de *chancre infectant*. Cette terminologie nouvelle ne fait que reculer la difficulté, et ne peut qu'être un embarras de plus si l'on ne nous dit rien des conditions matérielles de l'objet qu'il s'agit de qualifier. Ce sont ces conditions mêmes qui créent le litige ; ce sont elles que nous voulons connaître; elles, qui doivent éclairer notre pronostic et nous guider dans le traitement. C'est uniquement pour savoir si un chancre est *infectant* que nous voulons savoir s'il est *induré*. Or, le mot *induration* nous donne l'idée d'un état local et matériel que nous pouvons constater tout de suite, tandis que celui d'*infection* suppose des phénomènes plus généraux et qui d'ailleurs ne tombent pas entièrement et actuellement sous les sens.

En résumé, ou la définition du *chancre infectant* doit être la même que celle du *chancre induré*, et ce ne sera plus alors qu'une superfluité, une vaine substitution d'un mot imparfait à un autre qui l'est peut-être moins, ou bien ces deux définitions doivent être différentes, et dans ce cas la dernière offrira au moins autant de difficultés que la première. Le mot *induré* mérite donc de rester dans la langue syphilographique, puisqu'il ne peut y avoir que désavantage à le remplacer par un autre.

Sans doute que le *chancre induré* n'est pas ordinairement le seul témoignage de l'infection générale. A côté de lui se montrent particulièrement ces ganglions bi-inguinaux, multiples, également *durs* ou *indurés*, mobiles sous la peau et généralement indolents, ces ganglions, attestés dans la phrase que nous avons citée plus haut de J.-L. Petit, et pittoresquement dépeints par M. Ricord sous le nom collectif de *pléiade inguinale* (1). Nous sommes loin de révoquer en doute leur importance. Ce sont des signes précieux au même titre peut-être que le *chancre induré* dont ils se trouvent à peu de distance. Mais on ne doit pas les rappeler dans la définition du *chancre induré*, dont ils sont parfaitement distincts, sous peine de faire ce qu'on appelle en langage d'école une *définition extrinsèque* et de tomber en outre dans un défaut sévèrement blâmé par Pascal, qui consiste à faire entrer dans une définition des mots qui ont besoin eux-mêmes d'être définis. Qui ne comprend que cette définition du *chancre induré* par les *ganglions indurés* suppose connue la définition de ceux-ci et détourne inutilement l'attention de l'objet à définir? A ce compte, ne faudrait-il pas définir ensuite les *ganglions indurés* par le *chancre induré* lui-même, ou par d'autres symptômes éloignés ?

II. Comme on avait fait du *chancre induré* une sorte d'entité, un être à part, sans le définir catégoriquement, nous avons voulu nous livrer à quelques recherches pour parvenir à savoir bien ce qu'il était. Pour cela nous avons fréquenté les services de l'hôpital du Midi, où le *chancre induré* est en honneur, et nous étions surtout attentif à observer et à faire des recherches quand nous apprenions que les coïts des sujets avaient été rares, parce qu'alors il nous était possible de remonter au début et quelquefois à la source même du mal.

Voici ce que nous avons appris : les malades avaient aperçu, une ou plusieurs semaines après le coït, une légère rougeur sur la verge, bientôt suivie d'un peu de *dureté* et d'un léger suintement. Ces symptômes avaient ensuite disparu ou étaient demeurés stationnaires pendant quelques jours; puis ils s'étaient prononcés davantage. La portion *dure* s'était agrandie, tandis que sa

(1) Le chancre induré, qui est généralement situé au bout de la verge, occuperait donc le sommet d'un triangle isocèle, dont les deux angles de la base correspondraient aux ganglions indurés de l'aine.

surface était devenue le siége d'une sécrétion plus copieuse. Alors le *chancre induré* (chancre cartilagineux, chancre parcheminé, *ulcus elevatum*, érosion chancreuse, etc.), *était fait*. D'autres symptômes de vérole se montraient en même temps ou ne tardaient pas à paraître. Depuis nous avons quelquefois observé d'un bout à l'autre cette succession de phénomènes locaux sur des malades de notre cabinet, et en particulier sur l'un de nos confrères, qui a eu presque immédiatement après, comme complément, une syphilide papuleuse, des plaques opalines à la gorge, et puis bientôt d'autres accidents.

Nous avons examiné les femmes qui avaient infecté quelques-uns de nos sujets, et nous avons pu constater chez elles des pustules, des plaques muqueuses ou des blennorrhagies, qui parfois n'avaient été précédées d'aucun chancre. Nous nous sommes surtout assuré de ce dernier point sur une femme à laquelle nous donnions des soins pour des accidents secondaires, à l'époque même où elle a infecté un homme que nous avons pu observer ensuite. Sans doute qu'en matière aussi délicate on peut toujours contester la sévérité des observations, parce que nul médecin n'est jamais assez sûr d'avoir pénétré tous les mystères et tous les secrets de l'alcôve. Aussi avons-nous presque envie, et peut-être que nous en aurions le droit sinon contracté le devoir dans l'espèce, de retourner ainsi une phrase célèbre de Baglivi : *non modo perpendendæ, sed etiam numerandæ observationes* (1).

Nous sommes parvenu ensuite à vérifier cela expérimentalement sur les animaux. En vain conteste-t-on que ceux-ci puissent contracter la vérole ; nous sommes bien sûr de l'avoir observée chez eux, non-seulement à la suite de chancres primitifs, mais encore par l'inoculation directe du produit d'accidents secondaires. Le professeur Sigmund a montré à Vienne des animaux atteints de syphilis constitutionnelle. Ce célèbre syphilographe nous a fait l'honneur de nous écrire une lettre qui en témoigne, ainsi que de guérisons qu'il a obtenues dans sa clientèle privée par la syphilisation (2).

Il y a donc, selon nous, un prétendu *chancre induré*, qui n'est autre chose qu'un premier symptôme secondaire siégeant à l'endroit même qui a été contaminé par le produit d'un accident secondaire. Cela n'est pas et n'a jamais été un chancre, et de plus, cela n'est pas à proprement parler *induré*, n'ayant toujours été que *dur*. Voilà donc un *chancre induré* qui n'est en réalité ni *chancre* ni *induré*. C'est un usurpateur et un imposteur. Nous craignons bien que ce ne soit souvent le *chancre infectant* de l'hôpital du Midi, le prétendu chancre distinct du *chancroïde* qui, lui, au contraire, est bien un chancre dépossédé de ses titres et de ses attributs.

(1) Les observations deviennent décisives en pareil cas, quand elles ont été bien prises et que la contagion a atteint plusieurs personnes qui vivent ensemble, ou bien plusieurs personnes qui se sont trouvées placées dans les mêmes circonstances. Il n'y a rien à objecter, par exemple, quand il est notoire et patent qu'un nourrisson a répandu le germe de la syphilis dans la famille de sa nourrice, et lorsqu'un homme instruit a pu suivre exactement la filiation de tous les symptômes. Il n'y a pas à répliquer davantage quand un rabbin contamine par la succion préputiale une série d'enfants israélites, ou lorsqu'une matrone d'Allemagne communique à un grand nombre de dames la syphilis constitutionnelle, sous prétexte de leur *former les bouts de sein*.

(2) L'école dichotomique de l'hôpital du Midi est une espèce de produit mixte et dévié de la *syphilis expérimentale* et de la syphilisation. On se tire d'affaire à merveille avec deux espèces de chancres et un brin d'ergotisme. Prétendez-vous, par exemple, que vous avez réussi à inoculer le chancre aux animaux? On vous répond avec assurance que ce n'est pas le vrai chancre, c'est-à-dire le chancre infectant, que vous avez inoculé. Bien entendu que ce n'est pas non plus le pus du vrai chancre que vous inoculez dans la syphilisation, etc.

Il existe un autre *chancre induré*, dont le précédent a, disons-nous, usurpé les priviléges. C'est le chancre *durci* de J.-L. Petit, c'est-à-dire le chancre ordinaire, le vrai chancre, qu'on le nomme ou non *chancroïde*, quand il *s'endurcit* à la base. C'est le cachet d'une vérole prochaine sinon déjà existante, comme le précédent est l'empreinte d'une vérole qui a commencé d'emblée par un accident secondaire.

Il y a donc en définitive deux sortes de *chancres indurés :*

1° Le *chancre induré* vulgaire ou plutôt le *chancre induré* qui n'en est pas un, le PSEUDO-CHANCRE INDURÉ. C'est le plus volumineux et peut-être le plus fréquent des deux. Il est souvent comme cartilagineux et se trouve mieux accentué chez l'homme que chez la femme où il rencontre des parties plus molles et plus de place, et s'étale en quelque sorte de manière à prendre quelquefois la forme d'un autre symptôme et notamment de la plaque muqueuse. Ce chancre est la marque certaine d'une vérole contractée d'emblée telle quelle. C'est le cas ou jamais de dire avec M. Vidal que l'*infection est faite.*

2° Le chancre lui-même lorsqu'il *s'indure*. Le VRAI CHANCRE INDURÉ. Il est quelquefois creusé en entonnoir. C'est souvent le fameux *pois cassé* de Bell. Il est également, nous ne dirons pas moins fréquent, mais moins nettement accentué chez la femme que chez l'homme. Il est bien près aussi, croyons-nous, d'être la vérole. L'*infection* est donc aussi probablement *faite;* mais il y a des cas nombreux de chancres non indurés où elle pourra se faire plus tard, c'est-à-dire que le chancre non induré n'en est pas moins *vérolique*, suivant une expression fâcheusement tombée en désuétude.

Quel est celui de ces chancres indurés qu'ont étudié les micrographes pour y découvrir le tissu fibro-plastique, ou bien les ont-ils analysé l'un et l'autre et trouvés identiques? Question microscopique dont j'abandonne l'examen à qui de droit (1).

La *pléiade inguinale* existe dans les deux cas, dans celui de *pseudo-chancre induré* comme dans celui de *vrai chancre induré.*

Il y a une autre adénopathie syphilitique; c'est le bubon satellite du chancre non induré, sans qu'on doive dire obscurément avec M. Ricord qu'il ne se trouve que dans le *rayonnement anatomique* du chancre. Qu'est-ce que le rayonnement anatomique d'un chancre (2) ou de quoi que ce soit? Bref, nous sommes à demi satisfait d'avoir à signaler quelques changements dans la manière de voir de M. Ricord touchant cette sorte d'adénopathie.

Il croyait autrefois à la suppuration inévitable de ce bubon. Il n'y croit plus aujourd'hui. Il a bien fait de changer d'avis, car son opinion était trop absolue.

Il pensait encore autrefois que ce bubon était toujours un *chancre ganglionnaire.* Il a tort de ne plus le croire aujourd'hui, car c'est la vérité, d'après une interprétation que nous avons donnée ailleurs, et qui consiste principalement à expliquer pourquoi le pus *bubonique* d'un sujet ne lui est que rarement inoculable à lui-même, par l'augmentation du *syphilisme* de ce sujet et par l'affaiblissement de son pus.

(1) La syphilis est un champ en friche pour les micrographes. Ceux-ci, par exemple, n'ont pas encore trouvé de caractère distinctif au pus syphilitique, peut-être parce qu'ils ont été mal guidés, *syphilitiquement* parlant, dans leurs recherches. En effet, le pus syphilitique peut se distinguer à la vue simple des autres pus. Mais il est vrai qu'un lièvre se distingue d'un lapin à l'œil nu bien mieux qu'à l'aide du meilleur microscope.

(2) Si M. Ricord a voulu dire que les vaisseaux lymphatiques sont les rayons qui partent d'un chancre, considéré comme centre, pour aboutir à un ganglion qui représente la circonférence, on m'avouera que c'est là un *rayonnement* qui n'est guère plus géométrique que *lumineux.*

III. Nous croyons avoir jeté quelque jour sur le vrai sens du mot *chancre induré*. Chose étrange ! il ne nous est pas arrivé d'entendre dire : *voici un malade qui doit sa vérole à une contagion secondaire*, dans les services de syphilitiques où nous avons le plus fréquemment constaté des cas de cette contagion, ni même peut-être dans ceux où l'on croit fermement à la contamination secondaire.

IV. Saisissons l'occasion d'exprimer notre avis sur un sujet de controverse entre M. Cazenave et M. Ricord. Nous voulons parler de ces *syphilis secondaires* PRIMITIVES, de ces syphilides aiguës ridiculisées par M. Ricord et ainsi nommées par M. Cazenave, parce que les accidents secondaires qui les caractérisent se montrent de très-bonne heure et coexistent même avec les accidents primitifs.

Le fait signalé par M. Cazenave n'est pas contestable; nous l'avons vérifié plusieurs fois. M. Ricord peut donc bien contester la propriété des termes, mais il ne doit pas nier la réalité du phénomène. Nous avons entrepris à cet égard des recherches, comme nous en avions fait pour dévoiler le *chancre induré*. L'obligeance et la loyauté de M. Cazenave nous les ont rendues faciles. Voici ce que nous avons trouvé.

C'est encore d'infections secondaires qu'il s'agit ici, de celles-là même dont nous parlions tout à l'heure à propos du *pseudo-chancre induré*. Les manifestations symptomatiques sont souvent tardives vers le lieu contaminé, et se trouvent promptement suivies, si elles n'en sont accompagnées, de ganglions, de roséole, de papules, etc. Ce sont là comme des véroles d'emblée. Il y a en même temps ou presque en même temps syphilis primitive et syphilis secondaire. La syphilis secondaire est donc en quelque sorte *primitive* (1) ou du moins *aiguë*. M. Cazenave s'est peut-être mal exprimé, mais, à coup sûr, M. Ricord n'était pas en état de comprendre, n'admettant pas la contagion de la syphilis secondaire.

V. Disons en passant quelque chose de la manière différente d'observer à Saint-Louis et à l'hôpital du Midi. A Saint-Louis, on néglige un peu l'examen des parties génitales et l'observation semble se concentrer et s'épuiser sur la peau. On fait souvent le contraire à l'hôpital du Midi. A Saint-Louis, le diagnostic objectif des syphilides est porté presque à la perfection ; au Midi on connaît bien mieux les maladies sexuelles. La vérité n'est donc pas tout entière d'un côté de la Seine. Pour bien connaître la vérole, il faut souvent traverser les ponts.

VI. Quant aux partisans de *la dualité virulente*, pour lesquels ce Mémoire est écrit principalement, ils voudront bien reconnaître que leur prétendu *chancroïde* est un chancre et que leur prétendu *chancre infectant* est bien souvent un accident secondaire de contagion directe.

(1) Pourquoi ne disons-nous pas syphilis *primaire*, comme nous disons syphilis *secondaire?* La terminaison AIRE (consul*aire*, élément*aire*) indique une corrélation, une dépendance. La double terminaison IF, IVE (instruct*if*, porta*tive*) marque surtout la destination d'une chose. Or, ne s'agit-il pas ici d'une corrélation bien plus que d'une destination? Le mot *secondaire* n'est pas lui-même irréprochable, puisque la chose qu'il représente peut devenir *primitive*, et que d'ailleurs il tendrait à faire croire à l'atténuation des accidents qu'il exprime. L'impropriété des termes conduit à la logomachie. Il y aurait donc lieu à perfectionner le langage des syphilistes.

VII. Terminons par quelques lignes relatives à la discussion de la Société de chirurgie. On n'y a rien dit, que nous sachions, de la fameuse cautérisation abortive du chancre. Est-elle donc déchue? Aurait-on enfin perdu confiance dans cette pratique? On sait que M. Diday n'est point parvenu à enrayer sur lui-même par la cautérisation un chancre préputial qu'il avait fait et vu naître par suite de l'inoculation du pus d'un chancre de chat. Un bubon phagédénique, ou mieux pseudo-phagédénique, est même arrivé à ce confrère, après la cautérisation de son chancre.

C'est bien ici le cas de citer encore J.-L. Petit. Voici ce qu'il nous apprend là-dessus en parlant du phimosis. Il avait étudié sous un M. de Corbis, lequel avait l'habitude d'exciser les chancres préputiaux pour prévenir la vérole chez ses malades. J.-L. Petit avait adopté cette manière de faire dans laquelle il persista longtemps malgré quelques revers. Mais enfin les cas de véroles arrivés à la suite de ces excisions se sont multipliés tellement sous les yeux et pour ainsi dire sous la main de J.-L. Petit, qu'il a fini par renoncer à cette pratique et par laisser suppurer les chancres. Depuis lors il n'a pas eu tant de mécomptes. Or, la cautérisation n'est pas un moyen plus fidèle que l'excision et ne peut d'ailleurs aucunement s'appliquer à notre *pseudo-chancre induré*, qui est peut-être la plus certaine et la plus prompte, sinon la plus *intense* et la plus tenace des véroles. Puisse-t-il donc y avoir plus de J.-L. Petit que de de Corbis aux hôpitaux du Midi et de Lourcine, ainsi que dans la Société de chirurgie!

VIII. Concluons : Si le *chancre induré* n'a ni l'origine invariable, ni l'individualité, ni la signification absolue et exclusive qu'on lui attribue, si, en un mot, il n'est pas plus *un et indivisible* que doué d'autocratie, que deviennent tous les systèmes dont il s'est fait le pivot? Ils s'évaporent sous un rayon de vérité.

IX. Il nous aurait, sans doute, été bien facile d'éclaircir la question du double virus et celle de l'induration du chancre par les données seules de la syphilisation. On obtient aisément, en effet, par des inoculations méthodiques, la transformation d'un virus chancreux en un autre. Et puis, ne sont-ce pas des faits suffisamment significatifs que la guérison de la vérole et l'immunité absolue qu'on procure par l'inoculation du pus de prétendus chancroïdes? Mais nous pensons qu'on nous saura gré de nous être placé sur le terrain banal et rétréci de l'observation, sans y apporter nos propres armes. La vérité que nous voulons faire prévaloir, n'en obtiendra, espérons-nous, qu'une plus complète et plus franche adhésion.

Voilà, mon cher et illustre Maître, un petit Mémoire auquel il me reste encore beaucoup de choses à ajouter. Je vous les ferai connaître par l'intermédiaire de M. Gibert, rapporteur de la Commission, auquel je me propose d'écrire une longue lettre à ce sujet.

Mais mon but est en partie atteint si je vous ai clairement prouvé qu'on a donné le nom de *chancre infectant* à l'accident secondaire transmis directement.

Agréez, etc.

A M. GIBERT, MEMBRE DE L'ACADÉMIE DE MÉDECINE, MÉDECIN DE L'HOPITAL SAINT-LOUIS.

Paris, le 25-28 novembre 1858.

Monsieur et très-honoré Maître,

En vous nommant secrétaire de la Commission chargée d'examiner la question de la contagiosité du produit des accidents secondaires, l'Académie de médecine a fait preuve de sagesse et de fermeté. Je souhaitais un rapporteur tel que vous, lorsque j'ai écrit ma lettre à M. le Ministre de l'Agriculture, du Commerce et des Travaux publics. L'Académie a compris que ma démarche était un acte de respectueuse déférence envers elle, en même temps que l'expression honorable du désir de voir disparaître enfin, devant une décision solennelle, un sujet d'incertitudes et de fâcheux débats, dont la science est le prétexte ou le motif, et l'humanité le champ de bataille.

Je me félicite donc beaucoup du choix qu'a fait l'Académie dans votre personne. Vous possédez l'ensemble des qualités nécessaires pour préparer et compléter le triomphe de la vérité. Votre esprit, mûri par une longue expérience et un savoir éprouvé, est en outre vivifié par les principes d'une saine philosophie médicale, et se trouve par conséquent à la hauteur de toutes les innovations sages, ouvert à tous les progrès. Vous avez été successivement élève de Biett et médecin de l'hôpital de Lourcine, puis, vous avez été définitivement placé comme chef de service à l'hôpital Saint-Louis, où vous rivalisez d'ardeur avec vos collègues pour l'avancement de la science. Des livres devenus classiques, d'excellentes dissertations originales, des Rapports académiques nombreux et estimés de tous, de brillants concours, de savantes luttes académiques, et un enseignement devenu populaire, ont placé votre nom parmi ceux des princes de la science. Qui pourrait dès lors contester la solidité et l'étendue de votre savoir, et nier la connaissance spéciale et complète que vous avez du sujet soumis à l'examen de l'Académie?

C'est comme un élève parlant à un maître, et en me rappelant un peu le vers de la Fontaine :

> On a souvent besoin d'un plus petit que soi,

que je me hasarde à vous entretenir du sujet de votre Rapport. Je ne suis pas sans crainte, vous le dirai-je? que vous ne vous souveniez pas assez du proverbe : *le mieux est l'ennemi du bien*, et que, vous conformant à une façon d'agir qui vous est habituelle, vous n'ayez conçu et ne soyez sur le point d'exécuter le projet de faire un Rapport qui sera bien certainement remarquable par la forme, et rempli de science, mais qui sera peut-être aussi trop largement conçu, et de trop longue haleine.

Il y a une manière que je crois très-simple de poser la question et de la résoudre avec autant de promptitude que de netteté. C'est de la dégager de toutes les preuves qui ne sont pas absolument indispensables et concluantes, en faisant un faisceau compacte de toutes celles qui sont décisives. Ne sera-ce pas augmenter l'éclat et la force de la vérité, que d'en purifier et d'en concentrer ainsi les rayons? Pourquoi donner prétexte à la chicane et à une diversion par des arguments contestables, quand on en possède qui sont sans réplique? Pourquoi, en un mot, faire étalage d'un arsenal rouillé, quand on peut opposer à son adversaire les fines lames de Tolède ou de Damas?

Remontons chronologiquement vers l'origine de la question, et, sans aller, comme M. Velpeau, jusqu'à Saxonia (1), arrêtons-nous à Hunter, qui, le premier, l'a posée nettement. Et ici, point d'équivoque. Demander si les accidents constitutionnels sont contagieux, c'est demander si des manifestations nées ailleurs qu'au point directement contaminé, ou à ce point même, mais après la guérison complète des accidents primitifs, sont susceptibles de se communiquer par contagion, ou, ce qui est à peu près la même chose, par inoculation artifi-

(1) LUIS VENEREÆ PERFECTISSIMUS TRACTATUS. 1797. Chap. II.

cielle. Il ne s'agit pas même de savoir si ces accidents, quand ils ont été communiqués, sont susceptibles d'être transmis à leur tour. Excluons donc ainsi tous les cas dont on pourrait se servir pour embrouiller le sujet et obscurcir le langage. Afin que la question soit résolue sans ambiguïté, il faut la poser de même. Personne alors ne pourra essayer de *pêcher en eau trouble.*

Ouvrons le TRAITÉ DE LA MALADIE VÉNÉRIENNE, de J. Hunter. Cela nous est bien facile, puisque nous en possédons deux traductions; la plus récente et la meilleure des deux est celle de M. Richelot, annotée par M. Ricord. Le paragraphe 2, du chapitre Ier de la 6e partie, a pour objet la comparaison de la matière que rendent les ulcères dans la vérole, avec celle des chancres et des bubons. Voici comment s'exprime Hunter à propos du pus des ulcères de la vérole: « Mais, d'un autre côté, il existe plusieurs raisons puissantes pour croire que ce pus n'est point vénérien. Il y a un fait curieux qui démontre que ce pus n'est point vénérien, *ou que, s'il l'est*, il n'a pas la faculté d'agir, à certains égards, sur le même individu ou dans les mêmes conditions de la constitution. » Suit l'indication des faits qui démontrent que, *si ce pus est vénérien, il n'a pas la faculté d'agir à certains égards sur le même individu, ou dans les mêmes conditions de la constitution.* Hunter n'émet donc d'abord qu'une opinion restrictive. Il se borne à dire que, si la matière des accidents secondaires est vénérienne, elle ne l'est point à l'égal et à l'instar de celle qui provient d'un chancre ou d'une gonorrhée. Cette opinion conditionnelle de Hunter est, jusqu'à un certain point, acceptable, car on ne saurait disconvenir que, si la matière des accidents secondaires est syphilitique, elle n'est pourtant pas identique à la matière fournie par les chancres. Une des raisons invoquées par Hunter est en général vraie, c'est que le pus du chancre s'inocule à celui qui le fournit, tandis qu'il n'en est pas ordinairement de même du pus de l'accident secondaire.

Pour comprendre comment Hunter, quoique logicien très-sévère, a pu passer d'une opinion relative à une affirmation absolue, il faut se rappeler une croyance du chirurgien anglais qui a été pour lui la source de plus d'une erreur. Il pensait que tout accident, quel qu'il fût, n'était pas vénérien, par cela seul qu'il disparaissait sans l'intervention du mercure; il n'était pas même éloigné d'ajouter une foi entière à la quasi-réciproque, et de croire que tout symptôme vénérien devait être guéri par les préparations mercurielles. Il pensait, bien entendu, que le mercure avait prise sur d'autres accidents que les vénériens. C'est ainsi que Hunter a méconnu les chancres qu'il avait réellement fait naître sur les animaux. C'est ainsi qu'il va méconnaître les inoculations positives pratiquées par lui-même du produit d'accidents secondaires; c'est encore ainsi qu'il va nier des faits évidents de contamination secondaire, survenus pendant les rapports physiologiques.

Je lis par exemple dans Hunter l'observation suivante, dont j'abrége les détails :

Une femme est couverte de pustules vénériennes, dont plusieurs se sont ulcérées. Hunter veut savoir si les ulcères de cette personne sont contagieux. Il lui fait pratiquer deux inoculations, l'une avec le pus d'un de ses propres ulcères, et l'autre avec le pus d'un bubon d'une autre personne, laquelle n'avait point fait usage de mercure. Cette expérience eut lieu le 18 septembre 1782. Trois heures après ces inoculations, la piqûre dans laquelle on avait inséré du pus provenant de la malade elle-même était devenue douloureuse. Elle s'enflamma un peu le jour suivant, tandis que l'autre ne s'était pas encore enflammée. Le 20 septembre, les deux piqûres avaient suppuré et offraient l'aspect extérieur d'une pustule de variole; *elles s'étendirent considérablement ensuite et s'accom-*

pagnèrent d'une vive inflammation. Celle qui avait reçu le pus appartenant à la malade fut guérie par des cataplasmes ordinaires et des onguents *sans mercure*, etc.

Hunter conclut de cette guérison sans mercure que son inoculation positive avait été... négative !

Hunter nie dans le même paragraphe l'identité, la nature vénérienne de syphilis constitutionnelles évidemment transmises par contagion, par cela seul que ces maladies s'aggravaient ou au moins ne se guérissaient pas sous l'influence du mercure.

Dans l'espèce de culte qu'il a voué à ce métal, le célèbre chirurgien anglais va jusqu'à créer une classe de *pseudo-syphilis*, dans laquelle il range des cas de maladies vénériennes, qui sont notoirement transmissibles sous forme constitutionnelle, ou bien qui sont notoirement rebelles à l'emploi des préparations mercurielles. Mais on doit reconnaître que s'il part de principes faux pour aboutir à l'erreur, c'est parce que sa logique est toujours et rigoureusement inflexible.

Ce n'est certainement pas comme logicien que M. Ricord a pu se dire disciple de Hunter.

Il n'a pas à beaucoup près autant de confiance que lui dans la puissance du mercure. Il croit de plus avec raison, et contrairement à l'opinion d'ailleurs mal formulée du chirurgien anglais, à l'hérédité de la syphilis. (Hunter récusant l'existence de la syphilis congénitale, qu'il rangeait volontiers dans la pseudo-syphilis, supprimait une des sources les plus fréquentes de la contamination secondaire.)

Comment M. Ricord privé de ces deux arguments de Hunter, la puissance du mercure et la non-hérédité de la syphilis, comment a-t-il pu être encore plus explicite que lui ? Comment a-t-il raisonné ? quel lien logique l'a conduit à une opinion positive et absolue ? De quel droit a-t-il affirmé ? de quel droit enfin, prenant ses conjectures pour des faits et ses affirmations pour des preuves, a-t-il invariablement persiflé tous les dissidents ?

C'est ainsi que, voltigeant d'hypothèses en hypothèses et de plaisanteries en plaisanteries, il effleura de trop près la flamme académique. Cet accident devint le prélude d'une métamorphose. Le chancre avait perdu son unité dans l'esprit ébloui de M. Ricord.

Voici, pour n'anticiper rien, l'exorde téméraire de son premier discours à l'Académie de médecine *contre* la contagiosité du produit des accidents secondaires (14 septembre 1852) (1) :

« Dès 1832, je démontrai à l'hôpital du Midi, à mes cliniques suivies par beaucoup d'étrangers, par beaucoup d'*Anglais* ou autres, et bien avant que *Wallace* eût rien enseigné et rien écrit à ce sujet : »

Les Anglais et *Wallace* sont explicitement placés là, je présume, parce que le professeur de Dublin a élevé contre M. Ricord de graves réclamations de priorité.

« 1° Que le pus du chancre seul, à une période déterminée, était inoculable et susceptible de reproduire le chancre. »

J'ai prouvé que le pus du chancre était encore inoculable à une personne saine, quand il ne l'était plus au malade qui le fournissait ; j'ai ainsi sapé par la base les résultats des expériences de M. Ricord, toutes faites sur le malade lui-même. Le professeur W. Bœck est arrivé aux mêmes conclusions que moi.

(1) DE LA SYPHILISATION ET DE LA CONTAGION DES ACCIDENTS SECONDAIRES, etc., Paris, J.-B. Baillière, 1853, p. 281.

« 2° Que le bubon d'absorption, suite de chancre non induré, fournissait, comme le chancre, le pus virulent inoculable. »

Wallace fait la remarque suivante : « Il s'est déjà écoulé quelques années depuis la publication de mes résultats sur ce sujet, et je vois avec plaisir qu'ils se trouvent confirmés par les expériences de M. Ricord. Je veux seulement rappeler ici que j'ai été le premier à démontrer, par la voix expérimentale, la nature contagieuse du pus de bubon, et sa faculté de reproduire la pustule primitive. »

« 3° Que le bubon d'absorption réputé vénérien pouvait ne pas fournir de pus inoculable :

« Parce qu'on avait pris le pus phlegmoneux extra-ganglionnaire ; »

Proposition difficile à vérifier, et fausse sans doute dans sa généralisation.

« Parce que on avait affaire à un bubon *sympathique ;* »

Sympathique de quoi, et à quel titre? Est-ce, par exemple, au même titre qu'un prurit nasal est sympathique de la présence de vers dans les intestins?

« Parce qu'enfin il s'agissait d'un bubon *idiopathique*, ce que, par erreur de diagnostic, on appelle encore bubon d'emblée. »

Reste à savoir de quel côté est l'erreur, et à bien préciser ce que c'est qu'un bubon *idiopathique.*

J'ai prouvé que, dans tous les cas précités de bubons, le pus s'est rarement montré inoculable, parce que l'inoculation ayant été pratiquée fort tard, le pus virulent avait eu le temps de s'affaiblir, et surtout de se *diluer*, ce qui est une source d'affaiblissement, dans une grande quantité de pus, simple ou phlegmoneux, et parce que l'inoculation avait été faite au malade, dont le *syphilisme* se trouvait augmenté.

« 4° Que les accidents constitutionnels, secondaires ou tertiaires, n'avaient pu être inoculés. »

C'est l'opposé de la vérité en ce qui concerne les accidents secondaires.

« 5° Que les accidents syphilitiques non inoculables ne *paraissent* pas *devoir être* contagieux. »

Expression de doute. Or, que veut dire le mot *démontrer?* Il signifie, d'après le Dictionnaire de l'Académie, *prouver d'une manière évidente.* M. Ricord a donc la prétention *d'avoir prouvé d'une manière évidente qu'une chose ne paraît pas devoir être!* L'incertitude de son langage est-elle la mesure de sa conviction ou le prélude de quelque changement destiné à l'empêcher de paraître absurde?

« 6° Enfin, que la blennorrhagie essentielle, non symptomatique du chancre, n'était pas inoculable, c'est-à-dire qu'elle ne pouvait jamais donner lieu au chancre et à ses conséquences. »

Ce qui ne l'empêche pas de donner lieu à la blennorrhagie et à ses conséquences (1).

Immédiatement après cette demi-douzaine d'affirmations, je me trouve en face du plus terrible des dilemnes :

« Tous ceux qui ont *loyalement* expérimenté, et qui ont *su* expérimenter, sont arrivés aux mêmes résultats. »

Je vous ai dit comment s'est établi le dogme de la non-contagiosité des accidents secondaires : Hunter en fut le Messie, M. Ricord s'en est fait l'apôtre.

M. Ricord a nié d'autorité que les accidents constitutionnels fussent contagieux. On peut toutefois lui accorder de s'être contenté du raisonnement sui-

(1) V. ci-après SUR LA SYPHILICITÉ DE CERTAINES BLENNORRHAGIES, p. 403.

vant, après avoir décrété d'office qu'inoculer au malade son propre pus, ou l'inoculer à une personne saine, c'était absolument la même chose.

MAJEURE : Ce qui peut s'inoculer peut seul infecter.

MINEURE : Or, le chancre peut seul s'inoculer.

CONCLUSION : Donc le chancre peut seul infecter.

De quelque manière d'ailleurs qu'il soit parvenu à ériger en loi la conclusion ci-dessus, voici quelques échantillons historiques des formalités draconiennes que doit essuyer toute espèce de fait dérogatoire à la charte octroyée par M. Ricord.

Une femme par exemple a été atteinte d'un chancre qui s'est bientôt cicatrisé. Quelques mois plus tard lui sont venues des plaques muqueuses à la vulve et ailleurs. Un homme ayant ensuite des rapports avec elle attrape la vérole. Or, les plaques muqueuses n'étant pas inoculables, ne sont pas contagieuses. Le narrateur de ce cas n'aura dès lors plus qu'à choisir, pour expliquer le fait, en restant dans de bons termes avec la doctrine, entre l'une quelconque des suppositions suivantes :

1° Il *peut* y avoir eu quelque erreur de diagnostic ; cela est d'autant plus probable qu'aucune inoculation n'a été faite. (Dis-je vrai et n'a-t-on pas aujourd'hui répudié les services de l'inoculation ?)

2° Il *pouvait* s'agir de chancres transformés en plaques muqueuses *in situ*. La transformation ne *devait* pas être complète à l'époque du congrès sexuel. (On donnerait au besoin des exemples empruntés au temps où les chancres inoculables étaient infectants.)

3° Entre les plaques muqueuses de cette femme se dérobait sans doute, comme un serpent sous l'herbe, quelque chancre ou quelque partie de chancre à une période de progrès ou de *statu quo* spécifique (mêmes réflexions que ci-dessus).

4° L'examen de la femme au spéculum n'ayant pas été fait immédiatement avant le congrès (examen qui n'est pas en effet très-commode à pareil moment), il *pourrait y avoir eu* quelque chancre caché dans les plis du vagin ou plus profondément.

5° Cette femme *a bien pu avoir*, quelque temps avant le congrès infectant, des rapports avec un autre homme. Celui-ci *aura déposé* sans doute dans son vagin du pus de chancre à une période spécifique. Ce pus *aura* séjourné dans le vagin de cette femme ; puis le malheureux homme *sera venu* le ramasser.

6° L'homme a bien pu contracter sa maladie ailleurs, quoiqu'il affirme n'avoir eu de relations qu'avec cette femme.

7° Il peut y avoir eu des rapports *a præpostera venere*, etc. (C'est encore une porte de derrière !)

8° Une pustule que cet homme avait à la nuque ou au sinciput n'était-elle pas un chancre et l'origine de tout le mal ? (M. Ricord a inoculé des chancres semblables, tout céphaliques qu'ils étaient, à l'époque où ce qui pouvait infecter pouvait et devait s'inoculer, et où le chancre céphalique n'était pas comme aujourd'hui nécessairement induré.)

9° Cet homme a bien pu se servir de linge ou d'un objet quelconque ayant appartenu à une personne atteinte de chancres.

A ces fins de non-recevoir, qui empêche d'en ajouter dix autres, cent autres semblables ? etc.

Une nourrice a-t-elle été infectée par un nourrisson atteint de syphilis héréditaire ? Comme cela ne peut pas être, voici un choix d'explications à votre service.

1° Cette femme a contracté la vérole de son côté, tandis que le nourrisson la tenait de ses parents.

2° L'enfant a pu contracter un chancre au passage. (Cela ne s'est peut-être jamais vu, mais qu'importe ?)

3° Un commis de magasin ayant des chancres prenait souvent l'enfant sur ses genoux. *Inde*, etc.

4° Il y avait dans le voisinage de l'habitation de la nourrice une garnison de dragons, ou bien de hussards, etc.

Nous passons les rabbins péritomistes, la malice du diable, l'histoire du jeune officier de cavalerie et celle d'un prince russe, les candides maris des nourrices et la fameuse contamination qui s'est faite entre la poire et le fromage, etc., etc.

La lecture des LETTRES SUR LA SYPHILIS (1) et des discours académiques de M. Ricord pourra vous convaincre de l'exactitude et de la réserve de mon récit. L'étude de la vérole est devenue anecdotique et badine sous la plume légère et sur les lèvres enjouées de M. Ricord.

Mais on ne sait en vérité comment se défendre contre un pareil système d'argumentation. M. Ricord pose en principe ce qui est en question et se prévaut ensuite de cette subtilité pour récuser par des suppositions les faits les mieux établis. Il faut donc renoncer à convaincre M. Ricord... d'autre chose que de... contradictions et de sophismes !

On comprend pourtant difficilement qu'il *tienne bon* et persiste à nier la contagiosité du produit des accidents secondaires, puisqu'il paraît avoir changé d'avis sur les propriétés et même sur la nature de l'accident qui peut infecter.

Je vous ai dit tout à l'heure le syllogisme de M. Ricord. Mais aujourd'hui que la matière infectante n'a plus la propriété de s'inoculer au malade lui-même, la majeure de son syllogisme se trouve fausse. Quel motif peut-il donc avoir de persévérer dans sa conclusion ? Après s'être désisté d'une des prémisses, pourquoi ne veut-il pas se départir de la conséquence ? Quel est le mobile de sa conviction, de sa résistance? Ignore-t-il combien est honorable l'aveu d'une erreur ? Sera-t-il donc le dernier à reconnaître un grand principe de syphilologie?... Prétend-il ?...

Mais pourquoi vouloir nous-même troubler plus longtemps le paisible domaine de la science par des discussions irritantes quand les faits parlent un langage concluant? Qu'est-il besoin d'aventurer notre jugement dans les plis et les replis d'une logique captieuse quand l'expérimentation nous donne une solution directe du problème que nous cherchons ?

Je consentirai donc à admettre comme parfaitement démontrées toutes les hypothèses que voudra imaginer M. Ricord. Je proclamerai avec lui l'ignorance et la mauvaise foi des observateurs. Je ne verrai plus autour de moi que chancres larvés ou transformés. Je déclarerai bien haut que les femmes sont sans vertu et entourées de dragons qui ne sont pas de l'espèce de celui des Hespérides. Oui encore, et ce sera mille fois ma croyance, le diable et sa malice seront partout, et les commis de magasin, devenus bonnes d'enfants, auront leurs mains pleines de pus chancreux ! oui !...

J'irai plus loin. Je supprimerai d'un trait de plume toutes les observations passées, présentes et futures prouvant la contagiosité du produit des accidents secondaires. Je ne me servirai que du résultat d'expériences qui ont été pratiquées *ad hoc*.

(1) LETTRES SUR LA SYPHILIS..., par PH. RICORD... Paris, 1851... 13e lettre de la 1re édition et 14e lettre de la 2e édition.

Enfin, j'irai encore beaucoup plus loin et j'exclurai comme insuffisantes toutes les expériences dont les résultats pourraient être contestés sous un prétexte ou sous un autre, à tort ou à raison.

Voici donc une série de récusations que j'accepte. Je frappe formellement de suspicion :

1° Toutes les inoculations que j'ai faites sur les animaux et une inoculation que j'ai pratiquée à une dame atteinte de cancer. On pourrait en effet objecter, d'une part que les phénomènes constitutionnels ne sont pas aussi faciles à constater sur les animaux que sur l'homme, et d'autre part, que cette inoculation d'une personne cancéreuse, n'ayant encore été l'objet d'aucune publication, peut avoir le caractère d'un argument d'audience improvisé tout exprès pour les besoins de la cause et pour la circonstance.

2° L'observation unique publiée par M. Ricord dans tout son TRAITÉ *de l'inoculation* (1) qu'un écrivain *Ricorgraphe* (il n'en manque pas) du petit journal littéraire *le Gaulois* appelle *Traité de syphilisation* (2). Voici le cas : Un malade a une syphilide ecthymateuse. Avec le pus d'une pustule siégeant au dos de ce malade on pratique deux inoculations sur le bras d'une personne saine. On ne constate aucun résultat.... au bout de trois jours. (Dans tous les cas connus d'inoculations de ce genre il y a eu plusieurs semaines d'incubation.)

3° L'observation mémorable de M. Boudeville (3), élève en pharmacie. Il est certain que les choses se sont passées chez M. Boudeville autrement qu'elles ne font quand on a pratiqué l'inoculation d'un pus chancreux, et bien exactement, au contraire, comme elles arrivent à la suite des contaminations ou des inoculations secondaires. Même incubation, même évolution de l'affection locale, et même succession de symptômes, etc. Mais on a donné de ce cas, que j'ai vu, deux versions, pour ne pas dire plus, qui ne sont pas absolument identiques, quoiqu'elles soient très-peu différentes l'une de l'autre quant au fond et parfaitement concordantes. Laissons donc ce cas de côté, ainsi que tous les autres faits de Vidal (4).

4° L'observation de M. Lindeman (5). Elle est presque aussi démonstrative que la précédente et pour les mêmes motifs. Mais je n'ai pas observé le fait d'un bout à l'autre. Le commencement s'en est passé avant que je ne connusse M. Lindeman, qui avait d'ailleurs eu des chancres antérieurement à sa syphilis constitutionnelle.

5° Les expériences de M. Bouley. Le talent et la loyauté de l'observateur, la loyauté et le talent du narrateur, M. Schnepf (6) ne permettent pas de révoquer en doute la moindre circonstance du récit de ces expériences. Elles ont donc été bien faites, bien rapportées, et sont évidemment très-probantes. Mais les personnes inoculées avaient déjà la syphilis tertiaire quand on a entrepris, avec succès sans aucun doute, de faire naître chez elles par inoculation des symptômes de syphilis secondaire.

6° Une des observations de Wallace, qui donne lieu *a fortiori* aux réflexions précédentes, observation dans laquelle ce professeur a réussi à transmettre un

(1) TRAITÉ PRATIQUE DES MALADIES VÉNÉRIENNES, etc., par PH. RICORD, p. 490.

(2) *Le Gaulois*, journal hebdomadaire illustré. Dimanche, 7 novembre 1853, p. 4, 1re colonne.

(3) LETTRES SUR LA SYPHILIS, par PH. RICORD. 14e lettre de la 1re édition, p. 111, et 15e lettre de la 2e édition.

(4) VIDAL. TRAITÉ DES MALADIES VÉNÉRIENNES.

(5) V. COURS DE SYPHILISATION, p. 94.

(6) *Annales des maladies de la peau et de la syphilis*, t. IV, p. 5 et suivantes.

symptôme secondaire d'une personne à une autre personne qui était elle-même dans un autre *état secondaire* (1).

Enfin, trois observations ou mieux trois cas d'expériences qui ont été communiqués à Wallace par un de ses amis. Wallace, dont la conviction était faite, en a beaucoup abrégé le récit (2).

Je ne tirerai parti en définitive pour ma démonstration que de cinq expériences de Wallace et des deux observations de Waller. Je les considère toutes les sept comme inattaquables. Je vais en rapporter le simple résumé.

Wallace a deux procédés d'inoculation différents selon qu'il veut inoculer des condylomes (plaques muqueuses) ou des pustules d'ecthymas. Dans le premier cas, il enlève d'abord par un vésicatoire l'épiderme de l'endroit où il désire pratiquer son inoculation. Ensuite, il applique et maintient pendant plusieurs heures et même pendant plusieurs jours sur le derme ainsi dénudé de la charpie imprégnée de la matière qui exsude de plaques muqueuses. Dans le second cas, il procède simplement par piqûre, comme nous faisons dans l'inoculation du pus de chancre ou du vaccin.

Voici la substance de chacune des cinq observations de Wallace que j'ai choisies :

1re Observation (3). — Un jeune homme sain de 19 ans subit l'inoculation de la matière de condylomes : 28 jours après surgissent des tubercules à l'endroit de l'inoculation ; le 51e jour, ces tubercules s'ulcèrent ; le 61e jour, ils prennent un aspect fongueux et se compliquent de mal de gorge ; le 72e jour, les ganglions qui reçoivent les vaisseaux lymphatiques de l'endroit inoculé s'engorgent ; le 75e jour, apparaît une syphilide squameuse, et le 79e, ce que Wallace désigne par les mots de *cutis anserina ;* enfin, le 95e jour, se font sentir des douleurs ostéocopes.

Ainsi 28 jours se passent avant l'apparition du premier symptôme. M. Ricord a considéré la seule inoculation qu'il ait faite dans ce genre comme absolument négative, parce qu'au bout de 3 jours rien n'était encore apparu (4). Après 50 jours, les tubercules s'ulcèrent (*chancre induré* de Ricord, *pseudo-chancre induré* d'Auzias-Turenne). Le 72e jour, on constate l'engorgement ganglionnaire (*pléïade*, etc.).

2e Observation (5). — Inoculation faite à un homme sain de la matière d'un tubercule ulcéré. Soit Inoculation 1. Le 9e jour, une autre inoculation de la même matière au même sujet et dans un autre endroit, soit Inoculation 2.

Le 12e jour, tuméfaction et rougeur de Inoculation 1.

Le 50e jour, il y a des vésicules et une suppuration au siége de Inoculation 1, et quelques jours après un gonflement des ganglions correspondants. — Il s'agit de ganglions inguinaux.

Le 80e jour, Inoculation 1 a la grandeur d'un sou de cuivre et se trouve entourée d'une auréole. La base est *tumefiée ;* à la périphérie est une bordure relevée superficiellement et d'une couleur blanchâtre. Les *ganglions inguinaux* correspondants sont *tuméfiés* et *indolents.* Inoculation 2 a suivi à peu près la même évolution, mais en diminutif.

(1) *Annales des maladies de la peau et de la syphilis,* t. IV, p. 41.
(2) Ibidem, p. 34 et 35.
(3) Ibidem, p. 36 et 37.
(4) Traité pratique des maladies vénériennes, etc., par Ph. Ricord, 1838, p. 490.
(5) *Annales des maladies de la peau et de la syphilis,* t. IV, p. 37, 38, 39 et 40.

Le 88e jour Inoculation 1, qui est à la cuisse gauche, forme une proéminence de la grandeur d'un *schelling*, paraissant couverte par une peau *calleuse* d'un rouge pourpre. Au milieu de cette élévation est une plaie *ulcérée*. L'auréole est bien évidente. Inoculation 2, qui est à la cuisse droite, offre une ulcération superficielle. Les ganglions inguinaux du même côté sont un peu tuméfiés. — Douleurs rhumatoïdes ; faiblesse extrême ; mauvaise mine ; éruption squameuse du tronc et particulièrement du dos. — Les jours suivants, il y a aggravation des symptômes locaux et des symptômes généraux.

Ainsi, pour ne parler que de Inoculation 1, dont le résultat s'est mieux accentué que celui de Inoculation 2 (Inoculation 2 avait-il trouvé la constitution déjà modifiée par Inoculation 1 en état d'incubation ?), incubation manifeste de 12 jours. On se rappelle que M. Ricord.... — Voir la réflexion de l'observation précédente. Au 50e jour, vésicules et suppuration ; quelques jours après, des ganglions sont engorgés. Le 80e jour, la *base* de l'ulcération est *tuméfiée*. Les ganglions inguinaux correspondants sont *tuméfiés* et *indolents* (*chancre induré* de Ricord ; *pseudo-chancre induré* d'Auzias-Turenne, etc. ; *pléïade*, etc.).

3e Observation (1). — Jeune homme sain, 20 ans, inoculation sur les deux cuisses de la matière qui a été inoculée dans l'observation précédente. — Le 25e jour, un travail commence à se faire au siége de chaque inoculation. Comme les mêmes phénomènes à peu près se sont passés aux deux cuisses, je ne parlerai que de la cuisse droite. Ces phénomènes sont encore presque semblables à ce qui s'est produit dans l'observation précédente. Le 40e jour existe une croûte épaisse, surmontant une base saillante, *indurée* dans l'endroit de l'inoculation (*chancre induré* de Ricord, *pseudo-chancre induré* d'Auzias-Turenne, etc.), 56e jour, surface ulcérée d'un condylome (*pseudo-chancre induré* type), céphalées nocturnes. 66e jour, aspect fongueux du condylome qui est ulcéré (encore *pseudo-chancre induré*). Syphilide papulo-tuberculeuse. *Cutis anserina*. 102e jour, iritis et pharyngite syphilitique.

En résumé : 25 jours d'incubation. *Chancre induré* du Midi (*pseudo-chancre induré* d'Auzias-Turenne) au bout de 40 jours, et se prononçant de plus en plus jusqu'au 66e jour.

4e Observation (2). — Homme sain. Inoculation par la lancette et par 3 piqûres à chaque cuisse du pus d'une syphilide pustuleuse. Un mois après, on constate une éruption papulo-tuberculeuse et pustulo-croûteuse à l'endroit des piqûres. (L'incubatiou a été d'environ 25 jours). 56e jour, croûtes recouvrant toutes les piqûres ; ganglions très-tuméfiés et douloureux dans les régions inguinales. 58e jour, les croûtes prennent tout à fait l'aspect de tubercules ulcérés. 66e jour, syphilide squameuse, céphalée nocturne, douleurs ostéocopes. 72e jour, pharyngite syphilitique.

5e Observation (3). — Homme sain. Inoculation comme dans l'observation précédente du pus de syphilide pustuleuse. 28e jour, croûte d'ecthyma couvrant les piqûres. Il y a eu 25 jours d'incubation. 44e jour, tubercules ulcérés dans les points d'inoculation ; douleurs articulaires. 54e jour, éruption d'une syphilide papulo-squameuse. 81e jour, tubercules de la marge de l'anus et du dos de la verge.

(1) *Annales des maladies de la peau et de la syphilis*, t. IV, p. 40 et 41.
(2) Ibidem, t. IV. p. 42 et 43.
(3) Ibidem, p. 43 et 44.

1re Observation *de Waller* (1). — Garçon de 15 ans n'ayant d'autre mal qu'un lupus presque guéri. Inoculation du sang d'une femme ayant une syphilide exanthématique en voie de guérison. Le sang a été insinué à l'aide d'une spatule dans les plaies d'une scarification; de la charpie imbibée de ce sang a été ensuite appliquée sur la partie. 3e jour, les plaies des scarifications sont guéries. 34e jour, deux tubercules distincts au siége de l'inoculation. Incubation d'environ 30 jours ? 49e jour, de la confluence de tubercules qui se sont ajoutés aux deux précédents, et de l'induration de la base de cette masse est résulté un large ulcère à base indurée et recouvert d'une croûte (*pseudo-chancre induré*, etc.). On constate à l'épaule droite un tubercule isolé, dont la date d'origine n'a pas été précisée. 65e jour, roséole. 71e jour, tubercules, papules, etc.

2e Observation *de Waller* (2). — Enfant bien portant, abstraction faite d'une teigne faveuse. — Scarification à une cuisse; insinuation dans les petites plaies et dépôt de la matière de plaques muqueuses à la surface de la partie scarifiée. 4e jour, plaies guéries. 10e jour, quelques taches au siége des inoculations. 25e jour, 14 tubercules cutanés à ce siége. A partir du 52e jour, syphilide exanthématique bien caractérisée.

Ces deux expériences de Waller ont eu pour témoins « le directeur de l'hôpital, M. Riedl, les professeurs Jaksch, Pitha, Arlt, Hamernik, le médecin en chef Bohm, les docteurs Cejka, V. Hasner, Kraft, les professeurs Kubik, Oppolzer, Dittrich, etc. (3). »

Voilà donc la substance de sept observations qui ne laissent rien à désirer, auxquelles il n'y a rien à répondre : elles sont décisives. Comment supposer, par exemple, que les plaies d'inoculation aient pu être souillées de pus chancreux (4) ? Outre qu'il y a eu dans chacun de ces cas un temps d'incubation beaucoup plus long qu'après l'insertion du pus chancreux, les phénomènes qui se sont produits au point contaminé ne se sont pas passés de la même manière, n'ont pas été les mêmes. Ici, ce sont des rougeurs, des papules, des tubercules qui ont ouvert généralement la scène ou se sont succédé, tandis que ce sont des *papulo-pustulettes* qui paraissent d'abord à la suite de l'inoculation de pus chancreux.

Il est une circonstance bien favorable à la contamination secondaire par des rapports sexuels ou autres, c'est que les accidents secondaires des muqueuses sont presque toujours cachés et ne sont pas en général très-douloureux, notamment à leur début. Ils arrivent d'ailleurs à l'improviste chez ceux qui sont syphilitiques, et sans que ceux qui ne le sont pas puissent être avertis de se mettre en garde. *Latet anguis in herba.*

Voilà pourquoi le chancre céphalique est presque toujours induré. C'est qu'il est bien rarement autre chose qu'un accident constitutionnel communiqué directement (*pseudo-chancre induré* d'Auzias-Turenne). Un vrai chancre primitif bien ulcéré (5) ne permettrait guère à une face humaine de venir se frotter contre lui, en supposant qu'elle le voulût.

(1) *Annales des maladies de la peau et de la syphilis*, t. III, p. 183 et 184.
(2) Ibidem, t. III, p. 184, 185 et 186.
(3) Ibidem, t. III, p. 186.
(4) Lettres sur la syphilis, par Ph. Ricord. 1re édition, 30e lettre; 2e édition, 31e lettre.
(5) V. ci-dessus la note 3 de la page 286.

Une chose m'a frappé dans la communication directe de l'accident secondaire, non-seulement à la face, mais encore aux parties sexuelles. C'est qu'il prend aisément racine dans les téguments, cutanés ou muqueux, et peut-être sans blessure préliminaire, pourvu que le contact soit suffisamment prolongé. Témoin le prétendu chancre céphalique et celui, non moins *prétendu*, du fourreau de la verge, qui est aussi ordinairement induré. N'y a-t-il pas là sujet à des recherches ultérieures? Mais aujourd'hui, pas de diversion. Il s'agit du fait brut de la contagiosité du produit d'accidents secondaires. C'est notre *delenda Carthago.*

Vite donc, cher maître, en besogne. Le temps presse. Les jours de retard se comptent par des victimes. Les administrateurs, les magistrats, les médecins, tous nous attendons de vous et de l'Académie une solution. Oui ! le moment est venu de relever le drapeau de la vérité. Si donc ma démonstration vous a paru concluante (eh ! qu'avais-je besoin de vous renseigner sur des choses que vous saviez avant moi?), si, dis-je, mon plaidoyer vous a paru de nature à frapper, à convaincre les esprits, pourquoi tarderiez-vous davantage à mettre la dernière main aux éléments dont il se compose, et à demander un vote à l'Académie? Ne doutez pas un seul instant que l'approbation de vos confrères et de la presse ne vous suive dans le synode médical. Vous y recueillerez certainement à la fois les palmes de la science et la double satisfaction d'avoir accompli un devoir et voulu le bien de vos semblables.

Agréez, etc.

25 décembre 1858.

Longe-Post-scriptum. — Vous souvient-il, cher maître, d'une malade qui s'est présentée à votre consultation d'hôpital, le 20 décembre dernier, avec un gros bouton placé sous la lèvre inférieure, et à laquelle j'ai donné rendez-vous chez moi?

Voici sa déplorable et trop véridique histoire :

Madame S..., piqueuse de bottines, âgée de 26 ans, est d'un tempérament lymphatique. Sa santé et sa constitution ne sont pas des meilleures. Une auréole de plomb cerne ses yeux ; elle se plaint d'un *échauffement dans le corps.* Elle est bien réglée, quoique peu abondamment. Son mariage date d'un mois et demi, et son mari, marchand de couleurs, a déjà, sans qu'ils s'en soient douté ni l'un ni l'autre jusqu'ici, broyé du noir sur sa robe nuptiale.

Son bouton est situé un peu à droite de la ligne médiane, entre la lèvre inférieure et le menton, mais plus près de celle-là, dont il ne touche pourtant pas la semi-muqueuse. Ce bouton régulièrement arrondi offre le diamètre d'une pièce de 20 centimes. La base en est dure et la circonférence médiocrement rouge. Il est à peu près indolent, même quand on le presse. Une croûte plate qui le couvre adhère aux tissus voisins et imite d'une manière assez exacte, surtout dans l'examen à la loupe, la couleur et le brillant du caramel. L'humeur peu abondante qu'on parvient à en extraire par la pression ressemble à une forte solution de gomme. En faisant porter l'examen au-dessous du menton, on perçoit au milieu et en haut de la région sus-hyoïdienne, un noyau ganglionnaire gros comme une noisette, très-dur et indolent. C'est en vain qu'on chercherait ailleurs la moindre trace, le moindre symptôme de vérole. Les parties sexuelles ne sont le siége d'aucune affection.

Il résulte de l'enquête la plus minutieuse et la plus sévère, — les conjoints ayant été plusieurs fois questionnés et examinés séparément et à huis clos, — que le susdit bouton a commencé à poindre comme un nuage dans le second quartier de la lune de miel, c'est-à-dire dix jours environ après les premiers embrassements conjugaux. Il était d'abord rouge et plein. Ce n'est que plus tard, et précisément vers l'époque où s'est montrée la tumeur ganglionnaire, qu'il a commencé à fournir par la surface de la sanie et du pus ; qu'il a *percé blanc*, suivant une expression de la malade que je me suis bien fait traduire. Depuis lors, jusqu'à aujourd'hui, le bouton et son satellite ganglionnaire n'ont fait que *croître et embellir*, jusqu'au point de donner l'éveil et du souci à un mari vigilant. C'est aux tendres sollicitations de celui-ci qu'a cédé madame S.... en venant prendre une consultation, bien qu'elle fût sans inquiétude pour son compte. Ainsi avons-nous pu observer ce bouton qu'elle n'avait pas, hélas! cueilli sans épines.

La moitié masculine de ce couple malheureux jouissait personnellement de la douce quiétude d'une conscience sans tache. C'est pourquoi S... s'est bénévolement présenté à mon examen *sans peur et sans reproche*. Plus âgé que sa femme d'un seul printemps, il offre une taille un peu trapue. Sa large encolure, que surmonte une tête presque sessile, témoigne de la vigueur de sa constitution. Une *acné simplex* est parsémée aux alentours de ses angles maxillaires, et se répand un peu dans d'autres régions.

Sa verge indique par son volume et sa disposition en massue qu'elle n'est point habituellement engourdie. Je découvre sur la muqueuse, à gauche du frein, une excoriation étroite, superficielle, pâle, semi-lunaire, non *chancreuse* (1), à base un peu dure, et que je ne crois pas indépendante du virus syphilitique. Mais l'absence de ganglions indurés dans l'aine et de tout autre symptôme voisin éloigne absolument de l'esprit l'idée d'une contamination récente dans cet endroit. Il s'agit donc sans doute d'une *poussée secondaire* fugace, d'une *ex-intussusception*, si je puis ainsi parler.

La voûte, le voile et les piliers du palais, ainsi que les amygdales sont littéralement couverts de plaques opalines arrondies, confluentes, légèrement élevées, à l'instar de papules muqueuses et variant d'étendue. Un symptôme semblable existait, paraît-il, il y a trois semaines, au côté droit de la muqueuse de la lèvre supérieure ; S... en a badigeonné la superficie, *proprio motu*, avec de l'*eau seconde*.

Il ne m'a pas été possible d'obtenir le moindre renseignement sur l'origine et l'évolution de ces symptômes. S..., quoique grand fumeur, n'avait rien senti à sa gorge qu'il croyait saine. J'ai pour preuve de sa sincérité l'assurance avec laquelle il s'est montré à moi, et la stupéfaction dont il a été saisi en apprenant par ma bouche ce qu'il y avait de vérolique dans la sienne. C'est tout au plus si, évoquant le souvenir d'un passé lointain, il a pu remonter à la source obscure d'une *coulante*, aussitôt oubliée que tarie. Sa prétendue immaculation est telle, que pendant les trois mois qui ont précédé son mariage il n'a pas vu de femme, réservant ainsi ses faveurs secondaires pour celle à laquelle il devait s'unir et les faire payer si cher!

J'ai tourné et retourné dans tous les sens ce double fait, ainsi que les deux conjoints, sans trouver une porte légitimement ouverte aux hypothèses que vous savez.

Voici donc la morale :

Madame S... a sur la face un PSEUDO-CHANCRE *induré* (*chancre induré du Midi*) escorté d'une adénopathie génienne induré. Elle doit l'un et l'autre aux caresses d'un époux placé dans un *état secondaire*.

(1) Mes études spéciales m'autorisent à émettre cette assertion formelle, qui n'est guère compatible, je le sais, avec les opinions de l'hôpital du Midi, où l'on a constamment méconnu les caractères objectifs du chancre.

Votre collègue, M. Bazin, dont vous connaissez la sévérité d'observation et la rectitude de jugement, auquel j'ai montré le mari et la femme, n'a pas rejeté mon interprétation..... Mais ne sommes-nous pas convenus que les observations proprement dites ne sont rien, ou qu'elles doivent au moins céder le pas à l'expérimentation pure ? Sans cela je vous dirais : *Ab uno disce omnes.*

C'est dans sa séance du 24 mai 1859 que M. GIBERT, au nom de la Commission composée de MM. Velpeau, Ricord; Devergie, Depaul et Gibert, présenta le RAPPORT suivant :

« Par une lettre en date du 25 octobre 1858, M. le Ministre de l'Agriculture, du Commerce et des Travaux publics, consultait l'Académie pour obtenir la solution des deux questions suivantes, dans l'intérêt de la pratique médicale et de la médecine légale :

« 1° Les accidents syphilitiques constitutionnels sont-ils contagieux?

« 2° Au point de vue de la contagion, le produit de ces accidents a-t-il, chez les enfants à la mamelle, des propriétés différentes que chez l'adulte?

« Dans la lettre de M. le Dr AUZIAS-TURENNE qui avait été l'occasion de la missive ministérielle, et qui y était jointe, on lit cette phrase plus explicite : *Il s'agit de la contagion possible des accidents secondaires, autrement dits constitutionnels, de la syphilis.*

« Ces questions depuis longtemps résolues pour le praticien, dans le sens de l'affirmative, avaient été obscurcies par les expériences et les dénégations de Hunter, dans le siècle dernier, et plus encore à notre époque, par un système expérimental nouveau, qui tendait à réformer les doctrines généralement reçues sur la syphilis, d'après les résultats obtenus de l'inoculation artificielle.

« La contagion des accidents secondaires avait fini par être révoquée en doute ou même complètement niée par plusieurs médecins de cette nouvelle école, bien que les partisans des anciennes doctrines, s'appuyant, à la vérité, presque exclusivement sur l'observation clinique, continuassent de chercher à faire prévaloir l'autorité des faits cliniques sur les lois posées par la doctrine nouvelle.

« Moi-même, dans mon MANUEL DES MALADIES VÉNÉRIENNES, publié en 1838, j'avais réuni un certain nombre d'observations prouvant la transmissibilité des accidents consécutifs de la syphilis, d'un sujet infecté à un sujet sain, de l'enfant à la nourrice, et réciproquement. Depuis cette époque, de nouveaux faits se sont produits dans la science et sont venus surabondamment démontrer que non-seulement les accidents secondaires ou consécutifs de la syphilis sont contagieux, du moins dans certaines conditions, mais encore, contrairement à une des lois nouvellement établies, que l'inoculation artificielle, soit par la lancette, soit au moyen du vésicatoire, soit par d'autres procédés encore, peut reproduire ces accidents, non-seulement sur une région saine du sujet déjà infecté, mais encore sur un sujet tout à fait sain.

« Ainsi, les papules muqueuses ou tubercules plats, l'ecthyma syphilitique, l'ulcère du gosier lui-même, ont pu être inoculés par des expérimentateurs dont il n'est possible de contester ni les lumières ni la bonne foi, et dans des circonstances qui ne pouvaient laisser matière à aucun doute. Le détail de ces nouvelles expériences nous entraînerait trop loin : on en trouvera d'ailleurs le résumé dans les lettres publiées par M. le Dr Auzias-Turenne, dans les numéros du 16 décembre 1858 et 1er janvier 1859 de la *Revue étrangère médico-chirurgicale* (1).

« Ces expériences, dues à des médecins français et étrangers, parmi lesquels il me suffira de citer les noms bien connus de Wallace, Waller, Rinecker, Velpeau, Vidal (de Cassis), Bouley, etc., devaient-elles être répétées par nous, ou bien devions-nous nous contenter de relater les faits déjà acquis à la science?

« Quelle que fût notre répugnance profonde pour toute tentative d'inoculation (répugnance tellement accrue par le succès de plusieurs de nos expériences, que nous nous refuserions aujourd'hui formellement à toute nouvelle tentative de ce genre), quelque confusion qu'ait apportée, à notre sens et à celui de bien d'autres, dans les faits et dans leur légitime interprétation, cette prétendue base donnée comme fondement nouveau et nécessaire à la doctrine de la syphilis..., nous avons cru, en présence des dénégations obstinées que l'on opposait aux observations cliniques les plus probantes, devoir constater, par l'inoculation opérée sous nos yeux, la transmissibilité des accidents secondaires de la syphilis.

« Disons tout d'abord que nous sommes arrivés, comme il était facile de le prévoir, à

(1) V. LETTRE A M. GIBERT, *Sur la contagion des accidents secondaires*, p. 374 et s.

des résultats absolument identiques à ceux obtenus par les autres expérimentateurs, partisans comme nous de la contagion, et que nous avons constaté *de visu* la certitude des conclusions que le Dr Rinecker tirait, en 1852, de ses expériences. Nous les empruntons au Mémoire récemment publié par M. Rollet, dans les *Archives générales de médecine* (nos de février, mars et avril 1859) :

1o Les lésions locales consécutives à l'inoculation des accidents secondaires n'apparaissent jamais avant la fin de la deuxième semaine, et, en général, elles n'ont lieu qu'après la quatrième semaine; la longueur de l'incubation est un fait caractéristique.

2o La première altération consécutive à l'inoculation se fait toujours au point où l'inoculation a eu lieu. Elle reste pendant longtemps limitée dans le même siége; elle a une marche essentiellement chronique, à ce point que, lorsqu'il n'y a point eu de traitement, l'accident local persiste encore à l'époque où surviennent les symptômes généraux.

3o L'affection locale se produit sous forme de tubercules qui s'ulcèrent au bout de quelque temps, peuvent devenir fongueux, et entraînent le plus souvent le gonflement des ganglions lymphatiques.

4o Les symptômes généraux ne débutent guère qu'au bout d'un mois, souvent beaucoup plus tard, après les premières manifestations locales.

« Or, tous ces caractères, qui appartiennent à la syphilis consécutive ou secondaire, diffèrent essentiellement de ceux qui ont été assignés à la syphilis primitive, soit spontanée, soit inoculée, et suffiraient seuls à prouver le caractère contagieux des accidents consécutifs auxquels on avait formellement refusé ce caractère.

« En effet, dans la doctrine des anticontagionnistes, on admet que le chancre est toujours le seul symptôme caractéristique de la syphilis à son début; que le chancre vénérien type, le chancre induré, le chancre infectant, comme on dit aujourd'hui, est un ulcère ordinairement précédé d'une pustule qui débute sans période d'incubation; ulcère qui s'indure plus ou moins rapidement, mais toujours dans le premier septenaire qui suit le coït infectant, en sorte que : défaut d'incubation, forme élémentaire pustuleuse, ulcération, induration toujours consécutive à l'ulcération, tels sont les caractères imposés au chancre primitif.

« Tandis que : période d'incubation de 18 à 20 jours et plus, forme papuleuse primitive, puis tuberculeuse, enfin ulcéro-croûteuse..., tels sont les caractères du phénomène consécutif ou secondaire. Il est vrai que le chirurgien distingué que nous avons cité plus haut, M. Rollet (de Lyon), s'éloignant complètement de l'opinion de M. Ricord, sur ce point, veut que l'accident secondaire soit regardé, de même que le primitif, comme un chancre induré... ; mais notre opinion, conforme à celle de M. le Dr Auzias-Turenne, est que, dans tous les cas où l'on a cru trouver dans la marche et les phénomènes de l'accident local une complète analogie entre le chancre induré primitif et l'ulcère secondaire, on s'en est laissé imposer par des idées préconçues, et que l'on a pris pour des accidents primitifs des lésions locales dues à une véritable communication d'accidents secondaires ou consécutifs, accidents dont l'expérimentation directe a démontré le caractère contagieux.

« Voici, en peu de mots, les nouveaux faits que nous pouvons citer à l'appui de cette doctrine :

« 1o No 1. Saint-Charles. — Adulte affecté d'un lupus ou dartre rongeante de la face, dont le début date de l'enfance. Inoculation au bras gauche sur une surface excoriée par un vésicatoire à l'ammoniaque, à l'aide d'une application de charpie imbibée de matière purulente recueillie sur des papules muqueuses secondaires de l'anus.

« Ce dernier sujet, couché dans le service de M. Bazin (pavillon Saint-Mathieu), présentait autour de l'anus une couronne de pustules plates, datant d'une quinzaine de jours, consécutives à un chancre du prépuce contracté quinze mois auparavant, chancre dont la cicatrice est restée apparente.

« Le 30 janvier 1859, cinq jours écoulés depuis l'inoculation, celle-ci n'avait laissé d'autre trace que la maculature du vésicatoire, de la largeur environ d'une pièce de cinquante centimes. Neuf jours plus tard, la maculature effacée, un peu de rougeur apparaît au même lieu. Le 12 février, 18e jour de l'inoculation, apparition d'une papule cuivrée, saillante. Le 16 février, 22e jour, un peu de suintement s'opère à la surface de cette papule, qui a grossi et s'est étalée. Ce suintement devient purulent et se concrète en croûte légère. Le 23 février, 29e jour, un ganglion existe dans l'aisselle correspondante. Le 26 février, 32e jour, la croûte, détachée par un bain de vapeur, laisse voir une excoriation très-superficielle. Le 21 mars, 55e jour, une ulcération toujours superficielle s'est un peu creusée dans le centre de la papule, devenue de plus en plus saillante, indurée, et constituant un véritable tubercule. De plus, quelques taches et quelques papules rougeâtres se sont montrées sur le tronc; plus tard, elles se sont changées en pustules acnéiques qui se sont généralisées sur la face palmaire des membres supérieurs, sur le ventre, sur la face interne des cuisses, et sur les régions inguinales, etc. Le 31 mars, on met le malade à l'usage du sirop de deuto-iodure-ioduré et des bains de sublimé; aujourd'hui, 16 mai, après six semaines de traitement, le tubercule ulcéré du bras est résolu, offrant, à son centre, une cicatrice blanche, superficielle, un peu déprimée. Les ganglions axillaires persistent; la syphilide générale commence à entrer en résolution.

« 2o No 47. Saint-Charles. — Adulte vigoureux affecté d'un lupus papulo-tuberculeux invétéré, qui couvre toute la face et s'accompagne d'hypertrophie. Plusieurs inoculations successives, par le même procédé et avec la même matière que le précédent. Deux de ces inoculations ont réussi, donnant lieu aux mêmes phénomènes locaux, mais précédés d'une période d'incubation encore plus longue, et qui n'a guère été moindre de vingt-cinq jours de silence, après lesquels un peu de rougeur a commencé à se montrer, ultérieurement suivie du développement d'une papule sèche d'abord, puis humide, excoriée, croûteuse et indurée, constituant, en un mot, un véritable tubercule plat. Un ganglion du volume d'une noisette s'est développé concurremment dans la région axillaire. Une roséole a commencé à se montrer sur le tronc le 5 mars, c'est-à-dire le 37e jour qui a suivi l'inoculation. Peu après, un traitement spécifique a été commencé; la guérison paraissait entière le 17 mai suivant.

« Les sujets de ces deux expériences ont été inoculés sous mes yeux par M. le Dr Auzias-Turenne, dont je ne saurais trop louer le zèle et l'assiduité. Les deux suivants ont été inoculés par moi-même, et par le procédé vulgaire, c'est-à-dire au moyen de la lancette.

« 3o Le premier de ces deux cas offre une grande analogie avec les précédents; seulement la papule a été beaucoup moins volumineuse, l'induration tuberculeuse moins prononcée, moins étendue, et s'est résolue moins rapidement, laissant une ulcération arrondie, superficielle, un peu fongueuse. Le traitement spécifique a été institué avant l'apparition de la roséole. Aujourd'hui, 17 mai, ce sujet est en voie de guérison. On s'est servi pour l'inoculation de l'espèce de lymphe sécrétée par la surface papuleuse du no 1, cité en premier lieu. Cette inoculation a été pratiquée le 28 février 1859, le phénomène local ayant alors seize à dix-sept jours de date.

« 4o La seconde observation est beaucoup plus curieuse, à cause du siége où a été puisé le virus (papule squameuse du front), des apparences de celui-ci (la lancette n'était chargée que de sérosité sanglante), de la longue durée de l'incubation (35 jours environ), enfin de la forme du phénomène initial, qui n'a, pendant toute sa durée, offert d'autre lésion apparente qu'une papule étalée en plaque squameuse, sans aucune exhalation ni excoriation; il n'y a pas moyen, par conséquent, d'admettre ici le sentiment de M. Rollet, et de confondre une pareille lésion avec le chancre induré.

« Voici les détails de cette intéressante observation :

« Le malade qui a fourni la matière de l'inoculation avait été traité à l'hôpital du Midi (service de M. Puche), d'un chancre induré de la face externe du prépuce (un peu phimosique), qui, lors de son entrée dans nos salles, le 7 février 1859, avait laissé une cicatrice indurée, encore un peu rougeâtre, en forme de tubercule plat lenticulaire, avec engorgement indolent et léger des ganglions inguinaux. Sur la verge, le scrotum, la partie interne correspondante des cuisses, à l'anus..., s'étaient développées des papules muqueuses secondaires, qui, de là, s'étaient répandues sur d'autres régions. Il existait, notamment au front, une large papule squameuse, d'un rouge cuivré, tout à fait sèche, et ayant environ l'étendue d'une pièce de cinquante centimes. Le 9 février, la pointe d'une lancette fut enfoncée dans la circonférence de cette papule, et se chargea d'un sang un peu séreux, qui fut immédiatement inoculé à la partie supérieure de la face palmaire de l'avant-bras droit, près du pli du coude, d'un sujet affecté, comme les précédents, de lupus du visage. Comme nous n'avions aucunement la pensée que cette inoculation pût réussir, nous laissâmes sortir ce jeune homme une quinzaine de jours plus tard; la trace de la lancette était alors complètement effacée.

« Le 1er avril suivant, ce jeune homme rentra au pavillon Saint-Mathieu dans le service de M. Bazin. Alors, c'est-à-dire 50 jours écoulés depuis l'inoculation, on vit avec surprise qu'au point où elle avait eu lieu, s'était développée une papule rougeâtre, étalée et irrégulière, légèrement squameuse, tout à fait sèche, de la largeur d'une pièce de cinquante centimes environ..., rappelant très-bien, par conséquent, la papule squameuse frontale qui avait servi à l'inoculation.

« Au dire du malade, le début de cette papule remontait à 15 jours environ; elle n'aurait donc commencé à se montrer que 35 jours après l'inoculation. Au-dessus et autour de cette plaque, on découvrait quelques taches cuivrées un peu saillantes, commencement de la syphilide squameuse consécutive, qui, plus tard, s'est étendue aux autres régions du corps. Un ganglion douloureux, plus gros qu'une noisette, s'était développé dans l'aisselle correspondante.

« Le 23 avril, le sujet se place comme infirmier dans une autre division du service de M. Bazin; il était alors dans l'état suivant : taches de roséole sur le tronc, quelques rares papules squameuses sur la face palmaire des membres supérieurs; persistance à l'avant-bras droit de la papule cuivrée initiale ; papules squamo-croûteuses abondamment répandues dans le cuir chevelu ; engorgement des ganglions cervicaux postérieurs ; papules muqueuses commençantes à l'ombilic et au pourtour de l'anus : rien à la bouche, au gosier, ni aux parties génitales.

« Peu après on institue le traitement spécifique, et déjà le 18 mai suivant tous les symptômes notablement amendés annonçaient une guérison prochaine.

« Tous ces sujets, vierges d'ailleurs de toute syphilis avant nos expériences, étaient, comme on l'a vu, infectés de lupus invétéré du visage, sans offrir d'autre indice de scrofules. Il nous a semblé que ce genre d'expérimentation offrait moins d'inconvénient sur eux que sur d'autres : peut-être même était-il permis d'espérer que le traitement spécifique institué en vue de la diathèse syphilitique pourrait modifier avantageusement la maladie ancienne de la peau, et que cette double modification morbide et thérapeutique ne serait pas sans quelque heureuse influence sur le lupus, que l'on n'avait pu jusque-là amener à guérison. L'avenir nous apprendra si cet espoir pourra se réaliser.

« En attendant, nous croyons que ces expériences, dont les résultats ont été constatés par plusieurs membres de la Commission et par trois médecins de Saint-Louis, MM. Bazin, Devergie et Hardy, ne permettent plus d'élever aucun doute sur le caractère contagieux de la syphilis consécutive ou secondaire.

« Si l'on y joint les inoculations pratiquées par d'autres médecins, tant en France qu'à l'étranger, et surtout les faits cliniques nombreux qui militent en faveur de notre opinion, nous pensons que toute tentative nouvelle d'inoculation artificielle devient superflue, et peut même être regardée comme blâmable.

« Nous n'hésiterons donc point à répondre par l'affirmative à la première question posée par M. le Dr Auzias-Turenne, et soumise à la Compagnie par M. le Ministre.

« Quant à la seconde question, outre qu'elle se trouve implicitement résolue par la solution de la première, les faits cliniques ne sont là ni moins nombreux ni moins probants que dans le premier cas.

« Tous les praticiens ont vu, tous les auteurs ont rapporté des exemples d'infection de la nourrice par le nourrisson, et de la propagation ultérieure de la maladie à d'autres sujets par l'un ou par l'autre..., et il n'y a aucune raison de supposer que dans ce cas le virus syphilitique ait des propriétés différentes de celles observées chez l'adulte.

« Les exemples d'infection du nourrisson par la nourrice sont moins nombreux et moins authentiques..., ce qui se comprend facilement, puisqu'une nourrice malade ne trouve guère de personnes disposées à lui confier un nourrisson ; cependant il en existe aussi dans la science, et un médecin de Paris, M. le Dr Caron, a récemment communiqué une observation fort intéressante sur ce sujet, à la Société médicale du IIe arrondissement.

« En résumé, donc, nous proposons à la Compagnie de répondre aux deux questions posées dans la lettre ministérielle de la manière suivante :

« 1° Il y a des accidents secondaires ou constitutionnels de la syphilis manifestement contagieux. En tête de ces accidents, il faut placer la papule muqueuse ou tubercule plat

« 2° Cette règle s'applique à la nourrice et au nourrisson comme aux autres sujets, et il n'y a aucune raison de supposer que, chez les enfants à la mamelle, le produit de ces accidents ait des propriétés différentes de celles qu'on lui connaît chez l'adulte. »

Ce Rapport est adopté par l'Académie de médecine, dans la séance du 31 mai 1859.

SUJET DE MÉDECINE LÉGALE.

Le fait particulier de l'infection de la nourrice par le nourrisson devient un sujet de médecine légale.

Voici la lettre que j'ai écrite sur cette question, dans le mois d'août de l'année 1856, au rédacteur du journal judiciaire *le Droit*, et qui a été insérée dans le numéro de ce journal du 25 septembre suivant :

Monsieur,

J'ai lu dans le numéro du 17 août de votre intéressant journal les détails d'une affaire à propos de laquelle je prends la liberté de vous adresser quelques remarques. Cette affaire a trait à un enfant atteint dès sa naissance, et par un bien triste héritage, de la cruelle maladie qui nous est venue du Nouveau-Monde.

Cet enfant paraît avoir transmis son mal à une nourrice qui peut à son tour le transmettre à son mari et à ses propres enfants. Les cas de ce genre ne sont pas rares.

Il existe donc de malheureux enfants qui peuvent rendre malades les femmes qui leur donnent le sein. Dans les classes indigentes, plusieurs d'entre eux succombent par suite de la maladie ou meurent de faim, faute de nourrices. Il reste encore beaucoup à faire aux philanthropes pour porter remède à de semblables infortunes. Grâces au ciel, ce n'est pas le zèle qui manque aux administrations hospitalières !

Dans les classes aisées les choses se passent autrement, mais non pas toujours pour le mieux. D'abord la mère est souvent aussi mal portante que son enfant, et puis les usages ne sont pas qu'elle devienne nourrice. Il faut donc chercher une nourrice étrangère. Mais où la trouver, puisqu'elle doit être saine et que l'enfant peut la rendre malade ? Ne faudra-t-il pas d'ailleurs administrer à cette malheureuse une grande quantité de mercure, afin que son nourrisson en reçoive quelques molécules avec le lait ? Que la nourrice soit ou non prévenue des dangers qu'elle va courir, qui oserait lui proposer d'échanger sa santé contre une indemnité pécuniaire, de s'exposer à la souillure pour un peu d'or.

Comme vous le voyez, Monsieur, la difficulté paraît bien grande. Elle n'est pourtant pas insoluble, grâce au progrès de la science. En effet, on peut aujourd'hui vacciner contre la maladie dont il est ici question, de même qu'on vaccine contre la petite vérole. Il y a mieux, c'est qu'il est temps encore de le faire quand la maladie est déjà déclarée. La vaccine dont je parle ne prévient pas seulement le mal, elle le fait disparaître quand il existe, et en garantit pour l'avenir.

Ce n'est pas que je veuille vous entretenir de petits enfants qu'on pourrait soustraire rapidement à la maladie par la vaccination dont je parle. Je ne m'occupe ici que des nourrices, et je veux appeler votre attention ainsi que celle de vos lecteurs sur l'importance qu'il y aurait à créer des bureaux de nourrices vaccinées contre le terrible et insidieux fléau du Nouveau-Monde.

Remarquez bien, Monsieur le Rédacteur, qu'il ne s'agit aucunement de vacciner les femmes enceintes qui sont bien portantes, mais exclusivement celles qui sont malades, et qui parviendraient ainsi au terme de leur grossesse avec le bénéfice d'une complète guérison, et la possibilité d'offrir sans danger pour personne le sein à des nourrissons infectés.

Je vous serai reconnaissant, Monsieur le Rédacteur, de vouloir bien donner à ma lettre la publicité de votre estimable journal, qui compte parmi ses lecteurs tant de magistrats intègres et de jurisconsultes éclairés.

Agréez, etc.

En demandant à une feuille judiciaire l'hospitalité qui m'était interdite dans les journaux de médecine, j'ai dû beaucoup tenir à ne pas en abuser. Mais je n'ai pas eu le moins du monde la pensée de me soustraire aux objections et de reculer devant l'examen d'une difficulté qui est bien certainement du domaine exclusif de la médecine. Je veux parler ici de l'influence comparative qui est exercée sur le produit de la conception par le traitement mercuriel et par la médication syphilisante.

D'un côté, un trop petit nombre de femmes enceintes ont été syphilisées jusqu'à présent, pour qu'il soit possible de savoir exactement, par l'expérience, si la syphilisation employée pendant la grossesse peut avoir des inconvénients, quoique tout ce que nous connaissons de la nouvelle méthode ne le fasse pas pressentir.

D'un autre côté, il y a dissidence parmi les praticiens sur l'opportunité d'un traitement mercuriel appliqué aux femmes *intéressantes*. Trois motifs principaux, sans parler d'une grossière ignorance, ont créé et entretenu cette sorte de scission :

1° Le mercure a eu de tout temps ses idolâtres et ses profanateurs. L'incompétence des uns égale celle des autres : *Trojanos intra muros peccatur et extra.*

2° Les ennemis de la syphilisation se sont rigoureusement abstenus des reproches qu'ils pourraient à bon droit faire au *mercure*. Leur crainte est sans doute de nuire au culte fragile de ce dieu récrépi, dont le *caducée* les protège, pensent-ils, contre les envahissements de la syphilisation. Cette singulière classe de gentils fait profession d'une opiniâtre incrédulité. Elle se compose des *pires sourds*. Ce sont, si je puis ainsi dire, les *sourds-muets* volontaires de la science.

3° On a condamné ou absous le mercure sans tenir aucunement compte des périodes de la grossesse.

S'il m'était permis de faire intervenir mon simple jugement et d'invoquer mon expérience bien incomplète, je dirais que les inconvénients de l'emploi du mercure se concentrent, et sont par conséquent le plus à craindre aux deux périodes extrêmes, c'est-à-dire au début et vers la fin de la grossesse. L'œuf, semble-t-il, ne commence à résister au poison que du moment où sa formation est complète. L'enfant redevient ensuite d'autant plus et de plus en plus fâcheusement impressionnable au mercure, qu'il acquiert une vie propre, une vie moins *ovologique*, si je puis dire, et moins dépendante de celle de sa mère. Je note cette analogie: Les œufs des animaux que détruit le mercure résistent à ce métal. Mais il est bien entendu qu'à toutes les périodes de la vie intra-utérine, et même qu'après sa naissance, l'enfant, incarnation d'êtres de la création inférieurs à l'homme, n'a pas plus que ces êtres, et a par conséquent moins que l'homme la faculté de résister au délétère mercuriel.

M. Marmisse (de Bordeaux) fait dans la *Gazette des hôpitaux* du 22 septembre 1863 le récit suivant:

« Vers la fin du mois de mai 1862, un avis de décès était déposé à la mairie de Bordeaux, pour un enfant de deux mois, fils naturel de deux artistes du théâtre, unis passagèrement.

« La mère était connue depuis longtemps dans un certain monde. On avait fait parvenir en même temps le bulletin de naissance de l'enfant avec ce renseignement médical : *mort par une maladie d'entrailles*. Un des médecins vérificateurs utilise ces renseignements pour écrire au préalable le certificat de décès, sauf à contrôler l'élément médical lors de sa visite au domicile mortuaire. Par une circonstance fortuite étrangère au fait, je dus aller constater ce décès à la place du collègue qui avait transcrit ces renseignements. Muni de la rédaction faite au préalable par lui, j'allai donc au domicile du défunt; j'y trouvai la nourrice et une domestique ; je demandai si réellement l'enfant avait succombé à une maladie d'entrailles. Pour toute réponse, la nourrice me fit remarquer des *plaques muqueuses* au bas-ventre et aux cuisses; puis, faisant retourner le petit corps, je vis que le bord de l'anus et les fesses en étaient littéralement criblés. Tout le reste du corps était parfaitement sain, excepté la bouche, où le médecin rural avait observé les mêmes lésions. Celui-ci avait en outre fortement conseillé à la nourrice d'aller remettre l'enfant à ses parents, si elle voulait éviter d'être *pourrie* par lui. C'était avec beaucoup de peine que la jeune paysanne effrayée avait fait accepter le nourrisson par la famille. La domestique, spontanément, me confirma ces renseignements, et me fit voir une pommade au calomel que le médecin de la ville avait ordonnée pour frictionner les plaies. Il n'avait jamais été question de maladie d'entrailles, ni même d'aucune maladie désignée spécialement par ce dernier médecin. La nourrice, visiblement inquiétée pour elle-même, me pria d'observer ses seins; ils me parurent intacts en ce moment. Avant de me retirer, je vis la mère, qui était au lit dans une chambre voisine, et qui ne contredit pas les renseignements qu'on venait de me fournir. Par prudence, je ne laissai pas au domicile le certificat de constatation, comme c'est l'usage, quoique rien n'y oblige. Je remis moi-même à la mairie ce certificat, me servant de celui qu'avait rédigé mon collègue; seulement je raturai les mots *maladie d'entrailles*, qui étaient visiblement déplacés, pour y substituer ceux d'*éruption syphilitique*, qui me paraissaient être l'expression de la vérité, en même temps que de l'opinion des deux médecins qui avaient vu l'enfant vivant.

« Je ne pensais plus à ces circonstances, lorsque, trois semaines environ après, la nourrice entre dans mon cabinet, conduite par une dame que je connaissais. Elle me fait remarquer une belle plaque muqueuse au sein gauche, avec une ordonnance antisyphilitique signée par son médecin rural. Je déclarai que je n'avais rien à modifier. Alors la nourrice me dit qu'elle voulait intenter un procès aux parents de son nourrisson, faisant remonter jusqu'à lui la cause de son mal, et me demandant d'attester la maladie à laquelle avait succombé l'enfant.

« Je me contentai de lui dire qu'un pareil procès était impossible, puisque les médecins eux-mêmes n'étaient pas d'accord sur de pareilles questions. Cette jeune femme se retira, convaincue de cette impossibilité, quoique tout en larmes, et me dit qu'elle voulait néanmoins tenter d'obtenir quelque chose à l'amiable pour se faire soigner. Je lui avouai que ce parti était plus sage que le premier.

« Deux semaines après, je reçois une assignation pour comparaître devant un juge de paix. Que s'était-il passé? La nourrice, dans sa démarche auprès des parents, avait été injuriée et battue par la mère, qui l'accusait d'avoir *pourri* son enfant. Plainte avait été portée et réparation avait été demandée par la nourrice, qui se présentait avec le certificat suivant, donné par son médecin :

Je soussigné, médecin à B....., affirme que le sieur X... n'est atteint d'aucune maladie vénérienne, et qu'il n'offre aucune trace d'affection syphilitique ancienne. Je déclare que madame X... (sa femme) a toujours joui d'une parfaite santé; que rien ne témoigne en elle d'accidents syphilitiques anciens; qu'aujourd'hui elle est affectée d'une *plaque muqueuse* au sein gauche identique à celles observées sur les fesses, sur les cuisses et dans la bouche d'un nourrisson qu'elle allaitait. J'affirme que son enfant s'est toujours très-bien porté et se porte très-bien encore.

En foi de quoi, etc. 21 juillet 1862. *Signé:* B.....

« Les parents, pour repousser la demande de la nourrice, en avaient appelé au témoignage du médecin qui avait soigné l'enfant dans les derniers jours. Celui-ci venait d'émettre une autre opinion, dont il n'avait jamais été question jusqu'à ce moment : *une petite vérole anormale*. C'était bien toujours le mot vérole, dont avait parlé le médecin rural, mais avec deux adjectifs ajoutés pour le besoin de la cause. Pourquoi les frictions mercurielles sur les fesses et autour de l'anus?

« Le juge, pour avoir un nouvel élément d'appréciation, me demande, sous la foi du serment, l'opinion que j'avais pu formuler administrativement et comme expert indifférent aux parties. J'ai cru avoir le droit de la formuler devant un magistrat judiciaire, puisque j'avais eu la mission de la formuler devant un magistrat municipal, avec cette circonstance particulière que, sur ma demande expresse, le mandataire des parents m'en donnât l'autorisation préalable.

« La mère s'étant refusée à un examen par expert, les parents furent condamnés à 200 fr. de dommages-intérêts envers la nourrice et aux frais. »

Un enfant nouveau-né syphilitique a reçu en général la maladie de son père, de sa mère ou de l'un et de l'autre.

Dans le premier cas, qui est rare, l'enfant risque beaucoup de contaminer sa mère, si c'est elle qui le nourrit.

Le troisième cas, à mon point de vue, rentre dans le second.

Ici c'est la mère qui, étant syphilitique, communique le mal à son enfant. Le mercure et le virus s'arrangeront ensuite de concert pour en faire la plus mauvaise des nourrices. D'ailleurs, la plupart des mères de nos grandes villes ne remettent-elles pas leurs enfants aux soins de nourrices mercenaires ?

En un mot, voici un enfant syphilitique : il faut lui trouver une nourrice. On vous consulte en qualité de médecin. Il serait inutile de proposer soit un biberon, soit une chèvre : car on n'acceptera ni l'un ni l'autre.

Mais il ne peut pas être non plus question pour vous de vous croiser les bras, de garder le silence ; l'abstention n'est pas possible. C'est sur vous qu'on compte exclusivement. Il faut que vous parliez, que vous agissiez. La société, votre intérêt, votre considération, tout vous y oblige.

Dans les écoles, on ne vous a rien appris à cet égard. Quand vous étiez sur les bancs, on vous enseignait que la syphilis secondaire n'avait rien de contagieux. Quoi de plus simple alors que d'éconduire une nourrice qui venait se plaindre d'avoir été contaminée par son nourrisson ? On l'accusait ou tout au moins on accusait son mari d'inconduite, c'est-à-dire qu'à la souillure du corps on ajoutait l'opprobre.

Enfin, quel parti allez-vous prendre ?

Celui de tromper la nourrice en lui laissant ignorer le danger ? Non, car ce serait devenir plus que complice d'un acte criminel. Votre devoir n'est-il pas, au contraire, de sauvegarder la réputation et la santé d'une femme et d'une famille honnêtes ?

Avertirez-vous la nourrice ? Non plus, car ce serait trahir les parents de l'enfant qui vous ont confié sa santé et leur honneur.

Comment vous dégagerez-vous des étreintes de ce dilemne, si je ne viens pas moi-même à votre aide ?

Je vous amène, fort à propos, une jeune personne de 20 ans. Elle a commis une faute, une seule faute. Elle était vierge, lorsqu'un homme l'a doublement flétrie dans un embrassement. En même temps qu'elle devenait enceinte, elle recevait le germe de la syphilis. Un de nos confrères lui a révélé son état et l'a adressée à qui de droit..... Aujourd'hui, elle vient d'accoucher. Elle n'est pas seulement bien portante, mais elle est encore invulnérable à de nouvelles atteintes de la syphilis.

A l'aspect de sa physionomie florissante n'êtes-vous pas plus à l'aise ? Cette femme n'est-elle pas celle qu'on vous demande ?

A enfant syphilitique, nourrice syphilisée.

COUP D'ŒIL RÉTROSPECTIF

SUR LA QUESTION DE LA CONTAGION SECONDAIRE.

LETTRE ADRESSÉE A M. VIENNOIS (DE LYON).

Paris, le 1er octobre 1866.

Cher et très-honoré Confrère,

Vous me demandez des détails précis sur la manière dont les choses se sont passées à la *Société médicale du Panthéon*, à propos de la contagion secondaire, dans les séances du 14 novembre et du 12 décembre de l'année 1855, et dans celle du 13 février de l'année 1856.

J'aurais apporté beaucoup plus d'empressement à répondre à votre appel, s'il ne me répugnait de parler de moi, surtout pour me plaindre, et des autres, pour m'en plaindre. Toutefois, je vais essayer de vous satisfaire, en éludant ce double écueil.

Je n'ai pas été initié, comme bien d'autres, à la connaissance de la syphilis. Avant d'avoir reçu les leçons de personne, je tombais d'emblée, comme certains bubons ou comme certaines véroles, sur cette branche de la médecine. J'y découvrais des choses surprenantes et inconnues aux autres, avant que de m'être instruit de ce que tout le monde savait. J'étais donc jeté dans l'exception avant d'avoir été placé dans la règle, si tant est que je m'y sois jamais trouvé par la suite. Il en est résulté pour moi une position fort singulière : tandis qu'un élève eût pu être mon maître, je pouvais traiter les maîtres en élèves. J'étais ainsi fait. On m'a bien souvent répété, dès mon enfance, que je ne savais pas apprendre les choses comme tout le monde, et que j'avais la tête dure. C'est là, si je puis ainsi m'exprimer, mon idiosyncrasie intellectuelle.

En pareil cas, l'ignorance a cela de bon, qu'elle affranchit des langes de l'orthodoxie scientifique. Nous marchons les coudées franches, et nous laissons bien loin derrière nous ceux qui, s'étant engagés dans une mauvaise voie, sont obligés de revenir sur leurs pas pour arriver à notre point de départ : avant d'avoir rien fait, nous avons au moins sur eux l'avantage d'être plus rapprochés du but de toute la longueur de la fausse route qu'ils avaient déjà parcourue.

Comment aurais-je, pour mon compte, songé seulement à donner la syphilis aux animaux, si l'on m'eût bien positivement appris qu'ils ne pouvaient point l'avoir? Comment aurais-je trouvé la syphilisation, — ce fusil à aiguille de la thérapeutique antivénérienne, — si j'eusse été placé au point de vue de ceux qui ne la comprennent pas encore aujourd'hui?

Si j'avais cru la contagion secondaire absolument impossible, serais-je parvenu à en percer le mystère? Non, car je ne puis pas même, à présent, le dévoiler tout à fait à des yeux qui, offusqués par des préjugés scientifiques, aperçoivent à peine la moitié des résultats qui en découlent.

Arrêtons-nous ensemble à cette contagion, puisqu'elle est le sujet de la question que vous m'adressez : et d'abord, jetons sur cette question un simple coup d'œil historique.

Babington rapporte l'histoire d'un homme qui, à la suite d'un coït impur, avait eu « deux ou trois *petites indurations* ou *tubercules* » au prépuce, et qui avait transmis à sa femme des « *chancres primitifs*. » J'écrivais à ce propos, dans mon premier Mémoire sur la syphilisation : « La communication des accidents secondaires, par l'inoculation, doit être soigneusement étudiée d'après de nouvelles données (1). »

Ma 36e loi de syphilisation contient ceci : « Le pus des accidents secondaires peut être inoculable à une personne saine, sans l'être au malade (2). »

J'ai dit, dans mon Cours de syphilisation, où vous trouverez encore le germe de l'*histoire naturelle de la syphilis* couvé par un de vos plus distingués concitoyens : « Il est trop vrai que cette doctrine funeste de la non-transmissibilité des accidents consécutifs s'est traduite en une déplorable réalité ! Des villages entiers, par exemple, ont reçu l'infection, grâce à l'intermédiaire de nourrissons affectés de syphilis secondaire (3). »

Et plus loin, pour ne pas citer toutes les pages de cette publication, je m'exprimais ainsi à propos de l'incubation : « Si l'on fait à un individu..... l'inoculation de pus d'accidents secondaires, le temps de silence de l'organisme sera plus long..... (4). »

(1) De la syphilisation ou vaccination syphilitique. V. p. 44.
(2) Lois de syphilisation. V. p. 75.
(3) Cours de syphilisation, Leçon du 21 décembre 1851. V. p. 118.
(4) Ibidem, Leçon du 11 janvier 1852. V. p. 152.

Arrivons à une époque moins éloignée.

Dans la *France médicale* du 15 février 1855, j'insiste, à l'occasion d'une prophylaxie imaginée par M. Rodet, sur la contamination secondaire, dont j'indique la longue incubation, l'évolution, les résultats généraux, etc. (1).

Dans le même journal, à la date du 5 juillet 1855 (2), je blâme M. Diday, auquel je rends ironie pour ironie, d'admettre la contagion du virus secondaire de l'enfant à l'exclusion de celui de l'adulte. Je reproche, en outre, à M. Rodet, d'avoir vu, sans les regarder, des faits de contagion secondaire, et de s'être mépris dans la seule expérience directe qu'il ait pratiquée à ce sujet. J'écrivais alors textuellement, que la syphilis « ne commence pas nécessairement par un chancre. » On ne connaissait, dans ce temps du moins, comme monnaie courante, que le chancre à début pustuleux. Il est donc impossible de se méprendre sur ce que je voulais dire.

Un peu plus tard, enfin, et quelques mois avant les fameuses séances de la *Société médicale du Panthéon*, je m'exprimais incidemment, de la manière suivante, dans un autre journal :

« La lecture attentive des observations qui ont été invoquées à l'appui de la *dualité chancreuse*, et l'examen de certains sujets, nous ont affermi dans la conviction que plusieurs cas de vérole attribués à de prétendus chancres infectants doivent être rapportés à la contagion directe du produit d'accidents secondaires.

. . . .

« Au surplus, nous avons constaté sur un grand nombre de malades qu'il n'est pas d'induration plus nettement accentuée que celle qui occupe l'endroit contaminé dans la communication de la syphilis, par le produit d'accidents secondaires (3). »

Je n'ai donc pas été surpris, dans ma carrière syphilologique, par l'avénement du dogme de la contagion secondaire : je m'y trouvais, au contraire, plus que préparé, puisqu'il avait été l'objet de fréquentes mentions fort explicites dans mes discours et dans mes écrits, avant que j'en fisse le sujet d'une communication spéciale.

Vous avez sous les yeux deux opuscules dont j'ai eu le plaisir de vous faire personnellement hommage. L'un est intitulé : DISCUSSION SUR LA SYPHILIS..... 1856 (4) ; l'autre, CORRESPONDANCE SYPHILOGRAPHIQUE,..... 1860.

Aux pages 79 et suivantes de ce dernier, se trouve le texte original de ma communication à la *Société médicale du Panthéon* (5). Cette communication donna lieu, parmi les confrères présents, à une conversation dans laquelle M. Langlebert émit, en s'adressant à moi, sous une forme dubitative et interrogative en même temps, l'idée que la contagion secondaire pouvait bien avoir pour résultat un chancre.

Il répétait donc, en manière de question, ce que je venais d'affirmer très-positivement, et même d'expliquer : mon opinion était parfaitement arrêtée; son opinion fort incertaine. La mienne était adulte et ferme, si je puis dire; la sienne naissait à peine et n'était rien moins qu'assurée. Il ne prit garde que

(1) DOCUMENTS, 3e série : UN NOUVEAU MOYEN PRÉSERVATIF DE LA SYPHILIS. V. p. 305.

(2) Ibidem, BULLETIN SYPHILOGRAPHIQUE. V. p. 308.

(3) *Revue médicale* du 30 septembre 1855. Article reproduit ci-dessus, p. 351-353.

(4) Cette Discussion est reproduite ci-dessus, p. 353-364.

(5) LETTRE A M. VELPEAU, *Mémoire sur le chancre induré*, p. 368-374.

plus tard à la découverte qu'il prétendit avoir faite, et c'est de M. Rollet, je crois, qu'il reçut indirectement le service de s'en être aperçu.

J'avais dit nettement, sinon en propres termes : *On a cru à tort que ce qui se passe à la suite de la contagion secondaire provenait d'un chancre primitif, et était un chancre à début pustuleux.*

Puis, M. Langlebert m'avait adressé une sorte de question tautologique dont voici le sens : *Ce qui se produit à la suite de la contagion secondaire, n'est-ce pas un chancre à début pustuleux?*

Il n'affirma cette conjecture que plus tard, c'est-à-dire à l'époque où un travail de M. Rollet lui *mit la* PUSTULE *à l'oreille.*

J'ai rédigé moi-même le procès-verbal de chaque séance; je l'ai fait avec autant d'exactitude que de sincérité; je croirais avoir manqué de probité et même de délicatesse, si je n'avais rendu un compte scrupuleux, quant au sens, de ce qui avait été dit. M. Langlebert, dont la mémoire est bonne, me rend, j'en suis sûr, justice à cet égard. Au besoin, j'ai des preuves qu'il ne récuserait pas.

Les explications que je vous donne ne peuvent donc avoir pour objet ni de rectifier, ni de compléter le compte rendu qui a été publié. Mais je veux enfin, à mon tour, profiter de l'occasion d'en préciser ou, pour mieux dire, d'en rétablir la signification.

On s'est borné généralement (vous êtes dans l'exception, je me plais à le déclarer) à en rapporter de courts fragments dans un but intéressé, c'est-à-dire dans le but avoué de les faire servir à des revendications de priorité. Ces fragments ont encore été abrégés et quelquefois même altérés : cette monnaie sans titre a fini par avoir cours parmi les gens honnêtes et instruits, mais trop crédules. Il est bien temps de les détromper et de mettre un terme à cet abus.

A cette époque, ni plus tard, je ne me suis pas beaucoup préoccupé du soin de publier des observations particulières, étant bien convaincu que, quel que soit leur nombre et la précision de leurs détails, celles-ci ne deviennent indispensables et même utiles, que quand il s'agit de phénomènes qu'on ne peut pas avoir facilement sous les yeux.

Au contraire, l'exposition détaillée des phénomènes, considérés d'une manière abstraite, et le tableau général et complet de la maladie qui supposent l'appréciation rigoureuse, et la synthèse exacte des faits particuliers, constituent une science plus réelle et plus parfaite que la production ou la reproduction trop souvent embarrassante de cent et mille observations. Ces dernières, se trouvant à la portée de tout le monde, et ne formant que la partie d'un tout, que les matériaux d'un édifice, pourquoi vouloir qu'on les copie sans cesse?

Pour bien décrire un phénomène abstrait, il faut être parfaitement renseigné sur l'état concret dans lequel il se rencontre, et en posséder une connaissance approfondie. Or, n'ai-je pas rempli ces deux conditions? Ma description n'est-elle pas si ponctuellement précise que chacun peut en apprécier l'exactitude et coutrôler la justesse de ma démonstration? J'aurais pu faire autrement sans doute? Mais aurais-je fait plus et mieux?

La science médicale ne consiste pas uniquement dans l'exposition des faits bruts, mais surtout dans l'esprit qui les groupe et qui les juge. *La science*, a dit Buchez, *a pour but de prévoir, c'est-à-dire de coordonner les phénomènes de manière à en découvrir l'ordre de succession et la loi de génération* (1).

(1) INTRODUCTION A L'ÉTUDE DES SCIENCES MÉDICALES. Paris, 1838, p. 14.

Bien qu'on ait pu affirmer que l'*art médical était tout entier dans des observations*, la science ne saurait se contenter de ce programme restreint; mais ce n'est pas à moi qu'il appartient de trancher la question de savoir si, dans le cas actuel, j'ai réussi à devenir son très-humble interprète.

Ce n'est pas que je n'aie fourni, à la *Société médicale du Panthéon*, la substance de quelques observations recueillies par moi; j'en possédais, au contraire, quelques-unes sur le papier; je les ai soumises à l'apréciation de mes confrères. Mais c'était principalement, je l'avoue, par concession pour l'esprit du temps. Un bien plus grand nombre d'observations avaient passé sous mes yeux dans ce qu'on appelle, à bon droit, le *grand livre de la nature*.

Bien observer, ce n'est pas seulement, à mon sens, prendre beaucoup d'observations ni même les prendre bien; mais c'est découvrir ce qu'elles offrent de commun ou de capital, et en aprécier rigoureusement la valeur et la portée. Observer, ce n'est pas plus recueillir des faits que bâtir n'est ramasser des pierres ou même les tailler; observer, c'est faire, au moyen d'observations particulières, écrites ou non, un ensemble utile et cimenté par la raison; c'est, en un mot, élever un édifice scientifique. L'interne d'hôpital prépare, par exemple, des matériaux la plume à la main et les polit. Le chef de service devient architecte en les coordonnant, et en édifiant un tout qui puisse servir d'enseignement à l'avenir. Je suppose que le chef est plus habile que l'élève : ce qui n'est peut-être pas constamment exact.

Le vrai médecin seul, s'il possède l'art d'écrire, sait se distinguer dans l'accomplissement de ces deux tâches à la fois.

Énaux et Chaussier étaient deux habiles observateurs; ils ont décrit la pustule maligne de main de maître, et n'ont presque rien laissé à dire après eux. Je me plais à comparer leur petit livre, à cause de sa valeur, à la première publication de Jenner sur la vaccine : c'est que, dans le PRÉCIS SUR LA PUSTULE MALIGNE, il y a beaucoup d'observations sans une seule Observation! Comme cet opuscule précieux l'emporte sur certaines productions massives de notre époque, qui affichent la prétention de réformer la science *en la basant sur des faits!* C'est *en l'*ÉTOUFFANT *sous des faits* qu'il faudrait dire!

Si les descriptions de maladies que nous a laissées Sydenham ont été jugées impérissables, ne jouissent-elles pas de cette prérogative parce que l'écrivain a su allier une grande justesse de vue à beaucoup de sobriété dans les détails relatifs aux faits particuliers? Il n'y a effectivement rien de commun entre ces tableaux vivants tracés par l'illustre Anglais, et ces matériaux informes qu'essaye de rapprocher ce qu'on appelle pompeusement la médecine d'observation.

Parmi mes contradicteurs était M. Bassereau, auteur d'un livre excellent, justement apprécié à Lyon, quoique la contagion secondaire y soit niée. Je me suis fait fort de démontrer cette contagion et les phénomènes qui s'y produisent, au moyen des observations que M. Bassereau avait rassemblées dans un tout autre esprit et dans un autre but. C'est ainsi que de bons matériaux, mis dans l'espèce au service d'une erreur par celui qui les avait recueillis, ont pu servir, entre mes mains, à l'édification de la vérité. Je me trouvais donc être, permettez-moi de parler sans fausse modestie, le véritable observateur à travers les sens exercés et l'esprit sagace de M. Bassereau. Jamais, à vrai dire, je n'avais été mieux servi.

Si, au lieu de me restreindre au résumé de mes propres observations et à l'analyse de celles d'autrui, j'avais noirci bien des pages par la reproduction de ces dernières, croyez-vous que cette exubérante et fastidieuse compilation aurait pu rendre beaucoup plus complète, beaucoup plus péremptoire ma démonstration? Il n'est pas toujours nécessaire et il est souvent superflu qu'un historien de la nature transcrive ses pièces justificatives : c'est assez qu'il en indique la source avec soin. *Ne quid nimis.*

Il est bien entendu que, s'il s'agissait de circonstances dont on ne pourrait vérifier l'exactitude aisément, que s'il était question, par exemple, de cas rares ou fortuits, d'événements imprévus, éloignés dans le temps comme dans l'espace, il serait, au contraire, de la plus rigoureuse importance de raconter chaque fait dans ses détails minutieux. Et, en effet, il est insuffisant que l'historien indique le point de vue auquel il se place dès qu'il devient impossible de s'y placer après lui et comme lui ; mais, il est alors essentiel qu'il rapporte en détail chacune de ses impressions.

Or, je déclarais nettement que les choses existent d'une façon dont j'indiquais les particularités. La vérification de ce que j'avançais est facile, car non-seulement les faits se passent tous les jours comme je le marquais, mais encore ils sont consignés en grand nombre dans un livre dont je présentais l'analyse. La vérification étant faite, il demeure constant que les événements ne se comportent pas autrement que je le prétendais ; ma manière de les voir et de les interpréter se trouve donc, pour ainsi dire, vérifiée, confirmée par des observations de tous les temps, sinon par tous les observateurs.

N'est-ce pas là de la science et du progrès au premier chef? Que demandez-vous davantage? Qu'aurais-je fait de plus si j'avais rempli un livre d'observations faciles à rassembler et ennuyeuses à lire, sans en déduire la loi générale?

Ce que j'ai avancé se trouve exact. Cela ne peut être que le résultat d'une observation rigoureuse bien interprétée, car il serait ridicule de prétendre que je possède une science innée ou un don particulier de divination.

Mais j'insiste beaucoup trop là-dessus ; c'est ce qui vous intéresse le moins.

Le point de doctrine que j'avais développé à la *Société médicale du Panthéon*, je l'ai rappelé à l'occasion dans les temps qui ont suivi, sans que M. Langlebert ait reproduit nulle part, à ma connaissance, surtout d'une manière explicitement affirmative, la question qu'il m'avait adressée ou l'hypothèse qu'il avait risquée devant nos confrères.

Mais un jour, dans le commencement, je crois, de l'année 1859, il vint chez moi et se plaignit d'avoir été dépouillé, par M. Rollet, de l'idée qu'il avait émise le premier relativement à la naissance d'un chancre, par le fait et à l'endroit de la contamination secondaire. Je me rappelle même que l'un de nous commit alors fort mal à propos, sans doute, la plaisanterie de citer un vers de Boileau qui paraissait de circonstance. En même temps, je me disais tout bas que si MM. Langlebert et Rollet parvenaient à s'emparer chacun d'une de mes basques, ils seraient bien obligés de me laisser au moins une veste.

Recevez, sans trop sourire et avec indulgence, le récit de ces futiles et triviales particularités ; se sont les gages de la fidélité de mes souvenirs, et les témoins de l'exactitude de mon récit.

J'attache, à vrai dire, une assez médiocre importance à cette question de priorité ; car le fait de la contagion secondaire étant reconnu exact, l'idée de ce qui a lieu, ou de la manière dont les choses se comportent quand cette contagion s'effectue ou qu'on en constate des cas, devait nécessairement venir à la pensée de tout le monde, et il ne restait plus dès lors qu'une simple et facile vérification à établir. Si, par suite, les esprits se sont *rencontrés* plus ou moins *les uns après les autres*, il n'y a guère à s'en étonner, ni par conséquent lieu d'en rechercher une cause *déshonorable*.

Quoi qu'il en soit, je ne prétends aucunement me prévaloir d'une antériorité dans laquelle l'occasion et la succession des événements ont dû participer beaucoup plus que la sagacité et la persévérance de l'observateur.

Il suffirait, d'ailleurs, de jeter en arrière un regard peu lointain sur les écrits qui sont relatifs à la syphilis, pour reconnaître que le phénomène dont il s'agit avait été plus qu'entrevu par nos devanciers. Si cette vue rétrospective pouvait avoir l'inconvénient de diminuer notre propre contentement, elle aurait en retour l'avantage, en modifiant nos prétentions, de modérer la vivacité de nos récriminations réciproques. Que d'idées prétendues neuves ne sont que du *renouveau*. Mais l'honneur, sinon l'éclat de ceux qui les *retrouvent*, reste intact et à l'abri derrière leur fâcheuse, mais excusable, ignorance de l'histoire.

M. Langlebert me quitta en emportant plusieurs exemplaires du précieux compte rendu; il semblait y attacher une grande importance comme moyen d'établir sa prétendue priorité.

Le fait est qu'il trouva des journaux et même plus tard une Société célèbre pour se faire les échos de ses prétentions.

On ignore comment dut s'y prendre l'honorable M. Cullerier pour extraire de ce compte rendu une phrase toute seule, qui, prise isolément, changeait de valeur; toujours est-il qu'il en fit la base d'un Rapport que la Société de chirurgie vota sans opposition.

Je m'abstiens de qualifier ce Rapport, puisque vous le connaissez, mais je puis vous donner la clef de l'aveuglement de M. Cullerier et de l'indifférence de la Société de chirurgie.

M. Cullerier jouissait, en fait de syphilis, dans la Société de chirurgie, d'une influence qu'il devait à son nom, à sa position nosocomiale, et, je me plais à le reconnaître, à son caractère plus qu'à ses services et à son talent. Quelques années auparavant, il avait eu à gémir de la décadence de doctrines dont les jours s'étaient trouvés comptés depuis que la syphilisation en avait sapé le fondement. Ses convictions honnêtes, relativement à la non-contagion secondaire, avaient été de plus en plus ébranlées; il éprouvait non-seulement le besoin de tempérer l'amertume de ses déceptions, mais encore il avait à cœur de les dissimuler et de couvrir tant bien que mal sa retraite.

M. Langlebert lui offrit à propos un palliatif et un expédient dont il profita faute de mieux. Ce n'était pas le cas de se montrer difficile.

Pourquoi M. Cullerier a-t-il été tant de fois témoin de la contagion secondaire sans y rien comprendre? Cela est fort simple; il va nous le dire dans son Rapport: c'est qu'il fallait lui apprendre ce qui se passait alors. Or, M. Langlebert a parlé, et M. Cullerier s'est trouvé inondé de lumières. Ainsi, il paraît que sans la révélation de M. Langlebert M. Cullerier n'aurait pas encore ouvert les yeux à la contagion secondaire..... Faiblesse humaine, voilà de tes surprises!

En s'adressant à un ami de M. Rollet, il ne devrait pas être nécessaire d'expliquer comment de justes réclamations peuvent être supprimées dans le sein d'une société savante, et de la Société de chirurgie en particulier.

Nulle autre part, que dans cette dernière, ne se groupent un plus grand nombre d'hommes honorables et instruits; mais, quand des savants sont rassemblés et qu'il s'agit d'une question spéciale et étrangère aux travaux de prédilection de la plupart d'entre eux, on peut toujours craindre que la majorité ne s'en réfère à une opinion particulière. Or, cette opinion peut être erronée, si même elle n'est pas déterminée par la passion.

Passons donc à la Société de chirurgie quelques erreurs; elles font ombre au tableau de ses éclatants services.

Sans y attacher une importance exagérée, je n'ai pas laissé pourtant de profiter des occasions qui s'offraient à moi de rétablir la vérité. Le Rapport académique du regrettable Gibert, que M. Cullerier, chose étrange! ne paraissait pas connaître en rédigeant le sien, et mes instances pour l'obtenir, en font foi.

Mes réclamations, cependant, ont rencontré de sérieux obstacles. Depuis que j'avais trouvé la syphilisation, j'étais presque partout en butte à la plus violente hostilité. Les voies de publicité, dont se servaient mes adversaires, se fermaient devant moi; c'est à qui me dépouillerait ou se dédommagerait de ses mécomptes à mes dépens. Ces iniquités paraissant légitimes aux plus honnêtes, se commettaient impunément. Quels scrupules pouvait-on éprouver, et quel blâme encourir en calomniant et en dépouillant un syphilisateur!

Croyez bien que je mentionne ces circonstances sans amertume et uniquement pour éclairer l'esprit des personnes qui, comme vous, aiment à se rendre un compte exact des événements; autrement je rougirais, en vérité, pour les savants de mon pays et de mon époque, d'être obligé de rappeler toutes les humiliations et tous les outrages que j'ai dû me résigner à subir.

Aujourd'hui, grâce aux progrès de la science et à la lassitude de mes adversaires, je jouis de la libre pratique de la syphilisation; il est plus d'un confrère qui me tend et me prête la main, plus d'un journal qui m'ouvre ses colonnes. C'est le bon côté de la médaille dont on m'a tant objecté le revers.

Sachez donc bien pourquoi mes revendications n'ont pas été entendues, et surtout ne vous étonnez pas, avec M. Rollet, qu'elles aient paru être nulles.

Joignez à ces considérations ma répugnance pour tout ce qui fait du bruit.

Mais à tout prendre, pourquoi m'adresserait-on le reproche d'avoir été tiède ou incomplet dans mes réclamations? La justice vient toujours à son heure pour qui sait attendre, pour qui n'a jamais eu la pensée de faire de la science un veau d'or. Vaut-il vraiment la peine de se hâter de débiter à quelqu'un, ou de quelqu'un, des choses désagréables? Une revendication tardive n'est-elle pas plus sûrement dégagée d'amertume et d'exagération?

Enfin, ne me demandez pas si je suis satisfait de la justice tardive qui m'est, dites-vous, rendue dans le livre de M. Rollet. Moins qu'à personne il ne m'appartient de décider si, après avoir en quelque sorte donné le branle et fait des efforts heureux dont chacun a pu profiter, j'avais droit à attendre de la part de votre savant ami plus qu'une laconique, pour ne pas dire dédaigneuse mention. J'aurais été flatté, je l'avoue, d'obtenir une place plus large dans l'estime d'un homme dont je me plais à reconnaître le caractère et le mérite.

J'aime, comme Leibnitz, à voir germer ma graine dans la terre d'autrui, mais, j'aime aussi qu'elle y conserve son cachet d'origine.

SUR LA SYPHILICITÉ DE CERTAINES BLENNORRHAGIES

EXPOSÉ DE DOCTRINE

FAIT A LA SOCIÉTÉ MÉDICALE DU PANTHÉON.

LETTRE ADRESSÉE A M. LE PROFESSEUR W. BŒCK, A CHRISTIANIA (NORWÉGE) (1).

Très-cher et très-honoré Confrère,

J'ai pris la parole le 10 mars 1858 à la *Société médicale du Panthéon* pour exposer ma manière de voir sur la nature essentielle de la *blennorrhagie.*

Vous savez que je crois à l'existence d'une blennorrhagie syphilitique. Je sais aussi que vous n'y croyez pas, à l'exemple de beaucoup d'honorables *syphilistes.* Mon bonheur, mon rêve serait de vous convertir à ma manière de voir. Je vais essayer de le faire en vous rapportant ce que j'ai dit à mes confrères.

Un scrupule m'arrêterait cependant s'il s'agissait d'un autre que vous, de quelqu'un qui pût être offusqué par la vérité. Il y a ici quelques-uns de ces gens-là. Un d'entre eux, par exemple, n'a jamais pu me pardonner de lui avoir appris quelque chose. Au contraire, il m'a d'autant plus gardé rancune, que je lui ai montré plus clairement le nombre et la grossièreté de ses erreurs. C'est fort singulier, n'est-ce pas, que cette répugnance de certaines gens pour la vérité? Je sais bien que personne, en Norwége, ne partage cette bizarrerie de caractère. Et puis, que vous importerait à vous, cher confrère, puisque c'est à peine s'il y a quelque chose à reprendre dans vos intéressants et utiles travaux ?

Voici donc à peu près mon discours :

« Il y a quelque temps, déjà, que je soutiens, Messieurs, des luttes et des discussions sur la maladie syphilitique ; mais je n'ai peut-être jamais trouvé ma tâche plus difficile à remplir qu'aujourd'hui. Je viens en effet défendre devant vous et contre des adversaires habiles et convaincus une des plus vieilles idées en syphilologie, à savoir l'opinion de ceux qui pensent que la blennorrhagie peut être produite et entretenue par le virus syphilitique.

Je sais parfaitement que le contraire de ce que je vais avoir l'honneur de chercher à vous prouver est presque généralement admis parmi nous. Le préjugé, — faut-il, hélas ! qu'il y ait des préjugés dans la science ! — est fort prononcé contre moi. Mes arguments vont donc être mal accueillis et peut-être récusés sans examen. Les malades, avec lesquels *il faut toujours compter*, vont être aussi contre mon sentiment, car, indépendamment de leur penchant naturel à idéaliser les objets de leurs amours, ils n'aiment pas beaucoup qu'on assombrisse leur horizon par la perspective éloignée d'une vérole retardataire et réversible peut-être à leurs héritiers.

Deux autres circonstances vont plaider contre moi et ajouter aux difficultés de mon entreprise :

1° Il est rare que la blennorrhagie soit l'expression symptomatique et sur-

(1) Cette lettre a paru dans la *Revue étrangère médico-chirurgicale* du 16 avril 1858 avec la date du 25 mars 1858. Elle est la deuxième de celles que M. Auzias-Turenne a réunies en brochure sous le titre de CORRESPONDANCE SYPHILIOGRAPHIQUE, Paris, 1860.

tout l'origine de la *lues universalis*, bien qu'elle en soit souvent le produit transmissible tel quel d'un individu à un autre.

Voici d'une manière plus explicite ma pensée : La blennorrhagie est souvent produite par une forme modifiée, atténuée, en quelque sorte, du virus syphilitique; mais il n'est pas fréquent, du moins dans nos climats, qu'elle soit un symptôme direct de syphilis constitutionnelle, ni surtout que, contractée directement par contagion, elle propage son action à toute la constitution, de manière à faire naître la syphilis constitutionnelle. Il suit de là que je ne conseille pas moi-même de traiter ordinairement la blennorrhagie par les antisyphilitiques, ce qui semblerait impliquer que, dans ma pensée, cette affection n'a rien de commun avec la syphilis.

2° J'ai, sur la syphilis, une doctrine personnelle, au triomphe de laquelle j'ai voué ma vie. Cette doctrine recèle, selon moi, une solution de la plupart des questions qui s'agitent actuellement en syphilologie. Or, je vais vous présenter, — comment dirai-je ? — un *chaînon blennorrhagique* de cette doctrine privé de *la solidarité qui fait sa force*. Ce sera comme si je vous parlais ainsi : *J'ai vu des choses remarquables avec un bon microscope de mon invention, mais je tâcherai de vous les faire connaître sans le secours de ce merveilleux instrument dont vous n'avez pas l'habitude.* La syphilisation, Messieurs, représente cet instrument, et je viens vous parler de la blennorrhagie, sans même chercher à vous apprendre ce qui se passe, par exemple, quand on dépose la matière blennorrhagique dans l'urèthre d'un *syphilisé*.

Ce n'est pas, Messieurs, que je désespère de faire impression sur vos esprits et de vous convaincre, car je me sens animé par le plus vif esprit d'indépendance et par la plus profonde conviction. C'est pourquoi je vais, sans hésiter, braver l'indigne reproche qu'on n'a pas craint de me faire d'aller à la recherche du paradoxe sous l'inspiration capricieuse de la *Folle du logis*.

Une question préalable. *Personne*, vous a dit un de mes honorables adversaires, *n'a peut-être observé plus de blennorrhagies que moi, et je n'en ai vu aucune qui ait été suivie d'accidents constitutionnels.* C'est un faible argument emprunté à l'hôpital du Midi, qui l'abrite derrière vingt-cinq années de pratique; mais le principe si connu : *Non numerandæ, sed perpendendæ observationes*, en fait très-prompte et très-complète justice.

Quant à moi, Messieurs, j'ai l'intention de vous présenter la question sous un jour tout nouveau, et j'espère d'autant plus inspirer à mes adversaires la pensée d'un désistement, que le vent d'aujourd'hui souffle aux rétractations. Ce ne sera pour eux, en définitive, qu'un bien léger sacrifice ; ce ne sera pas, dis-je, un sacrifice personnel, puisque leurs arguments, puisés à l'école de Bell, leur sont venus en seconde main d'une provenance suspecte beaucoup plus voisine de nous.

Division de mon sujet : *A.* Qu'est-ce qu'un virus ? *B.* La blennorrhagie peut-elle être le produit d'un virus ? *C.* Le virus blennorrhagique est-il vérolique ?

A. Qu'est-ce qu'un virus? J'ai traité cette question dans un de mes cours et dans un recueil alphabétique. Je me bornerai à définir ici les virus et à en signaler trois propriétés principales.

Voici ma définition des virus : *Les virus sont des principes morbifiques, d'une nature particulière et inconnue, inaccessibles à nos sens, à nos instruments et à nos réactifs, mais appréciables par leurs effets ; contagieux ; identiques à eux-mêmes (sous diverses formes et manifestations) ; pouvant donner naissance à des résultats organiques généraux, et ne se reproduisant ou ne produisant ces résultats dans un nouvel organisme qu'après un laps de temps qu'on nomme* TEMPS D'INCUBATION.

Il est fort utile d'envisager les virus d'ensemble avant que de les étudier individuellement, parce que les propriétés des uns peuvent jeter du jour sur celles des autres. Voici trois de ces propriétés renfermées dans ma définition et dont je vais essayer à l'instant de faire l'application à la blennorrhagie :

a. Les virus ou mieux les maladies virulentes sont transmissibles.

b. Les virus ne manifestent leur action sur l'organisme qu'après un TEMPS D'INCUBATION.

c. Les virus ont ou peuvent avoir une action générale sur l'économie animale.

Ces propriétés essentielles des virus sont-elles l'apanage du principe de la blennorrhagie ?

Je dois dire au préjudiciel qu'il ne faut pas, sous le rapport étiologique, subordonner ce principe aux organes ni à leur fonction. En effet, la vraie blennorrhagie syphilitique n'apparaît jamais entre conjoints fidèles, dont aucun ne s'est souillé avant le mariage par un impur rapprochement. Entrons donc à présent tout à fait dans le cœur du sujet.

B. La blennorrhagie peut-elle être le produit d'un virus? Oui. Le principe de certaines blennorrhagies est virulent, car : *a*, ce principe est contagieux ; *b*, les effets de sa contagion ne sont manifestes qu'après un *temps d'incubation ; c*, la blennorrhagie peut être suivie d'effets généraux.

Examinons successivement ces trois chefs :

a. La blennorrhagie est contagieuse, c'est-à-dire transmissible d'un individu à un autre. Ce n'est pas en irritant les parties que la matière blennorrhagique reproduit la maladie. Le muco-pus blennorrhagique n'est pas irritant, comme un corps de la physique ou de la chimie ; il est un peu alcalin, comme la plupart de nos sécrétions, mais pas assez pour devenir, dans les cas ordinaires, une cause directe de vive irritation. Déposé sur les muqueuses de l'homme, il ne les excite pas comme ferait un liquide fortement acide ou alcalin. Ce muco-pus mouille pendant le coït des organes très-sensibles, et ce n'est pourtant que fort tard qu'il leur fait sentir son action, précisément alors qu'une cause exclusivement irritante aurait déjà cessé d'agir.

Dans les cas peu nombreux où j'ai inoculé la blennorrhagie à l'homme par dépôt du muco-pus sur la muqueuse uréthrale, aucune douleur ne s'est montrée dans les premiers instants ni pendant le premier jour. Les animaux, sur les globes oculaires desquels on dépose le muco-pus blennorrhagique ne semblent pas plus en souffrir que si l'on n'y mettait qu'une goutte de lait, tandis qu'ils sont très-sensibles à l'instillation intra-palpébrale d'un peu de vin ou d'eau ammoniacale.

Cette présomption des propriétés irritantes du muco-pus blennorrhagique, comme du séro-pus ou du pus des chancres, est en grande faveur à l'hôpital du Midi. Mais cela n'empêche pas que nous recevons ordinairement sans douleur le contact et l'insertion des virus. S'ils produisent une excitation consécutive à ce dépôt, elle n'est pas immédiate et se rapporte exclusivement à un travail de régénération.

Quant au principe de la blennorrhagie, il est si clairement contagieux, que B. Bell lui-même, tout en contestant qu'il pût s'agir là d'une contagion syphilitique, n'en admettait pas moins l'existence d'un virus spécial pour la blennorrhagie.

Voici ce que je constate fréquemment dans l'examen, par le spéculum, de femmes qui ont eu des syphilides ou de celles qui portent encore ce genre de symptômes. Elles ont, les premières trois fois et les secondes sept fois sur dix environ, un catarrhe utérin. Ces dernières communiquent souvent la blennorrhagie aux hommes ayant des rapports avec elles. Il s'agit, selon moi, d'une blennorrhagie qui a sa source dans la vérole, et qui borne presque exclusivement son action au lieu directement contaminé.

L'insertion prouve encore mieux la contagion de la blennorrhagie. Ce mot ne doit point s'entendre d'une inoculation par piqûre faite dans l'espoir de voir se développer un chancre. Il s'agit uniquement de déposer la matière blennorrhagique sur une muqueuse pour y faire naître un écoulement. C'est ainsi que les *ophthalmistes* pratiquent contre le *pannus* l'intromission palpébrale du muco-pus blennorrhagique. C'est encore de même que Hunter, Bell, Swediaur et d'autres ont quelquefois déposé dans l'urèthre la matière blennorrhagique. J'ai eu personnellement l'occasion de pratiquer cette insertion dans un but exclusivement thérapeutique.

b. Dans la transmission de la blennorrhagie, il y a incubation de plusieurs jours. Mais n'allez pas vouloir constater cette incubation dans les luxurieux. Chez eux, le phénomène est obscurci, parce qu'ils vont sans cesse affronter l'impression du virus. Cherchez-la au contraire chez les jeunes gens qui sont au début d'une carrière de galanterie, ou chez les hommes qui, n'ayant qu'exceptionnellement dérogé à une vie continente ou régulièrement conjugale, se sont trouvés fortuitement frappés par des traits différents de ceux de l'Amour.

c. La blennorrhagie peut produire des effets généraux. Je ne fais pas allusion, par exemple, à des arthrites blennorrhagiques, mais à de véritables effets véroliques ou tout au moins *véroliformes*, pour ne pas préjuger la question, tels que des gommes, des exostoses ou des papules.

Il n'est pas irrationnel d'admettre que chaque produit syphilitique puisse avoir sa manière propre d'agir sur l'organisme. Le produit de l'accident secondaire ne donne-t-il pas la vérole dans un temps généralement très-court et sans d'abord communiquer de chancres? Pourquoi donc le muco-pus blennorrhagique n'aurait-il pas sa spécialité, sa prérogative, c'est-à-dire une action toute particulière, sans cesser d'appartenir à la même cause, au même virus syphilitique?

Mais il ne faut pas compter, vous répéterai-je, que le muco-pus blennorrhagique produise des chancres. La blennorrhagie n'en est pas moins syphilitique pour cela. Eh quoi! vous dirai-je encore : Produisez-vous des chancres avec la matière des gommes et des ecthymas? Doutez-vous pourtant que les gommes et les ecthymas ne puissent être véroliques? Pourquoi la blennorrhagie ne serait-elle pas dans un cas analogue? Est-ce donc à cause de sa facile communication?

Il n'est pas sûr, Messieurs, que les temps et les lieux soient sans influence sur la manière d'être des blennorrhagies comme sur le caractère de la vérole elle-même. Cela semble résulter du moins de la lecture que j'ai faite d'auteurs de divers temps et de différents lieux. »

Je cite ici des faits nombreux empruntés aux auteurs ou pris dans mon observation particulière, et qui démontrent que la vérole peut être la conséquence de simples blennorrhagies. Ce genre de preuves est, j'en conviens, d'une récusation facile pour ceux qui se drapent derrière une opinion toute faite, et qui ne se gênent guère pour dénier le savoir des observateurs ou les taxer d'inexactitude. Eh! que ne peut-on pas contester par des hypothèses! Après cela, je continue ainsi :

« Dans quelques-unes de ces observations, des lésions osseuses ont été les premières et quelquefois les seules manifestations véroliques, à la suite de blennorrhagies. Je vous dirai dans un instant deux mots sur cette circonstance. Mais, toujours est-il que les accidents véroliques sont possibles après la blennorrhagie. Voici sans doute la raison spécieuse qui a induit en erreur ceux qui, de nos jours, ont nié la possibilité de ces accidents *post-blennorrhagiens.*

L'hôpital du Midi n'a pas exactement compris la signification du chancre induré en écrivant en gros caractères : « *Il ne se passe* JAMAIS SIX MOIS (après le chancre induré) *sans qu'il survienne des manifestations de l'intoxication syphilitique.* » Ce chancre est lui-même un symptôme de vérole, et il est effectivement fort rare qu'il ne soit pas accompagné ou prochainement suivi d'autres accidents. Mais on a mal interprété, et on a eu tort de généraliser ce qui le concerne, en l'appliquant au chancre simple ou à la blennorrhagie. En effet, ces deux derniers accidents demandent souvent une plus grande latitude et ne sont suivis, quand ils le sont, de manifestations constitutionnelles de la syphilis qu'après un temps ordinairement beaucoup plus long.

On a fait un raisonnement pareillement faux à propos de la nature des accidents qui succèdent au chancre induré, qu'on croyait au Midi, et qu'on y croit encore, exclusivement susceptible d'être suivi de syphilis constitutionnelle. Quels sont, en effet, les symptômes dont ce chancre, escorté de sa pléiade, se trouve ordinairement le compagnon ou l'avant-garde? C'est la roséole, ce sont des *papules* (qu'on appelle souvent au Midi *roséole papuleuse*, les véritables papules ne devant pas venir sitôt d'après les règlements). Ce sont encore des ganglions cervicaux, des plaques opalines de la gorge, etc. On s'est empressé alors de considérer cette succession d'accidents comme régulière et inévitable, et on a voulu en faire une condition *sine qua non* d'admission pour les accidents qui viendraient à se présenter sous la rubrique d'un chancre simple ou d'une blennorrhagie. C'était bien mal à propos généraliser et substituer imprudemment l'hypothèse à la réalité. Il est regrettable que des esprits distingués se soient laissé captiver par la manière séduisante dont cette erreur a été présentée.

Ainsi, la rareté, la tardiveté et l'évolution, en apparence insolite, des accidents *post-blennorrhagiens*, ont fait croire faussement que la blennorrhagie n'était pas capable d'infecter la constitution. Pesez bien, Messieurs, cette considération. Elle restreint singulièrement l'importance du fameux chancre de l'urèthre. Ce mystérieux comparse est à présent bien déchu de son importance et ne laisse pas que d'avoir joué un rôle aujourd'hui fort compromettant.

En effet, depuis que le chancre exclusivement infectant du Midi (je vous ai dit une autre fois ma pensée sur son compte) le prétendu vrai chancre, en un mot, n'a plus la propriété de s'inoculer, — c'était jadis le contraire, — on doit quelque peu regretter de s'être servi de l'inoculation, pour imputer à un chancre latent et à la décharge d'une blennorrhagie bien patente la responsabilité d'une vérole malencontreuse.

Ce n'est là, il est vrai, qu'une banale contradiction. On pourra s'en tirer à merveille par une hypothèse de plus, l'addition, par exemple, d'un second chancre qui serait induré dans les profondeurs du canal. Et puis on débitera tranquillement, s'il le faut, une malheureuse tirade d'un poète qui, avant de chanter la vérole, avait aussi *chanté sa palinodie :*

> J'ai pitié de celui qui, fier de son *système*,
> Me dit : « Depuis *trente ans* ma doctrine est la même,
> Je suis ce que je fus, j'aime ce que j'aimais. »
> L'HOMME ABSURDE EST CELUI QUI NE CHANGE JAMAIS.

Ces chancres uréthraux, dont on ne peut plus constater la présence au moyen de la lancette désormais inutile, et qu'on dit être si fréquents à l'hôpital du Midi, ne doivent pas être, après tout, d'une bien facile production. Le pus chancreux est trop gluant pour cheminer bien avant dans l'urèthre, à moins qu'il n'y soit entraîné par un flot rétrograde de muco-pus. Les chancres ne peuvent donc exister aisément qu'au méat et dans la fosse naviculaire. Du moins ne les a-t-on montrés ni démontrés ailleurs. En vain, pour en trouver des traces, ai-je multiplié les ouvertures d'urèthres! Permettez-moi, Messieurs, de me mettre ici sous l'égide tutélaire de Morgagny. Ce célèbre anatomo-pathologiste se borne à mentionner, après beaucoup de recherches, de simples ulcérations qui existaient vers les orifices des glandes de Cooper. Et chez qui ces ulcérations existaient-elles? Chez des sujets qui avaient souffert de blennorrhagies fort anciennes, de blennorrhagies chroniques!

Au surplus, Messieurs, tous les chancres n'étant pas absolument infectants, ne faudrait-il pas en défalquer quelques-uns du total de ces soi-disant chancres uréthraux? Qu'en resterait-il ensuite pour rendre compte des infections *post-blennorrhagiennes*, qui sont en définitive assez communes?

C. Le virus blennorrhagique est-il vérolique? Oui, sans doute, puisque l'homme contracte souvent une blennorrhagie par des rapports avec une femme atteinte d'un catarrhe utérin vérolique ou même de plaques muqueuses. Les accidents qui suivent cette blennorrhagie, tels que les papules et les exostoses, ne ressemblent-ils pas aux papules et aux exostoses qui sont consécutives à des chancres ou à une contamination secondaire? Ne subissent-ils pas de même l'influence des traitements mercuriel et iodique? Ces interrogations sont des réponses, et je pense qu'il serait parfaitement superflu d'insister davantage sur ce point.

Consultez, Messieurs, l'histoire générale de la syphilis, et vous y trouverez la preuve que la blennorrhagie syphilitique ne s'est généralement montrée en Europe qu'un quart de siècle environ après l'apparition de la syphilis dans notre hémisphère. Ce n'est, en effet, qu'après le premier quart du XVIe siècle que Paracelse parle de la gonorrhée *gallicane* dans sa grande chirurgie. Brassavole et Fallope indiquent avec précision l'époque de son apparition. Voici ce que dit Fallope en 1555 : *Non sunt quindecim anni quibus est observata gonorrhea gallica.* Ce n'est pas, Messieurs, que je conteste qu'il ne soit question de la blennorrhagie syphilitique dans Benedetti et dans Bethencourt. Ce que dit Fallope ne peut donc s'entendre que d'une grande extension de ce symptôme.

Les rétrécissements de l'urèthre, cette conséquence si fréquente et à peu près exclusive de la blennorrhagie, ne sont mentionnés, pour la première fois dans l'histoire, qu'après 1536, et ont apparu sans doute à la suite de ces rares blennorrhagies qui ont existé antérieurement à la date indiquée par Gabriel Fallope. J.-B. Théodose, médecin de Bologne, rapporte, dans sa *onzième lettre sur la médecine*, une consultation de plusieurs célèbres médecins d'Italie, qui eut lieu en 1536, auprès de l'*illustrissime Frédéric II de Gonzagues, duc de Man-*

toue, qui *stranguria et ischuria laborabat ex* GONORRHEA, et il nous apprend que ces médecins étaient fort embarrassés sur le parti à prendre et sur le choix des remèdes *quibus* NOVO MORBO *mederi datum.*

D'après tous ces détails, qu'est-ce donc que la blennorrhagie, la *gonorrhée*, dans sa pathogénie générale? Le voici, vraisemblablement : Lorsque la vérole fit irruption en Europe, elle se répandit rapidement; sa marche était plus aiguë, ses symptômes se montraient plus effrayants et plus accusés qu'aujourd'hui. De hideuses pustules couvraient le corps des malades, d'affreuses douleurs les torturaient. D'autres symptômes, dont quelques-uns nous sont malheureusement restés, apparurent plus tard; tels sont : les bubons, la pelade, (ce n'est pas cette alopécie partielle d'aujourd'hui, mais la chute complète des cheveux et de la barbe), la chute des ongles et des dents, la perte des yeux, les tintements d'oreilles, et enfin, la blennorrhagie.

Ne parlons que de la blennorrhagie.

Cette manifestation de la vérole était autrefois plus grave que de nos jours. Elle avait au plus haut degré la propriété de se transmettre par contagion, et, quand on la contractait par cette voie, elle était fréquemment suivie d'effets généraux.

Ce symptôme n'est pourtant pas devenu lui-même franchement primitif. Par quelques-uns de ses attributs il participe encore du type constitutionnel. Est-ce à ce titre qu'il peut amener avec le temps, et sans chaînon intermédiaire, une manifestation aussi tardive que l'exostose? Je vous abandonne, Messieurs, l'explication. Je ne tiens qu'au fait. On ne saurait le dépouiller de son caractère ni de sa signification immédiate.

Reportons-nous donc à travers les âges vers l'époque où la maladie vénérienne était plus accentuée qu'aujourd'hui; où ses symptômes et ses conséquences étaient plus terribles et plus manifestes. C'est le moyen de nous en faire une bonne idée.

Mais, tout en remontant à l'origine de la vérité, comme à une source vive de lumière, pour la contempler dans tout son éclat, pour avoir un tableau plus saisissant sous les yeux, rappelons-nous que nous sommes *plus vieux que nos pères* et plus riches de tous les matériaux que la science a accumulés entre eux et nous.

En résumé : 1° il existe une blennorrhagie virulente; 2° le principe de cette blennorrhagie est essentiellement syphilitique, soit qu'elle se manifeste comme symptôme de la *lues*, soit qu'elle ait été contractée directement par contagion; 3° quand la blennorrhagie syphilitique a été contractée par contagion, elle *peut* être suivie de manifestations *évidentes* de la vérole.

Telle est, Messieurs, ma manière de voir sur la nature de la blennorrhagie. Il y a donc, selon moi, une blennorrhagie qui est syphilitique, — cela soit dit sans préjudice de celles qui ne le sont pas et qu'on connaissait, pour ainsi dire, de tout temps, — à propos de laquelle je demande la permission de citer une phrase, aussi nette que concise, de Brassavolle : *Quandoque incipit* (morbus gallicus) *a gonorrhea et in gonorrheam finit.*

C'est à dessein, Messieurs, que j'ai laissé de côté la question du diagnostic différentiel de la blennorrhagie syphilitique qui n'a pas été posée dans cette discussion. Je pourrais répéter ce que dit Fallope quand il commence à parler de cette question : *Hoc opus, hic labor est.* Sans l'aborder moi-même, je ne la déclarerai pourtant pas absolument insoluble, surtout quand on peut remonter à des commémoratifs. Si, par exemple, une femme *infectante* a présenté, — à plus forte raison si elle présente encore, — des symptômes de vérole, tandis que le *donataire* a des antécédents non équivoques de santé, si un seul coït a suffi pour donner le mal et s'il y a eu incubation, si enfin l'affection a été bien traitée et se prolonge néanmoins, en l'absence de tout vice interne, pendant beaucoup plus d'un mois, il n'est pas nécessaire de recourir au *criterium* non infaillible d'un traitement antisyphilitique, ou d'attendre l'apparition fort problématique et, en tout cas, généralement tardive, de symptômes généraux, pour être autorisé à déclarer que la blennorrhagie est de nature syphilitique, etc.

Au point de vue pratique, je suis partisan de l'emploi des modificateurs soit directs (injections, etc.), soit indirects (cubèbe, copahu, etc.) du canal de l'urèthre, et je considère comme exceptionnelle l'indication d'une thérapeutique antisyphilitique contre la blennorrhagie. Rien donc ne pourra nous empêcher, mes honorables adversaires et moi, de nous rencontrer sur le terrain conciliant de la bonne confraternité médicale et de la pratique. »

Ainsi, ai-je à peu près parlé, mon très-cher et très-honoré confrère. Une autre fois je vous entretiendrai de la syphilisation. Ce n'est pas que j'aie développé tout mon rouleau sur ce difficile et intéressant problème de la nature de la blennorrhagie. Il me resterait encore à interroger les préceptes, à faire parler les dogmes de la syphilisation. Mais auparavant, dites-moi votre pensée sur la valeur de mes arguments. Je tiens beaucoup à savoir votre avis.

Agréez, etc.

LA SYPHILIS EXPÉRIMENTALE A L'ACADÉMIE DE MÉDECINE

LETTRE SUR LA SYPHILIS DES ANIMAUX.

APPRÉCIATION DE SÉANCES DE L'ACADÉMIE DE MÉDECINE.

HISTOIRE D'UN CHAT SYPHILITIQUE.

Au cours de la discussion sur les maladies virulentes engagée devant l'Académie de médecine, M. Briquet, dans la séance du 6 septembre 1864, venait de prononcer un discours plein de clinquant et de bigarrures, où il avait invoqué je ne sais quels documents historiques pour faire provenir la syphilis d'un commerce impur entre des hommes et des chèvres. C'était, comme on le voit, fort capricieux !

Mais M. Ricord, auquel appartient le domaine de la syphilis, n'entend pas que des animaux puissent y pénétrer sans son autorisation. Il a même parlé dans son style académique d'*un singe qui a failli lui jouer un tour.*

C'est pourquoi, au lieu de se borner à rejeter la fable de M. Briquet, il a déclaré souverainement qu'on devait considérer comme apocryphes tous les faits de syphilis d'animaux, tant qu'il ne les aurait pas reconnus.

« J'en ai pourtant vu des exemples chez les singes et chez les chats, » s'est permis de dire M. Depaul, en sortant des frontières varioliques qui lui avaient été assignées par M. Bouley.

M. Ricord ne s'est pas gêné pour récuser la compétence de M. Depaul et se retrancher derrière son autorité souveraine.

M. Depaul a répliqué, avec un peu d'ironie et beaucoup d'à-propos, que cette autorité s'était maintes fois déjà trouvée en défaut et notamment dans la question de la contagion secondaire.

Ce *souvenez-vous-en* a paru déplaire en *haut lieu*, derrière M. Ricord, où siége son historiographe.

M. Ricord, faisant bonne contenance, a précisément argué de la facilité avec laquelle il s'était fait battre pour montrer combien sa position était forte, puisqu'il tenait encore contre ses adversaires sur la question de la syphilis des animaux.

Là-dessus M. Ricord a rapporté les prétendus détails d'expériences que j'ai faites et à propos desquelles j'ai vingt fois réfuté ses assertions.

Dans ce récit, M. Ricord ne s'est nullement départi d'un superbe dédain, qui consiste à parler de moi sans articuler mon nom. Ma seule vengeance est de dénoncer cette tactique, sans la qualifier, à l'opinion publique, en conservant le juste orgueil d'avoir pendant toute ma vie servi la science avec loyauté, indépendance et désintéressement.

Si j'ai brisé sur ma route la doctrine de M. Ricord, c'est qu'elle faisait obstacle à mon passage.

Cela n'empêche pas que, quand M. Ricord voudra, je donnerai la syphilis aux chevaux qui le mènent tous les mardis à l'Académie.

J'ai bien syphilisé le tambour qui lui portait chaque mois ses billets de garde national !

J'ai cru devoir, à propos de cet incident, adresser à l'Académie (*séance du 13 septembre* 1864) la lettre suivante :

Paris, 12 septembre 1864.

Monsieur le Président,

M. Ricord ne s'est pas borné à nier, dans la dernière séance, que les animaux pussent avoir la syphilis. Il a encore parlé clairement, quoique sans me nommer, de mes propres expériences. C'est pourquoi je crois devoir faire quelques remarques à ce sujet. Je serai très-bref, par respect pour les moments et les usages de l'Académie.

Depuis plusieurs années j'ai maintes fois communiqué des accidents syphilitiques à divers animaux. Il est difficile à un travailleur sans laboratoire de garder longtemps un certain nombre d'animaux pour les montrer, comme a pu faire le professeur Sigmund, à l'hôpital général de Vienne. Je me suis donc borné au contentement de dérober à la nature quelques-uns de ses secrets. J'attends avec patience que la *syphilis expérimentale* obtienne son tour de faveur publique.

Les cas de transmissions accidentelles de la syphilis aux animaux ont dû se se montrer plusieurs fois au temps et dans le pays où le virus se trouvait plus exalté qu'il ne l'est fort heureusement aujourd'hui parmi nous. Dias de Isla (1), notamment, en rapporte des exemples observés en Espagne à la fin du xve siècle.

Il est donc possible qu'à cette époque des chèvres aient eu la syphilis en Italie, et se soient trouvées dans le cas de la transmettre aux hommes ; mais alors il est plus que probable que ces chèvres ont dû tenir elles-mêmes des hommes leur maladie.

Je ne dirai rien de l'expérience que j'ai faite à Saint-Lazare et dont M. Ricord a parlé. Je renvoie aux détails que j'ai donnés dans une Lettre adressée au Préfet de police que j'ai rendue publique.

Ceux qui voudront bien prendre la peine d'ouvrir cette brochure, aux pages 20, 21 et 22 (2), pourront se convaincre que M. Ricord a exprimé, dans la séance de mardi dernier, des opinions, non-seulement différentes, mais encore contradictoires, de celles qu'il avait émises dans le sein de la Commission préfectorale.

M. Ricord a prétendu, par exemple, dans cette Commission, que l'ulcération d'un singe n'était pas syphilitique, parce qu'elle n'avait pas pu s'inoculer à ce même singe, tandis qu'il déclare aujourd'hui que les chancres qui donnent la syphilis constitutionnelle ne sont pas *auto-inoculables*.

Je dois dire quelques mots sur cette question :

La syphilis constitutionnelle peut provenir d'un chancre, qui est d'abord pustuleux, ou d'un accident secondaire communiqué directement, qui est d'abord papuleux et que j'ai appelé *pseudo-chancre*, pour consacrer l'erreur de ceux qui l'ont confondu longtemps avec le chancre.

Le chancre et le pseudo-chancre offrent plusieurs variétés dans lesquelles rentrent ce que M. Ricord appelle le chancre *mou* et le chancre *dur*. Mais toutes ces manifestations et tous ces éléments plus ou moins efficaces de syphilis constitutionnelle sont aisément réductibles les uns aux autres.

La syphilisation les ayant bien fait connaître, chacun a pu puiser à cette source ce qui lui convenait pour édifier ou pour reconstruire un système syphilographique.

(1) GEORGII HIERONYMI VELSCHII, SILLOGE OBSERVATIONUM ET CURATIONUM MEDICINALIUM. Ulm, 1677, p. 32.

(2) LETTRE A M. LE PRÉFET DE POLICE, reproduite ci-dessus. V. p. 198.

Aujourd'hui que la syphilisation a remplacé le mercure dans les hôpitaux de Norwége, on y produit à volonté, pour les besoins du service, le chancre que M. Ricord appelle *mou* avec la matière de celui qu'il appelle *dur*. C'est M. Bidenkap, habile syphilisateur norwégien et élève du professeur Bœck, qui a érigé cette conversion en méthoque et en pratique (1).

Il n'y a point de doute que si M. Ricord était témoin de ce phénomène il ne se rendît à l'évidence avec le même empressement que quand il s'est agi du dogme de la contagion secondaire. Peut-être trouverait-il encore une satisfaction rétrospective à se rapprocher ainsi de son ancien système, qui était entièrement basé sur l'unité du virus et la suprématie du chancre pustuleux.

En résumé, je déclare que certains animaux et les singes en particulier peuvent contracter toutes les variétés de chancres, et même la *vérole*, pour lâcher le gros mot.

L'Académie n'a pas d'autre moyen de s'en assurer que de former une Commission qui serait chargée d'instituer des expériences *ad hoc*.

J'ai l'honneur, Monsieur le Président, etc.

M. Vernois a officieusement profité de l'occasion pour raconter un fait qu'il a observé lorsqu'il était interne de M. Ricord lui-même à l'hôpital du Midi.

Un chat de l'établissement avait souvent goûté à des matières virulentes qui souillaient des cataplasmes et des plumasseaux de charpie. Il avait gagné de cette manière la syphilis. M. Vernois et son collègue M. Nivet, aujourd'hui professeur à Clermont-Ferrand, ont suivi les développements de cette maladie et ont sacrifié à propos l'animal, de peur qu'il ne leur échappât. Celui-ci offrait de nombreuses exostoses. Ses os ont été préparés par M. Nivet, qui les a déposés au musée Dupuytren. Ce chat n'avait jamais pris de mercure.

Personne n'oserait d'ailleurs attribuer ces exostoses au mercure plutôt qu'à la syphilis, sans s'exposer à s'entendre dire : *Abandonnez alors le mercure pour la syphilisation !*

Si M. Malgaigne avait assisté à la séance, il aurait pu raconter, comme il l'a fait en pareille rencontre, l'histoire d'un autre chat qu'il a vu à Nancy, également affligé d'exostoses syphilitiques.

M. Briquet, qui, pour notre instruction et notre plaisir à tous, était présent, a donné une seconde édition de ses chèvres revue, corrigée et augmentée, encore plus exhilarante, si cela est possible, que la première. Peut-être a-t-on beaucoup ri parce que M. Briquet paraissait fort grave en déroulant un épisode auquel il mettait la dernière main. *Utile dulci !*

La Providence, dont M. Briquet s'est fait l'interprète, nous défend les excès et nous punit au besoin par nos côtés faibles. Aux gloutons elle donne un gros ventre, une gastrite et la dyssenterie ; les buveurs sont hydropiques ou pissent beaucoup avec douleur. Les bavards sont pris par la gorge et les penseurs perdent la tête. *Qui frequenter cum capris coeunt vel cum aliis animalibus, gignunt luem veneream et multa patiuntuur ex ista*, etc. Tous nous en pâtissons comme d'un péché originel.

M. Briquet s'est exprimé en français. A tout prendre, il n'y a rien de plaisant dans le côté sérieux de cette thèse scabreuse !

(1) Bœck. Recherches sur la syphilis. Christiania, 1862.
Bidenkap. Aperçu des différentes méthodes de traitement employées a l'hopital de l'Université de Christiania contre la syphilis constitutionnelle, 1863.

Ne quittons pas ce sujet délicat sans nous demander si l'affection des chevaux, dont on a parlé dans ces derniers temps sous le nom de *maladie du coït*, n'est pas la morve accidentellement produite par une contamination sexuelle. Les vétérinaires ont trop de propension à croire qu'une maladie est différente quand le siége de ses affections diffère. N'avons-nous pas entendu les plus autorisés d'entre eux déclarer que l'inoculation faite à la queue d'une vache du virus de la pneumonie exsudative produit chez cet animal une autre maladie ?

Dans la séance du 20 septembre 1864, M. Ricord a profité de l'absence de MM. Depaul et Vernois pour leur riposter. Il s'est escrimé d'estoc et de taille contre des..... banquettes. Son triomphe a été complet..... Que ses courtisans lui tressent donc à l'envi des couronnes et rédigent ses bulletins de victoire !

Il a répété pour la centième fois qu'il n'était pas parvenu à inoculer la syphilis aux animaux. Nous le savions bien, puisque la venue de la *syphilis expérimentale* a sonné l'heure de la décadence du système de l'hôpital du Midi. C'est une idée à laquelle l'esprit de M. Ricord a de la peine à se faire.

M. Velpeau, à son tour, est venu nous apprendre qu'il n'avait pas réussi avec M. Bretonneau en 1817 ou 1818. Mais des progrès se sont accomplis depuis, car nous avons un *demi-siècle de plus* que M. Velpeau. Nul n'a le droit de dire à la science : *Tu n'iras pas plus loin.*

Ces révélations, non moins nouvelles qu'importantes, ont duré plus d'une heure.

> Et semblait que la gloire, en ce gentil assaut,
> Fust à qui parlerait, non pas mieux, mais plus haut.

Les esprits se trouvent à présent fixés sur le sens et la portée de la lettre que j'ai adressée à l'Académie de médecine, le 12 septembre, et à laquelle la presse a fait bon accueil. Les journaux, veux-je dire, l'on reproduite en entier. C'était la plus honorable manière de conquérir le droit de critique. *Qui n'entend qu'une cloche, n'entend qu'un son*, dit un proverbe. Cette fois-ci on a entendu deux cloches et deux sons forts différents. Le dernier a dû me paraître à moi discordant et très-peu persuasif.

Examinons la critique ainsi que ses variétés.

On dit que ma lettre ne prouve rien. On dit vrai ; mais je n'ai rien non plus voulu prouver. Ce n'est pas une dissertation, mais une réponse que j'ai faite. On niait et j'affirme ; voilà tout. Il y a longtemps déjà que j'ai prouvé ce que j'avance aujourd'hui. Mes Aristarques disputent sur le Tasse et l'Arioste ; ils ne m'ont point lu.

Du moins posent-ils fort mal la question. Ils citent d'un air triomphal ceux qui n'avaient pas réussi avant moi. Ne les avais-je pas cités moi-même ? Ils s'appuient sur leurs assertions. Ne les avais-je pas combattues, battues et abattues ? J'ai fait tout ce que j'ai pu pour concourir au progrès et j'ai quelquefois réussi. Tous les détracteurs du monde ne sauraient m'enlever cette satisfaction-là. Que la science de la veille dénigre donc à son aise celle du lendemain ! elle remplit son rôle.

On me reproche enfin de m'appuyer sur l'opinion de la province et de l'étranger. Je ne m'en défends pas, quoique je m'en rapporte principalement à mes propres observations. Mais je ne rejette pas les travaux qui se font au delà des fortifications de Paris ou des frontières de la France. La science n'est-elle pas cosmopolite ?

Je reviens sur cette séance du 20 septembre, où M. Ricord, plein de vaillance, est descendu dans l'arène quand ses adversaires n'y étaient plus.

Le public ne tient pas à savoir qui a raison de M. Ricord ou de moi, pourvu qu'il sache bien positivement si les animaux peuvent être atteints de syphilis et à quoi cette découverte est utile. Il fait bon marché, sans doute, de la personnalité de M. Ricord, ainsi que de la mienne. Par conséquent, si cette personnalité, que je respecte infiniment, se montre ici, il ne faut pas croire que, M. Ricord ne m'ayant pas pardonné les offenses et le tort qu'il m'a faits (1), j'aie l'intention d'exercer contre lui des représailles; mais on doit l'attribuer à ce qu'il s'est lui-même mis à découvert en protestant de son indépendance et de son dégagement de tout intérêt dans cette question sur laquelle il n'a pas, dit-il, de parti pris. Il faut donc que j'examine si cette assertion de M. Ricord est fondée.

La question de l'origine de la syphilis n'est pas subordonnée, comme M. Ricord paraît le croire, à celle de la syphilis des animaux. Que ceux-ci puissent avoir ou non la vérole, elle n'est pas moins originaire d'Amérique, et nous sommes voués au doute, à l'incertitude relativement à cette partie de la création, comme relativement à bien d'autres. D'ailleurs, si la maladie vénérienne nous venait des animaux, saurions-nous d'avantage d'où elle leur vient? Sans doute qu'elle a pris naissance quelque part un jour, mais son origine pourrait, à la rigueur, être plus ancienne que celle de l'homme. Nous ignorons même si le principe de cette maladie n'a pas encore aujourd'hui en quelque endroit une existence indépendante de l'organisme de l'homme, sinon de celui des animaux.

Pour avoir nos coudées franches en pénétrant dans le cœur du débat, dégageons-en tout d'abord l'individualité et l'honorabilité de M. Ricord, qui doivent être mises hors de cause, bien qu'il ait jugé à propos lui-même, — et hors de propos, — de les faire intervenir.

M. Ricord n'aurait pas dû, à mon sens, protester de sa bonne foi devant l'Académie : cette déclaration maladroite pouvait à tort donner à entendre qu'il n'était pas dans le cas de tous ses collègues ou qu'il dérogeait lui-même à ses habitudes.

Nous savons tous qu'il ne se serait pas exposé encore une fois au grand jour et au péril d'une discussion académique s'il ne s'était cru en possession de la vérité et bien armé pour la défendre. N'avait-il pas d'ailleurs mille autres moyens de satisfaire son légitime désir d'appeler l'attention et de gagner l'approbation de ses collègues et du public? Quant à moi, je n'ai plus nulle envie de l'attaquer et de le battre depuis qu'il a reçu les ruades d'adversaires indignes de lui. Je suis las de mes triomphes, qui ont empêché de dormir des plagiaires transfuges de son camp, et j'aspire enfin à lui donner du repos!

Voyons cependant, puisqu'il a posé lui-même la question, s'il n'a aucun intérêt, ne fût-ce qu'un intérêt d'amour-propre, à prétendre que les animaux ne peuvent pas contracter la syphilis. Eh quoi! M. Ricord est-il sans passions et ne peut-il plus s'écrier, comme chacun de nous : *Homo sum et nihil humani a me alienum puto?* On sait pourtant avec quelle opiniâtre ardeur il soutenait autrefois ses idées. Il ne lâchait pied que quand il ne lui était plus possible de résister.

(1) Proprium est humani ingenii odisse quos læserit. (TACITE, *Histoire du règne de Tibère.*) Pensée profonde que les historiens et les moralistes ont reproduite sous diverses formes. « Ceux qui ont fait de grandes injures, » dit Guichardin, « s'en souviennent mieux que ceux qui les reçoivent. » — « Celui qui offense pardonne moins que celui qui est offensé (Saint-Evremont), » etc.

N'a-t-il pas rompu des lances, j'allais dire brisé ses lances, contre cette question de la syphilis des animaux? N'est-ce pas elle qui a fait à l'édifice de sa doctrine la brèche par où sont entrées, pour ne citer que deux exemples, la syphilisation et l'admission de la contagion secondaire? Ne sont-ce pas nos luttes à cette occasion qui ont fixé l'attention du monde savant sur mes expériences et sur la fragilité des choses..... de M. Ricord?

M. Ricord parle sans cesse des expériences qu'il a faites pour inoculer la syphilis aux animaux, quoiqu'il n'en ait réellement fait aucune.

C'est ce que je vais démontrer à tous mes lecteurs surpris.

M. Ricord n'a effectivement inoculé que ce qu'il appelle le *chancre mou*, qu'il regardait autrefois comme exclusivement vérolique et exclusivement inoculable, et qu'il ne croit plus maintenant susceptible de donner la vérole. Comment donc aurait-il communiqué la syphilis aux animaux avec ce qui, selon lui, ne la donne jamais? Ainsi les expériences qu'il a faites autrefois doivent être désavouées par lui. Si quelqu'un les invoque désormais, il aura affaire... à M. Ricord. Ce que je dis des expériences de M. Ricord s'adresse aussi à celles de M. Cullerier.

Je me hâte d'aborder le côté scientifique de l'argumentation de M. Ricord et spécialement les objections qu'il a faites à M. Vernois.

Le chat de M. Vernois n'a eu, dit M. Ricord, que des ulcérations à la gueule et des exostoses. Il me semble qu'il n'en fallait pas davantage pour dénoncer la vérole si ces ulcérations avaient un cachet caractéristique. Comment fait donc M. Ricord pour diagnostiquer la maladie dans son cabinet, si des symptômes semblables ne lui suffisent pas? D'ailleurs, de ce que d'autres symptômes n'ont pas été observés ou indiqués, rien ne prouve qu'ils n'aient pas existé.

M. Ricord dit : Pourquoi ce chat, qui avait contracté la vérole en se repaissant des ordures de l'hôpital, n'a-t-il pas aussi avalé du mercure qui l'aurait guéri?

Plaisante question! M. Ricord mériterait bien qu'on retournât cette argumentation contre l'objection qu'il a tirée ensuite de la rareté des véroles d'animaux. Ne verrait-on pas souvent, a-t-il dit, des animaux vénériens, si ceux-ci pouvaient le devenir? Ne pourrions-nous pas lui répondre que précisément les chats d'hôpitaux de vénériens ont rarement la vérole parce qu'ils trouvent aisément le remède à côté du mal : *ubi malum, ibi remedium* (1). Mais nous ne voulons pas nous servir même contre M. Ricord de ses mauvais arguments.

Nous lui répondrons tout uniment que les chats n'aiment pas le mercure, que leurs organes supportent très-mal ce médicament, pour ne pas dire ce poison, et que ces animaux n'ont pas l'habitude de manger ce qui leur déplaît, ni surtout de le faire régulièrement, méthodiquement, *secundum artem*, conformément aux sages prescriptions cliniques de M. Ricord, qu'aucune finesse ou rouerie de chat ne saurait remplacer. Au surplus, il n'est pas même présumable qu'un chat ait jamais contracté la vérole pour avoir avalé quoi que ce soit. Le simple contact du virus avec une muqueuse excoriée est bien plus dangereux même pour les chats que toutes les gourmandises dépravées possibles.

M. Ricord comprend-il maintenant que dans un hôpital où les chats sont

(1) Ce texte quasi homœopathique est curieusement et longuement développé dans PHYTOGNOMICA de J.-B. Porta (in-12 de 605 pages, Rouen, 1650), au chapitre II du livre III, p. 159 et suivantes. Ce chapitre est intitulé : *Herb et animalia, quæ damna, eadem remedia præstare.*

bien nourris et peu nombreux, il doit y en avoir rarement qui aient le goût et l'instinct assez dépravés pour préférer le virus et le mercure aux potages et aux bons ragoûts? Nous nous dispenserons donc d'insister plus longtemps sur cette objection.

Nous la connaissons d'ailleurs depuis longtemps. N'est-ce pas elle qui fut jetée à la face de M. Rayer sous une autre forme, quand il soutint après Eliotson que l'homme peut contracter la morve? N'est-ce pas elle que M. Ricord adressait aux partisans de la contagion secondaire? N'est-ce pas elle, en un mot, qu'on oppose à toute vérité naissante? Son pendant consiste à déclarer, quand la négation n'est plus possible, que la démonstration n'avait pas été péremptoire, ce qui est encore une manière de dépriser un inventeur. Heureux quand on ne confisque pas l'invention en la dénaturant.

Pour réussir dans l'inoculation de la syphilis aux animaux, il convient de choisir la matière et l'animal et de bien opérer. Ensuite il faut attendre, observer en temps opportun et bien interpréter les phénomènes observés. J'ai tracé ailleurs les règles de la syphilis expérimentale (1). Je n'y reviendrai pas ici.

M. Ricord a accepté, dit-on, de bonne grâce et même avec empressement, le dogme de la contagion secondaire, et il reconnaîtrait de même, volontiers, la communication de la syphilis aux animaux si l'on apportait à l'appui de cette thèse des preuves concluantes.

Je proteste de toute mon énergie contre cette assertion que M. Ricord s'est empressé d'admettre la contagion secondaire. Il l'a au contraire repoussée vigoureusement. Le témoignage traditionnel des médecins de tous les temps et l'observation de tous les pays et de tous les jours, une polémique ardente entre ses adversaires et ses amis, et l'argumentation pressante de M. Velpeau n'avaient pu déraciner de son esprit le dogme de la non-contagion qu'il avait reçu de Hunter. Les expériences de Wallace ont été stériles pour lui; celles de Waller et de Vidal n'ont excité que ses sarcasmes, et les preuves accumulées par l'anonyme du Palatinat ne l'ont pas même ébranlé. Il ne s'est rendu définitivement devant l'Académie qu'après que toute résistance eût été vaine, car il avait encore élevé des obstacles dans le sein de la Commission où il se trouvait juge et partie et où tous les éléments de conviction avaient été rassemblés. Voilà ce qu'on appelle de l'empressement! Il est vrai que *l'enfer est pavé de bonnes intentions.*

Admettons que M. Ricord soit allé au devant de la vérité autrement que pour la combattre. On ne niera pas toutefois que cette vérité n'ait existé et n'ait été reconnue bien avant la sanction tant désirée de M. Ricord. C'est pourtant à lui qu'on voudrait attribuer presque tout le mérite, au préjudice de ceux qui ont fait, pour ne pas dire forcé, sa conviction.

La syphilis peut aussi exister chez les animaux avant la sanction de M. Ricord, qu'on attend. Ah! si M. Ricord se bornait à douter, au lieu de nier énergiquement, peut-être pourrait-on le croire inspiré de l'esprit de sagesse. Mais loin de là! Toujours le dernier à voir la lumière quand elle ne vient pas de lui, il donne sans détour à entendre qu'une découverte en syphilistique n'existe pas avant qu'il l'ait constatée. Il se pose en Louis XIV de la syphilis et dirait volontiers : *La vérole, c'est moi.* Il a même laissé imprimer que sa doctrine était mieux que nature, quoiqu'il l'ait ensuite abandonnée. Il ferait donc bien de chercher ardemment la vérité qu'il demande qu'on lui montre et qu'il s'ef-

(1) V. le premier Mémoire : DE LA SYPHILISATION OU VACCINATION SYPHILITIQUE, p. 5-60.

force de ne point reconnaître, au lieu d'opposer sans cesse au progrès des fins de non-recevoir.

L'homme éprouve quelquefois vers la fin de sa carrière un réveil de ses facultés et comme un pressentiment de l'avenir. Puisse mon célèbre adversaire se replier un jour sur son passé brillant, sur ce passé qui a été suivi d'une longue éclipse, et donner des gages éclatants à des vérités qu'il croit mépriser aujourd'hui! Que du moins il me sache gré dès à présent de lui souhaiter un aussi glorieux et si digne couronnement de son existence scientifique!

Après M. Ricord, M. Velpeau a parlé dans le même sens. Or, il faut qu'on le sache! M. Velpeau, toujours respectable pour nous, a une autorité des plus souveraines dans le camp de M. Ricord.... quand il est du même avis que M. Ricord. C'est de cette formidable autorité qu'on veut m'écraser aujourd'hui. On voit que je n'atténue pas les arguments de mes adversaires.

Les expériences de M. Velpeau ont été faites il y a plus de 45 ans, alors que ce chirurgien n'avait que 22 ans (1), et à une époque où les inoculations syphilitiques n'avaient pas encore été de mode. Qui oserait prétendre que M. Velpeau adolescent soit le même que M. Velpeau couvert de lauriers, de cheveux blancs et de nos respects?

M. Velpeau a fait une douzaine d'expériences, sur des chiens, des moutons et des lapins, auxquels il a inséré du pus de chancres et de bubons. Rien que 12 expériences, 4 à peu près pour chaque espèce d'animal et 6 pour chaque matière. J'en avais fait, moi, dix fois davantage, sans avoir rien trouvé ni rien dit! Le succès enfin a été le fruit de ma persévérance et de mes efforts. C'est que je ressentais cette foi vive qui remue, dit-on, des montagnes.

Et l'on m'objecte quoi? Une douzaine d'expériences tentées çà et là, il y a 45 ans, sans résolution bien arrêtée, par un commençant, ce commençant fût-il M. Velpeau!

Que M. Velpeau aurait été mieux inspiré s'il avait inoculé un seul singe ou même un chat avec un bon virus!

M. Velpeau pense, comme M. Ricord, que si les animaux pouvaient contracter la syphilis, ils seraient imprégnés de virus syphilitique (2). Mais sommes-nous tous imprégnés des virus de la rage et de la morve, quoique nous puissions contracter ces maladies? Suffit-il d'ailleurs d'avaler des virus, pour en être infecté?

Après M. Velpeau, M. Bouley prend un instant la parole afin de répondre à une question que M. Ricord avait adressée aux médecins vétérinaires collecti-

(1) M. Velpeau, né en 1795, tentait l'inoculation de la syphilis aux animaux en 1817 ou 1818.

M. Velpeau n'est pas seulement un savant de premier ordre, un esprit droit et honnête, mais il cache sous des dehors un peu rudes beaucoup de sensibilité. *Bouche d'acier et cœur d'or*, telle est la définition que je propose de donner de M. Velpeau. Les hommes de ce caractère méritent les suffrages et les sympathies du public. C'est pourquoi il est aussi pénible d'avoir à les combattre que difficile d'en triompher. Mais l'amour de la vérité est irrésistible; il ne connaît pas d'obstacles.

(2) Est-il sûr qu'en cherchant bien on ne trouverait pas des motifs historiques de se départir d'une opinion négative aussi absolue que celle de MM. Ricord et Velpeau? Voici un renseignement qui se rapporte surtout à une époque où le virus était fort exalté. « Les chiens alains que les Espagnols jetèrent dans différentes îles et plusieurs cantons du nouveau continent furent bientôt aussi atteints de la peste vénérienne. »

« Les chiens du Pérou, qui sont de la première race transplantée, éprouvent encore aujourd'hui des accès du mal vénérien. » (De Paw; RECHERCHES PHILOSOPHIQUES SUR LES AMÉRICAINS, etc., 3 vol. in-12, Londres, 1771, t. Ier, p. 20.)

vement, sous prétexte d'apprendre d'eux s'ils avaient observé la syphilis sur les animaux. M. Ricord savait bien déjà qu'ils ne l'avaient pas observée.

C'est ce qu'a effectivement confirmé M. Bouley. Mais les vétérinaires ne connaissent pas les pus véroliques ; ils ont dû s'en rapporter pour faire des expériences aux choix de M. Ricord, qui certainement n'a pu leur fournir un meilleur virus que celui qu'il employait lui-même. Pourquoi donc auraient-ils mieux que lui réussi ?

M. Bouley donne ensuite quelques éclaircissements sur cette singuliére maladie du coït qu'on n'aurait observée, dit-il, qu'à dater de 1796 et qui aurait reparu depuis cette époque plusieurs fois. Mais il y a lieu de croire qu'elle était connue antérieurement à cette date.

Quoi qu'il en soit, quand elle a reparu, n'est-ce pas qu'elle avait persisté sans s'éteindre dans un état très-faible ou à l'état latent, et qu'on a pris une chose relative, une recrudescence, pour une renaissance ou revivification absolue ?

Cette maladie qui se communique par le coït ne se transmet ainsi, à l'instar de la syphilis, qu'à la faveur de symptômes génitaux qu'elle présente.

MM. les vétérinaires affirment qu'elle n'est pas *inoculable*. Ils devraient se borner à affirmer qu'elle n'a pas été *inoculée* jusqu'ici. Tout ce qui est contagieux est inoculable et *vice versa*. La contagion est une inoculation naturelle, de même que l'inoculation est une contagion artificielle. Apprenons à imiter la nature ; cherchons à comprendre son langage, mais ne nous hâtons pas d'interpréter son silence.

M. Ricord revient ensuite à la charge, armé d'une lettre de M. Leblanc, qui confirme ses assertions..... et les miennes, puis-je dire.

M. Leblanc a effectivement reçu une matière de M. Ricord et il l'a inoculée à des chiens. Mais nous savons ce que vaut cette matière. Quant aux chiens, ce sont les animaux les plus mal choisis pour des inoculations syphilitiques.

M. Leblanc considère la maladie du coït comme analogue à la syphilis, dont elle diffère toutefois par des caractères importants. Quels sont ces caractères? Voilà ce que nous voudrions savoir. Tourtelle avait déjà dit, en l'an VII, dans ses ÉLÉMENTS DE MÉDECINE (t. III, p. 242) : « On a vu à la vérité des étalons avoir des ulcères à la verge après le coït, mais ces accidents n'étaient point de nature syphilitique et se guérissaient très-aisément, par des moyens entièrement différents de ceux qu'on est dans l'usage d'employer dans les maladies vénériennes. » Il ne paraît pas s'agir là de la maladie mortifère du coït que décrivent les vétérinaires aujourd'hui.

J'ai déjà émis la conjecture, — *ad referendum*, comme disent les diplomates, — que cette maladie du coït pouvait être la morve, avec localisation de symptômes vers les parties sexuelles. Qui sait même si elle ne renferme pas les symptômes confondus de plusieurs maladies différentes, y compris le *grease* pustuleux ?

HISTOIRE D'UN CHAT SYPHILITIQUE.

LECTURE FAITE A L'ACADÉMIE DE MÉDECINE LE 29 MAI 1866.

Sans discuter la question de savoir si les animaux sont susceptibles de contracter la syphilis constitutionnelle, je vais rapporter l'observation d'un chat qui est atteint de cette maladie et qui, après en avoir présenté plusieurs symptômes, en offrira vraisemblablement d'autres.

Il s'agit d'un matou de gouttières, âgé de 5 ans, qui a possédé une santé florissante jusqu'au moment où son destin l'a mis au service de la science.

Une première inoculation lui a été pratiquée le 6 octobre 1864.

La matière inoculée venait du *pseudo-chancre*, très-humide, d'un sujet contaminé seulement depuis deux mois. (J'entends par *pseudo-chancre* le produit très-infectant d'un accident secondaire communiqué directement, et qui débute par une papule, tandis que le chancre commence par une pustule ou par une simple érosion folliculaire.)

Le porteur de ce pseudo-chancre n'avait pris jusqu'alors, comme traitement, que quelques pilules mercurielles. Ce n'est pas moi qui les lui avais prescrites.

Sa matière a été recueillie sur la pointe d'une lancette; l'inoculation a été pratiquée quelques heures plus tard; la lancette paraissant déjà avoir subi un léger degré d'oxydation. Mais il est certain que cette matière, préalablement humectée d'un peu d'eau tiède et ramollie, a été convenablement insérée en un seul point de la concavité du pavillon de l'oreille droite du chat.

Un instant après cette inoculation, du pus blennorrhagique très-suspect a été déposé sur le globe oculaire droit du même chat.

A aucune époque ultérieure, il n'a été possible d'observer la moindre trace de travail pathologique, soit à l'endroit inoculé, soit dans son voisinage, ou les ganglions correspondants.

La contamination blennorrhagique fut également sans effet.

Le 8 décembre, je possédais du bon claveau que j'avais recueilli la veille. Je l'inoculai à l'oreille gauche de mon chat par une seule piqûre, et à son oreille droite par deux ou trois excoriations.

Le 10, l'oreille droite était un peu chaude; mais tout s'est borné là.

Ce même 10 décembre, je déposai simplement sur le nez du chat le pus d'un chancre suspect. Mes notes ne disent pas en quoi consistait ce chancre, ni pourquoi il était suspect. Elles renvoient seulement à l'observation du sujet, que je n'ai pas retrouvée. Elles ne constatent pas non plus que cette souillure nasale ait été suivie de résultat. (En narrateur fidèle, je ne néglige même pas de faire mention de circonstances en apparence insignifiantes.)

Inoculations pratiquées le 26 mars 1865. — 1° *Oreille droite.* — Inoculation par deux piqûres, à la concavité du pavillon auriculaire, de la matière d'une pustulette préputiale d'un sujet qui a probablement un pseudo-chancre caché sous le prépuce, et très-certainement une pléiade bi-inguinale au début.

2° *Oreille gauche.* — Inoculation semblablement faite de la matière de plaques muqueuses qu'une femme, nommée Tiébault, porte à la vulve. J'appelle tout particulièrement l'attention sur cette insertion-là.

Quelques jours à peine écoulés, il ne reste plus de traces de ces inoculations.

1er avril (4 jours révolus). — *Oreille droite.* — Rougeur et chaleur du pavillon. Croûte au centre de la concavité de ce pavillon. Mes notes disent : *petite croûte déhiscente ; le chat s'est gratté.* Succès.

A la loupe, on aperçoit du pus concret, et on découvre un fond pultacé à travers les fentes de la croûte; mais il y a absence de liséré et de pointillé chancreux.

En pressant cette lésion par la base, je fais sourdre un peu de sérosité qui ne paraît pas mélangée de pus, et que je reçois sur la pointe d'une lancette. L'animal ne témoigne par aucun mouvement qu'il souffre de cette petite manœuvre.

Je pique à l'instant de ma lancette souillée trois papules muqueuses d'un sujet soumis à la syphilisation. Il n'y a point eu de résultat.

Rien à l'oreille gauche.

4 avril (7 jours révolus.) — *Oreille droite.* — Rougeur moindre. Croûte que je respecte.

8 avril (11 jours révolus.) — *Même oreille.* — Je ne trouve que ce mot souligné dans mes notes : ABORTION. Je regrette de ne pas avoir pu inoculer soigneusement la matière de cette lésion passagère.

Je reviendrai tout à l'heure sur l'inoculation du 28 mars, pratiquée à l'oreille gauche. J'achève le récit des insertions subséquentes.

Pour être exact et complet, je dois ajouter qu'à diverses reprises j'ai déposé différentes matières syphilitiques sur les muqueuses de mon chat. En outre, je lui ai en vain inoculé une fois la variole, et fait plus tard une insertion vaccinale avec un demi-succès. Plusieurs inoculations de rougeole, une inoculation de croup et une autre de favus ont été sans résultat.

Le 15 et le 17 juillet 1865, je lui ai inutilement inoculé un sang de rate qui tuait des lapins en moins de vingt-quatre heures.

Du 19 au 27 septembre, il avale volontiers deux fois par jour une tasse de déjections cholériques coupées avec du lait ; il est soumis en outre à dix-sept lavements de ces déjections pures, tantôt récemment rendues, tantôt exposées préalablement à l'air.

Je tamponnais le rectum après chaque lavement afin que la matière fût longtemps en contact avec la muqueuse du gros intestin, ou qu'elle pût être absorbée.

Trois fois, dans le but de pratiquer une expérience décisive, j'ai fait précéder le lavement cholérique d'un lavement d'eau savonneuse, tiède, destinée à nettoyer le gros intestin ; ensuite j'ai maintenu avec la main une grosse sonde dans le rectum pendant plus d'une heure. Dans les trois cas, le lavement de matières cholériques n'a pas été rendu.

Les singes, pour le dire en passant, sont très-friands de déjections cholériques pures, qu'elles aient été rejetées par le haut ou par le bas ; ils en absorbent volontiers et impunément par la bouche de fort grandes quantités. Mais l'expérimentateur s'expose s'il tente de leur en faire prendre par l'anus, à rencontrer un mauvais accueil, et même à recevoir en plein visage un rebut ou un excédant de matières. C'est un désagrément que j'ai *essuyé* en 1849.

Enfin, le 22 mars 1866, ayant à ma disposition les débris anatomiques d'un chien enragé, que je devais à l'obligeance de M. Mathieu, et dont j'examinais les lysses, j'ai offert à mon chat, après m'être assuré qu'il n'avait aucune excoriation labio-buccale, un fragment de rate et un morceau de poumon de ce chien. Ce mets lui a paru appétissant. C'est tout ce que je voulais savoir dans le moment.

J'utiliserai ailleurs cette notion.

Je décrirai en outre soigneusement les lysses, et j'indiquerai le moyen de les trouver.

La rage sera soumise ainsi aux lois qui régissent la plupart des maladies virulentes, sinon toutes. Je fais allusion aux symptômes qu'on observe généralement sur les surfaces tégumentaires, soit cutanées, soit muqueuses.

Tel est le dénombrement des épreuves auxquelles j'ai soumis mon pauvre chat.

On blâmera sans doute cette incontinence expérimentale, qu'on jugera peut-être incompatible avec la précision et la netteté des résultats, et nuisible à la clarté de l'exposition. Mais je n'ai pas le privilége d'avoir un laboratoire, ni même une écurie à mon usage. Cet unique animal a dû par conséquent me servir de lieu commun expérimental; je tenais à l'utiliser le plus possible.

C'est le seul genre de cumul que je me sois jamais permis.

Une, seulement, de toutes ces insertions ou contaminations a paru devenir le siége d'un remarquable, quoique médiocre effet local. C'est celle qui fut pratiquée le 28 mars, à l'oreille gauche (matière de plaques muqueuses.)

Vers le 23 avril, il se montra une petite papule d'un rouge pâle à l'une des piqûres. Cette papule était douloureuse quand on en pressait le centre avec la pointe d'un crayon, à en juger du moins par l'impatience que manifestait l'animal. Elle prit bientôt la forme d'un ruban de 1 millimètre de largeur, à peine élevé au-dessus de la peau voisine, et représentant un quart de circonférence de cercle. Vers la fin d'avril, ce quart de circonférence papuleux se couvrit de pellicules squameuses, et laissa voir à la loupe quelques petits points purulents.

Mais tout s'est borné là. Notre papule circinée disparut au moment même où je me proposais de réunir quelques observateurs autour d'elle ; elle ne sécréta presque aucune matière, ne s'indura point et ne parut pas pousser de racines dans son voisinage immédiat, et à plus forte raison retentir dans les ganglions prochains. Le 4 mai, elle avait fait place à une espèce de petit durillon qui fut très-éphémère.

A peine est-il douteux néanmoins qu'elle doive jouer un rôle important à titre de point de départ dans les phénomènes consécutifs que je vais essayer de faire connaître.

J'ai constaté quelquefois chez l'homme que l'accident primitif était encore moins prononcé, et presque réduit à rien. Il n'y a pas loin de là aux véroles d'emblée.

Vers la fin de juin 1865, je remarquai que mon chat se léchait fréquemment les deux pattes de devant. J'y regardai de très-près, et je vis que la matrice des deux griffes *polliciennes* (1) était enflammée et qu'il en suintait un peu de matière. L'idée d'un accident syphilitique ne me vint pas à l'esprit ; je pensai qu'il s'agissait de lésions traumatiques que les penchants fort déréglés de mon chat rendaient vraisemblables.

Les jours suivants l'affection augmenta ; je vis bientôt se dessiner distinctement autour de chacune des deux griffes sus-mentionnées une plaque muqueuse bien circonscrite, arrondie, mamelonnée ou chagrinée, luisante, d'une couleur rouge-brique peu foncée et dont la sécrétion était abondante, surtout autour des griffes.

Ces plaques muqueuses (variété d'onyxis) étaient si bien caractérisées qu'un ouvrier zingueur atteint de syphilis, auquel je les ai montrées, s'est tout de suite écrié : *c'est comme les gros boutons que j'avais aux coui....* Il venait de lâcher un mot rabelaisien par lequel les gens du peuple désignent encore quelquefois les bourses.

En flairant ces tubercules muqueux, je constatai qu'ils exhalaient une odeur nauséabonde bien connue, quoique l'animal en fît presque constamment la toilette.

Vers cette époque je soumis le précieux animal au plus complet examen.

Son crâne, son menton, son cou et une partie de son dos se trouvaient par-

(1) Pollex, pollicis, pouce.

semés de petites croûtes, sèches, acnéiques, semblables à celles qui siégent au cuir chevelu de certains sujets syphilitiques, et dont le caractère spécial ne saurait échapper à un tact ni à un œil exercés.

Les deux plaques muqueuses n'eurent guère plus de trois semaines de durée. On les vit graduellement se résoudre, mais les pustules ou croûtes ne disparurent pas complètement ou du moins celles qui s'en allaient étaient remplacées par d'autres. Il en existe même encore quelques-unes aujourd'hui. Aucune interruption de temps n'a donc existé entre elles et le symptôme dont je vais parler.

Vers le mois de décembre 1865, mon chat présentait deux boutons croûteux qui étaient limitrophes et situés sous le menton. Il les humectait constamment avec sa patte sans cesse insalivée.

Ces boutons un peu coniques avaient à peu près le volume et le relief d'une lentille, et présentaient une base livide et dure. L'un d'eux était comme ecchymosé en un point de sa surface.

Je me mis en observation.

De semaine en semaine de nouveaux boutons naissaient à côté des premiers et formaient avec eux un groupe.

Je ne dirai pas quelle matière s'en écoulait, ne les ayant jamais comprimés dans la crainte de les dénaturer, malheureusement le chat, qui ne partageait pas ma manière de voir, ni mes scrupules, y touchait sans cesse.

Enfin l'ensemble des boutons prit la physionomie d'une syphilide tuberculeuse en groupe ou mieux de cette syphilide circonscrite que M. Bazin a fait bien connaître sous le nom de gommes de la peau. Ces tubercules ou ces gommes s'éteignirent graduellement et successivement dans l'ordre de leur apparition, laissant à leur place un gaufrage cicatriciel qui persista tant que la poussée des poils ne le fît pas disparaître à la vue d'abord, et plus tard au toucher.

Il n'y avait plus de traces de cette syphilide vers la fin du mois de février 1866.

Elle a été suivie d'un symptôme qui n'a rien de bien caractéristique et qui peut-être même n'est pas syphilitique. Je vais tâcher de le faire connaître. Il est aujourd'hui très-prononcé et probablement encore dans une période de développement. Puisse-t-il revêtir dans peu de temps un cachet plus expressif!

Ce symptôme siége surtout au dos vers la partie voisine de la queue : il y est très-prononcé. On l'observe aux fesses, aux cuisses, à la base de la queue et sur les flancs, où il paraît s'étendre en gagnant du terrain.

Il consiste en une maladie des poils, sinon de leurs bulbes. Les poils sont pâles, secs, courts, mais non cassants, la moindre traction les déracine.

Dans certains endroits du ventre couverts de poils blancs très-fins qui ne cachent pas complètement la peau, celle-ci présente quelques taches jaunâtres larges, arrondies, que je ne puis mieux comparer qu'à la crasse du pityriasis versicolor.

Par un examen qui n'exige pas beaucoup d'attention, on découvre çà et là dans les lieux malades quelques croûtes acnéiques autour desquelles les poils s'arrachent facilement par places, comme dans l'*alopécie syphilitique*. Ces croûtes paraissent même aujourd'hui aller en augmentant de nombre et d'étendue et se compliquent de quelques papules dont le nombre augmente aussi tous les jours. Le chat lèche et mordille ces papules et ces croûtes dans les régions où il peut les atteindre aisément, ce qui indique qu'il y ressent de la douleur et de la démangeaison.

Je n'hésiterais même pas à reconnaître ici ce dernier symptôme (alopécie) si je n'étais un peu embarrassé par le groupe tuberculeux ou gommeux qui s'est montré chronologiquement avant lui, contrairement à ce qu'on observe d'habitude.

Cependant je suis loin d'être tout à fait fixé relativement à la non-contagion des accidents tertiaires ou avancés. Je crois avoir noté des cas où cette contagion était presque contemporaine d'une contagion ordinaire ou l'avait précédée. Il en était résulté une concomitance de symptômes de deux ordres (secondaires et tertiaires) ou bien même une interversion de ces symptômes.

Il faut à présent se rappeler que j'ai pratiqué à ce chat des inoculations de toutes sortes, et en temps divers.

Enfin un ongle d'une patte de derrière est le siége d'une altération qui n'est pas encore bien caractérisée. Une humeur s'épanche autour de cet ongle, dont la base est épaissie et le centre un peu rosé. Le chat ne paraît pas y souffrir, ou du moins ne s'en préoccupe pas beaucoup. Ce n'est peut-être qu'une petite lésion traumatique. Il est probable que je saurai bientôt à quoi m'en tenir à cet égard.

Ce chat n'a encore présenté aucun symptôme apparent du côté des muqueuses (les manifestations de ce genre paraissent être rares chez les chats, d'après les observations que je puis citer).

Il est cependant sujet, depuis quelques jours, à une sorte de toux ou de mouvement sternutatoire dont la cause semble résider dans les arrière-narines, et qui peut être l'indice d'une lésion matérielle existant de ce côté.

Une partie du bout de son nez, habituellement pâle, blanche et ladre, est devenue d'un jaune safran par l'extension singulière d'une tache naturelle.

Un observateur attentif pourrait découvrir que ce bout de nez a un peu augmenté de volume et que l'ensemble de l'organe lui-même n'a plus toute sa symétrie. Il verrait en outre qu'un des cornets inférieurs est plus renflé que l'autre, en même temps que sa muqueuse offre des pustulettes et de petites érosions. Il constaterait enfin que ce cornet s'avance beaucoup plus que l'autre en dedans vers la partie antérieure de la cloison, précisément d'un côté où le bout du nez présente un léger renflement. Nulle douleur ne paraît se faire sentir quand on y touche.

Depuis plusieurs jours je fais l'examen comparatif de tous les nez de chat que je rencontre. Aucun ne se distingue par ce renflement terminal ni par cette déformation.

En pareille matière pourtant la prudence exige qu'on diffère de se prononcer relativement à la question de savoir s'il existe ou non une affection osseuse du nez.

L'auscultation ne révèle pas le moindre désordre thoracique.

La santé générale de mon animal est aujourd'hui bien loin d'être parfaite. Il a maigri dans ces derniers temps et s'est efflanqué. Il paraît triste et manque d'appétit. Ses conjonctives et ses membranes clignotantes sont pâles et ses yeux enfoncés dans l'orbite ; sa voix est parfois enrouée.

Il est un peu en rut. Cette circonstance fait que, si on le touche, il se persuade qu'on veut donner satisfaction à son tempérament. Aussi peut-on l'observer aisément.

Dans le principe, je lui rognais les griffes deux fois par semaine ; mais je me dispense depuis longtemps de ce soin. Sa douceur est si constante et si parfaite, sa patience et sa résignation sont si exemplaires, qu'il ne se sert jamais contre personne de ses défenses naturelles, singulièrement fortifiées par de fréquentes excisions. J'explore presque tous les jours la profondeur de sa gorge sans rencontrer jamais de sa part aucune résistance volontaire.

A vrai dire, je le soigne très-bien, et je le comble de caresses pour lui faire oublier mes torts et me concilier ses bonnes grâces. Il est devenu affectueux depuis que je me borne à l'observer sans lui faire de nouvelles inoculations. Mais il ne ronfle pas bien, je ne sais pourquoi, quoique la main appliquée sur son larynx reçoive la perception très-nette de cette oscillation des cerceaux qui détermine ou du moins accompagne le ronflement.

Je laisse au lecteur le soin d'apprécier la portée de cette observation. Je la rapprocherai plus tard d'un certain nombre d'autres.

J'ai commencé à inoculer ce chat peu de temps après qu'on eut nié (séance du 6 septembre 1864) que les animaux pussent avoir la syphilis constitutionnelle. C'est donc une arme que j'ai forgée pendant vingt mois, non pas contre mais pour mes adversaires. En effet, je ne désire pas les vaincre, mais les convaincre en les conviant à défricher avec moi le terrain que j'ai conquis par ma persévérance.

L'observation assidue de ce fait a été et est encore pour moi la source de jouissances journalières et infinies. Elle m'a procuré plus d'instruction que toutes les discussions imaginables. Ce n'est pas que je répugne à un examen contradictoire. Ma conviction est au contraire trop bien assurée pour que je ne sois pas prêt à la défendre.

Mon chat a donc la syphilis constitutionnelle. Objectera-t-on que les animaux l'auraient en grand nombre s'ils pouvaient la contracter? Cependant, bien que notre attention soit dirigée de ce côté, nous ne découvrons pas tous les jours le grease pustuleux chez le cheval, qui non-seulement peut contracter cette maladie, mais qui en est encore le terrain primitif.

Il me souvient d'une époque où ceux qui niaient la communication de la morve à l'homme opposaient une fin de non-recevoir semblable à leurs adversaires.

Sont-ce des chancres mous, que j'appelle simplement chancres, parce qu'ils commencent par une pustule, ou bien des chancres durs, que j'appelle pseudo-chancres, parce qu'ils commencent par une papule, qui ont donné à ce chat la syphilis constitutionnelle?

Bien que je sois fixé à cet égard et que ma manière de voir se laisse facilement deviner, je veux éviter la pente qui mène à la discussion brûlante des doctrines syphilologiques et demeurer dans l'atmosphère sereine et calme de l'observation. Les idées seules conçues sous de tels auspices doivent définitivement surnager après le naufrage des systèmes.

Faisons abstraction des symptômes équivoques pour ne tenir compte que des signes *univoques*, comme disait Astruc, ou *pathognomoniques*, comme on s'exprime aujourd'hui.

Que sont ces croûtes, si semblables à celles qu'on observe sur le cuir chevelu des sujets syphilitiques? Que sont ces plaques muqueuses qui poussent symétriquement autour de deux griffes, avec leur forme, leur aspect, leur sécrétion et leur odeur caractéristiques? Que sont enfin ces tubercules ou ces gommes qui surgissent et se groupent avec leur teinte livide dans une région médiane de la tête très-circonscrite?

Chacun pourra répondre, sans doute, à ces questions suivant la disposition ou les tendances de son esprit. Mais je revendique pour mon compte le bénéfice de conditions tout exceptionnelles. Je m'explique.

La découverte et la pratique de la syphilisation m'ont imposé plus qu'à personne le devoir d'être constamment en défiance contre des erreurs de diagnostic; j'ai vécu dans la crainte à une époque où, d'ailleurs, la délation ne m'épargnait pas, d'insérer la matière syphilitique à quelqu'un de mes semblables qui n'en serait pas déjà imprégné. J'ai combiné mes études et dirigé mes observations en conséquence ; j'ai pu acquérir, par suite, quelque habitude du diagnostic de la syphilis. Sans vouloir raviver des griefs amortis ni prétendre tirer parti de ce précédent, ne puis-je pas l'invoquer au moins à titre de garantie personnelle?

Je laisse de côté la question de probité scientifique, car si une vie, sacrifiée à l'étude, ne me mettait pas à l'abri d'un injuste soupçon, je me résoudrais à laisser mes adversaires s'engager seuls dans une voie où je ne saurais les suivre sans faire abandon de ma dignité personnelle et des armes courtoises de la science.

Je ne descendrai pas de la tribune sans déclarer que à mon avis, cette communication ne doit pas figurer dans un des plateaux de la balance où se pèsent les destins de la vaccination animale, dont je serais bien certainement partisan si je n'avais d'autres raisons à lui opposer.

En effet, deux portes principales sont ouvertes à l'introduction de la syphilis dans un organisme, humain ou animal : le chancre, dont le début est pustuleux, et le *pseudo-chancre*, dont le début est papuleux. Or, le chancre n'incube que quelques jours, et le pseudo-chancre incube plusieurs semaines.

Mais d'une part, on ne saurait confondre la pustule chancreuse et son pus avec la vésico-pustule vaccinale et sa lymphe.

Et, d'autre part, on récolterait toujours le vaccin d'une génisse ou d'un poulain bien avant que le pseudo-chancre ait pu se montrer et la vérole exister chez eux, en supposant, comme cela est probable, que la génisse puisse les contracter. Quant au poulain, la question est résolue par l'affirmative. Le cheval de M. Mathieu s'est dévoué depuis peu de temps, et fournit actuellement même la preuve vivante de l'aptitude que possède la race chevaline à prendre la syphilis.

Cette indication sommaire suffit provisoirement, et je ne développerai pas aujourd'hui cette thèse, favorable à la vaccination animale, pour deux motifs:

Le premier, c'est que je craindrais de lasser la patience de l'Académie en allongeant ce travail.

Le second, c'est que je ne voudrais pas obscurcir et compromettre la vérité, en agitant et en soulevant autour d'elle des débris de systèmes dont l'atmosphère de la science doit être à jamais débarrassée.

HISTOIRE D'UN CHAT SYPHILITIQUE.

(Suite.)

LECTURE FAITE A L'ACADÉMIE DE MÉDECINE LE 5 FÉVRIER 1867.

Le 29 mai dernier, l'Académie a bien voulu prêter quelque attention à l'histoire des infortunes d'un matou syphilitique. Puisse-t-elle aujourd'hui n'être pas plus indifférente au récit des nouvelles épreuves de l'intéressant animal!

Je commencerai par un rappel succinct de ma précédente communication, afin d'en rattacher les détails à ceux qui vont suivre.

J'ai fait à ma pauvre victime des inoculations nombreuses et de toutes sortes, quoique j'eusse infiniment mieux aimé avoir, pour chaque expérience, un chat ou un autre animal à ma disposition. Je l'ai dit tout de suite et sans détours, l'Académie s'est contentée de ma déclaration. La critique, moins indulgente, s'est armée contre moi de mon propre aveu, sans tenir compte de ma franchise ni des difficultés de ma position (1).

De toutes ces inoculations, une seule a donné lieu à ce qu'on pourrait appeler un semblant de résultat local.

L'incubation avait été longue. — J'ai excusé aussi bien que je l'ai pu ceux qui, ayant expérimenté à une époque où l'on niait l'existence de l'incubation syphilitique, n'avaient tiré aucun parti de faits de ce genre. J'ai appris depuis qu'on court les mêmes risques à excuser les gens qu'à les blâmer.

Cet imperceptible résultat local a été suivi de symptômes généraux que j'ai décrits. Or, s'il eût passé entièrement inaperçu, on aurait pu croire plus tard qu'on avait sous les yeux un exemple de vérole *ex abrupto*. J'ai signalé ce prodrome ou ce germe d'une théorie nouvelle de la vérole d'emblée. Plusieurs faits de ma pratique et deux expériences bien entourées de précautions donnent de la consistance à cet aperçu, sur lequel je me propose de revenir une autre fois.

Voici les phénomènes généraux qui ont été observés :

1° Des *plaques muqueuses* péri-unguéales qu'un ouvrier a trouvées ressemblantes avec celles qu'il avait eues aux bourses. — Par la suite, les matrices des ongles, qui en avaient été le siége, sont redevenues et sont restées pendant plusieurs jours humides; mais ce symptôme a depuis longtemps disparu.

2° Des *croûtes acnéiques* généralisées, symptôme qui persiste avec opiniâtreté. On connaît la persévérance des croûtes de ce genre sur le crâne de certains sujets syphilitiques. Les choses se passent chez mon chat absolument de même que chez eux, mais sur une plus large surface (2).

3° Des *gommes cutanées*. Je dirai encore quelque chose tout à l'heure de ce symptôme.

4° Une *alopécie*. J'en reparlerai également.

Enfin, je n'ai pas été sans inquiétude relativement à l'intégrité de l'organe olfactif de mon chat. Je suis aujourd'hui plus tranquille de ce côté. Néanmoins, il y a encore un point noir à l'horizon, représenté par une petite tache rouge qui se dessine à la partie antérieure du côté gauche de la voûte du palais, dans un endroit où la sensibilité se trouve momentanément exaltée (3).

Rappellerai-je des circonstances peu importantes, telles que l'intermission des ronflements de mon chat? Aujourd'hui, Matou ronfle à merveille, et répond même à mes caresses par des bluettes électriques que ma main perçoit aisément.

(1) J'ai reçu une multitude de conseils sur la manière dont je devrais m'y prendre pour montrer à tout le monde des chats atteints de syphilis; mais aucun de mes nombreux conseillers ne paraît s'être fait une juste idée des difficultés qui entourent ce genre de démonstration. Dans une ville dont les habitants ont de la peine à se loger, un simple particulier pourrait-il installer convenablement et pendant assez longtemps une ménagerie féline, avec les précautions indispensables pour entourer les expériences de toutes les rigueurs qu'elles exigent, sans compromettre la santé des citoyens? On ne doit pas ignorer qu'une administration plus que vigilante n'autorise aucune création semblable en dehors des établissements publics, et que les fonctionnaires placés à la tête de ces derniers sont assez jaloux de leurs priviléges pour ne pas souffrir qu'on les partage !

(2) On demandait à un Scythe pourquoi les gens de son pays ne craignaient pas le froid. « C'est que, répondit-il, *nous sommes tout visage.* » — En fait de syphilis, les chats sont *tout crâne*, étant partout couverts de poils.

(3) Depuis que j'ai lu ce travail à l'Académie, la tache rouge, qui est ici mentionnée, a disparu.

Telle est la substance de ma première communication. Ce que je vais y ajouter n'est pas long : je sais que les moments de l'Académie sont précieux et qu'ils sont comptés.

J'ai parlé d'une alopécie considérable occupant surtout quelques parties du dos rapprochées de la queue, où il y avait aussi d'abondantes croûtes acnéiques. Depuis lors, j'ai étudié avec soin cette alopécie ; je l'ai comparée avec celle des sujets syphilitiques.

Chez ces derniers, le cuir chevelu est aride, terreux ; les poils sont secs, flétris, comme si la sécrétion des follicules annexes se trouvait tarie. Les femmes se plaignent autant de cette sécheresse que de la chute de leurs cheveux. Les pommades les mieux appropriées en apparence ne remédient que bien incomplètement à cet état.

Tôt ou tard, cependant, la situation s'amende ; les poils ne reprennent pas tout de suite leur vigueur première ; mais le cuir chevelu s'humecte ; il devient onctueux ; puis les poils repoussent, et bientôt, chez les hommes, il ne reste aucune trace d'alopécie. Chez les femmes, les choses se passent moins bien, il arrive même quelquefois que *des ans l'irréparable outrage* vient compliquer la dégradation occasionnée par le virus avant que leurs chevelures n'aient recouvré leur longueur et leur éclat.

Je reviens à mon chat.

Ses poils aussi étaient secs ; ils étaient cassés. Le désordre a même empiré par la suite ; mais aujourd'hui ces mêmes poils sont à l'état normal, bien que les croûtes acnéiques aient augmenté de nombre. Elles ont même, pendant un temps, recouvert une partie du nez.

Ces deux symptômes, alopécie et acné, également dépendants du virus, ne sont donc pas en corrélation directe entre eux.

J'ai eu l'occasion récente de constater, sur mon chat lui-même, la différence qui existe entre l'alopécie morbide dont je viens de parler et l'alopécie physiologique.

Dans la première, les poils étaient rudes, ternes, cassants et cassés ; leurs débris inégaux ne se fixaient point sur mes vêtements ; si je frôlais le dos de l'animal, ma main ressentait une impression désagréable, analogue à celle qui serait résultée de son contact avec une surface aride et graveleuse. Matou, de son côté, ne paraissait éprouver aucune jouissance.

Dans l'alopécie physiologique, au contraire, celle que les chats éprouvent au moins une fois l'an, les poils sont moelleux, lisses, luisants ; ils tombent en abondance, et de toutes pièces ou entiers, c'est-à-dire sans se briser, et salissent les vêtements parce qu'ils y adhèrent. Frictionne-t-on l'animal avec la main, on détache une quantité notable de poils, et l'on ressent de petites secousses électriques ; le sujet montre par une agitation particulière, sorte de trémoussement accompagné de *ronchus*, qu'il est très-sensible aux caresses qu'on lui prodigue.

Après les croûtes d'acné, ce sont les tubercules qui ont été en prédominance sur mon chat. Leur nombre a même été assez considérable pour me permettre d'en esquisser déjà une description générale. Il s'est montré chez lui, à diverses époques, des tubercules soit isolés, soit groupés, et il en existe encore çà et là quelques-uns. Je vais essayer d'en tracer les principaux traits.

La région maxillo-labiale inférieure et le cou en ont été ou en sont encore le siége de prédilection. On en trouve aussi au dos, à la poitrine et ailleurs. Ces tubercules étaient ou sont isolés, quelquefois groupés deux à deux. Une fois j'en ai constaté trois ensemble; une autre fois un plus grand nombre. Je signalerai à ce propos ceux que j'ai décrits dans ma précédente communication comme formant un groupe gommeux.

Leur plus grand volume n'a jamais dépassé celui d'une lentille. Ils sont arrondis et proéminents médiocrement à la surface de la peau. Leur couleur est d'un rouge toujours sombre ou sans éclat, mais variant depuis une teinte jaunâtre jusqu'à la lividité. Ils deviennent douloureux si on les presse, ne fût-ce que légèrement. Souvent ils s'excorient à leur sommet, qui, alors, devient saignant au moindre contact. C'est par ce sommet, parfois correspondant au goulot d'un follicule (ce qui les rapproche de l'acné) qu'ils se vident, dans certains cas, d'une matière séro-purulente. Quelquefois ils se terminent par des ulcérations superficielles, ou même enfin se transforment en végétations peu saillantes. Deux tubercules, situés un peu en arrière de la partie moyenne de la lèvre inférieure, présentent ou ont présenté ces derniers caractères (ulcération et végétation), au degré le plus prononcé (du 15 au 30 octobre 1866).

Leur durée est d'un mois approximativement pour chaque tubercule.

Un tubercule plus gros que les autres, siégeant au côté droit du cou, mérite une mention particulière. Comme il est masqué par beaucoup de poils, je ne l'ai point aperçu dès son apparition. J'ignore donc comment il a commencé, et je ne saurais même dire au juste s'il s'agit réellement d'un tubercule isolé, ainsi que je le suppose, plutôt que d'un groupe.

Il y a quarante jours environ qu'il m'est apparu pour la première fois. On peut encore l'observer parfaitement, car il semble être dans son développement le plus complet (30 octobre).

Après avoir été plein et non sécrétant, il a suinté comme les autres. Une croûte s'est formée à sa surface. Cette croûte a fait plique par son feutrage avec les poils, et, la patte du chat aidant, elle a entraîné ceux-ci dans sa chute.

Il reste aujourd'hui à la place de cette croûte une espèce de pelote circulaire ayant presque 1 centimètre de diamètre, et qui jette considérablement; elle est couverte de granulations rougeâtres, et donne assez bien l'idée d'une partie de la surface d'une framboise. A la loupe, on dirait simplement d'une végétation syphilitique. Est-ce là un tubercule ulcéré et granuleux, ou une plaque muqueuse, ou bien encore une végétation? C'est, d'après moi, un mixte; c'est ce qu'Alibert a décrit sous le nom de *syphilide végétante*. Il existe, dans certaines parties du derme de mon chat, quelques autres éléments semblables, qui sont moins larges et moins bien accentués; mais un observateur exercé ne saurait y méconnaître le cachet syphilitique.

Voici un symptôme, indéfini jusqu'à présent, qui siége au dos de la queue, à quelques centimètres de sa naissance. A l'endroit dont je parle, cet organe présente un angle saillant en haut, un coude, et les poils redressés forment un épi. On dirait que la queue a été incomplètement cassée, ou tout au moins elle simule un changement de direction qui la rabattrait vers le sol. On ne découvre en ce point que quelques boutons acnéiques, avec un peu d'empâtement. Le chat ne veut pas qu'on y touche : c'est donc qu'il y ressent de la douleur.

Dans le principe, tous les ganglions lymphatiques de mon chat étaient intacts. Mais il y a plusieurs mois qu'un de ces organes de l'aine droite a augmenté de volume.

Voici la copie de ce que j'ai mis à ce sujet dans mes notes, à la date du 26 juillet :

Dans la région inguinale droite, il existe postérieurement une grosse glande ovoïde et aplatie, sans pareille du côté opposé. Elle a plus de 1 centimètre dans son grand diamètre, qui est parallèle au pli de l'aine. On peut conjecturer le volume qu'aurait une glande semblablement affectée de l'espèce humaine.

Le 22 septembre, je la comparais pour ses dimensions à une graine de haricot.

Au moment où j'écris (30 octobre), ce ganglion a presque la forme, le volume et la dureté d'une petite olive. Sa mobilité est extrême; on peut aisément l'écarter à plusieurs centimètres de sa place. On dirait qu'il ne fait pas partie du groupe classique inguinal, et qu'il siége dans la peau même. Il reste indolent malgré la plus forte pression. — Aucun empâtement de voisinage.

On ne peut guère conserver de doute sur le caractère syphilitique de cet engorgement. D'ailleurs, mon chat n'a rien de scrofuleux.

Vers la mi-octobre, un ganglion semblable s'est montré dans l'aine gauche. Il persiste aujourd'hui (25 novembre).

Le plus remarquable symptôme qu'ait offert et qu'offre encore mon chat consiste en une tumeur.

Cette tumeur est située dans la paroi abdominale, à quelques centimètres au-dessus ou mieux en avant du pubis. Par une pointe qui est à droite, elle dépasse sensiblement la ligne médiane. Du côté gauche, elle se rétrécit également et s'incline un peu en bas, au-dessus de l'aine. Elle est donc oblique de haut en bas, et de droite à gauche.

Son siége exact est assez difficile à préciser. Cependant elle est peu profonde, et semble tenir aux muscles larges de l'abdomen.

Sa forme et son volume sont ceux d'une grosse amande, pourvue de toutes ses enveloppes. Il existe de l'empâtement dans le voisinage. Deux pédicules, dont je viens de parler, un à chacune de ses extrémités, l'unissent aux parties contiguës.

Elle est néanmoins très-mobile, parce qu'elle entraîne avec elle, dans les déplacements qu'on lui imprime, toute la paroi abdominale, dont la flaccidité est considérable.

La peau voisine est rouge et suinte même un peu à la façon d'un eczéma. C'est que l'animal y applique sans cesse la langue et les dents.

En saisissant doucement cette masse, et en exerçant sur elle une pression lente, graduelle, aussi forte que peuvent le faire mes doigts réunis, je ne cause aucune douleur à l'animal; celui-ci ne cesse pas d'être impassible, quand même la tumeur, quoique ferme et dure naturellement, se trouve un peu aplatie sous les doigts.

Cette tumeur est pourtant le siége d'une douleur spontanée, car l'animal ne la perd jamais de vue, pour ainsi dire; il la mâchonne sans cesse et l'enduit constamment de salive.

On peut aller plus loin, et affirmer que cette douleur spontanée est vive et passagère, ou tout au moins qu'elle est sujette à de violentes exacerbations; et, en effet, Matou exhale de temps en temps des plaintes instantanées; par moment, il lui arrive de pousser un cri brusque et de se déplacer tout à coup; on dirait qu'il veut échapper à une subite étreinte ou se dérober en quelque sorte à lui-même. Mais *sa douleur* monte *en croupe* et galope avec lui *sous son ventre*, bien entendu.

Qu'est-ce que cette tumeur? C'est peut-être une tumeur musculaire syphilitique semblable à celles qu'a bien décrites le professeur Bouisson (de Montpellier), et sur lesquelles MM. Nélaton et Ricord ont souvent fixé leur attention, et appelé celle de leurs élèves? C'est peut-être plus simplement une gomme souscutanée? Je penche vers cette dernière interprétation.

A la rigueur, toutefois, il pourrait s'agir d'un cancer. Cette tumeur paraît être, en effet, le siége de douleurs lancinantes.

Il résulte précisément d'une conversation que j'ai eue avec M. Leblanc, dont la science vétérinaire n'est un secret pour personne, que le cancer peut se rencontrer chez notre chat domestique.

Cependant, d'après mes observations personnelles, les animaux tributaires du cancer sont ceux surtout qui, assujettis par l'homme à ses propres bienséances sociales, n'exonèrent pas suffisamment leur vessie. De même, les personnes qui ont souffert de rétentions d'urine prolongées succombent quelquefois aux suites d'une cachexie ressemblant beaucoup, si elle ne lui est pas identique, à la cachexie cancéreuse. Aussi, la première règle d'hygiène que je prescris aux femmes qui se confient à mes soins pour des affections cancéreuses, est de se soustraire à une contrainte à laquelle elles sont plus asservies que les hommes, et qui crée, de concert peut-être avec la vie sédentaire, et, d'après Linnée, avec le défaut d'allaitement maternel, qui crée, dis-je, à leur préjudice, une inégalité des deux sexes devant le cancer.

Et, à propos de Linnée, si j'osais me permettre une courte digression, ayant rapport aux préoccupations actuelles de l'Académie, j'ajouterais que les femmes de tous les pays trouveraient avantage, pour elles comme pour leurs enfants, à se conformer au conseil donné par le célèbre naturaliste aux dames suédoises, d'imiter les lionnes et les tigresses qui allaitent elles-mêmes leurs petits.

Que de stériles et généreux efforts seraient ainsi épargnés à une philanthropie qui s'égare, hors des sentiers de la nature, à la recherche des moyens de remplacer une mère qui abdique son rôle! De quelque manière, en effet, et sous quelque nom qu'on examine le nourrissage stipendié, on n'a jamais devant les yeux que des citadines abandonnant leurs enfants à des villageoises qui abandonnent les leurs, mercenaires et marâtres. Et l'on s'étonnerait des résultats excessifs d'un pareil système, toujours invariable dans ses variations!

Revenons à mon chat. Il ignore, lui, ce que c'est que contrainte et corruption sociales, et, n'était sa vérole, il jouirait de toutes les prérogatives qui sont attachées à la civilisation, sans en connaître aucun des abus ni des inconvénients. Il est donc exempt de cancer.

Ajouterai-je que l'état et la période syphilitiques où il se trouve sont incompatibles avec la manifestation d'une tumeur cancéreuse. L'observation enseigne que, pendant que la syphilis domine la scène, un organisme est incapable de subvenir en même temps aux frais de poussées syphilitiques accentuées et d'une production cancéreuse.

Il est regrettable que, dans les cas de ce genre, la syphilis abdique trop tôt et trop complètement. Ce n'est pas elle alors qui guérit le cancer; au contraire, c'est le cancer qui aide à la faire disparaître.

Toutefois, je laisserais de côté cet argument, dont Matou n'a pas besoin pour confirmer sa réputation de chat syphilitique, si je n'étais glorieux de me trouver, sur ce terrain, en conformité d'opinion avec le très-digne et très-regretté dernier président de l'Académie, l'honorable M. Bouchardat, dont les modestes et savants *Annuaires* sont le *vade-mecum* du praticien.

Je m'arrête après la description de ce symptôme; je craindrais d'affaiblir, par la relation de particularités sans importance, les traits du tableau que je viens de tracer.

Dirai-je, par exemple, que mon chat, qui n'a aucun élément pathologique dans la bouche, salive abondamment, et que souvent même le liquide déborde de ses lèvres ? Mais, s'agit-il bien là d'un symptôme de syphilis qu'on puisse raisonnablement rapprocher de la salivation, causée, chez les varioleux, par des pustules buccales? N'est-ce pas plutôt la conséquence du besoin que ressent mon chat d'avoir de la salive pour adoucir ses plaies? *Ubi stimulus, ibi fluxus.* Or, ici, le *stimulus*, ce sont les croûtes, les tubercules, les gommes, la tumeur, etc.

J'ai, d'ailleurs, remarqué que, plus un chat est adulé, plus il salive, comme s'il avait le désir de rendre caresses pour caresses. Or, Dieu seul sait jusqu'à quel point je suis prodigue de flatteries pour le mien !

Voici une observation extra-syphilitique; je ne la mentionne qu'en passant:

Le 24 juillet, examinant de près mon chat, par derrière et sous la queue, je vois rôder aux alentours de l'anus un petit ver blanc, légèrement aplati. Je m'en saisis et je le mets sur mon ongle. Il y progresse sans se presser, faisant alternativement ventouse par l'une et l'autre de ses extrémités. Puis il y dépose une multitude de petits œufs blancs, qu'il destinait, sans aucun doute, à l'orifice anal de mon chat.

10 novembre 1866. — Pendant que j'ai quitté la plume, la scène a changé presque tout à coup, en présentant un intérêt plus vif. La tumeur abdominale a décru; et elle décroîtra vraisemblablement encore. L'idée d'une affection cancéreuse, déjà si loin de mon esprit, n'y laisse plus aucune trace. Le cancer n'a guère cette allure envahissante, puis rapidement décroissante, même chez un sujet syphilitique. En même temps, les tubercules que je signalais naguère sous le menton se sont en quelque sorte fondus, tant ils ont disparu vite. Je viens de constater qu'ils n'étaient plus, sans me rendre bien compte de leur disparition soudaine. Il est vrai que la salive qui les mouillait sans cesse, et que la sensibilité manifestée par l'animal en cet endroit opposaient des difficultés considérables à l'observation.

Aujourd'hui, la salivation s'est accrue considérablement : l'animal ne salive plus seulement, il bave. Un liquide spumeux inonde son menton. Il défend intrépidement les abords de sa bouche. Si l'on insiste pour y toucher, il jette un petit cri brusque, puis il va se blottir sous un meuble ou dans un coin, en baissant la queue; il donne en même temps des marques d'une salacité peu commune. J'apprends que, depuis deux jours, il n'a presque rien mangé ni bu, quoiqu'il ait fait des efforts souvent répétés pour satisfaire sa faim et pour étancher sa soif.

A ce moment, je ne fus pas, je l'avoue, sans angoisses : je me rappelai avec effroi que mon chat avait approché les lèvres d'une coupe dangereuse, c'est-à-dire qu'il avait mangé de la viande de chien enragé.

Je l'aborde avec circonspection et prudence; je lui passe affectueusement la pulpe des doigts sur le dos. Ma démarche n'est pas mal reçue. Ma hardiesse et mes caresses, marchant de pair, augmentèrent insensiblement, et je parcourus ainsi toute la gamme de la flatterie, depuis le plus léger frôlement, jusqu'à la friction la plus rude de l'échine. L'animal répondit à tant de caresses par des ronflements vigoureux et par quelques décharges électriques.

Cependant j'avais pu le recevoir sur mes genoux. J'ai vu alors qu'il avait une tumeur sous la symphyse du menton. C'est cette tumeur, qui appelait un flux excessif de salive, et repoussait tout contact pour cause de sensibilité extrême;

c'est elle qui avait empêché l'animal de manger et de boire, elle qui avait momentanément aigri son caractère jusqu'alors si doux.

A dater de ce moment, j'ai pu manier l'animal comme par le passé, à la condition, toutefois, de ne pas toucher à la tumeur mentonnière. Je lui ouvre la bouche, que je trouve saine, ainsi que le gosier.

Cette tumeur est arrondie ; pas de changement de couleur à la peau. Il est impossible d'y toucher sans provoquer un acte d'insubordination. Cependant, avec de la ruse et des précautions, je parviens à constater qu'elle tient à la symphyse, n'y étant pas seulement surajoutée, mais faisant partie de sa propre substance. Mon diagnostic est *périostose* ou *gomme*.

13 novembre. — Changement à vue. L'animal n'est plus revêche. Il est même caressant. La salive est moins abondante. On peut explorer le menton.

Que s'est-il donc passé en trois jours ? La tumeur s'est vidée par une ouverture qui a laissé à sa place une petite excoriation. Celle-ci s'aperçoit sur la lèvre inférieure, à droite, près du menton. Cette excoriation, qui fut éphémère, paraît à présent la seule partie qu'on ne puisse pas toucher, sans causer à l'animal de la douleur. Je constate aisément que le côté droit de la symphyse est plus attaqué que le gauche, et qu'il est particulièrement le siége d'une tumeur périostale.

On pensera peut-être que ces phénomènes osseux ont marché bien vite, quoiqu'il s'agisse d'un chat et non d'un homme. Je n'en disconviens pas. Mais je ne les ai pas aperçus tout de suite; ils étaient déjà loin de leur point de départ quand ils m'ont apparu. Ils ont donc duré plus longtemps que la période pendant laquelle je les ai observés. De plus, je n'ai pas eu l'intention de tracer un tableau de fantaisie, plutôt calqué sur les opinions courantes que conforme à la nature : je recherche moins, en effet, à confirmer les idées du jour qu'à indiquer des points de vue nouveaux. Les suffrages des maîtres devant lesquels je parle ne sont-ils pas à ce prix ?

15 novembre. Mon chat éprouve une claudication, dont la cause matérielle ou mécanique réside dans le membre postérieur gauche. Ce n'est pas que j'y aie constaté un changement de volume ou une partie douloureuse à la pression ; mais Matou ne se sert pas volontiers de ce membre ; on voit qu'il le ménage en marchant.

Si, après avoir élevé Matou, et pendant qu'on le soutient encore en l'air par les deux membres antérieurs, on l'abaisse vivement, c'est toujours l'autre patte, c'est-à-dire la patte droite, qui se présente la première, sinon seule, au contact du sol ou du meuble au-dessus duquel on opère.

Matou veut-il sauter ? c'est sur le membre opposé, c'est-à-dire encore le droit, qu'il prend un point d'appui. Veut-il s'asseoir ? il évite de peser sur le calcanéum gauche. Son avant-pied, toutefois, est entièrement libre ; il n'est donc pas vraisemblable que quelqu'un lui ait marché sur la patte. Quand il va se gratter, il peine à mettre le membre malade en mouvement, et il ne parvient pas à en porter l'extrémité jusqu'à son cou. Enfin, s'il essaye d'exécuter certains mouvements, il les interrompt tout à coup, parce qu'ils éveillent sans doute de la douleur ; ce sont donc les tissus blancs, les tissus de résistance, plutôt que les fibres rouges ou contractiles, qui sont affectés. Une analyse minutieuse des mouvements empêchés me fait penser que l'articulation tibio-tarsienne se trouve particulièrement en souffrance.

15 décembre. — J'ai conjecturé plus haut que la tumeur abdominale pouvait

avoir son siége dans le tissu cellulaire sous-cutané aussi bien que dans l'épaisseur des muscles larges de l'abdomen. Aujourd'hui, cette tumeur a presque entièrement disparu, et il est devenu facile de constater que ses restes sont plus superficiels, et que les muscles larges en sont indépendants. On perçoit distinctement la ligne blanche tendue dans un plan plus profond.

Les ganglions inguinaux se sont considérablement amoindris.

J'ajouterai que l'alopécie morbide, qui m'a tant occupé, reparaît au cœur de l'hiver avec son intensité, son siége, et tous ses caractères primitifs (1).

Il s'est donc produit une alternance de symptômes, un balancement, une substitution pathologique. C'est, en un mot, une métastase des plus manifestes, quels que soient les ressorts secrets de ce phénomène.

Matou a présenté une succession non interrompue de symptômes, comme cela se passe d'habitude dans les syphilis malignes. Cependant son état général s'est sensiblement amélioré depuis quelques mois. Je devais à la vérité de mentionner ces deux circonstances, en apparence contradictoires.

Ici finit mon histoire.

En garantie de ma sincérité, j'offre à l'Académie de lui abandonner mon chat en otage. Quand il sera confié à sa tutelle, elle constatera elle-même son état, et pourra vérifier l'exactitude de mes assertions. Rien n'empêchera qu'on ne le soumette au besoin à l'influence de médicaments dont l'Académie aura jugé l'emploi opportun.

Pour se mettre à l'abri de représailles de sa part, il suffira de continuer à lui faire les ongles de temps en temps. A peine, du reste, conserve-t-il encore la pensée d'égratigner qui que ce soit. C'est d'ordinaire ainsi que les choses se passent. *Ceux qui n'ont plus de griffes perdent l'habitude de s'en servir.* Je ne parle que des chats.

Hasarderai-je enfin quelques conclusions générales touchant la syphilis des animaux? Non, car je n'ai pas recueilli assez de matériaux pour élever un édifice complet et durable. Je me bornerai à résumer ce qui s'est passé chez mon chat, *en y joignant les résultats bien évidents de quelques autres faits.*

1° Certains animaux, le singe et le chat en particulier, peuvent contracter des accidents syphilitiques de différentes formes, soit primitifs, soit consécutifs.

2° Les muqueuses des animaux ne semblent pas être bien favorables au développement de la plupart de ces symptômes.

3° Cependant le chancre et le pseudo-chancre se développent sur ces muqueuses.

4° J'ai constaté sur la lèvre inférieure d'une chatte un gros tubercule tardif qui s'est reproduit trois fois, exactement à la même place, et qui s'est ulcéré chaque fois. A l'époque de chacune de ces reproductions, la chatte était grosse, et a mis bas ensuite des petits qui n'ont vécu que quelques jours.

5° Les symptômes primitifs du singe et du chat sont le chancre et le pseudo-chancre.

6° J'ignore si les animaux sont susceptibles d'éviter la blennorrhagie syphilitique.

7° J'ai entrevu la roséole sur le singe et le chat.

(1) Aujourd'hui 10 juin 1866, date de la publication de mon Mémoire, cette alopécie *récidivaire* dure depuis trois mois, et a pris la plus grande extension.

8° Les poils des animaux sont un obstacle à la vérification de ce symptôme : il doit exister bien plus fréquemment qu'il n'est possible de le constater.

9° Les croûtes acnéiques disséminées constituent un symptôme commun et persistant chez les animaux.

10° Elles offrent chez le singe, le chat et le lapin, les mêmes caractères que chez l'homme, à cette différence près que, bornées au cuir chevelu et à quelques régions pileuses de l'homme, elles se généralisent sur le corps des animaux.

11° L'alopécie est une lésion ou un symptôme à peine équivoque de syphilis chez le singe et le chat.

12° Les plaques muqueuses et l'onyxis sont une manifestation incontestable de syphilis animale.

13° Il est vraisemblable que les animaux sont sujets aux douleurs rhumatoïdes; car sous l'influence de la syphilis, ils deviennent souvent très-frileux et quelquefois même les mouvements de leurs membres sont interceptés.

14° L'endolorissement de la peau et spécialement des bulbes pileux devient manifeste dans certains cas de syphilis chez les animaux.

15° L'acné circonscrite, la syphilide végétante, les gommes et les tubercules de la peau ont été plusieurs fois observés chez le chat.

16° Cet animal peut éprouver des douleurs ostéocopes et présenter des adénites constitutionnelles tardives.

17° Le chat, qui est le sujet de cet écrit a porté une tumeur abdominale, de nature indubitablement syphilitique.

18° La périostose et même l'exostose ont été constatées chez le chat.

19° Une chatte syphilitique a mis bas des petits entachés de syphilis, puis elle est devenue stérile.

20° Les singes ne résistent pas assez aux rigueurs de notre climat pour qu'il ait été possible de rien observer de semblable chez les femelles et les petits de ces animaux exotiques.

21° Après avoir présenté un engorgement des reins, mon chat est devenu hydropique (ascite).

22° De tant de symptômes primitifs, secondaires, tertiaires et même quartenaires, pourrait-on dire, il n'en est peut-être pas un seul qui ne puisse spontanément disparaître. Chacun d'eux offre son commencement, sa durée et sa terminaison : ce ne sont pas des incidents, c'est une évolution naturelle qui s'accomplit. Ils ne sont pas arrêtés, mais ils cessent. La maladie elle-même a, comme ses diverses manifestations, un commencement, un milieu et une fin.

23° Quand un organe affecté a cessé de l'être et qu'un symptôme local disparaît ainsi spontanément, ce n'est pas que le *molimen* morbifique soit sûrement épuisé. C'est presque toujours parce que l'organe ne peut plus suffire aux exigences du virus : un autre organe est dès lors menacé d'avoir à payer son tribut à la maladie. Heureux le sujet dont l'organe, consécutivement menacé ou atteint à son tour, est plus résistant ou moins essentiel à la vie.

24° Chez l'homme on observe à cet égard moins de régularité et d'harmonie que chez les animaux. Les habitudes, les passions, les remèdes prétendus, les médications réelles, toutes les conditions sociales, en un mot, sont des causes très-efficaces de perturbation. La nature déchoit de ses droits quand les empiétements de la civilisation augmentent.

25° Enfin la loi de balancement organique et celle des substitutions fonctionnelles ont leur analogue dans la loi, encore obscure, des métastases, et d'autant plus manifeste pourtant en pathologie syphilitique que les influences sociales et les médications sont moins intervenues. Dans les œuvres de la nature, la variété infinie des ornements couvre une charpente toujours la même.

Je demande qu'il me soit permis de terminer ce Mémoire par une considération :

La syphilis des animaux est une mine dont on ne connaît pas encore les principaux filons, mais dont il est possible d'extraire des matériaux utiles, non seulement pour agrandir le domaine de la pathologie générale et de la médecine comparée, mais encore pour répandre directement le jour sur certains sujets de médecine humaine.

Cette question est donc digne de l'attention des médecins et des encouragements de l'Académie.

SUR LE CHANCRE ET LE PSEUDO-CHANCRE

FRAGMENTS DE LEÇONS.

(PREMIER JET DE RÉDACTION)

L'étymologie du mot CHANCRE est la même que celle du mot CANCER, — Καρκῖνος, crabe, écrevisse, qui étend ses bras. — Le cancer fait d'abord ainsi, puis il s'ulcère, il ronge.

Le chancre syphilitique s'ulcère et ronge comme lui, et en a pris le nom qui s'est francisé.

Dans le principe on a effectivement nommé chancre, en syphilis, tout ce qui a de la tendance à ronger, tout ce qui ronge, ou au moins tout ce qui a l'apparence de le faire. Les ulcères primitifs, comme les consécutifs, qu'ils siégent aux organes génitaux ou ailleurs, ont d'abord été mis dans cette catégorie.

Ce n'est que plus tard, et dans ce siècle même, que l'expression de chancre a été restreinte aux accidents primitifs.

M. Ricord, circonscrivant encore davantage la signification du mot chancre, a passé un quart de siècle, je ne dis pas à étudier, mais à inoculer le chancre. Il a ainsi précisé une signification du mot chancre qui a été acceptée partout pendant le règne de M. Ricord, aujourd'hui déchu.

Alors, pour M. Ricord, le chancre commençait par une *pustule* qui tantôt aboutissait, tantôt n'aboutissait pas à une infection générale. Mais la pustule était de rigueur, *caractéristique* (c'était son qualificatif obligé). Il n'y avait même qu'elle au monde ; elle seule pouvait caractériser le chancre, et il suffisait qu'une matière inoculée la produisit, pour qu'on put affirmer que cette matière provenait d'un chancre. Sans pustule point de chancre, sans chancre point de pustule.

Après m'être assuré que *tout* n'était pas exact dans cette doctrine de M. Ricord, j'ai du recourir à la méthode cartésienne, c'est-à-dire recommencer l'observation après avoir fait table rase. J'était d'autant plus à l'aise que je n'avais aucune idée acquise en syphilis, ayant fort peu étudié cette matière.

Il ne me fut pas difficile de reconnaître qu'il y avait DEUX FORMES DISTINCTES D'ACCIDENTS PRIMITIFS, dont la distinction avait échappé à M. Ricord et à son école, précisément parce qu'une importance trop grande avait été donnée à l'inoculation et que l'observation avait été reléguée sur le second plan. Mais, chose singulière ! M. Ricord prenait presque toujours le début de l'un de ces accidents et la fin de l'autre pour constituer son chancre à lui, espèce de mulet qui n'a jamais existé ou du moins qui n'existe que dans des circonstances exceptionnelles.

Quoique M. Ricord ait profité de mes travaux, — sans les citer, bien entendu, — pour refaire son chancre, cette réédification laisse beaucoup encore à désirer. Son chancre est fait de pièces rapportées qui ne représentent pas exactement la nature.

Je reviens aux deux formes distinctes d'accidents primitifs que j'ai observées, c'est-à dire aux deux chancres : l'un, le chancre proprement dit ou *chancre pustuleux* ; l'autre, le PSEUDO-chancre ou *chancre papuleux.*

Le premier, le *chancre pustuleux*, débute généralement par une *pustule*, fournit du pus en abondance, se montre après une courte incubation, se montre rarement solitaire; il s'inocule au porteur et même il inocule sa circonférence, quoique moins bien, des parties éloignées. Cette inoculation circonférentielle explique son serpiginisme possible, et la lenteur de sa cicatrisation. Il peut, exceptionnellement, s'indurer, et alors c'est déjà la vérole qu'il peut d'ailleurs produire, même sans induration. C'est lui qui donne habituellement lieu au mono-bubon qui suppure.

S'il résulte d'une inoculation artificielle, c'est toujours par une *pustule* qu'il débute, que cette inoculation soit faite par piqûre, inoculation, vésication, etc.

S'il procède d'une inoculation naturelle, il n'est pas rare de constater une ulcération d'emblée, sur une déchirure non encore cicatricée. D'autres fois ce sont de petits abcès ou de petits ulcères débutant au centre même d'un follicule.

L'autre, le PSEUDO-chancre, le *chancre papuleux*, a généralement un début *papuleux* et sécrète plus de sérosité et de détritus que de pus. Son incubation est longue; ce sont des papules et quelquefois de simples rougeurs qui s'excorient, mais longtemps après que la plaie a été fermée; solitaire ou peu nombreux il ne s'inocule pas et surtout n'inocule pas sa circonférence. Il tourne rarement au serpiginisme et est bien plus vite réparable que l'autre. Il tourne au type de l'induration régulière. Après lui la pléiade ganglionnaire indolente est certaine et la vérole inéluctable.

Étudions maintenant les deux chancres.

CHANCRE PUSTULEUX.

C'est le nom auquel je m'arrête. Je l'ai longtemps appelé chancre, simplement, avec et après M. Ricord. Aujourd'hui on l'appelle *chancre mou*, *chancrelle*, *chancroïde*, trois dénominations qui cachent un plagiat.

Lorsque j'ai eu démontré que ce n'est pas lui qui ordinairement donnait lieu à l'induration, qu'il n'était pas habituellement le commencement du vrai chancre induré, qu'on s'était trompé en le croyant, au lieu de dire : nous nous étions trompés, M. Auzias nous a désillusionnés, on a enchéri sur mon idée, on m'a dépassé, on a été plus royaliste que le roi. J'avais dit, — contrairement à l'opinion commune et à l'opinion ricordienne, — que ce chancre conduisait rarement à l'induration et à la constitutionnalité; on a dit qu'il n'y conduisait jamais, et, après l'avoir considéré comme le seul début de l'induration et de l'infection, on l'a considéré comme ne l'étant jamais. Il a bien fallu changer mes mots pour me prendre la chose sans le dire, et au lieu de chancre on a employé les mots de *chancre mou*, *chancrelle*, *chancroïde*. On croit avoir fait des découvertes, on n'a fait que des plagiats et des solécismes. On l'a aussi appelé *chancre non-infectant*, — mais il est suivi quelquefois d'infection.

Description. — *Origine.* — D'où vient-il ? Celui qui l'a le donne à un autre; il vient donc de lui-même; mais, à part les cas d'inoculation artificielle, syphilisatrice, cette origine est rare.

C'est à l'observation que je dois cette donnée. Car, à moins qu'il ne soit vers la fin, le porteur répugne à un coït douloureux, pour lequel, d'ailleurs, les autres ont de l'aversion.

Son origine la plus fréquente vient chez l'homme du coït avec une femme atteinte de plaques muqueuses, d'érosions syphilitiques, d'excoriations, ou simplement atteinte de vérole. Il peut naître même, comme spontanément, chez la femme qui se trouve placée dans ces conditions. Alors un vagin excité a, si je puis me servir de cette expression, des poussées chancreuses. La clinique le démontre.

Je crois qu'à la fin du xve siècle on ne vit pas tout de suite le chancre mou. Il n'apparut que plus tard et par poussées, quand il y avait déjà des terrains syphilitiques.

L'observation n'est pas la seule à parler ainsi; l'expérimentation le démontre. Les expériences de M. Faye et surtout celles de M. Bidenkap se prononcent dans ce sens.

On excite tous les jours un chancre dur, une plaque muqueuse, un simple terrain syphilitique et, au même endroit, en y déposant de la poudre de sabine, un peu de charpie, et sutout de la teinture de silfium cyrenaïcum, on fait sécréter une matière qui, étant inoculée, transmet le chancre mou.

J'ai reçu l'année dernière deux individus, un homme et une femme, vérolés il y a deux ans, dont l'un avait pris du mercure, et l'autre non, mais qui étaient restés six mois sans symptômes. Il est certain qu'ils ne s'étaient fait aucune infidélité l'un à l'autre. Leurs rapports étaient fréquents; eh bien! un beau jour, ils avaient l'un et l'autre des chancres mous.

J'ai mis sur le bras d'un syphilitique un petit vésicatoire que j'ai tous les jours excité. Au bout de dix-huit jours j'ai pu lui faire l'inoculation positive de son propre pus. J'ai produit un chancre qui, par sa réinoculation, en a donné d'autres à l'ordinaire.

Quel est le mécanisme de la transmission physiologico-pathologique de ce chancre? La matière qui doit le produire est déposée dans le follicule du sujet contaminé; là elle agit comme dans le ganglion quand elle doit y produire un bubon. Quelquefois aussi la matière s'inocule sur une écorchure, presque de la même manière que nous produisons des chancres par l'inoculation artificielle.

Incubation. — On a bien dit qu'à la suite de l'inoculation de ce chancre il n'y avait pas d'incubation, mais il y en a une; nous ne l'avons pas seulement constatée, mais encore *nous avons dit pourquoi* elle avait échappé aux inoculateurs qui ont été nos devanciers dans la carrière. Les éclaircissements suivants suffiront :

Si un sujet est complètement vierge de l'inoculation chancreuse, l'incubation sera de quatre à huit jours, un peu moins longue si le sujet est vérolé. L'inoculé a-t-il déjà des chancres? l'incubation pourra varier de quelques heures à trois jours. Si l'individu a eu, surtout s'il a actuellement beaucoup de chancres, si on lui en inocule à la fois un très-grand nombre, l'incubation sera réduite. Un jour j'ai fait à un sujet cinq cents inoculations. Elles réussirent toutes les cinq cents sans en excepter une seule. Quelques heures après il avait cinq cents pustulettes qu'on pouvait aisément compter.

La récense, la durée, l'origine même des chancres n'est pas sans influence sur la durée de l'incubation. Le lieu de l'inoculation y est aussi pour quelque chose.

D'une manière absolue, l'incubation est plus courte quand l'inoculation a été faite plus près des centres circulatoires et nerveux (ainsi l'inoculation de la rage par morsure rabique est plus sûre aux membres supérieurs et surtout à la face), plus courte surtout quand cette inoculation est une auto-inoculation, et qu'elle est pratiquée plus près du chancre générateur. Cela indique que l'action du chancre sur l'économie s'effectue successivement et de proche en proche.

On comprend, de reste, maintenant, comment M. Ricord a pu prétendre qu'à la suite de l'*inoculation du chancre* il n'y avait pas d'incubation. Il prenait sa matière aux organes génitaux et il la transportait dans le voisinage.

Quand un sujet a subi des traitements mercuriels, quand il est imprégné de mercure, l'incubation est aussi plus longue, quelquefois même l'inoculation avorte. Toujours il y a des irrégularités, des déviations dans la production du chancre. Il dure tantôt plus, tantôt moins. Quelquefois, après avoir été vivace, il s'arrête tout à coup, puis il reprend sa marche irrégulière.

L'analogie témoigne dans le même sens. La vaccine avorte, au récit de Jenner, chez les individus qui ont pris du soufre et en ont encore dans leur économie, qui sont sulfurisés. La rage est entravée par le mercure.

Cette action du mercure sur le chancre, sur son évolution, sur sa physionomie, sur son inoculabilité, ne tend-elle pas à prouver qu'il a quelque chose de vérolique ; ce qui a lieu en effet.

La force du pus est aussi pour quelque chose dans l'incubation, ses formes, ses aptitudes, etc., etc.

Début. — C'est sur la verge qu'on voit mieux le début, je ne parle pas encore de ce début en cas d'inoculation faite sur la peau. On aperçoit quelques jours après le coït de petits abcès folliculaires. Ils sont blancs, plats au ras de la peau, arrondis, n'ont pas 1 millimètre de diamètre et encore moins d'épaisseur. Leur nombre est assez considérable. Ce sont les follicules eux-mêmes, plus blancs, plus visibles qu'à l'ordinaire et dont les goulots sont effacés. Ces petits abcès ne méritent jamais d'être appelés pustules. S'ils sont ce qu'on a prétendu être la pustule de début, je puis affirmer que la pustule de début n'existe pas sur les muqueuses.

Bientôt chaque abcès folliculaire devient une petite ulcération folliculaire arrondie, qui se creuse à pic, prend des bords et un fond chancreux, bien plus caractéristiques que toutes les pustules du monde. Une lymphe baigne déjà son fond et sa surface. Elle peut monter dans un tube capillaire; elle est inoculable. Je crois que c'est elle qui sollicite la sécrétion du pus. Ces petits ulcères s'agrandissent, se dessinent de plus en plus en chancres et souvent même plusieurs petits abcès deviennent confluents et ne forment qu'un seul et même chancre.

Marche. — On peut dire que tout chancre dégagé de sa période de début et de cicatrisation a trois phases successives : une phase ascendante ou de progrès, une phase stationnaire ou de *statu quo*, une phase descendante ou de cicatrisation.

M. Ricord croyait que pendant ces deux dernières phases le pus du chancre n'était plus inoculable. Je lui ai montré par mes inoculations syphilisatrices que s'il n'était plus inoculable au porteur et dans le voisinage du lieu où le chancre existe, il était encore inoculable à un autre sujet, surtout à un sujet vierge de toute autre inoculation de virus chancreux.

Cette idée que je j'ai développée dans mon premier Mémoire sur la syphilisation et étendue aux autres virus a été généralement adoptée par tout le monde et par M. Ricord lui-même. Chacun se l'est si bien assimilée, Diday, Rollet, Viennois, Clerc, Langlebert, Fournier, Follin, etc., etc., chacun, dis-je, se l'est si bien appropriée, que personne n'a même indiqué la source d'où elle lui était venue.

Terminaison.— Ce chancre se termine ordinairement sans induration et sans donner lieu à la vérole; mais *il s'indure quelquefois* et donne encore plus souvent lieu à la vérole, car si la vérole est fatale en cas d'induration, elle est possible en cas de non-induration.

Ces cas de véroles rares, ces cas d'induration encore plus rares ont été niés. Il est vrai qu'ils ne se présentent pas toujours avec la physionomie, la marche et l'ordre classiques ; mais il est bien singulier qu'ils aient été niés par ceux qui, à l'exemple et à la suite de M. Ricord, avaient, dans le temps, considéré ce chancre comme le seul accident syphilitique en possession de produire l'induration et la vérole. Quelle réaction contre l'exagération d'une idée vraie ! Ce chancre n'est plus rien en fait de vérole après avoir été tout. Quelle vicissitude faut-il donc pour que l'esprit de l'homme passe d'un extrême à l'autre sans se fixer sur la vérité ? Faut-il donc aussi que M. Ricord soit plus homme qu'un autre ?

Ce chancre laisse une cicatrice sur la peau et même sur le gland. Cette cicatrice est arrondie, à pic, d'abord bleuâtre, rouge, plus ou moins chagrinée, puis lisse, plate, de niveau quelquefois ; quelquefois aussi elle s'arrondit en dépassant le niveau de la peau ou de la muqueuse voisine. Mais cela n'arrive que bien plus tard. Le chancre dur, au contraire, quoi qu'on en ait dit, ne présente de cicatrice que quand il a rongé. Ce qui n'a pas lieu toujours.

Durée. — Il n'est pas même possible d'indiquer la durée de ce chancre d'une manière approximative. Cette durée varie suivant une foule de circonstances individuelles, hygiéniques, médicatrices, etc. Les maladies des sujets et les qualités du virus ne sont pas non plus sans influence à cet égard. Il prend plus d'extension sur le blanc que sur le nègre, sur l'adulte que sur l'enfant et le vieillard, sur l'homme que sur la femme. Une constitution vigoureuse, un tempérament lymphatique, certaines circonstances idiosyncrasiques concourent à son extension. L'exercice, la bonne et copieuse alimentation l'activent ; le mercure, d'autres métaux absorbés dérangent son évolution, soit en plus, soit en moins ; certaines maladies inflammatoires, virulentes, l'arrêtent ; d'autres font le contraire. Il m'est impossible d'entrer dans les détails qui sont exclusivement cliniques.

Il ne faut pas du reste confondre son extension avec sa déviation. Dans son extension franche, c'est le virus qui agit directement, c'est l'inoculation de proche en proche qui se fait ; il y a beaucoup de virus produit. Dans la déviation, les tissus sont plutôt frappés de détritus que virulents. C'est une extension irrégulière qui se produit : là c'est la virulence envahissant, ici c'est la virulence détruisant et ne s'accroissant pas parce qu'elle ne rencontre pas d'obstacles.

Le virus dans ses qualités intrinsèques influe aussi beaucoup sur le développement du chancre. Certaines formes de virus donnent beaucoup de développement au chancre. Quand le virus est fort, toutes choses égales, le virus se développe davantage. Mais aussi tel virus qui se développe bien sur un individu agit moins sur un autre, et *vice versa*. Cela dépend de ce que j'ai appelé les aptitudes virulentes.

Il y a aussi des variétés qui tiennent à ce que l'individu a la vérole. Ici le degré, l'âge et la forme du mal, y compris les médications, ont beaucoup d'influence. Mais on ne pourrait guère, sans tomber dans des minuties extra-didactiques et exclusivement cliniques, entrer dans tous les détails que le sujet comporte.

Siége. — Il ne siége pas partout ; non pas qu'il ne le puisse à la rigueur. Il le peut par l'inoculation artificielle, mais non par l'inoculation naturelle, parce qu'il lui faut de plus qu'au chancre dur une effraction pour pénétrer. Or, cette effraction n'a pas lieu à la tête, au tronc, aux membres, etc., etc.

Chez l'homme il siége sur le gland, autour du méat, sur le prépuce, à sa face interne de préférence, à son bord libre, à son bord adhérent où se fait sa réflexion et surtout autour du frein.

Chez la femme, on l'observe au col de l'utérus, dans le vagin. Dans ce dernier organe les caroncules, les débris de l'hymen, les ouvertures des glandes vulvo-vaginales en sont le siége de prédilection. Il y a des anomalies de siége: la bouche et ses dépendances et quelques autres localités accidentelles. Il se fait aussi, surtout chez la femme, des poussées chancreuses quand le terroir est préalablement syphilitique. Ensuite une écorchure, une insertion artificielle, volontaire ou non, peut lui assigner toutes sortes de siéges.

Forme. — La forme du chancre est en général arrondie. Il peut s'allonger tout en conservant des contours réguliers, quand il siége sur deux parties limitrophes dont la structure est différente, qui se laissent entamer plus aisément l'une que l'autre, où il y a des rigoles, des parties déclives qui se prêtent aisément à la progression du pus inoculateur. En tout cas, à moins de déviation pathologique, les contours sont toujours réguliers, circulaires, nets, arrondis.

Étendue. — Bien des circonstances influent sur son étendue qui varie depuis 1 millimètre jusqu'à plusieurs centimètres. Ces circonstances sont toutes les circonstances de pus, de siége, de terrain, etc., etc., qui agissent sur le développement des chancres.

Voyons maintenant les circonstances graphiques propres, intrinsèques du chancre. Étudions successivement son fond, ses bords, son aréole, sa base.

Fond. — Son fond offre une pseudo-membrane grisâtre de sécrétion. Elle est fort adhérente; elle paraît faite par des éléments fibrillaires, feutrés, enchevêtrés, qui indépendamment de leur adhérence au fond tiennent les uns aux autres par leur feutrage même. Dans ce fond on voit de la sérosité et du pus, la sérosité est vite exhalée quand le chancre vient d'être nettoyé, et surtout un peu pressé ; mais le pus est surtout surabondant. A un moment donné de l'évolution du chancre, la fausse membrane dont nous venons de parler se laisse traverser par de petits bourgeons charnus, rares, isolés, qui bientôt grossissent quelquefois comme une tête d'épingle et se multiplient de manière à effacer complètement la membrane et à se substituer à elle.

Bords. — Les bords du chancre généralement taillés à pic sont tantôt déchiquetés, tantôt ils ne le sont pas. Adhérents ou décollés, suivant les régions, suivant les sujets, suivant le pus, ils sont surtout remarquables par l'existence *d'un pointillé* que j'ai décrit le premier et que je considère comme *pathognomonique*. Ce pointillé consiste en une multitude de petits points d'un rouge vif, sanguin, comme si de petits vaisseaux avaient été divisés, rongés par l'ulcération. Ce *pointillé ne manque jamais.*

Aréole. — L'aréole s'étend circulairement assez loin, et variablement autour du chancre. Elle s'étend plus transversalement dans les chancres d'inoculation que dans un autre sens, sans que je sache pourquoi.

Quand il n'y a pas de circonstances inflammatoires ou autres qui amplifient l'aréole, elle est en général en rapport d'étendue avec le développement que le chancre prendra plus tard. Il va sans dire que je ne suppose pas qu'il s'agisse d'un chancre inoculé dont d'autres chancres subséquents viendront entraver la marche.

Base. — La base est épaisse, quelquefois phlegmoneuse; c'est l'extension en profondeur de l'aréole. Elle n'a pas la circonscription régulière et rigoureuse, l'élasticité cartilagineuse de l'induration spécifique.

Virulence. — Le chancre est virulent, plus ou moins, dans toute sa durée. Ce n'est pas tout à fait au commencement, mais dans la première partie de sa marche que sa virulence est la plus grande. Cela varie d'ailleurs par bien des circonstances. Une observation que j'ai faite, c'est qu'au commencement de la durée du chancre sa circonférence est plus virulente *que le centre* (virulence *centrifuge*), tandis qu'à la fin c'est le centre qui est le plus virulent (virulence *centripète*). Au milieu de la durée du chancre, il y a indétermination à cet égard à cause des difficultés expérimentales.

Sensation objective et subjective donnée par le chancre. — Il y a d'abord le port du chancre que l'œil perçoit de prime abord, sans que l'esprit puisse l'analyser. Quant à la mollesse de la base, qui lui a valu l'épithète de *mou*, elle n'existe réellement pas ; *la base est dure*, même quand le chancre n'est pas induré. C'est donc une mauvaise dénomination.

Le sujet éprouve un rongement douloureux, surtout la nuit, des frottements et des mouvements qui l'agacent. On se tromperait moins dans certains cas de diagnostic si l'on ne négligeait pas d'interroger les malades relativement aux sensations qu'ils éprouvent.

Pus. — Quant à la sérosité et au pus, ils sont sécrétés en abondance, ce dernier surtout. Le pus est crémeux, il paraît louable. Au microscope on y voit des granules qui se déposent sur un filtre. Quant à ses propriétés physiologiques, le pus est plus ou moins fort, ses formes sont différentes et ses aptitudes d'inoculabilité varient pour le même pus d'un individu à un autre.

Y a-t-il un organe qui prépare et qui sécrète le pus chancreux ? Je le présume sans en rien savoir. En général, toute matière sécrétée suppose un organe qui la produit.

A moins que le virus chancreux ne soit produit, fabriqué dans tout l'organisme, il faut bien qu'il soit produit localement.

On ne peut pas non plus supposer qu'il soit produit cumulativement ou exclusivement par une partie rapprochée du chancre, car cette partie ferait partie du chancre et serait le chancre. D'un autre côté, à part les cas de poussée spontanée, le pus inoculateur est déposé là avant que le chancre y existe.

Ce pus est-il germe, comme un ovule, ou fécondant comme le sperme ? Il faut qu'il soit l'un ou l'autre, à moins d'être l'un et l'autre à la fois.

Je ne comprends donc pas bien ce que M. Ricord a pu nommer sphère d'activité du chancre. Si le pus du chancre y est produit, c'est qu'elle fait encore partie du chancre. Qui sait, peut-être, si l'on voulait bien creuser, on trouverait que cette sphère d'activité s'étend beaucoup plus loin.

Croûte. — Le chancre a une croûte à lui, à laquelle seule on peut le reconnaître ; mais il faut l'étudier sur la peau et sur les chancres d'inoculation. Les muqueuses n'ont pas de croûtes. Sur les chancres naturels de la peau, du prépuce, des grandes lèvres, etc., etc., les croûtes sont souvent entraînées par l'humidité naturelle des parties, les pansements, les soins de propreté, les mouvements, etc., etc. Les croûtes sont formées par le pus desséché et concrété ; c'est la sérosité et quelques autres humeurs ténues qui forment les squames. Pour bien faire l'étude des croûtes chancreuses, il faut connaître les autres croûtes syphilitiques et, qui plus est, les autres croûtes de la peau.

Les croûtes scrofuleuses sont inégales, jaunes, fragiles, dépourvues d'adhérences ; les croûtes dartreuses tiennent des squames et les arthritiques des furfurs. Les croûtes artificielles (moxas, cautères, etc.), varient autant que les causes qui les produisent.

Quant aux croûtes syphilitiques, les croûtes pseudo-chancreuses sont courbes, adhérentes, arrondies. Les croûtes ecthymateuses ne diffèrent guère de celles du chancre que par leur sécheresse. Les pustulo-crustacées sont en groupes, noires, vertes, jaunes, incomplètes, tenaces, irrégulières, chagrinées. Celles des gommes sont mêlées de détritus et de pus. Mais ce n'est là qu'une bien incomplète esquisse ; je n'ai pas d'autre but que de vous donner l'étude de la croûte du chancre en ce moment.

La croûte du chancre a des caractères généraux et des caractères spéciaux de ses faces, de ses bords. Caractères généraux : elles sont luisantes, non poisseuses ; on dirait qu'elles ont été enduites d'une solution de gomme et, quand on les touche, elles ne collent pas aux doigts.

Elles sont dans certains endroits compactes, dans d'autres venteuses, c'est-à-dire qu'elles présentent une multitude de petites boursouflures pressées les unes contre les autres, résultant de l'incarcération de l'air à travers leur matière. Cela donne aux parties de ces croûtes qui sont, comme je l'ai dit, venteuses, une teinte beaucoup moins foncée en couleurs qu'aux autres parties.

Leurs couleurs varient du jaune au noir avec toutes les teintes intermédiaires, en passant par le vert.

Elles sont, en général, très-adhérentes aux parties où elles siégent. Nous dirons tout à l'heure à quoi tient cette adhérence.

La croûte du chancre a une face externe visible, une face interne profonde qu'on ne voit qu'après son ablation. La face externe présente une couronne surélevée, compacte à sa circonférence, et au centre une dépression régulière, un godet assez large et assez profond pour loger une tête d'épingle. On explique la formation de ce godet : Nous avons dit qu'au commencement du chancre la circonférence est plus virulente (virulence centrifuge).

Avoir une plus grande sécrétion de virus suppose une plus grande formation de pus pour l'absorber. Or, ce pus se concrète à la circonférence pour former l'épaisseur de la croûte.

Je crois qu'il y a réellement deux sortes de pus, un pus qui est virulent, c'est celui dont je parle, et un pus cicatriciel qui apporte les éléments de la cicatrisation du chancre.

Quant à la face interne de la croûte appliquée d'abord sur le fond pultacé, pseudo-membraneux du chancre, elle est ensuite soulevée par les bourgeons charnus entre lesquels elle semble envoyer des prolongements. Il y a une sorte d'arondinage, de disposition réciproque en queue d'aronde entre la surface du chancre et la face interne de la croûte. Voilà qui explique l'adhérence de la croûte. Un phénomène analogue qui se passe aux bords renforce encore cette adhérence. Et en effet les bords dentelés de la croûte s'engrènent avec les dentelures des bords du chancre. Ce n'est que plus tard et par les progrès de la cicatrisation que la croûte repoussée devient à fleur de peau, même par sa face profonde qui finit par se dégager entièrement et par tomber.

Cette croûte représente tous les éléments du pus ; on peut la garder, la dissoudre avec précaution pour pratiquer des inoculations. Mais ce moyen n'est jamais aussi sûr que quand on prend le pus fluide et à même d'un chancre. Pour plus de détails à cet égard, je renvoie à la syphilisation.

Cicatrice. — On ne peut vraiment étudier la cicatrice de ce chancre qu'après les chancres artificiels d'inoculation syphilisatrice au tronc et aux membres. Partout ailleurs elle est travaillée par des médicaments, marquée par des circonstances de siége et de nature des parties.

Cette cicatrice est d'abord livide, rouge de cuivre, puis violette, et enfin, mais au bout d'un temps long, de six mois environ, elle devient blanche mate. Alors elle est convexe, offre des nervures ; elle n'est ni gaufrée, ni déprimée, ni terne, comme la croûte de la vaccine. Peu sensible, même quand on la pique, elle peut contracter un nouveau chancre par suite d'inoculation.

Il n'est pas rare que sur elle et à son voisinage se forment de temps en temps des groupes d'herpès n'ayant rien de spécifique, non-seulement vers les chancres naturels des parties génitales, mais encore vers les chancres d'inoculation syphilisatrice, et bien longtemps après que toutes les traces de la syphilis ont disparu.

Diagnostic. — Le diagnostic du chancre se déduit de sa description et de la connaissance de ses diverses périodes. Quand la croûte est formée, on constate les caractères de la croûte, sa forme, sa couleur, sa couronne, son goulot ou son cratère, ses adhérences, son aspect général, etc., etc.

Peut-on se servir de l'inoculation, comme M. Ricord le faisait beaucoup autrefois à titre de moyen diagnostique ? Oui, sans exagérer comme il le faisait. Car si l'on tenait compte de ses exagérations, comme il n'admet plus aujourd'hui que le chancre infectant soit inoculable, il ne devrait plus rien rester absolument de ses travaux, puisque tout y était basé sur l'inoculation qui, en ce sens, ne sert plus absolument à rien aujourd'hui. Mais pourtant il naît une pustule à la suite de l'inoculation. Cette pustule, sans être absolument caractéristique, est facile à reconnaître. Pourquoi, dans les cas douteux, ne s'en servirait-on pas pour dénoncer le chancre ?

Il ne faut pas pousser la réaction trop loin contre l'ex-inoculation ricordienne. M. Ricord parlait sans cesse d'une pustule caractéristique. Il n'y a pas vraiment de semblable pustule, et d'ailleurs y en eut-il eu pour d'autres, ce n'eut point été pour M. Ricord qui voulait que le chancre n'eut pas de caractère. Mais elle n'en est pas moins de nature à beaucoup aider dans la reconnaissance du chancre. D'abord il y a peu de pustules qui lui ressemblent. Il y a même tant de choses qui, étant inoculées, ne donnent lieu à aucune pustule.

Pour la femme, le spéculum aide beaucoup au diagnostic. Je ne prétends pas que, plongé dans le vagin, il permette de tout voir ; que de lésions peuvent échapper à l'œil dans les plis de cet organe ! Mais si, quand on ne voit rien on ne peut pas dire qu'il n'y a rien, quand on voit quelque chose on peut affirmer qu'il y a quelque chose, affirmer ce que l'on voit.

C'est Lisfranc qui a beaucoup insisté sur son emploi dans ces sortes de cas. M. Ricord, prosecteur de Lisfranc, a reproduit les idées de son maître. Il a pourtant oublié quelque chose.... c'est de le citer.

Parmi les principales affections ou lésions qu'on peut prendre pour le chancre, nous citerons les DÉCHIRURES, les ÉROSIONS DE LA BALANO-POSTHITE et l'HERPÈS.

Les *déchirures* ont une étiologie différente au moins jusqu'à un certain point : coït répété avec une femme présumée bien portante, avec une vierge, disproportion des organes, finesse et délicatesse de la muqueuse, herpétisme du sujet, poils courts et irritants. En outre, les déchirures viennent vite et disparaissent vite, leur contour est irrégulier, leur fond saignant.

Les *érosions de la balano-posthite* ont été souvent confondues avec le chancre. Ici le diagnostic est difficile d'autant plus qu'elles sont baignées d'humidité, et que le chancre en fait naître autour de lui. Mais la circonférence du chancre est à vif, à pic, pointillée. Le fond en est membraneux ; c'est une affaire d'exercice des sens et d'habitude clinique.

Dans ces cas, l'inoculation peut être perfide. Positive, l'inoculation ne dénote pas encore absolument l'existence d'un chancre, puisqu'un terrain syphilitique mal mené peut vomir le pus chancreux.

Négative ? On peut dire que la matière n'était plus auto-inoculable. Cependant la signification de l'inoculation serait importante si un résultat négatif persistait à se produire quel que fut le sujet de l'inoculation.

L'*herpès* se différencie du chancre. Les vésicules d'herpès sont grosses, séreuses, naissent tout à coup et se groupent régulièrement sur un fond rouge. Les abcès du chancre sont petits, purulents, naissent lentement, graduellement et ne forment jamais qu'un groupement inégal. Le fond de l'herpès ouvert est rosé, le fond du petit chancre est pultacé. Les bords des vésicules herpétiques sont plates, sans pointillé; les bords du chancre sont à pic et offrent le pointillé. Ajoutez enfin à cela que l'herpès n'a jamais d'extension ni de conséquences graves.

Maintenant peut-il exister un chancre difficile à constater dans les profondeurs du canal? Nous ne parlons pas du chancre du méat, on le voit; il est exclu par son évidence des obscurités que nous essayons de pénétrer. Sans doute il peut exister. Mais je ne sais pas s'il a jamais été bien irrévocablement constaté. Mais enfin quels seraient ses symptômes vraisemblables? La douleur aurait le caractère d'un rongement spontané, nocturne, l'érection serait pénible, douloureuse, le passage de l'urine serait cuisant. La pression endolorirait, ferait saigner. La sonde produirait le même effet, et, en outre, pourrait être arrêtée par quelque chose de rude, de râpeux. Plus tard il pourrait y avoir rétrécissement à son siége précis, mais tout de suite un rétrécissement temporaire. S'il s'indurait, rétrécissement, gonflement, perception diagnostique par la sonde et même par les doigts placés à l'extérieur. Enfin il peut être dolorant, c'est-à-dire le siége d'une douleur spéciale, si on le presse entre les doigts ou entre un doigt et une sonde placée dans le canal.

L'inoculation peut-elle servir à nous le révéler? Nous n'avons qu'à redire ce que nous avons dit de l'inoculation pour le diagnostic du chancre à nu. Négative, — elle ne signifie pas grand chose. D'abord une matière même chancreuse étant inoculée au malade, il y a des chances pour qu'elle ne prenne pas. Ensuite inoculée négativement à un autre, on pourra objecter que le pus étant beaucoup délayé, ses propriétés auront pu être noyées dans une grande quantité de liquide. Mais si l'inoculation est positive, elle n'est même pas péremptoire. En pareil cas, un terrain syphilitique, une poussée est toujours suspecte. Elle peut donner le chancre sans être chancre à proprement parler.

Pour qu'il ne soit plus désormais question de ce chancre hypothétique, j'empiéterai en deux mots sur ce qui concerne son traitement hypothétique aussi, son traitement présumé. Ce serait celui de la blennorrhagie inflammatoire.

Antiphlogistiques, calmants, délayants, boissons qui rendent les urines adoucissantes, anodines. Cautérisation, si l'on était sûr de pouvoir porter le caustique sur le siége même du mal. Enfin si l'on voulait tenter la syphilisation, on multiplierait l'inoculation du chancre sous le canal, aux régions pubio-inguinales, etc.

Pronostic. — Le pronostic du chancre, en général, n'est pas grave. Il doit être établi au quadruple point de vue du PHAGÉDÉNISME, du BUBON, de la VÉROLE et du RÉTRÉCISSEMENT possible de l'organe où il siége.

Le *phagédénisme* tient au sujet, au traitement, au nombre restreint des chancres, à leur siége. Nous renvoyons cet article à un autre moment.

Le *bubon* tient souvent à la nature, à la qualité de la matière produite par le chancre, sans qu'on sache ni pourquoi ni comment. Il est certain qu'on rencontre souvent des séries de bubons, et qu'il est possible de constater que les sujets ont puisé aux mêmes sources. Les excitations par la marche, les voyages en voiture qui excitent le fondement et les organes de la génération, les frottements par les vêtements, et surtout les attouchements au moyen de caustiques, voilà des causes directes provoquantes du bubon. Le nombre et l'étendue des chancres n'est pas indifférent. S'ils sont nombreux, étendus, les chancres sont favorables, on a peu à craindre les bubons. Le siége a une importance extrême. On sait que les chancres du frein et du clitoris sont très-souvent accompagnés et suivis de bubons.

Au point de vue de la *vérole* le cas est rare, de l'induration encore plus rare. On a encore moins à craindre sous ce rapport si les chancres sont nombreux, s'ils durent, s'ils suppurent beaucoup (syphilisation naturelle, accidentelle).

Quant aux *rétrécissements*, sans parler de ceux du canal à propos du chancre du canal, les rétrécissements peuvent porter sur le méat, le prépuce, les *génitoires* de la femme, etc. Les adhérences sont des dangers de la même catégorie que les rétrécissements. Le prépuce peut, à la suite de chancres mal menés, adhérer au gland, adhérer à lui-même. Les lèvres de la vulve, l'entrée du vagin, et même sa capacité peuvent subir des adhérences, des déformations, etc.

Complications du chancre : PHIMOSIS et PARAPHIMOSIS.

Dans le *phimosis*, le prépuce ne peut pas être porté en arrière du gland ; dans le *paraphimosis*, il est en arrière et ne peut pas être porté en avant. Le phimosis est naturel ou accidentel, — c'est ce dernier qui est produit par le chancre. Le paraphimosis n'est jamais qu'accidentel.

Nous renvoyons l'étude de ces deux complications et de leur traitement aux chapitres de la médecine opératoire de la syphilis et des organes génitaux.

Traitement. — D'abord, jamais de mercure à tous les points de vue de doctrine. Cela va sans dire pour ceux qui pensent que le chancre n'aboutit jamais à la vérole ; mais même ceux qui croient que la vérole peut venir après lui, pensent comme moi qu'elle ne vient pas forcément, et que, d'ailleurs, elle n'est pas encore venue. Ceux qui croient qu'il est lui-même et à lui seul la vérole, sont une imperceptible minorité.

Le traitement du chancre est PROPHYLACTIQUE et CURATIF. Celui-ci est abortif ou curatif proprement dit.

J'ai attaqué avec vigueur, au Congrès médical, la prétendue *prophylaxie* du chancre aussi illusoire que la prophylaxie de la vérole, sur laquelle j'aurai occasion de revenir. Les ablutions, les capuchons, les condoms, les visites qui font descendre les femmes au-dessous de la brute, n'empêcheront jamais les poussées chancreuses qui se font sur les terrains vérolés, et sont presque inutiles quand l'un des deux atteints est atteint d'accidents. La répugnance, la crainte de la douleur s'opposent alors au coït, à moins qu'il ne s'agisse d'individus tout à fait dégradés.

Le traitement *abortif* du chancre est-il abortif de la vérole? Pas beaucoup, mais pourtant jusqu'à un certain point. Tout en agissant sur la constitution entière, le chancre pousse ses racines lentement, et on comprend que, si on l'arrête, on puisse empêcher ces racines de s'étendre. Mais alors les cautérisations légères sont impuissantes ; elles irritent, activent le mal, créent, par de petites plaies, de nouvelles surfaces d'inoculation et d'absorption. L'avivement du chancre, les bubons, et même la vérole, peuvent en être la conséquence. Les cautérisations légères, vers la fin, favorisent la cicatrisation du chancre quand il y a des bourgeonnements. En les pratiquant trop tôt on se trompe de date. Il vaudrait mieux une cautérisation vigoureuse ou même l'abrasion des parties.

Au moins, on peut ainsi quelquefois faire disparaître le chancre. Et encore la douleur, les mutilations sont des dommages dont on n'est pas sûr vraiment d'indemniser les malades par une mince probabilité de succès.

Je suis bien certain aussi que des bubons, sinon la vérole, ont pu être provoqués par ces moyens. Je ne sais vraiment pas comment! Y a-t-il un refoulement du virus, un travail déplacé? Je sais bien les résultats, mais je ne connais pas le comment!

Nous diviserons le traitement *curatif* en GÉNÉRAL et en LOCAL.

Le traitement *général*, l'hygiène, varient un peu suivant la période. Dans le commencement, il faut le calme en tout : dans les mouvements, dans les actions, dans les passions. Au besoin, on aide au repos, au calme des humeurs par des médications tempérantes, anodines. Nourriture peu abondante et peu excitante : lait; je conseille, dans certains *tempéraments humides*, l'abstinence des boissons aqueuses; elles peuvent, chez les personnes de ce tempérament, favoriser le développement du phagédénisme. Plus tard, les toniques, les réparateurs sont indiqués : vin, cresson, viandes rôties.

Traitement *local*. S'il s'agit de chancres inoculés, de chancres de syphilisation, des soins de propreté suffisent. On laisse la croûte se former; au besoin, on la soutient et on la remplace par des rondelles de papier brouillard qui adhèrent aisément. S'il s'agit de chancres de la verge, il faut la relever, la découvrir, et maintenir l'organe dans une position intermédiaire au phimosis et au paraphimosis, c'est-à-dire qu'il ne faut pas que le gland soit découvert, ni que le prépuce soit trop ramené en arrière. Je me sers, à cet effet, d'un petit cylindre de toile lacée. Il y aurait un petit moyen très-utile à inventer pour remplir cette indication.

Pour les autres chancres, pour ceux de la femme, on ne peut indiquer, que d'une manière générale, le pansement qui leur convient; le reste appartient à la clinique.

Quant au traitement local, je n'en fais point au commencement. Je me borne aux soins de propreté. J'ai proscrit les cautérisations abortives; je les proscris au commencement à titre de traitement. Elles irritent, favorisent, quand les eschares tombent, des inoculations de voisinage, ce qui, à vrai dire, ne m'inquiète pas beaucoup. Dans la période de milieu du chancre, j'utilise, comme tout le monde, l'eau blanche, la solution d'azotate d'argent, celle d'iodure de potassium, la teinture d'iode, le vin aromatique, l'alcoolé de guaco, l'acide phénique, le coaltar, le tout mitigé de manière à ne pas exciter trop vivemen et à ne pas provoquer des douleurs qui durent plus de quelques minutes.

Quand le chancre est plus avancé vers la cicatrisation, quand des bourgeons charnus s'élèvent rapidement de son fond et de sa circonférence, je les réprime par des cautérisations énergiques et répétées. Il ne faut jamais que l'ulcère soit plus élevé que la peau. Quand ce sont les bords qui débordent considérablement la peau voisine, il en résulte un retard, une perte de temps fort considérable. Il faut, vers la fin du chancre, éviter, avec un très-grand soin, les adhérences cicatricielles d'un organe à l'autre, du prépuce au gland, par exemple, le phimosis, le paraphimosis, etc. (Renvoi aux opérations génitales.)

SERPIGINISME. — Une déviation du chancre très-sérieuse et assez fréquente, c'est le SERPIGINISME. Elle est connue, en général, sous le nom de *phagédénisme*; le mot phagédénisme vient de φαγέδαινα (faim dévorante); sa signification est la même que celle du mot chancre (ulcération envahissante). Et, en effet, les auteurs ne s'entendent pas sur la véritable acception du mot phagédénisme, non-seulement les auteurs ne s'entendent pas, mais encore le même auteur ne s'entend pas lui-même. Car les classiques désignent souvent par le mot phagédénisme, non-seulement ce que nous allons décrire, mais encore le chancre lui-même quand il est isolé sur un bon terrain, et qu'il se développe largement et activement dans tous les sens jusqu'à ce qu'il ait modifié ce terrain, qui lui impose alors la loi de décroissance et de cicatrisation syphilisatrices.

Le mot phagédénisme est donc mal choisi. Il implique un pléonasme.

Qu'est-ce que le serpiginisme pour nous? C'est l'extension indéfinie d'un chancre qui ne produit pas du pus assez fort pour modifier le terrain sur lequel il s'est formé, de manière à ce que ce terrain devienne impropre à son développement. Avant la syphilisation, on ne se faisait aucune idée de ce qu'on doit entendre par *serpiginisme*. On croyait que le pus du chancre serpigineux était plus malin qu'un autre, ou tout au moins aussi fort, et que le terrain étant mauvais était une source intarissable de virus. On osait à peine inoculer le chancre serpigineux. La syphilisation a démontré qu'effectivement le terrain était mauvais, en ce sens qu'il ne nourrit pas le chancre d'une bonne substance. Le pus n'en est jamais bon syphilisant. On en triomphe par des inoculations en renouvelant sans cesse la source du pus. Mais, n'anticipons pas.

Les classiques divisent le phagédénisme en phagédénisme simple, qui n'est que le chancre modèle, le chancre régulier, avec un grand développement ; en phagédénisme pultacé, diphthéritique, qui est le même que le précédent, avec cette différence que la membrane du fond se renouvelle aisément ou est douée d'une grande adhérence ; et, enfin, en chancre phagédénique gangréneux qui s'accompagne de mortifications plus étendues et quelquefois de véritables apoplexies sanguines cutanées. On voit, en effet, le sang former de petites masses au milieu de parties mortifiées. C'est notre vrai serpiginisme.

Cette division classique est insuffisante, parce qu'elle n'enseigne pas grand'-chose. Une meilleure division est basée sur l'étiologie, sur les conditions du développement du phagédénisme.

Je l'ai donnée dans ma CORRESPONDANCE SYPHILIOGRAPHIQUE (1).

Étiologie. — J'ai déjà dit l'étiologie générale du phagédénisme : la production d'un pus trop faible pour modifier avantageusement le terrain dans le sens de la syphilisation, que cette matière soit réellement produite trop faible, ou bien qu'elle s'affaiblisse sur place tout de suite.

Voici, son étiologie spéciale :

1° Serpiginisme *ex aqua*, permettez-moi cette expression singulière. Certains individus lymphatiques, séreux, ne peuvent avoir une excitation, une poussée quelque part, sans qu'il ne s'y porte une grande quantité de liquides. D'autres individus se placent dans la même situation par leur genre de conduite et d'alimentation, parce qu'ils s'abreuvent d'une grande quantité de boissons, les buveurs de bière, par exemple, l'abus des alcalins; c'est là une source de serpiginisme, serpiginisme *ex aqua*. On devine que le remède doit consister dans un régime desséchant.

2° D'autres ont facilement des inflammations. C'est le serpiginisme inflammatoire proprement dit de certains auteurs, dont l'exagération constitue le phagédénisme gangréneux. L'inflammation, dans ce cas, ne tarde pas à nuire à la virulence qu'elle diminue en abreuvant la partie de matières, et spécialement

(1) Voir ci-dessus : DU VIRUS SYPHILITIQUE ET DE SON EMPLOI THÉRAPEUTIQUE, p. 291 et s.

de lymphe et de pus. Le remède est dans les tempérants, les antiphlogistiques; j'ai tiré le plus grand parti de la diète lactée.

3° D'autres s'abreuvent d'alcool; la nutrition en souffre, le chancre manque de vigueur, d'action syphilisante. La médication demande beaucoup de tact. Si on supprime l'alcool ingéré, on lutte contre une habitude, contre une seconde nature. On augmente les souffrances de la nutrition. Que faire alors? Diminuer la quantité d'alcool qu'absorbe le malade, tout en choisissant la nature et la qualité de ses boissons. Les ivrognes mangent peu; en leur donnant du bon vin et pas d'eau-de-vie, on arrive à leur faire accepter quelques aliments succulents; l'exercice, la bonne hygiène aidant, on les conduit vers la guérison.

4° Les individus qui ont été mercurialisés, ou même qui simplement ont trop pris d'iode, sont sujets au phagédénisme. Le mercure, en altérant la nutrition, agit dans le sens des causes précédentes. En outre, il empêche jusqu'à un certain point indéterminé le développement du chancre. Le chancre, sous son influence, ne produit pas de pus fort. Le remède est difficile. Les sulfureux, les toniques, les évacuants, les inoculations réitérées de bon pus à source constamment renouvelée, voilà le meilleur traitement. On a bien parlé de moyens balnéo-électriques de diminuer la quantité de mercure qui est dans l'économie, et même de soustraire ce mercure tout à fait, mais je ne sache pas que ces moyens aient réussi.

5° Il y a aussi un phagédénisme pseudo-chancreux, mais il rentre dans l'un ou l'autre des précédents. Nous avons vu que le pseudo-chancre, la plaque muqueuse et même le seul terrain constitutionnel, convenablement exprimés, pouvaient parvenir à sécréter le pus chancreux; eh bien! *a fortiori* le pseudo-chancre, la vérole peuvent exprimer un pus chancreux qui s'inoculera, serpiginisera, mais il n'y a vraiment pas de serpiginisme vérolique. Ce n'est pas la vérole en tant que vérole qui est cause ici; au contraire, elle serait plutôt un moyen de combattre le phagédénisme (inoculation secondaire). Toutes ces causes peuvent se mélanger sans doute de diverses manières pour faire naître le serpiginisme. Il y aurait donc un serpiginisme mixte.

Il est une particularité du serpiginisme sur laquelle je veux insister, parce qu'elle est caractéristique, on pourrait presque dire pathognomonique. A l'encontre du chancre normal, qui se développe à peu près également dans tous les sens, à part les circonstances qui tiennent des différences de tissu et de la manière plus ou moins facile dont ils cèdent à la déclivité, le chancre serpigineux s'étend tantôt dans un sens, tantôt dans un autre. Il abandonne un côté de sa circonférence pour se rejeter sur un autre, puis il laboure les tissus dans le sens du côté qu'il attaque. Mais il ne les attaque, ne les laboure pas lentement et par un mouvement continu, uniforme, toujours le même. Il détruit en un jour une grande quantité de tissus; il accumule des détritus des parties gangrénées, des ruines; puis, il paraît s'arrêter tout à coup. Il est ou il semble être stationnaire, mais il prépare de nouveaux ravages, d'autres débordements. Le serpiginisme est inégal; il va par soubresaut, par bond; il aime les sauts.

Traitement.—La question est presque épuisée puisque, dans les détails étiologiques précédents, je n'ai pas pu, je n'ai pas dû séparer la cause du remède.

Je diviserai le traitement en traitement GÉNÉRAL, traitement LOCAL, et en traitement PAR LA SYPHILISATION.

Traitement *général*. Les toniques, le grand air, la campagne, les fortifiants, l'iode, l'huile de foie de morue, tout a été essayé. Quand il y a inflammation, j'ai préconisé la diète lactée; mais, il faut savoir faire usage de cette diète. Il ne faut prendre que du lait pour qu'il soit supporté. On peut y mettre du sucre et manger du sucre, peut-être même du bon pain. Le lait ne doit pas être pris en grande quantité à la fois ; il deviendrait indigeste. Autant que possible, il vaut mieux le prendre au sortir du pis de l'animal. Il faut le prendre régulièrement, à espaces égaux autant que possible, une à deux tasses, par exemple, toutes les heures. Il faut s'attendre et se résigner à une miction fréquente. Le malade devient mou, lent, paresseux. Mais qu'importe, une fois le phagédénisme guéri, il aura été lavé, balayé, purifié. Il prendra graduellement de bons aliments, et recouvrera toute sa santé, toute sa vigueur, son état antérieur à la maladie.

Traitement *local*, comme celui du chancre. On emploie aussi les caustiques, le fer rouge, l'iode pur. Heureux quand, à travers de longues souffrances, le malade ne voit pas son état s'aggraver sans cesse!

En dehors de l'hygiène, le seul traitement efficace consiste dans *la syphilisation*. La syphilisation se pratique : 1° avec le pus chancreux ; 2° avec la sérosité pseudo-chancreuse. Il faut, à moins de pénurie, éviter de se servir du propre pus du malade. Il est trop faible, trop aqueux, trop abondant. Un pareil pus n'est pas fort ; la quantité nuit à la qualité. Il faut emprunter à autrui du pus de plus en plus fort, et le renouveler souvent, chaque fois qu'on le peut. Il faut, de plus, cerner le sens du serpiginisme, c'est-à-dire faire plusieurs inoculations à la peau qui existe dans le voisinage et dans le sens où la maladie a de la tendance à se produire. Quelquefois on tente une diversion ; on fait une dérivation ; on inocule l'autre côté du chancre, le côté où il ne s'étend pas, ou les côtés intermédiaires aux deux pôles, dont l'un correspond à l'extension du mal et l'autre à la partie opposée. Ou bien on porte les inoculations à d'autres parties, à d'autres membres.

Contre le serpiginisme, la sérosité pseudo-chancreuse est souvent bien plus efficace que le pus chancreux ; l'action se montre un peu tard, mais il n'est pas nécessaire de faire beaucoup d'inoculations de cette matière. On agit presque avec certitude. Il semble d'abord qu'aucun effet n'est produit ni sur le chancre serpigineux, ni à l'endroit de l'inoculation qui peut en être fort distant. Mais quand la *papule* initiale commence et se développe, on voit le serpiginisme décroître en proportion, puis s'éteindre.

Comme on a donné la vérole, il faut recourir, pour en triompher, à une série de chancres simples ou syphilisateurs, et bien prendre garde que le serpiginisme peut renaître sur ces derniers chancres, tant qu'il reste quelque croûte, quelque pus chancreux inoculable qui puisse inoculer son voisinage ; car, à l'encontre du pus chancreux simple qui, après une certaine période, n'est plus inoculable au malade, le pus du serpiginisme l'est jusqu'à la fin, car précisément le serpiginisme existe parce que son pus ne modifie pas assez le terrain pour y faire naître un certain degré d'immunité.

Une conclusion scientifique dérive de la guérison du phagédénisme par l'inoculation secondaire ou du pseudo-chancre. La voici : C'est qu'il y a identité d'origine entre les deux sources virulentes. Puisque le phagédénisme est détruit par le virus pseudo-chancreux aussi bien et mieux que par l'inoculation du pus chancreux, n'est-il pas très-vraisemblable que les deux virus procèdent de la même source, qu'ils sont frères, qu'ils sont identiques, qu'ils sont *un ?*

On a bien d'autres causes, comme je l'ai dit et de meilleures, mais enfin celle-ci ne doit pas être dédaignée parce qu'elle doit aller mieux à certains esprits.

Autre conséquence : C'est une action générale, celle produite par le virus pseudo-chancreux qui a éteint le phagédénisme qui, lui-même, agissant sur toute la constitution, était sous la dépendance de toute cette constitution. Le phagédénisme est une sorte d'accident constitutionnel.

BUBONS — Nous passons à l'étude des symptômes successifs des chancres pustuleux (chancres mous). Ce sont les BUBONS et leurs dépendances.

Qu'est-ce qu'un bubon? le mot *bubon* veut dire *aine*; le bubon est une tumeur de l'aine. Autrefois la hernie crurale était un *bubonocèle*. Depuis, l'acception du mot *bubon* a été restreinte aux tumeurs de l'aine qui siègent dans les ganglions.

On peut diviser les bubons en BUBONS SYPHILITIQUES et en BUBONS NON SYPHILITIQUES.

Les principaux de ceux-ci sont les bubons *strumeux*, les bubons *pestilentiels*, et les bubons *varioleux*. Nous n'aurons à nous en occuper qu'au point de vue du diagnostic différentiel et de l'analogie.

Les BUBONS SYPHILITIQUES sont *constitutionnels*, *pseudo-chancreux* et *chancreux*. C'est ce dernier que nous voulons étudier à présent. Les autres viendront plus tard.

Synonymie. — On lui a donné différents noms : *Bubon syphilitique*, *engorgement inguinal syphilitique*, *adénite syphilitique*, *ganglionite syphilitique*. Ces dénominations s'appliquent à tous les bubons spéciaux. En voici qui sont plus convenables parce qu'elles spécifient et circonscrivent l'objet même que nous voulons étudier :

Bubon chancreux.

Poulain. — Les malades évitent dans la marche de mouvoir l'articulation coxo-fémorale du côté malade, et déplacent le membre du même côté par une sorte de mouvement de fronde dont le centre correspond à l'articulation coxo-fémorale de l'autre côté. Cela fait ressembler un peu leur démarche à celle des poulains.

Chancre ganglionnaire. — Cette expression créée, je crois, par M. Ricord est excellente. On ne peut pas mieux spécifier le bubon qui nous occupe.

Avant M. Ricord, Rabelais avait dit *bosse chancreuse*, dénomination excellente aussi parce qu'elle exprime la même chose d'une façon aussi claire, aussi nette et aussi convenable. Rappelez-vous le repas de Gargantua, au château de Grandgousier. Six pèlerins s'étaient cachés *entre les choux et lectues*. Gargantua, faisant un repas de ces laitues gigantesques, avala les pèlerins comme nous ferions de petites limaces. Mais Gargantua avait une dent cariée qui n'avait pas été plombée, un pèlerin s'arrêta dans le trou de cette dent; Gargantua se curant la dent, piqua avec la pointe de son cure-dents, quoi? une *bosse chancreuse* qu'il ouvrit, ce qui fit pousser un cri au pèlerin.

Bref le mot de *bubon*, sans épithète, suffit aujourd'hui. Dire qu'on a un bubon, parler d'un bubon, c'est parler du *chancre ganglionnaire* de M. Ricord, de la *bosse chancreuse* de Rabelais. Quand je me servirai de ce mot bubon, tout seul, vous saurez ce que je veux dire.

Étiologie. — C'est principalement le chancre. Nous savons que le chancre du frein chez l'homme, du clitoris chez la femme, en sont plus fréquemment suivis que d'autres. Mais connaissons-nous le mécanisme de la formation du bubon? Savons-nous la condition locale du chancre qui doit favoriser son développement? Nous n'en savons rien. Faut-il que le vaisseau absorbant soit au naturel? entamé? que la sécrétion du chancre soit modifiée et comment? Pourquoi, quand et comment la matière forme-t-elle une lymphite, un bubon, etc. Que de questions à résoudre avec le concours de l'anatomie et de la physiologie.

Un ganglion est composé de glandules, ces glandules n'ont de communication directe ni entre eux, ni avec les vaisseaux ; où et comment s'arrête la matière qui forme le bubon? pénètre-t-elle dans les glandules? comment y pénètre-t-elle? Est-ce par endosmose? Comment? les questions se pressent dans l'esprit et les réponses qu'il hasarde forment autant de conjectures.

Passons à des questions plus pratiques et jusques à un certain point plus solubles.

Y a-t-il un bubon d'emblée? question complexe et connexe avec d'autres. Peut-il y avoir une vérole d'emblée? Si oui, les bubons d'emblée sont probables. Peut-il y avoir un bubon d'emblée? Si oui, les véroles d'emblée sont probables. Mais, à la rigueur, la vérole d'emblée serait possible, sans que le bubon le fût, *et vice versa*. Il y a là de fortes présomptions, — mais rien que des présomptions. D'ailleurs, la vérole d'emblée est au moins aussi difficile à prouver directement que le bubon d'emblée. On ne fait donc que compliquer sinon reculer la difficulté.

Voyons les analogies extra-syphilitiques :

La rage d'emblée existe, c'est même celle qu'on admet le plus souvent. Je pense, moi, que presque toujours quelque chose se passe à l'endroit de la morsure, sous la peau, sinon à ciel ouvert. Je pense qu'un travail correspondant se fait d'habitude aux ganglions. Mais les cas sont si nombreux où rien n'a été constaté à l'endroit de la morsure, au ganglion du ressort, qu'on doit admettre la rage d'emblée.

Valentin a cité un cas de variole d'emblée. On a cité plusieurs cas de vaccine d'emblée ; je les ai rassemblés dans mon Mémoire sur les lysses de la rage. Les bubons varioleux et vaccinaux manquent bien plus souvent que les accidents primitifs.

Il y a donc des varioles, des rages, des vaccines d'emblée et des bubons rabiques, varioleux, vaccinaux d'emblée !

Les syphilis d'emblée, les bubons d'emblée, sont donc vraisemblables.

En présence de si grandes analogies, que peut-on répondre à ceux qui rassemblent des observations de syphilis, de bubons d'emblée? Certes, quand on voit une syphilis, un bubon d'emblée, on peut toujours dire que l'accident primitif a disparu ; et comme, dans ces cas, le traitement de la syphilis et du bubon est le même que si l'on voyait encore le chancre, rien ne presse, au point de vue de l'intérêt des malades. Une question de doctrine peut toujours attendre sa solution. Confions-en la solution à des observations subséquentes, guidées par les renseignements de l'analogie et les saines données de la logique.

M. Diday a imaginé un bubon d'emblée : comme c'est un être de fantaisie, je ne vous en dirai que peu de choses. Je vous dirai ensuite les causes, selon moi, de l'illusion de M. Diday, qui a observé un fait vrai, auquel il a donné une signification fausse. Le bubon d'emblée de M. Diday est remarquable par l'époque tardive de sa manifestation : une fébricule prodromique l'annonce ; il présente peu d'acuité ; rarement il s'ulcère ; cependant il le fait quelquefois ; il n'a rien de spécifique, car il ne s'inocule pas, et les bords de l'ouverture ne prennent pas le caractère chancreux ; il est rarement suivi de la vérole. Mais tous ces caractères ne prouvent pas qu'il ne s'agit pas d'un bubon chancreux.

Un chancre ganglionnaire peut se développer lentement, tardivement ; son éloignement du contact de l'air, des médicaments, la faiblesse du pus, peuvent s'opposer à son développement. La matière peut bien cesser d'être vite inoculable au sujet, etc., etc.

Le bubon chancreux peut-il se montrer à la suite du chancre dur? Oui; ce pseudo-chancre excité peut sécréter du pus chancreux. Pourquoi ce pus n'irait-il pas dans le ganglion comme un autre? D'ailleurs les faits observés de bubons à la suite des chancres durs sont nombreux. J'ai moi-même vu arriver ce bubon à la suite d'une plaque muqueuse ulcérée, et je crois qu'il y en a d'autres exemples. J'en donne la même explication : c'est exactement la même théorie.

La matière de ces bubons peut-elle gagner des ganglions voisins ou des ganglions plus profonds, y garder sa spécificité, s'y reproduire ; en un mot, peut-il y avoir des bubons pour ainsi dire de seconde main, des bubons profonds? Je le crois; j'ai vu des abcès qui vraisemblablement n'étaient pas autre chose que cela. On ne comprend pas comment le pus chancreux, qui passe sans perdre ses attributs d'un chancre à un ganglion, ne passerait pas d'un ganglion à un autre. Les inoculations qu'on prétend avoir faites dans ce cas ont été négatives. En tout cas, elles n'ont pas été nombreuses; elles ont été pratiquées au sujet. Or, nous savons à quoi nous en tenir relativement à l'auto-inoculation du pus chancreux.

On a demandé si la suppuration de ce bubon est fatale, si la formation d'un abcès est inéluctable, si, en un mot, ce bubon sera suivi d'un chancre ganglionnaire à ciel ouvert. M. Ricord a résolu la question par l'affirmative; cette solution était impliquée par l'opinion qu'il s'était formée du chancre. Mais, avant nous, la question était difficile à résoudre.

Dans l'espèce, la méthode statistique de M. Louis n'est guère applicable. Quand un bubon ne suppurera pas, on dira qu'il était strumeux, sympathique, non symptomatique du chancre.

L'inoculation, comme on la faisait, pouvait-elle résoudre la question? Non; il fallait que le bubon fût ouvert pour l'inoculer. Mais ne pouvait-il pas y en avoir qui ne s'ouvraient pas, quoiqu'ils fussent virulents? Pour expérimenter et vérifier, il fallait donc préalablement que l'ouverture qu'on supposait fatale ait eu lieu; positive, on aurait bien pu dire qu'il s'agissait d'un bubon chancreux; mais, négative, on n'aurait pas pu le dire, puisque le pus pouvait ne plus être inoculable au malade ou ne pas l'être absolument.

Il aurait fallu, pour aborder vraiment la solution de la question, ponctionner le bubon au moyen d'un trocart explorateur, puis inoculer le pus, et encore on n'aurait pas toujours été sûr de tomber sur la partie virulente du bubon; ensuite il aurait fallu pouvoir pratiquer l'inoculation à un autre qu'au malade, auquel son propre pus aurait bien pu n'être plus inoculable.

Le bubon avortait-il? Les uns en affirmaient la virulence, parce qu'ils ne croyaient pas, en cas de virulence, la suppuration fatale. Les autres niaient cette virulence, comme le fait M. Diday, parce que, en cas de virulence, on croyait la suppuration fatale. On ne résolvait pas la question, parce qu'on la croyait résolue.

Nous, nous ne croyons pas fatale la suppuration, l'abcession, l'ouverture du bubon d'absorption du chancre mou. Pourquoi? Ce bubon est un chancre; or ce chancre peut avorter. Comment? Mais tout naturellement. On voit des pus très-faibles ne pas réussir, ne pas bien lever sur de mauvais terrains. Un individu peut, à la rigueur, être doué d'un fort syphilisme naturel : autre cause d'abortion pour le bubon. Enfin, une syphilisation naturelle ou accidentelle peut devenir cause de l'abortion d'un bubon. On peut planter de nouveaux chancres; la nature peut en faire surgir. Enfin, une syphilis constitutionnelle peut naître, de quelque part qu'elle soit venue. Or, la vérole naissante jugule les chancres mous et, à plus forte raison, si c'est le bubon qui est chancre mou.

Je n'admets pas même que la circonférence de l'ouverture d'un bubon, fût-il chancreux, doive prendre nécessairement l'aspect chancreux. Elle ne prendra pas cet aspect si la matière n'en est plus inoculable au sujet, par suite du progrès de son syphilisme, que ce progrès soit produit par des chancres, par le bubon lui-même ou par une vérole.

M. Ricord a trouvé que le bubon était moins auto-inoculable le jour de son ouverture que les jours suivants et le lendemain; il donne l'explication de ce phénomène. Le premier jour, qu'est-ce qui sort? Du pus phlegmoneux péri-ganglionnaire; les jours suivants, du pus virulent ganglionnaire.

N'est-ce pas plutôt que le pus du premier jour recèle un virus dilué? N'est-ce pas qu'au grand jour, et sur des tissus à vif, se fait une sécrétion virulente, nouvelle, active? Et puis, la texture du ganglion se prête-t-elle à l'existence de deux phlegmons en un seul? A la séparation du pus en celui du ganglion et en celui du phlegmon?

Peut-il y avoir deux bubons, un à droite, et un à gauche?

Oui, mais cela est rare. D'abord, le bubon lui-même est rare; ensuite le *non bis in idem* tient ici à l'action syphilisante d'un seul bubon. Peut-il y avoir croisement, bubon à gauche quand le chancre est à droite, et *vice versa?* Oui; c'est d'observation. Ensuite l'anatomie démontre des croisements de vaisseaux; mais le croisement n'a lieu que si le chancre est près de la ligne médiane. S'il s'en éloigne, s'il est latéral, le bubon sera du côté du chancre.

Symptômes. — Le premier symptôme qui se montre est une *gêne* en marchant. Le mal peut en rester là, avorter.

Un peu de *douleur* ne tarde pas à se manifester dans les mêmes circonstances que la gêne; alors le malade, portant la main au siége de la tumeur, perçoit une *grosseur :* c'est le premier éveil sérieux qui lui soit donné. Alors il commence à marcher en *poulain;* d'où le nom vulgaire de la maladie. Il soulève sa cuisse avec le bassin, comme par un mouvement de circumduction, dont le centre correspond à la hanche du côté opposé. Le mal peut encore avorter, mais plus difficilement que dans le cas susdit. Bientôt la douleur, la tumeur, augmentent, la progression poulinique s'accentue encore; le malade se sert de ses mains ponr soulever et soutenir sa hanche malade. Enfin la peau devient *rouge*, *tendue;* une *angioleucite* se dessine entre le chancre (ou le siége qu'il occupait) et la région inguinale : un tact exercé perçoit déjà la fluctuation. Plus tard, la peau est livide, s'émincit, et le bubon s'ouvre de lui-même, si l'art n'est point intervenu. Le malade en éprouve un grand soulagement.

Pendant toutes ces phases, l'abortion, possible presque jusqu'à la fin, l'est pourtant de moins en moins. On ne l'admettait pas avant la syphilisation, qui seule en donne l'explication. Le bubon est un chancre; le chancre s'arrête par le concours de la diminution de la virulence et de l'augmentation du syphilisme du sujet. Or ce concours peut se trouver dans bien des circonstances.

Quelquefois le bubon ouvert par l'art ou par la nature devient phagédénique, quoiqu'il soit rare qu'un chancre phagédénique donne lieu à un bubon qui s'abcède. Celui-ci alors, bien entendu, devient phagédénique à son tour. Le bubon ouvert devient serpigineux, quand le sujet ou bien même jusqu'à un certain point simplement la partie épuisée ne sont pas capables de fournir un pus énergique, sans qu'il y ait augmentation de syphilisme. Pus faible et syphilisme augmenté, cicatrisation rapide. Pus faible et syphilisme faible, phagédénisme.

Pus fort et syphilisme fort, chancre petit et court. Pus faible et syphilisme fort, abortion du chancre au début.

Les lois de la syphilisation expliquent tout.

Mais pourquoi le chancre serpigineux donne-t-il rarement lieu au bubon, quoique celui-ci ouvert devienne assez fréquemment serpigineux? D'abord, quand le chancre serpigineux donne lieu au bubon, celui-ci devient lui-même serpigineux; mais pourquoi donne-t-il rarement lieu au bubon? Le voici: le pus du chancre serpigineux est faible; son inoculation au sujet n'est possible que par soubresauts, et le ganglion est déjà trop loin pour qu'une de ces éclaircies, de ces échappées chancreuses aboutisse jusqu'à lui. Cela ne peut donc avoir lieu sans dilution, sans déplacement du pus, deux conditions très-grandes d'affaiblissement d'un pus déjà très-faible et qui sera annulé par la profondeur des parties (puisqu'on prétend que le pus ne garde pas ses propriétés en passant d'un ganglion à un autre, à cause de la profondeur, etc., etc.).

Diagnostic. — Il est direct ou indirect, c'est-à-dire DIFFÉRENTIEL. Le diagnostic direct invoque les symptômes d'une manière absolue; le diagnostic indirect conclut à la suite du rapprochement de symptômes appartenant au bubon et à d'autres lésions.

Diagnostic direct : Les anamnestiques d'abord. Y a-t-il eu un chancre? Où? Quand? Un coït suspect? Quand? Avec qui? Dans quelle circonstance? Dans quelles conditions?

Symptômes propres : Y a-t-il gêne, tumeur, douleur, marche de poulain, angioleucite, rougeur, lividité, amincissement de la peau, fluctuation? Le pus extrait par une ponction exploratrice est-il inoculable? Les bords de l'ouverture prennent-ils l'aspect, deviennent-ils chancreux? En un mot, tous les attributs du chancre sont-ils là? C'est un bubon.

Mais il y a des cas moins clairs, moins accusés, plus difficiles que cela : on soupçonne le bubon, mais il peut y avoir autre chose. On peut confondre le bubon chancreux avec des abcès, des varices, des tumeurs dont le diagnostic doit alors être à faire directement ou indirectement.

J'insisterai seulement sur le diagnostic *différentiel* du bubon avec d'autres bubons et avec les hernies.

Les autres bubons peuvent être non spécifiques ou spécifiques.

Voici la séparation des BUBONS NON SPÉCIFIQUES avec les bubons spécifiques:

Bubon pestilentiel. — Il n'est pas de nos climats; la peste règne dans le pays, la peste a ses symptômes effrayants, le bubon les siens propres.

Bubon varioleux. — Un malade de l'hôpital du Midi fut pris de variole; il eut dans un ganglion de l'aine un bubon varioleux qui s'ouvrit, ne prit pas l'aspect chancreux. Le sujet n'avait point de chancre mou; cependant Vidal (de Cassis) s'y trompa.

Les furoncles des bourses, de l'anus, des membres, donnent lieu à des adénites, des lymphites; mais la forme, le caractère de ces adénites, leur rapport ou leur correspondance avec le clou ne permettent pas qu'on s'égare longtemps. D'ailleurs ils ne suppurent jamais et, le clou ouvert, ils s'éteignent vite. Des écorchures qui suppurent, des cors aux pieds enflammés, peuvent donner lieu à des pseudo-bubons; mais ceux-ci ne suppurent pas, et disparaissent avec les écorchures. Les adénites de ce genre ne peuvent pas être prises pour des bubons; le contraire a plutôt lieu.

Les médecins, même instruits, qui n'ont pas l'habitude de la vérole, qui croient leurs clients chastes, s'y trompent souvent. Il est venu chez moi un jeune collégien, accompagné de son père. Une ordonnance du médecin indiquait : adénite, par suite d'une écorchure au pied. Le traitement était insignifiant, le mal persistait, s'aggravait, et marchait vers la suppuration. La marche du malade et de la maladie, un coup d'œil et un coup de doigts jetés sur l'aine, m'édifièrent tout de suite et complètement. Je portai à l'instant mes recherches vers les organes génitaux ; je découvris, comme on dit, le pot aux roses. Je sus tout ; je vis un chancre, et le malade avoua un coït antérieur, que n'avaient pas soupçonné le père ni le médecin.

Adénite simple. — Le moindre examen éclaire vite le diagnostic.

Adénite sympathique. — Sympathique de quoi ? Si c'est d'un furoncle, d'une écorchure, nous avons dit tout ce que nous devions en dire. Sympathique d'un chancre ? En existe-t-il ? Si oui, le chancre est là comme un furoncle, comme une écorchure, et nous n'avons plus absolument rien à en dire. Mais que de fois on a pris pour sympathiques de chancres des adénites qu'on aurait prises pour symptomatiques, si la suppuration en avait eu lieu.

Adénite strumeuse. — Un chancre peut réveiller la scrofule ; une écorchure, un pus, un herpès, peuvent opérer ce réveil, à la suite d'un coït dangereux ; une blennorrhagie peut être le coup de fouet.

La constitution du sujet, la lenteur, l'indolence de la maladie, la suppuration, fatale, morcelée par lambeaux, par petits trous, la nature du pus, mal lié, séreux, l'inégalité, le décollement, le déchiquetage des bords, l'entreprise d'autres ganglions que relie au ganglion malade du tissu cellulaire aussi malade, toutes ces circonstances, rapprochées de la marche aiguë et de la symptomatologie accentuée du bubon, du chancre ganglionnaire, la spécificité du pus de ce dernier, tout aide au diagnostic.

Du reste, un bubon strumeux est souvent la seconde période d'un bubon chancreux. Chez les strumeux, la virulence cesse vite ; la graine perd ses propriétés, et ce sont celles du terrain qui persistent. La forme virulente disparaît, et le fonds scrofuleux reste.

Bubon cancéreux. — Il y a un épithèle à distance, des douleurs lancinantes, une teinte cachectique, etc., etc., et enfin une marche si évidente, qu'il ne serait pas possible de s'y tromper longtemps.

Passons aux BUBONS SPÉCIFIQUES. Ce sont les bubons *pseudo-chancreux*, *constitutionnels*, *gonorrhéiques* (dont nous avons parlé) et *gommeux*.

Le *pseudo-chancreux* est la pléiade de M. Ricord : adénopathie multiple, indolente, ne suppurant jamais. Ceci n'est pas absolu. Un de ces ganglions peut suppurer dans un seul cas : c'est lorsque le pseudo-chancre en rapport avec l'adénopathie fournit accidentellement, et par Bidenkapisme naturel ou artificiel, du pus chancreux

Le bubon *constitutionnel* est tardif ; le bubon *gommeux* l'est encore plus. Ils ont leurs symptômes propres ; ils ne correspondent d'ailleurs à aucune lésion des génitoires.

Les hernies enfin, inguinale, crurale, ont été prises pour des bubons.

Pelletan, chirurgien en chef de l'Hôtel-Dieu, commande à Dupuytren, son subordonné, d'ouvrir un bubon de l'aine ; celui-ci résiste, puis obéit. Il met son bistouri sous le nez de Pelletan, qui sent des matières stercorales : c'était une hernie incarcérée dans le canal inguinal qu'on venait d'ouvrir.

On avait pris une hernie inguinale pour un bubon.

Un jour, Lisfranc fait toucher à tous ses élèves un bubon crural, dur, résistant, indolent, sous l'arcade. Un élève, en touchant, le fait rentrer avec bruit. C'était une hernie crurale prise pour un bubon.

Mais le bubon peut-il être pris pour une hernie? On dit que oui.

Le bubon provoque quelquefois des vomissements sympathiques, s'enflamme tout à coup, etc., etc. Il faut être attentif.

Pronostic. — Quatre points de vue principaux : DOULEUR, DURÉE, CICATRICE, CONSTITUTIONNALITÉ :

Douleur. — Il y aura des souffrances, des gênes sociales, des difficultés de cacher le mal, l'obligation d'interrompre des affaires, de s'aliter, etc., etc.

Durée. — Au point de vue de la durée : le meilleur serait d'obtenir l'avortement du mal. Alors la durée serait courte, et, à vrai dire, tout serait supportable et se concilierait parfaitement avec les affaires courantes. Si la tumeur s'ouvre, on peut compter sur quinze à trente jours avant la cicatrisation complète, à moins qu'on ne plante dans le voisinage de nouveaux chancres. Mais si le bubon devient serpigineux, c'est l'éternité, un an, deux ans, trois ans et davantage, sans compter l'étendue, la difformité, l'irrégularité des cicatrices, sans compter les douleurs, les délabrements de santé, les méfaits de médicaments et de médications.

Cicatrice. — Quant à la cicatrice on peut l'obtenir petite et régulière dans les cas ordinaires de non serpiginisme. Il suffit de ne pas attendre que la nature ouvre le bubon d'elle-même, après de larges décollements, de faire l'ouverture dans un sens convenable et surveiller la cicatrice chancreuse.

Constitutionnalité. — Enfin, peut-on avoir à craindre la syphilis constitutionnelle dans les cas de bubons? Oui. Mais rarement et plus rarement encore quand il y a eu phagédénisme, cas auquel on aurait plutôt affaire à la constitutionnalité qui suit le serpiginisme qu'à celle qui vient à la suite du bubon. Quant à la syphilis constitutionnelle qui suit le bubon, elle est profonde, ulcéreuse, tardive. Rare cependant, cette nature tardive et profonde fait craindre que des désordres profonds, inaperçus, c'est-à-dire non rattachés à la syphilis n'assiégent les individus vers le milieu de leur vie.

On peut considérer comme une dépendance des bubons les lymphangites, qui sont intermédiaires au chancre et au bubon. Elles se révèlent par des traînées rouges de gonflements douloureux qui suivent les lymphatiques intermédiaires au chancre et au bubon. Il n'y a rien à faire que des bains, des cataplasmes, des anodins. Quelquefois pourtant il se forme sur le trajet de ces lymphangites des abcès chancreux qui sont de petits bubons ou des chancres. Même conduite pour les uns et les autres; mêmes indications, indications mixtes pour mieux dire.

Traitement. — Nous passerons en revue successivement : la PROPHYLAXIE; le TRAITEMENT ABORTIF; le TRAITEMENT ORDINAIRE, insignifiant, classique; le TRAITEMENT SUPPURATIF; la SYPHILISATION; l'ÉVACUATION DE LA MATIÈRE SANS OPÉRATION, et, enfin, la MÉDECINE OPÉRATOIRE DU BUBON.

Prophylaxie. — C'est d'abord la prophylaxie générale des chancres et de la syphilis. Je vous engage à lire ce que j'en ai dit au Congrès médical de 1867 (1).

Je fais abstraction du rare bubon d'emblée, et je me place dans l'hypothèse où il y a des chancres : bonne hygiène, pas d'excitants, tempérants, bains, repos, moins marcher, le moins remuer la cuisse que possible, surtout laisser les chancres tranquilles, ne pas les tracasser, les exciter, les cautériser, etc., etc.

(1) Voir ci-dessus : DE LA SYPHILISATION AU POINT DE VUE DE L'HYGIÈNE PUBLIQUE, p. 269-273.

Vous savez avec combien de facilité les chancres du frein et du clitoris sont suivis de bubons. Eh bien! Je ne suis vraiment pas sûr si cela ne tient pas à ce que tous les mouvements de la verge retentissent au frein; il n'est pas appelé frein pour rien; le clitoris lui-même est souvent irrité.

Pour ce qui est du frein, je n'ai observé la fréquence du bubon que dans les cas où, court ou long, il vient jusqu'au méat et se trouve tiraillé dans les mouvements d'expansion, dans les érections de la verge.

Traitement abortif. — Antiphlogistiques sous toutes les formes, l'onguent mercuriel d'après la méthode de Serres (d'Uzez) (emploi de 60 grammes d'onguent mercuriel double, toutes les deux heures 2 grammes sur le même linge qu'on ne renouvelle jamais, application pendant 24 heures, etc., etc.). — Méthode Malapert (vésicatoires, puis sublimé à nu sur le derme dénudé). — Compression (tampon Malgaigne). — Petites ponctions hâtives (Broca, Dominel.).

Je me borne à esquisser l'indication de ces divers traitements dans certains cas, les détails seraient trop longs et se trouvent dans tous les livres. Dans d'autres, il s'agit de traitements insignifiants, inefficaces, abandonnés par leurs auteurs. Nous faisons comme eux.

Traitement ordinaire. — J'appelle ainsi un ensemble de prescriptions importantes qui tiennent à l'hygiène et sur lesquelles je n'ai pas besoin d'insister (cataplasmes, bains, repos, alimentation peu abondante et peu excitante, diète lactée).

Traitement suppuratif. — Quelquefois on se hâte de faire suppurer le bubon pour en finir plus vite. Je ne sais pas si on a raison. On emploie le classique onguent de la Mère (de la mère Thècle).

Syphilisation. — J'insisterai un peu plus sur la syphilisation appliquée au traitement des bubons, quoique je doive en faire un chapitre à part. Mais ceci se rattache à des détails déjà donnés et se ralliera à ceux que je donnerai plus tard. Un pus très-fort doit être inoculé vivement, itérativement, dans le voisinage du bubon. Si les circonstances, si l'intérêt du malade s'y prêtent, si on a le temps, il faut inoculer l'accident secondaire ou le pseudo-chancre, ce qui effraye moins. Les chancres siégeront surtout aux endroits d'où partent des vaisseaux qui arrivent plus ou moins directement au ganglion compromis. Ils seront nombreux, d'un virus fort, choisi, renouvelé, etc.; les chancres seront espacés de manière à éviter leur confluence, leur réunion, d'où naîtraient de vastes plaies; mais il faut les rapprocher dans le temps. Il y a urgence. Il faut aller vite.

Evacuation de la matière sans opération. — J'aurai à vous parler plus tard d'un moyen abortif merveilleux. C'est un médicament qui escamote (permettez-moi cette expression) la collection purulente d'un bubon, sans douleur, sans inconvénient d'aucune sorte; ce médicament, qui fait disparaître le pus, en fait venir dans le bubon quand il n'y en a pas (1).

Médecine opératoire. — On ouvre le bubon par le caustique et par le bistouri.

Par le caustique, c'est à l'usage de ceux qui ne savent pas ou qui n'osent pas employer le bistouri. Il est de mise quand on veut se rendre maître de la maladie de bonne heure, quand on craint des clapiers, des suppurations lentes, l'inoculation des bords de l'ouverture ou qu'une petite suppuration superficielle et circonscrite apparaît seule. C'est alors sur elle qu'on place le caustique.

Par le bistouri, il faut attendre tard, mais ne pas abandonner l'ouverture du bubon à la nature. Il faut attendre tard, pour éviter la douleur, l'inoculation des bords de l'ouverture et aussi parce qu'on peut compter sur l'abortion. Il ne faut pas abandonner l'ouverture à la nature pour éviter les décollements, les

(1) Voir ci-après : TRAITEMENT DU BUBON CHANCREUX, page 473.

clapiers, les ouvertures multiples, mal situées, les cicatrices difformes. On se conforme alors aux règles générales de l'ouverture des abcès. J'ai vu M. Puche ponctionner les bubons, et de bonne heure, de la même manière qu'on pique une pomme avant de la faire cuire. C'est extrêmement douloureux. On ne sait pas ce qu'on fait. Tous les inconvénients possibles existent sans que j'en donne le détail. J'ai souvent tremblé pour les gros vaisseaux de l'aine en voyant faire M. Puche.

Il faut se borner à une seule ouverture, peu longue, peu profonde et parallèle au grand axe du bubon. Il faut qu'elle soit déclive et que son extrémité interne se prête bien à l'écoulement du pus.

Comme pansement : les premiers jours un cataplasme ; les jours suivants, pansement simple, repos, demi-diète. Il n'est pas besoin de mèches ; l'ouverture ne se fermera pas trop tôt ; surtout, pas de cautérisations hâtives avant le bourgeonnement des bords et du fond. Trop tôt, il se fait des inoculations à la chute des petites eschares. La cautérisation doit réprimer les bourgeons et le fonds du chancre ganglionnaire. Elle doit égaliser les bords et les mettre de niveau avec la peau du voisinage. Mais, de même qu'on a été réservé dans le commencement, on sera à la fin prompt, énergique, vigoureux. Les cautérisations seront profondes, réitérées, fréquentes. Je les ai faites jusqu'à deux fois par jour. Si elles donnent de l'inflammation, on met des cataplasmes, on fait prendre des bains.

Le reste est de la clinique de détail.

Le chancre pustuleux (chancre mou) est-il inoculable aux animaux ? Oui ; je l'ai constaté dès l'année 1844, et je l'ai démontré par les expériences consignées dans mon premier Mémoire, DE LA SYPHILISATION.

CHANCRE PAPULEUX.

C'est celui qui commence par une papule superficielle, laquelle s'ulcère presque toujours par sa superficie, tandis qu'une ulcération caractéristique cerne sa profondeur ; des ganglions multiples, isolés, indolents, qui roulent sous la peau dans les ganglions du ressort forment la pléiade. Bientôt la syphilis commence, car ce chancre est la vérole même.

J'ai, je crois, au milieu de l'embarras général, en France du moins, déterminé son point de départ.

Voici comment : Je voyais venir à l'hôpital du Midi un grand nombre de malades atteints de chancres, chancres indurés, chancres qui ne l'étaient pas, de malades atteints de bubons, de pléïade, etc., etc.

On voulait savoir d'eux le temps d'incubation de la maladie. On leur demandait depuis combien de temps avez-vous vu une femme ? On ne tenait généralement compte que du dernier coït et pas assez de l'avant-dernier ni des précédents.

Quand il s'agissait d'un chancre papuleux, le malade indiquait généralement un temps éloigné comme date du dernier coït. Quelquefois cependant un temps bien plus court entre le dernier coït et l'apparition du premier symptôme.

Alors il y avait eu des coïts antérieurs dont on ne tenait pas compte, ou bien il s'agissait d'un chancre mou qui s'était induré. Mais, dans la majorité des cas, il s'agissait d'autre chose que je vais indiquer.

Je veux d'abord dire deux mots sur la manière dont la consultation se faisait à l'hôpital du Midi :

Pour gagner du temps et donner une audience à une soixantaine de malades dans une courte séance, on en faisait entrer plusieurs, une dizaine à la fois, dans la salle d'examen. Ils se présentaient à celui qui faisait la visite à la suite les uns des autres et montraient *leurs pièces.* Mais comme le déshabillement et le rhabillement de chaque malade auraient pris du temps, ils se déshabillaient d'avance et se rhabillaient dans un lieu écarté. Un infirmier posté à la porte de la salle d'audience disait à chaque malade : Déshabillez-vous, soyez prêt et tenez votre casquette ou votre chapeau sur la tête. Il fallait que le malade fut libre de ses mains pour son exhibition. Figurez-vous la pudeur de dix malades exhibant simultanément leurs génitoires, dans cette ville où l'Administration a fait tant de dépenses pour édifier une maison municipale de santé qui est un palais, tant de dépenses pour que les regards du public se reposent agréablement sur des monuments élevés pour le soulagement de l'humanité souffrante!

Mais je n'ai à faire ni sa critique, ni son éloge. J'ai voulu seulement montrer comment les malades entendaient les questions faites à ceux qui les précédaient et comment leurs réponses étaient accueillies.

Eh bien! quand on disait à un malade : *Depuis combien de temps aviez-vous vu une femme quand votre chancre a paru?* et que celui-ci répondait : *un mois*, on lui disait : *c'est pas possible.* On finissait par lui faire avouer qu'il n'y avait que quelques jours, ou bien on le traitait d'imbécile. Ceux qui venaient après lui combinaient leurs réponses de manière à donner satisfaction à leurs interrogateurs. On interrogeait ainsi un grand nombre de malades, on dressait des statistiques, et l'on propageait l'erreur.

Je prenais, moi, les malades en sous mains, et après avoir interrogé un grand nombre de malades, sans faire de statistique, ce n'était pas mon genre, j'arrivai à établir que dans un grand nombre de cas il y avait au moins un mois d'incubation. Alors j'apprenais que ce mal à longue incubation, à incubation inconnue, ou inusitée, avait commencé par une papule ou quelque chose de semblable, que cette papule s'était ulcérée, que les tissus qui l'entouraient étaient devenus durs, quelquefois comme cartilagineux, que les ganglions correspondants s'étaient pris à plusieurs, et que la vérole universelle n'avait pas tardé à paraître.

En un mot, j'ai découvert que sous le nom de chancre on décrivait deux symptômes fort différents, mais dont on faisait consister la différence uniquement en cela, que la période était différente. Ainsi, on croyait que le chancre induré était une dernière période du chancre à pustule, qui tantôt poursuivait sa marche et se terminait sans s'indurer, et tantôt s'indurait. Il y avait donc ainsi deux terminaisons fort différentes du chancre à pustule : l'une sans induration et l'autre avec induration.

Ainsi on se trompait sur la terminaison du chancre mou qui, bien rarement, s'indure, et on ne savait pas le commencement du chancre induré.

Il y avait déjà longtemps que ces idées m'étaient venues et que j'en parlais, lorsque je publiai dans la *Revue médicale* du 30 septembre 1855 (1) un petit article dans lequel je disais : « Plusieurs cas de vérole, attribués à de prétendus chancres infectants, doivent être rapportés à la contagion directe du produit d'accidents secondaires. » Et plus loin : « Nous avons constaté, sur un grand nombre de malades, qu'il n'est pas d'induration plus nettement accentuée que celle qui occupe l'endroit contaminé dans la communication de la syphilis par le produit d'accidents secondaires. »

(1) Voir ci-dessus : DE LA CONTAGION DES ACCIDENTS SECONDAIRES DE LA SYPHILIS, *Y a-t-il deux virus chancreux*, p. 351-353.

Je développai, plus tard, mon idée *in extenso* à la Société médicale du Panthéon (1). C'est là que l'ont prise MM. Rollet et Langlebert, chacun de son côté. A cette époque, la presse ne consentait à accueillir aucune de mes réclamations et, d'ailleurs, je n'aimais pas beaucoup à en faire.

J'avais choisi l'expression de PSEUDO-CHANCRE pour exprimer le résultat de la contagion secondaire. Je voulais dire : cela n'a pas commencé par un chancre, par une pustule ; à cette époque, d'après M. Ricord, le chancre commençait toujours par une pustule. Ce n'était donc pas un vrai chancre qui avait donné lieu à cela, mais on croyait que cela avait commencé par un chancre. Il n'y avait donc pas eu *un* chancre au début, c'était donc une chose qui avait les apparences d'un chancre et n'en était pas un. C'est pour cela que je l'ai nommé PSEUDO-chancre.

Qu'on juge de l'effet produit par cette idée nouvelle ainsi jetée dans le camp des Ricordiens. Ce fut un sauve qui peut général, ou plutôt, chacun chercha à tirer son épingle du jeu. Ce fut à qui amalgamerait quelques débris de la doctrine dont la dernière heure avait sonné avec l'idée nouvelle dont on désirait à tout prix s'emparer.

La Thèse de M. Fournier ne fut pas autre chose que l'opinion *expresse* de M. Ricord. M. Fournier s'attacha à la bien rendre, à dissimuler les emprunts faits à autrui et à la syphilisation (2). M. Ricord se mettait à couvert sous un nom autre que le sien.

M. Clerc imagina qu'il y avait un chancre (infectant) et un chancroïde (non infectant), que le chancroïde naissait de l'inoculation du chancre sur un terrain diathésé.

Le chancre était la variole, le chancroïde, la varioloïde. Mais la varioloïde inoculée donne une parfaite petite vérole ; pourquoi le chancroïde ne fait-il pas de même, ne donne-t-il pas une grosse vérole ? Du reste, l'expression chancroïde et la chose ne sont pas de M. Clerc : elles sont de M. Maratray.

La chancrelle de Diday n'eut pas plus de succès que le chancroïde de M. Clerc. Elle exprime la même chose avec des variantes. Même bruit, mêmes prétentions, même mécompte.

M. Cullerier, et d'autres, après avoir passé leur vie à nier la contagion secondaire, ont fini par l'admettre.

L'école de Lyon est la paraphrase de MM. Ricord, Bassereau, Fournier. Elle a ajouté pourtant quelque chose, c'est le chancre mixte, à la fois infectant et non infectant. Le même élément anatomique sécrète les deux virus. C'est qu'en effet, comme nous l'avons dit, le chancre dur surmené peut sécréter la matière du chancre mou.

Quoi d'étonnant que cette sécrétion se fasse, si l'on dépose sur le chancre dur de la matière du chancre mou !

N'est-il pas remarquable que de cette tour de Babel de doctrines, rien ne soit tombé dans l'enceinte de l'Académie ? Non-seulement aucune communication n'a été faite à ce corps savant, mais aucun des écrivains dont je parle n'a même mentionné le Rapport académique de M. Gibert (3) qui les a tous précédés dans la carrière.

(1) Voir ci-dessus : DE LA CONTAGION DES ACCIDENTS SECONDAIRES DE LA SYPHILIS, *Discussion sur la syphilis à la Société médicale du Panthéon*, p. 353-364.

(2) Voir ci-après, Documents à l'appui, 4e série : **Critique syphilographique**... DE LA CONTAGION SYPHILITIQUE A PROPOS DE LA THÈSE DE M. FOURNIER.

(3) Voir ci-dessus : RAPPORT DE M. GIBERT A L'ACADÉMIE DE MÉDECINE SUR LA CONTAGION DES ACCIDENTS SECONDAIRES.

M. Rollet (de Lyon) a fini par reconnaître ma priorité. Il a fini par me donner raison, mais en désespoir de cause. Il a voulu s'emparer de la chose tout entière, mais il a dédaigné de partager avec un autre plagiaire.

Synonymie. — Cette question n'est pas oiseuse. Les mots représentent les choses, les idées, la science, mais il faut les interpréter convenablement. Comment, par qui, à quelle époque, pour quel motif les noms ont-ils été donnés?

Tel nom vient de ce qu'on a voulu dissimuler un plagiat; on n'a pas voulu adopter le même nom qu'un autre, c'était bien assez de lui prendre son idée, on lui laisse le mot et l'on cherche à laisser croire qu'on ne l'a aucunement dépouillé. Tel autre adopte un mot parce qu'il a une idée fausse ou parce qu'il fausse une idée. Un tel dissimule sous un mot une palinodie. Un tel marque par un mot un jalon dans l'histoire de la science. Tel autre exprime une variété, etc.

Chancre papuleux. — Je lui ai donné ce nom, parce qu'il commence par une papule.

Pseudo-chancre. — Je vous ai déjà dit pourquoi. Ce mot veut dire que ce n'est pas le chancre pustuleux célébré par l'enseignement de M. Ricord.

Chancre induré. — C'est ainsi que M. Ricord le nommait autrefois. Il croyait que c'était le chancre, le chancre à pustule qui s'indurait; il se trompait.

Chancre dur. — Il l'a appelé depuis le chancre dur, parce qu'il a reconnu implicitement, sans le dire, qu'il ne commençait pas par la pustule caractéristique. Remarquez-le bien, ce chancre ne s'indure pas; il est dur de son essence.

Chancre infectant. — On veut dire par là qu'il communique la syphilis constitutionnelle; mais il n'est pas seul à la produire. Il est vrai de dire qu'il la produit bien plus certainement que l'autre chancre; voilà tout. Mais j'aimerais mieux qu'on fît disparaître ce mot *infectant*, — notez bien que je me place au point de vue des auteurs de cette dénomination, — à cause du sens qu'on attache aujourd'hui au mot *infection*. On l'oppose à celui de *contagion*. Il faudrait dire chancre *vérolique*.

Chancre parcheminé, érosion chancreuse. — Ces deux mots ne représentent que des variétés.

Chancre, chancre moderne, chancre huntérien. — Ces mots n'ont pas besoin d'être définis, ni expliqués.

Description. — *Origine.* — Il vient de lui-même. Quand il commence, quand il finit, le coït ne répugne pas plus au porteur qu'à la partie adverse. Mais il vient plus souvent d'une *plaque muqueuse*, d'une poussée qui se fait le plus souvent dans le vagin, ou sur le bout de la verge (gland, méat et prépuce); le sang inoculé le produit aussi et peut-être le sang des règles le donne-t-il dans le coït.

Il ne m'est pas démontré que l'effraction soit indispensable pour qu'il se produise, mais la question est infiniment difficile à résoudre. Pour les muqueuses, peut-être la simple application du virus suffit-elle? Peut-être faut-il y joindre la friction, comme cela a lieu dans le coït, la sodomie, les baisers lascifs.

Incubation. — Un mois plus ou moins. Plutôt plus que moins. Cette incubation est écourtée, s'il s'agit d'une récidive, d'une réinoculation, d'inoculations multiples, de certains virus. Il est impossible, dans ce moment et ici, d'entrer dans plus de détails. L'incubation est plus longue, si le lieu d'inoculation est éloigné des centres nerveux et respiratoires, si le sujet est mercurialisé, sulfurisé, arsénisé, iodisé, etc.

Début. — Comment commence-t-il après l'inoculation, après la contagion? Je vais vous l'apprendre. J'ai fait des inoculations à Saint-Louis, sur les bras, je les ai suivies de fort près, heure par heure, jour par jour, semaine par semaine, mois par mois, année par année.

Voici ce que j'ai vu : une rougeur se montre d'abord au siége de l'inoculation, un mois environ après qu'elle a été faite, longtemps après, par conséquent, que toutes les traces de l'inoculation eurent disparu. Cette rougeur est circulaire, en croissant, en demi-croissant, en tiers de croissant dont les bouts auraient été coupés droit. Il y en a souvent plusieurs, plusieurs bouts si je puis dire, qui se regardent par leur concavité, mais qui ne paraissent pas appartenir au même cercle, ni à des cercles concentriques, n'ayant pas le même centre ni le même rayon. Il y a, en outre, des démangeaisons, surtout la nuit.

Dans l'inoculation de la rage, c'est même ainsi que les choses se passent. Même incubation, même commencement, même silence. Rougeurs, démangeaisons, cuissons, etc.

Dans la variole inoculée, dans la vaccine, analogies encore.

Marche. — Tous ces signes s'accentuent graduellement. La démangeaison augmente et devient presque continuelle. Le suintement de la surface s'est accru également; il est devenu plus abondant, plus épais; des squames sont la conséquence de sa concrétion. Elles tombent aisément quand on les frotte.

La surface rouge, papuleuse, s'agrandit, s'arrondit, s'épaissit et finit par se rapprocher de l'aspect d'un petit cercle nummulaire.

La sécrétion, encore plus abondante, ne se borne pas à se convertir en squames, mais elle forme déjà des croûtes ; à la longue, la sécrétion augmente; elle ne consiste plus seulement en sérosité, mais il s'y joint du pus assez abondant; puis il se forme autour de la papule une *infiltration d'induration*, une lymphite de même nature; une lymphite indurée part du chancre pour aller au ganglion. Quelques taches rouges se montrent déjà parfois autour du pseudo-chancre dans la direction et sur une partie de la longueur de la traînée lymphatique. Les ganglions qui correspondent à cette traînée se prennent. Ils sont multiples, isolés, durs, roulants, arrondis, indolents. C'est la pléiade inguinale quand il s'agit de l'aine. Elle existe des deux côtés.

Terminaison. — Enfin des ganglions se prennent dans toutes les parties du corps, et la vérole ne tarde pas à éclater dans toutes ses manifestations éruptives. Mais cette éruption vérolique ne suit pas toujours immédiatement dans le temps le dernier terme qui la précède et que nous venons de décrire. Il faut quelquefois à l'explosion vérolique une cause déterminante, le froid, la chaleur, une émotion vive, un écart de régime.

Durée. — Dès que la vérole paraît, souvent même avant cela, le pseudo-chancre bat en retraite, c'est-à-dire qu'il diminue d'étendue, de dureté, de sécrétion. La pléiade le suit, mais lentement dans cette décroissance, car elle persiste plus longtemps que lui et existe même souvent en pleine vérole. Six semaines environ, plus ou moins, après l'apparition du pseudo-chancre, la cicatrice est complète, mais l'induration peut persister au delà.

Ainsi, un mois d'incubation, six semaines de durée du pseudo-chancre, et la vérole bien manifestée avant trois mois. Tel est le bilan général.

Reste à décrire, avec soin, chaque symptôme, chaque fragment de symptômes.

Siége. — A la rigueur, il peut exister partout où on le met. A Saint-Louis, je l'ai inoculé aux bras. J'aurais pu l'inoculer ailleurs; les organes génitaux, voilà son siége de prédilection; chez l'homme, le scrotum et la verge en sont le siége d'une manière générale. A la verge, on le trouve à la tête et au fourreau de l'organe.

A la tête de la verge, on le voit au prépuce, surtout à son reflet, sur le gland, et au méat assez fréquemment. Le fourreau en est aussi assez fréquemment le siége presqu'à l'exclusion de l'autre chancre. C'est aussi presque à l'exclusion de ce dernier, qu'il a été donné de le constater sur le scrotum.

Chez la femme, on l'observe à la vulve, au vagin, à l'utérus.

A la vulve, il occupe les lèvres grandes et petites, le clitoris, le méat urinaire, le vestibule, la fourchette et la fosse naviculaire. Il peut siéger à toute la longueur du vagin ; son siége fréquent est au col de l'utérus si secoué, si froissé dans les rapports sexuels.

Dans les deux sexes, il naît quelquefois au pubis, aux aines, au périnée.

Il est rare à l'anus, parce que fort heureusement pour les mœurs les rapprochements se font rarement par là; il y en a pourtant des exemples chez l'homme.

Les mamelles sont un siége bien fréquent de pseudo-chancre chez les nourrices. La doctrine de la non contagion secondaire avait admis et propagé le contraire. Ses partisans ont eu pendant vingt ans un bandeau bien épais sur les yeux. La contamination du sein des nourrices était une chose bien fréquente, on la constatait, on la voyait, on la prenait sur le fait, *flagrante delicto*. En pareil cas, la vérole ne manquait jamais. Chaque chancre était infailliblement, inéluctablement suivi de la vérole. Eh bien ! c'était un chancre ordinaire, un chancre mou qui s'était produit. Ainsi peut-être jamais ce chancre mou n'a-t-il été vu, constaté dans la bouche de l'enfant. D'un autre côté, le commencement (pustule, ulcération, inoculabilité, etc.) n'a jamais été constaté chez la nourrice, et la vérole était certaine. Eh bien ! malgré cela, on disait que c'était un chancre. Que d'impossibilité, que d'invraisemblance !

Il aurait fallu : 1° Qu'un chancre eut été inoculé dans la bouche de l'enfant, par qui ? comment ? il n'a jamais été constaté. 2° Que l'enfant le donnât à la nourrice où il n'a jamais été constaté non plus. 3° Enfin que la vérole n'eut été comme suite que l'exception, et elle était la règle sans exception.

Je dis qu'ils avaient un triple bandeau sur les yeux, ceux qui n'ont pas reconnu à tant de signes les effets, la preuve de la contamination secondaire.

Les lèvres de la bouche, et surtout la supérieure au milieu ou près du milieu, sont souvent le siége du chancre papuleux, de par une contagion secondaire. Lèvre supérieure, pseudo-chancre, lèvre inférieure, cancroïde. Pourquoi ? La prédilection du cancroïde pour la lèvre inférieure se comprend. Les saletés, l'ichor du tabac y coulent avant celui du cancer. Mais pourquoi le pseudo-chancre est-il si fréquent à la lèvre supérieure ? Cela se conçoit moins bien.

Cependant on peut dire que dans les baisers lascifs ou impurs, la lèvre inférieure qui tient à la mâchoire inférieure est plus déclive, plus mobile, moins permanemment appliqué sur l'organe contaminant, et que les matières virulentes y séjournent moins aisément.

La commissure des lèvres, la face interne des joues, les amygdales, l'isthme total du gosier, diverses parties de la langue reçoivent quelquefois directement la contamination.

Les péritomistes israélites peuvent contracter le pseudo-chancre d'un enfant en exerçant la succion, mais ils peuvent aussi repasser la maladie aux enfants. Quand un rabbin péritomiste infecte en un jour ou dans des jours très-rapprochés toute une série d'enfants, il est vraisemblable et même certain qu'il est infecté lui-même, que ce soit par la bouche, ou par une autre voie.

Qui ne connaît l'histoire de ce rabbin qui, il y a une trentaine d'années, infecta une quinzaine d'enfants; ceux-ci prirent donc la syphilis, et bien jeunes encore par les parties sexuelles, hélas ! On vit des séries d'enfants affectés de symptômes qui ont commencé par où commence ordinairement la vérole, et comme le rabbin n'avait pas de chancres, mais la vérole, M. Ricord déclara que ce qu'il voyait était impossible. Il y eut une enquête, l'opinion de M. Ricord prévalut.

Il y a quelques années, un jeune homme vint chez moi me consulter. Il avait la syphilis; elle était faible. J'en fus étonné, parce que la source où il avait puisé était forte. Voici ce qu'il me raconta :

Je suis israélite. J'ai été une des victimes du rabbin péritomiste. C'est ma mère, femme éclairée et qui existe encore, qui a, la première, jeté l'éveil. Elle m'a porté chez M. Ricord, qui a constaté sur moi la syphilis. M. Ricord voulait que cette maladie me vînt de mes parents. Ma mère s'est indignée, d'où l'enquête qui a démontré bon gré mal gré la source de ma syphilis. — A dater de ce moment, les rabbins péritomistes renoncèrent à la succion.

Vous connaissez une source fréquente de syphilis parmi les souffleurs en verre. Ce sont les médecins de Lyon qui nous ont révélé ces faits. Ils ont écrit des Mémoires là-dessus. Tant de prolixité n'était pas nécessaire. Une fois admis que les souffleurs se passent un verre de l'un à l'autre et que la syphilis secondaire est contagieuse, il n'est pas dificile de conclure que cette maladie peut passer par le soufflage d'une bouche à l'autre.

Tous les efforts du médecin doivent se concentrer sur la prophylaxie. En temps et lieu nous en parlerons, et alors nous rendrons justice à nos confrères de Lyon.

Que de chirurgiens, que d'accoucheurs ont pris la vérole en touchant des femmes vérolées : ce n'était rien encore que de la prendre; — mais ils ont pu la donner ; ils l'ont donnée.

M. Jobert fut victime d'une syphilis contractée honorablement par le toucher. Je le vois encore dans la salle des Pas-Perdus de l'Académie avec son index empaqueté; il croyait avoir une blessure anatomique, je reconnus le pseudo-chancre et je le désillusionnai publiquement. Il me garda longtemps rancune d'avoir mieux vu et plus sombrement vu que lui. Après avoir dédaigné mon diagnostic, que ne s'est-il incliné devant mon pronostic ? Il l'aurait conjuré en le reconnaissant. Surtout, lui dis-je, pas de mercure. Le mercure est funeste à votre âge. Je lui parlai des faits d'Esquirol, des miens, des analogies, de mes observations, de mes opinions. Rien n'y fit. On eut dit que le Destin s'acharnait contre cet homme, auquel la fortune avait tant souri !

Parlons un peu des accoucheuses qui ont, je ne dis pas contracté la vérole de leurs clientes, car le fait est vulgaire, mais qui la leur ont donnée.

J'ai lu dans un journal l'histoire d'une accoucheuse qui distribuait la vérole à toutes ses clientes, et elles étaient nombreuses. M. Pajot en cite une autre.

Les anatomistes prennent aussi la vérole en disséquant.

Vous avez peut-être entendu parler de M. Béraud ? M. Béraud était vérolé. Il eut plus tard un bubon phagédénique terrible dont je le sauvai. Mais le fait fut travesti, à tel point qu'à sa mort, venue treize ans plus tard, après une santé florissante, on accusa la syphilisation de l'avoir tué. Mais ce n'est pas de lui qu'il s'agit, c'est d'un de ses travaux.

Il a prétendu que certains accidents anatomiques offraient, comme la vérole, des symptômes primitifs secondaires et tertiaires. Il ajouta que le mercure et l'iode modifiaient ces accidents. M. Béraud qui n'était pas fort en fait de vérole décrivait la vérole croyant décrire quelque chose de nouveau. Il y avait encore dans ses observations des cas de transmission de la tuberculose. Je le lui ai dit alors.

Le nez, par un mouchoir ou autrement, les paupières, je ne sais comment, ont été le point de départ de la vérole par un pseudo-chancre qui s'y était placé. Un coup de rasoir l'inocule au menton, un coup de peigne au cuir chevelu. Une grande dame prit la vérole par le sinciput ; sa fille de chambre avait la vérole et se servait de son peigne. Le peigne aura gratté d'une de ses dents une de ces acnés secondaires si fréquentes du cuir chevelu ; la même dent aura écorché le péricrâne de la dame. Tout s'explique ; la dent du peigne donne la vérole comme la dent du chien la rage.

On parle d'infection par l'ombilic. Il s'agit peut-être d'une poussée secondaire en cet endroit. La structure et les anfractuosités de cette partie ont pu aider à l'erreur.

On parle aussi de syphilis contractée dans la parturition, au passage de l'enfant aux organes sexuels de la mère : 1° L'enfant peut être contaminé par sa mère; 2° il peut contaminer sa mère; mais ici, je crois qu'on a plutôt conjecturé que constaté. En tout cas, je ne connais pas d'observation bien authentique.

Comment décrire les caractères du chancre papuleux ou pseudo-chancre. Il a une évolution. Son commencement ne ressemble pas à son milieu et encore moins à sa fin. Le métier de peintre est ici difficile. Mais nous avons décrit sa marche depuis la papule initiale jusqu'à la vérole. Nous n'avons plus qu'à abstraire, à individualiser pour ainsi dire ses caractères du milieu, ses caractères persistants.

Forme. — Sa forme est arrondie avec une cupule centrale.

Étendue. — Son volume est bien variable. Mettons 2 centimètres de circonférence et 1 centimètre de profondeur. Nous aurons ainsi une moyenne.

Fonds. — Son fonds est grisâtre, inégal, pultacé, à l'évidoir.

Bords. — Une pente douce monte du centre de ce fonds à la circonférence qui est surélevée par l'induration.

Base. — La base est dure, élastique, variable en étendue, bien circonjointe, non inflammatoire; elle n'a pas non plus d'entourage ni d'aréole inflammatoire.

Induration. — Ce qu'on appelle l'induration et qui l'entoure, revêt des attributs différents, suivant qu'on l'examine aux yeux ou à la main.

Sensation objective donnée par le chancre. — Aux yeux, à part l'infundibulum ulcéreux, cela ressemble assez bien à un cartilage tarse des paupières retourné et un peu chassieux. C'est seulement, en général, plus épais. Au tact, c'est aussi un peu cela, avec un peu plus d'épaisseur. On croirait qu'on manie quasi un morceau de cartilage ou un peu de gomme élastique. Je dis *quasi*, parce qu'il s'agit d'une sensation, d'une vue spéciale que personne, que rien, dis-je, ne peut remplacer.

Pus. — Le liquide sécrété est une sérosité en général pas très-abondante, mal liée, mélangée de pus, de sang, de détritus, de sanie.

Croûte. — Le tout peut former croûte. Épaisse, noirâtre, verdâtre, lisse. Ni aussi lisse, ni aussi luisante, ni enchâssée, ni aussi adhérente, ni si tenace que celle du chancre (chancre mou, chancre pustuleux), dont elle emprunte, du reste, un grand nombre de caractères.

Diagnostic.—Le diagnostic du chancre papuleux est DIRECT OU DIFFÉRENTIEL.

Le diagnostic *direct* est objectif ou exploratif, c'est-à-dire qu'il se base sur des caractères matériels ou qu'il se déduit de l'inoculation.

Le diagnostic *direct-objectif* résulte du groupement du plus grand nombre de caractères matériels objectifs et des plus importants. Il invoque les commémoratifs et constate une longue incubation (*coït éloigné d'au moins un mois avec un sujet secondaire*).

Siége de prédilection : Sur le gland, sur le prépuce, sur le fourreau, au scrotum, au pubis, aux grandes lèvres, à l'entrée du vagin, au col de l'utérus, à la lèvre supérieure de la bouche.

Début papuleux, solitarité habituelle, ses symptômes, sa forme, sa marche, sa sécrétion, son induration, la lymphite, l'adénite ou pléiade, la vérole.

Arrivons au diagnostic qui se fait par l'*inoculation*. C'est M. Ricord qui l'a inventé. D'autres avant lui avaient bien pratiqué l'inoculation; mais ce n'était pas en grand ni à ce point de vue. M. Ricord donc l'a inventé. Il ne faisait l'inoculation qu'au malade. Je vous ai dit bien des fois ce que cela avait de défectueux.

Quoi qu'il en soit, autrefois, quand l'inoculation faite à temps réussissait, c'était un signe d'infectiosité possible. Tout chancre qui ne s'inoculait pas à une période de sa durée ne pouvait pas infecter.

Aujourd'hui, c'est le contraire qui est admis. Quand un chancre ne s'inocule pas il est vérolique, ou mieux, comme une foule de choses ne s'inoculent pas sans être véroliques, la condition de la vérole est de ne pas s'inoculer.

Certes, la contradiction est profonde, radicale entre l'ancienne et la nouvelle doctrine. Or, on rencontre à chaque instant des contradictions aussi grandes dans le rapprochement des deux doctrines, on les rencontre à chaque pas, on ne rencontre que cela.

Il est inconcevable que l'inoculabilité de la matière ayant un sens tout différent qu'autrefois, on se serve pourtant des inoculations positives d'autrefois, qui ne concernent qu'un chancre non infectant, pour les appliquer au pseudo-chancre qui est leur chancre infectant, et qui ne s'inocule pas.

Ainsi M. Cullerier dépose du pus de chancre dans un vagin; au bout de quelques heures, il le reprend et l'inocule sans que la femme ait pris de chancre au vagin. Il en conclut, et on en conclut avec lui aujourd'hui, qu'un homme peut déposer du virus infectant dans un vagin qu'un autre reprendra pour être infecté, sans que la femme intermédiaire l'ait été.

On a voulu expliquer ainsi ce fait vrai à savoir que beaucoup de femmes communiquent la vérole sans qu'on leur trouve de symptômes ; mais nous allons voir que le *nemo dat quod non habet* est encore ici applicable, mais il faut savoir l'interpréter.

Revenons un peu à la fameuse expérience de M. Cullerier. D'abord du pus de chancre pourrait bien être déposé sur la muqueuse d'un vagin sans s'y inoculer, tandis qu'une matière de pseudo-chancre plus ténue, plus pénétrante, le pourrait. Ensuite un vagin constitutionnel fournissant du pus chancreux quand on l'excite, M. Cullerier, en supposant que son expérience soit bien faite, aurait bien pu tomber dans ce piége.

Cette expérience ne peut donc pas expliquer une chose qu'on explique autrement. Elle n'explique pas mieux comment de la matière d'une blennorrhagie uréthrale peut donner un chancre sans qu'il y en ait dans l'urèthre.

En résumé, un pus déposé sur une muqueuse n'y est probablement pas repris plus tard pour s'inoculer ailleurs, mais ce qui s'inocule est vomi par cette muqueuse, soit parce que cette muqueuse est le déversoir d'un état constitutionnel, soit parce que le pus y a agi sur place localement, comme la varioloïde, sans affecter la constitution, et qu'il est possible qu'il le régénère. Mais encore aujourd'hui il faut préciser la portée de l'inoculation : *positive*, elle ne prouve pas absolument la non infectionnabilité puisque, d'après nous, le chancre est susceptible d'infecter, et que, même à la rigueur, nous savons que certaines affections syphilitiques, excitées, peuvent produire une matière qui, inoculée, engendre le chancre mou ; *négative*, elle prouve bien moins, étant faite au malade, puisque la matière du pseudo-chancre n'est jamais presque inoculable à ce dernier.

Voici, du reste, un tableau synoptique, théorique et pratique qui indique avec précision la valeur de l'INOCULATION :

INOCULATION

- Dans les doctrines de M. Ricord :
  - L'ancienne
    - Inoculation positive (infectionnabilité). — On sait que dans mon opinion l'inoculation pourrait être positive par Bidenkapisme.
    - Inoculation négative (non infectionnabilité). — On sait que dans mon opinion une inoculation faite au sujet ne peut pas avoir une signification absolue.
  - La nouvelle
    - Inoculation positive (non infectionnabilité). — On sait que dans mon opinion.... (comme ci-dessus).
    - Inoculation négative (infectionnabilité). — On sait que dans mon opinion la lésion pourrait ne pas être inoculable au sujet et l'être à un autre.
- Dans les doctrines de la syphilisation : Toute inoculation négative faite au sujet ne suppose pas la même chose sur un sujet sain.

Nous passerons maintenant au diagnostic indirect ou *différentiel* du chancre papuleux.

L'affection qu'on peut confondre avec lui est VÉROLIQUE ou NON VÉROLIQUE.

Voyons d'abord les affections NON VÉROLIQUES.

Epithélioma ou *cancroïde.* — Il offre un liseré blanc, pâle, adhérent, de 1 millimètre de largeur, non proéminent, que j'ai montré à M. Hardy, et qui est caractéristique. L'épithélioma est éternel, comparé au pseudo-chancre, et n'offre pas d'induration ; à la longue pourtant il est possible de faire une confusion momentanée entre l'épithélioma et le pseudo-chancre.

Lupus chronique. — Rare aux organes génitaux ; petits tubercules massés, d'un rouge clair ; cicatricules intermédiaires et limitrophes ; petits abcès dans la peau, plus petits que 1 millimètre, et qu'on ne voit presque qu'à la loupe ; absence d'ulcération.

Herpès. — Groupement de vésicules passagères sur un fond rouge. Dans le *pseudo-chancre* pas de vésicules, solitarité et puis durée infiniment plus longue. Pour l'herpès, les jours sont des mois ; les mois sont des jours pour le pseudo-chancre.

Acné. — Elle existe à la face, à l'anus, sur les organes génitaux, au front, aux épaules. Elle dure longtemps, en ce sens qu'une pustule est remplacée par une autre voisine, et qu'elle ne s'étend ni se déplace ; elle est arthritique ou scrofuleuse, et les anamnestiques doivent être interrogés. L'acné étant une maladie folliculaire, on voit en général le goulot du follicule.

Les *écorchures* viennent et passent rapidement. Elles sont à vif, présentent des angles et pas d'induration, à moins qu'on n'ait créé une induration factice par des cautérisations, des attouchements intempestifs.

Il y a des *rougeurs physiologiques* qui peuvent être prises momentanément pour le chancre au début, mais leur largeur, leurs irrégularités, leur persistance, leur immobilisme, en ce sens qu'elles sont toujours les mêmes sans avancer ni reculer, en ce sens qu'elles ne subissent pas d'évolution, qu'elles ne suintent pas, etc., tout cela les fait aisément reconnaître.

Parmi les accidents VÉROLIQUES qu'on peut confondre avec le pseudo-chancre, il y a le CHANCRE PUSTULEUX (chancre mou), la BALANO-POSTHITE, la PLAQUE MUQUEUSE.

Quant au *chancre pustuleux*, nous en avons déjà dressé le diagnostic différentiel.

La *balano-posthite* est superficielle, étendue, sécrète abondamment. Petites exulcérations multiples, peu profondes, sans induration, sans racines, sans retentissement spécifique sur les ganglions.

Plaque muqueuse. — Que de choses sous ce nom ! petites exulcérations superficielles de la bouche, de l'anus, des muqueuses sexuelles, consécutives à des rougeurs ou à des pustulettes. Mais la vraie plaque muqueuse, c'est le tubercule plat, c'est une papule lenticulaire, chagrinée, placentaire, ulcérée et suintante à la surface. Celle-là peut, à bon droit, être confondue avec le pseudo-chancre, car c'en est un.

Je m'explique : Inoculez la variole, vous aurez à l'endroit de l'inoculation une pustule qui sera d'abord dans l'état d'une pustule variolique ordinaire, mais bientôt elle dépassera cet état. La partie s'enflammera, suppurera, se durcira et rougira loin à la ronde. La matière sécrétée sera surabondante, les ganglions axillaires se prendront, etc., etc. Cela ne ressemblera plus à une pustule variolique, mais pourtant cela en sera une, et on aurait pu facilement la reconnaître au début.

Eh bien! le pseudo-chancre est à la plaque muqueuse ce que la pustule d'inoculation variolique est à la pustule variolique secondaire. Elle lui ressemble dans le commencement : mais, plus tard, elle s'en éloigne, elle s'agrandit, elle en exagère, en amplifie les caractères ; l'induration de la base, la pléiade, etc., lui appartiennent en propre, mais la *plaque muqueuse*, de poussée, n'en a pas moins son cachet différentiel. Elle est multiple, aplatie, ses bords sont relevés, il n'y a pas d'infundibulum au centre. Elle a des granulations à elle qui ne sont pas identiques aux granulations qui sont cicatricielles du pseudo-chancre. Elles ont moins de sécrétion et ne sont pas indurées, ai-je dit, à la base.

Pronostic. — Triple point de vue : Celui de ses RAVAGES LOCAUX, des ACCIDENTS MERCURIQUES qui pourront être la suite de traitements intempestifs et outrés, et enfin de la VÉROLE qu'il donne.

Ravages locaux. — Ils seront légers, à peine y aura-t-il une cicatrice. Il faudra surveiller les adhérences possibles, prévenir la production d'un phimosis ou d'un paraphimosis.

A la rigueur, le phagédénisme peut y *accéder* à la suite d'une médication locale excitante. Comment cet événement qu'ont constaté les dualistes n'a-t-il pas suffi à leur apprendre que le pseudo-chancre était de la même famille que le chancre? Ils ont mieux aimé imaginer le chancre mixte qui résulterait, suivant eux, de la coexistence des deux chancres en un seul, de façon que si la sécrétion chancreuse précède, c'est que le pseudo-chancre paraît plus tard à cause de son incubation. Mais la sécrétion chancreuse suit, c'est qu'une inoculation chancreuse a été faite sur le pseudo-chancre.

Mais nous, nous n'avons pas besoin de toutes ces créations hypothétiques. Ne savons-nous pas, du reste, qu'un pseudo-chancre mal mené peut sécréter du pus chancreux (Bidenkapisme).

Quelquefois, à la suite du pseudo-chancre, il y a persistance de l'induration. C'est presque toujours la persistance de la vérole : alors le traitement général suffit, autrement on pourrait avoir recours aux fondants iodiques locaux. S'il y avait de la gêne ou des lésions consécutives, on les traiterait comme si elles venaient d'ailleurs.

Accidents mercuriques. — C'est l'effet du traitement. Hunter et Graves en ont tracé le sombre tableau. Aujourd'hui on n'en parle plus guère ; ce serait ouvrir à deux battants les portes à la syphilisation.

Vérole. — Il n'y a pas à se demander si le *pseudo-chancre* donne la vérole. C'EST DÉJA LA VÉROLE. Mais on peut se demander si elle sera grave. Une bonne constitution, un bon tempérament, un tempérament tempéré, si je puis dire, résisteront davantage. Il y a, en outre, des maladies qui n'aiment pas la vérole, ce sont ses antagonistes, la tuberculose, le cancer. Il y en a d'autres qui vont avec elle, la scrofule (synergisme). Les précédents du malade sont d'une grande importance ; s'il n'a eu maille à partir avec aucun accident vérolique, pas même la blennorrhagie, gare à lui ! Si les parents ont été purs de génération en génération, gare encore à lui davantage ! Ce sont les honnêtes, les purs, les enfants qui sont les plus éprouvés de cette maladie, qu'on prétend envoyée pour nous punir de nos débauches.

En outre, nous savons, nous autres syphilisateurs, qu'il y a des pus forts et des pus faibles, des matières fortes et des matières faibles. Sans doute une matière faible peut se régénérer dans un terrain propice, mais elle ne le fait pas toujours. Or, toutes choses égales, une matière forte donne une vérole qui doit l'être également.

Comme pour le chancre pustuleux (chancre mou), — mais peut-être moins que pour lui, — il peut y avoir à la suite du chancre papuleux (pseudo-chancre), la complication des phimosis, des paraphimosis, des adhérences. On les prévient ou on en prévient l'éternisation par des pansements convenables. Au besoin, on pratique des opérations pendant ou après.

Traitement. — *Traitement prophylactique.* — Renvoyé à la prophylaxie.

Traitement abortif. — On vient toujours trop tard. Peut-être ferait-on cependant avorter un pseudo-chancre si on le saisissait au début et qu'on fit des ablutions persévérantes et constantes avec une solution de sublimé. Cette solution devrait être assez forte pour agir, assez faible et tiède pour pénétrer.

En voici la formule :

Deuto-chlorure de mercure. . .	1 gramme.
Alcool.	20 grammes.
Eau distillée.	100 —

Une partie dans trois parties d'eau tiède.

Traitement curatif. — Peu nécessaire ; c'est celui de la vérole : vin aromatique, guaco, acide phénique, etc.

On traite les accidents suivant ce qu'ils sont.

TRAITEMENT DU BUBON CHANCREUX

UN REMÈDE SECRET QUI N'EST PAS NOUVEAU

PAQUET CACHETÉ

DÉPOSÉ A L'ACADÉMIE DE MÉDECINE.

Séance du 31 août 1869. — Présidence de M. Bouchardat.

M. le Secrétaire annuel, en déposant sur le bureau un pli cacheté de M. le Dr Auzias-Turenne, donne lecture de la lettre suivante, adressée par ce médecin au Président de l'Académie :

Monsieur le Président,

Il est généralement admis dans le monde des syphilistes que le bubon qui prend ses racines dans un chancre mou (*bubon virulent ou d'absorption, chancre ganglionnaire*, etc.) est voué à une suppuration inévitable.

Il est bien plus incontestablement reconnu que la suppuration de ce bubon étant faite et la fluctuation devenue sensible, la matière liquide doit forcément, surtout quand elle est abondante, trouver une issue à l'extérieur par les propres efforts de la nature ou par l'intervention de l'art. Il en résulte des souffrances longues et vives, des ulcérations de l'aine difficiles à tarir, souvent phagédéniques, et des cicatrices difformes, vilaines, indélébiles.

J'ai trouvé un moyen facile de conjurer ces graves résultats. J'élimine la collection virulente, sans ouverture, sans piqûre, sans écorchure, sans solution de continuité d'aucune sorte.

Pas n'est besoin de médicaments internes, d'emplâtres, d'onguents, de cataplasmes, de bains, de prescriptions hygiéniques particulières.

Il ne s'agit pas plus de syphilisation que de l'intervention d'un virus quelconque.

J'étale simplement, d'un trait de pinceau, sur la partie malade quelques gouttes d'une solution que je ferai connaître ; je répète plusieurs jours de suite cette application.

Le malade, qui souffre à peine, vaque à ses affaires et mène la vie commune : ses intimes et ses proches peuvent ne s'apercevoir de rien.

Il se rétablit doucement, inespérément.

Que se passe-t-il dans le bubon ? Que devient l'amas de pus ? Comment disparaît-il ?

Je présume qu'il se résout en deux éléments, dont l'un est entraîné dans la circulation, tandis que l'autre transpire par des pores passagèrement agrandis.

Je puis affirmer seulement qu'il vient une époque de la cure où tout à coup la chemise du malade paraît avoir été empesée. Cette surprenante exosmose se reproduit plusieurs fois.

La matière excrétée ainsi n'a pas été soumise à l'examen microscopique.

Le bubon s'affaisse et s'efface en conséquence ; il ne tarde pas ensuite à disparaître entièrement, sans laisser la moindre trace.

On examine, on tâte, on scrute la partie, on cherche, on veut trouver une ouverture. Il n'y en a aucune ; mais il y en a eu mille à peine visibles.

Parfois, le désir de se rendre compte des choses, l'impatient besoin de connaître deviennent la source d'étranges commentaires. Chacun met en avant une explication ou veut proposer sa théorie.

Mais toujours la surprise et la satisfaction de l'observateur sont égales au ravissement du malade.

De plus, mon remède offre cela de remarquable, qu'il ne possède pas toute cette efficacité contre les abcès non virulents et contre les bubons dont la suppuration n'est pas encore établie, ni surtout ramassée en foyer. Il semble même exaspérer les chancres sur lesquels on l'applique immédiatement. On dirait que le virus est son point de mire, mais qu'il ne va pas au-devant lui, qu'il ne l'attaque pas directement ou de front.

C'est *un remède secret, qui n'est pas nouveau;* car Pline et Dioscoride l'ont vanté.

L'usage que j'en fais est nouveau, sans être secret, puisque j'opère publiquement.

Cette découverte, renouvelée des anciens, est susceptible d'applications inattendues qu'on sera curieux à la fois et satisfait d'apprendre.

Quelques-unes de mes Observations ont eu pour sujets des élèves en médecine ou des médecins; pour témoins, des praticiens appartenant à l'Académie, à la Faculté, aux hôpitaux.

Je me réserve d'invoquer leur témoignage. En attendant, je prie l'Académie d'être la gardienne de mon droit de priorité en acceptant le dépôt de ce pli cacheté.

Quelqu'un désapprouvera sans doute la forme inusitée de cette lettre remplie d'espérances. On suspectera peut-être la rectitude de mes intentions. Mais j'espère trouver grâce auprès de ceux qui, témoins de ma persévérance et de mes efforts, et animés du sentiment de la justice, auront à cœur de maintenir intacts les droits de la propriété scientifique.

Veuillez agréer, etc., etc.

MOYEN DE SUPPRIMER LA COLLECTION PURULENTE D'UN BUBON CHANCREUX.

Paquet cacheté déposé à l'Académie de médecine, par M. le Dr Auzias-Turenne (1).

Première Observation. — Cette Observation a été rédigée par le sujet lui-même, ancien interne d'un service de vénériens dans un grand hôpital.

« CURE D'UN BUBON VIRULENT ET FLUCTUANT PAR UNE NOUVELLE MÉTHODE RÉSOLUTIVE.

« M. X..., étudiant en médecine, contracte dans le cours du mois de janvier 1868 deux chancres mous au frein de la verge. La cicatrisation s'opérait, lorsque dans les premiers jours de mars, M. X... voit se développer insidieusement un engorgement inflammatoire à l'aine droite. M. Ricord, consulté à cet égard, jugea le 16 mars que la suppuration était imminente et conseilla les sangsues. Mais M. X... croit devoir s'appliquer un vésicatoire, pansé avec de l'onguent mercuriel double et des cataplasmes.

« L'insuccès le porte alors à consulter M. Auzias-Turenne, qui prescrit un régime doux, des bains et des frictions à la teinture d'iode.

« Cependant le bubon continue ses progrès et atteint le volume d'un œuf de poule. Le 27 mars, la formation du pus s'est révélée par du frisson, un peu de fièvre et par une fluctuation palpable ; la marche est impossible et le repos indispensable. M. X...

(1) Dépôt du 31 août 1869, sous le n° 285. — Retrait du 6 novembre 1877, par les Exécuteurs testamentaires.

ne voit pas d'autre ressource que l'ouverture artificielle de l'abcès; mais M. Auzias-Turenne, pénétré des inconvénients et parfois des dangers qu'entraîne l'incision d'un chancre ganglionnaire qui n'a que trop de tendance au phagédénisme, a trouvé un moyen de faire résoudre le pus. Mais ce moyen, ajoute-t-il, n'a d'efficacité qu'autant que le bubon est virulent. Il attend donc que le pus soit bien collectionné en foyer, et le 2 avril il commence, pour la continuer chaque jour, l'application de sa substance en frictions à l'aide d'un petit pinceau. Les jours suivants la peau se recouvre de vésico-pustules, accompagnées de démangeaisons.

« Le 5 avril, M. Auzias-Turenne ajoute à la solution alcoolique de sa substance un peu d'eau et l'absorption semble plus prompte. Les pustules deviennent plus confluentes et plus grosses, la tumeur paraît déjà se réduire de volume.

« Les 7 et 9 avril l'éruption s'est couverte de larges croûtes plus ou moins humides.

« Le 10, ces croûtes sont enlevées et l'application du remède plus pénétrante est suivie d'une amélioration réelle. La fluctuation et le volume du bubon ont sensiblement diminué. M. X... a repris son régime ordinaire. Il peut marcher à l'aide d'un bâton et suivre les cours de médecine.

« Du 12 au 17, la résolution semble avoir un temps d'arrêt, en raison duquel M. Auzias-Turenne croit devoir ajouter plus de vertu à une nouvelle composition de sa substance.

« Le 18, M. Auzias-Turenne est non moins surpris que M. X... de voir suinter à travers des pores, comparables à des trous d'aiguilles, une sorte de sérosité qui empèse la chemise. Réduction évidente à la suite de cette transpiration.

« Le 20, M. X... fait une visite à M. Richet qui diagnostique encore du pus.

« Le 21, frictions plus fortes et plus copieuses.

« Le 22, la fluctuation limitée au centre est entourée d'une circonférence rénittente, mais la surface est affaissée.

« Le 24, M. Richet affirme la résorption graduelle du pus.

« Le 25, tout traitement est cessé.

« Les 26, 27, 28 et 29, M. X... vaque à toutes ses occupations.

« Le 30, guérison complète; ni cicatrice, ni trace de la maladie. »

[Donné par M. D....t le 2 mai 1868.]

Deuxième Observation. — Le sujet de cette Observation est un confrère étranger, le Dr Constantinescu, qui m'autorise à faire connaître son nom. Je transcris la longue relation qu'il a rédigée lui-même :

« OBSERVATION FAITE SUR MOI-MÊME A L'OCCASION D'UNE MALADIE VÉNÉRIENNE.

« Le 10 mai 1869, j'ai aperçu sur la partie inférieure de ma verge, à 2 centimètres et demi en arrière du frein, et empiétant sur la partie gauche, une petite érosion que d'abord je n'ai pas prise pour un chancre, parce qu'elle n'avait pas commencé par une pustule comme les choses se passent d'ordinaire. Au commencement, cette érosion me causa des douleurs extrêmes au contact du linge; pourtant je l'ai négligée quelques jours. Pendant ce temps, elle devint plus grande et commença à suppurer beaucoup; de plus en plus elle s'arrondit, puis elle acquit l'étendue de 1 centimètre en diamètre, en même temps qu'elle augmentait en profondeur; les bords étaient taillés à pic, le fond était grisâtre, enfin elle avait tous les caractères d'un vrai chancre, d'un chancre mou. Voyant son progrès, j'ai fait un pansement avec du vin aromatique, et après l'inefficacité de celui-ci, j'ai appliqué une solution de tartrate ferrico-potassique.

« Pendant cinq jours d'application de cette solution, mon chancre est resté dans le même état. Pour le modifier, comme je l'ai fait d'autres fois sur plusieurs chancres de mauvais aspect, j'ai employé une solution composée de sulfate de cuivre, d'alcool et d'eau. En appliquant cette solution légèrement caustique, je sentis beaucoup de douleur, mais la plaie fut beaucoup modifiée; son fond arriva de niveau avec les téguments environnants, mais elle suppura encore beaucoup et ne se guérit pas.

« Pendant l'application de cette solution, par le fait du chancre lui-même ou par l'irritation accidentelle que je lui causais, il me survint un engorgement de la région de l'aine gauche; les ganglions se tuméfièrent beaucoup et en quelques jours ils constituèrent une tumeur très-allongée qui, par la douleur qu'elle me causait, m'empêchait de marcher. Alors, je pris deux grands bains; mais je ne réussis pas à faire résoudre ce bubon. Pendant trois jours, d'après les conseils de M. le docteur Auzias-Turenne, j'ai employé la pommade mercurielle double avec les précautions connues, pour faire avorter mon bubon, sans y parvenir. Le quatrième jour, j'eus une salivation extrême et un eczéma mercuriel sur la région; mais le bubon resta dans le même état. A cause de cet accident j'ai cessé ce traitement pendant trois jours, tout en prenant chaque jour un bain de deux heures.

Pendant ce temps, j'ai eu plusieurs fois des frissons et des maux de tête, surtout pendant la nuit, ce qui m'a fait croire à l'existence du pus.

« Aujourd'hui, 7 juin, mon bubon est très-avancé; les ganglions inférieurs sont plus gros que les supérieurs, de sorte que la tumeur semble constituée par deux foyers distincts, ne communiquant pas entre eux. Je sens des douleurs lancinantes, particulièrement dans le foyer inférieur, et je suis tourmenté par l'insomnie.

« Le 8 juin, je constate enfin la présence du pus par la fluctuation. Les deux foyers ne communiquent pas entre eux. De son côté, le chancre, que je lave à l'eau fraîche, ne donne pas encore de signes de guérison et suppure abondamment.

« Le 10, M. Després, chirurgien de l'hôpital de Lourcine, d'après l'invitation de M. le Dr Auzias, vient me voir et constate lui-même la présence du pus dans les deux foyers ganglionnaires. Vers les neuf heures du matin, M. le Dr Auzias-Turenne vient aussi, et commence son traitement dans l'intention de faire disparaître le bubon, sans que la suppuration aboutisse par une ouverture. Il y applique une substance médicamenteuse que je ne connais pas, en frottant pendant quelques minutes avec un pinceau pour en favoriser l'absorption; vers les quatre heures du soir, après une nouvelle application, M. Auzias m'avertit que de petites pustules vont apparaître.

« Le 11 juin, à huit heures du matin, je vois que le foyer ganglionnaire supérieur a beaucoup diminué. Je n'y sens presque pas de douleur. Le foyer inférieur est encore douloureux, mais moins qu'auparavant; j'y sens encore la fluctuation. Enfin, autour du bubon et sur lui-même, je vois une nombreuse quantité de pustules miliaires, qui me causent beaucoup de démangeaisons. Vers huit heures, M. Auzias fait une nouvelle application de son médicament, et une autre vers huit heures du soir.

« Dans l'intervalle de ces applications, une nouvelle série de boutons pustuleux apparaissent. Ils contiennent tous une matière purulente. Sur le foyer inférieur du bubon, je remarque une grosse bulle, à peu près de 1 centimètre et demi de diamètre, qui contient aussi de la matière purulente, et qui résulte évidemment du soulèvement de l'épiderme par la matière de plusieurs pustulettes confluentes.

« Le 12, les boutons deviennent très-nombreux. Ils occupent toute la surface de la périphérie du bubon. Sur le foyer supérieur, la fluctuation a presque disparu; elle est encore très-sensible dans le foyer inférieur, dont la surface entière est couverte d'une bulle contenant beaucoup de matière, laquelle pourtant ne s'écoule pas aisément.

« A 7 heures du matin, après une nouvelle application de la substance, M. Auzias me recommande de bien garder mes yeux, pour ne pas souffrir comme lui, à cause qu'il s'était touché avec les doigts imprégnés de la matière, ou que son irritation lui était arrivée par les vapeurs.

« Vers les cinq heures du soir, nous constatons avec M. le Dr Auzias que la fluctuation dans le bubon supérieur est disparue et qu'elle persiste encore dans l'inférieur. J'incise la grande bulle dans la partie déclive, et une matière séro-purulente, trouble, qui s'en écoule, est recueillie sur une carte. M. Auzias détache un lambeau d'épiderme de la partie supérieure de cette bulle pour voir l'impression que fera sur moi le contact de l'air, et lorsque j'ai annoncé que cette impression n'était pas douloureuse, M. Auzias enleva le reste au moyen d'une pince. Un nouvel épiderme s'était formé en dessous à l'exception du point culminant. J'ai éprouvé une cuisson vive à la nouvelle application de la substance. M. Auzias attribue cette douleur à l'action de l'alcool dans lequel il a mis la substance pour en faciliter la dissolution. Avant cette application, nous constatons que la tumeur est diminuée et un peu moins fluctuante. Les bulles qui entourent la périphérie de la région, contiennent toutes la même matière séro-purulente et ne sont pas encore desséchées. Elles me causent toujours de la démangeaison.

« Le 13, M. Auzias badigeonne de nouveau mon bubon avec sa substance, et nous constatons que le bubon supérieur est entièrement disparu, et qu'il découle des boutons une sérosité sale, sans mauvaise odeur.

« Le 14, je remarque au côté droit de mon nez, sur la paupière supérieure droite, sur le menton et sur le lobule de l'oreille gauche, des boutons et de la démangeaison qui probablement me sont survenus par le toucher de ces parties avec les doigts imprégnés de la substance médicale.

« A huit heures du soir, nous remarquons encore avec M. le Dr Auzias :

« 1° Qu'en déprimant beaucoup la tumeur, je ne sens presque pas de douleur;

« 2° Que par la pression exercée sur les bulles on faisait sortir une sérosité qui n'était pas de la matière du bubon, celui-ci n'ayant point d'ouverture;

« 3° Que le bubon s'est beaucoup affaissé et que la fluctuation a encore diminué;

« 4° Qu'il s'est formé une croûte mince sur toute la surface;

« 5° Que les bulles existant à sa périphérie commencent à s'effacer.

« Après quoi une nouvelle application de la substance m'a été faite.

« Le 15, une croûte s'est formée sur toute la surface du bubon, qui lui-même s'est encore affaissé, quoique la fluctuation persiste. Cette croûte est très-dépressible et amincie vers le milieu. Je sens des douleurs pulsatilles par moments, et j'ai manifesté à M. Auzias la crainte que mon bubon ne fût sur le point de s'ouvrir. Il m'assura le contraire et fit une nouvelle application de son médicament. M. Auzias m'a invité même à ne pas omettre dans mon Observation cette crainte que j'ai eue relativement à l'ouverture du bubon. Quoi qu'il en soit, par comparaison, je suis beaucoup mieux qu'au commencement de ce traitement, car la tumeur fluctuante qui existait dans un ganglion supérieur a totalement disparu; la tumeur inférieure diminue continuellement, je ne sens plus ces douleurs vives, et de plus, je peux marcher très-librement.

« Le 16, je sens encore un peu moins de douleur; la tumeur diminue, et la fluctuation aussi. D'après l'observation que nous avons faite avec M. Auzias, la croûte aurait empêché l'apparition des boutons en aussi grande quantité qu'auparavant et, paraît-il aussi, l'absorption aussi complète de la substance précédemment appliquée. Après avoir de nouveau exploré la tumeur et constaté que le pus en a encore diminué, M. Auzias dit que dorénavant il est maître du mal. Il me raconte en même temps que l'opinion de M. Després, relativement à mon bubon, était qu'il fallait l'ouvrir avec l'instrument ou que, à défaut de ce mode de traitement, il s'ouvrirait lui-même.

« Le 17, la croûte devient épaisse comme un parchemin, et on perçoit, à travers, la fluctuation. Les douleurs ont beaucoup diminué, et je marche plus librement. Pour favoriser l'absorption du médicament par l'élimination de la croûte, M. Auzias consent à ce que je prenne un bain. La croûte se rompt, en effet; mais j'observe après que le globe du bubon devient très-rouge, plus enflammé, et plus douloureux qu'avant le bain. Par suite, la fluctuation est plus superficielle, la tumeur plus douloureuse à la pression. Je ne sais pas si cette aggravation m'est survenue à cause du bain ou parce que j'ai beaucoup marché aujourd'hui, quoique plus péniblement qu'auparavant. Mais, après le repos, les souffrances diminuent un peu, et, vers huit heures du soir, M. Auzias fait une nouvelle application, promettant que l'absorption sera plus facile maintenant, et partant l'action de la substance plus énergique pendant la nuit; qu'enfin une nouvelle croûte va se former, et qu'en trois jours tout peut disparaître.

« Le 18, M. Auzias constate que la superficie du globe du bubon est assez épaisse pour qu'il ne s'ouvre pas par lui-même. Il fait une nouvelle application de sa substance, annonçant qu'en quarante-huit heures de nouvelles pustules vont apparaître. En effet, je ressens la démangeaison qui avait cessé après le bain, et, quoique la fluctuation se perçoive encore très-évidemment, je sens moins de douleur, et je marche très-facilement.

« Le 19, la rougeur et la douleur ont beaucoup diminué, la tumeur est moins grande, mais la fluctuation persiste encore. La démangeaison est revenue, et des croûtes partielles se sont formées. M. Auzias dit que si la guérison est retardée pour moi, comparativement à d'autres personnes qu'il a soignées de la même façon, c'est parce qu'il a mélangé la substance avec de l'alcool pour la dissoudre et l'économiser en même temps, circonstance qui en a diminué l'action. Quoi qu'il en soit, il assure que la guérison surviendra très-probablement dans quelques jours.

« Le 20, la tumeur est diminuée encore et la douleur aussi. On perçoit la fluctuation comme à travers un vide, c'est-à-dire que la peau se déprime en faisant une sorte de bruit, et qu'ensuite on perçoit la fluctuation plus profondément. La croûte s'est épaissie, et de petites croûtes jaunes se sont formées à l'entour. M. Auzias fait une nouvelle application de son médicament.

« Le 21, je constate encore la diminution progressive de la fluctuation et de la tumeur. A la suite de la dernière application, il n'est pas apparu de boutons, comme auparavant. Il semble que c'est par une sorte de saturation que cette substance ne s'absorbe plus en totalité, et par conséquent que les boutons n'apparaissent plus. Ils sont remplacés par de petites croûtes jaunâtres et humides, qui apparaissent à la suite de l'application de la substance, et qui se détachent vers la périphérie de la tumeur. Quoi qu'il en soit, je ne sens presque pas de douleur, je marche très-facilement, et M. Auzias, après m'avoir permis de sortir, me recommande de ne pas me fatiguer; il me conseille aussi de ne pas trop manger et de ne pas abuser de la permission de sortir.

« Le chancre, de son côté, marche aussi vers la cicatrisation. Je le panse avec de l'eau fraîche plusieurs fois par jour.

« Le 22, rien de saillant.

« Le 23, quoique la fluctuation ait beaucoup diminué, de même que la douleur, je sens une démangeaison exagérée, qui me tourmente surtout pendant la nuit et qui me force à me gratter. A la suite d'une nouvelle application que M. Auzias a faite, des croûtes se sont formées.

« Le 24, les croûtes se sont épaissies de plus en plus ; elles donnent un suintement trouble, et la fluctuation est moins perceptible. Une nouvelle application est faite, mais cette fois avec la matière simple, c'est-à-dire non mélangée d'eau ou d'alcool. J'attribue à cette variation dans le procédé les démangeaisons, qui continuent encore avec la même force.

« Le 25, je ne sens point de douleurs ; mais les démangeaisons existent encore, avec moins de force. Je marche très-facilement, comme si je n'avais rien. Les croûtes ont commencé à se dessécher, surtout à la périphérie. La fluctuation est devenue plus superficielle.

« Le 26, aucune application n'a été faite. Les démangeaisons ont cessé, et les croûtes sont tombées de toute la surface du bubon. Je constate très-peu de fluctuation, et je ne sens aucune douleur à la pression. Je marche aussi très-facilement.

« Le 28, la fluctuation se perçoit encore à travers les croûtes qui se sont formées. Je sens de la démangeaison, et une excoriation s'est formée entre les bourses et la région interne de la cuisse. Je crois que cette excoriation est causée par l'écoulement de la matière qui exsude à travers les croûtes. M. Auzias fait une nouvelle application de sa substance.

« Le 29, d'autres croûtes se sont formées, tandis que les plus anciennes sont tombées. Une exsudation très-abondante s'est faite à travers elles, de sorte que les linges sont complètement empesés, absolument comme si le bubon avait été ouvert ; mais, par le plus strict examen, je ne puis pas y découvrir un seul trou. Une nouvelle application du médicament est faite.

« Le 30, l'excoriation dont j'ai parlé a fait des progrès : c'est un véritable eczéma. Les démangeaisons sont très-exagérées ; mais, après les phénomènes qui se sont passés le jour précédent, le bubon a beaucoup diminué, et, lorsque les croûtes sont tombées de nouveau, la démangeaison a diminué. La fluctuation est à peine perceptible. Une application est faite encore.

« Le 2 juillet, les croûtes étant tombées peu à peu, je remarque que la tuméfaction a tout à fait diminué. Plus de douleur, plus de fluctuation ; les démangeaisons ont diminué aussi, mais l'excoriation persiste encore. Une nouvelle application est faite.

« Le 4, après une dernière application que M. Auzias fit, j'ai remarqué le même jour que le bubon s'est tout à fait affaissé. Une abondante transsudation de matière séreuse s'est produite encore.

« Le jour suivant, cette transsudation augmente énormément, après une promenade que j'ai faite à la campagne et un grand exercice. De sorte que j'ai pu remarquer que cette promenade ou, mieux, que la marche a été très-avantageuse, et qu'elle aurait pu faire partie de mon traitement, car, le lendemain, je ne sens plus de fluctuation ni de douleur, et mes compatriotes, étudiants en médecine, qui avaient vu mon état précédent, sont étonnés maintenant de l'efficacité de ce traitement. Parmi eux, je peux même nommer ceux qui m'ont vu souvent ; ce sont : MM. Milsoteano, N. Georgesco, N. Poppesco, Calenici, et plusieurs autres.

« Le 6 juillet, après un bain que je prends avec la permission de M. Auzias, les croûtes sont toutes tombées, et la place qu'elles occupaient ne présente absolument aucune ouverture. Les démangeaisons ont cessé, et l'excoriation a totalement disparu. Je n'ai plus rien à ajouter, si ce n'est que ma guérison est complète à ce moment, grâce au procédé de M. Auzias et à l'efficacité de sa substance dont je ne connais pas encore la composition.

« Georges Démétrée Constantinescu. »

22 juillet. — Constantinescu est parti hier bien portant pour son pays, la Roumanie ; son aine est plate ; à peine y sent-on les ganglions ordinaires. Les mouvements de l'articulation sous-jacente jouissent d'une liberté parfaite. La surface inguinale est d'un rouge peu sombre ; c'est la couleur mais non le luisant d'une datte sèche. Il y a quelques papilles plus grosses peut-être que de coutume. En somme, guérison absolue.

Pendant son traitement, le Dr Constantinescu a composé et présenté à la Faculté une longue Thèse.

Troisième Observation. — Je la résume très-succinctement. Plus tard je la publierai avec détails.

C'est de toutes mes observations la première en date. Il y a plus de cinq ans que j'ai fait cette cure. Elle offre donc surtout cela de remarquable qu'elle a été mon premier essai. Je ne devrais pas même prononcer le mot *essai*, car c'était plutôt un prétexte aux yeux du malade pour le faire patienter jusqu'au lendemain et le tranquilliser.

Un jeune Espagnol, atteint d'un bubon, avait consulté un grand spécialiste. Celui-ci avait jugé l'ouverture du bubon indispensable et comme devant être pratiquée sans délai. Le Dr Sollet, ami et conseiller du patient, me conduisit un soir, et fort tard, dans l'hôtel que ce dernier habitait. Je devais pratiquer l'ouverture de son bubon.

L'heure avancée de la nuit, la pusillanimité du malade, le défaut d'éclairage et diverses autres considérations me firent renvoyer au lendemain l'ouverture du bubon.

Ce bubon était gros comme un œuf de poule et fluctuant. La peau en était amincie, la douleur vive. Il y avait impossibilité absolue de marcher.

J'appliquai sur la tumeur ma solution que je portais avec moi pour un autre objet; mon but, ai-je dit, était de gagner du temps et de faire patienter le malade en lui laissant croire que je tentais quelque chose d'efficace et d'utile.

Dès le lendemain le malade éprouva de l'amélioration dans son état. L'expérience m'a appris depuis que le remède, n'ayant pas eu encore le temps d'agir profondément, ne devait pas revendiquer une grande part dans cette amélioration.

A l'arrêt du travail épuisé de la suppuration s'étaient joints le repos de la nuit, le calme du malade, et l'espoir qu'il avait conçu d'échapper à la nécessité d'une incision. Ces diverses circonstances avaient agi favorablement sur son moral, et, par suite, sur son état physique.

Il exigea une nouvelle application du remède, je la fis; deux jours après le mieux était réel, mais je ne conçus pas encore, au même degré du moins que le malade, l'espoir de la guérison sans l'intervention du bistouri.

Les jours suivants, j'eus le plaisir de me rendre à l'évidence. Enfin, neuf jours après, le malade partait guéri pour l'Espagne; je l'ai revu depuis très-bien portant.

Ce fait me paraissait si extraordinaire que je ne me crus pas encore en possession d'une médication efficace; c'est pourquoi je ne me hâtai pas d'appliquer de nouveau le remède en pareil cas.

Quatrième Observation. — Je suis demandé par un jeune Polonais; il avait un chancre du frein et un bubon de l'aine gauche. Le bubon était si douloureux que la marche se trouvait impossible; mais il n'y avait pas encore de suppuration. Mon remède fut appliqué de la même manière et avec les mêmes soins que dans les trois Observations précédentes.

Ma surprise et ma déception furent grandes de voir le bubon s'ouvrir et donner du pus dès le quatrième jour; cela n'aurait certainement pas eu lieu sitôt, si le bubon eut été abandonné à lui-même. J'ai donc dû considérer mon remède comme n'ayant pas produit l'effet auquel je visais.

Il est vrai que cette ouverture spontanée du bubon resta fort étroite, que la suppuration ne dura pas longtemps et que la cicatrice qui resta fut à peine apercevable, tant elle était petite.

Cette Observation est la seule qui m'ait induit à penser qu'il fallait attendre une suppuration bien formée pour attaquer le bubon par ma méthode. Mais j'espère encore qu'on pourra un jour interjeter appel de cette décision précipitée.

J'ai huit autres Observations, dont trois sont fort détaillées; les cinq autres consistent en des notes courtes, mais précises. J'ai négligé à dessein la relation de circonstances qui reparaissent toujours les mêmes.

D'ailleurs les bubons fluctuants n'étant pas rares, je puis aisément mettre tous mes confrères à même d'observer ce qui se passe.

La substance que j'emploie est une solution alcoolique de *LAZER*, autrement dit : *SILFIUM CYRENAICUM.*

AUZIAS-TURENNE.

20 août 1869.

SUR L'ORIGINE DE LA SYPHILIS EN EUROPE

ESQUISSE HISTORIQUE ET CRITIQUE.

LECTURE FAITE A L'ACADÉMIE DE MÉDECINE LE 7 SEPTEMBRE 1869.

Vers les dernières années du XVe siècle, le roi de France, Charles VIII, pensait avoir des droits sur le royaume de Naples contre Ferdinand d'Arragon. Pour les faire valoir, il franchit les Alpes, au mois d'août de l'année 1494, conduisant une vaillante armée; — les armées françaises ont toujours été vaillantes. — Six mois plus tard, le 21 février 1495, il était sous les murs de Naples. Aujourd'hui on y arriverait plus vite, car on a tout perfectionné. Nos faits d'armes furent pleins d'éclat, mais le but de l'expédition n'a pas été atteint. Les soldats rentrèrent en France couverts de gloire... et de pustules.

Ce fut effectivement pendant cette guerre, sous les murs même de Naples, que la syphilis se montra pour la première fois parmi les Italiens et les Français. Dans le principe, elle était insidieuse, discrète ; bientôt elle redoubla ses coups, les multiplia et se répandit avec malignité en Italie, puis dans diverses contrées.

Jusqu'alors aucun mal semblable n'avait été signalé en Europe. Marcel (de Cumes) qui, le premier, en parle d'une façon authentique, semble craindre de n'être pas cru sur parole, il affirme comme par serment ce qu'il a observé. Qu'a-t-il vu ? Où et quand ? Il a vu dans les campements du capitaine Navarre, en l'an 1495, des soldats milanais ou vénitiens affligés de pustules à la face et par tout le corps. Ces pustules commençaient d'ordinaire sur le prépuce et sur le gland. De la contagion, pas un mot ; rien non plus des rapports sexuels à titre d'antécédents ; Marcel se borne à faire intervenir, à titre de cause, une influence céleste (*ex influxu cœlesti*). Ce que Marcel exprimait en mauvais latin, c'était l'opinion commune des savants de l'époque.

Plus tard le chantre de la syphilis l'a répété en son beau langage : *contemplator et hanc cujus cœlestis origo est*, ce n'est pas Vénus, mais Apollon courroucé qui inflige au berger Syphile la maladie qui a retenu son nom. L'amour ne remplit aucun rôle dans le poème de Fracastor, si ce n'est sous la plume et dans la bouche des étymologistes aux abois.

L'Italie jouissait alors des clartés de la renaissance; elle possédait des médecins instruits, des savants illustres ; pas un n'avait entendu parler de cette maladie étrange et affreuse qui naissait sans autre cause qu'une émanation céleste sur la verge et qui, de ce foyer, se répandait par tout le corps.

Ainsi, de nos jours encore, des médecins qui passent, à bon droit, pour habiles, soutiennent à l'encontre des révélations de Jenner et des enseignements de l'expérience, que la vaccine naît d'elle-même, *sponte sua* (*ex uno influxu cœlesti*) sur le gland..., je veux dire sur le pis des vaches laitières. Sur elles exclusivement; exclusivement sur le pis, sans qu'une main inoculatrice, par cas fortuit, l'y ait portée! Les objets sont analogues, la conception est identique. La pensée humaine a-t-elle donc été jetée dans un seul moule que les siècles n'ont pu briser ?

On explique diversement cette inauguration de la syphilis en Europe. Quatre versions principales se disputent le meilleur rang ; en voici le sommaire dans un ordre purement didactique :

1° La syphilis du xve siècle, c'était la morve ayant atteint épidémiquement un grand nombre d'hommes assemblés.

2° C'était, soit une recrudescence d'une maladie connue, soit un mélange d'anciennes maladies, telles que la lèpre du moyen âge, ou la maladie de Job ; c'était même le typhus judaïque, autrement dit la peste des Marranes.

3° Elle serait née d'elle-même en Italie vers la fin du xve siècle.

4° Enfin la syphilis est d'origine américaine.

On me saura gré de passer sous silence des assertions imaginaires ou ridicules, même abritées sous des noms respectables et dont la seule nomenclature est fastidieuse. L'assertion de Fallope, qui attribue la production de la syphilis à l'empoisonnement de l'eau de puits, ou à du plâtre mêlé dans le pain ; — celle de Cœsalpinus qui met en cause du vin infecté par du sang de lépreux ; — ici, Jean Linder fait naître le mal d'une hideuse sodomie, exercée entre l'homme et de gros singes qui sont, d'après lui, les satyres des anciens ; — là, Martin Lester lui donne pour origine l'usage alimentaire de la chair d'iguane, d'après une observation inexactement rapportée d'Oviedo et de Jean de Laët ; — ailleurs, c'est l'empirique Fioravanti, dont le nom rappelle un visqueux parfum d'orviétan qui, dans un livre intitulé, bien à propos, CAPRICCI MEDICINALI, raconte des repas de chair humaine pour expliquer la naissance de la vérole ; — l'illustre François Bacon, Bacon de Verulam, n'a pas craint de donner son assentiment à cette extravagante version. Il s'est ainsi justement attiré un blâme que Cicéron exprime en ces termes : *Nihil tam absurde dici potest, quod non dictum sit ab aliquo philosophorum.* Jetons un voile sur ces désordres de l'imagination, et un coup d'œil sur les quatre prétentions sérieusement discutables.

1re OPINION. — *La syphilis provient de la morve.*

Telle est l'opinion qui se présente didactiquement la première. Van Helmont s'en est fait le messie; MM. Ricord et Beau en sont devenus les apôtres, mais non pas à dire vrai des apôtres très-fervents. En quoi consiste la preuve de Van Helmont? uniquement dans le rêve d'un saint laïque qui aurait vu en songe un cheval (*jumentum*) dont les parties étaient ulcérées par le farcin. Van Helmont a sans doute inventé cette fable pour faire accepter une conjecture qui lui souriait : il entrait par là dans les goûts mystiques de son époque ; peut-être aussi que Van Helmont avait observé la maladie du coït ou l'exanthème coïtal. Je n'aurais pas mentionné même cette singulière vision, si elle n'avait trouvé un jour le patronage puissant de M. Ricord, et ensuite le suffrage empressé de Beau. M. Ricord, plus scientifique et plus sérieux que Van Helmont, trouve une si parfaite ressemblance entre la syphilis et la morve que, sans prendre un parti arrêté, il marque clairement ses tendances à se rapprocher de Van Helmont. S'il n'affirme pas catégoriquement que la syphilis provienne de la morve, il conjecture au moins que quelque levain de morve a pu jouer par son intervention ou son mélange un rôle important dans la symptomatologie lugubre de la syphilis au xve siècle. Il croit, ce qui est fort possible, avoir pris lui-même, dans les débuts de sa pratique nosocomiale, des morveux qui ont succombé pour des syphilitiques. Une semblable déclaration ne peut qu'honorer le praticien. Quant au très-regrettable Beau, il s'imagine avoir prouvé par un document emprunté à l'hippiatre Lafosse que la morve des chevaux aurait paru pour la première fois au siége de Naples, et il conclut, d'un bond, que la syphilis de Naples était la morve. Mais la logique, pas plus que la nature, n'aime les bonds, *non amat saltus*. Au reste, il suffit pour faire crouler cette conclusion, d'en ruiner les prémisses.

Or, on soutient par d'excellents motifs que la morve a été décrite par Végèce au IVe siècle de notre ère, et par Absyrte au VIIe siècle. De plus, les descriptions de la syphilis que nous ont laissées les écrivains des XVe et XVIe siècles, ne s'écartent guère que par l'intensité des symptômes de ce que l'on observe aujourd'hui, et ne s'adaptent aucunement à la morve. Ajouterai-je que cette dernière maladie ne frappe sur notre espèce que des coups heureusement rares, clairsemés, mais aussi plus prompts, plus surs, plus terribles, que n'a jamais fait la syphilis au temps le plus néfaste de son histoire, *varius, sed tutius, citius, injucundius*.

On ne connaît malheureusement que trop, par des exemples modernes, le tableau de la morve transmise à l'homme; le diagnostic différentiel de cette maladie et de la syphilis est parfaitement établi, sans qu'il soit même besoin de faire intervenir l'apophthegme *naturam morborum ostendunt curationes*. Que la morve passe du cheval à l'homme ou de l'homme au cheval, quelles que soient ses transmigrations, on la retrouve, comme la syphilis, toujours une, toujours identique à elle-même et plus ou moins nettement caractérisée.

Et, en effet, voici une argumentation qui emportera les dernières, les plus opiniâtres résistances. Le cheval est le terrain prédestiné de la morve; c'est là qu'elle naît, qu'elle s'accroît, qu'elle vit, là qu'elle se développe, s'entretient, se conserve. Là encore qu'elle retrouve sa vigueur primitive après s'être abâtardie sur un terrain qui ne lui convenait pas. Exemple : la morve transplantée sur le chien y est si peu vivace qu'on la méconnaît d'abord ; mais si on la reporte sur le cheval, on ne tarde pas à la voir se ranimer. N'avons-nous pas encore recours, dans des cas douteux, chez l'homme, à l'inoculation faite au cheval, comme pierre de touche?

Si la syphilis était une morve dépaysée par sa transmission à l'homme, est-ce que, rendue au cheval, elle n'y reprendrait pas bientôt ses allures décidées, ses caractères indisputables? Or cela n'a pas lieu ; il y a plus, c'est qu'on nie, quoique à tort, la transportabilité de la syphilis aux chevaux. Et, en effet, les symptômes y sont effacés, et surtout ils ne prennent jamais la physionomie saisissante de la morve.

Mais, telle est la bizarrerie de l'entendement humain, que ce sont les partisans de l'origine morveuse de la syphilis qui contestent la transmissibilité de cette maladie aux chevaux. Un premier égarement entraîne l'homme dans un abîme d'incertitudes et de contradictions.

Du reste, à quoi bon tant de longueurs? pourquoi cette lente discussion? Dire ceci serait assez : Donne-t-on la morve au cheval par l'inoculation de la syphilis? Non. Donnerait-on la syphilis à l'homme par l'inoculation de la morve? Non plus, mais la morve, de funestes exemples l'ont trop prouvé. La syphilis ne se transforme jamais en morve ; la morve ne devient jamais la syphilis. Une barrière épaisse les écarte. Hé bien! alors... La cause est entendue. La séparation est prononcée entre la syphilis et la morve.

2e Opinion. — *La syphilis n'a été au XVe siècle que la recrudescence, l'épidémification, d'une maladie préexistante.*

Il est vrai qu'on a indiqué, comme appartenant à la syphilis, des symptômes d'autres maladies de l'époque, de la lèpre tuberculeuse en particulier, qui commençait à disparaître de l'Occident. Cette manière de voir, héritage du XVIe siècle, était échue à Michel Cullerier, le fondateur de la dynastie de ce nom, qui fut glorieuse, et à Lagneau qui revit dans un fils dont naguère les échos de cette enceinte réfléchissaient le nom ; Cullerier et Lagneau avaient pour auxiliaires naturels la plupart des fauteurs du système physiologique.

Toutefois cette opinion implique la méconnaissance des attributs les plus distincts de la syphilis. Ses partisans supposent qu'avant le xve siècle les médecins n'avaient pas su rattacher entre elles les diverses manifestations de la syphilis pour en constituer un tout, une entité, une individualité morbide. Il est possible, cela est même vraisemblable, que quelques symptômes de la syphilis aient été méconnus ou rapportés à d'autres maladies et *vice versa*. Mais, de ce que chaque chose n'avait pas été observée ou mise à sa place, on n'est pas en droit de conclure que rien ne l'avait été. Autrement il faudrait admettre que les Sauvages d'Amérique étaient plus clairvoyants que nos prédécesseurs là-dessus, car ils connaissaient non pas seulement les symptômes mais encore l'ensemble de la maladie. J'en résumerai les preuves tout à l'heure.

Ayant examiné avec soin la plupart des documents allégués par les partisans de l'origine ancienne, je n'ai trouvé que des textes apocryphes ou relatifs à des symptômes, soit de la lèpre, soit d'autres maladies bien distinctes. L'erreur des savants bibliophiles est d'autant plus excusable que nous voyons de nos jours, en France comme aux colonies, des médecins prendre des cas de lèpre pour des exemples de syphilis. Si ceux-là se trompent, sous les yeux desquels est constamment ouvert le livre de la nature, à plus forte raison peuvent-ils s'égarer ces bénédictins méritants qui s'absorbent dans le défrichement des plus vieux papiers.

Dom Calmet a composé une dissertation érudite dans le but de rattacher à la syphilis la maladie de Job. Cette maladie étant la lèpre (*tanquam leprosum*, dit Etai), et la lèpre étant, d'après Calmet, la syphilis, sa conclusion paraît exacte ; mais, sans nier que la maladie de Job n'ait été la lèpre, ce qui ne manque pas de vraisemblance, n'est-il pas facile de marquer la distance qui sépare la lèpre de la syphilis ? Dom Calmet, dans son cloître, ne connaissait, heureusement pour lui, ni l'une ni l'autre des deux maladies ; c'est pourquoi il s'égare dans une interprétation confuse des symptômes. Il voit la vérole partout où il y a des pustules, des ulcères, des douleurs. Son Mémoire n'est guère plus qu'une curiosité littéraire, n'est plus guère qu'une curiosité bibliographique. La symptomatologie différentielle de la syphilis et des maladies avec lesquelles on l'a confondue suffit donc pour faire justice de l'opinion des écrivains qui prétendent que la syphilis a régné dans l'antiquité.

Une considération dernière, déduite de l'analogie : Des médecins instruits soutiennent que le choléra, dont notre siècle a éprouvé plusieurs épidémies, n'est pas une maladie nouvelle en Europe. Ils se fondent sur l'ancienneté de son nom et sur la coexistence antécédente de la plupart de ses symptômes. Mais ce nom et cet ensemble de symptômes s'appliquaient à toute autre chose qu'à l'entité morbide qui constitue le choléra avec sa cause spéciale, le choléra indien, épidémique, contagieux. Ce n'est pas que je nie qu'à aucune époque reculée ce terrible voyageur n'ait, sous un nom quelconque, visité nos contrées. Je n'en sais rien ! Ainsi en est-il de la syphilis à propos de ses manifestations. Des symptômes épars, sans ralliement, sans bannière spécifique, sans unité, ne sauraient constituer cette maladie.

3e Opinion. — *La syphilis serait née en Europe au* xve *siècle, spontanément, ex uno influxu cœlesti.*

Cette thèse de Marcel et de Fracastor a été soutenue sous une autre forme par Sanchez dans une brochure célèbre, par plusieurs Allemands, et quelques Français. Mais il n'est pas d'autre exemple d'une maladie semblable, d'une maladie virulente qui, née de cette manière, se soit ainsi perpétuée. D'où vient que des réapparitions de ce genre n'ont pas lieu ? Pourquoi encore cette maladie ne naît-elle plus tous les jours, ou au moins quelquefois, spontanément ?

On me dira : il faut bien qu'elle ait pris naissance un jour, qu'elle se soit montrée pour la première fois quelque part ! Pourquoi ne serait-ce pas en Italie aussi bien qu'ailleurs, au XVe siècle que dans un autre temps ? Je réponds à cela : que c'est le mystère de toute la création ; les plantes, les animaux, l'homme lui-même sont sortis du néant ou du chaos une fois. Est-ce à dire qu'ils naissent tous les jours, et sans cause, tous les jours spontanément ? La question n'est donc pas où on la place ; il ne s'agit pas de savoir ce qui a pu ou aurait pu être, mais il importe d'établir catégoriquement ce qui a dû être, ce qui a été, ce qui est.

Or voici un argument péremptoire : toutes les fois que la maladie vénérienne s'est trouvée nouvellement importée dans un pays, elle y a levé avec une intensité qui rappelle l'épidémie du XVe siècle. Les historiens, les voyageurs, les médecins sont unanimes sur ce point ; lisez Guichardin, Thevet, Cook, etc. S'il était vrai qu'elle fut née sans importation parmi nous, c'est donc nous qui l'aurions transportée en Amérique. Alors elle aurait dû s'y montrer bientôt conséquente avec elle-même par sa gravité ; — mais non, elle se trouvait en Amérique, très-répandue, et très-adoucie, comme une maladie qui était chez elle, une maladie que l'âge et l'habitude avait rendue moins active, plus familière, moins intraitable. Les preuves de cette assertion surabondent. Ainsi, partout où elle apparaît pour la première fois (non pas elle seulement, cela s'applique à toutes les maladies virulentes) elle traite les habitants avec rigueur. En Italie, au XVe siècle, elle est violente, parfois implacable, au point que M. Ricord, qui la connaît bien, l'assimile à la morve ; mais elle ne prend jamais en Amérique ces attributs terribles qui là-bas sont d'abord devenus le cortége de sa sœur cadette la variole. Elle n'est donc pas originaire d'Europe. Nous avons fait échange de véroles avec l'Amérique. Après en avoir rapporté la grosse, nous y avons transporté la petite. Pourquoi faut-il, hélas ! que nous les ayons, et pour longtemps encore, toutes les deux.

Telle est la puissance d'une conviction forte, d'une conviction qui s'appuie sur l'observation et sur la logique qu'avant même d'avoir indiqué tous nos arguments, nous avons presque achevé la preuve de l'origine américaine de la syphilis. Dorénavant, en effet, tous les chemins vont paraître se fermer devant cette étrangère, elle n'aura plus d'autre chemin que l'Atlantique pour nous venir, ou bien nous ne l'aurions pas.

4e Opinion. — *Importation américaine.*

Cette dernière opinion, tant de fois abandonnée, puis reprise, est une vraie vérité, une vérité proscrite. C'est pour la défendre que j'ai pris la plume. La syphilis nous vient d'Amérique. La mode n'est plus de le croire, mais elle reviendra. A l'heure qu'il est, au lieu d'une démonstration développée qui demanderait du temps et tomberait peut-être même dans le superflu, il nous suffira de présenter le sommaire de nos arguments.

Nous avons trois ordres de preuves : preuves HISTORIQUES, preuves NOSOLOGIQUES, preuves PHILOLOGIQUES.

Les preuves historiques enseignent ce qui s'est passé et comment cela s'est passé ; les preuves nosologiques établissent que les choses n'ont pu se passer autrement; les preuves philologiques enfin se déduisent des noms que la maladie et ses symptômes avaient en Amérique et de ceux qui ensuite leur ont été donnés en Europe.

Preuves historiques :

On semble ne pas se douter que vers la fin du XVe siècle la *lues* fit des victimes en Espagne avant d'éclater et de sévir en Italie. Pas n'a suffi de torturer des textes, de brouiller des dates et de contester le témoignage des plus véridiques historiens, pour *controuver* des traces de la *lues* dans l'antiquité, mais encore a-t-il fallu en méconnaître les symptômes, confondre ensemble diverses unités morbides et ignorer comment se comportent dans leur propagation les maladies virulentes. La plupart de ceux qui, de notre temps, ont défendu l'antiquité de la syphilis sont les mêmes qui en ont contesté l'existence comme unité pathologique. Ils en ont nié l'existence pour en combattre la spécificité et justifier ainsi la proscription du traitement mercuriel. Ceux-là ont donc lu l'histoire et observé les malades à travers le prisme trompeur d'un système. Mais la vérité n'a pas besoin de tant de détours ni d'atours pour paraître; ses allures sont plus simples et plus franches; elle brille d'elle-même. Avant la découverte de l'Amérique, la syphilis y était l'objet d'un culte; on y célébrait ses fêtes et ses anniversaires. Les guerriers tenaient à honneur d'avoir affronté le virus, comme les nôtres se glorifient de leurs blessures. Ils prouvaient sans doute ainsi leur vigueur et obtenaient la prérogative d'être plus ou moins complètement prémunis contre de nouvelles atteintes de cet agent redoutable.

Nous avons le témoignage d'Oviedo. Qu'était-ce qu'Oviedo? Oviedo était page de Ferdinand, en 1493, lorsque l'Amérique fut découverte et que Colomb au retour de son premier voyage vint à Barcelone où était la Cour d'Espagne. Oviedo fut nommé plus tard gouverneur général des terres nouvellement découvertes. Il a mis au jour d'abord une histoire sommaire des Indes occidentales; il a écrit ensuite une histoire générale des Indes restée inédite jusqu'au milieu du XIXe siècle. Les annalistes, les historiens, les géographes, les naturalistes, considèrent Oviedo comme un homme grave; ses témoignages sont calmes, désintéressés, posthumes la plupart. Il nous apprend que la maladie nouvelle existait en Amérique avant la conquête des Espagnols; les détails qu'il fournit sont catégoriques, exacts. Il ne peut pas les avoir inventés puisque quelques années à peine se sont écoulées depuis que les progrès de la science les ont fait bien connaître et vérifier. Je donne la traduction, aussi littérale que peu littéraire, de quelques passages d'Oviedo :

« Plusieurs fois, en Italie, j'ai ri en entendant les Italiens parler du mal français, et les Français du mal de Naples; car, en vérité, ils auraient eu raison les uns et les autres, s'ils l'avaient appelé le mal des Indes..... Colomb revint en Espagne en 1496 (1). Peu de mois après son arrivée, on commença à remarquer cette maladie entre quelques courtisans; mais, dans le principe, ce mal existait principalement entre les personnes de basse classe....., ensuite il s'étendit parmi les grands..... La surprise et l'effroi que cette maladie causa furent grands, parce que c'était une maladie contagieuse et terrible à laquelle plusieurs succombaient. Comme cette maladie était nouvelle, les médecins ne la comprirent pas, et ne surent donner des conseils d'après leur expérience. Ce fut alors que le grand capitaine Gonzalès Fernando de Cordova fut envoyé en Italie avec une grande et belle armée, par ordre du roi catholique, et en qualité de capitaine-général, pour porter secours au roi Fernando de Naples, deuxième du nom, contre le roi Charles de France. Quelques soldats espagnols étaient attaqués de cette maladie, qui, par l'intermédiaire de femmes de mauvaises mœurs, se communiqua aux Italiens et aux Français. Comme ce

(1) Je prends le fait et je respecte cette date à propos de laquelle il me semble y avoir clairement erreur d'après ce que dit ensuite Oviedo.

terrible fléau n'avait jamais été vu ni par les uns ni par les autres, les Français commencèrent à l'appeler le mal de Naples, croyant qu'il était propre à ce royaume; et les Napolitains, pensant que cette maladie était venue avec les Français, l'appelèrent le mal français. C'est ainsi que cette maladie a été appelée depuis dans toute l'Italie, parce que jusqu'à ce que le roi Charles y vînt, on n'avait vu un semblable fléau dans ces régions. Mais la vérité est que cette île de Haïti ou Hispaniola a transmis cette maladie à l'Europe, comme il a été déjà dit : *elle est là très-commune entre les Indiens.....* Elle fut transférée en Espagne, et de là aux autres parties du monde.

« *Entre les Indiens elle n'est pas si forte ni si contagieuse qu'en Espagne.*

« Il est avéré que ce mal est contagieux et qu'il se communique de plusieurs manières. Ainsi, si quelqu'un bien portant se sert des linges de celui qui est en proie à cette maladie, s'il boit et mange dans sa compagnie....., à plus forte raison s'il commet l'excès charnel avec une femme atteinte de ce mal, ou si une femme a des rapports avec un homme lui-même malade.

« Peu de chrétiens ont échappé à ce mal qui ont eu commerce charnel avec les femmes indigènes de cette race des Indes, parce que, pour vrai dire, c'est le fléau de cette terre, aussi *commun* aux Indiens et aux Indiennes, que d'autres infirmités sont communes à d'autres régions. »

La syphilis est donc une maladie des Indes occidentales, qui était faible chez les Indiens dans un pays chaud, parce qu'elle y était commune et depuis longtemps répandue, mais qui sévit bientôt avec rigueur sur les Européens, comme font les maladies contagieuses qui envahissent un nouveau pays. Ce sont les Espagnols qui l'ont éprouvée les premiers en Europe.

Le témoignage si précis, si formel d'Oviedo embarrassait les adversaires de l'origine américaine. Pour le détruire ou le récuser ils ont imaginé de dénaturer le caractère du narrateur ; ils ont créé un Oviedo de fantaisie. Cet annaliste intelligent, intègre, désintéressé est devenu sous leur plume un lâche imposteur. N'a-t-il pas, disent-ils, participé à toutes les injustices, trempé dans toutes les exactions des Espagnols contre les Indiens. Il a dû ressentir le besoin de justifier tant de sévices et d'en faire retomber l'opprobre sur les Indiens eux-mêmes. C'est pourquoi il les a injustement accusés d'avoir transmis à l'Europe une maladie affreuse. Les motifs d'Oviedo, en effet, ne paraissent pas douteux. Lisez, si vous voulez vous convaincre de sa noire hypocrisie et de son imposture, les amplifications des Desruelles, des Jourdan, des Richond, des Brus, etc. Elles ont certes défrayé et défrayent encore la veine intarissable des copistes.

Oui, voilà une argumentation de la plus haute portée et qui valait assurément la peine qu'on faussât, comme si les Indiens en avaient pu mais, comme si c'étaient eux qui sont venus au-devant des Espagnols! comme si les misérables femmes indiennes n'avaient pas subi plutôt que recherché les caresses des envahisseurs. L'intérêt des Espagnols n'était-il pas au contraire de cacher qu'ils avaient transporté en Europe une peste indienne, ne fut-ce que pour ne pas intercepter le courant commercial qui commençait à s'établir entre l'Europe et les terres nouvellement découvertes. Est-ce que les Anglais après avoir maltraité à leur manière d'autres Indiens se sont avisés, pour justifier des rigueurs inhumaines, d'en rejeter l'odieux sur les victimes en leur imputant le tort d'avoir transmis le choléra à l'Europe.

Au lieu donc de récuser le témoignage d'Oviedo, récusons ses récusateurs.

Après Oviedo nous ne ferons que rappeler l'opinion d'André Thevet et le récit de Roderic Dias.

André Thevet était Historiographe de France au XVIe siècle. Il avait accompli de nombreux voyages notamment en Amérique. Son livre de la COSMOGRAPHIE UNIVERSELLE est généralement cité à l'appui de l'origine américaine de la syphilis. Il existe en outre à la Bibliothèque nationale un vaste in-folio manuscrit d'André Thevet, intitulé le GRAND INSULAIRE. Le titre fait deviner qu'il s'agit des îles Antilles. Thevet donne certains détails sur la maladie en Amérique qu'on ne retrouve dans aucun écrit médical de l'époque, parce que peut-être ces détails n'ont pas été considérés comme le produit d'une observation régulière et compétente. Et pourtant leur vérité est mise hors de cause par les découvertes faites récemment dans la syphilistique.

Voici un fait curieux raconté dans le GRAND INSULAIRE : Pendant la guerre de Naples, dont nous parlions au commencement de ce travail, un capitaine espagnol nommé Mendoze donna la maladie à la femme d'un seigneur napolitain, laquelle y fit participer son mari. Ils furent, en Italie, les deux premiers personnages atteints. Cette mésaventure jeta l'émotion et la terreur dans la haute société de Naples. Les victimes étaient du moins l'objet d'un sentiment vif de curiosité et de commisération. On en parla beaucoup, surtout parce qu'il s'agissait de personnes notables et d'un mal inconnu, nouveau. « Cette maladie, dit Thevet, fut longuement consultée par les médecins du pays. Le Cardinal d'Amboise qui lors était à la ville de Naples, pour les affaires de France, voulut avoir le pourtrait du gentilhomme pour un mémorial perpétuel, et le fit mettre dans la gallerie de la maison qu'il fit faire au Gaillon, pays de Normandie. »

Alors on espérait que la maladie nouvelle ne s'installerait pas définitivement en Europe et on voulait en conserver le souvenir ; mais aujourd'hui que le fameux POURTRAIT s'est perdu, on le remplacerait aisément ; au moins il n'y aura pas contestation là-dessus.

Roderic Dias était de Baesa, petite ville d'Andalousie ; il s'y trouvait lorsqu'arrivèrent dans ce pays plusieurs compagnons du premier voyage de Colomb, quelques-uns avaient la maladie des buos, c'est-à-dire la syphilis. Dias lui-même leur a donné des soins ; il l'affirme ; son témoignage paraît sincère, véridique. Il rapporte que des blanchisseuses contractèrent cette maladie en nettoyant le linge (*vestimenta*) des malades. Elles auraient pu mieux la prendre autrement. Ces malades inspiraient un sentiment d'effroi mélangé de curiosité. Il leur poussait sur le front des pustules d'un rouge sombre que les enfants, âge sans pitié ! imitaient assez bien pour intriguer et alarmer les passants, en se collant sur le visage des bourgeons violâtres de choux. Cette espièglerie fit répandre une rumeur dont Dias s'est constitué le complaisant organe, à savoir que les choux eux-mêmes devenaient malades. La simplicité de Dias ne doit rien lui ôter de notre estime et de notre confiance, au contraire elle prouve sa bonne foi. Il s'agissait d'un mal inconnu, nouveau, qui venait de loin. Le vrai pouvait n'être pas vraisemblable. Qui de nous d'ailleurs oserait se vanter de n'avoir jamais admis ou propagé autre chose que la vérité ? Au surplus n'avons-nous pas entendu parler ici même, dans cette enceinte, de la transmission de l'oïdium de la vigne à l'homme. C'est la contre-partie moderne de l'assertion de Roderic Dias.

On prétend qu'il n'est pas historiquement possible que des compagnons de Christophe Colomb se soient trouvés sous les murs de Naples lorsque la syphilis y éclata. Cette question chronologique n'est pas facile à résoudre ; j'ai fait des recherches et j'ai trouvé que le 6 mars 1493 Colomb entrait dans le Tage et que le 13 il arrivait à Barcelone. Ces dates concordent avec celles qui ont été données par Astruc et par le savant bibliophile Jacob. Or ce fut précisément dans cette ville et pendant la même année que le mal éclata. Les témoignages de Benivenius de Fulgose et de Roderic Dias coïncident exactement sur ce point. M. Ricord a caractérisé cette date célèbre du nom expressif et piquant de 93 *de la vérole.*

Et, à ce propos, qu'on nous épargne le reproche immérité de braver les bienséances académiques par l'emploi trop fréquent du mot *vérole*. Plus qu'aucun autre ce terme est significatif; il tient à notre vieux langage; quant à moi c'est l'histoire que je raconte, n'est-elle pas aussi bien dans les mots que dans les choses?

Plus tard le grand capitaine Gonzalve de Cordoue, chanté par Florian, conduit une armée espagnole en Italie où la maladie ne tarda pas à se répandre parmi les Napolitains et les Français. Ces deux peuples s'en attribuèrent respectivement l'origine, mais pas un écrivain espagnol, à ma connaissance, ne s'avisa de mettre alors en cause soit les Napolitains, soit les Français. Comment douter que la maladie et les hommes qui étaient à Barcelone en 1493 n'aient pu se trouver à Naples deux années plus tard? La manière dont se transmet la syphilis, sa longue incubation, la lenteur de ses progrès, en un mot sa chronicité expliquent pourquoi sa première invasion ne paraît pas avoir fait suite immédiatement à l'entrée des Espagnols en Italie, et pourquoi les Napolitains et les Français ne songèrent pas d'abord à rendre les Espagnols responsables tout en s'accusant réciproquement. Ensuite ces divers peuples répandirent par leurs relations et leurs voyages la syphilis dans le monde entier.

On est donc autorisé à conclure métaphoriquement et géométriquement à la fois que la syphilis historique a son centre à Hispanolia (Saint-Domingue), ses rayonnements successifs en Espagne, en Italie et en France, et sa circonférence dans tout l'univers. « Dans cette île espagnole, écrivait Gomara en parlant de Saint-Domingue, tous les habitants sont atteints de la vérole. »

Le professeur Padilla nous apprend qu'au Mexique, avant la conquête, on faisait usage, contre cette maladie, de poudre de cuivre à l'extérieur et de préparations d'or à l'intérieur. Gervais Ucay et Chrétien qui ont préconisé les composés de ce dernier métal ne sont donc pas les premiers en date. Kunckel, avec ses drogues cuivriques, se trouve lui-même distancé. J'utilise à présent contre la blennorrhagie un breuvage agréable et peu coûteux dont de vieux documents mexicains m'ont enseigné la composition.

Tels sont les modestes renseignements que j'ai pu recueillir, glaner, après la riche moisson d'Astruc, dont le traité DE MORBIS VENEREIS a été nommé l'*Iliade de la vérole*. Astruc, le savant, le consciencieux Astruc, qui, dans sa loyauté surprise a, le premier, rendu publics les prétendus statuts de la reine Jeanne, lesquels si souvent ont été retournés contre lui!

Ici vient naturellement sous ma plume le tribut de ma gratitude envers M. Ferdinand Denis, administrateur de la Bibliothèque Sainte-Geneviève, dont les savantes indications m'ont éclairé dans ces recherches.

Preuves nosologiques :

Nous les avons indiquées. Elles ont trait à un caractère constant des maladies à virus : celles-ci prennent peu de temps après leur invasion dans un pays une grande intensité; elles s'adoucissent graduellement par la suite et en raison directe, toutes choses égales, de l'intervalle qui s'est écoulé. Par exemple la scarlatine et la rougeole sont moins graves aujourd'hui parmi nous qu'elles n'étaient autrefois. Ainsi cette maladie des Indes se trouvait fort bénigne chez les sauvages où elle régnait de temps immémorial et s'était disséminée à la faveur de la promiscuité des sexes. Oviedo et Thevet l'expriment formellement, la débauche et l'âge avaient usé le virus en le répandant.

Cette considération seule aurait dû arrêter ceux qui, dans leur présomptueuse ardeur de parler au nom de la Providence, ont imaginé que la vérole avait été envoyée ici bas pour nous châtier à cause de nos dérèglements. Est-ce que ces moralistes marrons voudraient infliger à des innocents et par exemple à de pauvres petits nouveau-nés un châtiment originel?

Les Européens, à leur tour, sont d'abord cruellement éprouvés; mais il vient une époque où la syphilis a tellement adouci ses rigueurs qu'on se berce de l'espoir de son épuisement définitif. Des médecins philanthropes mais abusés ont même fixé la date de sa disparition. L'événement n'a pas justifié leur pronostic avantageux.

La syphilis est bien l'incarnation et l'image très-fidèle de toutes les autres maladies virulentes.

Preuves philologiques :

Nous n'y insisterons pas; deux considérations seulement: 1° j'ai feuilleté le Dictionnaire caraïbe du révérend Raymond Breton et j'y ai trouvé une foule de mots pour représenter la syphilis, ses symptômes, ses traces, ses dégâts, son unité, et pas un seul pour exprimer les caractères des maladies que nous avons portées en Amérique. L'abbé Brasseur de Beaubourg et le professeur Padilla ont fait des remarques semblables ou analogues au Mexique et à Guatémala. 2° Les noms modernes de la syphilis sont significatifs; chaque peuple lui a donné le nom du peuple dont il croyait la tenir. Les Français l'ont appelé le mal de Naples; les Italiens, les Allemands et les Anglais le mal français; les Portugais l'ont nommée le mal castillan; les Chinois et les Japonais le mal portugais: les Polonais le mal allemand et les Russes le mal polonais, etc...; les Espagnols seuls, qui dans le principe savaient bien d'où elle venait, l'ont désignée sous le nom de *mal des Indiens.*

Une chose saisit et attriste la pensée dans l'examen historique de la syphilis depuis son invasion en Europe jusqu'à nos jours; les mêmes images passent et repassent tour à tour sous les yeux, les mêmes idées paraissent, disparaissent et reparaissent indéfiniment. Le mercure surtout, comme remède, est soumis à d'incessantes fluctuations, à de vives secousses. Présenté sous mille formes à toutes les portes de l'organisme et même introduit par voie d'effraction, il est à travers les âges alternativement exalté et maudit; ici en faveur, là en disgrâce; on le recherche pendant qu'on le craint; on s'en sert et on le redoute à la fois. Les méfiances qu'il a inspirées, les terreurs qu'il a fait naître sont passées dans le peuple et y restent tenaces comme le Destin. Nous autres, incertains, nous remuons sans changer de place, nous marchons sans avancer. Il semble que les médecins ourdissent la trame de Pénélope ou qu'ils remplissent le tonneau des Danaïdes. Cessera-t-elle un jour cette agitation impuissante, quitterons-nous ces stériles agissements? Est-ce qu'une révolution thérapeutique ne remplacera pas enfin le vieux régime de la vérole? trouvera-t-on au moins contre la syphilis ce qu'on a découvert pour la variole, pour la clavelée, pour la pneumonie des bêtes? Ah! c'est que la vérité est moins difficile à découvrir qu'à faire accepter aux hommes! *Hoc opus, hic labor est!*

RÉSUMÉ.

I. La syphilis, après avoir pris terre en Espagne, fit explosion en 1495, sous les murs de Naples qu'assiégeaient les Français et que défendaient les Italiens et les Espagnols.

II. Marcel (de Cumes), son premier historien, parle du point de départ de cette maladie aux organes sexuels et de pustules répandues consécutivement sur le corps, mais il ne mentionne point la contagion. Il fait intervenir une influence céleste. Ce fut là une opinion commune de son temps. Plus tard, Fracastor exprima poétiquement la même pensée.

III. On est peu d'accord sur les circonstances premières ou étiologiques de l'apparition de la syphilis en Europe. Voici quatre versions principales entre lesquelles il faut discerner, choisir la vérité :

1° La syphilis de Naples était une épidémie de morve.

2° Elle consistait en une recrudescence ou dans un mélange de maladies anciennes et connues.

3° La syphilis est née spontanément en Italie.

4° Enfin elle est venue d'Amérique.

IV. 1re Opinion. — *Identité avec la morve.* — Les principaux partisans de cette opinion sont Van Helmont, M. Ricord et Beau.

V. Leurs arguments se déduisent : 1° d'une ressemblance entre la syphilis et la morve ; 2° de la première manifestation historique de la morve qui aurait eu lieu à Naples, sur les chevaux, pendant que la syphilis apparaissait sur les hommes.

VI. On leur répond que : 1° A part son intensité, la syphilis n'a pas cessé d'être partout et toujours la même ; 2° la ressemblance des deux maladies étant fort importante, il est généralement possible d'établir le diagnostic différentiel de la morve et de la syphilis ; 3° nulle part on n'a constaté qu'en passant d'une espèce animale à une autre, l'une de ces maladies se soit transformée en l'autre ; 4° la morve n'atteint pas autant d'hommes que la syphilis, mais elle frappe ses victimes plus sûrement, plus promptement, plus terriblement ; 5° enfin Végèce et Absyrte paraissent avoir décrit la morve dans les IVe et VIIe siècles.

VII. 2e Opinion. — *Recrudescence et mélange de maladies anciennes et connues.* — Cullerier Ier, Lagneau père et la plupart des adeptes de l'école physiologique ont été les fauteurs principaux de cette opinion.

VIII. Ils arguent qu'on retrouve les symptômes épars de la syphilis dans les auteurs anciens qui en auraient méconnu la solidarité ou la connexion, c'est-à-dire qui auraient ignoré la liaison de ces symptômes et leurs rapports avec une seule et même maladie.

IX. Mais les symptômes allégués appartiennent à d'autres maladies et notamment à la lèpre tuberculeuse.

X. Quant à la connexion des symptômes, qu'on prétend si difficile à établir, elle n'a pas échappé au jugement grossier des sauvages de l'Amérique.

XI. Dom Calmet confond la syphilis avec la maladie de Job, parce qu'il y avait dans cette dernière, fort ressemblante à la lèpre, des ulcères et des douleurs.

XII. La symptomatologie différentielle de la syphilis et des autres maladies pustulo ou tuberculo-ulcéreuses, est au moins aussi facile à formuler que celle du choléra indien et du choléra nostras.

XIII. Enfin des symptômes épars, sans cause une et spécifique, ne doivent pas être artificiellement rassemblés pour constituer la syphilis.

XIV. 3e Opinion. — *Naissance spontanée.* — Cette manière de voir, exprimée par Marcel, Fracastor et par d'autres, est surtout maintenue par Sanchez et par plusieurs Allemands. On l'appuie sur des conjectures ou l'on n'invoque en sa faveur qu'une symptomatologie confuse.

XV. Mais partout où la syphilis a été récemment importée, cette maladie a bientôt acquis la violence et la notoriété de l'épidémie du XVe siècle.

XVI. Rien de semblable ne s'est passé en Amérique, relativement à la syphilis. Conséquemment nous ne l'y avons pas transportée. Elle y régnait donc avant la conquête.

XVII. 4e Opinion. — *Origine américaine.* — Cette dernière opinion est la première en importance ; elle est vraie à l'exclusion des autres. Astruc en est le principal, le plus glorieux soutien.

XVIII. Il existe en sa faveur des preuves HISTORIQUES, des preuves NOSOLOGIQUES et des preuves PHILOLOGIQUES.

XIX. Les preuves *historiques* sont, entre autres, le témoignage précis, sincère, éclairé d'Oviedo, celui de Thevet, dont la science moderne a établi la justesse, et les détails circonstanciés fournis par Roderic Dias.

XX. On peut suivre la maladie chronologiquement et géographiquement depuis son départ des Indes, dans son passage à travers l'Espagne, à son arrivée en Italie, puis en France et à sa dispersion dans le monde.

XXI. Les preuves *nosologiques* consistent : 1° Dans la généralisation et la bénignité de la maladie constatées aux Indes occidentales à l'époque de leur découverte ; 2° dans sa marche en Europe, d'abord insidieuse, puis vive et terrible, et enfin suivie d'une graduelle décroissance.

XXII. Les preuves *philologiques* sont : 1° Tous les noms de la maladie et de ses symptômes retrouvés dans le Dictionnaire Caraïbe et dans le vocabulaire des Indiens à l'exclusion de ceux des maladies que nous avons exportées en Amérique ; 2° les noms modernes de la maladie, empruntés des noms des peuples dont chacun croyait la tenir ; les Espagnols, seuls, l'ayant appelée *la maladie des Indiens.*

XXIII. Pendant plusieurs siècles, on voit reparaître et disparaître les mêmes idées, la même médication. Le mercure, sans cesse balloté, ne triomphe définitivement jamais même parmi les savants. Dans aucun temps, dans aucun pays, il ne devient populaire ; loin de là il inspire partout et toujours une juste aversion au peuple. Il faut donc porter ses vues ailleurs ; il faut donc attendre l'œuvre du temps qui met chaque chose à sa place.

PROPOSITIONS.

1° La syphilis nous est venue des Indes occidentales ;

2° Elle était bénigne, parce qu'elle régnait de temps immémorial parmi les Indiens qui se trouvaient être à moitié syphilisés par suite de la débauche ;

3° Si, au contraire, elle avait été portée chez eux par les Espagnols, elle y aurait été fort intense de même que dans tous les pays où elle a été nouvellement importée, comme se comportent d'ailleurs toutes les maladies virulentes, et comme s'est notamment montrée chez eux la petite vérole ;

4° Le virus s'est bien vite régénéré en Europe, et la maladie qui y était antérieurement inconnue est bientôt devenue maligne au contact d'un sang nouveau ;

5° De temps en temps, le virus syphilitique rencontre parmi nous des organismes plus ou moins purs, plus ou moins nouveaux pour lui. Il s'en empare, il s'y installe, il s'y développe, il s'y régénère et donne lieu à des retours plus ou moins complets vers le type primitif, c'est-à-dire à des syphilis malignes, susceptibles elles-mêmes de se transmettre telles quelles dans une certaine mesure ;

6° Il faut renoncer, comme méthode générale, à la thérapeutique traditionnelle de cette maladie par le mercure.

7° C'est le mal qui doit devenir son propre remède et son préservatif.

DOCUMENTS A L'APPUI

4ᵉ SÉRIE.

Critique syphilographique, par M. Auzias-Turenne.

DE LA CONTAGION SYPHILITIQUE, A PROPOS DE LA THÈSE DE M. A. FOURNIER.

Les ulcérations syphilitiques n'ont pas toutes et toujours ni exclusivement été appelées chancres; mais, jusqu'à la fin du premier quart de ce siècle, le mot chancre a constamment exprimé l'idée d'une exulcération syphilitique envahissante. C'est là un fait historique des plus notoires.

Les travaux de M. Ricord, préparés par ceux de Hunter, ont précisé davantage et répandu avec éclat dans l'Europe cette dernière signification.

Il fut dès lors reconnu, partout où avaient pénétré les lumières dont le foyer se trouvait à l'hôpital du Midi, que le chancre était un ulcère syphilitique creux et à bords abrupts, propre à l'homme, disait-on; à début généralement *ecthymateux* (PUSTULE CARACTÉRISTIQUE); essentiellement et exclusivement contagieux, *toujours engendré par un accident identique à lui-même, non précédé d'incubation*, qu'on pouvait *contracter un grand nombre de fois*, susceptible d'être arrêté dans sa marche, d'abord envahissante, par une cautérisation, qui était de plus préventive de ses suites constitutionnelles, faite *dans les cinq jours qui suivent la contagion;* donnant quelquefois lieu, à titre d'accident successif, à un bubon presque constamment *mono-ganglionnaire*, bien que le chancre soit le plus souvent multiple, à suppuration presque immanquable et très-efficacement protectrice contre la syphilis constitutionnelle; lequel bubon fournit un pus identique à celui du chancre (CHANCRE GANGLIONNAIRE); pouvant *seul* et ne pouvant que *consécutivement* s'indurer; fatalement et exclusivement suivi dans ce cas (*induration caractéristique*), et réserve faite de l'hérédité, d'accidents constitutionnels, etc.

Il n'est pas de membre de cette description, d'ailleurs incomplète, que je ne puisse justifier par des textes authentiques.

La syphilistique expérimentale et la syphilisation sont venues projeter sans doute quelques ombres sur ce tableau, et en ont modifié quelques traits; mais il n'en fut que plus conforme à la nature. Le fait est que personne, il y a dix ans, n'aurait osé avouer qu'il ne connaissait pas le chancre dont je viens de tracer l'esquisse.

Toutefois, une erreur capitale avait été commise, entre autres, par celui qui tenait alors en Europe le sceptre de la syphilographie : c'était d'avoir considéré le chancre et son produit comme seuls inoculables et, par conséquent, comme exclusivement contagieux; en un mot, d'avoir considéré le chancre comme la seule et unique source de la syphilis, réserve faite, bien entendu, de l'hérédité. Cela était tellement admis en principe à l'école de M. Ricord, qu'on n'hésitait pas sans examen à qualifier de chancre, et à réputer comme ne pouvant à ce titre que provenir d'un chancre, toute affection des organes génitaux ou même d'autres organes, qui était évidemment le produit de la contagion et le point de départ de la syphilis constitutionnelle.

Ce n'est pas que ce dogme n'ait été l'objet de nombreuses et énergiques protestations; mais les dissidents ne savaient pas plus et connaissaient souvent moins bien que M. Ricord ce qui se passait dès le principe, quand la syphilis constitutionnelle était communiquée directement; la confusion de leur esprit passait dans leurs discours et dans leurs écrits, tandis que M. Ricord, dont le langage était précis et avait l'empreinte d'une vive conviction, l'emportait encore sur eux, notamment par le double avantage, d'une part, d'avoir fait des efforts, quelquefois heureux, pour parvenir à connaître le chancre, et, d'autre part, de s'être acquis tant de renommée, surtout parmi la jeunesse, qu'il accaparait l'attention et les suffrages de la foule, et même que sa gloire éblouissait ou éclipsait tout le monde.

Ce fut là une période de grandeur du chancre : en voici une décadence.

Un observateur, M. Auzias-Turenne, se met à épier patiemment, à suivre jour par jour, et pour ainsi dire pas à pas, la genèse de la syphilis constitutionnelle; il découvre que la maladie a très-fréquemment pour point de départ une papule, précédée d'incubation, qui s'ulcère, *puis s'indure*, et retentit constamment ensuite sur les ganglions qui correspondent à l'endroit affecté. Il reconnaît que les derniers termes de cette évolution se rapportent exactement à ce qu'on nomme à l'hôpital du Midi *chancre induré*, bien que cela n'ait pas commencé par le chancre devenu classique sous l'impulsion puissante de M. Ricord; il constate en outre qu'une poussée secondaire du sujet contaminant peut être et est même le plus souvent la source de cette succession de phénomènes chez le sujet contaminé. Il entrevoit dès lors que ce premier symptôme de ce dernier sujet pourrait bien se transmettre de la même manière et avec tous ses attributs à une troisième personne, et ainsi de suite, pour constituer aussi ce qu'on avait cru et ce qu'on croyait encore être un *chancre induré*.

On avait donc pris pour un chancre une affection qui n'en était pas un, une affection qui n'avait jamais présenté l'élément primitif du chancre, la *pustule*, c'est-à-dire, je le répète, qu'on avait ainsi appelé *chancre induré* un accident constitutionnel communiqué directement. Le nom de PSEUDO-CHANCRE INDURÉ paraissait convenir pour désigner la chose nouvellement observée et consacrer en même temps l'erreur dont elle avait été longtemps l'objet. M. Auzias-Turenne adopta cette nouvelle dénomination.

Mais il ne nia pas que le chancre de M. Ricord, devenu celui de tout le monde, ne pût être la source d'infections constitutionnelles, car il avait vu ce chancre s'indurer quelquefois et même produire aussi quelquefois la syphilis constitutionnelle sans induration préalable. Il est vrai que ces syphilis de par le chancre lui avaient paru plus rares, plus tardives, moins uniformes et moins bien accentuées que celles qui viennent d'être précédemment indiquées.

Voici une phrase qui résume toute l'opinion de M. Auzias : *Une chose donne la vérole plus souvent, plus sûrement, plus promptement et plus complètement que le chancre. C'est un accident secondaire communiqué directement; c'est la vérole transmise immédiatement et en droite ligne; c'est, en un mot,* LE PSEUDO-CHANCRE INDURÉ (LE VRAI CHANCRE INDURÉ étant le chancre quand il s'indure). En d'autres termes : LA VÉROLE DONNE LA VÉROLE MIEUX ET PLUS VITE QUE NE LE FAIT LE CHANCRE ; de même que certaine branche fixée en terre y devient plutôt un arbuste que ne fait une simple semence confiée au sol.

Cette notification, imprévue dans le camp de M. Ricord, y devint l'occasion d'une évolution singulière à laquelle le chef parut d'abord demeurer étranger. On ne repoussa pas l'idée nouvelle, on l'accueillit au contraire avec empressement et fort vite ; mais on garda le silence sur son origine et son auteur. Ensuite, à la faveur de quelques changements et d'une substitution nominale, on en déplaça tout à fait la signification.

Cela conduisit à admettre une opinion bien autre et tout aussi exclusive que celle qu'on avait défendue jusqu'alors : on soutint que le *pseudo-chancre induré* de M. Auzias, qu'on sépara alors bien nettement de l'ancien vrai chancre, dont on lui fit prendre presque tout à fait le nom (substitution du mot *chancre dur* à celui de *chancre induré*), pouvait seul et dûment transmettre la vérole.

Ainsi, parce qu'on s'était trompé en affirmant que le chancre était la seule, quoiqu'il ne fût pas même la plus grande source d'infection, on lui retira cette propriété d'infecter la constitution qu'on lui avait trop largement octroyée, et on en gratifia exclusivement l'autre affection, qui était, il est vrai, beaucoup plus infectieuse que lui ; bien plus, on donna à cette autre affection le nom de chancre, qu'on faillit presque complètement enlever au chancre lui-même. Cette exagération dans les choses et cette confusion dans les noms ont pu aboutir sans doute à ménager certains amours-propres et à dissimuler quelques défaites ou quelques plagiats ; mais cela n'a pu se faire qu'au grand détriment de la science et de la vérité.

Plus tard, quand on fut contraint de reconnaître la contagion secondaire, on n'eut pas de peine à découvrir, puisque M. Auzias avait lui-même mis le doigt sur cette partie de l'erreur qu'on commettait autrefois, que le résultat de cette contagion se manifestait toujours primitivement par un chancre. Mais alors que fit-on du chancre célèbre, du chancre essentiellement inoculable, tant et partout inoculé, du chancre à *pustule caractéristique!* On le relégua complètement hors du cadre de la syphilis ; il resta à l'usage exclusif des syphilisateurs.

Le chancre se trouva ainsi déchu ; il ne fut plus rien. Son nom passa donc de compte à demi à ce qui n'était rien jadis d'après eux, au point de vue de la contagion et de l'infection, et se trouve être tout aujourd'hui. Personne ne fut rappelé au respect de la propriété scientifique. Celui qu'on essayait de dépouiller ainsi n'était-il pas un infâme syphilisateur?

Ces considérations historiques et critiques serviront de fil d'Ariane à ceux qui auraient à craindre de s'égarer dans le dédale des discussions syphilographiques actuelles ou dans les méandres de la Thèse de M. Fournier. La plupart des choses que je viens de rapporter se passaient à une époque où notre très-honorable et distingué confrère n'avait point encore commencé à briller sur l'horizon syphilographique. Aussi bien, quand il fera un jour l'exposé de ses propres découvertes, saura-t-il infiniment gré à une plume impartiale de lui donner satisfaction de ces dénis de justice dont il ne sera pas plus que personne à l'abri, parce qu'ils sont une des plaies de la syphilistique actuelle.

Avant de donner des éloges à M. Fournier, je veux donner le conseil à ceux qui entreront désormais comme lui dans la carrière de ne pas rédiger trop à l'avance leur dissertation inaugurale, à moins que d'y joindre un supplément. Le travail de M. Fournier, livré au public en 1860, n'aurait-il pas beaucoup gagné, par exemple, à tenir compte du Rapport de M. Gibert, dont les conclusions ont été votées par l'Académie en 1859?

M. Fournier n'a pas oublié qu'après avoir examiné à Saint-Louis, sous les yeux, à la demande et dans le service de M. Bazin, un premier accident local produit par une inoculation secondaire que j'avais moi-même pratiquée, il n'a pas hésité à dire que cela *n'était pas un chancre.* L'équivalent de cette déclaration n'aurait-il pas été bien placé dans la thèse que j'analyse, eût-il dû en modifier les conclusions? En effet, quand un chef de service de la trempe de M. Bazin s'est rangé à une opinion, un interne d'un esprit élevé comme M. Fournier doit-il la passer complètement sous silence? J'estime trop notre nouveau confrère pour n'être pas sûr qu'il partagera entièrement mon avis. C'est donc bien certainement contre son gré qu'il n'a pas fait ici l'application de son épigraphe : *quod vidi, scripsi*, épigraphe que je trouve, qu'il me permette de le dire, quelque peu prétentieuse. La science serait-elle, en effet, autre chose qu'une toile de Pénélope, si chacun paraissait affecter le même dédain que M. Fournier pour des observateurs autres que lui-même?

Quoi qu'il en soit, M. Fournier a laissé échapper bien d'autres occasions d'appliquer justement sa devise. Pourquoi ne s'est-il pas abstenu, par exemple, de rapporter la phrase suivante, dont il ne se trouve pas pour la première fois le *rééditeur* responsable...? « En 1852, à l'hôpital de Lourcine, *on* a vu M. Cullerier, qui n'avait jamais eu la syphilis, s'inoculer sur l'avant-bras, un très-grand nombre de fois et toujours impunément, la sécrétion morbide d'accidents secondaires. » Cette assertion me paraît, je l'avoue, si contraire à la vérité, que je ne saurais y croire sans l'attestation, soit de l'honorable M. Cullerier, soit d'un témoin oculaire aussi digne de foi que le serait, par exemple, M. Fournier lui-même.

M. Fournier exagère singulièrement les chances et la portée de la contagion médiate. On ne lit plus guère aujourd'hui sans un sourire d'incrédulité ces historiettes assurément fort piquantes, qui sont relatives à des matières laissées dans un vagin par un homme et reprises plus tard par un autre, qui en subit la contagion. Les exemples de ce genre allégués par M. Fournier sont très-discutables ou peuvent tout au moins, surtout depuis qu'on ne conteste plus la contagion secondaire, être interprétés bien autrement qu'ils ne le sont dans le TRAITÉ DE LA CONTAGION SYPHILITIQUE. Quant aux expériences de M. Cullerier qu'on invoque, elles ont trait, si je ne me trompe, à la contagion du chancre mis au rebut, du chancre laissé aux syphilisateurs, et dont la matière serait d'ailleurs pour M. Fournier même, — car je suis simple narrateur, — beaucoup plus contagieuse que celle dont il est ici question. Cette inadvertance de M. Fournier ne laisse pas de compromettre un peu son argumentation.

On lira avec un intérêt mêlé de regrets et d'un sentiment de tristesse ce que nous révèle M. Fournier sur la part qu'ont les prostituées dans la contagion syphilitique. Quoi! ces malheureuses, qui ne font qu'une bien petite minorité au milieu des femmes de nos grandes cités, sont la cause des trois quarts des véroles contractées par la population civile, des cinq sixièmes au moins de celles qui atteignent nos soldats, et la proportion des contagions serait encore plus grande quand il s'agit du prétendu chancre simple! Que nous propose-t-on en face de ces résultats affligeants? Le palliatif presque impraticable et bien certainement décevant de visites plus fréquentes et plus sévères. Mais que pourrait, hélas! un semblable moyen, en supposant qu'il pût être réalisé, en face de ces poussées secondaires si parfaitement contagieuses, et dont les moindres causes et surtout les stimulations génésiques provoquent à chaque instant la manifestation chez les femmes *virulentées?* Ne vaudrait-il pas mieux, une fois pour toutes?... Mais je veux imiter aujourd'hui le silence de M. Fournier sur la syphilisation.

Ces réserves faites, je ne puis que conseiller la lecture de la Thèse de M. Fournier. C'est un travail qui peut instruire beaucoup.

Je prie instamment l'auteur d'excuser ma franchise. Le langage de la vérité est le seul que je sache parler et qu'il soit digne d'entendre. Assez d'autres ne pourront que trop compromettre son talent en séduisant son noble cœur de jeune homme par des éloges dont on suspectera légitimement peut-être la justesse, sinon la sincérité.

(*Revue médicale,* 1er avril 1860.)

DES SYPHILIDES MALIGNES PRÉCOCES, PAR M. LE Dr ALFRED DUBUC.

M. Dubuc s'est fait l'historien de la *syphilis maligne précoce*. Il a apporté dans cette étude le contingent de ses propres lumières; mais il a été surtout le reflet de celles de M. Bazin, son illustre maître.

M, Bazin est de la race des novateurs. Il a trouvé le meilleur traitement de la gale (*friction générale* et *insecticides*) et celui des teignes (*épilation* et *parasiticides*).

C'est lui qui a trouvé le traitement de la gale, bien qu'un galeux, dit-on, se soit oint de graisse de la tête aux pieds avant que M. Bazin formulât le précepte raisonné de la friction générale.

C'est lui qui a trouvé le traitement des teignes, bien qu'avant lui plus d'un empirique n'ait que trop longtemps épilé et pommadé les teigneux.

Il les a trouvés aussi bien que Newton a trouvé la gravitation, quoique Galilée lui ait donné la pesanteur, Kepler les lois des astres, et Huygens les forces centrales et les forces centrifuges.

Il les a trouvés comme Harvey a trouvé la circulation, quoique Servet ait découvert avant lui la petite circulation, Colombo l'usage des valvules du cœur, Cesalpin le passage du sang des artères dans les veines, et Fabrice (d'Aquapendente) les valvules de ces mêmes veines.

Il les a trouvés enfin, comme Geoffroy-Saint-Hilaire a découvert et démontré l'unité de composition organique; quoique Aristote ait proclamé l'ἕτερα καὶ τὰ αὐτὰ des parties du corps des animaux et que saint Augustin se soit écrié : *Natura appetit unitatem;* quoique Belon ait dressé le squelette de l'oiseau à côté de celui de l'homme; quoique Paracelse, Newton, Camper, Buffon et Vicq-d'Azyr aient plus ou moins vaguement pressenti ou nettement exprimé cette grande loi; quoique Herder ait mis en avant son *type exemplaire*, Gœthe son *modèle universel*, et Pinel son *type primitif*.

Il les a trouvés comme Jenner a trouvé la vaccine, quoique avant Jenner on ait vacciné dans le Holstein, le Jutland, le Gloucester, le Devonshire, etc.; quoique avant lui Jesty ait vacciné sa famille; quoique avant lui Fester et Nash aient écrit chacun un Mémoire sur la vaccine.

Il les a trouvés, parce que c'est lui qui a rassemblé et coordonné des éléments épars dont il a fait un tout, et que c'est précisément en cela que consiste l'invention plutôt qu'en des découvertes dues au hasard et dont on ne tire aucun parti. Le crocheteur qui découvre le premier une comète n'est pas un astronome, mais un crocheteur. L'astronome est celui qui, armé d'une lunette et du calcul, trace la révolution des astres dans le ciel.

C'est si bien lui qui les a trouvés, que c'est lui qui a lutté hier, qui lutte aujourd'hui et qui luttera demain pour les faire accepter dans le domaine de la science, ce qui prouve qu'ils n'y étaient pas avant lui.

Il est piquant que ceux qui lui contestent la priorité de ces découvertes soient précisément les mêmes qui pour la plupart en contestent la réalité.

M. Bazin a proposé une excellente base de classification des syphilides. Les unes sont précoces et généralisées; les autres tardives et localisées. D'où syphilides *exanthématiques* et syphilides *circonscrites*. Voilà une division dichotomique fort avantageuse au double point de vue du diagnostic et du traitement.

La pensée en vaut mieux que les termes, le fond en est meilleur que la forme, les mots *exanthématique* et *circonscrit* ne s'opposant pas aussi bien l'un à l'autre que les deux idées qu'ils représentent dans l'esprit de M. Bazin. Pourquoi ne pas dire plutôt, par exemple, syphilides *généralisées* et syphilides *localisées*, sauf à s'expliquer dans les définitions et dans les descriptions? Les mots d'une classification doivent être des désignations plutôt que des signalements complets. *Omnis res*, dit Owen, *denominanda est à majore parte*.

N'est-il pas toujours temps de dire que les syphilides *généralisées* ont des prodromes, qu'elles sont précoces, *exanthématiques* (soit!), accompagnées d'adénites et de lymphites, qu'elles présentent tels et tels caractères, qu'elles sont tributaires du mercure (si l'on veut!) et sujettes à récidive, etc., tandis que les syphilides *localisées* sont tardives, exemptes de prodromes, etc., etc.?

M. Bazin a créé une troisième classe, celle des syphilides *ulcéreuses*. Mais comme celles-ci peuvent rentrer dans l'un ou l'autre des groupes précédents, il faudrait que M. Bazin fit le sacrifice de cette classe, qui ne devrait former qu'une subdivision des deux autres, à moins qu'il ne préférât modifier, ce que je ne lui conseille pas de faire, la base même de sa classification. Le sacrifice que je lui propose d'accomplir est d'autant plus indispensable, que le terme *ulcéreux* ne peut entrer en opposition pas plus avec ceux d'*exanthématique* et de *généralisé* qu'avec ceux de *circonscrit* et de *localisé*.

En tout cas, que M. Bazin choisisse, et dispose, entre les deux tableaux suivants que je lui propose, mais dont je préfère et lui recommande le premier, parce que les caractères secondaires y sont subordonnés aux plus importants.

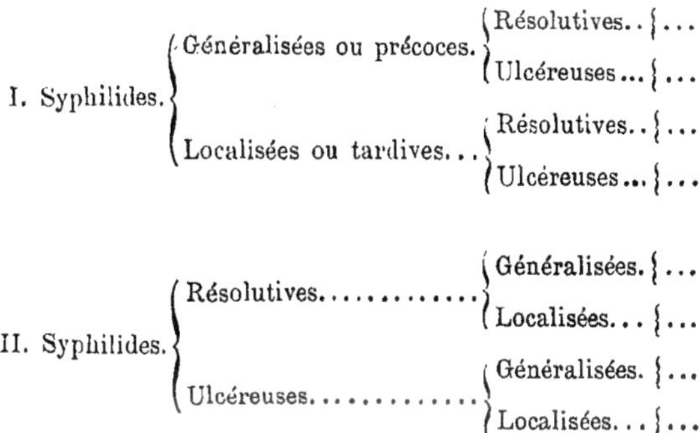

Il y a deux choses dans l'œuvre de M. Dubuc, comme d'ailleurs dans tout ouvrage de science, le fond et la forme. L'un lui appartenant en moindre partie, l'autre est presque tout entière de son cru.

Le fond n'a pas besoin d'être loué. Il suffit que M. Dubuc nous y fasse voir clair par la forme.

Il a complètement réussi. C'est de la bonne littérature scientifique.

M. Dubuc n'est pas le moins brillant de cette pléiade d'internes, composée des Pouquet, des Fournier, des Sergent, des Guérard, des Baudot, qui ont réfléchi, en y joignant leur propre éclat, les lumières de M. Bazin. Ce ne sera pas non plus un des moindres titres de gloire de M. Bazin que d'avoir groupé et formé autour de lui, sans autre attrait que celui de la science, tant d'hommes distingués! On ne saurait parler des disciples de M. Bazin sans faire une mention spéciale du savant et diligent M. Deffis.

Je ne donnerai pas l'analyse du livre de M. Dubuc dans la crainte de priver mes lecteurs du plaisir de le lire et de l'avantage d'en profiter.

On n'encourage pas assez les publications de ce genre. On court trop après les livres complets qui ne renferment rien. J'excepte de cette proscription les traités vraiment élémentaires, qui sont utiles aux commençants.

Le libraire de M. Dubuc mérite des éloges pour s'être fait l'éditeur de nombreuses productions analogues aux *syphilides malignes précoces*.

Je lui souhaite de couronner son ouvrage en publiant le couronnement des œuvres de M. Bazin, c'est-à-dire un traité complet des maladies de la peau enrichi de magnifiques dessins que M. Bazin laisse trop longtemps, au gré du public, séjourner dans ses cartons.

Mais « Quittons les longs espoirs et les vastes pensées » et contentons-nous de nous réjouir de l'annonce qui est faite par M. Dubuc de la publication prochaine de l'avant-dernier cours clinique de M. Bazin.

(*Courrier médical* du 2 juillet 1864.)

DE LA BLENNORRHAGIE DANS SES RAPPORTS AVEC LES DIATHÈSES....., PAR MICHEL PETER.

Les personnes qui se livrent au traitement des maladies vénériennes n'ignorent pas combien sont importantes les questions ayant trait à la blennorrhagie. Parmi ces questions, celle qui est l'objet du travail de M. Peter est des plus intéressantes.

La blennorrhagie se complique assez souvent d'arthrites, qu'il est difficile, pour ne pas dire impossible, de différencier des arthrites, soit goutteuses, soit rhumatismales.

Tous les observateurs sont d'accord sur l'existence de ces arthrites, mais ils diffèrent au point de vue de l'interprétation du phénomène.

M. Peter fait aisément justice des explications qu'on a proposées, et il démontre qu'il s'agit simplement d'un rhumatisme ordinaire, dont la blennorrhagie n'est que la cause occasionnelle. Cette opinion, que M. Peter a rajeunie, avait été émise, d'après d'autres auteurs, par Graves (de Dublin), dont Trousseau, le regrettable maître et ami de M. Peter, admirait le grand sens clinique.

Le traitement de la blennorrhagie constituant une fatigue ou une épreuve pour les voies urinaires et en particulier pour les reins, nous pensons que ce traitement n'est pas toujours étranger à la manifestation de la diathèse arthritique.

Dès qu'une personne atteinte de blennorrhagie se présente à la consultation d'un médecin, celui-ci doit s'enquérir avec soin des antécédents de ce malade.

Ce dernier éprouve-t-il de temps en temps des douleurs vagues des reins, des uretères, ou de la vessie, sa miction est-elle incomplète, le praticien doit être sur ses gardes et ne prescrire l'usage des balsamiques et la pratique des injections caustiques ou simplement astringentes qu'avec beaucoup de circonspection.

A plus forte raison, s'il existe une affection évidente des reins ou d'une autre partie des voies urinaires; ce n'est plus alors une complication, c'est une maladie contre laquelle il faut d'abord diriger une médication.

Si pendant l'administration des balsamiques le malade ressent de la douleur dans les reins et les uretères, si les urines ne sont pas normales, si surtout les aromes du copahu et du cubèbe ne s'engagent pas dans la filière des voies urinaires, il est à craindre, à moins qu'on ne s'arrête dans l'emploi de ces médicaments, qu'il ne se manifeste à sa suite des accidents plus redoutables que la maladie qu'on cherche à faire disparaître.

Nous recommandons ces considérations à M. Peter, dont la sagacité et le talent d'analyse se font remarquer dans l'opuscule dont nous rendons compte. Cet opuscule reproduit, d'ailleurs, exclusivement des opinions émises par l'auteur dans une discussion récente de la Société médicale des hôpitaux.

Enfin, M. Peter a fait preuve de bon goût et de bon cœur en saisissant l'occasion de rendre justice aux travaux de M. Bazin, cet ingénieux paysan du Danube de la dermatologie.

(*Courrier médical* du 17 août 1867.)

Sur la manière d'étudier la syphilis.

LETTRE DE M. AUZIAS-TURENNE, A M. MIRANDA, ÉTUDIANT EN MÉDECINE (1).

Avant de me demander des conseils sur la manière dont vous devez étudier la syphilis, y avez-vous mûrement réfléchi? Savez-vous bien de quelles difficultés mes précédents et mes croyances vont hérisser la tâche que vous m'imposez? Je ne puis vous satisfaire, mon ami, sans laisser voir les plis agités de mon drapeau. Assez d'autres feront des efforts pour amortir le feu dont j'ai réveillé la première étincelle!

La syphilis ne se présente pas à nous tout d'une pièce sur un malade ou dans un service d'hôpital. Il faut en chercher çà et là les membres protéiques et dispersés. Pelletan eut un jour la conversation suivante avec une sœur de l'Hôtel-Dieu : *Madame, faites placer à la porte de chaque salle un bénitier. — Pourquoi, Monsieur? — Vous le remplirez de liquide de Van Swieten, afin que je puisse en asperger tous mes malades.* Les paroles du grand chirurgien recèlent un sens profond. En effet, il n'est pas de refuge nosocomial dont la syphilis ne soit le génie occulte et malfaisant.

Vous allez donc aborder un travail difficile. Voyons les sources d'instruction qui vous sont ouvertes, et dont vous pourrez profiter, grâce à vos études antérieures et au temps dont vous disposez.

Votre instruction en anatomie et en physiologie, dirigée par d'habiles maîtres, ne laisse rien à désirer. La connaissance de la structure et des fonctions de la peau vous est surtout familière. Vous avez lu avec soin quelques écrits de pathologie générale. Je vous engage à ce propos à réfléchir particulièrement sur tout ce qui concerne les diathèses. Enfin, vous avez suivi pendant longtemps, ce dont je ne puis que vous féliciter beaucoup, la clinique de M. Nélaton. Vous y avez appris, entre autres excellentes choses, comment la douceur envers les malades et l'urbanité pour tout le monde peuvent se concilier avec la pratique hospitalière et les exigences du professorat. Les malades, mon ami, sont d'autant plus touchés des égards qu'on leur marque qu'ils en ont moins l'habitude et que leur cœur bat presque à découvert sous les haillons. Vous avez pu vous convaincre également, en écoutant ce professeur distingué, que la modération dans le langage peut s'allier fort bien avec l'esprit de progrès et d'indépendance.

Vous avez eu en outre l'occasion d'observer dans les salles de M. Nélaton plusieurs

(1) Cette Lettre a paru dans la *Revue étrangère médico-chirurgicale* du 1er juin 1858 avec la date du 25 mai 1858. Elle est la troisième de celles que M. Auzias-Turenne a réunies en brochure sous le titre de CORRESPONDANCE SYPHILIOGRAPHIQUE, Paris, 1860.

cas d'affections syphilitiques qui ont d'autant mieux fait ressortir l'habileté du clinicien, que leur diagnostic était difficile.

Vous avez suivi les visites de l'hôpital du Midi. Vous avez fréquenté la clinique particulière du Dr Edmond Langlebert, auteur d'articles piquants de verve et de sel attique, publiés récemment dans le *Moniteur des hôpitaux*, et qui, partis de là, ont porté le dernier coup à l'une et à l'autre doctrine, je veux dire aux deux doctrines successives de M. Ricord. Vous avez aussi quelque lecture en syphilisation. Les écrits des Sperino, des Bœck, des Hagen, des Guérault, etc., sont loin de vous être étrangers. Enfin, grâce à la connaissance que vous possédez de la langue anglaise, vous avez pu lire dans les journaux d'outre-Manche des dissertations remarquables sur la syphilisation, lesquelles ont été reproduites de l'autre côté de l'Atlantique, et dont s'est fait l'écho l'excellente *Revue thérapeutique du Midi*, par la plume distinguée du docteur Gordon.

Jusqu'à présent tout s'est donc passé à souhait. Profitez de la belle saison et fréquentez désormais les cliniques dermatologiques de l'hôpital Saint-Louis.

Les plus remarquables manifestations de la syphilis s'expriment à la peau. Elles sont comme l'étiquette d'un vase, ou mieux encore comme la signature de la vérole tracée en gros caractères. Apprenez à bien distinguer ces caractères.

Mais comment bien juger des choses, si ce n'est par comparaison? Celui qui, par exemple, aurait employé beaucoup de temps à étudier une seule plante sans la comparer à d'autres, ne la connaîtrait pas même complètement. Ainsi, un médecin qui se serait borné à étudier les *syphilides*, c'est-à-dire les manifestations de la syphilis à la peau, sans avoir fait l'étude des dermatoses non-syphilitiques, ne connaîtrait point parfaitement les syphilides; car, pour les bien connaître, il faut avoir des termes de comparaison; il faut, dis-je, posséder la connaissance des maladies de la peau dans leur ensemble.

Les syphilides ne forment elles-mêmes qu'un coin du tableau de la syphilis. Elles ne sont, si je puis ainsi dire, qu'une fraction d'unité. Or, il n'est pas plus possible de connaître la partie sans le tout, que le tout sans la partie. Cela vous fait sentir la nécessité d'acquérir la science générale de la syphilis. C'est ainsi, mon ami, que nos connaissances s'enchaînent réciproquement et se prêtent un mutuel et indispensable concours.

Pour bien apprendre la syphilis, il faut, comme je vous le donnais à entendre tout à l'heure, aller la découvrir partout où elle a la prétention de ne pas être, et surtout dans les hôpitaux qui ne lui sont pas spécialement consacrés. Quels sont, en effet, les malades de l'hôpital du Midi, par exemple? Des victimes de la *Venus vulgivaga* qui ont la moins équivoque des véroles, et quelques intrus qui sont là par tolérance ou par faveur. Mais ceux qui ont la syphilis sans le savoir vont peupler, avec les vérolés honteux, tous les autres asiles hospitaliers. Il n'est pas question ici des syphilis latentes et méconnues par les médecins. Dieu sait pourtant combien tous les hôpitaux en renferment!

La syphilis se montre donc, ou plutôt elle se cache en réalité dans tous les lieux, dans tous les organes, sous toutes les formes. Il n'est pour elle aucune distinction, aucun privilége d'âge, de sexe, de profession, de patrie. Quinteuse, rémittente, continue, exacerbante, tantôt elle torture sans relâche ses victimes, tantôt elle leur laisse des instants, des heures, des jours, des mois et même plusieurs années de répit. Elle attaque tour à tour les téguments, les os, les muscles, le tissu cellulaire, les viscères, les nerfs, etc. Ici elle est douleur, là tumeur, ailleurs contracture, etc., etc. Elle se fixe ou se déplace, elle est latente ou patente; soit héréditaire, soit acquise, elle se trouve libre ou mariée à d'autres maux, etc., etc. En un mot, c'est le Protée des Protées, ceux qui nient ses transfigurations ne la connaissent pas.

Vous verrez à l'hôpital Saint-Louis des malades affligés de diverses diathèses, soit isolées, soit combinées ou plutôt mélangées, lesquelles marquent généralement leur présence par des symptômes cutanés. Ces diathèses, plus ou moins nettement individualisées, sont la scrofule, la dartre, la syphilis, l'arthritis et le cancer lui-même. J'ai observé, l'année dernière, un cancer généralisé de la peau, sous forme de petites papules hémisphériques, très-rouges, uniformes et bien distinctes par leur aspect des papules syphilitiques. J'ai dans mes notes l'observation de ce fait. Vous trouverez aussi à Saint-Louis, lieu du monde où l'on se gratte le plus, toutes sortes de poux et d'acares, avec accompagnement obligé de *vésicules*, de *pustules*, etc.

N'oubliez pas à ce propos, dès le début de votre étude, de bien vous fixer sur la signification et de vous familiariser avec l'usage de ces différents termes, *papules, pustules*, etc., que vous rencontrerez sans cesse dans la terminologie des dermatoses.

Vous observerez enfin dans les salles du même hôpital, et spécialement dans celles de M. Bazin, tous les parasites végétaux et surtout les *maladies*, les *affections* et les *lésions* qu'ils déterminent. — Soyez aussi bien fixé sur le sens de ces différents termes.

La science du diagnostic est poussée bien loin dans ces parages d'outre-Seine. Les choses y sont *visibles*, et la vue bien guidée acquiert par l'exercice une grande sagacité.

Cinq médecins de mérite se partagent les services dermatologiques de Saint-Louis.

Je place d'abord M. Devergie, à la figure austère. M. Devergie a écrit un beau livre sur les maladies de la peau, après avoir toutefois marqué sa place au premier rang des médecins légistes.

Après M. Devergie, M. Gibert. C'est M. Biett lui-même, plus quelque progrès avec beaucoup d'atticisme. M. Gibert fait le lundi une visite où *il dit quelque chose.* Ce qu'on gagne à l'entendre fait regretter son laconisme et la rapidité de son parcours. Cela s'appelle à Saint-Louis le *train express.* M. Gibert soumet en outre à un examen par le spéculum les femmes qui sont affectées de syphilides. Il donne ainsi l'idée de l'instruction qu'on pourrait acquérir à Lourcine, où M. Huguier faisait autrefois une très-bonne clinique et a exécuté ses remarquables travaux sur la glande vulvo-vaginale. Mais, depuis le temps de ce chirurgien distingué, une *administration inhospitalière* (je ne dis pas ans excuse) a interdit l'entrée de cet hôpital aux étudiants et même aux docteurs en médecine, malgré les justes et incessantes réclamations de M. Ricord.

M. Cazenave est sans doute le *dermatologiste* qui a le plus et le mieux écrit sur la *maladie vénérienne.* Il a soutenu des luttes contre M. Ricord avec une incontestable supériorité de talent. M. Cazenave a un bon coup d'œil et se distingue, outre son talent, par sa courtoisie et sa bonté pour tout le monde. Il fait le mercredi une très-excellente clinique. Allez-y. Des pancartes bien disposées auprès de chaque lit indiquent le diagnostic. Le samedi, examen des femmes au spéculum. Mêmes réflexions que ci-dessus, à propos de M. Gibert.

M. Hardy est le moins anciennement arrivé à Saint-Louis. C'est peut-être en revanche le plus actif. Homme essentiellement honnête et instruit, esprit très-droit, M. Hardy fait un cours complet de pathologie cutanée, dans lequel il prodigue sa peine et l'instruction. Aussi a-t-il un grand et bien légitime succès! Ai-je besoin de vous dire après cela ce que vous pourrez gagner à suivre sa clinique? — Vous trouverez un excellent guide dans le résumé de ses leçons de l'année dernière, publié par son ex-interne.

J'arrive enfin à M. Bazin qui nous annonce des leçons cliniques sur les syphilides. Cela nous vient bien à propos. Je serais fort étonné qu'un esprit chercheur de la trempe de celui de M. Bazin restât dans l'ornière de tout le monde. Un savant de bonne souche qui s'entend à merveille au progrès, parce qu'il sait le faire naître et l'aider à se développer, M. I. Geoffroy-Saint-Hilaire, a remarqué que les hommes de progrès, — il est lui-même la meilleure preuve de sa remarque, — le sont rarement dans une seule direction, et qu'en général ils apportent l'esprit d'initiative dans toutes les sphères d'activité qu'ils parcourent. Cette observation, appliquée à M. Bazin, est d'un excellent augure. Dermatologiste de progrès, s'il en fut, — témoin ses remarquables travaux sur les teignes, — M. Bazin sera, à coup sûr, *progressiste* en syphilologie.

M. Bazin, comme un vrai savant, est avide de vérité. Il abordera donc *carrément* toutes les questions, donnant à chacune son réel degré d'importance, sans chercher à les embrouiller pour les éluder. Vous ne le verrez donc pas esquiver des objections par des lazzi ou de graveleux propos, plus déplacés en syphilis que partout ailleurs. Le seul reproche qu'on puisse faire à M. Bazin, est de négliger un peu les ornements de la forme dans son enseignement toujours bien plus solide que brillant.

M. Bazin se gardera bien de morceler la syphilis, ce grand arbre de la pathologie, dont les syphilides ne sont qu'une efflorescence. Il suivra donc cet arbre, depuis ses racines tortueuses et entremêlées, chancres, plaques muqueuses, etc., jusqu'aux branches, jusqu'aux fleurs et aux fruits. A coup sûr, il s'appesantira sur les *greffes* de la syphilis, sa *coexistence* avec la dartre, la scrofule, le cancer, etc., et sur les modifications produites par la *culture* : — ce sont les *traitements.* Il nous montrera enfin les fruits dispersés, comme les plaques muqueuses et la blennorrhagie, redevenant racines à leur tour, etc.

Que de questions importantes à résoudre pour M. Bazin avant d'aborder ou en abordant l'étude des *syphilides !* D'où vient le virus ? Quel est son pays d'origine, son âge ? Par où et comment pénètre-t-il dans nos organes ? Les accidents dits *secondaires* ne sont-ils pas souvent contagieux, c'est-à-dire *primitifs* à leur tour, et par suite, n'y a-t-il pas ici la source d'une détestable logomachie et même d'un peu de galimatias ? Quand et comment ces accidents sont-ils contagieux ? La blennorrhagie est-elle parfois syphilitique ? Et dans ce cas est-elle primitive ou secondaire, ou bien l'une et l'autre chose à la fois ? N'y a-t-il pas là aussi sujet à *quiproquo* et par suite à une réforme de nomenclature ? Y a-t-il des pus de différentes forces ? Le pus chancreux est-il un ou multiple ? Y a-t-il, — et dans quel cas, — une incubation syphilitique ? Quelle est sa durée et quelles sont ses distinctions, c'est-à-dire ses espèces ? Y a-t-il une fièvre syphilitique, et en quoi consiste-elle ? Quelle est l'évolution vraie, physiologique, en quelque sorte, des symptômes de la syphilis ? Quelle est la meilleure classification des *syphilides ?* Quelles sont les analogies du virus syphilitique avec les autres virus, etc. La syphilisation est-elle une chimère ou une réalité ?...

Oui, mon ami, elle est une réalité féconde aux yeux de ceux qui ne sont pas aveugles ou dont la vue n'est pas couverte d'un voile par la passion. Ayez-donc confiance et laissez-vous diriger par elle ; puis bientôt vous comprendrez comment elle aide à résoudre la plupart des questions de la syphilologie. Vous suivrez, n'est-ce pas, la clinique de M. Bazin ; nous la suivrons ensemble et nous essayerons de décider entre nous et tout bas, à la faveur des lois de la syphilisation, quelques-unes des questions qui seront abordées par l'éminent médecin de l'hôpital Saint-Louis.

Après ce semestre, ou entre-temps, vous retournerez à l'hôpital du Midi et dans les autres hôpitaux. Vous verrez alors qu'au Midi on est moins avancé qu'à Saint-Louis, où planent encore les ombres des Willan et des Biett, dans l'observation minutieuse, exacte, des manifestations cutanées de la syphilis, mais qu'en revanche on y sait généralement mieux rattacher les syphilides à leur point de départ. A Saint-Louis, en effet, on n'examine pas assez les organes sexuels. Je dois dire que M. Bazin, fort d'une expérience acquise par un séjour *triennal* à Lourcine, vient de suivre M. Gibert et M. Cazenave dans l'excellente voie de la *spéculisation* des femmes. Je ne serais pas étonné que M. Hardy introduisît chez lui la même pratique, car il est homme à ne se laisser déborder par aucune espèce de perfectionnement ni de progrès.

Dans les cliniques générales de médecine et de chirurgie, vous surprendrez, sous la direction de maîtres habiles, la syphilis masquée sous toutes les formes et, pour ainsi dire, cachée dans tous les organes. Pour ne citer qu'un exemple, vous trouverez des gommes pulmonaires, devenues centres de pneumonies et simulant à merveille, — les gommes toutefois n'ont pas de préférence pour le sommet, — des pneumonies pérituberculeuses. C'est ce que les observateurs du siècle passé appellent *pulmonies véroliques*. M. Rayer qui, dans son ardeur toute juvénile pour la science, nous donne l'exemple merveilleux d'un bien rare anachronisme, vient d'observer une pneumonie qui devait être de ce genre, car elle a cédé promptement à un traitement antisyphilitique.

Si donc la syphilis d'insidieuse allure peut ainsi se *larver* dans tout l'organisme, — *larvam sæpe induit aliorum affectuum*, — il n'est pas de diagnostic différentiel que le vrai syphiliste ne doive au besoin aborder. Il y a deux sortes de cas d'affections syphilitiques au point de vue du diagnostic : 1° les cas faciles ; 2° les cas difficiles. Dans les cas faciles, le diagnostic est d'une évidence qui saute aux yeux. Mais, en revanche, les cas difficiles le sont à l'extrême, — *summa difficultas interdum in morbo detegendo*. C'est pourquoi on ne devrait pas se livrer à la spécialité des maladies vénériennes, vouée d'ailleurs au charlatanisme de haut et de bas étage, sans cumuler beaucoup de connaissances en médecine et en chirurgie. Cette exigence est rendue bien plus évidente par la thérapeutique. Que d'opérations chirurgicales, par exemple, incombent au *spécialiste vénérien*, depuis le simple cathétérisme de l'urèthre et l'ouverture d'un bubon jusqu'à la résection d'une carie ou à la trépanation d'un crâne frappé de nécrose !

Je vais plus loin, il ne peut pas y avoir de véritable spécialité en *syphilistique*. Je comprends à la rigueur une spécialité en *oculistique*, par exemple. Les malades savent à qui s'adresser parce qu'ils savent où est leur mal et parce que le spécialiste, à son tour, est rarement obligé de sortir de son *orbite*. Mais si la spécialité en *syphilistique* était possible, en l'absence de connaissances aussi profondes que variées de la part de celui qui voudrait l'exercer, cela ne pourrait être que pour les cas faciles de syphilis commençante, où le malade connaît l'origine de son mal, et où le praticien, de son côté, n'aurait qu'une besogne très-ordinaire à remplir.

Tous ces détails, mon ami, ne sont pas indifférents pour ceux qui comme vous se trouvent à leur période d'initiation. Je ne parle pas des conflits qui peuvent surgir entre *spécialistes* de différentes *spécialités*, et qui prouvent au moins que chaque domaine spécial n'est pas bien nettement, n'est pas scientifiquement circonscrit. J'ai connu un comte polonais qui faillit perdre l'œil entre un *oculiste* et un *syphiliste* qui prétendaient mutuellement s'exclure sous prétexte d'incompétence, chacun voulant rattacher une opthalmie à sa propre spécialité.

Plus tard, quand vous retournerez dans votre patrie, vous constaterez sans doute que, sous l'influence de mœurs et d'un climat différents, la syphilis n'a pas absolument la même physionomie et ne suit pas non plus tout à fait la même marche que chez nous. Si alors vous conservez le souvenir de mes conseils, si surtout vous en avez retiré quelque fruit, rendez-moi le prix de ces conseils en m'écrivant le résultat de vos observations. Il serait d'un grand intérêt pour la science que les hommes éclairés de tous les pays prissent part à ces *correspondances syphilographiques*, qui deviendraient ainsi comme le résumé sur ce point de la science contemporaine.

Si vous avez occasion d'écrire à M. Galvès, remerciez-le de son intéressant Mémoire. Engagez-le à poursuivre ses travaux et à rechercher avec soin l'origine de la lèpre, car c'est dans l'étiologie que doit se trouver le secret de la prophylaxie et peut-être aussi de la thérapeutique de cette affreuse diathèse. Appelez encore ses investigations sur les effets de la lèpre quand elle se trouve associée à la syphilis. Enfin, demandez-lui de constater avec soin si les lépreux peuvent contracter la variole et *vice versa*, c'est-à-dire si ceux qui ont eu la variole peuvent devenir lépreux..... Je m'arrête devant une série de questions qui ne demanderaient qu'à s'échapper de ma plume.

Vous voulez donc savoir ce que je pense de la phrase suivante de M. Bégin, qui la considère comme un titre à un fauteuil de l'Institut. « Plus heureux dans une autre question, celle de la *syphilisation*, c'est-à-dire de l'inoculation vénérienne répétée jusqu'à impossibilité de recevoir de nouvelles quantités de virus, il arrêta dans son essor une doctrine absurde et une pratique funeste qui avaient déjà conquis quelques esprits non moins irréfléchis qu'enthousiastes. » Mon opinion, la voici en quatre points : 1° Je ne dis pas que M. Bégin n'ait rien rencontré d'absurde, mais à coup sûr il n'a rien arrêté du tout. Il assume d'ailleurs sur lui-même une part trop grande dans le jugement sommaire de la syphilisation. Il n'a été, comme il n'est encore aujourd'hui dans sa jactance, qu'un instrument, et c'est là vraiment ce qui fait, jusqu'à un certain point, son excuse. 2° La définition que donne M. Bégin de la syphilisation est entièrement de sa confection et n'est pas exacte. 3° *La phrase* de M. Bégin se lie par un solécisme à celle qui précède, et renferme en outre deux fautes intrinsèques de français. Cela ne nous dit rien de l'enthousiasme de M. Bégin, mais nous donne assez exactement la mesure de sa réflexion. 4° Dans une classification naturelle de phraséologie, la susdite phrase serait bien placée à côté de cette autre que le professeur W. Rowley (j'exhume de l'oubli ce compatriote de Jenner, quoi qu'il ne fût pas moins important que M. Bégin) a écrite en 1805 dans un livre intitulé : DE L'INEFFICACITÉ ET DES DANGERS DE LA VACCINE : « On a observé que le visage de l'enfant vacciné paraissait se transformer, et prendre en quelque sorte la forme d'une tête de vache. » Que tout cela, mon ami, reste entre nous. Mon désir est de ne nuire à aucune candidature à venir de M. Bégin, qui paraît encore ignorer que la syphilisation a contracté une solide alliance avec la grande nation à laquelle nous devons la circulation, l'inoculation, la vaccine, etc., et que le Gouvernement français, par l'initiative éclairée du prince Napoléon, a placé sur une poitrine étrangère la croix d'honneur en récompense de belles recherches et d'utiles applications relatives à la syphilisation.

C'est avec une profonde douleur, mais aussi avec un sentiment profond de justice, que je vous parle ainsi d'un homme qui est au terme et à la retraite d'une carrière doublement honorable de médecin et de soldat. Plaignez-moi de la cruelle nécessité où l'on me place. Mes adversaires ne savent que trop la peine et le mal qu'ils me font en s'abritant sans cesse derrière des cheveux blancs ! Mais, puisqu'on m'objecte partout et toujours l'autorité de ces *laudatores temporis acti*, il faut bien que j'en montre le néant pour me défendre. Dieu vous garde, mon ami, s'il vous impose un jour la mission de révéler au monde une grande vérité, de rencontrer jamais au bout de votre glaive, dans votre légitime défense, des poitrines de vieillards !

Agréez, etc.

Sur un cas de transmission de la syphilis de nourrisson à nourrice.

CONSULTATION MÉDICO-LÉGALE, PAR M. AUZIAS-TURENNE (1).

1re PARTIE. Examen des pièces suivantes :

1° Déposition du Docteur X. 2° Déposition de la sage-femme Y. 3° Déposition du Docteur Z. 4° Conclusion de l'appelant V.

I. Déposition du Docteur X. — Cette déposition n'a rien de précis. Des motifs honorables de discrétion professionnelle ont sans doute guidé mon confrère. Il est regrettable qu'il n'ait pas fait un examen médical circonstancié de madame V. et des deux nourrices.

Tout ce qu'il nous apprend, c'est qu'un enfant bien portant aurait été confié à la nourrice U. et serait devenu malade entre ses mains. (Il avait des excoriations qu'on a traitées par l'usage externe du *mercure* sous forme de *sublimé*.)

II. Déposition de la sage-femme Y. — En général, les sages-femmes n'étudient pas beaucoup la syphilis : c'est pourquoi le récit de madame Y. ne vaut pas le témoignage d'un

(1) Voir ci-dessus : DE LA CONTAGION DES ACCIDENTS SECONDAIRES DE LA SYPHILIS, *Discussion sur la syphilis à la Société médicale du Panthéon*, 13 février 1856, p. 361.

Docteur en médecine. Cette dame n'a pas songé à voir les seins ni à constater l'état de santé de madame U.

Il est pourtant difficile de rattacher à autre chose qu'à la syphilis ce qu'elle dit de l'enfant V., de la veuve T. et du dernier enfant de celle-ci.

Quant à madame V., l'état syphilitique de son enfant n'impliquerait pas absolument qu'elle dût être elle-même atteinte de syphilis, ni surtout qu'elle dût présenter des symptômes de syphilis à un moment donné. (Voir les Propositions 2, 5 et 6 du résumé qui termine la présente consultation.)

III. Déposition du Docteur Z. — C'est le langage d'un homme instruit. Nul doute, d'après sa description, qu'il ne s'agisse ici d'une syphilis secondaire ou constitutionnelle, transmise de l'enfant V. à sa nourrice, et de celle-ci à son propre enfant.

Le Dr Z. a d'abord constaté une syphilis constitutionnelle bien caractérisée chez l'enfant V. (*plaques muqueuses, papules, ozène*, etc.) à une époque où la maladie commençait à se manifester chez la nourrice par des rougeurs autour du sein, lequel fut bientôt également le siége, ainsi que le pharynx, de plaques muqueuses. La femme T. a donc été atteinte d'une syphilide *papuleuse*, vraisemblablement accompagnée d'*iritis*. Le Dr Z. dit qu'elle a failli perdre un œil. (Proposition 7 du résumé.)

Tout cela cadre parfaitement avec l'idée d'une communication de syphilis secondaire, faite à la femme T. par l'enfant V.

Plus tard, l'enfant même de la veuve T. est atteint à son tour. Le Dr Z. explique, en homme qui connaît la matière et qui a bien vu ce qu'il dit, la filiation et la succession des différents symptômes.

Il s'agit donc, je le répète, d'une syphilis secondaire, transmise directement de l'enfant V. à la veuve T., et de celle-ci à son propre enfant.

Les choses ne se seraient point passées de même, s'il se fût agi de la transmission d'une syphilis dite primitive. Celle-ci, notamment, ne se caractérise ni ne débute par des papules, tandis que c'est souvent ainsi que se montre d'abord la syphilis secondaire, quand elle est directement transmise. (Proposition 7 du résumé.)

Je crois même que cette *transmission secondaire* pourrait mieux rendre compte de la gravité de la maladie de madame T. que l'opinion émise par le Dr Z., à savoir que : *La syphilis serait plus grave quand elle est transmise par une autre voie que par le congrès sexuel.*

IV. Conclusions de l'appelant V. — Ces conclusions, rédigées par une personne étrangère aux connaissances médicales, sont une espèce de *contre-vérité* scientifique.

Je me borne aux réflexions suivantes :

La syphilis secondaire est transmissible, et spécialement du nourrisson à la nourrice et *vice versa*. (Proposition 1 du résumé.)

Il n'y a pas le moins du monde prescription quant à l'apparition des symptômes de syphilis héréditaire, lors même que plusieurs mois se sont écoulés depuis la naissance de l'enfant. (Proposition 9 du résumé.)

Un père ou une mère peut avoir des symptômes de syphilis au moment de l'acte de la génération, lesquels peuvent avoir disparu spontanément lors de la naissance de l'enfant. (Proposition 6 du résumé.)

Un père peut avoir la syphilis sans symptômes et néanmoins transmettre la maladie par la génération. Les symptômes ne sont pas la maladie ; ils n'en sont que la manifestation. La maladie demeure souvent *latente* pendant très-longtemps. (Propositions 4 et 9 du résumé.)

[Les Propositions qui terminent cette consultation ont été insérées dans la *Discussion sur la syphilis*, ci-dessus, p. 361.]

LETTRES DE M. AUZIAS-TURENNE.

A M. LE PROFESSEUR BŒCK, A CHRISTIANIA (NORWÉGE).

Paris, le 27 octobre 1858.

Très-cher et très-honoré Confrère,

Le Dr Gamberini m'a fait l'honneur de traduire en italien, dans le numéro de juillet dernier du Bulletin de la Société médico-chirurgicale de Bologne, en y ajoutant quelques réflexions, la lettre que je vous ai écrite pour vous prouver l'essence syphilitique, — ou pour mieux dire la syphilicité de certaines blennorrhagies. Les réflexions de ce savant confrère ont une double importance à cause de leur valeur réelle et du nom qui les a signées.

Voici les quelques paroles dont M. Gamberini fait précéder sa traduction :

« Bien que les faits parlent jusqu'à l'évidence, et qu'on rencontre tous les jours des malades atteints de syphilis constitutionnelle à la suite de simples blennorrhagies, il existe plusieurs médecins qui refusent de reconnaître à la syphilis constitutionnelle cette origine. C'est à eux que s'adresse le travail de M. Auzias-Turenne, car il renferme des arguments et des faits destinés à démontrer une vérité scientifique que l'esprit de parti ou une idée préconçue pouvaient seuls faire nier. »

L'expression de M. Gamberini me paraît trop forte. Je connais des médecins honorables et instruits, notamment ceux dont j'ai combattu l'opinion dans le sein de la *Société médicale du Panthéon*, qui ne croient pas à la possibilité d'une vérole à la suite d'une blennorrhagie simple. Je m'explique parfaitement leur erreur, dont le principal motif est dans la croyance où ils sont que quel qu'ait été l'accident primitif, l'organisme a dû subir la même empreinte, et que, par conséquent, les phénomènes constitutionnels doivent apparaître avec la même physionomie et dans des limites de temps identiques. Cette opinion est bien loin d'être la mienne ; je prétends, au contraire, sans être *carmichaëliste*, qu'outre les différences qui tiennent à des circonstances indépendantes du virus (constitution, tempérament, idiosyncrasie, hygiène, climat, saisons), la vérole peut en présenter d'autres dans son évolution et dans sa forme et qui tiennent à la forme elle-même de l'accident qui a été la cause de l'infection (chancre et ses variétés, accident constitutionnel, etc.).

Après avoir reproduit mon petit Mémoire, M. Gamberini conclut par les considérations suivantes :

« Dès 1848, j'ai soutenu la thèse développée par M. Auzias-Turenne, et dont la vérité m'est, tous les jours, confirmée par les faits cliniques. J'ai insisté là-dessus dans mon TRAITÉ DES MALADIES VÉNÉRIENNES, où j'ai fait voir que les cas de syphilis constitutionnelle consécutive à des blennorrhagies portaient à admettre : 1° que la douleur ostéocope représente le type de la syphilis constitutionnelle développée à la suite de la blennorrhagie ; 2° que cette syphilis tarde à se montrer (tome Ier, p. 112). J'ai ajouté ailleurs que la blennorrhagie peut être le symptôme d'une syphilis confirmée, de telle façon que je l'ai vue faire place à d'autres symptômes de syphilis constitutionnelle qu'elle remplaçait ensuite. J'ai observé le fait plusieurs fois. Il est l'analogue de celui où l'éruption syphilitique générale fait quelquefois disparaître momentanément les ulcérations des organes génitaux, tandis que ces ulcérations font disparaître à leur tour l'éruption générale ; la disparition des symptômes constitutionnels, dans les deux cas, sous l'influence du mercure, prouve qu'il s'agit de la même maladie (*naturam morborum curationes ostendunt*) ; mais je ne pense pas que toutes les blennorrhagies seraient virulentes ou syphilitiques.

« Voici, au contraire, les espèces que j'admets :

« 1° Blennorrhagie simple, non virulente ; 2° blennorrhagie virulente sans ulcère uréthral (larvé de Ricord) ; 3° blennorrhagie virulente avec ulcère uréthral ; 4° phénomènes blennorrhagiques par suite d'ulcère uréthral ; 5° blennorrhée syphilitique constitutionnelle ; 6° blennorrhée par granulation, ou blennorrhée granuleuse uréthrale.

« Les blennorrhagies des 2e, 3e et 4e espèces suffisent à engendrer la syphilis constitutionnelle ; les blennorrhagies de la 5e espèce, qui sont aussi susceptibles de produire le même effet, peuvent n'être qu'une dérivation des trois précédentes. La première est l'effet d'une cause excitante qui réagit sur l'état général. La 6e enfin est une entité pathologique spécifique qui se rapproche par sa nature de l'ophthalmie granuleuse et ne s'unit qu'accidentellement, ou par complication, avec la syphilis. »

Vous me donnerez un jour votre avis là-dessus.

Mais que vous parlé-je de blennorrhagie syphilitique ! Il s'agit bien de cela, vraiment ! Savez-vous qu'elle est la question importante, celle qui préoccupe le plus les syphilistes aujourd'hui ? La syphilisation ? Non, quoiqu'une excellente thèse subie récemment à Montpellier par M. Collin nous fasse connaître les Expériences intéressantes de M. Sirus-Pirondi (de Marseille). — La question des deux chancres ? On ne s'en occupe qu'indirectement. — La retraite d'un syphiliste qui appelle *on* ses adversaires ? Non. — Ses efforts pour être nommé à l'École ? Non. Personne ne croit cela possible. — La biographie de M. Ricord dans le *Gaulois* ? On est blasé là-dessus.

La publication du cours de M. Bazin sur les syphilides ? On y songe à Saint-Louis, mais on ne s'en préoccupe pas en ville. — La confusion qui règne, et la guerre civile qui éclate dans le camp de l'hôpital du Midi ;—les articles virulents d'un ancien adepte contre le chef de doctrine? Non, non, non.

L'apparition d'une 3e édition du TRAITÉ DE LA MALADIE VÉNÉRIENNE, de Hunter, traduit par M. Richelot, annoté par M. Ricord, et sous-annoté par le traducteur lui-même? Non. Quoiqu'il ait paru singulier que M. Ricord se soit placé lui-même dans la catégorie des trépassés, en ne changeant rien à son œuvre personnelle et en y faisant ajouter des notes par autrui. — Mais de quoi s'agit-il, enfin?

Eh bien! la question syphilologique dont on s'occupe presque exclusivement dans la presse, dans les Sociétés savantes, dans les Cercles, partout enfin, c'est la question qui, partie du Ministère de l'Agriculture, du Commerce et des Travaux publics, s'est abattue sur l'Académie de médecine, pour y trouver une solution, et qui, ainsi pourvue, retournera au même Ministère, pour de là se répandre dans les différentes administrations et faire son chemin dans le monde ; — c'est la fameuse question de savoir si les accidents secondaires de la syphilis sont contagieux.

Il m'arrive de tous les côtés des avis qui sont favorables à l'idée de la contagion, quoique pourtant je ne fasse rien pour en provoquer l'expression, et que je sois prêt à publier moi-même toute opinion sérieuse et sincère. Ma plume ne se dégradera jamais jusqu'au point de repousser la controverse et de rendre difficile aux autres l'accès d'un journal où elle a toute franchise.

Oui, je hais ces forbans de la plume, qui s'abritent à chaque instant dans les bas-fonds de notre littérature médicale, et dont l'industrie consiste à dérober et à travestir les idées d'autrui sans articuler les noms propres. Ainsi parviennent-ils à déguiser leurs plagiats, ou tout au moins à se garantir des réclamations. Je crois que cette manière d'agir, trop à la mode aujourd'hui, n'est pas assez flétrie. Tel se pique de délicatesse pour les choses ordinaires qui ne se fait nul scrupule, soit comme auteur de méfait, soit comme recéleur et complice, de nier, de dérober ou de travestir une idée qui fait souvent toute la fortune et la gloire de celui qui l'a trouvée. Mais dès qu'un pauvre baudet médical commet la moindre peccadille, s'il tond, par exemple, la largeur de sa langue du pré de la publicité, c'est presque toujours des colonnes inhospitalières dont je parle que part le *haro sur le baudet!*

Vous savez bien comment la question de la contagiosité du produit des accidents secondaires est arrivée devant l'Académie de médecine. La lettre que j'ai écrite au Ministre de l'Agriculture, du Commerce et des Travaux publics, et que vous connaissez, a été envoyée par Son Excellence à cette illustre Compagnie, qui a choisi pour examiner la question et faire un Rapport, une Commission ainsi composée : MM. Velpeau, président; Depaul, Devergie, Ricord, et Gibert, secrétaire-rapporteur.

Il est incontestable que tous les membres de l'Académie qui sont pour la non-contagion de la syphilis secondaire ont été placés dans la commission; or ces membres sont au nombre de UN. Le parti Ricord se compose en effet de M. Ricord tout seul, je n'ose même pas dire de M. Ricord tout entier, tant sont flottantes et insaisissables aujourd'hui les opinions jadis si opiniâtres de ce syphiliste.

M. Velpeau est partisan déclaré de la contagiosité du produit des accidents secondaires; vous savez avec quelle puissance de talent et quelle supériorité de raison il a déjà terrassé M. Ricord à la suite de la discussion sur la syphilisation.

Voici les remarquables et vigoureuses réflexions que faisait M. Cazenave à ce propos :

« Certes, si quelque chose pouvait porter un coup mortel à cette doctrine qui prétend s'introniser sous le drapeau de l'inoculation et en dépit de l'expérience, c'était l'argumentation pressante, serrée, de M. Velpeau; c'était l'autorité de la pratique parlant par la voix de l'honorable professeur, dans la longue discussion que l'Académie vient de clore. Qui sait ce que l'inoculation habituée à vaincre par la plaisanterie, a dû souffrir dans les étreintes de cette argumentation sarcastique, mais toujours spirituelle, serrée, concluante! Qui sait ce qu'elle regrette aujourd'hui d'espérances ou d'illusions perdues! Mais si elle a reçu un coup funeste devant l'opinion publique, pourra-t-elle se consoler en pensant que l'Académie a tout fait, du moins, pour en adoucir la portée, par le vote qui vient de clore ces longs débats. Chose étrange! deux questions étaient pendantes devant l'illustre assemblée; — l'une, celle de la syphilisation, question toute neuve qui n'était préparée par aucun travail antérieur, que n'élucidait aucun fait positif, qui, pendante devant l'expérience, fait hésiter les consciences les plus honorables.....; l'Académie de médecine l'a résolument tranchée par un vote *unanime* qui proscrit la syphilisation comme immorale en principe et en pratique; — l'autre, la question de la contagion des accidents secondaires de la syphilis, question sur laquelle quatre siècles d'observations ont pu répandre la lumière; que les meilleurs syphilographes ont agitée *ex professo;* que chaque médecin peut résoudre par les faits de sa pratique; que la science et la clinique ont enfin suffisamment mûrie.....; sur celle-là, l'Académie s'enferme dans une prudente réserve; elle ne se sent pas assez éclairée pour prononcer un jugement; elle en appelle de quatre cents ans d'expérience à une Commission d'enquête..... qui n'a point été nommée. » (*Annales des maladies de la peau et de la syphilis*, tome IV, p. 314.)

M. Gibert a depuis longtemps fait ses preuves de vaillance sous la même bannière que M. Velpeau.

M. Depaul est plein de droiture dans les convictions. Il sait, au besoin, comme il l'a montré pendant la discussion sur la syphilisation, remonter avec énergie le courant de l'opinion publique. Il a lui-même produit des observations qui prouvent la contagion des accidents secondaires.

M. Devergie est l'*impavidum ferient ruinæ* du poëte; comme médecin légiste, et comme membre du Conseil de salubrité, il a eu plusieurs fois occasion de montrer avec talent son avis, qui est affirmatif sur la contagiosité du produit des accidents secondaires.

M. Ricord sera donc seul de son avis dans la Commission et probablement aussi dans le sein de l'Académie elle-même.

Bien plus, vous ai-je dit, on doute qu'il soit tout entier de son propre avis. Personne, en effet, ne sait au juste ce qu'il pense, et peut-être qu'il ne le sait pas très-bien lui-même.

Autant il était autrefois inflexible dans ses affirmations, autant il est aujourd'hui insaisissable et mobile. Il semble toujours flotter d'une opinion à une autre. Ici c'est l'idée du lendemain qui contredit celle de la veille; là c'est l'opinion du jour qui se trouve en contradiction avec elle-même. Les plus fervents disciples ont peine à suivre M. Ricord à travers tant de méandres. Quelques-uns semblent stupéfaits, *attoniti*, de voir ainsi pâlir son étoile et son nom. On se trouve généralement dans une sorte de perplexité relativement à la contenance qu'il prendra et à l'opinion qu'il soutiendra dans le sein de la Commission et de l'Académie de médecine. Les journaux dont il improvise du jour au lendemain l'opinion n'ont pas encore dit grand'chose, et semblent attendre de quel côté soufflera le vent.

Bref, les Sociétés médicales s'agitent et traitent à l'envi la question. La Société de médecine pratique, la Société médicale de Bonn (Prusse), la Société des médecins américains-espagnols de Paris, se distinguent dans ce steeple-chase de la pensée. Les écrivains taillent leur plume où la font déjà courir sur le papier. Je crois que la question se juge à peu près partout dans le sens de la contagiosité secondaire.

C'est aussi là, je crois, l'opinion scandinave, d'après ce que vous m'avez écrit dans le temps.

L'Académie abordera sans doute la question peu de temps après la discussion dans laquelle elle se trouve engagée et qui est relative au tubage du larynx. A ce propos, une idée nouvelle, — dont je ne préjuge pas la valeur, — allait être prématurément étouffée. La cause, en d'autres termes, allait être jugée sans être entendue, lorsqu'un défenseur, bien inspiré, et d'ailleurs coutumier du fait, s'est généreusement levé de son banc et a opposé la barrière de son éloquence au torrent iréfléchi du préjugé. Il ne disait pas : *Le tubage du larynx est une bonne opération;* — mais il semblait dire à l'Académie : *Frappe; mais écoute!* Eh bien! qui le croirait! C'est contre cette voix libérale que s'est élevée une partie de la presse médicale de Paris. Il y a plus, c'est que maints journaux ont trouvé un argument contre M. Malgaigne dans le fait glorieux pour lui d'avoir défendu la syphilisation. Quoi! N'est-ce pas comme si on lui reprochait d'avoir noblement risqué sa popularité pour empêcher l'étouffement systématique d'une idée? N'est-ce pas lui reprocher d'avoir été généreux et votre clairvoyant précurseur? Car, j'en suis sûr, la parole éloquente et loyale de M. Malgaigne a été pour vous le phare qui vous dirigeait dans vos premiers essais de navigation syphilisatrice.

Les journaux qui ont jeté à la face de M. Malgaigne un pareil argument et un pareil reproche sont précisément ceux qui n'ont pas voulu tenir leurs lecteurs au courant des progrès de la science et qui ignorent la plupart de vos beaux travaux.

En attendant, la syphilisation gagne constamment du terrain!

Agréez, etc.

A M. BARDINET, DIRECTEUR DE L'ÉCOLE SECONDAIRE DE MÉDECINE, A LIMOGES (HAUTE-VIENNE).

Paris, le 27 octobre 1858.

Cher Confrère et ancien condisciple,

Sur ma provocation, la question de la contagion des accidents secondaires de la syphilis vient d'être remise à l'ordre du jour des travaux de l'Académie.

Une Commission, dont M. Gibert est le Rapporteur, vient d'être nommée.

Cette Commission doit connaître tous les travaux sur la matière, et je crains que votre Mémoire ne lui arrive pas. M. Velpeau ne l'a pas, M. Depaul ne l'a pas. Il est peut-être entre les mains d'une personne qui ne tient pas à le produire.

Si cette voie vous paraît bonne, envoyez-moi sous forme de lettre, ne dépassant pas en longueur les quatorze colonnes du feuilleton de la *Revue étrangère*, le résumé de votre opinion et de votre Mémoire. La vérité sera ainsi mise sous les yeux de chacun des membres de la Commission et entre les mains du Rapporteur. M. Gibert désire réunir tous les matériaux pour faire son Rapport promptement. L'essentiel est donc d'aller vite.

Votre dévoué confrère.

A M. LE DOCTEUR GALLIGO, A FLORENCE (ITALIE).

Paris, le 17 décembre 1858.

Très-cher et très-honoré Confrère,

Je ne vous ai pas plus oublié que je n'ai oublié votre diplôme. Vous recevrez bientôt ce dernier. Nous mettons au rebut l'ancien modèle. Nous aurons le nouveau en janvier.

Notre Société vient de me faire un honneur qui m'a touché en me nommant de nouveau Secrétaire-général à l'unanimité des membres présents, après trois ans d'exercice. J'aurai donc donc le plaisir de signer votre diplôme.

La syphilisation est appelée à changer beaucoup de choses en syphilologie. C'est le drapeau d'une révolution radicale et complète. Je ne suis donc ni étonné, ni rebuté par les obstacles. Si les adversaires de la syphilisation à Paris, secondés par ceux de l'étranger, n'avaient pas tout fait pour empêcher l'expérimentation publique, cette expérimentation aurait vaincu certaines résistances, mais la syphilisation aurait rencontré plus tard d'autres épreuves qui lui seront désormais, j'espère, épargnées.

J'ai le droit de dire que la syphilisation ne peut être condamnée nulle part, sans avoir été publiquement appliquée par l'inventeur lui-même. Du reste, à mon sens, l'évolution des idées a quelque chose de fatal.

La prévention doit entourer leur berceau, et l'initiateur n'obtient pas même toujours la faveur de ceux qui adoptent son opinion : c'est un lot auquel il sait se résigner. Aussi bien n'aime-t-il pas à se montrer sans le bagage qui fera un jour sa gloire, après avoir été son fardeau.

J'attendrai donc que la syphilisation soit aimée à Florence, pour briguer l'honneur d'être membre de votre Académie. N'ai-je pas d'ailleurs des dédommagements, puisque c'est la syphilisation qui m'a procuré l'avantage de vous connaître?

Si votre Société n'a pas de travaux qui l'absorbent, soumettez-lui la question de *la contagiosité du produit des accidents secondaires*, qui dans ce moment-ci est à l'ordre du jour de l'Académie de médecine de Paris et de presque toutes les Sociétés médicales actives. Le feuilleton de la *Revue étrangère* et même les hautes colonnes du journal sont ouverts à toutes les communications sur cette matière, quelles que soient, bien entendu, les opinions qu'elles renferment. Quant à ce qui vous concerne, je vous ai déjà exprimé à Paris que toutes vos communications seraient immédiatement insérées dans la *Revue étrangère*.

Comptez, très-cher Confrère, sur mon empressement à vous obliger, comme je compte sur votre amitié.

A M. LE DOCTEUR RICHARD GORDON, A MONTPELLIER (HÉRAULT).

Paris, le 6 janvier 1859.

Monsieur et très-honoré Confrère,

Je vous remercie beaucoup de l'envoi que vous m'avez fait de la Thèse de M. Collin, et je vous prie d'en féliciter de ma part l'auteur, à cause des excellentes choses qui s'y trouvent. Je vous aurais écrit plus tôt, si je n'avais pas voulu prendre le temps de lire ce travail, et j'écrirais aujourd'hui à M. Collin, si je connaissais l'adresse de ce confrère. Bref, un travail aussi remarquable que le sien mériterait plus qu'une mention dans la presse médicale, et je n'aurais pas manqué de chercher à en faire rendre compte dans quelques journaux, si j'avais eu plusieurs exemplaires à ma disposition.

Provençal d'origine, je suis très-heureux que la syphilisation ait été appliquée avec un si grand succès dans mon propre pays et par mes compatriotes.

J'ai fait porter devant l' *Académie impériale de médecine* la question de la contagion des accidents secondaires, que M. Collin résout avec raison par l'affirmative. M. Gibert fera bientôt un Rapport dans le même sens. Si vous avez vous-même l'occasion de porter cette question devant une Société ou de l'agiter dans la presse, je vous saurai bien gré de ne pas négliger de le faire.

Agréez, etc.

A M. LE PROFESSEUR BŒCK, A CHRISTIANIA (NORWÉGE).

Paris, le 9 janvier 1859.

Très-cher et très-honoré Confrère,

J'ai reçu, lu avec intérêt et corrigé le commencement de votre ouvrage sur la *Radesyge*. Je relirai encore une fois ces feuilles pour parfaire le travail, et je le remettrai immédiatement après à un copiste. J'ajouterai quelques notes pour vous, aux endroits où je pourrais craindre de ne pas avoir compris exactement votre pensée. Je présume qu'il sera mieux de ne vous envoyer cela que quand j'aurai reçu et revu vos autres feuilles. Faut-il en insérer des fragments, un résumé, dans la *Revue étrangère*?

J'ai réfléchi à la question des enfants des syphilisés. Je manque de faits pour la résoudre. Laval, syphilisé, a fait un enfant non syphilitique ; mais une mère malade de syphilis à l'époque de la conception, et syphilisée pendant la grossesse, doit pouvoir faire un enfant syphilitique. Le vaccin prend moins bien chez les enfants de ceux qui ont eu la variole (je ne dis pas qui ont été vaccinés) que chez les autres enfants. C'est pour cela que les épidémies de variole sont de moins en moins meurtrières.

La vérole est moins grave aujourd'hui qu'au moyen âge, pour le même motif. Peut-être est-elle plus grave, entre autres raisons, dans vos pays que parmi nous, parce qu'elle est chez vous d'invasion plus récente.

Quand vous dites que la réceptivité n'est pas éteinte, mais qu'elle se repose, vous rendez-vous bien compte de votre pensée? Qu'est-ce qu'une réceptivité qui est éteinte ou se repose? Qu'est-ce d'abord que la réceptivité? Chacun ne peut-il pas avoir son opinion et sa théorie là-dessus? Chaque organe, y compris l'œuf fécondé, a peut-être sa réceptivité propre, chaque organe sa manière d'être impressionné par le virus.

Un fait m'a toujours préoccupé : c'est qu'une syphilisation faite rapidement, quoique complète en apparence, semble être moins définitive qu'une syphilisation faite lentement. Je suppose donc que certains organes profonds demandent plus de temps que d'autres superficiels pour être impressionnés par le virus, pour subir l'action du virus. S'agit-il de la maladie? Ils sont affectés plus tard. S'agit-il de l'impression syphilisatrice? Ils la subissent plus tard aussi. Supposons une syphilisation rapide et complète en apparence. Des organes en réalité se trouvent syphilisés, et d'autres ne le sont pas. Par le temps, ils peuvent faire les uns avec les autres un échange de propriétés au point de vue de la syphilisation, échange d'où peut résulter la réacquisition de la réceptivité pour les organes qui l'avaient déjà perdue. Quel rôle joue l'œuf fécondé à ce point de vue? Nous l'ignorons encore. Il s'agirait d'avoir quelques faits destinés à servir de base aux raisonnements : faits de variole, faits de vaccine, faits de syphilis, faits de syphilisation, etc.

Je viens de recevoir une Thèse de Montpellier, très-favorable à la syphilisation, dans laquelle sont consignés trois faits de syphilis rebelles, traitées et guéries par la syphilisation. Ces faits ont été recueillis à l'Hôtel-Dieu de Marseille, dans le service de M. Sirus-Pirondi, professeur de clinique chirurgicale.

M. Ricord vient de publier une nouvelle édition de Hunter. Dans un chapitre intitulé: *Syphilisation*, on invoque contre nous une lettre particulière de M. Faye, qui dénigre vos travaux. Mais on ne fait guère attention à cela ici.

M. Ricord sera bientôt condamné par l'Académie de médecine, à propos de la contagion secondaire, qu'il persiste à nier.

Ma prochaine lettre de la *Revue étrangère* sera peut-être pour vous; mais j'y parlerai très-peu sans doute de syphilisation.

Mes complimens à vous et à tous les Norwégiens de ma connaissance.

Votre dévoué confrère et ami.

A M. LE PROFESSEUR BŒCK, A CHRISTIANIA (NORWÉGE).

Paris, le 9 mai 1859.

Très-cher Confrère et ami,

Je vais mettre à la poste la première partie de votre *Radesyge*. J'aurais voulu avoir en même temps la fin, pour pouvoir mieux soigner l'ensemble de la rédaction : un tout en ce genre est toujours plus facile à parfaire que sa partie. Mais je ne veux ni attendre ni vous faire attendre plus longtemps. Envoyez-moi donc de suite la fin, que je vous retournerai promptement.

Pressé par le courrier aujourd'hui, je ne vous écrirai pas plus longuement, quoique j'aie beaucoup de choses à vous dire.

Dans une lettre prochaine, je vous parlerai de la *deuto-syphilisation* (inoculation des accidents secondaires), que j'ai imaginée comme prélude de la syphilisation, dans les cas d'accidents tertiaires, de phagédénisme, d'affections et de maladies qui, ne cédant pas tout d'abord à la proto-syphilisation, sont de nature à céder à celle-ci, quand elle a été précédée d'une *deuto-syphilisation.*

J'avais traduit et remis votre Mémoire à la rédaction de la *Gazette hebdomadaire*, lorsque vous m'avez informé d'un nouveau fait; j'ai fait joindre au Mémoire une note qui, j'espère, vous satisfera.

Quand vous aurez quelque travail de ce genre, envoyez-le-moi; je pourrai toujours le faire passer dans les journaux français.

Savez-vous que M. Hébra a lu, le 6 mars, à l'Académie impériale de médecine de Vienne un Mémoire relatif et favorable à la syphilisation? C'est une déclaration de guerre à l'Académie impériale de médecine de Paris. Ne croyez pourtant pas tout à fait à la guerre de ce côté, car l'Académie des sciences veut nommer associé étranger M. Rokitanski.

Le Rapport de M. Gibert sur la contagiosité des accidents secondaires sera prochainement présenté à l'Académie impériale de médecine.

Mille compliments.

A M. LE DOCTEUR SALES-GIRONS, A PIERREFOND (OISE).

Paris, le 19 juin 1859.

Mon très-cher Confrère,

Je vous suis infiniment reconnaissant des sentiments dévoués que vous m'exprimez. Aussi bien vos prophéties m'ont-elles porté bonheur.

Vous dites bien! La modération naît d'elle-même en ceux qui ont raison et gain de cause (ce qu'il ne faut pas confondre). Donc, sans avoir l'effronterie de me montrer modeste, je ne me suis pas senti la force de prendre la responsabilité du fragment d'article qui se trouve en tête du dernier numéro de la *Revue.*

Mais j'ai eu deux autres motifs, dont l'un a sa source dans un sentiment de justice, et l'autre dans une sorte de coquetterie littéraire.

Je ne voudrais rien écrire en syphilis sans avoir dit ce que je pense du rapporteur de la Commission.

Croyez que, malgré l'assertion de M. Latour, il n'a pas été enfoncé qu'une porte *très-ouverte.* Le rapporteur a dû être plus que savant pour triompher, mais *homme*, ce qui est infiniment plus rare *in nostro docto corpore.*

2e Motif. — N'étant pas forcé d'écrire, je désire au moins n'être que moi quand je prends la plume. Je croirais commettre un larcin que de signer une lettre que je n'aurais pas écrite.

Vous pensez avec raison que l'expression doit être d'autant plus décente que l'idée elle-même est moins de bonne compagnie; mais il n'y a souvent que certains mots qui puissent bien rendre certaines idées. J'avoue qu'à la rigueur le mot *vérole* n'est pas de ce nombre.

N'y a-t-il pas mieux à faire pour un journaliste que de rechercher les locutions de bon goût? N'est-ce pas d'aviser à ce que ses lecteurs soient fidèlement tenus au courant de ce qu'ils ont intérêt à connaître? Ne croyez pas, mon cher Confrère, que j'adresse ici un reproche à la *Revue*, que vous dirigez si bien!

Je me sens peu propre dans ce moment-ci à un travail de ce genre, en dehors de mes occupations favorites. J'essaierai pourtant de vous être de quelque utilité, en passant de temps en temps chez votre imprimeur. Je ferai le sacrifice de mes répugnances au désir que j'ai de vous être agréable.

Croyez à mon dévouement le plus confraternel.

A M. LE PROFESSEUR BŒCK, A CHRISTIANIA (NORWÉGE).

Paris, le 3 juillet 1859.

Très cher Confrère,

C'est bien à regret que je vous ai renvoyé sans le faire transcrire votre second manuscrit sur la *Radesyge.* Je l'ai lu et corrigé deux fois; mais notre langue est tellement châtiée que j'aurais fait de nouvelles corrections en relisant une copie. Cela veut dire qu'à l'occasion la version française de votre remarquable et lucide travail gagnerait à être revue. Mais vous comprenez que je n'ai pas voulu retarder d'un jour votre départ de Christiania.

Si vous le pouvez et le jugez convenable, rendez-moi votre manuscrit afin que je puisse en communiquer un résumé aux journaux où à notre Société médicale du Panthéon.

Mon intention est de communiquer votre intéressante *scabies croûteuse* à la *Gazette hebdomadaire* et au besoin à d'autres journaux.

M. Retzius est à Paris avec sa famille. Il en part jeudi pour aller en Suisse. J'ai causé avec lui de la syphilisation et de vous.

Je sais que vous aurez cet été un Congrès à Copenhague et qu'il y sera beaucoup question de la syphilisation.

Viendrez-vous bientôt à Paris? Prévenez-moi de votre arrivée.

Votre bien dévoué.

A M. POGGIOLI, MÉDECIN INSPECTEUR DES BAINS DE MER, A FÉCAMP (SEINE-INFÉRIEURE).

Paris, le 1er août 1859.

Cher Confrère et ami,

Ce que vous me dites de votre malade me fait penser qu'il serait inutile d'insister sur le traitement mercuriel, à moins qu'il ne persiste chez ce malade quelques taches sous les cheveux ou quelques pustules du cuir chevelu.

En effet, si l'alopécie est ici un symptôme de syphilis, soyez sûr que ce symptôme va faire comme les autres et disparaître. Pas n'est besoin de continuer le traitement mercuriel. Il serait même superflu de recourir à un traitement par l'iode.

Mais si l'alopécie dépendait d'une production végétale parasitaire, si elle avait par exemple débuté par des cercles tonsurans, ou mis complètement à nu certaines parties du cuir chevelu, des lotions avec :

Eau distilllée. . . 2 centigrammes.
Sublimé . . . . . . 5 centigrammes.

seraient un excellent remède.

Il ne faudrait pas dans ce dernier cas que le malade prît des bains de mer y trempant la tête, l'eau salée activant en général le développement des végétaux parasites des poils, comme d'ailleurs des végétaux parasites des endroits non velus.

Croyez, cher Confrère, à l'expression de mon dévouement.

A M. C. SPERINO, MÉDECIN EN CHEF DU SYPHILICOME, A TURIN (ITALIE).

Paris, le 27 août 1859.

Très-cher et très-honoré Confrère,

Je n'ai pas répondu de suite à votre dernière lettre qui m'a été très-agréable. J'ai dès alors pensé que les Italiens auraient besoin de s'aider beaucoup eux-mêmes s'ils voulaient conquérir l'indépendance de toute la péninsule. Jusqu'ici le Piémont se tire à son grand honneur du rôle glorieux qu'il s'est assigné de concert avec son brave et chevaleresque Souverain. Espérons que les trois Duchés finiront par conquérir leur indépendance, c'est-à-dire leur annexion au Piémont. Mais je crains bien que les fers de la malheureuse Vénétie ne soient pas brisés et que les Légations ne puissent pas se soustraire au joug abrutissant et séculaire qui pèse sur elles. Il est difficile de causer longuement de ces choses par lettres. Vous pourrez le faire avec mon ami M. I. Geoffroy-Saint-Hilaire, en communion d'idée avec moi. Il passera bientôt par Turin où il ne manquera pas de vous visiter. Peut-être vous parlera-t-il de la conversation qu'il a eue récemment sur la syphilisation avec le prince Napoléon, toujours bien disposé pour nous.

Vous avez sans doute appris que le professeur Hebra a fait à l'Académie impériale de médecine de Vienne une communication très-importante sur et pour la syphilisation (6 mars dernier). Mais je n'ai pu me procurer le texte de cette communication.

M. Ricord semble avoir complètement abdiqué, scientifiquement parlant, depuis la journée du 31 mai. Il ne fait plus, et il paraît même qu'attendant sa retraite il ne reprendra plus son service de l'hôpital du Midi. Ses élèves n'ont plus foi; ils se taisent en lui tournant le dos. M. Ricord n'est donc plus désormais un obstacle pour nous. Néanmoins, personne n'entreprendra la syphilisation dans un service public, tant que je n'aurai pas forcé les portes de Saint-Lazare. C'est toujours là notre *Delenda Carthago.*

Ferez-vous des syphilisations cet hiver? La manufacture des thèses en syphilis ne fonctionnant plus à l'hôpital du Midi, je voudrais bien voir paraître quelques dissertations inaugurales sur la syphilisation, et je crois qu'il me serait possible, à cause des facilités de communication, d'envoyer à Turin et même à Christiania quelques élèves en médecine sur la fin de leurs études.

J'ai prêté mon exemplaire italien de votre ouvrage au Prince de Capoue, frère du roi de Naples. Ce Prince est si bien disposé pour la syphilisation qu'il a gardé le volume. Si vous en aviez un autre à ma disposition, vous me feriez d'autant plus de plaisir que je suis souvent consulté sur la littérature de la syphilisation et que je désire en conserver les Archives aussi complètes que possible.

Recevez, etc.

A M. LE DOCTEUR BABU, A CLERMONT-FERRAND (PUY-DE-DOME).

Paris, le 15 septembre 1859.

Monsieur et très-honoré Confrère,

Je viens de lire avec un vif intérêt le Mémoire que vous publiez aujourd'hui dans l'*Union médicale* sur la variole et la vaccine. Comme il s'agit d'un sujet dont je m'occupe, permettez-moi de vous adresser trois questions dont la solution m'intéresse plus particulièrement.

1° *Avez-vous inoculé le vaccin de bras à bras, c'est-à-dire le fluide était-il sans mélange d'eau ou de salive?* Je veux savoir par cette question s'il n'y a pas eu quelque cause d'affaiblissement du virus qui aurait rendu quelques inoculations abortives. Cela me conduit à la 2e question.

2° *Combien avez-vous fait de piqûres?*

3° *A quelle date juste a commencé le travail vaccinal?* J'attache une grande importance à la solution de cette dernière question, parce que je désire savoir si la présence de la variole n'a pas diminué le temps d'incubation de la vaccine comme aurait fait une première vaccination pratiquée deux ou trois jours auparavant.

Excusez, Monsieur, la liberté que je prends de vous adresser ces questions. L'étude comparative de la vaccine et de la variole ne peut être menée à bien que par la minutieuse analyse des faits.

Agréez, etc.

A M. LE PROFESSEUR BOECK, A CHRISTIANIA (NORWÉGE).

Paris, le 12 octobre 1859.

Cher Confrère et ami,

Je suis parfaitement fixé sur le compte de M. F., car il y a beaucoup de F. à Paris qui sont à mon égard ce qu'est celui de Christiania au vôtre. N'ayez donc pas peur que je m'y laisse prendre. Je suis trop habitué à reconnaître mes ennemis. M. F. vient à Paris pour refroidir mes amis, comme il va à Vienne et à Berlin pour empêcher le zèle des expérimentateurs. Il m'a fait le pénible aveu qu'à son avis on ne pourra désormais empêcher les expériences qui se font sur une vaste échelle. Il doit bien le savoir puisqu'il est voyageur *contre* la syphilisation.

Il y a aujourd'hui trois syphilisateurs à Marseille, M. Sirus-Pirondi (à propos duquel un Norwégien a dû vous remettre une Thèse?), M. Melchior Robert et (le croiriez-vous!) M. Bartholi, cousin de M. Piétri. C'est M. Piétri qui a fait donner à M. Bartholi le service des prostituées à Marseille. M. Bartholi est un ancien interne de M. Puche. Je le connais beaucoup et je le crois capable.

Je ne sais par quelle voie vous pourrez envoyer des exemplaires de la *Radesyge*. Mais je me chargerai facilement de faire venir à Paris ceux que vous pourriez avoir occasion d'envoyer dans un port d'Angleterre ou dans une ville d'Allemagne. S'il ne se présente pas d'occasion attendez le printemps, à moins que vous ne puissiez en risquer un à mon adresse par la poste en m'écrivant la date du départ et la voie qu'il suivra. Nous saurons à quoi nous en tenir. Comme plus de deux cents médecins viennent chez moi dans l'hiver, cela fait une assez grande notoriété. Il faut qu'on sache que votre publication est parue.

Je n'ai pas encore vu le jeune médecin norwégien dont vous me parlez. Donnez-moi son adresse et c'est moi qui le préviendrai.

M. Ricord fait le mort depuis qu'il a été condamné par l'Académie de médecine. Il n'a pas la ressource de dire que les condamnations académiques ne valent rien puisqu'il les a lui-même sollicitées et invoquées contre moi. Faut-il lui offrir une paix de Villafranca? Il a blâmé dit-on ses partisans d'avoir essayé de le défendre. Toute espèce de bruit ne ferait en effet que constater sa défaite. Mais nul doute qu'il n'eût été satisfait si on l'avait victorieusement défendu.

M. Moquin Tandon vient de m'offrir un petit volume qu'il vient de publier sous le titre de *Zoologie médicale* et dans lequel il parle honorablement de vos travaux sur l'acarus, etc.

Bientôt paraîtra votre notice sur la gale dans la *Gazette des hôpitaux*.

J'allais hier clore ma lettre lorsque j'ai été interrompu par l'arrivée d'un M. L.-W. Salomonsen, Dr med. et chirg. de Copenhage, m'apportant KONSTITUTIONEL SYPHILIS, etc., par Dr S. Engelsted. Ce M. Salomonsen doit passer l'hiver à Paris et m'a offert de m'aider dans quelques traductions.

Il a été cause d'un jour de retard pour ma lettre, et hier au soir j'ai vu J.-B. Baillière qui m'a promis pour d'ici à quelques jours de me renseigner sur les moyens de faire arriver votre *Radesyge* à Paris.

Adieu, cher Confrère, mille amitiés et mille compliments.

A M. LE DOCTEUR BABU, A CLERMONT-FERRAND (PUY-DE-DOME).

Paris, le 17 octobre 1859.

Cher et honoré Confrère,

Je vous suis infiniment reconnaissant et je suis très-satisfait de la prompte réponse que vous avez bien voulu faire à ma lettre. Je me servirai en temps et lieu de ce précieux document.

Rien ne m'honorerait davantage que d'être nommé associé libre de la Société médicale de Clermont, avec laquelle notre Société médicale du Panthéon tiendra beaucoup à établir des relations.

Dans notre prochaine séance, je ferai l'analyse du compte rendu de vos travaux que vous avez eu la bonté de m'envoyer.

A propos des travaux de votre Société j'ai beaucoup réfléchi aux deux Observations du Dr Triouillier. Je suis de l'avis des honorables membres qui ont vu là des accidents syphilitiques. La chute des os de l'appareil olfactif et l'affaissement du nez observés chez la femme ne se rencontrent guère dans la scrofule, mais bien dans la syphilis tertiaire. Les symptômes qui se sont montrés chez cette femme ressemblent un peu à ceux de la radesyge de Norwége. Or, il paraît être aujourd'hui démontré que cette maladie exotique n'est qu'une forme de la syphilis tertiaire. M. Bœck a constaté la contagion de la radesyge et a pu triompher de cette forme par la syphilisation. La syphilis est réellement contagieuse à l'état tertiaire, mais le fait est très-rare, à cause de la rareté même de l'existence de symptômes aux parties sexuelles. Ajoutez que la longueur de l'incubation et les difficultés de diagnostic rendent très-exceptionnelle la constatation des faits. L'immunité des enfants s'observe d'ailleurs en pareil cas.

Recevez, cher Confrère, l'expression de mes sentiments les plus confraternels.

A M. LE PROFESSEUR BŒCK, A CHRISTIANIA (NORWÉGE).

Paris, le 23 octobre 1859.

Cher Confrère et ami,

Je verrai mardi prochain à l'Académie M. Brochin, de la *Gazette des hôpitaux*, et je lui recommanderai expressément de ne pas oublier le nom de M. *Anders Dace*. Est-ce bien cela !

Puisse votre Chambre des députés comprendre l'importance de votre publication et vous donner largement les fonds convenables!

Je ne crois pas, à vrai dire, M. Diday en mesure de vous donner à Lyon des sujets à syphiliser. Mais si vous le désirez, il me sera facile d'entamer la question avec lui pendant le courant de l'hiver. Je vous engage, en tous cas, à bien prendre vos précautions. M. Diday promet plus facilement qu'il ne tient. Croyez d'ailleurs que si M. Diday voulait ou pouvait faire faire des syphilisations à Lyon, il n'aurait besoin de personne. Son ami Rollet, comme lui, serait parfaitement en état de faire des syphilisations. Si donc ces messieurs n'en font pas, c'est qu'ils ne veulent ou ne peuvent pas en faire ; mais ce n'est point parce qu'ils ne savent pas.

J'ai toujours l'idée fixe que la question ne se jugera ici que quand j'aurai un service à Saint-Lazare; je finirai bientôt je crois par y arriver.

M. Faye fait donc ses coups à la sourdine. J'apprends par nos journaux qu'il a fait à l'*Académie des sciences* (26 septembre 1859), une lecture sur l'*immunité relativement à différents virus*. Cette lecture a fait peu de sensation puisque c'est par hasard que j'en ai eu connaissance. La question de la syphilisation est gagnée dans l'opinion publique à Paris. M. Faye, qui s'appelle partout *Médecin du Roi de Suède*, est du reste assez obscur dans ce qu'il écrit.

Adieu! très-cher Confrère.

A M. LE PROFESSEUR BŒCK, A CHRISTIANIA (NORWÉGE).

Paris, 21 novembre 1859.

Très-cher et très-honoré Confrère,

Ne considérez pas comme une mauvaise nouvelle ce que vous m'apprenez, à savoir que deux de vos syphilisées viennent d'être frappées de récidive. J'ai toujours considéré comme une excellente nouvelle ce qui déconcertait mes conjectures scientifiques. (L'homme fait-il en science autre chose que des conjectures!) Tout fait qui sort de la règle n'est-il pas une voie ouverte à des recherches ou à des réflexions qui doivent l'y faire rentrer ou révéler une autre règle, une autre loi. Pourquoi seulement deux syphilisées en récidive au milieu de tant d'autres? Pourquoi deux exceptions dans la nature qui jamais ne se dément? En quoi ces deux femmes diffèrent-elles des autres? Sont-elles de même pays, de même origine, de mêmes mœurs, de même genre de vie, de même santé? Sont-elles pétries du même limon (*ejusdem farinæ*)? En quoi consistait leur syphilis antérieure? Quelque médicament mercuriel ou simplement minéral n'était-il point passé par là avant leur syphilisation? Auraient-elles travaillé sur les métaux? Nous savons qu'une mercurialisation antérieure à la syphilisation n'est pas une des conditions les plus rassurantes pour l'avenir; mais nous ne savons pas si une mercurialisation postérieure n'aurait pas quelque effet de ce genre. En outre, ce que peut produire la mercurialisation autre chose n'est-il pas capable de le produire, l'*arsenication* par exemple?

Rapprochez ces deux faits de ceux des deux enfants qui ont hérité de la vérole. Leurs mères ayant été syphilisées, sachez bien si ces mères n'étaient pas exceptionnellement passibles de récidive, suivez patiemment et attentivement le filon précieux que vous avez mis au jour.

Vous seul pouvez trouver la mine et y découvrir des richesses, tandis que nos adversaires penseront que cela n'en vaut pas la peine et que la chose est jugée contre nous.

Je crains bien que vous ne vous fassiez illusion : 1° sur la possibilité et le désir dans lesquels serait M. Diday de vous aider à pouvoir faire des syphilisations à Lyon; 2° sur l'influence que vous supposez à ce syphiliste non sans valeur.— Néanmoins, je ferai naître l'occasion de lui en parler et je vous enverrai, non sans y mettre des annotations, ce qu'il m'écrira.

Voici une chose qui fera avancer beaucoup plus nos affaires à Paris et à propos de laquelle vous pourrez dire avec un juste orgueil . *quorum pars magna fui.* Le prince Napoléon m'a fait savoir que le Roi de Suède vient de me nommer *Chevalier de l'Ordre de l'Étoile polaire*, et que le brevet et les insignes qui l'accompagnent seraient déjà arrivés, s'ils n'eussent été noyés dans un naufrage du *bateau-poste.* Il y a toujours des tempêtes et des orages quand il s'agit de syphilisation! Bref, je suis on ne peut plus flatté et reconnaissant d'une distinction à laquelle vous avez tant de part et qui donne pour devise à la syphilisation: *Nescit occasum.*

Il vient de paraître un long travail de M. Melchior Robert (de Marseille), sur et pour la syphilisation; mais je n'ai pu encore me procurer ce travail qui n'est pas dans la librairie.

Il est bien décidé que M. Bœrensprung fait des syphilisations à Berlin.

Relativement au Mémoire de M. Dace, je me bornerai à ne pas presser M. Brochin, rédacteur de la *Gazette des hôpitaux*, qui ne paraît pas disposé à se presser lui-même.

Je suis votre bien dévoué Confrère.

A M. LE DOCTEUR HIFFELSHEIM, A PARIS.

Paris, le 17 décembre 1859.

Ami,

Une migraine n° 1 et de deux jours, — j'avais un arriéré à payer, — a débuté jeudi matin, au moment où j'ai reçu votre lettre. Sans cela j'y aurais répondu de suite.

Merci de vos félicitations qui me touchent parce que je les connais sincères. Vous avez défendu la syphilisation à son *levant*, sans attendre qu'une déclaration lui vînt du *septentrion*.

Je n'ai pas le travail de M. Melchior Robert qui n'est point dans la librairie. Qu'importe que j'y sois cité le dernier ! La science avant moi !

Il n'en fallait pas moins beaucoup d'élévation dans l'esprit de M. Melchior Robert, pour qu'il en vînt là après son point de départ et après tout ce qui s'est passé.

Envoyez-moi l'adresse de M. Melchior Robert et je m'empresserai de lui faire parvenir tout ce que j'ai en fait d'écrits.

Je vous dirai des choses curieuses qui se passent ici, quand nous nous verrons.

Je suis un peu pressé de besogne après deux jours de migraine.

Tout à vous.

A M. LE PROFESSEUR BŒCK, A CHRISTIANIA (NORWÉGE).

Paris, le 4 avril 1860.

Très-cher Confrère et ami,

Mon silence doit vous étonner. Il vous étonnera bien plus encore quand vous en saurez la cause que voici : Je voulais vous envoyer de mûres réflexions sur ce que nous m'écriviez à la date du 23 janvier, à savoir, que les femmes syphilisées ont généralement des enfants syphilitiques. Mais à force d'avoir l'intention de vous écrire quelque chose qui fût digne de vous, je ne vous ai point écrit du tout. Je reviendrai plus tard là-dessus; aujourd'hui pour ne pas différer davantage, je vais vous donner ma causerie habituelle que je ferai suivre d'une prochaine lettre.

Quels accidents existaient avant leur syphilisation chez ces deux syphilisées qui ont eu des syphilides tuberculo-serpigineuses ? Depuis combien de temps étaient-elles syphilisées ? Avez-vous pu les resyphiliser ? Je ne vous demande pas si elles avaient pris antérieurement du mercure ou d'autres médicaments minéraux ; d'ailleurs vous pourriez l'ignorer.

Mêmes questions à peu près sur les mères syphilisées de vos enfants nés syphilitiques ? En outre, quel genre d'accidents les enfants ont-ils présenté et quelle a été l'intensité de ces accidents ?

J'ai fait part à M. Brochin, rédacteur de la *Gazette des hôpitaux* du vote du Storthing. Mais votre nom est si glorieusement attaché ici à la syphilisation qu'on a cru qu'il s'agissait d'un travail exclusif et complet sur la syphilisation.

Autre question plus importante, celle de la correction du texte complet de votre ouvrage. La langue française est difficile à manier, plus difficile encore sur un sujet que l'écrivain ne connaît pas. Il faut ajouter et retrancher des mots, tourner et retourner des phrases, puis revoir avec soin les corrections, etc. Ainsi en lisant la seconde partie de votre *Radesyge* que je n'ai pas pu parfaire comme la première parce que vous avez désiré que la copie de votre manuscrit ne fût pas transcrite, je me suis rappelé des pensées que j'aurais exprimées autrement que je ne l'avais fait dans la première partie, s'il eut été encore temps d'y revenir. En tout cas vous ne me gênerez pas et ne me ferez que plaisir en m'envoyant une certaine quantité de copie que je corrigerai, ferai transcrire, recorrigerai et vous renverrai. Cela dépendra du reste beaucoup de la nature, de l'étendue du travail, etc. En sachant des détails sur tout cela, je pourrai vous donner une réponse plus explicite. Mais ne craignez jamais de m'importuner surtout pour des questions qui tiennent à la syphilisation. Rappelez-vous que quoique vous me demandiez en toute chose, vous ne me demanderez jamais pour vous tout ce que vous avez fait pour moi.

Il n'est rien paru en fait de brochures que celle de M. Fournier, sur la contagion syphilitique. Je vous l'enverrai, ainsi qu'une analyse critique que j'en fais, dans la *Revue médicale*. Je puis vous assurer que rien d'important n'a été publié dans le *Moniteur des hôpitaux* ou au moins à quoi j'aie fait attention ; néanmoins j'en compulserai encore les tables. Je tiens ordinairement un registre exact, dans des *cahiers-annuaires*, de tout ce qui paraît d'important sur la spécialité ; mais il y a déjà longtemps que j'ai reconnu les inconvénients de noter les articles qui n'ont rien d'important ou de nouveau.

Je suppose que vous avez reçu par la poste le Mémoire de M. Melchior Robert. Je vous ai moi-même envoyé le *Bulletin de la Société de Marseille*, dont le numéro important pour nous m'a été donné par quelqu'un qui ne fait pas collection.

Au moment où je songe à vous et vous écris, je reçois votre lettre du 25 mars et l'autorisation d'accepter et de porter la décoration de l'Étoile polaire.

Je vois que vous tenez beaucoup à votre affaire de Lyon. J'en vais de suite écrire un mot à M. Berne, chirurgien des hôpitaux de Lyon, qui a publié, le premier, une de mes leçons faites à l'Ecole pratique sur la syphilisation; mais j'aimerais presque mieux que vous n'allassiez point à Lyon, parce qu'alors vous feriez un plus long séjour à Paris.

J'écrirai à Bonn, pour avoir le volume dont vous me parlez. J'ai là un correspondant très-fort en syphilistique.

Je suis, etc.

A M. DIDAY, EX-CHIRURGIEN EN CHEF DE L'HOPITAL DE L'ANTIQUAILLE, A LYON.

Paris, le 7 avril 1860.

Très-honorable Confrère,

Je viens remplir auprès de vous une mission toute spontanée et délicate. Le professeur W. Bœck m'apprend que, sur votre invitation, il est sur le point d'aller passer quelques mois à Lyon, pour y pratiquer la syphilisation sur des malades que vous lui procureriez. Mon désir que cela soit est aussi grand que sont mes doutes sur la possibilité de la chose. N'y a-t-il pas un obstacle dans ce qui s'est passé à Lyon et par suite de la confusion qui s'est à tort établie dans certains esprits entre les divers genres d'inoculations syphilitiques? Lyon est une ville trop richement pourvue (grâce surtout à une initiative dans laquelle vous avez la plus grande part) de syphilistes, pour que des syphilisations ne puissent y être faites et bien faites sans le secours d'aucun étranger. Il est vrai que le professeur W. Bœck arriverait chez vous avec le prestige d'une pratique d'hôpital exclusive de huit années en fait de syphilisation. Quoi qu'il en soit, M. Bœck, que rien n'arrête dans son ardeur pour le progrès, ne parle de rien moins que d'aller séjourner un certain temps à Lyon, avec sa femme et ses enfants. Je ne voudrais pas que, par suite d'un malentendu, ce grand déplacement et les frais qu'il entraînera pour M. Bœck devinssent inutiles. C'est pourquoi je vous prie de me dire ce qui est possible à cet égard.

Je me suis occupé d'un travail sur la *contagion secondaire*, auquel je mettrai la dernière main après un cours de *médecine opératoire* que je vais commencer. J'espère démontrer sans réplique, à l'aide de faits que j'ai des raisons pour ne pas produire à présent, que le résultat de cette contagion n'est pas un chancre.

J'attends de votre obligeance une courte réponse.

Veuillez recevoir, etc.

A M. DIDAY, EX-CHIRURGIEN EN CHEF DE L'HOPITAL DE L'ANTIQUAILLE, A LYON.

Paris, le 17 avril 1860.

Mon cher Confrère,

J'avais pressenti le fond de votre réponse; je comprenais que Lyon devait se trouver, pendant quelque temps, dans une position exceptionnelle au point de vue des inoculations syphilitiques; je voyais même un moyen de l'aider à en sortir dans l'intervention de M. Bœck. Il est des distinctions que le public étranger à la médecine ne sait pas comprendre et que quelques médecins ne veulent pas admettre. C'est à vous, cher Confrère, à contribuer à ce que la confusion ne se fasse pas parmi les médecins. Les gens du monde s'éclaireront par suite.

Qu'a-t-on fait à Lyon? (Je ne veux pas dire que rien de semblable n'ait été fait ailleurs; mais il ne m'appartient pas de le blâmer tout haut.) On a inoculé le virus à un sujet, avec complication de circonstances non atténuantes :

1° Ce sujet avait une maladie externe, parasitaire; rien n'indiquait qu'elle pût être modifiée avantageusement par le virus en question;

2° Ce sujet était un enfant incapable de donner son consentement.

Il n'y a rien là qui atteigne l'honorabilité de nos deux confrères, car ils ne croyaient pas à la contagion de la syphilis constitutionnelle, et ne comptaient par conséquent pas sur la réussite; aussi M. Gailleton n'est pas curieux de constater lui-même la source du pus et d'assister à l'inoculation. M. Guyennot, de son côté, ne suit pas son malade de près dans le début de l'affection locale. Je démontrerai en temps et lieu qu'il n'a pas bien vu comment les choses se sont passées dans le principe.

Je vous prierai même à l'occasion de demander en mon nom à M. Gailleton son avis là-dessus.

Les syphilisateurs, au contraire, n'inoculent le virus contre des maladies non syphilitiques qu'avec la plus grande circonspection, et quand seulement les trois circonstances suivantes se trouvent réunies :

1° La maladie est grave et rebelle;

2° Il existe des chances d'être utile;

3° Le consentement des malades, des parents ou des tuteurs, est obtenu.

Il y a la même différence entre ce qu'on a fait à Lyon et la syphilisation, qu'entre un coup de poignard qui tue et un coup de bistouri qui ouvre un abcès.

C'est donc avec un douloureux et confraternel silence que j'ai laissé s'établir sans réclamation une assimilation aussi fausse que funeste.

Je vous prie donc, vous qui êtes un des organes les mieux écoutés de la publicité, de faire savoir à l'occasion mon opinion, que je ne manquerai pas, en temps et lieu, de produire dans tout son jour.

Quant au virus syphilitique, on ne l'empêchera pas plus d'être un des grands modificateurs de l'organisme, salutaire ou nuisible, suivant les circonstances, qu'on n'empêchera l'électricité d'être ici la foudre et là un des instruments les plus utiles de l'homme. Ce que je dis du virus syphilitique s'entendra un jour de tous les virus sans exception.

La syphilisation parcourt d'ailleurs son évolution régulière, et ne peut pas plus avoir accompli son rôle en dix ans, qu'un accident secondaire isolé ne peut donner la vérole en huit jours.

Quant à M. Bœck, mon avis n'est pas qu'il faille rien demander au Parquet, ni même à l'administration des hôpitaux de Lyon, tant que les médecins de l'Antiquaille ne trouveront pas dans leur conviction et dans leur conscience des motifs d'expérimenter et de faire des traitements. Ce jour-là, ils feront comme moi et n'auront sans doute besoin ni de l'autorisation d'aucune administration, ni de l'intervention de M. Bœck.

Mais je tiens avant tout à ce qu'il soit bien établi que de donner la vérole à un enfant teigneux n'est pas la même chose que de la donner, par exemple, à une personne dévorée par un cancer irrémédiable. Il n'est pas de membre du Parquet lyonnais qui ne bénisse la *deuto-syphilisation* en pareille circonstance.

Quant à la syphilisation, il y a longtemps qu'elle est mise hors de cause aux yeux de ceux qui constatent des guérisons, comme aux yeux de ceux qui, comme vous, pensent que le chancre (*oïde*) ne pourrait dans aucun cas produire l'infection.

Agréez, etc.

A M. C. SPERINO, MÉDECIN EN CHEF DU SYPHILICOME, A TURIN (ITALIE).

Paris, le 20 mai 1860.

Mon cher et très-honoré Confrère,

Je n'ai pas encore eu l'occasion de vous féliciter de votre si bien méritée et triple nomination au Professorat, au Conseil supérieur de l'Instruction publique et à la Chambre des députés. Je le fais en ce moment-ci avec un grand plaisir.

La nouvelle que vous me donnez de l'installation prochaine de la syphilisation en Russie est très-importante, parce que la Russie est une grande nation, dans laquelle d'ailleurs la rigueur du climat rend pénible le traitement mercuriel.

Il est très-bon que quelqu'un soit allé apprendre chez vous l'application de la méthode, car des tentatives de syphilisation ont été interrompues à Saint-Pétersbourg, parce qu'on ne connaissait pas bien le *modus faciendi*, et que de malencontreuses et erronées publications, relatives à l'existence prétendue de deux sortes de chancres, n'ont pas laissé de jeter de l'embarras et de la confusion dans les esprits. J'ai vivement insisté auprès de quelques médecins russes qui m'en parlaient, pour qu'ils allassent vous voir à Turin; mais les affaires d'Italie ne sont guère favorables à l'étude.

Je ne sais pas qui est ce M. Krayser, dont vous me parlez. Je suppose que le médecin russe qui observe chez vous est M. Nicolas Mansouroff, pour lequel M. Bœck m'a envoyé une lettre que je garde sur mon bureau.

MM. Krayser et Mansouroff ont-ils une mission de leur Gouvernement, ou bien sont-ils venus spontanément? Ne serait-il pas opportun de glisser une note dans un journal de Paris, où l'on mentionnerait cela? Si oui, envoyez-moi cette note. Il ne faut pas oublier cette action honnête qu'on peut avoir sur le public, en lui annonçant ce qui est vrai.

Aucun journal de Paris n'a publié de détails sur les mesures sanitaires que vous avez prises en Piémont; il serait aussi bon que cela fût fait. Si, comme cela paraît probable, il se fait une nouvelle expédition française en Italie, vous n'aurez pas à vous plaindre de la négligence de nos chirurgiens militaires à votre égard, pourvu que vous me mandiez alors que vous avez des syphilisations en train. J'ai beaucoup de relations parmi les chirurgiens militaires, auxquels j'ai donné longtemps des leçons de médecine opératoire; j'en vois plusieurs qui reviennent de l'Italie. S'ils y retournent, je leur donnerai des lettres pour vous.

M. Bœck viendra vers la fin de juin à Paris. Tâchez de pouvoir vous y rendre.

M. Gibert ne parle pas mal de la syphilisation dans son nouveau Traité; il fait comme une rétractation, qui ne laisse pas d'être honorable pour lui et avantageuse pour nous. La vérité finit toujours par avoir son tour. L'opinion publique fait des progrès à Paris en faveur de la syphilisation. Je commence mardi la syphilisation d'un médecin de 50 ans, pour une syphilis récente.

L'opinion à Lyon est détestable; elle est bonne à Marseille.

Agréez, etc.

A M. E. KAUFFMANN, AU CHATEAU D'ESPARRON (VAR).

Paris, le 21 mai 1860.

Cher ami,

M. Diday avait offert des malades à M. Bœck. Celui-ci les avait acceptés. M. Diday s'était trop avancé selon moi et finalement aussi, selon lui, puisqu'il s'est rétracté. Cette affaire n'a jamais eu d'autre importance à mes yeux.

Pas n'était besoin de faire venir un Norwégien en France pour y appliquer une découverte française. J'admire les travaux et le courage de M. Bœck; j'aime et j'estime l'homme, mais ne dois-je pas sans trop d'amour-propre me sentir capable de développer moi-même ma découverte dans mon propre pays si l'on m'en donnait les moyens? L'inventeur sait-il moins bien son invention que ceux qui la tiennent de lui? Le prétendre, n'est-ce pas un affront de plus à lui faire subir?

Je hais la fausse modestie. Elle n'est qu'hypocrisie et orgueil!

Je me sens homme, et je le dis fièrement, à imprimer à la syphilisation un autre essor que celui qu'elle a eu jusqu'à présent. Quoi! je l'ai créée, je l'aime, je lui ai consacré ma vie, et je ne serais ni digne ni capable de la pousser dans le monde! Mais ne serait-elle pas encore dans les limbes, si, me méfiant de mes propres pensées et de mes forces, je ne l'avais pas proclamée avec cette fermeté et cette confiance en moi-même que je veux apporter à la développer? J'ai assez vécu et assez affronté de déceptions pour avoir éprouvé *quid valeant humeri, quid ferre recusent.*

Voici ce que c'est que l'affaire de Lyon qu'on nous objecte :

Un jeune enfant, âgé de dix ans, est atteint de teigne faveuse. La teigne est une maladie qui n'est pas constitutionnelle, et qui consiste uniquement dans la production d'un parasite végétal (c'est en quelque sorte une muscardine de l'espèce humaine).

Ceux qui ne veulent pas d'inoculations curatives, inoculent purement et simplement la vérole à cet enfant, qui ne peut, vu son âge, donner son consentement, et qu'ils ne peuvent avoir d'aucune manière la prétention de guérir d'une maladie tout externe. Certes, ce ne peut être là faire de la syphilisation; ce serait bien plutôt le contraire, puisque la syphilisation enlève la maladie qu'ils ont donnée.

Bien plus, on croyait que l'inoculation qu'on avait faite ne réussirait pas. Aussi a-t-on très-mal observé les phénomènes qui se sont montrés les premiers.

Ensuite, on a voulu utiliser le fait scientifiquement. Quand plus tard la justice est intervenue sur la dénonciation des antisyphilisateurs qui croyaient nous atteindre, il était trop tard pour dire qu'on avait été surtout étourdi. Mais ce n'est pas à nous qu'il appartient d'apprendre tout cela au public. Notre lot n'est-il pas de continuer à subir des calomnies?

Quand on vous dira que le cas de Lyon est un cas de syphilisation, vous pourrez répondre hardiment que *oui* et absolument de la même manière qu'il y a identité entre un coup de bistouri qui poignarde et un autre qui guérit un malade par l'ouverture d'un abcès.

Mais comment les choses se sont-elles passées devant le Tribunal de Lyon?

Le discours de l'avocat, publié par la *Gazette* que dirige M. Diday, a des lacunes indiquées par des points. Le considérant du jugement parle avec éloge de ceux qui ont bien mérité de la science et de l'humanité par leurs recherches sur l'inoculation. Est-ce que par hasard ces messieurs auraient eu besoin pour se défendre de faire l'éloge des syphilisateurs, et qu'ils auraient ensuite complètement supprimé dans leur publication les traces et les suites de cet éloge?

Si vous repassez par Lyon, tâchez d'en rapporter les numéros du journal politique *le Progrès*, qui parle de l'affaire plusieurs fois, et que personne n'a pu ou voulu me procurer, bien que j'en aie fait la demande de tous côtés, et notamment la demande formelle à M. Diday. Y aurait-il encore quelque chose là-dessous?

Bien à vous.

A M. LE DOCTEUR ESTÈVE, A CARPENTRAS (VAUCLUSE).

Paris, le 7 juillet 1860.

Monsieur et honoré Confrère,

Est-il bien sûr, d'après les détails que vous me donnez, que vous ayez affaire à un cas non mixte, c'est-à-dire à un cas isolé et franc de syphilis tertiaire?

1° N'est-ce pas le cancer, plutôt que la syphilis, qui détruit ainsi une partie de la joue, en frappant d'ankylose la mâchoire inférieure? Le cancer, mais non pas l'affection syphilitique tertiaire, procède de la périphérie vers le centre.

2° Les affections cancéreuses et aussi les affections scrofuleuses dont il ne peut être, il est vrai, ici question, retentissent dans les ganglions voisins, mais les affections syphilitiques tertiaires ne le font pas.

3° La syphilis tertiaire ne s'accompagne pas ordinairement de vives douleurs. Le cancer entraîne toujours cette triste complication.

4° Les affections syphilitiques tertiaires, et même les affections mercurielles, paraissent céder pour un temps aux traitements antisyphilitiques ordinaires.

5° La syphilis ne met pas si tôt la vie du malade en danger.

Est-ce en présence même du malade que M. Alquié a formulé son diagnostic? Il aurait bien pu, dans ce cas, ne pas vouloir effrayer son client.

M. Alquié s'est-il appuyé sur un examen microscopique?

Quand la syphilisation sera complètement maîtresse du terrain, on pourra, on devra même tenter dans les cas de ce genre la deuto-syphilisation et même la syphilisation ordinaire, mais à présent il ne convient pas de le faire, dans les petites villes, fût-ce à Carpentras.

Je me suis bien trouvé dans des cas que je suppose analogues au vôtre, d'un pansement fait avec un mélange de cérat, de laudanum et de suie de charbon de terre.

Cette suie produit en Angleterre le cancer des ramoneurs. *Similia similibus*, etc., ai-je dit.

J'ai aussi donné cette suie en pilules. Mais je ne parle jamais de suie au malade, qui ne voudrait pas croire qu'un remède pût lui venir des ramoneurs. Les mots grecs qu'il ne comprend pas, — comme lignycérat (λιγνυς, suie), — sont bien mieux de son goût.

Telle est en quelques mots, mon cher Confrère, mon opinion, à laquelle je vous prie de ne pas attacher une bien grande importance, vu la distance où je me trouve d'un fait que vous observez de très-près; au contraire je vous remercie beaucoup d'avoir songé à la syphilisation, mais peut-être jugerez-vous à propos de choisir un meilleur cas pour faire prendre à Carpentras la nouvelle méthode.

Agréez, etc.

A M. LE PROFESSEUR BŒCK, A CHRISTIANIA (NORWÉGE).

Paris, le 8 septembre 1860.

Très-cher Confrère et ami,

Votre travail est une statistique importante qu'aucun journal ne pourra insérer, mais dont tous ils voudront parler. Je vous engage à faire la publication en Norwége à cause des noms propres (impression en gros caractère, format de brochure, in-8°). Faites que cela ressemble à un petit livre pour que cela puisse être mis chez un libraire et se vendre. Je vais donc me mettre en mesure de vous renvoyer rapidement vos feuilles.

M. Mansouroff a fait avec succès sa lecture à la Société médicale allemande où j'ai prononcé aussi un petit discours.

Pendant la syphilisation, le virus accomplit une évolution dans l'organisme. Rien de semblable dans l'emploi du tartre stibié. D'où les récidives. M. Mansouroff m'apprend des récidives en Russie après le traitement par la vaccination.

Tous ces essais infructueux sont suscités par la syphilisation elle-même. On est ébloui de son importance et on cherche à côté d'elle quelque chose qui lui ressemble, et la remplace. Vains efforts! C'est en la suivant et non en la décriant qu'on trouvera mieux. Je ferai que votre travail soit présenté à toutes les Sociétés médicales et à l'Académie des sciences.

J'ai envoyé vos planches à M. Sperino par le commissionnaire Mellier. La voie m'a paru plus convenable que la poste.

Agréez, etc.

VACCINE

ORIGINE ET RÉGÉNÉRATION DU VACCIN

NOTICE SUR JENNER.

DISCUSSION A L'ACADÉMIE DE MÉDECINE.

RELATION ET APPRÉCIATION DES SÉANCES.

La question de l'origine du vaccin était en litige à l'Académie de médecine. C'est à ce propos que la notice suivante a vu le jour. L'auteur a resserré l'expression de sa pensée dans le lit de Procuste d'un journal (1), dans un moment où il n'avait pourtant pas le temps d'être court.

Il n'a été que plus touché de l'attention qu'on a bien voulu accorder à ces quelques pages, et de l'empressement avec lequel les organes de la presse médicale française et étrangère les ont analysées ou reproduites.

Mais il ne désire pas qu'elles tombent entre les mains de ceux qui, quel qu'en soit le prétexte ou le motif, ne paraissent pas favorables à ses opinions sur les virus. Il n'a d'autre but que celui de faire prévaloir la vérité, et il pense que la discussion ne porte de bons fruits qu'entre les gens qui sont à peu près du même avis et animés du désir de s'entendre.

Son ambition aura été plus que satisfaite, s'il est parvenu à mettre en lumière une seule nouveauté à propos de la vaccine. A son avis ce sont les éclaireurs qui manquent plutôt que les collectionneurs dans la milice des écrivains de la science. N'y a-t-il pas d'ailleurs assez longtemps qu'on accumule des faits pour que le moment soit enfin venu de produire des idées et d'avoir le courage de les soutenir?

JENNER ET LA VACCINE.

En l'année 1798, le 21 juin, Edward JENNER jette du fond du Gloucester, dans le camp des inoculateurs surpris, son premier écrit sur la *vérole de vache* (cow-pox).

C'est l'immortelle préface de tous les travaux qui se feront plus tard sur la vaccine. Jenner devance de si loin son époque, qu'il annonce comme possible le tarissement de la source chevaline du vaccin, et semble par conséquent prévoir les discussions dont cette source pourra un jour devenir l'objet. « Il paraît probable, dit-il, que cette maladie s'éteindra tout à fait ou qu'elle deviendra extrêmement rare. »

Jenner, toutefois, entre en matière par une déclaration étonnante. « En s'éloignant de l'état de nature, dit-il, l'homme s'est attiré une foule de maux. L'amour du luxe l'a familiarisé avec un grand nombre d'animaux sauvages ; c'est par des vues intéressées qu'il a soumis à son empire la vache, le cochon, le mouton, le cheval, etc. Ceux-ci n'ont pas tardé à contracter des maladies en rapport avec leur nouvel état ; le *grease* du cheval est une de ces maladies. »

Ainsi, cette source du vaccin est, suivant Jenner, le résultat de notre ambition et de la corruption de nos mœurs.

(1) Publiée sous le titre : JENNER ET LA VACCINE, dans le *Courrier médical* des 28 juin et 5 juillet 1862, et ensuite en brochure, avec dédicace A MM. DEPAUL et H. BOULEY, MEMBRES DE L'ACADÉMIE DE MÉDECINE, Paris, imp. Divry et Ce, 1862.

Toujours est-il qu'au début de son œuvre Jenner proclame fermement l'origine *greasienne* de la vaccine. Il y revient souvent avec la même conviction dans le cours de son travail et dans ses autres ouvrages. Le 3 juin 1800, il écrit au professeur Odier (de Genève) : « A présent, il ne me reste *aucun doute* sur la vérité de ma première conjecture, que la vaccine vient originairement du cheval. C'est ce que je viens de *démontrer complètement.* »

Ayons confiance dans la parole de Jenner sans trop insister pour obtenir des preuves qu'il cache peut-être à d'implacables détracteurs avides d'en tirer parti. Cet homme à la physionomie douce et noble, à l'intelligence élevée, n'a rien de l'enthousiaste ni du rêveur présomptueux ; s'il ne se découvre pas tout entier dans ses œuvres, ce qui reste dans l'ombre se reflète en partie dans son entourage. Pour bien comprendre Jenner, il faudrait être à sa place, ou tout au moins parler sa langue.

D'après Jenner, le *grease* fournit le vaccin, et ne le fournit qu'à une époque de son évolution. C'est ce que Loy *prouve mathématiquement,* comme le dit Husson, à propos du *grease* constitutionnel.

Or, si vous traduisez improprement le terme *grease* par ceux-ci : *eaux-aux-jambes*, *javart*, etc., s'il s'agit d'une maladie que vous ne connaissiez pas, ou si, la connaissant imparfaitement, vous n'en inoculez pas le produit au moment opportun, votre insuccès peut-il infirmer en rien l'assertion de Jenner?

Que dure la vaccine à l'état aigu? quelques semaines. Pendant combien de temps le vaccin est-il franchement inoculable? pendant quelques jours. Pourquoi voudriez-vous donc que le *grease* du cheval, qui n'est pas, suivant Jenner, autre chose que la vaccine, fournît pendant longtemps le principe vaccinal?

Jenner semble croire que la matière du *grease* aurait besoin de passer par le *medium* de la vache pour se transformer en vaccin, c'est-à-dire pour devenir inoculable à l'homme et être capable de le préserver de la petite vérole. Mais là-dessus les idées de Jenner sont incertaines et vacillantes ; quel est d'ailleurs le fait important? La préservation de l'homme contre la variole par la vaccine.

Jenner ne se présente pas comme un grand inventeur. Que de modestie, au contraire, que de simplicité dans son langage! Il vient, sans prétention, confirmer une croyance qui règne dans sa contrée, à savoir que la vérole de vache préserve ceux qui ont eu cette maladie de la petite vérole.

La belle duchesse de Cleveland, favorite de Charles II, répondit à plusieurs personnes qui lui donnaient des craintes pour sa beauté, au milieu d'une affreuse épidémie de petite vérole, qu'elle n'avait rien à redouter de ce fléau, ayant eu dans son pays une maladie qui en préservait.

C'est Jenner lui-même qui prend plaisir à raconter cette anecdote.

Jenner, infatigable propagateur de l'inoculation variolique, avait d'ailleurs remarqué qu'il échouait souvent dans ses efforts pour communiquer la variole à des maréchaux-ferrants et à des fermiers. C'est qu'ils avaient antérieurement contracté le *grease*, ou le cow-pox.

On croyait que la vaccine était une petite vérole modifiée. Jenner se complaît dans son premier ouvrage à développer cette hypothèse, qu'il abandonne plus tard pour une proposition inverse, à savoir que la petite vérole dérive elle-même de la vaccine ou du *grease*, ce qui est pour lui la même chose.

Il eut beaucoup de peine à convaincre les médecins de l'excellence de la vaccine, quoique les succès de l'inoculation eussent aplani les voies à sa découverte. Que de répugnances n'eut-il pas à vaincre, que d'objections à détruire, et même que d'opprobres à supporter? Mais son pays lui décerna bientôt les plus magnifiques récompenses ; la gloire de Jenner est aujourd'hui une des plus pures et des plus grandes qui furent jamais.

Ce n'est pas que la vaccine se trouvât à l'abri de toute objection grave. On aurait pu reprocher à ses partisans d'inoculer la syphilis en insérant le vaccin d'un enfant syphilitique. Mais cette objection, dont se trouvait également passible l'inoculation variolique, n'était pas même soulevée ; c'étaient au contraire les vaccinateurs qui rejetaient sur le compte de la syphilis des accidents dont on tirait argument contre la vaccine. Un dessin de W. Rowley, détracteur ardent de Jenner, représente un enfant victime de la vaccination et qui pouvait bien être réellement atteint d'une syphilide, sinon d'une éruption vaccinale sérieuse.

Il peut arriver, en effet, à la suite de la vaccination, des éruptions cutanées érythémateuses, papuleuses, vésiculeuses, etc., des *vaccinides*, en un mot, et même des ulcères et des abcès. Mais ces éruptions et ces accidents sont en général passagers, surtout si l'on s'est arrangé de façon à épuiser entièrement l'action du virus vaccin sur l'organisme, c'est-à-dire si l'on a inoculé convenablement et au besoin itérativement aux cuisses, où l'insertion réussit mieux, une matière active et bien conservée. La préservation contre la petite vérole n'en devient alors que plus parfaite. Je voudrais qu'on me permît l'emploi du mot *vaccinisation* pour caractériser ce perfectionnement dans l'art de vacciner.

Ce qu'on reprochait vivement à Jenner, c'était surtout de communiquer à l'homme le *grease* puant, le cow-pox, c'est-à-dire une maladie des bêtes. « La petite vérole est un fléau, s'écrie W. Rowley, — elle est innée dans l'homme, mais la vaccine a été produite par l'homme présomptueux et audacieux. » On prétendait avoir vu des enfants dont la physionomie avait pris, à la suite de la vaccine, la forme d'une tête de vache et dont les goûts s'étaient abêtis ; on annonçait même avec une sorte d'effroi qu'il pourrait bien leur pousser des cornes et une grande queue. Enfin le Dr Erhman (de Francfort) prétendit démontrer, en citant les saintes Écritures et les Pères de l'Église, que la vaccine n'était pas autre chose que l'antechrist.

Quand la vaccine eut fourni ses preuves, on contesta à Jenner l'honneur de l'avoir trouvée. Un de ses véritables inventeurs, car il y en avait plusieurs, c'était Rabaud-Pommier, ministre protestant, de Montpellier ; Rabaud-Pommier avait fait part, disait-on, d'une conjecture sur l'inoculation de la picote des vaches au Dr Pew, ami de Jenner. D'ailleurs, Rabaud-Pommier était bien loin d'être lui-même le premier en date, car la pratique de la vaccination était connue dans l'Inde depuis un temps immémorial. Bien entendu que, sans la glorieuse initiative de Jenner, nous ne connaîtrions absolument rien de toutes ces choses-là.

Revenons à l'origine *greasienne* si controversée de la vaccine, puisque les Observations de Jenner ni les Expériences décisives de Loy, de Sacco et d'autres n'ont pu entraîner toutes les convictions à cet égard.

Le reproche a été fait à Jenner, sous bien des formes diverses, d'avoir transmis à l'homme une maladie ulcéreuse et puante des chevaux, *maladie impure et dégoûtante de sa nature*, prétendait-on, *malgré la douce haleine de la vache en santé*, et d'avoir ainsi mêlé un sang corrompu pris des animaux à celui du corps des faibles enfants. D'un autre côté, Jenner prévoyait que l'origine *greasienne* pourrait bien finir par se perdre. Ces deux considérations, à défaut d'autres, ne l'auraient-elles pas empêché de tenir à son opinion primitive, s'il ne l'avait crue l'expression de la vérité? Aurait-il consenti surtout à ternir l'éclat de sa gloire en soutenant une erreur par amour-propre? Une passion si basse aurait-elle pu pénétrer dans la grande âme de Jenner?

Voici un virus qu'on recueille sur le pis des vaches laitières, à la condition exclusive qu'elles sont traites par des fermiers mis eux-mêmes en rapport avec des chevaux atteints de *grease*. Le virus a quelquefois passé directement des chevaux à l'homme. Mais l'inoculation directe du cheval à la vache, et de la vache à la vache, en est difficile ; en d'autres termes, on ne peut que difficilement inoculer le *grease* à la vache. Cette circonstance, qui paraît embarrassante, va au contraire me servir tout à l'heure pour expliquer comme quoi la vaccine ne peut pas venir originairement de la vache. La vaccine serait donc une *équine*, si l'on voulait se servir d'un mot dont le professeur Odier (de Genève), ne croyait pas la création suffisamment justifiée, quoique ce mot semble, comme celui de vaccine, avoir pris naissance sous sa plume.

J'écarte l'opinion dénuée de preuves qui fait provenir la vaccine de la piqûre d'un insecte aujourd'hui détruit. Il n'est pourtant pas impossible qu'un insecte ait transporté accidentellement le *grease* du cheval à la vache. Peut-être trouverait-on là un moyen de rendre raison de la prétendue origine spontanée de la vaccine sur la vache ?

Il faut pourtant que la vaccine ait une origine dans le Gloucester où exerçait Jenner? Mais il répugne d'admettre qu'une entité morbide si bien accentuée que la vaccine puisse provenir primitivement de différentes sources : ici, surgir spontanément, là, naître par suite de l'inoculation de matières chevalines diverses.

Pourquoi croirait-on même que la vaccine puisse être une petite vérole modifiée? Quoi? un virus, celui de la petite vérole qui se transmet par l'atmosphère, qui est *volatil*, se transformerait en un virus *fixe* comme le vaccin? On verrait en un mot la conversion du *variolin* en vaccin, sans qu'on pût la produire artificiellement et sans que la *reversion* du vaccin en variolin s'observât jamais!

En fait de syphilis, on peut être témoin ou artisan de la transformation réciproque, énergiquement contestée pourtant, de la forme virulente chancreuse et de la forme pseudo-chancreuse ; qui sait même si, l'éveil étant donné, un habile artiste vétérinaire ne nous montrera pas un jour, plus étroitement lié qu'il ne le paraît, le principe d'une certaine espèce de gourme avec le virus farcino-morveux ?

Que se passe-t-il quand on peut inoculer positivement un même virus à une même personne et à quelques jours d'intervalle? Le temps d'incubation est abrégé ou supprimé, suivant les cas, pour l'inoculation qui est pratiquée la dernière. En est-il de même quand on inocule la vaccine à une personne qui est déjà en état d'incubation de la variole? Le temps d'incubation est-il raccourci pour la vaccine? Nullement, il n'y a de diminué que l'intensité et l'activité de l'éruption vaccinale. Un phénomène analogue, en sens inverse bien entendu, a lieu si la vaccine est inoculée d'abord et la variole ensuite. Quand on inocule en même temps les deux virus *variolin* et vaccin, les deux éruptions apparaissent distinctes et s'avancent d'abord côte à côte et indépendantes l'une de l'autre; elles se gênent ensuite mutuellement dans leur marche sans jamais se confondre, s'identifier, sans que jamais l'une s'efface complètement devant l'autre ; en un mot, elles ne cessent pas d'être deux.

Si je voulais résumer ma pensée, qui risque de rester obscure à cause de la concision à laquelle je m'astreins ici, je dirais que l'action immédiate (pendant la première quinzaine environ) de l'un de ces deux virus sur l'organisme est différente de celle de l'autre, mais que les effets ultérieurs des deux virus (*variolin* et vaccin) sur la constitution paraissent se rapprocher et même se confondre. Ce sont comme deux lignes qui, formant les deux côtés d'un angle, ont une origine différente et ne se rencontrent qu'au sommet.

La vaccine secondaire, les *vaccinides* ne ressemblent qu'exceptionnellement aux éruptions varioliques générales. Les *vaccinides* consistent en érythèmes, en vésicules, et surtout en papules miliaires, lichénoïdes, quelquefois larges ; très-rarement en bulles ; la variole est plus généralement pustuleuse. L'existence des *vaccinides* est l'exception, tandis que l'éruption varioleuse générale est la règle, même à la suite de l'inoculation du *variolin*. Il faut pourtant admettre qu'on observerait plus fréquemment des *vaccinides* si l'on suivait plus attentivement et plus longtemps qu'on ne le fait les vaccinés. Mais en tous cas on ne doit pas plus confondre les deux éruptions, que confondre, par exemple, les scrofulides avec les herpétides.

Laissons de côté dans cette discussion la clavelée qui ne doit rien avoir à y faire directement, c'est-à-dire qui ne pourrait intervenir que par voie d'analogie plus éloignée.

Qu'ai-je donc voulu établir ? J'ai voulu établir : 1° que la vaccine n'est pas la variole ; 2° que la vaccine n'est pas aborigène dans la vache.

La vaccine n'est pas identique à la petite vérole ; elle s'en distingue par des attributs que je viens d'indiquer. Il y a entre elles d'autres caractères différentiels dont l'exposition me forcerait à entrer dans de longues considérations, que je réserve sur les virus en général. Si la vaccine n'était qu'une petite vérole déguisée qui se fût, pour ainsi dire, détrônée elle-même, pourquoi craindrait-on de la perdre ? Ne pourrait-on pas, au contraire, s'en passer avec satisfaction ?

La vaccine n'est pas aborigène dans la vache, parce que, si elle en venait primitivement, elle passerait aisément d'une vache à une autre vache non vaccinée, et que son principe se fortifierait dans de semblables transmissions. Il n'en est rien ; ce principe prend sur cette bête quand il est très-fort, mais la vache n'est nullement de nature à le fortifier, à le régénérer ; elle en est surtout la pierre de touche. Si donc nous recueillons le vaccin sur la vache, c'est parce qu'il y est de bonne qualité et que nous profitons d'ailleurs de l'occasion ; mais nous aurions sans doute plus d'avantages à le recueillir sur le cheval si nous en trouvions l'occasion et que nous sachions saisir le moment opportun.

La matière d'un chancre vénérien, pour prendre un exemple, est-elle inoculable à un animal, nous en concluons que cette matière a beaucoup d'énergie, mais nous sommes loin d'en inférer qu'elle est aborigène dans cet animal. La vache est au vaccin ce qu'est le singe au *syphilin ;* chose remarquable, de même qu'on a cru la vaccine aborigène dans la vache, on a prétendu que la syphilis était née du commerce impur de l'homme avec de gros singes : qui plus est, un syphiliste considéré de tous a pu s'égarer jusqu'au point d'affirmer qu'il serait imprudent de vouloir faire passer le virus syphilitique des animaux à l'homme, parce qu'on courait le risque de communiquer la morve à ce dernier !

La syphilis répand plus de jour sur les autres maladies virulentes qu'elle n'en reçoit d'elles. C'est parce que la lenteur de sa marche permet d'approfondir des phénomènes pathologiques qui, ailleurs, se passent avec trop de précipitation pour qu'on puisse les observer commodément. La syphilis est aux autres maladies virulentes à peu près ce qu'est une analyse à une synthèse.

La syphilisation elle-même, bien comprise un jour, payera à la vaccination un droit d'aînesse et reconnaîtra avec usure les services qu'elle en aura reçus.

Mais l'honorable M. Bousquet a commis une double erreur en disant dans un de ses Rapports les plus attiquement écrits, que c'est la vaccination qui, par suite d'une fausse analogie, a suggéré l'idée de la syphilisation. Il y a erreur d'abord, parce que la syphilisation a été découverte directement par des expériences et l'observation ; ensuite parce que cette analogie que dénie M. Bousquet n'est pas aussi vaine qu'il le prétend ; on doit, pour l'apprécier justement, tenir compte des écrits des syphilisateurs. C'est à quoi je convie ardemment le consciencieux rapporteur de l'Académie de médecine. Il est vrai que l'inoculation variolique se rapproche plus, à ce point de vue, de l'inoculation syphilitique que l'inoculation vaccinale : mais je dois ici m'abstenir de tout détail. En pathologie générale, on a détourné la syphilis de son rôle ; c'est à tort qu'on l'a rapprochée, à cause de la lenteur de sa marche, des maladies constitutionnelles chroniques. Celles-ci n'ont rien de la marche régulière, de l'évolution continue de la syphilis abandonnée à elle-même. La plupart, au contraire, des maladies virulentes sont régulières et franches dans leur allure rapide, à moins que cette allure n'ait été déconcertée par l'action de médicaments énergiques ou par l'intervention d'une puissante cause hygiénique.

Il reste donc beaucoup à faire pour constituer en corps de doctrine l'histoire naturelle des virus et des maladies virulentes. Au point de vue de nos connaissances sur la vaccine, nous n'avons pas encore atteint Jenner : pourtant il faut l'atteindre et puis le dépasser. Nous y arriverons en suivant les voies qu'a lui-même tracées ce grand observateur, et au besoin en nous en frayant de nouvelles. Si, comme j'ai peine à en douter, le *grease*, le cow-pox et la vaccine sont une même maladie, pourquoi perpétuer la confusion en les séparant par des appellations différentes ?

Ce que j'admire dans Jenner, c'est d'avoir, grâce à sa persévérance et à la pénétration de son génie, extrait la vérité de la gangue traditionnelle où elle était ensevelie et de s'être ainsi dressé un magnifique piédestal avec d'informes matériaux. C'est là un mérite bien différent de celui qui consiste à contrôler une vérité par la supputation, quelquefois décevante, d'Observations méthodiquement alignées. Qu'ont de commun les calculs d'un teneur de livres avec les sublimes combinaisons du génie ? Je suis loin toutefois de méconnaître le résultat des précieux labeurs de la statistique. Je sais même qu'avant peu l'Académie recevra l'hommage d'un monument élevé à la science médicale par ce solide instrument d'investigation (1).

Je n'abandonnerai pas cette question de l'origine du vaccin sans reproduire une indication utile que je trouve dans le livre attachant de Madame Léonie d'Aunet, intitulé : VOYAGE D'UNE FEMME AU SPITZBERG.

« Comme je m'étonnais, dit l'auteur, de n'avoir vu aucun Lapon marqué par la petite vérole, l'interprète m'assura que les rennes portent comme les vaches, autour des mamelles, le bienfaisant *cow-pox* (vaccin), et comme les hommes et les femmes se livrent au soin de les traire, sans doute ils sont préservés de la petite vérole par cette vaccination accidentelle. Ils ne sont pas à l'abri d'une autre contagion plus horrible, celle de la lèpre. »

Deux choses principales sont à vérifier dans ces quelques lignes :

(1) RECHERCHES SUR LA SYPHILIS appuyées de tableaux de statistique tirés des archives des hôpitaux de Christiania, par W. BŒCK, professeur à la Faculté de médecine de Christiania, ouvrage publié aux frais du Gouvernement, 1862.

1° L'existence de la vaccine ou d'une maladie analogue au pis des rennes ;

2° La non-existence de la petite vérole en Laponie, ce qui indiquerait qu'on ne doit pas rattacher le vaccin des rennes à une source variolique. Il est vrai que Parfait dit, au contraire, que les Suédois ont porté la variole aux Lapons, *dont la malheureuse population fut réduite des trois quarts et les habitations abandonnées aux ours.* S'agit-il d'une invasion de petite vérole qui n'aurait été suivie d'aucune autre, ou qui ne serait pas généralisée dans une grande étendue du pays lapon ?

Quant au motif de l'absence de la petite vérole en Laponie, mis en avant par Madame Léonie d'Aunet, il est fort invraisemblable. Comment croire, en effet, que tous les Lapons soient, sans exception, ni même sans distinction d'âge, *trayeurs* de rennes ?

N'est-il pas permis de conjecturer que si la petite vérole n'existait pas en Laponie, c'est que personne ne l'y aurait portée ? Le climat y est rigoureux ; les relations et les ressources commerciales y sont infiniment peu développées. Le virus variolique exige sans doute, pour son importation, soit des conditions de température, d'hygrométrie, etc., soit d'autres circonstances inconnues qui ne se rencontrent pas aisément dans les pays froids où la civilisation n'a point encore pénétré, mais qui pourront se trouver un jour en Laponie, si elles n'y ont déjà régné.

Une autre circonstance, qui ne se rattache qu'indirectement à mon sujet, me frappe dans le récit de Madame Léonie d'Aunet, d'autant plus que je l'ai trouvée mentionnée dans plusieurs de mes lectures. Je veux parler d'une sorte d'antagonisme qui semble exister entre la lèpre et la petite vérole.

Moseley, qui a partagé sa vie entre l'étude des maladies des tropiques et l'inoculation de la petite vérole, s'exprime à ce sujet dans les termes suivants :

« Pendant tout le temps que j'ai demeuré dans les Indes occidentales, je n'ai jamais vu d'individu affecté du *pian* ou de l'*éléphantiasis*, qui eût eu la petite vérole spontanément, quoiqu'il vécût au milieu de personnes atteintes de cette maladie. »

Il y a là sans doute un filon précieux dont l'exploitation mériterait peut-être d'exciter le zèle et l'ambition d'un nouveau Jenner.

En traçant ces lignes, je n'ignore pas que le savant W. Bœck a observé la variole sur un grand nombre de spedalsques pendant une épidémie ; mais s'il y avait dans ces faits une inconnue, ne faudrait-il pas chercher à la dégager ? Les antagonismes morbides, qui sont plus fréquents qu'on ne croît et une des plus puissantes ressources de la nature pour la conservation des espèces, peuvent se cacher sous des éléments complexes, et qu'il s'agit de parvenir à débrouiller. La mise en œuvre de ces ressources par l'art contribuerait beaucoup au progrès de la prophylaxie et de la thérapeutique.

Pour revenir à notre voyageuse, ne dédaignons pas les indications d'une femme. Quand il s'agit d'humanité et de conservation de leurs charmes, les femmes s'y connaissent doublement. Ne sont-ce pas des femmes qui ont pratiqué l'inoculation dans le principe ? N'est-ce pas une Thessalienne qui l'a portée à Constantinople ? N'est-ce pas une femme, compatriote de Jenner, qui l'a transportée de ce pays en Angleterre ?

Je ne saurais donc mieux clore ces considérations qu'en transcrivant le passage suivant d'une lettre où milady Wortlay Montagute révèle à une amie, à l'Angleterre et à l'Europe, la merveilleuse pratique de l'inoculation :

« A propos de maladie, écrit-elle d'Andrinople, à la date du 1er avril 1717, je vais vous apprendre une chose qui vous fera désirer d'être ici. La petite vérole, si générale et si cruelle parmi nous, n'est qu'une bagatelle dans ce pays, par le moyen de l'inoculation qu'on a découverte (c'est le terme dont on se sert). Il y a une troupe de vieilles femmes dont l'unique métier est de faire cette opération. Le temps qui lui est le plus propre est au commencement de l'automne, lorsque le grand chaud est passé. Les chefs de maison s'envoyent demander les uns aux autres s'il y a quelqu'un dans leur famille qui veut avoir la petite vérole : on s'assemble plusieurs, et, lorsque le nombre se monte à quinze ou seize, on fait venir une de ces vieilles femmes, qui apporte de la matière de petite vérole de la *meilleure espèce*, plein une coquille de noix. Elle demande quelle veine on veut se faire ouvrir, et, d'après la réponse, elle en ouvre une avec une grande aiguille qui ne fait pas plus de mal qu'une égratignure, et y introduit autant de matière qu'elle en peut prendre avec la tête de son aiguille : elle lie ensuite la plaie en y appliquant un petit morceau de coquille ; elle fait la même opération à quatre ou cinq autres veines. Les Grecs ont ordinairement la superstition d'en ouvrir une au milieu du front, une à chaque bras et une sur la poitrine, pour imiter le signe de la croix, mais cette pratique a un très-mauvais effet, parce qu'il reste des cicatrices à toutes ces petites plaies. On ne fait ordinairement ouvrir les veines pour cette opération qu'à des parties du corps qui sont cachées, comme aux jambes ou aux bras. Les enfants auxquels on fait l'inoculation jouent et se portent bien pendant huit jours, au bout desquels la fièvre les prend ; ils gardent alors le lit deux jours, rarement trois; ils n'ont ordinairement que vingt ou trente grains au visage qui ne marquent jamais. Enfin, au bout de huit jours, ils se portent aussi bien que s'ils n'avaient pas été malades. Les plaies qu'on leur a faites jettent beaucoup pendant leur maladie, ce qui attire sans doute le venin de la petite vérole et l'empêche de se répandre ailleurs avec violence. On fait tous les ans cette opération à des milliers d'enfants, et l'Ambassadeur de France dit qu'on prend ici la petite vérole par amusement, comme ailleurs les eaux. On n'a vu mourir ici personne de l'inoculation, et je suis si convaincue de la bonté de cette opération que j'ai résolu de la faire faire à mon cher petit enfant. J'aime assez ma patrie pour tâcher d'y introduire cet usage, et je ne manquerais d'écrire exprès à nos médecins, si je les croyais assez zélés pour sacrifier leur intérêt particulier au bien du genre humain, et pour perdre une partie si considérable de leur revenu, mais je craindrais, au contraire, de m'exposer à tout leur ressentiment, qui est dangereux, si j'entreprenais de leur faire un tort si considérable. Peut-être qu'à mon retour en Angleterre j'aurai assez de courage pour leur déclarer la guerre. Admirez le zèle héroïque de votre amie, etc.»

Les médecins anglais, auxquels lady Montagute se proposait de déclarer la guerre, lui ont pardonné, en faveur d'une grande idée, cette boutade de son sexe. Rivalisant avec elle de bon sens et d'esprit, on les vit passer dans son camp pour devenir ses auxiliaires. Ils furent ainsi les précurseurs de Jenner.

DISCUSSION A L'ACADÉMIE DE MÉDECINE.

RELATION ET APPRÉCIATION DES SÉANCES.

Séance du 23 juin 1863.

L'Académie de médecine paraît entrer dans une phase de renaissance. Les questions les plus vitales, les plus *virulentes* s'y donnent rendez-vous. C'est elle qui recueille les germes çà et là, comme dispersés, de médecine comparée. La séance du 23 juin 1863 a été particulièrement instructive. On peut en juger par les détails suivants :

M. Bouley reçoit dans sa clinique d'Alfort un cheval atteint d'aphthes dans la bouche. — (On prie M. Bouley de faire la description de ces aphthes, et d'indiquer surtout s'ils sont symptomatiques d'une maladie assez commune pour qu'il soit possible, sinon facile, de répéter l'expérimentation dont il s'agit.)

Il inocule la matière de ces aphthes au pis d'une vache, qui contracte ainsi le *cow-pox*. — (On prie également M. Bouley de fournir des renseignements détaillés et précis sur ce cow-pox.)

Le mercredi, 17 juin, la matière de ce cow-pox est inoculée à un enfant à la mamelle, non vacciné, par 6 piqûres, 3 à chaque bras, et à plusieurs élèves vaccinés de l'école d'Alfort. — (J'ignore par combien de piqûres ces dernières inoculations ont été faites.)

Le mardi, 23 juin, 6 jours par conséquent après toutes ces inoculations, l'enfant présentait 4 pustules vaccinales, dont 3 au bras droit. Ces dernières se trouvaient assez rapprochées les unes des autres et faisaient comme les angles d'un triangle équilatéral. Elles étaient toutes les quatre circulaires, plates, nacrées, un peu chagrinées, à peine ombiliquées au centre, et entièrement dépourvues d'auréole. Elles avaient environ chacune 5 millimètres de diamètre. Les trois élèves n'offraient que des vésicules de *fausse vaccine*, irrégulières, entourées de larges auréoles érythémateuses et à circonférence diffuse.

Voilà l'esquisse du fait. J'ai vu les bras de l'enfant et ceux des élèves d'Alfort. Mais je n'ai pu me livrer à une observation bien rigoureuse au milieu de la confusion qui résultait de la curiosité et de l'empressement de chacun.

La maladie inoculée est évidemment un cow-pox dont l'action ne paraît pas toutefois avoir été très-énergique.

En m'exprimant ainsi, j'éprouve pourtant un doute, un seul doute, parce que je n'ai jamais été témoin de l'inoculation variolique. Jamais je n'en ai constaté les phénomènes. Mais ceux-ci paraissent, d'après les récits laissés par les inoculateurs, différer en certains points de ce qui se passe à la suite de l'inoculation vaccinale (vésico-pustule non arrondie, *vésico-pustulettes* de voisinage, etc.).

Quelle était la maladie du cheval d'Alfort? Etait-ce une des formes du *grease* anglais, ou pour mieux dire du *grease* de Jenner et de Loy? Y avait-il des vésicules ailleurs que dans la bouche? La pensée flotte d'une conjecture à une autre conjecture.

Où les chevaux de Jenner et de Loy contractaient-ils le *grease?* Dans d'humides pâturages. Le virus *greasien* y existait-il donc sous une forme quelconque?

Le cheval d'Alfort a-t-il touché de sa bouche, a-t-il brouté le même herbage que les chevaux de Jenner et de Loy foulaient de leurs pieds, de leurs *talons?*

Pourquoi d'ailleurs les virus, avant de s'attaquer aux mammifères ou à l'homme, n'auraient-ils pas eu une existence indépendante des uns ou de l'autre? Qu'on me pardonne d'essayer de sortir, par des hypothèses, par des tâtonnements, de l'obscurité qui nous ensevelit!

Aidez-nous donc, M. Bouley! Apprenez-nous, de grâce! si la maladie de votre cheval est une maladie commune, une maladie que vous connaissez bien, vous qui connaissez tant de choses? En cas d'affirmative, rassemblez-en plusieurs exemples, et au lieu d'affaiblir le principe contagieux en le transmettant à la vache, faites-en d'abord l'insertion à notre espèce, si vous êtes sûr, bien entendu, de ne pas nous communiquer un principe funeste. Jenner n'enseignait-il pas que le *grease* s'adoucit, c'est-à-dire s'affaiblit en traversant l'organisme de la vache?

Séance du 10 novembre 1863.

L'Académie vient d'en finir avec de petites affaires de détail. Elle va désormais s'occuper de la grande question de l'*origine du vaccin*. A ce propos on a parlé, à tort peut-être, de faits *révolutionnaires*. Nous semblons nous trouver, au contraire, en face d'une *restauration;* Jenner, accompagné de son lieutenant Loy, reprend possession de son royaume. L'Anglais, en France, va donc régner..... au sein de l'Académie.

La question doit être circonscrite. Il faut la résoudre seule tout à fait, et non pas en traiter vingt autres imparfaitement. Il est bien à craindre pourtant qu'on n'en excède les limites, et que chacun ne vienne nous débiter tout ce qu'il sait sur la vaccine. Mais la tribune académique ne devrait-elle pas être un tribunal suprême, plutôt qu'un bazar de science ou même qu'une chaire d'enseignement? Espérons donc que M. le Président rappellera militairement à la question quiconque essayera de s'en écarter.

Puisse-t-on ne pas renier la tradition historique et rendre à Jenner ce qui appartient à Jenner, et à Loy ce qui appartient à Loy! Puisse aussi chaque orateur être bien pénétré des paroles suivantes, que le respectable M. Huzard faisait voltiger mardi dernier dans la salle des Pas-Perdus:

« Dans une science, quand les progrès font découvrir des faits nouveaux et ouvrent une nouvelle voie de recherches, je comprends qu'on invente des mots pour exprimer ces choses nouvelles ; mais, quand cette circonstance ne se présente pas, il me semble que c'est un mal, un très-grand mal, en ce qu'on paraît attribuer à ces mots une acception propre, et vouloir faire croire qu'ils indiquent des découvertes et des progrès: d'où une confusion bien regrettable dans le langage et dans les idées. » (*Journal des vétérinaires du Midi.* — Juillet 1863.)

M. Depaul ouvrira la marche, justement fier d'avoir pressenti ce qui s'est fait. Après lui, s'avancera M. Bouley, plus justement fier encore de l'avoir fait. Tous les vétérinaires viendront ensuite à la file. C'est à qui nous fera profiter de son avis. En outre, nous assisterons sans doute aux débuts de M. Blot, et peut-être aussi aurons-nous le plaisir d'entendre le savant professeur de médecine comparée, qui n'ouvre pas assez souvent la bouche.... je veux dire à l'Académie.

J'ai cité plusieurs fois le nom de Loy, trop laissé dans l'oubli, à mon gré. Je fais grand cas de sa *brochurette* compacte sur l'origine *greasienne* du vaccin (1): je voudrais être une autorité dans la science pour rendre à ce modeste compatriote et contemporain de Jenner toute la justice et lui conférer toute la gloire qu'il mérite. J'adresse en sa faveur un appel à l'esprit d'équité de chaque membre de l'Académie.

J'ai suivi avec le plus vif intérêt les expériences de M. Bouley à Alfort. J'assisterai avec non moins d'empressement aux discussions de l'Académie, dont je rendrai compte aux lecteurs du *Courrier médical.* Je prie ceux-ci de me venir en aide de leur côté, en me faisant parvenir tous les renseignements qu'ils pourraient avoir.

Je commencerai par un hors-d'œuvre en guise de programme de la discussion.

La première condition de succès en vaccinant, c'est d'avoir de bon vaccin.

Un bon vaccin doit être recueilli à point et, autant que possible, inoculé sans retard.

En outre, ses deux principaux attributs sont d'être pur et d'être fort.

Il sera pur si le vaccinifère est sain et surtout s'il ne recèle aucun germe syphilitique. Il faut aussi que ce vaccin ne soit pas récolté trop tard, c'est-à-dire alors que la vésico-pustule qui le sécrète est déjà devenue purulente.

(1) Le Mémoire de Loy est reproduit *in extenso* dans le Chapitre suivant : SUR L'ORIGINE GREASIENNE DU VACCIN.

Si l'on empruntait le vaccin à un animal, il faudrait s'assurer de garanties du même genre : garantie contre la morve, à l'égard du cheval; garantie contre la péripneumonie exsudative, à l'égard d'une bête bovine.

Avant les données fournies par la syphilisation sur les virus, on ignorait généralement qu'une même espèce de virus pût avoir plus ou moins d'énergie. Quand le vaccin était faible, on échouait souvent dans la vaccination, sans savoir pourquoi. Aujourd'hui qu'on est averti, on choisit mieux le vaccin, et on compte beaucoup moins de revers. Seulement, on est modeste *pour nous* et on a bien soin de ne pas indiquer la source de cette nouvelle lumière.

Jenner enseignait pourtant que le *grease* s'adoucit en passant par l'organisme de la vache; mais il n'insistait pas là-dessus; il craignait peut-être de susciter des embarras à la pratique naissante et encore mal affermie de la vaccination.

Comment peut-on obtenir du vaccin énergique?

L'analogie est le meilleur des guides, quand on sait l'interroger sans violence.

S'agit-il d'études sur les maladies virulentes? Qu'on suive attentivement et pas à pas la marche de la syphilis. Ses progrès sont lents; on a donc bien le temps d'observer les phénomènes. Il ne reste plus ensuite qu'à découvrir, dans le cours des autres maladies virulentes, des phénomènes analogues à ceux qu'on a aisément constatés pendant l'évolution de la syphilis.

S'agit-il encore de l'inoculation des virus? Je crois n'exagérer rien en affirmant que la science est plus avancée en ce qui concerne l'inoculation du virus syphilitique, que dans ce qui a trait à l'inoculation de tous les autres virus ensemble.

Choisissons, pour nous conduire, plutôt ce qui est avancé que ce qui est en retard, et pour bien vacciner, calquons notre manière d'agir sur celle des syphilisateurs.

Or, comment ceux-ci renforcent-ils le virus syphilitique? En l'inoculant sur son propre terrain, qui est l'homme, à des jeunes gens vigoureux, le moins possible *exploités* jusque-là par la syphilis. — Pour de plus amples renseignements, s'adresser aux écrits des syphilisateurs.

Quel est le véritable terrain de la vaccine? C'est le cheval. Nous ferons donc avec le vaccin sur le cheval ce que nous cherchons à faire sur l'homme avec le *syphilin*. Nous aurons notamment soin de choisir un cheval aussi exempt que possible d'infection greasienne ou vaccinale antérieure.

Si, ensuite, nous transportons le vaccin du cheval à la vache et que nous l'empruntions à celle-ci pour l'inoculer à l'homme, ce sera dans le but de nous prémunir contre la morve si fréquente chez le cheval, bien qu'à mon sens une complète garantie puisse être obtenue par un examen savant et minutieux du cheval, comme d'habiles vétérinaires savent le faire.

En tout cas, ce transport sur la vache nous apprendra que le virus est très-fort, puisqu'il n'y a qu'un tel vaccin qui puisse prendre sur elle.

Voici donc le moyen de se procurer d'excellent vaccin dans tous les pays et à toutes les époques de l'année; il faut :

1° Inoculer du vaccin n'importe lequel, pourvu que ce soit du vaccin, à un jeune cheval bien portant, bien nourri, et exempt de toute affection *greasienne* antérieure.

2° Au besoin, inoculer à point la matière de la pustule produite au siége de l'inoculation sur ce cheval à un autre cheval placé dans les mêmes conditions. Le premier et surtout le second de ces chevaux fournira par ses *pustules d'ino-*

culation, plutôt que par celles qui pourront survenir ailleurs, un puissant vaccin.

Or, comme je suppose ces deux chevaux bien portants, on pourra sans crainte leur emprunter le vaccin directement, c'est-à-dire sans aucun intermédiaire.

Cependant il est des hommes qui aiment à suivre les sentiers de la routine, et pour lesquels le flambeau de la science, quelque brillant qu'il soit, paraît toujours vacillant. Ceux-là n'oseront pas emprunter le vaccin à un cheval, fût-il bien portant ; car le cheval est le terrain de la morve, laquelle est un épouvantail.

Ces personnes prudentes voudront donc préalablement inoculer ce vaccin de cheval à une bête bovine jeune et bien portante.

Si elles réussissent, elles auront la certitude que ce virus était très-fort et qu'il l'est encore, quoiqu'un peu affaibli, *adouci*, comme disait Jenner, par son passage à travers l'organisme de la bête bovine.

Elles n'ont, du reste, aucune peur que cet animal ait la morve ou la syphilis.

Dieu soit loué ! On aurait ainsi emprunté le vaccin à une vache,

Que la volonté de la routine soit faite à l'Académie, comme dans les mairies et en tous lieux.

Résumé de ce résumé. — Inoculons le vaccin d'un enfant à un cheval ; au besoin, inoculons à un autre cheval la matière de la pustule ainsi produite ; au besoin encore, inoculons de même le vaccin du premier et surtout celui du second cheval à une vache. Ces chevaux, surtout le dernier, et cette vache offriront des sources d'excellent vaccin, principalement aux pustules d'inoculation.

Il ne faut jamais oublier que le cheval est le vrai terrain, le vrai régénérateur du vaccin, et que, toutes choses étant égales, la vésico-pustule d'inoculation fournit le meilleur virus. Cette vésico-pustule représente, en effet, en langage syphilitique, le chancre et le pseudo-chancre.

Cette méthode diffère donc essentiellement de toutes celles qu'on a proposées depuis le commencement de ce siècle pour la régénération du vaccin. Personne, en effet, n'a jamais dit :

1° Qu'il fallait régénérer le grease (cow-pox, vaccin) sur son vrai terrain, c'est-à-dire sur le cheval.

2° Que la partie de l'animal inoculé qui fournit le meilleur virus, c'est précisément le siége de l'inoculation.

C'est la syphilisation qui nous a appris cela, comme bien d'autres choses encore. Aussi disais-je dans ma brochure Jenner et la vaccine : « La syphilisation elle-même, bien comprise un jour, payera à la vaccination un droit d'aînesse et reconnaîtra avec usure les services qu'elle en a reçus (1). » Je rendrai bientôt publique une étude sur tous les virus, où l'on verra que la syphilis et la syphilisation représentent le fil d'Ariane de ce labyrinthe compliqué.

Voilà tout ce que j'avais à dire avant de parler de la séance de l'Académie.

On m'avertit que, si la discussion n'aboutit pas à l'ordre d'idées que j'indique, je risque de me trouver tout seul ! — Qu'importe ! ne faut-il pas que quelqu'un s'avance le premier ? Ne sais-je pas de reste que les gros bataillons n'arrivent que fort tard à la suite de l'*avant-garde Vérité* ?

Cependant, l'arène académique est ouverte ; l'affaire est engagée. La parole

(1) Voir ci-dessus, page 526.

appartient, comme on dit, aux événements. Qu'elle soit donc à M. Depaul. A tout prendre, son discours est un gros événement.

On a parlé de *révolution;* j'ai moi-même parlé de *restauration* jennerienne. Qu'est tout cela en comparaison du radicalisme outré de M. Depaul, vrai foudre d'Académie? Sa parole agite tout le monde : M. Dubois tressaille, M. Bouley s'emporte, le Président gronde, les orthodoxes tremblent et frémissent, car M. Depaul a lâché ces mots qui ont résonné comme un tocsin dans la salle : LE VACCIN N'EXISTE PAS! C'est pourtant ainsi que s'est exprimé un des pontifes du temple.

Mais, si le vaccin n'existait pas, il faudrait l'inventer!

Le vaccin n'existe pas! Qu'est-ce donc que cette maladie vésiculo-pustuleuse du cheval dont tout le monde admet actuellement l'existence, et dont l'inoculation à une vache donne à cette vache la vaccine?

Cette maladie qu'on a gratifiée de tant de noms divers, que Loy appelait il y a plus de soixante ans le *grease constitutionnel,* que M. Bouley appellera demain le *horse-pox* (vérole de cheval); cette maladie n'est pas autre chose, dans l'opinion de M. Depaul, que la variole du cheval. Ce n'est pas une variole particulière au cheval et distincte de la variole de l'homme, car alors il suffirait de l'appeler *grease, horse-pox,* ou autrement, pour que tout le monde tombât d'accord, dans cette Babel scientifique; — mais c'est la variole de l'homme lui-même directement communiquée au cheval.

M. Depaul, se proposant de démontrer cela mardi prochain, a bien besoin qu'on lui laisse la parole.

Mais, auparavant, qu'il me soit permis de relever un incident. Un interrupteur ayant objecté à M. Depaul une opinion de M. Rayer, M. Depaul s'est noblement écrié : *Quand j'ai bien étudié une question, je dis hautement ce qui me semble être la vérité. Je témoigne ainsi à mes maîtres, en suivant leur exemple, toute la déférence que j'ai pour eux.* Ces paroles sont restées dans mon esprit comme le couronnement du discours de M. Depaul! Puissent-elles donner des gages à la liberté de discussion au sein de l'Académie et dans la presse!

Séance du 17 novembre 1863.

Chaque virus a son terrain, c'est-à-dire qu'il existe une espèce animale sur laquelle il se développe mieux que sur les autres espèces.

L'homme est le terrain de la syphilis, de la variole et de bien d'autres virus; le cheval est le terrain du *grease* pustuleux (vaccine), et de la morve ; le mouton est le terrain de la clavelée, etc.

Le développement entier d'un virus sur son terrain spécial rend ce terrain plus ou moins impropre, et pour un temps plus ou moins long, à une évolution nouvelle et complète de la maladie qui est produite par ce virus et qui le produit à son tour.

Deux choses principales sont donc à prendre en considération dans l'étude respective des virus et de leurs terrains: 1° la nature constitutive de ces terrains; 2° leur virginité, si l'on peut dire, à l'égard des virus qui correspondent à chacun d'entre eux.

Tout virus affaibli qui sera inséré convenablement sur son terrain, celui-ci étant vierge de l'action de ce virus, s'y régénérera, c'est-à-dire qu'il deviendra plus énergique, sinon dès la première, du moins après un petit nombre de générations.

Ainsi, un virus syphilitique faible se régénérera sur un homme vierge jusque-là de l'action de ce virus.

Un virus variolique faible se régénérera de même sur un homme également vierge de l'action de ce virus ou de l'action qui en est succédanée, du virus vaccin.

Un virus claveleux faible se régénérera sur un mouton vierge jusque-là de l'action de ce virus.

Enfin, un virus *greasien* (vaccin) faible se régénérera aisément sur un cheval exempt jusque-là de toute contamination *greasienne*.

En tout cas, l'endroit inoculé rendra à un certain moment, et toutes choses égales d'ailleurs, le meilleur virus.

Un virus régénéré par son ensemencement sur son propre terrain et récolté à point, à maturité, principalement au siége de l'inoculation, pourra prendre sur un autre terrain, surtout si ce virus y est inséré peu de temps après sa récolte.

C'est ainsi qu'un virus syphilitique fort, chancreux ou pseudo-chancreux, peut prendre sur le singe, sur le chat et sur d'autres animaux.

C'est ainsi que le virus variolique fort peut prendre sur le singe, sur la vache, etc.

C'est encore ainsi que le virus *greasien* (vaccin) fort peut prendre sur la vache, sur le porc, etc.

Mais le virus vaccin n'est pas plus propre à la vache, que le virus syphilitique et variolique ne sont propres au singe. La vache est un réactif, une pierre de touche du vaccin comme le singe est un réactif, une pierre de touche du *variolin* et du *syphilin*.

Ce n'est donc pas sur la vache (on ne fait pourtant que cela depuis soixante ans!) qu'il fallait chercher l'origine et la régénération du vaccin, mais sur le cheval. Car ce ne sont pas les réactifs qui font les produits; ils se bornent à les constater. De même la pierre de touche nous décèle, mais ne recèle pas les métaux précieux.

Avait-on besoin, pour tenter de reproduire le *grease* sur le cheval par l'inoculation d'un vaccin d'enfant, de connaître bien la description de ce *grease*, et d'être à même de le retrouver sur le cheval? Non. Il suffisait d'être bien fermemement convaincu que le vrai terrain du *grease* est le cheval.

C'est pourquoi je prêche depuis dix ans dans le désert et le flambeau de la syphilisation à la main, que, *pour faire du bon vaccin, il suffirait d'inoculer du mauvais vaccin à l'espèce chevaline par une ou plusieurs générations.*

Je le répéterai pendant dix ans encore, s'il le faut pour déterminer quelqu'un à fonder une *fabrique* de vaccin.

Qu'on me donne des chevaux et je me charge du reste.

Que tout confrère qui a un cheval lui inocule le vaccin et il obtiendra du *grease* pustuleux.

On s'est donc fourvoyé pendant soixante ans, en faisant des tentatives pour régénérer le vaccin sur la vache, soit par des inoculations de virus varioleux, soit par des inoculations de vaccin emprunté à l'espèce humaine.

M. Bouley a-t-il moins mérité de la science, parce que la voie qu'il a suivie à la recherche du vrai *grease* n'était pas la seule, la plus courte et la plus sûre? Non, puisqu'il est arrivé au but!

A-t-il moins mérité de la science, parce qu'il a eu des précurseurs et qu'il a commis des erreurs? Non, encore.

Guttemberg, Colomb, Galilée, Harvey et Jenner lui même ont eu des devanciers et ont fait des erreurs. Tous, en outre, ont dû laisser leur œuvre imparfaite. Mais ils ont remué le monde. M. Bouley remue l'Académie.

Honneur donc à M. Bouley et à ses collaborateurs! Ceux-ci se nomment: Bousquet, Depaul, Lafosse et Leblanc.

La lutte a été vive mardi dernier à l'Académie, M. Depaul et M. Bouley se sont poliment salués, comme les guerriers d'Homère. M. Depaul a poussé la courtoisie jusqu'à permettre à son adversaire de faire feu le premier. Celui-ci, armé de sa parole élégante et facile, a raconté ses expériences, ses méprises et ses tâtonnements. Je ne redirai pas son discours. J'y reviendrai une autre fois à propos de la description du *grease*. D'ailleurs, la parole et l'offensive ont été bientôt reprises par M. Depaul.

M. Depaul fait la description de la maladie observée à Alfort et dont le produit, inoculé à la vache, a donné le cow-pox. Le premier sujet, dont l'observation a été publiée par M. Bouley, était atteint d'aphthes dans la bouche. M. Bouley n'a mentionné aucune éruption à la peau. Mais bientôt les faits se sont reproduits en grand nombre, et grâce à l'intervention de MM. Depaul et Rayer, on a pu constater une éruption générale à la peau. M. Depaul décrit, en détail, les pustules de cette maladie, dans laquelle il distingue trois périodes. Il insiste sur deux circonstances dont la première est contestée, à savoir: 1° que la maladie se communiquait par l'atmosphère et non pas seulement par inoculation; 2° que la maladie inoculée est constamment moins grave que la même maladie produite par les voies mystérieuses de la nature.

Avant de laisser prendre la parole à M. Bouley, M. Depaul avait déposé, sur le bureau, ses conclusions sous un pli cacheté, afin qu'on ne pût pas dire plus tard que les explications de M. Bouley et le cours de la discussion eussent modifié en rien sa manière de voir. C'est un excès de loyauté de la part de M. Depaul.

M. Depaul n'a donc pas encore fait connaitre explicitement ses conclusions. Mais tout le monde les a devinées. Elles peuvent se résumer dans cette seule phrase : *La maladie du cheval qui donne la vaccine n'est pas autre chose que la variole de l'homme communiquée au cheval.*

M. Depaul continuera son argumentation mardi prochain.

Je n'entrerai pas dans de plus longs détails sur la description du *grease* pustuleux donnée par M. Depaul. J'en ai moi-même, dans mes notes, une description que j'ai essayé de tracer d'après nature à Alfort. Un scrupule de délicatesse m'a seul empêché de devancer, sur ce point, les communications de M. Bouley.

Sans doute, il ressortira de ma description que le *grease* pustuleux n'est pas la variole; mais, à tout prendre, la description d'une maladie n'est qu'une conception abstraite qui prend l'empreinte des convictions de l'observateur. L'histoire des malades pourrait être plus concluante. Et encore, je ne crois pas que, dans l'état présent des esprits, la question d'identité du *grease* pustuleux et de la variole soit de nature à être résolue par des observations, quelque bien prises qu'on les suppose.

Ne discute-t-on pas depuis longtemps, malgré les plus soigneuses descriptions de cas particuliers, sur l'identité de la goutte et du rhumatisme, et sur celle du typhus et de la fièvre typhoïde? Pour prendre un exemple dans les maladies virulentes à manifestations cutanées, sommes-nous tous du même avis sur la question de savoir si la varicelle et la varioloïde sont le produit de la même espèce virulente?

Tout le monde admet que la variole et la vaccine se ressemblent beaucoup.

Mais on conteste qu'elles soient identiques dans leur essence. La variole de l'homme et la clavelée du mouton ne se ressemblent-elles pas sans qu'il y ait entre elles filiation?

Où faut-il donc chercher des lumières? C'est encore à l'analogie qu'il faut les emprunter.

Elle nous apprend que les espèces virulentes sont immuables. On ne saurait citer un seul exemple de virus qui se soit transfiguré. Bien au contraire, il y a de nombreux cas de virus qui, ayant transmigré d'une espèce animale à une autre, ont conservé leur *moi*, et se sont montrés pourvus de tous leurs attributs, du moins dès qu'ils ont été replacés sur leur propre terrain.

Inocule-t-on la syphilis à un animal, elle y conserve encore son propre cachet; la reprend-t-on pour la rendre à l'homme, elle y est, à plus forte raison, toujours la même.

Un homme est-il suspect d'être atteint de morve, on tentera l'inoculation de son pus à un cheval, et si l'inoculation est affirmative, la morve produite sur ce cheval ne différera en rien de celle qui viendrait d'un autre cheval. C'est là une voie de diagnostic dans laquelle on s'engage souvent, aidé des lumières de M. Bouley.

Pourquoi donc la variole inoculée au cheval où à la vache deviendrait-elle vaccine et resterait-elle indéfiniment vaccine, même après de nombreuses générations sur l'homme? Des exemples authentiques démontrent au contraire qu'on a ainsi semé le germe d'épidémies varioliques.

Je ne crois pas que le *grease* pustuleux se communique par l'atmosphère. Le vaccin, qui lui est identique, ne se communique jamais ainsi. Il serait bien étrange que la variole, se communiquant de l'homme aux animaux par l'atmosphère, ne revînt jamais à l'homme par la même voie. Il serait bien plus extraordinaire encore que cette maladie qui est humaine, après avoir été artificiellement transmise des animaux à l'homme, ne redevînt jamais, sur ce terrain qui lui est propre, susceptible de se propager par la voie de l'atmosphère.

La matière sécrétée par la vésico-pustule *greasienne* est citrine, et reste longtemps séreuse; elle se concrète en stalactites claires, friables, luisantes et d'une couleur mélicérique. Ces croûtes sont peu adhérentes, à moins qu'elles ne soient retenues par des poils. La matière variolique devient bien vite purulente; elle forme des croûtes mates, sombres, noirâtres, ombiliquées, poisseuses, et jusqu'à un certain point malléables. L'adhérence de ces croûtes est assez considérable; elles ne tombent que tard.

La première fois que j'ai examiné l'élève Amiot qui avait été directement atteint du *grease* pustuleux, à Alfort, je n'ai reconnu aucune des maladies de la peau dont le diagnostic m'est familier. Mon ravissement et mon illusion étaient tels que je me serais volontiers écrié εὕρηκα, et que je me suis cru un moment transporté à l'époque et dans la patrie de Jenner. Je croyais contempler un des faits rapportés par l'inventeur de la vaccine et par Loy. C'est parce que j'étais bien sûr d'avoir sous les yeux une maladie insolite que j'ai vivement désiré qu'elle pût être observée par les savants médecins de l'hôpital Saint-Louis, mes maîtres, et que j'ai voulu voir Amiot une seconde fois. Un deuxième examen des plus attentifs et des plus réfléchis n'a rien changé à mes premières impressions. L'idée d'un pemphygus aigu se serait bien plutôt offerte à mon esprit que celle d'une variole; mais je n'avais affaire ni à un pemphygus ni à une variole. Non! je n'ai jamais pu reconnaître les traits d'une variole, même discrète, dans cette pustule du doigt, accompagnée de lymphite et d'adénite, et dont M. Bouley nous dira plus tard les caractères; non plus que dans une grosse vésicule, surmontant un sourcil, pour ne pas dire une bulle, arrondie, gonflée par une sérosité citrine abondante, laquelle sérosité se figeait en sortant et a formé plus tard une croûte que je considère comme caractéristique du *grease* pustuleux et que je distinguerais entre mille, si elle s'offrait de nouveau à mon observation. Quand la variole se montre discrète et bénigne, on chercherait en vain de grosses vésicules, des bulles isolées, jaunâtres et persistant pendant plusieurs jours. Mais on observe çà et là de petites vésico-pustules, claires, grisâtres, éphémères.

On voit quelquefois se développer simultanément la vaccine et la variole sur le même sujet. Chacune de ces deux maladies porte alors son propre signalement. Du temps de Jenner surtout cela se rencontrait souvent, et je ne sache pas que ses adversaires aient jamais conçu la pensée de lui objecter que la vaccine n'était qu'un être de raison.

Je me hâte de rentrer dans mon rôle de narrateur. Je laisse en face l'un de l'autre MM. Depaul et Bouley, deux athlètes qui se valent; l'un instruit, grave, honnête, exact, réfléchi, patient, énergique; l'autre, vif, disert, prime-sautier, ardent et très-justement glorieux. La galerie s'intéresse vivement à leurs débats et s'anime. La palme du vainqueur sera la vérité conquise.

Une demande me vient de plusieurs côtés et même de quelques bancs de l'Académie. On réclame de moi des renseignements historiques sur le *grease* et sur l'origine du vaccin. Ce n'est ni le lieu ni le moment de dresser une bibliographie complète du sujet, qu'on trouvera d'ailleurs dans le savant ouvrage de Steinbrenner. Je me bornerai à combler des lacunes en transcrivant quelques-une de mes notes au courant de la plume.

Saint-Colomban parle d'un nuage, lequel répandra une pluie mortelle *qui occasionnera de cruelles ulcérations purulentes sur le corps de l'homme et sur le pis des femelles d'animaux.* (Henri Georges. — HISTOIRE DE LA PETITE VÉROLE, p. 8.)

Étienne Roderic, de Castro (DE METEORIS MICROSCOMI, libri quinque, Venise, 1621 et 1624, in-folio), raconte, dans le chapitre 6 du livre IV, l'histoire d'un cheval qui était couvert d'une éruption varioliforme.

Jo. Lindestolpe (LIBER DE VENENIS, Lipsiæ, 1739) décrit une maladie éruptive semblable qui a infecté les rennes en Laponie.

Bourgelat s'exprime ainsi dans un Mémoire publié en 1770, page 8 : « Elle (l'inoculation) nous a parfaitement réussi sur les chevaux de rivière, communément exposés à un farcin dû à la nourriture échauffante qu'on leur donne et à un passage continuel et successif de l'eau sur la terre et de la terre dans l'eau, au moment d'une sueur provoquée par un travail pénible et forcé. Nous ne l'aurions pas même mise en usage à leur égard, si nous n'avions vu que, *ce farcin guéri, le retour du mal n'était plus à craindre pour eux.* »

Je recommande expressément la lecture de la petite brochure de Loy; on ne doit pas se contenter du résumé qu'en donnent Husson et Steinbrenner. Cette brochure a pour titre : ACCOUNT OF SOME EXPERIMENTS ON THE ORIGIN OF THE COW-POX, in-8°, 1802; 29 pages (1). De Carro en a donné une traduction française, qu'il a accompagnée de réflexions et fait suivre d'une partie de la correspondance de Jenner. Il émet en note une opinion qui ne diffère pas beaucoup de celle de M. Depaul : « On sait, dit-il, que le *grease* constitutionnel, le seul qui possède la faculté antivariolique, est accompagné d'une éruption sur la plus grande partie du corps; or, qu'y aurait-il d'extraordinaire à croire que la même maladie qui produit une éruption sur le cheval ait aussi produit la petite vérole?

(1) Voir ci-après le Mémoire de Loy.

Enfin, voici le résumé d'un article curieux de la *Gazette médicale* de Berlin (novembre, 1834) :

En 1830, il entra chaque jour, pendant plusieurs semaines, à l'École vétérinaire de Berlin, plusieurs chevaux atteints du *grease*. Le professeur Hertwig et onze élèves furent infectés.

Après quelques jours d'un léger état fébrile compliqué de la tuméfaction d'un ou de plusieurs doigts, quelquefois même de la main et du système lymphatique du membre supérieur, il se manifestait sur les doigts enflés, ordinairement dans le voisinage de l'ongle, une petite papule rouge qui augmentait de volume et se convertissait vers le dixième jour en une pustule bleuâtre du volume d'un pois, d'une structure aréolaire et remplie d'une sérosité limpide. Les pustules se couvraient ensuite d'une croûte brunâtre, laquelle tombait au bout de quelques semaines et laissait une cicatrice. Leur apparition fut accompagnée chez les élèves Knaths et Melzbach (ils avaient été vaccinés), et sur l'élève Rappsilber (il avait eu la petite vérole), d'un état fébrile très-prononcé et d'une éruption, sur le dos de la main et sur l'avant-bras, de pustules ressemblant à celles de la vaccine. Les huit autres élèves et le professeur Hertwig (ils avaient été vaccinés) éprouvèrent des symptômes moins intenses.

Séance du 24 novembre 1863.

Trois méthodes ont été préconisées dans le but de régénérer le vaccin. Je n'entends pas parler de l'inoculation à l'espèce humaine de la matière variolique plus ou moins mitigée; car c'est là un anachronisme qui nous reporterait à une époque antérieure à Jenner.

Ces trois méthodes consistent dans l'inoculation à la vache:

A. La première, du *grease ;*

B. La deuxième, du *vaccin humain ;*

C. La troisième, du *virus variolique.*

Elles sont entachées d'un péché originel commun, car toutes supposent à tort que la vache, et non le cheval, est le véritable terrain du virus qu'on veut régénérer.

La troisième méthode renferme de plus un vice qui lui est propre; c'est d'admettre en principe une parenté entre le virus variolique et le virus vaccinal, quand cette filiation n'est rien moins que démontrée.

Elles offrent donc toutes les trois, à des degrés divers, des choses à blâmer, et en laissent d'autres à désirer.

Elles ont chacune, en outre, des imperfections de détail qui constituent dans la pratique de sérieux obstacles. On doit pourtant avoir de l'indulgence pour la première méthode par rapport à ses antécédents, puisque nous n'avons jamais eu de vaccin que par elle, et à cause de circonstances atténuantes qu'on va bientôt avoir à apprécier.

A. Première méthode. — Voici d'ailleurs ses états de service et son côté faible. On ne s'entend guère sur ce que c'est que le *grease*. Bien des choses disparates ont été englobées dans cette vague dénomination. (Je ne dis pas les *eaux aux jambes*, qualification sous laquelle Huzard range 147 noms divers de maladies !!!)

a. Le *grease* est pour beaucoup d'auteurs une sorte d'eczéma impétigineux. Cet eczéma peut sans doute être consécutif au grease *pustuleux* ou autrement dit *antivariolique*. Mais alors ce grease a complètement quitté la scène et a été remplacé par une affection qui n'a rien de commun avec lui. En un mot, il ne reste plus aucun élément spécifique.

b. Le vrai *grease* présente lui-même deux formes qui ne diffèrent entre elles que du plus au moins: 1° le grease local, qui est un grease affaibli, représentant exact de la fausse vaccine; 2° le *grease pustuleux* (grease vésiculo-pustuleux, grease antivariolique, grease constitutionnel, horse-pox de M. Bouley, variole de cheval de M. Depaul, etc.). C'est un grease très-fort qui est de la même origine que le précédent. Il représente très-exactement la vraie vaccine. C'est donc lui qu'il importe de rechercher.

Voici maintenant l'indication des circonstances atténuantes:

1° On a quelquefois trouvé le grease pustuleux. Il est vrai qu'il ne se rencontre pas toujours, et que jusqu'à ces derniers temps, on n'a pas très-bien su le distinguer d'autre chose. Mais aujourd'hui que nous en savons le signalement, il nous semble facile de le reconnaître.

2° Non-seulement on peut le reconnaître à l'occasion, mais encore on peut s'assurer s'il sécrète ou non un virus énergique. On n'a qu'à s'en référer sur ce point à ceux de nos précédents articles où se reflètent des éclaircissements venus de la syphilisation.

Mais il ne faut pas négliger le soin important de récolter à point le virus à l'endroit de l'inoculation ou de la contamination, de préférence à tout autre endroit. Nous enseignerons, dans la description du grease pustuleux, la manière de distinguer cet endroit, qui existe même dans les cas où l'on a attribué au grease une origine spontanée.

En résumé, la première méthode aurait rendu plus de services qu'elle n'a fait, si l'on avait su: 1° mettre le doigt sur le grease pustuleux; 2° distinguer le moment où le virus de ce grease est non-seulement inoculable, mais encore très-fort; 3° reconnaître le siége de la contamination afin d'y récolter le virus; 4° enfin, se garder de la crainte d'inoculer à l'homme une matière directement empruntée au cheval.

B. Deuxième méthode. — Elle paraît de prime abord séduisante, mais son inefficacité n'en devient pas moins manifeste. La vache, en effet, rend le virus moins fort qu'elle ne l'a reçu. On obtient le contraire de ce qu'on cherche.

La transmission du vaccin à la vache est un témoignage, selon moi superflu, de la force de ce virus et un bill de garantie, que nous pouvons avoir autrement, contre la syphilis. D'ailleurs, cette garantie ne dépasserait pas la première génération humaine de ce vaccin *ex vaccina*.

La vache est si peu, à mon sens, un terrain propre à la régénération du vaccin que je suis au contraire fermement convaincu que ce virus se retremperait plus fortement par son insertion à des *adultes* sains et vigoureux appartenant à l'espèce humaine, pourvu que ces adultes n'aient pas été vaccinés et n'aient point eu la petite vérole.

C. Troisième méthode. — Elle compte deux procédés: le procédé ordinaire ou par inoculation; le procédé de Sunderland ou par infection.

Il est fort heureux qu'on ait imparfaitement réussi par l'emploi de cette méthode; car le virus variolique, *retransmis* de la vache à l'homme, aurait pu répandre dans les populations des germes de contagion variolique.

Que faudrait-il pour qu'on parvînt à inoculer le virus variolique à la vache? Il faudrait: 1° rencontrer un virus humain très-énergique; 2° l'inoculer par plusieurs piqûres ensemble, ou, ce qui revient au même, par une large surface.

Quelles seraient les conséquences du succès ? Il y en aurait deux principales : 1° on serait assuré que le virus est fort ; 2° celui-ci se serait un peu affaibli.

Or, nous ne manquons pas de moyens de savoir, ce dont nous n'avons du reste pas grand besoin, que tel virus variolique est fort ou affaibli. Nous n'avons pas non plus la moindre intention de l'affaiblir. Ce que nous voudrions, c'est qu'il devînt vaccin, et il ne pourrait le devenir qu'à la faveur d'une étroite parenté préexistante entre les deux virus.

Résultat brut de l'emploi de ces trois méthodes, sauf quelques réserves faites en faveur de la première : IMPUISSANCE ET DANGERS.

Je propose une méthode résumée dans une phrase :

On peut régénérer le vaccin humain, en le faisant passer par l'organisme d'un nombre nécessaire et suffisant de chevaux, adultes, vigoureux, bien portants, et n'ayant jamais été affectés du grease pustuleux.

Nous *fabriquerons* ainsi du vaccin *meilleur* que celui de la nature, et nous aurons appris à le bien récolter, c'est-à-dire que nous le recueillerons à l'endroit même de l'inoculation.

Notre vaccin sera *meilleur* que tout autre parce que nous choisirons bien nos chevaux régénérateurs, et que nous n'apporterons aucune parcimonie relativement au nombre de ces chevaux et à celui des inoculations que nous leur ferons subir. Rien donc ne sera livré au hasard.

Je constate sans étonnement, mais non sans regret, que les orateurs de l'Académie ne paraissent pas devoir abonder dans mon sens. Je propose et j'expose ce que je crois être une vérité nouvelle ; mais je ne l'impose pas. D'ailleurs, cette vérité serait-elle vraiment nouvelle si chacun l'acceptait d'emblée ?

M. Depaul, ainsi que je l'avais annoncé, est remonté à la tribune. Il est partisan de la troisième méthode de régénérer le vaccin. Son argumentation a été remarquable, et, avec raison, fort appréciée. M. Depaul a fait impression, je crois, sur tout le monde, excepté sur moi ; c'est que mon opinion est assise solidement.

Le discours de M. Depaul se divise en deux parties. Dans l'une, il rassemble des faits pour démontrer l'existence de la variole chez le cheval ; dans l'autre, il condense des preuves expérimentales et logiques de la possibilité de reproduire la vaccine par l'inoculation du *variolin* faite aux animaux et plus particulièrement à la vache.

Mais, d'une part, personne n'a jamais nié que le *grease* pustuleux ne soit une maladie varioliforme ; or, les faits avancés par M. Depaul et la logique rigoureuse de son argumentation n'aboutissent pas à démontrer autre chose. D'autre part, on ne saurait contester la réalité de l'inoculation de la variole aux animaux, ni la possibilité de reporter cette maladie sur l'homme et de reproduire ainsi des phénomènes semblables à ceux qu'on obtenait autrefois par l'inoculation directe de la variole. Mais le point important serait de démontrer que ces phénomènes sont absolument identiques à ceux de la vaccine.

J'indique, comme moyen de vérification, l'expérience suivante dont les résultats seraient péremptoires :

On prendra deux chevaux placés, autant que possible, dans les mêmes conditions.

On inoculera à ces animaux, aux mêmes endroits, par le même procédé, et par un pareil nombre de piqûres, à l'un du *vaccin*, à l'autre du *variolin*.

On inoculera ensuite, au besoin, à d'autres chevaux, et dans les mêmes circonstances, la matière fournie par les pustules d'inoculation de chacun d'eux, de manière à avoir ainsi deux séries parallèles d'inoculés : d'un côté exclusivement par le *vaccin*, de l'autre exclusivement par le *variolin*.

Si les deux virus sont identiques, on verra se produire des phénomènes identiques dans les deux séries.

Si les deux virus sont différents, les phénomènes produits le seront aussi ; et c'est, je crois, ce qui arrivera.

M. Depaul n'a pas dit tout ce qu'il avait à dire. C'est la faute d'un comité secret qui a absorbé une portion de la séance. On devrait s'arranger de manière à ne pas morceler ainsi la discussion.

Pour nous dédommager, celle-ci s'est continuée dans la salle des Pas-Perdus. Là, chacun a pu parler à son aise.

Ma méthode régénératrice du vaccin a eu l'honneur d'y défrayer en partie la conversation. Une seule objection, que je sache, a été faite à cette méthode par M. Bouley, c'est qu'il avait déjà essayé, sans succès, de pratiquer l'inoculation du vaccin humain au cheval. J'ai répondu, et je réponds encore, sans hésiter, qu'il n'avait pas rempli exactement mon programme. D'abord le cheval inoculé par lui pouvait avoir déjà eu le grease pustuleux ; ensuite le renforcement du virus peut, dans certains cas, exiger plusieurs générations chevalines de ce virus.

Le virus syphilitique, qui est notre étalon des virus, ne se renforce pas toujours lui-même dans une seule génération sur l'homme. Il en faut quelquefois plusieurs successivement.

Séance du 1er décembre 1863.

Au commencement de la séance, M. Rufz de Lavison, Directeur du Jardin zoologique d'Acclimatation, présente un cheval et une jument de Java, atteints l'un et l'autre de la maladie pustuleuse qui est l'objet de la discussion actuelle. Ces deux animaux sont en effet atteints d'un grease pustuleux produit par inoculation, constituant chez la jument une sixième et chez le cheval une septième génération. Ces résultats ont été obtenus par des expériences que nous avons faites, M. Mathieu, vétérinaire très-distingué, et moi. Je suis donc à même de fournir sur cette présentation des détails qui, à défaut d'autres, auront le double mérite de la précision et de l'actualité. Nos lecteurs seront ainsi mis à même de suivre et de comprendre sans efforts la discussion de l'Académie. J'ajouterai que nous nous tenons, M. Mathieu et moi, à la disposition de ceux d'entre eux qui désireraient étudier de plus près des animaux atteints du grease pustuleux, et, en outre, que nous avons en réserve et à leur discrétion du vaccin de première qualité.

L'occasion de faire des expériences nous a été donnée par un cheval atteint d'un grease pustuleux d'une origine en apparence spontanée.

Ce cheval est de race anglaise, hongre, âgé de quatre ans et demi, et était arrivé depuis 13 jours d'Angleterre lorsqu'il a été soumis pour la première fois à notre examen. Voici l'esquisse de son observation dont nous avons pris les premiers traits le 20 octobre 1863. Je parlerai ensuite des inoculations que nous avons faites, M. Mathieu et moi.

RENSEIGNEMENTS : Ce cheval paraît être en santé ; cependant, depuis hier, il mange avec un peu de difficulté ; il salive beaucoup.

Mardi, 20 octobre. — Le cheval a encore toutes les apparences de la santé. L'appétit est conservé. L'action de prendre les aliments et de les introduire dans la cavité buccale s'exécute avec une certaine difficulté. La salive est abondante, filante, spumeuse.

Vendredi, 23 octobre.— Sur la lèvre supérieure, au voisinage de la commissure gauche, existent des pustules au nombre de 10 à 15, de volume variable, dont deux, les plus voisines de la commissure, sont ulcérées. La plus grosse a 1 centimètre de diamètre. L'*ulcération* est superficielle, à fond pultacé. Elle sécrète un liquide un peu jaunâtre, transparent, qui se concrète en croûte jaune sombre et un peu luisante. Cette croûte a de la tendance à adhérer aux parties sous-jacentes. — La seconde en grosseur est plus régulière. Elle présente les mêmes caractères. En la pressant, on voit sourdre le liquide virulent et limpide par une foule de petites ouvertures. Dans une portion peu éloignée de la circonférence, dans l'ulcération, existe un poil de moustache que l'on ne peut arracher par une traction assez forte. La base de ces pustules est indurée dans une étendue qui est la même en tous sens, et qui varie, suivant les pustules, de 1 centimètre à 1/2 centimètre.

Les autres pustules disséminées çà et là, dans le voisinage, sont plus petites, ne sont pas ulcérées et sécrètent cependant un liquide virulent. Quand on les presse, la partie superficielle s'en détache facilement; l'épiderme et les poils très-fins et très-courts s'enlèvent en même temps; puis apparaît, sur chacune d'elles, une ulcération peu profonde, un peu pultacée et présentant un certain nombre de petits points rouges par lesquels, à l'aide de la pression, on fait sourdre du sang mélangé à de la lymphe vaccinale en abondance.

Sur le pourtour des naseaux, et notamment sur le bord libre de l'aile externe du naseau droit, existent quelques petites ulcérations, à fond jaunâtre, résultant de la concrétion de la lymphe. Çà et là, sur la surface externe de l'aile droite du nez, sont quelques petites pustules sans caractère particulier.

L'éruption, quoique plus accumulée à la face, est cependant répartie sur toutes les parties du corps, notamment à l'encolure, aux flancs, à la région digitée des quatres membres. — Sur la couronne, les pustules sont plus larges, elles se dépilent à la moindre pression et laissent voir des ulcérations qui sécrètent une quantité considérable de liquide virulent. La couronne du membre postérieur gauche porte quatre grosses pustules à l'origine du sabot.

Sur le *fourreau* existent deux pustules. Les *oreilles* en laissent voir trois.

Au niveau de la commissure inférieure du naseau droit, sur la muqueuse nasale, à 2 centimètres environ de l'orifice inférieur du canal lacrymal, existent cinq pustules du diamètre d'un grain de chènevis; elles sont rondes, plates à leur sommet, jaunâtres et entourées d'une auréolette rose. A la partie correspondante de la cavité nasale droite est une pustule de même forme, de même dimension que les précédentes, mais moins avancée que celles-ci.

Dans la bouche, les pustules sont confluentes, en grand nombre, à la face interne des lèvres, des joues, sur les gencives. Dans le canal lingual et sur les côtés du frein de la langue, elles forment une surface continue de 8 centimètres de longueur sur 5 centimètres de largeur; cette surface est gaufrée, ulcérée. Là un grand nombre de ces pustules présentent des points gangréneux; elles ont un mauvais aspect et saignent au moindre contact du doigt. La langue en laisse voir quelques-unes sur les bords de sa partie libre, mais il n'y en a pas à sa face supérieure ni au palais. Certaines de ces pustules sont très-régulières : on y constate, au centre, un point blanc pultacé, autour de celui-ci une auréole jaunâtre résultant de la présence du liquide virulent. Cette première auréole est entourée d'une seconde, plus saillante, très-étroite, blanche, bien déterminée, épidermique; enfin une auréole rosée environne le tout. Leur diamètre, non compris cette dernière auréole, varie de 3/4 de centimètre à 2 millimètres environ.

Les glandes sous-linguales sont tuméfiées et douloureuses à la pression.

Les ganglions lymphatiques sous-linguaux sont aussi un peu tuméfiés et douloureux. Les lymphatiques des lèvres et des joues sont gorgés, saillants, et donnent à la partie inférieure de la mâchoire du côté droit un aspect légèrement bouffi. L'un de nous a pensé que ce gonflement maxillaire pouvait bien être périostal.

Le poil a perdu de son brillant et offre notamment sur les côtés de l'encolure, aux avant-bras, à la face interne des cuisses, aux flancs et surtout autour des couronnes, de nombreuses pustules très-faciles à trouver, non-seulement à l'aide du toucher, mais aussi parce que là où ces pustules existent, les poils qui les recouvrent sont hérissés en petits faisceaux, et s'arrachent à la moindre traction. Ils sont agglutinés à leur base par une matière concrète, jaune doré, qui n'est autre que la sécrétion virulente de la pustule. La disparition des poils et de cette matière concrète dorée laisse voir une ulcération dont la sécrétion, claire, limpide, est des plus abondantes.

26 octobre. — Le cheval est en voie de guérison. Les pustules marchent partout vers la cicatrisation. Les pustules de la membrane nasale ont laissé des ulcérations si superficielles qu'à peine la muqueuse se trouve lésée ; on distingue cependant que ces ulcérations sont un peu blanchâtres au centre et qu'elles sont entourées d'une auréolette rose peu prononcée.

La tuméfaction des glandes sous-linguales et des ganglions lymphatiques sous-linguaux a disparu ; mais une tuméfaction longue de 4 centimètres, épaisse de 1 centimètre et demi, dure au toucher, un peu douloureuse, et qui semble avoir son siége dans le périoste (il a déjà été parlé de cette tuméfaction à propos de la visite du 23) existe au bord postérieur droit du maxillaire inférieur, au niveau de la scissure maxillaire.

Le virus de ce cheval nous a servi à pratiquer de nombreuses inoculations dont nous allons rendre compte, avec le soin d'écarter des détails qui seraient un hors-d'œuvre dans le compte rendu d'une séance académique et dont la multiplicité pourrait embarrasser l'intelligence du lecteur. Notre récit comportera donc quelques lacunes qui seront comblées plus tard. Avant tout, nous avons pour but d'être clair.

Commençons par mettre sous les yeux de nos lecteurs un tableau synoptique que nous avions remis à M. Rufz avant la séance.

Ce tableau renferme tous les résultats présentés à l'Académie par M. Rufz, en même temps que les chevaux de Java.

Nous y ajouterons quelques renseignements complémentaires que le lecteur comprendra facilement, ayant le tableau sous les yeux.

Séances des 1er et 8 décembre 1863.

Le 20 octobre 1863, trois piqûres sont faites, à la lèvre supérieure du cheval de M. Mathieu, avec une lancette chargée de salive visqueuse, provenant du cheval de race anglaise indiqué à la première génération du virus.

Une friction d'une durée de vingt à trente secondes est faite à ce même cheval sur la membrane muqueuse buccale et sur le côté gauche du fourreau de la verge, avec un linge imprégné de cette même matière.

L'épithélium de la muqueuse nasale est enlevé, avec l'ongle, à l'entrée de la

EXPÉRIENCES SUR LE GREASE PUSTULEUX

GÉNÉRATIONS SUCCESSIVES DU VIRUS.	DATES DES INOCULATIONS OU DES OBSERVATIONS.	NOMBRE DES INOCULATIONS ET DES OBSERVATIONS PRISES.	ANIMAUX INOCULÉS OU OBSERVÉS.	PARTIES INOCULÉES OU DEVENUES LE SIÉGE DU MAL.	REMARQUES PARTICULIÈRES.
1re génération	20 octobre 1863.	Découverte de la maladie d'origine spontanée (?).	Cheval hongre, de race anglaise, arrivé depuis treize jours d'Angleterre.	Pustules très-nombreuses et très-belles sur diverses parties du corps et dans la bouche.	La maladie pustuleuse pa[illegible] donc avoir été contractée d[illegible] la patrie de Jenner.
2e génération. . , . .	20 octobre. 23 octobre.	Inoculations multiples le 20. 1 inoculation le 23.	Cheval de M. Mathieu.	Le 20, bouche, nez, fourreau de la verge, etc. Le 23, nez.	C'est l'inoculation du 23 a été l'origine des générati[illegible] subséquentes.
3e génération.	28 octobre. 29 octobre.	2 inoculations, une à chacun des animaux spécifiés en regard dans la colonne voisine.	Vache sans cornes de race normande, 28 octobre. Taureau sans cornes de race normande, 29 octobre.	Lèvre gauche de la vulve de la vache. Oreille droite du taureau.	Succès seulement sur le [illegible] reau, cow-pox magnifique.
4e génération.	7 novembre.	1 inoculation.	Vache zébu.	Lèvre droite de la vulve.	La matière avait été emp[illegible] tée à l'oreille droite du [illegible] reau. Succès.
5e génération.	15 novembre.	2 inoculations.	Jument de Java.	Lèvre supérieure.	2 magnifiques pustules siége de l'inoculation. Le [illegible] rus s'est RAVIVÉ. Quelques pustulettes su[illegible] corps et dans la bouche.
6e génération.	25 novembre.	3 inoculations.	Cheval siamois. Jument shetlandaise.	Cheval inoculé au côté gauche de la lèvre supérieure. Jument shetlandaise, 2 inoculations, une à droite et l'autre à gauche de la lèvre supérieure.	L'animal a été montr[illegible] 1er décembre à l'Académie[illegible] Partout résultats positi[illegible] ravivement considérable d[illegible] rus.
7e génération.	Date non précisée pour une inoculation spontanée.	Une inoculation spontanée échappant à l'observation précise.	Cheval de Java pour l'inoculation spontanée.	Cheval de Java. Inoculation spontanée, s'étant effectuée vraisemblablement par la bouche.	Le cheval de Java a a[illegible] été montré avec sa femel[illegible] l'Académie.

narine gauche, sur une étendue de 1 centimètre carré. Sur la plaie saignante est déposée de la salive soupçonnée virulente.

Le 23 octobre, une inoculation est pratiquée à la lèvre supérieure de ce cheval, sur une tache blanche presque dépourvue de poils. Le liquide virulent, pris à l'aide d'une lancette à une pustule de la face du cheval de Billancourt (lieu de l'écurie du cheval anglais), a été apporté à Sèvres et lentement délayé dans la piqûre pendant l'inoculation.

Le même jour, des croûtes jaune doré, provenant d'une pustule de la couronne du membre postérieur gauche du cheval anglais, sont dissoutes dans une petite quantité d'eau tiède, et le liquide, de consistance presque sirupeuse, est inoculé à divers animaux. (Les résultats seront donnés ailleurs ainsi que ceux d'autres inoculations que nous passerons aujourd'hui sous silence.)

Précisons maintenant davantage et détaillons un peu plus les résultats obtenus par certaines de nos inoculations mentionnées au tableau.

Vendredi, 2 octobre. — Il n'y a encore rien d'apparent aux endroits inoculés le 20 du cheval de M. Mathieu.

Dimanche, 25 octobre. — Un travail simultané commence à paraître aux inoculations du 20 et à celle du 23.

Lundi, 26 octobre. — Ce travail est plus avancé. La pustule correspondant à l'inoculation du 23 est ainsi décrite dans nos notes : Diamètre, 1 centimètre; hauteur, 1 millimètre; aspect blanc-bleuâtre-azuré de l'épiderme. Pustule de vaccine accentuée. Point central de la piqûre évident. Nulle auréole visible. L'animal témoigne par son indocilité que la pustule est douloureuse quand on y touche. Nous déchirons l'épiderme dans le but de recueillir du virus. Il s'écoule du sang en même temps qu'une sérosité jaunâtre, limpide, abondante. Les glandes maxillaires et les ganglions lymphatiques circonvoisins sont pris.

Nous invoquerons plus tard cette circonstance qu'un travail aussi avancé avait lieu le 25 et le 26, au siége unique de l'inoculation du 23, qu'aux endroits contaminés le 20, c'est-à-dire trois jours auparavant.

Mercredi, 29 octobre. — M. H.-S. Bouley, cousin de M. Henri Bouley, est présent et observe avec nous. Il affirme que la maladie que nous avons sous les yeux a été décrite dans la bouche sous le nom d'herpès phlycténoïdes et à la peau sous celui de farcin léger.

Les choses précédemment notées sont encore plus manifestes que le 26 : mais la multiplicité des inoculations ne permet pas d'assigner ce qui revient à chacune dans l'état général de l'organisme, lequel état n'offre d'ailleurs rien de très-saillant et qui soit de nature à empêcher le travail de l'animal.

Samedi, 7 novembre. — L'inoculation faite le 28 à la lèvre gauche de la vulve d'une vache normande n'a pas réussi.

L'inoculation du 29 faite à l'oreille droite du taureau sans cornes a produit une belle pustule.

Nous appellerons plus tard l'attention sur cette circonstance, que l'inoculation de la matière empruntée à une pustule de 5 jours a été sans résultat, tandis que l'inoculation de la matière empruntée à cette même pustule le lendemain a donné un résultat positif.

Lundi, 16 novembre.— Voici ce que nous observons avec M. Leblanc et M. A. Geoffroy Saint-Hilaire sur la vache zébu inoculée à la vulve le 7 novembre. La pustule est large, plate, arrondie et donne à la pression peu de liquide. Son milieu est occupé, non pas précisément par une croûte, mais par un épiderme desséché et noirâtre. Cette circonstance fait d'abord conjecturer à un homme habile que la pustule est en voie de dessiccation. Mais l'examen de sa partie périphérique qui forme comme une couronne soulevée et ressemblant assez bien à une plaque muqueuse syphilitique de la peau, l'absence de pus, la sécrétion d'une sérosité jaunâtre, quoique peu abondante, et la date de l'inoculation qui a produit la pustule nous indiquent au contraire que celle-ci doit fournir un excellent fluide. — C'est ce que l'expérience a confirmé. — Quand on touche à cette pustule, l'animal s'agite et fait voir qu'il souffre. La *pseudo-croûte* étant arrachée, il apparaît une ulcération superficielle, mais si caractéristique, qu'il suffit de l'avoir vue pour être à même d'en reconnaître toujours une semblable. C'est même, disons-nous dans nos notes, un phénomène d'autant plus remarquable que nous ne pouvons pas nous permettre de traiter ainsi sans ménagements les pustules des jeunes enfants vaccinés.

L'épiderme de la pustule est fort adhérent ; cette pustule est elle-même très-visible à cause de la place qu'elle occupe, et a laissé plus tard une belle cicatrice blanche, déprimée, contrastant avec la couleur jaunâtre de la vulve, et qui sera longtemps apparente. Nous reviendrons sur la *visibilité* de cette pustule et sur l'adhérence de sa *pseudo-croûte.*

Mercredi, 25 novembre. — Nous constatons la réussite de l'inoculation pratiquée le 15 à la jument de Java. Notre registre contient de longs détails que nous ne pouvons relater ici. Nous rappellerons seulement que la pustule vaccinifère avait 7 jours à dater du moment de l'inoculation.

Il y a eu insuccès (circonstance à noter) sur deux vaches inoculées le surlendemain avec la matière instantanément recueillie de la même pustule vaccinifère.

Lundi, 30 novembre. — Nous faisons la visite de nos animaux de concert avec M. Leblanc. Nous examinons notamment, avec un soin tout particulier, les deux pustules limitrophes de la jument de Java. Nous arrachons la croûte de l'une d'elles. Il coule un peu de sang. Nous trouvons sous cette croûte un fond pultacé, comme pseudo-membraneux et dont la trame a pour base un pus de cicatrisation, blanchâtre, concret, et qui, sans son aspect laiteux, communiquerait à l'ulcération une fausse ressemblance avec les ulcères nosocomiaux. Nos notes indiquent ainsi les caractères de la croûte de chaque pustule : *Elle est noire, luisante, ombiliquée, et vraiment caractéristique du grease pustuleux.*

Mardi, 1er décembre. — Tout le monde remarque à l'Académie que le cheval de Java qui n'a pas été inoculé est également atteint du grease. Mais nous ferons observer : 1° Que ce cheval est placé dans l'écurie à côté de sa femelle, à laquelle il prodigue fort souvent de vives caresses *buccales.* Il y a donc entre eux non-seulement litière et alimentation communes, mais encore un contact incessant des plus directs. 2° Que la bouche de ce cheval a été la porte d'entrée et jusqu'ici le siége exclusif de l'action du virus.

Enfin nous saisissons l'occasion de noter que le cheval anglais qui a été la source primitive de notre virus avait été placé dans la même écurie que plusieurs autres chevaux dont aucun n'a été contaminé, bien que nous n'ayons non plus constaté chez aucun d'entre eux des traces cicatricielles d'un grease pustuleux dont il aurait pu être antérieurement atteint.

Nos expériences n'étant pas terminées, nous ajournons nos conclusions.

M. Depaul a encore occupé la tribune le mardi 1er décembre, et a terminé son argumentation.

M. Depaul interprète dans le sens de ses idées l'exhibition faite par M. Rufz. Nos lecteurs l'auraient deviné d'après tous les renseignements qu'ils possèdent.

Mais ils apprécieront plus tard la vraie signification de nos Expériences, qui est conforme, croyons-nous, aux dogmes de Jenner et de Loy.

M. Depaul reproduit à l'appui de son opinion différents arguments que nos lecteurs connaissent de reste avec leur contradiction.

M. Depaul a incidemment protesté contre la manière de voir de ceux qui admettent l'existence de plusieurs virus syphilitiques. Sous ce rapport, je marche avec lui sous le même drapeau, que je n'ai jamais renié et qui a toujours été celui des syphilisateurs.

M. Depaul a enfin donné lecture de ses conclusions. Ce document est trop important pour ne pas être reproduit textuellement en entier. Je joindrai de courtes réflexions à chacune de ces conclusions. Pour éviter toute équivoque, je formerai de chacune de mes réflexions un alinéa distinct.

Voici le texte de M. Depaul suivi pas à pas de mes réflexions :

« Conclusions. — De tout ce qui précède et des diverses communications que depuis plusieurs années j'ai eu occasion de faire à l'Académie sur le même sujet, je crois être en droit de tirer les conclusions suivantes :

« 1° Il n'existe pas de virus vaccin. »

Le virus vaccin existe et n'est pas autre chose que le virus du grease pustuleux ou le *greasin*.

« 2° Le prétendu virus vaccin, qu'on considère comme l'antagoniste, le neutralisant du virus varioleux, n'est autre que le virus varioleux lui-même. »

Le virus vaccin ou le greasin n'est pas identique au virus varioleux. Sa généalogie n'est pas la même.

« 3° Les espèces bovine et chevaline sont sujettes à une maladie éruptive, qui est identique, quant à la *nature*, à la variole de l'espèce humaine. »

L'espèce chevaline, plutôt que l'espèce bovine, est le vrai terrain du grease pustuleux. L'homme est le vrai terrain de la variole.

« 4° Il est à peu près démontré qu'il en est de même pour plusieurs autres espèces animales (porcs, moutons, chèvres, chiens, singes, etc.). Je suis moins affirmatif en ce qui concerne ces derniers animaux, parce que je n'ai pas encore une expérience personnelle suffisante. »

Je m'abstiens, pour les mêmes motifs que l'auteur, de rien affirmer, ni de rien nier.

« 5° Les phénomènes locaux et généraux que présentent les animaux sont les mêmes que ceux observés chez l'homme. Il n'y a de différences, quant aux pustules, que celles qui dépendent de la structure de la peau et de la présence de poils nombreux. »

Les phénomènes généraux de la variole sont alarmants. Ceux du grease pustuleux ne le sont ni chez l'homme, ni chez les animaux. Les phénomènes locaux du grease pustuleux paraissent différer chez l'homme de ceux de la variole.

« 6° Comme dans l'espèce humaine, la variole apparaît sous forme sporadique ou épidémique dans les espèces bovine et chevaline. »

Cette proposition est admissible, si le mot sporadique n'est pas ici exclusif de l'existence préalable de tout principe contagieux : car, de même qu'il faut du variolin pour produire la variole, il faut du virus greasien pour produire le grease pustuleux.

« 7° Du cheval on l'inocule facilement à la vache et réciproquement. »

Le grease pustuleux ne passe pas facilement du cheval à la vache; il passe plus facilement de la vache au cheval.

« 8° De la vache on l'inocule sans peine aux individus de l'espèce humaine, pourvu qu'ils n'aient eu ni la variole spontanée, ni la variole inoculée. »

Cela est vrai, parce qu'il n'y a que le virus greasien très-fort qui puisse prendre sur la vache et que celle-ci le rend, sinon toujours, du moins fréquemment, assez fort pour qu'il puisse s'inoculer à l'homme.

« 9° Du cheval, on l'inoculerait sans doute aussi à l'homme ; mais la prudence n'a pas permis jusqu'ici de tenter ces expériences, le cheval étant sujet à plusieurs autres maladies graves qui pourraient s'inoculer en même temps. »

Le hasard a produit cette inoculation. Je me suis plusieurs fois inoculé le grease pustuleux emprunté directement au cheval. L'effet produit a été peu considérable à cause de mes vaccinations antérieures. Un médecin de Neuilly a déjà inoculé le grease pustuleux d'un de nos chevaux à un enfant. Cela sera un jour la pratique commune. La sauvegarde et les bienfaits de cette pratique devront être subordonnés à un diagnostic bien fait de la morve chez le cheval et à un examen scientifique, toujours très-soigneux, des chevaux vaccinifères.

« 10° La variole de l'homme s'inocule à la vache, au cheval et à plusieurs autres espèces. »

Des expériences à cet égard viennent d'être instituées par plusieurs personnes. N'en préjugeons pas les résultats.

« 11° Quand une épidémie de variole sévit sur l'espèce humaine, elle peut s'étendre par contagion aux animaux (vaches, bœufs, chevaux, moutons, etc.). »

Je fais des réserves. Cela pourtant doit paraître exact à ceux qui admettent l'identité du variolin et du virus greasien.

« 12° Une épidémie de variole peut débuter par les animaux et s'étendre également à l'homme. »

Mêmes incertitudes de ma part, mais il n'y aura jamais d'épidémie de grease pustuleux chez l'homme, parce que le grease pustuleux ne peut pas se transmettre par l'atmosphère.

« 13° La variole inoculée produit une réaction générale beaucoup moins grande que la variole développée par simple contagion. Cela est vrai pour l'espèce humaine et surtout pour les autres espèces animales. »

Cela est vrai de toutes les maladies virulentes à principe volatil ou infectieux, c'est-à-dire communicables par l'atmosphère, parce que dans l'inoculation on choisit des virus exempts de toute impureté et que le principal théâtre de la maladie est fixé à l'extérieur du corps.

« 14° Les pustules qui résultent de la variole inoculée sont souvent limitées aux points mêmes de l'inoculation. »

Quelquefois plutôt que *souvent*.

« 15° Quand une éruption secondaire se produit, elle est presque toujours insignifiante et se compose d'un très-petit nombre de pustules faciles à compter. »

La maladie est en effet, toutes choses égales d'ailleurs, plus bénigne et l'éruption plus discrète.

« 16° D'une manière générale on peut dire que la variole des animaux est plus discrète et moins grave que celle de l'espèce humaine. »

Sans doute, surtout quand il s'agit du grease pustuleux et non pas de la variole elle-même.

« 17° On a beaucoup exagéré les dangers de l'inoculation de la variole dans l'espèce humaine. Il suffit d'étudier sans idée préconçue ce qui a été écrit sur ce sujet pour s'en convaincre. »

Cela est vrai pour l'inoculé, mais non pas pour ses voisins, parmi lesquels on peut répandre la contagion variolique.

« 18° Il est probable que les animaux sont, comme l'homme, sujets à des éruptions aphtheuses. »

Sans nul doute.

« 19° Mais la *maladie aphtheuse*, telle qu'elle est décrite par plusieurs de nos vétérinaires modernes, n'est autre chose que la variole. »

Proposition contestable et énergiquement contestée dans sa généralité.

« 20° C'est un chapitre nouveau qui doit désormais trouver sa place dans les Dictionnaires et dans les Traités de médecine vétérinaire, sous le nom de variole. »

L'article *variole* existe dans le Dictionnaire d'Hurtrel d'Arboval. Mais beaucoup de choses, grâce particulièrement à M. Depaul, devraient être changées dans cet article.

Mardi dernier, 8 décembre, M. Bouley a occupé la tribune pendant toute la séance. Il a rappelé le point de départ de ses Expériences. Il paraissait démontré que la vaccine vient du cheval. Mais quelle était la maladie du cheval qui produit la vaccine? Y en avait-il une seule ou plusieurs? Pour résoudre cette question, M. Bouley a formé le projet d'inoculer à la vache toutes les maladies possibles du cheval. La premiere maladie de ce genre qui s'offre à son observation est une maladie aphtheuse. Il l'inocule à la vache et, — peut-on avoir la main plus heureuse? — il produit d'emblée le cow-pox. Ce cow-pox est inoculé à un enfant par M. Marchant, médecin de Charenton, qui obtient des pustules de vaccine et confirme ainsi la belle découverte de M. Bouley.

M. Bouley soutient que M. Depaul a élevé un édifice qui manque de base expérimentale. Les portes de l'Ecole d'Alfort, dit-il, ont été largement ouvertes à M. Depaul pour qu'il pût tout observer ; il aurait suffi que M. Depaul eût indiqué un programme d'expériences utiles à ses vues, pour que M. Bouley se fût empressé d'instituer ces expériences.

M. Bouley entre ensuite dans le fond du débat. Il raconte ses Expériences, ses tâtonnements, ses succès et ses erreurs. Il rapporte l'histoire de l'élève d'Alfort, Amiot, qui a été atteint du grease pustuleux en soignant un cheval, et il me fait l'honneur d'invoquer mon témoignage pour établir que la maladie dont cet élève fut atteint ne ressemble pas à la variole.

Je pense effectivement que la maladie d'Amiot ne présentait rien qui pût suggérer à l'esprit l'idée d'une variole. En voyant cet élève, au contraire, je me suis rappelé à l'instant un fait entièrement semblable publié par Loy et dans lequel rien ne manque, pas même une vésico-pustule pemphygoïde du sourcil dont Loy rapporte l'origine, comme M. Bouley, à une égratignure que le malade se serait faite avec l'ongle.

J'irai plus loin. En consultant mes notes et mes souvenirs, je puis affirmer que j'ai observé jusqu'à trois fois le grease pustuleux à l'hôpital Saint-Louis, et il ressemble si peu à la variole, que les hommes les plus habiles et les plus compétents n'ont pas plus que moi reconnu la nature de cette maladie éphémère et peu grave. En observant un de ces cas notamment, je me suis rappelé les faits de Jenner et de Loy; l'idée de vaccine et celle d'inoculation me sont venues. J'ai même fait part de mes impressions au chef de service; mais à cause de la marche rapide et de la bénignité de la maladie, et en l'absence de renseignements précis fournis par le malade, je suis demeuré dans le doute. Je ne crois donc pas être faux prophète en annonçant que des faits semblables se reproduiront dans les hôpitaux et que désormais on n'en manquera pas le diagnostic, parce qu'on est averti.

M. Bouley donne le récit de quelques tentatives infructueuses qu'il a faites pour inoculer la variole à des vaches. Il n'est pas le premier qui ait tenté ces inutiles essais. Mais il fait observer avec raison que ces expériences doivent être reprises, parce que les vaches qu'il a inoculées pouvaient bien avoir déjà eu le cow-pox.

J'ajouterai à ce qu'a dit M. Bouley, en me basant sur les idées générales que je professe relativement au virus, qu'il faut grandement tenir compte dans ces expériences de la qualité des virus, et que, pour moi, il y en a de forts et de faibles à tous les degrés. Il s'en suit naturellement qu'on doit choisir les plus forts pour avoir plus de chance de réussir. J'ai déjà plusieurs fois insisté là-dessus et je préviens que je réclamerai ma part du succès, si l'on obtient quelque chose en marchant dans la voie que j'indique.

Enfin, M. Bouley arrive aussi à sa conclusion. La voici :

Il existe une maladie du cheval, aujourd'hui, et grâce à lui, bien connue, qui est l'origine de la vaccine. Qu'importent, à tout prendre, le nom et la nature de cette maladie, pourvu qu'on soit mis à même de l'utiliser?

Cette incertitude de M. Bouley, relativement au nom de la maladie, a pu faire naître quelque obscurité dans l'esprit de ses auditeurs. Que M. Depaul, pour qui cette maladie est identique à la variole humaine, l'appelle variole de cheval, rien de mieux. Mais, si M. Bouley pense que la variole de l'homme et le grease pustuleux sont différents, il doit les désigner l'une et l'autre par des noms également différents.

Que de commodités, au contraire, dans l'emploi jennerien du mot grease, qui est le meilleur, précisément parce qu'il ne préjuge rien et qu'il a reçu la sanction du temps ! Comme il simplifie le langage ! Comme il se prête sans peine à la formation d'une foule de dérivés, tels que : *grease pustuleux, virus greasien !* Je défie au contraire qu'on dégage un dérivé bien formé du mot anglais *horse-pox*, malencontreusement adopté par M. Bouley.

En tout cas, sans renier la collaboration importante de M. Lafosse, de M. Depaul et de plusieurs autres, sans jeter un voile sur la tradition trop oubliée de Jenner et de Loy, nous devons reconnaître que M. Bouley a conquis son plus beau titre de gloire en marquant du doigt une maladie utile qu'on croyait rare ou perdue, et que désormais on retrouvera souvent. Sa mission, sans doute, avait été préparée et commencée par d'autres, et le hasard l'a bien servi ; sans doute aussi il a chancelé dans sa voie ; mais quel est le messie qui n'a pas eu son prophète, sa bonne étoile et ses défaillances? Il ne manque plus à M. Bouley que la persécution pour consacrer son œuvre, et c'est ce que je lui souhaite.

Toutefois, il est infiniment regrettable que M. Bouley n'ait pas donné la description générale, la nosographie du grease pustuleux; car, pour reconnaître une maladie, il faut la connaître bien, et pour la connaître bien, il faut qu'elle ait été bien décrite. C'est là une lacune que nous avons déjà commencé à combler. Nous achèverons bientôt de le faire, dans les limites de nos forces et de notre aptitude.

L'Académie tiendra mardi prochain sa séance annuelle et procédera de mardi prochain en huit à ses élections et au renouvellement de son Bureau. Voilà l'occasion d'une trêve, éminemment propre à calmer les passions, et que chacun emploiera à fourbir ses armes. Peut-être aussi que, pendant ce temps de relâche, quelques expériences aboutiront.

Le premier orateur que nous aurons le plaisir d'entendre est M. J. Guérin. Il planera dans des régions d'où l'on voit moins bien, mais plus loin. Les données des sens feront souvent place, dans son discours, aux vues de l'esprit, qui ne sont pas à dédaigner.

Dans la poursuite de la vérité, il ne faut rejeter aucun appoint.

Séance du 29 décembre 1863.

La discussion a été reprise sur l'origine du vaccin et la parole a été donnée à M. Piorry. M. Piorry a lu un discours. Pourquoi lire, sachant improviser? Pourquoi sacrifier la parole vivante à la lettre morte? Pourquoi vider les bancs, quand on peut captiver la foule? Il faut être bien sûr de soi-même pour aborder la tribune un cahier à la main ! C'est le secret de M. Piorry.

Avant de parler du discours de M. Piorry, je dirai un mot sur M. Piorry.

J'aime et j'admire M. Piorry autant que M. Piorry lui-même. Je suis fermement convaincu que ceux qui le raillent veulent sauver leur nom de l'oubli, en l'accolant au sien, qui sera immortel.

Que de sujets divers n'a-t-il pas traités dans sa vie! Que de cordes n'a-t-il pas fait vibrer, depuis celle de sa lyre théologale jusqu'à la corde plus rude qui nous redit sans cesse les notes de l'*onomapathologie !* Quel est l'azur qu'il n'a pas sillonné de ses ailes, ou le recoin organique qu'il n'a pas fouillé de son soc? L'âme, le corps, les aspirations les plus sublimes de notre être, les détails les plus infimes de notre machine, M. Piorry a tout manié, remué, scruté, sondé, analysé! Il a tant parlé et tant écrit, tant comparé d'idées et tant combiné de mots, que nul ne serait de force à lire tout ce qu'il a écrit, et à épeler même tous les mots qu'il a imaginés.

C'est que, partout et toujours, M. Piorry disperse des idées originales et sème une multitude de mots nouveaux qui semblent sortir d'une corne d'abondance. Oui, M. Piorry est toujours fécond, toujours infatigable, toujours sur la brèche. Au besoin, il déverserait le trop plein de son âme bouillante sur les banquettes vides de l'Académie. Il créera, s'il le faut, cent nouveaux mots à l'heure, sans que nous ayons le temps de les apprendre. On dirait qu'il convertit en mots tout ce qu'il touche : c'est un continuel miracle de Cana onomapathologique.

Pour tout dire en un mot, M. Piorry porte une magnifique couronne de gloire dont la *percussion* est le plus étincelant fleuron. C'est du moins celui qui a fait le plus de *bruit*.

Ouvrez maintenant le sixième volume du TRAITÉ DE PATHOLOGIE IATRIQUE de M. Piorry, à l'article *varioso-dermite* (p. 457), vous y trouverez la plupart des idées que M. Piorry a émises, mardi dernier, accompagnées de beaucoup d'autres non moins ingénieuses. Notez seulement que, dans le langage de M. Piorry, le mot de vaccine est remplacé par le mot plus commode de *boysiose*. Je l'emploierai quelquefois, pour l'agrément de mes lecteurs. Il est fâcheux que M. Piorry, contrairement à ses principes, n'ait pas encore formé des dérivés de ce mot pour remplacer les expressions évidemment devenues impropres de *vaccine*, *vaccination*, etc.

M. Piorry est partisan de l'unité vaccino-variolique; le vaccin, je veux dire le *boysiose*, est pour lui la même chose que le virus variolique, lequel aurait reçu une transformation inamissible (1) de son passage par l'organisme de la vache. C'est bien surprenant! Quoi! ce *boysiose*, après avoir été virus variolique, ne serait plus susceptible de le redevenir jamais, même après avoir passé et repassé cent fois à travers l'organisme humain, qui est son point de départ!

Il faut bien que l'idée d'unité soit conforme aux tendances de l'esprit humain pour avoir séduit même M. Piorry qui, dans un transport de zèle pour la localisation organique, a failli un jour faire une maladie différente de chaque manifestation de la variole! Je ne suis pas même bien sûr que ce ne soit pas encore là son opinion, témoin ses conclusions de mardi dernier, que je trouve, à vrai dire, obscures, sinon contradictoires. En tout cas, l'identité des deux virus n'était autrefois, pour M. Piorry, que l'objet d'une hypothèse dont il se bornait à indiquer les moyens de vérification, sans avoir jamais, que je sache, mis la main à l'œuvre pour la vérifier.

M. Piorry, dira-t-on peut-être, ne se borne pas à affirmer l'identité du variolin et du *boysiose*. Il en donne des preuves. Ainsi les boutons de la variole inoculée et ceux de la vaccine se ressemblent et suivent la même marche. En outre, la variole et la vaccine sont préservatrices, substitutives l'une de l'autre. — Sans doute; mais tout cela ne justifie qu'une hypothèse et n'autorise pas une affirmation : « Pour apprécier la valeur de *cette hypothèse* (c'est M. Piorry qui écrit et souligne, voir le TRAITÉ DE PATHOLOGIE IATRIQUE (tome VI, p. 460), il faudrait inoculer la variole à la vache, et voir si, chez cet animal, la vaccine n'en serait pas le résultat. »

Où sont les documents qui confirment cette hypothèse? Il serait bien facile, au contraire, d'en trouver qui la détruisent! Pourquoi M. Piorry affirme-t-il aujourd'hui ce qu'il ne faisait que supposer il y a quinze ans? Apporte-t-il des faits nouveaux, des expériences nouvelles? Non. Alors pourquoi ne pense-t-il pas ou, pour mieux dire, pourquoi ne doute-t-il plus de même qu'autrefois? J'en appelle de l'opinion moderne de M. Piorry à ce qu'il professait du haut de sa chaire en 1848, dans la maturité de son âge et dans la plénitude de son talent. Aucune considération ne pesait alors sur son jugement pour le faire pencher dans un sens ou dans un autre.

M. Piorry a formulé dans son discours deux jugements de détail sur lesquels je veux dire mon avis.

1° Il a reconnu que le virus de la variole peut avoir plus ou moins d'éner-

(1) Un compositeur avait mis *inadmissible*, au lieu de inamissible; voir ci-après la dernière phrase de l'avant-dernier § de la page 555.

gie. Il en est de même de tous les virus, d'après un dogme des syphilisateurs. Cela est donc vrai du vaccin, comme du variolin. Mais M. Piorry paraît croire que le boysiose n'est que du variolin affaibli. C'est une erreur. Une vaccine très-forte ne présente que mieux accusés ses propres caractères, qui sont bien distincts de ceux de la variole. Bien plus, cette vaccine préserve mieux de la variole qu'une variole bénigne et autant qu'une variole très-forte, dont elle n'offre pas les dangers. Et puis, si le vaccin n'était que du variolin affaibli, on n'aurait pas de peine à en composer avec du variolin et un peu d'eau depuis qu'on sait qu'il suffit de tremper les virus pour les mitiger. Or, des tentatives de fabrication de vaccin faites par cette voie ont complètement échoué.

Personne n'ignore les Expériences plus anciennes de Robert (de Marseille) (1828), tant de fois répétées depuis, et notamment à Lyon, par M. Brachet, et qui consistaient à inoculer un mélange de lait de vache et de *variolin*. On sait aussi que Robert, à la suite de beaucoup d'autres et comme MM. Piorry et Depaul, soutenait que la vaccine n'était qu'une variole modifiée. Il n'est pas une page de l'histoire de la vaccine où cette opinion ne soit inscrite. — J. Baron ne dit-il pas lui-même, dans son important ouvrage, souvent cité ailleurs qu'en France, que la maladie du cheval d'où dérive la vaccine *vient aussi à d'autres parties* (que les jambes) *du corps du cheval*, *et* qu'elle *n'est autre que la variole des chevaux*, comme le *cow-pox n'est que la variole des vaches ?*

2° M. Piorry donne à entendre que, si on inoculait le principe de la petite vérole à l'espèce humaine par plusieurs générations successives, et qu'on prît toujours le virus aux pustules d'inoculation, on récolterait un virus de plus en plus affaibli et qui pourrait ainsi graduellement se rapprocher du vaccin. Je pense, au contraire, que de cette manière le variolin se fortifierait successivement, et qu'il finirait par engendrer des petites véroles de plus en plus graves et de moins en moins ressemblantes au grease pustuleux développé sur l'homme.

Je m'explique. La matière de la vésico-pustule d'inoculation présente des degrés divers d'énergie depuis le moment où elle commence à être inoculable jusqu'à celui où elle cesse de l'être. Elle est le plus forte à un moment intermédiaire, mais non fixé avec précision, entre le commencement et la fin de son inoculabilité. Or, on fortifiera toujours de plus en plus la matière, si on la récolte pour l'inoculer de bras à bras au moment où elle a le plus d'énergie. On s'exposerait au contraire à l'affaiblir sans cesse, et à la priver même complètement de toute puissance, en la récoltant et en l'inoculant irrégulièrement.

Il faut dire et répéter que le variolin, comme le vaccin, a besoin d'être très-fort pour préserver absolument de la petite vérole. C'est d'ailleurs l'expression d'une loi à laquelle sont soumis tous les virus, et que Fernel a plus ou moins formellement promulguée pour le virus syphilitique.

En définitive, M. Piorry n'a apporté aucun élément nouveau à la solution du problème. Il a produit une affirmation qu'il avait sagement réservée en 1848. Alors il n'avait pas de croyance. Aujourd'hui il est hérétique.

Je reproduis ses conclusions que je me dispense, pour ne pas me répéter, de discuter une à une. Mes lecteurs sont à même de les juger. Qu'ils tâchent seulement de les comprendre :

« 1° L'observation, l'expérimentation et le raisonnement se réunissent pour prouver que le virus de la vaccine n'est autre que celui de la petite vérole ; mais son degré est plus faible dans le premier cas que dans le second.

« 2° La variole n'est pas une seule maladie, mais les symptômes désignés par ce nom se rattachent à des affections fort différentes entre elles.

« 3° Le virus qui donne lieu à ces diverses affections est essentiellement de même nature, du même caractère, et l'idée d'unité ne se rapporte pas aux collections de phénomènes de variole, mais au virus qui lui donne lieu.

« 4° Il en est ainsi de la plupart des unités morbides admises; c'est le virus qui les cause qui seul est unitaire, et les maladies qu'il détermine sont différentes entre elles et partout dissemblables.

« 5° Le très-grand tort de la plupart des nosologistes est d'avoir confondu les virus qu'ils n'avaient pas nommés avec les collections de symptômes que ces virus produisent.

« 6° Cette faute n'arrivera plus quand, en se servant de la nomenclature pathologique, on aura donné à chaque virus un nom spécial et propre à le distinguer des phénomènes auxquels il donne lieu. »

S'il ne surgit aucun fait inédit, ni aucun argument imprévu au milieu de la discussion, celle-ci va désormais se traîner péniblement au lieu de planer dans la région des lumières. Espérons toutefois qu'elle pourra se relever et nous montrer peut-être des perspectives inattendues sous le souffle vivifiant de nouveaux orateurs.

Les membres de l'Académie inscrits pour prendre la parole sont MM. J. Guérin, Bouvier, Magne, Leblanc, Reynal, Ricord et Bouillaud. Après eux, viendront les répliques. Si cette discussion n'enfante qu'une souris, ce ne sera pas faute d'avoir fait autant de bruit qu'une montagne.

Comme contingent de la correspondance et de la discussion, je signalerai, en terminant cet article, une note de M. Chassagny (de Lyon), sur la question en litige.

Séance du 5 janvier 1864.

Dans mon dernier article, j'énonçais l'espoir que le souffle d'un nouvel orateur pourrait fournir de nouveaux aliments à la discussion. Je prophétisais M. J. Guérin. M. Guérin est partisan déclaré des droits de l'intelligence et de la suprématie des principes en médecine. Pourquoi craindrais-je de l'en féliciter? Est-ce parce qu'il marche à l'encontre des idées courantes? Mais qu'importe, s'il marche bien et s'il avance! Socrate forçait un jour le passage pour entrer au théâtre pendant que tout le monde en sortait, quelqu'un lui demanda la raison de cette conduite. Le philosophe répondit qu'il avait soin, dans toutes ses démarches, de résister à la foule. M. Guérin est comme Socrate et ne se trompe pas toujours. Son esprit trouve quelquefois des aperçus profonds. On voit bien que M. Guérin est mal à l'aise dans un milieu médical où domine le culte des détails et dont, par un bizarre contraste, M. Grisolle venait d'exalter les avantages au moment où M. Guérin est monté à la tribune.

M. Guérin commence par établir qu'il a fait ses réserves quand M. Bouley a annoncé la production du cow-pox par l'inoculation de la matière aphtheuse d'un cheval. Il a, dit-il, explicitement déclaré, au mois de juillet, dans la *Gazette médicale*, que M. Bouley ne devait pas avoir réellement produit ainsi le cow-pox, ou bien qu'il s'agissait d'autre chose que d'une maladie aphtheuse, c'est-à-dire qu'il s'agissait vraisemblablement d'une maladie plus générale, d'une petite vérole par exemple.

J'applaudis à cette revendication de M. Guérin et j'en réclame le bénéfice, car, dès le 27 juin, j'ai déclaré dans le *Courrier médical* (1), aussi explicitement

(1) Voir ci-dessus : **Séance du 23 juin 1863**, p. 529.

que lui et sans poser comme lui de dilemme, que M. Bouley avait dû inoculer la même maladie que Loy, c'est-à-dire le grease pustuleux et non pas la variole.

M. Guérin aborde ensuite l'examen de l'opinion de M. Depaul dans l'expression de laquelle il croit devoir constater trois variantes, savoir :

1° Ce que M. Depaul a exprimé devant l'Académie. Il aurait admis que la variole insérée à l'organisme de la vache y produirait le cow-pox.

2° Ce qu'il a écrit ensuite dans la *Gazette des hôpitaux*. Le vaccin n'existerait pas, ou du moins il ne serait autre chose, ni plus ni moins, que le variolin. Cette doctrine mène, par une inflexible logique, à la restauration de l'inoculation variolique. M. Depaul a donc pu être conséquent avec lui-même quand il a inoculé la variole à un enfant.

3° Enfin, dans le *Bulletin de l'Académie*, M. Depaul serait à peu près revenu à sa première opinion, tout en repoussant la conformité qu'on avait signalée entre cette manière de voir et les conséquences rigoureusement déductibles des Expériences de Loy.

En définitive, il n'y a pas une bien grande distance entre l'opinion de M. Depaul et celle de M. Guérin. Ils me paraissent au contraire s'être rencontrés tous deux dans une erreur commune, à laquelle ils ont abouti par des routes opposées. N'est-ce pas ce qui peut expliquer comment ils se sont heurtés sans se comprendre?

Tout en critiquant la croyance à trois branches de son adversaire, dont la branche mitoyenne finit par s'écarter seule des deux autres, M. Guérin se rattache à la première opinion, à l'opinion orale, académique, de M. Depaul. *Le vaccin est le produit d'une variole qui a traversé un organisme animal* (cheval, vache).

M. Guérin désapprouve surtout les procédés scientifiques de M. Depaul. Il le blâme en outre de s'être arrogé une part trop grande dans la constatation d'une vérité à laquelle M. Guérin était arrivé, de son côté, en suivant les principes généraux de la science. M. Depaul n'aurait donc fait qu'œuvre de labeur, tandis que M. Guérin avait fait œuvre de génie.

M. Depaul, dit M. Guérin, s'est d'abord cru l'inventeur de la vérité qu'il proclamait, ensuite il était convenu que son rôle s'était borné à affermir cette vérité; enfin il aurait répudié dans le *Bulletin* toute conformité entre sa manière de voir et celle de ses devanciers. L'opinion de M. Depaul ne m'a pas paru être très-claire dans la bouche de M. Guérin. Peut-être est-ce la faute du sujet, obscur de sa nature! Peut-être y ajouté-je encore quelque obscurité par mon récit! Mais l'important est de savoir que M. Depaul s'est définitivement fixé à une opinion peu différente de celle de M. Guérin et dont les partisans paraissent être nombreux. Dans cette manière de voir, la vaccine viendrait de la variole après avoir subi une modification *inamissible* (je ne désavoue pas un compositeur qui m'a fait dire *inadmissible*), en passant par un organisme animal.

Pour M. Guérin, la vaccine, quoique venant de la variole et lui ressemblant, en est pourtant parfaitement distincte. Qu'importe à M. Guérin une ressemblance objective! Rien ne ressemble plus aux pustules de la variole, et rien n'en diffère plus que les pustules stibiées. Mais je suis étonné que la considération de l'unité de cause n'ait point arrêté l'esprit logique de M. Guérin sur la pente où il s'est sans doute laissé glisser par un faux pas de dialectique. Et en effet, M. Guérin a signalé entre la vaccine et la variole deux différences dont la première, il est vrai, n'est pas aussi certaine qu'il le croit, mais dont la seconde a une importance fondamentale. Or, malgré ces deux différences qui, à ses yeux, paraissent avoir la même valeur, l'adversaire de M. Depaul n'en considère pas moins les deux virus ou les deux maladies qui leur correspondent comme unies entre elles par les liens de la plus étroite filiation. Voici ces deux différences signalées par M. Guérin et auxquelles je fais ici allusion :

1° Le principe de la variole une fois introduit dans l'organisme y détermine une effervescence, une fermentation en vertu de laquelle toute l'économie animale prend part, dans un moment donné, à un travail de reproduction de la matière variolique. Mais M. Guérin croit-il irrévocablement qu'un phénomène analogue n'ait pas lieu pour la vaccine, bien que les choses ne se passent pas d'une manière aussi apparente? M. Kergaradec a rapporté l'histoire de soixante enfants qui, vaccinés au milieu d'une épidémie de variole, en ont été garantis, après avoir tous éprouvé les mêmes symptômes généraux, sans que le moindre phénomène vésico-pustuleux se soit montré aux parties inoculées (1). L'immunité acquise dans les cas semblables tient sans doute à un travail de tout l'organisme, lequel travail doit être régénérateur du virus.

2° Le vaccin ne peut pas donner lieu à des épidémies comme le variolin. Tout le monde partage cet avis. Mais j'explique cette différence d'action des deux virus autrement que ne le fait M. Guérin. M. Guérin croit que cela résulte de l'absence dans la vaccine du travail général dont il vient d'être question. Cela peut tenir à ce qu'il faut au vaccin, pour agir, une porte d'entrée saignante ou tout au moins des orifices muqueux béants. Mais cela tiendrait surtout, selon moi, à ce que, — en supposant que le vaccin fût volatil, — il s'altérerait promptement dans l'atmosphère et arriverait, pour ainsi dire, inefficace au contact des divers organismes.

Cette dernière dissidence entre M. Guérin et moi est purement théorique. Nous pensons de même sur le phénomène et ses conséquences. Le public est de notre avis. Je n'en veux d'autre preuve que les marques d'approbation qui ont suivi une vigoureuse profession de foi de M. Guérin en faveur de la vaccine, dont il a opposé les bienfaits aux dangers que pourrait courir la société si quelqu'un était tenté de réhabiliter la pratique de l'inoculation de la variole.

Mais pourquoi faut-il qu'une opinion si nette et si juste soit, chez M. Guérin, le produit d'une inconséquence ? Comment, en effet, M. Guérin peut-il admettre que, si la vaccine vient de la variole, elle ne puisse jamais y *retourner?* M. Guérin frôle souvent la vérité des ailes de son génie, sans réussir toujours à la saisir dans ses serres.

Ainsi, M. Guérin entrevoit parfaitement que la vaccine peut jouer le rôle de première assise dans une doctrine générale des virus, mais il n'a pas à sa disposition un nombre suffisant de faits de détail parmi lesquels il puisse choisir tous les matériaux dont il aurait besoin pour l'édification d'une œuvre durable et complète.

Il prévoit très-bien qu'on se rendra maître un jour, par l'inoculation, de tous les virus, mais il n'a que peu de renseignements sur les moyens que la science tient en réserve pour réaliser sa prévision. Comme cet esprit d'élite serait illuminé après avoir pris connaissance des écrits des syphilisateurs !

Nul doute que tous les virus ne soient inoculables et qu'on ne puisse se prémunir un jour par l'inoculation contre l'action de chacun d'entre eux. Mais on s'égarerait sur la trace d'une fausse analogie si l'on partait de ce principe erroné, que la vaccine préserve de la variole parce qu'elle n'est qu'une variole modifiée ou affaiblie. C'est qu'à côté de la loi de l'*extinguibilité* des virus par

(1) TRANSACTIONS MÉDICALES, 8 septembre 1834, p. 13 et suiv.

eux-mêmes se place celle de leur destructibilité par d'autres virus qui sont leurs succédanés ou leurs antagonistes. Voilà une mine féconde dont la vaccine peut encore être considérée comme le premier filon.

Jamais, d'ailleurs, une seule atteinte faible d'une maladie virulente ne saurait suffire à la préservation contre une atteinte plus forte. Il n'y a qu'une atteinte forte antérieure qui puisse préserver d'une maladie forte (variole, vaccine, etc.), à moins qu'une série d'atteintes bénignes ne suppléent par le nombre à l'effet qu'aurait produit une maladie forte. La quantité, ici, peut remplacer la qualité (inoculations chancreuses, immunité par *accoutumement* contre la fièvre jaune, etc.).

Mais, en fait d'inoculations préservatives ou curatives, où chercherons-nous le principe à inoculer? La nature nous en offre, entre autres, deux grandes sources:

1° Le virus se rassemble temporairement dans une production spéciale; dans le chancre et le pseudo-chancre, pour la syphilis; dans des vésico-pustules, pour la variole et la vaccine; dans des lysses, dont on nie à tort l'existence, pour la rage; dans des bubons, pour la peste (1), et peut-être ailleurs, etc. C'est là le foyer et pour ainsi dire le quartier général du virus.

2° Pendant le cours de toute maladie virulente, il existe une période, plus ou moins longue, où le sang recèle, plus ou moins disséminé, le principe contagieux de cette maladie. Cela est surabondamment démontré pour la syphilis. Home (d'Édimbourg) inoculait la rougeole par le sang. *Morbilli per incisionem*, dit-il, *ope sanguinis infecti communicantur, uti a me usu confirmatum est* (2). Je pourrais citer des exemples analogues pour la variole, la fièvre typhoïde, et même pour la vaccine et la rage, etc.

Séance du 12 janvier 1864.

M. J. Guérin a énoncé dans l'avant-dernière séance de l'Académie un apophthegme qui mérite bien d'être conservé. *Tant vaut l'expérimentateur, tant vaut l'expérience*, a t-il dit. Rien n'est plus vrai. Ce mot remarquable signifie deux choses: la première, c'est qu'il faut être intelligent et habile pour instituer et faire réussir des expériences; la seconde, c'est qu'il faut être encore plus intelligent pour les interpréter convenablement et en tirer le meilleur parti possible. Il n'appartient donc qu'à un homme souverainement doué d'intelligence de commenter judicieusement les expériences d'autrui ou les siennes propres.

Or, un homme, pour intelligent qu'il soit, peut être aveuglé par des préjugés, enchaîné par des idées préconçues, passionné par un sujet d'amour-propre; il peut subir enfin l'influence d'une préoccupation quelconque, et se trouver ainsi, en face de certaines questions, dans la condition ou même au-dessous de la condition d'un homme complètement dénué de valeur. Je ne parle pas de la paresse, de l'indifférence ou de la mauvaise foi, qui peuvent encore corrompre le jugement.

En supposant donc que toutes les expériences soient bien faites, peu d'hommes sont à même de les juger, parce que les gens intelligents font partie de la minorité, et qu'il faut encore exclure de cette minorité ceux auxquels des préju-

(1) Samoïlowitz, MÉMOIRE SUR L'INOCULATION DE LA PESTE, Strasbourg, 1782.
(2) F. Home, PRINCIPIA MEDICINÆ, Amsterdam, 1766, p. 186.

gés, des idées préconçues, une question d'amour-propre ou un autre sujet de préoccupation enlèvent la garantie d'une appréciation judicieuse et impartiale.

Si vous faites des expériences, vous avez donc beaucoup de chances de les voir mal interpréter, puisque les gens capables de les bien interpréter sont rares et que d'autres s'empresseront inévitablement de donner leur avis. Avez-vous raison? Vous aurez beaucoup de chances de paraître avoir tort. Avez-vous trouvé une chose? Le public sera bien capable de croire que vous en avez trouvé une autre. *Communis error facit jus.*

Ces lignes que je viens de tracer, emporté par la légèreté de ma plume, n'ont évidemment pas le moindre rapport à ce que je vais dire. Il n'existe, en effet, parmi les académiciens et les journalistes que des gens d'infiniment d'esprit, et à aucun d'entre eux ne viendra l'idée de rien prendre pour lui dans mon récit ou de s'en formaliser.

Tout ce que j'ai vu, tout ce que j'ai lu, tout ce que j'ai appris m'a convaincu que le grease pustuleux et la variole n'ont pas la même origine et n'offrent de commun que des traits de ressemblance et quelques attributs. Les Expériences que j'ai faites avec M. Mathieu me l'ont en outre complètement démontré. Mais j'ai beau explorer, une lanterne à la main, tous les recoins de l'Académie, il ne m'est pas possible de découvrir un seul homme qui soit entièrement de cet avis. Personne ne paraît disposé à affirmer résolûment que le grease pustuleux n'est pas la variole de l'homme communiquée au cheval. MM. Depaul et Henri Bouley, d'un si *contraire parti*, MM. Jules Guérin et Depaul, d'opinions si divergentes à d'autres égards, s'accordent pourtant sur la prétendue identité du grease pustuleux et de la variole qu'ils admettent, à la parfaite satisfaction de la plupart des organes de la presse médicale. Toutes les voix se confondent presque dans un concert édifiant. N'est-ce pas à s'écrier : *Vox populi, vox Dei!*

Eh bien! non, ce proverbe m'est suspect. Je m'inscris contre lui : *Etiamsi omnes, ego non*, voilà ma devise.

Non! le grease pustuleux n'est pas, n'a jamais été et ne sera jamais la variole. — Non! la variole n'est pas, n'a jamais été et ne sera jamais le grease pustuleux.

Le grease pustuleux n'est pas la variole, car le cheval est son meilleur terrain. Le grease pustuleux n'est pas la variole, car il prend très-facilement sur le cheval. Le grease pustuleux n'est pas la variole, car il se régénère très-facilement sur le cheval.

Par contre, la variole n'est pas le grease pustuleux, car l'homme est son meilleur terrain. La variole n'est pas le grease pustuleux, car elle prend très-facilement sur l'homme. La variole n'est pas le grease pustuleux, car elle se régénère très-facilement sur l'homme.

Le grease pustuleux n'est pas la variole, car il prend assez facilement sur la vache. — La variole n'est pas le grease pustuleux, car elle prend très-difficilement sur la vache.

Le grease pustuleux n'est pas la variole, car il ne se transmet pas par l'atmosphère. — La variole n'est pas le grease pustuleux, car elle se transmet par l'atmosphère.

Le grease pustuleux n'est pas la variole, car c'est une maladie bénigne. — La variole n'est pas le grease pustuleux, car c'est une maladie grave.

Le grease pustuleux n'est pas la variole, car l'éruption greasienne se borne souvent à la porte d'entrée du virus. — La variole n'est pas le grease pustuleux, car l'éruption variolique est presque toujours générale.

Le grease pustuleux n'est pas la variole, car la sécrétion qu'il fournit est presque exclusivement séreuse jusqu'à la fin. — La variole n'est pas le grease pustuleux, car la sécrétion qu'elle fournit devient bien vite et demeure purulente pendant tout le cours de la maladie.

Le grease pustuleux n'est pas la variole, car il ne se transforme jamais en variole. — La variole n'est pas le grease pustuleux, car elle ne se transforme jamais en grease pustuleux.

Le grease pustuleux n'est pas la variole, car son produit n'engendre jamais la variole. — La variole n'est pas le grease pustuleux, car son produit n'engendre jamais le grease pustuleux.

Le grease pustuleux n'est pas la variole, car il peut coexister avec la variole. — La variole n'est pas le grease pustuleux, car elle peut coexister avec le grease pustuleux.

Le grease pustuleux n'est pas la variole, quoiqu'il préserve de la variole. — La variole n'est pas le grease pustuleux, quoiqu'elle préserve du grease pustuleux.

Le grease pustuleux, quoique ressemblant à la variole, n'est pas plus la variole que la pustulation stibiée, quoique ressemblant à la variole, n'est la variole. — La variole, quoique ressemblant au grease pustuleux, n'est pas plus le grease pustuleux que la pustulation stibiée, quoique ressemblant au grease pustuleux, n'est le grease pustuleux.

Le grease pustuleux n'a pas de parenté avec la variole, quoique le chancre syphilitique ait de la parenté avec le pseudo-chancre syphilitique.

Le grease pustuleux n'est pas plus la variole, parce qu'on l'a nommé variole de cheval, qu'il n'est la syphilis parce qu'on l'a appelé vérole de vache.

Le grease pustuleux n'a jamais ressemblé et ne ressemblera jamais entièrement qu'au grease pustuleux. — La variole n'a jamais ressemblé et ne ressemblera jamais entièrement qu'à la variole.

Le virus greasien, comme le grease pustuleux, est intransmutable.—Le virus varioleux, comme la variole, est intransmutable.

En un mot, le grease pustuleux a été, et sera toujours exclusivement le grease pustuleux. — La variole a été et sera toujours exclusivement la variole.

Maintenant le grease pustuleux n'est pas, n'a jamais été et ne sera jamais la clavelée. — La clavelée n'est pas.... — Je donne la parole à MM. les vétérinaires.

Je la prends pour dire quelque chose de la séance de mardi dernier.

Depuis la mi-octobre, nous nous livrons, M. Mathieu et moi, à des expériences sur le grease pustuleux. Pour ne pas laisser se perdre la source greasienne que nous avons découverte, nous l'avons fait passer d'un cheval à un autre cheval et ainsi de suite.

Plusieurs résultats nous sont acquis, d'autres ont besoin de confirmation.

Parmi nos résultats incontestables, il en est deux qui nous on paru offrir un intérêt d'urgence. Les déposer dans un long Mémoire, envoyer celui-ci à l'Académie, qui l'aurait immanquablement renvoyé à une Commission, n'était-ce pas nous mettre dans le cas de voir se réfléchir bien loin du foyer académique le peu de lumières que nous désirions répandre tout de suite sur les débats ?

C'est pourquoi nous nous sommes bornés à envoyer à l'Académie, sous forme de Lettre, une note, une note si courte qu'il ne put venir l'idée à personne de la prendre pour autre chose qu'un simple renseignement d'actualité.

Le Conseil de l'Académie nous a marqué plus d'égards que nous ne désirions. Il a daigné considérer nos quelques lignes comme trop importantes pour être lues en séance et comme tout à fait dignes des honneurs d'une Commission. Le *renvoyé à la Commission de vaccine* a donc été prononcé par le Président. Nous avons été confus de tant de distinction !

Fort heureusement que M. Bouley, l'obligeance même, est venu en aide à notre confusion et au secours de notre modestie. Il a pris la peine de lire à part notre lettre et d'en détailler le contenu à l'Académie.

L'incident a donc fait un tout petit bruit que nous ne recherchions pas. Comme il s'agit de données scientifiques, je reproduis textuellement notre lettre:

« Monsieur le Président,

« Nous avons l'honneur de communiquer à l'Académie le résultat de quelques-unes de nos Expériences sur l'inoculation du grease pustuleux, objet de la discussion actuelle.

« Ces expériences démontrent, croyons-nous, l'exactitude des deux propositions suivantes :

« 1° Le grease pustuleux (cow-pox, vaccine) n'est pas infectieux, c'est-à-dire communicable par l'atmosphère.

« 2° La fièvre aphtheuse des ruminants (stomatite aphtheuse, cocote) est distincte du grease pustuleux.

« 1° EXPÉRIENCES DÉMONTRANT QUE LE GREASE PUSTULEUX N'EST PAS INFECTIEUX.

« Un cheval de cinq ans, de la race du Lincolnshire, est amené d'Angleterre dans les premiers jours d'octobre 1863, par M. Moyse Isidore, marchand de chevaux à Paris.

« Le 10 du même mois, il est vendu à M. D..., qui le fait conduire dans sa propriété de Billancourt.

« A son arrivée chez son nouveau propriétaire, l'animal est en santé, et ce n'est que six jours après que se montrent sur lui les symptômes du grease pustuleux.

« Chez M. D..., ce cheval fut logé dans une très-bonne écurie, avec trois autres chevaux anglais, parfaitement sains et ne portant aucune cicatrice de grease antécédent.

« Chaque stalle de cette écurie est séparée de sa voisine par une cloison haute de 2 mètres, laquelle est continuée antérieurement par des barreaux de fer verticaux, espacés de 7 centimètres environ.

« Notre malade n'était donc pas complètement isolé de ses voisins et vivait dans la même atmosphère qu'eux. Pendant toute la durée de son affection, il est resté dans cette écurie avec les autres chevaux. Malgré ces diverses circonstances, *aucun de ces derniers n'a cessé d'être en santé*, et cependant bien des fois les chevaux sains ont dû respirer l'air expulsé des poumons du malade et l'air vicié par les émanations diverses produites par l'état morbide de ce dernier. Les mêmes palefreniers leur ont donné des soins et ce n'est qu'à une époque déjà avancée de l'affection que nous sommes intervenus pour empêcher que le malade ne fut pansé avec les brosses et les éponges communes.

« Du 20 octobre 1863 au 10 janvier 1864, vingt-huit animaux, vaches et chevaux, ont été inoculés avec le virus fourni par le cheval de M. D.... Vingt-cinq d'entre eux ont présenté, au lieu de l'inoculation, des pustules caractéristiques du grease.

« Ces vingt-cinq animaux ont été, pendant toute la durée de ces expériences, laissés au milieu d'un grand nombre de chevaux et de vaches côte à côte, sans séparation aucune. *Pas un seul cas de contagion ne s'est manifesté.* Le petit cheval de Java amené à l'Académie a paru faire exception; mais ce cheval était placé, dans son écurie, à côté de la jument inoculée quelques jours auparavant à la lèvre supérieure ; et pendant tout le temps qu'a duré l'Expérience, il n'a cessé de prodiguer à cette jument un grand nombre de *caresses buccales.*

« Nous laissons, à l'Académie le soin d'apprécier la portée de cette exception.

« 2° EXPÉRIENCES DÉMONTRANT QUE LA FIÈVRE APHTHEUSE EST DISTINCTE DU GREASE PUSTULEUX.

« Nous nous abstenons, dans cette courte lettre, de rien dire des caractères différentiels des deux maladies. Nous nous bornerons à donner les résultats sommaires de nos Expériences.

« Il y a quelques mois, toutes les vaches, au nombre de vingt-deux, du sieur B..., laitier à Auteuil, étaient affectées de la fièvre aphtheuse.

« Le 3 décembre dernier, deux d'entre elles ont été inoculées du grease pustuleux : aux oreilles, à l'aide de la lancette; sur la muqueuse buccale, par une légère friction exécutée pendant quelques secondes, avec le doigt chargé de sérosité virulente.

« Le 9 décembre, de magnifiques pustules existaient aux oreilles de ces deux vaches et sur la muqueuse de la bouche d'une d'elles.

« Le 27 décembre 1863 et le 2 janvier 1864, deux vaches affectées de la fièvre aphtheuse à la période de cicatrisation ont été, chez le sieur G. S..., nourrisseur à Boulogne, inoculées, à l'oreille, du grease pustuleux.

« Le 2 janvier, pour l'inoculation du 27 décembre, et le 8 janvier pour l'inoculation du 2 courant, nous avons constaté l'existence de pustules greasiennes très-caractéristiques sur les parties inoculées.

« Or, il résulte de nos Expériences qu'un même animal ne peut pas avoir deux fois le grease pustuleux ; donc la *stomatite aphtheuse* et le *grease pustuleux* ne sont pas la même maladie.

« Nous avons l'honneur, Monsieur le Président, etc. »

MM. Reynal et Magne ont presque complètement rempli la séance par deux discours substantiels et relevés par du piquant méridional. Je renvoie le résumé et l'appréciation de ces discours au prochain article.

Séance du 12 janvier 1864 (1).

J'aperçus un jour un animal qui montrait la tête à travers les barreaux d'une fenêtre d'un rez-de-chaussée. Son air farouche excita ma curiosité. Est-ce un *chien* ou un *loup?* demandai-je à un personnage qui était en sa compagnie. C'est un *chien-loup*, me fut-il répondu.

Le grease qui produit la vaccine est, ma foi, dans un cas semblable. Est-il *vésiculeux* ou *pustuleux?* Réponse : il est *vésiculo-pustuleux* (2). C'est donc par abréviation que je ne lui donne que l'épithète de *pustuleux.* Plus tard j'abrégerai encore plus, en l'appelant *grease* tout court.

(1) Le premier article sur la séance du 12 janvier 1864, reproduit ci dessus p. 557-561, paraissait dans le *Courrier médical* du 16 janvier 1864 et le second article, sur la même séance, dans le numéro hebdomadaire suivant du 23 janvier 1864.

(2) Voir ci-après : MÉMOIRE SUR LE GREASE PUSTULEUX, **Affection.**

C'est pourquoi je suis étonné que l'École d'Alfort, à laquelle on a paru faire un crime d'avoir vu des vésicules dans la bouche d'un cheval greasien, ait pour ainsi dire battu en retraite. A sa place, je serais allé en avant et j'aurais dit : *Ah ! vous ne voulez pas qu'il y ait des vésicules dans la bouche, eh bien ! il y en aura même à la peau.*

La parole est maintenant à M. Reynal. Quand M. Reynal parle, la vérité semble sortir de son puits, — je veux dire d'un puits de science.

M. Reynal commence par établir que la fièvre aphtheuse est essentiellement vésiculeuse.

Il ne peut y avoir, sur cette assertion, aucune controverse. La description que M. Reynal donne de la fièvre aphtheuse (cocote), celle de M. Magne, et celle de M. Rayer rapportée par M. Reynal, sont catégoriques à cet égard.

C'est par des vésicules isolées ou confluentes que la maladie se montre sur la muqueuse de la bouche, au pourtour des lèvres, du mufle et des narines, dans l'espace interdigital, et sur les mamelles. On peut voir, mesurer, ponctionner ces vésicules et en enlever l'épiderme. Parfois ces vésicules sont en si grand nombre dans la bouche et spécialement sur la langue que l'épithélium, soulevé, s'en détache tout d'une pièce, comme si ce dernier organe venait d'être plongé dans l'eau bouillante.

C'est là une des formes de la maladie arrivée à son apogée. Mais il est une autre forme moins avancée, et que l'affection ne dépasse pas toujours, particulièrement quand celle-ci a pour siége les mamelles et les espaces interdigités. C'est alors qu'elle peut revêtir, jusqu'à un certain point, le caractère sur lequel j'insistais tout à l'heure de la plaque muqueuse de la peau. C'est alors aussi que le diagnostic différentiel doit être établi avec plus de netteté.

Quand cette forme existe, les éléments primitifs apparaissent dans la bouche et se groupent en dedans des joues et des lèvres, sur la langue et surtout sur les bords alvéolaires des deux mâchoires.

Les vésicules sont-elles isolées, elles consistent en de petits soulèvements de l'épithélium, aplatis et circulaires. Sont-elles confluentes, elles consistent, au contraire, en soulèvements de plaques étendues d'épiderme. Mais qu'elles soient isolées ou confluentes, elles sont formées par l'épithélium épaissi et imprégné d'une sérosité plutôt infiltrée qu'épanchée, qui ne sépare pas complètement l'épithélium de la superficie du chorion ; par suite des progrès du mal, et à cause des frottements, cet épithélium se rompt ordinairement et laisse à nu une surface excoriée, mais non pas, à proprement parler, ulcérée.

Sur les trayons, les éléments primitifs sont circulaires, aplatis, et dépassent peu le niveau de la peau voisine dont ils sont plus distincts par leur relief périphérique que par la couleur. Cette couleur, en effet, n'est pas autre que celle de la peau ; peut-être tire-t-elle un peu plus sur le blanc. Cette nuance de coloration paraît surtout résulter de l'imprégnation de l'épiderme et des parties sous-jacentes par de la sérosité. Pas plus, du reste, que dans la bouche, l'épiderme n'est complètement isolé, à moins qu'il ne soit rompu vers la fin.

Aux espaces interdigités, les éléments primitifs n'offrent pas un caractère aussi accusé, parce qu'ils sont vite déformés.

M. Reynal s'appuie sur cette description, sur l'opinion des divers écrivains vétérinaires, sur celle de M. Rayer et sur celle de Hertwig, pour établir que, d'une manière générale, c'est bien plutôt une maladie vésiculeuse qu'une maladie pustuleuse. Hertwig a vu même la contagion s'étendre à l'espèce humaine. « Il apparut, dit-il, des *vésicules* sur la langue, sur les lèvres et sur les mains des personnes. »

La maladie aphtheuse, suivant M. Reynal, n'aurait jamais pu être inoculée. M. Reynal s'est-il mal expliqué? l'ai-je mal compris? Une maladie générale, éruptive, contagieuse des bestiaux, et communicable à l'homme, ne serait pas inoculable! Quelle singulière exception!

M. Reynal a constaté, après M. Mathieu et moi, que les bêtes qui avaient été atteintes de cette maladie aphtheuse n'avaient pas acquis d'exemption contre le grease pustuleux. Il a bien voulu ajouter que nos Expériences étaient confirmatives des siennes. C'étaient, au contraire, les siennes qui confirmaient les nôtres. A lui seul appartiennent l'autorité et le droit de parler en cette matière, comme expert et comme juge.

M. Reynal passe ensuite à la clavelée, pour établir qu'elle est bien distincte du grease pustuleux. Sur quoi, dit M. Reynal, s'appuie M. Depaul pour prouver l'identité de la clavelée avec la maladie vaccinogène du cheval? Exclusivement sur les Expériences de Sacco.

Or, M. Depaul a contesté la compétence de Sacco, quand il a voulu démontrer, contrairement à l'opinion de celui-ci, que le cow-pox ne venait pas du javart. Donc, M. Depaul n'est pas en droit d'invoquer d'autres Expériences du même auteur pour prouver, conformément à l'opinion de cet auteur, que la clavelée et le cow-pox ne sont qu'un; ou, pour condenser l'argument de M. Reynal: *Sacco s'est trompé une fois d'après M. Depaul; donc il doit s'être trompé toujours d'après tout le monde.*

Dumarsais appelle ce sophisme : *Passer de ce qui est vrai à quelque égard, à ce qui est vrai simplement.*

M. Reynal persisterait-il dans son raisonnement ainsi dépouillé de tout prestige oratoire? Non. Eh bien! nous serions de l'avis de M. Reynal, qui a mieux que cela à objecter à M. Depaul.

M. Reynal entre ensuite dans le détail des Expériences de Sacco, relativement à la clavelée. Sacco ne les a pas toutes faites ou contrôlées lui-même. Il a inoculé la vaccine en même temps que la clavelée. Donc il a pu faire des mélanges, commettre des distractions, se servir de lancettes mal nettoyées, etc.

Mais Sacco, dirons-nous, pouvait-il faire de semblables expériences sans inoculer en même temps les deux virus? Non.

D'ailleurs, dire, avec M. Reynal : Sacco *a pu se tromper, donc il s'est trompé*, n'est-ce pas affaiblir l'argumentation plutôt que de lui donner de la force? En logique, comme dans un combat, quand on possède une bonne arme, il faut s'en servir tout de suite.

M. Reynal apporte, dans la balance, le poids d'Expériences faites par les vétérinaires de tous les pays. Nous n'avons plus que l'embarras du choix.

Huzard soumet à la vaccination 2,000 moutons, sans les préserver, par cette opération, de la clavelée. Donc, le virus de la vaccine n'est pas identique à celui de la clavelée. On peut contester, sans doute, que les Expériences aient été faites ou bien faites, mais on ne saurait nier la conclusion à déduire.

Voisin (de Versailles) fait la même Expérience, sauf le nombre de bêtes inoculées qui est plus restreint. Il obtient un résultat identique à celui de Huzard.

Deux témoins de la valeur de Huzard et de Voisin doivent entraîner la conviction de tous les juges non prévenus.

Voisin fait l'Expérience inverse. Il inocule le claveau à des enfants. Il les vaccine ensuite et la vaccine prend parfaitement.

En résumé, le discours de M. Reynal, plein de raisonnements et de faits, laissera dans l'esprit de tout lecteur impartial cette double conviction que la fièvre aphtheuse des ruminants et la clavelée sont parfaitement distinctes du grease pustuleux.

Après M. Reynal, vient le tour de M. Magne, qui fait un début académique du meilleur augure.

M. Magne parle dans le même sens que M. Reynal. Mais, telle est la richesse de son propre fonds, qu'au lieu de n'avoir fait que glaner, il nous apporte une riche moisson. Je vais trier quelques gerbes de son discours pour l'instruction de nos lecteurs.

Passons, sans nous y arrêter, sur des considérations de pathologie générale comparée, sur lesquelles M. Magne s'est beaucoup appesanti. Quelques-unes de ces considérations m'ont paru obscures, sinon contradictoires dans la forme. Je ne veux ramasser que le bon grain.

M. Magne explique très-bien pourquoi, au point de vue étiologique, le cow-pox a été rattaché au javart et aux eaux-aux-jambes. D'une part, ces maladies s'accompagnent de solutions de continuïté qui servent aisément de porte d'entrée au virus greasien; d'autre part, les pansements qu'elles nécessitent mettent sans cesse les palefreniers en rapport avec la sécrétion virulente du grease qui a été ainsi contracté par les chevaux. M. Magne fait judicieusement observer que le grease pustuleux étant une maladie légère, n'exige presque aucun soin. Aussi ne doit-il se communiquer que rarement aux palefreniers quand il se trouve seul sur un cheval.

J'ajouterai une considération qui vient corroborer la manière de voir de M. Magne, et que j'ai déjà plusieurs fois exprimée dans le cours de ces comptes rendus : c'est que la porte d'entrée de la maladie présente une source virulente plus copieuse, plus énergique et plus longue à se tarir que toutes les autres.

Il résulte des explications de M. Magne et de mes réflexions : 1° que les chevaux atteints du javart et des eaux-aux-jambes sont, toutes choses égales d'ailleurs, plus exposés que d'autres à contracter le grease pustuleux; 2° que les chevaux qui ont ainsi contracté le grease pustuleux doivent, toutes choses égales d'ailleurs, plus fréquemment communiquer cette maladie à leurs palefreniers qu'un même nombre de chevaux greasiens placés dans d'autres conditions.

M. Magne explique, d'une manière assez singulière, comment la vaccine, sans être la variole, peut en préserver et réciproquement.

Il cite un grand nombre d'exemples de maladies qui ne peuvent pas coexister ou qui coexistent difficilement sur le même individu. Je suis, à cet égard, entièrement de son avis.

M. Magne poursuit ainsi sa thèse :

On préserve de la péripneumonie exsudative une bête bovine par l'inoculation, faite à sa queue, d'un liquide extrait du poumon d'un animal affecté de cette maladie. Or, ce qui se produit à la queue de l'animal inoculé n'est pas une péripneumonie exsudative. Donc, c'est un exemple de maladie qui préserve d'une maladie autre qu'elle-même.

M. Magne se trompe ici, parce qu'il confond l'affection avec la maladie. Il est bien regrettable qu'on ait tiré le nom de la maladie exsudative de celui de l'organe que cette maladie affecte principalement, car la prétendue péripneumonie exsudative est en réalité une maladie de tout l'organisme, dont le quartier général peut s'établir ailleurs que dans les poumons.

Dans une maladie, les affections peuvent différer entre elles sans que cette maladie cesse d'être absolument identique à elle-même, à la réserve de l'intensité, bien entendu. La péripneumonie exsudative n'est pas plus une maladie du poumon que la variole et la syphilis ne sont des maladies de la peau. C'est, je le répète, une maladie *totius substantiæ*. Ce qui se passe au poumon et ce qui se passe à la queue, dans le cas d'inoculation, constituent des affections semblables, identiques, sauf la *différentation* qui tient à la distinction des organes et à la manière différente dont s'est introduit le virus dans l'organisme. La maladie, c'est l'*unité;* les affections forment la *variété*. Si l'accident de la queue préserve des lésions pulmonaires, c'est qu'il est, avec ces lésions, l'expression symptomatique d'une même maladie. Il ne garantit contre l'affection que parce qu'il garantit contre la maladie elle-même.

D'ailleurs, de ce que deux maladies différentes ne peuvent pas exister en même temps sur un sujet, il ne s'en suit pas rigoureusement qu'elles ne puissent pas s'y montrer après un long intervalle de temps.

Il y a plus : si la vaccine et la variole préservent l'une de l'autre, cela ne peut tenir à ce qu'elles sont incapables de se développer en même temps sur un même sujet. Il est, au contraire, démontré par un grand nombre de faits qu'elles peuvent marcher ensemble sur le même individu. Mais ce qu'elles ne peuvent pas faire, c'est se succéder l'une à l'autre ou l'une d'elles à elle-même sur un même individu. Elles seraient donc plutôt exclusives l'une de l'autre, ou chacune d'elle-même, dans le temps que dans l'espace.

En faisant ces remarques, je n'ai pas l'intention d'infirmer la thèse de M. Magne, puisque, au contraire, je m'en fais aussi le défenseur. Je crois, comme lui, à la non-identité des deux virus, Mais c'est précisément parce que je pense que son opinion peut être appuyée des plus solides arguments que je m'oppose à ce qu'on la soutienne par des sophismes.

M. Magne, avant de terminer son discours, trace quelques traits descriptifs différentiels entre la maladie aphtheuse et la vaccine ou la variole. Les vésicules de la maladie aphtheuse diffèrent, dit-il, entre autres caractères, des pustules de la vaccine ou de celles de la variole en ce qu'elles se confondent les unes avec les autres quand elles sont limitrophes. Il en résulte qu'à la langue, par exemple, il se détache parfois de larges surfaces d'épiderme. Les pustules de la vaccine, au contraire, et celles de la variole restent distinctes, lors même qu'elles sont très-rapprochées entre elles.

En faisant parler de variole à M. Magne, je ne sais pas vraiment si je rends bien sa pensée. S'il y a une confusion, elle tient à ce qu'on a donné au grease le nom impropre de variole de cheval.

M. Magne ajoute enfin que la maladie aphtheuse ne peut se communiquer à l'homme ni au cheval. Cette assertion diffère à peine de ce qu'avait dit M. Reynal. Mais les faits rapportés par Hertwig et rappelés par M. Reynal la contredisent en ce qui regarde l'homme. Peut-être aussi que des faits ultérieurs l'infirmeront en ce qu'elle a de relatif au cheval.

En résumé, M. Magne a dit d'excellentes choses, en termes convenables et modestes, comme il convient au vrai mérite et au vrai savant.

Séance du 30 janvier 1864.

Montaigne accable d'ironie les auteurs qui, ayant un *petit lopin* d'idées *à faire courir*, s'imaginent d'écrire *toute la physique*. L'Académie n'aurait pas trouvé grâce devant lui. N'est-ce pas, en effet, à qui viendra nous y redire les mêmes choses? Qu'il mériterait d'être favorablement accueilli, celui qui n'apporterait qu'un élément nouveau de solution exprimé en termes nets et concis.

Le devoir du Président devrait être d'empêcher qu'on ne trouble une question quand elle commence à se clarifier, comme disait, pendant la séance, un spirituel académicien. J'épargnerai donc à nos lecteurs le détail d'une foule de répétitions et de superfluités académiques. Ce qu'ils désirent, je suppose, c'est de se représenter la physionomie des séances et de connaître, sans équivoque et sans confusion, ce qui s'est dit de véritablement utile.

Deux membres ont occupé mardi la tribune : 1° M. Bouillaud, rhéteur émérite, qu'on écoute avec plaisir et qu'on écouterait avec délices s'il était plus sobre de paroles. Comme nous l'aurions goûté s'il n'avait pas voulu nous rassasier! Quelles excellentes choses il aurait dites s'il ne les avait pas redites! 2° M. Leblanc, si riche de son propre fonds qu'on s'étonne qu'il n'ait pas assez évité l'écueil des lieux communs de la question.

M. Bouillaud est l'homme des généralités splendides et étendues. Il commence par mastiquer la base du piédestal de Jenner, que des Lilliputiens ont gratté. Gloire à Jenner!

M. Bouillaud est à la fois de l'avis et l'antagoniste de tout le monde. Il donnerait volontiers raison à tous, pourvu qu'il lui ait été auparavant loisible d'infliger des remontrances à chacun.

A entendre M. Bouillaud, M. Guérin ne connaîtrait pas même bien son *abcd* philosophique. Pour un rien, il l'aurait accusé d'avoir des idées innées sur les virus. Néanmoins, M. Bouillaud ne paraît pas avoir d'autre opinion que M. Guérin sur Jenner, la vaccine et la variole.

Autre contraste : Après avoir blâmé les procédés de M. Guérin et approuvé ses résultats, M. Bouillaud célèbre les mérites, la découverte et les démonstrations de M. Depaul, dont il condamne pourtant l'idée sur la non-existence du vaccin, ainsi que les tendances à adopter l'inoculation variolique. Bien plus, M. Bouillaud conteste, textes en main, à M. Depaul, la priorité de sa conception. Il rappelle notamment que MM. Piorry et Guérin sont les devanciers de M. Depaul. En somme, d'après M. Bouillaud, M. Guérin semblerait être arrivé à la vérité par une mauvaise voie, tandis que M. Depaul se serait égaré en suivant la bonne.

Voici le tour de M. Bouley, réservé sans doute pour la bonne bouche. M. Bouillaud traite M. Bouley de *bon enfant* et même d'*enfant terrible*. Il lui rappelle, dans son propre langage, qu'il s'était d'abord *enfoncé* (sic), et le comble de cajoleries absolument comme s'il n'était pas de notre âge où de notre sexe. Puis, il le traite effectivement en mineur et lui inflige, sans que M. Bouley s'en irrite, la plus piquante des corrections. Il blâme, avec raison sans doute, les opinions arrêtées de M. Bouley sur la spontanéité de la morve (ici M. Bouley riposte par un aveu d'incorrigibilité) et rapproche, avec une impitoyable ironie, de cette opinion, le sentiment primitif de M. Bouley sur la multiplicité des sources équines du vaccin. M. Bouillaud constate la résipiscence de M. Bouley sur ce dernier point, et nous fait pressentir que M. Bouley brûlera ainsi successivement toutes les idoles qu'il a adorées, de manière à rentrer plein de componction et de repentir dans les bonnes grâces de M. Depaul. M. Bouillaud suppose, il est vrai, que M. Depaul y mettra du sien. Et de fait, en l'absence d'opinion explicite de M. Bouley, on ne voit guère qu'une cloison, plutôt qu'une véritable distance, qui le sépare de M. Depaul.

Comment oserais-je dire bassement que le couronnement de ce discours devrait être un baiser Lamourette? Me serait-il possible de descendre si vite et sans transition des hauteurs sublimes où nous a conduits M. Bouillaud par de nombreuses citations des meilleurs classiques ?

Un Ministre de l'Instruction publique qui aurait assisté à la séance se serait certainement écrié, après avoir entendu M. Bouillaud : *Je me suis cru au Théâtre-Français.*

Il n'aurait malheureusement rien pu dire de semblable après avoir écouté M. Leblanc, parce qu'il ne l'aurait pas entendu. Il est regrettable que M. Leblanc ne se soit parlé qu'à lui-même, car il apporte ordinairement, dans toutes les questions qu'il traite, un riche fonds de pratique et une grande sagacité.

M. Leblanc est de ceux qui lisent au lieu d'improviser. Cette manière de procéder a des avantages et des inconvénients. Ceux-ci sont incomparablement les plus grands. L'action d'un lecteur est moins vive et moins attachante que celle d'un improvisateur. Il s'en suit que l'auditeur ne se rend pas aussi exactement compte et se pénètre moins bien de la pensée de l'auteur.

Celui-ci désire, de son côté, que son discours fasse un tout complet. Il y a donc fait entrer une foule de choses qui ont déjà été répétées, au lieu de répondre, par exemple, à des arguments qui viennent d'être produits. Tout au plus nous fait-il grâce de quelques lieux communs. Quelquefois, en outre, le discours imprimé plus tard n'est pas complètement identique à celui qui a été lu.

Telles sont mes réflexions sur les discours lus, en général, mais non pas sur celui de M. Leblanc en particulier. Je regrette au contraire de ne l'avoir pas bien entendu, parce que je suis sûr que mes lecteurs y perdent infiniment.

M. Leblanc a libellé, si je l'ai bien compris, deux sortes de conclusions : 1° des contre-conclusions, c'est-à-dire l'examen et la correction une à une des conclusions de M. Depaul ; 2° ses conclusions propres. Un homme d'esprit a appelé ces dernières *conclusions de conclusions.*

Je vais mentionner, en y joignant mes remarques, quelques-unes des propositions que j'ai pu saisir à la volée dans le discours de M. Leblanc.

M. Leblanc est d'avis qu'indépendamment du risque de transmettre la morve, il y aurait péril à inoculer, en guise de vaccin, le grease pustuleux à de jeunes enfants. Il cite à l'appui de son opinion l'intensité des accidents produits sur les adultes qui s'étaient accidentellement inoculé le grease. Je puis rassurer M. Leblanc sur ce point. Les virus, en général, et le *greasin* en particulier, prennent plus énergiquement sur les adultes que sur les enfants et les vieillards. L'intensité des accidents qui se manifestent est donc, toutes choses égales d'ailleurs, en raison directe de la vigueur de l'individu inoculé. Souvent même le vaccin et le virus chancreux syphilitique ne prennent pas bien sur les très-jeunes enfants. C'est la principale raison pourquoi je ne pense pas qu'il soit convenable de vacciner les enfants trop jeunes, quand il n'y a pas, bien entendu, imminence d'épidémie.

En parlant des nombreuses insertions greasiennes que nous avons pratiquées, M. Mathieu et moi, au Jardin d'acclimatation, et notamment de quelques-unes dans lesquelles il a bien voulu nous assister, M. Leblanc fait observer avec raison que les pustules produites sur les chiens et sur les moutons étaient petites, peu énergiques, et qu'elles s'éteignaient rapidement, mais il a ajouté qu'elles n'étaient plus propres à de nouvelles inoculations positives. Je crois au contraire, — et ce n'est pas une pure hypothèse, — qu'on aurait pu se servir de la matière de ces *pustulettes* pour régénérer le *greasin* par des inoculations bien faites sur des chevaux ; il est vrai qu'on pourrait employer plus avantageusement encore, dans le même but, du vaccin emprunté à l'espèce humaine.

M. Leblanc a cité les passages d'une longue lettre de Hering, dans laquelle ce célèbre vétérinaire allemand décrit sur le pis des vaches un cow-pox spontané, distinct du cow-pox inoculé. Ce prétendu cow-pox n'est vraisemblablement pas autre chose qu'un eczéma impétigineux, très-fréquent chez les vaches qui ont récemment vêlé, de même que l'eczéma du sein s'observe souvent chez les femmes enceintes ou nouvellement accouchées, surtout quand celles-ci deviennent nourrices.

Cet eczéma impétigineux est mélangé de pustulettes d'acné. J'ai eu occasion de l'observer, dimanche dernier, avec M. Mathieu, sur les vaches d'un nourrisseur de Billancourt. On nous a même affirmé qu'un médecin avait récolté du cow-pox sur les pis de ces vaches. Je suis sûr que ce prétendu cow-pox n'aura produit aucun effet sur les enfants.

Voici une esquisse provisoire du diagnostic différentiel des deux maladies:

Le cow-pox se montre vers la fin de l'été et en automne. — L'eczéma impétigineux apparaît dans toutes les saisons, et principalement en hiver.

La matière du cow-pox est inoculable dans les conditions voulues. — La matière de l'eczéma impétigineux ne l'est jamais.

Les vésico-pustules de cow-pox sont régulièrement circulaires, larges, d'une teinte azurée, environnées d'auréoles, et ne présentent pas ou présentent à peine une succession dans leur apparition sur le même sujet; elle ne sont pas mélangées d'acné. — Les vésicules et les pustules de l'eczéma impétigineux sont mélangées de pustules d'acné; elles sont étroites, irrégulières, de volume fort différent entre elles. Elles ont une couleur rosée; elles n'offrent pas ou presque pas d'auréole, et se manifestent ordinairement par des poussées successives.

Les vésico-pustules de cow-pox ne deviennent purulentes que tout à fait à la fin et sont nettement ombiliquées. — Dans l'eczéma impétigineux, s'il y a des éléments primitifs séreux, il y a aussi, dès le début, concomitance de pustules d'impétigo et de pustules d'acné. C'est le goulot de ces dernières qu'on a pris sans doute pour une dépression ombiliquée.

Dans le cow-pox, les croûtes sont régulières, épaisses, arrondies, adhérentes et d'un jaune foncé; le pis est glabre. — Dans l'eczéma impétigineux, il y a des lamelles minces, irrégulières, souvent allongées, fendillées et qui se détachent aisément. Le pis est comme chagriné.

Dans le cow-pox, il y a engorgement de ganglions correspondant au siége qu'il occupe. — Cela n'a pas lieu dans l'eczéma, à moins que la partie malade n'ait trop été irritée par l'action de traire.

Les cicatrices du cow-pox sont caractéristiques. — Il n'y a pas de cicatrices à la suite de l'eczéma impétigineux.

Les vaches, en général, ne sont atteintes qu'une seule fois, et pendant un temps limité, du cow-pox. — Elles peuvent avoir plusieurs fois et indéfiniment l'eczéma impétigineux des mamelles, etc.

Je compléterai plus tard ces détails de concert avec M. Mathieu.

La discussion avance vers sa fin. Mais quelle sera cette fin? N'oublions pas que la vaccine est plus qu'une prophylaxie : c'est une institution. Le certificat de vaccine est exigé de par la loi, comme un certificat de bonne vie et mœurs. L'opinion publique réclame une formule précise. Il faut que l'Académie émette un vote, puisqu'elle est gardienne de l'institution et que c'est de son sein qu'est partie l'attaque contre la vaccine : *Ubi malum, ibi remedium.*

COUP D'ŒIL SUR LE RÉSULTAT DE LA DISCUSSION ET ÉTAT DE LA QUESTION.

Nous sommes dans un pèlerinage scientifique.

Dans tout pèlerinage il y a un point de départ et un point d'arrivée, qui est le but à atteindre. Pendant la route, on ne doit jamais oublier le but, ni le point de départ; on doit savoir où l'on est, c'est-à-dire connaître exactement le trajet qu'on a parcouru et celui qui reste encore à parcourir.

Or, quel est le but de notre pèlerinage scientifique actuel? La découverte de la source primitive du vaccin.

Cependant tout le monde est d'accord que le virus qui nous sert ordinairement vient sans intermédiaire de la vache.

D'où et comment est-il venu à la vache? Est-il propre à la vache, ou celle-ci l'a-t-elle reçu du cheval?

Quelques-uns croient qu'il peut être primitivement propre à la vache, quoiqu'il lui vienne la plupart du temps du cheval. — Le plus grand nombre n'admet que l'origine chevaline. — En tout cas, tout le monde convient, plus ou moins, de cette origine.

Voilà, par conséquent, le rendez-vous de toutes les opinions; c'est comme un carrefour où se croisent plusieurs chemins. Faisons halte.

Trois routes s'ouvrent devant nous :

Dans la première s'engagent fermement ceux qui croient que le grease pustuleux est une maladie propre au cheval et absolument distincte de la variole.

Dans la seconde, se pressent ceux qui pensent que le grease pustuleux résulte de la variole humaine, transportée au cheval.

Dans la troisième entrent nonchalamment ceux qui n'ont pas encore de parti pris. Ils vont dans un cul-de-sac au fond duquel est un poteau... (?)

Voici les principaux arguments de ceux qui soutiennent que le grease pustuleux est une maladie propre du cheval, absolument distincte de la variole :

1° Ils invoquent la nosographie et les caractères objectifs de la maladie.

2° Le grease pustuleux n'est pas infectieux comme la variole, c'est-à-dire communicable comme elle par la voie de l'atmosphère.

3° Il s'inocule et se régénère plus facilement sur le cheval que sur toute autre espèce; la variole, au contraire, s'inocule et se régénère plus facilement sur l'homme que sur toute autre espèce animale.

On pourrait donc établir, en quelque sorte mathématiquement, la proportion suivante : *Grease pustuleux* : *cheval* :: *variole* : *homme*, etc.

Ou bien : *Grease pustuleux* : *variole* :: *cheval* : *homme*, etc.

4° On n'a jamais constaté la transformation du grease pustuleux en variole, ni réciproquement la transformation de la variole en grease pustuleux.

Les partisans de l'origine varioleuse du grease pustuleux font valoir :

1° Quelques traits de ressemblance objectifs.

2° La préservation de l'une des deux maladies par l'autre.

Ceux qui suivent la voie borgne du doute n'invoquent pas d'arguments. Ils ne nient rien et n'affirment rien. Tout au plus interrogent-ils sans se charger de répondre. Pourtant, ces hommes incertains peuvent, à un moment donné, quitter leur état d'équilibre instable et faire pencher la balance d'un côté, en s'y inclinant. Ils deviennent alors juges entre deux parties, *duobus pugnantibus judicat alter*. Avis à M. Bouley.

Abandonnons momentanément la route que nous avons choisie, c'est-à-dire celle où l'on admet que le grease pustuleux est une maladie du cheval, distincte de la variole.

Laissons dans leur cul-de-sac les hommes de doute, jusqu'à ce qu'ils nous reviennent comme juges ou autrement.

Soyons, provisoirement et en apparence, de l'avis de ceux qui font provenir le grease de la variole. Nous saurons, en les suivant, où ils aboutissent.

Mais voici que tout de suite leur route se bifurque :

Premier chemin. « Le grease pustuleux vient de la variole et n'est que variole. Le vaccin est néant. Le néant ne s'inocule pas. Inoculons la variole. » Voilà ce qu'on y dit, tout haut ou tout bas, et ce qu'enseigne la logique.

Second chemin. « Le grease pustuleux vient directement de la variole et pourtant n'est pas la variole. Le vaccin existe. Inoculons-le, et gardons-nous d'inoculer la variole. » Voilà ce qui s'y répète à l'envi, un peu en dépit de la logique.

Les pèlerins de ces deux chemins ont, les uns comme les autres, mal observé dès le commencement. C'est pour cela qu'ils se sont mal dirigés, en s'engageant d'abord dans la route mère et ensuite dans l'un ou l'autre des deux chemins.

Ceux du premier chemin ont marché droit et sont arrivés à l'erreur.

Ceux du second chemin n'ont pas marché droit et sont arrivés à la vérité.

C'est qu'en partant d'un principe faux et en raisonnant juste on arrive fatalement à l'erreur.

C'est aussi qu'en partant d'un principe faux et en raisonnant mal on peut rencontrer la vérité. — Ainsi ont fait les pèlerins du second chemin.

Malheureusement pour eux, ils laisseront échapper vite la vérité qu'ils n'ont pas abordée par son bon côté.

Que de gens, toutefois, feraient, comme ceux du premier chemin, fausse route en ce monde, s'ils n'avaient pas l'esprit faux !

En définitive, l'hypothèse de l'origine varioleuse du grease procède d'un manque d'observation, et ne pourrait avoir une bonne fin que par suite d'un défaut de logique. Négligeons-la donc tout à fait.

Renonçons vite sans retour à toutes ces voies perdues, puisque nous trouvons grandement ouverte la voie de la vérité. On y apprend que le grease pustuleux, origine du cow-pox, est une maladie propre du cheval, bien distincte de la variole. On trouve au bout de l'avenue la statue de Jenner couronnée de son auréole. C'est l'apothéose du génie.

Est-ce à dire que la variole n'ait jamais été et ne sera jamais observée sur les animaux ? Aucunement.

Abstraction faite des cas de grease, de clavelée, de cocote, etc., qui ont été pris pour des cas de variole, on trouve encore dans les annales de la médecine des Observations authentiques de varioles développées sur les animaux. Il s'est toujours agi, bien entendu, conformément aux principes inaugurés par la syphilisation, de varioles faibles qui avaient été produites par des virus fort *exaltés*, pour emprunter une expression à Montesquieu. Il faut récuser d'ailleurs, vu l'incertitude actuelle de la science, toutes les Observations dans lesquelles il ne s'agit pas très-évidemment de la variole, à moins qu'on ait bien constaté le passage de cette maladie de l'homme aux animaux.

Ainsi j'exclus moi-même le texte suivant que j'ai rappelé ci-dessus et que M. Bouvier a mentionné dans son remarquable discours de mardi dernier : « Non est soli homini peculiare hoc malum... Siquidem *arietum infinitus numerus apud nos ex variolis periit*, et nos aliquando *equum vidimus variolis plenum*;

cœterum non est animalibus familiare hoc malum (1). » Quelle est la maladie varioliforme qui a tué un nombre infini de moutons vers la fin du XVIe ou dans le commencement du XVIIe siècle? C'est, à n'en pouvoir douter, la clavelée. Quant au cheval couvert de pustules, n'est-il pas vraisemblable qu'il était atteint du grease?

Mais on peut citer quelques exemples moins contestables de variole humaine communiquée aux animaux. En voici quelques-uns que j'extrais de mes notes sans les trier :

« Nous avons plusieurs exemples de contagion que les hommes ont communiquée aux bêtes. J'avais un chien chez moi, dit Gœtzius (*Act. phys. med. germ.*, vol. II, obs. 183, p. 426), qui jouait avec mes enfants, qui avaient alors la petite vérole; cet animal, qui les léchait souvent, contracta cette maladie. Il avait des *boutons rouges* à l'abdomen et aux autres endroits où il avait moins de poil. On apercevait par ses agitations et par ses plaintes qu'il souffrait; cependant *il ne manquait point d'appétit*, et en léchant les endroits affectés, *il guérit en peu de temps* (2). »

L'origine du mal est certaine. Il a fallu sans doute, pour que la petite vérole se communiquât à un chien, que son principe fût très-fort. Et encore ce chien n'a-t-il eu qu'une petite vérole très-peu intense et comme abortive, puisqu'elle ne s'est manifestée que par des boutons rouges et par d'autres symptômes bien plus équivoques, et qu'elle s'est bien vite guérie.

« ... Un paysan du comté d'Essex donna la petite vérole à ses deux garçons, l'un âgé de 9 ans et l'autre de 12, en leur faisant manger des tartines de beurre saupoudrées avec la poudre de croûtes varioliques : ils eurent la maladie d'une espèce très-bénigne. Mais ces enfants ayant donné une portion de leur repas au chien de la maison, cet animal fut malade pendant deux à trois jours, but beaucoup et refusa de manger. Le quatrième jour, il eut une *éruption varioleuse décidée; le neuvième, les pustules étaient mûres;* elles séchèrent et tombèrent comme chez les enfants (3). »

Moyen simple d'inoculer la variole aux animaux, et qui consiste à leur donner du *variolin comme condiment !*

« J'ai vu (*Valentin*), à Norfolk en Virginie, dans l'an III (1795, v. st.), un singe appartenant à *Georges Linham*, négociant français, attaqué de la *petite-vérole qui était alors dans la même maison.* Cet animal fut pendant deux à trois jours triste et abattu, *éternua*, eut *les paupières rouges*, et ne mangea point jusqu'à ce que l'éruption eût paru. Elle se fit pendant les trois jours suivants, et fut *discrète.* Nous observâmes *une plus grande quantité* de pustules à la face, au ventre et vers les aisselles. Le *dessèchement se fit comme dans les petites véroles inoculées d'espèce discrète rare* (4). »

Toutes ces varioles bénignes d'animaux ne ressemblent pas beaucoup au grease pustuleux, qu'on persiste à vouloir considérer comme n'étant pas autre chose que la variole humaine, adoucie et modifiée par son passage à travers un organisme animal.

(1) Stephanus Rodericus Castrensis : DE METEORIS MICROSCOMI; Florentiæ, MDCXXI. (Dans le livre IV, au chapitre 6, intitulé : *De sanguinis menstrui veneno*, p. 174.) Cité ci-dessus, p. 537.

(2) BIBLIOTHÈQUE CHOISIE DE MÉDECINE, par M. Planque, t. XXIV, p. 204.

(3) JOURNAL DE LA SOCIÉTÉ PHILOMATIQUE DE PARIS (octobre et novembre 1792).

(4) F. Desoteux et L. Valentin. TRAITÉ HISTORIQUE ET PRATIQUE DE L'INOCULATION, an VIII; note de la page 309.

Les oiseaux eux-mêmes ne paraissent pas être plus absolument exempts de la variole que du grease pustuleux.

« Holwell dit que dans une épidémie de petite vérole confluente, en 1744, les oiseaux de basse-cour de Madras, et autres volatiles, furent tués en grand nombre par cette maladie, dont ils eurent les symptômes qui accompagnent ordinairement tous ses temps. Son perroquet, qui en fut également atteint, eut une fièvre ardente pendant deux jours. Après sa mort, il trouva la gorge, l'estomac et tout le canal intestinal boursouflés et couverts de boutons, comme la surface du corps (1). »

Quant au grease pustuleux chez les oiseaux, un vétérinaire, en qui j'ai pleine confiance parce que je connais son habileté et sa franchise, M. Charlier, racontait, mardi dernier, à M. Mathieu que le grease pustuleux a régné en même temps, cet été, sur ses chevaux et sur ses poules.

Plus on démontrera que les animaux peuvent avoir la variole, plus il semble devenir facile de faire du vaccin avec du variolin. Allons! à l'œuvre, messieurs les identistes! Vous prétendez avoir surpris le secret de la nature et ne pas douter qu'elle ne transforme la variole en grease pustuleux. Eh bien! faites-nous du vaccin avec du variolin, ou, si vous aimez mieux, du variolin avec du vaccin. Comme cela doit vous paraître aisé! *Faites-en*; ce mot est bien court. Mais la réalisation de l'idée qu'il exprime suffit pour fermer la bouche à tous vos adversaires. *Non verbis, sed factis.*

Sans cette condition, nous admirerons vos beaux discours, parce que votre éloquence est égale à votre savoir; mais nous nierons résolûment que le grease pustuleux soit la variole, ou que le vaccin soit du variolin, malgré des attributs communs; de même que nous nions que la potasse et la soude soient identiques en dépit de tant de propriétés physiques et chimiques qui leur sont communes.

En résumé, vous qui affirmez, apportez vos preuves; nous avons souvent fourni les nôtres, quoique nous eussions pu nous retrancher derrière l'adage: *Nihil negative probatur.*

Séance du 2 février 1864.

Le discours que M. Bouvier a prononcé dans la séance du mardi 2 est un hommage rendu aux recherches bibliographiques qui a gagné tous les suffrages.

Le savant et consciencieux académicien s'est attaché par-dessus tout à faire revivre par l'autorité de sa parole le petit écrit de Loy contre l'oubli duquel j'ai constamment élevé la voix, et il a bien voulu me faire partager le mérite de cette résurrection historique. Je l'en remercie d'autant plus vivement que j'ai été moins habitué à tant de justice.

En rapportant les principales idées que M. Bouvier a formulées, je ne me départirai pas de mon rôle d'éclaireur et de critique. Le discours de M. Bouvier a produit une trop légitime impression sur l'assistance pour qu'il ne faille pas en examiner avec le plus grand soin la doctrine et les tendances. Car quelques grains d'ivraie peuvent d'autant plus facilement passer inaperçus au milieu du bon grain que celui-ci est plus abondant.

M. Bouvier a fait observer que Jenner supposait lui-même une origine commune à la vaccine et à la variole. On invoquait même de son temps cette conformité originelle à l'appui de l'efficacité et de l'innocuité de la vaccination.

Cette remarque fort juste de M. Bouvier mérite d'être accompagnée de quel-

(1) F. Desoteux et L. Valentin: *loco citato;* note de la p. 312.

ques réflexions. L'étude attentive des écrits de Jenner m'a convaincu que ce grand homme professait sur ce point des idées fort incertaines et moins nettes peut-être que celles qui mûrissaient dans son esprit si sagace. On devine, en lisant ses écrits, que Jenner brigue à la fois les suffrages de ses contemporains et ceux de la postérité. Or, à une époque et dans un pays où l'inoculation variolique était en faveur, on comprend qu'il devenait facile à Jenner de faire accueillir favorablement la vaccine en laissant croire qu'elle constituait moins une révolution qu'un simple perfectionnement de la méthode en vigueur. Les hommes de génie éprouvent ainsi le besoin de s'abaisser au niveau de leurs contemporains. Mais, ce n'était pas là le dernier mot de Jenner, ni surtout l'enseignement qui ressort clairement de l'ensemble de ses publications.

On ne tient pas assez compte du temps et du lieu où il vivait, quand on formule un jugement sur Jenner. Mais lui, il n'ignorait pas que, 30 années auparavant, Daniel Sutton avait été poursuivi devant les assises de Chelmsford pour l'application d'une nouvelle méthode d'inoculer, qui est la seule qu'on pratique aujourd'hui. Quelle circonspection l'initiateur de Berkeley ne devait-il pas apporter dans tous ses écrits et dans tous ses actes !

Aujourd'hui que la vaccine est appréciée partout, elle n'a plus besoin de s'amoindrir ni de s'abriter sous le couvert de l'insertion variolique : elle ne procède que d'elle-même. Ce n'est plus, comme autrefois, une maladie puante des animaux ; elle a si souvent passé par l'homme ! Elle a pénétré dans notre sang, dans nos mœurs, dans nos institutions. C'est une puissance qu'on ne détrônera pas.

M. Bouvier divise en trois époques, bien artificielles sans doute, l'histoire de la vaccine au point de vue de la détermination de sa source :

La première époque correspond à l'origine même de la découverte. Elle a peu de durée, mais elle est très-importante. Elle s'étend depuis la première publication de Jenner (21 juin 1798) jusqu'à la formation en France du Comité central de vaccine (21 mai 1800).

La deuxième époque s'étend depuis la fondation de ce Comité jusqu'à son remplacement par une Commission formée dans le sein de l'Académie de médecine en juin ou en juillet 1823, c'est-à-dire presque trois années après la fondation de cette Académie (décembre 1820).

La troisième époque enfin comprend tout l'intervalle qui existe entre l'année 1823 et le moment où nous sommes.

Pendant la première époque, l'origine équine n'a eu pour partisan bien décidé que Jenner. Cet homme marche toujours en avant de tous les autres.

M. Bouvier rapporte que Loy (de Pickering, dans le Comté d'York) a parfaitement connu la maladie équine qui produit le cow-pox, et qu'il insiste sur l'existence de pustules disséminées sur les diverses parties du corps. M. Bouvier ajoute, avec beaucoup de raison, que le tableau tracé par Loy serait plus complet, si ce chirurgien n'avait pas ignoré l'éruption buccale, et s'il fût entré dans un plus grand nombre de détails objectifs.

M. Bouvier fait observer qu'en revanche Loy a pratiqué avec succès, ce que notre époque n'a pas osé faire, l'inoculation directe de la maladie du cheval à l'espèce humaine. Loy n'était pas, en effet, retenu comme nous par la crainte d'inoculer la morve ni par celle de donner aux jeunes enfants une maladie trop forte pour leur frêle organisation.

J'ajouterai quelque chose à ce qu'a dit M. Bouvier. On peut toujours, avec le concours de vétérinaires instruits, être sûr qu'un cheval n'est pas suspect de morve. Quant aux faibles enfants, les virus se développent sur eux moins énergiquement que chez les adultes. Les enfants sont, par conséquent, mis à l'abri d'atteintes trop vigoureuses des maladies virulentes. J'expliquerai ailleurs pourquoi la syphilis semble faire exception. Il ne s'agit que d'une apparence.

En outre, on ne trouve nulle part, dans Loy, que ce chirurgien ait considéré le grease pustuleux comme identique à une variole de cheval. Personne n'est plus sobre de théories que le modeste et sagace praticien de Pickering.

Loy nous apprend une chose qui dépasse encore tout ce que nous avons pu découvrir de nos jours. Il fixe l'époque à laquelle le grease pustuleux devient inoculable et indique à peu près la durée de son inoculabilité.

Enfin, Loy a eu soin, après avoir inoculé à l'espèce humaine la matière du grease ou le cow-pox qu'il avait obtenu par l'inoculation de cette matière à des vaches, de confirmer la signification de ce résultat par la contre-épreuve de l'inoculation variolique.

M. Bouvier a cherché à expliquer pourquoi les Expériences de Loy sont tombées dans l'oubli et n'ont pas été refaites. Mais il n'a qu'incomplètement indiqué la cause de cette négligence en l'attribuant seulement à notre incurie pour les recherches historiques et à l'état peu avancé de la médecine vétérinaire. Un Corps qui a compté parmi ses membres les Bourgelat, les Huzard et les Dupuy, n'est certainement pas si en retard qu'on peut le penser. Ce qu'on a trop négligé, ce sont les rapports de l'art vétérinaire avec la médecine humaine, c'est-à-dire l'étude de la médecine comparée. La fondation d'une chaire de médecine comparée était donc, pour le dire en passant, une bonne institution. En tout cas, on a eu le grand tort de croire que le grease pustuleux devait faire partie de l'un des nombreux états pathologiques que Huzard a décrits, en 1784, sous le nom vague d'eaux-aux-jambes. On s'est toujours bien vite dégoûté de recherches expérimentales, qui ont à toutes les époques été infructueuses, parce qu'elles ont invariablement consisté dans des tentatives d'inoculations faites à la vache de la matière des eaux-aux-jambes, n'importe à quelle période de la durée de cette affection, sans que l'idée soit jamais venue de pratiquer l'inoculation de cette matière au cheval. On comprend à quels mécomptes devaient conduire ces expériences mal instituées et qu'on n'aurait pas même entreprises si l'on avait possédé des notions moins imparfaites sur les propriétés des virus.

La deuxième époque renferme les travaux importants de Husson, qui appartiennent aussi à la première époque, et ceux de Baron, ami de Jenner et héritier de ses papiers scientifiques. Ces deux savants n'ignoraient pas que la maladie vaccinogène du cheval était pustuleuse et généralisée, mais on les lisait peu et on ne tenait pas compte de l'éruption générale dans ce qu'ils rapportaient de Loy : c'est pourquoi on s'est livré à des expériences laborieuses, mais nécessairement stériles.

Vient la troisième époque, vers la fin de laquelle nous sommes actuellement. On reprend la question expérimentale. On cherche toujours à produire le cow-pox par l'inoculation des eaux-aux-jambes, décrites par Huzard, tandis que nos médecins vétérinaires gardent le silence sur les exanthèmes varioliformes du cheval, ou que, tout au moins, ils leur donnent des noms qui nous égarent et nous font perdre la voie de l'analogie. Mais bientôt arrive le fait de MM. Manouri et Pichot, suivi du Rapport remarquable de M. Bousquet. Quatre ans plus tard, M. Lafosse (de Toulouse) rencontre un fait semblable. Le reste n'est plus de l'histoire et appartient au moment présent.

Après ce discours, aussi plein de renseignements que d'enseignements, sous quel drapeau se place M. Bouvier ? Est-il identiste avec M. Depaul ou dualiste avec nous ? En un mot, croit-il avec M. Depaul, ou nie-t-il avec nous que la variole humaine et le grease pustuleux soient une seule et même maladie? Il ne se prononce pas formellement. Il appelle de ses vœux des expériences, et il prévoit des résultats prochains, mais on s'aperçoit aisément qu'il a de la tendance à admettre l'identité des deux virus.

M. Bouvier ne paraît pas avoir parfaitement compris les motifs qui me font adopter, de préférence à toute autre, la dénomination de grease pustuleux pour désigner la maladie vaccinogène du cheval, mais j'espère éclairer son esprit en lui citant un passage de ma description du grease qui est relatif au nom de cette maladie (1). Il tombera bien certainement d'accord avec moi, s'il rapproche ce passage d'une remarque fort judicieuse de M. Magne, que j'ai signalée ci-dessus (2). M. Magne, en effet, explique très-bien comment le grease pustuleux peut pénétrer facilement dans l'organisme des chevaux atteints d'affections des pieds et comment ces chevaux, toutes choses égales d'ailleurs, communiquent plus aisément que d'autres chevaux greasiens leur maladie aux palefreniers.

Si l'on ne veut absolument pas adopter la dénomination de grease pustuleux, qu'on en propose une autre. Je l'accepterai volontiers, pourvu qu'elle n'entrave pas trop mon langage et qu'elle n'emporte pas avec elle l'idée de variole, c'est-à-dire qu'elle ne préjuge pas la solution du litige entre les dualistes et les identistes. C'est bien ici le cas de dire que les mots impliquent les idées. Êtes-vous, en effet, identiste? Vite! servez-vous du mot variole de cheval ou de celui de horse-pox: ces mots valent un manifeste; mais si vous êtes dualiste ou que vous apparteniez au parti de ceux qui doutent, répudiez aussitôt les expressions de ceux dont l'opinion est arrêtée dans le sens de l'identité de la maladie vaccinogène du cheval avec la variole.

M. Bouvier s'est peu-être un peu trop avancé en disant que désormais on trouvera cette maladie quand on le voudra. Cet espoir n'est pas conforme à l'opinion de Jenner qui doit inspirer une si grande confiance. L'année 1863, exceptionnelle par sa température élevée, n'a-t-elle pas été plus favorable qu'une autre à la production dite spontanée du grease pustuleux? L'expérience et les études de messieurs les vétérinaires nous éclaireront à cet égard.

En tout cas, on peut être complètement rassuré, puisque ma méthode doit fournir les moyens de reproduire le grease à volonté par l'insertion convenablement et itérativement faite du vaccin sur son propre terrain, qui est le cheval. C'est ce que je me propose de redire souvent, jusqu'à ce que cette méthode obtienne, à son tour, les honneurs de l'adoption.

Je transcris textuellement, d'après la *Gazette des hôpitaux*, la fin du discours de M. Bouvier, non sans éprouver un sentiment de pudeur en me mettant moi-même en scène:

« Un seul de nos honorables confrères, depuis longtemps voué à l'étude des maladies virulentes, M. le docteur Auzias-Turenne, n'avait pas attendu l'événement pour en appeler aux bonnes sources; lorsque les esprits flottaient encore, il répétait sans cesse qu'il fallait lire Loy, qu'on y trouverait la solution du problème expérimental: il ne fut pas écouté. C'est cet avis de M. Auzias, ce sont ses inspirations qui m'ont guidé dans cette revue rétrospective, où je n'ai eu d'autre prétention que de montrer, une fois de plus, à quel point l'histoire de l'art et la manière dont elle est faite influent sur les progrès de l'art lui-même. »

Voici le but de cette citation: c'est un appel au patronage d'un membre de

(1) Voir ci-après: MÉMOIRE SUR LE GREASE PUSTULEUX, **Nosologie.**
(2) Voir ci-dessus, p. 564.

l'Académie qui veuille bien appuyer mon idée doctrinale, ainsi que M. Bouvier a fait pour mon idée historique. Celle-là consiste à régénérer le vaccin humain sur le cheval. On pourra ainsi se procurer partout et toujours du vaccin récent et aussi fort qu'on le désirera. Mais comme je ne veux surprendre personne, j'avertis encore mes lecteurs que j'emprunte cette méthode à la syphilisation.

Séance du 9 février 1864.

Il y a une quinzaine de jours, à l'issue de l'Académie, j'abordai humblement M. Bousquet pour lui offrir quelques documents relatifs à la discussion actuelle. Mais le respectable et célèbre vaccinateur ne me parut pas désireux de briser le cercle habituel de ses méditations. C'est pourquoi je me hâtai moi-même de lui trouver un prétexte à une indolence que l'âge excuse : *Peut-être que votre siége est déjà fait?* lui dis-je. *Oui! oui!* répondit-il avec empressement, *mon siége est fait.*

Son siége est fait! Il y a beaucoup, hélas! de siéges faits à l'Académie! Quoi! M. Bousquet lui-même, cet esprit distingué, n'aurait rien oublié, ni rien appris depuis trente ans en fait d'origine de la vaccine! Les identistes vont donc tirer avantage de l'impuissance de ses coups, tandis que les dualistes refuseront d'accepter le concours de ses armes rouillées dans le fourreau de la routine. M. Bousquet est devenu pour nous un enfant terrible!

Et moi qui espérais n'avoir que des éloges à lui prodiguer, comment prendrai-je mon parti de cette déception? Eh bien! ce sera en donnant de nouveaux gages à la vérité. Je ne puis consentir, ni à trahir ma pensée, ni à me taire; il faut absolument que mon opinion se fasse jour. Que ma plume soit brisée si jamais je fais un pacte avec l'infâme dissimulation ou avec la lâche complaisance dont j'ai été si souvent et dont je suis encore victime! Je jugerai M. Bousquet avec la plus respectueuse déférence, mais aussi avec la plus entière franchise et l'impartialité la plus grande. M. Bousquet est un de nos plus nobles vétérans. Qu'il soit donc chargé de lauriers, mais qu'on l'exonère du service s'il peut compromettre le succès dans nos rangs.

M. Bousquet donne l'esquisse du diagnostic différentiel des deux éruptions vaccinale et variolique. Mais les caractères qu'il met en relief ne sont pas toujours incontestablement différents. Il affaiblit ainsi plutôt qu'il ne fortifie notre cause parce qu'il donne prise à nos adversaires.

Ainsi, quand M. Bousquet dit : « La vaccine couve au moins huit jours avant d'éclater ; la variole trois jours seulement, » on pourrait lui objecter qu'il est en contradiction avec lui-même. En effet, dans son TRAITÉ DE LA VACCINE, M. Bousquet n'a-t-il pas assigné lui-même à la vaccine trois jours d'incubation, c'est-à-dire exactement le temps qu'il indique aujourd'hui comme appartenant à l'incubation de la variole? Il est bien vrai que, d'une manière générale, le temps d'incubation de la variole est un peu moindre que celui de la vaccine, mais on comprend aussi qu'un adversaire habile puisse tirer avantage d'un contraste qui s'appuie sur des caractères incertains ou sur d'évidentes méprises commises à l'égard de faits matériels.

M. Bousquet poursuit ainsi : « La variole spontanée n'a qu'une éruption répandue sur tout le corps, et principalement au visage et aux mains ; la variole inoculée en a deux : l'une générale, l'autre locale ; la vaccine n'en a qu'une, toujours locale. » On pourrait encore ici lui adresser quelques reproches ; d'un côté, en effet, la variole inoculée se borne quelquefois à une éruption locale, tandis que, d'un autre côté, l'existence de *vaccinides* est incontestable. M. Bousquet prétend, il est vrai, n'avoir vu que trois cas dans sa vie d'éruption vaccinale générale, mais j'en ai observé moi-même un plus grand nombre en suivant, pendant quelques mois seulement, les vaccinations qui se faisaient alors à l'Académie sous la direction exclusive de M. Bousquet. Pour que les *vaccinides* s'offrent à l'observateur, il faut que celui-ci les recherche. Les enfants sont vaccinés à l'Académie les mardis et samedis : ils y sont ramenés ordinairement au bout de huit jours. On constate alors la réussite de l'opération et on délivre, aux ayants droit, un certificat, et, au besoin, une prime. Ensuite on ne revoit plus ces enfants. Or, comme les *vaccinides* apparaissent souvent assez tard, on devine comment M. Bousquet a dû s'y prendre pour n'en pas constater, tandis que j'ai pu moi-même en observer un certain nombre.

M. Bousquet s'est relevé et a vraiment été lui-même quand il a abordé la question principale, c'est-à-dire la détermination de la source des deux maladies qu'on veut considérer comme identiques.

Réserves faites, en effet, de quelques considérations peu concluantes sur l'espèce, en histoire naturelle, M. Bousquet a nettement posé le problème. Il y a, dit-il, deux questions dans une : « Premièrement, la variole de l'homme peut-elle se communiquer à la vache ? Secondement et dans l'affirmative, est-il vrai qu'elle s'y modifie, qu'elle s'y change en vaccine ? »

On dit qu'une question bien posée est bien près d'être résolue.

Or voici une démonstration de M. Bousquet qui est saisissante et vaut à elle seule tout un discours : « Si toutes ces raisons ne peuvent changer les opinions de M. Depaul, qu'il change les miennes ; il le peut d'un mot ; mais ce mot, il faut qu'il soit prononcé. Que M. Depaul recommence les Expériences de Sunderland, de Thièle ou d'autres à son choix ; cela fait, qu'il vienne ici, dans cette enceinte, et qu'en présence de l'Académie qui nous écoute et nous juge, il dise ces simples paroles : *Oui, j'ai inoculé la variole à la vache, et la vache m'a rendu la vaccine.* Je n'en demande pas davantage ; j'ai foi en son honneur, et sur sa déclaration, je me convertis à ses doctrines. Jusque-là, je veux douter. »

Quelques assertions de M. Bousquet méritent d'être examinées avec soin à cause de l'influence qu'elles peuvent exercer sur les médecins et sur le public :

« Tel m'a paru d'abord l'objet principal de cette discussion : *elle n'avait en commençant rien de pratique, c'était une simple curiosité de l'esprit, une satisfaction qu'il voulait se donner. La vaccine elle-même n'avait rien à y gagner, elle n'y gagne rien encore ; elle n'en est ni plus sûre ni plus préservatrice ;* mais par un bonheur inouï, il est arrivé qu'en lui cherchant de fausses analogies avec la variole, on aurait trouvé sa source dans le cheval, et, par suite, un moyen de plus de renouveler le vaccin. »

La contradiction qui existe entre le commencement et la fin de ce paragraphe ne saurait échapper à personne. M. Bousquet nous parle *d'une simple curiosité de l'esprit, à laquelle la vaccine n'avait rien à gagner et n'a* RIEN GAGNÉ... *qu'un moyen de plus de renouveler le vaccin.* N'est-ce donc rien que cela ? Surtout quand on songe qu'il ne s'agit pas seulement de renouveler le vaccin, mais de retrouver la source unique que nous en ayons jamais eue. Et aurions-nous d'autres sources, que celle-là ne serait pas moins un moyen sûr d'avoir un vaccin des plus forts, des plus efficaces et des plus préservatifs.

Comme M. Bousquet aurait besoin d'interroger la syphilisation pour apprendre d'elle qu'il y a des virus forts et des virus faibles, etc. !

M. Bousquet se méprend évidemment sur ce que veut dire le mot *analogie*, dont il confond le sens avec celui du mot *identité*. Les analogies de la variole et de la vaccine ne sont pas fausses; elles sont très-réelles. La vaccine et la variole sont analogues, car elles se ressemblent par certains caractères essentiels, tandis qu'elles diffèrent par d'autres. C'est précisément là ce qu'on entend par analogie. L'index et le pouce sont analogues, c'est-à-dire qu'ils se ressemblent bien qu'ils diffèrent entre eux: on les prendrait l'un pour l'autre, et cependant ils sont l'un et l'autre, ils ne sont pas identiques.

D'ailleurs Loy, M. Lafosse et M. Bouley ne poursuivaient pas d'analogies. Ils cherchaient simplement à découvrir la vérité par l'observation.

Les principes de la science auraient dû faire savoir depuis longtemps à M. Bousquet que rien n'est stérile dans les spéculations de l'esprit et que toute vérité, comme l'enseignait Platon, est utile ou le sera. Au surplus, l'expérience s'est depuis longtemps déclarée pour l'utilité des recherches qui sont relatives à l'origine de la vaccine.

Pouvoir remonter sans cesse, ou souvent, à l'origine du vaccin, n'est-ce pas le moyen d'avoir constamment des virus énergiques, excellents et souverainement efficaces?

Quand on emploie ces virus, la fièvre est plus intense, les accidents locaux sont mieux accusés et la préservation devient plus complète. Cela augmente et fortifie la confiance que mérite la vaccine. La lecture des écrits des syphilisateurs peut seule bien faire comprendre ces diverses considérations. En effet, la syphilisation étant plus avancée que la vaccination (n'en déplaise aux incrédules), elle en éclaire constamment les détours.

Je reprocherai à M. Bousquet d'avoir été injuste envers Loy qu'il a passé sous silence, comme il l'a été envers M. Bouley, envers M. Bouvier dont il a considéré le discours comme non avenu, et envers Jenner lui-même.

« Ce que Jenner n'avait fait qu'entrevoir, dit M. Bousquet, M. Lafosse l'a démontré par voie d'expérimentation; de sorte qu'à l'avenir l'histoire ne pourra parler de l'origine du cow-pox aux pieds du cheval sans rappeler le nom de celui qui l'y a pris, l'a transporté à la vache et de la vache à l'homme. On sait le reste. C'est le premier fait d'inoculation bien clair, bien authentique; c'est une époque dans l'histoire de l'art et le principe de cette discussion même. »

Jenner avait fait plus qu'entrevoir, — il avait vu très-distinctement, et le premier, et c'est Loy qui a fourni le *premier fait d'inoculation bien clair, bien authentique*. M. Bousquet n'avait donc, pour être entièrement dans le vrai, qu'à copier M. Bouvier.

Loy a vu avant M. Lafosse; il a mieux et plus vu que lui. M. Bouley a vu après M. Lafosse, et de plus il a fait voir aux autres. Gloire à M. Lafosse, mais surtout gloire à Loy; gloire aussi à M. Bouley. M. Lafosse n'est donc pas l'alpha de cette discussion dont M. Bouley serait l'oméga. Il n'a pas fourni le *premier fait d'inoculation bien clair*, *bien authentique*, — à moins qu'il n'y ait de clair et d'authentique que ce qu'a constaté ou vérifié M. Bousquet.

Pourtant M. Bousquet est trop ami du vrai et professe des sentiments trop délicats pour concevoir jamais la pensée d'un aussi vulgaire oubli de la justice. Mais c'est que, je l'ai énoncé en commençant cet article, le siége de M. Bousquet, je veux dire son discours, était fait quand M. Bouvier a prononcé le sien.

Quant à Jenner, dont on s'est plu à répéter souvent qu'il n'avait rien prouvé relativement à l'origine greasienne du vaccin, mes lecteurs seront sans doute surpris et charmés, si je lui donne un instant la parole pour son apologie. Si Jenner, en effet, n'a rien prouvé, je ne sais plus ce que prouver veut dire:

« J'ai tous les jours de nouvelles preuves de la vraie origine de la vaccine

J'en choisirai seulement une : Le garçon d'un fermier (dans mon voisinage près de Berkeley), qui était employé à laver deux fois par jour les talons d'un cheval nouvellement attaqué d'une crevasse, en fut infecté, en conséquence d'une coupure qu'il avait aux deux petits doigts. Ces ulcères ressemblaient infiniment à la vaccine, et le petit garçon en fut assez malade. Avant cet accident, il n'avait jamais eu ni la vaccine ni la petite vérole. Trois mois après on lui inocula la petite vérole qui ne fit sur lui aucun effet (1). » (Londres, 23 janvier 1801.)

« J'ai vu l'été passé une pustule sur la main d'un domestique de fermier qui avait été infecté en pansant un cheval, laquelle ressemblait tellement à la vaccine qu'il était impossible d'y apercevoir la moindre différence. J'ai essayé plusieurs fois ensuite de le vacciner, mais je n'ai jamais pu produire autre chose qu'une légère rougeur qui a bientôt disparu (2). » (Londres, 4 février 1802.)

On remarquera que la date des deux lettres dont j'extrais ces fragments est antérieure à la publication de la brochure de Loy. Jenner est donc en tout le premier de tous, n'en déplaise à M. Bousquet. « J'ai toujours été embarrassé de savoir, dit de Carro, ce qui illustrait le plus le docteur Jenner, ou les avantages évidents qui résultent de sa découverte, ou l'étonnante sagacité qu'il a montrée dans toutes ses Observations et dans toutes ses Expériences (3). » (Vienne, 20 août 1802.)

M. Bousquet indique avec raison un écueil qui consiste à raisonner sur les maladies virulentes absolument comme si elles provenaient de causes communes. Malheureusement, M. Bousquet ne paraît pas bien connaître l'évolution des maladies virulentes autres que la variole et la vaccine. Or, tous les virus sont pour ainsi dire solidaires entre eux et obéissent à des lois communes dont le virus syphilitique présente le modèle.

Voilà ce que j'avais à dire sur la première moitié du discours de M. Bousquet.

Séance du 16 février 1864.

La moitié est plus que le tout, dit un proverbe anglais. Ce proverbe est applicable au discours de M. Bousquet, dont la seconde moitié vaut infiniment mieux que le discours tout entier. Dans mon dernier article j'ai été sévère sans doute pour M. Bousquet. Il a noblement pris sa revanche en me donnant un démenti des plus agréables à entendre. Il a dit en effet d'excellentes choses dans un style des plus distingués. Il nous a donné le modèle de la plus exquise discussion. Le langage de M. Bousquet exhale un parfum de vieille urbanité française.

En écrivant mon dernier article, j'avais, l'avouerai-je, un poids sur le cœur. J'étais tourmenté par l'inertie du directeur officiel de la vaccine en présence de la source retrouvée du vaccin. Quoi ! me disais-je avec chagrin, tous les jours la vaccine perd de son crédit ; de tous côtés on répète que le vaccin a perdu de sa force, qu'il s'est corrompu en s'éloignant de son origine ; et on laisse couler, sans y puiser, une source abondante et pure de vaccin plein de force qui vient de sourdre inopinément et qui peut bientôt tarir ! On continuera donc à distribuer dans toute la France et au delà des frontières un vaccin toujours affaibli, et quelquefois corrompu par son passage à travers l'organisme d'enfants infectés ! On affirmait que M. Bousquet n'avait pas cherché à étudier cette maladie

(1) BIBLIOTHÈQUE BRITANNIQUE. *Sciences et arts*, t. XXI, p. 396.
(2) Ibid., loc. cit., p. 397.
(3) Ibid., loc. cit., p. 380.

du cheval qui donne le cow-pox! On allait jusqu'à prétendre qu'il ne s'était pas même donné la peine de voir ce cow-pox artificiellement produit sur le pis des vaches!

A quoi donc a servi pratiquement la découverte de Toulouse et d'Alfort? A rien. M. Bousquet ne s'est pas gêné pour le dire, « la vaccine n'avait rien à y gagner, elle n'y gagne rien encore. » Est-ce donc à dire que M. Bousquet soit satisfait de ce qui existe ou qu'il n'ait pas compris l'importance des Expériences d'Alfort? C'est à lui cependant qu'incombe le devoir et que devrait revenir l'honneur d'en être l'historien, puisque c'est à lui qu'ont été confiés les destins officiels de la vaccine. Ah! la pratique de la vaccine aurait déjà gagné beaucoup à ces Expériences, si M. Bousquet avait montré plus de zèle, ou tout au moins s'il s'était efforcé d'en inspirer aux autres! Mais non, hélas! M. Bousquet est resté sous sa tente. Il n'a fait qu'un discours quand il fallait des actes!

Si semblable occasion, au lieu de se présenter à Alfort, dans la banlieue de l'Académie, s'était offerte dans une province éloignée à un modeste chirurgien de campagne, l'exigence rétrospective des gardiens de la vaccine se serait accrue en raison de la distance et des difficultés qu'il aurait fallu vaincre. Il est pourtant vrai que, si à Paris on manque quelquefois de zèle, en province on manque presque toujours de tout!

Pendant qu'on discutait à l'Académie sur la question de savoir s'il s'agissait ou non de la variole, on ne tirait aucun parti pratique de la découverte qui venait de se faire.

Ce n'était pas M. Depaul, mais M. Bousquet qu'on s'attendait à voir utiliser les Expériences d'Alfort. Car M. Depaul niait, lui, qu'il s'agit d'autre chose que de la variole, et il pouvait toujours avoir à Paris cette dernière maladie à sa disposition.

Des hommes éminents sont donc chargés officiellement de veiller à la propagation et aux perfectionnements de la vaccine. Ils sont choisis au sein de l'Académie. Ce sont les seuls héritiers reconnus du Comité central de vaccine dont ils ont absorbé les attributions. Mais ces hommes se croisent presque les bras!

En 1828, le Ministre de l'Intérieur demande à l'Académie s'il n'y aurait pas lieu de rétablir le Comité central pour raviver le zèle attiédi en faveur de la vaccine. « Le Ministre de l'Intérieur a remarqué, dit le rapporteur de l'Académie, que depuis que l'encouragement de la vaccine n'est plus confié aux soins d'un Comité spécial, la pratique de cette salutaire inoculation diminuait d'année en année. » Mais l'Académie déclare que tout va pour le mieux dans la meilleure des Académies possibles. C'est à M. Paul Dubois qu'est dû l'enfantement du Rapport qui atteste l'exactitude de ce que j'avance. On répond par une fin de non-recevoir à peu près semblable à toutes les questions: *Le vaccin ne s'affaiblit pas; il n'est pas possible d'inoculer la syphilis en vaccinant*, etc. Les dogmes de l'Académie paraissent immuables. Aussi son impuissance éclate-t-elle à chaque instant. C'est en vain que les découvertes et le progrès frappent aux portes; tout reste et se passe en dehors de l'Académie, en dehors de la Section de vaccine, en dehors du Comité que cette Section représente. Faut-il le dire en un seul mot: *Les abus se détruisent, mais ils ne se réforment pas*, ils sont bien plus dans les institutions que dans les hommes. Prenez, en effet, successivement la valeur de chaque académicien en particulier, faites un total de toutes ces estimations individuelles et vous aurez un nombre infiniment supérieur à celui qui représente la valeur réelle de l'Académie tout entière. C'est que la plupart des hommes éminents qui constituent l'Académie n'en font point partie ou s'occupent très-peu d'elle. Ils gardent leur place et en ferment l'accès à d'autres; ils pourraient la remplir, mais ils ne l'occupent pas.

Plus tard, un Correspondant de l'Académie se fait une spécialité de la vaccine. Avait-il tort ou raison? Était-il indigne ou honnête, orthodoxe ou profane? Je n'en sais rien. Mais l'Académie lui refuse la parole et le repousse du bercail (séance du 5 août 1845), sous prétexte qu'*il avait transformé la pratique de la vaccine en une sorte d'industrie*. Qui aura donc désormais le courage de chercher à perfectionner son art en dehors du monde officiel? Eh quoi! nous exerçons un sacerdoce, et il ne nous serait pas permis de vivre de l'autel! Un écrivain de la presse médicale du nom de Jean Raymond, plus connu aujourd'hui sous le pseudonyme d'Amédée Latour, stigmatisa énergiquement cet acte d'arbitraire et d'intolérance académiques: « L'Académie, disait-il, a fait acte d'autorité suprême; elle a refusé d'entendre un de ses membres correspondants, sous prétexte que M. J... ne s'occupe de la vaccine qu'au point de vue industriel. J'avoue que j'aurais préféré un ordre du jour autrement motivé que celui qui a été adopté. C'est bien vague que ce point de vue industriel, et cela ne prête-il pas à de singulières réflexions? M. G... de C... connaît-il beaucoup de ses collègues qui s'occupent d'une partie quelconque de l'art par humanité pure ou par amour exclusif de la science? Il y avait, ce me semble, autre chose et mieux à dire que de reprocher à M. J... de vendre son vaccin ou de se faire payer ses vaccinations, péché, si c'en est un, qu'il partage avec un très-grand nombre d'académiciens. »

Je ne redirai pas les principaux traits du discours de M. Bousquet. Tous les arguments qu'il a fait valoir, on les connaît. J'ai répété souvent, mais en moins bon style, la plupart des choses qu'il a dites. Je ne m'arrêterai pas non plus à argumenter contre quelques-unes de ses propositions, qui sont assurément étrangères au sujet bien circonscrit du débat.

J'aime mieux m'arrêter à quelques assertions de M. Bousquet qui entrent dans ce sujet et qui vont nous ouvrir un nouvel horizon.

Voici un passage qui m'a singulièrement surpris:

« Si on mêle les deux virus ensemble, et l'expérience en a été faite par Woodville, pour la première fois, puis par Salmade, puis par moi; si, dis-je, on inocule un mélange de virus varioleux et de vaccin, croit-on que les virus se neutralisent? croit-on qu'il ne vienne qu'une éruption? Ni l'un ni l'autre. Dans mon Expérience, les deux virus ont levé chacun à son heure. L'un a produit la variole, l'autre a produit la vaccine, et les deux éruptions ont fait leur évolution aussi tranquillement que quand elles sont séparées.

« Je parle aujourd'hui sans émotion de cette expérience; mais je n'ai pas oublié ce qu'elle me fit éprouver à la vue de la fièvre secondaire et de l'éruption qui la suivit. »

Oui, certainement, l'Expérience a été faite par Woodville, mais avec des résultats bien différents de celui qu'indique ici M. Bousquet. Comme la question est neuve pour nos lecteurs et qu'elle en vaut la peine, je vais entrer dans quelques détails.

Théoriquement, trois choses sont possibles:

1° Les virus seraient neutralisés; il ne se produirait rien. Cela est arrivé, semble-t-il, dans quelques-unes des Expériences de Woodville.

2° Il se produirait tantôt la variole, tantôt la vaccine: c'est ce qui paraît encore s'être montré à Woodville. Je fais mes réserves à cet égard.

3° Les deux virus manifesteraient simultanément leur action. C'est ce qu'aurait constaté M. Bousquet, dans l'unique Expérience qu'il ait tentée. Je fais encore des réserves plus explicites. *Testis unus, testis nullus.* Je ne parle pas du seul témoin Bousquet, qui en vaut dix, mais de l'Expérience unique de M. Bousquet ; car il l'a affirmé, et j'aime à le lui faire répéter : « ... Je puis le dire entre nous, je m'en méfie (des faits), je m'en méfie comme on se méfie de témoins suspects, faciles à séduire, auxquels, avec un peu d'adresse, on fait dire tout ce qu'on veut. » Ainsi, il faut se méfier, non pas précisément des faits, mais de la manière dont on les interroge, en les soumettant à la torture.

Demandons, avant d'aborder l'exposé des faits et d'entrer dans leur discussion, un guide à l'analogie, ou plutôt rappelons à nos lecteurs quelques circonstances qu'ils connaissent déjà, et commençons par les éclaircissements que nous fournit la syphilisation.

La lymphe vaccinale peut se trouver mélangée avec le principe syphilitique existant principalemnet sous deux formes et constituant : 1° la matière du chancre ; 2° la matière du pseudo-chancre, ou, ce qui revient au même, la sécrétion du principe syphilitique secondaire.

Je n'ai pas besoin d'être plus explicite pour des lecteurs qui sont imbus de mes principes, et auxquels mon langage est devenu familier.

Dans le premier cas, il ne se produit qu'un chancre et pas de vaccine. Pourquoi ? Nous l'avons dit. Parce que la matière du chancre couve moins longtemps que celle de la vaccine ; que les premières élaborations des deux virus sont plus particulièrement locales, et que le chancre dure, en général, plus longtemps que toute l'évolution vaccinale, à compter depuis le moment de l'insertion jusqu'à celui où tombe la croûte vaccinale.

Dans le second cas, la vaccine paraît d'abord, et la syphilis ensuite. Pourquoi encore ? Parce que : 1° le temps d'incubation de la lymphe vaccinale et celui de toute l'évolution vaccinale réunis n'égalent pas le seul temps d'incubation du principe syphilitique secondaire ou pseudo-chancreux ; 2° dans l'incubation de ce dernier principe, les événements intermédiaires à l'insertion et à la première manifestation *loco insertionis* s'accomplissent en silence et surtout dans les profondeurs de l'organisme.

Nous aurons tout à l'heure à examiner si, dans l'insertion du mélange des deux virus vaccinal et variolique, les choses se passent comme dans le premier cas, c'est-à-dire si un seul virus lève, ou comme dans le second, c'est-à-dire si les virus lèvent tous les deux, ou bien si elles se produisent tantôt comme dans le premier, tantôt comme dans le second cas.

Est-ce comme dans le premier cas ? C'est ce qu'aurait vu surtout Woodville. Est-ce comme dans le second ? C'est ce qu'aurait constaté M. Bousquet. Nous allons revenir tout à l'heure là-dessus, après nous être arrêtés un instant à une autre analogie.

Dans le commencement de l'année 1845, M. Ch. Joubert, cultivateur à Nouan-le-Fuzellier (Loir-et-Cher), adresse à l'Académie des sciences une question tendant à faire décider si le virus vaccin, pris sur un enfant affecté d'une autre maladie transmissible, n'offre pas de danger pour l'enfant auquel on l'inocule. M. Joubert a été conduit à poser cette question parce qu'il a cru s'apercevoir que *la clavelisation des moutons, pratiquée avec le virus pris sur des bêtes attaquées de cachexie aqueuse, entraînait une altération analogue dans la santé des moutons clavelisés.* Inutile de dire que la réponse de l'Académie fut qu'il n'y avait rien à craindre, puisque chacun connaît aujourd'hui l'écueil de la transmission de la syphilis par l'insertion vaccinale. La question posée par M. Joubert se dresse donc devant nous avec sa double importance, en médecine humaine et en médecine vétérinaire.

Dans l'inoculation du mélange des deux virus claveleux et *cachectique aqueux* à l'espèce ovine, les choses pourraient donc se passer, en supposant que la cachexie aqueuse fût une maladie virulente (1), d'une manière analogue à ce qu'elles font quand on inocule un mélange de fluide vaccin et de virus pseudo-chancreux à l'espèce humaine.

Arrivons maintenant à l'exposé direct des Expériences qui ont trait à la question que nous voulons résoudre, laquelle a motivé nos digressions dans le domaine de l'analogie.

Précisons bien les détails des Expériences de Woodville, puisque, quant à ce qui concerne celle de M. Bousquet, nous avons cité le laconique auteur textuellement.

Le résultat de ses nombreuses Expériences avait engagé Woodville à les varier. Il avait constaté qu'il n'arrive jamais une maladie hybride à la suite d'une vaccination et d'une inoculation variolique simultanées, mais que la vésico-pustule produite par l'insertion, quelle qu'elle soit, suit toujours la marche propre à la matière insérée, laquelle matière se régénère exclusivement à toute autre dans sa vésico-pustule. Il voulut ensuite savoir si une seule insertion d'un mélange des deux virus donnerait lieu à une affection moyenne. Dans ce but, il inocula le même jour vingt-huit personnes avec la lymphe vaccinale et le virus varioleux mêlés ensemble.

Le résultat fut que, sur plus de la moitié des personnes inoculées, l'affection locale prit les caractères distinctifs de la vaccine, tandis que chez les autres elle parut avoir ceux de la petite vérole, mais toutes n'éprouvèrent qu'une indisposition très-légère et ne présentèrent qu'un petit nombre de boutons.

La conclusion de Woodville fut que les deux affections locales pouvaient exister ensemble dans différentes parties du corps, mais qu'elles s'excluaient réciproquement dans la même partie.

Conclusion sommaire : l'une ou l'autre maladie prédomine, mais on ne voit jamais apparaître une maladie mixte.

Voilà donc, si je ne me trompe, une Expérience de M. Bousquet qui se trouve en opposition avec 28 autres Expériences de Woodville, lesquelles ne s'accordent pas entre elles. Ce n'est certainement pas la nature qui se contredit. Le fait a toujours dû se passer de même, s'il s'est accompli dans les mêmes conditions, les mêmes causes produisant toujours les mêmes effets. Quand les effets ne sont pas les mêmes, c'est que les causes ne le sont pas absolument en réalité, en ce sens qu'elles n'agissent pas toutes dans le même temps, de la même manière et exclusivement sur des objets placés dans des conditions tout à fait identiques.

Tâchons pourtant de concilier, ne fût-ce que provisoirement, Woodville et M. Bousquet.

Woodville a-t-il bien interprété ce qu'il a vu, quand il a cru obtenir la vaccine à l'exclusion de la variole, et plus souvent qu'elle ?

J'en doute d'autant plus que, le variolin couvant moins longtemps que le vaccin, ce serait, au contraire, la variole qui aurait dû apparaître dans la majorité des cas, sinon dans tous, conformément aux principes que j'ai posés.

N'est-il pas vraisemblable que Woodville a pris pour des faits de vaccine des cas de variole dans lesquels l'éruption a été limitée ou presque complètement limitée au siége de l'insertion? Le nombre considérable de vaccinides que

(1) Cette cachexie n'est effectivement pas une maladie virulente. J'ai pris cet exemple, mal choisi à ce dernier point de vue, parce que M. Joubert a nettement posé une question générale relative aux virus, dont la solution est d'une extrême importance.

Woodville a signalées chez ses vaccinés, ne vient-il pas à l'appui de cette interprétation ? Je soupçonne donc que Woodville a plusieurs fois confondu la vaccine avec la variole.

Quant à M. Bousquet, où a-t-il reconnu la vaccine dans ce qu'il nous a raconté ? Comment entend-il qu'un bouton d'inoculation pouvait être, à la fois, vaccinal et varioleux ? Comment a-t-il pu constater cela ? Quel a été son *criterium ?* N'a-t-il pas donné naissance à une variole pure, et non à un produit qui aurait été hybride, sans l'être ? La fièvre secondaire qu'il a observée n'était-elle pas symptomatique de la variole, plutôt que de la vaccine, comme il le déclare d'ailleurs lui-même ? Comment a-t-il pu savoir qu'il avait affaire à une vaccine et à une variole *en même temps ?* à deux maladies combinées, et pourtant distinctes ? Se serait-il trompé lui-même, en nous trompant dans son récit ? Au lieu de virus mélangés, n'a-t-il pas voulu parler des deux virus insérés en même temps dans deux parties différentes du corps d'un même sujet ?... J'arrête là ce fastidieux chapelet de questions qui pourrait ne pas avoir de fin.

Je termine en résumant mes impressions sur les Expériences de Woodville et sur celle de M. Bousquet, que je n'ai point répétées ni vu faire.

Demandant des lumières à la syphilisation, je conclus que : 1° quand Woodville a cru que c'était la vaccine qui se montrait, il a pu prendre pour telle une manifestation variolique sans éruption générale ; 2° quand M. Bousquet a cru voir les deux maladies, il n'avait probablement sous les yeux qu'une variole.

En effet, la variole, couvant moins longtemps que la vaccine, doit s'emparer la première et occuper exclusivement le point d'insertion, de même que, quand on inocule un mélange de pus chancreux et de vaccin, il ne vient jamais qu'un chancre.

Qu'on refasse donc, avec soin, l'Expérience Bousquet-Woodville et l'on se convaincra peut-être que la syphilisation est bonne pythonisse. Puis, si l'on trouve qu'elle résout heureusement, par de simples considérations spéculatives, des questions qui la touchent sans faire partie d'elle-même, ne devra-t-on pas concevoir d'elle une excellente opinion ? C'est ce que je lui souhaite.

Séances des 16 février et 1er mars 1864.

M. Bousquet pense avec raison que la théorie unitaire de M. Depaul nous ramènerait forcément à l'inoculation variolique. Effectivement, si la vaccine n'est pas autre chose que la variole ; si *le vaccin n'existe pas* et n'est que le variolin, s'ils n'existent pas l'un *et* l'autre, mais si l'un *est* l'autre ; enfin s'ils ne sont qu'*un*, comment est-il possible de choisir entre *deux* celui qu'il faut inoculer ?

M. Bousquet ayant disserté sur les fausses analogies, je cède à la tentation de lui en citer un exemple mieux choisi et plus opportun que les *siens.* Cet exemple est pourtant *sien* et se trouve dans son discours : « C'est une chose bien digne de remarque que les deux meilleures pratiques médicales, la vaccine et la médication antipériodique, soient deux préservatifs ; car le quinquina ne guérit pas à proprement parler les fièvres d'accès ; il en prévient le retour, et c'est pour cela qu'il est de règle de le placer le plus loin possible de l'accès à venir, pour lui donner le temps d'agir. »

Qu'est-ce qu'un accès de fièvre intermittente ? C'est une manifestation d'une maladie qui est la *fièvre paludéenne.* L'accès n'est pas la maladie, toute la maladie ; mais il en fait seulement partie ; il la décèle, il la montre. Celle-ci existe avant et peut encore subsister après lui. Le quinquina ne saurait donc avoir la vertu de prévenir une maladie qui précède son emploi de la même manière que la *fièvre paludéenne* existe avant l'accès de fièvre. M. Bousquet a commis l'erreur de confondre un *accès de fièvre*, qui est la partie, avec une *fièvre d'accès*, qui est le tout. Il a donc pris la partie pour le tout, l'effet pour la cause, le symptôme pour la maladie, l'étiquette pour le vase, le vase pour le contenu..... il a fait une métonymie pathologique. Or, on ne doit pas faire de métonymie en pathologie.

De deux choses l'une : ou le quinquina est exclusivement préventif de l'accès, ou bien il prévient l'accès en ôtant de plus la maladie. En un mot, il guérit ou il ne guérit pas la maladie, mais il n'est pas possible qu'il la prévienne, puisqu'elle existe avant son emploi. Elle existe avant cet emploi ; elle existe souvent encore après lui. En tout cas, le quinquina ne peut avoir d'autre rôle que de prévenir le symptôme et de guérir la maladie.

En est-il de même de la vaccine, relativement à la variole? Non. Quand on insère la vaccine, la variole n'existe pas encore; autrement la vaccine serait à peu près impuissante; elle serait au moins à peu près inutile. La variole ne pourra pas non plus exister après la vaccine, car celle-ci prévient celle-là ; elle l'exclut, elle lui refuse la porte plutôt qu'elle ne l'expulse. Et, en effet, on a vu plusieurs fois les deux sœurs se développer et marcher ensemble sur le même terrain. Mais on ne voit pas l'une venir occuper le terrain que l'autre a épuisé et abandonné.

Ainsi, l'*état paludéen* existe toujours avant et quelquefois après la médication quinique.

Le variole, au contraire, n'existe jamais avant, jamais après la vaccine. Elles peuvent s'accompagner, mais non pas se précéder, se suivre.

La vaccine, insérée dans le commencement, pendant le cours de la variole, l'atténue; le quinquina, employé pendant l'accès, l'aggrave.

La variole et la vaccine s'excluent réciproquement *avant* et *après* plutôt que *pendant*, dans le *temps* plutôt que dans l'*espace*.

Le quinquina empêche une manifestation pathologique ; la vaccine remplace un état pathologique.

Le quinquina modifie transitoirement une fonction; la vaccine change durablement un état organique.

Le quinquina est un remède passager, la vaccine une prophylaxie persistante.

M. Bousquet eût sans doute évité la confusion dans laquelle il est tombé en rapprochant deux maladies et deux médications fort dissemblables, s'il n'avait « raisonné des maladies contagieuses comme des maladies ordinaires produites par des causes communes, telles que le froid et le chaud, oubliant qu'il y a pour elles une cause spécifique que rien ne peut remplacer, un germe qui, introduit dans l'économie, y couve, y lève, s'y développe et s'éteint, non pas sans produire de nouveaux germes pour assurer sa postérité (1). »

La syphilisation est la seule des médications qui offre réunis, outre ses propres prérogatives, tous les avantages qui sont dispersés dans d'autres. Comme la vaccine, elle peut prévenir une maladie; comme le quinquina, des symptômes. Comme la vaccine, elle peut aller au-devant d'une maladie; comme le quinquina, elle attaque de front une maladie existante ; comme la vaccine, elle peut agir avant la maladie ; comme le quinquina elle agit avant le symptôme et pendant la maladie. Elle est à la fois la vaccine et le quinquina de la

(1) Discours de M. Bousquet, séance du 9 février 1864.

syphilis; elle est même quelque chose de plus, car elle peut agir encore plus tardivement que la vaccine et que le quinquina. Pour elle, il n'est jamais trop tard, toujours elle est prête n'importe contre quel symptôme, n'importe contre quelle période de la syphilis. Elle seule agit donc *avant*, *pendant* et *après*. C'est l'unique médication de ce genre que nous connaissions. Peut-être même inspirerait-elle plus de confiance, si elle pouvait se dispenser d'annoncer tant de merveilles. Mais, franchement, peut-elle consentir elle-même à se déprécier et à déchoir?

Je loue beaucoup M. Bousquet d'avoir avoué sans détour qu'il est partisan du raisonnement et des vues de l'esprit. Depuis un certain temps, on répète à l'envi que *les faits sont tout;* le reste n'est rien. Arrière donc l'analogie, la logique, et tout ce qui leur ressemble! Partant, on entasse, on entasse des faits et encore des faits: mais on n'en tire pas souvent parti. Que sont devenus, par exemple, tous les faits accumulés sur la question du choléra? En réalité, la science s'alimente de moyens d'investigation nouveaux et de points de vue nouvellement découverts, cependant que les faits vieillissent, et qu'il faut sans cesse songer à en recueillir d'autres. C'est qu'à force de vouloir être exact, on a fini par manquer complètement de méthode. On a confondu l'*observation* qui édifie, avec les *Observations* qui ne sont que des matériaux bien souvent imparfaits.

Les faits sont tout, en ce sens qu'il n'est guère possible de raisonner sans eux. Ils forment le soutien du raisonnement, mais ils ne peuvent rien sans lui. Or, comme il est au moins aussi difficile de bien raisonner que de bien observer, et que la logique se trouve en suspicion, il surgit, nécessairement, plus d'observateurs que de logiciens parmi les médecins. Espérons qu'un jour viendra où la logique et les faits s'entr'aideront, comme l'aveugle et le paralytique de Florian. Mais, en attendant qu'ils se prêtent un mutuel appui, la science souffre et languit, après avoir, bien longtemps et bien souvent, souffert et langui par suite de leur isolement.

A force d'exalter l'Observation, et de blâmer le raisonnement et l'emploi de l'analogie, on fausse l'esprit des médecins, ou, tout au moins, on en diminue la puissance. Il est vrai qu'on prétend aujourd'hui, même en dehors de notre sphère médicale, que la logique n'est plus qu'une affaire de sophistes et de rhéteurs. Je crois, au contraire, qu'on devrait cultiver la logique, et chercher à la simplifier, comme on a fait de la manœuvre des accouchements, pour citer un exemple médical. La substitution de la statistique au raisonnement a été aussi funeste que son emploi juste et restreint avait été favorable.

Les faits sont tout, soit; mais encore est-ce à la condition qu'ils existent. Or, les faits n'existent pas s'ils sont mal recueillis. Ils n'existent pas davantage s'ils sont mal interprétés. En outre, on ne peut pas plus les bien recueillir sans intelligence, que les bien interpréter sans logique. Or, comme il y a des différences intellectuelles entre les hommes, ils n'en sont pas tous au même point avant, pas plus qu'après avoir recueilli les faits. Tous les hommes, en d'autres termes, ne sont pas égaux devant les mêmes faits; les plus intelligents, les plus clairvoyants, y verront autre chose, et mieux que tout le monde.

Les faits sont tout: mais quelquefois, aussi, ils ne sont rien. Dans la discussion actuelle, par exemple, ce n'est pas sur les faits, que tout le monde admet à peu près de même, qu'on discute, mais sur leur interprétation. Les faits sont donc *tout* ou *rien*, suivant qu'on sait ou non les faire valoir.

Quelle différence y a-t-il entre un homme d'une intelligence moyenne et un esprit borné? C'est que le premier voit mieux les choses, et en tire un meilleur parti que l'autre. Aidé de quelques faits, l'homme doué d'une intelligence moyenne conçoit nettement plusieurs rapports, tandis que l'esprit borné peut avoir le cerveau embarrassé par un grand nombre de faits dont la coordination lui échappe.

La différence qui existe entre l'homme borné et l'homme ordinaire se retrouve entre celui-ci et l'homme de génie.

L'homme de génie fait sortir souvent de grandes conséquences d'un petit nombre de faits à peine entrevus. S'il se trompe, son erreur n'est pas de longue durée; car il se rectifie bientôt lui-même.

Quand un homme de génie a vu des yeux de l'esprit, rarement sommes-nous à même de jouir de sa clairvoyance. Nous nions simplement ce qu'il sait avoir vu, et nous disons qu'il n'a rien prouvé. Plus tard, plusieurs hommes vérifient en détail ce qu'il avait pressenti et vu d'ensemble. Alors, nous arrivons tous, pour ainsi dire, à son niveau, et nous lui donnons raison.

C'est de la justice tardive!

L'homme de génie déborde toujours son siècle, et les découvertes dont on le glorifie de son vivant ne sont pas toujours les plus importantes qu'il ait faites.

Ce que font les hommes ordinaires pour les hommes de génie, nous voulons le faire, nous autres esprits bornés, pour les hommes ordinaires. Si nous étions seuls écoutés, nous rabaisserions tout le monde à notre niveau, sans excepter les hommes de génie.

L'homme supérieur voit donc clairement ce que les autres ne voient pas du tout, et il l'indique. Il le voit en s'aidant encore plus de son intelligence que des faits, quand les hommes vulgaires ne voient absolument rien, bien que ceux-ci aient à leur disposition les mêmes moyens matériels, les mêmes faits que les hommes de génie. On comprend pourtant qu'il n'y aurait pas de progrès possible s'il n'existait pas des hommes qui devancent les autres, et si nous devions tous voir les mêmes choses en même temps. Il n'y a pas de bonne armée sans avant-garde.

Cette longue digression n'est pas, à proprement parler, un hors-d'œuvre; elle m'a été suggérée par ce qu'a dit M. Bousquet et par une patiente étude historique de la vaccine et de Jenner. Nos lecteurs sauront bien désormais pourquoi plusieurs idées de Jenner n'ont pas été promptement acceptées. J'admets toutefois que ce grand homme ne connaissait pas *nosographiquement* le grease pustuleux, mais il savait qu'il existe. Il faisait plus que voir, — il prévoyait.

Nos lecteurs doivent à présent connaître passablement la vaccine, Jenner et toute la question en litige. Néanmoins je saisirai la première occasion de leur parler encore de la méthode que je propose pour régénérer la vaccine. Ils savent en quoi elle consiste. Le voici très-succinctement :

1° On se procure d'une part un sujet humain ayant une vésico-pustule vaccinale de huit jours environ (on compte à partir du moment de l'inoculation), et d'autre part un cheval adulte, bien nourri, bien portant et n'ayant jamais eu le grease pustuleux;

2° On inocule *de bras à cheval* la lymphe de la vésico-pustule. — Dans un délai de huit jours, la vésico-pustule d'inoculation du cheval rend presque toujours un *greasin* ou, autrement dit, un vaccin excellent;

3° Mais, au besoin, on inocule huit jours après *de cheval à cheval* la lymphe de la vésico-pustule produite;

4° Au besoin encore on fait la même chose à un troisième cheval et ainsi de suite jusqu'à ce qu'on soit en possession d'une vésico-pustule greasienne gonflée de virus très-énergique. — Pour s'en assurer, on s'en référera à mes précédents articles.

Inutile, je crois, de redire que le meilleur virus existe au lieu même de l'inoculation ; je suppose le cas, bien entendu, où une éruption générale se manifesterait. Si plusieurs inoculations chevalines étaient nécessaires, les premières pourraient être faites sur des chevaux sans valeur.

On réparera ainsi la négligence des vaccinateurs officiels et on leur pardonnera de n'avoir point su profiter des faits de Toulouse, d'Alfort et de Billancourt pour retremper le vaccin à sa source. On épargnera de plus sûrement la syphilis et peut-être autre chose aux vaccinés. Enfin, il sera facile de se prémunir, grâce aux lumières et au zèle de vétérinaires instruits, contre toute chance de communiquer une maladie de cheval en vaccinant.

Si l'on ne veut pas m'écouter, je rapporterai en guise de confabulation une piquante anecdote que m'a contée M. Velpeau. La voici :

Rigal (de Gaillac) avait fait quelques découvertes sur la pleurésie. Il les expliquait à un homme têtu et puissant, le baron Portal. Rigal avait beau multiplier ses efforts pour être clair, Portal ne paraissait pas le comprendre. Enfin Rigal impatienté dit vivement à son interlocuteur revêche et presque muet : « Comment ! vous ne comprenez pas que... » Le baron, poussé à bout, interrompit Rigal et s'écria avec emportement : « Comment ! ne comprenez-vous pas que je ne veux pas vous comprendre ! » La morale est qu'il est inutile de s'obstiner à parler à ceux qui *font la sourde oreille*. Qu'il s'agisse des hommes isolés ou des Compagnies, *le pire des sourds est celui qui ne veut pas entendre !*

La question a été reprise mardi dernier. M. Bouvier a fait part à l'Académie d'un document rétrospectif que je lui ai fourni et qui est composé des deux pièces suivantes :

A. « Outre la confirmation que le Dr Sacco, de Milan, a donnée, par une variété d'expériences, à la théorie du Dr Jenner sur la connexion du grease et du cow-pox, un médecin français, M. Lafont, établi depuis longtemps à Salonique, en Macédoine, vient d'obtenir les mêmes résultats. Il a de fortes raisons de croire, d'après le rapport de plusieurs paysans Albanois, que le cow-pox existe dans le pays qu'il habite.

« Les maréchaux-ferrans de Salonique connoissent fort bien le grease que M. Lafont appelle *javart*, et ils le distinguent en javart *phlegmoneux*, *scrofuleux* et *variolique*. Cette distinction me semble annoncer des connaissances vétérinaires qu'on ne s'attendait guère à trouver dans ces pays où les arts et les sciences sont si peu cultivés. *Le javart variolique est accompagné d'une éruption semblable à la petite vérole.* C'est de cette espèce que M. Lafont s'est servi, et c'est avec la matière que contenaient de petites ulcères sur les jambes de devant qu'il a produit des pustules parfaitement semblables à la vaccine.

« Les succès étonnants qu'a eus ce vaccinateur, qui, depuis les mois de septembre et d'octobre passés, jusqu'au 3 juin de cette année, compte 1,132 vaccinations, ne permettent pas de douter de l'exactitude de ses observations. Vous verrez, dans l'histoire de la vaccination en Grèce, qui fait partie de l'ouvrage que je vais mettre sous presse, tout le mérite que s'est acquis ce médecin en introduisant la vaccine dans ces pays, dans les circonstances les plus défavorables, et souvent en bravant les dangers de la peste.

Les deux premiers enfants inoculés avec le virus du cheval ont eu des symptômes de fièvre beaucoup plus forts ; mais les inoculations suivantes ont été aussi bénignes que d'ordinaire (1). »

B. «.... Le Dr La Font, de Salonique, écrit que les maréchaux ferrans de ce pays distinguent trois espèces de *javart : l'écrouelleux*, le *phlegmoneux* et le *variolique*. Ce dernier paraît être le même que le *grease constitutionnel* du Dr Loy, qui, seul, peut donner la vaccine et préserver de la petite vérole. Aussi, d'après le rapport des bergers Albanois, les vaches sont-elles sujettes, dans ce pays, à une maladie qui paraît avoir une

(1) BIBLIOTHÈQUE BRITANNIQUE, *Sciences et arts*, t. XXIII, p. 435, Lettre du Docteur de Carro (de Vienne) au Prof. Pictet, Vienne, le 22 Juin, 1803.

grande ressemblance avec le véritable *cow-pox* des Anglais, et ce qui décide la question, c'est que le docteur La Font a réussi à produire la véritable vaccine sur deux enfants inoculés avec le virus pris sur les jambes d'un cheval atteint de cette troisième espèce de javart, quoiqu'il ne produisit aucun effet sur une vache soumise aussi à cette inoculation; et cette vaccine s'est propagée de ces enfants à d'autres par l'inoculation, avec ses caractères et sa bénignité ordinaires (1). »

Je joindrai à ce document quelques réflexions :

1° Le grease pustuleux qui s'est montré inefficace sur une vache a pris sur des enfants. C'est que la vache est encore moins que l'homme un terrain propice au développement de ce grease. Que de peine et de temps n'a-t-on pas perdus en cherchant à le régénérer sur la vache, tandis qu'*il fallait s'adresser tout de suite et directement au cheval !*

2° Les deux enfants vaccinés avec de la matière empruntée du cheval ont éprouvé des symptômes plus intenses que les autres enfants. Nul doute que leur vaccine n'ait été des plus efficaces. Recourons donc directement au cheval pour obtenir le meilleur vaccin. *Au besoin, semons le vaccin humain sur le cheval pour l'y récolter de meilleure qualité.*

3° On peut sans danger emprunter directement le virus au cheval et on doit le faire. Si le cheval n'en offre pas, il faut *le fabriquer sur le cheval.*

Conclusion de ces réflexions : — Le *greasin* (virus du grease pustuleux) *vient du cheval et doit y retourner. Il faut sans cesse et indéfiniment le prendre, le rendre et le reprendre au cheval.*

Tel est le secret de l'efficacité et de la sûreté de la vaccine. Voilà son avenir.

Séance du 1er mars 1864.

M. Bouvier a fait encore, dans la séance du 1er mars, une jolie présentation au nom d'un photographe, M. Trinquart, et au sien. Il s'agit de quatre figures relatives à la *variolation de la vache* copiées dans l'ouvrage de Ceely. Ce médecin anglais, dont on a plusieurs fois cité mais à peine discuté les Expériences à l'Académie, prétend avoir produit le cow-pox par l'inoculation du variolin à de jeunes vaches. Je pense qu'il s'est fait illusion. Mais je dois m'abstenir de toute appréciation incidente, d'autant plus que je reviendrai à Ceely à propos de M. Depaul. J'ajouterai, toutefois, à titre de renseignement, qu'on trouve quelques détails imparfaits sur les Expériences de Ceely aux pages 615 et 616 du TRAITÉ de Steinbrenner.

Que dirai-je de la première partie de la réplique de M. Depaul, si ce n'est qu'elle a rempli la séance du 1er mars, sans pénétrer dans le fond de la question ? L'orateur n'a traité son sujet que dans la séance suivante.

Chacun de nous a ses théories, auxquelles il soumet les faits, et qu'il n'en considère pas moins comme l'expression des faits. Nous nous déclarons partisans des faits... en théorie : nous *théorisons* jusqu'à notre pratique. Fort heureusement, nous ne pratiquons pas toutes nos théories. Nous sommes donc surtout théoriciens en théorie et praticiens en pratique.

Le plus positif d'entre nous n'est pas celui qui s'abstient de théories, mais qui s'y connaît et en abuse le moins. Ceux qui n'en ont pas l'expérience ou qui manquent d'aptitude, les poussent souvent à l'extrême. Ils ne savent ni se modérer ni se conduire. Ainsi, le mathématicien est embarrassé dans les

(1) BIBLIOTHÈQUE BRITANNIQUE, *Sciences et arts*, t. XXIV, p. 348, Histoire de la Vaccination en Turquie, en Grèce et aux Indes Orientales, par J. de Carro, Dr M.

choses du monde où il n'y a pas de calcul à faire. C'est un boiteux sans béquille, un aveugle sans guide, un navigateur sans boussole.

Nous vaccinons tous à peu près comme Jenner, peut-être un peu moins bien que lui. Mais chacun de nous *théorise* à sa guise cette pratique commune. Nous nous trouvons donc presque d'accord ; c'est pour cela que nous discutons tant. Si nous étions tous d'avis contraires, je ne dis pas différents, nous ne serions pas en mesure de discuter beaucoup, parce que nous n'occuperions pas un terrain commun et que nos armes ne pourraient se rencontrer.

Accord pratique, dissentiments théoriques, tel est donc le résumé de la situation.

Situation semée d'écueils. La pratique, en effet, est la science de tous ; la théorie, celle de chacun ; la pratique, ce sont tous les autres, la théorie, c'est nous seul. Or, comme nos discussions sont la plupart du temps théoriques, il s'en suit que nous parlons beaucoup de nous et fort peu de science. Le *je* et le *moi* étaient proscrits de Port-Royal ; *le moi est haïssable*, dit Pascal. Je me serais bien gardé de me livrer plutôt à ces réflexions, puisque j'ai moi-même beaucoup parlé de moi : car la syphilisation, c'est moi ; la *régulation* des virus d'après le virus syphilitique, c'est moi ; la régénération du vaccin sur le cheval, c'est encore moi !...

M. Depaul est un esprit droit, j'allais dire raide. Il n'eût certainement point enfanté de théories, s'il n'eût point été homme. On s'aperçut fort tard qu'il en avait une sur l'origine du cow-pox. Voici comment elle lui vint :

M. Bousquet, après avoir longtemps porté seul le sceptre de la vaccine... à l'Académie, conçut la pensée de se donner un héritier présomptif et jeta les yeux sur M. Depaul. Il reconnut, mais trop tard, qu'il avait trouvé un maître. Ce n'est pas que M. Depaul, souverain déjà dans l'empire de l'obstétrique, fût dévoré d'une bien grande ambition dans celui de la vaccine, et méditât une usurpation, mais il était pénétré du louable désir de vérifier tout par lui-même. Il s'imposait donc une tâche fort difficile, mais qui n'était pas au-dessus de ses moyens ni de ses forces.

On avait faussement prétendu jusqu'alors que Jenner faisait remonter aux *eaux-aux-jambes* (c'est ainsi qu'on traduisait le mot *grease*) la source du cow-pox. M. Depaul, sans y regarder d'assez près, accepta cette interprétation et attribua à Jenner ce qui n'appartenait pas à Jenner.

Mais il avait trop de perspicacité dans l'esprit pour ne pas reconnaître bientôt que cette doctrine prétendue de Jenner n'était pas exacte. Il combattit donc, non sans succès, cette opinion de Jenner qui n'était pas de Jenner.

C'est alors que M. Depaul se posa ce dilemme : le cow-pox ne vient pas du cheval, ou, s'il en vient, ce n'est pas par les eaux-aux-jambes. M. Depaul n'aurait pas hésité dans son choix si, à cette époque, il eût déjà fait la lecture de Loy dans Loy.

Pendant cette hésitation, le fait de Toulouse se présenta et fit pencher M. Depaul du côté de la seconde proposition du dilemme.

Peu de temps après, un vétérinaire dont la science a eu depuis à déplorer la perte, Prangé, montra à M. Depaul deux chevaux couverts de pustules. C'était, à n'en pas douter, la maladie de Loy, la maladie de Toulouse. Mais était-ce la variole proprement dite, une variole identique par son principe à la variole de l'homme, ou était-ce seulement une maladie varioliforme? Nouveau dilemme, entre les deux propositions duquel il fallut encore opter.

M. Depaul choisit la première, guidé par une théorie qui agissait sur lui à son insu. Bref, le pas difficile était fait, le Rubicon franchi. Quelques collègues de M. Depaul sont venus se mettre sous son drapeau. Voilà donc M. Depaul dévoué à la défense d'un système qu'on a souvent repris et abandonné depuis Jenner. Stimulé par l'enthousiasme qui s'empare des novateurs, — il croyait l'être, — et par la contradiction, il sera désormais ébloui, ou, pour mieux dire, il aura des yeux pénétrants pour découvrir ce qui semblera confirmer son système, et voilés d'un bandeau pour tout le reste. Tel est notre lot à chacun quand nous adoptons chaleureusement une idée.

Si M. Depaul eût été moins préoccupé, il se serait demandé sans doute avec étonnement comment la vache et le cheval, qui diffèrent beaucoup entre eux au point de vue zoologique, et sur lesquels le grease n'offre pas non plus tout à fait les mêmes caractères, pourraient modifier, absolument de même et pour toujours, le virus varioleux, de manière à le transformer en vaccin ; et si ce singulier privilége appartenait exclusivement au cheval, à la vache, et peut-être à quelques autres animaux.

Où, quand et comment, se serait-il dit, ce charbon devient-il un diamant inaltérable ?

Une question est-elle en litige, nous portons tous avec nous, soit orateurs, soit auditeurs, une besace d'égoïsme ; nous sommes tous aussi un peu injustes. Mais, tandis que l'orateur est *un*, les auditeurs sont *tous*. C'est pourquoi, si une personnalité de tribune se laisse voir, *tous* se donnent raison contre *un*, c'est-à-dire contre elle.

Qu'est-ce donc qu'un habile parleur académique? C'est le *un* qui veut avoir raison contre *tous*, mais par le moyen de *tous*. Donner de l'éclat aux questions en s'effaçant, fortifier et élever la discussion en restant humble et modeste, c'est ainsi qu'il brille, c'est ainsi qu'il grandit lui-même avec son sujet, et qu'il assure son triomphe.

La science nous regarde tous; un moi ne regarde qu'un individu. S'il y a cent auditeurs, le moi doit donc, tout au plus, ne tenir que la centième partie de la place dans un discours. Tel est le meilleur moyen de convaincre, et le secret de l'art oratoire.

M. Depaul a trop dédaigné l'art et la forme. Peut-être avait-il raison au fond, mais il s'est donné tort, en apparence du moins, aux yeux du plus grand nombre.

Après avoir fait une classification de ses adversaires, il a essayé de les terrasser individuellement et corps à corps. Les questions disparaissaient ainsi et l'on n'apercevait plus que des hommes, parmi lesquels M. Depaul semblait être plus homme que les autres.

Nous n'essayerons pas de tracer le tableau de chacun de ces combats singuliers. Notre rôle est de recueillir pour nos lecteurs les éclats de vérité qui ont pu en jaillir et qu'ils ne connaissent pas encore.

Vidons au préalable une question de principe :

A l'argumentation pressante de M. Bousquet, qui somme M. Depaul de faire du vaccin, puisqu'il sait comment en fait la nature, qu'on serait, d'après lui, parvenu à imiter, M. Depaul répond par une fin de non-recevoir, et déclare que la science serait une toile de Pénelope constamment à refaire, s'il fallait indéfiniment reprendre la démonstration de faits acquis.

Établissons une distinction :

Quand un phénomène apparaît rarement et qu'il n'est pas en notre pouvoir de le faire renaître, nous sommes bien forcés de nous contenter, pour édifier la science, des relations qui sont données de ce phénomène. Nous ne pouvons pas, par exemple, inoculer le virus rabique à l'homme pour nous assurer de quelle manière certaines choses se passent dans l'espèce humaine.

Mais quelquefois les faits sont pour ainsi dire entre nos mains, sans que pourtant on soit d'accord, non-seulement sur leur signification, mais encore sur leur existence matérielle. En conséquence, ils ne doivent et ne peuvent être utilisés par la pratique, et jusqu'à un certain point par la science, que si on les reproduit. Comment peut-on alors mesurer la lumière à ceux qui, comme M. Bousquet, demandent à la voir briller souvent et de tout son éclat? N'est-ce pas dans ce cas que rentre la formation de la vaccine telle que l'entend M. Depaul?

M. Depaul a repondu le 1er mars à MM. Bouley, Reynal et Magne, qu'il a appelés le triumvirat d'Alfort. Il a dit aussi quelques paroles à l'adresse de MM. Leblanc et Bouvier. MM. Bouillaud et Piorry étant à peu près de son avis, il les a sans façon écartés et laissés de côté sans cérémonie.

Le mardi 8, il a répondu à MM. J. Guérin et Bousquet, après avoir décoché encore quelques mots à M. Bouvier. Mais nous en resterons là pour aujourd'hui de notre compte rendu et de notre appréciation. Les paroles de M. Depaul exigent qu'on les médite avant que de les juger.

Il y a, dit-on, dans le règlement du Congrès américain, un article qui interdit à un membre de parler plusieurs jours de suite. Que n'y a-t-il un article semblable dans le règlement de l'Académie ! Une idée bien élaborée peut toujours être convenablement exprimée en quelques quarts d'heure, tandis qu'une idée mal élaborée ne devrait jamais paraître hâtivement en séance, mais être, au contraire, préparée dans le sein d'une Commission.

Séance du 8 mars 1864.

La dernière et plus importante moitié du discours de M. Depaul a absorbé la séance du mardi 8, déduction faite de quelques questions subalternes et étrangères à la vaccine.

L'orateur a été plus mesuré et plus scientifique que dans la séance précédente. On doit lui tenir compte d'avoir ainsi utilisé les conseils que la presse lui avait donnés avec autant de convenance que de modération. C'est de la part de M. Depaul une marque de bon goût.

M. Depaul, ai-je dit dans mon dernier article, a encore décoché quelques paroles à l'adresse de M. Bouvier. C'est à tort, d'après lui, qu'on l'aurait soupçonné de n'avoir pas lu le Mémoire original de Loy. La preuve en est que Husson a analysé ce Mémoire, et que M. Depaul l'a aussi mentionné dans le *Bulletin de l'Académie*.

Mais ce *Bulletin* n'a été publié qu'assez tard. Or, M. Guérin a prétendu que M. Depaul y avait introduit de notables changements dans son discours. Cette circonstance mérite d'être éclaircie; il serait fâcheux qu'un *Bulletin* destiné à faire foi et loi ne fût pas la peinture exacte de la séance (1). Quant à moi, j'ai

(1) Dans la dernière séance, dont je ne donne pas encore aujourd'hui le compte rendu, M. Guérin est revenu sur les infidélités du *Bulletin* et M. Bouillaud, de son côté, s'est plaint amèrement de ce que ses opinions n'y avaient pas été exactement reproduites.

Le Secrétaire perpétuel a expliqué comment, en l'absence de la sténographie, rien n'était négligé pour que chaque orateur mit lui-même la dernière main à la rédaction de ses discours et déposât son dernier mot, pour ainsi dire, dans le *Bulletin*. C'est là un amendement de la part du secrétariat qui offre plus d'avantages sans doute que d'inconvénients;

été attentif à ce qu'a dit M. Depaul, et le nom de Loy, que j'avais présent à l'esprit, n'a point frappé mes oreilles.

Je ne crois pas, comme M. Depaul, que Loy ait considéré le grease vaccinogène comme une maladie exclusive du talon, puisqu'il dit formellement que « les chevaux qui donnèrent la maladie à ceux qui les pansaient en étaient attaqués localement et *constitutionnellement.* » Ce mot *constitutionnellement* opposé à *localement* ne peut s'entendre que d'une seule manière (1).

M. Depaul examine ensuite l'argumentation de M. Guérin, dont il critique les procédés scientifiques; il reproche à M. Guérin de lui avoir prêté des opinions imaginaires pour les combattre. M. Depaul élève, en outre, contre son collègue une réclamation de priorité concernant la démonstration de l'identité de la vaccine et de la variole. Attendons la réponse de M. Guérin, qui a *bec et ongles*, étant armé de sa plume dans la *Gazette médicale* et de la parole à l'Académie.

Enfin, M. Depaul concentre toute son argumentation sur M. Bousquet.

Plusieurs des raisons qu'a invoquées M. Depaul se trouvent dans l'examen que j'ai fait du discours de M. Bousquet (2). Je suis flatté que nous nous soyons rencontrés *l'un après l'autre.*

Il signale dans les opinions successives de M. Bousquet des fluctuations et des contradictions considérables. Laissons vite ces questions personnelles et fort peu intéressantes. Vraisemblablement, d'ailleurs, la réplique de M. Bousquet viendra.

Examinons plutôt quelques assertions de M. Depaul, sans nous préoccuper des personnes à l'occasion desquelles il les a produites.

Voici à peu près en quels termes il amoindrit la portée des Expériences de Loy et justifie son dédain à leur égard : « Loy a vu le grease partout, et il n'a pris que dans le grease, c'est-à-dire dans la maladie du pied, le pus qui devait servir à ses inoculations. Jamais il ne lui est venu à l'esprit de prendre ce pus dans une des pustules de la tête, par exemple, qui accompagnent le grease (3). » Comme il serait facile de justifier Loy, qui travaillait, il y a plus de soixante ans, dans une campagne, de ne pas avoir tout fait, tout trouvé! Mais les réflexions de M. Depaul ne sont pas même absolument à l'abri d'une contradiction raisonnable. Qu'on me permette de faire un emprunt à ma nosographie du grease pustuleux :

« Voici un phénomène généralement inaperçu qui a fixé mon attention. Les

les habitués de l'Académie n'ont pas oublié une circonstance où l'irascible Gerdy réclama avec aigreur contre la mutilation d'un de ses discours.

Il ressort toutefois avec évidence de cet incident et des explications franches de M. Dubois, que le *Bulletin* peut être considéré comme une seconde édition revue, corrigée et augmentée du compte rendu des journaux, et qu'il peut ainsi devenir le dépositaire tardif d'un acte dissimulé de contrition.

Cette remarque explique une situation et rend compte d'une nécessité, sans impliquer toutefois un blâme pour personne. Ceux de nos lecteurs qui sont peu au courant des contestations académiques y trouveront facilement la clef de quiproquos parfois singuliers.

(1) Loy dit dans un passage qui suit cette citation :

« Ces animaux avaient, au commencement de leur maladie, des symptômes de fièvre dont ils furent soulagés dès que le mal parut aux talons et qu'*ils eurent une éruption sur la peau.* Le cheval qui avait communiqué la maladie par inoculation était fort indisposé jusqu'à l'apparition de la maladie des talons, *qui fut, ainsi que chez les autres, accompagnée d'une éruption sur la plus grande partie du corps.....* » V. ci-après, p. 626.

(2) Voir ci-dessus, p. 576 et s.

(3) J'emprunte cette citation à l'*Union médicale* du 10 mars 1864, qui me semble avoir exactement recueilli les paroles de M. Depaul.

chevaux atteints du grease pustuleux avaient contracté cette maladie souvent, par les talons ou par la bouche, et rarement par d'autres parties. J'en ai vu un qui l'avait contractée par l'épaule à un endroit sur lequel un harnais avait porté. Quoi qu'il en soit, un endroit quelconque du corps des chevaux s'était ordinairement trouvé en rapport immédiat avec les pâturages humides, les eaux et les autres sources mieux appréciables de contagion, telles qu'un animal déjà malade, sa litière, son râtelier, etc. C'est par cette partie que le virus semblait avoir été introduit. L'accident local y était plus développé qu'ailleurs, et la lymphe virulente sécrétée plus abondante et plus forte. Les vaisseaux et les ganglions lymphatiques *attenants*, c'est-à-dire directement en rapport avec cette partie, indiquaient et traçaient par leur tuméfaction et par leur relief la route qu'avait suivie le virus pour arriver plus profondément. On observe une pareille chaîne conductrice quand on constate la pénétration du virus syphilitique dans le corps humain, surtout par suite de la contamination secondaire (*pseudo-chancres, cordes lymphatiques, pléiades ganglionnaires*) (1). »

Si ces considérations sont justes, il n'est pas étonnant que de grands observateurs aient puisé le virus à sa porte d'entrée, qui était aussi sa principale porte de sortie, c'est-à-dire à l'endroit qui le sécrète plus tôt et plus longtemps, plus abondant et plus énergique. C'était le talon pour Jenner et pour Loy, la cavité buccale pour M. Bouley.

M. Depaul a répété plusieurs fois que la vaccine était à ses yeux une variole mitigée par son passage à travers l'organisme des animaux. Comment se fait-il donc que cette variole soit mitigée absolument dans le même sens, de la même manière, par la vache, le cheval, le porc, le mouton, si différents entre eux?

Le vaccin est effectivement mitigé par l'organisme de la vache, qui ne convient pas à son développement. Il ne prend sur cet organisme qu'à la condition d'être très-fort. Ce n'est pas la vache, mais le cheval qui est le propre terrain du grease et qui a la propriété de le renforcer. Jenner, Loy, Lafont et tous les observateurs n'ont-ils pas, en effet, remarqué l'intensité des phénomènes déterminés par l'inoculation directe du grease à l'espèce humaine? C'est même après avoir vu la violence des accidents produits sur l'élève Amyot, déjà vacciné pourtant dans son enfance, que M. Bouley craignit de proposer l'inoculation directe du grease à de jeunes et faibles enfants.

Si le vaccin ou *greasin* se renforce sur le cheval, il est bien loin d'en être de même du variolin, qui prend très-difficilement sur cet animal et s'y affaiblit beaucoup.

Le greasin provenant du cheval est habituellement très-fort, aussi fort dans son genre que peut l'être le variolin le plus fort provenant de l'homme.

Il y a donc du variolin fort et du variolin faible à divers degrés, de même qu'il y a du vaccin fort et du vaccin faible. Mais qu'ils soient forts ou faibles à n'importe quels degrés, ces variolins et ces vaccins seront toujours variolins et vaccins, et ne se confondront jamais les premiers avec les seconds. On aura beau les renforcer ou les affaiblir, les allonger ou les raccourcir, si je puis ainsi dire, ils resteront invariablement à la même distance comme deux lignes parallèles. Le vaccin sera toujours du vaccin, et le variolin du variolin.

Tout virus mitigé peut l'être encore davantage. Si le vaccin fort n'était que du variolin faible, que serait un vaccin lui-même très-affaibli? Ce serait sans doute un variolin arrivé à la dernière puissance!!!

Nous savons qu'un virus affaibli peut se régénérer dans son propre terrain.

(1) Voir ci-après : MÉMOIRE SUR LE GREASE PUSTULEUX.

Le vaccin se régénère sur le cheval. Mais le variolin faible, loin de s'y régénérer, ne prendra jamais, et le variolin fort ne prendra que très-difficilement sur cet animal qui l'affaiblira.

Or, si le vaccin était du variolin faible, il devrait devenir variolin fort en s'implantant sur l'homme, où précisément il ne prend qu'à peine. Au contraire, c'est sur le cheval qu'il se reconstitue, sans y devenir jamais, bien entendu, variolin.

Mais si la vaccine n'est qu'une variole mitigée, est-elle donc la varioloïde, ou bien en quoi l'adoucissement de la variole, qui forme la vaccine, diffère-t-il de celui qui constitue la varioloïde?

Tout ce que je sais, c'est qu'une bonne vaccine préserve mieux de la variole que la varioloïde.

Une maladie virulente faible ne préserve que d'une maladie faible. Il faut une maladie forte pour nous préserver sûrement d'une forte. « La petite vérole attaque dans la jeunesse, dit Rhazès, ceux qui n'ont éprouvé dans l'enfance qu'une petite vérole très-légère (1). »

Une vaccine forte ou même ordinaire préserve d'une variole forte ou ordinaire mieux qu'une variole faible. Elle est donc plus puissante que celle-ci. N'est-ce pas la preuve qu'une vaccine forte n'est pas la même chose qu'une variole faible?

N'oublions pas que le génie de Jenner domine cette discussion. Or, l'inventeur de la vaccine allait jusqu'à prétendre, ce qui est évidemment exagéré, que la vaccine préservait de la variole sans qu'il y eût réciprocité, c'est-à-dire sans que la variole préservât de la vaccine. Jenner considérait donc la vaccine comme un modificateur plus puissant de l'organisme, et par conséquent comme étant plus énergique, sinon autre que la variole, loin de n'y voir qu'une variole mitigée. Il est vrai pourtant de dire que son sentiment a oscillé sur ce point.

Sans être très-affirmatif, M. Depaul insinue que, si la vaccine localisée n'est pas infectieuse, c'est-à-dire communicable par l'atmosphère, il pourrait bien ne pas en être de même des vaccinides. C'est là une théorie au premier chef: aucun fait ne la justifie.

L'analogie ne se prononce pas en sa faveur. La variole a-t-elle besoin, par exemple, de boutons généralisés pour devenir infectieuse? Et la syphilis l'est-elle à son tour, malgré ses éruptions générales?

Quant au virus obtenu par Ceely de l'inoculation de la variole aux vaches, sur lequel s'est appesanti M. Depaul, était-ce bien du vaccin, plutôt que du variolin? Était-ce du vaccin, parce que son inoculation n'a produit sur l'homme que des boutons locaux? M. Depaul est certainement le dernier qui puisse se contenter de cette raison. Pourquoi donc était-ce du vaccin?

M. Depaul a institué quelques essais dans le sens des Expériences de Ceely. Attendons-en patiemment le résultat.

Je reconnais avec M. Depaul que, dans la vaccine comme dans la variole, il peut naître de petits boutons surnuméraires, non loin du siége de l'inoculation. C'est une ressemblance peu importante entre les deux maladies. Cette ressemblance est d'ailleurs d'autant moins significative que ces boutons existent beaucoup plus fréquemment à la suite de l'inoculation variolique qu'après l'insertion vaccinale. Là, ils sont la règle, ici, l'exception.

(1) RECUEIL DES ŒUVRES PHYSIQUES ET MÉDICALES, par R. Mead. Traduction française, par M. Coste. Bouillon, 1774; t. II, p. 478.

Quittons l'Académie et arrivons, en suivant avec M. Bouley la rue des Saints-Pères, à la demeure et aux écuries voisines de M. Vatel, vétérinaire très-distingué.

Nous y voyons un cheval, d'ailleurs en santé, qui porte un eczéma impétigineux à la partie postérieure des paturons de devant. Cet eczéma occupe de chaque côté une surface irrégulière d'à peu près 5 à 6 centimètres de diamètre. Il nous offre un amalgame confus de très-petites vésico-pustules confluentes, de sérosité, de pus avec de l'axonge qui y avait été appliquée. Il n'y a pas là de grosses vésico-pustules isolées ou confluentes, pas de circonférence régulièrement formée de segments de cercles de divers diamètres, ni de superficie gaufrée à l'instar des rayons de miel; pas de sérosité citrine extrêmement abondante ni de croûtes greasiennes caractéristiques. Rien en un mot qui puisse donner l'idée du grease pustuleux. Toutes les autres parties du corps sont saines.

Ce cheval n'a présenté depuis quelques jours aucun état général morbide. Il a probablement contracté son mal dans la saleté des écuries. Celui-ci siége effectivement à une partie où la peau se trouve plus impressionnable, ou au moins plus exposée qu'ailleurs aux matières malpropres. C'est donc l'*eczéma des épiciers* ou l'*eczéma des cuisinières*... des chevaux.

Cet eczéma peut sans doute apparaître dans toutes les saisons. Mais c'est surtout pendant les époques froides et humides qu'il se montre. Il est bien certainement sujet à récidive.

Si c'est là ce qu'on a cherché à inoculer souvent, dans l'intention de produire le cow-pox, on a effectivement dû éprouver beaucoup de mécomptes.

Un palefrenier a contracté, m'a-t-on dit, un mal aux doigts en pansant ce cheval. Ce mal par saleté, analogue à celui d'une lésion anatomique, ne peut pas avoir le moindre rapport avec le grease pustuleux.

Cette description succincte suffira pour que mes lecteurs comprennent aisément la différence qui existe entre cet eczéma impétigineux et le grease pustuleux, principalement quand celui-ci siége aux paturons, comme j'en ai observé un bel exemple à Alfort.

Je les renvoie d'ailleurs au diagnostic différentiel que j'ai établi, de concert avec M. Mathieu, entre le cow-pox et l'eczéma impétigineux des mamelles de la vache (1). Est-ce bien là le grease simple, le javart, les eaux-aux-jambes, etc. Je n'en sais rien et je puis me tromper dans mon interprétation. Mais à coup sûr, ce n'est pas le grease pustuleux.

Du reste, tous les vétérinaires instruits conviennent que les maladies de la peau ont besoin d'être étudiées chez les bêtes.

Il n'est tel que l'homme instruit pour désirer s'instruire.

Séance du 15 mars 1864.

Nous sommes à la séance du mardi 15. Un discours allongé de M. Guérin, quelquefois interrompu par des réclamations, une allocution écourtée de M. Bouley et une conversation entre quelques membres : voilà le bilan de cette séance. Total : rien de signalé.

Le progrès exige la précision; il n'existe qu'à la condition d'établir dans la science un fait bien déterminé et parfaitement net (2). C'est par ces paroles que

(1) Voir ci-dessus, p. 568.
(2) *Gazette des hôpitaux* du 17 mars 1864, nº 32.

M. Guérin est entré en matière. C'est le programme de son discours. Nous allons voir s'il a été exactement rempli.

Du temps de Jenner, et même avant Jenner, la vaccine était appelée la *petite vérole des vaches*, ou simplement la *vérole des vaches* (cow-pox). Les uns, comme aujourd'hui M. Guérin, la croyaient de même origine que la variole humaine (1), les autres lui attribuaient une origine différente.

Au nombre de ces derniers est Nash, chirurgien de Shaftesbury, mort en 1785 (13 années avant la première publication de Jenner), et qui avait, dit-on, vacciné Jenner à l'âge de 8 ans (2). Nash, entre autres conclusions sur la vaccine, a laissé les suivantes :

1° *La vaccine n'est pas contagieuse.*

2° Elle n'est pas accompagnée d'éruptions.

3° Elle est un préservatif assuré contre la petite vérole.

4° Les personnes qui ne peuvent être infectées de la petite vérole ne peuvent gagner la vaccine.

5° *La vaccine diffère de la petite vérole, en ce qu'elle attaque les animaux.*

6° Les vaches ne peuvent avoir le cow-pox qu'une seule fois.

7° On ne sait pas si une personne qui a eu la petite vérole peut prendre le cow-pox. (Proposition qui semble être de trop après la quatrième.)

La question d'identité a donc été posée avant, pendant et après Jenner, comme elle l'est aujourd'hui.

L'histoire de la vaccine avant Jenner est pleine d'enseignements pour ceux qui prétendent qu'on n'étouffe pas plus les inventeurs que les idées. En voici une esquisse rapide :

L'existence du cow-pox, son origine équine et ses propriétés anti-varioliques, étaient connues des paysans de plusieurs contrées. Avant 1713 (date du premier écrit sur ce sujet), on avait inoculé, dans le Holstein et le Jutland, cette petite vérole des vaches comme préservatrice de celle de l'homme (Hellwag, Pougens).

En 1713, Salger, étudiant allemand, publie à Londres un Traité sur la petite vérole des vaches, *De lue vaccarum* (Pougens).

En 1768, Fewster et le célèbre Sutton préconisent et pratiquent l'inoculation de la petite vérole des vaches. Fewster communique même sur ce sujet un Mémoire à la Société royale de Londres (Pearson).

Faust (de Gluckstadt), publie en 1769 un écrit sur l'inoculation de la variole des vaches (Pougens).

En 1774, Benjamin Jesty, fermier de Dawnsloy, né et enterré à Westminster, bravant les préjugés et les injures des habitants de sa contrée, qui l'ont traité comme un père et un époux barbare, pratiqua l'inoculation du cow-pox à tous les membres de sa famille et les préserva ainsi de la variole. Voici ce qu'on a écrit sur sa tombe au cimetière de Westminster : « A la mémoire de Benjamin Jesty, décédé le 16 avril 1816, âgé de 79 ans. Il naquit à Westminster, fut homme de bien, et particulièrement connu pour avoir pratiqué, le premier, l'inoculation du vaccin, dont il fit l'épreuve sur sa femme et ses enfants en 1774. »

Vient enfin le Mémoire de Nash, dont les dernières observations paraissent être de 1781 (Pearson).

(1) On a prétendu que la variole nous venait des Sarrasins, et que ceux-ci la tenaient de leurs chevaux, auxquels elle aurait été transmise par les Indiens ou les Chinois.

(2) Il est plus certain que Jenner a inoculé la petite vérole à son second fils Robert au lieu de le vacciner.

Le premier écrit de Jenner parut en 1798.

Le messie avait donc été annoncé depuis longtemps ; Jenner a eu ses saint Jean-Baptiste.

La question d'identité doit être résolue dans le sens de Nash et contrairement à l'opinion de MM. Depaul et J. Guérin. Ces deux habiles académiciens se disputent donc la peau d'un ours qu'ils n'ont pas encore mis, qu'ils ne mettront jamais par terre, et que beaucoup d'autres ont attaqué avant eux.

Pour résoudre une question de ce genre, une question qu'on peut appeler d'identité scientifique, il faut commencer par la poser convenablement.

Roux demandait un jour à un élève en lui montrant un nerf : *Qu'est-ce que c'est que cela ?* — *C'est*, répondit l'élève, *le nerf phrénique.* — *Pourquoi ?* reprit Roux. — *Parce que*, dit l'élève, *le nerf que vous me montrez naît de la branche antérieure de la quatrième paire cervicale, descend devant le muscle scalène antérieur et se distribue au diaphragme. C'est le seul nerf qui se comporte ainsi.* La réponse était parfaite.

Le professeur aimait à poser des questions de ce genre parce que les réponses ne lui donnaient pas seulement la mesure de l'instruction du candidat, mais lui apprenaient en outre qu'elle était la portée de son intelligence.

Un autre jour, il demanda à un élève de lui montrer le côté droit du corps. Ce que l'élève fit aisément. *Pourquoi est-ce le côté droit?* ajouta Roux. L'élève, s'abstenant avec sagesse de considérations d'un ordre élevé, n'invoqua que l'usage. Si sa réponse n'était pas le dernier mot, elle était le meilleur dans la circonstance. Le professeur dut être satisfait.

Dans le premier exemple, le nerf montré était le nerf phrénique, parce qu'il en avait seul les attributs; et dans le second, il s'agissait d'une sorte d'assentiment, d'une convention.

Dans lequel de ces deux cas doit rentrer la question posée de l'identité vaccino-variolique? Évidemment dans le premier. Il ne s'agit pas en effet d'une chose dont on puisse convenir ou qu'on puisse affirmer par une sorte d'autorité, mais d'une identité à constater, d'une démonstration à faire.

La vaccine a-t-elle les attributs fondamentaux de la variole, et n'a-t-elle que ceux-là ? Voilà toute la question. Je ne parle pas des attributs de peu d'importance. Derrière cette question s'en cache à la vérité une autre, celle de savoir en quoi consistent les propriétés fondamentales d'une maladie virulente. Je donnerai ailleurs des développements sur ce point.

Au lieu de chercher à résoudre la question d'identité, on l'a supposée résolue. On est parti de cette supposition, non pas comme d'une hypothèse à vérifier, mais comme d'une chose démontrée, dont on a aussi donné l'explication. Puis on a tiré des déductions. On a même fait des inductions; mais on a fait aussi quelquefois des *jugements téméraires*, scientifiquement parlant.

M. Guérin, à ce propos, me semble avoir confondu l'induction, dont il parle souvent, avec la déduction, qui d'une proposition connue tire une série de conséquences enchaînées l'une à l'autre. La mathématique que M. Guérin place dans l'induction *fournit le plus bel exemple de la méthode déductive* (DICTIONNAIRE DE NYSTEN, 11e édit., art. *Logique*), tandis que l'induction généralise, c'est-à-dire fait entrer une somme de faits particuliers dans une conception générale.

Appliquant ses principes de philosophie médicale au Mémoire de Loy, qu'il n'a pourtant pas lu dans l'original, M. Guérin déclare formellement que Loy s'est borné à la constatation d'un fait brut, et que ce fait n'a de valeur que par l'idée moderne qui le féconde et le vivifie. Le fait brut, c'est l'existence du grease constitutionnel, l'idée vivifiante, le pollen fécondant, c'est la prétendue démonstration de l'identité de ce grease avec la variole. Ce sont donc ceux qui ont contribué à cette démonstration qui ont fait une importante découverte. Quant à ceux qui n'admettent pas l'identité des deux maladies, on les reléguera sans doute avec et au-dessous de Loy dans la catégorie des esprits inféconds.

Voici un point embarrassant pour une classe d'identistes et dont les dualistes n'ont pas à s'inquiéter; il s'agit presque d'un mystère à expliquer. La vaccine et la variole descendent l'une de l'autre, et néanmoins elles produisent des virus distincts. M. Depaul croit, il est vrai, que le vaccin n'est que du variolin affaibli. Il est logique au moins. Mais M. Guérin croit que le vaccin est du variolin, non pas seulement mitigé, mais transformé et tellement transformé qu'il n'est plus lui, qu'il n'est plus variolin.

On comprend qu'une explication soit devenue nécessaire.

L'esprit fertile de M. Guérin a trouvé un expédient. La vaccine est, pour M. Guérin, un produit hybride, une sorte de métis qui résulte de la mésalliance d'un virus humain avec un organisme animal. De temps en temps se montrent des retours furtifs vers le type primitif, c'est-à-dire vers le type varioleux : c'est quand il y a de la fièvre pendant la vaccine et une éruption générale à sa suite.

Cette comparaison d'un virus qui se marie avec un animal *n'est pas raison.* M. Guérin, qu'il me permette de le dire, a fait une chute; il n'y a que ceux qui s'élèvent qui tombent de haut. Le génie de M. Guérin, n'en doutons pas, retrouvera ses ailes.

L'identité est encore à prouver ; les arguments contraires restent debout. La parole est à M. Bouley.

Séances des 15 et 29 mars 1864.

M. Bouley ne m'a pas satisfait complètement, car *noblesse oblige.* Il a offert la paix, avant d'avoir achevé le triomphe. Quand il fallait encore sonner la charge, il a chanté victoire en beaux vers. Je veux à mon tour lui en citer un comme modèle. Voltaire, qui s'y connaissait, le met dans la bouche de Cicéron :

Romains, j'aime la gloire et ne veux point m'en taire.

M. Bouley a essayé de résumer la discussion et il a fait de vains efforts pour en obtenir la clôture, on voyait bien que tout le monde était las et désirait la paix, mais personne n'a voulu prendre sur lui la responsabilité de la signer.

Deux questions, a dit M. Bouley, ont été agitées dans cette discussion. Elles ont eu un sort bien différent : l'une a été résolue, l'autre est demeurée douteuse; l'une a été éclaircie par l'expérimentation, l'autre s'est obscurcie par la controverse; la première concerne l'origine du vaccin, la seconde est relative à l'identité présumée de ce virus avec celui de la variole humaine.

Mais M. Bouley n'aurait pas dû considérer comme distinctes deux questions qui n'en font en réalité qu'une seule. La première, en effet, ne peut pas être complètement résolue tant que la seconde est indécise. Peut-on savoir positivement d'où vient la vaccine, quand on ignore si elle vient ou non de la variole?

Est-ce d'ailleurs dans cette discussion que la première question a été tranchée? Ne l'était-elle pas avant? Pour Jenner l'origine équine du vaccin n'était-elle pas prouvée?

Est-ce que Loy et Lafont ne connaissaient pas bien la maladie du cheval qui produit la vaccine? La notion qu'ils en ont donnée n'a-t-elle pas suffi pour éclairer De Carro, Husson, Baron et bien d'autres? Avouons-le donc franchement, nous ne savions pas tout et nous prenions notre science restreinte pour la mesure du progrès. Ne disons pas qu'on connaissait Loy et que, malgré cela, les ténèbres qui enveloppaient la question n'étaient pas dissipées; car aujourd'hui encore peu de personnes ont lu Loy. Ce n'est pas qu'on se fasse faute d'en parler. Au lieu de dire: *La question n'était pas résolue*, ne ferions-nous pas mieux de dire: *Nous ignorions la solution de la question*. Ne serait-ce pas plus modeste et plus vrai?

Ah! si M. Bouley avait lu Loy, il y a quinze ans, il y a dix ans, il y a cinq ans, n'aurait-il pas eu plutôt la connaissance exacte du *farcin vaccinogène*, ou des *aphthes vaccinogènes?* Qui pourrait en douter? *Un homme averti en vaut deux;* M. Bouley averti en aurait valu quatre.

. . . .

Je crois qu'on doit résoudre négativement la question d'identité des deux virus à l'aide de faits qui existent. Mais comment alors, dira-t-on, MM. Depaul et Guérin l'ont-ils résolue affirmativement? C'est parce qu'ils ne connaissent pas les faits, ou qu'ils ne les envisagent pas du même point de vue que moi.

Suffirait-il en tout cas d'un coup de lancette, comme l'espère M. Bouley, pour trancher cette question? Non! Des coups de lancette! Il en faudrait vingt, il en faudrait cent, il en faudrait mille, à moins que le raisonnement ne vienne en aide à l'expérimentation pour la féconder.

M. Bouley récite ensuite en vers alexandrins un éloge de Jenner, qu'il compare à Homère:

Trois mille ans ont passé sur la tombe d'Homère,
Et depuis trois mille ans Homère respecté
Est jeune encore de gloire et d'immortalité.
(M.-J. CHÉNIER.)

Oserai-je le dire? c'est à peu près comme si M. Bouley chantait au lieu de profiter de ses exploits!

Enfin, de guerre lasse, il demande la clôture, que tout le monde désire comme lui, mais qu'on ne lui accorde pas.

Qui relèvera ce gant qu'on a laissé ainsi *tomber* sans le jeter? Sera-ce M. Bousquet *invita Minerva?* Il me semble que j'entends des voix discordantes qui s'écrient: *Il parlera, il ne parlera pas*, etc.

Le fait est qu'après la séance du 15, M. Depaul invitait chaudement M. Bousquet... à *ménager sa santé*.

C'est que tout académicien est pour la clôture contre l'Académie.

Je crois que chaque académicien a raison contre tous.

Séance du 5 avril 1864.

Que vouliez-vous qu'il fît contre trois? C'est du débat que je veux parler. MM. Devergie, Bousquet et Briquet ont successivement occupé la tribune. Ces orateurs n'ont pas changé ma manière de voir, — bien qu'ils aient parlé tous trois dans mon sens.

M. Devergie s'est cru un moment dans l'amphithéâtre de l'hôpital Saint-Louis; M. Bousquet a relu un de ses plus anciens et plus attiques discours, et M. Briquet a jeté une étincelle lumineuse, bouquet de la discussion.

Enfin, la clôture de cette discussion a été prononcée, et les destinées de la vaccine ont été confiées aux soins d'une Commission qui ne lui enlèvera certainement aucune de ses garanties.

Entrons dans quelques détails :

M. Devergie a exprimé, entre autres, devant l'Académie, comme nouvelles, des idées qui, pour la plupart, remplissent depuis six mois les colonnes du *Courrier médical*. Il y a dans son discours à prendre et à laisser. Ce qui distingue surtout M. Devergie, c'est le plan, la méthode, le dogmatisme.

M. Devergie a déduit, je ne sais comment, sa conviction touchant la non-identité des deux maladies, d'un ensemble de caractères non dénués de valeur sans doute, mais qui ne peuvent être en tout cas que des éléments de diagnostic différentiel à l'usage des commençants. On ne pourra effectivement bien utiliser ces caractères qu'après que la question aura été résolue. M. Devergie n'a donc pu convaincre les indécis, quoiqu'il ait, jusqu'à un certain point, satisfait ceux qui se trouvaient déjà convaincus.

Pour mon propre compte, je l'en remercie.

Mais M. Devergie paraît ignorer la grande loi de la *subordination des caractères*, laquelle est aussi importante en médecine qu'en histoire naturelle. Il s'est borné à mentionner des différences secondaires et souvent incertaines entre les deux maladies.

En procédant comme lui, on pourrait établir par exemple qu'il n'y a rien de commun entre une roséole et une syphilide pustulo-crustacée. C'est en effet par leur cause bien plus que par leurs caractères objectifs que ces deux affections se rapprochent, se confondent et s'identifient.

M. Devergie a traité cinq points dans son discours; examinons-les.

1° La variole, contrairement au grease pustuleux, a des prodromes fort intenses et quelquefois même mortels dans les cas de *variolæ sine variolis*. — Mais ce n'est là qu'une différence du plus au moins et qui n'a rien d'absolu. On a vu des varioloïdes sans prodromes appréciables et des cas de grease à prodromes très-prononcés.

2° Les boutons de la variole apparaissent d'abord à la face; ce n'est pas tout de suite ni toujours qu'il s'en manifeste dans la bouche. Chez le cheval, au contraire, le grease pustuleux débute ordinairement par la bouche et il s'y montre quelquefois exclusivement. — Caractères cliniques, utiles pour l'étude, mais nullement démonstratifs ici. Ne savons-nous pas d'ailleurs que le grease débute par où il est entré, et tout aussi bien par le talon que par la bouche? La variole inoculée est dans le même cas.

3° Dans la variole, l'élément primitif est une pustule uniloculaire et à base engorgée. Dans le grease, la pustule se rapproche d'une vésicule et présente plusieurs loges. — Les pustules greasiennes d'inoculation ont généralement une base indurée. Dans les grosses vésico-pustules greasiennes, comme celles du sourcil d'Amiot, les cloisons disparaissent.

4° La variole est grave ; le grease pustuleux ne l'est pas. — Chacun sait qu'il y a des varioloïdes fort bénignes.

5° La variole et le grease pustuleux ou la vaccine peuvent se développer en même temps sur un seul individu. — Nous le savons. On distingue alors les deux affections, qui marchent parallèlement sans se confondre.

On a écouté avec plaisir M. Bousquet parce qu'il écrit très-bien.

M. Bousquet a admiré la bonne fortune, sans exemple, de Sacco, dont la lancette, j'allais dire la baguette, a converti le virus claveleux en vaccin, presque aussi aisément que les alchimistes convertissaient les métaux en or. Mais aujourd'hui les chimistes ne font plus de l'or, ni les inoculateurs du vaccin. Cette partie du discours de M. Bousquet a été aussi spirituelle qu'empreinte de vérité.

En terminant son discours, M. Bousquet a proposé, en termes aussi modestes qu'académiques, « d'inscrire sur les tables de la science trois vérités désormais acquises et qui composent comme le produit net de cette longue mais utile discussion :

« 1° Que la vache, regardée jusqu'ici comme l'unique source de la vaccine, partage cet avantage avec le cheval. » — Nos lecteurs savent que, dans cette affaire, la part du cheval est celle du lion de la fable, et qu'il ne revient que fort peu de chose à la vache.

« 2° Que la maladie du cheval où s'élabore le virus vaccin n'est ni le *javart* ni les *eaux-aux-jambes*, mais une éruption générale pustuleuse et fébrile. » — Approuvé, sauf rédaction.

« 3° Et, par une conséquence nécessaire, qu'au lieu d'une source, il en est deux où l'art peut aller puiser pour renouveler le vaccin. » — Rejetant l'une des prémisses, je ne puis admettre la conséquence.

J'ai voulu râcler tout de suite, quoique à contre-cœur, les tables de la science, pour ne pas laisser l'erreur s'y incruster par le temps. Il ne sera pas dit qu'aucun organe de la presse n'a protesté contre de semblables hérésies quasi-officielles.

M. Briquet a fait rouler toute son argumentation sur la pointe d'une... je veux dire sur une rondelle de la largeur d'une lentille, le *disque varioleux* (1). Ce disque est plus important qu'il n'est gros. Voici ce que c'est :

Prenez une pustule variolique sur son déclin, enlevez-en l'épiderme par une section attentive de la circonférence. Vous trouverez au-dessous un disque blanchâtre, comme couenneux, élevé sur les bords, mince, ombiliqué et assez adhérent au centre. Ce disque ne manque jamais et il ne se trouve que dans la variole. Qu'il s'agisse d'une variole ou d'une varioloïde, quelque nombreuses que soient les pustules, le disque existe toujours dans chaque pustule. Les pustules sont-elles confluentes ? les disques le sont également. Ils se pressent alors et empiètent même les uns sur les autres : mais on constate toujours l'existence d'autant de disques qu'il y a de pustules.

Pas de bouton varioleux sans disque, pas de disque sans bouton varioleux.

Telle est la loi formulée par M. Briquet.

Si la vaccine et la varicelle n'offrent pas de disques, c'est qu'elles n'ont pas de parenté avec la variole (2).

(1) Cazenave et Schedel : ABRÉGÉ PRATIQUE DES MALADIES DE LA PEAU, 1828, p. 163 et 164.

(2) Cazenave et Schedel disent, *loco citato*, p. 164 : « Bien que cette substance se trouve contenue, dans le plus grand nombre des cas, dans les pustules varioliques, il existe cependant des cas où on ne la trouve pas. »

M. Briquet, dans un Mémoire publié en septembre et octobre 1838 dans les *Archives générales de médecine*, considère la varicelle comme étant une éruption *varioleuse* et non pas *varioliforme* seulement. Cette contradiction de M. Briquet dénote une différence entre son opinion de 1838 et celle d'aujourd'hui.

Il y a d'ailleurs aussi un disque dans les pustules de la vaccine. Je trouve en effet dans une note que j'ai écrite il y a quelques années, après avoir disséqué un enfant mort pendant qu'il avait la vaccine : « L'épiderme externe de la pustule est mince et se détache aisément; l'épiderme interne est *épais, pâle, mollasse, chagriné, aminci au centre, relevé à la circonférence. Il forme une petite rondelle.*

M. Briquet insiste aussi sur l'existence de cellules dans la pustule vaccine. Dieu me préserve de nier l'importance clinique du disque varioleux! J'en prends au contraire bonne note; mais je le relègue à son rang. Au point de vue du litige, ce disque ne représente qu'un cercle vicieux parce qu'il suppose la question résolue au lieu de la résoudre. Si l'on parvenait à faire du variolin avec du vaccin ou *vice versa*, ou bien que l'on produisît la variole avec la lymphe de la varicelle, le disque de M. Briquet perdrait à l'instant une grande partie de sa valeur.

Enfin, voici la dernière édition revue, corrigée et augmentée de la Commission de vaccine, telle qu'elle a été proclamée par le Président à la fin de la séance : MM. Bouillaud, Bouley, Bousquet, Beau, Depaul et J. Guérin.

Que Dieu l'ait dans sa sainte garde et la protége!

Je fais, en terminant, ma profession de foi et ma confession.

Avant le commencement et pendant le cours de cette longue discussion, je n'ai rien épargné pour tout voir, tout rechercher, tout entendre.

J'ai de mon mieux, et dans une rédaction forcément précipitée, raconté ce que j'avais appris et rapporté mes impressions.

J'ai aussi souvent approuvé les arguments de mes adversaires que critiqué les raisonnements de ceux dont les conclusions étaient conformes aux miennes.

Jamais je n'ai affecté, moi, vis-à-vis de mes Confrères, un silence dédaigneux que le vrai savoir devrait toujours repousser.

Si j'ai constamment exprimé toute ma pensée sur les opinions, je n'ai jamais manqué d'égards pour les personnes.

Ma devise n'a pas cessé d'être : TOUT PAR LA SCIENCE ET POUR LA SCIENCE.

Dans le cas où j'aurais blessé quelqu'un ou méconnu quelque vérité, j'en fais amende honorable et je demande absolution.

Excellente nouvelle! je l'ai réservée pour la bonne bouche! Le grease pustuleux vient de se déclarer rue Royale-Saint-Honoré, 20, sur le cheval d'un de nos savants Confrères, M. Voillemier, chirurgien de l'hôpital Saint-Louis. Avis aux médecins de cet hôpital, qui saisiront avec empressement l'occasion d'observer une affection de peau nouvelle pour eux, et qu'ils sont à même de bien décrire. Beau sujet de thèse pour un interne!

La maladie de ce cheval m'a paru fort légère. Prendra-t-elle plus d'intensité? Est-ce un reliquat ou un retour d'épidémie?

Quelles circonstances ont pu provoquer le développement du grease pustuleux dans une écurie de la rue Royale-Saint-Honoré?

Cette dernière question m'empêche de dormir.

Séance du 26 avril 1864.

La Lettre suivante que nous venons d'adresser, M. Mathieu et moi, à l'Académie de médecine par l'intermédiaire obligeant de M. H. Bouley, forme un petit supplément aux articles précédents :

« Monsieur le Président,

« Dans les premiers jours de ce mois, le grease pustuleux s'est développé, *sans origine connue*, sur une jument de race anglaise appartenant à M. Voillemier, chirurgien de l'hôpital Saint-Louis.

« La maladie était des plus bénignes, les vésico-pustules, peu abondantes, n'existaient que dans la bouche, à l'exception de deux (dont la plus grosse n'offrait que 8 millimètres environ de diamètre, et n'avait pas d'induration) qui siégeaient à la face, très-près de l'ouverture buccale, une de chaque côté. A peine les ganglions maxillaires étaient-ils pris.

« La limitation des vésico-pustules dans la bouche et son voisinage le plus immédiat est une circonstance sur laquelle nous appelons l'attention de l'Académie et dont nous garantissons l'exactitude, après un examen des plus minutieux, fait non-seulement par nous, mais encore par d'autres personnes, et notamment par MM. Percheron, S. Bouley, vétérinaires, et Voillemier.

« C'est, d'ailleurs, grâce au savoir et à l'obligeance de ces messieurs que nous avons pu observer cette jument et pratiquer des expériences pour renouveler la source du vaccin.

« Le 8 avril, nous avons chargé une lancette du fluide de la plus grosse des deux vésico-pustules de la face, et, deux heures après, nous avons pratiqué deux inoculations au moyen de cette lancette à la lèvre supérieure d'un cheval breton, hongre, âgé de 9 à 10 ans.

« Ces inoculations ont réussi; le 15 avril, les pustules produites étaient fort belles et offraient une base dure : nous avons facilement transmis le virus de ces pustules à des vaches et surtout à des chevaux.

« En conséquence, nous possédons et nous pouvons offrir à nos Confrères deux sources abondantes et pures de vaccin :

1° Un virus énergique provenant du cheval.

2° Un virus adouci provenant de la vache.

« Nous avons l'honneur d'être, etc.

Je vais compléter par quelques courtes réflexions les détails que renferme cette Lettre.

I. Nous disons à dessein que le grease pustuleux s'est développé *sans origine connue*, parce que nous avons voulu nous borner à la constatation d'un fait sans toucher à la question de l'origine spontanée des virus. Qu'est-ce, en effet, que l'origine spontanée d'une maladie virulente? Que veut dire, dans l'espèce, le mot *spontané?* Il implique sans doute le concours de circonstances précises qui ont présidé à la genèse, à l'éclosion morbide. Quelles sont ces circonstances? Les virus existent-ils dans la nature à l'état latent, c'est-à-dire y sont-ils cachés sous des formes qui nous échappent? Y sont-ils en puissance et non en acte? On pourrait multiplier les questions de ce genre, si quelqu'un voulait se charger d'y répondre. Rien ne se forme de soi-même ici-bas, rien ne se perd; tout se transforme, au contraire, et se retrouve.

Origine spontanée! Si c'est un aveu d'ignorance que renferment ces deux mots, hâtons-nous de le déclarer pour ne pas détourner les travailleurs d'investigations ultérieures, pour ne pas mettre obstacle à de nouvelles recherches.

Pourquoi le grease pustuleux a-t-il éclaté plutôt sur cette jument que sur un autre cheval? A quoi faut-il attribuer cette élection? D'où vient ce fait sporadique? Sans doute que le grease de cette jument aurait été comme non avenu, si M. Percheron, vétérinaire de M. Voillemier, ne l'avait pas signalé. Mais est-il permis de croire, après tout le bruit que vient de faire le grease pustuleux, dans un pays où existent tant de vétérinaires instruits, que cette maladie aurait été méconnue, si elle s'était développée plus largement et sous une forme épidémique?

La variole, qui ne serait pas autre chose, pour certaines personnes, que le grease pustuleux, a pourtant été fréquente pendant l'hiver, et règne encore aujourd'hui. Nos tentatives pour l'inoculer aux chevaux ont été vaines!

Quel est donc le premier point de départ de ce grease isolé? Est-il tombé des nues ou s'est-il fait tout seul? Mais le néant ne se transforme pas lui-même en quelque chose : *ex nihilo nihil.* C'est donc une maladie dont l'origine nous échappe.

Quand nous ne voyons rien, dit le savant et modeste M. Gruby, *nous n'avons pas le droit de dire qu'il n'y a rien; nous n'avons que celui de dire que nous ne voyons rien.*

Refusons donc au grease le privilége de se créer lui-même de toutes pièces. Il préexiste à notre observation qu'il déjoue: nous ne savons ni d'où, ni comment il nous vient, quoiqu'il nous vienne certainement de quelque chose et de quelque endroit. Il s'agit bien moins, en effet, d'une création que d'une manifestation. Cherchons donc, cherchons encore et cherchons toujours.

II. Nous faisons la remarque expresse que la *vésico-pustulation* occupait la bouche sans s'éloigner du voisinage de cette cavité. On n'a pas oublié que le premier fait de M. H. Bouley était de ce genre. Le cheval avait exclusivement des aphthes dans la bouche. M. Depaul a supposé que des pustules étaient demeurées inaperçues sur le corps de l'animal. A l'appui de son opinion, il cite un cas où il avait rectifié le diagnostic de MM. Reynal et H. Bouley en faisant raser une partie du corps d'un cheval, ce qui avait permis d'y constater l'existence de pustules. On a beaucoup parlé de cette *rasure* à l'Académie sous le nom d'*épreuve du rasoir.*

A vrai dire, le cheval de M. Voillemier n'a pas été *rasé* sur l'heure, mais il était *ras.* La main, promenée à la surface de son corps, n'y découvrait absolument rien. L'œil n'apercevait nulle part ces petits pinceaux de poils agglutinés qui existent dans le grease pustuleux généralisé.

Le mal n'était donc pas seulement circonscrit à la bouche et à ses environs, mais il était encore vraisemblablement entré par la bouche, porté soit par les aliments, soit par le mors, etc.

III. C'est sur le premier cheval qui en a subi l'insertion que notre virus s'est régénéré. C'est là que nous l'avons repris pour le transporter sur la vache. Nos lecteurs n'ont pas oublié que Lafont (de Salonique) a inoculé directement le *greasin* à l'homme, sans avoir pu réussir à l'inoculer à la vache. Le même échec nous aurait été réservé si nous avions voulu porter tout de suite sur la vache le virus de la jument vaccinifère de M. Voillemier. Nos Expériences antérieures nous permettent d'être affirmatifs sur ce point.

IV. Ce premier cheval nous a rendu une matière d'autant meilleure, qu'en l'absence d'une éruption générale tout le virus a été, pour ainsi dire, élaboré, distillé aux deux endroits des inoculations.

V. Quand le jeudi, 8 avril, nous avons pris de la matière sur la jument de M. Voillemier, la pustule qui a fourni cette matière était sèche, de sorte qu'au premier abord la source du virus paraissait épuisée; mais la croûte qui surmontait la pustule ayant été arrachée, nous avons pu faire sourdre, par la pression, un peu de lymphe, qui, reçue sur une lancette, a servi plus tard à nos inoculations. Le virus a donc été sécrété sous nos yeux et en quelque sorte à notre ordre.

Nous savons qu'on obtient un résultat semblable si, dans un but d'inoculation, on exprime fortement, soit un chancre ou un pseudo-chancre syphilitiques, soit une pustule de variole, lorsque ces sources de virus semblent déjà être desséchées.

Le virus qu'on obtient ainsi est toujours plus faible que si on lui avait laissé le temps de se condenser dans la pustule ou sous sa croûte.

VI. La jument de M. Voillemier avait pour compagnon un cheval qui occupait la même écurie et respirait la même atmosphère qu'elle. Ce cheval n'a pas été atteint de la maladie. C'est un fait négatif qui acquiert quelque valeur par sa concordance avec d'autres faits nombreux que nous avons mentionnés; et, en effet, M. Mathieu et moi, nous ne croyons pas à l'*infectiosité* du grease pustuleux.

VII. Rien ne nous pressait, au point de vue de la science, de faire cette communication à l'Académie; mais, en présence d'un grand intérêt pratique, nous n'avions pas à hésiter ni de temps à perdre. Nous désirons d'autant plus que nos Confrères puissent tremper vite leurs lancettes dans cette nouvelle source vaccinale, qu'elle peut à chaque instant se tarir, et qu'il y a d'ailleurs, dans ce moment, disette de vaccin. Plusieurs praticiens ont déjà eu recours à nous. Nous avons été heureux, M. Mathieu et moi, de les satisfaire.

VIII. Enfin, il n'est que juste de dire que M. H. Bouley, qui s'est modestement effacé en devenant notre interprète devant l'Académie, avait vu la jument de M. Voillemier avant nous, et nous en avait lui-même averti. Il aurait donc pu faire, et mieux que nous, les petites opérations que nous avons pratiquées. Mais en philosophe et vrai savant, il a placé le bien public et la science avant sa personnalité.

VARIOLE DANS L'ESPÈCE BOVINE.

Je viens d'avoir l'occasion de discuter la question de l'existence réelle de la variole, de l'existence, dis-je, de la variole humaine chez les animaux, et spécialement chez l'espèce bovine (1).

Il y a longtemps qu'on s'est occupé de cette question; mais ne remontons que jusqu'au 8 octobre de l'année 1848. M. Bousquet lit à l'Académie le Rapport officiel des vaccinations de l'exercice de 1846. Il s'étend sur l'influence réciproque de la vaccine et de la variole coexistant sur un sujet.

A cette époque, la pluralité des avis n'était certainement pas que ces deux maladies n'en fissent qu'une seule. Cependant il y avait eu déjà bien antérieurement des identistes, en tête desquels on peut placer Jenner, dont l'opinion n'a pas laissé que d'être vacillante.

Dans la même séance, Dupuy présente quelques observations sur une maladie éruptive de l'espèce bovine qu'il croit *analogue* à la variole de l'homme. Renault combat cette opinion, prétendant que la clavelée du mouton était la seule maladie des animaux analogue à notre variole. Dupuy était plus près que Renault de la vérité, car l'espèce bovine peut contracter la variole de l'homme avec tous ses caractères.

M. Pascal, médecin du couvent de la Grande-Chartreuse, nous en a fourni récemment la preuve. Ce Confrère vient en effet de publier, dans le numéro 43

(1) *Courrier médical* du 4 juin 1864.

de la *France médicale*, le récit d'une épidémie qui a atteint des vaches et consécutivement leurs gardiens. Il croit avoir eu affaire au cow-pox; mais je pense qu'il s'agissait de la variole (1). La Lettre suivante, que j'ai écrite au rédacteur de la *France médicale*, résume et apprécie le Mémoire de M. Pascal :

Très-honoré Confrère,

Pendant la discussion de l'Académie sur l'origine du vaccin, vous avez constamment tenu une plume indépendante, et vous avez libéralement donné l'hospitalité de vos colonnes à tous les documents sérieux sans distinction de provenance. Je suis sûr que vous voudrez bien accueillir les considérations qui suivent avec une obligeance égale à votre impartialité.

J'ai une opinion bien arrêtée sur la différence d'origine et de nature qui existe entre la vaccine et la variole, entre le vaccin et le virus varioleux, et j'éprouve le désir bien naturel de faire passer ma conviction dans l'esprit de mes Confrères.

Le système qui professe l'unité de ces deux virus m'a de prime abord paru, comme à tout le monde, séduisant. J'y étais porté par mes antécédents, ainsi que par mes goûts. N'était-il pas bien commode de suivre la tendance du plus grand nombre et des plus forts? Mais l'observation des faits et la réflexion m'ont détourné de ce système. J'ai donc résolu de le combattre, quoique je susse de reste ce qu'il en coûte pour remonter la pente des idées qui sont en crédit.

Le Mémoire intéressant de M. Pascal que vous venez de publier n'a pas changé mes convictions malgré son titre décisif : *Observation d'une* ÉPIDÉMIE DE COW-POX *à la vacherie de la Grande-Chartreuse.* — C'est ÉPIDÉMIE DE VARIOLE qu'il aurait fallu dire.

M. Pascal ne nous apprend qu'une chose certaine, c'est que des vaches ont communiqué à d'autres animaux et à l'homme une maladie *varioliforme*. Qu'était cette maladie? Etait-ce le cow-pox ou la variole chez les vaches; la vaccine ou la variole chez l'homme? Voilà la question.

Suivant moi, on avait affaire à la variole.

Cette maladie était identique par son principe et semblable par ses symptômes à la variole de l'espèce humaine. L'organisme de la vache ne l'a pas sensiblement modifiée, et, à plus forte raison, en repassant de cet organisme dans celui de l'homme, n'a-t-elle rien perdu de ses caractères.

Voici donc le double texte de ma démonstration :

A. les vaches ont eu la variole et non le cow-pox.

B. les hommes qui ont été malades ont eu également la variole et non la vaccine.

A. *Les vaches ont eu la variole et non le cow-pox.*

Il est regrettable à cet égard que M. Pascal, qui a fait preuve de beaucoup de sagacité et d'instruction, n'ait pas été à même d'observer les vaches plus complètement, c'est-à-dire dans le principe de la maladie. Toutefois, tirons parti de documents qu'il ne nous est pas donné de compléter ou de refaire.

1° La maladie était infectieuse, c'est-à-dire qu'elle passait par la voie de l'atmosphère sans aucun contact direct ou indirect des animaux à d'autres ani-

(1) Peut-être aussi que la *fièvre aphtheuse* a joué un rôle dans ces transmissions successives qui étaient si faciles parmi les vaches. Fayoudat, sujet de l'Observation III, a été mordu au pouce par une vache dont il frictionnait les gencives pour en rompre les *vésicules*. M. Pascal a remarqué que les pustules de ce vacher étaient superficielles et ressemblaient aux *phlyctènes* de la brûlure : elles étaient d'une couleur argentine; la sortie du liquide clair bleuâtre *ne laissait pas d'excavation dans le derme.*

maux, des animaux à l'homme et de l'homme à l'homme lui-même. Nous sommes bien sûr que le cow-pox a besoin de contact, sinon d'inoculation, pour se transmettre ; néanmoins nos adversaires pouvant ne pas partager toute notre conviction à cet égard, nous n'insisterons pas sur cet argument, quelque péremptoire qu'il nous paraisse.

2° L'incubation a été plus longue que celle de la vaccine et égale à celle de la variole communiquée par l'atmosphère. Mais s'il existe des partisans de *l'infectiosité* du cow-pox, ils pourraient encore nous répondre, avec quelque apparence de raison, que l'incubation de la vaccine, transmise par l'atmosphère, diffère de celle de la vaccine inoculée.

3° Ces vaches, qui boitaient et ne mangeaient pas, ne souffraient-elles pas d'un lumbago avant-coureur de la variole, et n'éprouvaient-elles pas d'autres prodromes ou même des symptômes de cette maladie ?

4° Leur lait était altéré : il y avait toujours un trayon qui donnait du lait *jaunâtre, comme purulent.*

On connaît bien les abcès mammaires des nourrices variolées, mais on n'a rien observé de semblable chez les nourrices pendant ou après la vaccine, pas plus que chez les vaches pendant qu'elles ont encore ou après qu'elles ont eu le cow-pox.

5° A la fin de la maladie, *quelques-unes* (des vaches) *avaient encore des croûtes brunes aux trayons, aux mamelles et sur presque toute la surface du corps.*

J'en appelle au souvenir de tous ceux qui ont observé le vrai cow-pox. Est-ce ainsi que les choses se passent ? Le cow-pox envahit-il ordinairement tout le corps des vaches ?

6° Enfin, dirai-je un mot de ces bœufs qui sont atteints dans une épidémie de cow-pox, ainsi que de ces mulets et de ces juments qui ne le sont pas ? Ces circonstances sont-elles bien conformes à ce qu'on observe en pareil cas ?

Dans ma manière de voir, tout peut, au contraire, s'expliquer aisément. J'admets, en effet, que le *grease pustuleux* (cow-pox, vaccine), maladie du cheval, peut infecter la vache, et que la variole, maladie de l'homme, le peut aussi, quoiqu'à un moindre degré.

B. *Les hommes ont eu la variole et non la vaccine.*

La démonstration est ici facile à faire. Tout, en effet, se concilie à merveille par la supposition d'une variole indépendante de la vaccine, tandis que tout paraît incertain dans l'hypothèse contraire. Notons d'abord qu'il n'y avait aucune épidémie variolique dans le canton, et que la maladie qui s'y est montrée n'avait pu être apportée, selon toute vraisemblance, que par les vaches Fribourgeoises ou par leurs gardiens. Prouvons ensuite péremptoirement qu'il s'agissait bien de la variole.

1° Cette maladie était infectieuse, comme la variole. C'est un argument que j'ai déjà invoqué plus haut et qui est encore à sa place ici.

2° Ses prodromes et ses principaux symptômes appartiennent à la variole (fièvre, maux de tête, douleurs aiguës des lombes, éruption générale et même *confluente*, envahissant plus particulièrement *les mains et la face*, etc.).

3° Le détail des Observations est concluant. Dans deux d'entre elles il y a eu infection ; dans la troisième, — c'est la moins démonstrative, — inoculation. Rappelons-en les principaux traits.

Observation I. — Un jeune homme de 22 ans, vigoureux et non vacciné, est chargé de traire les vaches. Il tombe malade et se plaint d'une *violente céphalal-*

gie, de *courbature*, de *frissons;* deux jours après, *la face et les mains se couvrent d'une éruption variolique.* A-t-on jamais rien vu de semblable dans la vaccine?

Cette variole, en passant par l'organisme de la vache, n'est pas devenue vaccine: elle est restée variole. Pourquoi? Parce que la vaccine et la variole sont tout à fait distinctes l'une de l'autre, aussi bien chez la vache que dans l'espèce humaine.

Il me paraît donc démontré clairement, par ce seul fait, que *la variole peut se transmettre de l'homme à la vache, et de celle-ci revenir à l'homme, sans éprouver dans ce circuit la moindre transformation vaccinale.*

Observation II. — Le sujet, non vacciné et n'ayant point eu la petite vérole, était convalescent à l'hôpital d'une maladie chirurgicale, suite de coups qu'il avait reçus.

Quelques jours après l'entrée du précédent malade dans la salle, il fut tout à coup très-fatigué; il se plaignit bientôt d'*une violente céphalalgie, de courbature, de douleurs lombaires tellement aiguës, qu'il ne pouvait rester sur le dos.* Il avait de la fièvre; son pouls était plein et dur (85 pulsations par minute). *Trois jours après, le malade se couvrait de boutons de* VARIOLE CONFLUENTE, suivant l'expression de l'observateur.

Ce malade a été manifestement infecté dans l'hôpital par le sujet de l'Observation précédente. Cette *infectiosité*, cette fièvre, ces douleurs lombaires, cette *variole confluente*, pourrait-on soutenir qu'elles appartiennent à la vaccine?

Observation III. — Fayoudat, 20 ans, vigoureux, maître vacher à la vacherie de la Grande-Chartreuse. Il a été mordu il y a dix jours au pouce droit par une vache dont il frictionnait les gencives pour en rompre les vésicules. La morsure, qui était légère, fut cicatrisée au bout de deux à trois jours. Mais aujourd'hui elle est enflammée. Le malade éprouve des frissons. Il a un grand mal de tête et le corps brisé; fièvre, pouls plein et dur; peau chaude, facies très-coloré, langue sèche et rouge, etc.

L'Observation n'indique pas ce qui s'est passé plus tard sur ce malade: il pourrait donc à la rigueur avoir eu la *fièvre aphtheuse.* Mais M. Pascal s'inocula à lui-même la matière de cette prêtendue vaccine dès qu'il vit que les vésicules de Fayoudat étaient arrivées au point convenable. Il eut une pustule et en inocula le produit à ses deux enfants dont l'un n'avait pas encore été vacciné. Le virus de celui-ci fut transmis à deux autres enfants. L'arrivée de la saison froide ne permit pas de continuer ces vaccinations.

M. Pascal, qui avait été vacciné, n'a fort heureusement transmis à ses enfants qu'un virus peu énergique. Celui-ci n'a pas eu le temps de se régénérer et n'a pas pu d'ailleurs se répandre dans l'atmosphère à cause de l'abaissement de la température. Autrement il eût été à craindre qu'il ne devînt le foyer d'une épidémie peut-être meurtrière.

Il n'est nullement à regretter (à part le point de vue d'une observation plus complète) que M. Pascal n'ait pas été averti du commencement de l'épidémie *vachine*, car, comme il le dit lui-même: *On aurait pu faire des expériences et recueillir du cow-pox en quantité.* Et Dieu sait quel cow-pox! Peut-être un cow-pox semblable à ceux qui, entre les mains de Macpheson, de Wood et de Brown, ont donné lieu à des éruptions générales graves et même à la mort d'un enfant (1)! Ces

(1) Voir le discours de M. Bouvier dans le *Bulletin de l'Académie*, séance du 2 février 1864.

cow-pox, en effet, n'étaient pas autre chose que le produit de varioles *adoucies* par l'organisme des animaux.

Agréez, Monsieur le Rédacteur, etc.

En parcourant les annales de la médecine vétérinaire, on trouve, sous des noms différents, et souvent même sous celui de variole, de nombreux exemples de variole de l'espèce bovine. Mais la relation de M. Pascal offre un intérêt tout particulier, parce qu'elle nous montre la maladie passant, à n'en guère douter, des animaux à l'homme.

SUR L'ORIGINE GREASIENNE DU VACCIN

MÉMOIRE DE LOY

TRADUIT DE L'ANGLAIS PAR JEAN DE CARRO.

NOTES SUR CE MÉMOIRE.

Quatre ans après l'apparition du premier écrit de Jenner sur la vaccine (AN INQUIRY INTO THE CAUSES AND EFFECTS OF THE VARIOLÆ VACCINÆ), c'est-à-dire en 1802, la vaccination était pratiquée avec une sorte d'enthousiasme et avec un très-grand succès dans presque toutes les parties du monde. Mais un article de la doctrine de Jenner relatif à l'origine du vaccin, que l'illustre inventeur faisait provenir du cheval (1), rencontrait de nombreux contradicteurs. « C'était donc sur l'Angleterre, » dit De Carro, « que les vaccinateurs du Continent jetaient les yeux pour obtenir la solution de ce problème (2). »

A cette époque, le Dr Loy, chirurgien à Pickering, dans le Comté d'Yorck, trancha péremptoirement la question dans le sens de l'opinion de Jenner par la publication d'une brochure in-8° de 29 pages intitulée : ACCOUNT OF SOME EXPERIMENTS ON THE ORIGIN OF THE COW-POX, c'est-à-dire : Relation de quelques expériences sur l'origine du cow-pox.

Cette brochure répondait à un vœu et presque à un besoin ; elle eut beaucoup de succès. En même temps qu'elle écartait un nuage de l'auréole de gloire de Jenner elle apportait la garantie qu'on pourrait désormais remonter quelquefois à la source même du précieux préservatif. Elle fut traduite en plusieurs langues et arriva en France par Genève, durant les rigueurs du blocus continental. Ce fut grâce à De Carro, qui en publia une édition française, assez incorrecte d'ailleurs, dans la BIBLIOTHÈQUE BRITANNIQUE (3).

On parla d'abord beaucoup de ce travail, puis on s'en occupa moins, enfin on ne le cita que de loin en loin, et d'après les auteurs, comme par ouï-dire. On arriva de cette façon à ne plus savoir exactement ce qu'il contenait, et surtout à ne plus en rien croire. *Sic transit gloria mundi.* Après avoir été glorifiée dans le principe, la brochure de Loy avait donc été oubliée ; on aurait pu dire d'elle, en parodiant un vers célèbre de La Fontaine :

> De près c'est quelque chose, et de loin ce n'est rien.

L'oubli fut porté si loin à l'égard de Loy que, dans les premières séances de la longue discussion qui vient d'avoir lieu à l'Académie de médecine sur l'origine du vaccin, on ne fit pas même mention de cet auteur, dont le travail était exclusivement consacré au sujet de la discussion.

Aussi, quelles ne furent pas la surprise et la satisfaction générales quand M. Bouvier, renouant une chaîne historique plusieurs fois brisée depuis Jenner, est venu exposer devant l'Académie, dans une dissertation savante, les Expériences de Loy et les travaux de ses successeurs qui n'étaient guère mieux connus.

(1) M. Bousquet a avancé, j'ignore sur quels fondements, dans la séance du 3 février 1857 de l'Académie de médecine, que Jenner avait d'abord eu l'opinion que l'origine primitive du cow-pox remontait à la vache.

(2) BIBLIOTHÈQUE BRITANNIQUE, *Sciences et arts*, t. XXI, p. 379.

(3) Ibid., loc. cit., p. 380 et suivantes.

Après le remarquable discours de M. Bouvier, on ne négligeait plus de citer Loy devant l'Académie, mais on ne le lisait guère davantage. Chacun semblait s'être fait un Loy théorique, adapté aux idées qu'il voulait faire prévaloir.

Je crois donc bien faire en publiant une édition de la brochure de Loy. Il ne sera plus désormais permis de se livrer à des suppositions en citant cette autorité. Le moment d'ailleurs est opportun pour cette publication; les esprits ayant été remués sont redevenus calmes sans être encore indifférents. C'est donc à présent qu'il faut préparer les matériaux d'une discussion qui n'a été qu'amortie. L'opinion publique, en effet, ne cessera pas d'être inquiète et avide de documents tant qu'elle ne sera pas fixée touchant les vrais rapports d'origine de la vaccine avec la variole. C'est sur ce terrain que le débat doit se ranimer un jour. Tout le monde alors sera bien aise d'avoir à sa disposition le travail du chirurgien de Pickering.

Ce n'est pas que cet auteur ait tout dit sur la question et ne se soit jamais trompé. Nous en savons plus long que lui, — et peut-être le savons-nous mieux. Sa manière de voir a été éclaircie sur quelques points, — rectifiée ou complétée sur d'autres. Néanmoins, son Mémoire est encore un enseignement des plus fructueux. A quelques égards, Loy n'a été ni dépassé, ni même atteint. Il ne craignait point notamment d'inoculer le grease pustuleux directement du cheval à l'homme. C'est bien à tort que nous hésitons à suivre son exemple. L'appréhension d'inoculer la morve peut aisément être écartée par l'intervention de vétérinaires instruits. Quant à la crainte de transmettre à des enfants un virus trop énergique pour leur frêle organisation, l'expérience a déjà plusieurs fois parlé pour la dissiper. Vaut-il donc mieux courir la chance de communiquer la syphilis par la vaccination ou se résigner à ne conférer qu'une préservation imparfaite contre la variole? Si l'on veut une préservation à toute épreuve contre ce fléau, c'est à l'énergique virus équin qu'il faut nécessairement avoir recours.

En résumé, le Mémoire de Loy n'a rien perdu de son intérêt et ne laissera pas de projeter des lumières sur une discussion dont la perspective n'est pas éloignée.

Il ne dépendait pas de Loy de corriger quelques-unes des imperfections de son travail. Il exerçait dans une province où l'on n'a pas les mêmes ressources pour cultiver la science et faire des publications que dans les grands centres de population. A son époque, la doctrine dermatologique de Willan ne s'était pas encore répandue et l'on ignorait l'art de décrire les maladies de la peau.

Il m'a semblé que la manière la plus avantageuse de faire connaître Loy était de mettre son travail au niveau des derniers progrès de la science par l'adjonction de quelques *Notes* appelées par des renvois dans le texte original. La différence des caractères typographiques permettra de distinguer facilement et de suivre couramment le texte du Mémoire, malgré l'interposition des Notes.

J'avertis enfin que, faute de mieux, je copie presque textuellement la traduction de J. de Carro.

RELATION DE QUELQUES EXPÉRIENCES SUR L'ORIGINE DU COW-POX.

MÉMOIRE DU Dr LOY, TRADUIT DE L'ANGLAIS PAR JEAN DE CARRO.

Après la publication des *Rapports* du Dr Woodville, dans lesquels il relate plusieurs essais infructueux faits par M. Coleman, Professeur au Collége Vétérinaire, pour produire le cow-pox sur les mamelles d'une vache, l'opinion du Dr Jenner touchant l'origine de la vaccine a été généralement considérée comme fausse, et les Expériences de M. Simmons tendaient encore plus à l'infirmer.

Cependant les Expériences dont je vais rendre compte ont eu un résultat bien différent de celui des Expériences dont parlent MM. Woodville et Simmons; mais je dois auparavant faire mention des circonstances qui m'en ont fourni l'occasion.

Au commencement de l'année 1801, j'ai observé dans le Comté d'York une maladie qu'on n'avait auparavant trouvée que dans les Comtés occidentaux, où l'on croyait qu'elle provenait du grease des chevaux (Note 1).

Note 1. — Toutes les notions vraies sur la vaccine, sans en excepter celle qui a trait à l'origine de cette maladie, existaient en germe avant Jenner, dans les traditions populaires, cette sagesse des nations. Les saines traditions de ce genre sont malheureusement mélangées de beaucoup d'erreurs. On devrait, dans le but de les rechercher et d'en faire le triage, former des Commissions analogues à celles qui ont été instituées pour la conservation et la restauration des Monuments historiques. Que de documents utiles ne rassemblerait-on pas par une bonne enquête? Il n'y aurait plus qu'à séparer l'ivraie du bon grain.

Mon premier malade fut un maréchal-ferrant, qui s'adressa à moi avec une éruption aux mains, laquelle consistait en pustules séparées les unes des autres, contenant un fluide limpide et entourées d'un cercle inflammatoire. Elles ressemblaient à celles qui proviennent d'une brûlure (Note 2); mais elles étaient régulièrement rondes et l'on pouvait distinguer au milieu une tache noire, qui semblait être la suite de quelque légère lésion.

Note 2. — Quand Loy écrivait son Mémoire, les travaux de Willan sur la dermatologie n'étaient qu'en voie de publication, puisqu'ils parurent de 1798 à 1807, et le cahos terminologique des maladies de la peau n'avait point encore été débrouillé. Il ne faut donc pas s'attendre à trouver ici une grande précision dans les termes. Les auteurs se servaient souvent alors du mot générique pustule pour désigner non-seulement ce que nous nommons aujourd'hui des pustules, mais encore ce que nous appelons des vésicules, des papules, des tubercules, etc.

Mais on doit attacher beaucoup d'importance aux descriptions qu'ils donnaient des objets. Or, Loy dit positivement que *les vésicules ressemblaient à celles qui proviennent d'une brûlure*. Le mot vésicule conviendrait donc encore aujourd'hui à la désignation de ce qui a été observé par Loy.

Le caractère vésiculeux de l'élément primitif est également bien accusé quand cet élément est situé dans la bouche. On dirait que l'affection occupe exactement un follicule muqueux par le goulot central duquel elle est entrée. Loy ignorait l'existence de l'éruption buccale; c'est, sans doute, une lacune importante de son Mémoire.

J'insiste sur ce caractère de l'élément primitif parce qu'on a discuté dans l'Académie la question de savoir si le grease vaccinogène était vésiculeux ou pustuleux; j'ai dit qu'il était vésico-pustuleux, et je l'appelle, pour abréger, grease pustuleux et quelquefois grease tout court.

Est-ce à dire que les aphthes greasiens ressemblent à ceux de la cocote ou maladie aphtheuse du gros bétail? Non; dans cette dernière maladie les vésicules buccales n'ont pas la régularité des vésicules buccales greasiennes. La vésicule de la maladie aphtheuse est comme soufflée au chalumeau. Son volume atteint parfois celui d'un œuf de petite poule, tandis que la vésicule du grease, saillante de 4 à 6 millimètres, a un diamètre qui atteint rarement 1 centimètre. Cette dernière est, en outre, le plus souvent ombiliquée. Dans les deux maladies, l'épithélium des vésicules se déchire et disparaît bientôt, en laissant la muqueuse buccale dénudée çà et là. Mais si, dans la maladie aphtheuse, l'épithélium est, après la rupture des vésicules, enlevé sur de larges surfaces, cela n'arrive jamais pour les vésicules greasiennes de la bouche du cheval; ces dernières, lors même qu'elles sont confluentes, ne laissent pas que d'être indépendantes les unes des autres. Quoique restées les unes contre les autres, elles sont séparées par des lignes distinctes qui marquent les cloisons.

Ajoutons que chez la vache inoculée du grease équin par une friction faite sur la muqueuse buccale avec un tampon d'étoupe imbibé de la salive virulente d'un cheval sous puissance de grease, le *grease se manifeste*, et que les vésicules greasiennes de la vache ressemblent à celles du cheval. Enfin, disons aussi que les lésions qui succèdent à la rupture de ces vésicules chez le cheval et chez la vache ont entre elles certaine ressemblance.

Du reste, nous avons démontré, M. Mathieu et moi, qu'en général les animaux n'ont pas deux fois le grease pustuleux, tandis qu'ils peuvent contracter ce grease quand ils ont déjà eu la cocote et *vice versa*.

Cet homme avait été occupé à panser un cheval attaqué du grease et il n'avait jamais eu de mal semblable avant cette occupation. Il n'avait pas de fièvre et avait eu autrefois la petite vérole (Note 3).

L'origine de la maladie de cet homme a acquis un plus grand degré de certitude par l'apparition de celle que j'ai encore découverte et que je vais décrire.

Note 3. — Le malade avait eu la petite vérole; néanmoins, il fut atteint du grease pustuleux. Quand avait-il eu la petite vérole? Celle-ci avait-elle été forte? Deux questions importantes dont la solution n'est pas donnée. Lorsqu'on veut tirer des Observations d'autrui d'autres conséquences que leurs auteurs, on éprouve le regret que ces Observations ne soient pas détaillées. Je ne regrette pourtant point d'une manière absolue la brièveté du récit de Loy, car les nombreuses particularités d'une narration plus complète auraient pu masquer les circonstances qu'il voulait principalement faire ressortir. Mais nous éprouvons quelque embarras pour interpréter ce fait à notre point de vue.

Pourquoi ce malade qui avait eu la petite vérole a-t-il été néanmoins affecté de grease? Trois explications qui ne sont pas plus absolues qu'exclusives les unes des autres s'offrent à nous :

1° Le malade ayant eu la petite vérole depuis longtemps, l'effet préservatif s'était considérablement amoindri par le temps et par des circonstances qui ont pu survenir (longues maladies, suppurations abondantes, etc.).

2° Il n'avait eu qu'une petite vérole bénigne et dont l'effet préservatif n'avait été, par conséquent, que peu considérable.

3° Enfin, le grease du cheval contaminant avait une grande énergie.

Cette dernière considération est vraisemblablement celle à laquelle on doit attribuer le plus d'importance dans le cas actuel.

Toujours est-il probable que le terrain sur lequel est tombé ce grease n'était pas favorable à son développement, puisque la maladie communiquée s'est trouvée faible et qu'elle n'a presque pas été accompagnée de fièvre.

A la rigueur, pourtant, cette faiblesse de la maladie pourrait tenir à la faiblesse elle-même du grease. C'est dans les cas de ce genre, surtout, que le virus peut se renforcer sur le cheval, sinon par une seule, du moins par plusieurs générations subséquentes.

Mais on ne peut admettre que le grease ne soit qu'une petite vérole adoucie. Le grease vient après la variole plus aisément qu'elle après lui. Il ne doit rester aucun doute à cet égard, même en l'absence de l'Observation de Loy, dans l'esprit de ceux qui ont médité Jenner, ou qui, imbus d'excellents principes sur les propriétés des virus, ont étudié le grease pustuleux d'après nature et sur un certain nombre d'animaux. Le grease est, toutes choses égales, plus fort que la variole. Ce qui peut le plus peut le moins, — mais ce qui est le plus n'est pas le moins.

Un jeune homme, boucher à Middleton, près de Pickering, a été atteint de petites plaies douloureuses aux deux mains et surtout vers la racine des ongles.

Ces plaies se sont enflammées au bout de quelques jours et une vésicule (Note 4) s'est formée sur chacune d'elles. Peu de temps après l'apparition de ces vésicules, on observait des lignes rouges qui étaient douloureuses et qui s'étendaient jusqu'aux aisselles où il se forma une tumeur. Il y avait aussi une pustule semblable à celle de ses mains sur un des sourcils qu'il avait, disait-il, gratté fort souvent, à cause de la démangeaison qu'il y éprouvait, et cette pustule avait été sûrement communiquée par le contact de ses doigts (Note 5).

NOTE 4. — On peut voir dans ce paragraphe, dont j'ai respecté et fidèlement reproduit les termes, que les mots de *vésicule* et *pustule* sont indifféremment employés pour désigner, je ne dis pas des objets semblables, mais le même objet, c'est-à-dire le même élément primitif, le même mode pathogénique. Cette réflexion est à l'appui de ce que je dis dans la Note 2.

NOTE 5. — Cette circonstance d'une affection éloignée du siége primitif du mal a été observée par Jenner, et notamment dans les Observations V et XVI de l'INQUIRY, et l'année dernière, à Alfort, sur l'élève Amyot.

I. Dans l'Observation V de Jenner, Madame H...., qui en est le sujet, eut des boutons sur les mains et sur le nez.

II. Dans l'Observation XVI (première planche de Jenner), Sarah Nelmes eut une grosse pustule à la partie externe et dorsale de la main droite, et deux petites à la partie inférieure de l'avant-bras du même côté, provenant de l'application du virus sur quelque petite lésion de l'épiderme (*from the application of the virus to some minute abrasions of the cuticule*).

III. Dans le fait d'Amiot, élève d'Alfort, comme dans celui de Loy, une grosse vésicule surnuméraire existait à la racine du nez, entre les deux sourcils.

Ces éruptions surnuméraires apparaissent très-peu de temps après l'éruption principale, sinon en même temps qu'elle.

S'agit-il d'une éruption secondaire, conformément à l'opinion de M. Depaul? S'agit-il d'une lésion consécutive à la lésion principale, par suite du transport de l'inoculation directe de la matière de celle-ci? S'agit-il, enfin, d'une inoculation contemporaine de la lésion principale?

J'éloigne tout de suite la conjecture d'une éruption variolique, dont rien, dans aucune de ces Observations, ne saurait sérieusement suggérer la pensée. L'éruption secondaire de la variole est plus tardive, plus abondante, moins large, plus purulente, et n'est pas nécessairement limitée aux parties découvertes.

Avant de répondre aux trois questions précédentes, je vais donner la substance du fait d'Amiot, qui est plus récent, s'est passé près de nous, que j'ai moi-même observé, et dont le sujet peut encore être vu et interrogé à l'École d'Alfort.

Il y a eu chez Amiot trois vésico-pustules. La principale siégeait au doigt auriculaire de la main gauche; les deux autres occupaient l'une le doigt index de la même main, l'autre l'espace intersourcilier. Les trois vésico-pustules se sont montrées presque en même temps. Amiot pense qu'il s'est fait trois inoculations contemporaines ou à peu près contemporaines. Il reste encore trois cicatrices à Amyot. On dirait des cicatrices de variole, n'était leur largeur qui est plus considérable.

On ne pourrait pas dans ces trois cas admettre des vaccinides vésiculeuses. En effet, ces éruptions vaccinales secondaires viennent plus tard, sont moins larges et en plus grand nombre. Elles sont mélangées de larges plaques rubéolaires et de papules. Il est, en outre, fort surprenant que dans ces trois cas l'éruption ne se soit faite qu'aux endroits découverts et ayant pu être le siége d'une contamination directe. Y a-t-il eu inoculation de la matière d'une première lésion, ou bien s'est-il produit des inoculations simultanées? Les deux choses sont possibles, puisqu'alors les pustules se seraient montrées à peu près en même temps. Personne n'ignore que si l'on insère à un sujet sa propre matière, le travail se fait tout de suite, comme si cette inoculation bénéficiait de l'incubation appartenant à une première inoculation.

Il avait une fièvre considérable qui continua jusqu'à ce qu'une application caustique empêchât l'absorption de la matière contenue dans les pustules, ce qui fit disparaître l'enflure des aisselles (Note 6). Ce malade, ainsi que le précédent, avait été employé pendant quelque temps à appliquer des remèdes aux talons d'un cheval attaqué du grease et s'en occupait encore au moment où il tomba malade (Note 7).

Note 6. — La connaissance que nous possédons aujourd'hui du grease, des attributs des virus en général, et surtout de la manière dont se comportent les maladies virulentes, nous permet d'affirmer que l'intervention du caustique n'a pas contribué beaucoup à un amendement qui arrive ordinairement par le fait de l'évolution naturelle de la maladie. Chez Amiot, des bains et l'expectation ont été suivis de l'effet que Loy attribue aux caustiques.

Les maladies à virus doivent être surveillées; elles peuvent même être dirigées dans certaines limites; mais il ne faut pas songer à les réprimer ni surtout à les étouffer quand elles sont arrivées au milieu de leur parcours. — Voir l'Expérience VI et la Note 17.

Note 7. — Les compatriotes et contemporains de Jenner paraissent unanimes sur ce point que le grease vaccinogène est une maladie du talon, mais ils affirment aussi l'existence de symptômes généraux indépendamment des phénomènes éruptifs; Jenner parle même d'un poulain qui eut un érysipèle au haut de la cuisse, lequel s'est terminé par trois ou quatre petits abcès. Cet érysipèle avait produit la vaccine. Jenner avance même à ce propos l'opinion reproduite de nos jours par M. Bouley, plus explicitement en séance que dans le *Bulletin* (Académie de médecine, séance du 27 mai 1862), que plusieurs maladies du cheval pourraient bien produire le cow-pox. Ces petits abcès du poulain en question n'étaient-ils pas des pustules greasiennes? Le fait est que la vésicule vaccinale naissante s'entoure fréquemment d'une zone érythémateuse; certaines particularités des écrits de Jenner peuvent nous présenter de l'obscurité parce qu'il confondait l'affection avec la maladie.

On ne saurait nier que le grease (à moins qu'il ne soit très-fort ou qu'il ne soit entré dans un organisme par des organes cachés comme la profondeur des voies digestives et respiratoires), ne présente ordinairement qu'une manifestation éruptive locale siégeant à l'endroit même de la contamination.

Un membre de la Section Vétérinaire de l'Académie, M. Magne, a émis à ce propos une opinion très-judicieuse et qui n'a pas été assez remarquée, c'est qu'un cheval, attaqué d'une maladie quelconque du pied avec solution de continuité et exigeant des soins, devient aisément, par cet endroit, une porte d'entrée et, plus tard aussi, une porte de sortie du virus, c'est-à-dire une source de contamination greasienne pour les palefreniers.

Un grease ainsi produit sur un cheval pourra bien être confondu avec l'affection préexistante du pied. C'est là une explication fort plausible, puisqu'elle donne la clef des Observations de Jenner, de Loy, de Lafont, et une cause de confusion et d'erreur qu'il est par conséquent très-important de signaler.

Autre source d'erreur et de confusion : il n'est pas de palefrenier ou de maréchal-ferrant qui n'ait eu souvent occasion de donner des soins à des chevaux atteints de maladies quelconques des pieds. Or, comme l'école de Jenner nous a imbus de l'idée que le grease producteur de la vaccine était surtout une maladie locale des pieds, ne peut-il pas se faire que ces personnes, ayant pris le grease pustuleux d'un cheval qui n'en était pas exclusivement atteint au talon, aient eu de la tendance à faire remonter leur mal à une maladie du talon?

N'est-il pas possible que les faits de Chartres et de Toulouse soient dans ce cas? En lisant la relation détaillée de ces faits, on n'y découvre pas autre chose, si ce n'est que les personnes contaminées avaient donné des soins à des chevaux atteints d'eaux-aux-jambes, ce qui se comprend d'autant plus facilement que les eaux sont une maladie fréquente. Mais il n'y a rien qui indique avec récision que ces eaux aient été la source du mal.

Il n'avait jamais eu la petite vérole (Note 8).

Note 8. — C'est pour cela surtout que sa maladie a offert une certaine rarité.

Il est une autre cause trop négligée de l'intensité des accidents à la suite des ontaminations virulentes; c'est la force propre de la matière contaminatrice. Les virus sont en effet des MOI, comme on l'a dit avec autant de force d'expression que de vérité. Ils peuvent, à ce titre, avoir tous les degrés possibles 'énergie.

Les virus faibles se régénèrent à la suite d'un très-petit nombre de généra'ons, quand ils sont confiés à des terrains, c'est-à-dire à des organismes qui eur conviennent. C'est ainsi que le virus du grease se régénère aisément sur e cheval. C'est encore ainsi, pour parler d'autres virus, que les deux véroles rougeole et la scarlatine, offrent une grande intensité quand ces maladies ont nouvelles dans un pays.

Afin de vérifier si cette maladie pouvait se communiquer par inoculation, j'ai pris de la atière de ce dernier malade et je l'ai insérée au bras de son frère qui n'avait jamais eu petite vérole. Voici le rapport de ce qui s'est passé :
Au bout de quelques jours il y eut un peu d'inflammation et il se forma le huitième ur une vésicule. Le malade eut alors quelques légers symptômes de fièvre qui continuèrent pendant un jour à deux. Cette maladie avait précisément les caractères de la vraie ccine (Note 9). Je me suis proposé d'inoculer la petite vérole à cet enfant; mais ses ents s'y sont opposés.

Note 9. — Le virus s'est affaibli par une première et surtout par une seconde ansmission sur l'homme. Peut-être aussi n'a-t-il pas été recueilli au moment plus opportun pour cette seconde transmission. Il s'affaiblit encore plus sur vache. Je ne connais positivement jusqu'ici que le cheval, le cheval de sang otamment, qui ait la propriété de bien régénérer ce virus; mais l'âne, le mut et la plupart des solipèdes ont vraisemblablement la même propriété que le eval. Il résulte d'expériences que j'ai faites avec M. Mathieu que l'âne régère le grease d'une façon remarquable.

Loy n'indique pas à quelle date le virus a été emprunté pour l'inoculation; point est important. Le jour de la plus grande énergie du virus ne corresnd pas au moment où le mal local est plus intense, la sécrétion plus abonte et où existe le plus grand retentissement ganglionnaire. Elle existe avant moment. Que de déceptions n'aurait-on pas évitées dans la pratique de la ccine si l'on avait constamment tenu compte de ces différences dans la force virus et si on avait toujours extrait la lymphe virulente au meilleur moment, asio *præceps*. Quand cette lymphe est très-abondante, le virus se trouve ordinairement trop délayé et par conséquent affaibli. Il vaut mieux d'ailleurs dans la vaccination recueillir le virus plus tôt que plus tard car, dans ce dernier cas, on pourrait donner lieu à des accidents par suite de la corruption de la matière.

Plus je réfléchis à la vaccination plus je comprends que sa pratique est un art surchargé de détails et que si cette salutaire méthode n'a pas donné tout ce qu'elle promettait, c'est qu'on ne s'est pas, à beaucoup près, entouré de toutes les circonstances qui devaient la faire réussir et lui faire porter tous ses fruits.

La pratique de la vaccine devrait être l'objet d'une spécialité. Si ce vœu se réalisait un jour, des vaccinateurs exercés parcourraient, à certaines époques de l'année, les campagnes en y répandant les bienfaits de leur art. La vaccination étant bien faite, les cas de variole, après vaccine, seraient bien rares, et la confiance du public s'en suivrait naturellement.

Expérience I. — En même temps que j'ai fait cette inoculation j'ai pris de la matière de la main du même malade sur une lancette toute neuve et j'en ai inséré le lendemain une partie sur le pis d'une vache, réservant le reste pour en faire l'essai sur un enfant. Pendant cinq jours je n'aperçus rien à la partie inoculée et je ne l'examinai ensuite que le 9e jour. J'y trouvai alors une vésicule entourée d'un cercle inflammatoire rose. Le pis était dur, même à une grande distance de la piqûre, et si douloureux que l'animal ne permettait pas qu'on le maniât (Note 10). La vésicule subsista pendant plusieurs jours, puis il se forma une croûte et tout se guérit sans remède.

Note 10. — Voilà un homme non vacciné qui a moins affaibli le virus que ne l'aurait fait une vache. Il y a longtemps que je répète que le vrai régénérateur du grease est le cheval, et qu'à tout prendre l'homme adulte, placé dans de bonnes conditions, est un meilleur terrain que la vache pour l'ensemencement de ce grease.

Du virus que nous avons pris le 12e jour sur le bras d'un adulte nous a servi, à M. Mathieu et à moi, pour des inoculations positives pratiquées sur le cheval.

Expérience II. — La matière prise le 9e jour sur le pis de cette vache a été insérée au bras d'un enfant. Les progrès de cette inoculation ont été suivis avec la plus grande attention, et l'inflammation, la vésication, et la formation de la croûte ont été tellement semblables à ce qui se passe dans la vaccine ordinaire qu'on ne pouvait pas les en distinguer. Le 6e jour on a inoculé la petite vérole à cet enfant (Note 11). La piqûre a paru s'enflammer jusqu'au 3e (Note 12), mais elle s'est bientôt cicatrisée, et l'enfant n'a point été indisposé.

Note 11. — L'inoculation de la variole est une excellente pierre de touche d'une bonne vaccination. On ne devrait jamais négliger d'y avoir recours, ne serait-ce que pour épuiser complètement la réceptivité vaccino-variolique. Il ne pourrait rien arriver de plus grave que la production d'une variole discrète, laquelle serait bien certainement salutaire par son action dépurative.

Si, en fait de prophylaxie comme en fait de thérapeutique, il ne convient pas d'être téméraire, il ne faut pas non plus être timide.

D'ailleurs quand on raisonne sur les maladies virulentes, on doit toujours avoir présent à l'esprit ce principe qu'un germe virulent, dont l'action ne s'est pas complètement épuisée dans un organisme, peut y séjourner et manifester sa présence par des désordres graves.

On me demande souvent si la vaccine peut être suivie d'accidents et d'altération dans la santé ; je n'ose pas répondre non parce que je ne garantis pas la bonté de toutes les vaccinations.

Si l'on craignait d'inoculer la variole ou si les parents du vacciné s'y refusaient, un bon moyen de vérification et de confirmation de la vaccine serait l'inoculation, au moment opportun, de sa propre matière au vacciné lui-même. Cette inoculation compléterait et confirmerait le bénéfice de l'opération.

NOTE 12. — L'enfant était sous l'influence de la vaccine, lorsque la variole lui a été inoculée, aussi le travail local de celle-ci s'est-il aussi vite éteint que montré. Il s'est vite montré parce qu'un simulacre de travail s'effectue vite quand une inoculation doit avorter, — et vite éteint faute d'aliment, la vaccine ayant épuisé le terrain.

La vaccine et la variole se nourrissent, si j'ose dire, des mêmes substances organiques; c'est pourquoi la première venue ne laisse plus à l'autre de quoi s'alimenter.

C'est une singulière circonstance que nous ne devons pas dissimuler et qui établit un rapprochement de plus entre ces deux maladies, si différentes et si ressemblantes à la fois. Qui sait où s'arrêteront au juste leurs points de contact? Quant à leurs attributs distincts qui pourrait les nier?

Expérience III. — Le reste de la matière conservée de mon second malade a été inoculée à un enfant. Le 3e jour la partie piquée s'éleva au-dessus de la peau; le 6e elle était entourée d'une inflammation pâle et ses bords étaient élevés au-dessus du centre; le 8e, on apercevait une vésicule qui contenait un fluide limpide, lequel s'écoula; au 14e jour, il n'y avait plus qu'une croûte brune et dure. Aussitôt qu'on en a pu trouver l'occasion, cet enfant a été inoculé avec de la matière de petite vérole qui n'a produit aucun effet.

Expérience IV. — De la matière très-limpide prise du talon d'un cheval affecté du grease a été insérée dans le pis d'une vache avec une lancette parfaitement propre. Le 3e jour, la piqûre était élevée et entourée d'une pâle rougeur. Dans peu de jours il s'est formé une vésicule de couleur pourpre (Note 13) qui contenait un fluide limpide. Quoique la partie inoculée fut enflée et douloureuse, l'animal ne paraissait pas malade.

NOTE 13. — Loy n'est pas le seul qui ait signalé cette teinte particulière d'un grease énergique venu en droite ligne et sans aucun intermédiaire du cheval. (Voir plus loin l'Expérience VI et la Note 15.)

Nous avons obtenu, M. Mathieu et moi, à peu près cette teinte chez le cheval sur des parties blanches et glabres en y insérant le vaccin dans le but de le renouveler. Il y a plus, c'est qu'on la constate plus ou moins sur les vésico-pustules vaccinales ordinaires des enfants quand on les examine à la loupe. Cette teinte paraît tenir à un travail congestif du derme. Elle était très-manifeste chez l'élève d'Alfort Montarlot qui s'était directement inoculé la lymphe greasienne du cheval.

C'est encore et toujours au talon du cheval que Loy s'adresse pour puiser le virus qu'il inocule. C'est donc là que ce virus se rencontrait en abondance. Il n'y a pas à douter qu'à notre époque et à Paris c'est à la bouche et dans ses environs qu'on le trouve surtout.

On ne me fera pas aisément renoncer à l'idée que ce grease a une source extra-chevaline (breuvages, fourrages, etc.). Les chevaux de Jenner et de Loy étaient surtout en contact par les jambes avec cette source tandis que les nôtres le sont par la bouche.

Expérience V. — De la matière de la pustule de cette vache a été insérée au bras d'un enfant. Les 3e et 4e jours on n'observait encore aucune marque d'infection; mais, le 6e on aperçut beaucoup de rougeur, et le 9e une vésicule. Alors l'enfant fut inoculé avec de la matière variolique à trois endroits différents, de manière à ne laisser aucun doute qu'il en aurait été affecté s'il en eût été susceptible. Il n'en a cependant ressenti aucun effet, ni local, ni constitutionnel (Note 14).

NOTE 14. — On peut voir dans les Expériences II et VI que l'insertion variolique pratiquée le 6e jour de la vaccination a donné lieu à un commencement de travail qui s'est bien vite éteint.

Dans les Expériences III, V et VII l'insertion variolique a été faite plus tard, à une époque indéterminée pour l'Expérience III, le 10e jour pour les Expériences V et VII, et, à part cette dernière à l'endroit de laquelle on observa un très-léger travail, il n'y eut aucun effet produit soit local, soit constitutionnel.

Nous sommes ainsi renseignés sur le temps qu'exige approximativement la vaccine pour créer une immunité complète contre la variole.

Dix jours après une vaccination régulière et puissante un organisme doit donc se trouver en état de braver les coups les plus terribles de la variole.

Expérience VI. — La matière du grease du même cheval a été insérée au bras d'un enfant. Le 3e jour la piqûre était entourée d'un peu d'inflammation; le 4e elle était fort élevée et le 5e on y apercevait une vésicule de couleur pourpre (Note 15). Le 6e et le 7e, la vésicule a augmenté et est devenue plus foncée; l'enfant a eu des frissons, des nausées et des vomissements. Ces symptômes ont été suivis de beaucoup de chaleur, de mal de tête, et d'une respiration accélérée; le pouls était fréquent et la langue blanche; l'enfant suait beaucoup dès qu'on le mettait au lit (Note 16). Quelques médecines et l'exposition à l'air frais diminuèrent bientôt ces symptômes et ils disparurent entièrement le 9e jour (Note 17). Le 6e jour on inocula de la matière variolique au bras où l'on avait inoculé celle du grease, mais à une grande distance de cette inoculation du grease. On aperçut le 4e et le 5e jours après l'inoculation quelque rougeur, et le 6e une petite vésicule. L'inflammation continua alors à diminuer, et le 9e jour on ne voyait plus qu'une croûte (Note 18).

NOTE 15. — Voir l'Expérience IV et la Note 13.

La vésicule vaccine est bleuâtre quoique pas une de ses parties ne le soit isolément. La sérosité vaccinale n'est pas bleuâtre; l'épiderme ne l'est pas plus que le derme ni qu'aucun des autres éléments de la peau. Peut-être même que la vésicule vaccine ne le serait pas dans son ensemble si on pouvait la déplacer de toutes pièces et changer ses rapports sans la détruire. Le fait est qu'elle est moins bleuâtre quand on cache les parties voisines pour l'examiner. N'est-ce pas là une affaire d'harmonie et de combinaisons de couleurs?

Pourquoi la vésicule vaccine venue directement du cheval est-elle de couleur pourpre? Le sang et les reflets du voisinage jouent-ils à cet égard quelque rôle? Cette teinte purpurine semble provenir surtout de la congestion dermique sous-jacente à l'épiderme et à la sérosité captive.

J'ai observé cette teinte purpurine sur un élève d'Alfort qui s'était directement inoculé la matière d'un grease de cheval dit spontané et chez lequel l'effet produit fut tardif (contrairement à l'opinion de Loy), peu considérable et ne dépassa pas les proportions de ce que nous nommons une fausse vaccine. Cet élève, pour tout dire, avait été syphilisé depuis trois mois et se trouvait au début d'un ictère qui a bien pu retarder l'évolution greasienne.

NOTE 16. — Quand des symptômes généraux se montrent à la suite de la vaccination ils sont plus précoces qu'à la suite de l'insertion variolique, à l'inverse de ce qui paraît avoir lieu pour les symptômes locaux ou l'accident primitif.

Pour la variole inoculée ces symptômes précèdent l'éruption générale, tandis que pour la vaccine ils précèdent un moment de suractivité ou de ravivement de la pustule qui représente et remplace l'éruption générale.

Ce moment est celui où il faut récolter le virus, puisqu'à ce moment-là la vésico-pustule résume la matière de l'accident primitif et de l'éruption générale qui est, pour ainsi dire, localisée au même endroit.

L'intensité de ces symptômes prouve que, toutes choses égales d'ailleurs, le cheval fournit une matière plus énergique et par conséquent plus préservatrice de la variole que tout autre animal ou que l'homme.

Je ne doute pas qu'on ne fasse un jour la plupart des vaccinations avec du virus emprunté directement au cheval. Le fantôme de la morve n'effrayera plus personne puisqu'il sera toujours facile de faire choisir par un vétérinaire instruit les chevaux sur lesquels on insérera le grease pour le leur reprendre. Les paroles suivantes de M. Depaul devront rassurer les plus timorés : « Nous dirons du reste, pour dissiper les craintes que pourraient inspirer de pareilles tentatives, que des expériences multipliées ont démontré que cette inoculation ne présentait aucun danger. » (*Rapport sur les vaccinations de l'année* 1865.)

En tout cas le cheval étant le meilleur terrain du grease, c'est toujours à cet animal qu'on devra avoir recours soit pour y puiser ce grease primitivement, soit pour le régénérer, quand on n'aurait pas d'autre but que de le transmettre comme intermédiaire à la vache.

Voici donc une loi que je promulgue et qui doit demeurer en vigueur tant qu'elle ne sera pas abrogée par les progrès ultérieurs de la science : LE CHEVAL EST LE TERRAIN DU GREASE ; c'est sur le cheval que le virus greasien (greasin vaccin) prend plus facilement ; c'est le cheval qui le rend plus fort et par conséquent plus susceptible de prendre sur l'homme et les animaux en général ; c'est le cheval qui le rend plus préservatif et plus propre à purifier un organisme des reliquats d'une élaboration incomplète de ce même virus.

On a peine à comprendre comment Jenner, d'ordinaire si perspicace et qui avançait à bon droit que le grease s'adoucit par son passage à travers l'organisme de la vache, ait pu émettre, seulement il est vrai sous forme de doute et avec incertitude, que le grease ne préservait pas absolument de la variole sans avoir passé par l'organisme de la vache. C'était une contradiction, — peut-être une concession. Le génie a ses éblouissements et ses défaillances ; mais il fait aussi ses calculs et ses combinaisons.

Après toutes les explications que j'ai données, ceux qui seraient encore plus effrayés de l'idée d'emprunter le virus au cheval qu'au corps humain ne passeraient pas pour être bien au courant de l'état actuel de la science.

D'un côté, les ravages de la syphilis ex vaccina, sont inquiétants. Mes correspondances avec la province et l'étranger m'apprennent que le mal est plus grand qu'on ne pense. Eh ! comment connaîtrait-on toute la vérité ! Il y a partout des récompenses pour ceux qui exaltent les bienfaits de la vaccine ; mais la médaille est sans revers.

D'un autre côté, des hommes éminents comme le professeur Hebra ont pu affirmer, sans passer pour être paradoxaux, qu'ils n'avaient pas foi dans l'efficacité de la vaccine.

Il n'y a qu'un moyen d'imposer silence à tous les détracteurs de la vaccine, de gagner à sa cause ceux qui sont encore tièdes et de calmer les effrayés, c'est de perfectionner cette méthode, d'en poursuivre l'idéal au lieu de se comporter comme si cet idéal était réalisé. Le cheval doit être comme le pivot de toutes ces aspirations progressives.

NOTE 17. — C'est bien plutôt, comme je l'ai exprimé dans la Note 6, par le fait de l'évolution naturelle de la maladie que les symptômes se sont calmés. La date de la disparition de ces symptômes correspond exactement à l'époque où ils auraient naturellement disparu par le repos et une médecine expectante.

NOTE 18. — Je renvoie aux Notes 12 et 14. L'action vaccinale ne paraît avoir ici que surexcité le travail local, tout en paralysant l'effet général.

Expérience VII. — Le 6e jour après l'insertion du grease, et avant l'inoculation variolique, on prit de la matière de cet enfant et on l'inocula à trois autres enfants.

A cause de l'éloignement de leur habitation je n'eus pas l'occasion de les voir avant le 10e jour. Alors je trouvai une rougeur érysipélateuse à l'entour des vésicules qui commençaient à sécher, mais qui contenaient encore une quantité considérable de matière limpide.

Le 10e jour, ils furent tous inoculés avec du pus variolique, aux bras où l'on n'avait point fait de piqûre à la première inoculation. L'insertion de cette matière ne produisit aucun effet (Note 19), excepté une très-petite inflammation qui disparut le 5e jour.

Note 19. — Qu'on se reporte pour l'appréciation de cet insignifiant travail local à la Note 14. Ici quelques détails de plus sur chaque enfant auraient eu de l'importance; mais Loy indique pourquoi il s'est abstenu de les fournir; l'éloignement du domicile des enfants n'a pas permis une observation exacte.

Il résulte de ces Expériences qu'une maladie produite sur le corps humain par l'infection accidentelle du grease d'un cheval peut se communiquer à la vache par inoculation.

Nous avons ainsi imité exactement, par cette manière d'inoculer, le procédé par lequel le docteur Jenner suppose que le vrai cow-pox est produit; mais ce n'a été qu'après plusieurs essais que je me suis convaincu que la matière du grease peut agir sur une vache sans avoir passé par le corps humain (Note 20). Il m'est souvent arrivé de ne produire aucun symptôme de cow-pox en employant la matière prise directement des talons d'un cheval. De la matière prise de trois chevaux différents, et à différentes époques de leur maladie, n'a produit aucun effet lorsque je l'ai insérée sur les mamelons ou sur le pis d'une vache.

Note 20. — Jenner n'en était pas sûr ; comme si l'homme eût été plus propre à la régénération du grease que le cheval. C'était là une des rares erreurs, et surtout une des rares contradictions commises ou enseignées par ce grand observateur. Il croyait avec raison que le grease s'adoucit en passant par l'organisme de la vache; mais il n'était pas très-bien éclairé sur toutes les voies possibles de transmission de ce grease.

Il doutait que cette maladie transmise directement du cheval à l'homme pût aussi sûrement préserver celui-ci de la variole qu'après avoir passé par l'organisme de la vache, ce qui, à coup sûr, ne pourrait s'entendre que d'un grease équin considérablement affaibli, car, sans cela, comment ce qui aurait pu le plus n'aurait-il pas pu le moins? (Voir la Note 3).

Il est vrai que cette contradiction semblait s'appuyer sur l'existence d'une inflammation plus grande et pouvant empêcher l'absorption dans le cas d'un grease venu directement du cheval. Aujourd'hui pareil argument paraîtrait insuffisant.

La donnée d'un grease faible venant du cheval peut être subordonnée à trois circonstances principales : 1° La matière n'est pas récoltée à une bonne époque ; 2° le cheval était en état de récidive à l'égard du grease ; 3° il n'a pas suffi, quelles qu'en soient les circonstances, à une bonne régénération de ce grease.

L'opinion de Jenner que le grease venu de la vache est seul préservateur de la variole ne se justifierait que par le fait que la vache ne pouvant recevoir l'insertion que d'un grease fort rendrait une matière encore assez efficace.

Pour que l'Expérience fût régulière je la fis sur plusieurs vaches, mais elle ne réussit point, et je ne fus pas plus heureux dans mes Expériences sur le corps humain (Note 21). Enfin cependant, j'eus le bonheur de trouver un cheval dans le talon (Note 22) duquel la matière était beaucoup plus limpide que dans tous les précédents, c'est-à-dire le 14e jour de la maladie, et le 7e depuis que la matière avait de l'écoulement (Note 23). La matière prise de ce cheval a produit la maladie décrite dans les Expériences IV et VI et sur trois autres vaches; je n'ai point donné les détails de ces Expériences parce qu'ils sont tout à fait semblables à ceux de l'Expérience IV (Note 24) et que je n'ai fait aucun usage ultérieur de la matière produite sur ces vaches.

NOTE 21. — Loy ne paraît pas avoir eu la pensée de faire l'insertion du grease à un cheval.

De Carro avait proposé de le faire, mais seulement au talon, et dans le but exclusif et d'ailleurs fort important d'arriver à connaître bien précisément en quoi consiste le grease vaccinogène du cheval. L'idée de la régénération possible du virus ne lui était pas même venue (1).

Sacco qui a vacciné 83 chevaux ne s'est proposé pour but que de les préserver de l'étranguillon (la gourme suivant M. Leblanc).

Il n'a jamais fait passer la vaccine du cheval à l'homme et n'indique aucun phénomène qu'il ait observé. (TRAITÉ DE VACCINATION, etc. 2e édition, traduction par Daquin, Paris, 1813.)

MM. Lafosse et Cayrol (de Toulouse) ont bien inoculé le grease d'une génisse à un cheval, et de celui-ci à un enfant, mais ils n'en ont tiré aucun fait curieux, n'ont été guidés par aucune idée spéculative, et ils n'ont pas songé surtout à la régénération du virus.

La doctrine complète des virus forts et des virus faibles, — de la régénération et de l'affaiblissement des virus, dont on trouve dans les auteurs, et notamment dans Fernel et dans Jenner, quelques traces confuses que j'ai moi-même rassemblées, est fille de la syphilisation, et a été pour la première fois explicitement formulée dans les LOIS DE SYPHILISATION (novembre 1851).

Avant ce temps-là, on admettait l'unité absolue et sans variétés des virus. Toutes les différences de leurs effets étaient expliquées par la différence des terrains ou des organismes qu'ils rencontraient.

Pour ne parler que de la syphilis, combien de fois M. Ricord n'a-t-il pas professé plaisamment qu'une goutte de virus étant tombée et s'étant dissoute dans l'océan Pacifique, une goutte de l'eau de cet océan pouvait communiquer la maladie aussi bien que le meilleur virus sans mélange.

Toutes les distinctions modernes de chancres mous, de chancres durs, de chancres mixtes, etc., n'existaient pas, et les idées que ces mots représentent seraient fort claires, si ceux qui les ont créées n'avaient tenté de les faire remonter à la syphilisation.

Ceux qui n'ont pas oublié les tribulations de la syphilisation et les persécutions dont elle fut l'objet, savent de quelle ironie on l'accabla quand elle parla, pour la première fois, de pus forts et de pus faibles. Aujourd'hui tout le monde admet ces pus, — à tel point que tout le monde croit les avoir inventés.

En effet, la liste de ces inventeurs serait presque aussi longue que la liste de ceux qui ont écrit sur la syphilis, depuis qu'on a démontré sans réplique que la syphilisation était une absurdité et une folie. La vérité s'appelle toujours folie quand elle fait les premiers pas dans le monde. *Sobrius inter ebrios.*

Pour revenir à la vaccine, une circonstance a contribué aussi à égarer les expérimentateurs, c'est l'idée qu'ils se sont faite de l'origine vachine du vaccin.

(1) Voici les réflexions, empreintes d'ailleurs de la plus grande justesse, qu'exprime De Carro :

« Pour aider à éclaircir les doutes qui règnent encore sur le Continent, relatifs à la vraie dénomination du grease, je désirerais que l'on fît une expérience inverse de celle du Dr Loy ; que l'on vaccinât au talon un poulain qui n'aurait jamais eu aucune maladie pour voir si la vaccine ne produirait pas une maladie ressemblant au grease, suivant du moins les meilleures descriptions que nous en avons, et qu'on comparât ce mal, produit artificiellement, avec les autres maladies des chevaux. On pourrait peut-être par ce moyen, acquérir une connaissance plus exacte du vrai grease. » (BIBLIOTHÈQUE BRITANNIQUE, *Sciences et arts*, t. XXI, p. 315, Lettre de M. De Carro aux Éditeurs. Vienne, le 30 octobre 1802.)

Ceux qui admettent l'origine chevaline (et qui pourrait la nier aujourd'hui?) ne renoncent pas, pour cela, à l'origine vachine. On a donc longtemps demandé et l'on demande encore aujourd'hui à la vache ce que le cheval seul peut donner.

Quand il faudrait s'adresser au cheval, on s'adresse à la vache, — et *vice versa*. Ainsi la vache prend la variole mieux que le cheval et on s'efforce de l'inoculer à celui-ci, tandis qu'on a réitéré pendant soixante ans sur la vache des insertions vaccinales qu'on aurait dû surtout pratiquer sur le cheval.

NOTE 22. — Dans toutes les insertions de grease pustuleux que j'ai vu faire, dans toutes celles que nous avons pratiquées, M. Mathieu et moi, et dans presque toutes les Observations dont j'ai lu le récit, il y avait eu une porte d'entrée, un point de départ de la maladie, absolument comme cela se passe dans la contamination syphilitique. L'éruption s'était généralement bornée à cette porte d'entrée, ou, tout au moins, elle y était mieux accusée que partout ailleurs. Les ganglions correspondant avec cet endroit étaient entrepris; la lymphe y était plus forte et plus abondante et y avait été sécrétée plus longtemps. Cet endroit avait été mis, soit naturellement, soit artificiellement, en rapport direct avec le virus. C'est là que l'éruption est toujours prédominante, sinon localisée, car l'exanthème généralisé est bien loin d'être de rigueur.

Le tableau que Loy trace de la maladie est donc pris sur nature, quoiqu'on ait fait à l'auteur divers reproches, et notamment celui d'y avoir vu surtout une maladie du talon et de l'avoir appelée grease. Mais c'était bien, en réalité, à une maladie du talon que Loy avait affaire, à une maladie partant du talon, et dont Loy, seul, et le premier, a enseigné la généralisation dans toute l'économie du cheval. En demandant le virus au talon, Loy n'a sans doute pas songé à dire qu'il pouvait se rencontrer ailleurs.

On l'a blâmé de n'avoir pas reconnu que la maladie du cheval était la variole, c'est-à-dire qu'on l'a blâmé de ne point avoir ajouté une erreur d'interprétation à la grande vérité d'observation qu'il venait de découvrir et qui confirmait les idées de Jenner.

Ce n'est pas Loy qui commet une erreur, ce sont ceux qui confondent le grease pustuleux avec la variole.

J'ai tracé ailleurs le diagnostic différentiel de ces deux maladies. Que de différences à côté de tant de ressemblances!

Inoculez-moi à votre gré soit le variolin, soit le vaccin, sans m'apprendre lequel des deux, je le découvrirai par la sensation que j'éprouverai, par le temps d'incubation qui aura lieu, par l'érythème qui se montrera autour de l'inoculation.

La pustule variolique d'inoculation ou primitive est irrégulière, plate, surbaissée sur les bords; elle offre plus généralement des pustulettes satellites et devient bientôt purulente, tandis que la pustule vaccinale est régulièrement arrondie, relevée sur les bords et centralement ombiliquée, peu généralement accompagnée de pustulettes satellites, et se montre presque exclusivement séreuse jusqu'à la fin.

Je saisirai la différence des deux maladies par la croûte qui se formera et même par la cicatrice.

Mais quel que soit l'animal sur lequel vous puiserez le vaccin, je ne serai pas à même de le reconnaître.

Le vaccin ne change donc pas, sauf les degrés de force, quel que soit le terrain, quel que soit l'animal ; il est donc toujours le vaccin, comme le variolin est et sera toujours le variolin.

Mais je ne veux pas, dans une simple note, tracer un diagnostic différentiel important dont je m'occuperai ailleurs, une circonstance récente s'étant offerte à moi de faire l'étude sur nature de phénomènes qu'on a rarement occasion d'observer à notre époque et dans notre pays.

Loy a donc presque tout fait, il a même presque tout vu à l'exception de l'éruption buccale que nous n'avons connue que par une erreur de M. Bouley. Heureux esprit que celui qui nous éclaire, même dans ses erreurs !

Le travail de Loy peut donc encore être pris pour modèle aujourd'hui. Loy fait Loi, me disait un plaisant sérieux : *seriosa jocosis.*

Il y a deux hommes dans Loy ; pour le bien juger il faut se reporter à son époque. Il y a l'observateur profond et sagace ; on s'en convainc en le lisant. En outre, il y a l'homme de son époque, l'homme qui subit l'influence d'un génie qui s'appelle Jenner. C'est pourquoi tout en démontrant par son récit qu'il connaissait bien le grease, maladie générale, il fait entendre un langage empreint de l'idée exclusive de Jenner, lequel y voyait surtout une maladie du talon.

Note 23. — On néglige à tort de déterminer, comme l'a fait Loy, le moment où la matière a la propriété de s'inoculer. Ce n'est pas tout, on devrait encore chercher à savoir quand cette matière est douée de sa plus grande énergie. La détermination de ce moment précis doit être pour ainsi dire le point de mire de tous les observateurs.

Mais il ne faut pas oublier qu'il y a des pustules précoces et des pustules tardives, ce qui ne permet pas de préciser un jour aussi exactement que le fait Loy et Casimir Delavigne dans certains vers :

Puisez le germe heureux, dans sa fraîcheur première,
Quand le soleil sept fois a fourni sa carrière ;
Si la douzième nuit a commencé son cours,
Souvent il offrira d'infidèles secours.

Certes, la pustule vaccine qui ne s'est montrée, d'après le récit de M. Blache, que *plus d'une année* après son inoculation, n'aurait pas fourni une bonne matière le 5e jour de cette inoculation. (*Bulletin de la Société médicale des hôpitaux*, séance du 10 décembre 1856.)

Que de circonstances dont il faut tenir compte dans la détermination de la propriété plus ou moins énergique d'une matière : origine, nombre, siége, âge des pustules, leur sécrétion, l'inflammation, etc., etc. Cette détermination demande des connaissances cliniques très-approfondies ; mais, hélas ! ne répète-t-on pas tous les jours que la vaccination est une opération des plus simples !

Note 24. — Aujourd'hui qu'on cherche, avant toute chose, à se créer des titres académiques et prétendus scientifiques, on aurait encombré la science de la publication faite *in extenso* de toutes ces Observations. *Non perpendendæ sed numerandæ observationes !*

Après avoir, pendant plusieurs années, expérimenté l'inoculation de la syphilis aux animaux, un chercheur de ma connaissance avait publié simplement ses résultats dont plusieurs étaient positifs. Les détails inscrits sur ses registres auraient rempli vingt volumes, et il s'est bien gardé de les rendre publics.

Des expérimentateurs, plus mesurés dans leurs tentatives, sinon dans leur récit, se sont bornés à quelques Expériences qui ont été négatives. Ils ont publié *in extenso* les détails de ces Expériences, quand il leur aurait suffi de dire : Rien ; — puis ils ont opposé ces détails aux résultats positifs de mon ami qui aurait pu, le premier, offrir au public de semblables échantillons par centaines.

Ce fait m'engage à soupçonner qu'il y a deux sortes de grease, qui diffèrent par le pouvoir de donner la maladie aux hommes ou aux animaux ; et il y a une autre circonstance qui rend cette supposition probable. Les chevaux qui donnèrent la maladie à ceux qui les pansaient en étaient attaqués localement et constitutionnellement. Ces animaux avaient au commencement de leur maladie des symptômes de fièvre dont ils furent soulagés dès que le mal parut aux talons et qu'ils eurent une éruption sur la peau. Le cheval dont la matière avait communiqué la maladie par inoculation était fort indisposé jusqu'à l'apparition de la maladie des talons, qui fut, ainsi que chez les autres, accompagnée d'une éruption sur la plus grande partie du corps, mais ceux qui ne communiquèrent pas leur maladie n'avaient qu'une affection locale (Note 25).

Note 25. — C'est ici seulement que Loy semble tomber dans une erreur sérieuse; toujours est-il qu'il ne s'explique pas suffisamment. Je persiste néanmoins à penser que, dans son esprit, le grease local et le grease constitutionnel n'étaient pas la dérivation d'un même principe. Peut-être a-t-il confondu les eaux-aux-jambes proprement dites avec le grease des talons ? Quoi qu'il en soit, il existe en effet deux greases locaux qu'il faut bien se garder de confondre:

1° Un grease non virulent (eczéma impétigineux, impétigo, acné, etc.).

2° Le grease pustuleux local se manifestant exclusivement au lieu de l'insertion ou de la contamination. Celui-là est virulent, inoculable et identique par son principe et par la plupart de ses attributs au grease pustuleux généralisé. Il est donc, comme ce dernier, constitutionnel, c'est-à-dire agissant sur toute la constitution quoiqu'il ne soit accompagné ni suivi d'aucune éruption générale. C'est pour faire cesser la confusion que j'ai adopté la dénomination de grease pustuleux. Ce grease pustuleux se divise en grease pustuleux local et en grease pustuleux constitutionnel ; en d'autres termes, il présente une éruption locale ou primitive et une éruption générale ou secondaire. Il en est effectivement de ce grease comme de la vaccine dont il n'est pas distinct; celle-ci n'offre que dans des cas exceptionnels une éruption généralisée.

Il est étonnant que Pearson, compatriote et contemporain de Jenner, qui a bien décrit ce que j'ai appelé les vaccinides, n'ait pas été plus exactement renseigné par le résultat de ses propres Observations sur la manière d'être du véritable grease pustuleux.

Je ne puis parler de Pearson sans ressentir pour lui presque autant d'admiration que pour Jenner. J'éprouve le même sentiment à l'égard de Woodville.

Pearson et Woodville ! voilà deux hommes qui étaient en grande réputation lorsqu'apparut l'étoile de Jenner qui devait faire pâlir les leurs. N'importe ! ces dernières vont devenir spontanément deux satellites de celle de Jenner. Les noms de Pearson et de Woodville ne sont pas même mentionnés dans les biographies médicales !

Pearson, chirurgien de l'hôpital Saint-Georges, fonde par souscription, suivant la méthode anglaise, un établissement de vaccine dont il laisse à Jenner tous les honneurs sans les embarras. Il rassemble par toute l'Angleterre un nombre considérable de matériaux historiques et pratiques à l'appui de la vaccine ; il déclare noblement que l'amour seul de la vérité et du bien public l'anime, et qu'il n'a pas la pensée de détacher à son bénéfice une seule feuille de la couronne de laurier qui ceint le front de Jenner.

Woodville est médecin en chef de l'hôpital d'inoculation. Tout le monde a les yeux sur lui. Son expérience lui donne qualité d'arbitre. Il pouvait, sans intervenir directement, laisser passer la doctrine nouvelle et retarder ainsi son triomphe et celui de la vérité. Il pouvait lui tendre des piéges et la combattre, la traîner jeune et mal affermie devant les assises des Sociétés savantes où elle eût été travestie, puis étouffée par un jugement sommaire. Telle est la puissance de la captation et des préjugés qu'ils triomphent momentanément de la vérité. Les complices de cette croisade impie se trouvent parmi les cupides et les envieux, les jaloux et les ignorants, les tièdes et les indifférents. Quelques honnêtes gens se mettent de la partie parce qu'ils aiment avant tout leur tranquillité, et qu'une innovation travestie devient à leurs yeux la plus monstrueuse et la plus dangereuse des erreurs.

Mais Woodville a le cœur bien au-dessus des basses pensées. Il accueille la vérité, il la protége, il la développe lui-même dans son hôpital. En un mot, il s'efface devant un piédestal qu'il dresse lui-même à Jenner.

Il fait plus : Apprenant que la vaccine échoue en France, il quitte son pays, ses affaires, ses intérêts. Il vient en France, malgré le blocus continental, pour apprendre à nos devanciers comment on opère. Il retourne ensuite dans sa patrie, satisfait d'avoir tressé à Jenner de nouveaux lauriers, et donne de nouveaux gages à la vérité. Qu'après cela on vienne nous vanter le patriotisme et le désintéressement d'Hippocrate qui refuse les présents d'Artaxercès !

Pearson et Woodville sont la personnification de la grandeur morale, la plus grande des grandeurs. Une nation qui produit de tels hommes est une grande nation.

C'est probablement par cette raison qu'on peut expliquer le manque de succès qu'ont eu MM. Woodville et Simmons.

Ce qu'il y a de plus curieux dans toutes ces Expériences, c'est la preuve qu'elles fournissent de la propriété que possède le grease de donner au corps humain une maladie qui préserve de la petite vérole, soit qu'on le prenne à la source, soit qu'on lui fasse faire un plus grand circuit. Nous l'avons vu exercer son pouvoir quand il a été soumis séparément à l'action du corps humain ou à celle de la vache.

Nous avons vu qu'il possède aussi la même faculté lorsqu'on le prend directement des talons du cheval.

L'opinion que j'ai de la nature antivariolique du vrai grease n'est fondée que sur une seule Expérience, mais le résultat de cette Expérience ne nous permet pas de douter du succès qu'auront des essais ultérieurs.

Le Dr Jenner nous a cité un exemple d'infection accidentelle du grease après lequel la petite vérole n'a produit aucun effet, mais il parle aussi de deux autres où la contagion variolique en produisit un complet (Note 26).

Note 26. — Ce que dit Loy des trois Observations de Jenner n'est pas littéralement exact. Dans les deux dernières, il s'agit de varioloïdes des plus bénignes. Ce qui a donné le change à Loy et même à Jenner, c'est que, dans la dernière Observation de Jenner, la matière d'une pustule inoculée a opéré comme du fluide variolique ordinaire en communiquant une variole complète. Mais il n'y a rien d'étonnant, d'après les idées dont nous a imbus la syphilisation, que le virus d'une pustule abortive, rencontrant un terrain convenable, se soit régénéré de manière à produire une petite vérole complète.

Cette considération, jointe à cette proposition générale incontestable aujourd'hui et fille également de la syphilisation qu'il y a des virus forts et des virus faibles à divers degrés, est plus que suffisante aujourd'hui pour expliquer les cas qui pouvaient embarrasser Jenner, Loy et tous leurs contemporains.

Il paraît certainement singulier que la matière du grease produise une action spécifique sur un individu et non pas sur un autre, mais ce manque d'uniformité dans les effets provient vraisemblablement de la manière dont on l'a employée plutôt que de la nature irrégulière de la matière elle-même.

La matière qui suinte du talon des chevaux attaqués du grease se convertit promptement en une croûte qui adhère fermement aux poils et à l'épiderme. Le fluide se forme et s'étend sous cette croûte jusqu'à ce qu'elle éclate à un endroit quelquefois éloigné de sa source. Il peut donc, dans cette situation, subir divers changements par l'effet de la chaleur ou par la stagnation, et perdre ainsi sa qualité originelle, avant qu'il soit appliqué à la main de celui qui panse le cheval, et lui communiquer quelquefois une maladie imparfaite (Note 27), quelquefois n'en produire aucune. Ainsi quoiqu'un homme ait été infecté avec de la vraie matière, en soignant les jambes d'un cheval, ses mains peuvent être exposées à divers accidents qui produiront trop d'inflammation et qui feront éclater les pustules avant que l'absorption ait lieu (Note 28) et que le système en soit affecté. Il est probable que ces deux causes ont produit de fausses vaccines. Je crois cependant que quiconque voudra se servir du vrai grease pour la vaccination aura l'occasion d'observer les effets dont j'ai fait mention (Note 29).

Note 27. — La maladie imparfaite n'est que la maladie ébauchée de M. J. Guérin. J'ai démontré effectivement qu'elle ne préservait pas absolument d'une maladie plus forte qu'elle-même.

Il pourrait se faire qu'un liquide vicié ou corrompu donnât lieu à un résultat analogue à celui d'une piqûre souillée, d'une piqûre anatomique, par exemple.

Note 28. — L'explication que donne Loy de la précoce éclosion des pustules et de l'imparfaite préservation qu'elles peuvent produire est purement théorique. Ces deux résultats arrivent quand le virus est faible. Le premier peut encore tenir à ce que le terrain est plus ou moins épuisé. Quand c'est simplement le virus qui est faible, il peut se régénérer. Dans l'un et l'autre cas, l'évolution peut être retardée au lieu d'être avancée, si la matière s'est vite transformée ou que le terrain ait rapidement subi quelque modification.

Je m'arrête ne pouvant donner des détails pour ne pas mériter moi-même le reproche que j'adresse à Loy.

Je ne nie pourtant pas d'une manière absolue l'action d'une inflammation trop vive dans le sens indiqué par Loy.

Note 29. — Cette assertion de Loy est exacte. Toutes choses égales, le virus greasin du cheval est des plus forts et produit mieux que tout autre ses propres effets, en tête desquels se place une préservation plus complète contre les coups de la variole. On doit le répéter : *Ce qui peut le plus peut le moins.*

Je ne puis me lasser de m'étonner que Jenner ait douté un instant de la propriété préservatrice contre la variole de la matière du vrai grease. Il croyait pourtant sa force plus grande que celle du vaccin. Il le considérait comme étant plus puissant que le virus variolique lui-même. Il penchait juste en sens contraire de l'opinion régnante aujourd'hui, puisque sa tendance était de croire que le variolin, à l'inverse de ce qu'on prétend aujourd'hui, était une dégénérescence et peut-être un affaiblissement du vaccin. Il écrivait à De Carro, le 27 novembre 1799, que « la vaccine est la maladie primitive dont la petite vérole n'est qu'une variété, et que le virus variolique, plus faible que le virus vaccin, lui cède la place ou s'assimile à lui. »

Jenner n'aurait donc pas dit, comme M. Depaul, *le vaccin n'existe pas*, mais plutôt *le variolin n'existe pas.*

La matière dont je me suis servi dans les Expériences qui m'ont réussi, a été prise aussi près que possible de l'ulcère qui en était la source ; elle était parfaitement limpide et différait de celle de M. Simmons, qui était un pus brun et vicié.

Je suis pleinement convaincu que le grease ne produira aucun effet quand il n'est pas récent ; car la matière prise sur ce cheval qui en avait fourni de la bonne, n'a plus produit d'effet quand la maladie a continué plus d'un mois, et quand l'apparence et la consistance de la matière étaient changées (Note 30).

NOTE 30. — Il n'est certes pas nécessaire d'attendre qu'il se soit écoulé un mois, ni que l'apparence et la consistance de la matière soient changées pour que le virus ait perdu, sinon toutes, du moins la plupart de ses propriétés.

Ces Expériences entreprises pour prouver l'origine de la vaccine, quoique peu nombreuses, doivent paraître tout à fait décisives, de même que celles qui ont été faites pour prouver que la matière du grease possède les mêmes qualités après avoir été soumise à l'action du corps humain ainsi qu'à celle du corps de la vache.

Il est important d'observer quelques différences qui ont eu lieu dans ces Expériences : elles consistent particulièrement dans le degré de l'inflammation locale et dans la fièvre, dans la couleur de la vésicule et dans le temps de son apparition.

La matière du grease semble produire le mouvement le plus considérable et le plus prompt (Note 31) sur le corps humain, lorsqu'on la prend à la source, c'est-à-dire au talon du cheval, car, dans l'Expérience VI, l'indisposition a été considérable.

NOTE 31. — Qu'on relise attentivement l'Expérience VI, et l'on se convaincra que l'adjectif *prompt* n'est pas aussi bien justifié que celui de *considérable*.

Elle ne paraît pas produire un effet bien sensible (Note 32) sur la constitution des vaches, lorsqu'on l'insère dans un endroit seulement, ni produire une maladie contagieuse par l'atmosphère (Note 33), car quoique les vaches sur lesquelles ces Expériences ont été faites aient cohabité avec beaucoup d'autres, la maladie ne s'est communiquée à aucune.

NOTE 32. — La vache et le bœuf sont, en effet, un moins bon terrain pour l'inoculation du grease pustuleux que le cheval et que l'homme lui-même. Loy paraît l'avoir pressenti; Jenner lui-même le soupçonnait, mais ils sont loin d'être, l'un et l'autre, catégoriques à cet égard. Du reste, le cheval et l'homme ne sont pas beaucoup affectés non plus de cette insertion.

Il peut d'ailleurs se faire que plusieurs inoculations simultanées provoquent une réaction plus vive qu'une seule et déterminent des effets plus prompts et plus considérables.

NOTE 33. — Ce que dit Loy est parfaitement exact. Le grease pustuleux n'est aucunement infectieux. C'est ce que nous avons, M. Mathieu et moi, surabondamment confirmé.

Il n'en est pas de même de la variole, même chez les animaux. Tandis que le cheval est à peu près réfractaire à l'inoculation de la variole, la vache ne l'est pas du tout, quoiqu'elle soit bien moins passible que lui du grease pustuleux.

Il n'est pas impossible qu'on découvre un jour un animal plus propice encore que le cheval pour le développement du grease.

La vache, comme l'homme, peut avoir la vaccine ou la variole. C'est pourquoi la variole peut être confondue chez la vache, par un observateur peu compétent, avec le grease pustuleux ou cow-pox.

La matière du grease paraît agir avec plus de douceur et moins de promptitude (Note 34) quand elle a été régénérée (Note 35) dans le corps de la vache ou dans celui de l'homme. C'est ce que j'ai observé dans les Expériences I, II, III et V.

NOTE 34. — Ce *moins de promptitude* n'est pas complètement justifié (voir la Note 31).

Qu'on s'en réfère à la Note 28 pour l'explication des cas où les choses paraissent marcher avec moins d'activité.

Note 35. — Le mot *régénéré* a ici le sens de *reproduit* sans impliquer l'idée que la matière est renforcée par son passage à travers l'homme ou la vache. Le renforcement du virus greasien est surtout au contraire dans les attributions du cheval.

Dans les Expériences IV et VI, la couleur pourpre des pustules a paru, mais non pas sur l'homme ni sur la vache infectés avec de la matière qui provenait du cheval et qui avait déjà passé par le corps de l'homme ou de la vache.

La vésicule a paru plus vite après l'insertion de la matière originelle du grease. Dans l'expérience VI la vésicule a paru le 5e jour (Note 36).

Note 36. — C'est ce qu'on voit bien souvent dans la vaccine ordinaire, mais principalement quand le virus est faible et qu'il y aura fausse vaccine et avortement des pustules.

L'absence presque complète d'incubation témoigne de l'impuissance du virus ou de l'inaptitude du terrain.

La prolongation de l'incubation nous révèle le phénomène de la régénération du virus ou des modifications profondes et rapides du terrain. Un organisme, par exemple, est-il malade et occupé ailleurs quand on lui confie un virus, le travail virulent n'apparaît souvent qu'après l'amendement de la maladie.

D'après les deux cas d'infection accidentelle du grease, il paraît probable que la petite vérole a eu une influence considérable pour empêcher l'action du grease sur le corps humain. La première personne avait eu la petite vérole et la maladie que le grease a produite sur elle n'a été que locale (Note 37). La seconde, qui n'avait jamais eu la petite vérole, a eu une indisposition générale.

Note 37. — Ce grease local humain était produit par un virus très-fort, lequel avait agi sur un terrain peu convenable. Il n'y a pas de doute que ce virus n'eût produit d'excellentes vaccinations sur un terrain ou sur un sujet approprié, comme dans le deuxième cas d'infection cité par Loy dans ce paragraphe. L'effet produit est, dans le premier cas, la représentation sur l'homme du second grease local dont il est question dans la Note 25.

On voit clairement par ces deux seuls exemples que le greasin est, toutes choses égales, plus énergique que le variolin, loin que ce soit le contraire qui ait lieu ; mais, en tout cas, ils ne sont pas la dérivation l'un de l'autre. Ils sont autre chose l'un que l'autre. — Ils ont une action commune, et, en outre, chacun d'eux a une action propre.

DE L'AFFECTION VACCINOGÈNE

MÉMOIRE

SUR LE GREASE PUSTULEUX

MALADIE PROPRE AU CHEVAL.

Les personnes qui sont dans l'opinion que les discussions nuisent aux progrès de la science ou sont au moins stériles, auraient pu facilement se détromper, en assistant aux séances de l'Académie de médecine de l'année 1863, et du commencement de l'année 1864, c'est-à-dire aux séances dans lesquelles a été agité le sujet de l'origine du vaccin.

Les discussions sans doute peuvent, en froissant des intérêts ou en choquant des amours-propres, soulever des nuages qui obscurcissent momentanément les meilleurs esprits et ralentissent même le mouvement du progrès, surtout si les hommes qui se trouvent offusqués occupent de hautes positions scientifiques. Mais si le débat a été public et libre et que chacun ait pu formuler son avis et s'éclairer par lui-même, la science reprendra bientôt son élan avec plus de sûreté et de fermeté.

La discussion offre plusieurs avantages.

Elle stimule les esprits et les force à chercher. Celui dont les arguments ont manqué le but dans un premier engagement, ne néglige pas de se préparer des avantages dans une lutte nouvelle, en se munissant de meilleures armes que celles qui ont éclaté dans ses mains, ou en apprenant à les mieux manier.

Un grand écueil dans les recherches et dans les discussions, c'est d'y apporter des idées préconçues. Celles-ci sont pour la plupart l'expression de la science d'hier, de la science du passé. Elles obstruent et elles obscurcissent les voies de l'esprit et ne peuvent, par conséquent, pas favoriser la venue de nouvelles idées.

Il n'en est pas ainsi des hypothèses. Les hypothèses ne sont pas plus des affirmations que des négations. Elles tiennent le milieu entre la science d'hier et celle de demain. Toute solution supposée équivaut à une question posée, et toute question posée est souvent bien près d'être résolue. Les hypothèses sont des phares qui, s'ils n'indiquent pas toujours la route, montrent au moins les écueils et permettent de se mouvoir, ce qui vaut mieux que de rester immobile.

Je vais justifier ces propositions, à propos des découvertes faites ou au moins confirmées à Alfort sur le *grease pustuleux*, en d'autres termes sur l'origine du vaccin.

Dans les discussions qui ont eu lieu sur l'origine de la vaccine, M. H. Bouley a émis deux hypothèses en deux temps différents, mais très-voisins l'un de l'autre.

Rapprochant l'opinion de ceux qui ont prétendu avoir produit le cow-pox par l'inoculation faite à la vache de la matière des eaux-aux-jambes du cheval, de l'affirmation de MM. Lafosse et Leblanc qui avaient vu le cow-pox provenir d'une maladie de cheval autre que les eaux-aux-jambes ; tenant compte, en outre, de cette circonstance probable que le grease anglais ou la maladie du talon de Jenner était une autre source de cow-pox bien distincte des deux précédentes; prenant enfin en considération d'autres origines du cow-pox qui avaient été signalées, de temps en temps, par divers observateurs, M. H. Bouley, dis-je, rapprochant dans son esprit ces divers éléments par une synthèse un peu précipitée ou tout au moins non suffisamment justifiée puisqu'elle méconnaissait à la fois les lois de l'analogie et le principe de l'unité morbide, M. H. Bouley avait émis une première hypothèse, à savoir que plusieurs maladies du cheval pouvaient donner le cow-pox à la vache. La seconde hypothèse dérivait de la première. M. H. Bouley, en chercheur infatigable, s'était dit : en inoculant à la vache toutes les maladies possibles du cheval, je finirai certainement par savoir quelle est celle qui fournit le cow-pox. Or, M. H. Bouley a la main heureuse, et la première maladie du cheval qu'il tenta d'inoculer à la vache fut celle qu'il avait considérée jusque-là comme une affection aphtheuse et dont il sera question plus loin. Il obtint ainsi un vrai cow-pox.

M. H. Bouley se hâta d'en conclure, et c'est précisément en cela que consiste la seconde hypothèse, qu'il avait trouvé un fait *révolutionnaire*, une nouvelle maladie du cheval qui fournissait le cow-pox. Mais si M. H. Bouley s'était moins hâté de parler, si, gardant pour lui son hypothèse, il avait mieux ou plus longtemps observé son cheval et ceux qui pouvaient être dans le même cas, ne se serait-il pas convaincu que ce cheval avait des pustules sur le corps, ou au moins qu'il s'en rencontrait sur le corps d'autres chevaux atteints de la même affection ? Le résultat a été le même pour la science, sinon pour M. H. Bouley, qui n'avait eu que le tort de penser tout haut et en pleine Académie. Il s'est rectifié lui-même jusqu'à un certain point, et c'est la science, en définitive, qui a le bénéfice de sa rétractation, c'est-à-dire de ses observations subséquentes, des éclaircissements ultérieurs qu'il a fournis, des nouvelles données d'observations et d'expériences auxquelles il est parvenu, en travaillant, en quelque sorte, sous les yeux de tout le monde.

M. H. Bouley a donc fait des hypothèses, mais il a été plutôt stimulé qu'enchaîné par elles. Il n'a pas même attribué une importance exagérée à sa seconde hypothèse, bien qu'elle parût légitimement basée sur l'expérimentation directe. Au contraire, il a bientôt constaté lui-même par de nouvelles observations, appuyées par d'autres expériences, que ces aphthes auxquels il avait donné trop d'importance comme vaccinogènes, n'étaient qu'un des symptômes d'une maladie constitutionnelle qui avait bien d'autres manifestations, et qui en présentait notamment d'essentielles à la peau. M. H. Bouley a ainsi du même coup, — M. Depaul aidant, — rectifié des erreurs et découvert des choses importantes.

Je ne quitterai pas ces considérations générales, sans faire ressortir l'importance qu'il y aurait à fonder deux nouvelles Sections à l'Académie de médecine, savoir : une Section d'Histoire et une Section de Médecine comparée. S'il y avait eu dans cette Compagnie savante une Section d'histoire, y aurait-on méconnu les traditions Jenneriennes, je dis plus : les traditions du Comité central de vaccine ; je dis plus encore : les traditions de l'Académie elle-même, héritière de ce Comité central. En un mot, n'aurait-on pas su ce qu'était le grease pustuleux ? M. H. Bouley aurait-il pu appeler, sans qu'il s'élevât de réclamation, *révolutionnaire* un fait essentiellement *restaurationnaire ?* Tout cela soit dit, bien entendu, sans diminuer en rien le mérite incontestable de M. H. Bouley.

Au moyen d'une Section de médecine comparée, qu'il ne faudrait pas confondre, telle que je la conçois, avec la Section importante de médecine vétérinaire dont les points de vue et le but sont différents, n'aurait-on pas eu facilement des renseignements exacts sur la nosographie du grease pustuleux et principalement dans tous ses rapports avec le cow-pox ?

On a reproché à Jenner de ne point avoir donné la description du grease vaccinogène, c'est à tort peut-être; Jenner, en effet, ne s'est pas cru obligé de décrire une maladie que tout le monde paraissait connaître dans son pays. Il pouvait se tromper, sans doute; cependant on découvre dans ces derniers temps, et l'on sait aujourd'hui plus ou moins nettement ce que c'était que le grease de Jenner. On possédait un mot, le mot grease, qui n'exprimait rien pour nous de précis. Mais aujourd'hui qu'on vient de trouver la chose, on va avoir une signification nette de ce mot. Il ne s'agit plus que de bien décrire et de bien spécifier cette chose. Que fait-on, au contraire? On s'expose à jeter de la confusion dans les esprits par des dénominations nouvelles. N'était-ce pas assez que d'avoir obscurci les idées pendant plus d'un demi-siècle par les dénominations mal définies d'eaux-aux-jambes et de javart!

Dans un cadre nosologique bien fait, cette maladie doit trouver sa place parmi les maladies virulentes en même temps que la syphilis, la variole, la rougeole, la scarlatine, etc.

Nosologie. — NOMS : *Grease* (fermiers du Gloucester, Jenner); *mal du talon* (Jenner); *grease constitutionnel* (Loy) (1); *vesicle equina* (Ceely) (2); *cow-pox*, *vaccin*, *maladie vaccinogène* (H. Bouley); *horse-pox* (H. Bouley); *variole de cheval* (Depaul); *giardone* (Birago) (3); *giovardo* ou *chiovardo* (Sacco) (4); *farcin de rivières* (Bourgelat) (5); *farcin bénin léger* (vétérinaires français modernes); *javart*, *eaux-aux-jambes*; *picote* (Dupuy) (6); *cachexie claveléiforme* (7); *herpes phlyctenodes* (H. Bouley, Reynal), etc.

Ce luxe indigent de terminologie n'est pas un bon signe, car il obstrue les abords et encombre les sentiers de la science. M. H. Bouley lui-même, un esprit pourtant si distingué! se laissant aller à l'entraînement pour le néologisme, a créé le mot *horse-pox*. C'est un produit anglais de contrefaçon française :

1° Ce mot signifie quelque chose sans offrir rien de précis. Qu'est-ce que la vérole du cheval? A quelle maladie de l'espèce humaine correspond-elle par son principe? Si c'est à la variole, pourquoi préjuger ainsi, et, pour ainsi dire, contre soi-même, une question en litige, et fournir une arme à ses adversaires?

2° Il brise la continuité des traditions Jenneriennes;

3° Enfin, il ne se prête à la formation d'aucun dérivé.

Le mot *grease* est également anglais; il a été employé par Jenner et adopté par Loy. Il est excellent, précisément parce qu'il n'offre pas le moindre rapport avec la nature de la maladie que nous lui faisons signifier. Il ne peut ainsi donner lieu à aucune confusion et n'engage aucunement l'avenir. Il devrait donc satisfaire tous les esprits. Nous emploierons transitoirement, pour écarter les idées que représentent les termes d'*eaux-aux-jambes* et de *javart*, l'expression de *grease pustuleux*, sauf à revenir, plus tard, au mot *grease* sans qualificatif, qui est plus commode et plus court, qui a pour lui la sanction du temps et, pour ainsi dire, le droit de premier occupant. Outre que le mot *grease* ne

(1) ACCOUNT OF SOME EXPERIMENTS ON THE ORIGIN OF THE COW-POX. In-8, 1802, 29 pages. V. ci-dessus, p. 612 et s.

(2) Rayer. COURS DE MÉDECINE COMPARÉE. Introduction. Paris, 1863, p. 47.

(3) MÉMOIRE SUR L'ORIGINE DE LA VACCINE DÉPENDANTE DU GIARDONE, etc. Milan, 1803.

(4) TRAITÉ DE VACCINATION, etc.; traduit de l'italien. Paris, 1813.

(5) Dupuy. TRAITÉ HISTORIQUE ET PRATIQUE SUR LES MALADIES ÉPIZOOTIQUES DES BÊTES A CORNES ET A LAINE OU SUR LA PICOTE ET LA CLAVELÉE. Paris, 1837, in-8°, p. 380. Bourgelat. MÉMOIRE SUR LA MALADIE ÉPIZOOTIQUE DE 1770.

(6) Ibidem. *Passim.*

(7) Dupuy. *Passim.*

préjuge rien, il se prête à une foule de combinaisons de mots dénominatifs tels que :

Grease local, grease constitutionnel, grease vésiculeux, grease pustuleux, grease vésico-pustuleux; maladie greasienne, affection greasienne, lésion greasienne, éruption greasienne; lymphite greasienne, adénite greasienne, périostite greasienne; grease buccal, grease cutané, grease équin, grease vaccin, grease ovin, grease porcin, grease canin, grease humain... contagion greasienne, contamination greasienne, inoculation greasienne, friction buccale greasienne, friction anale greasienne, friction génitale greasienne, friction nasale greasienne, friction conjonctivale greasienne; virus greasien ou *greasin, lymphe greasienne, matière greasienne; greasiner, greasination, vésicule greasienne, pustule greasienne, vésico-pustule greasienne; aphthes greasiens, ulcération greasienne, auréole greasienne, cicatrice greasienne; greasides* (comme on dit *syphilides*), etc.

Étiologie. — La question de l'étiologie est loin d'être résolue. Mais la solution du problème est d'une haute importance, comme tout ce qui a trait à cette singulière maladie. Il n'y a d'insignifiant que la thérapeutique, au point de vue vétérinaire bien entendu ; c'est en effet à cause du peu de gravité de cette maladie que les vétérinaires n'y ont pas fait assez attention. L'étiologie est ce qu'il y a de plus important, parce que cette maladie est la source du vaccin. Remonter à son origine, c'est donc remonter à la source du vaccin. Ce n'est donc pas seulement pour qu'on puisse reconnaître cette maladie et la traiter qu'il est important d'en connaître l'étiologie, mais encore et surtout pour qu'il soit possible de se la procurer chaque fois qu'on en a besoin.

Pâturages humides. Chaleurs excessives qui font rechercher pour les chevaux et par eux l'humidité et l'abreuvement. Chevaux de rivières (Bourgelat, Jenner). Jenner donne à entendre que les chevaux contractaient cette maladie en laissant leurs pieds séjourner longtemps dans d'humides pâturages. Bourgelat en voit la cause dans le passage continuel du chaud à l'humide. Selon lui, l'humidité du printemps est la cause la plus ordinaire du grease. Cet avis est aussi celui du chevalier De Carro.

Cette étiologie paraît, jusqu'à un certain point, justifiée par les nombreuses observations qui ont été faites, pendant l'été de 1863, à Alfort et ailleurs. Plusieurs des chevaux qui furent atteints du grease, en dehors de la contagion directe apparente, venaient d'être récemment achetés et avaient été mis au vert avant d'être vendus; or, on se rappelle que les chaleurs étaient excessives à cette époque, et on comprend que ces chevaux mis au vert, c'est-à-dire placés dans des conditions de liberté relative, ont dû chercher les lieux humides, les rigoles, les abreuvoirs, etc.

A cette question d'étiologie s'en rattache une autre qui est bien autrement importante.

Le grease pustuleux constitue-t-il à lui seul toute une maladie, ou fait-il simplement partie d'une autre maladie, soit à titre de manifestation symptomatique, soit à titre de manifestation évolutive?

J'ai beaucoup de tendance à croire qu'il n'est qu'une partie d'un tout, d'une maladie, et voici mes raisons :

Le vaccin est un virus fixe, contagieux, mais non infectieux. Il est donc de ceux qui se conservent dans l'organisme, et qui peut-être, quoi qu'on en ait dit, peuvent y créer des états morbides, s'ils ne sont pas bien maniés; peut-être même des dispositions héréditaires.

Mais quelle est donc la maladie avec laquelle il peut se lier de manière à faire avec elle une unité morbide? Ne serait-ce pas la gourme?

Sacco prétend avoir prévenu l'*étranguillon* des jeunes chevaux par l'inoculation du vaccin. Je n'attache pas une créance bien grande dans les affirmations de Sacco. Mais il est des choses qu'on peut moins imaginer que d'autres, et qu'alors on prend mieux dans la nature que dans son imagination ou dans le désir d'annoncer du nouveau. Cette affirmation de Sacco est du nombre, or, l'étranguillon est-il autre chose qu'une manifestation gutturale de la gourme. Un vétérinaire anglais du nom de White rapproche la gourme de la petite vérole de l'homme et de la clavelée du mouton (1). Enfin M. H. Bouley n'a-t-il pas dit à l'Académie de médecine que le grease pustuleux était une maladie qui coïncidait avec une autre maladie? Ce n'est pas mon opinion; je croirais bien plutôt qu'il n'y a là qu'une seule maladie et deux ordres de symptômes. Mais peut-être que M. H. Bouley ne commet qu'une erreur nominale, consistant à confondre, comme le font parfois des vétérinaires, l'affection avec la maladie, et comme il l'a déjà fait, quand il a dit que plusieurs maladies (il voulait dire plusieurs affections) étaient de nature à reproduire le grease pustuleux.

Cette entité, cette unité morbide, *gourme-grease*, bien démontrée, il y aurait à en tirer des conséquences scientifiques et pratiques; mais je me bornerai ici à cinq réflexions seulement :

1° On arrivera certainement un jour à n'avoir besoin que de la gourme du cheval, qu'on peut trouver partout et toujours, pour retrouver le vaccin.

2° Dans toutes les expériences chevalines de régénération du vaccin on devra écarter tous les chevaux qui ont jeté leur gourme.

3° L'observation facile des chevaux nous apprendra si la gourme mal jetée leur laisse des maladies. Comment elle doit être jetée pour laisser du bien.

4° On sera sur la voie de bien savoir quels sont les animaux vaccinogènes en sachant quels sont les solipèdes passibles de la gourme.

5° Enfin l'observation de tous ces phénomènes *greasiens-gourmeux* ne nous mettra-t-elle pas sur la voie des symptômes vaccinaux humains quels qu'ils soient, présents, futurs, primitifs, constitutionnels?

On a beaucoup discuté dans ces derniers temps sur les voies de communication du grease. Est-il contagieux? Est-il infectieux? Il est fâcheux qu'on ne s'entende pas mieux sur la signification précise des mots *contagion* et *infection* qui sont partout mal définis. Il s'agit donc ici d'une question qui non-seulement n'est pas bien posée, mais qui encore ne peut pas l'être tant que les mots dont on se servira présenteront une signification équivoque.

Posons donc autrement la question et demandons-nous simplement quelles sont les voies de communication de cette maladie d'un animal à un autre, d'un animal à l'homme, et de l'homme à l'homme.

1° Tout le monde convient qu'elle se propage par inoculation. La vaccine est là pour le prouver. Cette maladie n'est pas autre chose que la vaccine. Personne n'ignore qu'en dehors de l'apposition directe de la sérosité vaccinale sur le derme dénudé, il n'y a pas de communication possible; même chose a lieu sur les animaux. Tant d'Expériences publiques ont été faites qu'il n'y a pas à insister. M. Mathieu et moi, nous avons pendant six mois entretenu le grease pustuleux en le faisant passer d'un cheval à un autre; c'est donc une voie de

(1) ABRÉGÉ DE L'ART VÉTÉRINAIRE, ou Description raisonnée des maladies du cheval, etc., par J. White....., traduit de l'anglais sur la 11e édition; annoté par M. Delaguette, Vétérinaire des Gardes-du-corps du Roi. 2e éd. Paris, 1827.

transmission acquise à la science sur l'admission de laquelle il ne peut y avoir aucun doute.

2° Il est incontestable que le grease pustuleux du cheval offre en général des symptômes buccaux. Nous avons démontré, M. Mathieu et moi, qu'on peut communiquer le grease au cheval, à la vache et à d'autres animaux, en leur frictionnant les gencives et d'autres muqueuses, les génitales, par exemple, avec le principe contagieux, sans faire à ces organes une solution de continuité, quoiqu'il ne paraisse pas que cela puisse s'effectuer sur la peau. Ce n'en est pas moins un second mode de communication sans effraction. Entrée du principe contagieux par les ouvertures naturelles des muqueuses.

3° Maintenant ce principe du grease peut-il, sans altération, se répandre sous une forme non matérielle, non visible, dans l'atmosphère, de manière à infecter les bêtes ? Je ne le crois pas ; dans tous les cas que j'ai observés et qui ont été signalés, le principe de la maladie avait toujours pu se communiquer immédiatement, matériellement, visiblement, d'après l'un ou l'autre des deux modes indiqués. Il serait d'ailleurs fort étrange que ce principe, qui est le même, fût par l'atmosphère communicable aux animaux et ne le fût jamais à l'homme.

Voilà donc un principe auquel on donne de singuliers attributs : 1° Il ne pourrait plus redevenir lui-même, après avoir passé par l'organisme des animaux ; il aurait acquis une transformation indélébile. 2° De volatile qu'il était et de transmissible par l'atmosphère, il cesserait de l'être, de façon que le passage à travers les animaux lui conserverait la propriété de se transmettre par l'atmosphère aux animaux et la lui enlèverait pour l'homme.

Je crois donc, jusqu'à nouvel ordre, qu'il n'y a que les deux voies de contagion que je viens d'indiquer et surtout la première.

Affection. — Son siége ordinaire et visible est la peau de tout le corps et la membrane muqueuse buccale.

Est-elle pustuleuse ? Est-elle vésiculeuse ?

Une discussion s'est élevée sur ce sujet à l'Académie ; à la manière vive dont on a parlé, affirmé, nié, et dont on s'est même taxé d'ignorance, on aurait facilement cru que les termes de *vésicule* et de *pustule* étaient parfaitement définis et qu'il ne pouvait y avoir aucun malentendu à l'égard de leur signification. Il n'en est rien cependant. On trouve encore ici plus de vague que quand il s'agit de définir les mots de *contagion* et d'*infection*.

Dans la dernière édition du DICTIONNAIRE DE NYSTEN, on ne définit pas la vésicule et on se borne à dire, à l'article *pustule*, que c'est une *très-petite tumeur cutanée qui suppure au sommet*. Dans cet ouvrage, on place la vaccine parmi les pustules, quoique la vaccine constitue une assez *grosse* tumeur cutanée *remplie de sérosité* qui ne suppure que fort tard et tout aussi bien à la base qu'au sommet.

Bateman et plusieurs des élèves de Willan et de Biett mettent la vaccine au rang des vésicules. « *La vaccine*, disent Cazenave et Schedel, *est une affection plutôt vésiculeuse que pustuleuse, mais nous nous croyons excusables en plaçant son étude après celle de la variole par les rapports essentiels qui existent entre ces deux maladies.* » (ABRÉGÉ PRATIQUE DES MALADIES DE LA PEAU, 1828, p. 178).

Comme exemple d'analogie entre la vésico-pustule vaccine et l'élément primitif d'une autre affection cutanée, je citerai une syphilide que M. Bazin a très-bien décrite sous le nom de *plaque muqueuse de la peau*. Dans le début de la vésico-pustule vaccine, comme dans le cours de cette syphilide, l'épiderme est à la fois gonflé et soulevé, mais il n'est pas réellement écarté, par de la sérosité, des éléments de la peau qui sont au-dessous de lui. La sérosité est infiltrée, plutôt que réunie. Il m'est arrivé plusieurs fois d'entamer avec une lancette l'épiderme de la plaque muqueuse de la peau et celui de l'élément initial de la vaccine, sans pénétrer dans un petit espace séreux que je croyais d'abord rencontrer. Plus tard, l'intervention du toucher et l'habitude avaient bien vite rectifié mon illusion. Ces considérations m'autorisent à employer l'expression de vésico-pustule, et même à me servir indifféremment, pour plus de brièveté, tantôt du mot *vésicule*, tantôt de celui de *pustule*.

Ne pourrait-on pas cependant préciser mieux que ne l'ont fait les auteurs le sens de ces deux dénominations, en établissant entre la vésicule et la pustule un parallèle? Ce parallèle devrait être fondé sur la détermination des éléments de la peau qui sont affectés, sur la nature du liquide et sur les conditions de son enveloppe; ensuite sur l'indication des auréoles, des ulcérations et des croûtes qui peuvent exister, et enfin sur la mention des cicatrices finales.

La vésicule est plus superficielle ; le derme n'est pas atteint ou à peine est-il superficiellement excorié. La pustule est plus profonde et entame le derme.

Dans la vésicule, comme dans la pustule, il y a soulèvement de l'épiderme; mais dans la pustule, il y a en outre inflammation de parties plus profondes.

Le liquide de la vésicule est longtemps séreux ou séroïde, et s'il devient purulent, ce n'est, en apparence du moins, que vers la fin. Il en est autrement de la pustule (*pus*), dont le liquide est constamment purulent ou puro-sanguinolent.

La vésicule ne s'accompagne pas ou s'accompagne à peine d'auréole. La pustule est accompagnée d'une auréole vivement enflammée.

La vésicule se termine plutôt par la formation d'une lamelle qu'elle ne se couvre d'une véritable croûte; elle n'est généralement pas accompagnée, comme la pustule, d'ulcération ni suivie de cicatrice.

En voilà de reste pour établir que la vaccine est une affection qui n'est pas plus exclusivement pustuleuse que vésiculeuse, et pour donner gain de cause à ceux qui ne veulent reconnaître dans la classification de Willan qu'un système commode pour le diagnostic et pour la description des espèces.

A LA PEAU donc se montrent principalement des vésicules qui, à un moment de leur évolution, peuvent être considérées comme constituant des pustules. Ce sont des vésicules, parce que le derme est à peine entamé et que le liquide sécrété est presque constamment séreux ou *séroïde*. Ce sont des vésicules converties en pustules, parce qu'il y a plus tard production de pus, de croûtes, d'ulcérations et de cicatrices.

On peut même dire que l'élément primitif se montre quelquefois sous la forme de papules par suite d'une sorte d'avortement de cet élément; en effet, avant qu'il y ait vésicule il y a papule, et quelquefois l'évolution ne va pas au delà de la forme papuleuse. En tout cas, et pour me tirer d'embarras, je me servirai désormais dans ma description du mot *vésico-pustule* qui rendra assez bien le sens de ce que j'ai observé à la peau et dans la bouche des chevaux.

Ces vésico-pustules sont généralement en grand nombre et disséminées sur toute la surface du corps. Elles sont quelquefois discrètes, quelquefois confluentes. Cela dépend de l'intensité de la maladie. Mais, en général, elles sont bien plus multipliées comme aussi leur volume est très-considérable à l'endroit qui a été le premier attaqué par le virus, et qui peut être considéré par conséquent comme le point de départ de la maladie ; car je ne crois pas plus, comme je l'ai dit plus haut, à la contagion par l'atmosphère qu'à la naissance spontanée de cette maladie. Il y a donc une localité qui correspondrait syphilitiquement parlant au chancre ou au pseudo-chancre, et où les choses se passent de même. C'est de là que partent les vaisseaux lymphatiques qui arrivent à des ganglions où l'infection a déjà retenti. Dans cette localité, comme je l'ai dit, les vésico-pustules sont généralement confluentes, elles y constituent des masses, des groupes dont les éléments, plus larges et circulaires, empiètent souvent les uns sur les autres et forment par l'intersection de leurs cercles des délinéations.

J'ai vu une fois cet assemblage de vésico-pustules siégeant à la partie postérieure de la couronne où il formait une masse qu'on aurait pu comparer, à cause de la manière dont ces vésico-pustules étaient réunies, à un groupe de syphilides circonscrites. J'ai constaté encore des groupements semblables aux commissures labiales, au milieu de la lèvre supérieure ou aux points intermédiaires à ces deux parties et au nez. Dans une circonstance enfin, ce point de départ de la maladie, révélé par une accumulation de vésico-pustules et par un retentissement ganglionnaire correspondant, siégeait sur un des côtés de l'encolure, à un endroit qui avait été en rapport avec la selle ou tout autre véhicule du virus.

Dans tous ces cas, un gonflement ganglionnaire correspondant indiquait que c'était bien là la porte d'entrée et le point de départ de la maladie.

Les vésico-pustules étaient constamment arrondies, à moins qu'elles n'eussent été déformées par le grattage. Le liquide en est d'abord clair — (voir plus loin des détails sur ce liquide). — Il y a presque transparence. L'aspect est toujours primitivement jaunâtre. Mais bientôt le mélange du liquide avec le sang — (voir plus loin la description de la croûte) — donne à la vésico-pustule une couleur sombre et un aspect de datte luisante. Phénomène bien dissemblable de ce qui se passe chez l'homme, où il y a une différence énorme dans la couleur de la peau et peut-être dans celle d'autres éléments organiques. La pustule présente en outre quelques différences d'aspect qui tiennent aux différences de couleur et de texture de la peau. Ainsi, sur le cheval, la peau tire plus sur le noir ; sur la vache, plus sur le blanc jaune ; sur l'homme, plus sur le blanc. Il suit de là que pour bien reconnaître la vésico-pustule, il faut l'avoir vue pour ainsi dire partout; avec sa couche gris-suie, sur le cheval, à moins que l'inoculation ne soit faite sur une partie de peau privée de pigment ; — jaune blanc sur la vache ; — blanc mat ou argenté sur l'homme. Il faut aussi tenir compte de la nuance et de l'épaisseur de l'épiderme.

Leur surface n'est pas conique, mais elle est régulièrement arrondie, aplatie, nummulaire et souvent ombiliquée, c'est-à-dire un peu déprimée au centre. La largeur de ces vésico-pustules est de 1 centimètre environ de diamètre. Quelques-unes pourtant présentent jusqu'à 2 centimètres de diamètre, mais jamais au delà à moins qu'il ne s'agisse de pustules provenant d'une inoculation. Celles-là sont en général plus développées. Il y en a aussi qui ont moins de 1 centimètre de diamètre ; on en trouve même qui n'ont que quelques millimètres d'étendue. Ce sont là des vésico-pustulettes abortives. Au-dessous sont de petites papules plus abortives encore, pour ainsi dire. La hauteur et l'épaisseur de ces vésico-pustules est de 2 à 3 millimètres environ au voisinage du centre, mais non pas tout à fait au centre où, à cause de la dépression qui y existe, cette dimension est moins considérable. En effet, les vésico-pustules parvenues à leur état le plus complet de développement, c'est-à-dire du 5e au 8e jour, sauf des variétés qui tiennent à des circonstances particulières de l'évolution de la maladie ou de l'affection, présentent au centre une petite dépression de 1 millimètre de diamètre environ, laquelle a une petite croûte enchâssée quelquefois dans une croûte plus proéminente. Puis vient une zone remplie de liquide ordinairement séreux, quelquefois séro-sanguinolent, plus rarement ou tout au moins toujours plus tard séro-purulent, purulent ou puro-sanguin. Tout cela est d'ailleurs variable, suivant le moment de l'évolution de la vésico-pustule que l'on examine, ou suivant aussi que cet élément primitif a été contrarié dans son évolution par des grattages provenant de l'homme ou de la bête.

Il y a enfin une base plus ou moins élevée, mais peu étendue, qui correspond à une zone foncée au début, pâle par la suite. Cette base n'est ni bien accusée, ni bien étendue, ni bien circonscrite, et existe surtout dans les vésico-pustules qui sont plus grosses et qui correspondent au point de départ de la maladie. C'est aussi de ces vésico-pustules que partent quelques lymphatiques formant des cordes, lesquels vont aboutir à des ganglions et spécialement aux ganglions sous-maxillaires si faciles à explorer quand la maladie a débuté par la bouche.

Le liquide de la vésico-pustule est une sérosité limpide, jaunâtre, parfois légèrement sanguinolente, un peu gluante. A peine est-elle sortie de son réservoir, qu'elle se coagule et qu'elle forme des croûtes stalactiformes, luisantes et affectant la couleur jaune du rayon de miel. La forme et l'aspect de toutes les croûtes de la maladie, quelles qu'elles soient, tiennent à des combinaisons, à des mélanges variés du liquide avec le sang, le pus, les poils, leurs bulbes, les éléments et les matières chromiques de la peau de l'homme et des animaux. Il se joint à ce liquide bien plutôt et plus facilement du sang que du pus (réserve faite de l'examen microscopique). Celui-ci ne paraît se sécréter que vers la fin et comme élément cicatriciel.

A part les cas où la vésicule a été entamée et ceux où elle a été distendue, rompue par le liquide abondant, la croûte n'est pas très-épaisse. D'abord bornée au centre de l'élément, elle en gagne bientôt toute la surface. Elle est couleur de datte sèche, luisante, comme gluante au doigt. De 1 à 2 millimètres d'épaisseur, presque aussi épaisse à la périphérie qu'au centre, convexe en dehors, un peu concave en dedans; elle présente en dehors l'aspect que j'ai dit et en dedans quelques inégalités, mélanges de points noirs et gris, empreinte du passage des poils dont elle n'a pas détruit le bulbe. Cette croûte n'est ni trop ni trop peu adhérente, excepté au centre où elle l'est beaucoup. Elle se détache aisément en masse là où il n'y a pas trop de poils, partout ailleurs en fragments assez bien agglutinés.

L'ulcération sous-jacente, quand elle est bien développée et qu'elle a acquis tous ses caractères, car il serait bien difficile d'entrer dans le signalement des nuances, cette ulcération est circulaire, peu profonde, à peine taillée à pic, grisâtre, présentant un fonds pultacé et parsemé d'une multitude de points noirs formés par les poils qui repoussent, leurs bulbes n'ayant pas été détruits. Plus tard, avant que l'ulcération ne soit complètement cicatrisée, on voit les poils qui ont repoussé présentant plusieurs millimètres de hauteur. La cicatrice est circulaire, gaufrée, soit de niveau avec la peau, soit un peu déprimée à pic. Sa couleur est d'un blanc mat, ou du moins d'une teinte moins sombre que les parties voisines. Mais bientôt elle change d'aspect dans les régions occupées par les poils. Ceux d'abord enlevés repoussent parce que leurs bulbes n'ont pas été détruits. Ils changent ainsi d'abord l'aspect de la cicatrice quand ils sont faibles, puis bientôt devenus forts et vigoureux, c'est-à-dire normaux, ils la masquent complètement. Mais sur les muqueuses du nez, des lèvres, des parties génitales, etc., la cicatrice paraît lisse, un peu moins rosée, un peu plus blanche que la muqueuse voisine, et finit enfin par disparaître complètement. La cicatrice est plus large et plus accusée de toutes manières quand elle occupe la place d'une vésico-pustule d'inoculation. Il est tout naturel que là où le travail a été plus considérable, les parties aient été plus entamées et qu'il en reste des traces plus indélébiles. C'est ainsi que les cicatrices vaccinales sont en général très-accusées même chez les enfants. Mêmes réflexions pour les cas où la variole et les différentes formes de la syphilis ont été inoculées.

Quant à la durée de la maladie et des affections, on peut dire, d'une manière générale, que quand le grease pustuleux est spontané sur un cheval, celui-ci présente des vésico-pustules pendant une quinzaine de jours environ, et parvenues à divers degrés de développement.

Si la maladie a été inoculée, que ce soit surtout pendant l'hiver, c'est-à-dire à une époque où la généralisation se fait moins bien, si, en un mot, la maladie n'a pas été accompagnée ou l'a été à peine d'une éruption générale, les vésico-pustules d'inoculation deviennent plus larges, durent plus longtemps, sont plus longtemps plus ou moins spécifiques. Mais cela ne veut pas dire le moins du monde qu'elles le soient pendant toute leur durée et jusqu'à complète cicatrisation, ni surtout qu'elles le soient au même degré.

Si la maladie a été inoculée, les pustules des premiers jours, c'est-à-dire celles qui correspondent à la porte d'entrée du virus, existent à différents degrés d'évolution pendant tout le cours de la maladie. Mais celles qui viennent ensuite et qui sont moins développées offrent une évolution moins complète et bien plus rapide. Elles sont souvent disparues les premières. Quelquefois même elles sont abortives.

J'ai déjà parlé du point initial, de ce point qui, syphilitiquement parlant, correspondrait au chancre ou au pseudo-chancre et qui m'a paru ne manquer que rarement. En admettant que ce point de départ n'eût pas été apparent dans quelques cas, n'y aurait-il pas là une analogie de plus avec la syphilis et la variole où quelquefois la porte d'entrée s'est pour ainsi dire fermée presque aussitôt après avoir été ouverte? Il y a plus, on a vu des séries de vaccinations qui avaient réussi au point de vue de la préservation, s'étaient révélées par certains phénomènes, mais n'avaient jamais été révélées par la présence d'aucun accident local à l'endroit de l'insertion. M. Kergaradec a publié un Rapport curieux à cet égard dans le *Journal général de médecine*.

Les symptômes subjectifs tels que le prurit, la démangeaison, la cuisson, les picotements, les *lancinements* ne peuvent pas être aussi bien étudiés chez les chevaux que dans l'espèce humaine; car les chevaux ne parlent pas. Mais ils se grattent, se frottent au ratelier, montrent de l'impatience et témoignent de la douleur par leurs mouvements et par leurs plaintes. Or il n'est pas douteux, d'après leurs manifestations, que dans le grease ils éprouvent à certains moments de la démangeaison, de la cuisson et souvent même de la douleur assez forte. Cette douleur devient surtout évidente quand on touche aux vésico-pustules, qu'on les gratte, et principalement quand on y exerce, avec un instrument, de petites manœuvres dans le but de se procurer de la matière virulente.

SUR LA MUQUEUSE, les vésico-pustules siégent à la langue, à la surface interne des joues et surtout à la face interne des lèvres. On en découvre aussi quelquefois sur la muqueuse des parties génitales et de l'anus. Je ne parle pas des cas où une inoculation muqueuse a été faite artificiellement au moyen d'une friction virulente, pas plus que de ceux où l'inoculation s'est faite naturellement par cette voie, et où une muqueuse, et spécialement la muqueuse buccale, s'est trouvée ainsi la porte d'entrée du virus. Dans ces cas, les vésico-pustules sont plus nombreuses, mieux accusées, confluentes, plus ulcérées et durent plus de temps. Elles sont, en général, plus petites que sur la peau. A la surface interne des lèvres elles sont de volume variable et souvent confluentes ; mais elles y sont toujours plus petites qu'à la peau. Leur peu de développement peut dépendre de la délicatesse de la membrane muqueuse qui ne peut pas subir une forte extension sans se rompre et dont le tissu cellulaire est moins susceptible d'engorgement. En outre chaque élément primitif semble avoir pour centre un follicule muqueux. Cela est visible non-seulement à la loupe, mais encore à l'œil nu. On voit même aisément à la loupe le centre du follicule par lequel a débuté le mal. A l'état de début ou de développement incomplet cet élément primitif forme une *convexité*, un petit cône d'environ 3 millimètres de saillie, lisse, pâle, laiteux en quelque sorte. Il offre un petit point folliculaire au centre. Quand cet élément primitif acquiert un développement plus complet, on voit un ombilic central, bien formé, régulier, circulaire. Un cercle épidermique plus large inscrit cet ombilic. Il est soulevé lui-même par de la lymphe et quelquefois même par un peu de pus.

Quelquefois aussi il y a deux cercles intermédiaires à une légère aréole et au point central. Alors le plus interne de ces deux cercles qui offre 1 à 2 millimètres de diamètre est comme ulcéré, pultacé, grisâtre, quelquefois même un peu noirâtre, et c'est l'autre cercle, le plus périphérique, qui est le plus large et qui paraît soulevé par de la lymphe ou un peu de pus. Il y a donc alors du centre à la périphérie comme une petite cocarde qui offre d'abord le point central, la zone ulcérée, la zone lymphatique et enfin l'aréole.

L'épithélium étant enlevé naturellement ou artificiellement, on voit, comme à la peau, une ulcération suivie elle-même d'une cicatricule. Mais on conçoit que cette cicatricule est à peine et n'est pas longtemps visible.

L'ulcération est encore bien moins profonde qu'à la peau. Elle n'offre ni des poils, ni des points noirs qui les remplacent ou qui en soient les vestiges, mais elle présente un fond pultacé, mamelonné, en un mot les mêmes caractères graphiques.

Ainsi, la nature du liquide, la forme de la vésico-pustule, la forme et l'aspect de l'ulcération, tout montre, et l'inoculabilité bien plus encore, sans qu'il soit nécessaire d'insister, qu'on a affaire à l'affection muqueuse d'une maladie dont la vésico-pustule précédemment décrite est l'expression ou l'affection cutanée.

Contagion. — De cheval à cheval, la contagion a été facilement constatée. Il a suffi d'une sorte de cohabitation pour que les chevaux contaminassent leurs voisins. Du reste de nombreuses inoculations positives ont été pratiquées.

Quant à la contagion du cheval à la vache, elle a été plusieurs fois aussi constatée par inoculation. M. H. Bouley a produit sur plusieurs vaches un excellent cow-pox qui a servi, entre les mains de M. Marchant, à inoculer plusieurs enfants et à travers quelques générations successives. Un vaccin de bonne qualité a toujours été ainsi obtenu. M. Mathieu et moi nous avons reproduit les expériences et varié beaucoup les tentatives et les manières de les réaliser.

Nous avons fait en outre des expériences dont nous avons l'initiative et dont le résultat heureux a rendu hommage aux dogmes de la syphilisation dont nos tentatives étaient le corollaire. Sans nous laisser décourager par les essais infructueux de M. H. Bouley, nous avons pu régénérer aisément le principe de la maladie par des inoculations convenables de ce principe à l'espèce chevaline et nous avons presque constamment réussi, quelque part que nous ayons emprunté ce principe, soit sur l'homme, soit sur la vache, soit sur d'autres animaux.

Sa contagion à l'homme a été constatée par l'accident de l'élève Amiot, dont j'ai esquissé l'histoire (1). Get élève, en effet, a contracté par un doigt une vraie vaccine comme cela s'était produit du temps de Jenner. Jenner, Loy, Cazenave et Schedel, M. Lafosse et bien d'autres avaient observé et décrit des faits de ce genre.

Le cheval, pas plus que l'homme ni qu'aucun animal, ne peut avoir une seconde fois cette maladie, pourvu qu'il l'ait eue d'abord assez forte. Le *non bis in idem* est ici parfaitement applicable. Bourgelat le savait. Nous l'avons d'ailleurs plusieurs fois expérimentalement démontré. Le grease, en effet, c'est le cow-pox, c'est la vaccine. A peine y aurait-il lieu à expérimenter sur le cheval une chose qui doit s'y passer comme sur la vache, comme sur l'enfant, comme sur l'homme. D'ailleurs les vésico-pustules dernières venues du cheval qui sont abortives, petites, ne témoignent-elles pas en quelque sorte d'un droit de premier occupant pour les pustules les premières venues ?

Diagnostic. — Le diagnostic est entier dans la description. Maladie générale peu accentuée ou mieux peu connue dans ses prodromes, parce que les chevaux pouvant travailler ne sont vus que quand l'éruption est déjà faite. Il est possible que quelquefois l'éruption se fasse en dedans, sur les muqueuses respiratoires par exemple. Dans ces cas la maladie pourrait devenir grave. Telle paraît être du moins l'opinion de vétérinaires instruits, entre autres de MM. H. Bouley et Charlier. N'est-ce pas là l'étranguillon de Sacco et des vétérinaires de son temps ?

En résumé : Maladie éruptive ; VÉSICO-PUSTULES cutanées et APHTHES également caractéristiques.

Les *vésico-pustules*, sont arrondies, de 1 centimètre, en moyenne, de diamètre, ombiliquées au centre ; leur croûte est plus ou moins foncée et quelquefois d'une couleur et d'un aspect de datte sèche ; l'ulcération est superficielle, pultacée, mamelonnée, pointillée ; le liquide est citrin, mélicérique, etc.

Les *aphthes* sont petits, soit coniques, soit ombiliqués. Ils se trouvent généralement agglomérés en dedans des joues, sur la langue, etc. Il y a quelquefois des ulcérations semblables à celles de la peau, réserve faite, bien entendu, de la différence de tissus.

Retentissement ganglionnaire dans le département du lieu primitivement affecté.

Contagion aux chevaux, à l'homme, à la vache, et dans ce dernier cas production du cow-pox. Inoculabilité à d'autres animaux ; bénignité en général de la maladie.

Ce tableau est si net qu'il suffit d'avoir vu quelques chevaux malades pour ne pas s'y méprendre. Mais pourtant des hommes instruits s'y sont mépris puisque les vétérinaires les plus expérimentés ont méconnu cette maladie. Il y a donc lieu à tracer ici un diagnostic différentiel auquel messieurs les médecins vétérinaires devraient donner leurs soins les plus assidus.

Voici une esquisse rapide, nécessairement imparfaite, incomplète de ce diagnostic, une esquisse en un mot telle que peut la faire un médecin humain, exclusivement humain, et non doublé d'un médecin vétérinaire.

Morve. — Diagnostic différentiel d'une très-grande importance. En effet le

(1) Voir ci-dessus, p. 536.

greasin (virus greasien) étant sur le cheval qui est son propre terrain de meilleure qualité que partout ailleurs, c'est au cheval qu'il vaudrait mieux l'emprunter toujours pour l'inoculer à l'homme. Et alors ne faut-il pas qu'un diagnostic pour ainsi dire infaillible de la morve du cheval soit pour nous une garantie que nous ne risquerons jamais de communiquer à l'homme cette épouvantable maladie?

Un premier caractère se déduira pour nous de la gravité de la morve opposée à la bénignité du *grease*. Mais la morve peut à son début être légère, à symptômes obscurs, latente en un mot, et on serait exposé à l'inoculer à l'homme de la même manière qu'on a pu inoculer la syphilis aux enfants en leur insérant le vaccin. C'est à quoi il faut bien prendre garde. Mais, en tout cas, un cheval morveux ne porte ni les attributs, ni les apparences d'une brillante santé.

Généralement dans la morve il y a des abcès, un jetage abondant, des chancres nasaux çà et là, des pustules à la peau, aussi caractéristiques pour leur compte que celles du grease, et des ganglions turgescents multiples et disséminés. Nous avons dit *généralement*, car il y a des cas de morve chronique chez le cheval où le chancre nasal, le jetage nasal, la glande intermaxillaire, etc., peuvent manquer. Dans le grease au contraire, dont les affections ou les symptômes cutanés portent également avec eux des caractères distinctifs, il n'y a de tuméfiés, d'entrepris que les ganglions où aboutissent les vaisseaux qui partent des lieux primitivement affectés. Les aphthes buccaux sont d'ailleurs aussi caractéristiques que les vésico-pustules cutanées.

Farcin. — C'est une des formes de la même maladie que la morve. C'est surtout une affection ganglionnaire et lymphatique, purulente, qui ne pourrait être confondue avec le grease pustuleux qu'au même titre, mais moins facilement, que la morve dont le vrai farcin n'est pas exactement distinct.

Farcin léger. — Ce qui peut-être a laissé méconnaître pendant longtemps l'identité du farcin avec la morve et a empêché de distinguer le grease pustuleux du vrai farcin, c'est qu'on a décrit sous le nom de farcin plusieurs unités morbides distinctes.

On a notamment désigné le grease pustuleux lui-même sous le nom de farcin léger (farcin de rivière de Bourgelat). Serait-ce de ce farcin-là qu'auraient été guéris des vétérinaires et des élèves d'Alfort? En tout cas, je n'ai pas à établir de diagnostic différentiel entre deux maladies qui n'en font qu'une et ne diffèrent entre elles absolument que par le nom. Le grease pustuleux a été pris pour un farcin léger. Je me borne à constater l'erreur et à renvoyer le lecteur à ce que j'ai écrit plus haut à l'article du nom de la maladie.

Variole. — Il est fort douteux que cette maladie ait été jamais observée chez le cheval. La variole est une maladie fort grave dont les pustules marchent presque toutes en même temps, sont en général plus accumulées que celles du grease, et présentent dès le principe et plus accusée une dépression centrale, laquelle n'a rien de croûteux.

Les pustules de la variole fournissent vite du pus et en donnent toujours en abondance. Le grease pustuleux donne surtout de la sérosité citrine. Le grease pustuleux ne se communique pas, quoiqu'on en ait dit, par les voies de l'atmosphère.

Clavelée des moutons. — La clavelée est une maladie grave qui tue un grand nombre de moutons. Le grease est une maladie bénigne. La clavelée n'est pas seulement très-contagieuse, elle est encore infectieuse. Quand elle s'est mise dans un troupeau de bêtes ovines elle les saisit en grand nombre et elle fait plus que de les décimer. Les pustules claveleuses intéressent plus ou moins profondément la peau. Elles sont essentiellement différentes des vésico-pustules greasiennes.

Cette différence est surtout remarquable quand on étudie la vésico-pustule de la clavelée inoculée. Celle-ci, dont l'évolution est plus longue que celle du grease inoculé, atteint parfois 40 millimètres de diamètre et plus de 15 millimètres d'épaisseur. Sa surface convexe est bornée par une zone saillante d'un rose foncé, au delà de laquelle, et comme limite extrême, existe une auréole d'une teinte rose clair. Quand la croûte épaisse, très-limitée, à bords épais, d'un brun foncé, qui succède à la vésico-pustule inoculée vient à se détacher, on peut constater que la peau et le tissu cellulaire sous-cutané ont disparu là où existait la vésico-pustule. Une cavité profonde, régulièrement concave, à bords taillés à pic, remplace cette croûte dont les caractères ne doivent pas être oubliés.

La clavelée est avant tout une maladie du mouton, dont le vrai terrain est le mouton et dont le principe se régénère sur le mouton. Le grease est au cheval ce que la clavelée est au mouton. Mais la réciproque n'est pas vraie.

L'inoculation tranche du reste péremptoirement la question de non identité. La clavelée s'inocule facilement au mouton comme le grease au cheval; il n'en est pas de même du grease relativement au mouton, bien qu'on parvienne à le lui inoculer sans grands résultats. Mais ce grease ne le préserve pas de la clavelée. Ce qui prouve, pour le dire en passant et du même coup, la non-identité de la variole et de la clavelée. Quant à l'inoculation de la clavelée au cheval, je ne sais si elle a été faite, mais à coup sûr elle ne préserverait pas du grease.

Fièvre aphtheuse des ruminants. — La fièvre aphtheuse des ruminants est une maladie incomparablement plus grave que le grease. Elle est essentiellement infectieuse, tandis que le grease n'est que contagieux. Objectivement la maladie aphtheuse offre de grosses phlyctènes séreuses et comme soufflées au chalumeau. Les vésicules du grease sont jaunâtres et aussi caractéristiques. On dit que les bêtes peuvent avoir plusieurs fois la fièvre aphtheuse, ce qui n'est pas absolu. On sait qu'il est loin d'en être ainsi pour le grease pustuleux. La croûte de la maladie aphtheuse diffère beaucoup de celle du grease pustuleux. Enfin, l'inoculation juge péremptoirement la question de non-identité. M. Mathieu et moi avons facilement donné le grease à des vaches qui avaient la maladie aphtheuse, et nous avons vu cette maladie aphtheuse se déclarer sur des vaches qui avaient déjà eu le grease ou le cow-pox (1).

Blessures. — Certaines petites blessures ont des caractères propres et siégent dans de certains endroits plus vulnérables que d'autres. Elles ne sont pas ordinairement régulières, confluentes. Elles sécrètent du pus et non pas de la sérosité. Si ces blessures sont petites, elles se cicatrisent en général en moins de temps que les pustules greasiennes n'en mettent à parcourir leur évolution. Mais si au contraire les blessures sont étendues, on ne saurait d'aucune manière les confondre avec les vésico-pustules greasiennes.

Piqûres d'insectes. — Elles ont aussi leurs caractères. On voit les points piqués, on constate les phénomènes. Elles siégent aux endroits vulnérables; rien dans la bouche, etc.

Maladie pédiculaire des volailles. — On nomme ainsi une maladie parasitaire que les chevaux contractent dans le voisinage et dans la fréquentation des volailles. La peau des chevaux est couverte de squames irrégulières, pou-

(1) Voir ci-dessus, p. 563.

dreuses, chagrinées, etc. Il n'y a ni sérosité, ni pus, ni croûtes, ni cicatrices ultérieurement. L'animal se gratte beaucoup pendant la nuit, quand le parasite le tourmente, et, privé de sommeil, il dépérit. La maladie ne se guérit pas spontanément et cède aisément à l'éloignement de la cause et à l'action des parasiticides. La récidive arrive souvent. Ce n'est donc que vers la fin du grease qu'une confusion pourrait être possible. Mais on peut trouver encore des vestiges de vésicules dans la bouche. D'ailleurs il y a toujours à la peau des cicatrices distinctives, c'est-à-dire régulières, lisses ou un peu gaufrées, arrondies et assez blanches.

Acné crayeux de la muqueuse buccale. — Les follicules sont pleins de petits corps blancs, arrondis, multiples, durs et pourtant friables comme des grains de sel ou de grès. Pas de sérosité dans les cryptes crayeux, pas d'ulcérations à leur suite. Rien à la peau ; jamais traces de maladie générale.

Pustulation stibiée. — Les chevaux sont quelquefois soumis dans un but thérapeutique à l'action de breuvages émétisés. Leur bouche et le voisinage de cette partie peuvent devenir le siége de vésico-pustules que M. H. Bouley m'a dit avoir un instant confondues avec le grease vésico-pustuleux. Cependant la cause de l'affection, son existence bornée à la bouche et aux environs de cette partie, sa durée moins longue que celle du grease, la purulence presque immédiate des pustules, la possibilité de récidives indéfinies produites à volonté et dans toutes saisons, la non-contagiosité, le manque de point central et de cellules dans la pustule, et enfin l'absence de prodromes fébriles et de toute autre espèce de maladie générale, voilà des caractères tant positifs que négatifs, dont on pourrait encore augmenter le nombre, lesquels ne permettent pas qu'on puisse confondre longtemps une pustulation stibiée avec le grease pustuleux.

Pronostic. — Le pronostic est favorable pour le cheval, puisque la maladie n'a aucune gravité. Mais ceux qui pansent les chevaux *greasieux* peuvent être atteints du grease, s'ils ont des écorchures aux doigts, comme l'a été l'élève d'Alfort Amiot. Jenner, Loy, Biett et beaucoup d'autres en avaient d'ailleurs, comme nous l'avons dit, signalé des exemples. Bien entendu que les chevaux ayant la même litière et le même râtelier que les chevaux malades, et qui n'ont pas encore eu le grease pustuleux, peuvent en être infectés. Mais qu'on ne se méprenne pas sur le mode et les voies de contagion qui peuvent être invoqués alors. La matière greasienne des chevaux malades est facilement déposée sur les aliments, sur la paille. Aussi est-ce la bouche d'abord et ensuite les jambes qui sont le plus fréquemment la porte d'entrée du virus.

Je ne publierai aucune Observation particulière de grease pustuleux chez le cheval. L'Observation du cheval de M. Mathieu que j'ai publiée antérieurement (1) suffira pour servir d'échantillon. C'est d'ailleurs une maladie qu'on verra désormais souvent se reproduire, qu'on pourra même produire à volonté, et que MM. les médecins vétérinaires qui connaissent bien le cheval seront infiniment plus à même de bien décrire que nous. Mais je proposerai un programme, un plan à suivre pour chaque Observation. Le voici :

1° Faire connaître le cheval, sa race, son âge, son tempérament, sa constitution, son état ordinaire de santé, ses antécédents. Y a-t-il soupçon de morve, de farcin, d'une maladie contagieuse quelconque? Est-ce la première fois qu'il a le grease? Y a-t-il eu préalablement à l'éruption un état morbide général?

(1) Voir ci-dessus, p. 543 et suiv.

Y a-t-il eu de la fièvre, de l'inappétence, du dégoût, de la faiblesse, de la somnolence, etc. ?

2° Origine de la maladie. Vient-elle d'un autre cheval, de l'herbe, des fourrages, etc. En un mot, la contagion est-elle évidente ou y a-t-il une autre source de la maladie ? Quels sont ses rapports avec la gourme ?

3° Point de départ organique de la maladie, c'est-à-dire endroit primitivement contaminé. Phénomènes qui se sont passés ou se passent encore à cet endroit. La vésico-pustule y est-elle plus développée qu'ailleurs ? Lymphatiques qui en partent. Ganglions auxquels ces lymphatiques aboutissent.

4° Éléments morbides primitifs et secondaires, c'est-à-dire description des vésico-pustules cutanées et muqueuses, situation, nombre, confluence ou isolément, forme, volume, âge de ces éléments, leur caractère, leur durée, etc.

5° Résultats de la maladie, cicatrices, etc.

Quelle est la place du grease dans une pathologie générale comparée ? De quelle maladie doit-il être rapproché ?

La question est plus embarrassante qu'on ne croit, parce que la science n'est pas fixée sur les bases d'une classification des virus. Quel est le principe qui doit servir de guide ? Quel est le phénomène qui doit dominer les autres ?

A un point de vue, le grease pustuleux inoculé offre la plus parfaite ressemblance avec la vérole inoculée par le produit des accidents secondaires. Des deux côtés nous voyons : absence de contagion par la voie de l'atmosphère, travail local, retentissement lymphatique et ganglionnaire, fermentation universelle de l'organisme, éruption générale et immunité acquise contre de nouvelles atteintes.

A un autre point de vue, la ressemblance avec la variole est frappante. Mais il s'en distingue énormément par l'absence de la contagiosité atmosphérique.

Dois-je donc mettre le grease à côté de la variole malgré le danger qu'on les confonde, ou à côté de la vérole ? Ne dois-je pas les mettre tous trois dans la même case ?

Mais je ne veux donner ici qu'une esquisse ; ce sera moins qu'une classification générale, qu'un tableau synoptique des virus. Il s'agit de faits et d'idées qui trouveront mieux leur place dans des considérations générales que je prépare sur les virus.

Au point de vue où je me place, je diviserai les maladies virulentes en deux groupes.

Je commencerai par convenir que rien n'est plus arbitraire, artificiel, incomplet, défectueux et systématique que la classification que je propose. Je la fais, parce qu'il en faut une. A tout prendre, ne vaut-il pas mieux s'appuyer sur ces béquilles de la pensée que de demeurer immobile et coi ?

1° Groupe de maladies dont les analogies de forme et de *conduite* avec le grease pustuleux sont incontestables :

Variole et clavelée. — Mais la variole et la clavelée sont très-communicables par l'atmosphère, tandis que le grease pustuleux ne l'est pas. C'est une chose qu'il faut constamment répéter parce qu'on a trop souvent dit le contraire.

Mais la variole est grave, essentiellement pustuleuse et purulente, communicable par l'atmosphère, attaque difficilement les chevaux et les vaches, tandis que le grease est surtout séreux, non communicable par l'atmosphère et attaque aisément le cheval et la vache.

Mais la clavelée est une maladie essentiellement moutonnière et se communique par l'atmosphère parmi les bêtes ovines, comme une traînée de poudre.

2° Groupe des maladies dont les analogies de forme et de *conduite* avec le grease pustuleux peuvent être contestées ou n'existent aucunement.

Ici, six sous-groupes :

A. Syphilis, etc. — *B*. Rougeole, scarlatine, fièvre typhoïde, etc. — *C*. Fièvre jaune, peste, choléra, etc. — *D*. Péripneumonie exsudative, maladie morvo-farcineuse, etc. — *E*. Rage, etc. — *F*. Pustule maligne, etc.

On voit par mes *etc.*, que je me borne ici à des indications, et que je ne veux pas traiter à fond la question.

En rapprochant le grease de la variole et de la clavelée, j'ai eu bien soin de faire observer qu'il ne s'agissait pour moi que d'une analogie de forme. En effet, il est un caractère par lequel le grease se rapproche bien mieux de la syphilis, même de la rage, et peut-être de l'affection farcino-morveuse. Ce caractère consiste en ce que ces deux premières maladies, et peut-être la dernière, ne se transmettent pas par l'atmosphère, précisément parce que leur principe est d'une altération facile, et que celle-ci, sans doute, se fait dans l'atmosphère.

Réflexion importante. — Le grease peut être confondu avec des maladies qui ont son apparence, mais qui n'ont rien de lui, la pustulation stibiée, par exemple, tandis qu'il ne ressemble pas à la rage, qui a pourtant beaucoup de rapports avec lui.

Applications. — Quelle peut être l'utilité de la connaissance de cette maladie? D'abord, c'est une connaissance nouvelle, une science de plus.

Tout ce qui est vrai est utile ou le sera. On ne confondra plus cette maladie avec rien : avec aucun farcin, par exemple.

Mais ici, en dehors de l'utilité générale, de l'utilité pathologique, si je puis dire, qu'elle immense utilité! Cette maladie bien connue, bien distinguée de la morve et de l'état morveux, fournira à l'homme LE VACCIN, soit directement, soit par l'intermédiaire de la vache, du porc, etc.; sa lymphe pure sera la plus précieuse, la plus bienfaisante des liqueurs.

Esquisse historique. — Cette maladie était connue par tradition avec ses vertus dans certains Comtés de l'Angleterre, dans le Holstein, les Cordillères des Andes.

Bourgelat l'inoculait déjà aux chevaux pour les en garantir.

Jenner, Loy et Sacco lui donnent une signification.

Cette partie de la science subit ensuite une sorte de moyen âge d'ignorance scientifique. On se sert du grease sans le connaître. De temps en temps un vétérinaire, un maréchal-ferrant l'observent, mais sans le reconnaître et le discerner bien. On méconnaît son nom, ses qualités, ses attributs.

M. Lafosse, professeur à l'École vétérinaire de Toulouse, met la main dessus. M. H. Bouley ne le laisse pas non plus échapper, et, aidé de l'initiative de M. Marchant, médecin à Charenton, nous donne irrévocablement et à jamais le cow-pox. Ce seul fait démontre combien il serait important que les médecins et les vétérinaires se fréquentassent davantage.

La meilleure manière d'utiliser le budjet de la Chaire de médecine comparée, ne serait-elle pas de le dépenser à envoyer aux frais du Gouvernement quelques jeunes et intelligents docteurs, quelques internes distingués à l'École d'Alfort, et quelques élèves de celle-ci aux Cours de la Faculté de médecine et dans les cliniques de nos hôpitaux ?

Cet argent ne serait-il pas mieux employé qu'à payer un Cours qui ne se fait pas ?

En tout cas, et comme résumé général, la science doit de vifs remercîments à M. H. Bouley, — et je lui en dois, pour mon propre compte, de plus vifs encore, parce qu'il m'a fourni l'occasion d'étudier une maladie des plus importantes que je désirais connaître depuis fort longtemps.

VARIOLE ET VACCINE

RÉFLEXIONS

SUR

LES RAPPORTS QUI EXISTENT ENTRE LA VARIOLE ET LA VACCINE.

I

COMMUNICATION FAITE A L'ACADÉMIE DE MÉDECINE LE 5 SEPTEMBRE 1865 (1).

La question que la Commission lyonnaise s'est proposé de résoudre ayant été posée avec retentissement devant l'Académie, il est inutile de faire un préambule historique. Paris a beaucoup parlé, et quoique Lyon n'ait pas tout écouté ou du moins tout retenu, il a beaucoup agi au profit de la science et de la vérité.

La Commission lyonnaise ayant à sa disposition des ressources qui s'offrent exclusivement à ceux qui savent les faire naître et en profiter, a multiplié les inoculations de vaccin et de variolin sous des noms divers ; elle a varié les épreuves et les contre-épreuves sur des animaux appartenant la plupart aux espèces bovine et chevaline, et sur l'homme.

Avant d'expliquer et d'apprécier ce qu'elle a fait, il est à propos d'initier le lecteur à ses préoccupations et à son langage. Qui de nous n'a ses opinions, j'allais dire ses préjugés, et sa manière de les exprimer ?

Qu'est-ce qu'un virus régénéré ? N'est-ce pas un virus rendu plus énergique par son passage à travers des organismes, hommes ou bêtes, appropriés ; un virus qui s'inocule plus sûrement, un virus qui produit des effets plus intenses et plus certains, et qui est l'agent d'une prophylaxie plus efficace ?

Voilà des notions aussi claires que simples, dont ne semble pas s'être suffisamment pénétré la Commission lyonnaise. Pour elle, un vaccin régénéré paraît être celui qu'elle reprend sur la vache, fort ou faible, et quelle qu'en ait été la provenance : elle méconnaît l'énergie de la matière dont le grease pustuleux est la source, et c'est tout au plus si elle convient que la vertu prophylactique du virus est en rapport avec son intensité. Il est vrai que pour reconnaître aux virus des degrés divers d'énergie et d'efficacité, il fallait avouer, — en se désavouant peut-être, — qu'on était imbu des doctrines de la syphilisation.

Les termes *cow-pox* et *vaccine primitive* expriment encore, dans le langage de la Commission lyonnaise, cette matière quelconque empruntée à la vache. Quant à la dénomination *horse-pox*, il est bien entendu qu'elle ne signifie pas ce qu'on prétend qu'elle veut dire, à savoir *variole de cheval*, mais *vaccine de cheval*. Quel nom donnera-t-on à la vraie variole, que la Commission lyonnaise tient beaucoup à avoir communiquée au cheval ? Ce néologisme regrettable ne saurait empêcher le nom de son auteur d'être glorieusement inscrit dans les fastes de la vaccine.

(1) A propos du travail suivant : VACCINE ET VARIOLE, Nouvelle étude expérimentale sur la question de l'identité de ces deux affections, Étude faite au nom de la Société des Sciences médicales de Lyon, par une Commission composée de MM. Boudet, Chauveau, Delore, Dupuis, Gailleton, Horand, Lortet, P. Meynet et Viennois, Rapport par MM. Chauveau Président de la Commission, Viennois Secrétaire, P. Meynet, Secrétaire adjoint.

On peut résumer en trois articles les résultats du travail de la Commission lyonnaise :

Article 1er. — La vaccine et la variole s'inoculent au bœuf et au cheval; la première énergiquement, la seconde faiblement.

Article 2. — Quelles que soient leurs transmissions successives, directes ou croisées, ces deux maladies ne se transforment, sur aucun terrain, l'une dans l'autre.

Article 3. — La préservation de l'une par l'autre est assurée dans tous les cas.

Il n'est pas ici question de garantir l'exactitude de cette dernière proposition, dont la discussion a sa place marquée ailleurs. Il suffit de noter qu'en signalant le beau développement des pustules bovines, la Commission lyonnaise ne va pourtant pas jusqu'à en considérer le virus comme étant d'une qualité sans pareille. Sur ce point, il n'y a donc pas à heurter de front sa manière de penser.

Quant à la preuve expérimentale fournie par M. Mathieu, avant tous, que la fièvre aphtheuse n'est pas la vaccine, elle paraîtra superflue à quiconque se sera borné à observer cette fièvre aphtheuse. Il en est de même du claveau, qu'il suffit d'avoir observé pour être convaincu qu'il n'a pas de rapport avec la vaccine. Cette question de la nature du claveau que la Commission lyonnaise se propose d'examiner et de traiter à fond a été élucidée à diverses époques par Camper (1) dans un remarquable chapitre sur les maladies qui sont communes aux animaux et à l'homme, par Pessina (2), par A. J. Chrestien (3) (de Montpellier), qui, après avoir eu la petite vérole, s'inocula le claveau avec au moins autant de succès que la Commission lyonnaise a inoculé la variole aux animaux; par Gohier (4) (de Lyon), Voisin (5) (de Versailles), Legallois (6), Dupuy (7), M. Huzard et plusieurs autres (8). Grâce à l'obligeance et à l'intel-

(1) ŒUVRES D'HISTOIRE NATURELLE, DE PHYSIOLOGIE ET D'ANATOMIE COMPARÉE, t. II, p. 327, il dit : « La clavelée n'a rien de commun avec la petite vérole, comme je m'en suis convaincu par l'inoculation de la matière variolique à des brebis, sur lesquelles elle n'a pas eu la moindre influence, et n'a même pas causé d'inflammation locale. »

(2) BIBLIOTHÈQUE BRITANNIQUE, *Sciences et arts*, t. XXI, p. 316-320. — Voir aussi la page 398 du t. IX du même Recueil.

(3) « Je me piquai au bras avec du pus de claveau ; je me procurai une pustule qui fut accompagnée de douleur à la gorge et à la poitrine, assez vive, mais très-courte, et qui avait pu être augmentée par l'affection morale. Du moment de la piqûre à l'exsiccation de la pustule, il ne s'écoula que trois jours. Dira-t-on que j'ai eu le claveau?

«..... J'inoculai, il y a plusieurs années, deux moutons avec du levain variolique, ils eurent une maladie éruptive qui aurait dû les garantir du claveau, si quelques traits de ressemblance établissaient l'identité dans les résultats. Ces animaux, exposés dans des troupeaux infectés, contractèrent la maladie propre à leur espèce. » (Opuscule SUR L'INOCULATION DE LA PETITE VÉROLE, avec quelques réflexions sur celles de la vaccine... In-8° de 240 pages. Montpellier et Paris, an IX).— Lettre à De Carro dans le *Conservateur de la santé*, du 10 brumaire an II.

(4) OBSERVATIONS ET EXPÉRIENCES... suivies du précis de plusieurs essais sur la vaccination des bêtes à laine. In-8° de 107 pages. Lyon, 1807.

(5) EXPOSITION DES PRINCIPAUX FAITS RECUEILLIS SUR L'ÉTAT ACTUEL DE LA VACCINATION ET DE LA CLAVELISATION DES BÊTES A LAINE. Versailles, 1812.

(6) Réponse expérimentale à cette question : *La vaccine perd-elle son efficacité préservatrice après 20 ans d'insertion?* Thèse de la Faculté de médecine de Paris. 1828, page 32.

(7) *Idem, Ibidem.*

(8) Rapport du Comité central de vaccine, 1803, p. 410. — Séance générale de la Société centrale établie pour l'extinction de la petite vérole en France par la propagation de la vaccine, tenue le 12 juin 1806, passim. — Rapport du Comité central de vaccine, an XI,

ligence héréditaires de M. Camille Leblanc et au concours actif d'un excellent collaborateur, j'ai nommé M. Mathieu, elle faisait naguère encore l'objet des études de celui qui a l'honneur d'avoir la parole en ce moment.

Entre les varioles d'animaux dont la transmission est possible à notre espèce, citons ici par occasion le *hog-pox* (variole de cochon), dont le comte de Lauraguais, témoin, paraît-il, d'un cas de cette transmission, et devançant Jenner de presque un demi-siècle, proposa en pleine Académie des sciences de pratiquer à l'homme l'inoculation prophylactique (1).

On assure que l'inventeur de la vaccine fit cette inoculation à son propre fils. Ce n'est ni la première ni la dernière fois que nos voisins d'outre-Manche nous ont appris à mettre en pratique nos idées !

Voici une brillante conquête de la Commission lyonnaise. Il ne s'agit plus que de la sanctionner. Le bœuf et le cheval sont passibles de la variole ; c'est-à-dire d'une variole des plus ébauchées sous forme d'une papule existant au lieu d'insertion.

Cette papule, — en cela consiste surtout la nouveauté et le merveilleux de l'acquisition, — garantit très-efficacement ces animaux, même contre l'action du plus fort cow-pox (page 58, § 2), ce qui n'est pas peu dire pour la Commission. N'est-ce pas à peu près comme si l'on affirmait qu'une fausse vaccine peut préserver de la variole et de la vraie vaccine ? Le fait important consiste donc dans une préservation énergique produite par une maladie imparfaite. Faut-il à ce propos retourner un proverbe fameux et dire : *Qui peut le moins peut le plus !*

Mais il est bien loin, au contraire, d'être démontré qu'une maladie virulente faible, une seule fois éprouvée, puisse mettre absolument à l'abri d'une forte. Celui qui est fortement vérolé, dit Fernel, donne quelque chose à celui qui l'est moins, et l'élève, pour ainsi dire, à son niveau virulent. Celui qui a éprouvé une petite vérole bénigne dans l'enfance, dit Rhazès, peut en contracter une seconde dans la jeunesse ou la maturité, au contact d'un virus énergique. C'est donc une loi des virus que de grands esprits avaient pressentie et préparée à travers les siècles, avant que la syphilisation l'établît définitivement et la promulguât. La Commission de Lyon est forcée de s'y soumettre avec l'humanité tout entière, sinon avec tous les animaux : *dura lex, sed lex.*

Quant à la transmission effectuée de la variole à un enfant par l'imperceptible matière de la papule équine, elle ne prouve en rien que les animaux aient eu la variole complètement. On fait naître de même sur les vaccinés et les inoculés des boutons qui ne sont pas plus la variole qu'une graine abortive n'est un fruit, mais qui peuvent la transmettre à ceux qui sont susceptibles de la contracter et de révivifier le virus.

Il est regrettable que les commissaires n'aient pas fait sur leurs animaux l'examen des ganglions en rapport avec l'endroit inoculé. Peut-être y auraient-ils découvert des changements importants, à en juger du moins par ce qui a lieu pour la plupart des autres maladies virulentes, sinon pour toutes, et pour

(1803), p. 410. — Despeaux : INSTRUCTION SUR LA VACCINE... suivie de quelques observations sur la clavelée des moutons. Paris, 1808 ; in-8°, 161 pages. — Rapport du Comité central de vaccine sur les vaccinations pratiquées en France pendant les années 1808 et 1809. Paris, 1811, p. 111. — Rapport sur les vaccinations de 1810. Paris, 1812, p. 117 et suivantes. — Heurtrel d'Arboval : DICTIONNAIRE DE MÉDECINE ET DE CHIRURGIE VÉTÉRINAIRES, article *Variole*.

(1) MÉMOIRE SUR L'INOCULATION, par M. le comte de Lauraguais, lu à l'Académie des sciences, dont il est membre, le 6 juillet 1763, et approuvé par l'Académie. In-8°. Paris, 1763. Pages 18, 19 et 20.

la variole elle-même inoculée à l'homme. Les modifications qui se passent dans ces ganglions méritent autant, pour ne pas dire plus, de fixer l'attention qu'un accès de fièvre, ou que le degré de développement d'une pustule.

Voici une assertion qui ne laisse pas de surprendre, venant d'observateurs aussi habiles que les commissaires de Lyon ; ils affirment que l'accident variolique primitif ressemble à s'y méprendre, chez l'enfant, à la vésico-pustule vaccinale. En consultant le Recueil des travaux de la Société médicale allemande de Paris, on y trouvera quelques caractères différentiels qui n'auraient point échappé à la sagacité des médecins de Lyon, s'ils avaient seulement feuilleté les écrits des compatriotes et des contemporains de Jenner.

Sans prétendre d'une manière absolue que le bœuf rende plus fort le vaccin qu'on lui a transmis, la Commission lyonnaise adopte l'idée que cet animal est le vrai terrain de la vaccine. Mais cette opinion ne saurait prévaloir plus longtemps sur celle de Jenner, — dont il sera question plus loin, — qui fait provenir le vaccin du cheval. Pourquoi faut-il que l'inventeur de la vaccine ait émis l'idée étrange que le virus équin devait passer par le *medium* de la vache pour devenir réellement protecteur contre la variole. Le génie a ses défaillances !

La Commission lyonnaise a de la propension à admettre que le virus de la pustule-mère variolique ne possède pas autant d'énergie que celui d'une pustule secondaire. Les faits qu'elle invoque semblent, de prime abord, autoriser cette conclusion, mais ils sont susceptibles d'une meilleure interprétation que la sienne.

Ainsi (pages 68 et 69), une inoculation est pratiquée le 14 à un sujet, et le 22, c'est-à-dire le 9e jour après, on emprunte à la pustule produite de la matière pour l'inoculer à un autre sujet. Le résultat a prouvé que cette matière était faible. Mais quelques jours plus tôt, et peut-être aussi quelques jours plus tard, on aurait pu recueillir un virus fort au même endroit.

En voici la raison :

Dans tout bouton virulent primitif, il y a un moment où le virus est accumulé (foyer primitif). Bientôt la résorption l'en éloigne. Il y reparaît d'ordinaire plus ou moins abondant à l'époque de l'éruption générale (foyer secondaire).

C'est pendant le temps intermédiaire à l'existence de ces deux foyers que la Commission lyonnaise a récolté la matière qu'elle a soumise à l'épreuve. Elle eût été certainement plus heureuse en devançant de quelques jours sa récolte, et peut-être aussi en la retardant.

N'est-ce pas pour être tombé dans un semblable écueil, soupçonné par M. J. Guérin, qu'une Commission de Chartres, autrefois opérant sur le virus malin, a nié l'inoculabilité de la sérosité de la pustule maligne? mais il faut, on ne saurait assez le redire, récolter les virus à point, c'est-à-dire de meilleure heure que possible, et avant qu'ils ne soient trop délayés dans les humeurs organiques.

La Commission lyonnaise s'est trouvée un moment bien près de la vérité qui lui est échappée. On lit à la page 78 du Rapport qu'une pustule, comme retardataire et contemporaine de l'éruption générale, s'est montrée à l'endroit de l'insertion. Les commissaires y ont reconnu avec raison une pustule dépendant de l'éruption générale. C'est qu'il se fait ordinairement à cet endroit une poussée secondaire qu'on peut méconnaître, parce que son siége se confond avec celui de l'accident primitif. Ici elle était distincte, l'accident primitif ayant manqué, comme pour donner l'éveil aux commissaires. Les préoccupations de la Commission semblaient être ailleurs.

La Commission de Lyon refuse au cheval la propriété de régénérer le vaccin et de distiller le meilleur virus. Il reste à vérifier si son arrêt est justifié par le dossier qu'elle fournit.

Dans une première Expérience (page 38) on inocule un virus de cheval, récolté le 10e jour, sinon plus tard, sous forme de croûte, et qu'on délaye préalablement dans de l'eau. Le résultat obtenu n'a point été merveilleux. Mais il n'y avait pas lieu d'en être surpris, car un virus en croûte, recueilli si tard et mélangé d'eau, est un virus, pour ainsi dire, trois fois affaibli; il n'a dû prendre, même médiocrement, que sur un excellent terrain. Sait on d'ailleurs jamais bien la date de formation des différentes parties d'une croûte?

Dans une seconde et dernière Expérience on a aussi recueilli le virus trop tard. On ne fait jamais assez tôt, répétons-le encore, la récolte de ce précieux agent.

Pourquoi, en outre, le cheval ne rend-il pas toujours un bon vaccin? Par les mêmes raisons que l'homme ne rend pas toujours un bon variolin ou un bon syphilin et le mouton un bon claveau. Entre autres motifs, l'homme ne rend pas toujours un bon variolin ou un bon syphilin, et le mouton un bon claveau, parce que l'un a été vacciné ou plus ou moins complètement syphilisé, et l'autre clavelisé. Le cheval, qu'on n'en doute pas, contracte souvent dans un âge tendre le grease pustuleux, sous une forme ou sous une autre, affectant les muqueuses et qui nous échappe (*gourme* (1), *étranguillon* (2), etc., etc.) — J'appelle à cet égard l'attention et les études de MM. les vétérinaires. — Là se trouve la cause d'un déchet considérable dans la réceptivité vaccinaire de cet animal. Celle-ci se montre au contraire dans son entier développement sur les chevaux qui, comme les animaux exotiques du Jardin d'acclimatation, n'ont pas encore été touchés par la contagion. Ainsi se trouvent expliqués les résultats, en apparence contradictoires, qu'a obtenus Numan dans ses tentatives de régénération du vaccin sur le cheval, tentatives qui ont embarrassé et découragé l'expérimentateur (3). La nature ne se contredit pas, mais il faut comprendre son langage.

La Commission lyonnaise a de la peine à admettre l'existence d'éruptions vaccinales généralisées ou de vaccinides. Ce n'est pas qu'elle n'en ait observé des cas; mais elle les nie en les interprétant. Les théories sont des écrans qui interceptent la vérité quand elles ne sont pas des réflecteurs qui l'illuminent. « Nous avons observé » dit la Commission, page 37, « sur nos deux ânes, en différents points du corps, sur-l'arrière train, une chute des poils et de l'épiderme, avec sécrétion séreuse, comme à la suite d'une forte vésication. » Voilà le fait; voici l'explication qui l'obscurcit: « Comme ces animaux présentaient déjà, au moment où ils furent inoculés, des traces de dépilation, nous ne saurions dire s'il existait quelque rapport entre la vaccine et l'accident que nous venons de signaler. » *Des traces de dépilation* ressemblent-elles donc infiniment à une *forte vésication?* Pourquoi l'Observation n'est-elle pas plus précise et paraît-elle entachée de négligence?

A la page 25 est un exemple fort probable de vaccinide, suivi, bien entendu, d'un commentaire palliatif. « Cependant, sur l'enfant d'un de vos commissaires, M. Dupuis, deux petits boutons hémisphériques sont apparus sur l'aréole d'une

(1) Marinus, Académie de médecine de Belgique; séance du 30 mai 1857, p. 51 et 52. — H. Bouley, Académie de médecine du 23 août 18C4.

(2) Sacco, TRAITÉ DE LA VACCINATION, etc. Traduction française par Daquin, 2e édition, 1813, p. 313 et 393. Sacco, il est vrai, ne mérite qu'une confiance restreinte.

(3) Marinus, *loc. cit.*

pustule, et l'on a constaté en divers points du corps une légère éruption de boutons analogues..... Mais bien évidemment il n'y a dans ces éruptions, sorte de *strophulus volaticus*, observé quelquefois dans les inoculations avec le vaccin ordinaire, rien qui ressemble à une généralisation de la vaccine. »

Au contraire, pensons-nous, ce *strophulus volaticus* va ressembler parfaitement à la vaccine à l'aide d'un réflecteur emprunté à l'analogie, qui le mettra dans tout son jour. Ne ressemble-t-il pas, en effet, à une généralisation de la vaccine aussi bien que la roséole syphilitique ressemble au pseudo-chancre, le gros tubercule nummulaire du claveau inoculé à l'éruption claveleuse générale, la pustule-mère varioleuse aux pustules filles, la pustule maligne au charbon, la plaque rubéolaire d'inoculation à la rougeole, et le cercle rouge (1) scarlatineux à la scarlatine ?

C'est que les phénomènes éruptifs généraux ne se modèlent pas rigoureusement sur ce qui se passe à la porte d'entrée des virus. Bien plus, ces phénomènes ne sont pas toujours identiques à eux-mêmes. La syphilis, ce symbole des maladies virulentes, ne peut-elle pas se présenter sous des formes assez variées et assez dissemblables pour embarrasser le diagnostic d'un praticien consommé ?

Entre la syphilis et la vaccine, l'analogie se poursuit fort loin. L'inoculation de la vaccine, — maladie à virus fixe, assez bien nommée *vérole de vache*, — peut faire naître, par exemple, des vaccinides polymorphes et quelquefois des vésico-pustules pathognomoniques disséminées, de même que la contagion de la plaque muqueuse, symptôme d'une maladie à virus également fixe, donne lieu à des éruptions secondaires variées, et quelquefois à l'apparition de plaques muqueuses disséminées (2). Mais fort heureusement pour les vaccinés, la vaccine parcourt une évolution rapide et ne laisse pas aussi longtemps, ni surtout aussi fréquemment après elle que la syphilis, des restes virulents.

On pourrait adresser à la Commission lyonnaise quelques reproches de détail. Elle a laissé tomber, par exemple, au bas de la page 52, la note suivante: « Le vaccin humain originaire du cheval se comporterait-il de la même manière que le vaccin emprunté à la vache? Ceci est une question entièrement réservée, car il serait possible que, comme le pensent M. Leblanc et M. Auzias-Turenne, le cow-pox et le horse-pox spontanés ne fussent pas absolument identiques. Ce dernier nous a manqué malheureusement pour faire des expériences comparatives. » Que répondrait la Commission, si on lui demandait où elle a trouvé cela et ce qu'elle veut dire ?

Mais son Rapport est trop important, son langage trop mesuré et trop digne pour qu'il ne lui soit pas permis de se retrancher derrière l'adage : *De minimis non curat prætor*.

Nul doute qu'elle n'accueille, avec une bienveillance égale au talent qu'elle a déployé, des observations et une critique qui témoignent de l'importance qu'on lui reconnaît et des égards qu'on lui porte aussi bien que du consciencieux examen et de la sérieuse méditation dont son travail hors ligne a été l'objet.

Enfin, cette Commission a bien mérité de la science et a conquis un nouveau titre à la création d'une Faculté lyonnaise. Il suffit désormais qu'un homme d'État puisse être assez heureux pour illustrer son nom en le signant au bas d'un personnel d'élite aligné en regard des matières de l'enseignement médical.

(1) DES FIÈVRES ÉRUPTIVES EN GÉNÉRAL, par François Gautier ; Thèse de Paris, 1846, page 30.

(2) Bazin, LEÇONS THÉORIQUES ET CLINIQUES SUR LES SYPHILIDES... rédigées par L. Fournier. Paris, 1859, p. 113 et suiv.

L'Académie excusera, dans sa bienveillante indulgence, la forme inusitée et peut-être un peu polémique de cette lecture, en raison du motif qui l'a inspirée. Après avoir beaucoup vu et lu, beaucoup expérimenté et observé, et beaucoup réfléchi, l'auteur a cru s'apercevoir que l'esprit d'une saine et rigoureuse critique est surtout ce qui manque aux savants de notre profession. Par excès de réaction contre l'abus de la logique et de la dialectique, on en a tout à fait condamné l'usage. Il est temps de mettre un terme à cette proscription et de reconnaître que l'analogie et le raisonnement, quand ils s'appuient sur des faits et qu'ils sont convenablement maniés, deviennent les plus fermes auxiliaires de la raison et les plus diligents promoteurs du progrès. J'ai voulu contribuer, pour ma faible part, à la restauration de leur pouvoir, je ne dis pas de leur despotisme, dans cette enceinte. C'est pourquoi j'ai loué, critiqué, apprécié, jugé avec la plus complète indépendance et la plus plus entière franchise. C'était tenir devant l'Académie le seul langage qui fût vraiment digne d'elle et des honorables Corporations qu'elle représente avec un si vif éclat et une si incontestable utilité.

Cette discussion n'aurait pas atteint complètement son but, si elle n'était suivie de quelques propositions qui en résument l'esprit :

I. Les virus varient de formes, d'intensité et de qualités, en raison de plusieurs circonstances que ne doivent jamais négliger les chercheurs et tous ceux qui s'efforcent, à travers des milliers d'obstacles, de tourner au bénéfice de la santé publique ces redoutables en même temps que précieux agents de la nature.

II. Pour obtenir des virus énergiques, il faut d'abord, entre autres conditions, en semer les germes sur les organismes qui leur conviennent, et faire ensuite la récolte à propos.

III. Une maladie virulente faible — qualifiée par les mots d'*ébauchée*, d'*abortive*, de *fausse*, etc., — ne met pas complètement à l'abri de son propre virus, si celui-ci est très-énergique. On comprend donc que la vaccine ait pu perdre temporairement une partie de son crédit, que les revaccinations sont destinées à lui rendre.

IV. Sous ce rapport, effectivement, une maladie faible réitérée peut, jusqu'à un certain point, remplacer une atteinte plus vigoureuse de cette même maladie, la quantité suppléant, en quelque sorte, à la qualité. C'est là un important secret de la prophylaxie et de la thérapeutique.

V. Toutefois, un organisme ne laisse pas que d'être menacé d'une maladie virulente pour laquelle il constitue un excellent terrain, quand il n'en a pas subi l'évolution complète.

VI. Lorqu'une maladie virulente éruptive est inoculée ou contractée par accident, la lésion élémentaire de l'éruption générale ne ressemble pas absolument à celle de l'accident primitif dont elle n'égale pas d'ordinaire le développement ni la puissance virulente (1) (*vaccine*, *syphilis*, etc.), on dirait que l'accident

(1) Dans sa communication du 5 septembre, M. Chauveau a annoncé qu'il apportait un *post-scriptum* au Rapport de la Commission lyonnaise. C'est *erratum* qu'il aurait dû dire. Il s'agit moins, en effet, d'une addition que d'une soustraction. M. Chauveau ne prouve-t-il pas, contrairement à la première assertion de la Commission, que la proto-pustule variolique est susceptible de sécréter une lymphe virulente des plus fortes? Cette

primitif acquiert en profondeur et en hauteur ce que l'éruption générale gagne en superficie. L'un semble être la condensation, et l'autre la dissémination du principe virulent. Le premier représente le virus qui pénètre dans l'organisme; la seconde, le virus qui s'en échappe.

VII. Tantôt le grease pustuleux prend sur le cheval une extension qu'on ne rencontre jamais ailleurs; tantôt, au contraire, il s'y montre comme avorté. C'est que, dans ce dernier cas, l'animal a souvent éprouvé, dans le très-jeune âge, une forme indécise du grease pustuleux, dont il est le vrai terrain.

VIII. Toutes choses étant égales d'ailleurs, le cheval, — comme un autre animal ou comme l'homme, — doit fournir le meilleur vaccin par les boutons d'insertion, qui au surplus, existent ordinairement seuls.

IX. Un cheval inoculé de la variole peut en devenir un agent de transmission au même titre qu'un homme vacciné auquel on a inoculé la même maladie. Mais ce cheval, pas plus que cet homme, ne peut être considéré comme ayant eu la variole complète. Il est même plus que douteux qu'il soit mis de cette façon pour aussi longtemps que l'homme vacciné à l'épreuve de la vaccine.

X. La vaccine diffère de la variole par un grand nombre de caractères, outre ceux qui ont depuis longtemps leur place dans la science ou qui ont été spécia-ment mentionnés par la Commission lyonnaise. Ainsi on peut, à l'examen comparatif des pustules vaccinales et varioliques, constater entre elles des différences dans la forme, le volume, la couleur, la circonférence, la surface, l'aréole, la base, l'érythème ambiant, la structure, le liquide, la croûte, la cicatrice, le nombre et enfin la durée (1).

XI. La fièvre aphtheuse, qui n'est qu'un pemphygus aigu dont l'homme fournit des exemples (2), n'est pas produite par le même principe que la vaccine.

XII. Ces deux maladies qui ne se ressemblent point, ne se suppléent ni ne s'excluent mutuellement sur aucun organisme.

XIII. Enfin, la clavelée, maladie virulente, tuberculo-bulleuse et papulo-vésiculeuse du mouton, se trouve dans le même cas que la fièvre aphtheuse, relativement à la vaccine, maladie du cheval, — ou à la variole, maladie de l'homme. Elle diffère de l'une et de l'autre dans son principe, comme dans la plupart de ses attributs et de ses conséquences.

lymphe inoculée n'a-t-elle pas mis en péril, pour ne pas dire plus, les jours de deux enfants, — et les expérimentateurs dans de grandes transes?

Si je ne craignais de dépasser les limites d'une simple note en m'étendant sur les propriétés des virus et sur les lois qui régissent les maladies virulentes, j'essayerais d'expliquer pourquoi les Commissaires de Lyon ont été moins heureux que les inoculateurs du dernier siècle, qui avaient fini par bien connaître leur métier.

Peut-être les Commissaires de Lyon n'ont ils pas suffisamment interrogé le passé, ni même assez jeté leurs regards autour d'eux avant de s'engager dans la voie périlleuse qu'ils ont néanmoins parcourue avec honneur.

Il ne serait pas inopportun que les personnes qui ont à cœur de débattre sérieusement et de résoudre ces questions se donnassent rendez-vous à un Congrès.

(1) D'après l'avis de la Commission lyonnaise, la proto-pustule de la variole ressemble à s'y méprendre chez l'enfant à celle de la vaccine, tandis qu'elle en diffère considérablement chez les animaux. C'est que la Commission n'a pu observer sur ces derniers qu'une variole abortive.

(2) Dans le numéro d'août du *Journal de médecine de Lyon*, M. Boucaud rapporte, sous le nom d'*herpès fébrile*, une maladie qui pourrait bien n'être qu'un cas de fièvre aphtheuse!

II

LA VARIOLE ET LA VACCINE NE SONT PAS PRODUITES PAR UN MÊME PRINCIPE VIRULENT.

Dans mes études sur les maladies virulentes, j'ai l'habitude de prendre la syphilis pour type et pour guide. Comme elle marche à pas comptés, on peut en observer le cours. Les phénomènes que j'ai constatés chez elle, je cherche à les surprendre dans l'évolution de ces autres maladies. Ils y sont bien plus rapides et par suite moins apparents; néanmoins je réussis presque toujours à les découvrir. Je m'assure en tout cas de leur réalité ou de leur absence, et cette vérification constitue une notion, une conquête scientifique. A mon sens, celui qui subordonne à l'étude de la syphilis celle des autres maladies virulentes, ressemble à un voyageur qui, faisant son chemin à petites journées, a le temps de prendre connaissance des pays qu'il traverse, au lieu de les parcourir sans rien observer — en locomotive.

Ainsi, quelque précipitées que soient dans leur cours les maladies virulentes, elles sont calquées sur la syphilis qui marche lentement. L'analogie est un instrument précieux, mais qu'il faut bien manier. C'est un guide hardi dont tous les renseignements doivent être soumis à un contrôle exact.

Mais il ne faudrait point, par exemple, prendre la syphilis pour règle des maladies constitutionnelles chroniques ou des diathèses, comme la scrofule ou le cancer. Celles-ci ne procédant pas de virus, n'accomplissent pas non plus une évolution uniforme. Elles font, pour ainsi dire, partie de la constitution. Les maladies virulentes, au contraire, semblent se dérouler plus ou moins régulièrement à travers l'organisme, qu'elles laissent quitte quand il a pu résister sans avoir été tourmenté par des médicaments.

Je reviens à mon sujet.

Y a-t-il deux virus distincts, un virus vaccin et un virus variolique?

On doit répondre, à mon sens, par l'affirmative à cette question qui n'est pas nouvelle, car elle est contemporaine de Jenner. Qu'était-ce, en effet, que la vaccine à ses débuts? C'était la variole des vaches. Il n'y avait rien d'étonnant qu'elle préservât de la variole humaine dont on la croyait une modification. Jenner lui-même n'avait garde de combattre un argument qui plaidait si bien pour sa découverte. Celle-ci faisait de cette manière son entrée dans le monde sous la garantie de l'inoculation variolique.

Bien plus, tels accidents vaccinaux, qui nous importent peu aujourd'hui, étaient rejetés sur le compte de la syphilis, qui, la plupart du temps, n'y était pour rien, tant les premiers partisans de la vaccine avait crainte qu'on ne l'accusât de laisser dans le corps quelque ferment bestial!

D'ailleurs, qui de nous n'a pas été d'abord séduit par cette idée d'unité? N'est-ce pas d'elle qu'on pourrait dire avec raison en retournant un adage: *Un peu de science nous en rapproche, beaucoup de science nous en éloigne!* Elle résulte d'une vue superficielle et imparfaite, dans laquelle nous ne sommes frappés que des ressemblances. Mais par un examen attentif, nous constatons ensuite des dissemblances fondamentales. Les deux virus ou les deux maladies virulentes ne sont pas plus identiques que la potasse et la soude, par exemple, ne sont une seule et même chose aux yeux des chimistes.

Je ne me livrerai pas à l'énumération des ressemblances. Elles ont été bien des fois redites et sont connues de tous. Il s'agit dans les deux cas d'un virus et d'une maladie virulente dont la marche et les effets sont sensiblement iden tiques. Pour s'assurer qu'on fait une confusion de deux choses distinctes, il faut un examen minutieux dont voici l'esquisse :

1° Le virus variolique est à la fois infectieux et contagieux, c'est-à-dire qu'il se greffe sur l'homme par l'intermédiaire de l'atmosphère aussi bien que par l'insertion. Cette dernière voie est la seule porte d'entrée du vaccin, tant sur l'homme que sur les animaux. Nous avons, M. Mathieu et moi, multiplié les preuves, négatives il est vrai, de cette assertion. L'opinion contraire est basée, selon nous, sur une erreur de fait.

2° Jamais on n'a constaté une transformation réciproque des deux virus, analogue à celle qui s'effectue entre le virus chancreux syphilitique et le pseudo-chancreux. Ne savons-nous pas, grâce aux ingénieuses recherches de M. Bidenkap, produire en partie du moins cette dernière transformation ?

Mais en fait de vaccine et de variole, on n'a jamais rien pu produire, ni même rien constater de semblable.

Quels que soient, en effet, les animaux auxquels on donne la vaccine, ils rendent toujours le même vaccin, sauf des degrés de force, et quand nous parvenons à leur donner la variole, c'est invariablement aussi le variolin et non le vaccin qu'ils nous rendent.

3° Le vaccin a plus d'énergie, toutes choses étant égales, que le variolin. Il ne peut donc en être un adoucissement pas plus qu'une modification d'autre sorte.

Il prend en effet sur un plus grand nombre d'animaux. Je ne connais aucune espèce à laquelle on ne puisse transmettre la vaccine quand on peut lui transmettre la variole.

L'insertion variolique avorte toujours après une bonne vaccine, mais une forte vaccine peut encore avoir quelque prise après une variole quelconque. En un mot, l'immunité absolue contre la vaccine suppose encore plus décisivement l'immunité contre la variole.

Je reconnais cependant que l'importance de ce caractère est restreinte, parce qu'il ne s'agit que *de plus et de moins*.

C'est un argument exclusivement à l'usage de ceux qui ont beaucoup scruté la matière, et dont la conviction est déjà basée sur d'autres motifs. Mais à leurs yeux, il possède une grande valeur ; il leur paraît puissamment confirmatif des autres.

4° Si la vaccine et la variole étaient le produit d'un même virus, l'une de ces deux maladies n'entraverait pas, même momentanément, comme cela a lieu, l'évolution de l'autre.

Inoculez la vaccine à celui qui en a déjà été inoculé depuis trois jours, par exemple. Cette insertion dernière atteindra bientôt dans son évolution la première ; le niveau s'établira pour ainsi dire entre elles ; elles marcheront ensemble et de concert, étant à peu près aussi avancées l'une que l'autre.

Inoculez, au contraire, la vaccine à un sujet sur lequel la variole incube déjà : cette vaccine sera souvent retardée dans sa marche, comme si la nature ne pouvait pas suffire à la fois à l'accomplissement de deux fonctions pathologiques différentes.

Dans le premier cas, c'est la même chose qu'on redemande à la nature. Loin de la déranger, on la sollicite de nouveau, et on lui vient en quelque sorte en aide.

Dans le second cas, au contraire, il est question de deux actions différentes. On tend à provoquer une diversion ; on veut imposer à la nature un éparpillement, pour ne pas dire un antagonisme de force qui épuise ses ressources ou paralyse ses efforts (1).

Mais ce caractère est aussi subordonné; faisant partie d'un ensemble, il ne doit pas être invoqué isolément.

5° Les terrains de développement ou de prédilection des deux virus n'étant pas absolument les mêmes, les animaux qui constituent ces terrains peuvent être considérés comme des réactifs ou comme une pierre de touche des mêmes virus.

La vaccine se développe mieux sur le cheval jeune et n'ayant pas eu la gourme que partout ailleurs; le vaccin y devient plus fort, toutes choses égales. C'est pourquoi j'ai proposé la vaccination *ex equo*, comme étant la meilleure des vaccinations *ex animalibus*, et prédit, pour le dire en passant, les insuccès de la récente importation napolitaine.

Beaucoup d'autres animaux sont susceptibles de contracter la vaccine, lesquels ne le sont pas aussi bien de contracter la variole.

Quant à la vache, c'est un terrain commun. Elle peut prendre la variole, quoique bien plus difficilement que la vaccine. Il y a là une source de confusion et d'erreur qui a pu induire à croire que la variole de vache n'était pas autre chose que la vaccine.

L'homme enfin peut contracter la vaccine et régénérer le vaccin mieux que la vache. C'est donc encore un terrain commun. Mais l'homme est surtout un terrain propre à la variole, laquelle ne germe presque jamais complètement sur le cheval. L'affinité de la variole pour l'homme et son incompatibilité presque absolue avec le cheval sont caractéristiquement différentielles.

Quelques animaux, comme le chien et le singe, sont susceptibles d'être atteints de la variole ; mais le nombre n'en est pas grand, et les mêmes animaux peuvent encore mieux contracter la vaccine.

Les caractères différentiels les plus nombreux des deux maladies se déduisent de l'étude graphique, c'est-à-dire de la description des pustules. Il en est parmi eux qui sont difficiles à saisir; d'autres n'ont qu'une importance subordonnée. Mais il y en a qui ont une valeur très-grande.

Quelques-uns, en effet, de ces caractères sont tranchés, et ils ont, tous réunis, une signification des plus complètes. Quelquefois on a essayé de me tromper en me présentant des pustules de vaccine pour des pustules de variole, et *vice versa;* mais à première vue, je n'ai jamais hésité à distinguer les unes des autres et à déjouer ainsi une supercherie tout amicale.

L'examen comparatif des pustules vaccinale et variolique permet de constater entre elles des différences dans la FORME, le VOLUME, la COULEUR, la CIRCONFÉRENCE, la SURFACE, l'ARÉOLE, la BASE, l'ÉRYTHÈME, la STRUCTURE, le LIQUIDE, la CROUTE, la CICATRICE, le NOMBRE et enfin la DURÉE.

Forme. — Le bouton variolique primitif n'est pas aussi régulier que le bouton vaccin. Dès son début on y découvre, surtout à la loupe, des défectuosités qui deviennent bien plus apparentes vers les 4e et 5e jours (6e et 7e environ à dater de l'inoculation).

La pustule vaccinale est régulièrement circulaire et déprimée au centre pen-

(1) Les deux virus ne se développent ensemble que quand ils ont attaqué simultanément l'organisme; et alors il n'est pas sûr que ce soit au bénéfice immédiat de ce dernier.

dant toute sa durée ; il n'en est pas de même de la proto-pustule variolique, qui se présente, surtout au début, sous la forme d'un bouton lisse et aplati.

Volume. — Le volume de la pustule vaccine surpasse d'abord en tous sens celui de la proto-pustule variolique. La largeur de celle-ci ne s'accroît que plus tard par l'adjonction de quelques pustulettes. Elle peut alors l'emporter et l'emporte généralement sur celle du bouton vaccin.

Couleur. — La pustule vaccine a une couleur nette ; elle est transparente, luisante, d'un blanc bleuâtre, azurée et argentée, si l'on peut dire. Aucune molécule de sanie ou de pus ne vient en ternir la pureté.

La proto-pustule variolique, moins claire et plus mate, a quelque apparence d'un nacre terne. Elle ne paraît un peu bleuâtre que quand on l'examine au moyen d'une large et forte loupe, sans doute à cause du reflet des parties adjacentes, qui crée des combinaisons de couleurs.

On y découvre d'abord à la loupe, et l'on y voit bientôt à l'œil nu, de tout petits îlots de matière purulente au milieu de la sérosité. Celle-ci est vite envahie et puis remplacée tout à fait par du pus. Il en résulte, presque dès le principe, un aspect que je considère comme pathognomonique.

Voici comment s'exprime à cet égard une de mes notes, tracée d'après nature au crayon, et par conséquent dépourvue de tout artifice de style :

« L'ensemble de la couleur résulte surtout de l'existence dans la vésico-pustule de deux sortes de matières disséminées en petits globules qu'on distingue assez bien à l'œil nu, mais encore plus facilement à la loupe. Il y a donc des points blancs et opaques, et des points clairs ou translucides. Ils n'ont pas tous la même forme ni la même grandeur ; les plus petits n'arrivent pas à 1/2 millimètre d'étendue ; les plus gros atteignent plusieurs millimètres. Les points blancs sont du pus, les clairs de la sérosité.

« Je n'ai pas exercé de pression sur les vésico-pustules pour constater si les deux espèces de matière étaient susceptibles de se confondre ; mais leur assemblage offre un aspect caractéristique. Cet arrangement existe dans les pustulettes limitrophes de la mère pustule, et dans celles qui en sont tout à fait indépendantes et même éloignées. »

Circonférence. — La circonférence de la pustule vaccine, quoique douce, régulière et arrondie sur les bords, est élevée souvent de plusieurs millimètres au-dessus de la peau, tandis que la circonférence de la pustule variolique d'inoculation est presque de niveau avec elle.

Cette pustule variolique se trouve, en outre, environnée de pustulettes qui tantôt en sont tout à fait distinctes, tantôt se confondent plus ou moins avec elle, de manière à en défigurer les bords. Aussi n'est-elle jamais nettement limitée. Des combinaisons de lignes intersectionnelles la rendent triangulaire, quadrilatérale, pentagonale, etc., et souvent informe.

Ces boutons surnuméraires sont parfois assez éloignés du bras qui est comme leur quartier général. On peut même en découvrir à l'avant-bras, au col, etc. ; mais ils ne s'écartent jamais assez du siége de l'inoculation pour représenter l'éruption générale. Celle-ci n'existe ordinairement pas ; mais elle est, en tout cas, consécutive à la fièvre secondaire.

L'élévation considérable des bords des pustules vaccines et le nombre de ces pustules qui, dans la plupart des cas, ne dépasse pas s'il ne lui est inférieur celui des piqûres, par opposition à ce qui arrive pour les proto-pustules varioliques, constituent deux caractères essentiels à l'aide desquels on peut les distinguer aisément par le tact seul. Je me suis livré plusieurs fois à cette subtilité diagnostique.

Surface. — La pustule vaccine offre une pente douce et régulière depuis les bords jusqu'au centre, qui est ombiliqué. La proto-pustule variolique représente une surface à dépressions irrégulières. L'ombilication y existe à peine, et seulement comme pour conserver le vestige de la piqûre.

Aréole. — L'aréole vaccine est d'un rouge vif, foncé et uniforme ; elle est régulière, molle, étendue. L'aréole variolique est d'un rouge inégal, sombre et sans éclat ; elle est moins régulière, plus ferme et ordinairement moins large que l'aréole vaccine ; mais, comme elle se trouve en outre parsemée de pustulettes la plupart abortives, celles-ci ont leurs aréolettes confluentes dont il convient de tenir compte.

Base. — La base de la pustule variolique est dure, tendue et gonflée, comme phlegmoneuse ; elle est plus profonde et moins nettement circonscrite que celle de la pustule vaccine. Cette dernière pustule paraît être simplement plaquée sur la peau ; la pustule variolique se trouve comme encadrée dans le derme.

Érythème. — Il est plus fréquent de voir un large érythème (qu'il ne faut pas confondre avec l'aréole) s'étendre aux environs de la proto-pustule variolique que dans le voisinage de la pustule vaccinale.

Structure. — La pustule vaccine présente des cellules, de petites poches qu'on a comparées aux compartiments d'une orange. La proto-pustule variolique n'offre ordinairement qu'une cavité ; mais je n'ai pas eu l'occasion de la disséquer pour constater si, à l'instar des pustules secondaires ou deuto-pustules, elle renfermait un disque varioleux.

Liquide. — Le bon vaccin est filant, visqueux, glutineux et toujours séreux. Se forme-t-il du pus dans la pustule, c'est qu'il n'y a déjà plus de vaccin. Le liquide variolique n'a pas ces caractères : il ne reste pas longtemps séreux ; il devient bien vite exclusivement purulent, sans perdre ses propriétés virulentes. Au 8e jour, il n'y a déjà plus de lymphe qu'on puisse recueillir dans la proto-pustule variolique.

Le liquide de cette proto-pustule est bien plus longtemps inoculable que celui de la pustule vaccine, qui possède sa plus grande énergie dès qu'on peut le recueillir, en si petite quantité qu'il soit.

Croûte. — La croûte vaccine est épaisse, ecthymateuse ; d'abord jaune, stalactiforme et transparente, puis noire, opaque, compacte ; elle est luisante, unie, sèche, ferme, adhérente. La croûte de la proto-pustule variolique est plate, impétiginoïde ; d'abord jaune, puis d'un noir sale ; poreuse : elle est terne, mate, poisseuse, molle, toujours opaque, se détachant aisément et se renouvelant vite.

Cicatrice. — Le bourgeonnement et le mode cicatriciel diffèrent dans les deux pustules.

La cicatrice de la vaccine est plus étendue, plus déprimée, plus profonde, plus régulière, plus blanche, plus et mieux gaufrée que celle de la proto-pustule variolique. Celle-ci tranche à peine par un peu de blancheur sans éclat sur la peau du voisinage. Elle est, toutes choses égales d'ailleurs, beaucoup moins apparente que la cicatrice ordinaire d'une deuto-pustule dans la maladie non inoculée. Cela tient peut-être à l'engorgement comme phlegmoneux dont la proto-pustule a été entourée et qui en a comblé la place.

Nombre. — Toutes les inoculations varioliques sont suivies de pustules, tandis qu'il n'en est pas de même des inoculations vaccinales.

La pustule variolique présente généralement, avons-nous dit, des pustulettes satellites qui souvent se confondent avec elle et la déforment. A peine rencontre-t-on quelquefois une pustulette surnuméraire pour la vaccine, et encore n'est-elle jamais confluente avec la pustule mère.

Le vaccinateur fait-il intentionnellement des piqûres tout à fait contiguës, les pustules limitrophes qui en proviennent rarement ont même encore de la peine à empiéter les unes sur les autres par leurs bords.

Durée. — Le variolin a une incubation un peu plus courte que le vaccin; mais la proto-pustule variolique dure généralement plus longtemps que la pustule vaccinale.

Je ne parlerai pas de la fièvre secondaire, qui est très-intense dans la variole inoculée et qui est à peine apparente dans la plupart des cas de vaccine, — où l'on constate quelquefois, à l'encontre de ce qui a lieu pour la variole, une fièvre primitive, — non plus que d'abondantes transpirations et de rougeurs qui arrivent à différentes parties du corps à la suite de l'inoculation variolique.

Reconnaissons, en définitive, que la variole et la vaccine sont bien distinctes entre elles.

Nous trouverons dans cette certitude un dédommagement considérable, car toute vérité bien établie ouvre un horizon à d'autres vérités nouvelles.

Suivons encore, mais toujours avec prudence, l'analogie.

Si la vaccine peut prendre la place de sa sœur humaine la variole et en préserver, n'est-il pas à présumer que d'autres virus se prêteront à des substitutions analogues? Profitons de ce renseignement; cherchons la vaccine des autres maladies virulentes, et principalement des plus graves, sans jamais cesser de suivre, comme sans jamais cesser de surveiller notre guide : l'analogie.

Ainsi, toute question résolue en suscite plusieurs autres à résoudre. Dans quelque direction que nos conquêtes s'étendent, nous trouvons d'immenses terrains à défricher. La science est infinie, son domaine inépuisable.

La plupart de mes études sur les virus me sont communes avec M. Mathieu, vétérinaire à Sèvres.

(*Courrier médical* du 26 mai 1866.)

SYPHILIS EX VACCINA

CAS DE SYPHILIS TRANSMISE PAR LA VACCINATION.

RELATION ET APPRÉCIATION DE SÉANCES

DE L'ACADÉMIE DE MÉDECINE.

VACCINATION ANIMALE.

Un fait important vient de se produire à l'occasion des revaccinations générales qu'on pratique dans l'armée. Sur 60 artilleurs revaccinés à Toulouse, 9 ont éprouvé des accidents typhiques ou érysipélateux plus ou moins graves. Le baron Larrey, envoyé à Toulouse à cette occasion par M. le Ministre de la Guerre, a fait à l'Académie de Médecine, dans la séance du 22 juillet 1858, un petit Rapport de ce qu'il avait vu ou appris, et il y a joint le détail des précautions qu'il a conseillé de prendre pour prévenir le retour de semblables ou d'autres accidents. Au nombre de ces précautions est celle de bien prendre garde que les sujets qui fournissent le vaccin ne soient atteints de syphilis. Rien n'est plus sage, assurément, que ce conseil. Je connais des faits qui prouvent qu'on peut gratifier de la *grosse* vérole d'innocents petits êtres dans le but, d'ailleurs fort louable, de les préserver de la *petite*.

Ce ne serait certes pas sur 60 syphilisés qu'on verrait survenir 9 exemples d'accidents graves. La syphilisation n'offre pas même les dangers généralement très-minimes de la vaccination. Le Dr L... et moi savons bien ce qu'il en est, par suite de syphilisations que nous avons pratiquées sur des personnes qui se trouvaient placées dans une situation très-analogue, pour ne pas dire plus, à celle des artilleurs de Toulouse.

(*Revue étrangère médico-chirurgicale* du 16 août 1858.)

L'Académie de médecine s'est émue dans l'avant-dernière séance (19 mai 1863). Un membre, M. Devergie, a donné une secousse au piédestal de Jenner. Deux virus se sont pour ainsi dire trouvés momentanément en présence : c'était bien assez d'un pour jeter l'alarme et semer le trouble.

Personne ne doute depuis longtemps à l'Académie, bien que l'Académie ait paru l'ignorer jusqu'ici complètement, qu'il ne soit possible de donner la syphilis par l'inoculation du vaccin. La partie vaut donc beaucoup mieux que le tout, à l'Académie.

J'avais dit dans la *Revue étrangère médico-chirurgicale* du 16 août 1858 : « Je connais des faits qui prouvent qu'on peut gratifier de la *grosse* vérole d'innocents petits êtres, dans le but, d'ailleurs fort louable, de les prévenir de la petite. »

Plus tard, j'écrivais en ces termes au Ministre de l'Agriculture, du Commerce et des Travaux publics : « Est-il possible, par exemple, de donner la syphilis en inoculant du virus-vaccin fourni par un sujet syphilitique ? Cela ne pourrait évidement avoir lieu que si les accidents constitutionnels de la syphilis étant contagieux, il se faisait une *poussée syphilitique*, c'est-à-dire une production de matière syphilitique dans une pustule vaccinale. » (Lettre insérée ci-dessus p. 364-366.)

J'avais en vue dans ces deux textes (je le dis surtout pour m'excuser de produire des citations personnelles) quatre faits qui avaient passé sous mes yeux et dont trois étaient, — Dieu me pardonne! — de la plus pure provenance académique.

J'avais observé l'autre de concert avec notre confrère Charles Faivre. Il s'agissait d'un enfant, J. B..., affecté d'ecthymas syphilitiques et d'accidents plus graves du côté des muqueuses. Cet enfant avait encore à un bras un *pseudo-chancre* (produit immédiat de la contagion secondaire, que les débris de l'ancienne école du Midi persistent à appeler *chancre* pour couvrir leur défaite), et une pléiade axillaire du même côté. Il n'avait pas tardé à succomber.

J. B... avait été vacciné de bras à bras par une sage-femme de Ménilmontant, à l'endroit où siégeait le *pseudo-chancre*. Par une enquête, j'étais parvenu à savoir que le sujet vaccinifère était mort *couvert de boutons*, n'ayant eu qu'une seule pustule vaccinale à la suite de six piqûres d'insertion. Cette pustule était au 11° jour de son existence et fournissait une quantité notable de pus lorsqu'on avait emprunté d'elle la matière inoculée dans le cas présent. Je n'ai pas eu de renseignements sur le compte des parents de ce vaccinifère. J'ai appris en outre que trois jours avant la vaccination qui avait communiqué la syphilis à J. B..., deux autres enfants avaient reçu l'insertion de bras à bras d'une matière fournie par la même pustule, et que ces deux enfants, chez qui plusieurs piqûres avaient réussi, se portaient à merveille. J'ignore du reste tout à fait s'il a coulé du sang quand on a récolté la matière qui a servi à ces différentes vaccinations.

Ma pensée fut, à cette époque, que la vaccinifère étant héréditairement contaminé, le virus syphilitique avait pénétré de dedans en dehors dans son unique pustule, pendant l'intervalle qui s'était écoulé entre les deux premières et la troisième vaccination.

Il ne me paraissait, en effet, pas invraisemblable que, puisque dans des circonstances, rares à la vérité, le virus syphilitique peut être déposé dans une humeur d'une élaboration aussi parfaite que le sperme, de manière à vicier les sources mêmes de la vie, il ne me paraissait, dis-je, pas invraisemblable que ce même virus puisse, à un moment donné, exister dans une pustule vaccinale sur son déclin.

Des détails importants manquent à ce fait. Les trois autres sont encore plus incomplets. Mais je les voyais tous à la clarté du flambeau de la syphilisation, et j'y découvrais des enseignements inaccessibles à l'esprit du commun des syphilistes. Que mon immodestie ne blesse personne, puisque chacun peut, en étudiant les lois de la syphilisation, acquérir autant et plus de clairvoyance et, par conséquent, jouir au moins des mêmes avantages que moi!

Ma conviction se trouvait donc fixée, dès lors. Les gens étrangers à l'art ou peu instruits que j'avais consultés sur les circonstances de ces Observations, n'auraient pas pu m'induire en erreur sur l'enchaînement de phénomènes dont j'avais seul la clef. Ainsi ces faits, insuffisants pour d'autres, étaient très-importants pour moi, puisqu'ils servaient de complément à des données scientifiques que je savais être certaines de par la syphilisation. C'est pourquoi je n'aurais pas été surpris et j'aurais été bien loin de me plaindre qu'ils eussent paru récusables à ceux que la syphilisation n'avait point encore éclairés. Au contraire, j'étais fier du privilége dont je jouissais d'y découvrir clairement des vérités encore obscures pour la plupart des observateurs.

Le fait de M. Devergie, dont le sujet a été montré à l'Académie le 12 mai, et le récit rapporté le 19 dans cette Compagnie, offre encore plus de lacunes.

En voici les traits les plus remarquables : Un adolescent de 15 ans est vacciné de bras à bras par deux piqûres, à l'hôpital Sainte-Eugénie, le vaccinifère étant un enfant à la mamelle. Nul autre détail sur ce vaccinifère et ses pustules.

Trois jours après, une petite croûte brune se forme sur les piqûres. Peu à peu la croûte s'élargit, la peau devient un peu rouge. Cette rougeur *persiste et même s'étend* jusqu'au départ du malade de l'hôpital (treize à quinze jours après la vaccination), et pendant son séjour à la Maison de convalescence où il se rend. Cinq à six semaines après la vaccination, le sujet se trouve en pleine syphilis. Le point de départ de la maladie est évidemment l'endroit du bras piqué par le vaccinateur. Le *pseudo-chancre induré* (accident secondaire communiqué directement) et une pléiade axillaire correspondante sont encore présents. M. Ricord veut bien s'accorder avec M. Devergie là-dessus. Personne, d'ailleurs, n'est d'un avis différent. Nous pouvons donc rapidement passer outre.

Mais la partie de l'Observation que j'ai soulignée n'est certainement pas la traduction exacte de ce qui s'est passé. M. Devergie, scrupuleux et véridique jusque dans l'erreur même, a sans doute rendu fidèlement le récit du malade. Ce n'est pas ainsi que se comporte le *pseudo-chancre.* Quinze jours après la piqûre, aucun phénomène appréciable ne se montre encore à l'endroit piqué. Ici, au contraire, il s'est fait à cet endroit un travail visible, non interrompu, à dater de l'instant de l'inoculation. Il est tout simple qu'un adolescent de 15 ans n'ait point pu rapporter exactement les circonstances d'une évolution virulente, que les plus habiles ont mal décrite, et sur laquelle je me réserve de donner plus tard de très-amples éclaircissements.

Cette *croûte*, qui *se forme sur les piqûres et s'élargit* graduellement, embrassait-elle les deux piqûres ? Quelle distance existait entre ces deux piqûres ?

Bien d'autres questions pourraient être faites.

Mais les lacunes et les inexactitudes du fait relaté par M. Devergie ne font qu'amoindrir, sans les détruire, son importance et sa signification. Le rapport est vrai, puisqu'il n'est pas exact et qu'une partie de la chose rapportée est fausse.

Il n'est, hélas ! que trop certain, qu'on peut faire naître l'indication de syphiliser en vaccinant ! Qui sait même si l'on ne pourra pas choisir un jour des vaccinifères parmi les sujets syphilisés, parce qu'ils seront considérés comme étant certainement et absolument exempts de syphilis ? Mais je n'insiste pas sur ce qu'on pourrait prendre à tort aujourd'hui pour une plaisanterie à propos d'un grand fait : — la *syphilis transmissible par la vaccine*, — lequel réunit tout le monde dans une touchante et expressive unanimité. Je démontrerai une autre fois qu'il ne sera pas indéfiniment nécessaire d'emprunter le vaccin à l'espèce humaine, puisqu'on aura les moyens de le reproduire, quand on voudra, sur les animaux.

M. Ricord s'est adjugé, dans la controverse, une fiche modeste de satisfaction, que personne assurément n'essayera de lui ravir. Il s'est glorifié d'être resté trente années sur un grand théâtre d'observation sans avoir même entrevu le phénomène de la contagion secondaire, que j'ai vu, pour mon seul compte, passer tant de fois sous ses yeux ! Si M. Ricord n'est pas plus difficile en fait de titres de gloire, nous allons tous nous empresser de lui en procurer de semblables !

Le fait de M. Devergie a fixé l'attention des membres de l'Académie. Il a été comme un premier coup de feu, un cri de *garde à vous !* MM. Ricord, Depaul, Gosselin, Larrey et Cloquet ont immédiatement, et d'une façon plus ou moins explicite et directe, fait ressortir l'intérêt de cette communication : c'est vraiment beaucoup que d'avoir ainsi mis en branle des hommes aussi importants !

Prenons acte de ce réveil. Il sera pour nous l'occasion d'exprimer des *desiderata*, de poser des questions et même de produire quelques solutions.

Les faits nouveaux n'offrent rien qui doive embarrasser le vrai savant, c'est-à-dire l'observateur exact et scrupuleux de la nature. Au lieu de le troubler, ils l'éclairent. Loin de les nier ou de les interpréter à sa guise, il s'y soumet et y conforme ses doctrines et sa conduite. Il les considère comme des révélations, et s'en sert comme de points de départ pour arriver à de nouvelles conquêtes scientifiques.

La gloire de Jenner n'a rien à craindre de l'événement qui nous occupe. Jenner n'ignorait pas ce qu'est venu nous apprendre M. Devergie après bien d'autres. Il savait que le même arbre peut porter à la fois de bons fruits et des fruits amers. Mais il enseignait à les distinguer les uns des autres. Ne négligeons donc pas d'étudier ses écrits et de recueillir pieusement les traditions qu'il a laissées.

Les inventeurs trouvent des ressources inattendues. Ne les a-t-on pas taxés d'être des illuminés !

Ne profitons pas seulement de l'œuvre impérissable de Jenner ; cherchons encore à la perfectionner : dans cette intention, tirons parti des événements malheureux.

Désormais, on sera plus attentifs à l'état de santé des vaccinifères et de leurs parents. On suivra de plus près et pendant plus longtemps les vaccinés. On ne se hâtera pas de donner les certificats de vaccine. L'humiliante gratification de 3 francs infligée aux parents pourra être d'autant plus facilement convertie en une acceptable et faible indemnité, que le déplacement de ceux-ci deviendra plus fréquent et plus nécessaire. L'Académie ne confiera qu'à un médecin le soin de recueillir le vaccin et de surveiller les expéditions du précieux virus. Elle ensevelira enfin sous la poussière la plus épaisse de ses cartons sa vieille et laide Instruction sur la vaccine, et elle la remplacera par des conseils plus en rapport avec l'état actuel de la science et des esprits.

La vaccination sera mieux faite, parce qu'elle sera plus difficile à faire et qu'elle sera dès lors confiée à des mains plus habiles. Elle ne devra plus sortir des attributions du médecin. Peut-être même pourra-t-elle devenir un jour l'objet d'une lucrative et honorable spécialité.

Aucune précaution, s'est écrié M. Ricord, *ne peut mettre un médecin à l'abri du danger de transmettre la syphilis en vaccinant*. M. Ricord assombrit le tableau. Un médecin qui connaît la double évolution de la syphilis et de la vaccine sera parfaitement en mesure de pratiquer des vaccinations à la fois préservatives de la variole et exemptes d'adultération syphilitique. Opposons donc à ce décourageant scepticisme l'opinion plus rassurante et plus vraie de M. Depaul.

M. Ricord objecte à nos motifs de confiance et de sécurité que les enfants, dont le sang est congénitalement vicié, jouissent quelquefois d'une bonne santé, du moins apparente, pendant six mois et même pendant un temps plus long après leur naissance, et qu'ensuite il leur survient des manifestations syphilitiques. Le jour de leur naissance correspondrait donc, d'après M. Ricord, quant à l'évolution de la syphilis, au jour de la contagion chez l'adulte.

M. Depaul est bien plus près de la vérité en soutenant que la syphilis se montre chez les enfants peu de temps et souvent même immédiatement après leur naissance. Bien plus, un grand nombre d'enfants meurent avant d'être nés, précisément parce que la syphilis parcourt chez eux à son évolution ou fait explosion pendant la vie intra-utérine.

Si je ne craignais d'être accusé de m'adresser à moi-même une personnalité, j'avancerais, en finissant cet article, que les syphilistes, y compris même M. Ricord, — sont seuls en mesure de faire de bonnes vaccinations, et que les syphilisateurs, appuyés sur des connaissances spéciales et guidés par l'analogie, sont surtout capables d'en pratiquer d'excellentes. Ne doivent-ils pas, en effet, toutes choses étant égales d'ailleurs, comprendre la vaccine autrement et la connaître mieux que la plupart des médecins ? Quoi qu'il en puisse coûter à ma modestie ou à mon amour-propre, mon devoir est de produire cette importante vérité.

(*Courrier médical* du 30 juin 1863.)

Le fait suivant et la conversation à laquelle il a donné lieu sont extraits du procès-verbal de la Société de chirurgie, séance du 26 août 1863. Les *soulignements* sont de mon fait. Ils ont trait à des circonstances sur lesquelles j'ai voulu fixer l'attention du lecteur :

M. Chassaignac montre un jeune enfant atteint de syphilis, et donne les détails suivants :

M..... (Émile), âgé de deux ans, rue Ernestine, 8, nourri par sa mère, a été sevré il y a un an. *D'après les renseignements fournis par la mère, il ne pourrait y avoir d'infection syphilitique héréditaire.*

Cet enfant a été vacciné le samedi 27 juin. Au bout de deux ou trois jours, la première éruption vaccinale s'est montrée ; les pustules sont arrivées à suppuration vers le neuvième jour ; elles ont séché, les croûtes sont tombées à peu près quinze jours après la vaccination. Les cicatrices paraissant définitives et normales, la mère a cessé d'observer les bras de son enfant.

Quelques jours après, cependant, il y a de cela au moins quinze jours, la mère a observé trois ulcérations à la place des cicatrices : une à gauche, deux à droite. Ces ulcérations ont suppuré, se sont étendues, surtout depuis trois ou quatre jours; elles ont aujourd'hui l'étendue d'une pièce de cinquante centimes. Celles de droite sont recouvertes d'une croûte épaisse à la périphérie, mince et de formation récente au centre. Elles sont *indolentes* et reposent sur une base dure.

L'ulcération gauche présente à peu près les mêmes caractères, mais elle est plus enflammée ; son centre est dépourvu de croûte.

A droite, on voit deux cicatrices normales ; à gauche, on en voit deux : l'une a le caractère normal, l'autre présente un soulèvement papuleux récent (la mère prétend que ce soulèvement s'est formé depuis hier).

Les ganglions de l'aisselle sont engorgés des deux côtés. Les ganglions cervicaux sont aussi légèrement développés. On trouve aussi les ganglions sous-maxillaires à gauche. Pas de croûtes à la tête, rien à l'anus, pas de maux de gorge. Sous l'oreille droite, on aperçoit une papule cuivrée, recouverte de petites squames grisâtres : aspect caractéristique. Sur la poitrine, l'abdomen et dans le dos apparaît une éruption présentant un léger relief, d'une coloration légèrement rouge cuivré en certains endroits, surtout à la partie supérieure de la poitrine. Ailleurs, la coloration normale de la peau est à peu près conservée. (Cette éruption est très-récente, suivant la mère.)

M. Cullerier. — *C'est là un des plus beaux cas de syphilis vaccinale que j'aie vus.* Il y a le chancre induré, les accidents généraux, l'évolution syphilitique suivant l'évolution vaccinale, comme cela a été indiqué par M. Viennois ; il y a eu deux incubations bien positives. Il existe des ganglions presque partout, ceux de l'aine sont *engorgés sous l'influence de l'éruption cutanée, qui cependant n'est pas encore très-prononcée.* Il serait à désirer que l'on connût l'enfant qui a fourni le vaccin, et la santé des parents.

M. Guérin. — Quoique ce fait ne laisse pas de doute dans mon esprit et que je sois bien persuadé que c'est une syphilis vaccinale, je voudrais que les parents fussent examinés et que l'on fît une enquête minutieuse. Je me suis assuré tout à l'heure que l'enfant sur lequel on a pris le vaccin avait saigné, et M. Viennois a prétendu que c'était *le sang qui communiquait la syphilis.* Je pense que M. Cullerier a employé une expression qui traduit mal sa pensée, quand il dit que les ganglions de l'aine se sont developpés par suite de l'affection cutanée. Si c'est là son opinion, je ne la partage nullement; car, selon moi, l'induration des ganglions indique l'affection constitutionnelle et pas autre chose.

M. Boinet. — Ce fait soulève une foule de questions. Il faudrait connaître, non-seulement la santé des parents, celle de l'enfant qui a fourni le vaccin, mais encore si d'autres enfants ont été vaccinés de la même façon, et ce qu'ils sont devenus.

M. Chassaignac. — Je comprends que M. Boinet pose toutes ces questions; mais on ne peut les résoudre magistralement, comme il semble le croire. L'enquête est difficile sur un pareil sujet, il faut qu'elle soit conduite avec beaucoup de ménagements.

M. Cullerier. — Il existe déjà un certain nombre de faits de *syphilis vaccinale, mais la plupart ont été mal observés. Celui de M. Chassaignac est un type.*

M. Chassaignac. — Mon intention est d'attendre quelque temps avant de faire un traitement; du reste, je demande l'avis de mes collègues sur ce point.

M. Guérin. — Je comprends que l'on demande toutes sortes de preuves; mais, avant tout, la vérole est évidente ici : dès lors je ne vois aucun avantage à ajourner le traitement, qui réussit mieux au début que plus tard. *Les bains de sublimé guérissent bien les accidents cutanés.*

M. Guersant. — Dans des cas semblables, chez les enfants, les bains de sublimé et quelques gouttes de liqueur de Van Swieten m'ont réussi.

M. Cullerier, dont l'assertion a fort heureusement été rectifiée par un de ses collègues, a signalé un engorgement des ganglions de l'aine qui se serait produit, selon lui, sous l'influence d'une éruption cutanée *non cependant encore très-prononcée.*

Je partage la répugnance de ce collègue, M. Guérin, à croire qu'il y ait le moindre rapport de cause à effet entre une éruption constitutionnelle et un engorgement disséminé de ganglions.

Il existe quelquefois un rapport inverse de développement entre les syphilides et les ganglions. Qui n'a vu, soit des syphilides très-intenses être à peine accompagnées d'engorgements ganglionnaires, soit de nombreux ganglions très-engorgés exister en même temps que des syphilides peu prononcées?

J'ai vu le développement des ganglions précéder l'éruption au lieu de la suivre et, dans un cas, des ganglions considérables de différentes parties du corps s'amoindrir promptement et comme disparaître à l'occasion d'un mouvement fébrile (que la fièvre fût cause ou effet) et la diminution de volume de ces ganglions coïncider avec une éruption syphilitique abondante.

L'opinion de M. Cullerier est donc l'expression d'une théorie qui ne se trouve pas conforme aux données de l'observation. Du reste, notre confrère a eu le bon esprit de n'y pas tenir beaucoup, puisque l'objection que lui a faite M. Guérin est demeurée sans réponse.

J'ai la satisfaction de partager l'avis de M. Cullerier touchant l'importance du fait communiqué par M. Chassaignac, mais est-ce à dire que ce soit pour moi un *type de syphilis vaccinale?* Non, sans doute, car trop de lacunes ont été signalées à M. Chassaignac par ses collègues et par M. Cullerier lui-même, lequel a très-justement formulé les *desiderata* suivants : « Il serait à désirer que l'on connût l'enfant qui a fourni le vaccin et la santé des parents. »

Le fait communiqué par M. Chassaignac est *un des plus beaux cas de syphilis vaccinale que j'aie vus*, a dit M. Cullerier. Il a ainsi donné à entendre qu'il avait vu des faits de syphilis vaccinale mieux observés que ceux que nous possédons. Il a effectivement ajouté que les faits de syphilis vaccinale publiés jusqu'ici *ont été la plupart* MAL OBSERVÉS. Ces mots *mal observés*, qui impliquent des défauts dans l'esprit de l'observateur, ne sont pas synonymes de ceux-ci : *incomplètement observés.*

Plus satisfait que M. Cullerier de ce qui existe dans la science, moins exigeant, sans doute parce que je puis moins donner, je voudrais seulement connaître la date de ses Observations, si tant est que j'aie bien compris sa pensée et que ces Observations aient réellement été faites. Dans cette conjecture, cette date est-elle antérieure ou postérieure à l'époque où, après avoir combattu avec autant de bonne foi et de vaillance que de mauvaise fortune, la contagiosité des accidents secondaires, le chirurgien de l'hôpital du Midi a fini avec plus ou moins de bonne grâce par se rendre à l'évidence devant la multiplicité des faits et par reconnaître au moins la moitié de la vérité?

Il est vrai que *les bains de sublimé* (à l'instar d'autres traitements mercuriels) *guérissent bien les accidents cutanés* chez les enfants ; mais anéantissent-ils la diathèse? Personne ne le croit. Voilà pourtant le but à atteindre. N'est-il donc pas temps d'instituer enfin une médication moins incertaine ?

Dans ces transmissions *vaccino-syphilitiques*, le sang du vaccinifère peut bien être, quoiqu'il n'ait vraisemblablement pas seul ce fatal privilége, le véhicule de la syphilis. Mais il s'agit, en tout cas, d'une transmission secondaire. Les choses doivent donc se passer (réserve faite, bien entendu, de ce qui concerne exclusivement l'insertion vaccinale) absolument comme dans la contamination syphilitique secondaire.

En conséquence, ce que nous savons de cette contamination pourra éclaircir quelques circonstances de la transmission de la syphilis par le vaccin, tandis que cette transmission à son tour pourra réfléchir quelque lumière sur les phénomènes de la contagion syphilitique secondaire.

Or, que représente, dans la conjoncture actuelle, l'action locale du virus vaccin, c'est-à-dire cette pustule qui est suivie de cicatrice? Quel rôle joue-t-elle à l'égard du principe syphilitique? N'est-ce pas comme un caustique ou un emporte-pièce qui détruit ou enlève au bout d'un *certain temps* la partie qui a été contaminée et dont la place sera occupée plus tard par le *pseudo-chancre* (premier accident local à la suite de la contamination secondaire)? Cela ne démontre-t-il pas clairement qu'il serait inutile au bout de ce même temps d'emporter par le fer ou le feu la place même d'une contagion secondaire?

La cautérisation abortive des *pseudo-chancres*, comme celle des chancres, est encore en grande faveur parmi nous. Il peut donc être opportun d'en signaler une fois de plus l'inutilité. Peut-être sera-ce en outre donner occasion à quelque chercheur moderne de faire cette notable découverte en la bardant d'observations!

(*Courrier médical* du 19 septembre 1863.)

Voici les détails d'un fait qui a été montré par M. Hérard à l'Académie de médecine dans la séance du 2 septembre 1863. Je transcris le récit de la *Gazette hebdomadaire* du 5 du même mois :

M. Hérard soumet à l'examen de l'Académie un enfant de 25 mois, atteint d'une syphilis constitutionnelle d'origine vaccinale. Cet enfant était d'une excellente santé, et rien chez ses parents ne révèle les traces d'antécédents syphilitiques. Il fut vacciné le 27 juin, le même jour et dans la même Mairie que l'enfant présenté dernièrement à la Société de chirurgie, et chez lequel tous les membres présents ont reconnu l'existence d'une syphilis vaccinale. *Trois semaines après la vaccination, de nouveaux boutons se montrent au niveau des piqûres de vaccine, puis des croûtes, puis des ulcérations. Quelques semaines plus tard, roséole syphilitique;* puis l'enfant maigrit et devient pâle; *les ganglions de l'aisselle et les ganglions cervicaux s'engorgent;* la roséole s'efface et fait place à une *syphilide papuleuse*. C'est dans cet état que M. Hérard présente le jeune enfant à l'Académie.

Voici du reste ce que chacun a pu constater à l'Académie et ce que j'ai vu moi-même de très-près, sinon pendant aussi longtemps que je l'eusse désiré.

L'enfant porte à chaque bras un *pseudo-chancre* (premier accident local qui suit la contamination secondaire).

Du côté droit, ce pseudo-chancre est surmonté d'une croûte conoïde, graduée ou étagée, c'est-à-dire résultant de la superposition et de la soudure de couches distinctes, arrondies et de plus en plus larges depuis le sommet qui est libre jusqu'à la base; d'une couleur sombre et d'une surface luisante, comme si on l'avait enduite d'un vernis de gomme arabique. Cette croûte offre environ 1 centimètre et demi de diamètre à la base et 1 centimètre de hauteur. Elle est sèche et fortement adhérente par sa base.

Autour de ce pseudo-chancre et dans un rayon de 3 centimètres environ existent des papules lenticulaires, lisses, régulières, peu saillantes, peu rouges, toutes à peu près de même volume (3 à 4 millimètres de diamètre) et qui se pressent les unes les autres.

Dans l'aisselle de ce côté, on constate deux glandes engorgées de forme et de volume différents. L'une offre la forme et le volume d'un noyau d'amande; l'autre est plus petite et arrondie. Toutes les deux sont mobiles, presque indépendantes, ou, mieux, simplement reliées entre elles par quelques vaisseaux lymphatiques également engorgés. Ces glandes paraissent être douloureuses à la pression.

Du côté gauche, la croûte du pseudo-chancre a les mêmes caractères que de l'autre côté, sauf son volume qui est moins considérable. Ce pseudo-chancre est également entouré de papules; mais celles-ci ne sont pas autant accumulées que du côté droit.

Dans l'aisselle gauche, on perçoit un seul ganglion engorgé. Il est arrondi et offre le volume de celui qui est le plus gros du côté droit. Il est de même assez mobile et un peu douloureux à la pression.

Après ces minces détails, il me serait très-facile d'user d'un lieu commun et de faire un énorme étalage de *desiderata*. Je pourrais m'écrier, par exemple, avec tout le monde :

Qu'est devenu le vaccinifère? L'a-t-on observé? Et le vaccinateur, quel est-il? qu'a-t-il fait? qu'a-t-il vu? Surtout, que s'est-il passé aux bras de l'enfant depuis l'insertion vaccinale jusqu'au moment où l'on s'est aperçu qu'au travail vaccinal en succédait un autre? En un mot, l'évolution vaccinale a-t-elle été régulière et constatée telle par un homme de l'art?

Mais contentons-nous de ce que nous avons, et cherchons à en tirer le meilleur parti possible. A mon sens, l'œuvre la plus méritoire de nos jours ne doit point consister uniquement à amonceler des matériaux; elle doit avoir pour objet principal d'utiliser les matériaux qui existent.

Je ferai d'abord quelques remarques touchant ce fait spécial. Je le rapprocherai ensuite d'autres faits, de façon à extraire de leur ensemble des connaissances plus approfondies.

Mes remarques particulières sur le fait de M. Hérard se borneront à trois:

1° Cet enfant a été vacciné le même jour et dans la même Mairie que le sujet présenté par M. Chassaignac à la Société de chirurgie (Séance du 26 août 1863), et dont nous avons parlé ci-dessus.

Il est vraisemblable que les deux cas se rapportent au même vaccinateur, à la même lancette et au même fluide. Il est encore possible que d'autres victimes aient été faites. Un virus aussi énergique que celui qui a agi dans la circonstance actuelle n'a-t-il eu pour excipient que le sang du vaccinifère? Nous reviendrons, dans un instant, sur ce dernier objet.

2° Il est des plus remarquable que le virus ait pris des deux côtés. Il arrive souvent, en effet, que de plusieurs inoculations du principe syphilitique sous forme secondaire, pratiquées en même temps sur le même sujet, une seule soit positive.

3° A peine y a-t-il eu trois semaines d'incubation. C'est, en effet, une loi générale de l'action des virus que le temps d'incubation est en raison inverse de l'âge des sujets et de l'activité de leur circulation. Aussi la plupart des animaux, surtout quand ils sont jeunes, offrent-ils plus tôt des manifestations que l'homme.

Voici maintenant quelques considérations générales résultant de l'ensemble des faits que possède la science :

La possibilité d'inoculer la syphilis du même coup que la vaccine doit être mise au rang des découvertes nouvelles. Ce n'est pas qu'il ne s'en soit produit plusieurs fois des exemples, malheureusement significatifs, depuis l'origine de la vaccine jusqu'à l'époque toute moderne où l'attention publique a été plus particulièrement fixée là-dessus. Mais ces faits remontaient alors le courant des idées. Ils étaient donc promptement submergés.

Tout fait nouveau demande une expression nouvelle qui le caractérise. Il est important dès le principe de bien choisir cette expression, pour qu'on ne soit pas obligé de la remplacer plus tard par une autre. La nomenclature médicale n'est-elle déjà pas bien encombrée de mots de toutes les façons ?

Le mot de syphilis vaccinale ne me convient guère, j'aimerais mieux celui de *syphilis ex vaccina*.

De quoi s'agit-il en effet? Est-ce d'une syphilis antécédente à la vaccine ou du moins coexistant avec elle, d'une syphilis modifiée en quoi que ce soit par la vaccine? Non. Il s'agit d'une syphilis qui ressemble à toutes les autres, qui vient après la vaccine et à l'occasion de la vaccine. Toutefois, si l'on voulait absolument indiquer par une épithète la singularité de son origine, l'adjectif *vaccinien* serait moins impropre pour marquer un point de départ que celui de *vaccinal*. En effet, les deux mots réunis *syphilis vaccinale* voudraient dire une syphilis qui aboutit à la vaccine, mais non pas une syphilis qui en vient. Or, il s'agit d'exprimer cette dernière circonstance.

Quel est le véhicule ou l'excipient du virus syphilitique au moment où il est emprunté au sujet vaccinifère? La science est si peu avancée sur ce point que l'obscurité qui y règne se répand jusque sur le langage. Comment, en effet, pourrait-on rendre bien clairement par des mots des suppositions s'appliquant à des objets qui, comme les virus, sont eux-mêmes très-imparfaitement connus? Tâchons au moins, à défaut d'une grande clarté, d'être conséquents avec nous-mêmes.

Le virus syphilitique est-il dans une poussée syphilitique absolument semblable à toutes les autres, à cette seule différence près que cette poussée se serait produite à la suite et à la place d'une pustule vaccinale?

Le virus est-il dans le sang?

Existe-t-il à l'état de mélange ou de combinaison avec la lymphe vaccinale?

Avant d'entrer dans l'examen de ces trois hypothèses, est-il nécessaire de faire observer qu'elles ne s'excluent pas réciproquement?

Première Hypothèse. — S'agit-il d'une poussée syphilitique consécutive à la poussée vaccinale? En d'autres termes, lorsque le vaccin commençait à perdre ses propriétés dans sa propre pustule, le virus syphilitique s'est-il insinué à sa place en vertu du principe *ubi stimulus, ibi fluxus?* Alors la vaccination n'aurait pas réussi en tant du moins que vaccination, et il est certain qu'il y a des faits où elle a réussi à ce titre. Toutefois, j'ai observé un cas dans lequel cette hypothèse eût été applicable. Dans ce cas, en effet, l'insertion avait donné la syphilis, mais non pas, paraît-il, la vaccine. (Voir ci-dessus p. 664.)

Deuxième Hypothèse. — Le virus serait dans le sang des vaccinifères. C'est là ce que j'appellerais volontiers l'hypothèse lyonnaise. Où en sont les preuves? Le sang d'un syphilitique est susceptible à un certain moment de transmettre la syphilis. Il a pu, sans doute, souiller la lancette de l'opérateur ; mais n'y a-t-il que cela de possible? On va chercher à le prouver.

M. Bœck a fait, nous dit-on, un mélange de pus chancreux avec de la lymphe vaccinale ; il a pratiqué ensuite l'inoculation de ce mélange. Le résultat a été constamment et exclusivement la production de chancres.

De ce fait particulier, on a, je ne dirai pas déduit, mais induit une loi générale. On a voulu en conclure que le mélange ou la combinaison, comme on voudra dire, de deux virus ne pourrait pas s'effectuer sans que l'un de ces deux virus perdît ses propriétés spécifiques. Tout au moins on a voulu en inférer que le virus syphilitique à l'état secondaire ne pourrait pas conserver ses propriétés, en même temps que du vaccin avec lequel il aurait été mélangé ou combiné conserverait les siennes.

En imaginant cet argument, on n'a pas remarqué que le virus syphilitique du sang ne pouvait guère être inoculé du même coup que le vaccin sans qu'il y eût mélange ou combinaison de ce sang avec la lymphe vaccinale.

L'Expérience de M. Bœck a réellement produit le résultat qu'on indique, mais elle n'implique aucunement les conséquences qu'on veut en tirer relativement à la mixtion du vaccin avec le virus pseudo-chancreux (autrement dit le virus à l'état secondaire).

Le virus chancreux exige, avant de manifester son action, un temps moins long que le virus vaccin. (Notez bien qu'au contraire le virus pseudo-chancreux *incube* bien plus longtemps que le vaccin.) En outre, un chancre abandonné à lui-même dure plus de temps qu'il n'en faut à la pustule vaccinale pour paraître, se développer et s'éteindre. Comment donc celle-ci pourrait-elle se montrer en face d'un premier occupant plus vivace et plus durable qu'elle et qui, en tout cas, la masquerait complètement?

Si l'on tentait d'inoculer un mélange de vaccin avec de la matière *pseudo-chancreuse* ou secondaire, on verrait très-vraisemblablement une pustule vaccinale apparaître d'abord et parcourir son évolution régulière, et plus tard un *pseudo-chancre* se montrer à son tour au même lieu. C'est là une expérience que je tenterai, si jamais ma carrière thérapeutique m'en fournit une légitime et honnête occasion.

La durée de l'incubation du vaccin et la durée de la pustule vaccinale réunies n'égalent pas le temps de la seule incubation de la matière du pseudo-chancre. C'est que les phénomènes produits par cette matière se passent tout d'abord et pendant un certain temps d'une manière latente dans les profondeurs de l'organisme, avant que tout effet local se soit manifesté. Au contraire, l'effet qui suit l'insertion du pus de chancre est d'abord plus local qu'intérieur, et, en tout cas, le premier phénomène en est généralement plus précoce dans son apparition que les premiers indices de la pustule vaccinale.

La contamination par le sang est donc possible dans les cas de *syphilis ex vaccina*. Mais fournit-elle l'explication la plus large de ces cas? Cela est loin d'être prouvé.

On a vu malheureusement, en Italie et ailleurs, des séries de fatals succès en ce genre. Est-il donc vraisemblable que, dans tant de circonstances, le vaccin ait été souillé d'une suffisante quantité de sang syphilitique?

TROISIÈME HYPOTHÈSE. — Il y aurait mélange direct des deux menstrues virulentes. Rien n'en donne absolument la preuve. Néanmoins, sa justification est bien admissible. D'abord, il y a des séries de *syphilis ex vaccina* qui ne peuvent guère avoir d'autre explication. Ensuite, n'est-il pas présumable que les médecins auxquels ces cas malheureux sont arrivés avaient exclusivement cherché à recueillir de la lymphe vaccinale?

On obtiendrait, à ce propos, des éclaircissements par des expériences qui seraient instituées *ad hoc* sur les animaux. Dans ce but, on inoculerait à un seul et même animal le mélange de deux virus qui prennent ordinairement bien sur son espèce, et dont le temps d'incubation de l'un différerait beaucoup de celui de l'autre.

Je n'assimile pas aux expériences que je propose d'instituer celle qui consisterait à mélanger, pour les inoculer ensuite, la sécrétion du chancre avec celle du pseudo-chancre ; car ces deux matières procèdent de la même souche syphilitique, et quoiqu'elles aient, à certains égards, des attributs fort dissemblables, l'appréciation des phénomènes serait difficile, indépendamment de ce que ceux-ci ne seraient pas absolument concluants pour la solution de la question actuelle.

Les faits de *syphilis ex vaccina* paraissent s'être considérablement multipliés depuis quelques années. Mais il n'y a malheureusement pas à douter qu'il ne s'en soit produit de nombreux à toutes les époques, depuis la découverte de la vaccine, et qu'un certain nombre n'ait passé sous les yeux d'hommes instruits. Comment donc ces faits n'ont-ils pas été signalés? C'est, avons-nous dit, qu'ils n'auraient pas été accueillis favorablement, surtout en France. Je n'ai pu faire accepter dans la presse, il y a quinze ans, un fait de communication de syphilis par la saignée, ni un autre fait relatif à un de nos confrères qui avait contracté la syphilis en disséquant le cadavre d'un vérolé.

Savez-vous ce qu'on disait, à l'époque dont je parle, de ceux et à ceux qui s'avisaient de voir des choses semblables? On leur disait ce qu'on leur dit aujourd'hui, quand ils avancent d'autres choses qui sont en désaccord avec les idées du jour, à savoir : qu'ils étaient de *mauvais observateurs*, des *hommes d'imagination*. Mais à présent que leurs paradoxes d'autrefois sont devenus des vérités pour tout le monde, croyez-vous qu'on s'empresse de leur rendre justice? Non. On leur ravit sous des noms divers ou par divers prétextes la priorité de leurs découvertes. Tel qui fut raillé pour une idée en 1850, peut en être dépouillé fort bien en 1860. Ne dirait-on pas vraiment que notre petite république médicale est une société proudhonienne où *la propriété c'est le vol?*

Il est vrai que ces dénis de justice peuvent s'expliquer en dehors de toute idée de plagiat. On nie d'abord la vérité, parce qu'on est moins clairvoyant que ceux qui la voient poindre. Mais cette vérité paradoxale devient enfin visible à tous les yeux, et alors, chacun croit être le premier, sinon le seul, à l'apercevoir telle qu'elle est. Il va sans dire que les inventeurs ont constamment la berlue. Comme on leur fait payer cher la peine d'y avoir vu plus clair et de plus loin que les autres!

Deux barrières se seraient dressées, il y a quinze ans, en face de celui qui aurait publié un fait de communication de la syphilis par la vaccine, à savoir : la Commission de vaccine de l'Académie et le despotisme divertissant, — le pire des despotismes, — de l'hôpital du Midi. Les élèves et les praticiens trouvaient là leur *panem et circenses*.

Le Comité central de vaccine (des attributions duquel a hérité la Commission de vaccine) a été institué pour favoriser les progrès de la vaccine. Il a donc toujours été composé de partisans de la vaccine, c'est-à-dire de gens prévenus en faveur de cette découverte. C'était l'Arche sainte; aucune vérité préjudiciable n'y pouvait pénétrer. Mais aujourd'hui que la vaccine est devenue une puissance, elle se sent assez forte pour donner accès à toutes les vérités.

A une époque où les accidents secondaires de la syphilis ne passaient pas pour être contagieux, on aurait bien mal accueilli quelqu'un qui serait venu dire, par exemple : *J'ai communiqué la syphilis en vaccinant.* Le fait n'aurait point paru vraisemblable et on ne l'aurait point accepté comme vrai. De plus, on n'eût pas manqué de suspecter l'habileté ou de dénoncer l'imprudence d'un observateur qui se fût porté garant d'un fait de ce genre. Il me serait bien facile de multiplier les preuves de ce que j'avance ici.

Maintenant que des faits nombreux sont avérés, il est urgent de prendre des mesures pour que d'autres faits semblables deviennent impossibles. Ce serait trop, vraiment, que de véroler des enfants et de tuer la vaccine du même coup!

Le vaccinateur a, aujourd'hui, une des missions les plus sérieuses et les plus délicates que puisse remplir un médecin. Il doit être à même de se rendre compte de l'état du vaccinifère et de celui de ses parents. Que de réserve, que de sagacité, que de savoir ne doit-il pas apporter dans l'accomplissement de sa tâche! Mais il doit, avant toutes choses, être bien versé dans l'étude de la syphilis, et plus particulièrement dans la connaissance de la syphilis infantile.

La plupart des petits enfants vaccinifères de Paris appartiennent à des parents pauvres, lesquels viennent à l'Académie ou dans les Mairies recueillir une modeste prime. Il faut choisir parmi eux ceux qui, étant sains et robustes, sont âgés d'au moins un an. Les parents, — et surtout la mère qui est si souvent la source de la syphilis héréditaire, — doivent être sinon connus du moins examinés avec un soin tout particulier. Je ne parle pas d'autres précautions qui sont étrangères au sujet circonscrit que je traite.

A Paris, le personnel médical est assez nombreux et assez dévoué pour qu'il soit possible d'y perfectionner, dès à présent, le fonctionnement de la vaccine.

Il serait important que le vaccinifère, étant bien choisi et bien connu, fût examiné plusieurs jours et plusieurs fois avant qu'on lui insérât le vaccin pour le reprendre ensuite.

Les vaccinés eux-mêmes ne devraient-ils pas être suivis de très-près à la suite de leur vaccination?

Vacciner n'est plus une chose ordinaire, banale, que tout le monde sache faire. C'est un art savant et délicat, une spécialité, j'allais dire un sacerdoce. Jenner, qu'on ne peut trop imiter, n'avait-il pas son temple de la vaccine? « J'ai appelé, » dit-il, avec une grâce parfaite, « ma petite chaumière le *Temple de Vaccina*, et je suis toujours jaloux de le trouver rempli de fidèles. »

Un grand progrès tout de suite réalisable, selon moi, et que je prêche depuis longtemps, consisterait à insérer le vaccin à des animaux bien choisis et spécialement à des chevaux, pour le leur emprunter ensuite.

(*Courrier médical* du 24 octobre 1863.)

RELATION ET APPRÉCIATION DE SÉANCES DE L'ACADÉMIE DE MÉDECINE.

RAPPORTS ANNUELS SUR LA VACCINE.

Séances des 22 et 29 novembre 1864.

Chargé du Rapport annuel sur les vaccinations pratiquées en 1863, M. Depaul a traité dans la première partie de ce Rapport la question de : *La possibilité de transmettre la syphilis par la vaccine*, chance terrible qu'il vaut mieux cependant regarder en face et conjurer que de la courir ou de s'y soumettre aveuglément. On comprend quel a dû être l'émoi de l'Académie, qui s'est toujours considérée comme la gardienne des saines traditions en fait de vaccine, et qui n'a pas cessé de rendre le meilleur témoignage de la découverte de Jenner. *La vaccine est en danger!* CAVEANT CONSULES !

Le lira-t-il? Ne le lira-t-il pas? — Il s'agit du rapport de M. Depaul. — C'est ce grave sujet qu'on a d'abord agité et qui a agité la première partie de la séance en présence du public impatienté.

A Dieu ne plaise que nous nous fassions l'écho de ces mesquins et pénibles débats qui peuvent nuire à la considération de l'Académie et diminuer le prestige dont nous voudrions que ce corps respectable fût entouré. Nous nous bornerons à dire que la majorité de la minorité présente s'étant mise du côté de la justice et de M. Depaul, celui-ci a pu commencer, au milieu des frémissements et des chuchotements de l'assemblée, la lecture de son Rapport, qu'il ne lui restait plus le temps de lire en entier.

Il n'est que trop certain, hélas! que le vaccin, comme le cheval de Troie, peut cacher des Grecs perfides, c'est-à-dire des germes de syphilis dans ses flancs. Nous avons été en France le premier à jeter l'alarme (1); mais on nous a traité en Cassandre, et, quand enfin la vérité s'est fait jour, on avait oublié même nos avertissements, à en juger du moins par le silence qu'on observe à cet égard.

Notre intention n'a jamais été, du reste, de provoquer une panique. Sans doute que le mal a été grand, mais on l'exagère encore. Sans doute que le péril demeure imminent, mais on peut le conjurer.

A. Le mal n'a pas été aussi effrayant qu'on le suppose, car, de toutes les Observations connues de syphilis communiquée par la vaccine, il faut déduire, nous le déclarons formellement :

1° Les histoires d'enfants qui étaient syphilitiques avant qu'on les vaccinât;

2° Les cas de phagédénisme vaccinal et de vaccinides qui n'avaient rien de syphilitique;

3° Des éruptions diverses, étrangères à la syphilis et dont la vaccine n'a été que le *coup de fouet*, c'est-à-dire la cause occasionnelle;

4° Enfin des affections qui auraient pu se montrer sans la vaccine.

B. Comment conjurer le danger? C'est bien simple, à tout prendre. Il suffit de connaître la syphilis pour l'éviter, et la vaccine pour choisir un bon virus. Nos lecteurs savent à quoi s'en tenir là-dessus.

A l'aide des règles que nous avons posées, la vaccine sera mieux pratiquée, plus sûre, plus efficace, et le vaccinateur plus honoré. La science et la profession y gagneront également. Donc, *à quelque chose malheur est bon!*

(1) Voir ci-dessus, p. 663, Article du 16 août 1858.

M. Depaul a suspendu sur la tête de l'Académie la menace d'une Société qui allait se fonder, a-t-il dit, pour distribuer du vaccin emprunté aux animaux. Mais une Société de ce genre existe déjà ; elle fonctionne sous les yeux de tous et presque sous l'égide de l'Académie. Elle étend son réseau partout; ses adhérents sont tout le monde; elle propage son vaccin *gratis*, et c'est pour avoir plus de crédit et faire plus de bien qu'elle demande qu'on la protége. Son principal statut est conçu en ces termes :

Le cheval jeune, vigoureux et sain, est le meilleur terrain et le véritable régénérateur du vaccin. C'est donc à cette source qu'il faut remonter, chaque fois que cela est possible, pour y puiser le précieux virus.

Le Rapport de M. Depaul est un modèle du genre, — c'est de plus une bonne action.

M. Depaul a d'abord tracé une revue historique de la plupart des faits qui ont été produits de syphilis communiquée par la vaccine. Tous les cas se ressemblent : *Incubation*, PSEUDO-CHANCRE (M. Depaul appelle celui-ci *chancre*, suivant en cela les errements de l'école de M. Ricord), *adénopathie circonscrite, douleurs prodromiques, adénopathies diffuses, syphilides, affections des muqueuses*, etc. AB UNO DISCE OMNES.

M. Depaul ne s'est pas borné à nous donner de ces faits une aride copie; il les a discutés, assignant à chacun son importance réelle. Il a notamment écarté avec soin les cas dans lesquels la vaccine avait agi comme cause occasionnelle. Regrettons toutefois qu'il ait omis de tenir compte des vaccinides et qu'il n'ait pas fait peut-être une part assez large aux erreurs de diagnostic ; mais après la lecture de ce Rapport, aucun doute ne peut désormais rester dans l'esprit de personne sur la possibilité de communiquer la syphilis par la vaccination.

M. Depaul a ensuite examiné pourquoi une vérité aussi évidente avait pu être méconnue pendant si longtemps. Il en a trouvé la triple cause dans l'engouement qu'a d'abord fait naître la découverte de Jenner, dans la rareté des accidents au milieu de cas si nombreux de vaccine, et surtout dans l'influence qu'a généralement exercée, pendant vingt-cinq ans, la doctrine de la non-contagion des symptômes secondaires de la syphilis. Et en effet, si la vaccination pouvait transmettre la syphilis, on n'aurait pu s'en rendre compte que par la contagion des symptômes secondaires ou par celle du sang.

Enfin M. Depaul a repoussé le reproche de manquer de générosité à l'égard du vaincu, qui essaye à chaque instant de redresser la tête en méconnaissant les droits de la victoire, c'est-à-dire de la vérité.

Pénétrons au cœur de la question et de la dissertation de M. Depaul, et cherchons avec lui si c'est le sang ou la pustule vaccinale qui recèle exclusivement ou plus particulièrement le virus syphilitique. — M. Depaul se tient comme nous sur la réserve, et il se borne à indiquer les précautions que la prudence enseigne. Que pourrions-nous emprunter à ce Rapport que nous n'ayons déjà dit à nos lecteurs, avec moins d'éclat et d'autorité sans doute que M. Depaul? Leur parlerons-nous de la précaution qu'il faut avoir de nettoyer avec soin son aiguille ou sa lancette à chaque vaccination qu'on pratique ? Leur recommanderons-nous de ne pas prendre du sang avec le vaccin? Ne savent-ils pas qu'il faut choisir le vaccinifère dans un âge où le virus est meilleur et plus pur, où la manifestation d'une syphilis latente héréditaire n'est plus à craindre? Ignorent-ils que les parents de ce vaccinifère doivent être bien connus et attentivement examinés et surveillés?

M. Depaul penche vers l'opinion des personnes qui proposent de communiquer la vaccine à des vaches pour en retirer le vaccin. Mais nos lecteurs connaissent les difficultés et l'inefficacité de cet expédient. Nous répéterons donc, jusqu'à ce qu'on se décide à admettre notre avis, que c'est au cheval qu'il faut confier, prêter le virus si on veut le placer à de gros intérêts. A part cette erreur ou cette omission de M. Depaul, nous applaudissons des deux mains et de bien grand cœur à l'ensemble de son Rapport. Mais nous restons, comme on le voit, *à cheval* sur notre propre idée.

Ce Rapport, tout scientifique, traîne à sa suite un boulet administratif. C'est la litanie alphabétique et motivée des récompenses qui sont données aux vaccinateurs depuis le département de l'Ain jusqu'à celui de l'Yonne. L'Académie doit voter cette kyrielle les yeux fermés ou subir une interminable et aride lecture. Or, l'Académie avait voté de confiance depuis huit jours. N'importe. Le Secrétaire perpétuel, M. Dubois (d'Amiens), prétend faire faire pénitence aux Académiciens et veut les condamner à ouïr les débats et les plaidoiries d'une chose jugée. MM. Depaul et Dubois se donnent à ce propos les plus comiques démentis au milieu d'une hilarité générale et olympienne. Quand tout le monde rit dans une assemblée, beaucoup d'assistants, — ce sont souvent les plus gais, — ne savent pas pourquoi. Nous prions nos lecteurs d'en faire autant sans exiger de détails. Après qu'on eut beaucoup ri et beaucoup péroré *ab hoc et ab hac*, il fallut en venir au vote afin de terminer la *question*, — non pas celle que subissait le Secrétaire perpétuel.— Toute la salle s'empressa d'émettre encore un vote de confiance en faveur de M. Depaul, à l'exception de M. Dubois, qui se leva *comme un seul homme* pour protester.

Maintenant que la discussion est ouverte sur la partie scientifique du Rapport, on peut différer le moment de cette discussion, mais non pas l'ajourner sans fin. Comment serait-il possible de songer à étouffer un Rapport si bien fait, sans chercher à le combattre, et comment pourra-t-on s'y prendre pour le combattre? Les idées qu'il renferme sont-elles susceptibles d'être bien mieux prouvées et exprimées? Non, sans doute. Ne faut-il pas insister sur les précautions que devront prendre désormais les vaccinateurs, à moins qu'on ne veuille continuer à donner la syphilis en vaccinant sous prétexte de ne pas détourner les populations de la vaccine? L'Académie ne trouvera jamais une plus favorable occasion d'exercer sa philanthropique influence. Mais si elle craint de se mettre en avant, il faut qu'elle abdique pour que d'autres agissent à sa place. Il y a même déjà eu beaucoup de temps perdu. L'Académie ne devrait-elle pas être toujours en tête du progrès, au lieu de venir la dernière (1)?

Séance du 10 janvier 1865.

Enfin, M. Ricord a parlé. Il a parlé sans se contredire ni me démentir, car il n'a pas eu d'opinion. Son discours n'est d'un bout à l'autre que la demande d'un *veto* au projet du Rapport de M. Depaul. Le char du progrès traînera donc encore à sa suite M. Ricord qui nous donnera sans doute son avis quand personne n'en aura plus besoin. Craignant les écueils de l'improvisation, il nous a ménagé « les longs bâillements et les vapeurs mortelles » d'un discours lu par quelqu'un qui ne sait pas lire. De grâce, qu'on nous ramène au Ricord d'autrefois. Celui-là au moins n'était pas ennuyeux.

(1) Cette série d'articles a été interrompue parce que le *Courrier médical* a pris une autre direction. V. ci-après, DOCUMENTS A L'APPUI, 5e série, Lettre à M. le professeur Piorry, Directeur du *Courrier médical*, en date du 19 décembre 1864, p. 700.

Qu'on me permette d'établir nettement ma position vis-à-vis de M. Ricord. Il y a plus de vingt ans que j'ai commencé mes recherches sur les virus. Je suis entré dans la carrière par des Expériences de syphilis expérimentale. Je ne connaissais pas alors M. Ricord. Je n'étais pas connu de lui. Comment a-t-il accueilli mes premiers essais? Par une approbation? Non. Par des encouragements? Non. Par des conseils? Non. Par de l'indifférence? Non. Par une discussion scientifique? Non, non. Par des objections sérieuses? Non encore. Par quoi donc? Il les a accueillis par des railleries incessantes, impitoyables et de mauvais goût. Ma réserve, la dignité du silence, ma déférence pour M. Ricord, une vie modeste et laborieuse, l'entremise d'amis communs, les bienséances confraternelles, le sentiment de la modération et de la justice et enfin la médiation du temps, rien ne put émousser les épigrammes de M. Ricord qui m'étaient rapportées chaque année par vingt personnes à l'École pratique où je passais la majeure partie de mon temps, et redites par les cent voix de la renommée, je veux parler de la presse. Frappé de ridicule, atteint dans ma considération, poussé à bout et pressé par mes amis, j'ai dû quitter la vie paisible pour me défendre et réagir contre M. Ricord. De ce moment, les jours du système de l'hôpital du Midi furent comptés.

Plus tard, qui m'a traduit sans défense et fait condamner contumace devant l'Académie? Qui... Mais je ne veux pas raviver sans cesse des plaies toujours saignantes. Je n'ai pourtant pas de fiel au cœur. La vérité que j'ai trouvée et que j'aime doit être pénible à entendre et facile à méconnaître, je le comprends, pour ceux dont le crédit s'alimente de l'erreur contraire. Je les plains de leur égarement, j'excuse leurs excès et je supporte avec patience leurs injustices, pourvu qu'ils me laissent libre d'ouvrir la main et de faire entendre ma voix. Or, je porte la peine d'une condamnation qui a été surprise par M. Ricord à l'Académie, au nom de doctrines disparates. M. Ricord avait replié son drapeau devant celui d'un honorable transfuge de la doctrine physiologique, Bégin, qui était revenu franchement au mercure, tombant ainsi de Charybde en Scylla. Les doctrines mélangées au nom desquelles j'ai été condamné étaient fausses ou opposées entre elles. C'est ce que M. Ricord a surabondamment démontré lui-même en les adoptant et les niant tour à tour.

Mais rien ne m'empêche de donner une analyse impartiale du discours de M. Ricord. Il ne m'en coûtera jamais d'être juste et de briguer le suffrage des hommes honnêtes et sans passion.

M. Ricord a commencé par l'examen des faits. Il en a trouvé quelques-uns en défaut. Sa critique a porté juste. N'avais-je pas dit avant lui que des enfants vaccinés depuis quelques jours seulement n'ont pas pu communiquer une syphilis qu'ils n'avaient pas encore, à moins qu'on ne pense, contre la vraisemblance, que le bas-âge des sujets ou que le mélange des virus abrégeant l'incubation ait pu créer une atmosphère syphilitique, *loco insertionis*, antérieurement à toute manifestation?

Mais une bonne cause est-elle perdue sans appel parce qu'elle a été mal défendue ou qu'il y a eu de faux témoins? Non. Le vrai finit toujours, au contraire, par se dégager de son alliage avec le faux. Ne donnons donc pas à l'argumentation de M. Ricord plus de portée qu'elle n'en a réellement. Il existe effectivement d'autres faits non équivoques, et il en existerait à coup sûr un plus grand nombre si on les aidait à se produire. Que de gens auxquels il répugne de lutter contre les opinions communes!

Voici, à ce propos, deux faits dont je dois la communication à un Confrère de province, honorable et instruit. Ce qu'il rapporte s'est passé dans un chef-lieu de sous-préfecture. La pièce originale est à la disposition de l'Académie :

Deux dames âgées de 30 à 31 ans, assez bien douées par la nature, et désireuses de ne rien perdre de leurs avantages, prièrent une sage-femme de les revacciner. Celle-ci pratiqua la petite opération en prenant le vaccin sur un enfant de Paris, en nourrice dans la localité. Du sang coula, dit-on, des piqûres de l'enfant et de celles des deux dames.

Au bout d'un mois à six semaines, une de ces dames, voyant que ses boutons ne se cicatrisaient pas, me pria de l'examiner : je constatai au bras gauche une ulcération violacée, profonde, de 1 centimètre de diamètre, à bords inégaux et renversés. Cette ulcération était recouverte d'une croûte assez épaisse, qui, au dire de la malade, se renouvelait de temps en temps. Le bras droit offrait deux ulcérations moins profondes, mais ayant les mêmes caractères. Les ganglions axillaires et cervicaux étaient engorgés. Il y avait des douleurs nocturnes. Bientôt une roséole cuivrée se répandit par tout le corps. Cependant l'ulcération, qui avait conservé sa teinte violacée, commençait à se cicatriser.

L'auteur note que les parties sexuelles et que les ganglions de l'aine étaient exempts de toute lésion, mais que plus tard apparut une plaque muqueuse au périnée. Il donne ensuite des détails sur le traitement et sur ses résultats.

La seconde dame attendit plus longtemps avant que de se décider à consulter le médecin. Mêmes accidents aux bras que chez la première. Plus tard, ulcérations aux amygdales, roséole, et deux mois après l'inoculation vaccinale, quelques ulcérations superficielles aux organes génitaux. L'observateur, médecin des maris, s'est assuré qu'aucun des deux ne portait des traces de syphilis ; il leur a prudemment conseillé l'abstention de rapports conjugaux.

Le vaccinifère, ayant été rendu à ses parents, n'a pu être examiné.

Une troisième personne, soumise à la vaccination en même temps que ces dames, n'a pas voulu montrer ses bras, et a répondu évasivement à toutes les questions qu'on lui a faites. Il s'agit peut-être, dit le narrateur, d'un troisième accident tenu secret.

Il n'y a pas à objecter que, chez ces deux dames, la syphilis aurait pu commencer à une autre époque et ailleurs que par les bras au siége des piqûres, car rien ne manque dans ces deux faits au tableau régulier de la contamination secondaire au début (temps voulu d'incubation, existence de pseudo-chancres avec leurs caractères, adénopathie correspondante, etc.), pendant que les parties sexuelles, la bouche et les autres portes d'entrée ordinaire de la syphilis sont absolument intactes.

Je reviens à M. Ricord qui a invoqué ensuite des autorités en masse. Mais ne sait-on pas que toutes les erreurs possibles ont pu s'abriter sous des noms considérables ?

« Dieu, a dit un grand philosophe, n'est pas pour les gros bataillons, mais pour ceux qui tirent le mieux. Jean Goya inventa la boussole, Guttemberg l'imprimerie, Roger Bacon la poudre à canon. »

M. Ricord n'est guère partisan de la vaccination animale. Il aperçoit toutes sortes de virus meurtriers qui découlent des pis de vache. Il y avait mieux à dire. On pouvait soutenir, par exemple, avec plus de raison, que le virus des vaches est, en général, trop faible pour qu'on puisse y compter beaucoup et qu'il serait avantageux de renforcer, de régénérer le vaccin par son passage à travers l'organisme du cheval. Mais je ne compte pas sur M. Ricord pour défendre, — j'allais dire compromettre ma doctrine.

M. Ricord a été mieux inspiré quand il a signalé les difficultés de la pratique de la vaccination animale, et quand il a ajouté d'une manière saisissante : « *La variole n'attend pas.* »

Voici un dernier argument de M. Ricord dont peu de personnes auront saisi la portée. Il s'est procuré des plaques de vaccin académique. Il a prié M. Robin d'examiner ce vaccin au microscope pour savoir s'il était ou non mélangé de sang. Mais il n'est besoin ni de microscope, ni de M. Robin pour constater ce qui se voit aisément à l'œil nu. Eh bien! oui : le vaccin de l'Académie renferme du sang. Il y a plus, c'est qu'il n'est pas ordinairement recueilli par un médecin. N'ai-je pas demandé moi-même le premier une réforme à cet égard? Mais qu'importe, surtout pour M. Ricord qui précisément ne demande aucune réforme. Veut-il donc simplement établir qu'un vaccin souillé de sang peut être bon? Nous l'accordons, et au besoin nous publierons à l'appui le sommaire des Expériences suivantes de M. Bœck qu'on ne connaît pas en France.

1° Le professeur W. Bœck a écrit à l'Académie des sciences le 18 août 1856:

« ..... Dans la syphilisation des enfants, j'ai souvent fait un mélange de la matière syphilitique avec du vaccin, et je n'ai obtenu que des pustules syphilitiques. Quelques jours plus tard, j'inoculais le même enfant avec du vaccin sans mélange, et j'obtenais les pustules vaccinales les mieux caractérisées..... »

Je rapporte ce texte, qu'on a allégué à tort, ce me semble, à l'appui de l'opinion de ceux qui considèrent le sang comme l'unique agent de la contagion dans les *syphilis ex vaccina.*

2° A une date beaucoup plus récente, le même expérimentateur habile a vacciné un enfant atteint de syphilis héréditaire. Le vaccin recueilli ensuite sur cet enfant a été soigneusement mélangé à son propre sang et inoculé dans cet état à deux *spédalsques*, exempts de syphilis et déjà vaccinés dans leur enfance. Chez un seul de ces derniers, une vaccine régulière se développa, mais chez aucun des deux, — ils ont été longtemps surveillés et le sont encore, — la syphilis n'a été le résultat de l'inoculation.

De ce que le sang est syphilitique, M. Ricord en conclut que la lymphe vaccinale, qui vient du sang, l'est également. La logique de ce raisonnement n'est pas exacte, car la vésico-pustule vaccinale s'élève sur un organe de sécrétion qui pourrait bien, à la rigueur, ne pas laisser passer le principe contagieux. Mais il est possible que M. Ricord soit dans le vrai tout en raisonnant mal. Admettons donc avec lui que la lymphe vaccinale est viciée au même titre que le sang, pourvu qu'il nous accorde en retour, et en vertu de la rigoureuse logique, que le sperme et le lait qui viennent aussi du sang peuvent, à un moment donné, recéler le principe syphilitique et devenir une source de contagion.

La contagion syphilitique, au moyen du sperme, est du reste démontrée par les faits. Mais quand bien même le vaccin ne serait jamais susceptible d'être infecté, il est possible qu'en vertu du principe : *Ubi stimulus, ibi fluxus*, la sécrétion vaccinale soit remplacée, au moment où la vaccine a épuisé son cours, par une sécrétion syphilitique. Ce n'est point alors le vaccin qui serait syphilitique. En d'autres termes, le virus syphilitique ne se mélangerait pas au vaccin, mais ne viendrait qu'après ce dernier pour en occuper la place.

La conclusion générale de M. Ricord est qu'il ne faut pas se presser de conclure et qu'il convient d'attendre, pour jeter l'alarme, qu'un plus grand nombre de vaccinés aient contracté la syphilis par le fait de la vaccination.

M. Ricord n'était pas si temporisateur, était plus pressé quand il s'agissait d'étouffer la syphilisation au berceau, car à l'instigation de ses amis, le Rapport bâclé par M. Bégin fut vite envoyé au Ministre qui ne demandait rien et ne savait pas même si la syphilisation existait. Deux poids et deux mesures.

Il ne faut pas, s'est écrié M. Ricord, ébranler la confiance que les populations mettent dans la vaccine. Mais en quoi cette confiance pourrait-elle être ébranlée si l'on avertissait le public du danger en lui indiquant les moyens de l'éviter? C'est, au contraire, en remuant le piédestal de Jenner qu'on doit en montrer la solidité et qu'on peut l'affermir encore.

Or, n'est-ce pas par la voie ministérielle que la vérité peut se répandre au loin? N'est-ce pas par cette voie, dis-je, que l'on s'est opposé à la propagation du venin de la syphilisation?

Attendre! attendre! attendre encore! toujours attendre! quand la vérité frappe aux portes de l'Académie et a pénétré même dans l'enceinte!

Il y a soixante-cinq ans que Michel Cullerier (1), fondateur de la dynastie de ce nom et déjà alors médecin considéré de l'hôpital des vénériens, vint communiquer à la Société de médecine, sans prévention comme sans engouement, sans passion en un mot, des faits qui ne paraissaient pas être tous à l'avantage de la vaccine et dont quelques-uns même étaient de nature à mettre en garde contre le terrible accident que nous cherchons à conjurer aujourd'hui. Eh bien! la Société de médecine repoussa le Mémoire de Cullerier sous le même prétexte qu'on invoque aujourd'hui contre le Rapport de M. Depaul. Plus d'un demi-siècle et des millions de vaccinations n'ont donc pas suffi pour dégager la vérité et faire disparaître le fantôme des préjugés contraires à la vaccine. C'est à désespérer du progrès. Il est vrai qu'on donne au peuple quelque motif de méfiance. On le rémunère quand il fait vacciner ses enfants comme s'il accomplissait un sacrifice. Un enfant vacciné n'est-il pas coté au même prix dans les préfectures et récompensé au même titre que la destruction d'une bête fauve ou d'une vipère?

M. Ricord a parlé non-seulement comme s'il n'était pas convaincu, mais encore comme s'il ne connaissait pas la syphilis. La vaccine, d'après lui, devrait être condamnée à jamais et proscrite si le vaccin pouvait recéler une seule fois un germe impur. Eh quoi! M. Ricord ne se sent-il donc pas capable d'affirmer à la suite d'une enquête et d'un examen sérieux que certains enfants ne sont pas entachés de syphilis? La chose est pourtant bien facile et, comme je l'ai dit, il suffit pour être à même de bien vacciner de connaître *la syphilis pour l'éviter et la vaccine pour choisir un bon virus*. Avouons-le sans détour. Il y a des écarts, des négligences, des erreurs. Il est vraisemblable même que des enfants ont pu être infectés sans que le vaccinifère le fût. Il a suffi que dans des vaccinations successivement faites à plusieurs individus, on ait négligé de laver l'instrument qui avait vacciné un enfant syphilitique. Mais les médecins avertis sauront désormais éviter les écueils.

D'ailleurs, la question est-elle bien où on la place? Ce n'est ni la vaccine ni peut-être le vaccin qui transmet la syphilis; mais ce sont les vaccinés et la vaccination, je devrais dire les vaccinateurs. La vaccine, maladie unitaire ou autonome, fournit le vaccin, fluide homogène. Il y a plus; c'est que la maladie vaccine suspend pour un moment l'évolution de la syphilis qui reprend ensuite son cours. Le vaccin est donc fourni par l'organisme et sécrété par la membrane vaccinogène, sans qu'il puisse y avoir d'adultération syphilitique puisque la syphilis sommeille. Mais quand la vaccine a parcouru son évolution, quand elle a fait son temps, la syphilis qui lui avait fait place reprend sa marche interrompue et peut alors pousser son virus jusqu'au centre de la place qu'occupait la pustule vaccinale à laquelle elle succède. On n'a plus alors affaire qu'à une pustule syphilitique. La lymphe et le pus de cette pustule sont tout naturellement

(1) QUELQUES FAITS RELATIFS A LA VACCINE, PAR M. J. CULLERIER, chirurgien en chef de l'hospice civil des Capucins de la rue Saint-Jacques, membre de la Société de médecine, etc. A Paris, chez Croullebois, libraire, au coin de la rue des Maçons, rue des Mathurins.

syphilogénés. Mais ce n'est pas la vaccine, ce n'est pas le vaccin, c'est la syphilis et le syphilin qui sont en scène et donnent la syphilis, quand la syphilis et le syphilin ont repris l'une ses droits dans l'organisme, l'autre la place du vaccin. Si donc le vacciné donne la syphilis, ce n'est pas comme vacciné mais comme syphilitique. Si la vaccination devient *inquination*, ce n'est pas comme vaccination, mais comme inoculation syphilitique. Le vaccinateur n'est plus qu'un inoculateur syphilitique pour ainsi dire fourvoyé.

Je ne veux pas dire que le sang d'un syphilitique ne puisse donner la syphilis; mais alors c'est une autre question qui vient embrouiller la première, une exception qui vient prendre la place de la règle.

Si l'on peut donner la syphilis en vaccinant, cela ne peut se faire en définitive qu'en vaccinant mal. Est-il sûr que dans les faits publiés on ait emprunté la lymphe à une pustule vaccinale pure, plutôt qu'à une pustule déjà transformée? Un syphilitique peut donner la syphilis, soit! Son sang lui-même est, à un moment donné, contagieux, soit encore! Mais la question est de savoir si, dans les cas néfastes que nous discutons, la matière nuisible n'a pas été empruntée à une pustule qui n'était plus vaccinale, mais déjà syphilitique.

M. Ricord venait d'achever sa lecture lorsque deux mains sans écho se sont frappées l'une contre l'autre dans le fond de l'auditoire qui était nombreux (1).

M. Malgaigne, Président, était affaissé sur son siége quand la parole a été donnée à M. Blot par M. Bouchardat, vice-président. Les sens de M. Malgaigne l'ont-ils abandonné au moment où, écoutant la parole de M. Ricord, il jouissait du souvenir de la brillante victoire qu'il avait remportée sur le chirurgien de l'hôpital du Midi dans la discussion sur la syphilisation? Il s'est affaissé, il est tombé sur la brèche au sein de cette Académie qu'il a tant aimée, au pied de cette tribune qu'il a tant illustrée. Il a été frappé sur son siége comme ces magistrats romains qui aimaient mieux mourir sur leur chaise curule que de l'abandonner.

M. Malgaigne, épuisé par la maladie, avait résisté aux sollicitations de ses collègues, de ses proches et de ses amis qui le pressaient de prendre du repos. Gloire à M. Malgaigne (2)!

VACCINATION ANIMALE.

Séance du 13 février 1866 (3).

La vaccine traverse une révolution qui a éclaté dès qu'on a mis officiellement en question son existence et ses vertus, et dont il est urgent qu'elle sorte intacte, sinon perfectionnée.

On accuse la vaccine de se souiller d'un alliage impur et de n'être qu'imparfaitement préservatrice de la variole.

Le premier reproche tombera devant une surveillance entendue et attentive.

(1) La discussion continue dans les séances des 17, 24 janvier, 7, 14, 21, 28 février, 7 et 14 mars 1865. Dans cette dernière séance, M. Depaul résume la discussion.— L'Académie vote des remercîments et prononce le renvoi du Rapport à la Commission.

(2) M. Malgaigne, frappé dans cette séance du 10 janvier 1865, a succombé le 20 octobre suivant.

(3) Dans la séance du 23 janvier 1866, M. Depaul avait donné lecture de son Rapport sur les vaccinations pratiquées en France pendant l'année 1864, ayant pour sous-titre: VACCINATION ANIMALE.

Renforcer le vaccin, c'est aller au-devant du second. Vaccin pur et vaccin fort, voilà donc l'idéal du progrès.

On aura du vaccin pur en bien observant les vaccinifères; car s'il n'est pas absolument possible d'assurer que certains sujets, par exemple, ne sont pas syphilitiques, on peut infailliblement désigner des sujets qui ne le sont point. Ceux-ci pourront être des vaccinifères garantis.

Dans ces derniers temps, la source naturelle du vaccin (grease pustuleux) a jailli plusieurs fois. Mais à peine a-t-on puisé à cette source de vaccin fort.

Jusqu'à ce qu'elle reparaisse, on peut la remplacer par une source artificielle, en faisant appel au cheval et même à l'homme préférablement à la vache. Celle-ci affaiblit plutôt qu'elle ne régénère le vaccin.

C'est pour nous une conviction expérimentale.

On régénère le vaccin par des inoculations faites au cheval d'après certaines règles, et particulièrement quand la saison est humide et chaude.

Le cheval inoculé doit être jeune et surtout n'avoir pas eu la gourme, qui est souvent sans doute une des formes du grease pustuleux.

Un vétérinaire instruit s'assurera par un examen attentif que l'animal ne peut pas même être soupçonné de morve ou de toute autre maladie dangereuse.

Le vaccin produit sur ce cheval sera récolté le plus tôt possible, et inoculé, si l'on peut, quand il est pour ainsi dire encore chaud.

A la rigueur, l'homme bien portant servira à régénérer le vaccin depuis l'âge de 2 à 3 ans jusqu'à l'âge adulte, s'il n'a pas encore été vacciné ou s'il n'a pas eu la variole.

Pour le cheval comme pour l'homme on peut choisir, pourvu que ce soit avec une extrême prudence, le moment où la vie est exaltée par un traumatisme. Ce traumatisme pourra être avec un grand avantage provoqué artificiellement chez le cheval.

Quel que soit le sujet, il pourrait être utile de ranimer par divers moyens la vitalité générale et même la vitalité locale dans le voisinage de l'inoculation.

En tout cas, la vaccination de bras à bras, par les commodités qu'elle présente, doit rester le fond de la pratique commune. Jenner n'a considéré sa découverte comme bien établie qu'après avoir constaté l'efficacité de cette vaccination. La supprimer serait donc mutiler à tort l'œuvre de Jenner.

Ce serait marcher à contre-sens du progrès, ce serait perdre la vaccine.

Que Dieu en préserve l'Académie et l'humanité !

(*Courrier médical* du 17 février 1866.)

Séance du 10 avril 1866.

Elle vient enfin d'éclater cette discussion tant désirée du Rapport de la Commission de vaccine, dont les conclusions sont votées depuis l'année dernière ! L'Académie possède le secret de ces interversions. Bien plus, pour peu qu'elle eût prêté l'oreille au *quos ego* de son digne Secrétaire perpétuel, elle aurait ajourné le débat jusqu'à ce que la question en litige ait été éclaircie par de nouvelles expériences.

M. Bousquet, entrant le premier en lice, a répondu hier, en style des plus académiques, au Rapport de M. Depaul, que peu de personnes ont encore présent à la mémoire, et qui a bien pu subir entre temps quelques modifications. Quel auteur scrupuleux résisterait en effet à la tentation de perfectionner son travail tant que celui-ci n'a pas pris l'irrévocable essor de la publicité.

Ceux qui se sont efforcés d'entendre la voix affaiblie de M. Bousquet ont recueilli le dédommagement de leurs efforts, car cet académicien possède l'art de bien dire et de se faire écouter. Heureux sont donc les privilégiés qui ont pu distinguer ses paroles!

Son discours a été salué par des applaudissements de bon aloi et suivi de quelques passes d'armes académiques; le débonnaire Président paraissait disposé à laisser flotter les rênes de la discussion au gré trop capricieux de ses bouillants collègues. Puisse-t-elle ne pas s'égarer!

Nul ne prévoit ce qu'elle deviendra. Mon dessein est de la suivre avec attention et de l'apprécier.

Ma franchise à l'égard de toutes les opinions sera égale à ma réserve à l'égard des personnes qui les professent. *Je n'ai jamais compris*, dit M. Velpeau, *qu'un homme raisonnable pût s'offenser de ce que ses idées ne font pas loi pour les autres.*

Tant pis pour ceux qui ne partagent pas l'avis de M. Velpeau.

(*France médicale* du 11 avril 1866.)

LETTRE ADRESSÉE A M. LE PRÉSIDENT DE L'ACADÉMIE DE MÉDECINE.

Paris, le 17 avril 1866.

Monsieur le Président,

La question de la vaccination animale est sans contredit une des plus graves qui puissent devenir l'objet des délibérations de l'Académie.

Le devoir incombe donc à chacun d'apporter à la discussion son tribut d'éclaircissements.

Ce devoir me paraît tellement impérieux que, pour le remplir, je brave le reproche de tomber dans de fastidieuses redites ou d'étaler une vaine ostentation.

Je viens en effet rappeler à l'Académie mon opinion touchant la possibilité de régénérer, c'est-à-dire de renforcer le vaccin par son inoculation au cheval.

De courtes remarques suffiront à démontrer combien le cheval est supérieur à la génisse sous ce point de vue.

D'abord le vaccin de la génisse sera-t-il constamment pur? pourra-t-il être souillé de quelque virus transmis ou non à cet animal?

L'avenir nous l'apprendra.

Mais la proposition que je soutiens n'a pas besoin d'arguments douteux, et je dois supposer que tout ce qui provient ou proviendra de la génisse ne peut être qu'irréprochable au point de vue de la pureté.

Quant au projet de faire tous les ans plusieurs milliers de vaccinations de génisse à bras, personne n'a manifesté l'intention de lui donner suite.

Dans l'esprit même de ses partisans, la génisse ne peut donc qu'être destinée soit à la vaccination de quelques privilégiés, soit à la régénération du vaccin.

Ce dernier objet étant seul d'intérêt général doit exclusivement absorber les préoccupations de l'Académie.

La prétention de régénérer le vaccin sur la génisse est-elle fondée?

Non; la nature même de l'animal s'y refuse. On est bien heureux quand il rend le virus aussi fort qu'il l'a reçu. J'invoque, à cet égard, l'expérience de tout le monde et de tous les jours.

Mais l'espèce bovine fût-elle appropriée au but qu'on se propose, il faudrait encore choisir un sujet moins jeune et ne pas le cribler de piqûres.

L'animal doit être d'un âge moyen. L'enfant à la mamelle de même que le vieillard ne régénère pas complètement la matière syphilitique.

En outre, on pratique à la génisse un trop grand nombre d'inoculations.

Un organisme peut être capable de rendre pendant un certain temps une médiocre quantité de vaccin fort, en admettant qu'on ne fasse appel qu'à une étendue extrêmement limitée de sa surface ; mais il rendra, au contraire, des flots de vaccin faible par une source aussi vite tarie qu'elle deviendra abondante, si on lui demande par la multiplicité des piqûres plus qu'il ne peut produire dans un temps déterminé.

C'est une formule que l'expérimentation a dévoilée pour plusieurs virus, et qui s'applique vraisemblablement à tous les autres.

J'en ai fourni la preuve détaillée dans un Mémoire que j'ai eu l'honneur de lire devant l'Académie, et j'ai cité comme exemple le pus des chancres syphilitiques. Effectivement, quand une personne rend une grande quantité de ce pus par des chancres très-multipliés ou phagédéniques, on constate à l'aide de l'inoculation la faiblesse de ce pus. La quantité en exclut la qualité.

D'ailleurs, n'a-t-on pas déjà remarqué, non sans déception, que le rendement vaccinal de la génisse, d'après le procédé napolitain, n'est qu'éphémère?

C'est parce qu'il est trop considérable.

En résumé, l'animal serait moins jeune, et on lui demanderait une moins grande quantité de vaccin que cependant sa nature ne lui permettrait pas de nous satisfaire.

La nature du cheval est plus généreuse ; le cheval est la source naturelle du vaccin ; la vaccine, c'est le grease pustuleux ; le horse-pox est le meilleur des cow-pox ou des vaccins.

Si l'on ne réussit pas toujours dans les essais de régénération du vaccin sur le cheval, c'est, le plus ordinairement, parce qu'on opère sur un animal trop âgé.

Un poulain bien portant, âgé seulement de quelques années, et surtout n'ayant pas eu la gourme, régénérera aisément le vaccin, ou lui conservera son énergie, comme cela s'est produit chez les animaux que j'ai inoculés de concert avec M. Mathieu.

J'adjure l'Académie de charger la Commission de vaccine de vérifier ce que j'avance.

La régénération du vaccin étant ainsi obtenue et renouvelée suivant les besoins, il ne restera plus qu'à prendre des précautions contre la syphilis dans les vaccinations de bras à bras (1).

J'ai l'honneur, etc., etc.

LETTRES ADRESSÉES A M. BOUSQUET, MEMBRE DE L'ACADÉMIE DE MÉDECINE.

Paris, le 10 juillet 1866.

Cher et vénérable Confrère,

Vous avez tenu vingt ans le sceptre officiel de la vaccine ; vingt ans vous avez mis votre lancette au service du public, et votre plume, je devrais dire votre pinceau, au service de l'Académie. Puis, par une abdication toute spontanée, vous avez voulu restreindre votre rôle à celui de conseiller indépendant. Honneur vous soit rendu !

(1) La discussion continue dans la séance du 24 avril. Personne ne demandant plus la parole, M. le Président déclare la discussion close; elle sera reprise après que les Expériences en voie d'exécution seront terminées.

Tout le monde a compris la droiture de vos intentions. Mieux que personne j'en ai apprécié la générosité et senti la délicatesse ; car, du haut de cette tribune d'où j'ai reçu tant d'outrages qui atteignaient l'homme dans l'inventeur, vous avez daigné faire appel à mes connaissances spéciales pour la solution d'une question qui touche de très-près à mes études sur la syphilis.

Cette question est la suivante : La génisse peut-elle contracter la syphilis et, dans l'affirmative, transmettre cette maladie à l'homme pendant le cours des vaccinations *ex animalibus?*

Jamais je n'ai fait de tentative d'inoculation de la syphilis à la génisse. Mais celle-ci fût-elle susceptible, comme d'autres animaux (1), de prendre cette maladie, qu'elle ne pourrait la rendre à l'homme par la vaccination.

Il n'est effectivement que deux formes par lesquelles la syphilis pourrait entrer dans le corps d'une génisse : le chancre et le pseudo-chancre.

Ouvrons une enquête sur chacune de ces formes.

Qu'est-ce que le chancre? Ce n'est certainement pas l'étymologie qui nous l'apprendra, car elle nous enseignerait tout au plus que le mot *chancre* est le même que celui de *cancer*, et n'indique rien que l'extension dévorante d'une maladie ou d'une affection. Ne dit-on pas tous les jours, parmi le peuple, *chancre du visage*, pour exprimer le *cancroïde de la face?* C'est que le peuple en est encore aujourd'hui au langage médical du siècle passé.

Telle fut longtemps la signification du mot *chancre*, sans épithète. On disait autrefois chancre *syphilitique;* puis l'usage ayant supprimé ou sous-entendu cet adjectif, les chancres ont été distingués en primitifs et consécutifs.

Enfin, cette expression *chancre* ne fut plus employée que pour désigner les ulcères de l'accident primitif.

M. Ricord, d'après Michel Cullerier, fondateur de la dynastie effacée de ce nom, et Fricke (de Hambourg), disciples tous les deux comme lui, mais avant lui, de Hunter, en restreignit encore le sens, en l'affectant exclusivement à la désignation de la forme pustulo-ulcéreuse de l'accident primitif. Cette forme, qu'il a tant inoculée et popularisée, M. Ricord la considérait, dans le temps dont je parle, comme l'unique source de la vérole. Mais il croit aujourd'hui, par une exagération en sens inverse, qu'elle ne peut jamais produire cette maladie.

Ce chancre que M. Ricord a *brûlé*, après l'avoir longtemps et trop *adoré*, a

(1) A une époque où le virus était plus *exalté* qu'aujourd'hui, pour emprunter le langage de Montesquieu, on observait quelquefois des exemples de contaminations animales tout à fait indépendantes de l'expérimentation. C'est ce qu'indiquent les textes suivants, dont je pourrais augmenter le nombre :

Multa etiam animantia in sequentibus temporibus eodem morbo tacta, deprehensa. (Rodericus Diacus.)

Repertus est enim in quibusdam aliis etiam animantibus hic morbus. (Ulrichus de Hutten.)

M. Potton vient de publier, avec le concours de M. Louis Perrin, une magnifique édition française du livre de Hutten : DE MORBI GALLICI CURATIONE PER ADMINISTRATIONEM LIGNI GUAIACI, dont il a ainsi modifié le titre : SUR LA MALADIE FRANÇAISE ET SUR LES PROPRIÉTÉS DU BOIS DE GAYAC. Notre savant confrère lyonnais attribue et reproche au célèbre chevalier allemand des exagérations qui ne sont pas dans le texte original. Hutten ne dit point comme son traducteur que les *fruits de la terre* étaient malades. Il assure seulement que l'air était infecté et que le poison était répandu partout : *Corruptos* (sic) *lacus, fontes, fluvios, ac ipsa etiam maria. Inde terram contraxisse venenum, infecta pascua...*

Mais il est vrai que le trop crédule Roderic Dias rapporte que les végétaux, et les choux en particulier, avaient été atteints de la maladie nouvelle : *Ut etiam in plantis ipsis fuerit observatus..... maxime caules inficiebantur.....*

une incubation de 2 à 3 jours. M. Ricord a encore nié cette incubation, dans son amour exagéré de l'absolu.

Il s'annonce à la suite de l'inoculation (1) par une pustule ecthymateuse un peu conique dont le sommet est plein d'un pus jaunâtre et bien lié, et qu'entoure une auréole diffuse et rosée. Une croûte qui résulte de l'épanchement et de la concrétion du pus surmonte de bonne heure et semble écraser le centre de cet ecthyma ; sous cette croûte se cache une ulcération dont le fond est pultacé et la circonférence taillée à pic ; celle-ci se distingue surtout par un liséré vif, luisant et pointillé de rouge (érosions vasculaires).

Sur le prépuce et sur le gland on a vu ce chancre débuter quelques jours après le coït par une simple érosion folliculaire.

C'est lui qui donne quelquefois lieu à des bubons, lesquels suppurent spécifiquement.

Or qui pourrait jamais confondre un ecthyma conique, croûteux et gonflé d'un pus homogène, jaunâtre, crémeux et coulant, avec le plateau azuré d'une vésico-pustule vaccinale d'où s'épanche une lymphe incolore, limpide et glutineuse sous le doigt ?

Ailleurs, j'ai fait connaître ce chancre : après en avoir indiqué la marche et les caractères, j'en ai décrit les variétés.

Quant à la vésico-pustule vaccinale, n'est-elle pas universellement connue ? On ne pourrait pourtant les confondre l'un avec l'autre, qu'en les méconnaissant tous les deux.

Mais il n'y a pas lieu d'en tracer plus longuement le diagnostic différentiel : pour rapprocher et comparer des objets, encore faut-il qu'ils aient entre eux un certain nombre de points de ressemblance. Ici, au contraire, presque tout consiste en des différences.

Bornons-nous donc à peu près à affirmer, car cela, comme on dit vulgairement, saute aux yeux, qu'on ne peut pas confondre le chancre avec la vésico-pustule vaccinale.

Bien plus, si l'on voulait, à l'exemple de M. Bœck, insérer sous l'épiderme un mélange des deux virus chancreux et vaccinal, on n'obtiendrait pour résultat qu'un chancre ou tout au plus qu'une fausse vaccine (2). Et, en effet, l'incubation du chancre étant moins longue que celle de la vraie vaccine, il prend en quelque sorte les devants et usurpe la place commune, si tant est que son pus ne détruise pas le vaccin en dehors de l'organisme.

Fricke ayant inoculé un mélange de pus chancreux et de pus varioleux, n'avait non plus obtenu qu'un chancre (3).

Woodville, vous le savez mieux que moi, avait inoculé le variolin et le vaccin mêlés ensemble, et avait obtenu exclusivement tantôt la variole, tantôt la vaccine (4).

(1) Dans l'auto-inoculation, le temps d'incubation est supprimé ou amoindri. Voilà pourquoi M. Ricord ne l'avait point aperçu. J'ai longuement traité cette question dans plusieurs endroits.

(2) De la syphilisation appliquée aux enfants, par W. Bœck, traduit de l'allemand, par J.-A. Hagen. Paris, 1857, p. 36 et suiv.

(3) Leçons de clinique médicale, de R.-J. Graves. Ouvrage traduit et annoté par le docteur Jaccoud, 2e édition. Paris, 1863, t. II, p. 595. Fricke a été sur la voie de trouver la syphilisation ; mais M. Ricord nous apprend dans sa vingt-quatrième Lettre qu'il a amené Fricke à *convenir qu'il s'était trompé.*

(4) Rapport sur le cow-pox ou la petite vérole des vaches, et sur l'inoculation de cette maladie, considérée comme pouvant être substituée à la petite vérole, suivi de remarques sur la nature et les effets de ce virus ; par W. Woodville, D. M., médecin de

Dans une prochaine lettre je vous entretiendrai de l'autre source, qui est de beaucoup la plus abondante, d'introduction du virus syphilitique dans un organisme, c'est-à-dire du *pseudo-chancre*.

Je vous parlerai donc encore beaucoup de la syphilis à propos de la vaccine. Le pavillon couvrira la marchandise.

D'ailleurs tous les virus ne sont-ils pas comme des frères par leurs analogies, et ceux qui les cultivent ne sont-ils pas des frères... ennemis? *Scholæ medicæ doctores amicitiam inter se colant* (1)!

Ce n'est pas sur vous que peut tomber cette plaisanterie, car vous êtes la bienveillance même et un vrai type de bon goût; vous ne devez donc recueillir de toutes parts que des sentiments d'admiration et de reconnaissance.

Agréez, etc.

(*France médicale* du 10 juillet 1866.)

Paris, le 15 août 1866.

Cher Maître et très-vénéré Confrère,

Dans ma dernière lettre, je vous ai parlé du chancre comme point de départ ou comme voie d'introduction de la syphilis dans un organisme, et je vous ai annoncé mon intention de vous entretenir bientôt d'une source bien plus abondante de contagion de cette maladie, à savoir le *pseudo-chancre*.

Il m'est très-agréable de remplir ma promesse. En ce moment, je voudrais être à même de tremper une fois ma plume dans cette hippocrène dont la vôtre est sans cesse abreuvée! car toutes vos pensées sont marquées au coin d'un cachet inimitable qui les rend éternelles. Que ne m'est-il donné, comme à vous, de défier le plagiat et l'oubli! mais la vérité sans ornement, la vérité *toute nue* du poëte, offre bien peu d'attrait; son sort est bien incertain. Que ne puissiez-vous donc ménager un bon accueil et présager un heureux destin aux lignes suivantes, en les marquant de l'empreinte animée de votre style!

Qu'est-ce que le *pseudo-chancre?* C'est un chancre fictif, supposé, un chancre faux; c'est, en d'autres termes, un chancre qui n'en est pas un, et dont l'existence est purement imaginaire. Le mot *pseudo-chancre* est le baptême d'une erreur de M. Ricord, prise en quelque sorte sur le fait et dévoilée; c'est comme la dénonciation d'un flagrant délit.

Mais ce terme ne doit impliquer aucunement l'idée d'exclusion ou d'absence de la syphilis. Rien n'est, au contraire, plus syphilitique, plus vérolique que le *pseudo-chancre. Pseudo-chancre*, avant tout, ne veut pas dire *pseudo-syphilis*.

C'est moi-même, c'est moi seul qui ai introduit ce mot dans la science, après avoir découvert la chose qu'il représente.

Il s'agit d'une forme d'accident primitif, qui se présentait souvent, autrefois comme aujourd'hui, bien entendu, aux observateurs de l'hôpital du Midi; mais cette manifestation de la syphilis ne se produit qu'après une longue incubation. Or, parmi les personnes et dans le temps dont je parle, on ne croyait pas du tout, vous ai-je déjà dit, à l'existence de l'incubation.

Les débuts du pseudo-chancre sont lents, insidieux même; ils n'effrayent

l'hôpital des inoculés à Londres. Ouvrage traduit de l'anglais, augmenté d'un précis de ce qui a été fait sur cette maladie, et de notes historiques par A. Aubert. D. M. Paris, an VIII.

(1) Statuta facultaris medecinæ parisiensis, supremi senatus authoritate confirmata, anno MDCCLI. Parisiis, in-12, p. 52, art. LXXVII.

personne; mais les connaisseurs ne s'y laissent pas prendre; ils savent très-bien à quoi s'en tenir.

On ne faisait attention à cette forme que lorsqu'elle existait depuis longtemps déjà, et qu'elle se trouvait bien accusée, c'est-à-dire qu'elle était parvenue à une période fort avancée de son évolution.

On lui appliquait alors l'expression de *chancre induré*, qui a été remplacée depuis environ deux lustres par le presque homonyme de *chancre dur*.

Le *chancre induré* suppose l'existence préalable d'une pustule. C'est un chancre qui est accidentellement devenu dur et qui aurait pu ne pas le devenir. Tandis que la réunion des deux mots *chancre dur* implique l'idée d'une forme tout à fait distincte, sinon absolument indépendante de celle-là, d'une forme dont la dureté est une propriété essentielle, et pour ainsi dire indéfectible. La *dureté dure*, a dit un plaisant. Quelles plaisanteries n'a-t-on pas lâché en fait de syphilis, alors surtout que brillait au firmament de la science l'étoile devenue filante de M. Ricord!

Quand j'ai découvert que le prétendu chancre induré du Midi avait rarement commencé par une pustule, mais qu'il s'agissait presque toujours d'une autre forme, — bien plus que d'une autre espèce, — dont j'ai tracé l'évolution, j'ai rendu ma pensée et indiqué, autant que peut le faire un mot, l'originalité de cette découverte par l'expression de *pseudo-chancre*.

J'ai créé le mot *pseudo-chancre* pour dire : cela n'est pas un chancre, cela ne commence pas par une pustule. Ce double mot était le signalement d'une erreur, que le prestige de M. Ricord avait investie de presque un quart de siècle de crédit.

On peut lui substituer aujourd'hui, tant qu'on voudra, le mot de *chancre dur*, il n'en est pas moins certain qu'on donnait autrefois, pour point de départ à mon *pseudo-chancre* ou au *chancre dur* actuel de certains auteurs, une prétendue *pustule caractéristique*.

J'ai démontré le premier qu'on se trompait. Il n'est au pouvoir de personne de faire que je n'aie pas eu cette initiative. Eh quoi, pourrait-il suffire à ceux dont j'ai dénoncé l'erreur, ou à d'autres, de parodier subrepticement l'expression de ma pensée pour me ravir le mérite de la priorité de l'innovation présente!

En définitive, j'ai appelé *pseudo-chancre* ce qui se présentait souvent autrefois à l'hôpital du Midi, avec la syphilis pour conséquence obligée, et qu'on croyait être un chancre ayant débuté par une pustule. Le mot *pseudo-chancre* ne veut pas dire autre chose que source de vérole qu'on pensait être un chancre, un chancre à pustule, mais qui n'en est pas un.

Voici l'évolution du *pseudo-chancre* (chancre dur, chancre infectant, etc.).

Incubation : trois semaines au moins.

Début : une simple rougeur, puis une papule superficielle qui lui succède par une évolution non interrompue.

La surface de cette papule sécrète bientôt une petite quantité de sérosité, — peut-être déjà légèrement purulente, — dont la concrétion donne lieu à des squames.

Plus tard apparaît du pus en quantité; le mélange de ce pus avec la sérosité forme une croûte en se figeant.

Il se produit enfin sous la croûte une ulcération superficielle qui s'étend et même souvent se creuse; la base et la circonférence de cette lésion deviennent graduellement dures et comme cartilagineuses (chancre induré, chancre dur, etc.). En même temps la croûte, si on la respecte, s'épaissit.

Il faut noter que sous le prépuce et sur le gland les squames et les croûtes sont humectées et facilement entraînées par les sécrétions dont ces parties sont le siége.

Les vaisseaux et surtout les ganglions lympathiques prochains sont pris et s'indurent à leur tour (adénopathie multiple, pléiade inguinale, etc.).

On voit ensuite les divers symptômes de la syphilis constitutionnelle se dérouler, comme un ruban, suivant l'expression pittoresque de M. Ricord.

Mais M. Ricord et ses disciples ne tenaient pas le commencement du rouleau: c'est moi-même qui le leur ai placé entre les mains.

Le *pseudo-chancre* ne se développe pas toujours si complètement; quelquefois il s'arrête au commencement ou au milieu de l'évolution dont je viens de tracer l'esquisse; et soit que les ganglions prochains se prennent, soit qu'ils demeurent intacts, en apparence du moins, la suite du ruban syphilitique se déroule toujours avec autant de régularité et d'étendue.

On dirait même parfois que le développement considérable de l'accident primitif constitue, au bénéfice de l'organisme, comme un commencement de syphilisation qui atténue l'intensité des accidents consécutifs.

Voici diverses sources où vous pourriez puiser de plus amples renseignements sur toutes ces choses : 1° DISCUSSION SUR LA SYPHILIS, etc., 1856 (1); 2° CORRESPONDANCE SYPHILIOGRAPHIQUE, etc., 1860 (2); 3° DE LA CONTAGION SYPHILITIQUE, etc., 1860 (3); 4° enfin, quelques autres écrits disséminés dans des feuilles périodiques et notamment dans les colonnes de la *Revue médicale*, de la *Revue étrangère médico-chirurgicale*, du *Courrier médical* et de la *France médicale*.

Vous me permettez, — n'est-ce pas, — de vous parler confidentiellement de mes opuscules, puisque d'autres n'ont pas dédaigné de s'en servir et de s'en approprier la substance, sans indiquer en même temps la source où ils avaient puisé.

Il y a plus, c'est qu'ils ont presque tous passé sous silence le Rapport académique du regrettable M. Gibert, qui me rendait quelque justice à ce propos. (Académie de médecine, 24 et 31 mai 1859) (4).

Bref, inoculez le virus du *pseudo-chancre* à une génisse, et en supposant que vous réussissiez, il se passera un mois, pour le moins, avant qu'elle ne puisse produire de la matière syphilitique.

Or, comme la génisse vous donnera en quinze jours au plus tout ce que vous avez à attendre d'elle en fait de vaccin, vous serez dans la plus entière sécurité relativement à la contagion possible de la syphilis.

En d'autres termes, si vous semiez ensemble le vaccin et le virus pseudo-chancreux, vous pourriez toujours faire votre récolte de vaccin bien avant que la syphilis n'ait commencé à montrer ses premiers symptômes au siége de l'inoculation.

La vaccine et le pseudo-chancre, quoique inoculés ensemble au même point, ne pourront donc jamais s'y trouver reproduits en même temps, c'est-à-dire s'y montrer simultanément avec leurs propriétés respectives.

Ne faudrait-il pas, pour que cette rencontre se réalisât, que la vaccine fût douée de la propriété inconnue jusqu'ici et singulière de hâter l'évolution d'une syphilis avec le principe de laquelle son propre principe aurait été acci-

(1) Voir ci-dessus, p. 353 et suiv.
(2) Voir ci-dessus, notamment p. 464 et suiv.
(3) Voir ci-dessus, p. 493.
(4) Voir ci-dessus, p. 387 et s.

dentellement marié ou mis en contact? Mais alors que de surprises ne seraient pas réservées à l'observateur mis en présence de deux virus dissemblables, particulièrement pour la durée de leur évolution, et qui se trouveraient comme par artifice dans une grande conformité de temps et de lieu ! Que de choses étranges seraient révélées à cet observateur, que de phénomènes incompréhensibles passeraient sous ses yeux ; ou plutôt, que de contradictions apparentes ne serait-il pas appelé à constater d'abord et à concilier ensuite dans les phénomènes ou les mystères de la nature !

Ainsi, qu'il s'agisse du chancre ou du pseudo-chancre (du chancre mou ou du chancre dur), la crainte d'inoculer la syphilis en même temps que la vaccine dans le cours des vaccinations animales est tout à fait dénuée de fondement, à moins, je le répète, qu'un horizon nouveau et des plus inattendus ne s'ouvre tout à coup aux regards étonnés de l'observateur.

Est-ce à dire que je prétende plaider auprès de vous la cause de la vaccination *ex juvenca?* Non, pas le moins du monde. J'expose simplement en sa faveur une circonstance atténuante ; j'écarte d'elle une mauvaise objection, parce que je veux qu'on ne lui en adresse que de bonnes.

Mon désir est, sans aucun doute, qu'on essaye d'inoculer la syphilis à la génisse, parce qu'il est intéressant de savoir si elle peut la contracter, comme certains autres animaux, mais je ne crois pas que la solution de cette question doive influer beaucoup sur l'avenir de la vaccination *ex juvenca.*

Quant au singe, au cheval, au chat et au lapin, pour ne citer que ceux-là, ils peuvent avoir les deux formes (chancre et pseudo-chancre), et la vérole elle-même tout entière.

Si vous n'étiez pas à deux cents lieues de Paris, je vous montrerais, comme spécimen, un chat dont j'ai raconté dernièrement à l'Académie l'histoire intéressante, quoique inachevée, la maladie de la pauvre bête continuant encore son cours.

Mais je ne dois pas manquer de vous assurer que le chien, si souvent choisi pour des expériences de ce genre, m'a semblé être un des animaux les plus réfractaires à l'inoculation de la vérole, n'importe sous quelle forme.

M. Ricord ne vous semble-t-il pas, à ce propos, jouer doublement de malheur ?

D'abord, il prétend ne pas admettre que les animaux puissent contracter la syphilis ; mais on s'aperçoit aisément, à l'hésitation de son langage, que sa croyance est ébranlée et qu'un amendement honorable est à l'état latent ou d'incubation dans son esprit, sans qu'il paraisse s'en douter lui-même. M. Ricord n'est-il pas coutumier du fait de *méconnaissance* de l'incubation.

Ensuite, espère-t-il au moins que cette syphilis des animaux pourra souiller les sources de la vaccination animale. Espoir trompeur! Il n'est donc aucun moyen pour lui de se raccrocher aux branches, eût-il dans ses mouvements toute la souplesse et l'agilité des singes dont il s'est malignement moqué.

Mais ceux-ci ne voudront pas s'exposer à piquer la vanité de M. Ricord en usant envers lui de représailles. Ils craindraient de le détourner de la bonne voie de conversion dans laquelle il faut lui savoir gré de s'engager, même peut-être à contre-cœur.

Quant à vous, illustre Maître, ne vous abritez pas longtemps sous la tente où, comme Achille, vous venez de vous retirer. Rapportez-nous, au plus tôt, la sagesse et l'éloquence d'Ulysse.

Plus que jamais la vaccine a besoin des fruits de votre expérience et de vos conseils, je voudrais pouvoir oser dire de votre atticisme et de votre urbanité.

Enfin, ayez de l'indulgence pour la prose traînante et décolorée, et par conséquent fort indigne de la vôtre, d'un admirateur de votre talent, et agréez, etc.

(*France médicale* du 15 août 1866).

Dans les séances des 2 et 9 avril 1867, M. Depaul a donné lecture du Rapport officiel adressé à M. le Ministre du Commerce et de l'Agriculture sur les Expériences faites à l'Académie avec le *vaccin animal.* La discussion sur les Conclusions de ce Rapport a commencé dans la séance du 30 juillet et a continué dans les séances des 6, 13 et 27 août, et 3 septembre. M. Depaul a prononcé dans cette dernière séance un discours qui a été publié en brochure avec ce titre principal : SUR LA VACCINATION ANIMALE. L'article suivant, qui résume la question, a été écrit à cette occasion.

Le discours de M. Depaul est une réponse à M. J. Guérin qui ne ressent pas, comme l'auteur, un amour extrême pour la vaccination animale.

Au commencement du siècle, on aurait reproché à M. Depaul d'*envachiner* le genre humain.

Ne sait-on pas que, bien plus tard, le Dr James reçut un public affront dans l'Académie dont il était membre pour s'être livré à la pratique et avoir fait trafic de la vaccination animale. Cet épisode académique auquel j'assistais a laissé dans mon esprit un souvenir pénible et profond.

Manet alta mente repostum.

Autres temps, autres hommes et autres choses. Mais la vérité est éternelle. Tâchons de la distinguer de l'erreur à travers les dissensions qui la marquent ou l'altèrent.

Trois points ont été principalement débattus dans les discussions des derniers temps sur la vaccine :

1° La syphilis peut-elle s'inoculer subrepticement en même temps que la vaccine?

2° Le virus de la variole est-il le même que celui de la vaccine?

3° Quelle est la valeur de la vaccination animale?

Ces trois sujets se sont imposés aux préoccupations publiques depuis qu'ils ont fini par germer au sein de l'Académie qui jusqu'alors les avait écartés. La vérité peut-elle donc, en plein XIXe siècle, être mise sur le candélabre ou sous le boisseau, au gré de quelques hommes qui sont hommes!

Une question préalable plus importante est restée à l'écart.

D'où vient la vaccine à la vache? Pourquoi les pustules s'installent-elles sur le pis de l'animal plutôt qu'ailleurs? Pourquoi les vaches laitières, les vaches qu'on trait en sont-elles exclusivement atteintes? Pourquoi des parties sans cesse en rapport avec la main de l'homme sont-elles le siége du mal? La main de l'homme est donc l'intermédiaire. C'est elle qui transmet, inocule le virus. Le cheval qui reçoit ce virus des mains et par les voies de la nature présente ordinairement des pustules disséminées.

Jenner écrivait à De Carro le 4 février 1802 : « Partout où l'on trouvera réunis un cheval, un homme, une vache et une laitière, on y trouvera aussi, de temps en temps, le cow-pox. » Cette idée de Jenner sur l'origine équine du vaccin était infiniment digne d'occuper l'Académie.

Mais comment les épaules d'un seul homme, si larges qu'elles soient, pourraient-elles suffire à porter le fardeau de tant de recherches?

Laissons cette dernière de côté et revenons aux trois questions privilégiées.

La première, celle qui est relative à l'inoculation possible de la syphilis par la vaccination, avait autrefois frappé aux portes du Comité central et notamment en 1810 (1). Mais on l'avait repoussée comme prévenue *d'excitation à la haine et au mépris du Gouvernement* de la vaccine. Les travailleurs se l'étaient tenu pour dit; ils avaient cessé de creuser un sillon qui, au lieu de médailles, ne rapportait que des ronces et des épines.

Il était pourtant bien naturel de supposer, à l'avénement de la vaccine, qu'une inoculation substitutive de celle de la variole pouvait devenir comme elle une source de syphilis. Or, Guiot (de Genève) (2) avait déjà jeté l'alarme sur ce point et on devait être sur ses gardes. Loin de là; il ne fut pas même tenu compte des avertissements directs, et la voix de Chappon (3) fut sans écho, quand ce médecin déclara formellement que la *rache vérolique*, c'est-à-dire la vérole, pouvait avoir comme point de départ la vaccination.

Il n'est pas jusqu'à la conception qui fait jouer au sang inoculé le rôle le plus funeste dans la *syphilis ex vaccina* qui n'ait été explicitement indiquée par Nacquart (4) et très-positivement exprimée par J. Ragot Despranches (5). Mais il en est des idées comme des graines : elles ne germent qu'à leur heure.

La seconde question ayant trait à l'identité des deux virus n'a pas abouti comme la première. C'est en vain que M. Depaul a gravé en relief son opinion dans une phrase restée célèbre : *Le vaccin n'existe pas.* Les formules à l'emporte-pièce posent nettement les questions et en activent la solution. Or, il paraît bien aujourd'hui que *le vaccin existe.*

Troisième question : Vaccination animale. Quels sont ses avantages, ses inconvénients? Quel est l'endroit de la médaille, quel en est le revers? Le destin de la vaccination animale est-il d'entrer dans la pratique commune?

Les cartons du Comité central de vaccine regorgent de documents là-dessus. A Naples, on pratique en grand, paraît-il, la vaccination animale, et à Paris même le cilice de James s'est converti en couronne d'or pour un autre.

Colomb découvre un nouveau monde, Americ Vespuce lui donne son nom. Quiproquo de la gloire, disait Voltaire.

Deux circonstances favorisent le développement actuel de la vaccination animale : D'une part, elle paraît être le palladium de la *syphilis ex vaccina;* d'autre part, elle obtient les faveurs de l'Académie. Car, en fait de vaccine, M. Depaul a le droit de dire : « L'Académie c'est moi. »

Rien n'est plus propre à aiguillonner le zèle de ceux qui ont de l'appétit pour les distinctions académiques. Le moment est venu pour eux de se montrer. C'est pourquoi les fervents naissent du sol. Tel qui ne songeait pas il y a cinq ans à la vaccination animale, se trouve aujourd'hui l'avoir pratiquée, — l'Académie le déclare, — depuis vingt ans. (Historique.)

On va jusqu'à vouloir établir une marque de séparation entre un cow-pox qui n'a passé que par la vache et un autre cow-pox qui provient du vaccin humain ensemencé sur la vache! Quelle différence peut-il y avoir entre eux aux yeux surtout des personnes qui ne voient autre chose dans le cow-pox spontané que le résultat d'une transmission aux animaux du virus variolique humain?

Le virus préféré est-il plus fort, plus pur, plus sûr que le délaissé? Où est la preuve de sa supériorité? On découvre aujourd'hui presqu'à l'envie le cow-pox spontané. D'où vient qu'avec ce virus plus préservateur et plus inoffensif à la

(1) RAPPORT SUR LES VACCINATIONS EN 1810, p. 48.

(2) MÉMOIRE HISTORIQUE SUR L'INOCULATION DE LA PETITE VÉROLE, dans le t. II, in-4° des Mémoires de l'Académie de chirurgie, p. 556.

(3) TRAITÉ HISTORIQUE DES DANGERS DE LA VACCINE, in-8°, 1803, p. 187.

(4) GRAND DICTIONNAIRE DES SCIENCES MÉDICALES, t. VI, p. 69.

(5) DISSERTATION SUR LA VACCINE, 1804. Dans une note de la page 14.

fois on ne parvient pas à calmer des inquiétudes, à dissiper des préventions qui augmentent au contraire de jour en jour dans le public ?

Que de choses à trouver, que de points à éclaircir, que d'erreurs à dissiper, que d'écueils à éviter pour que la vaccine sorte triomphante de ces épreuves, pour qu'elle conserve ! — qu'ai-je dit? — pour qu'elle recouvre tout son prestige ! Ses destinées officielles reposent presque entièrement sur un homme dont la loyauté, le talent, l'activité et le courage ne suffisent pas à cette tâche immense.

Comment le public pourrait-il être rassuré? Des cas de transmission de syphilis sont arrivés à la suite de vaccinations faites à l'Académie même, un jour où le Directeur de la vaccine « avait été pris à l'improviste et retenu par un devoir impérieux de la profession, par une femme qui était en danger, » et où « les inoculations furent faites par un employé de l'Académie. »

C'est raide ! comme on dit aujourd'hui.

Quoi ! Il y a deux mille médecins à Paris, dont plusieurs manquent d'occupation et qui tous brûlent d'ardeur pour la science, et c'est un employé qui vaccine ! Nous demandons vite une réforme mille fois plus urgente que des expérimentations sur la génisse.

Qu'on s'inspire de l'exemple de l'ancien Comité de vaccine. Ce Comité était composé à sa fondation de seize membres tous zélés, tous actifs, tous ardents. C'étaient les Thouret, les Corvisart, les Pinel, les Leroux, les Hallé, les Huzard, les Guillotin, les Salmade, les Parfait, les Delaroche, les Marin, les Jadelot, les Delasteyrie, les Doullin Dubreuil, les Mongenot, les Husson. Leurs successeurs furent dignes d'eux. Ces hommes avaient fait grande la vaccine. Qu'est-elle devenue ?

L'honorable Président nous apprenait en montant au fauteuil que l'Académie avait pour mission de « modérer le Progrès. » Nous voudrions, nous, qu'on lui donnât des ailes.

DOCUMENTS A L'APPUI

5ᵉ SÉRIE.

Fragments rétrospectifs sur la vaccine.

Le chevalier Jean de Carro, qui a le premier pratiqué la vaccination en Europe et qui l'a introduite en Asie, publiait chaque année à Prague, en langue française, et à Munich, pendant qu'il était médecin des Eaux de Carlsbad, un opuscule intitulé : ALMANACH DE CARLSBAD, ou Mélanges médicaux scientifiques et littéraires relatifs à ces Thermes et au Pays, etc.

Cet opuscule est fort rare, surtout en France. Le seul exemplaire que nous connaissions appartient à M. Ferdinand Denis, le savant Administrateur de la Bibliothèque Sainte-Geneviève, qui a eu l'obligeance de nous le signaler et de nous le communiquer.

Nous empruntons à l'ALMANACH DE CARLSBAD, de 1833, le Mémoire suivant qui offre un grand intérêt d'actualité.

DU JAVART PRÉSERVATIF TROUVÉ EN BOHÊME,

Sa description et ses rapports avec le cow-pox et la petite vérole, par M. C.-G. KAHLERT, Docteur en médecine et Professeur-suppléant d'art vétérinaire, à l'Université de Prague. (Traduit de l'allemand.)

Parmi les maladies des animaux domestiques et mammifères auxquelles les médecins ont donné, de nos jours, le plus d'attention, vu leurs rapports avec celles de l'homme, on doit mettre en première ligne ce mal du cheval que les Anglais nomment le grease (1). Cette maladie éruptive de son talon fournit une lymphe qui, portée par hasard où à dessein sur le pis de la vache, y produit le cow-pox, dont l'immortel Jenner sut tirer l'antidote contre la petite vérole, prodige qu'après une série d'Observations et d'Expériences il révéla, en 1798, à l'humanité étonnée et reconnaissante.

Il s'en faut de beaucoup, comme lui et d'autres l'ont observé, que toute éruption, croûte ou ulcère du pied du cheval soit le grease, attendu que de semblables affections (2) sont souvent causées par de simples lésions, contusions, frottements, ainsi que par des engelures, la malpropreté, etc.

Le vrai grease est tout à la fois symptôme et produit d'une affection interne et générale de l'organisme du cheval. Il est apparenté aux aphthes et au fourchet des animaux ruminants; c'est une affection métastatique, causée par un état fébrile antérieur, qui forme un dépôt critique au pied du cheval, ainsi que dans les maladies précitées des ruminants; elle cause des aphthes dans la bouche (3) et des vésicules dans leurs pieds fourchus.

(1) Nous appelons *grease pustuleux* la maladie vaccinogène du cheval, qui est bien distincte, à notre avis, de la variole et que M. H. Bouley a fait connaître sous le nom de *horse-pox*.

(2) Des affections semblables sont connues dans l'espèce humaine et décrites par les dermatologistes sous les noms d'*eczéma des épiciers*, d'*eczéma des cuisinières*, etc.

(3) M. H. Bouley a démontré, le premier, qu'une des manifestations du *grease pustuleux* consistait en des aphthes dans la bouche. Il a inoculé la matière de ces aphthes aux pis des vaches et il a produit le cow-pox. Ce dernier a été inoculé à des enfants par M. Marchant, médecin à l'École d'Alfort.

M. Mathieu a imaginé un procédé aussi simple qu'ingénieux de communiquer le grease pustuleux à un cheval en lui frictionnant les gencives avec les doigts mouillés par un mélange de salive et de sérosité virulente. C'est du reste ce qu'avait proposé de faire, en 1806, sur l'homme adulte ou enfant, un médecin polonais, du nom de Polonus, qui dit dans une brochure imprimée à Metz : « La vaccination agirait avec un plus grand succès, si la vaccine pouvait être introduite par le contact sur des vaisseaux absorbants sans faire de plaie. » Nous avons nous-même rassemblé un certain nombre de cas d'enfants qui, à la suite de la vaccine, ont eu des aphthes dans la bouche. A l'origine de la vaccine, les détracteurs de cette grande découverte étaient friands de faits de ce genre.

Ces trois maladies, particulières aux animaux domestiques que je viens d'indiquer, sont nommées par le savant vétérinaire Veith (de Vienne), *fièvre aphtheuse et métastatique* (HANDBUCH DER VETERINARKUNDE II. Theil), dénomination dans laquelle on range l'éruption du pis (déjà signalée par Jenner, comme différente du cow-pox), le cow-pox lui-même et l'ophthalmie épizootique.

La double affection morbide du pied du cheval était si imparfaitement distinguée, si souvent prise l'une pour l'autre, considérée par quelques-uns comme le même mal, il advint que chaque croûte, chaque ulcère, chaque suintement, observé aux pieds des chevaux, fut inoculé, et que le vrai grease lui-même le fut souvent dans son état puriforme, c'est-à-dire trop tard.

C'est ce manque d'attention qui fit échouer tant d'expériences tentées pour produire le cow-pox par l'insertion du *grease* dans le pis de la vache.

Au lieu de pustules caractéristiques par leur forme et leur marche, on n'en obtint que d'irrégulières, qui se séchèrent et tombèrent promptement, sans autre résultat que celui de laisser des doutes sur l'identité du *grease* et du *cow-pox*, proclamée par Jenner et par d'autres.

La plupart des praticiens uniquement occupés de médecine humaine, connaissant peu les maladies exanthématiques des animaux, les divers essais faits avec ces matières morbides n'eurent pas les résultats espérés, vu que, par exemple, pour régénérer la vaccine, on se servit souvent d'une variété d'éruptions, aperçues sur le pis ou les trayons des vaches, qu'on prit à tort pour le vrai cow-pox (1).

Cette matière, communiquée à d'autres vaches, et même à des enfants, produisit des pustules irrégulières, qu'on propagea, et qui détruisirent les espérances que ces essais avaient fait naître.

Strictement parlant, on doit nommer *paronychia equi erysipelatosa serosa*, et en allemand *mauke*, la maladie qui nous occupe, formant enflure au pied du cheval (au paturon et parties adjacentes), se manifestant petit à petit par une inflammation érysipélateuse, consécutive à une affection fébrile de tout l'organisme. Ce mal s'aperçoit plus aisément dans les chevaux à pieds blancs, qui, ainsi que la rougeur observée chez l'homme, disparaît par la pression du doigt, pour bientôt reparaître, indique plus de tension et de chaleur que le reste du corps; cause à l'animal malade une douleur manifeste, quelque légèrement qu'on passe la main sur ses poils; le gêne dans ses mouvements, enroidit l'articulation et le fait boiter.

Enfin, il suinte de la partie affectée, principalement sur la partie postérieure du paturon, un fluide clair, jaunâtre, d'une odeur spécifique, qui, exposé à l'air, devient visqueux, agglutine les poils et finit par former des ulcères humides plus ou moins larges.

C'est l'ulcère produit par cette affection fébrile, que Viborg, à cause de son identité préservatrice avec le cow-pox, nomme en allemand *schutzmauke*, et que, par son analogie avec la vaccine, on peut d'autant mieux nommer *équin préservatif*, que cet équin produit une vraie vaccine antivariolique.

Les Allemands nomment cet écoulement lymphatique non-seulement *mauke*, mais *offene beine*, et quelquefois *schale;* les Français le nomment *eaux-aux-jambes, peignes, javart simple;* les Italiens, *giavardo*, *chiavardo;* les Anglais, *the grease* ou *greasy heels*.

On conçoit donc que, pour réussir, il ne faut jamais inoculer cet équin, lorsque le mal a pris une forme chronique (*paronychia equi herpetica, chronica*), lequel mal, négligé et empiré par diverses causes externes, devient incurable.

Vu l'aspect hérissé que prennent les poils du paturon, les Allemands ont nommé ce mal, dans son état avancé, *straubfuss* ou *igelsfuss* (pied de hérisson), parce que la matière visqueuse et puante, qui en suinte, agglutine les poils et les forme en mèches hérissées, qui rendent très-difforme le pied déjà enflé et œdémateux de l'animal.

Ce mal empire et entraîne graduellement une désorganisation presque toujours incurable du pied du cheval.

Dans le cours de mes vaccinations, souvent contrarié par l'inertie d'un vaccin conservé trop longtemps, je ne cessai d'en désirer du frais, tiré du cheval ou de la vache, et de constater la théorie de Jenner, que plusieurs médecins rejetèrent par l'unique raison

(1) Plusieurs fois nous avons été avisés, M. Mathieu et moi, de la prétendue existence du cow-pox sur des vaches aux environs de Paris. Des médecins, nous disait-on, avaient même vacciné des enfants avec le produit séro-purulent de ce prétendu cow-pox. Nous ne trouvions que des pustules d'impétigo ou d'acné, affections fort communes chez les vaches qui ont récemment vêlé, ou dont les trayons sont irrités par l'action de traire.

On comprend de quels avantages ont pu être des vaccinations si bien instituées !

que leurs essais avec des fluides morbides, pris sur le pis des vaches ou sur le talon des chevaux, n'avaient pas eu de succès, tandis que d'autres avaient parfaitement réussi.

Dès l'an 1804, je m'occupai de vaccination, surtout à la campagne, où, pendant plusieurs années, je vaccinai quelques milliers d'enfants, dont je tins toujours un registre exact. Obligé plus d'une fois, par l'apparition soudaine d'une épidémie variolique, de vacciner sans délai, cette vaccination imprévue et précipitée se faisait souvent sous les plus défavorables auspices, par de très-mauvais temps d'automne et d'hiver.

Les enfants, appartenant à des communes où la petite vérole avait éclaté, arrivaient déjà infectés à l'endroit fixé pour la vaccination. Les vaccinait-on, les deux exanthèmes marchaient de front, mais le vaccin inséré mitigeait toujours l'intensité de la petite vérole à laquelle aucun ne succomba, tandis qu'elle défigura ou enleva plusieurs enfants vaccinés trop tard.

Une opération manquée ébranlait ordinairement la confiance des parents; ils en murmuraient et ne laissaient guère revacciner leurs enfants. De pareils mécomptes étaient inévitables, quelque précaution qu'on y apportât, vu que la matière longtemps conservée, desséchée ou reçue de loin, était devenue inerte, et qu'un temps précieux se perdait souvent jusqu'à la réception d'un nouveau vaccin demandé à l'Institut de la capitale. Et quelque bien choisi que fût ce vaccin, il ne réussissait pas toujours, en l'humectant avec une goutte d'eau ou en l'exposant à la vapeur de l'eau. En un mot, j'éprouvai fréquemment ces contrariétés si connues à ceux qui ne peuvent pas commencer à vacciner de bras à bras, et dont la plus fâcheuse est de produire des pustules imparfaites, mal développées, et qui ne préservent pas comme une vaccine à aréole, fébrile, régulière et caractéristique.

De pareils accidents eurent lieu en été comme en hiver, et même sur des individus robustes et bien portants.

La petite vérole se montrant encore de temps en temps dans quelques districts, et attaquant parfois des individus, probablement mal vaccinés, on crut que le vaccin, dans le cours de sa propagation, avait perdu de son efficacité, et l'on désira d'autant plus le renouveler avec de la matière prise sur le pis des vaches du pays.

Quoique exerçant la médecine (de 1808 à 1813) dans une contrée montagneuse, près des frontières de la Bavière, où l'économie des bêtes à cornes est très-considérable, je ne pus jamais y découvrir le vrai cow-pox, mais quelquefois des éruptions vésiculaires, d'un caractère différent, qu'on appelle *euterausschlag*, éruption du pis, et qui régnaient surtout en même temps que les aphthes et le fourchet. Pour mieux décider la question, j'inoculai, par manière d'expérience, quelques enfants non vaccinés; mais, ainsi que je m'y étais attendu, sans aucun effet (1).

En 1817, je devins médecin de la seigneurie de Neuhaus, dans une autre contrée de la Bohême, très-boisée, d'un terrain tourbeux et marécageux, coupée par des étangs et des prairies. En 1816 et 1817, l'humidité fit pourrir sur place une partie des blés et du fourrage, et ce qu'on en put récolter était humide et gâté. Les bestiaux s'en ressentirent bientôt; le tournis, les diverses cachexies, hépatique et vermineuse (*cachexia icterico-verminosa, tabes hepatis verminosa*) se manifestèrent parmi les bêtes à cornes, ainsi que les aphthes, le fourchet, souvent la fausse éruption du pis décrite ci-dessus. Ayant toujours aimé l'art vétérinaire et dédaigné le préjugé, si commun à la campagne, qu'un médecin déroge en partageant ses soins entre les hommes et les animaux, je m'appliquai avec zèle à l'étude et au traitement des maladies de ces derniers; mais, quoique en rapport continuel avec les propriétaires les plus instruits, et visitant soigneusement leurs troupeaux, jamais je n'y pus découvrir le cow-pox.

Au mois de mai 1818, un de mes amis me fit remarquer que deux chevaux, qu'il venait d'acheter, n'allaient pas comme de coutume, qu'ils se fatiguaient promptement, que leurs pieds de derrière étaient roides, qu'ils boitaient même, et, enfin, qu'il les croyait atteints du javart (*mauke*). Ces deux chevaux de race ordinaire du pays, noirs, âgés de six ans, bien nourris et proprement tenus, avaient, au dire du cocher, perdu depuis quelque temps leur vivacité et leur appétit, remuaient le fourrage sans le manger, faisaient moins d'urine et de fumier, ne tiraient plus avec la même ardeur, respiraient laborieusement, battaient des flancs au moindre trot. J'en conclus qu'un mouvement fébrile devait avoir précédé ces symptômes. Le cocher m'assura qu'en effet ses chevaux avaient été plus malades. Je remarquai bientôt que l'articulation du pied était enflée, qu'il en suintait de l'humidité, que la partie postérieure du paturon était encore un peu rouge, enflée et plus chaude que les parties voisines; au moindre toucher, l'animal haussait le pied et témoignait de la douleur; les poils étaient agglutinés, et un fluide clair, jaunâtre, d'une odeur

(1) C'est qu'effectivement la maladie aphtheuse des ruminants est un pemphygus aigu qui n'offre pas le moindre rapport d'origine avec le cow-pox.

spécifique en suintait, de sorte qu'un fluide visqueux baignait toute la jointure. Il en était de même du second cheval.

Je n'hésitai pas à y reconnaître le vrai *équin préservatif*, nouveau pour moi, quoique, pendant les grandes chasses à courre, j'eusse vu, rassemblés dans cette seigneurie, un grand nombre de chevaux des races les plus différentes et les plus distinguées. Je m'empressai à recueillir de ce fluide sur une lancette, pour en inoculer des vaches et des enfants.

La forêt où se trouvaient les deux chevaux malades étant si peu habitée, et les maisons si clair-semées, je ne pus malheureusement y trouver dans ce moment des enfants non vaccinés; et, ne voulant pas donner à l'équin le temps de devenir purulent, j'obtins du garde-forêt, non sans peine, la permission d'en inoculer deux de ses vaches, jeunes, belles et bien nourries, lui indiquant d'avance ce qui devait résulter de cette opération, dont je lui expliquai le motif. Après avoir lavé les pis et les trayons avec de l'eau tiède, j'insérai superficiellement la lancette imprégnée à la base des trayons, en faisant à chaque vache quatre piqûres. Les premiers jours elles n'offrirent aucun changement notable. On crut cependant remarquer que la quantité du lait diminuait. Le 5e jour seulement, les piqûres furent un peu élevées et dures.

Le 7e, les pustules plus avancées étaient un peu abaissées vers le centre avec un commencement d'aréole, qui s'étendit à mesure que les pustules croissaient.

On n'observa pas d'autres pustules que celles de l'insertion.

Rougeur, chaleur, douleur, tension des pis : tout augmenta.

Les vaches, fort inquiètes, se laissaient difficilement traire, opération que je fis continuer, pour éviter l'accumulation du lait, et pour ne pas augmenter la tension inflammatoire. Lait plus clair et plus aqueux qu'à l'ordinaire, appétit diminué. Tout indiquait de la douleur dans les pis. Étable bien aérée et très-propre, litière abondante, nourriture choisie, mêlée d'un peu de vert, et pour boisson de l'eau pure, pas très-froide; temps serein, mais frais, venteux.

Le 8e jour, les pustules étaient tout à fait formées et bleuâtres, contrastant avec le bel incarnat des pis. Elles contenaient une lymphe limpide, que je recueillis entre deux morceaux de verre plat, et sur des pointes d'ivoire, que je conservai pour des inoculations ultérieures, et dont je vaccinai à l'instant et avec un plein succès trois enfants, dont la matière servit ensuite à d'autres vaccinations, continuées par moi et autres praticiens des environs.

J'aurais bien désiré inoculer quelques chevaux avec mon équin frais, insérer le nouveau vaccin à d'autres vaches, mais personne ne voulut prêter les siennes ni ses chevaux pour la continuation de mes expériences.

Le 10e jour, la lymphe des pustules devint opaque; l'aréole disparut, et, le 14e, les croûtes furent formées. Les vaches alors se laissèrent traire sans peine, reprirent leur vivacité et leur appétit, et, le 22e, les croûtes se détachèrent en laissant des fossettes.

Le résultat de ces Expériences, qui cadrent avec celles de Loy, de Sacco et autres, confirme l'identité de l'équin et du vaccin.

Nous ignorons encore les causes qui produisent spontanément cette éruption, indépendamment de l'infection équine, et nous ne répéterons pas les théories hasardées sur ce sujet encore fort obscur.

Viborg a décrit exactement les diverses éruptions du pis de la vache, qui ne sont pas le vrai cow-pox, et dont il ne faut faire aucun usage.

Diverses sociétés d'agriculture, diverses magistratures provinciales ont encouragé des recherches pareilles.

Lorsqu'en 1825 la petite vérole se montra en Styrie, on y crut, comme ailleurs, qu'en traversant les générations, le vaccin avait perdu son efficacité primitive, et l'on conseilla de chercher le cow-pox originel parmi les vaches du pays. Un Comité fut nommé; le docteur de Vest, l'un de ses membres, fut chargé de publier un Mémoire sur le cow-pox, extrait de l'ouvrage de Sacco, et d'en faire imiter la très-bonne gravure, qui représente un pis de vache atteint de vaccine.

Deux cents exemplaires de ce Mémoire furent distribués, des prix offerts aux gens employés dans les laiteries qui découvriraient le cow-pox. Malgré ces mesures, appuyées par le Gouvernement, malgré que les personnes les plus occupées du soin des vaches prétendissent avoir vu souvent des pustules semblables à la gravure en question, tous les essais faits avec des fluides pris sur le pis des vaches styriennes furent infructueux, tandis que les mêmes enfants, revaccinés avec du bon vaccin, eurent des pustules régulières. Les ANNALES DE LA SOCIÉTÉ D'AGRICULTURE de cette province, continuées depuis cette époque, n'annoncent pas qu'on ait été ensuite plus heureux dans ces recherches.

La gazette intitulée *Zeitung für das gesammte Medicinalwesen für Aerzte und Staatsmänner*, 1829. S. 281; 1830, S. 439, rédigée par le docteur Klose, nous rend compte du succès de pareilles recherches, faites dans le royaume de Wirtemberg, à l'occasion d'un prix offert par le Ministère de l'Intérieur. Le cow-pox, trouvé sur les vaches du pays, a produit la vraie vaccine sur des enfants; mais il n'y est pas question d'équin.

Quoique tout nous porte à penser que le cow-pox soit rare dans nos contrées, je ne négligerai pas d'encourager ces recherches parmi les agronomes et autres personnes de ma connaissance, que les circonstances favorisent à cet égard, et, si je retrouve le javart préservatif, je l'inoculerai à des enfants sans l'intervention du pis de la vache.

Prague, ce 8 février 1833.

LETTRES DE M. AUZIAS-TURENNE.

A M. LE PROFESSEUR BŒCK, A CHRISTIANIA (NORWÉGE).

Paris, le 28 octobre 1855.

Très-cher Confrère et ami,

J'ai poursuivi mes observations sur la vaccine pendant les vacances. Vous ne sauriez croire, ou plutôt vous croirez aisément les points de vue nouveaux qui me sont apparus. J'ai cessé mes recherches à cause de mon Cours de *Médecine opératoire*, qui est commencé. J'attends, pour rien publier, d'avoir l'occasion de faire des expériences. Pour ne pas effaroucher, je ne dirai d'ailleurs pas de longtemps que la syphilisation m'a éclairé sur cette question : *Il y a, en fait de vaccine, du virus fort et du virus faible. On n'est bien vacciné et on n'est vacciné pour longtemps que quand on a subi l'inoculation du virus fort*, etc., etc. ; mais, chut! car on nous volerait cela. Pour avoir de la faveur, on le ferait venir d'expériences directes sans prononcer le mot de syphilisation.

. . . .

Je vous remercie de vous être adressé à moi pour faire caser les bustes de M. Kjölstad dans un musée. L'idée et la pratique de M. Kjölstad sont très-ingénieuses : c'est faire de la morale orthopédique que de faire appel à la volonté.

Je suis heureux chaque fois que j'ai l'occasion de faire quelque chose pour vous et votre Université, dont je suis fier d'être le Correspondant. Vos travaux de syphilisation m'ont rendu l'ami de ce qui est Norwégien, et vos qualités personnelles le *très-ami* de tout ce qui vous touche. Si donc je n'étais pas Français, je voudrais être Norwégien.

Je suis, etc.

A M. LE PROFESSEUR BŒCK, A CHRISTIANIA (NORWÉGE).

Paris, le 24 juillet 1864.

Très-cher Confrère et ami,

Je vous remercie infiniment de la note que vous m'envoyez sur la syphilis *ex vaccina*. Je suis avide d'instruction et de faits, surtout quand ils me viennent de vous.

Les faits de communication de la syphilis par la vaccination sont très-certains : c'est une contamination secondaire; on voit naître et se développer le pseudo-chancre à l'endroit de l'insertion. On voit la syphilis absolument comme dans les Expériences que j'ai faites à l'hôpital Saint-Louis; mais vous ne pouviez pas produire des faits semblables par les Expériences dont vous me parlez.

Ceux auxquels vous avez inséré le mélange des deux virus n'avaient pas la syphilis quand vous leur avez repris du vaccin pour en inoculer vos éléphantiaques; donc ils ne pouvaient pas donner le pseudo-chancre et la syphilis.

Il en est autrement d'un sujet réellement syphilitique auquel on emprunte du vaccin.

Il est une cause d'erreur dans l'étude de la syphilis *ex vaccina :* c'est qu'il existe des *vaccinides* (roséoles, papules, etc.) qu'on a confondues avec des *syphilides*. Ces vaccinides sont précoces et fugitives (10 à 15 jours après l'inoculation; leur durée est de quelques jours). Les syphilides sont plus tardives et plus tenaces, etc., etc.

Agréez, etc.

A M. LE PROFESSEUR PIORRY, DIRECTEUR DU *Courrier médical*, A PARIS.

Paris, le 19 décembre 1864.

Très-cher et très-honoré Maître,

Je le comprends à merveille : un Journal qui paraît sous votre nom si autorisé doit être entièrement rédigé sous votre inspiration. Les lecteurs du *Courrier médical* ne peuvent qu'y gagner beaucoup.

Mais ma plume s'effarouche très-facilement; elle a peur sans cesse qu'on lui rogne quelques-unes de ses barbes. Il faut qu'elle tienne bien à son indépendance pour ne pas lui préférer l'insigne honneur d'être en compagnie avec la vôtre.

Le fond de mes articles est le fruit d'observations patientes et de longues études; c'est pourquoi je dois y tenir. La forme est une improvisation bien imparfaite, dans laquelle je m'efforce de faire assister mes lecteurs à l'Académie, en leur rendant exactement la physionomie des séances.

Parmi les maladies virulentes des animaux, il en est une, la clavelée, que je n'avais pas encore eu l'occasion d'observer. Cette occasion vient de s'offrir à moi, grâce à l'obligeance de M. Leblanc et à l'obligeance de M. Mathieu. J'en profite presque toutes les après-midi; c'est ce qui me prive de l'agrément d'aller causer avec vous. On ne peut pas jouir de tous les bonheurs à la fois.

Recevez l'expression de ma gratitude et de ma confusion pour les trop flatteuses choses que vous me dites, et croyez à mes sentiments d'affectueuse admiration pour l'auteur de la Plessimétrie. Vous n'ignorez pas combien j'apprécie cette grande découverte, mère de tant d'autres. Vous savez aussi combien j'aime les inventeurs en général — et M. Piorry en particulier.

Agréez, etc.

A M. BOUVIER, MEMBRE DE L'ACADÉMIE DE MÉDECINE, A PARIS.

Paris, le 18 février 1865.

Cher Maître et Confrère,

C'est au vol. XIV, et non XII, qu'est marquée sur ma note l'analyse du Mémoire de Cullerier. J'ai couru beaucoup pour en savoir plus long.

Pinel-Grandchamp a entendu parler de ce Mémoire quand il était élève de Cullerier. M. Serres n'en a nulle souvenance.

Je viens de lire une Thèse faite sous l'inspiration d'Alibert, et qui semble réfuter Cullerier : *Sur l'emploi du fluide vaccin pris sur une personne atteinte de maladie ou de vice héréditaire ou d'affection quelconque. Ce fluide peut-il être nuisible ou sans danger ?* Auteur : LALOUBIE, 1805. Bonne à consulter.

Je suis sur la piste d'une brochure de Chrestien (de Montpellier), écrite à la même époque et dans le même sens que celle de Cullerier.

Un inoculateur, Gatti, parle de la possibilité d'inoculer la syphilis en même temps que la variole.

Malheureusement, tous les auteurs anciens croient que la syphilis ne se communique que par le coït. Ils se persuadent, en outre, que si le vaccin d'un galeux, d'un dartreux, d'un teigneux, d'un scrofuleux, etc., ne donne pas la gale, les dartres, etc., le vaccin d'un syphilitique ne doit pas donner la syphilis.

Je ne sortirai pas lundi avant votre arrivée.

Bien à vous.

A M. BOUVIER, MEMBRE DE L'ACADÉMIE DE MÉDECINE, A PARIS.

Paris, le 24 février 1865.

Cher Maître,

J'ai trouvé votre lettre en rentrant ; j'étais allé à la Bibliothèque impériale. J'y ai trouvé et parcouru Gœtz. Je n'y ai rien lu que je n'aie su par Chappon, Larcheret et le trio anglais (Rowley, Moseley, Squirrel). Il y a beaucoup de détails sur la brochure de Cullerier; mais ils sont aussi dans Chappon, je crois. Quand vous pourrez me rendre Chappon et Larcheret, j'irai vérifier les choses et collationner.

J'ai passé, mais non perdu, mon temps à feuilleter *la Clef du Cabinet des Princes* (journal politique), de l'an X, à la rédaction duquel prenait part A. Leroy, ennemi de la vaccine. Parmi les 13 Observations que Leroy publie, deux doivent être notées (XIe et XIIe).

XIe Observation. — Rue Cerutty, n° 5, la petite fille des maîtres de la maison, âgée de 4 ans, *a eu, après la vaccination, une large tache particulière aux parties naturelles et à l'anus, ensuite des flueurs blanches de mauvais caractère.*

XIIe Observation. — J'ai vu à Paris un petit enfant de 15 à 16 mois, appartenant à M. et Madame Copola, de présent à Saint-Prix. Cet enfant, *depuis l'inoculation, a des taches brunes et larges sur les jambes, d'autres sous* [sic] *la peau.*

C'est Gœtz qui a traduit le trio anglais. Husson et Dezeimeris disent que la Police a fait disparaître les ouvrages des ennemis de la vaccine (sous le premier Empire).

Un libraire m'a affirmé avoir entassé dans un magasin une liasse de livres et brochures de cette époque sur la vaccine. Je lui ai offert une prime s'il pouvait mettre la main dessus promptement. — Un autre a un long manuscrit qu'il va rechercher et qu'aucun éditeur n'a voulu imprimer; l'auteur est ARRACHART.

Demain je me mettrai en quête de mes numéros du *Courrier médical;* vous les aurez sans faute dimanche, de bonne heure.

Réservez trois petites cases pour les sujets que je traite :

1° Les faits ou le *mal;* 2° le *commodo* (sang ou lymphe); 3° le remède.

Avez-vous reçu le journal allemand de M. Wecker?

Votre bien dévoué confrère.

A M. BOUVIER, MEMBRE DE L'ACADÉMIE DE MÉDECINE, A PARIS.

Paris, le 27 février 1865.

Cher monsieur Bouvier,

C'est pendant l'hiver 1851-1852 et pendant toute l'année scolaire 1852-1853 que j'ai suivi les vaccinations de l'Académie. Je crois ne pas me tromper en affirmant que mes Observations sont de 1852 (fin janvier, février et mars). Les notes de mes cahiers sont séparées par de longues Observations faites à l'hôpital du Midi. L'été, j'allais à l'hôpital Saint-Louis, que j'ai fréquenté exclusivement en 1852, 1853. Je puis dire que mes trois faits étaient distants, et n'avaient aucune connexion entre eux. J'ai écrit sur une de mes notes sans date : *Est-ce la lancette ou le vaccin qui était souillé?* M. L... n'a jamais de la vie lavé son instrument. J'ai écrit sur un autre cahier qu'il avait répondu à mon observation à cet égard : *C'est pour qu'il ne se rouille pas.* J'ai mis ensuite : (!!!!!!)

Après huit jours, les enfants ne revenaient plus, puisque je n'ai jamais écrit au delà du huitième jour, excepté quand j'allais à domicile.

Bien à vous.

A M. EUGÈNE PELLETAN, DÉPUTÉ AU CORPS LÉGISLATIF, A PARIS.

Paris, le 29 mars 1865.

Cher monsieur Pelletan,

J'entends beaucoup parler de la protection que le Ministre accorde aux Cours libres; mais je n'en jouis guère. Je suis, au contraire, l'objet d'interdiction ou au moins de refus successifs.

Il ne s'agit plus seulement de syphilis; — il y a longtemps que mes idées ont fait leur tour d'Europe, quoiqu'on m'interdise de les défendre par l'enseignement contre les attaques dont elles sont l'objet dans les chaires publiques de Paris; — mais il s'agit de la vaccine, dont je suis grand partisan, et à l'étude de laquelle je viens de consacrer plusieurs années.

On exige un certificat de vaccine comme un certificat de bonne vie et mœurs. Tout le monde peut parler de la vaccine, prêtres, magistrats municipaux, sages-femmes, etc., excepté moi, médecin, qui ai passé une partie de ma vie à l'étudier. Je ne comprends rien à cette interdiction scientifique, dont notre histoire n'offre pas d'exemple.

J'ai écrit à M. le Ministre de l'Instruction publique, à la date du 22 juillet dernier, pour lui demander l'autorisation de faire quelques conférences sur la vaccine. Quatre jours après, on me répondit que ma *demande était parvenue dans les bureaux, et qu'elle y serait l'objet d'un examen attentif.*

Depuis, j'ai eu beau réclamer : on ne m'a même pas honoré d'une réponse. J'ai appris indirectement que ma demande était rejetée.

Si la question de la liberté de parler *sciences et médecine* était sur le tapis au Corps législatif, je n'ai pas besoin de vous dire que vous pouvez disposer de ma lettre comme vous l'entendrez. J'en garantis l'exactitude de tous les termes.

Je serais allé vous voir si je ne vous savais très-occupé dans ce moment-ci. Votre temps est précieux.

Votre tout dévoué.

A M. EUGÈNE PELLETAN, DÉPUTÉ AU CORPS LÉGISLATIF, A PARIS.

Paris, le 8 mai 1865.

Très-cher monsieur Pelletan,

Dans une lettre de la fin du mois de mars dernier, je vous apprenais qu'on ne m'avait pas autorisé à faire un Cours *sur la vaccine*. Tout ce que je vous mandais là-dessus est parfaitement exact.

Mais une lettre officielle, datée du 26 avril, m'apprend que, par décision du 24, je viens d'être autorisé à faire un Cours *sur la vaccine*.

Que s'est-il passé? Je l'ignore.

Voici mon affiche :

COURS PUBLIC SUR LA VACCINE.

M. Auzias-Turenne commencera ce cours le vendredi 2 juin 1865, à midi, dans l'amphithéâtre nº 3 de l'Ecole pratique, et le continuera les lundis et vendredis.

Programme.

Considérations générales sur les virus et les maladies virulentes. — Méthode pour les étudier.

Coup d'œil sur la variole et son inoculation. — Aperçu historique sur Jenner et la vaccine. — Esquisse de l'opération de la vaccine.

Quelle est la source du bon virus-vaccin? — Quand et comment faut-il y puiser? — Peut-on la faire naître à volonté ou régénérer le vaccin? — Le virus syphilitique peut-il vicier le vaccin, et de quelle manière? — Précautions à prendre. — Le virus de la variole et le vaccin ont-ils la même origine? — Qu'est-ce que la clavelée?

Étude approfondie d'une bonne vaccination. — Revaccinations. — Opportunité de l'inoculation variolique.

Principes de médecine comparée. — Avenir de la science et de la pratique.

Je saisis l'occasion de vous exprimer mes sentiments de sympathique admiration.

A M. LE Dr LESOURD, DIRECTEUR DE LA *Gazette des hôpitaux*.

Paris, le 24 août 1865.

Monsieur et très-honoré Confrère,

Hier, je n'ai pas été assez heureux pour vous rencontrer à votre cabinet. Je voulais vous remercier de l'envoi obligeant que vous m'avez fait d'une lettre de M. Coussot, docteur-médecin à Charroux.

La demande que vous fait cet honorable Confrère de la communication de mon Cours sur la vaccine m'est adressée dans d'autres lettres qui m'arrivent de divers côtés.

Quelque flatteuse que soit pour moi cette demande, je ne me fais pas illusion sur les motifs qui la dictent. Il n'y a jamais eu d'enseignement fait à Paris sur la vaccine; j'ai questionné sur ce point les plus anciens pour être renseigné. En outre, bien des questions ont été traitées dans ces derniers temps qui demandent à être rassemblées en corps de doctrine.

A défaut de mieux, la publication de mon Cours pourrait donc rendre quelques services. C'est à vous de juger si cette publication peut entrer dans le cadre de la *Gazette des hôpitaux*; je suis, dans ce cas, tout entier à votre disposition.

Mon projet était de refaire un Cours de vaccine dans le mois d'octobre prochain, à la demande de quelques praticiens et de quelques élèves; mais je ne pourrais avoir de meilleure et de plus vaste tribune que la *Gazette des hôpitaux*.

Si votre réponse est affirmative, je consacrerai à la rédaction de mon Cours (8 leçons de 2 colonnes chacune environ) le temps que j'aurais employé à en faire un autre.

Veuillez recevoir, etc.

A M. LE DOCTEUR COURTILLIER, A AMIENS (SOMME).

Paris, le 6 septembre 1865.

Très-cher et très-honoré Confrère,

Lorsque votre lettre infiniment trop aimable est venue me surprendre samedi dernier, je n'avais rien oublié de nos anciennes relations. Vous êtes de ceux dont on garde le souvenir, parce que chez vous les charmes de l'esprit s'allient aux qualités du cœur. Je me rappelle, comme si tout cela se passait hier, nos vives conversations dont vous faisiez tous les frais; vos beaux dessins sur le cerveau et la manière aussi attique que gauloise dont vous avez soutenu votre Thèse, sans prétention, y compris votre répartie piquante à M. Velpeau, votre juge. Je me rappelle surtout avec un sentiment encore vif de reconnaissance que vous m'aviez offert de me transporter et de m'héberger à Amiens pendant les vacances. Je vois encore dans la rue des Boucheries-Saint-Germain, qui n'existe plus de nom, votre hôte rogue et bavard, type disparu, qui prenait des grossièretés pour de l'esprit, et qui, de cette manière, en dépensait comme quatre. Il prétendait que vous ne pouviez lui tenir tête, et il avait, ma foi, bien raison.

Depuis ce temps reculé d'un quart de siècle, j'ai suivi avec intérêt vos travaux au moyen de quelques brochures sur la vaccine, que grâce à votre ouvrage, j'aurai désormais dans ma collection.

Je lis dans ce moment cet ouvrage; il me paraît trop court à cause de la science qu'il renferme et de la bonne littérature qui la relève, dont je me garderai de vous faire un reproche à l'exemple de M. Velpeau.

Je rassemblerai quelques-uns de mes opuscules pour avoir le plaisir de vous les offrir, si tant est qu'une idée proscrite puisse avoir quelque attrait pour vous. Mais cela doit être, puisque vous êtes un homme de cœur.

Recevez, etc.

A M. GUSTAVE MONTARLOT, VÉTÉRINAIRE A ROUEN.

Paris, le 17 janvier 1866.

Mon cher ami,

Parlons un peu du cow-pox, car c'est un champ dans lequel vous êtes destiné, j'en suis sûr, à faire des découvertes importantes.

Que la méthode napolitaine ait donné de bons résultats pendant l'été que nous venons de traverser, et surtout pendant le printemps qui l'a précédé et l'automne qui l'a suivi, je le crois aisément, car tout réussissait alors en fait de vaccine, mais avez-vous vu la même chose en plein hiver?

Au grand air, à la campagne, en belle saison, les résultats sont *beaux* sur les vaches, — ils sont *superbes* sur le cheval. — Seulement, — mais suivez bien mon raisonnement, — le grease pustuleux étant une maladie du cheval, cet animal en est souvent atteint dans son jeune âge, je ne sais sous quel forme. L'expérimentateur doit donc, par la pensée, diviser les chevaux sur lesquels il opère en deux groupes : ceux qui ont eu le grease et ceux qui ne l'ont pas eu.

Les premiers donneront des pustules insignifiantes, les seconds des pustules luxuriantes.

Une grande découverte, qu'il faut que vous fassiez en Normandie, c'est de déterminer *quelle est la maladie du jeune cheval par laquelle il obtient un degré d'immunité contre le vaccin.* Cette maladie est, à n'en pas douter, *un grease pustuleux méconnu*, — sous une forme de gourme, peut-être.

Si réellement une forme de gourme est inrécidivable, c'est que cette forme est virulente : donc elle est inoculable.

En examinant bien, et à un bon moment, un jeune poulain gourmeux, découvrirait-on chez lui un liquide vaccinogène ?

Étudiez dans cette voie, et vous ferez une grande découverte.

Votre affectionné.

A M. LE MINISTRE DE L'INSTRUCTION PUBLIQUE.

Paris, le 22 août 1866.

Monsieur le Ministre,

On s'occupe beaucoup dans le monde médical de la régénération et du renforcement du vaccin, c'est-à-dire qu'on recherche les moyens d'obtenir un fluide qui soit en même temps pur, énergique, et abondant.

Je crois avoir prouvé par des Expériences pratiquées avec le concours de M. Mathieu, vétérinaire, que pour parvenir à régénérer et à renforcer le vaccin, il convient de l'inoculer au cheval plutôt qu'à la vache ou qu'à tout autre animal.

Mais les résultats de nos Expériences ne paraîtront évidents pour tout le monde que si je suis mis à même de faire représenter par des dessins exacts et variés l'éruption vaccinale de différents animaux, et les effets comparatifs produits sur l'homme par l'inoculation de leur virus.

Mon intention serait en outre de me mettre en mesure de présenter ces dessins à l'Exposition universelle de 1867.

Je viens prier Votre Excellence de vouloir bien m'accorder la somme de mille francs, à laquelle sont évalués les frais de ces dessins.

Le travail que je désire faire exécuter sous vos auspices ne peut rapporter à son auteur aucun avantage matériel en dehors de la seule satisfaction qu'il ambitionne de concourir au progrès de la science et au soulagement de l'humanité. C'est pourquoi je me sens vivement encouragé à faire cette demande à Votre Excellence.

J'ai l'honneur d'être, etc.

A M. J.-B. CURGENVEN, DOCTEUR-MÉDECIN (LONDON).

Paris, le 25 novembre 1867.

Monsieur et très-honoré Confrère,

Pardon de ne vous avoir pas remercié plus tôt du précieux opuscule de Jenner que vous avez bien voulu m'envoyer; je l'ai reçu avec d'autant plus de reconnaissance, et lu avec d'autant plus de plaisir que je recherche avidement tout ce qui regarde l'origine et l'histoire de la vaccine.

Je n'ai pas appris avec moins de plaisir la constitution d'une Société se proposant pour but *la prévention des maladies vénériennes contagieuses.* Que ne suis-je à Londres pour briguer l'honneur de concourir à ses travaux! J'ai consacré une partie de ma vie à cet objet.

Si votre Association reçoit des livres, je m'empresserai de lui faire parvenir quelques opuscules relatifs à sa destination. En ce cas, un ami qui part pour Londres, le 4 janvier, vous les porterait ainsi que quelques-uns pour vous-même.

Si vous êtes assez bon, — et que vos occupations vous le permettent, — de me tenir au courant des travaux et des progrès de votre Société, je les mentionnerai dans les journaux de médecine à la collaboration de quelques-uns desquels je prends part.

Mes compliments à l'occasion, je vous prie, à vos collaborateurs MM. Acton et Hart Donnez, s'il vous plaît, un souvenir tout particulier de ma part à M. Drysdale.

Bien à vous.

A M. G. GASKOIN, SURGEON, ETC. (LONDON).

Paris, le 29 novembre 1867.

Cher Confrère et ami,

Ne vous excusez pas de votre indolence; je suis votre maître passé en ce genre. J'ai pourtant une justification : c'est que je voulais vous écrire longuement, et puis, le temps a marché.

Je vous remercie d'abord infiniment de votre lettre et de vos articles; ils sont intéressants on ne peut plus.

Un jeune imprimeur que j'estime, M. Paul Butat, ira à Londres au commencement de janvier prochain. Il vous portera quelques documents sur l'histoire de la syphilis. Je tâcherai d'y joindre une copie de Dias de Isla et de Villalobos.

Il se chargera aussi, pour vous en épargner le souci, de prendre quelques livres sur la vaccine dans la librairie dont vous avez eu la bonté de m'envoyer le catalogue.

La syphilisation pour percer trouve maints obstacles dont sont exemptes d'autres découvertes : 1° la nature d'un sujet que beaucoup de gens prudes et prudents ne veulent pas regarder en face. On ne se vante pas volontiers d'avoir eu recours à cette méthode. On peut craindre, en la protégeant, d'être soupçonné d'y avoir eu recours ; 2° comparée à celle de la vaccine, par exemple, l'application de la syphilisation est d'une longueur rebutante ; 3° comparée aux médicaments ordinaires telles que les préparations mercurielles, elle offre beaucoup plus d'embarras. Il est si simple pour le praticien de prescrire des pilules, par exemple, et pour le malade, de les absorber !

D'un autre côté, la syphilisation a des avantages : 1° les charlatans n'iront jamais s'y frotter ; 2° elle ne peut devenir l'objet que d'une pratique spéciale.

Si la langue anglaise m'était plus familière, je ne manquerais pas de faire un voyage en Angleterre et même aux États-Unis, quoique la clientèle soit un motif pour moi de rester à Paris.

J'ai reçu de MM. Curgenven et Drysdale le programme d'une Association FOR THE PREVENTION OF CONTAGION OF VENEREAL DISEASES. Cette Association parviendra-t-elle à rendre des services dans le sens de l'objet qui nous occupe ?

M. Curgenven m'a envoyé, en outre, la réimpression d'un intéressant opuscule de Jenner.

Je vous remercie bien de tous les détails intimes que vous me donnez sur votre existence, et je serai toujours heureux de correspondre avec vous.

Bien à vous confraternellement et amicalement.

A M. LUDGER CARREAU (LONDON).

Paris, le 22 janvier 1870.

Monsieur,

Les embarras d'un déménagement ont seuls retardé mes remercîments et l'expression de ma reconnaissance pour l'intéressante et bienveillante lettre que vous m'avez écrite à la date du 26 décembre 1869.

Vous êtes un ami inconnu qui me tendez la main sans que j'aie rien fait pour le mériter ; ou plutôt un lien secret, l'amour de la science et de la vérité, nous unit.

Je vous remercie d'avoir fait attention à quelques pages détachées d'une publication périodique et rassemblées à l'usage de quelques amis dont je suis flatté que vous soyez du nombre.

Je ne manquerai pas d'utiliser les renseignements précieux que vous m'adressez sur Jesty, dont la mémoire a bien certainement des droits à notre admiration et à notre respect à côté de celle de Jenner.

S'il m'est possible de vous être utile à Paris, comptez sur moi et recevez l'assurance de ma respectueuse et reconnaissante considération.

Peut-on se procurer à Londres l'ouvrage suivant dont je parle dans mon livre ? Loy (J.-G.). — ACCOUNT OF SOME EXPERIMENTS ON THE ORIGIN OF THE COW-POX, in-8°, London, 1802.

Je sais seulement que l'auteur est mort fort vieux, et il n'y a pas longtemps, dans son pays.

Je désire faire de cet opuscule le sujet d'une publication accompagnée de notes ; mais je n'ai jamais pu m'en procurer que la traduction imparfaite par Jean de Carro (BIBLIOTHÈQUE BRITANNIQUE).

Voilà ce que c'est que d'être habile et zélé comme vous à remonter aux véritables sources, on s'attire des demandes du genre de celle que je vous adresse.

Mille compliments.

A M. LUDGER CARREAU (LONDON).

Paris, le 24 mars 1870.

Cher monsieur et Confrère,

Vous ne sauriez croire tout le plaisir que vous m'avez fait en m'envoyant la copie de Loy. J'y tiendrai plus qu'à l'original, puisqu'elle me rappellera votre obligeance infinie.

Je n'ai d'autre compte rendu des débats académiques que celui des journaux; mais je pense que les *Bulletins de l'Académie*, publiés par J.-B. Baillière, doivent être assez complets.

Merci de l'offre obligeante que vous me faites de vos livres; je veux en profiter tout de suite.

Je consulterais volontiers : COMMENTARIES ON Dr LOY'S EXPERIMENTS, BY BRYCE.

Un jeune français de mes amis ira vous demander cet ouvrage de ma part; vous pouvez le lui confier.

Un cours sur la syphilis, qui est à sa fin, m'a empêché de vous répondre plus tôt. Je désirais d'abord collationner l'opuscule de Loy avec la traduction qu'en a donnée De Carro. L'ouvrage et la traduction m'ont paru exactement conformes l'un à l'autre.

J'ai une collection assez considérable que je vais classer; je la mettrai, bien entendu, à votre disposition. J'ai beaucoup de doubles que je rangerai d'abord de côté.

Tout à vous de reconnaissance et de confraternité.

A M. LE DOCTEUR CONSTANTIN PAUL, AU PALAIS DU SÉNAT (PARIS).

Paris, le 25 mars 1870.

Monsieur et très-honoré Confrère,

Depuis plusieurs années, M. Mathieu et moi nous obtenons de l'excellent vaccin par la culture. Il nous suffit d'insérer le virus affaibli à des chevaux ou à des ânes, en observant quelques précautions que nous considérons comme importantes.

Nous sommes prêts à mettre en pratique, à l'usage de l'Administration, nos procédés et nos formules.

Nous vous promettons ainsi plus que vous n'espérez; en effet, notre source et nos ressources sont inépuisables. Nous vous les offrons.

Cependant nous faisons des réserves pour la science. Nous craignons que le virus régénéré ne se trouve rapidement affaibli chez les génisses auxquelles on fait appel par des points trop multipliés de leur surface, et auxquelles on demande plus que leur âge et leur espèce ne comportent.

Nous aimerions mieux la transmission directe du virus faite par deux piqûres seulement, une à chaque cuisse, à des enfants sains, vigoureux, et aussi âgés que possible. Ces enfants deviendraient ainsi d'excellents vaccinifères.

J'ai publié les idées qui nous dirigent, M. Mathieu et moi, et, malgré d'incessantes redites, nous n'avons trouvé que fort peu d'imitateurs en France. C'est qu'il n'en est pas des vérités qui renversent comme de celles qui s'ajoutent à une doctrine pour en devenir les auxiliaires. Les premières doivent se faire leur place avec effort, les secondes la trouvent toute faite.

Voilà pourquoi notre manière de voir, quoique fort simple, n'a pas été généralement adoptée. Mais si nous avons raison, comme je le crois fermement, nous finirons par avoir raison des résistances.

Ma réponse à votre lettre est courte et un peu tardive, mais je viens d'être absorbé par la solution de quelques questions qui m'étaient adressées d'Angleterre.

Recevez, etc.

SUR LES MALADIES VIRULENTES

INTRODUCTION A L'ÉTUDE DES MALADIES VIRULENTES

COUP D'ŒIL JETÉ SUR LES VIRUS

AU DOUBLE POINT DE VUE

DU PERFECTIONNEMENT DE LA VACCINE ET DE LA PROPHYLAXIE DU CHOLÉRA.

LECTURE FAITE A L'ACADÉMIE DE MÉDECINE LE 3 OCTOBRE 1865.

Certaines maladies forment un groupe naturel comme les familles de la botanique et de la zoologie. Ce sont les maladies virulentes; elles ont des liens communs. En conséquence l'analogie et le raisonnement appuyés, bien entendu, sur des faits rigoureux doivent participer à leur étude.

Les virus, comme les maladies qu'ils produisent et qui les reproduisent, ont des caractères communs et des caractères propres. L'examen de ces caractères semble être la meilleure introduction à l'étude des maladies virulentes en particulier. Loin de nier l'existence des virus je les personnifie.

Mon opinion ne fût-elle qu'une hypothèse, encore faudrait-il, faute de mieux, s'en contenter provisoirement. Tous les progrès de la physique et de la chimie n'ont-ils pas été réalisés à la faveur d'hypothèses qui faisaient leur temps.

Pendant le règne de la doctrine physiologique les virus existaient à peine. Tout, pour elle, était irritation et rien qu'irritation.

Ils n'existent guère davantage aux yeux d'une doctrine plus moderne et des plus positives. Il suffit, d'après elle, que la matière organisée subisse quelques changements isomériques pour que les virus sortent tout à coup du néant. A ce compte ils se trouvent presque partout sans exister réellement nulle part. Cette doctrine laisse un nombre considérable de phénomènes inexpliqués. L'examen actuel et détaillé de ces phénomènes aboutirait à mettre l'accessoire à la place du principal ou à étendre un sujet dont je m'efforce de resserrer les limites.

Jusqu'à nouvel ordre les virus ne doivent donc pas seulement être considérés comme résultant de propriétés de la matière organisée; ils ont eux-mêmes des attributs. Je vais avoir l'honneur d'entretenir l'Académie de quelques-uns de ces attributs.

Qu'est-ce qu'un virus? Qu'est-ce qu'une maladie virulente?

Le virus est un principe morbide généralement incorporé à une humeur animale dont l'existence n'a été prouvée jusqu'ici que par ses effets, paraissant appartenir à une famille naturelle, toujours identique à lui-même, variable en intensité en aptitude et en modalité, transmissible, c'est-à-dire pouvant se reproduire après un temps d'incubation sur un organisme approprié, donnant lieu d'abord à des symptômes locaux, puis à des symptômes généraux successifs, épuisant enfin son action sur cet organisme et s'y épuisant lui-même après lui avoir imprimé un caractère plus ou moins indélébile d'immunité. — La maladie virulente est celle qui est produite par le virus et qui le reproduit.

Grâce à un commentaire cette double définition va cesser de paraître obscure et aride.

Nous parviendrons plus aisément à connaître les virus et à éviter toute confusion ou toute méprise à leur égard, en précisant avec netteté ce qu'ils ne sont pas. Ne sera-ce pas là le meilleur moyen d'apprendre ce qu'ils sont, ou tout au moins une excellente introduction à leur étude.

Trois causes de désordres organiques plus ou moins graves, sinon de maladies, ont été confondues, ou le sont encore journellement, avec les virus. Il convient de les exclure afin d'aplanir et de circonscrire le terrain.

Ces trois causes sont LES PARASITES, LES VENINS et LES MIASMES.

Donnons la caractéristique de chacune:

1° *Les parasites.* — Je n'ai en vue que les parasites externes comme l'arachnide qui produit la gale et le champignon d'où provient la teigne ; personne, à coup sûr, n'a jamais conçu sérieusement la pensée de confondre les symptômes qui viennent des vers intestinaux, par exemple, avec ceux qui naissent des virus, ni surtout de rattacher ces symptômes à une maladie virulente.

Or le sarcopte et le mycoderme ne sont-ils pas, contrairement à ce qui a lieu pour les virus, accessibles à nos sens et à nos instruments? De plus les modifications organiques qu'ils produisent ne sont que des modifications superficielles ou de surface, comme en ferait naître toute autre cause irritante externe. Si les teigneux vivent dans la misère et les galeux sans sommeil, est-il étonnant que les uns et les autres se portent mal? La misère et l'insomnie, de quelque part qu'elles viennent, ne peuvent-elles produire le même effet sur la santé de tout le monde? Mais il ne se montre jamais chez les galeux ni chez les teigneux des symptômes qui dénotent une modification spécifique de leurs humeurs.

Les parasites vivent aux dépens de la partie superficielle et restreinte du corps qu'ils habitent sans l'épuiser des sucs dont ils se nourrissent, ni l'abandonner d'eux-mêmes. On cite toutefois le favus comme pouvant s'éteindre spontanément, à la longue, par la destruction des bulbes pileux dont il s'alimente.

Les virus mettent à contribution tout l'organisme et finissent souvent par l'épuiser, en s'y épuisant ; ils le détruisent ou le quittent faute d'aliments. Favoriser cette désertion ou cette séparation par les voies qu'a tracées la nature, tel doit être le but du praticien. Les virus lui suffiront dans l'accomplissement de ce but ; les virus opposés à d'autres virus, — ou bien un virus armé contre lui-même, — tel est donc notre projet, notre idéal thérapeutique.

On pourrait dire figurément que les virus ou s'entre-détruisent ou se suicident dans le champ clos de l'organisme.

Le vrai médecin doit savoir utiliser tous les antagonismes et toutes les répugnances. *Diviser pour régner* est une formule applicable à la prophylaxie et à la thérapeutique des maladie virulentes. Nous nous sommes déjà rendus maîtres, par cet artifice, du vaccin, du variolin, du syphilin, du claveau, et du virus de la péripneumonie exsudative. Marchons à la conquête des virus de la peste, de la fièvre jaune, du choléra, de la fièvre typhoïde, de la rougeole, de la scarlatine, de la rage, du charbon, etc., etc., sur les traces des F. Home (1), des Samoïlowitz (2), des Miquel (d'Amboise) (3), des Bonissent (4), des Lafon (5), des Bourguignon (6), des Metsch (7), etc., etc.

(1) F. Home : PRINCIPIA MEDICINÆ. Amsterdam, 1766, p. 186. — Principes de médecine, traduits du latin en français par Gastellier. In-12, Paris, 1772, page 600 et suivantes.

(2) Samoïlowitz : MÉMOIRE SUR L'INOCULATION DE LA PESTE. Strasbourg, 1782.

(3) DES FIÈVRES ÉRUPTIVES EN GÉNÉRAL, par François Gautier. Thèse de Paris, 1846, p. 30.

(4) Thèse inaugurale, Paris, 1812.

(5) BIBLIOTHÈQUE BRITANNIQUE, 1802 à 1805, *passim*.

(6) APPEL A DES EXPÉRIENCES dans le but d'établir le traitement préservatif de la fièvre typhoïde et des maladies infectieuses inrécidivables par l'inoculation de leurs produits morbides. Mémoire lu à l'Académie des sciences le 8 octobre 1855. Brochure in-8° de 16 pages, Paris, 1855.

(7) Comptes rendus hebdomadaires des séances de l'Académie des sciences. 1858, 1er semestre, séance du lundi 31 mai.

Qu'elle se traîne dans l'ornière du passé ou qu'elle s'élance vers l'avenir dont nous venons d'ouvrir la perspective, la thérapeutique rendra toujours plus profonde encore la séparation qui existe entre les parasites et les virus. Les premiers n'auront jamais besoin que d'une médication externe tandis que les seconds exigeront un traitement interne.

2° *Les venins.* — Le venin est un poison et, par conséquent, il peut devenir un remède; il est sécrété par l'organe d'un animal bien portant tandis que le virus est distillé par un animal ou par l'homme malade.

Le venin est produit par des êtres inférieurs, — le virus par des êtres supérieurs de l'échelle de la vie.

L'action du venin est plus rapide que celle du virus. Les virus du choléra et du charbon frappent des coups rapides sans doute, mais encore moins prompts que ceux des venins. Le venin tue, ou la santé se rétablit sans retard; le venin ne se régénère ni ne se multiplie jamais sur celui qu'il touche, il s'y décompose au contraire, il s'y détruit en le détruisant.

Le venin agit d'autant plus énergiquement qu'il attaque une espèce différente de celle qui le fournit; — l'opposé a lieu pour le virus qui se développe mieux que partout ailleurs sur un être semblable à celui qui l'a produit.

3° *Les miasmes.* — Le principal miasme que nous connaissions par ses effets est le miasme paludéen, c'est-à-dire celui qui est l'agent de la fièvre intermittente et du gonflement de la rate. Mais ce miasme n'est pas transmissible; en d'autres termes, il ne se reproduit et ne se multiplie pas sur le malade comme les virus. Tout en altérant profondément la constitution du malade, il détermine chez lui en quelque sorte le contraire de l'immunité qui est le résultat produit par le virus. Plus on *tremble la fièvre*, comme on dit, plus on est prédisposé à trembler. L'hypertrophie de la rate appelle et entretient cette hypertrophie.

Après avoir dit ce que ne sont pas les virus, passons à quelques détails sur leurs vrais attributs. Nous ferons ainsi converger des rayons de lumière sur le vaccin et sur le principe du choléra. Ces deux derniers virus, à leur tour, réfléchiront ces rayons et en émettront d'autres qui leur sont propres.

Premier attribut : — INTENSITÉ VARIABLE.

Indépendamment de leurs différences de nature les virus ont une intensité variable. Cela est évident à l'égard du virus syphilitique. Un pus de chancre s'inocule à un jeune soldat jusque là vierge de toute contamination syphilitique et ne s'inocule pas à un homme moins pur ni à aucune espèce d'animal, tandis qu'un autre pus s'inocule à presque tous hommes et bêtes (1); c'est que ce dernier est plus fort que le premier. En sorte que si l'on persistait à vouloir considérer la syphilis comme un châtiment du ciel, ce châtiment serait surtout infligé aux innocents et à leurs descendants, comme s'ils étaient tous entachés d'un péché originel.

On pourrait passer en revue les virus et y découvrir des exemples analogues, prouvant que dans tous il existe des degrés divers d'intensité.

Je crains bien que le principe du choléra actuel, si le froid n'apporte ses empêchements, n'ait plus de vigueur que celui des épidémies passées et qu'il n'étende davantage et plus cruellement ses ravages. Déjà il a franchi des barrières qui l'avaient arrêté autrefois et frappé des localités qu'il avait épargnées dans les épidémies antérieures.

(1) Il n'est pas ici question des animaux qui sont tout à fait réfractaires aux différentes espèces de virus syphilitique.

Je n'ignore pas qu'en Russie, à Moscou notamment, en 1830 et en 1831, la rigueur de l'hiver n'a point diminué la violence et la diffusion du choléra; mais les riches moscovites se procurent les chaleurs de l'été dans leurs appartements bien chauffés et trop bien fermés pour être salubres, tandis que les pauvres s'entassent, pour résister au froid, dans des espaces plus ou moins clos qu'ils infectent de leurs émanations.

Deuxième attribut : — MODALITÉS VARIABLES.

Un même virus peut offrir des modalités variables, c'est-à-dire des formes diverses ou des manières d'être différentes.

Le chancre et la plaque muqueuse, par exemple, sont tous les deux syphilitiques, tous les deux inoculables,— mais que de différences cependant dans l'action de leurs matières respectives! Ces différences sont si grandes qu'on a nié, dans ces derniers temps, l'identité d'origine des deux lésions. Il est vrai qu'au moyen de cette négation on pouvait reconnaître les vertus curatives des chancres successifs tout en les détachant du grand principe de l'inoculation et en retirant à la syphilisation une partie de sa base et de son prestige.

Le chancre se reproduit longtemps sur le même sujet, — la plaque muqueuse y devient promptement stérile.

L'incubation du chancre est courte sans doute parce qu'il pousse rarement de profondes racines, — l'incubation de la plaque muqueuse est longue.

Le chancre commence par une pustule ou par une éraillure, — une papule marque le début de la plaque muqueuse.

Mais on m'adresse de toutes parts l'objection suivante que je viens déjà de signaler : *Le chancre et la plaque muqueuse ne sont pas produits par le même principe.*

Cette objection fortifie ma thèse, au lieu de l'affaiblir, en confirmant l'existence des différences que je signale entre le chancre et la plaque muqueuse. Elle n'infirme pas les preuves de leur communauté d'origine et de nature.

Cependant, signalons-nous la vérole à la suite du chancre (chancre mou)? On conteste la pureté de nos Observations. Prétendons-nous que le chancre guérit la vérole, indiquant ainsi le remède dans la source même du mal? De plus énergiques protestations s'élèvent. Ce n'est plus, à vrai dire, la guérison qu'on refuse d'admettre, mais les chancres curatifs sont rabaissés au rang de simples exutoires. Autres temps, autres doctrines. Montrons-nous des chancres produits sur l'homme par des accidents constitutionnels de la femme? On nous répond que le vagin est une *bouteille à l'encre*. C'est une manière triviale d'éluder l'argument sans y répondre. M. Bidenkap assure-t-il qu'en excitant un pseudo-chancre ou une plaque muqueuse par de la sabine, ou de la charpie, il leur fait rendre du pus chancreux? On rejette les Observations de M. Bidenkap parce qu'elles viennent de l'étranger, comme si la science était défendue par des frontières, ou avait sa muraille de Chine.

J'ai perfectionné le procédé de M. Bidenkap. Un liquide inoffensif et nullement virulent produit le même effet, mieux et plus vite que la sabine ou que la charpie. Qu'on me présente une plaque muqueuse, et quelques gouttes de ce précieux liquide versées sur elle vont, en peu de temps, la convertir en chancre. Ce liquide est une solution alcoolique de la gomme résine du *sylphium cyrenaicum*. C'est un médicament fort ancien et véritablement renouvelé des Grecs et des Romains, sur lequel je prépare depuis longtemps un travail (1).

(1) Voir ci-dessus : TRAITEMENT DU BUBON CHANCREUX, p. 473-480.

J'ai fait mentionner le sylphium par le Professeur Moquin-Tandon à la page 326 de ses ÉLÉMENTS DE BOTANIQUE MÉDICALE, après lui en avoir montré un échantillon et les effets.

Je quitte cette digression quoiqu'elle soit toute au bénéfice de la vaccine parce que je ne veux pas être entraîné trop loin par mon sujet favori.

Troisième attribut : — RÉGÉNÉRATION ET DÉGÉNÉRATION DES VIRUS.

Les virus se régénèrent ou se fortifient; ils dégénèrent ou s'affaiblissent; cette double propriété réciproque est fondamentale. L'expression en est passée dans la langue scientifique. Il n'est plus utile, dès lors, d'y insister comme autrefois.

Un virus est régénéré par un bon terrain; il s'y multiplie; — un virus est affaibli par un mauvais terrain, il s'y dégrade et s'évanouit.

Ainsi le cheval jeune et vigoureux est un bon terrain du vaccin, le mouton du claveau, l'homme adulte du virus syphilitique, etc., etc.

Mais un bon terrain s'épuise et devient mauvais par la culture prolongée du même virus. Il ne donne plus ensuite que des produits imparfaits.

La manière dont un virus pénètre dans un organisme n'est pas indifférente à sa régénération; les portes d'entrée doivent être assez larges pour la facile pénétration du virus et pour une vigoureuse mise en réaction de cet organisme; mais il ne faut pas élargir ces portes ou les multiplier outre mesure. On s'exposerait à affaiblir les sources virulentes en les étendant.

Il suffit de la dilution aqueuse ou séreuse d'une matière virulente, soit en dehors, soit en dedans de l'organisme, pour la mitiger et l'affaiblir considérablement.

Le moment de la récolte est d'une importance majeure. Telle pustule qui donne aujourd'hui de bon virus n'en fournira plus demain même de médiocre.

Quatrième attribut : — TRANSMISSIBILITÉ.

Les virus sont transmissibles. Ils passent d'un individu à un autre comme les parasites; mais ils ne tombent pas, comme eux, sous les sens, du moins dans l'état actuel et borné de notre science et de nos instruments.

Ils se reproduisent et se multiplient par contagion (l'inoculation est un mode de contagion), et quelquefois en outre, par infection.

La contagion (*cum tangere*) suppose un contact immédiat du virus avec l'organisme. Souvent même, quand les tissus sont trop fermes ou que le virus n'est pas assez pénétrant, il faut qu'il y ait effraction (*éraillure*, *inoculation*, etc., etc.). De la matière syphilitique ou vaccinale, par exemple, peut mordre sur une muqueuse au simple contact, mais quand le tégument est épais, il faut qu'un instrument ou qu'une déchirure fraye la voie du virus.

L'infection se produit plus aisément; elle ne suppose qu'un contact médiat, ou, pour mieux dire, le virus est porté dans un organisme par un médium qui est, en général, l'atmosphère. Le virus infectieux voyage et séjourne dans l'atmosphère sans se décomposer, et quelquefois, peut-être, en s'y transformant; il passe ainsi d'un lieu ou d'un individu à un autre.

Il est même vraisemblable que certains virus, et notamment celui du choléra, passent une partie de leur vie, subissent une partie de leur évolution extra-organiquement. Le déplacement qu'ils accomplissent est si facile à l'égard de quelques-uns d'entre eux, qu'ils vont quelquefois chercher à distance des victimes en épargnant des sujets plus rapprochés du foyer morbide ou de la source virulente. On méconnaît alors leur propriété de se communiquer, précisément parce qu'elle est très-énergique.

Au physique comme au moral, nous ne voyons réellement bien ni les petites choses ni les grandes.

Le principe du choléra en est l'exemple et la preuve. Il passe par-dessus les barrières d'un lazaret, souvent sans y avoir fait sentir ses effets funestes, et il va porter ses ravages dans la ville qu'on espérait garantir. Il passe d'une chambre ou d'une maison, à travers la rue, dans une chambre ou une maison qui est en face. Quelquefois, il frappe particulièrement des zones, une rive de fleuve à l'exclusion de l'autre, des côtés de rues, des étages de maisons, etc., pour s'abattre plus tard sur les endroits qu'il a d'abord épargnés. Mais jamais il ne franchit de grandes distances sans être importé.

De plus, ce principe séjourne dans les airs et les lieux. Il s'y modifie en les modifiant jusqu'au point de les rendre, comme il fait les hommes, impropres à son évolution ou à son séjour prolongé au milieu d'eux. Heureux les pays qui ne semblent pas convenir à son développement! On cite quelques villes, telles que Lyon, Versailles et Montmorency, et même quelques contrées entières, notamment la Suisse, comme étant privilégiées à ce point de vue. Mais je crains bien, pour des motifs déduits des mœurs du virus cholérique, que ces localités ne soient pas toujours épargnées.

Ce n'est point qu'il faille abolir les lazarets, mais il faut les perfectionner, en tenant compte des mœurs du virus qu'il s'agit d'écarter. Tel système quarantenaire, par exemple, est très-efficace contre la peste et la fièvre jaune, qui ne l'est pas autant contre le choléra, et *vice versa*. Nous ne nous prémunissons pas contre la syphilis absolument de la même manière que contre la rougeole, etc. La distance intermédiaire à un lazaret et à une ville maritime devrait être calculée d'après la portée du virus, ou, autrement dit, la longueur des étapes qu'il peut fournir à travers l'atmosphère sans être détruit. La durée de la quarantaine devrait avoir pour base celle de l'incubation, et surtout la vitalité ou la longévité du virus aussi bien en dehors qu'en dedans des organismes. Je pose des principes en négligeant les détails et sans faire d'applications.

Il faut aussi se mettre en garde contre les cas abortifs ou ébauchés; ils passent souvent inaperçus et recèlent, pour un temps, un virus susceptible de se régénérer et de se répandre. Ces cas abortifs sont effectivement des propagateurs et des entremetteurs secrets de la maladie. Que de fois n'a-t-on pas nié une importation qu'on aurait pu expliquer aisément par l'existence, d'abord méconnue, d'un ou de plusieurs de ces cas! N'est-ce pas peut-être sous cette forme latente que le choléra a audacieusement inauguré le transit du canal de Suez pour arriver jusqu'à nos portes? *Jam proximus ardet Ucalegon.*

Tout virus infectieux est aussi contagieux; celui de la petite vérole en est un très-bon exemple. La réciproque n'est point vraie; tout virus contagieux n'est pas infectieux; le vaccin et le virus syphilitique sont contagieux, — ils ne sont pas infectieux. Si l'on a pu croire que des virus infectieux n'étaient pas contagieux, et si on le pense encore à propos de certains d'entre eux, c'est qu'on ne savait pas, ou qu'on ne sait pas davantage aujourd'hui, les recueillir ni les semer.

Les virus infectieux ne séjournent pas longtemps dans un organisme avec leurs propriétés: mais ils peuvent se conserver un certain temps en dehors de cet organisme, qu'ils subissent ou non des changements dans le milieu où ils émigrent.

Les virus exclusivement contagieux, au contraire, ne résistant aucunement aux causes de destruction qu'ils rencontrent en dehors des organismes, séjournent et vivent beaucoup plus longtemps dans ces organismes. Le sujet syphilitique, par exemple, fournit souvent encore du virus spécifique une année et plus après le début de sa maladie, surtout si l'évolution de cette maladie a été entravée et retardée par des traitements mercuriels.

La nature paraît donc avoir pris des précautions infinies pour conserver les virus; ils font partie de la création; ils sont, comme elle, providentiels et mystérieux.

S'ils sont un mal pour les individus, ils ne le sont pas pour les espèces. Cette thèse serait facile à défendre, mais elle déborderait les limites de mon sujet.

Il n'est nul besoin d'imaginer l'hypothèse embarrassante de leur spontanéité. Nous ne sommes pas plus autorisés à les faire naître tous les jours d'eux-mêmes que nous n'avons intérêt à le faire, ni le pouvoir de les détruire. Et puis, ne serions-nous pas contre eux absolument sans défense s'ils pouvaient se développer même en l'absence d'un germe préalable?

Puisqu'il faut vivre avec eux et que chacun de nous a le droit de faire des efforts pour s'en préserver, tâchons au moins d'en tirer parti; domptons-les comme on a fait de la foudre. Sont-ils, à tout prendre, plus un mal que le principe électrique?

Je le déclare avec la plus intime conviction, tous les virus seront un jour, entre les mains de nos neveux, des instruments utiles. Soyons les Argonautes de cette Toison d'or. L'amour de la vérité et du bien public sera notre magicienne dans cette entreprise.

Cinquième attribut : — Élection d'un organisme approprié.

Un virus suppose, pour agir, un organisme approprié. Tel virus prend bien sur un animal, tel autre virus sur un autre animal, etc. Les uns ne germent que sur fort peu de sujets; les autres le font sur un plus grand nombre. Les virus humains de la variole et de la syphilis s'accommodent difficilement des organismes animaux, — mais leur antipathie pour ces organismes n'est pas aussi absolue qu'on a paru le croire.

Au moment où je trace ces lignes, je possède un chat qui, après avoir eu des plaques muqueuses autour des griffes, a le corps couvert de pustules. Il présente aussi de l'alopécie. Cet animal, que tout le monde peut visiter, a subi plusieurs fois l'inoculation du chancre qu'on prétend ne plus être infectant, et, une seule fois, l'insertion du pseudo-chancre. Cette dernière n'a pas eu de résultat local visible; mais, en pareille circonstance, l'observation étant extrêmement délicate, je laisse à d'autres le soin de décider quelle est celle des deux sources d'où lui est venue la vérole. Il en est atteint, bien positivement, et c'est là, je suppose, l'essentiel pour nous. J'attends des exostoses. J'ai pratiqué ces inoculations dans le mois de septembre de l'année dernière, quelques jours après que d'honorables membres de l'Académie eussent nié de rechef que les animaux pussent avoir la syphilis. En méconnaissant, ou en croyant étouffer un germe de vérité, ils l'ont donc réchauffé et fait éclore.

Le vaccin, qui est d'origine chevaline, prend sur l'homme et sur un grand nombre d'animaux, ne l'a-t-on même pas cru originaire de la vache?

Sixième attribut : — Incubation.

Inoculez, pour la première fois, un virus à un sujet, vous n'en ferez pas naître la maladie, avec ses symptômes, sur l'heure. Le virus se développera lentement comme l'œuf que couve un oiseau. Le mot incubation ne veut pas dire autre chose. Il ne signifie pas que rien ne se passe depuis le moment de l'insertion jusqu'à une manifestation quelconque, mais qu'il ne se produit rien d'apparent. Presque tout le monde paraît d'accord là-dessus. La durée de l'incubation est même directement proportionnelle à celle de l'évolution de la maladie virulente.

Septième attribut : — SYMPTOMES LOCAUX ET GÉNÉRAUX SUCCESSIFS.

Pour la syphilis, tout le monde reconnaît l'existence de ces symptômes. A peine la conteste-t-on pour la vaccine. Quant aux virus volatils, leurs phénomènes sont plus difficiles à constater à cause de la rapidité de leur marche et de la profondeur de leurs premiers coups, c'est-à-dire de l'obscurité des désordres initiaux qu'ils produisent ordinairement.

De plus longs développements sortiraient de mon cadre ; mais je dois faire une exception en faveur du choléra.

Il suffit d'un jour au principe du choléra pour accomplir ce que le principe syphilitique ne réalise qu'en une année, tant est grande l'affinité de ce principe pour l'organisme humain. C'est à cause de cette grande affinité que le principe du choléra va chercher au lieu d'attendre ses victimes, et qu'il les abandonne vite après les avoir terrassées.

Le principe syphilitique, au contraire, nous tenaille longtemps pour des raisons opposées. L'un lâche promptement sa proie parce qu'il l'immole ; l'autre s'y attache parce qu'il ne fait que la torturer. L'un crée des épidémies aiguës qui disparaissent, sans quoi l'humanité tout entière y passerait ; c'est comme un duel à outrance suivi d'une trêve. L'autre détermine des sortes d'endémies chroniques qui ne cessent jamais ; c'est une guerre sourde sans paix ni trêve.

Vus de haut, les deux principes, quoique placés aux bouts opposés de l'échelle virulente, offrent beaucoup de traits de ressemblance ; on dirait que *les extrêmes se touchent.*

Il faut avoir éprouvé pour les comprendre les satisfactions infinies et les lumières que laissent dans l'esprit ces considérations générales et ces associations d'idées sur les phénomènes de la nature.

Huitième attribut : — IMMUNITÉ.

Je ne parlerai pas de la syphilis ; la chose y est trop claire pour moi et ne le serait peut-être pas aux yeux de tout le monde. Vidus Vidius qui, le premier, enseigna la médecine et la chirurgie au Collége de France, l'avait pressentie (1), mais il a été réfuté par Astruc (2), puis oublié. M. Ricord a attaché son nom à la démonstration partielle de ce principe ; la syphilisation a fait le reste.

Les preuves puisées ailleurs que dans les traditions et l'observation syphilitiques ne manquent pas. La vaccine, la variole, la clavelée, la rougeole et la scarlatine ne se présentent-elles pas pour les fournir à l'esprit de tout le monde ?

Les virus épuisent donc certains terrains ; ensuite ils ne peuvent plus y revenir et y vivre qu'au bout d'un certain temps souvent très-long. Le fait est aussi incontestable que l'interprétation en est difficile. La certitude de ce fait me dispense d'y insister ; l'incertitude et la multiplicité des explications qui en ont été mises en avant me font une loi de n'en rien dire.

C'est ainsi, en général, que les épidémies infectieuses s'éteignent.

(1) Qui semel liberati sunt a morbo gallico..... *quanquam minus contaminantur et contaminati minus affliguntur*, effugere contagionem debent. Vidus Vidius, DE CURATIONE MORBORUM etc. Venise, 1611, livre XXVII.

(2) DE MORBIS VENEREIS, 1740, tome II, p. 714. Astruc dit en parlant des mots soulignés dans la note précédente : Quod utrumque falsum nunc constat.

Appliquons, par occasion, ce principe au choléra : Le fléau est-il sur le point de s'éteindre dans un pays? on pourrait en empêcher la recrudescence, qui tient à un ravivement ou à la régénération du virus, en s'opposant à l'entrée dans ce pays de personnes saines. Ceux qui ont fui les approches de la maladie sont capables de lui apporter, par leur retour, un nouvel aliment et de la ranimer. Il doit suffire, puisqu'ils sont peureux, de les prévenir du danger auquel ils s'exposeraient, pour les maintenir éloignés. Toujours est-il que, toutes choses égales, l'intensité de la recrudescence est proportionnelle au nombre des fuyards qui rentrent au bercail. Ils sont les coupables et les premières victimes désignées, mais non pas les seules victimes de cette recrudescence.

En 1848, le choléra sévissait, sans paraître vouloir s'éteindre, sur la ville de Kiew (Russie méridionale); c'est parce que de temps en temps on faisait entrer dans cette ville des régiments bien portants. Il a suffi, pour éteindre l'épidémie, de faire au contraire entrer dans les murs de Kiew des régiments ayant eu récemment ou même ayant encore des soldats atteints de choléra. Le mal s'éteignit alors comme un incendie auquel on ne fournissait plus d'éléments combustibles (1).

M. de Hubbenet, qui rapporte ces circonstances, formule la proposition suivante : « On pourrait entretenir pendant plusieurs années le choléra dans un endroit par le renouvellement incessant des grandes masses d'hommes. »

Le fait est que, dans les grandes villes, le choléra règne pendant plusieurs mois, tandis qu'il s'épuise en quelques semaines dans les petites localités.

Avant une épidémie, il faudrait donc établir une quarantaine contre les malades du dehors, — et pendant, et peu de temps après, cette épidémie, contre les gens bien portants. Ceux-ci sont susceptibles de devenir la proie d'un virus languissant et de le revivifier.

En outre, un pays infecté a souvent plus d'avantages à se trouver sous le vent d'un pays également infecté ou qui vient de l'être, que sous le vent d'un pays sain qui apporterait au virus une pâture toute nouvelle. C'est pourquoi le virus remonte les courants d'air et se trouve ranimé par une purification de l'atmosphère. Ce principe donne la clef d'une foule de phénomènes d'abord incompréhensibles.

L'application du même principe à la prophylaxie hospitalière conduirait à l'établissement d'un hôpital de cholériques dont les employés, — ainsi que l'air, les eaux et les lieux, dont tous les êtres, en un mot, finiraient par se trouver cholérisés (qu'on me passe l'expression), de manière à n'avoir plus rien à redouter de la maladie. Le virus s'y épuiserait et finirait par s'éteindre faute d'aliments.

Le système contraire a pour résultat funeste de disperser le virus et de le répandre dans des lieux où il trouve de quoi s'alimenter et se propager. Un cholérique porté dans un hôpital qui n'a pas de destination *ad hoc* est un brandon jeté au milieu des matières inflammables.

Une maladie, l'action d'un médicament et un état indéfini de l'organisme peuvent rendre celui-ci passagèrement réfractaire à l'action de certains virus; mais de nouvelles observations sont indispensables pour que cette donnée passe de la spéculation dans la pratique.

Je rends grâces à l'Académie d'avoir écouté patiemment l'énoncé de quelques paradoxes; elle aura, par sa bienveillante attention, hâté le moment où ils deviendront des vérités manifestes.

(1) Voir ci-après : DOCUMENTS A L'APPUI, 6e série, **Critique bibliographique, par M. Auzias-Turenne**, Analyse d'un livre de M. de Hubbenet, ayant pour titre : OBSERVATIONS FAITES A L'HOPITAL SAINT-VLADIMIR, A KIEW, SUR LE CHOLÉRA DE 1848.

Résumé, je ne dis pas conclusions:

I. — Les virus forment une famille pathogénique, et les maladies virulentes une famille pathologique naturelles.

Les uns et les autres ont des caractères communs et des caractères propres.

II. — Les virus diffèrent principalement des parasites par les modifications spécifiques qu'ils impriment aux organismes.

Ils diffèrent principalement des venins par leur reproduction et leur multiplication dans les organismes qu'ils attaquent.

Ils diffèrent principalement des miasmes par l'immunité qu'ils confèrent aux organismes.

III. — Les virus et les maladies virulentes ont une intensité variable.

IV. — Les virus sont susceptibles de présenter des modalités différentes.

V. — Ils peuvent dégénérer ou se régénérer suivant les terrains d'ensemencement ou d'insertion, les moments de la récolte, la manière de les utiliser ou d'en subir l'action, et par d'autres circonstances moins importantes.

VI. — Les virus sont transmissibles et prolifères, les uns par contagion, les autres par contagion et infection réunies.

VII. — Les virus contagieux ont une existence intra-organique plus durable que les virus infectieux. Ceux-ci ont une partie plus ou moins longue de leur existence qui se passe en dehors d'un organisme.

VIII. — Dans l'impossibilité où nous sommes d'anéantir les virus, faisons tous nos efforts pour parvenir à les subjuguer et à les utiliser.

IX. — Chaque virus a son terrain propre dans lequel il n'est pourtant pas rigoureusement interné.

X. — L'action de tout virus suppose une incubation d'une durée ordinaire en rapport direct soit avec la longueur de la vie intra-organique de ce virus, soit avec son intensité. On nie souvent l'existence de cette incubation quand elle est très-courte et quelquefois quand elle est très-longue. Dans le premier cas on n'a pas le temps et dans le second la patience de la constater.

XI. — Les virus donnent lieu à des symptômes locaux et à des symptômes généraux successifs. On méconnaît également ces derniers quand ils viennent très-vite, ou très-lentement, trop tôt ou trop tard, et surtout quand ils durent peu.

XII. — Telle succession de phénomènes qui exige un an dans l'évolution de la syphilis s'accomplit en un jour dans l'évolution du choléra. C'est en partie pourquoi on ne peut éteindre la syphilis, tandis que les épidémies du choléra s'éteignent d'elles-mêmes.

XIII. — Le renouvellement incessant d'une partie des habitants d'une grande ville est la principale raison pourquoi le choléra y règne plus longtemps que dans les petites localités.

La maladie, en outre, n'étend pas en même temps sa fureur sur tous les quartiers de la grande ville.

XIV. — Enfin les virus créent l'immunité contre eux-mêmes, c'est-à-dire l'invulnérabilité contre leurs propres coups.

Cette propriété est la pierre angulaire de leur prophylaxie et de leur traitement.

C'est le plus précieux filon, la plus brillante perspective de la médecine des maladies spécifiques.

LA MALADIE CHARBONNEUSE

DISCUSSION SUR LA PUSTULE MALIGNE

A L'ACADÉMIE DE MÉDECINE

RELATION ET APPRÉCIATION DES SÉANCES.

Séance du 12 juillet 1864.

Le principe de la pustule maligne peut-il se former spontanément dans l'espèce humaine ?

Cette question a été posée devant l'Académie, par M. Gosselin, dans un Rapport sur un Mémoire de M. Gallard.

Le Mémoire de M. Gallard, riche doublure d'un Mémoire antérieur de M. Devers, a pour base la réunion de quelques cas de pustules malignes observées chez l'homme et venues on ne sait d'où. L'auteur en conclut, avec M. Devers, qu'elles sont nées toutes seules.

Essayons de raisonner autrement.

On connaît la manière dont les choses se passent après l'inoculation de la pustule maligne : un travail s'effectue à l'endroit où le virus a été déposé, puis l'infection se propage dans tout l'organisme.

Si le virus de la pustule maligne se formait tout seul chez l'homme, cela ne pourrait, bien entendu, se faire en dehors de l'organisme humain, sans quoi il s'agirait encore d'un principe qui, après avoir été déposé dans cet organisme, n'y aurait pris que son développement.

Mais ce virus se formant dans l'organisme, il n'est guère vraisemblable que le concours des circonstances exigées pour cela puisse se rencontrer dans un *point* de la superficie de cet organisme.

La première manifestation du virus n'aurait donc pas lieu dans un *point;* du moins les choses ne se passeraient pas absolument comme elles font à la suite de l'inoculation.

Or, c'est précisément ainsi qu'elles se sont passées dans les faits rassemblés et invoqués par MM. Devers et Gallard. Donc, dans ces cas, la pustule maligne n'était pas spontanée chez l'homme.

Mais on ne sait pas d'où elle venait. Eh bien! tâchons de le découvrir et de faire rentrer ces cas, en apparence fort exceptionnels, dans la règle commune, plutôt que de rester dans une impasse où il n'y a plus rien à trouver.

Nous demandons seulement qu'on reconnaisse : 1° que le diagnostic de la pustule maligne est parfois très-dificile. (M. Gosselin a beaucoup insisté là-dessus dans son Rapport.)

2° Qu'il y a des pustules malignes plus ou moins graves. — Il y a, en effet, comme on l'a dit plaisamment, des *pustules malignes* MALIGNES et des *pustules malignes* BÉNIGNES.

Nous disons, dans notre langage, qu'il y a des virus forts et des virus faibles, qu'une maladie virulente faible et qu'un principe virulent faible peuvent se transmettre tels quels, ou, s'ils rencontrent un terrain convenable, se renforcer.

Pourquoi dès lors des *pustules malignes* non malignes (qu'on nous permette ce langage), et partant inaperçues ou méconnues chez les animaux (nous ne parlons pas des cas que des propriétaires d'animaux auraient eu intérêt à cacher); pourquoi, en d'autres termes, des virus faibles ne donneraient-ils pas naissance à des *pustules malignes* MALIGNES qui sembleraient naître de rien? Cela paraît d'autant plus probable, que le principe de la pustule maligne peut se conserver fort longtemps sans être anéanti, et, par conséquent, se montrer ou mieux agir fort tard.

Est-ce à dire que nous voulions trancher la question qui se dresse devant l'Académie? Non. Nous déclarons seulement n'être pas satisfait de la solution qu'on propose. L'exception ne nous paraît pas justifiée.

Notre incrédulité est aussi grande à l'égard de pustules malignes qui auraient été communiquées par des animaux simplement surmenés ou par les cadavres en putréfaction de bêtes non atteintes de la maladie. Que le virus *Malin* puisse se transformer, s'atténuer, qu'il sommeille, nous le voulons bien; mais on ne doit pas croire qu'il se crée lui-même de toutes pièces, quand il se réveille pour se manifester vivement.

On va jusqu'à nous apprendre que la pustule maligne s'est développée chez l'homme au contact de la chair et de la peau d'animaux sains et récemment tués, tels que le lièvre et le lapin, et même à la suite du pansement d'un cheval bien portant. Nous n'en pouvons rien croire, malgré l'affirmation compétente de M. Bourgeois (d'Étampes). Ces animaux avaient sans doute la maladie à l'état latent.

Enfin, est-il besoin d'apprendre à nos lecteurs que l'idée de faire naître spontanément la pustule maligne dans l'espèce humaine n'est pas nouvelle? C'est en partie le sujet de la thèse inaugurale de notre illustre Bayle. Voici le titre de ce travail remarquable à plusieurs égards : CONSIDÉRATIONS SUR LA NOSOLOGIE, LA MÉDECINE D'OBSERVATION ET LA MÉDECINE PRATIQUE; *suivies de l'histoire d'une maladie gangréneuse non décrite jusqu'à ce jour, par O.-L. Bayle, médecin, membre de la Société d'instruction médicale. Paris, an X* (1802). *In-8°, de* 103 *pages.*

Séance du 26 juillet 1864.

Quelle mouche a donc piqué M. Ricord et l'a poussé à la tribune quand la discussion était close et que chacun était rentré chez soi avec la même opinion qu'il avait apportée à l'Académie? Ce n'est pas que la manière de voir de M. Ricord soit mauvaise absolument, mais il l'a mal soutenue.

Voici ce qu'il a verbeusement raconté, cherchant en vain (*quantum mutatus ab illo!*) des traits plaisants.

Un malade entre à l'hôpital du Midi, atteint d'une inflammation gangréneuse du scrotum. Pour faire le lit de ce malade, on le met dans le lit d'un autre. Quand celui-ci revint se coucher, il se trouva *dans de mauvais draps*, puisqu'il a été bientôt atteint du mal gangréneux et au même endroit.

Qu'était ce mal? M. Ricord reconnut la pustule maligne; mais M. Gosselin se montre incrédule à l'égard de ce diagnostic.

On comprend par quelle filière d'hypothèses a dû passer l'esprit subtil de M. Ricord pour arriver au diagnostic précis et à l'opinion complexe qu'a émise ce chirurgien : 1° le premier malade, tanneur de profession, avait manié des peaux plus que suspectes; 2° il avait porté les mains à des parties fort cachées qu'on ne découvre pas souvent; 3° son mal était un charbon ou une pustule maligne; 4° il en a déposé le principe dans les draps de son voisin; 5° celui-ci a absorbé ce principe; 6° puis il a été atteint à son tour de la même maladie.

Que voulait surtout démontrer M. Ricord? Une chose vraie, une chose que personne ne conteste, une chose qui, par conséquent, n'a pas besoin de preuves, et que d'ailleurs il n'a nullement prouvée, à savoir que des parties habituellement couvertes peuvent se trouver accidentellement découvertes, et sont par conséquent exposées à être souillées par le virus malin. Il n'est donc pas nécessaire de faire intervenir le *nihil ex nihilo* de la génération spontanée pour expliquer certains cas obscurs de contagion.

En soufflant sur ce fragile système, M. Gosselin courait la chance de ranimer le feu mal éteint de la discussion. Toutefois, il s'est montré sans ménagements pour M. Ricord, dont il a dénoncé avec autant de force que d'ironie le diagnostic défectueux.

Après la remontrance de M. Gosselin et une réplique embarrassée de M. Ricord, chacun semblait avoir pris feu et voulait parler. Nous avons eu le plaisir d'entendre notamment MM. Velpeau et J. Cloquet dans ce premier acte.

M. Velpeau a fait observer fort judicieusement que Énaux et Chaussier ont fixé, il y a près de quatre-vingts ans, la science sur la question de la pustule maligne. J'ai entendu cette remarque de M. Velpeau avec d'autant plus de satisfaction que j'ai l'habitude d'assimiler, à cause de sa valeur, l'opuscule des deux observateurs bourguignons aux écrits de Jenner sur la vaccine.

M. Cloquet a esquissé de main de maître les symptômes de la pustule maligne, pendant que M. Ricord, qui, demeuré à la tribune, était devenu fort grave, semblait réfléchir sérieusement au diagnostic différentiel de cette maladie et de l'érysipèle gangréneux.

Bref, la conclusion unanime de ces savants maîtres, c'est qu'on n'a jamais bien positivement constaté d'autres pustules malignes que des pustules de cause externe. M. Gosselin demande de plus pour son compte qu'on en cherche d'autres avec persévérance.

Tout le monde se trouvant à peu près d'accord, la discussion paraissait amortie, lorsque M. Briquet a jeté une étincelle qui l'a ravivée et fait sortir des limites où elle s'était jusque-là confinée.

M. Briquet invoque avec raison l'analogie. Avant que la petite vérole eût été importée, on ne la connaissait même pas, et alors on ne parlait jamais de son origine spontanée. Il en est de même de la plupart des maladies virulentes.

Pour être un peu naïf dans la forme, cet argument n'en est pas moins très-juste quant au fond.

Le deuxième acte de la discussion a donc été commencé par M. Briquet. Il ne s'agissait plus uniquement de la *sponteparité* de la pustule maligne, mais de la sponteparité des maladies virulentes en général. Nous voyons successivement paraître en scène MM. Bouillaud, Bouley, Gibert et Larrey.

M. Bouillaud rappelle que, lors de la discussion sur la morve, il avait émis touchant la spontanéité de cette maladie chez le cheval, des doutes que M. Bouley avait essayé de dissiper en citant la rage comme exemple de maladie virulente spontanée chez le chien; mais que plus tard, dans un Rapport spécial, M. Bouley s'était montré moins affirmatif à l'égard de la rage. M. Bouillaud espère que son collègue, abjurant successivement ses erreurs, arrivera enfin à ne pas plus croire à l'origine spontanée des autres maladies virulentes qu'à celle de la rage.

M. Bouley, sentant au vif le coup de dent, bondit, et, dans une vaillante réplique, il compare, au point de vue étiologique, la morve au typhus des camps, lequel prend naissance sans germe dans les grands rassemblements d'hommes. Il déclare en outre vouloir mourir dans l'impénitence finale relativement à l'origine spontanée de certains virus, à laquelle il croira toujours. Il cite la pustule maligne et la morve.

M. Bouillaud revient à la charge, et exagérant la portée de l'analogie invoquée par son adversaire, laquelle n'avait trait qu'à l'étiologie commune de la morve et du typhus, il lui objecte de nombreux caractères symptomatiques qui différencient les deux maladies.

Puis, paraissant confondre le typhus avec la fièvre typhoïde, il conteste qu'un sujet typhique transporté au sein de l'Académie, par exemple, pût y propager sa maladie. Il est prêt, quant à lui, à se soumettre à cette épreuve, et parfaitement tranquille sur le résultat.

Aussitôt le *faciamus experimentum.....* se présente à l'esprit de tout le monde, et ceux qui n'ont pas le droit de parler ayant au moins celui de rire, l'hilarité devient à peu près générale.

M. Larrey, oubliant alors qu'il n'est plus Président, fait entendre son *Quos ego* et s'efforce de faire comprendre à ses collègues qu'ils ne parlent que pour parler, sinon pour rire, et qu'on est déjà bien loin du sujet de la discussion.

M. Grisolle, Président de droit, ainsi rappelé à l'ordre, semble accepter l'interversion des rôles; et, pour se justifier, il explique comment raisonner par analogie sur la question, ce n'est pas du tout en sortir ou déraisonner. Mais bien lui prend que M. Larrey ne soit pas réellement à sa place, car chacun sait que celui-ci, du haut de son fauteuil, n'épargnait personne et n'admettait pas de réplique.

Enfin M. Gibert, qui ne se lasse pas de venger les médecins des siècles passés du reproche d'avoir manqué d'exactitude dans leurs Observations, rappelle dans une allocution courte et nette que la question de l'origine de la pustule maligne, qu'on semble vouloir remettre à l'étude, a été bien examinée et parfaitement résolue par nos devanciers. Qu'on lise en effet les Mémoires de Thomassin et d'Énaux et Chaussier, et l'on se convaincra de la justesse de cette observation.

Toujours est-il que la question des virus portée en croupe par M. Ricord est rentrée à l'Académie par la porte de derrière. Comment en sortira-t-elle? Nul ne le sait. — La discussion, j'allais dire la conversation, continuera dans la séance prochaine.

Séance du 2 août 1864.

Ce n'est pas la syphilis, mais la pustule maligne, ou, si l'on aime mieux, le charbon (*carbunculus*) sous toutes ses formes ou sous ses noms divers, qui est la maladie gauloise par excellence, ou le *mal français* (1).

C'est le mal français, non pas tant à cause de son origine narbonnaise, dont nous ferions bon marché, que parce qu'on l'a surtout bien étudié en France. Autrement, nous laisserions sans regret les Arabes le désigner sous le nom de *feu persique*, et ravir ainsi à la Gaule le privilége d'avoir été son berceau.

Rappelons seulement quelques traits historiques propres à répandre du jour sur la discussion de l'Académie.

Dégageons l'unité morbide qui se déguise sous tant de noms divers : *charbon*, *anthrax*, *œdème*, *pruna*, *feu Saint-Antoine*, *feu volage*, *mal Vat*, etc., sans comp-

(1) CARBUNCULUS est tuber, seu vitium proeminens ex inflammatione : diciturque ab igneo carbone propter inflammationem. Super eum *pustulæ* eminent maxime nigræ, interdum sublividæ, aut pallidæ, in quibus *sanies* esse videtur. Hunc morbum Græci ANTHRACEM vocant. Plinius, lib. 26, ait carbunculum in Italiam primum venisse L. Paulo et Q. Martio censoribus, ac *esse peculiare Narbonensis provinciæ malum.* (Officinæ Joanni Ravisii Textoris EPITOME. Lugduni 1560, t. I, p. 113.)

ter le formidable attirail de soixante-neuf dénominations, plus ou moins baroques, qu'enregistre Chabert (1), et devant lequel semble avoir reculé M. Piorry, qui n'a pas su trouver un seul mot pour remplacer tant de barbarismes.

Voici ce que le compilateur Pline dit du charbon, qu'il ne connaissait pas bien, mais dont il a rassemblé les traits épars connus de son temps.

« Et de faict, on trouve ès registres anciens que du temps que Lucius Paulus et Quintus Marcius estoyent censeurs à Rome, les charbons pestilenciels furent premièrement veus en Italie: et néant moins *ceste maladie régnoit seulement en Prouence et en Languedoc.* Toutefois du temps que i'amassois cette histoire, Julius Ruffus et Quintus Lecanius Bassus, tous deux jadis consuls, en moururent en moins d'vn an: dont l'vn assavoir Julius Ruffus, passa le pas par l'ignorance des médecins qui fendirent le charbô qu'il avoit et le firent mourir. Quant à Quintus Lecanus Bassus, ayant le charbô au pouce de la main gauche, il le se tira lui-même avec la pointe d'une esguille; et encores que l'ouverture qu'il fit fust si petite, qu'à peine la pouuoit-on voir, ce néant moins cela l'emmena. *Ce charbon vient quasi ordinairement és secrettes parties du corps* (2), *et bien souvent dessous la langue.* Il est dur et rouge comme vne varice; toutes fois il a ordinairement la teste noire, ou ternie. Il tient bien la peau estendue, mais il ne cause aucune tumeur, ni douleur, ni démangeaison: ains tient seulement les patiens comme assopis : les emmenant ainsi endormis en moins de trois iours. Vray est que quelquefois il fait frissonner la personne, et *est environné de petites vessies*: toutes fois il cause bien peu souvent la fièvre, et néant moins il emmeine fort soudain la personne quand il se rencontre en la gorge ou en l'estomach (3). »

Celse mentionne, dans son style clair et concis : « Des *pustulettes* (*non nimium pustulæ eminent*)... Au-dessous, la peau est noire, sèche, dure et enfoncée... Ce mal *pousse comme des racines à l'intérieur* (*quasi quibusdam radicibus serpit*)... La meilleure méthode est de cautériser sur-le-champ. Cette opération n'a rien de douloureux, car les chairs sont mortes (4).... »

Tout cela est fort remarquable au point de vue de l'observation et de la description. Mais Celse ne paraît pas soupçonner la contagion ni l'origine animale du charbon. Il le place parmi les maladies de cause interne, à côté du cancer.

Galien n'ajoute rien à Celse que des définitions noyées dans l'humorisme.

Paul d'Egine, qu'on a beaucoup copié, ne mentionne non plus que des causes internes, mais on reconnaît dans une partie de sa description la pustule maligne, « *Qui commence pour l'ordinaire par une vésicule* (φλύκταινα) *semblable à une brûlure.* Le malade ne manque pas de *gratter la partie* et il y vient... *plusieurs phlyctènes* de la grosseur d'un grain de millet. Elles s'ouvrent et laissent une croûte laquelle *semble avoir été produite par un cautère actuel.* Elle est adhérente, fixée par sa base et s'étend... (5). »

Un auteur bien plus moderne, pour n'en citer qu'un seul, s'exprime en ces termes :

« Le charbon se déclare souvent par *une petite pustule* ou seule ou *environnée*

(1) TRAITÉ DU CHARBON OU ANTHRAX DANS LES ANIMAUX. In-8°, Paris, 1782.

(2) On ne saurait comprendre ce passage sans se rappeler l'affreuse débauche qui régnait à Rome *(coïtio cum bellua)*. Que de fois n'a-t-on pas dû prendre des maux semblables pour des affections syphilitiques !

(3) L'HISTOIRE DU MONDE de C. Pline second, traduction d'Antoine du Pinet, tome II, page 276.

(4) Liv. V, chap. XXVIII, de *carbunculo*.

(5) Liv. IV, chap. XXV.

de plusieurs autres plus petites comme des grains de mil... et couvrant une crouste cendrée et terne à la vue (1). »

Parcourez tous les auteurs intermédiaires ou postérieurs à ceux que je viens de citer, et arrivez ainsi, vers la fin du dernier siècle, au Mémoire de Morand et aux travaux provoqués par l'Académie de Dijon; vous constaterez partout cette opinion que la maladie est considérée comme étant de cause interne, et vous trouverez néanmoins dans certaines descriptions les traits de la pustule maligne.

Le Mémoire de Morand a fait faire un grand pas à la question. Il s'y agit particulièrement de deux bouchers qui furent atteints d'une maladie charbonneuse de cause externe, après avoir chacun dépecé un bœuf. Le nombre, la netteté et la précision des détails ne laissent aucun doute sur la manifestation chez ces deux hommes de la *pustule maligne*, quoique le nom n'en soit pas prononcé. Mais le titre (2) de ce Mémoire, écrit par un chirurgien célèbre et vieilli dans la pratique (Morand n'avait guère moins de 75 ans), prouve par son incertitude l'utile impulsion donnée plus tard à la science par la glorieuse initiative de l'Académie de Dijon.

Les deux premiers lauréats *ex æquo* de cette Compagnie célèbre furent Chambon et Thomassin (1780). Après ces deux rivaux, l'Académie de Dijon couronna deux collaborateurs, Énaux et Chaussier (1785).

Dans le Mémoire de Chambon (3), publié après sa mort par son fils, et surtout dans celui de Thomassin (4), l'idée de la pustule maligne, c'est-à-dire d'un charbon de cause externe, commence à se dégager nettement; mais ce n'est que dans l'ouvrage de Énaux et Chaussier (5) que l'individualité de la pustule maligne est définitivement établie. Peut-être même y prend-elle trop la physionomie d'une unité morbide distincte du charbon. Mais ce qui serait un défaut aujourd'hui, offrait alors l'avantage de favoriser l'étude approfondie d'une des formes les plus fréquentes et les mieux accentuées du charbon.

C'est ainsi que la science s'est développée et constituée. L'œuvre de Énaux et Chaussier en est, en quelque sorte, un couronnement qui a un peu débordé la base.

Qu'y a-t-il de vrai, qu'y a-t-il de faux dans cet héritage du siècle dernier et de ceux qui l'ont précédé?

Il est vrai qu'on a affaire à une seule maladie sous deux formes distinctes et par conséquent à deux affections différentes. Il est faux que celles-ci soient toutes deux de cause interne, car contrairement à ce qui a lieu en apparence seulement pour le charbon, la pustule maligne procède très-manifestement d'une cause externe.

(1) LES ŒUVRES DE MAISTRE FRANÇOIS THÉVENIN, etc. Paris, MDCLVIII, in-folio, page 292.

(2) Histoire d'une maladie *très-singulière* arrivée à deux bouchers de l'hôtel royal des Invalides; dans OPUSCULES DE CHIRURGIE, par M. Morand, de l'Académie royale des Sciences et de plusieurs autres, etc.; in-4°, seconde partie, MDCCLXXII, p. 236 et suivantes.

Dezeimeris, dans le DICTIONNAIRE HISTORIQUE DE LA MÉDECINE ANCIENNE ET MODERNE, et les copistes de la BIOGRAPHIE MÉDICALE PAR ORDRE CHRONOLOGIQUE attribuent à tort ce Mémoire à Morand fils.

(3) TRAITÉ DE L'ANTHRAX OU DE LA PUSTULE MALIGNE. Neuchâtel, MDCCLXXXI, in-12 de 294 pages.

(4) DISSERTATION SUR LE CHARBON MALIN DE LA BOURGOGNE, OU LA PUSTULE MALIGNE... 2e édition. Basle, MDCCLXXXII, in-8° de 136 pages.

(5) PRÉCIS SUR LA NATURE, LA CAUSE, LES DIFFÉRENCES ET LE TRAITEMENT DE LA PUSTULE MALIGNE, par Énaux et Chaussier. Dijon, MDCCLXXXV, in-12 de 115 pages.

Le charbon est en effet, selon moi, une maladie par *intussusception* dont les accidents primitifs se passent d'une manière plus ou moins obscure sur la surface digestive (1) ou peut-être aussi quelquefois sur la pulmonaire (porte d'entrée), et dont les accidents secondaires que nous constatons de toute évidence se montrent à la peau sous forme de tumeur. — La pustule maligne est la même maladie par *extrasusception* dont les symptômes primitifs sont visibles à l'extérieur et dont les secondaires, moins apparents, vont éclater sur les organes profonds.

L'École ancienne a confondu, l'École bourguignonne a séparé deux formes, deux affections d'une même maladie. Là, une hypothèse, ici une analyse également exclusives. La vérité se trouve entre les deux extrêmes.

Tâchons de la faire ressortir en montrant bien clairement ce que le charbon et la pustule maligne ont de commun et ce qu'ils offrent de dissemblable.

Leur cause est la même, et sa manière d'agir à peine différente dans les deux affections, mais comme elle n'entre pas dans les deux cas par la même porte, les effets ne paraissent pas identiques.

Le charbon peut se montrer à presque tous les points de la superficie du corps parce qu'il est une manifestation secondaire, une poussée. On comprend très-bien les circonstances anatomiques qui en exonèrent le cuir chevelu, la paume des mains et la plante des pieds. — La pustule maligne siége surtout sur des parties habituellement découvertes, mais elle peut aussi en affecter qui ne le sont qu'accidentellement. Un insecte chargé du virus malin peut même à la rigueur atteindre des parties constamment couvertes.

Le charbon nous apparaît comme une maladie générale parce que c'est l'accident secondaire d'une maladie primitivement locale, mais dont les débuts profonds sont soustraits à notre inspection immédiate. — La pustule maligne est d'abord locale, mais ensuite elle devient aussi générale.

En un mot, une pustule maligne interne devient charbon en dehors, tandis qu'une externe, c'est-à-dire la vraie pustule maligne, devient charbon en dedans. Ce sont deux affections dont l'une est, en quelque sorte, la doublure de l'autre, ou, en d'autres termes, deux affections pour ainsi dire retournées qui échangent leurs noms en même temps que se produit l'interversion.

Pourquoi le charbon est-il moins largement engorgé et ne présente-t-il pas une couronne de vésicules comme la pustule maligne? Par la même raison que le pseudo-chancre, qui résulte de l'insertion du produit d'une plaque muqueuse, est plus développé que celle-ci; par la même raison qu'une pustule d'inoculation variolique est plus accentuée qu'une pustule ordinaire; par la même raison, enfin, qu'une pustule d'insertion greasienne laisse loin derrière elle, par son développement, une pustule d'éruption.

Ces considérations historiques, étiologiques et sémiotiques nous conduisent à l'appréciation du discours de M. J. Guérin.

M. Guérin donne beaucoup à penser, parce qu'il émet des idées vraies ou fausses.

(1) Il est incontestable que des animaux et même que des hommes ont pu se nourrir impunément de la chair d'animaux morts du charbon. Mais il n'est pas moins avéré que des accidents terribles ont eu lieu à la suite d'une alimentation de ce genre. Je pourrais en rapporter de nombreux exemples. Je me bornerai au suivant, qui est emprunté à la page 20 de la dissertation de Thomassin. Un soldat « dans le corps des Gardes françaises ne craignit pas de faire usage de la viande de cette vache (*morte du charbon*); il s'en prépara (*sic*) un poison qui le fit périr avec une promptitude étonnante, et avec des symptômes qui annonçaient qu'il était attaqué *d'une violente inflammation à l'estomac.* » Cette violente inflammation n'était-elle pas une pustule maligne?

En science, sinon en pratique, les idées fausses valent mieux que rien : n'en a pas qui veut; on est bien plutôt stérile.

Hâtons-nous de dire que chez M. J. Guérin les idées vraies prédominent.

En tout cas, les vraies éclairent toujours ; les fausses provoquent la controverse et font jaillir quelquefois des étincelles qui nous illuminent.

Il y a plus d'un point de contact entre les opinions de M. Guérin et les miennes. Il commence enfin à soumettre, quoique fort discrètement, son bagage scientifique à la flamme purifiante de la syphilisation, qui paraissait jusqu'ici ne l'avoir qu'ébloui sans l'éclairer.

Il y a bien plus de syphilisateurs honteux qu'on ne pense !

Le côté faible de M. Guérin est sans doute de ne pas être toujours exactement renseigné sur les faits; mais son triomphe, c'est d'avoir foi en l'analogie, que les autres méconnaissent ou méprisent. Nous sommes lui et moi, sous ce dernier rapport, de la même école.

M. Guérin a prononcé dans la séance du 2 août un discours remarquable par la forme et principalement par le fond (*Gazette médicale* du 6 août).

Pourquoi ces débats grandissent-ils M. Guérin? Parce qu'il ne reste pas enchaîné au rivage et qu'il s'aventure guidé par une boussole, c'est-à-dire par des principes, sur l'océan des découvertes, orageux et semé d'écueils. Si parfois il s'égare, il finira toujours par retrouver sa route et par dégager sa pensée des brumes qui l'environnent.

Puisse l'analyse suivante du discours de M. Guérin procurer au lecteur un reflet du contentement que m'a causé le discours lui-même!

M. Guérin divise son sujet en quatre chapitres complétés par un appendice: il examine successivement l'origine de la maladie, sa nature, ses formes diverses, sa spécificité; il termine par quelques considérations sur l'étiologie des maladies spécifiques.

I. — M. Guérin pense, comme nous, que l'*origine* de la pustule maligne est toujours externe. Outre la tradition et l'opinion commune, dont il faut tenir compte, M. Guérin invoque d'abord à l'appui de cette manière de voir les circonstances qui président au développement de la pustule maligne. En effet, la plupart de ceux qui ont contracté cette maladie avaient subi le contact de dépouilles impures d'animaux.

M. Guérin a insisté ensuite sur les caractères en général, et plus particulièrement sur les caractères initiaux de la maladie, qui sont inconciliables avec l'idée d'une origine spontanée. Nous avons entendu avec plaisir M. Guérin reproduire des considérations que nous avons exposées dans notre premier article (Séance du 12 juillet, p. 719-720) et qu'il a sanctionnées par le prestige et l'ascendant de sa parole.

Reproduisons en détail ce passage de son argumentation. La pustule maligne se développe sur des parties habituellement découvertes; elle est d'abord entièrement locale et rarement multiple, *sans période d'incubation* (c'est M. Guérin qui parle) ni prodromes; sa marche est régulière, celle de toutes les maladies inoculées, la syphilis, par exemple, dont M. Ricord, dit ironiquement sans doute M. Guérin, a suivi les développements depuis le chancre (quel chancre! M. Ricord en admet deux et d'autres trois depuis l'avénement de la syphilisation!) jusqu'à son installation définitive dans l'économie.

M. Guérin cherche à pénétrer plus profondément dans les particularités du parallèle des deux maladies, mais ses assimilations ne sont pas toujours entièrement exactes. Ainsi, dans l'évolution de la pustule maligne, apparaissent bientôt des *vésiculettes* successives formant un cercle autour de la vésicule mère ; M. Guérin les compare au bubon syphilitique (quel bubon? il y en a autant que de chancres !). Mais ces vésiculettes ne sont analogues à aucune espèce de bubon ou travail morbide ganglionnaire.

Ce qui représente dans la syphilis le *cercle vésiculaire malin*, ce sont ces papules ou ces rougeurs éparses qui font escorte au *pseudo-chancre*. (Depuis que j'ai signalé ce *pseudo-chancre*, on l'a appelé *chancre* pour détourner l'attention de mes travaux ; la *Gazette médicale* est tombée dans le piége.)

Ce qui le représente dans la vaccine et surtout dans la variole inoculée (dont je puis parler aujourd'hui *de visu*), ce sont ces petites vésico-pustules qui confinent à la grosse vésico-pustule d'insertion.

Ce qui le représente, enfin, si l'on veut, dans la rage, ce sont les lysses qui parfois avoisinent ou entourent le siége des morsures rabiques, et qu'on observerait sans doute plus souvent sur une peau lisse et fine, si l'inoculation y avait été faite par piqûre et non par l'action d'une dent déchirante. Peut-être même apparaîtrait-il d'abord une lysse mère et centrale à l'endroit de la piqûre.

Dans l'évolution qui suit toutes les insertions virulentes, depuis la syphilis, qui marche à pas mesurés et visibles, jusqu'à la pustule maligne, qu'on a peine à suivre, on peut constater successivement l'incubation première, l'affection locale primitive, les lésions satellites (cercle malin, vésiculettes varioliques, etc.), le tracé lymphatique (lymphites, etc.), le retentissement ganglionnaire (bubons, adénites, etc.), l'incubation seconde et enfin la consommation de la maladie, qui parcourra ensuite ses dernières étapes.

Les minuties de ce parallèle devaient échapper à la large appréciation de M. Guérin.

Il n'y a effectivement là rien d'étonnant, puisqu'il s'agit d'un ordre d'idées inaugurées par la syphilisation et qui n'ont pas même eu (cela soit dit sans le moindre reproche et comme une simple constatation de fait), l'hospitalité de la *Gazette médicale*, ne fût-ce qu'à titre d'enregistrement. M. Guérin, absorbé par ses travaux, n'en a donc pas eu connaissance.

Le meilleur traitement de la pustule maligne est une confirmation de son origine. Si la cautérisation en arrête les progrès, c'est que la maladie vient du dehors et qu'elle n'a point encore poussé de profondes racines dans l'économie.

Ces preuves de la naissance de la pustule maligne par inoculation ou par cause externe sont exclusives de toute autre origine, puisqu'on voit toujours les choses se passer de même, tandis qu'elles se passeraient quelquefois différemment, si cette origine pouvait varier. C'est l'argument que j'ai produit dans mon premier article. — Je fais mes réserves relativement à l'introduction du virus par voie gastrique ou pulmonaire (ci-dessus, p. 722-725).

II. — La *nature* de la pustule maligne est identique à celle du charbon, de la *maladie du sang*, du *sang de rate*. Les observateurs le confirment unanimement. Les Expériences des médecins d'Eure-et-Loir sont concluantes dans le même sens, puisqu'ils ont reproduit le charbon des animaux par l'insertion sous le derme de la matière de la pustule maligne extirpée. Mais ces Expériences laissent pourtant dans l'esprit de M. Guérin quelques doutes relativement à l'identité de nature de toutes les pustules malignes, parce que, contrairement à ce qui arrive pour les autres maladies virulentes inoculables, nos confrères chartrains ont échoué dans l'inoculation de la sérosité de la pustule elle-même (1). Or, on sait, dit M. Guérin, les effets septiques, malins, qui sont produits par l'insertion sous le derme de *toutes* les matières animales en décomposition. Les distinctions deviennent dès lors difficiles et le doute règne.

III. — Il est singulier que M. Guérin ait à prouver que les maladies virulentes offrent des degrés divers d'intensité. Il n'est pas d'auteur qui ne l'ait explicitement reconnu. Mais on croyait que la cause spécifique présentait toujours le même degré d'énergie, et on expliquait toutes les modalités de forme et de force des maladies virulentes par les différences que présentaient les sujets soumis à l'action d'une cause qu'on croyait identique à elle-même et toujours d'égale force. La syphilisation est intervenue et a non-seulement démontré que la cause virulente pouvait varier, mais encore qu'elle variait sans cesse d'intensité.

Mais pourquoi encore cette répugnance à admettre des maladies *ébauchées* est-elle née dans ces derniers temps? C'est le mot *ébauche*, appliqué à la pathologie, qui a effarouché, je crois, les esprits. Comme il paraissait étrange et qu'il était inutile, on s'est imaginé qu'il représentait une idée nouvelle et de fantaisie imaginée par M. Guérin.

Occupons nous, ici, moins du mot que de la chose.

La matière virulente peut varier d'intensité (quoique M. Ricord et les débris de son école m'aient beaucoup persiflé là-dessus jusqu'à ce qu'ils aient pris le parti de s'emparer de mon idée); elle peut être plus ou moins forte absolument, elle peut aussi être altérée, mélangée, *diluée*, récoltée à un moment plus ou moins opportun, elle peut enfin être plus ou moins appropriée, indépendamment de ses degrés de force, à certains individus. (Voir les belles recherches de M. Bœck sur la syphilisation.)

Le terrain peut en outre se montrer passagèrement ou d'une manière permanente plus ou moins propice, plus ou moins réfractaire à l'inoculation de telle ou telle matière virulente.

Les preuves et les exemples de ce que j'avance ne manquent pas relativement à toutes les maladies virulentes et n'ont pas fait défaut à M. Guérin, relativement à la pustule maligne. Il n'avait en effet qu'à ouvrir les livres et à parcourir les journaux de médecine pour y découvrir des cas nombreux de pustules malignes, *non malignes*, enregistrées sous les noms divers de *pseudo-pustules* (Raimbert), de *fausses pustules* (Moutet), de *pustules non inoculables* (Maunoury et Salmon), de *griole* (Massina), etc.

M. Guérin a même trouvé comme moi, dans ces ébauches de la maladie, l'explication plausible d'une foule de contagions inconnues ou méconnues jusqu'ici.

(1) A ceux qui objecteraient que les mots *sérosité* et *pustule* hurlent de se trouver ensemble, on pourrait répondre en invoquant l'usage et des caractères anatomiques qui s'opposent, dans l'espèce, à une réforme terminologique.

Au reste le sentiment de M. Guérin sur l'inoculabilité de la *sérosité maligne* me paraît conforme à l'expérience et aux faits.

Voici, entre autres, une Observation rapportée par Thomassin (p. 30 de sa DISSERTATION) qui équivaut presque à une Expérience directe :

« En 1763, dans le mois d'août, un laboureur crut avoir été piqué par un insecte, une pustule maligne ne tarda pas à se montrer à la paupière, avec une enflûre énorme de toute la tête et du cou. Sa femme lui *perça avec une épingle les petites vésicules qui couvraient la pustule, et avec ses doigts imprégnés de la sérosité qui en suintait, elle essuyait les larmes qu'elle laissait échapper*. Environ deux heures après qu'elle eut rendu cet officieux service à son mari, elle s'aperçut d'une tumeur à la joue qui fit un progrès étonnant en peu d'heures. Ces deux malades furent guéris à l'hôpital de Dôle, par les soins efficaces qu'ils y trouvèrent. L'un et autre sont restés défigurés. »

Mon argument avait quelque valeur, puisque M. Guérin a bien voulu le prendre sous sa responsabilité et sa protection.

IV. — Il ne reste plus rien à dire pour établir solidement le dogme de la *spécificité* (1) de la pustule maligne. Cette spécificité résulte surtout de sa nature. Mais la pustule maligne est encore spécifique, parce qu'elle a une origine invariable procédant d'une contagion. Elle est spécifique, parce qu'elle a le caractère, la physionomie et la marche, les allures, en un mot, des maladies spécifiques, qui, étant d'abord locales, pénètrent graduellement dans l'organisme. Elle est spécifique enfin à cause de la médication caustique qui en étouffe le germe et en arrête les progrès.

M. Guérin n'en maintient pas moins ses réserves touchant les Expériences de Chartres, qui n'ont pas irrévocablement démontré, selon lui, l'unité de source de toutes les pustules malignes, puisque, comme nous l'avons dit plus haut, la sérosité des pustules n'a pu être inoculée par nos Confrères d'Eure-et-Loir.

Telle est la thèse, en quatre points, qu'a développée avec talent M. Guérin. Les opinions qu'il a adoptées ne l'empêchent pas d'admettre la possibilité de la génération spontanée de certaines maladies virulentes. C'est, dit-il, la question des générations spontanées transportée sur le terrain pathologique, où ne peuvent la suivre les scrupules de l'orthodoxie et où nous ne sommes par conséquent tributaires que de la logique et des faits. Je proteste, chemin faisant, contre cette distinction de M. Guérin. La science est la même et indépendante partout; sur tous les terrains possibles, elle ne doit relever d'aucun dogme.

M. Guérin admet donc la naissance spontanée de certaines maladies virulentes et notamment de la morve, ce qu'il explique d'une façon qui n'est pas très-claire pour moi. Ce sont les causes *prochaines* ou *essentielles* et non les causes *éloignées* qui entrent en jeu pour constituer les maladies virulentes. « Mais (je copie M. Guérin, pour ne pas m'égarer) dans ce travail d'évolution morbide, il faut se garder de considérer l'organisme comme un récipient inerte, qui reçoit passivement les éléments des maladies; il reste au contraire comme un facteur principal, qui élabore ces principes comme il élabore les médicaments dans les maladies; et c'est à la faveur de cette action de l'organisme, de la puissance vitale, comme on dit à Montpellier, que le principe constitutif des affections spécifiques se réalise (2). »

La clarté reparaît pour moi, quand M. Guérin ajoute et répète, en reprenant mon propre argument, que dans les cas de pustules spontanées, les choses se passeraient autrement que dans ceux de contagion. Aussi M. Guérin peut-il affirmer, comme moi, que la pustule maligne, qui naît et commence toujours de même, est toujours communiquée.

(1) Dire qu'une maladie est spécifique (speciem facere), c'est affirmer qu'elle est exclusivement produite par la même cause (c'est-à-dire toujours produite par une cause qui ne produit qu'elle seule) et qu'elle-même produit sa cause. Une maladie spécifique, une cause spécifique s'engendre comme une espèce en histoire naturelle. Bien d'autres causes et bien d'autres maladies que les spécifiques *font des espèces*. Mais elles seules *font espèce*. Elles sont donc spécifiques entre toutes, spécifiques par excellence.

Cette note sera le pendant et le correctif de ce qui a été dit dans la séance du 16 août, où l'on a donné des définitions qui avaient elles-mêmes besoin d'être définies.

(2) Les idées sont d'autant plus difficiles à exprimer et à comprendre qu'elles sont plus abstraites et paraissent plus profondes. Il est donc possible que ce soit par ma faute que je n'aie pas compris ce passage de M. Guérin. Les bornes de mon esprit et de mon attention ne sont pas celles de la science et de la vérité. Mon *incompréhension* ne peut donc mécontenter que moi-même.

En définitive, M. Guérin s'est placé, à propos de l'origine spontanée du virus, dans un juste milieu, ou, pour mieux dire, dans un milieu peu éclairé, où il nous est fort difficile de le suivre avec connaissance de cause.

Mais son discours, malgré ses imperfections, n'en sera pas moins le plus important et le plus utile qui ait été prononcé dans cette discussion.

La journée du 2 août aura donc été fructueuse pour la science et glorieuse pour M. Guérin.

La question de la pustule maligne est bien plus du ressort de la province qu'une question parisienne. Si les organisateurs du Congrès de Lyon me déléguaient leur pouvoir seulement pendant cinq minutes, je décréterais à l'instant un supplément au programme. La pustule maligne en serait le sujet. J'adresserais un appel, qui serait à coup sûr entendu, à tous les médecins et à tous les vétérinaires, depuis Étampes et Orléans jusqu'à Marseille et Montpellier, depuis Grenoble et Dijon jusqu'à Poitiers et Châteauroux. Je ferais au besoin des invitations personnelles. On verrait accourir à cette convocation, et se précipiter dans la lice, les Bourgeois, les Raimbert, les Moutet, les Massina, les Salmon, les Raphaël, les Maunoury, les Ancelon, les Debrou, les Devers, les Vivier, et vingt autres savants provinciaux et provençaux qui apporteraient des documents sur le sujet qui se débat, se débrouille ou s'embrouille aujourd'hui à l'Académie.

C'est ainsi qu'une question posée et obscurcie à Paris pendant deux mois de discussion, sortirait peut-être éclaircie en deux jours des délibérations du Congrès. Chacun comprend, sans que j'aie le droit ni besoin de le dire, quelle serait la portée de cet événement.

C'est ce que je souhaite à Lyon, à la province, au Congrès, à la science, à la justice et à la vérité.

Ah! si ce grain ainsi jeté au vent sur une feuille venait à germer quelque part!

Séances des 9, 16 et 23 août 1864.

« Le mauvais air, la méchante nourriture et la trop grande chaleur engendrent la peste. — La peste se gagne et se communique. » (Richelet.)

Cette citation résume fort à propos la doctrine sur les virus de M. Bouley, qui, suivant un usage qui s'accrédite de plus en plus à l'Académie, a occupé la tribune pendant toute la séance du 9 août. Personne ne s'en plaindra, car on voudrait toujours entendre M. Bouley; on voudrait toujours être de son avis et son ami; *sed magis amica veritas.* Je cite mes classiques absolument comme si j'étais de l'Académie!

Ce que M. Bouley pense des virus revêt un vernis de vétusté qui nous fait remonter les âges. Quand les écrivains des XVe et XVIe siècles trouvaient la cause de la syphilis dans la conjonction des planètes qui engendraient mille vapeurs méphitiques ici-bas, entendaient-ils autre chose sinon que la maladie avait une origine spontanée (*ab influxu celesti*) (1)? Mais l'observation et l'histoire mieux étudiées ont fait justice de leur erreur. On ne croit plus aujourd'hui que le vi-

(1) Adeo ut Gallicus morbus novus censeri debeat, in omni memoria nostris regionibus inauditus, quem ut *ab aere vi astrorum affecto* incepisse videtur verisimile. (Vidus Vidius : DE CURATIONE MORBORUM GENERATIM, etc., parte secunda, sectione II, liv. III, cap. 1.)

rus syphilitique soit tombé ou tombe encore des nues. On sait très-bien qu'il s'engendre et se régénère, mais qu'il ne se crée pas tous les jours.

Je ne prétends pas que tous les virus soient rigoureusement calqués sur le syphilitique, et qu'ils doivent naître invariablement comme lui. Mais ils le font quelquefois. Tout le monde admet cela. Autrement ils ne seraient pas des virus. Ont-ils une autre origine? J'attends pour le croire qu'on produise des faits que la contagion n'explique pas. Jusque-là je veux douter. Je ne nierai donc pas la naissance spontanée de certains virus, mais je ne l'affirmerai pas non plus.

M. Bouley a accumulé des motifs de présomption en faveur de la *spontepa-rité* des virus. Il a cité l'exemple d'un prétendu virus anatomique dont il faudrait avant tout démontrer l'existence. Ce serait un virus se développant sur des cadavres. Or, les virus peuvent bien donner la mort, mais ce n'est pas ordinairement elle qui leur donne la vie. M. Bouley a fait ensuite briller à nos yeux le phosphore, dont les propriétés changent quand ce corps devient amorphe. J'ai un goût prononcé pour l'analogie, mais il ne va pas jusqu'à me faire comparer un virus à un corps simple de la chimie! Pourquoi, d'ailleurs, cet étalage de preuves? Veut-on établir qu'il ne répugne pas à l'esprit d'admettre que les virus puissent naître spontanément? Mais je l'admets tant qu'on voudra. Cela n'est pas impossible. Il n'y a plus qu'à démontrer que cela est.

Puis on porte la question sur un autre terrain. Les virus, nous dit-on, n'existent pas. Ils sont tout uniment le résultat d'un changement catalytique de la matière vivante. Soit, je le veux bien un instant. Mais encore faut-il qu'on nous démontre que ce changement peut se faire pour chaque virus sans l'intervention d'un liquide ayant subi la catalyse isomérique voulue. La difficulté reste donc la même.

*

M. Bouley, il faut le reconnaître, n'est pas resté longtemps dans le vague des généralités. Il est bien vite arrivé au monde plus réel des détails.

Jetons un coup d'œil sur les exemples et les observations qu'il a choisis à l'appui de sa démonstration.

Il nous a d'abord transportés dans les plaines de la Beauce, où des moutons sont parqués sans abri contre les feux du soleil et soumis en outre à des émanations malfaisantes qui s'échappent d'un sol chargé d'engrais ou de matières animales. Ces bêtes succombent comme frappées de la foudre sans avoir manifesté aucun symptôme morbide. Que trouve-t-on à l'autopsie? Le *sang de rate*, qui est la même chose que le charbon. Ainsi, chaleur intense, émanations animales méphitiques, tels paraissent être les deux facteurs principaux du charbon. En très-peu de temps la désolation est jetée dans les métairies. Ce tableau navrant, nous le connaissions. Virgile et son habile interprète Delille nous l'ont dépeint avec leur inimitable pinceau. Mais comme rien n'est plus prosaïque, à tout prendre, que la souffrance et la mort, étudions-les sans enthousiasme comme sans illusion.

Que les moutons ne manifestent aucun signe de souffrance avant d'expirer, je le crois aisément; qu'ils ne paraissent pas devenir malades peu à peu et qu'ils semblent frappés à l'improviste, je le veux bien. Mais si on les immolait quelque temps avant qu'ils succombent par la maladie, pense-t-on qu'on ne découvrirait dans leurs organes ou dans leurs liquides aucune altération avant-courrière de la mort?

Cette mort foudroyante s'observerait-elle si, au lieu de centaines de moutons, par exemple, il n'y en avait que quelques-uns? J'en doute. Mais, repartira-t-on, vous supprimez un élément essentiel de la genèse spontanée du virus, l'encombrement. L'*encombrement?* J'y reviendrai souvent, car je le trouve mentionné comme cause de virus à toute occasion. Eh quoi! ne préside-t-il pas, d'après M. Bouley, aussi bien au développement de la morve qu'à celui du charbon? Ne l'a-t-on pas accusé d'épidémies varioliques, de la fièvre typhoïde, du choléra, etc.? La raison en est fort claire : c'est que l'encombrement favorise singulièrement la contagion de toutes les maladies qui sont susceptibles de se communiquer par cette voie.

« Le rassemblement d'un grand nombre d'individus, dit Graves, aussi bien en plein air que dans l'intérieur des maisons, a été de tout temps une cause active de maladie. Ainsi, en 1812, dans la province de Gujerat (Indes Occidentales), la population encombrait les villes par suite d'une grande disette, lorsqu'une épidémie vint la décimer impitoyablement; seulement c'était ici une épidémie de variole. Mais on ne trouverait peut-être pas dans les annales du monde entier une démonstration aussi effroyable des effets de l'*entassement* que celle qui a été fournie en Irlande par l'année 1847. Tous les journaux, tous les écrits périodiques du temps s'accordent sur ce point, que *l'épidémie de 1847 a été produite par le rassemblement d'une énorme quantité d'individus sur le même point, dans les maisons d'asile, par exemple, et dans les bâtiments où l'on distribuait les vivres* (1). »

L'*entassement* est donc une arme dont peuvent se servir également les hétérogénistes et les panspermistes en fait de création et de propagation de virus. Écartons-le donc de la discussion. Passons à un autre ordre de considérations.

On pense généralement que le virus charbonneux peut se conserver longtemps avec toutes ses propriétés en dehors d'un organisme vivant. C'est pourquoi personne ne saurait affirmer qu'il ne se conserve pas quelque part dans le voisinage, sinon dans la toison des moutons de la Beauce qui sont si vite terrassés par lui. S'agit-il alors d'une création plutôt que d'une génération rapide et généralisée? Nul ne peut rien dire de positif à cet égard. On notera que ces désastres éclatent pendant les chaleurs, qui sont susceptibles de donner du mouvement et de l'activité à un principe délétère préexistant à l'état latent, s'il ne prend pas naissance de toutes pièces en dehors d'un organisme quelconque.

Je ne dis pas que les choses se passent, mais qu'elles peuvent se passer comme je l'indique ici, et qu'on n'a pas démontré qu'elles font autrement. Je ne suis donc ni dans un camp ni dans un autre; je ne m'abrite sous aucun drapeau. En un mot, sans rien affirmer ni rien nier, j'attends les preuves.

Que ces preuves sont bien plus difficiles encore à fournir lorsqu'il s'agit d'hommes et non de moutons, et qu'en outre les phénomènes ne se présentent pas avec les mêmes caractères! Dans les faits de MM. Devers et Gallard, ne s'agit-il pas effectivement de pustules sporadiques étiologiquement étrangères à toute espèce d'encombrement? Ainsi, il n'y a eu nul encombrement, les choses ne se sont pas passées comme chez les moutons, la maladie a été fort dispersée dans le temps comme dans l'espace, et pourtant M. Bouley se sent ébranlé par la lecture du Mémoire de M. Gallard, il doute, il partage les scrupules du rapporteur, M. Gosselin!

Il ne suffit pas pour ruiner une argumentation de détacher d'un faisceau une seule preuve et d'en montrer l'insuffisance. C'est pourtant ce qu'a essayé de faire M. Bouley. De ce que, dans le charbon de cause interne, une bonne pratique consiste à se rendre maître des tumeurs et à les anéantir par le fer et le feu, il en a conclu que l'efficacité souveraine de la cautérisation de la pustule

(1) CLINIQUE MÉDICALE, t. I, p. 120.

maligne ne concourait pas à en prouver l'origine externe. Or, il y a longtemps qu'on a conseillé, par exemple, d'éteindre sur place les pustules varioliques, — qu'on n'a jamais cru être que de cause interne, — pour prévenir les dangers d'une résorption. N'est-ce pas un bénéfice du même genre qu'on recherche par l'extirpation et la cautérisation du charbon? Voilà donc une analogie que nous acceptons volontiers. Mais les dangers du charbon sont-ils prévenus aussi sûrement par cette cautérisation *récurrente* que ceux de la pustule maligne par la cautérisation directe? Non. Pourquoi? Parce que la pustule est de cause externe et le charbon de cause interne.

Dans mon prochain article, je continuerai l'examen du discours de M. Bouley. Je vais finir aujourd'hui par quelques remarques relatives à un incident qui s'est produit dans la séance du 23 août, et qui touche de très-près à la question que je traite. De quoi s'est-il agi? Encore de la spontéparité d'un virus, celui de la rage, non pas chez le chien, mais chez l'homme, s'il vous plaît.

Dans la séance du 16 août, M. Girard de Cailleux, correspondant de l'Académie, avait abordé franchement cette question et avait assimilé à la rage du chien le délire aigu fébrile de l'homme. Mais son Mémoire, lu peu de temps avant la clôture et devant beaucoup de banquettes vides, n'avait produit de sensation que parmi le public qui forme autour des élus un encadrement, lequel ne dépare pas du tout le tableau.

Le Mémoire de M. Girard allait être publié (cette publication a été en effet commencée le lendemain de la séance dont je parle) dans un journal que dirige avec libéralité M. H. Favre, la *France médicale*, qu'on a confondu, paraît-il, avec le grand journal la *France*. Cette dernière circonstance, cette confusion, est surtout ce qui a mis quelques académiciens en émoi. Quoi! une dangereuse hérésie se serait produite au sein de l'Académie et allait en sortir presque avec la marque de fabrique sans être suivie d'une protestation! Bien plus, elle allait être publiée dans un journal politique! Les enragés ne sont pas si bien traités dans le public pour qu'il faille encore témérairement en augmenter le nombre, etc.

M. H. Bouley, douloureusement impressionné par un événement qui s'est produit il n'y a pas longtemps à quelques kilomètres de Paris, et poussé par un sentiment généreux, s'est fait, dans la dernière séance, le porte-voix de ces scrupules. Mais c'est tout au plus s'il a trouvé quelque écho dans l'assemblée, qui a pensé sans doute que cela n'en valait pas la peine. Il a suffi de quelques paroles de M. Baillarger pour mettre à néant l'assimilation que M. Girard avait voulu établir entre la rage et le délire aigu fébrile. Les choses en sont restées là, et il n'en sera vraisemblablement plus question; cependant M. de Cailleux, qui était absent quand M. H. Bouley a parlé, pourrait bien avoir quelque chose à dire mardi prochain.

Il est inutile que j'exprime mon avis sur cette prétendue rage spontanée de l'homme; j'ai bien assez de peine à accepter la spontanéité de cette maladie chez le chien! Mais je ne suis pas de ceux qui veulent soumettre le Mémoire de M. Girard au pilon. Je crois au rôle important de l'erreur dans le monde. On dit que toute vérité n'est pas bonne à dire; mais je prétends que même toute erreur doit être divulguée : l'erreur, n'est-ce pas le meilleur engrais de la vérité?

Une dernière réflexion.

On admet généralement la rage spontanée chez le chien et la rage communiquée chez l'homme. Or, supposons un instant que toutes les circonstances qui font, dit-on, naître la rage spontanément chez le chien, s'abattent à un moment donné sur un organisme humain, susceptible, de l'aveu de tout le monde, de contracter la rage par contagion; est-ce que nous ne nous sentons pas placés par cette supposition sur une pente qui conduirait aisément notre esprit à admettre la spontanéité de la rage chez l'homme, à moins que nous ne l'admettions pas non plus chez le chien? Rien, dit-on, n'est brutal comme un fait; mais aussi la logique est inexorable; elle exerce un empire assuré sur les esprits honnêtes et droits.

Si les hommes avaient seuls la faculté de mordre, ne pourrait-on pas croire la rage spontanée chez eux; ils auraient à coup sûr le privilége exclusif de la communiquer.

La syphilis elle-même s'éteindrait parmi nous, — comme la rage quand elle s'y rencontre fortuitement, — si les embrassements, l'allaitement, etc., pouvaient être supprimés ou n'existaient pas plus que notre envie de mordre.

Montaigne a dit: « Je cherche à la vérité plus la fréquentation de ceux qui me gourment, que de ceux qui me craignent. C'est un plaisir fade et nuisible, d'avoir affaire à gens qui nous admirent et facent place. Antisthènes commanda à ses enfants de *ne savoir jamais gré ny grâce à homme qui les loüast.* Je me sens bien plus fier de la victoire que je gaigne sur moy, quand en l'ardeur mesme du combat, je me fais plier soubs la force de la raison de mon adversaire que je ne me sens gré de la victoire que je gaigne sur lui par sa foiblesse. » (L. III, ch. 8.)

J'estime M. H. Bouley un des plus nobles fils d'Antisthènes et de Montaigne, aussi ennemi des plaisirs fades que fier des victoires qu'il peut remporter sur lui-même en se faisant plier sous la force de la raison. Il me saura donc *gré et grâce* de continuer à le *gourmer.*

Du charbon M. H. Bouley passe à la morve. Il la fait naître, bien entendu, spontanément chez le cheval.

Que des chevaux mal nourris soient soumis à un travail forcé et, l'encombrement aidant, ils vont devenir morveux. Ces deux causes réunies (excès de travail et mauvaise nourriture) déterminent dans l'économie la présence d'un excès de *créatine* que M. H. Bouley n'est pas éloigné de considérer comme le principal agent de la morve. Mais comment peut-on concilier ce rôle important de la créatine avec la théorie toute catalytique des virus?

M. H. Bouley nous enseigne encore que le traumatisme à lui seul peut produire la morve. Il en cite plusieurs exemples qui seraient survenus à la suite d'opérations ou d'accidents. Mais rien n'est traître comme un fait. Les instruments, les étoupes, les moyens de pansements étaient-ils bien propres? Les chevaux étaient-ils réellement sains avant d'avoir été soumis à l'action de la cause traumatique? Que de sévérité et de soins ne doit-on pas apporter dans toutes ces constatations, avant d'admettre qu'une unité morbide bien déterminée, qu'une maladie spécifique en un mot puisse être également engendrée par des causes disparates!

Qu'il me serait facile de raisonner sur les effets du traumatisme, ou sur ceux de la mauvaise nourriture jointe à l'excès de travail, comme je l'ai fait pour l'encombrement! Le travail forcé, l'alimentation insuffisante, les suppurations, la viciation de l'air, ne sont-ce pas des causes déprimantes? Ces causes ne préparent-elles pas les voies de l'absorption? Ne peuvent-elles pas hâter les progrès d'une maladie et nous révéler un vice latent? N'est-il pas vrai, par exemple, que l'émotion, la fatigue, les refroidissements subits, etc., réveillent chez l'homme les symptômes de la syphilis et donnent à cette maladie comme un coup de fouet?

Voici ce que dit Graves : « L'usage d'une alimentation insuffisante ou malsaine prédispose à la maladie par suite de l'influence débilitante qu'elle exerce sur l'économie; les individus sont alors plus susceptibles d'être touchés par la contagion.... S'il vient s'y ajouter l'action éminemment dépressive de la famine, nous aurons réunies toutes les conditions les plus capables de provoquer la diffusion d'une maladie contagieuse existant déjà (1). »

J'ai entendu M. H. Bouley conter à l'Académie que le cheval vit presque en bonne harmonie avec la morve, et que des chevaux morveux peuvent travailler longtemps sans présenter de symptômes inquiétants de leur maladie. Or, pour ne pas parler de morves ébauchées qui sont susceptibles de recéler le germe morbide et de le transmettre à des organismes capables eux-mêmes de le régénérer, pourquoi les choses ne se passeraient-elles pas dans l'espèce chevaline pour la morve, comme elles font dans l'espèce humaine pour la syphilis? Que, par exemple, cent personnes supposées exemptes de syphilis soient réunies d'une manière permanente ou se rassemblent souvent, il n'est pas même nécessaire qu'elles endurent des souffrances ou qu'elles supportent des privations, pour que des symptômes syphilitiques se montrent sur quelques-unes d'entre elles et se propagent ensuite à quelques autres. Autrefois, l'idée de la spontanéité de la maladie venait facilement à l'esprit en présence de faits semblables; mais aujourd'hui que la syphilis est mieux connue et que surtout la succession de ses symptômes et de ses périodes a été plus complètement étudiée, on n'est point embarrassé pour se rendre compte de faits de ce genre. On sait très-bien qu'à une certaine phase de son évolution la syphilis est latente et que plus tard elle peut se révéler par des symptômes contagieux. *Magis inducias*, dit Vidus Vidius, *facit quam pacem.*

Et puis, tous les chevaux cités comme exemples par M. H. Bouley ont-ils eu incontestablement la morve? N'y avait-il pas parmi eux des cas d'infection purulente? L'existence de la morve a-t-elle été constatée par l'épreuve de l'inoculation? En cas de réponse affirmative, que s'est-il passé au siége de l'insertion? Quelle a été l'évolution de la maladie ainsi produite?

La morve va nous conduire avec M. H. Bouley à la gourme. Qu'est-ce que la gourme? Laissons M. H. Bouley nous le dire : « La gourme est une maladie des jeunes sujets de l'espèce chevaline, dont la spontanéité ne saurait être mise en doute. Elle s'attaque d'ordinaire aux animaux qui sont transportés des pays où ils ont été élevés dans les localités où on doit les utiliser. Sa caractéristique la plus ordinaire est une inflammation franche de la muqueuse des voies respiratoires, qui se termine par une sécrétion catarrhale abondante et est accompagnée de la formation d'abcès, soit dans les ganglions de la cavité sous-glossienne, soit dans ceux de l'entrée de la cavité thoracique, soit enfin ailleurs, comme dans la région inguinale, mais plus rarement. » — Fort bien.

Mais M. H. Bouley ajoute : « Souvent aussi une éruption se montre au pourtour des narines et de la bouche, sur les muqueuses de ces cavités et sur le tégument général. Cette éruption, nous le savons maintenant, est de nature varioleuse; c'est celle que j'ai proposé d'appeler *horse-pox;* celle enfin dont l'inoculation donne la vaccine à la vache ou à l'homme. » — Oh! alors, je suis obligé de dire : Fort mal.

Ainsi employé, le mot *varioleux* ne peut signifier qu'une seule chose, à savoir :

(1) CLINIQUE MÉDICALE, t. I, p. 119.

faisant partie de la variole, appartenant à la variole, non pas à la variole des animaux, puisqu'on a donné ce nom à plusieurs maladies distinctes ou qu'on ne sait pas encore au juste ce que c'est que la variole des animaux, mais à la variole de l'homme. Or, M. H. Bouley prétend-il que la gourme du cheval soit la variole de l'homme ou que celle-ci rentre dans la gourme? C'est ici qu'il serait essentiel de donner des définitions bien précises.

Quoi! cette maladie varioliforme du cheval qui produit la vaccine, cette maladie que nous appelons *grease pustuleux* et sur laquelle l'Académie a discuté plus de six mois, ne serait qu'un symptôme de la gourme, ou serait identique à la gourme, et M. H. Bouley nous fait, comme par hasard, cette révélation importante! Oh oui! il a eu raison de le dire : la Chaire de médecine comparée devrait bien ne pas être muette et rendre des oracles, ne fût-ce que pour dissiper l'obscurité et l'anarchie où nous sommes plongés.

J'ignore vraiment ce que pourrait être la gourme communiquée à l'homme, mais j'ai peine à croire qu'une inflammation catarrhale de la muqueuse respiratoire suivie de production d'abcès, c'est-à-dire de *pus*, soit identique à la maladie éphémère et à sécrétion *séreuse* qui produit la vaccine. Non! la gourme ainsi caractérisée ne peut pas être le grease pustuleux. Autrement, je voudrais dès aujourd'hui que M. H. Bouley nous fît du vaccin avec de la matière gourmeuse. Qu'il s'arrange donc à sa guise : mais si la gourme et le grease pustuleux se confondent dans une seule unité morbide, il doit pouvoir au moyen de la sécrétion de l'une nous fournir l'autre.

Mais quittons cet épisode, tout important qu'il est, et revenons au fond du débat, à savoir la spontanéité de la gourme. M. H. Bouley ne consacre à ce grave sujet que la phrase suivante : « La gourme est certainement contagieuse, soit sous sa forme catarrhale simple, soit, et à plus forte raison, sous sa forme éruptive. C'est *donc* une maladie spécifique dont *le développement spontané est aussi évident que possible*, à moins que l'on n'admette que l'air, que l'on a doté de tant de semences, recèle aussi celle de la gourme. » Et pourquoi pas? Ce raisonnement n'est du reste pas rigoureux. De ce qu'une maladie est contagieuse, elle n'est pas nécessairement spontanée, si l'air n'en recèle pas le germe qui peut se trouver ailleurs ; je citerai comme exemple précisément le grease pustuleux, dont le principe n'agit point par l'atmosphère ; je ne dis rien de la gourme proprement dite, ne la connaissant pas assez pour en parler pertinemment.

De la gourme nous passons à la péripneumonie exsudative des bêtes bovines. M. H. Bouley n'est pas éloigné de croire que l'alimentation par la drêche en est la source (l'*encombrement* aidant sans doute!). Que le génie épidémique plane sur une étable, la maladie est fatale, rien n'y peut ; l'*inoculation elle-même* est impuissante à en conjurer les coups.

M. H. Bouley a touché ici un point de doctrine que j'ai souvent agité, à propos de plusieurs maladies virulentes : je veux parler de l'effet prophylactique de l'inoculation.

Il est bien vrai que, quand une épidémie de variole sévit avec intensité, les vaccinés, — comme il en était autrefois des inoculés, — et ceux qui ont eu la variole ne jouissent pas tous de l'immunité ; on taxe alors l'insertion virulente d'être *impréservative*, de même que M. H. Bouley l'affirme à propos de l'inoculation péripneumonique. Mais cela n'a rien d'absolu et ne doit s'entendre que d'inoculations qui ne sont pas faites d'après toutes les règles de l'art. Je m'explique.

Supposons qu'un organisme se trouve en présence d'un virus plus énergique

que celui dont il a subi l'action. Il peut n'être pas en mesure de braver l'atteinte de cette puissance plus grande. Mais s'il a subi l'insertion d'un virus aussi fort ou surtout plus fort que celui dont il est menacé actuellement, il serait en état de repousser pendant longtemps les coups de celui-ci. Cette prétendue preuve de l'impuissance de l'inoculation tourne au contraire à la démonstration de sa puissante efficacité. J'invoquerai de nouveau le témoignage de Vidus Vidius, de Fernel et de Rhazès. C'est un point de dogme sur lequel la syphilisation, cela soit dit en passant, *a versé des torrents de lumière*, ainsi que *sur ses obscurs blasphémateurs.*

La fille et sœur des Timony (Emmanuel et Antoine), de Constantinople, qui ont beaucoup contribué à répandre la pratique de l'inoculation, mourut d'une variole confluente à l'âge de 20 ans, après avoir été inoculée à 6 mois. Ce cas est justement rapporté comme exceptionnel par Antoine Timony, frère de la victime, dans sa *Dissertation sur l'inoculation de la petite vérole* (1).

C'est cette prétendue impuissance de l'inoculation qui inspire, on ne sait ni pourquoi ni comment, à M. H. Bouley une conjecture fort hasardée sur le rôle que joue la drèche dans la production de la péripneumonie. Pour lui, la naissance spontanée de cette maladie est *plus que probable.* Quant à la preuve de cette assertion, en vain la cherche-t-on dans le texte de M. H. Bouley. « Il est *plus que probable qu'elle naît spontanément* dans des conditions particulières d'alimentation, comme celles, par exemple, des distilleries de grains, où les sujets de l'espèce bovine, mâles et femelles, sont nourris presque exclusivement et engraissés avec ce que l'on appelle la drèche, résidu de la fabrication des alcools ; ce qui *donne à penser* que ce mode particulier d'alimentation est *efficace à produire la péripneumonie* sur les sujets qui y sont soumis, c'est que quelles que soient les mesures prophylactiques auxquelles on a recours, *y compris l'inoculation*, on ne parvient pas à empêcher le développement de la maladie. »

Quant à la clavelée, même argumentation de la part de M. H. Bouley. Ce qu'il en dit n'entraîne pas la conviction. Il *doute*, il *croit*, etc., mais il ne prouve rien.

« Et la clavelée du mouton, dit-il, est-ce que c'est toujours la contagion qui la produit ? J'en *doute* fort pour ma part ; je *crois* qu'il y a des cas où la clavelée *tombe* pour ainsi dire sur un *troupeau*, sans qu'on puisse faire remonter son origine à la contagion, à moins que l'on n'invoque l'existence bien hypothétique de semences de la maladie en suspension dans l'atmosphère. »

Le fait suivant est effectivement rapporté par Edward Harrisson dans un travail où il s'est proposé de faire connaître les relations qui existent entre la clavelée et certaines maladies de l'espèce humaine. Je le rapporte et je le soumets à M. H. Bouley, parce que, dans ma dialectique, je ne chercherai pas à éluder les faits. Au contraire.

« Un propriétaire avait envoyé de fort loin 90 moutons à sa maison de campagne. En arrivant à un pont jeté sur le Berling, l'un d'eux tomba dans un fossé et se cassa la jambe. Le berger prit aussitôt l'animal dans ses bras, et le porta dans une maison voisine où il le pansa. Pendant ce temps, qui ne dépassa pas une heure, les autres moutons eurent toute liberté de brouter l'herbe des fossés et du chemin. Le troupeau arriva enfin à destination, et un mois plus tard il fut rejoint par le blessé. Le berger découvrit bientôt que tous ses moutons, à l'exception du boiteux, avaient pris la clavelée ; et comme ils n'a-

(1) Cette dissertation est insérée dans le second volume de l'HISTOIRE NATURELLE DE L'HOMME MALADE, par Clerc. (2 vol. in-8°, Paris, 1767.)

vaient été séparés dans aucune autre circonstance, il est tout naturel de penser qu'ils avaient contracté la maladie dans les bas-fonds humides (1). »

Mais l'encombrement joue ici le même rôle qu'ailleurs, mon objection est donc aussi la même.

Et puis, n'y a-t-il pas contradiction quand le narrateur, après avoir dit que le troupeau *fut rejoint un mois plus tard par le blessé*, ajoute *qu'ils n'avaient été séparés dans aucune autre circonstance?* Il me semble qu'ils n'ont pas été seulement séparés pendant l'*heure* où le troupeau a brouté dans les bas-fonds humides, mais pendant un *mois* tout entier. Une cause intercurrente et la contagion ont bien eu le temps d'agir!

Je reviens à la séance du 9 août et au discours de M. H. Bouley.

Ce discours est digne de la plus sérieuse attention. M. H. Bouley est un savant disert, un habile et aimable parleur, justement sympathique à tout le monde. C'est un *bon enfant*, comme il l'a dit lui-même, et j'ajoute qu'il l'est dans la meilleure acception du mot. Son discours a produit une facile impression sur l'auditoire. J'avais beau me mettre en garde contre les attraits du beau langage, je me sentais attiré vers l'orateur pendant qu'il parlait. Tant de circonstances habilement groupées en faveur de la spontanéité des virus, par un homme aussi compétent, par un aussi charmant discoureur, n'avaient pas laissé de m'ébranler.

Mais, *qui veut trop prouver, ne prouve rien*, dit un malin proverbe. M. H. Bouley a voulu trop prouver. Dans l'espoir sans doute d'agir plus fortement sur l'esprit des médecins et de compléter sa victoire, il a pris des armes dans l'arsenal de la pathologie humaine. Elles ont éclaté dans ses mains.

M. H. Bouley a effectivement voulu joindre la variole de l'homme et la fièvre typhoïde à toutes les maladies d'animaux qu'il avait rassemblées pour prouver l'origine spontanée de certains virus. Mais par cette intrusion de la variole, dont l'unique voie de production nous est bien connue, il a rompu la ligne de ses arguments, lesquels ont immédiatement perdu une partie de leur force et de leur prestige.

La variole nous a été transmise par les Arabes, et l'histoire a enregistré ses pérégrinations. Partout et toujours elle se conduit comme une maladie d'importation. On en suit les traces dans les campagnes; on la voit passer d'un village à un autre. On sait par qui et comment elle y est portée. On constate avec quelle intensité elle sévit dans les pays qu'elle visite pour la première fois. Personne n'ignore les ravages qu'elle fit à son apparition en Amérique et dans les îles éloignées où des voyageurs l'ont transportée.

Après cet exemple mal choisi, M. H. Bouley a invoqué celui de la fièvre typhoïde, qui vaut encore moins. L'encombrement, en effet, exerce une influence si manifeste et si large sur la production et la propagation de cette fièvre qu'on a beaucoup de peine à retrouver son extrait de naissance, sans compter que le diagnostic n'en est pas toujours à beaucoup près aussi facile que celui de la variole. En conséquence, il reste beaucoup de doutes sur son origine, lesquels ne seront vraisemblablement levés que par des considérations déduites de l'analogie. La fièvre typhoïde attend donc des autres maladies contagieuses, au point de vue de l'étiologie, des lumières qu'elle ne pourra pas leur restituer de longtemps. C'est pourquoi je récuse dans l'espèce son témoignage fort équivoque.

(1) Graves, *loco citato*, p. 117.

Ne parlons pas de la phthisie pulmonaire que M. H. Bouley a inopinément apportée dans ce débat : elle ne fait pas partie des maladies virulentes.

Tous ces exemples accumulés par M. H. Bouley n'ont fait apparition sur la scène académique que parce que M. Bouillaud avait élargi le terrain de la discussion, qui n'était d'abord relative qu'à la pustule maligne. M. H. Bouley ne l'a pas oublié. Aussi, après avoir ouvert son répertoire à l'article *sang de rate*, ne l'a-t-il fermé qu'après être revenu à son point de départ, c'est-à-dire à la *pustule maligne*, qui n'est pas, en définitive, autre chose que le sang de rate ou le charbon, sous une forme particulière.

Reprenant donc le charbon, qu'il avait d'abord laissé bien vite de côté, M. H. Bouley prouve qu'il s'agit d'un virus spécial et distinct de toute espèce de pourriture, puisqu'il ne se manifeste que fort exceptionnellement dans les lieux où règne la pourriture comme au centre des équarrissages de Paris, et dans les amphithéâtres de dissections vétérinaires.

Les Expériences pleines d'intérêt de M. Davaine, dont les conclusions viennent de paraître dans le dernier numéro du *Courrier médical*, donneraient, au besoin, gain de cause à M. H. Bouley.

Mais, au total, l'habile professeur d'Alfort n'a pas vidé la question, qui reste posée ainsi : *Toutes les maladies virulentes naissent-elles de germes ? En existe-t-il parmi elles qui peuvent naître spontanément ? Quelles sont-elles ?*

S'il en existe, elles doivent si complètement différer des autres, qu'il faudrait en constituer une classe particulière, car on n'y retrouverait sans doute pas distinctement le phénomène constant d'incubation, le début précis, l'évolution régulière, les phases successives, l'immunité conférée aux malades, en un mot l'ensemble de ces caractères qui constituent l'essence et fondent l'individualité et, pour ainsi dire, l'autonomie d'une maladie virulente.

En tous cas, les idées de M. H. Bouley sont loin d'être immuables. Son esprit honnête et ouvert offre un accès facile à toutes les vérités, et un large écoulement pour les erreurs. Il l'a bien montré récemment à propos de la rage, dont il n'admet plus guère l'origine spontanée. Il avait pourtant cru un instant à cette origine, sur parole. Renault, en qui M. H. Bouley avait mis une confiance exagérée, prétendait effectivement en avoir constaté trois cas. Mais Renault a emporté la croyance de M. H. Bouley dans la tombe.

M. H. Bouley a fait, dans un caprice d'occasion, une distribution léonine du domaine des maladies spécifiques entre lui et ses collègues. La syphilis est naturellement échue à M. Ricord et la variole à M. Depaul. Ce partage plaisant et le *quia nominor leo*, qui paraissait sous-entendu, ne doivent pas avoir dans la bouche modeste de M. H. Bouley plus d'importance que celle qu'on attribue à une fable, car les prolétaires de la science ont, eux aussi, la louable et légitime ambition d'apporter leur pierre à l'édifice commun !

Je m'aperçois qu'en rendant compte de la séance du 9 août, j'empiète sur celle du 16, qui, à tout prendre, ne mérite guère une mention spéciale. Des définitions, des explications d'explications, des compliments réciproques à brûle-pourpoint et des espèces de forfanteries en ont absorbé la plus grande partie. On y a parlé à tout propos de préliminaires et de conditions de paix, de rapprochements, de conciliations, de concessions, de revendications, d'interprétations, de contradiction et de confusion (je ne parle pas de celle qui a régné dans l'assemblée), toutes choses plus ou moins personnelles dont la science n'a que faire, et l'on a un peu négligé les virus et les maladies spécifiques, qui étaient en cause. Les *je* et les *vous* ont trop souvent pris la place des choses de la science. Nous avons été charmés sans doute d'apprendre de M. H. Bouley lui-même qu'il avait gravi les premiers degrés du Capitole et d'entendre la bouche auguste de M. Bouillaud daigner lui dire : *Soyons amis, Cinna.* Rien n'est certes plus édifiant que ces louables ambitions et ces superbes et mutuelles congratulations; mais le vrai savoir recherche plutôt les convictions viriles que les propos obligeants et les apparences de la déclamation. Tant de ridicule ne peut qu'attrister ceux qui, comme moi, aiment l'Académie ! Le bon goût, qui vient plus du jugement que de l'esprit, ne devrait jamais être banni de ce sanctuaire de la science médicale (1).

Un premier point sur lequel les orateurs ont dû tomber d'accord, c'est qu'un virus est indispensable pour qu'une maladie spécifique soit produite. Il y a donc eu de la part de M. H. Bouley une concession apparente faite à MM. Bouillaud et Guérin ; mais quand ceux-ci ont reconnu à leur tour qu'un virus pouvait naître dans un organisme sans l'existence de germes préalables, ils n'ont pas fait seulement, comme ils l'ont cru, une concession, ils ont abdiqué; car si un organisme peut donner l'être à un virus, il ne doit pas lui en coûter davantage de créer de toutes pièces une maladie virulente. Comment ces messieurs ne se sont-ils pas aperçu que, pour arriver à une entente cordiale, ils sont descendus à des subtilités de scholastique ? *Est-ce l'œuf qui d'abord a produit la poule, ou la poule qui a produit l'œuf?* Grave question, bien digne d'occuper les méditations d'académiciens !

Chacun dans ce combat a été battu et a pourtant gardé ses positions, parce que personne n'a remporté la victoire. Il y a eu de part et d'autre, qu'il me soit permis de le dire, des compromis inglorieux et indignes de la vaillance des combattants, j'allais dire des héros. MM. J. Guérin et Bouillaud n'avaient pas d'abord admis la spontanéité des virus. Les attaques de M. H. Bouley ont semblé avoir fait brèche à leurs convictions et ont suffi, paraît-il, pour crever leur drapeau. Alors, ils y ont mis une pièce arrachée à celui de M. H. Bouley. C'est donc bien en vain que M. Bouillaud s'est retranché derrière un piédestal qu'il prétendait élever à la logique. La logique n'est pas à ceux qui la vantent, mais à ceux qui s'en servent.

Je demande encore instamment qu'on me fasse naître un virus sans virus... et sans encombrement (je ne veux pas d'encombrement, pour être bien sûr qu'un virus caché ne sera pas de la partie.) — Tel est mon *delenda Carthago.*

A ce prix naîtrait pour moi, avec une idée nouvelle, un magnifique horizon.

Séance du 30 août 1864.

M. Magne a débité dans la séance du 30 août un substantiel discours qui n'a pas laissé d'être fort remarqué. L'orateur a mis en évidence un ordre d'idées qui n'ont pas cours parmi nos Confrères. La curiosité a été piquée, sinon entièrement satisfaite.

Cette oraison a été reproduite, analysée, résumée, mais elle n'a été ni examinée, ni jugée, pas plus en dedans qu'en dehors de l'Académie. J'en ai retardé moi-même à dessein le compte rendu, Pourquoi ? Parce que la critique manque de base, d'élément d'appréciation. Il faut aller aux informations et réfléchir beaucoup pour fixer son jugement. Il n'y a donc pas eu dénégation ni dédain, mais doute et abstention.

(1) Croira-t-on que dans la dernière séance, un membre moins embarrassé que moi pour rendre la même idée a trouvé l'expression : *Baiser Lamourette?*

Résumons la thèse de M. Magne sans abdiquer ni compromettre, comme sans excéder les droits de la critique.

Il existe deux classes de maladies virulentes.

Les unes, comme la syphilis, la variole, la vaccine et la rougeole, font en quelque sorte partie de la création; elles sont nées pour la plupart on ne sait où, on ne sait quand ni comment; elles se reproduisent par des germes, sont plus ou moins cosmopolites et ont une existence individuelle tout aussi bien qu'un chêne, qu'un grain de blé ou qu'une souris. On suppose et l'on peut espérer que, si les germes en étaient détruits, ils ne se recréeraient pas, et qu'ainsi ces maladies seraient éteintes.

Les autres peuvent naître indifféremment de germes ou sans germes : le choléra, la peste, la fièvre jaune, le typhus épizootique, les maladies charbonneuses et la morve.

Les quatre premières naissent dans des lieux déterminés, d'où elles se répandent plus ou moins loin. Ainsi, le choléra naît sur les bords du Gange, la peste aux rives du Nil, la fièvre jaune dans le voisinage du Mississipi, enfin le typhus épizootique est originaire du sud-est de l'Europe, vers les confins de l'Asie.

Le charbon et la morve peuvent prendre naissance dans des localités fort diverses, et même cette dernière se manifeste spontanément à peu près partout.

M. Magne est un modèle de prudence. La peste, le choléra, la fièvre jaune et le typhus épizootique prennent naissance dans des pays lointains, où il nous est fort difficile de porter un regard investigateur. M. Magne ne les mentionne donc que pour mémoire. Il les laisse bien vite de côté, et il se borne à approfondir l'origine du charbon et de la morve, qu'il peut connaître mieux.

« Les affections charbonneuses ne se développent qu'exceptionnellement dans les pays qui reposent sur les terrains primitifs et sur les terrains de transition, et en général sur les sols siliceux qui en en proviennent; et c'est exclusivement sur les formations géologiques postérieures qu'on les observe sous forme enzootique. Quand le charbon se montre sur les hautes montagnes, ce n'est jamais sur les sommets granitiques ou schisteux; c'est sur les contreforts formés par la craie et par les roches oolithiques, comme il en existe dans les Pyrénées et dans les Hautes-Alpes. »

M. Magne accumule des exemples à l'appui de cette thèse.

M. Magne nous apprend une chose affligeante pour les amis du progrès. Il suffit, dit-il, d'améliorer un terrain par la culture pour le rendre propre au développement spontané des maladies charbonneuses. Voici un passage saisissant qu'il emprunte à Delafond : « M. Sévin, cultivateur très-progressiste, résidant à Écoué, a perdu, depuis les améliorations qu'il a faites dans sa culture, un grand nombre d'animaux tous les ans (de sang de rate); tandis que ses voisins, qui n'ont fait que peu ou point d'améliorations culturales, perdent leurs troupeaux de la pourriture. »

« Mon père, » écrivait à M. Delafond M. Moigneu, vétérinaire dans le Loiret, « perdait tous les ans plusieurs chevaux de la fièvre charbonneuse et jusqu'à 100 et 150 bêtes à laine, sur 400 qu'il en possédait, du sang de rate. La maladie ne cessait qu'après l'émigration du troupeau chez un de mes oncles qui habitait Chamerolles, canton de Neuville, chez qui la cachexie aqueuse régnait constamment. Depuis quelques années, cette dernière exploitation a été cédée à un cultivateur intelligent; les marais ont été assainis par des moyens tels qu'il a complètement changé la nature de la terre ; il en a doublé le produit, a augmenté de beaucoup son troupeau, qui est abondamment nourri ; des bergeries spacieuses ont remplacé les anciennes ; la cachexie aqueuse a disparu, mais le sang de rate l'a remplacée. »

Les affections charbonneuses, conclut M. Magne, sont donc produites par des causes spéciales propres à certaines localités.

Quelles sont et où sont ces causes? M. Magne a beaucoup de tendance à croire qu'elles se trouvent dans la nourriture des bestiaux, — comme pareille chose a lieu, selon lui, pour la morve. — Il cite plusieurs faits dans le but d'exonérer les mares et les bas-fonds humides de toute participation dans la production du charbon.

Passant ensuite à la morve, M. Magne signale trois causes, qui se réduisent aisément à une seule, de la spontéparité de cette maladie : excès de travail, insuffisance de nourriture, et nourriture mal appropriée aux chevaux.

L'excès de travail, surtout en vitesse, accélère les mouvements respiratoires, d'où résulte une dépense considérable d'éléments hydrocarbonés ; si l'abondance et le choix de la nourriture ne comblent pas ce déchet, il est bien à craindre que la morve ne s'ensuive.

Ainsi, la doctrine de M. Magne relativement à la genèse spontanée de la morve et du charbon est à peu près la même : c'est dans les aliments ou, si l'on veut, dans l'alimentation qu'est l'origine de ces deux maladies. Elles n'offrent entre elles qu'une différence à ce point de vue : c'est que, s'il reste quelque doute touchant la réalité et la spécification de cette cause quant au charbon, il n'en existe aucun quant à la morve.

Cette théorie de M. Magne est fort ingénieuse et des plus simples. L'avenir se chargera de la juger.

Mon rôle va se borner à faire quelques remarques.

1° L'admission de la spontéparité des virus, soit charbonneux, soit morveux, nous met en face d'une sorte de trinité mystérieuse. Qui naît primitivement? est-ce le virus ou la maladie? la cause ou l'effet? naissent-ils tous deux ensemble? se confondent-ils dans l'origine? Le vague du langage devient en rapport avec l'obscurité de ce qu'il cherche à représenter.

Si la cause est dans la nourriture, de deux choses l'une : ou le principe morbide est tout formé dans les aliments, ou il se forme du concours de ces aliments et de l'organisme.

Dans le premier cas, le principe virulent aurait une existence transitoire en dehors de tout organisme. C'est ce que j'ai souvent conjecturé. Combien de fois ai-je parlé, même dans ces articles, de la possibilité d'une vie extra organique, — sans doute incomplète, — de certains virus ! Or, si ces virus pouvaient se former en dehors des organismes et y subsister un temps indéterminé, leur séjour extra organique n'est-il pas aussi facile à comprendre après leur formation intra organique? Il ne s'agirait plus alors que d'un dépôt provisoire.

Dans le second cas, c'est-à-dire dans l'hypothèse de la formation du principe morbide par le concours de causes extra organiques non virulentes et d'un organisme qui n'est pas non plus virulent, les embarras de l'esprit renaissent, parce que le raisonnement ne peut s'appuyer sur des faits clairs, certains ou tout au moins vraisemblables.

Si donc un principe virulent peut naître de toutes pièces en dehors de l'organisme (ce qui n'est pas démontré) ou, à la rigueur, résulter du contact de l'organisme avec une cause plus ou moins indéterminée (ce qui est encore moins démontré), la maladie, à coup sûr, ne saurait naître toute seule la première; il faudrait absolument que le virus naquît en même temps qu'elle, sans quoi elle ne serait pas maladie virulente. Il répugnerait autant à l'esprit d'admettre son existence dans ces conditions surnaturelles qu'il lui répugne d'accepter un effet sans cause.

Définitivement, le principe sans la maladie, nous le possédons souvent, par exemple dans un tube ou entre deux plaques de verre ; la maladie identifiée au principe, nous la constatons souvent ; mais la maladie sans le principe et avant le principe est quelque chose d'incompréhensible.

2° M. Magne cite, dans plusieurs passages de ses développements que je n'ai pas reproduits, des localités naguère exemptes, puis infestées de maladies charbonneuses, avant que le sol ni même la culture aient pu être considérablement modifiés. Sa théorie paraît donc insuffisante. Il reste quelque chose à trouver sur ce point.

3° On ne distingue pas très-bien, à travers les longues considérations dans lesquelles entre M. Magne, pourquoi, dans certains lieux et pendant certaines années, les moutons sont épargnés par la maladie charbonneuse, tandis que d'autres animaux ne le sont pas, ni pourquoi dans telles localités et à telles époques, ces maladies charbonneuses se sont éteintes pour reparaître ensuite. Il y a donc là aussi quelque chose que nous ne connaissons pas. Ce quelque chose, serait-ce un germe latent? Dans ce cas, d'où vient-il? Est-il spontané? Nous voilà retombés dans l'obscurité. Est-il, au contraire, déposé en dehors d'un organisme, puis repris par un autre? Nous rentrons alors dans la conjecture de germes primitifs extra organiques.

4° Quelquefois la maladie atteint des animaux sur des sols qui ne lui conviennent pas. Cela tendrait à prouver l'existence mixte, organique et extra organique, du principe de la maladie. Un exemple emprunté à la pathologie peut me venir en aide dans l'expression de ma pensée. Le sarcopte de la gale vit et pond des œufs à la surface de l'organisme sous l'épiderme. En dépit de cette vie organique, j'ai pu conserver vivants, entre deux verres, pendant plusieurs heures, des sarcoptes, et pendant plusieurs semaines des œufs de sarcoptes. Or, qui serait en mesure de nier qu'un principe virulent ne puisse se trouver sous une forme plus ou moins analogue, et exister longtemps en dehors de l'organisme, comme l'œuf du sarcopte.

5° Le fragment suivant d'une lettre est cité par M. Magne. Cette lettre lui est écrite par un propriétaire du Berry, qui se plaint de l'invasion du sang de rate parmi ses moutons. Sa propriété repose sur un sol favorable au charbon.

« La ferme est située dans la commune de Subdray, canton de Saint-Florent, à trois lieues ouest de Bourges. Ce village est bâti sur une petite colline peu boisée et à une lieue et demie de la rivière du Cher. Il n'y a ni marais, ni étangs, ni ruisseaux. Pour les besoins de la population et des animaux, il n'existe que des puits et quelques mares alimentées par les pluies. Le sol est argileux, fortement calcaire, et se laisse pénétrer par les pluies, qui ne séjournent jamais à la surface de la terre. C'est un pays renommé pour sa salubrité. Il n'y a jamais eu pour les habitants de maladies endémiques. Le choléra même n'y a jamais fait d'apparition, bien qu'il ait sévi dans les villages voisins. Depuis *trois à quatre ans*, une terrible maladie (le sang de rate) a fait irruption dans le pays. »

Si ce n'est que depuis trois à quatre ans que le sang de rate a fait irruption dans le pays, d'où y est-il venu? Où est la certitude de sa spontanéité? S'agit-il donc d'un pays nouvellement bouleversé par la culture? Si la maladie ne s'est montrée que depuis trois à quatre ans, c'est que probablement elle n'y a été semée qu'à cette époque et que depuis lors elle y est restée.

6° Dire que le déplacement des troupeaux les délivre du sang de rate, n'est-ce pas au moins autant appuyer la doctrine de l'existence extra organique du principe virulent que celle de la spontanéité?

7° Quant à la morve, M. Magne ne confond-il pas ce qui produit la maladie avec ce qui en favorise le développement? Ne peut-il pas y avoir des substances, des aliments, — peut-être l'avoine elle-même, — qui agissent sur la morve, comme fait sur la syphilis le mercure, dont l'action consiste surtout à masquer les symptômes et à retarder l'évolution de la maladie?

Au demeurant, ce discours de M. Magne marquera dans les fastes de la science. Peut-être touchons-nous à l'avénement d'une bonne classification des maladies virulentes et des virus. La classe dans laquelle se trouvent la syphilis et la variole me parait très-naturelle, mais n'y en a-t-il pas une autre à former?

Nous engageons M. Magne à achever son œuvre et à poursuivre son enquête sur le charbon, en l'étendant à d'autres pays que la France. Cette maladie, par exemple, paraît être peu commune en Angleterre et fort répandue en Russie (*peste de Sibérie*). La nature du sol et le genre de culture de ces pays rendent-ils raison de ce fait?

Séance du 6 septembre 1864.

C'est le 6 septembre que M. Briquet a fait, à propos des virus, le charme de l'Académie et du public.

M. Briquet a commencé par une longue dissertation sur les virus, qu'il a énumérés, dénommés, multipliés, divisés, classés, décrits, dépeints et caractérisés à sa manière. Il y a du bon dans ce qu'il a dit, des choses à prendre et à laisser. Mais nos lecteurs savent à quoi s'en tenir là-dessus. Bornons-nous donc à rapporter les parties de ce discours qui appartiennent au fond du débat ou qui ont plus particulièrement mis en relief l'esprit singulier de l'orateur.

M. Briquet est de ceux qui pensent que *n'est pas atteint d'un virus qui veut. Non omnibus licet adire Corinthum.* Il faut une *prédisposition.* Mais qu'est-ce que cela veut dire? Qu'est-ce qui constitue cette *prédisposition?* où en est la preuve? quelle est-elle? d'où vient-elle? où est-elle? existe-t-elle?

Il ressort des exemples choisis par M. Briquet que la lumière sur ce point ne s'est pas encore faite dans son esprit. Il parle effectivement de personnes qui, malgré de nombreuses imprudences, ont échappé aux atteintes de la syphilis et d'autres qui, s'étant *exposées* à la variole, ne l'ont pas contractée. Mais que veut dire *s'exposer*, en fait de maladies contagieuses? M. Briquet ne paraît pas être mieux renseigné à cet égard que sur la signification précise du mot *prédisposition. Si nomina desint, perit cognitio rerum.*

La variole, par exemple, régnant dans une maison, dans une contrée, il n'est nullement probable que tous ceux qui ne la contractent pas doivent à un défaut de prédisposition le privilége d'échapper aux coups du fléau, parce qu'il n'est pas certain que chez tous le virus ait été mis en rapport avec les organes d'absorption ou ait été introduit dans l'organisme, pas plus qu'il n'est sûr, lorsqu'un grand nombre de personnes voyagent dans un convoi ferré qui déraille, que les voyageurs simplement contusionnés aient été surpris absolument dans les mêmes conditions que ceux qui ont été fracassés. Bien des gens ont bravé les chocs et les déraillements de waggons qui ne se choquaient et ne déraillaient pas, qui auraient été parfaitement broyés *en une seule séance* si un accident *convenable* leur était arrivé. C'est ainsi qu'après avoir affronté cent fois impunément des miasmes varioliques, qui n'ont pas pénétré dans l'organisme, on ne résistera pas à une inoculation bien faite.

Ces réflexions s'appliquent à la syphilis. Plusieurs hommes, par exemple, ont eu commerce avec la même femme vérolée. Les plus maltraités d'entre eux n'étaient pas nécessairement les plus *prédisposés*, ni même ceux qui se sont le plus *exposés*, mais bien ceux dont les organes ont été mis accidentellement dans les rapports les mieux appropriés avec le virus.

Pour qu'un virus agisse, il faut qu'il trouve ouvertes les portes de l'organisme et qu'il y pénètre. Il ne suffit pas même de *s'exposer* pour être *exposé*, ni surtout pour être atteint. A mon sens, en outre, la prétendue prédisposition, au lieu d'être en dedans de nous (à moins qu'elle ne soit déjà le mal), est presque toujours une affaire extérieure et contingente. Les coups portés peuvent être considérés comme non avenus, le coup frappé est seul inéluctable.

On attribue à M. Trousseau cette phrase plus piquante que vraie; celui qui l'a répétée n'avait sans doute pas assez réfléchi : « Pour contracter la variole, il faut que l'économie soit en rut. » Mais l'économie humaine est presque toujours en rut, et n'a d'autre palladium efficace et assuré contre l'action des virus que l'état plus ou moins défectueux et comme précaire de ceux-ci et les modifications qu'elle a subies elle-même par suite d'agressions antérieures de la part de ces redoutables ennemis ; les virus et l'économie s'émoussent respectivement par des communications et des conflits réciproques ; ils sont, elle et eux, si je puis ainsi dire, des parasites mutuels.

Profitons de l'occasion pour jeter un coup d'œil sur les circonstances qui peuvent créer des *contre-dispositions* à l'action des virus. Je suppose, bien entendu, que les organes sont mis en rapport réel avec ces agents.

Ces circonstances tiennent : *A.* — Au sujet. *B.* — Au virus.

A. — Le sujet peut se trouver en *contre-disposition* relativement à un virus :

a. — Parce qu'il est sous l'influence d'une maladie;

(Une pneumonie, une fièvre typhoïde, etc., ont plusieurs fois paralysé l'action d'une vaccine ou d'un chancre syphilitique inoculé.)

b. — Parce qu'il subit l'action d'un médicament;

(La mercurialisation ou une forte intoxication mercurielle a produit des résultats analogues.)

c. — Parce qu'il a déjà éprouvé le virus dont il est question ou son *congénère* (1). (Le vaccin, par exemple, est le *congénère* du variolin.)

(Ce troisième chef résume ma doctrine sur les virus ; c'est le principe même, le dogme de la syphilisation. Il serait très-long et pour cela inopportun de le développer ici.)

B. — Le virus peut être :

a. — Plus ou moins fort;

(Par exemple, un virus chancreux syphilitique inoculable à l'homme ne l'est pas nécessairement au singe macaque; un virus inoculable à ce singe ne l'est

(1) Le mot *congénère* a ici le sens actif qu'on lui donne en anatomie. Des *muscles congénères* sont ceux qui concourent à produire le même effet par opposition aux *antagonistes*, qui produisent un effet contraire.

Le vaccin et le variolin sont *congénères*, non-seulement parce qu'ils produisent le même effet dans l'économie au point de vue de la préservation variolique, mais encore parce qu'ils peuvent dans certaines circonstances agir simultanément.

Les virus *antagonistes* ont des effets opposés. En outre, ils n'agissent que successivement, parce qu'ils sont tout à fait antipathiques les uns aux autres.

L'étude des conformités et des oppositions des virus éclaire la physiologie pathologique et fournit à la thérapeutique des armes aussi puissantes que délicates à manier.

pas nécessairement au chat, etc.; mais un virus inoculable au chat l'est toujours au macaque et à l'homme, pourvu que ceux-ci ne soient placés dans aucun des trois cas précédents de *contre-disposition*.

Autre exemple. Un vaccin d'enfant qui prendra sur le cheval ne prendra pas nécessairement sur la vache, mais un vaccin qui prendra sur la vache prendra toujours sur le cheval, réserve faite, bien entendu, des mêmes cas de *contre-disposition*.

Ce dernier vaccin est plus fort que le premier, de même que le virus chancreux le plus fort est celui qui prend sur *toute la ligne*.)

b. — Plus ou moins bien conservé ;

(Tout le monde sait que des virus ou mieux que des liquides virulents peuvent s'altérer, et par suite manquer leur effet ou en produire un autre que celui qui est ordinaire et attendu.)

c. — Plus ou moins approprié à l'organisme des sujets ;

(J'ai déjà maintes fois répété sous diverses formes que des individus, X, Y, Z..., fournissant les virus x, y, z..., que je suppose égaux en force, il peut se faire que quelques sujets, placés dans des conditions en apparence identiques, soient exclusivement ou plus vivement impressionnés par certains de ces virus x, y, z..., tandis que d'autres sujets le seraient par certains autres de ces mêmes virus. Il ne me paraît pas à propos de donner ici de plus amples éclaircissements.

Ne pouvant développer tout ce qui a trait à la qualité et au choix des virus, je redirai pourtant encore une fois qu'un virus récolté à point et inséré immédiatement et sans mélange est, toutes choses égales d'ailleurs, plus efficace qu'un autre virus. Il en est des virus comme des mets : le *servez chaud* est un précepte aussi trivial qu'excellent en fait d'inoculations.

M. Briquet a surtout insisté sur la source première des maladies virulentes et de la syphilis en particulier ; c'est le côté original et piquant de sa dissertation.

Je me défie de ceux qui, faisant la Providence à leur image et à leur ressemblance, nous parlent sans cesse en son nom. Quand on se met à la place de Dieu et qu'on veut le bien du prochain, on n'y va pas de main morte : on incendierait l'univers entier pour sauver l'âme d'un seul pécheur et le soustraire aux flammes éternelles.

M. Briquet n'hésite pas à donner à la syphilis une source divine. Il la fait naître d'en haut pour nous châtier du crime de quelques-uns de nos pères qui auraient eu un commerce charnel avec des chèvres. C'est comme une façon de péché originel. Mais comment le virus est-il né de cette bestialité? M. Briquet ne le dit pas. Je gage qu'il n'en sait rien.

Il serait d'abord important d'être exactement renseigné sur l'histoire de ces chèvres qui, de l'avis de M. Briquet, suivaient, à l'usage des soldats, l'armée de Charles III en Italie. Où a-t-il puisé cette histoire? Il dit que c'est dans l'ESSAI SUR LES MŒURS ET L'ESPRIT DES NATIONS de Voltaire; un Confrère instruit prétend que c'est dans LES FEMMES GALANTES de Brantôme, que M. Briquet n'a pourtant jamais lues. Je n'ai pu retrouver cette histoire pas plus dans Brantôme que dans Voltaire. M. Briquet l'aura sans doute enjolivée. Ce n'est pas que Voltaire se fasse faute de parler de la syphilis dans ses écrits. Il en mentionne l'origine américaine dans l'ESSAI SUR LES MŒURS. Il en disserte dans le DICTIONNAIRE PHILOSOPHIQUE aux articles *amour* et *Job* et dans maints passages des spirituels romans, CANDIDE, l'INGÉNU, le HURON, l'HOMME AUX QUA-

RANTE ÉCUS. Voilà tout ce que j'ai découvert. Mais de chèvres en rut, je n'en ai trouvé nulle part dans les écrits de cet homme encyclopédique.

L'idée de faire naître la syphilis pour nous châtier des débauches de nos pères est si vieille qu'on l'avait oubliée et que quelques-uns l'ont crue nouvelle quand M. Briquet l'a mise en avant: *Multa renascentur quæ jam cecidere.* Astruc en parle longuement pour en montrer la sottise. Avant lui, Paracelse et Van Helmont l'avaient déjà stigmatisée et frappée de ridicule. Il est curieux que des casuistes d'assez fraîche date, à la sincérité desquels nous devons faire semblant de croire, puisqu'ils sont médecins, s'en soient fait une arme contre la syphilisation !

Qu'ils répondent donc à la question spirituelle que M. Bouley leur a adressée en parlant à M. Briquet et qui jusqu'ici est demeurée sans réponse : *Dieu a-t-il créé la* MALADIE DU COÏT *pour châtier les étalons du péché d'avoir sailli les cavales ?*

Mais est-il besoin de cet argument par analogie quand on a sous les yeux le tableau d'un si grand nombre d'innocents, femmes et enfants, sur lesquels la syphilis a sévi d'autant plus rigoureusement que le terrain qu'ils offraient au virus était plus vierge et plus pur ?

Soyez donc réservés, chers et honorables Confrères, — cela soit dit sans reproches, — dans votre réprobation des visées de M. Briquet, puisqu'à un moment donné elles ont pu vous passer par la tête. C'était une arme mal trempée, dont vous ne vous serviez que pour effaroucher les gens honnêtes et simples. M. Briquet est moins illogique et plus excusable que vous ! Peut-être ne savait-il pas ce qu'il faisait ! Mais vous. . . . .

Mieux inspiré et plus heureux a été M. Briquet, quand il a insisté sur la *spécificité* et l'individualité des maladies virulentes. Nos lecteurs savent à quoi s'en tenir là-dessus. Je n'ai donc pas à reproduire les considérations de l'orateur.

Il ne lui a pas été difficile, en partant des vrais principes, de bien caractériser la pustule maligne qu'il a envisagée, à bon droit, comme une maladie virulente de cause externe et consécutive au développement d'un germe.

L'allocution de M. Briquet a été suivie d'une discussion accidentée comme elle, et dans laquelle M. Ricord, niant à faux que les animaux pussent avoir la syphilis, a combattu toutefois avec justesse l'opinion *capricieuse* de M. Briquet.

M. Ricord est allé plus et trop loin en donnant l'appui de son autorité à une conjecture mystique de Van Helmont, qui faisait provenir la syphilis d'une maladie des chevaux, que Van Helmont croyait être le farcin et que M. Ricord a prétendu être la morve, ce qui est en définitive la même chose.

Van Helmont s'appuyait sur le rêve d'un extatique (cet extatique était peut-être Van Helmont lui-même), qui, fortement préoccupé de la recherche de l'origine de la vérole, aurait eu la vision d'un cheval qui dépérissait du *farcin* (1).

A cette preuve de Van Helmont, M. Ricord en ajoute deux autres, presque aussi fortes, savoir la fréquence de la morve parmi les chevaux de l'armée de

(1) Les traducteurs et les commentateurs de Van Helmont n'ont pas bien rendu ce qu'il dit à ce propos. M. Ricord, absorbé par sa clientèle, s'en est trop facilement rapporté à eux.

Voici comment s'exprime Van Helmont (*in tumulo pestis,* à l'article qui a pour titre *Peregrina lues nova,* p. *m* 154, col. 2), sur la prétendue vision et le récit d'un saint laïque « Dixit itaque laïcus sibi in visione intellectuali visum *jumentum,* quod pene diffueret ulcere fœtido, qui morbus equinæ speciei proprius (Galli *le farcin* vocant); unde sensim equi purulenta carie pereunt. Hoc autem *jumentum* vidit, velut canibus in escam deputatum, totum tergus vitiatum habens, etiam *circa vas naturæ;* nec præter istam visionem aliud responsum habuit.

Voilà quel fut l'unique songe du saint extatique. Il en conjectura, comme aura fait

Charles VIII, en Italie, et une similitude symptomatique entre la syphilis du xve siècle et la maladie farcino-morveuse.

M. Briquet a demandé finement à M. Ricord pourquoi la syphilis, étant venue une fois de la morve, n'en provenait pas tous les jours.

Cette objection s'adresse aussi à vos chèvres, a répliqué imprudemment M. Ricord, sans faire attention qu'il se fouettait lui-même, avec les verges et sur les épaules de M. Briquet. En effet, de ce que M. Briquet à fait faire un faux pas à la logique, était-ce une raison pour que M. Ricord lui donnât une entorse ? Condamnons-les donc tous les deux, les renvoyant dos à dos, frais et dépens compensés.

Quant à l'assimilation que M. Ricord a cherché à établir entre la syphilis et la morve, elle ne s'appuie que sur de grossières apparences. Que de différences au contraire viennent séparer ces deux maladies, dans leur manière de naître, leur évolution, leurs symptômes, leur terminaison et jusque dans les indications thérapeutiques !

Ma conclusion finale est que M. Briquet a dit çà et là de bonnes choses sur les virus ; — que la pustule maligne est une maladie virulente et de cause externe ; — et qu'enfin la syphilis, originaire d'Amérique, ne provient d'aucun genre de bestialité ni d'aucune espèce de morve.

Le savant et sage M. Leblanc a pris la parole après M. Briquet dans cette séance. Il a lu un discours qu'il a résumé dans les conclusions suivantes, que nos lecteurs sont parfaitement à même d'apprécier. Ils regretteront, comme nous, de n'avoir pas sous les yeux le discours en entier.

« 1° Je me crois fondé à dire que tous les virus, c'est-à-dire les causes immédiates des maladies contagieuses non parasitaires, sont des produits animaux qui peuvent se former de toutes pièces sous la double influence d'*agents indépendants du corps de l'individu* dans lequel et aux dépens duquel a lieu leur formation, et de *dispositions particulières à cet individu.* » — Proposition aussi vague qu'incertaine.

« 2° Les produits qui ne sont jamais *innés* ont la propriété, comme les levains, de faire développer, ou plutôt de faire naître, dans des individus autres que celui dans lequel ils ont été formés, de nouveaux produits semblables à eux-mêmes, à la condition qu'ils aient été en rapport immédiat, sous une forme quelconque, avec la substance de ces individus, et à la condition aussi que les espèces auxquelles appartiennent ces derniers soient aptes à la transformation par le contact de tel ou tel virus, car le même virus n'a pas toujours la même action sur toutes les espèces. »

Quelle est ici la signification du mot *inné ?* L'enfant qui naît avec la syphilis apporte-t-il en venant au monde un virus *inné ?*

« 3° Les médecins doivent apporter une grande attention à l'étude, à la re-

M. Briquet, « quod in obsidione Neapolitana nefando aliquis peccato congressum cum ejusmodi jumento habuisset. »

Van Helmont, amplifiant et fortifiant la conjecture du saint homme, affirme : « Luis venereæ fermentum eo modo in humanam familiam naturaliter transplantatum... »

Ainsi un visionnaire croit voir une chose et en donne une interprétation. Cette interprétation est interprétée par Van Helmont, qui est à son tour interprété par M. Ricord. L'opinion de M. Ricord est donc le rêve d'un visionnaire élevé à la troisième puissance !

On a mal traduit le mot *jumentum*, qui n'implique aucune idée de sexe, par celui de *jument.* Mais l'expression *circa vas naturæ* ne fait-elle point penser à la *maladie du coït ?* — La fable de M. Ricord ne le cède en rien à celle de M. Briquet.

cherche des influences capables de faire développer les virus, afin de pouvoir les éviter, ou les modifier, ou les détruire. » — Évidemment, il faut étudier !

« 4° Je suis convaincu que l'on arrivera à déterminer un grand nombre de ces influences, et j'affirme que l'on est déjà parvenu à ce résultat pour quelques maladies virulentes. » — Que Dieu entende M. Leblanc et bénisse ses efforts !

« 5° Il est au pouvoir de l'homme de prévenir les influences créatrices de certains virus, et même de les modifier de manière à *faire avorter les produits qui seraient déjà, à n'en guère douter, en voie de formation.* » — Proposition vague.

« 6° Dans toutes ces circonstances, et je devrais peut-être me dispenser de le dire, il faut éviter les rapports entre les individus atteints de maladies virulentes et les individus sains. Je néglige à dessein de parler ici des inoculations préservatrices ou modératrices. » — Vérités incontestables, en effet.

« 7° Dans quelques cas, le médecin peut combattre efficacement, par ses conseils et par son action, certaines maladies virulentes très-graves, notamment le charbon sous forme de tumeurs, et spécialement la pustule maligne, qui est commune à l'homme et aux animaux, et que les vétérinaires traitent souvent avec succès, en combinant l'excision partielle des parties malades avec la cautérisation par le fer rouge et par les caustiques potentiels. » — Propositions excellentes.

Après M. Leblanc, M. Guérin donne quelques explications sur certains passages de son discours qui avaient effectivement paru avoir besoin de commentaires. Il insiste avec raison sur la dificulté que chacun trouve à rendre où à faire comprendre ses idées. C'est précisément dans la crainte de ne pas avoir exactement compris ou exprimé la manière dont M. Guérin explique la production spontanée des virus que je me borne encore à relater textuellement ses propres expressions. Il prend la morve pour exemple, en ces termes :

« Lorsque certaines causes en apparence générales paraissent amener le développement de la morve, ce n'est pas à la faveur d'une action isolée, d'une action banale, mais en s'asssociant à certaines autres causes, à certaines prédispositions, à certains éléments étiologiques différents, lesquels, en vertu de leur combinaison réalisent un ensemble systématique tout spécial, ensemble dans lequel chaque élément peut avoir sa part, mais n'agit que combiné, que fondu dans un ensemble lequel devient ainsi la cause spécifique propre à engendrer le virus spécifique, sans lequel il n'y a pas de maladie spécifique possible. »

M. Guérin résume ensuite sa pensée dans les conclusions suivantes :

« 1° Avant l'adhésion de la médecine vétérinaire aux principes de la médecine humaine, nous professions, M. Bouillaud et moi, la spontanéité possible de certaines maladies. » — Cette conclusion est presque entièrement personnelle à M. Guérin.

« 2° Cette spontanéité, démontrée pour certaines maladies, la morve et le charbon, n'implique pas la nécessité de la spontanéité de toutes les maladies virulentes et en particulier la spontanéité de la pustule maligne. »

« 3° L'origine extérieure de la pustule maligne, parfaitement démontrée pour un certain nombre de cas, n'implique pas absolument l'impossibilité de l'origine spontanée pour d'autres, mais l'*identité des caractères, des symptômes et de la marche de la maladie dans tous les cas observés jusqu'ici ne permet pas d'admettre un autre mode d'origine que l'origine communiquée.* » — Je revendique ma part de cette conclusion.

« 4° Si l'observation révèle des cas de pustule maligne spontanée, c'est à la condition qu'elle y constatera des caractères, des symptômes et une marche propres à ce mode de développement. »

Qu'est-ce que la pustule maligne? Un charbon de cause externe, c'est-à-dire qui est entré par la peau ou par les muqueuses *à fleur de peau.* La pustule maligne, avant d'être une maladie ou une affection, n'était qu'une lésion. Il s'ensuit qu'une pustule maligne qui n'aurait pas cette porte d'entrée et qui n'offrirait pas par suite sa marche ordinaire et son cortége habituel de symptômes, ne serait pas une pustule maligne, mais un charbon proprement dit, ces deux formes d'un même mal reposant sur un fond identique. M. Guérin pose donc une condition qui ne peut pas être remplie. Cette impossibilité résulte de la manière dont se sont succédé les travaux qui ont d'abord détaché la pustule maligne de sa souche, le charbon, et qui l'y ont ensuite rattachée.

« 5° Finalement, les causes dites générales ne concourent à la réalisation spontanée des maladies virulentes contagieuses qu'à titre de causes éloignées, et en s'associant et se combinant avec d'autres éléments étiologiques dont l'ensemble se résout dans la formation de l'état ou du principe virulent, c'est-à-dire de la cause prochaine ou efficiente de ces maladies. »

M. Gosselin, qui avait ouvert la discussion comme rapporteur, se présente pour la fermer. Il ne fait qu'affirmer de nouveau les conclusions de son Rapport; il doute que la pustule maligne soit toujours communiquée, et il voudrait qu'on recherchât si ce mal ne procède pas quelquefois d'une cause interne.

Mais, dirons-nous, la doctrine de l'origine interne est ancienne; elle a traversé, sous des noms divers, les différentes phases historiques de la médecine; c'est elle qu'ont renversée les Observations modernes et particulièrement les travaux provoqués par l'initiative de l'Académie de Dijon. L'appel fait par M. Gosselin a donc déjà été entendu et a reçu, pour ainsi dire, satisfaction dans le dernier siècle.

Les pustules malignes de cause interne existent pourtant à mon point de vue; il est bien entendu qu'elles ne se comportent pas absolument comme celles de cause externe, elles ne portent pas non plus le même nom : on les appelle simplement *charbons.* Les vices du langage ont jeté ici de la confusion sur les choses.

On confondait autrefois la pustule maligne et le charbon (*synthèse primitive* ou *première période*); ils ont été bien distingués à la suite de l'impulsion donnée par l'Académie de Dijon (*analyse* ou *seconde période*). La manière dont je les ai réunis forme la *synthèse secondaire* ou *troisième période.* Ainsi la science avance, se perfectionne et se fortifie de jour en jour.

En lisant les auteurs qui ont écrit dans la première période, on reconnaît aisément que M. Gosselin n'avait pas tout à fait tort en manifestant la crainte que l'admission d'une pustule maligne de cause interne ne détournât les praticiens d'une méthode éprouvée, à savoir l'emploi des caustiques. En vain les médecins vétérinaires ont-ils allégué, contre ces appréhensions, qu'ils attaquent par la cautérisation le charbon, quoiqu'ils lui reconnaissent une origine interne. La pratique ne s'affranchit pas aussi aisément qu'ils le croient des liens de la théorie. L'histoire entière de notre art le prouve. Les fluctuations de la thérapeutique témoignent en effet qu'il a subi tour à tour l'influence des doctrines les plus diverses et même les plus opposées.

RECHERCHES SUR LA RAGE

DES LYSSES OU VÉSICULES RABIQUES.

COMMUNICATIONS

FAITES A L'ACADÉMIE DE MÉDECINE.

Il y a pour les lysses ou vésicules rabiques, comme pour la vaccine, une tradition populaire, répandue dans plusieurs pays situés à de grandes distances les uns des autres et notamment dans l'Ukraine, dans l'Esthonie et dans la Grèce (1).

Les paysans de l'Ukraine et de l'Esthonie sont les fermiers du Holstein et du Gloucester...

Les Salger (2), les Jesty (3), les Sutton et Fewster (4), les Faust (5), les Nash (6), s'appellent Heysham (2), Joënnis (3), Etmüller et Ideler (4), Baumbach (5), Magistel (6).

Que manque-t-il pour que le parallèle soit achevé et la découverte tout à fait confirmée? Un Jenner et des Anglais, un grand homme et une grande nation. Si M. H. Bouley veut être le grand homme, la *grande nation* est toute trouvée.

Deux choses fort différentes sont à prendre en considération à propos des lysses : existent-elles (7) ? leur cautérisation prévient-elle la rage ? On s'est beaucoup occupé de la seconde chose, qui paraissait la plus importante et la plus difficile à vérifier, mais on a un peu négligé la première, qui était la plus vraie. Jusqu'à quel point cette conduite a-t-elle contribué à égarer l'opinion des médecins et des vétérinaires ? Le fait est que le nombre des observateurs qui ont vu les lysses dépasse le nombre de ceux qui sont parvenus à prévenir la rage en les cautérisant (8)

(1) LETTRE *du professeur Koreff à M. le baron Dupuytren sur la découverte de M. Marochetti concernant la rage*, dans le t. XIX du *Journal complémentaire du Dictionnaire des sciences médicales*, 74e cahier, août 1824, p. 161 et suiv.

(2) Salger publie en 1713 le DE LUE VACCARUM, et Heysham en 1777 le DE RABIE CANINA, où il parle d'une *glande* pleine de virus située sous la langue.

(3) Benjamin Jesty est un fermier anglais qui, s'appuyant sur une tradition populaire, vaccine sa famille et plusieurs de sa contrée.

Saare Joënnis est un paysan du district de Juisley, en Esthonie, qui cautérise les morsures rabiques et les lysses de plusieurs paysans.

(4) Observateurs scientifiques, les uns de la vaccine, et les autres des lysses.

(5) L'un a inoculé avec succès la vaccine et écrit un Mémoire; l'autre a ouvert et nettoyé avec succès des lysses et a également écrit un Mémoire.

(6) L'un a fait un Mémoire très-savant et fort pratique sur la vaccine; l'autre a vu et a décrit les lysses, qu'il divise notamment en cristallines et en opaques (vésicules et pustules).

(7) J.-B. Porta, dans le chap. II du liv. III de PHYTOGNOMICA, intitulé : *herbas et animalia, quæ damna, eadem remedia prestare*, désigne ainsi les lysses : VERMIS qui sub lingua rabidi canis invenitur.

(8) Koreff, *loco citato*, p. 168.

Magistel, MÉMOIRE SUR L'HYDROPHOBIE, Paris, 1824. Magistel a-t-il bien vu et cautérisé toutes les lysses de ses malades? N'y en avait-il pas de profondes et d'inaccessibles? Il signale lui-même la difficulté de rechercher les lysses et la difficulté plus grande de les cautériser toutes avant leur rupture. La mort vient bientôt mettre un terme aux angoisses du patient et aux embarras du médecin.

M. Auzias-Turenne exposera, dans un moment plus favorable, le complément et les conséquences de cette communication, et indiquera avec soin la part de ceux qui l'ont aidé dans la recherche des lysses.

M. COLIN dit que les vésicules signalées par M. Auzias-Turenne sont simplement des glandules salivaires hypertrophiées. Il a souvent, ajoute-t-il, disséqué la muqueuse buccale des chiens enragés, et il est disposé à croire que les lysses du Dr Marochetti ne sont autre chose que les glandules hypertrophiées dont il vient de parler.

M. LEBLANC partage l'opinion de M. Colin; les signes trouvés sur la langue que présente M. Auzias-Turenne ne sont pas caractéristiques de la rage; on les trouve chez des chiens qui ne sont pas enragés, et, par contre, ils manquent quelquefois chez des chiens véritablement enragés.

M. LE PRÉSIDENT jugeant que cette question présente un grand intérêt, et ne saurait être résolue par un simple coup d'œil jeté sur la pièce anatomique présentée par M. Auzias-Turenne, renvoie cette pièce et la Note de l'auteur à une Commission composée de MM. Colin, Leblanc et Bouley.

(*Bulletin de l'Académie de médecine*, t. XXXII, p. 348-349.)

Séance du 8 janvier 1867.

M. REYNAL, à l'occasion du procès-verbal, demande à faire une petite observation au sujet de la présentation faite, dans la dernière séance, par M. Auzias-Turenne. Il ne veut pas, dit-il, rechercher par quelle voie la pièce présentée par M. Auzias-Turenne a été apportée d'Alfort devant l'Académie; mais il tient à dire que le chien dont la langue a été mise sous les yeux de l'Académie est mort de la rage, mais qu'il n'a point été sacrifié, et que, par conséquent, il n'était point, comme on l'a prétendu, dans la période d'incubation de la maladie.

(*Bulletin de l'Académie de médecine*, t. XXXII, page 351.

Séance du 15 janvier 1867.

M. Auzias-Turenne adresse la lettre suivante :

Paris, 15 janvier 1867.

Monsieur le Président,

Dans les explications fort enveloppées qu'a données M. Reynal, mardi dernier, je n'ai pas su comprendre si l'honorable professeur d'Alfort admet l'existence des lysses ou s'il la rejette.

Il me semble toutefois qu'il a fourni un argument favorable à ma manière de voir.

Je pense, contrairement à l'opinion commune, que les lysses existent et qu'elles jouent dans la rage le même rôle que les pustules dans la syphilis et la variole, ou que l'exanthème intestinal dans la fièvre typhoïde.

Mais je n'ai jamais prétendu que l'existence des lysses fût constante dans la rage ou circonscrite (1) au-dessous de la langue, ni surtout qu'il fût possible de conjurer par leur destruction précoce les convulsions suprêmes de la ma-

(1) Quelques données me font conjecturer que des lysses peuvent siéger sur la muqueuse génitale et devenir une source de contagion d'autant plus dangereuse qu'elle serait précoce, imprévue, dominée par une salacité incroyable et placée à l'origine même de la vie. Il y aurait là un nouveau point d'analogie entre la rage et la syphilis. J'ai déjà cherché à établir un rapprochement entre ces deux maladies, à l'occasion d'un monsieur qu'une femme avait mordu au nez et qui en avait reçu la syphilis par cette voie.

ladie. On n'enraye pas le cours de la syphilis ou de la variole par l'extinction des pustules.

Je n'ai pas davantage annoncé que les lysses eussent leur siége anatomique en dehors des glandules ou des éléments de la muqueuse. Si elles existent, il faut bien que ce soit quelque part, c'est-à-dire dans un organe. C'est ainsi que l'acné syphilitique occupe un follicule, le bubon, un ganglion lymphatique, et la pustule intestinale, une glande de Peyer.

Ce que je crois avoir prouvé, avec le concours de collaborateurs dévoués, c'est que pour trouver les lysses, dont l'existence est passagère, il faut les chercher avant qu'elles n'aient disparu.

Cette vérité, quoique triviale, a été méconnue. C'est pourquoi elle mérite d'être signalée à l'examen de la Commission.

Il faut donc surprendre les lysses dans la rage qui couve avant que le cours de la maladie ou que les convulsions dernières ne les aient emportées.

On les trouvera aussi quelquefois à la suite de la rage mue ou paralytique, alors que les organes de la bouche et de la gorge n'auront pas été tourmentés. Des recherches dirigées en ce sens par M. Mathieu et moi nous ont déjà fourni quelques résultats.

Je ne suis pas entré dans de longs développements verbaux devant l'Académie, de peur d'enfreindre son règlement et ses usages qu'une longue fréquentation des séances m'a rendus familiers.

C'est aussi pourquoi je me renferme aujourd'hui dans le sujet qui m'a fait prendre la plume ; je m'abstiens, tant par goût que par déférence pour l'Académie, de toute réflexion étrangère à la science.

Je ne rétracte rien de ce que j'ai eu l'honneur de dire devant l'Académie. J'affirme au contraire avec autant de conviction que d'énergie, — car j'en ai la preuve matérielle, — qu'on trouvera les lysses en sacrifiant des chiens enragés plusieurs jours avant la manifestation des convulsions rabiques.

Voilà la question. Telle est la découverte que j'annonce. C'est un fait à vérifier.

En présence de dénégations aussi persistantes qu'elles étaient générales, relativement à l'existence des lysses, j'ai imité le philosophe qui marcha pour prouver le mouvement : j'ai fait voir une lysse.

La manière dont la pièce que j'ai présentée est venue en ma possession est des plus simples. Elle m'a été remise, — sans que je l'eusse demandé, — par un élève auquel j'avais enseigné verbalement le moyen de découvrir les lysses. Ce jeune homme m'a marqué sa reconnaissance en m'apportant le fruit de mes conseils.

J'ai transporté cette pièce dans l'enceinte académique, à l'invitation d'un membre éminent de l'Académie qui n'ignorait aucune des circonstances que je viens de rapporter. De mon côté j'étais sûr d'obtenir la faveur qu'y rencontrent toutes les démarches ayant exclusivement pour but l'avancement de la science et les progrès de l'art.

Dans ces efforts, couronnés de succès, de la médecine humaine associée avec la médecine vétérinaire, tout a été loyalement entrepris, loyalement exécuté : notre conquête n'est entachée d'aucune action, je ne dis pas répréhensible, mais suspecte.

La question est toute scientifique ; elle ne doit pas déchoir du rang que lui assignent son importance et le rôle élevé de l'Académie. Il s'agit de savoir si les lysses existent et quels sont les moyens de les trouver. Plus tard on utilisera les renseignements obtenus.

Si des abus se glissent même dans les pratiques de la science, ils ne sont guère à craindre de la part de ceux qui poursuivent leurs recherches dans une direction semée de périls et féconde en dévouements. Leur conduite ne doit pas être incriminée sans preuves, ni rendue suspecte publiquement par voie d'allusion.

Recevez, etc.

Séance du 17 mars 1868.

M. Auzias-Turenne adresse la lettre suivante :

Monsieur le Président,

Lorsqu'à propos d'une opinion controversée les faits précis sont difficiles à surprendre, aucun indice ne doit être négligé.

C'est pourquoi je mets sous les yeux de l'Académie un journal qui rapporte l'histoire émouvante d'un loup enragé dont *la langue contenait, à la base, de petites vésicules d'un aspect rougeâtre, renfermant des matières séro-sanguinolentes.*

Le mot *lysse* n'est pas prononcé, mais la chose est exprimée d'une manière évidente.

Ce qui augmente la valeur de ce renseignement, c'est que le narrateur ne paraît pas y attacher une grande importance ; il le relate sans détails, avec netteté. La prévention n'a donc en rien pesé sur son jugement.

La rage a certainement existé chez l'animal. Il a parcouru avec fureur les campagnes et traversé les hameaux, se jetant sur les hommes aussi bien que sur les bêtes ; il les a déchirés, terrassés, dévorés. On a trouvé enfin dans son estomac *une grande quantité de poils agglutinés, de feuilles mortes, des os à peine broyés, la mâchoire à peu près intacte d'une brebis, une portion du crâne d'un chien, et cinq doigts parfaitement conservés, appartenant à des personnes encore adultes* (textuel).

Pour la première fois donc les lysses viennent d'être constatées chez le loup. C'est une lueur qui présage une plus éclatante lumière, et l'Académie ne voudra pas me désapprouver de l'avoir signalée à son attention.

Veuillez agréez, etc.

Voici l'extrait du journal :

Un loup enragé, dont on avait signalé l'apparition dans les communes d'Aix et de Saint-Fréjoux, vient enfin d'être tué.

Le 20 février dernier, le commandant de la gendarmerie de l'arrondissement d'Ussel fut informé qu'un loup de haute taille, que l'on croyait atteint d'hydrophobie, avait grièvement mordu des brebis, des chiens et sept personnes, dont deux, qui avaient eu la figure littéralement dévorée, sont mortes dans les vingt-quatre heures.

De concert avec le sous-préfet, deux battues générales, appuyées des brigades d'Ussel et d'Eygurande, ont été immédiatement organisées, mais sans résultat.

Le 4 mars au soir, cependant, le loup succombait sous les coups de quatre habitants de la commune de Courteix, au moment où il dévorait leurs troupeaux et menaçait les bergers.

Ce mode d'agir, si peu conforme aux habitudes des loups, donnait lieu de penser que réellement ce carnassier était enragé.

L'autopsie du cadavre, confiée à deux experts vétérinaires, a malheureusement confirmé ces présomptions.

Dans l'estomac et l'œsophage, on a constaté une grande quantité de poils agglutinés, de feuilles mortes, des os à peine broyés, la mâchoire à peu près intacte d'une brebis, une portion du crâne d'un chien, et cinq doigts parfaitement conservés, appartenant à des personnes encore adultes.

Les intestins étaient à peu près vides. La langue contenait à sa base de petites vésicules, d'un aspect rougeâtre, renfermant des matières séro-sanguinolentes. Enfin la bouche paraissait être le siége d'une légère congestion cérébrale, et la muqueuse et le larynx avaient perdu leur teinte normale pour revêtir une couleur rougeâtre.

Tous ces symptômes qui, de l'avis des experts, sont des signes caractéristiques d'hydrophobie, justifient la panique générale que cette nouvelle bête du Gévaudan causait dans l'arrondissement d'Ussel : on ne sortait plus, en effet, qu'armé jusqu'aux dents.

Aujourd'hui, grâce aux soins de l'autorité, toute inquiétude doit être dissipée......

(*Petit Moniteur* du 12 mars 1868.)

M. DEPAUL fait observer qu'une particularité le met en garde contre la véracité du récit du *Petit Moniteur :* c'est la mâchoire de mouton trouvée dans l'estomac du loup. Comment aurait-il pu l'avaler?

M. H. BOULEY ajoute que rien, dans le récit du journal, n'indique que le loup ait été enragé. C'était une bête féroce : voilà tout.

(*Bulletin de l'Académie de médecine*, t. XXXIII, p. 261.)

Séance du 14 avril 1868.

M. H. BOULEY demande la parole et fait la communication suivante :

Le 17 mars dernier, M. AUZIAS-TURENNE a signalé à l'attention de l'Académie un article du *Petit Moniteur* où l'on parlait d'un loup enragé, sous la langue duquel on avait observé des *lysses* ou vésicules rabiques.

Depuis cette époque, M. Auzias-Turenne a reçu deux lettres de Confrères qui complètent ou rectifient les renseignements fournis par le *Petit Moniteur.*

En voici l'analyse :

1° Docteur FARGEIX, de *Saint-Étienne-aux-Clos* (Corrèze), 26 mars.

M. Fargeix s'est trouvé, le 29 février et le 1er mars, dans les deux villages qui ont été le principal théâtre des exploits du loup enragé; il a vu quatre blessés, dont une petite fille de 10 ans, horriblement dévorée, a succombé quelques heures après. Des trois autres, une jeune femme a été seulement égratignée, probablement par la patte de la bête, au nez et à la lèvre. Les deux autres, enfants d'une douzaine d'années, ont été profondément mordus aux bras. M. Fargeix a lavé toutes les plaies à l'eau salée, et les a cautérisées aussi complètement que possible. Depuis lors, il n'a plus vu aucune de ces personnes, qui ont eu recours « *à un empirique fameux qui possède un spécifique infaillible.* » Mais, s'il leur était arrivé quelque chose, M. Fargeix l'aurait su, à la date du 26 mars, dont nous sommes déjà éloignés.

2° Docteur CLÉDAT DE LAVIGERIE, d'*Ussel* (Corrèze), 2 avril.

L'autopsie du loup a été faite sous ses yeux, le 5 mars dernier, par deux vétérinaires requis à cet effet par M. le sous-préfet d'Ussel : MM. Plane (de Bort, Corrèze), et Rigaud (de Tulle).

Il a vu et examiné attentivement quatre lysses placées sous la base de la langue du loup. Il leur a trouvé le volume et la forme des vésicules d'herpès. Il a pu constater plusieurs fois à l'œil nu que c'étaient autant de petites collections séro-sanguinolentes retenues par l'épithélium soulevé.

C'est à tort que le *Petit Moniteur* n'a pas prononcé le mot *lysse*, car il est écrit plusieurs fois dans le Rapport. Les communications faites par M. AUZIAS-TURENNE, à l'Académie de médecine, ayant éveillé l'attention des experts, ils ont exploré la langue avec soin.

La portion du crâne de chien trouvée dans l'estomac de l'animal a environ la largeur de la main.

Les bergères mordues à la figure sont mortes, l'une quelques heures après, l'autre le lendemain.

Suivent les passages essentiels du Rapport :

« On nous a montré un loup mâle, âgé de 5 ans environ, et d'assez forte taille, qui nous a paru d'une maigreur extrême.....

« L'estomac contenait une immense quantité de poils agglutinés ensemble, et formant un tout inextricable.

« Au milieu de cette masse informe, on remarque une certaine quantité de feuilles mortes enchevêtrées ensemble à travers les poils; d'autres feuilles se trouvent également répandues çà et là dans l'estomac.

« A côté de ces poils, se trouvent quatre doigts, parfaitement intacts, paraissant appartenir à un adulte. Puis viennent plusieurs lambeaux de peau de vache, de chien; plus loin, la mâchoire supérieure à peu près intacte d'une brebis; enfin une portion de crâne, avec la peau et les poils, paraissait appartenir à un chien. Au milieu de ces débris, nous remarquons un bon nombre d'os plus ou moins broyés, et, ce qui est essentiel à relater, peu ou presque point de substances alimentaires.

« Dans l'œsophage, nous trouvons un doigt assez volumineux, paraissant être un pouce d'adulte, entouré de feuilles mortes, de débris de peau, le tout enchevêtré au milieu de poils de différente nature.

« *Il existe sur le frein de la langue, un peu à gauche, des lysses : ce sont quatre petites vésicules de la dimension d'une lentille, d'un aspect rougeâtre, fluctuantes, et contenant une matière séro-sanguinolente.....*

« Ce loup a dévoré deux petites bergères à côté de leur troupeau, mordu ces malheureuses au point de leur enlever le crâne et plusieurs doigts, qu'il déglutit sans les broyer, et a fait des blessures profondes à cinq autres personnes.

« En présence de ces faits, des matières contenues dans l'œsophage, qui commençait probablement à se paralyser, et dont les contractions n'étaient plus assez fortes pour conduire les substances jusque dans l'estomac, *des lysses rabiques, vésicules constatées au frein de la langue*, nous pensons que le loup confié à notre examen était atteint de la rage. »

M. DEPAUL explique les motifs très-naturels des doutes qu'il a émis lors de la première relation de ce fait, qui ne lui paraissait pas présenter des garanties d'authenticité suffisantes. Devant les nouvelles explications qui viennent d'être données, il n'a plus aucun motif d'opposition; il accepte le fait.

(*Bulletin de l'Académie de médecine*, t. XXXIII, p. 342.)

APERÇU HISTORIQUE ET PHILOSOPHIQUE SUR LES LYSSES OU VÉSICULES DE LA RAGE.

PREMIÈRE PARTIE.

MÉMOIRE LU A L'ACADÉMIE DE MÉDECINE LE 1er SEPTEMBRE 1868.

La plupart des maladies virulentes inoculées ont deux caractères communs plus ou moins constants, car ils peuvent manquer, et plus ou moins distincts l'un de l'autre; le premier de ces caractères consiste dans la naissance d'un accident local ou primitif au siége de la souillure; le second dans l'apparition de symptômes généraux ou consécutifs affectant les confins éloignés de l'organisme.

La *syphilis* présente le type de ces deux ordres d'accidents. D'une part, en effet, dans cette maladie l'accident primitif est tellement peu sujet à faire défaut que la question de savoir s'il existe une syphilis constitutionnelle d'emblée est encore en litige. L'éruption générale est, d'autre part, si ponctuelle à paraître, qu'on rejette volontiers, à tort ou à raison, sur l'inattention des observateurs, les cas exceptionnels où elle n'a pas été constatée. Toutefois, cette éruption générale est polymorphe, c'est-à-dire qu'elle n'affecte pas une forme élémentaire invariable. Elle est rougeur, papule, pustule, etc., ensemble ou successivement (1).

(1) Quand la maladie n'est pas entravée dans sa marche, soit par d'autres maladies, soit par des médicaments, on constate d'ordinaire que ses manifestations se suivent dans un ordre toujours le même. La *régularité* est la *règle*. Mais la syphilis est comme un *moi* dont nous sommes le monde extérieur; nous la modifions en même temps qu'elle nous modifie. En outre, comme elle revêt différentes formes, son évolution et sa symptomatologie offrent différents aspects en rapport avec la forme initiale.

L'inoculation de la *variole* donne toujours lieu, contrairement à ce qui s'observe dans l'ordre dit *spontané* (1), à un accident primitif ou local. Désoteux et Valentin n'ont signalé, pendant leur longue pratique, qu'une infraction à cette loi (2). Quant à l'éruption générale, elle manque souvent à la suite de l'inoculation, quoique les *variolæ sine variolis* soient excessivement rares dans la variole naturelle.

Ainsi pour la variole naturelle ou prétendue spontanée, la formule serait: *Absence de lésion locale, éruption générale.* Pour la variole d'inoculation, au contraire, la formule serait: *Lésion locale, rareté d'éruption générale.* Ce qui est règle d'un côté devient exception de l'autre.

La *vaccine* semble consister presque uniquement dans un accident local, qui cependant, dit-on, peut manquer. Un des membres les plus respectés de l'Académie, M. Kergaradec, a rapporté, en 1831, d'après les médecins de Nantes, une série de cas de vaccine efficace sans éruption d'aucune sorte (3). Des accidents généraux ou consécutifs existent quelquefois à titre de *vaccinides*. Les auteurs dignes de confiance qui en ont mentionné des exemples, depuis Pearson (4) et Woodville (5), ne se comptent plus. J'en ai moi-même observé divers échantillons.

En résumé, l'accident local est une règle qui n'aurait que d'infiniment rares, pour ne pas dire douteuses exceptions, tandis que l'accident général est une exception qui n'est pas rare.

Le professeur Ducros (de Marseille) a signalé un cas des plus étranges et exceptionnel au double point de vue qui nous occupe. Il ne se produisit rien au lieu d'insertion, mais il survint au dos du pied une vésicule qui a pu servir à d'autres vaccinations (6).

L'inoculation de la *pustule maligne*, réserve faite des irrégularités, ne donne-t-elle pas lieu promptement à un accident local qui lui-même est toujours une pustule maligne dans l'acception étiologique du mot (7)? En outre, cet accident

(1) Je ne crois pas à la naissance spontanée de la variole : le virus se reproduit, mais ne se produit pas tout seul de toutes pièces. Dans la variole prétendue spontanée, le virus qui sommeillait quelque part s'est introduit subrepticement par les voies respiratoires ou quelquefois peut-être par les voies digestives.

(2) TRAITÉ HISTORIQUE ET PRATIQUE DE L'INOCULATION, p. 200.

(3) TRANSACTIONS MÉDICALES, octobre 1831, p. 13.

(4) OBSERVATIONS CONCERNING THE ERUPTIONS, etc. London, 1800. BIBLIOTHÈQUE BRITANNIQUE, Sciences et arts, 1799-1800, p. 254 et suiv.

(5) RAPPORT SUR LE COW-POX OU LA PETITE VÉROLE DES VACHES, et sur l'inoculation de cette maladie considérée comme pouvant être substituée à la petite vérole; ..... traduit de l'anglais, par A. Aubert. Paris, an VIII.

(6) J.-F.-E. Boyer, LA VARIOLE ET LA VARIOLOIDE COMPARÉES, Thèse de Montpellier, 1830. (Voir la note de la page 26 de cette Thèse.)

L'étude méthodique et raisonnée des anomalies de la vaccine est encore dans les *desiderata* de la science, malgré un travail remarquable de Legendre sur ce sujet.

(7) M. Davaine a présenté à l'Académie de médecine (séance du 11 août 1868) un cabiai auquel il avait inoculé quelques heures auparavant, à une mamelle et par une piqûre très-superficielle, de la matière charbonneuse (sang de rate).

Le produit était une vésicule blanchâtre et légèrement rosée, laquelle contenait une sérosité incolore et filante. Cette vésicule ovalaire en travers, régulière à son pourtour, convexe, peu proéminente, avait 1 centimètre dans son étendue la plus grande. On constatait à son centre un point noir, lequel correspondait à la piqûre, et à toute sa circonférence un liséré d'environ 1 millimètre, d'un rouge assez vif et approximativement semblable au liséré gingival des tuberculeux ou des typhoïdiques.

Je n'ai pas examiné les ganglions du ressort, et j'ignore ce qui s'est passé ultérieurement. C'était une pustule maligne.

Mais si l'insertion eût été plus profonde ou faite par écorchure, le résultat n'aurait pas

local n'est-il pas suivi, à très-bref délai, de charbons multiples, qui sont des accidents généraux?

A la suite de l'inoculation du *claveau*, les deux sortes d'accidents sont tellement accusés que, n'étaient l'acuité et la rapidité de la maladie, on croirait avoir sous les yeux l'image de la syphilis. C'est une observation qu'il m'a été donné de faire, grâce à la bienveillance primitive de M. Leblanc et à l'obligeance consécutive de son fils. Cependant alors l'éruption générale est loin d'être constante.

Inocule-t-on la *morve?* Accident local d'abord, accidents généraux ensuite. Sur le chien, mauvais terrain de cette maladie, on n'observe guère les accidents généraux.

En ce cas, c'est une morve incomplète, ébauchée, abortive; une morve qui n'est pas toute la morve, quoiqu'elle en recèle le principe ou le germe, et qu'elle puisse le transmettre de manière à ce que la maladie se développe entièrement sur un terrain mieux approprié.

En revanche, chez le cheval, cette maladie, quoique plus complète et beaucoup plus intense, n'est souvent représentée que par des accidents généraux, c'est-à-dire que ceux-ci ne paraissent avoir été précédés d'aucun symptôme local.

Je voudrais rappeler en cette circonstance les inoculations de rougeole pratiquées par Home (d'Édimbourg) (1), celles de scarlatine pratiquées par Miquel (d'Amboise) (2), et enfin l'inoculation pestilentielle que se fit Withe, médecin de l'armée anglaise en Égypte. Celui-ci eut, au récit de Mac-Grégor (3) et de Larrey (4), une pustule au lieu d'insertion, et puis la peste. Il succomba.

Mais je ne tiendrais à rapporter ces derniers exemples, — dont ma thèse n'a aucun besoin pour s'affermir, — que dans l'intention de rendre hommage à trois pionniers de la science, dont le troisième a payé son héroïsme de sa vie.

J'ajouterai, à propos de l'accident primitif, deux remarques.

La première est que, si le virus a été inséré sous le derme largement entamé, l'accident primitif pourra être dépourvu de ses caractères les plus distincts.

Il se présentera, par exemple, sous l'aspect de gonflements plus ou moins douloureux, livides, plus ou moins bavants, ou de cicatrices déchirées, dont les bords s'élèvent, se boursouflent, s'indurent, s'écartent, se renversent, etc. Cela varie, suivant la nature du virus et le mode d'effraction, c'est-à-dire sa voie d'introduction.

M. Faye (de Christiania), ayant inséré profondément sous la peau le virus de

été objectivement le même, quoique identique étiologiquement, essentiellement. Il y aurait donc eu aussi en réalité une pustule maligne objectivement distincte de la précédente.

La péripneumonie exsudative ne laisse pas d'être la même maladie, quand on l'inocule à la queue, et bien que le poumon ne soit pas consécutivement lésé. La variole ne cesse pas d'être la variole lorsqu'elle a été inoculée et malgré les différences objectives qu'elle revêt alors.

Ces remarques ont pour but de prémunir le lecteur contre une confusion qu'on établit fréquemment entre l'affection ou la lésion et la maladie, entre la forme et le fond.

(1) PRINCIPES DE MÉDECINE, traduits par Gastellier. Paris, 1772, p. 268 et 600. — Le professeur Speranza en 1822 et le docteur Von Katona en 1842 ont également réussi dans l'inoculation de la rougeole. (ŒSTERREICHISCHE MEDIZINISCHE WOCHENSCHRIFT, juillet 1842; ANNALI UNIVERSALI DI MEDICI, septembre 1843; ANNALES DES MALADIES DE LA PEAU, t. I, p. 192.)

(2) LETTRES MÉDICALES D'UN VÉTÉRAN DE L'ÉCOLE DE BRETONNEAU. Tours, 1867, p. 138 et suivantes; — Fr. Gaultier, Thèse de Paris, 1846, p. 30.

(3) MÉDICAL SKETCHES ON THE EXPEDITION OF THE ARMY. In-8°, London, 1804.

(4) CONSIDÉRATIONS SUR LA FIÈVRE JAUNE, 1821.

la vaccine et celui de la syphilis, paraît avoir observé quelque chose qui se rapporte à ce genre d'anomalie (1).

Autre exemple : La pustule maligne, inoculée par des mains habiles que l'Académie connaît bien, paraît être tout à fait dissemblable d'elle-même, à moins que l'insertion de son principe n'ait été pratiquée que fort superficiellement, comme fait, par exemple, une mouche qui pique.

Voici ma seconde remarque. Si le siége de l'inoculation a été emporté par le fer ou détruit par un caustique, mais incomplètement ou trop tard pour que tout travail morbide soit intercepté, le virus se cantonnera plus avant dans les ganglions prochains pour préluder à l'envahissement de l'organisme entier. Alors l'accident primitif ordinaire fera défaut ou disparaîtra vite. C'est ainsi que des cautérisations énergiques, mais tardives, détruisent le chancre sans arrêter la syphilis. C'est encore ainsi que J.-L. Petit a vu cette dernière maladie apparaître, malgré l'ablation totale de parties que le virus avait déjà entamées.

Ce double obstacle à la manifestation franche de l'accident primitif existe presque toujours à la suite des morsures rabiques. D'une part, en effet, les dents pénétrantes des animaux représentent et au delà l'action profonde de l'instrument inoculateur; tandis que, d'autre part, les cautérisations et les ablations de parties jouent le même rôle que dans les cas précités de syphilis.

Ce sont deux circonstances à valoir pour l'admission, sans réserve et à tous les titres, de la rage au rang des maladies virulentes.

Il est donc définitivement établi que, à la suite des inoculations de maladies contagieuses, on peut constater :

1° Un accident local plus ou moins apparent et quelquefois dénaturé, soit à cause de l'insertion profonde du virus, soit par la destruction ou l'enlèvement des parties ;

2° Des symptômes généraux, lesquels sont souvent des éruptions plus ou moins fugitives qui peuvent, en conséquence, échapper à l'observateur.

Mais il demeure bien entendu que ces deux ordres d'accidents, quelle que soit leur valeur, ne sont que des symptômes de la maladie, qu'ils ne sont pas les seuls, qu'ils peuvent manquer. Ce ne sont point des attributs essentiels, indispensables, *sine qua non*, et en un mot les représentants obligés de la maladie. Il ne faut donc jamais que dans notre esprit ils en tiennent exclusivement lieu. Ce qui éclaire ne doit pas offusquer.

La rage se comporte-t-elle comme les autres maladies inoculables, ou bien fait-elle exception ?

La rage ne fait pas exception. Elle a, elle aussi, sous une forme ou sous une autre, ses deux ordres de symptômes, primitifs ou locaux et secondaires, lesquels non plus n'existent pas toujours.

C'est ce que la notice historique ci-jointe a pour but essentiel de mettre en évidence.

Je signalerai préliminairement la rareté des inoculations positives, l'incertitude des résultats entre les mains de ceux qui ont fait des expériences. C'est que n'ayant pas su puiser à la source même ou dans les réservoirs du virus, ils n'ont inoculé que des matières fort douteuses, que des produits mélangés ou altérés. Ils n'ont pas, pour dire le vrai mot, trempé leur lancette dans quelque chose comme un chancre ou une pustule. Ce n'est donc point en réalité le

(1) *Edinburgh medical Journal*, octobre 1857, et *Norsk magazin for lægevidenskaben*. (*Revue étrangère médico-chirurgicale* du 1er novembre 1857.)

virus qui a manqué, mais ce sont les expérimentateurs qui ont manqué le virus.

Quant à l'accident primitif ou local de la rage, il n'est pas difficile à trouver : *Præpatitur ea pars*, dit Cœlius Aurelianus, *quæ morsu fuerit vexata.* Cette souffrance première de la partie mordue n'est-elle pas un accident primitif? Les médecins, et surtout les chirurgiens de tous les pays, n'ont-ils pas soin de faire ressortir dans leurs écrits les phénomènes qui s'observent, le travail qui s'effectue aux plaies ou aux cicatrices des morsures? La partie, disent-ils, devient douloureuse, livide, elle se soulève, se tuméfie, se durcit ; les plaies se rouvrent, leurs bords se renversent et se gonflent ; une sanie fétide s'en écoule, il s'y montre des abcès, etc. Les formes variables de cet accident primitif sont signalées par tous les auteurs non vétérinaires (1).

Ambroise Paré en tête exprime par un pléonasme que c'est là le foyer principal du virus. Il dit à propos de ce qui se passe à la morsure quelques jours avant le denouement fatal : « Et sort de l'ulcère un *virus* escumeux, fétide, virulent...., *virus* qui *adhère* en la partie (2) », et là vraiment on pourrait le prendre pour l'inoculer. Ce n'est pas qu'Ambroise Paré ait compris les virus bien exactement, comme on le fait aujourd'hui. Non! Mais nous mêmes tous, les entendons-nous d'une seule et même manière? Il n'y paraît certes pas (3)!

Boyer n'est pas moins explicite que Paré. Il prononce même le terme de *symptômes locaux.* Au reste, voici une de ses phrases : « La cicatrice devient rouge, noirâtre, se gonfle, se rouvre quelquefois, et il en exsude une sérosité rougeâtre ; ou, si la plaie est restée ouverte, les chairs se boursouflent, s'enflamment et fournissent un pus séreux et roussâtre (4). »

Une série chronologique d'écrivains intermédiaires à ces deux modèles de la chirurgie française s'expriment dans un sens à peu près identique. Plusieurs même, surtout parmi les médecins, ont pressenti le parallèle qu'il est possible d'établir entre la rage d'une part, la syphilis ou toute autre maladie éruptive, et spécialement la variole, de l'autre (5).

(1) Nos Confrères en médecine vétérinaire ont beaucoup moins d'intérêt que nous à être attentifs de ce côté, et ils rencontrent beaucoup de difficultés à le faire. La présence des poils et l'épaisseur de la peau des animaux sont un obstacle à la manifestation de l'accident primitif au double point de vue de sa production et de son évidence. En outre, les chiens, en se léchant et en se mordillant, ne doivent-ils pas encore dénaturer le phénomène?

(2) Nul doute qu'on ne parvienne à inoculer aisément la rage à un chien en lui inoculant la matière qui suinte de la plaie d'une personne qui est sur le point de devenir hydrophobe.

(3) En fait de virus, nos sens ne nous révèlent presque rien que des résultats. C'est notre esprit qui crée les doctrines. Or, les doctrines sont la pâture des discussions. Dès qu'il s'est trouvé quelqu'un pour affirmer les virus, il s'est trouvé quelque autre pour les nier ; et tant qu'on admettra des virus, il naîtra des dissidences sur la manière de les comprendre.

(4) TRAITÉ DES MALADIES CHIRURGICALES ET DES OPÉRATIONS QUI LEUR CONVIENNENT, 2e édition, 1818, p. 445.

(5) Pierre Desault, DISSERTATION SUR LA RAGE, à la suite de : DISSERTATION SUR LES MALADIES VÉNÉRIENNES. Paris, 1788. (Voyez *passim.*)

Lalouette a comparé la rage aux maladies éruptives en général. (ESSAI SUR LA RAGE, p. 73 et suiv.)

Voyez : Poujol, t. III, p. 402, et HISTOIRE ET MÉMOIRE DE LA SOCIÉTÉ ROYALE DE MÉDECINE, année 1783, p. 81. (Mémoire de Robert de Kiavalle.)

Andry, RECHERCHES SUR LA RAGE, 1780, no 12, note de la page 1.

Parry, TENTAMEN MEDICUM INAUGURALE QUOD ERUDITORUM EXAMINI SUBJICIT. Edimburgi, in-8o, p. 12, 26, 30, 51.

Asti, COMPENDIO DI NOTIZIE INTERESSANTI CIRCA IL VELENO DE RABBIOSI ANIMALI, p. 30 et 31, note 8. — Sauvages, DISSERTATION SUR LA RAGE, vers la fin.

Et, en effet, les deux premières de ces maladies, par exemple, la rage et la syphilis, n'ont-elles pas en commun plusieurs caractères, malgré les différences profondes qui les séparent? Voici l'indication rapide de ces caractères, sans spécifier les analogies plus précises dont cette lecture est le sujet :

Virus qui pénètrent exclusivement après *effraction* de la peau, suivant le terme expressif de M. Ricord, ou par contact à travers les muqueuses : réserve faite, bien entendu, de l'hérédité ; — incubation prolongée, capricieuse en apparence ; — induration locale de mauvais présage ; — retentissement prochain du mal sur les ganglions auxquels ressortissent les lymphatiques de la lésion primitive.

Comme prodromes :

Des lassitudes, de l'abattement, de la tristesse ; — de la somnolence ou de l'insomnie ; en d'autres termes, sommeil lourd et troublé ; — des pandiculations, de l'oppression.

La *syphilophobie*, en un seul mot, côte à côte de la *lyssophobie ;*

Puis, symptômes qui titillent ou excrucient les organes génitaux, accidents qui saisissent ou tapissent la gorge ; — les douleurs ; — l'apyrexie habituelle, mais non constante ; — les rémittences, les intermittences, l'état latent, la chronicité, l'hérédité peut-être ; — l'assujettissement imparfait au mercure ; — et, oserai-je le dire? les faciles rechutes et les difficiles récidives.

Je m'arrache à cette digression attrayante, et je me hâte de ressaisir mon sujet.

Tout de même, il me prend fantaisie de caractériser par l'expression de *chancre rabien*, quoiqu'il manque souvent, cet accident primitif ou local de la rage qui n'a encore de nom dans aucune langue.

Ce n'est pas tout.

Malgré la profondeur des blessures, malgré l'énergie des cautérisations, malgré l'inadvertance des observateurs, des vésicules, des pustules, puisqu'il ne faut pas les appeler par leur nom, ont été signalées assez souvent au siége des morsures pour qu'on doive compter avec elles.

Ce sont des lysses primitives. On les observe plus particulièrement à la suite des plaies légères.

Une seule chose pourrait leur enlever le caractère exclusif et franc d'accident primitif, mais non pas d'accident local, c'est la considération de l'époque tardive où elles apparaissent et de la rapidité avec laquelle elles sont suivies, j'ai presque dit accompagnées, des plus formidables manifestations de l'hydrophobie.

Mais au surplus notre chancre rabien est aussi dans ce cas. Et puis ne sait-on pas, pour ne citer que deux exemples analogues, qu'au moment, sinon plus tard, où naissent sur tout le corps des éruptions syphilitiques ou des pustules varioliques, il se produit quelquefois une poussée virulente énergique ou tout au moins un ravivement du travail morbide à l'endroit de l'inoculation?

On sait bien mieux encore que la première syphilide et que l'éruption variolique générale suivent ordinairement de fort près leur accident local respectif. Il y a là plus d'une analogie saisissante.

Désire-t-on connaître quelques exemples de lysses primitives? Il n'en manque pas, sans parler de ces gales, de ces abcès que beaucoup d'auteurs ont signalés aux endroits des morsures.

On lit dans une des Observations de Pouteau, relative à une servante : « Il n'est pas inutile de remarquer qu'environ trente-deux jours après avoir été mordue, savoir, le jour avant qu'elle fût attaquée de l'hydrophobie, *deux boutons rouges avec de petites têtes blanches* parurent précisément à l'endroit où le chien avait laissé des marques, sur le dos de la main, mais ils disparurent en peu de temps (1). »

En 1816, Trolliet soigne à l'Hôtel-Dieu de Lyon le nommé Gueytte, mordu au pouce de la main droite par un jeune chien qui mourut enragé à l'École vétérinaire. La plaie, fort superficielle, n'avait pas été cautérisée ni tourmentée d'aucune sorte. Quelques jours avant de succomber à la rage, Gueytte présente « dans la partie mordue une *pustule* ronde, un peu rouge, sans douleur (2). »

Deux ans plus tard, dans le même hôpital, le même observateur donne des soins au nommé Girardet. Girardet avait été mordu, depuis un mois et quelques jours, au pouce de la main droite par un petit chien. Deux petites plaies avaient été faites, l'une au-dessous de l'extrémité de l'ongle, l'autre à 2 lignes de sa base. Ces plaies avaient été lavées avec de l'urine et s'étaient cicatrisées en deux jours. Girardet mourut de la rage, et, la veille de sa mort, on constatait encore « une pustule près de la base de l'ongle du pouce de la main droite d'un aspect tout à fait semblable, — c'est Trolliet qui parle, — à celle du sujet précédent (3). »

Le médecin de Lyon paraît étonné de ces pustules ; il semble qu'il les constate avec peine. S'il les eût cherchées sur tous les mordus qu'il a traités, n'est-il pas probable qu'il les eût découvertes plus tôt et en plus grand nombre ?

Maintenant, entrons au Cercle médical. Assistons à une des dernières séances de l'année 1817.

Michu, membre résident, communique une Observation fort longue et qui mérite d'être lue en entier dans les ANNALES DU CERCLE (4). Il s'agit d'une dame Creiz, mordue au bras par une chatte. Madame Creiz a ressenti ensuite des symptômes de rage, mais elle n'en est pas morte. Je transcris à ce propos quelques lignes fort précieuses du Mémoire de Michu :

« Le cinquante-deuxième jour, il survint au-dessus de la morsure des petits boutons qui se developpèrent avec suppuration, et disparurent en vingt-quatre heures, pour faire place à d'autres boutons qui reparurent et suivirent la même marche pendant plusieurs jours. Après cette éruption, tous les accidents cessèrent. »

Ces poussées de virus réitérées coup sur coup, j'allais dire ces inoculations successives, suivies de guérison, excitent la surprise de l'auteur et lui suggèrent les réflexions suivantes :

« La douleur qui se manifesta le trente-neuvième jour au bras mordu, et l'éruption pustuleuse qui eut lieu le cinquante-deuxième jour sont des phénomènes d'autant plus remarquables que généralement on regarde le retour de la douleur vers le point de la morsure comme un signe que la plaie se rouvrira ; et lorsque son ouverture s'est opérée et qu'elle est suivie d'une suppuration sanieuse et fétide, elle annonce comme très-prochains les accès de la rage confirmée. »

Ai-je besoin d'appeler spécialement l'attention sur la circonstance qui a frappé l'auteur ?

(1) ESSAI SUR LA RAGE, etc. Lyon, 1743, p. 33.

(2) L.-F. Trolliet, NOUVEAU TRAITÉ DE LA RAGE, Observations cliniques, recherches d'anatomie pathologique et doctrine de cette maladie, in-8°. Lyon, 1820, p. 76.

(3) Ibid., p. 76 ; p. 185, Trolliet dit : « Une pustule d'une insensibilité complète parut dans le lieu de la morsure. »

(4) ANNALES DU CERCLE MÉDICAL, 1822, t. II, p. 148 et 154. (Tirage à part.)

Je rapprocherai tout à l'heure cette Observation d'une autre semblable rapportée par M. Piorry, dont le nom est consacré par de si importants travaux. De plus, j'ai trouvé dans les auteurs des faits analogues, quoique moins bien circonstanciés (1).

Cherchons provisoirement sur un autre théâtre des exemples de lysses primitives.

Le 12 et le 13 octobre de l'année 1822, un loup enragé déchire plusieurs habitants de différentes Communes de l'Arrondissement de Saintes. En quel-jours, par les soins de l'Administration, un hôpital est improvisé dans le hameau de Burlay. La direction médicale en est confiée à Magistel. On y recueille la plupart des blessés. Ceux-ci sont cautérisés, la suppuration de leurs plaies est entretenue longtemps, et leurs langues, notez ceci, sont inspectées tous les jours.

Marie-Madeleine Combaud a quinze blessures plus ou moins profondes en divers endroits du corps; quelques-unes constituent d'épouvantables mutilations.

Le quatorzième jour après l'accident, elle a « un bouton pustuleux à la lèvre inférieure, » à droite d'une de ses plaies (2).

Le dix-septième jour, « à l'oreille et à la tempe, près d'une grande plaie, se découvrent deux boutons *parfaitement semblables aux pustules de la langue* (3). »

Pour bien comprendre la signification de cette dernière phrase, qui est textuellement empruntée au journal de Magistel, il faut savoir que Marie-Madeleine Combaud, comme plusieurs de ses compagnons d'infortune, a eu des lysses sous la langue. J'y reviendrai.

Voici enfin le fait de M. Piorry. Une jeune femme est mordue au-devant du poignet par un chien enragé; la plaie est cautérisée. Du trente-sixième au quarantième jour après la morsure surviennent des terreurs sans cause, du délire pendant la nuit, des rêves affreux et un endolorissement de la plaie. L'invasion des accès de rage est imminente.

Or, tout à coup, on aperçoit autour de la plaie, dans toute la superficie d'un espace où depuis plusieurs semaines avaient été appliquées des bandelettes de diachylum, un demi-bracelet de grosses pustules confluentes qui ressemblaient, suivant M. Piorry, à celles du zona ou de la variole. Bientôt la santé se rétablit entièrement. Il ne resta à M. Piorry que le regret de n'avoir pas inoculé à des chiens le liquide de ces pustules (4). Celles-ci furent, je crois, cautérisées à l'azotate d'argent.

(1) James cite le cas d'un jeune homme qui, après avoir été mordu par un chien enragé, éprouva des symptômes de rage dont il guérit. « Mais ce qu'il y a de remarquable dans ce cas, ajoute-il, c'est que sa blessure rendit une matière épaisse, digérée, et que la gale qui la couvrait tomba comme une eschare et se guérit ensuite d'elle-même. (DICTIONNAIRE UNIVERSEL DE MÉDECINE, édition de Julien Busson, t. IV, p. 362.)

(2) Magistel, MÉMOIRE SUR L'HYDROPHOBIE OU JOURNAL DE BURLAY, p. 22.

(3) Ibid., p. 25.

(4) Piorry, EXPOSÉ ANALYTIQUE DES PRINCIPAUX TRAVAUX..., 1856, p. 87, et TRAITÉ DE MÉDECINE PRATIQUE, n° 12263.

On a supposé que ces pustules pourraient avoir été le résultat de l'irritation produite par le diachylum. Mais leur forme, leur volume, leur disposition, leur apparition prompte et imprévue, leur présence au-devant du poignet où avait eu lieu la morsure, leur absence de la région dorsale, si susceptible d'éruptions diverses et où s'étendait aussi le diachylum, tout cela constitue un ensemble de circonstances qui ne sont guère favorables à cette manière de voir. Il suffit de jeter les yeux sur le dessin que M. Piorry a bien voulu me tracer pour abandonner entièrement une semblable conjecture. Le diachylum n'a jamais d'ailleurs produit d'autre éruption que l'érythème ou tout au plus que l'eczéma.

Des poussées successives avaient-elles eu lieu comme dans le cas précédemment cité de Michu? M. Piorry ne peut rien nous en dire, car il n'a assisté qu'au lever du rideau. Le reste s'était passé sous la toile... de diachylum.

Par la considération de ce fait rapproché de celui de Michu, l'esprit se fortifie et s'élève. On perçoit quelques lueurs d'espoir et des signes de confiance. Dans les deux cas, après quelques symptômes de rage, des lysses se sont montrées, tardives, nombreuses, accumulées vers la plaie. Dans les deux cas aussi, la guérison s'est produite (1).

Le hasard seul ne crée pas d'aussi parfaites coïncidences! Il y a là quelque artifice caché, quelque secret profond. On dirait qu'à un moment précis l'organisme s'est soulagé en opérant une décharge à l'endroit qui avait servi de porte d'entrée au virus.

Si le voile que je viens de soulever couvre la formule d'un procédé médicateur de la nature, puissions-nous bientôt en pénétrer le mystère et parvenir à l'imiter!

L'aventure et les hardiesses d'Urban nous apparaissent comme un gage de la réalisation de cette espérance. Cet auteur, qui aurait pu dire : *Quorum pars magna fui*, rapporte avoir observé souvent, et il n'est pas le seul, une tumeur au siége des morsures rabiques, et à leur pourtour un cercle rouge surmonté de phlyctènes. Celles-ci, de grosseur variable, renfermaient une sérosité rougeâtre.

Bien plus, ayant imprudemment souillé avec la matière de ces phlyctènes une écorchure qu'il avait à la main, il lui vint à lui-même des lysses primitives. Urban ressentit des symptômes de rage compliqués de priapisme; mais fort heureusement il échappa à la mort. Il raconte, dans le JOURNAL DE MÉDECINE PRATIQUE de M. Hufeland (2), les péripéties de ses angoisses et de sa lutte victorieuse contre la plus terrible des maladies. — Les Observations d'Urban sont nombreuses et très-significatives dans le sens de ma proposition.

La recherche historique et l'interprétation des accidents secondaires, c'est-à-dire des pustules célèbres de Marochetti ou des lysses proprement dites, sera prochainement l'objet d'un autre Mémoire.

APERÇU HISTORIQUE ET PHILOSOPHIQUE
SUR LES LYSSES OU VÉSICULES DE LA RAGE.

DEUXIÈME PARTIE.

MÉMOIRE LU A L'ACADÉMIE DE MÉDECINE LES 5 ET 12 JANVIER 1869.

« Le plus grand malheur de certaines vérités, » d'après le langage allégorique du père Mallebranche, « c'est de ne pas naître toutes vieilles et avec une barbe vénérable. »

Les accidents secondaires de la rage, et en particulier les lysses sous-linguales, ne se trouvent pas dans ce cas fâcheux. Leur histoire se perd, comme

(1) Dans les deux cas, il n'y avait eu qu'une seule morsure à un membre supérieur. D'autres faits, ai-je dit, ressemblent plus ou moins à ces deux-là. « Deux anatomistes anglais qui s'étaient blessés en disséquant le cadavre d'un hydrophobe, ne devinrent pas enragés; mais l'un d'eux perdit le doigt par la gangrène; l'autre eut un érysipèle violent et une tension affreuse dans toute la main. » (Voyez Felice Asti; Andry, p. 33.)

(2) 1827; plusieurs journaux français de l'époque et notamment le *Journal analytique de médecine et des sciences accessoires*, février 1828, n° 5, p. 309. (Extrait du *Journal pratique de médecine vétérinaire.*)

on dit, dans la nuit des temps, et semble remonter à des croyances populaires dont Pline, à ce qu'on prétend, s'est fait déjà l'écho.

L'encyclopédiste latin parle effectivement, dans un passage de son indigeste compilation, d'un ver situé sous la langue des chiens, que les Grecs appellent *lytta;* et, dans un autre passage, d'un limon de salive (*limus salivæ*), qu'on trouve sous la langue des chiens (1). Mais il ne dit rien nulle part de plus positif.

Avicenne (pour ne rien omettre) a vu le corps du chien enragé couvert de pustules (*quandoque pustulis scatet seu apostematur*) et marqué d'une teinte comme cendrée (*colore cineritio*). Codronchus confirme cette symptomatologie dans un tableau de la rage frappant de vérité (2).

Cette couleur assombrie de la peau, difficile à constater sur le chien, est représentée chez l'homme par un érythème sans éclat. Si bien que, en parcourant des notes bibliographiques personnelles, je rencontre à chaque ligne le terme de *roséole rabique* à côté des expressions de *pléiade rabienne* et de *bubon rabien.* Mais ce n'est là qu'un épisode de l'histoire des lysses. Il fait partie d'un parallèle de la rage et de la syphilis, auquel je n'ai pas mis la dernière main.

Démétrius Pépagomène, qui florissait à Constantinople il y a huit cents ans, mentionne, dans un ouvrage grec intitulé : LA CONNAISSANCE DU CHIEN OU LA MANIÈRE DE LE SOIGNER, un petit bouton situé sous la langue, qu'il compare à un ver blanc ; littéralement : *un trou semblable à celui d'un ver.* Il faut se hâter, ajoute-t-il, de le détruire avant qu'il n'augmente et n'envahisse toute la gorge ; *priusquam augeatur,* dit un traducteur (3), *totumque occupet guttur.*

Fracastor, le chantre de la syphilis, s'approprie cette idée. Il l'embellit dans le poème Alcon, dont il avait tiré le sujet : *De cura canum venaticorum,* d'un manuscrit de la Bibliothèque des Médicis.

Ce manuscrit était peut-être l'original grec de l'ouvrage du médecin de Constantinople, dont je n'ai pu me procurer que de courts fragments, et qui aurait pris le chemin de Florence à la chute de l'empire grec. Le poète, au moins aussi explicite que Démétrius, résume, dans un hexamètre élégant, la doctrine orientale des lysses : « *Vulnificus vermis, suffunditque ora veneno.* »

L'opinion de Démétrius pourrait bien être l'origine lointaine et confuse de la tradition retrouvée par Marochetti.

Cette conjecture acquiert de la vraisemblance par les communications du docteur Xanthos (de Siphnus), qui a recueilli, dans toutes les parties de la Grèce, des renseignements desquels il résulte : que les lysses sont connues dans ce pays de temps immémorial, et qu'une méthode, peu différente de la méthode russe, y est mise en pratique (4). Arnaud a rapporté de la Thrace à l'Académie des sciences la même déposition (5).

D'après les documents qui m'ont été transmis, une tradition toute semblable se retrouve dans quelques provinces de la Turquie et dans la Moldo-Valachie.

Enfin, quand, comment et par qui la notion des lysses a-t-elle été transportée

(1) Livre XXXIX, chap. v : *Est limus salivæ sub lingua rabiosi canis... — Est vermiculus in lingua canum qui vocatur a Græcis* LYTTA.

(2) Baptistæ Codronchi, philosophi ac medici imolensis, DE RABIE HYDROPHOBIA COMMUNITER DICTA, libri duo. Francofvrti, M. DC. X., p. 123.

(3) Brogiani, DE VENENO ANIMANTIUM NATURALI ET ACQUISITO TRACTATUS. Florence, 1752, p. 113.

(4) ARCHIVES GÉNÉRALES DE MÉDECINE, septembre 1824, p. 119. Lettre du Dr Xanthos de Siphnus, en Grèce. (Extrait du JOURNAL DE MÉDECINE PRATIQUE de M. Hufeland, mars 1824.)

(5) Hurtrel d'Arboval, article RAGE, page 59.

en Espagne? M. Ramon de la Sagra vient d'annoncer à l'Académie des sciences qu'elle y est fort répandue dans la province de Galice (1).

Même question relativement au Brésil, où la rage est très-commune; les lysses y sont aussi fort bien connues. Malgré l'inefficacité notoire de cette pratique, on les cautérise encore à Rio-Janeiro. Tant il est difficile de se défaire d'un mauvais pli!

Il ne m'a pas été possible de mieux dresser la généalogie de cette découverte. On ne sait pas à qui revient le mérite d'avoir le premier indiqué distinctement les lysses.

Brogianus, résumant les détails de treize autopsies d'hydrophobes auxquelles il avait assisté, s'exprime en ces termes : *Præcipue linguam versus tumentibus papillis nerveis, sæpe et nulla* (2).

Il est possible que cette expression vague et incorrecte se rapporte aux lysses. Cependant, l'auteur ne parle que d'autopsies et pas du tout d'un examen pratiqué sur le vivant. Or, à notre point de vue, l'anatomie pathologique de la rage doit être faite avant la mort, et même, si l'on peut dire, avant la rage. Ce n'est pas un *caput mortuum*, une empreinte, ce sont des caractères mobiles que nous cherchons.

Je rappellerai bientôt cette phrase de Brogianus, à l'occasion d'un symptôme peu connu parmi nous de la rage.

Plus tard, Heysham (3) aurait affirmé catégoriquement, au dire de Koreff (4), que le prétendu ver de la rage n'était pas autre chose qu'une glande destinée à la sécrétion du virus hydrophobique. Mais il ne s'agit pas même d'une opinion personnelle à Heysham. Cet auteur attribue à Alexandre Brodie (5) ce qu'il avance d'assez confus sur ce sujet. Il suffit, pour s'en assurer, de parcourir la collection des thèses d'Édimbourg.

Gillman a trouvé des pustules dans l'estomac d'un chien enragé. Il en a inoculé sans résultat la matière à deux lapins (6).

Cette inoculation négative n'avait rien de concluant. On sait qu'un vaccin recueilli trop tard est inefficace. Ne peut-il pas en être de même de la matière lyssique? Les lapins n'étaient pas non plus bien choisis comme sujets d'inoculation. On ignore, malgré les Expériences de Breschet (7), et même celles de Zinke (d'Iéna) (8), si ces rongeurs peuvent réellement contracter la rage. Il serait, en tout cas, fort difficile de constater chez eux cette maladie.

Dans la matinée du 22 mai 1817, une louve enragée mordit plusieurs paysans dans le département de l'Isère. Trolliet donna des soins à la plupart de ces paysans. L'un deux, qui succomba le 29 juin à des convulsions de rage, avait le 25 des aphthes dans la bouche (9). Ces aphthes étaient-ils des lysses? Cela est possible, quoique les lysses soient généralement indolentes, et quelles passent inaperçues.

Nous arrivons en plein à l'exposé de la maladie dite *russe*, qui, grâce à l'im-

(1) Séance du 31 août 1868.
(2) *Loco citato*, p. 108.
(3) DE RABIE CANINA. Edinburgh, 1777.
(4) 1° *Moniteur* du 16 août 1824; 2° JOURNAL COMPLÉMENTAIRE DU DICTIONNAIRE DES SCIENCES MÉDICALES, t. XIX, p. 165, 74e cahier (août 1824).
(5) DISQUISITIO MEDICA INAUGURALIS DE RABIE CANINA.
(6) S. Cooper, DICTIONNAIRE PRATIQUE DE CHIRURGIE, traduit de l'anglais sur la 5e édition. Paris, 1826, t. I, p. 662.
(7) Trolliet, *loco citato*, p. 172.
(8) Trolliet, *loco citato*, p. 171.
(9) Trolliet, *loco citato*.

pulsion donnée par Marochetti, a pénétré depuis un demi-siècle dans l'Europe occidentale, où elle a produit une profonde et légitime sensation.

Cette question, venue de l'Orient, voilà, Dieu merci ! assez de temps que nous l'avons sur les bras. Enfin, il faut la résoudre, et ramener dans les bornes raisonnables les vieilles prétentions moscovites.

Le 9 février 1812, Karamsin communique à la Société de médecine de Moscou une notice sur un vieillard qui prétendait guérir les personnes mordues par des animaux enragés. Il leur ouvrait, avec la pointe d'un couteau, de petits abcès qui se formaient sous la langue, en exprimait fortement la matière, et puis prescrivait des gargarismes avec une décoction de genêt. Il recommandait très-expressément aux personnes qu'il soignait de ne rien avaler de la matière en question (1).

Au commencement de l'année 1819, Salvatori, médecin de Saint-Pétersbourg, écrit ce qui suit au docteur Morrichini, professeur à Rome :

« J'ai fait l'observation suivante l'année dernière pendant mon séjour dans le gouvernement de Pultawa. Les habitants du district de Gallici ont fait, je ne sais ni quand ni comment, l'importante découverte que, dans le voisinage du frein de la langue d'un homme ou d'un animal mordu par un autre animal, ou d'un homme devenu enragé, il se manifeste quelques pustules blanchâtres qui s'ouvrent spontanément vers le treizième jour après l'accident... (2). »

Le récit de Karamsin, et même celui de Salvatori, sont plus simples et plus vrais que celui de Marochetti, qui leur est postérieur. Si le nom de ce dernier est resté seul attaché à la découverte des lysses, c'est probablement parce que Marochetti, plus affirmatif et plus bruyant que ses deux devanciers, a exagéré l'importance de ce symptôme (3).

Magendie a reproduit son Mémoire en entier dans le JOURNAL DE PHYSIOLOGIE, en l'accompagnant d'une peut-être trop sévère critique ; les autres journaux de l'époque en ont publié des analyses ou des extraits. Tous les traités de pathologie qui ont paru depuis en ont parlé.

Mais la plupart des écrivains n'avaient pas sous les yeux le travail de Marochetti ; ils n'ont recueilli, en s'éloignant de l'origine de la source, qu'un mélange de documents adultérés par des transmissions successives.

Voici en substance ce qu'enseigne Marochetti :

Chez une personne mordue par un animal enragé, le virus s'accumule et séjourne temporairement vers les orifices des conduits excrétants des deux glandes sous-linguales, sur les côtés du frein de la langue, et aux parties latérales de la face inférieure de cet organe. Dans ces endroits se manifestent quelques pustules éphémères, dont on perçoit la fluctuation au moyen d'un stylet. Le temps de leur apparition n'est pas fixe. Il correspond ordinairement à l'intervalle du troisième au neuvième jour après la morsure. Mais on les a vues ne paraître que bien plus tard, et même une fois après le trente-quatrième jour. Si le virus de ces pustules n'est pas détruit dans les premières vingt-quatre heures, il est résorbé, et la maladie ne tarde pas à éclater. On doit

(1) Koreff, *loco citato*, p. 146.

(2) JOURNAL UNIVERSEL DES SCIENCES MÉDICALES, 4e année, 1819, t. XV, p. 373. — *Gazette de santé*, 1819.

(3) Marochetti (M.), OBSERVATIONS SUR L'HYDROPHOBIE ; INDICES CERTAINS POUR RECONNAITRE L'EXISTENCE DU VIRUS... Saint-Pétersbourg, 1821. — *Gazette de Saint-Pétersbourg*, 14 août 1823. — JOURNAL DE PHYSIOLOGIE, t. V, p. 275. — NOUVEAU JOURNAL DE MÉDECINE, 1821, t. XII, p. 361. — JOURNAL UNIVERSEL DES SCIENCES MÉDICALES, t. XXIV, p. 115. Résumé très-bien fait du Mémoire de Marochetti.

donc, pendant six semaines au moins, examiner soigneusement et plusieurs fois par jour la partie inférieure de la langue d'un individu qui a été mordu. Si des pustules apparaissent, on les ouvre et on les cautérise promptement; mais s'il ne s'en forme point, il est certain que l'individu ne deviendra pas hydrophobe.

C'est un paysan de l'Ukraine qui a montré ces choses à Marochetti, en 1813, sur quatorze personnes mordues. Douze, parmi elles, eurent des pustules, furent traitées d'après la manière indiquée, et ne devinrent pas hydrophobes; deux autres, qui avaient été mordues les dernières, n'ont eu ni pustules, ni accidents. Le virus avait-il été épuisé par les morsures antérieures?

Ce que Marochetti avait appris en Ukraine, il le vérifia, cinq ans plus tard, en Podolie. Il soigna vingt-six personnes mordues; dix-sept eurent des pustules; aucune ne devint hydrophobe.

Marochetti ajoute qu'il a traité ensuite, avec un égal succès, six autres personnes mordues par un chien enragé.

Enfin, il dit avoir observé un sujet sur lequel des pustules de couleur foncée ont apparu le troisième jour après la morsure, et qui eut d'autres pustules. Le traitement réussit encore, quoique le malade ait ressenti des prodromes manifestes d'hydrophobie.

Est-ce crédulité de la part de Marochetti, ou bien a-t-il voulu éprouver la nôtre? On se méfie de succès si constants et si merveilleux! On n'a pas l'habitude de voir une maladie virulente s'arrêter presque sur-le-champ par la destruction artificielle de pustules secondaires.

Marochetti a donc accepté sans critique, et répandu trop légèrement une croyance populaire qu'il aurait dû, à l'exemple de ce que fit Jenner pour la vaccine, mettre au creuset de l'expérience et de la raison, pour en extraire seulement ce qui méritait de paraître au grand jour de la science.

Il ne devait pas même, comme il semble l'avoir fait à dessein, sous une apparence d'exactitude, préciser le siége des lysses, et les parquer aux orifices des glandes sous-linguales. En resserrant ainsi leurs limites, il dépassait celles de l'observation.

Les successeurs de Marochetti, Magistel et Niox en particulier, ont bien constaté la présence des pustules, mais ils n'ont pas réussi à prévenir la rage en les détruisant. Leur mécompte est devenu le signal d'une réaction trop vive. On ne s'est pas borné, en effet, à nier le bénéfice de la cautérisation des pustules, mais on a contesté leur existence même.

Il me répugne d'insister sur les exagérations de Marochetti. Que puis-je dire de cette décoction de genêt, qui joue un rôle si important, soit comme boisson pendant tout le cours de la cure, soit comme gargarisme à la suite de la cautérisation des lysses?

Pour en finir, Marochetti, dans son incontinence d'assertions aventurées, parle d'une chienne dont l'histoire est bien incroyable. Cette chienne fut mordue, pendant la gestation, par un chien enragé; elle ne devint point malade. Mais six petits, auxquels elle donna naissance, furent tous atteints de la rage un an après et le même jour. Il n'est pas indiqué si c'est à la même heure!

Je ne me plaindrai pas personnellement de cette fable, qui a un fond vrai, car elle m'a inspiré l'idée de dresser un relevé statistique relativement à des femelles enragées et à leurs petits. Quelques femmes même ont pu prendre place dans cet instructif dénombrement. J'y ai trouvé des faits qui s'éclairent par ceux de la syphilis de naissance, et qui, à leur tour, les éclairent.

Par la même occasion, j'ai noté les cas où l'on avait eu recours à des préparations de mercure. Il m'a semblé que, de tous les traitements généraux de la rage, tant prophylactiques que curatifs, le traitement mercuriel avait été le moins..... inefficace. Le récit, entre autres (1), du frère Du Choisel, homme éclairé et complètement détaché de ce monde, emporte la conviction à cet égard. En outre de ses autres avantages, la mercurialisation retarde l'échéance des symptômes les plus graves, et peut ainsi donner le temps et faire naître l'espoir de les conjurer tout à fait. Peut-être conviendrait-il, faute de mieux, de réhabiliter ce traitement redoutable d'après de nouvelles vues et en s'inspirant des notions qu'on possède aujourd'hui sur les effets du mercure dans l'économie animale, et contre certaines manifestations de la syphilis. Telle est aussi, je présume, l'opinion de M. Ricord (2).

L'indication devrait être, suivant mes conjectures, de provoquer une action sialagogue énergique, dont le summum d'intensité coïncidât avec la fermentation de la plaie, c'est-à-dire avec la naissance de l'accident primitif. On aurait ensuite le discernement de ne pas prendre une trève pour la paix, et l'on se mettrait en garde contre des chances de rechute, en faisant appel à propos aux préparations combinées d'iode et de mercure, avec l'appoint des sudorifiques (3).

Dans un cas dont je tire parti plus loin, pour un autre objet, des symptômes de rage, subséquents aux lysses, furent dissipés par l'emploi du mercure. D'autres manifestations dernières ont cédé au même moyen. Combien de fois n'a-t-on point désespéré trop vite, parce que le métal n'avait pas, dans un premier exercice, comblé la mesure de son efficacité. Qu'on ne perde point de vue son mode d'agir ! Il n'atteint pas l'ennemi au cœur, mais il en borne les ravages. L'hydrargyre est plutôt répressif que préventif des accidents (4).

Dieu me garde, toutefois, en préconisant cet auxiliaire, d'avoir la pensée de lui donner la préséance sur la cautérisation des plaies, dont il n'est jamais absolument trop tard d'invoquer la ressource. Qui ne connaît l'anecdote, contée par Richerand, d'un curé de campagne lequel produisait des miracles en touchant les morsures avec la clef de saint Pierre ? Cette clef était préalablement rougie au feu, et le bon curé n'y allait pas de main morte (5).

N'était la crainte de prolonger cette digression, j'ajouterais que j'entrevois briller, dans l'arsenal thérapeutique de l'avenir, une arme puissante, dont il reste à étudier l'emploi et le maniement ; je demanderais la permission d'étendre mon drapeau, et de déclarer avec une confiante et respectueuse franchise qu'il s'agit de l'INOCULATION (6). Les physiciens sont bien parvenus à manier l'agent de la foudre, autrement prompt et redoutable que le virus de la rage.

Mais ne lâchons pas Marochetti.

(1) NOUVELLE MÉTHODE SURE, COURTE ET FACILE, POUR LE TRAITEMENT DES PERSONNES ATTAQUÉES DE LA RAGE. Paris, 1756.

(2) Communication à l'Académie de médecine, dans la séance du 8 septembre 1868. Ces réflexions ne s'adressent guère à MM. les vétérinaires, parce que les animaux ont cela de commun avec les enfants et les vieillards, qu'ils supportent mal les préparations mercurielles, dont l'administration à haute dose et jusqu'à la salivation leur serait en outre difficile.

(3) Si j'étais mordu demain par un chien enragé, je me soumettrais après-demain à un traitement par l'hydrothérapie énergique et longtemps continué. Je voudrais *suer*, *suer* et *suer* encore !

(4) Le mercure ébranche la syphilis ; il ne la déracine pas.

(5) DES ERREURS POPULAIRES RELATIVES A LA MÉDECINE, par A. Richerand, seconde édition, 1812, p. 112.

(6) Curative et non préventive. Sur le chien d'abord et, bien, bien plus tard, sur l'homme.

Marochetti n'a point seulement manqué d'esprit critique ; il n'a pas non plus déployé l'énergie d'un homme préparé à la lutte. Il devait pourtant prévoir que l'annonce de ces faits inattendus, étranges, rencontrerait de l'incrédulité, et ferait naître des résistances.

Mais de ce que Marochetti a exagéré, ou n'a pas su défendre la vérité, celle-ci ne doit pas en souffrir. Le courant qu'il a fait naître peut encore, sans se trouver entièrement pur, fertiliser le champ de la science.

Le professeur Erdmann a retrouvé en Esthonie, à 400 lieues de l'Ukraine, une croyance conforme à celle que Marochetti a rapportée de ce dernier pays. Il a vu, dans le district de Juisley, un paysan sexagénaire qui avait reçu par tradition et qui employait une méthode analogue à celle de Marochetti. Mais cet homme, mieux avisé que Marochetti, attachait une importance capitale au traitement de la plaie qu'il lavait avec une forte lessive, et sur laquelle il appliquait du sel et du tabac.

La manière dont il traitait les malades, en vue des lésions sous-linguales, mérite d'être rapportée dans son langage rustique. La voici, d'après la version de Koreff, qui a écrit très pertinemment au sujet des lysses (1).

Il leur défend de boire de l'eau-de-vie et de fumer. A son avis, si la morsure n'a pas été bien traitée, le venin des dents du chien passe dans le sang ; la veine qui est sous la langue et le frein se tuméfient, et le sang s'y coagule. Lorsqu'il croit s'apercevoir de cela, il fend le frein de la langue, il ouvre la veine pour que le sang gâté s'en écoule en suffisante quantité, et frotte enfin la plaie avec du beurre, du miel et de l'huile, pour en arrêter l'hémorrhagie. Il fait cette opération pendant les premiers jours, ou même encore après une semaine. Dans son opinion, avant l'explosion de la rage, les veines de la langue se forment en vésicules qui contiennent du sang putréfié, et si cela arrive, il est trop tard pour opérer (2).

Ce gonflement des veines sous-linguales, signalé par l'empirique de l'Esthonie, et qui rappelle l'opinion rapportée plus haut de Brogianus, est-il une fiction ou au contraire un prodrome important de la rage ? Un chirurgien militaire roumain, M. Constantinescu, m'assure l'avoir observé dans son pays, où les paysans le connaissent fort bien. En outre, cette manifestation lui aurait été scientifiquement montrée par un médecin polonais du nom de Madiewschi.

M. Constantinescu a aussi observé les lysses de la blessure dans deux cas où celle-ci était légère et n'avait pas été cautérisée. Un vieux praticien de la contrée prédit alors qu'elles étaient les avant-courrières de la rage, et l'événement ne tarda pas à réaliser ce sombre pronostic. La Commission pourra entendre notre Confrère roumain, qui est à Paris.

Ces différentes choses ne s'observent guère, paraît-il, dans les milieux intellectuels, qui reçoivent très-directement le rayonnement de Paris. Il semble que les grandes lumières absorbent celles des petits foyers.

Ne sait-on pas aussi que la vaccine avait conquis l'adhésion du peuple de plusieurs Comtés de la Grande-Bretagne avant de vaincre les résistances savantes qui s'étaient centralisées à Londres. Ce n'est pas toujours par les Capitales où elles s'achèvent que commencent les révolutions... scientifiques.

Rehmann (de Saint-Pétersbourg), a fait la communication suivante : Un homme est mort à l'hôpital après avoir éprouvé des symptômes de rage. Un chien l'avait mordu quatre mois auparavant. L'examen de la langue a fait voir

(1) Koreff, *loco citato*.
(2) *Loco citato*, p. 167.

les pustules décrites par Marochetti, « mais la matière qu'elles contenaient s'y trouvait déjà endurcie et presque cartilagineuse (1). » Je ne comprends pas bien ce que ces derniers mots veulent dire. Mon rôle se borne à celui de rapporteur exact.

Plusieurs médecins prussiens, dont l'attention avait été éveillée par les publications de Marochetti, et par une Circulaire de leur Gouvernement, ont aussi observé des lysses.

Le docteur Baumbach a vu, près d'Erfurt, une femme mordue à un doigt par un chien enragé, et qui avait une douleur vive au doigt mordu. Il trouva les pustules sous-linguales ; celles-ci furent cautérisées, et la malade se rétablit (2).

Les docteurs Ettmüller et Ideler ont traité, près de Meroeburg, un homme qui avait été mordu par un chat enragé le 23 mars 1823. Cet homme s'est bien porté jusqu'au 16 mai, où il éprouva, entre autres symptômes, *une démangeaison ardente à l'endroit de la morsure.* Ces médecins trouvèrent sous la langue quatre pustules, qu'ils ont cautérisées. Le malade n'en succomba pas moins à l'hydrophobie (3).

Je n'insiste pas sur des circonstances de traitement, ni sur les résultats. Je serre de près mon sujet : la démonstration par l'histoire de l'existence des lysses.

J'arrive au meilleur travail publié sur la matière, celui de Magistel, dont j'ai déjà parlé. C'est une œuvre toute française et très-méritoire ; les lysses y sont décrites exactement.

On n'a pas oublié le lamentable récit des exploits du loup enragé de la Saintonge. On se rappelle que, comme par miracle, une grange de hameau s'est tout à coup transformée en hôpital, et que Magistel fut chargé de la direction de cet établissement. Des sœurs hospitalières, attirées par un besoin ardent de charité, vinrent s'asseoir au chevet des malades.

Les mordus par le loup ne se rendirent pas tous à l'hôpital improvisé de Burlay. La moitié à peu près furent traités à domicile par Magistel ou par d'autres. Deux Confrères des environs, Viauld et Métayer, ont été témoins de toutes les Observations ; Clémot (de Rochefort) chirurgien habile de la marine, en grand renom dans la contrée, vint plusieurs fois assister Magistel de son approbation et de ses conseils (4).

Niox, chirurgien militaire, qui se trouvait en congé dans la Charente-Inférieure, a suivi de près tous les malades. Il a publié une relation particulière de ce qu'il avait fait et observé, et a donné à son tour une description fidèle des lysses, bien que, étant imbu des principes de la médecine physiologique, il ne crût pas à l'existence du virus rabien (5). Il a même imaginé, pour expliquer les lysses, une bizarre sympathie entre la blessure et les organes producteurs de la salive. Les hommes systématiques ne sont jamais à court d'expédients.

La cautérisation des plaies de la plupart des blessés n'a pas été immédiate. Cette opération fut même très-tardive pour quelques-uns. Les résultats ont dû se ressentir de cette absence de premiers soins.

D'ailleurs les plaies de presque tous étaient si nombreuses, si profondes, et

(1) Koreff, *loco citato*, p. 167.
(2) *Loco citato*, p. 168.
(3) *Loco citato*.
(4) Magistel, *loco citato*, p. 22.
(5) Dans le RECUEIL DE MÉMOIRES DE MÉDECINE, DE CHIRURGIE ET DE PHARMACIE MILITAIRES, 1826, vol. XVIII, p. 68 à 141.

siégeaient dans de telles régions, comme à la face, qu'elles n'ont pu être aisément agrandies ni cautérisées.

Après la cautérisation des blessures, il fut décidé à Burlay (1), et même d'après un ordre supérieur, que le traitement russe, qui faisait alors beaucoup de bruit, serait seul appliqué ; que les langues seraient inspectées plusieurs fois par jour, les lysses ouvertes et brûlées dès leur apparition, et qu'on userait avec abondance de la décoction de genêt. Ces stipulations ont été expressément remplies.

Négligeant les détails du traitement, ne parlons des lysses qu'au point de vue de leur constatation. Celle-ci n'a pas été possible sur les malades dont le domicile était éloigné, ni sur ceux qui avaient échappé aux soins de Magistel. L'indocilité de quelques autres a rendu l'observation difficile et nécessairement incomplète, sinon tout à fait impossible.

Les langues seules ont été visitées, à l'exception des autres parties de la bouche et des muqueuses étrangères à cette cavité. Or, comme les lysses ne paraissent pas absolument circonscrites à la langue, ni peut-être même à la bouche, et qu'elles se montrent et disparaissent avec une incroyable rapidité ; comme, de plus, elles ne causent aucune douleur, n'occasionnent en général aucune sensation ; qu'en un mot rien n'indiqne au malade leur présence, il n'est pas déraisonnable de conjecturer que quelques-unes d'entre elles aient échappé à l'observation. Moi-même, en faisant dans le journal fort confus de Magistel l'inventaire des lysses qu'il avait observées, ai-je pu commettre quelque omission ou tomber dans quelque méprise. Mais rien ne prouve mieux la réalité de ces vésicules sur les malades de Burlay qu'une contestation qui a surgi entre Magistel et un de ses Confrères (2), relativement au nombre des lysses de deux sujets.

Sept sujets sur neuf, examinés à ce point de vue, ont présenté des lysses : 1 en a eu 7. — 2 en ont eu 5. — 2 en ont eu 4. — 1 en a eu 3. — Enfin 1 en a eu 2.

Total, 30 lysses, parmi lesquelles sont comptées les 3 lysses cutanées de Madeleine Combaud.

La personne qui en eut 7, la femme Brassaud, en a présenté 3 dans un seul jour et deux dans un autre.

Deux autres sujets eurent aussi 2 lysses dans un même jour. C'est Madeleine Combaud qui en a eu 5, et Joseph Aimard qui en a eu 4.

Des sept personnes qui ont eu des lysses, quatre sont mortes de la rage, savoir : la personne qui en a eu 7, les deux qui en ont eu 5 et une de celles qui en ont eu 4.

Des trois sujets qui ont survécu, le premier en a donc eu 4, le deuxième 3 et le troisième 2.

Trois malades, sur lesquels il n'avait pas été constaté de lysses, ont également succombé à la rage. Mais deux de ceux-là (la Combaud aînée et la petite Aimard) ont obstinément refusé d'ouvrir la bouche. L'autre, Mesnard, s'était confié à un empirique, lequel n'a pas même regardé la langue de son client.

Ce Mesnard, âgé de 28 ans, est mort le dernier de tous (le cinquante-neuvième jour). Il avait aussi été blessé le dernier, ayant terrassé le loup, qui en expirant l'avait mordu.

(1) Magistel dit, *loco citato*, p. 45 : « Dans la nuit du 21 octobre, M. le sous-préfet m'envoya, par voie extraordinaire... une copie manuscrite du traitement russe... avec ordre de l'employer pendant six semaines. »

(2) Je crois que c'est entre Niox et Magistel, quoique ni l'un ni l'autre ne le disent explicitement.

Les sujets qui sont morts, et sur lesquels on avait observé des lysses, ont succombé dans l'ordre suivant :

Celui qui a eu 7 lysses est mort le dix-septième jour ; ceux qui en ont eu 5 sont morts le vingtième et le vingt-septième ; celui qui en a eu 4 n'est mort que le trente-sixième jour.

Ceux qui sont morts sans lysses préalablement constatées ont succombé, en général, plus tardivement que les autres. Il est vrai de dire aussi qu'ils avaient été mordus les derniers.

Les pustules, dont le siége précis a été indiqué, étaient placées pour la plus grande part sur le côté gauche de la face inférieure de la langue, et pour la moindre part sous la pointe de cet organe.

Une seule lysse, exception faite des trois lysses faciales de Madeleine Combaud, a été notée ailleurs, c'est-à-dire au dos de la langue. C'est sur le père Aimard qu'on l'a observée. Cette lysse, la plus tardive de toutes, n'est venue que le trente-quatrième jour. (Marochetti indique aussi le trente-quatrième jour comme la plus extrême limite.) Aimard, sur lequel on avait constaté trois autres lysses beaucoup plus précoces le quatorzième et le quinzième jour, a survécu.

Voici les dates des 30 lysses observées par Magistel. Elles se sont montrées : 2 le 6e jour après la morsure. — 5 le 11e. — 5 le 12e. — 4 le 13e. — 2 le 14e. — 5 le 15e. — 2 le 17e: — 1 le 18e. — 3 le 19e. — 1 le 34e.

En jetant les yeux sur cet état, on comprend qu'il soit difficile de rencontrer les lysses sur les cadavres d'hommes et de bêtes. Il n'est plus temps, sauf de rares exceptions, de les y trouver.

Mais les esprits analytiques, qui rarement aperçoivent la règle, s'obstinent à poursuivre des exceptions qui leur échappent.

En général, les lysses d'un sujet ont paru tantôt à des jours consécutifs, tantôt après des jours d'intervalle ; en général aussi les lysses se sont suivies de très-près sur chaque individu.

Pour l'un, l'écart entre la première et la dernière n'a été que de vingt-quatre heures. (La première existait le onzième et la dernière le treizième jour après la morsure.)

Pour deux autres, l'écart a été de quatre jours. Ensuite il a été successivement de six, dix, douze et dix-neuf jours.

Un grand écart semblerait avoir été un indice favorable aux malades, si cette statistique restreinte n'était pas insignifiante.

Des quatre sujets qui sont morts après avoir présenté des lysses, deux ont éprouvé les premiers symptômes rabiques quatre jours après la première lysse et le jour même de la dernière.

Le troisième, dix-neuf jours après la première lysse et six jours après la dernière.

Le quatrième enfin, vingt-neuf jours après la première lysse et quinze jours après la dernière.

Je ne me dissimule pas l'imperfection d'une statistique basée sur un si petit nombre de faits. C'est une pierre qui en attend d'autres.

Voici, du reste, un résumé des Observations des sept malades, au point de vue des lysses :

1° Femme Brassaud. — 7 lysses, 2 sous le côté gauche de la langue et 1 sous la pointe ; 4 sans indication de lieu précis ; 3 le onzième jour ; 2 le douzième ; 1 le treizième et 1 le quinzième jour. Quatre jours entre la première et la dernière. Commencement de l'hydrophobie, quinze jours après les morsures, quatre jours après la première lysse, immédiatement après la dernière; mort le dix-septième jour après la morsure.

2° Combaud père. — 4 lysses à siége indéterminé, les douzième, treizième, quatorzième et dix-neuvième jours; sept jours entre la première et la dernière; premiers symptômes hydrophobiques trente-quatre jours après la morsure, vingt-deux jours après la première lysse, et quinze après la dernière. Mort trente-six jours après la morsure.

3° Adélaïde Combaud (fille cadette). — 5 lysses, 1 sous le côté gauche de la langue, 1 sous la pointe et 3 à siége indéterminé; les sixième, onzième, douzième, dix-huitième et dix-neuvième jours; treize jours entre la première et la dernière; premiers symptômes, vingt-cinq jours après l'accident, dix-neuf jours après la première lysse et six jours après la dernière. Mort le vingt-septième jour.

4° Madeleine Combaud. — 5 lysses, 1 sous le côté gauche de la langue, 1 à siége indéterminé, 1 à la lèvre (quinzième jour), 2 à la région temporo-auriculaire (ces deux dernières en un seul jour, le dix-septième); les 2 autres les sixième et douzième jours. Premiers symptômes dix-sept jours après l'accident, quatre jours après la première lysse et immédiatement après la dernière. Mort le vingtième jour.

On voit que les lysses cutanées ont été plus tardives que les autres. J'ai déjà appelé l'attention là-dessus dans la première partie de mon travail.

5° Joseph Aimard. — 4 lysses, dont 1 sous la langue, le trente-quatrième jour; les 3 autres à siége indéterminé; 1 le quatorzième et 2 le quinzième jour. Vingt jours entre la première et la dernière. A survécu.

6° M. A. Aimard. — 2 lysses, une sous le côté gauche de la langue le onzième jour, et l'autre à siége indéterminé le treizième jour. Écart, deux jours. A survécu.

7° Georget. — 2 lysses, les quinzième et dix-neuvième jours. Écart, quatre jours. A survécu.

Ajouterai-je que les lysses ont été cautérisées dès leur apparition, sans qu'il en soit résulté aucun avantage évident pour les malades.

Il doit paraître impossible qu'après avoir examiné la publication de Magistel, un incrédule même, s'il est homme de sens et de franchise, n'adore pas le lendemain ce qu'il brûlait la veille; impossible, dis-je, qu'il n'admette pas les lysses, ne fût-ce qu'à titre de fait matériel. Ce fait, on peut l'interpréter; on peut, à l'exemple de Niox, le masquer d'une théorie, mais non point faire qu'il ne soit pas! Il faut en prendre son parti!

Voici un détail d'une Observation recueillie à Vanves, à nos portes, en 1823, par Fulgence Fiévée, sur une dame à laquelle son chien avait donné un coup de dent (cet animal et plusieurs chiens qu'il avait mordus sont morts de la rage).

« Aux septième, huitième et neuvième jours, MM. Falret et Voisin remarquèrent, comme moi, » dit le narrateur, « des pustules phlycténoïdes inégales, de la grosseur d'un fort grain d'orge perlé (*sous la langue*). Elles disparurent du neuvième au dixième jour, soit par exhalation, soit par rupture : cela ne put être observé (1). »

Ainsi les pustules n'ont pas été cautérisées, et quoique la malade ait éprouvé des symptômes de rage, que Fiévée décrit avec soin, sa santé s'est rétablie.

(1) CONSIDÉRATIONS SUR LA RAGE, par F. Fiévée. Paris, 1824, p. 40. — LE PROPAGATEUR DES SCIENCES MÉDICALES, 2e année, 1825, t. III (n° 27), p. 71, 72 et 74, article de A. Grimaud.

Le respectable M. Voisin, dont l'Académie admirait naguère encore la verdeur intellectuelle, a conservé le souvenir de cet ensemble de circonstances.

N'est-ce pas là un exemple de rage incomplète ou ébauchée? Les sceptiques, toutefois, sauront bien s'en défendre. Ils objecteront que ce n'était pas la rage. Ils prétendront que les vésicules sous-linguales n'étaient que des aphthes vulgaires. Le cours de ce travail contient, comme on a pu le remarquer, bien d'autres sujets favorables à l'exercice de leur faculté de récusation. Mais les préliminaires de la rage, lors même qu'elle avorte, ne laissent pas d'être saisissants pour les observateurs affranchis de préoccupations systématiques.

Je compléterai l'expression de ma pensée en déclarant que je considère comme ayant été irrécusablement atteints de la rage, à un degré quelconque, bien qu'ayant survécu, tous les animaux, et ils sont nombreux, qui ont communiqué cette maladie par leurs morsures (1). Le frère Du Choisel va jusqu'à prétendre que, du temps de sa mission, cette exception était devenue la règle à Pondichéry (2). Ainsi, par comparaison, des personnes frappées d'une attaque légère de choléra ont pu être des agents occultes de contagion (*abditæ causæ* de Fernel), et transporter l'épidémie d'un lieu à un autre.

Indépendamment de la conviction et du sentiment qui me dictent ces paroles, je tiens à honneur de donner publiquement mon suffrage à une vérité vivement attaquée.

Revenons aux lysses, pour éviter, une fois encore, l'écueil d'une trop longue récidive de digression.

Dans le RECUEIL DE MÉDECINE VÉTÉRINAIRE (année 1825, t. II, p. 66) sont consignés les détails de l'autopsie faite par un Portugais, Antonio Soarès, d'un chien griffon mort de la rage. J'y lis les phrases suivantes :

« A la partie latérale gauche du frein de la langue existait une vésicule ovoïde, allongée, se prolongeant en pointe antérieurement, et se terminant postérieurement au niveau de la première dent molaire; sa longueur pouvait être de 2 centimètres; sa largeur d'un demi-centimètre, et sa profondeur un peu moindre ; ses parois étaient bleuâtres et injectées ; elle présentait un renflement dans son milieu, ce qui lui donnait l'aspect d'un grain d'orge. Son extrémité postérieure offrait près de sa terminaison un petit orifice allongé d'avant en arrière, ressemblant à l'ouverture d'un gros follicule dilaté. Cette vésicule contenait une petite quantité d'un liquide assez épais et d'un blanc jaunâtre. En arrière, on remarquait deux surfaces ulcérées, recouvertes d'une matière d'un blanc laiteux. »

A la page qui précède, je trouve le paragraphe que voici :

« M. Dupuy a vu les lysses une fois sur un chien mort le deuxième jour après leur apparition. Il en a aperçu les débris dans un autre, et il pense que, si on ne les a pas toujours reconnues dans les animaux qui sont devenus enragés, c'est que les recherches ont toujours été faites trop tard. M. Barthélemy aîné a également fait, à ce sujet, plusieurs Observations qu'il a annoncées dans le *Compte rendu* des travaux de l'Ecole d'Alfort pour l'année 1823 (qu'on retienne bien cette date), mais qu'il n'a pas encore rendues publiques.

« Signé G. F., c'est-à-dire GIRARD fils. »

Barthélemy n'a point parlé. On ne dit rien du motif de son silence.

(1) La rage du chien ne peut elle, comme la morve du cheval et la syphilis de l'homme, s'amortir et demeurer latente?

(2) Du Choisel, *loco citato*, p. 2. — H. J. O. Amédée Latour, Thèse de Paris, 18 avril 1861, DES POISONS MORBIDES TRANSMISSIBLES DES ANIMAUX A L'HOMME.

A l'époque dont je parle, Magendie était une autorité considérable. Il professait sur la rage des idées fort différentes de celles de Marochetti. Breschet et Dupuytren, autres puissances, ayant fait des recherches sur ce sujet, avaient aussi des opinions arrêtées. La doctrine physiologique étendait partout son arbitrage. La presse cédait au courant contre lequel quelques écrivains d'élite luttaient avec énergie.

M. Ricord n'avait pas encore commencé une opposition vigoureuse à ceux qui niaient l'existence du virus syphilitique. Il fallait être noblement inspiré et bien pourvu d'indépendance et de courage pour oser affronter le dédain ou braver la froideur de ceux qui, suivant l'expression de Laënnec, « tiennent à prudence de n'accueillir les doctrines nouvelles que lorsqu'elles sont généralement reçues (1). » Le moment pouvait donc paraître mal choisi de déterminer le siége d'un virus quelconque, et de celui de la rage en particulier. Les virus, pour rendre ma pensée par une expression commune, n'étaient pas en bonne odeur!

Quelques années plus tard, en 1831, Vianna de Resende, encore un Portugais, présente une Thèse sur la rage à la Faculté de médecine. On y lit le passage suivant :

« J'ai eu lieu d'observer une seule fois, dans la base de la langue d'un chien mort de la rage à l'École d'Alfort, pendant l'année 1823 (c'est la date soulignée précédemment), les vésicules dont le docteur Marochetti a parlé; elles étaient au nombre de quatre, occupant le frein de la langue du côté gauche, et la plus grande pouvait avoir le volume d'un haricot assez gros; les autres étaient bien plus petites, et toutes contenaient un liquide limpide, blanchâtre et comme séreux. Des expériences furent tentées par Barthélemy aîné, alors professeur de clinique à cette École; PLUSIEURS CHEVAUX FURENT INOCULÉS; TOUS MOURURENT DE LA RAGE. »

Jamais résultat plus concluant n'a été publié sur les lysses. Comment ce trait de lumière a-t-il été mis à néant?

Autre texte : « A l'École royale vétérinaire de Lyon (procès-verbal de 1823), on a observé des pustules aux côtés du frein de la langue, sur deux chiens, savoir : sur l'un, deux pustules qui se montrèrent du troisième au quatrième jour, et sur l'autre, qui ne fut amené à l'École qu'après l'ouverture spontanée des pustules, quelques heures avant sa mort, on a vu sur le côté gauche du frein de la langue deux petites ulcérations à bords légèrement élevés. » (Hurtrel d'Arboval.)

« On a », dit le même narrateur, « ouvert avec la lancette les pustules sous-linguales du premier des deux chiens que nous avons cités, et la sérosité mêlée de sang qu'on retira fut introduite sous l'épiderme de la langue d'un autre chien en état de santé, qui n'a pas, pour cela, cessé de jouir de cet état. » (Hurtrel d'Arboval).

Mais savons-nous si tous les chiens sont susceptibles de contracter la rage? Non, quoique cela soit probable. Savons-nous davantage si les lysses sont également virulentes à toutes leurs époques? Nous n'en savons rien. De plus, une seule Expérience négative n'est guère probante étant faite sur un organe si mal choisi, si mal placé! Quelles peuvent être les garanties d'une inoculation unique pratiquée sous la muqueuse de la langue, si fragile, si abreuvée de sucs, si balayée. Ajoutez à cela que l'examen de la cavité buccale est beaucoup plus difficile que celui d'autres parties, et qu'il peut même devenir dangereux!

(1) TRAITÉ DE L'AUSCULTATION MÉDIATE, etc., 4e édition, 1837, t. I, p. 304.

Les auteurs de cette Expérience auraient donc pu être mieux inspirés. Ils ont évidemment cédé à la préoccupation des médecins qui s'imaginaient que, pour réussir dans l'insertion de la syphilis, il fallait s'attaquer aux parties génitales; ou bien de ceux dont la pensée était de même, que l'inoculation de la peste devait se faire à la région inguinale, siége de prédilection des bubons. Ils ont, en conséquence, tenté l'insertion rabique à la région sous-linguale, qui est la place habituelle des lysses. Ne devaient-ils pas, au contraire, choisir pour cette opération une partie très-accessible et glabre de la peau, où ils auraient pu facilement constater les résultats. Ils auraient dû aussi sentir la nécessité de répéter plusieurs fois et de varier les expériences. Ne faut-il pas s'entourer de précautions infinies et multiplier les témoignages négatifs, surtout quand il s'agit d'un phénomène aussi difficile à reproduire qu'à bien constater.

En 1826, on a observé à Alfort, sur les cadavres de deux chiens qui ont succombé en présentant les symptômes de la rage, « deux petites érosions de forme ovoïde, placées une de chaque côté du frein de la langue et ne paraissant intéresser que la couche mince d'épiderme qui recouvre la muqueuse. » (Hurtrel d'Arboval.)

Le 30 août 1827, M. J. Cloquet, maître dont chacun prend plaisir à prononcer le nom, rapporte, à l'Académie de médecine (section de chirurgie), l'histoire et l'autopsie d'une femme qui venait de mourir hydrophobe à la suite de la morsure d'un chien enragé. Entre autres détails, M. Cloquet dit simplement : « A l'ouverture du cadavre, on trouva une très-petite pustule sous la partie gauche de la langue. » N'est-ce pas un exemple exceptionnel de lysse posthume (1)? Je le mets à l'actif, fort réduit, des chercheurs opiniâtres de la dernière heure.

La grande majorité des lysses observées (on a pu en faire la remarque), siégeaient au côté gauche de la face inférieure de la langue. Est-ce l'effet du hasard, ou bien la physiologie pathologique donnera-t-elle un jour l'explication de ce phénomène singulier? Il faut ajouter que la plupart des morsures avaient aussi pour siége le côté gauche (2).

A dater de ce moment, la notion des lysses est devenue confuse. Si, de loin en loin, des observateurs isolés en font encore mention, leur voix n'est pas écoutée.

Ainsi, en 1835, Maillet, chef de clinique à Alfort, écrit les lignes suivantes en publiant les détails de l'autopsie d'un chien enragé :

« Du côté droit de la face inférieure de la langue, depuis un pouce en arrière du frein jusqu'à un demi-pouce de l'extrémité libre, on remarquait près du plan médian huit ulcérations très-superficielles et de diverses grandeurs; les plus larges, qui étaient les plus postérieures, au nombre de deux, avaient le diamètre d'une lentille, et leurs bords, légèrement proéminents, étaient entourés d'une aréole rougeâtre; ces ulcérations, comme toutes celles que je vais décrire, ne semblaient intéresser que l'épithélium de la langue. Il n'y avait point d'injection des capillaires situés au delà de l'aréole. Les autres ulcères

(1) JOURNAL GÉNÉRAL DE MÉDECINE, octobre 1827, p. 135.

(2) Dans l'attitude défensive, nous présentons le côté gauche, en nous faisant un bouclier du bras gauche. Le côté gauche est ainsi plus exposé aux morsures.

Les premières traces de syphilides naissent d'ordinaire du côté et autour de l'endroit contaminé. On voit souvent des papules s'élever dans les environs du sein d'une nourrice, alors que les autres parties de la peau semblent encore intactes.

L'analogie est un admirable instrument de recherches! On voit plus distinctement tous les virus à la fois qu'un seul! Le tout est plus apparent que la partie!

de la largeur d'une tête d'épingle et même moins, avaient une forme assez irrégulière. Les uns étaient allongés d'avant en arrière, d'autres étaient arrondis; leurs bords, peu saillants, n'étaient point dentelés; aucun d'eux n'était bordé d'une aréole. Par la pression latérale, on faisait suinter de chaque ulcération une très-petite gouttelette d'une sérosité incolore, en trop petite quantité pour pouvoir servir à des expériences d'inoculation. J'ai remarqué aussi une petite vésicule miliaire, transparente, à parois non ulcérées; cette vésicule s'est affaissée très-promptement.

« Du côté gauche il existait, un peu en arrière du frein de la langue, au milieu d'une tache rougeâtre, quatre ulcérations un peu moins larges, mais du reste ayant les mêmes caractères que celles correspondantes du côté droit (1). »

Renault et Delafond assistaient à cette autopsie, dit Maillet. Et il fit bien de le dire, car ce n'est pas Renault ni Delafond qui se sont empressés de nous l'apprendre. Ils n'ont pas discontinué de se taire.

Peut-être, cependant, Renault y faisait-il allusion dans la séance de l'Académie de médecine du 4 avril 1843, quand il déclarait, de concert avec Dupuy, qu'il n'avait vu qu'une seule fois les vésicules sublinguales signalées par Marochetti.

Il les avait vues! — une seule fois! — D'accord, mais enfin il les avait vues!

Quelle prévention pesait sur l'esprit distingué de Renault pour que, ayant été le témoin d'un fait aussi important, il n'ait pas voulu l'éclaircir, il n'ait point essayé d'en pénétrer la signification.

Ainsi, c'est bien décidé : dorénavant, il ne doit plus être question des lysses que pour les rejeter. Et s'il le faut, les esprits forts de la science abreuveront d'ironie ou poursuivront de leurs sarcasmes ces âmes à la fois « tourmentées » et crédules qui recherchent les paradoxes et qui « semblent possédées d'une horreur instinctive pour les chemins battus (2). » (Textuel.)

On en a donc fini avec les lysses.

Les meilleures choses et les plus vraies ont leurs mauvais jours. Les semences fécondes sont d'abord étouffées. — Mais un jour elles se relèvent, et ce qui, la veille, était l'erreur, le lendemain, entouré d'une auréole, reprend l'éclat de la vérité.

L'histoire et l'analogie m'éclairant l'esprit, m'ont conduit à admettre l'existence des lysses. D'un côté, il me paraissait invraisemblable que des observateurs de différents temps et de divers lieux eussent annoncé comme à l'envi un phénomème imaginaire. D'un autre côté, je ne trouvais pas en harmonie avec l'uniformité des plans de la nature qu'une maladie fréquemment inoculée par la dent des animaux dérogeât d'une façon si singulière à la règle des autres maladies inoculables.

J'ai été amené ainsi à rechercher des lysses; puis, j'ai convié les autres à des investigations que je ne pouvais poursuivre moi-même.

Grâce surtout aux soins de M. Mathieu et de ses fils, je suis parvenu à découvrir sous la langue des chiens et ailleurs soit des exulcérations régulières, soit même de petites vésicules. Ce n'est point le cas d'en parler plus longuement.

Ensuite, j'ai apporté à l'Académie une langue surmontée d'une lysse, que chacun ici même a pu voir de ses yeux. Cette langue m'avait été procurée par un élève d'Alfort, aujourd'hui vétérinaire à Dijon, M. Henry, dont ma plume, reconnaissante mais discrète, a réservé le nom jusqu'à présent.

(1) Dans e RECUEIL DE MÉDECINE VÉTÉRINAIRE PRATIQUE, année 1835, p. 73 à 78.

(2) *Montpellier médical* (article de M. Jaumes), mars 1867, n° 3, p. 255. Voltaire dit que les voyageurs des grandes routes jettent des pierres sur ceux qui suivent les chemins de traverse. Jetez-moi donc des pierres, Monsieur Jaumes! Et sans rancune!

L'Académie a désigné une Commission pour examiner cette lysse; mais celle-ci (je parle de la lysse) n'a duré que ce que durent les lysses. Elle s'est vite affaissée, ou peut-être l'enveloppe s'en est-elle rompue par accident. En un mot, elle a disparu d'une façon soudaine entre les mains de l'honorable M. Leblanc, nommé commissaire. La science attend de lui les derniers détails.

L'année passée, M. Peuch, chef de service à l'École vétérinaire de Lyon, a découvert des lysses, au nombre de sept, à la langue d'un chien mort de la rage. Il les décrit fort bien et il annonce de nouveaux faits (1); mais peu s'en faut qu'il ne fasse amende honorable du témoignage de ses sens devant le tribunal de l'opinion commune. M. Peuch, qui a du talent, mérite qu'on lui enseigne..... moins de modestie.

Cette liste de renseignements ne saurait être close sans une mention distinguée des recherches qui ont conduit à la découverte de quatre lysses intactes sous la langue du loup enragé de la Corrèze. Selon toute vraisemblance, ces vésicules venaient de se former au moment où l'animal a été frappé du coup de la mort. Elles se seraient sans doute éteintes s'il eût vécu encore quelques heures.

L'Académie a reçu communication de ce dernier document par la bouche de M. H. Bouley (2), avec l'accent d'une noble et bienveillante franchise dont je me suis senti pénétré. Ce chef aimé de la médecine vétérinaire a promis, en outre, de provoquer de nouvelles enquêtes dans les Écoles.

Le sort d'une vérité longtemps méconnue reposera désormais en de meilleures mains que les miennes.

EXTRAITS DE NOTES SUR LA RAGE.

Le principe de la rage ne se communique pas par l'atmosphère; donc il n'y aurait rien à craindre du virus si celui-ci avait séjourné quelque temps en dehors d'un organisme; donc encore, il est vraisemblable qu'il séjourne longtemps sur le chien, sous une forme ou sous une autre; donc enfin, il est probable qu'on trouvera ce principe sous une forme assez bénigne (représentant le chancre) pour qu'on puisse s'en servir curativement. Quand un chien qui devient enragé a déjà un certain âge (indéterminé), ne faut-il pas éloigner l'idée d'hérédité ?

En général la durée d'une maladie est en raison directe de la durée de son incubation. La rage, comme la syphilis peut donc avoir une durée très-grande. Peut-être est-elle, comme elle, tantôt latente ou en puissance, tantôt évidente ou en action. En tenant compte de tous les cas de *latence*, la rage serait beaucoup plus fréquente qu'on ne croit et cela sans qu'il soit besoin de supposer qu'elle naisse spontanément.

Dans un Mémoire communiqué à la Société de médecine vétérinaire M. Mathieu cite le fait suivant, à propos duquel il n'a pas pu donner de détails plus précis.

Un levrier de Syrie, dont le propriétaire habite Ville-d'Avray, est mordu par un petit chien à la fin du mois de juin de l'année 1856. Il couvre sa femelle au commencement de juillet; celle-ci met bas au commencement de septembre et quatre jeunes chiens sont gardés.

(1) JOURNAL DE MÉDECINE VÉTÉRINAIRE DE LYON, juillet et août 1877, p. 343.
(2) Séance du 14 avril 1868, et ci-dessus, p. 757.

Au commencement d'octobre, deux de ces petits sont donnés, l'un à un voisin, et l'autre à un habitant de l'Orléanais. Le 8 octobre le levrier de Syrie éprouve des symptômes de rage; il mord sa femelle et les deux petits restant. Par prudence on sacrifie ces trois victimes le 10 octobre. Le 12 le même sort est subi par le petit donné au voisin.

Il ne restait plus que le jeune chien envoyé aux environs d'Orléans. Qu'allait-il devenir? Il mourut bientôt d'une rage en apparence spontanée.

Ainsi un père au commencement de la période d'incubation de la rage, aurait transmis ce mal à un de ses petits? — Or, pour le transmettre, il fallait qu'il l'eût; que dis-je, il fallait que le principe en eût pénétré déjà dans le sperme.

M. Mathieu parle dans le même Mémoire de vaches qui avortent pendant la période d'incubation de la rage. Est-ce parce que le virus ou la maladie agissent sourdement, sollicitent des contractions expulsives de l'utérus? ou bien est-ce parce que le produit est déjà malade? Est-ce pour ces deux causes en même temps ou par d'autres?

Je ne veux pas me laisser emporter ici à parler de la syphilis. Les analogies, les hypothèses, les probabilités se pressent dans mon esprit. Quel génie pourra explorer ce monde inconnu, sonder cet abîme d'incertitudes? Car il ne s'agit pas ici de suivre les faits pas à pas; il faut les prévoir, les devancer, les faire naître, en saisir et en conbiner les lois.

La science est à ce prix; les faits en sont à peine la charpente.

---

7 mars 1866. — J'ai écouté toute la matinée l'aboiement d'un chien enragé; il s'agit de le décrire.

Voici son caractère matériel : il est plus sourd, plus rond, moins long, moins articulé que le cri ordinaire; il y a des hiatus.

Voici ce qu'on croirait: l'air expiré rencontre une glotte qui ne réagit qu'incomplètement ou qui ne réagit aucunement sur lui. Il est donc poussé en deux ou trois saccades dont les jonctions ou les articulations sont arrondies et non espacées. On dirait que les ondées vont s'élargissant, et s'arrêtent tout à coup; quelquefois pourtant il y en a une ou deux dernières qui vont en diminuant.

Peut-être aussi le son n'est-il pas modifié dans la bouche malade comme il devrait l'être.

Quand le chien bien portant aboie, il jette des cris séparés qui doivent avoir une signification pour les autres chiens; le chien enragé pousse un roucoulement, un soupir tout d'une pièce, et dont il n'est pas maître. Le chien enragé *jappe* plutôt qu'il n'*aboie ;* il *glapit* plutôt qu'il ne *jappe.*

MALADIES CONTAGIEUSES DES BÊTES BOVINES

LA PÉRIPNEUMONIE ÉPIZOOTIQUE

EN COLLABORATION AVEC M. MATHIEU.

LE TYPHUS CONTAGIEUX DES BÊTES A CORNES.

I

NOTES SUR L'INOCULATION PROPHYLACTIQUE DU VIRUS DE LA PÉRIPNEUMONIE ÉPIZOOTIQUE (1).

Parmi les importantes questions qui se rattachent à la science médicale, il en est peu qui, depuis une quinzaine d'années, aient eu le privilége de fixer l'attention du monde vétérinaire à un aussi haut degré que l'*inoculation du virus produit de la péripneumonie contagieuse, comme moyen prophylactique de cette redoutable et ruineuse affection.*

Il serait aussi superflu de développer cette proposition dans cette enceinte qu'il le serait d'y faire l'historique de la découverte du docteur Willems, des nombreux essais auxquels elle a donné lieu et des opinions diverses qui ont été émises sur la valeur prophylactique de cette inoculation.

Il était dans l'ordre naturel des choses médicales qu'un fait aussi important déterminât une émotion très-vive, que la doctrine nouvelle subît le contrôle de l'expérimentation, que celle-ci parfois irrationnellement dirigée donnât des résultats différents, et que deux camps se formassent, l'un des partisans, l'autre des adversaires de la nouvelle doctrine. L'auteur lui-même ne pouvait manquer d'être en butte à des attaques parfois injustes et passionnées. Il eût été vraiment trop heureux, lui, l'initiateur d'une idée féconde, s'il eût échappé à l'injustice de ses contemporains, de ceux auxquels devait profiter sa découverte. L'enfantement d'une idée ne s'accomplit jamais sans douleur; il y a toujours des larmes dans son berceau !

L'heure de la justice semble cependant avoir sonné pour le médecin de Hasselt: le dernier Rapport de la commission belge est non-seulement favorable à la pratique de l'inoculation prophylactique de la péripneumonie contagieuse, mais il résout, en faveur de M. Willems, la question de priorité de cette importante découverte. Disons cependant qu'en 1800 Odier (de Genève), écrivait: « Qui sait cependant si la pulmonie qui fait tant de ravages parmi les bêtes à cornes ne pourrait pas être prévenue par quelque artifice semblable à la vaccination.» (BIBLIOTHÈQUE BRITANNIQUE, vol. XVI, p. 289.)

Nous avons dit que des résultats différents furent la conséquence des expériences entreprises dans le but de vérifier l'exactitude des faits avancés par le Dr Willems. Cette divergence devait fatalement exister, car l'auteur avait bien énoncé que l'inoculation était le moyen préventif de la péripneumonie contagieuse, mais il n'avait pas complètement tracé les règles selon lesquelles il fallait procéder. L'inoculation de la variole, du vaccin, de la syphilis est soumise à des règles précises, bien déterminées et desquelles il est impossible

(1) Communication faite à la Société centrale de Médecine Vétérinaire, le 10 août 1865, par M. Mathieu, au nom de M. Auzias-Turenne et au sien.

de s'écarter sous peine de faire fausse route. Il n'en pouvait être autrement de la péripneumonie contagieuse.

Ici doivent naturellement trouver place quelques propositions fondamentales, véritables axiomes sur lesquels repose ce qu'il est nécessaire de connaître de la doctrine des virus pour comprendre l'inoculation rationnelle.

A. — L'état de virulence est toute une série de phénomènes pathologiques qui peut se transmettre, par l'inoculation, d'un animal à un autre animal, avec toute la série des manifestations morbides qui en est le cachet spécial.

B. — Il est des états de virulence qui peuvent se transmettre à plusieurs espèces. Il en est qui ne s'observent que sur une seule espèce.

C. — Chaque affection virulente a un terrain qui lui est spécialement propre; l'homme est le terrain de la syphilis, le bœuf est celui de la péripneumonie contagieuse; cependant certaines maladies virulentes pourraient, croit-on, naître sur des terrains qui ne seraient pas les mêmes; le grease pustuleux qui se développe sur le cheval pourrait aussi se manifester sur la vache; hâtons-nous d'ajouter que cette double origine n'est rien moins que rigoureusement démontrée.

D. — La manifestation spontanée d'un état quelconque de virulence n'est pas étayée sur des preuves qui, scientifiquement, puissent être considérées comme l'expression de vérités incontestables: la rage spontanée, la clavelée spontanée, le grease spontané ne sont peut-être pas plus spontanés que la variole et la syphilis.

E. — Un état de virulence étant donné, il acquiert de l'énergie par le fait de transmissions, d'inoculations successives. Après un laps de temps indéterminé et toujours sous l'influence d'une succession d'inoculations, cet état de virulence arrive à son maximum d'intensité; à celui-ci succède une période décroissante résultant de l'affaiblissement graduel de l'élément virulent, qui enfin disparaît et fait place à l'état normal.

Cette vérité, devenue banale à force d'avoir été observée et répétée, n'a par conséquent besoin d'aucune démonstration. Elle fait partie de l'histoire générale des épizooties, dont voici la marche ordinaire: *au début*, quelques sujets sont plus ou moins gravement affectés; puis le nombre des malades augmente. L'intensité des symptômes suit aussi une marche progressive croissante. Après un temps indéterminé, variable selon la maladie, arrive un moment où le nombre des sujets contaminés atteint son chiffre maximum et où les symptômes atteignent aussi leur summum d'intensité.

Cette seconde période, désignée en pathologie générale sous le nom de *période d'état*, en précède une troisième, *la phase décroissante ou de déclin*. Celle-ci est suivie du retour à l'état normal.

Telle est l'allure générale d'une épizootie sur l'étendue du territoire où elle manifeste son influence morbide, telle est aussi son allure locale dans les divers centres d'une moindre étendue relative où elle a pénétré. Il se passe dans un milieu limité, l'écurie, l'étable, la bergerie, etc., ce qui s'observe sur une surface plus ou moins considérable sous puissance d'épizootie.

Dans cette écurie, dans cette étable, dans cette bergerie, l'état de virulence s'accroît par de successives contaminations. Il arrive à la période d'état; puis il décroît par le fait de contaminations de moins en moins énergiques. Mais si cet état de virulence, déjà très-affaibli, vient à faire irruption sur un terrain vierge, il s'y régénère et devient le nouveau point de départ d'une nouvelle manifestation morbide qui, elle aussi, aura son début, sa période ascendante, sa période d'état et sa période de déclin. Exemple : la clavelée ou la péripneumonie contagieuse existent à leur période de déclin dans un milieu quelconque ; un animal malade est distrait du lieu infecté et introduit dans un troupeau d'animaux sains non préalablement préservés par l'inoculation. Eh bien ! l'état de virulence sous puissance duquel est l'animal contaminé va acquérir une intensité nouvelle en s'inoculant, et la maladie épizootique contagieuse va suivre sur ce terrain nouveau une marche identique à celle qu'elle a suivie dans les milieux primitivement infectés.

F. — Une maladie virulente peut, au début de sa manifestation, revêtir chez divers sujets différents degrés d'intensité. De là le point de départ d'états de virulence forts et d'états de virulence faibles.

Ce principe, l'un des plus essentiels de la doctrine des états de virulence, est peut-être celui dont le médecin inoculateur doit le plus se pénétrer. C'est une des bases de la doctrine. C'est un phare lumineux qu'il ne faut jamais perdre de vue dans la pratique des inoculations, sous peine d'errer à l'aventure. Oui, une même maladie épizootique contagieuse donne naissance à des virus forts et à des virus faibles. L'observation ne vient-elle pas démontrer que le virus, agent spécifique de la péripneumonie, n'a pas toujours la même intensité, ne détermine pas toujours des effets identiques ; que dans telle étable la maladie se manifeste sous un type des plus aigus, qu'immédiatement les symptômes y revêtent le cachet d'une haute gravité et qu'en peu de temps le drame pathologique arrive à son dénoûment toujours fatal ; que dans telle autre étable elle affecte, dès son début, une forme relativement bénigne, qu'elle est caractérisée par des symptômes sans gravité, et qu'en peu de temps le retour à l'état de santé peut être constaté ?

Si nous laissons la péripneumonie contagieuse et si nous portons notre attention sur une affection très-étudiée dans ces derniers temps, le grease de Jenner et de Loy, le horse-pox de M. H. Bouley et le grease pustuleux de l'un de nous, ne trouvons-nous pas des degrés différents dans sa manière d'être chez le cheval ? Et la clavelée, et la syphilis et la variole ont-elles toujours et partout le même cachet ? Comment expliquer les effets si divers de l'inoculation du virus rabique chez l'homme et chez les animaux, la statistique si rassurante d'Hunter, celle non moins consolante de notre savant Secrétaire général, les cas de guérison spontanée de la rage, signalés par MM. Decroix et Rey, si vous n'admettez pas des virus forts et des virus faibles ? Nous pourrions multiplier nos citations, mais nous espérons, en vous entretenant de l'INOCULATION du virus de la péripneumonie, arriver à la démonstration pratique de cette vérité.

Nous ne dirons rien du manuel opératoire de l'inoculation, cette importante question ayant été savamment élucidée par Delafond et par MM. Colin et Reynal dans les séances de la Société impériale et centrale de médecine vétérinaire des 14 et 28 novembre 1861 et 9 janvier 1862.

Quant au moyen à mettre en pratique pour obtenir le liquide à inoculer aussi pur que possible, il peut se résumer à introduire verticalement par sa pointe, dans le tissu pulmonaire choisi, un petit cône creux, en verre, à paroi de 1 millimètre d'épaisseur et 8 centimètres de hauteur, de 3 centimètres de diamètre à sa base. Ce cône est criblé de petites ouvertures rondes de 1 à 2 millimètres de diamètre et recouvert extérieurement d'un linge fin et propre.

Quelques instants après son introduction dans le poumon malade, le liquide virulent filtre à travers le linge et les trous de l'appareil, et bientôt l'intérieur de celui-ci est rempli de sérosité dans laquelle l'opérateur peut charger sa lancette.

Un procédé à peu près semblable a déjà été proposé par M. Colli-Lenzi, vétérinaire italien.

Nous nous hâtons de déclarer que nous n'avons jamais employé de liquide virulent filtré pour nos inoculations, nous basant sur ce fait observé par l'un de nous, que la dilution et la filtration diminuent l'énergie des liquides virulents.

Nous nous sommes bornés jusqu'ici à charger notre lancette dans la sérosité qui vient sourdre dans de petites tranchées faites, avec le bistouri, dans la partie de poumon dont nous avons fait choix.

Ceci posé, nous allons immédiatement envisager l'inoculation du virus de la péripneumonie dans ses résultats; et, dans le but de mettre de la clarté dans notre exposition, nous formulerons sous la forme de propositions les questions à résoudre.

A. — L'inoculation du virus de la péripneumonie contagieuse est-elle un moyen préventif de cette maladie?

Pour toute réponse, laissons parler les faits.

Le 9 avril 1861, M. H. Bouley et l'un de nous constatons l'existence non équivoque de la péripneumonie contagieuse sur une vache du sieur P..., nourrisseur à Boulogne (Seine). L'inoculation est conseillée et acceptée.

Le 10, la vache visitée la veille est sacrifiée; les poumons encore chauds sont mis à notre disposition, mais, au moment de pratiquer l'inoculation, le sieur P... ne consent plus à nous laisser opérer que six de ses vaches, c'est-à-dire le tiers environ de l'effectif de son étable.

Trois mois après, les animaux constituant les deux tiers non inoculés avaient succombé, et les six vaches opérées le 10 avril étaient en parfaite santé.

Les vaches non inoculées ne furent pas ici les seules victimes. M. P... étant obligé, pour les nécessités de sa clientèle, de posséder dans sa vacherie un nombre toujours le même de laitières, les vides faits par la mort étaient immédiatement comblés par des vaches nouvelles. Celles-ci succombèrent à leur tour et la maladie ne cessa que sous l'influence de l'inoculation pratiquée, en août, sur la totalité de l'étable. Nous demandons qu'on n'oublie pas ce fait essentiel, que ces deux inoculations d'avril et d'août, toutes deux suivies de résultats conformes aux idées émises par M. Willems, ont été faites avec le virus recueilli dans le poumon de la dernière malade de l'étable, c'est-à-dire sur celle où, au moment de l'opération, l'état de virulence était à son point le plus élevé.

La péripneumonie se manifesta encore à deux reprises, en novembre 1862 et août 1864, chez M. P..., et, chaque fois, l'enzootie fut arrêtée au début par l'inoculation.

Dans ces deux dernières circonstances, la dernière malade fournit encore le virus inoculé.

Nous ferons observer que les vaches de 1861, 1862 et 1864 n'étaient pas les mêmes, car le plus grand nombre des nourrisseurs des environs de Paris n'ont l'habitude de garder leurs vaches que pendant les quelques mois qui suivent le vêlage, c'est-à-dire durant la période la plus abondante de la sécrétion lactée.

Novembre 1863. — M. B..., nourrisseur, route de Versailles, à Auteuil, possède 30 vaches. Depuis les derniers jours de septembre, il en a perdu 18. L'affection, depuis son apparition, devient de plus en plus grave. En peu de jours, nous ne doutons pas que la mort mettrait un terme au mal, si les bêtes atteintes du fléau n'étaient livrées à la boucherie.

Le 6 novembre 1863, l'inoculation est pratiquée par les procédés ordinaires. M. Symph. Bouley veut bien nous prêter son bienveillant et précieux concours.

Ici, une fois de plus, les résultats dépassèrent nos prévisions : la péripneumonie contagieuse s'arrêta immédiatement.

En 1864, août et septembre, des vaches hollandaises importèrent de nouveau la péripneumonie dans l'étable de M. B..., peuplée alors de 15 vaches inoculées le 6 novembre 1863, et d'un nombre égal de vaches nouvelles, plus ou moins fraîches de lait, appartenant aux races normande, flamande et hollandaise. L'enzootie sévit alors avec une grande intensité sur les dernières arrivées, qui succombèrent en partie, et respecta toutes les inoculées du 6 novembre 1863. L'inoculation mit encore un terme à cette seconde et très-meurtrière invasion de la péripneumonie.

Octobre 1862. — Du 15 au 22 octobre 1862, M. P..., nourrisseur à Sèvres, a perdu 3 vaches de la péripneumonie contagieuse. L'inoculation est décidée ; le virus est puisé dans le poumon de la dernière malade (22 octobre 1862). Quinze vaches sont opérées, et l'affection disparaît immédiatement.

Depuis, en octobre 1864, la péripneumonie se montra de nouveau chez le sieur P..., dont les laitières avaient été renouvelées. Une fois de plus l'inoculation eut raison du fléau.

Novembre 1864. — Du 5 au 15 novembre 1864, M. L..., à Auteuil, a perdu deux vaches de la péripneumonie. Il se décide à faire inoculer sa vacherie. Le 15 novembre, l'inoculation est mise à exécution. Depuis la péripneumonie n'a pas reparu (1).

Nous ne pouvons ici passer sous silence un fait déjà signalé, et que nous avons observé quelquefois dans des étables frappées de la maladie que nous étudions. Quelque temps après l'invasion de l'affection chez M. L... toutes les vaches firent entendre une toux semblable à celle des vaches frappées de la péripneumonie. L'inoculation fit, en peu de temps, disparaître cette toux.

Nous ne citerons pas ici d'assez nombreuses inoculations pratiquées toujours avec le même succès dans des étables dont le nombre des vaches ne dépasse pas dix. Dans ces vacheries, comme dans celles que nous avons mentionnées plus haut, la *dernière malade* a toujours été sacrifiée pour fournir le virus, parce que chez elle, par le fait de la contamination, la manifestation virulente existait à son maximum relatif.

Nous terminerons ici cette première série d'Observations. Nous en citerons d'autres quand le moment sera venu. Mais nous constatons qu'il ressort déjà des faits relatés plus haut que l'efficacité préventive de l'inoculation, pratiquée soit au début, soit à une époque déjà avancée de la maladie, ne peut être mise en doute un seul instant. Nous démontrerons que les insuccès ne dépendent que de l'inobservation des règles.

B. — L'inoculation du virus de la péripneumonie est-elle un moyen curatif ?

Nous venons, à l'aide de faits incontestables, d'établir que l'inoculation est le moyen préventif de la péripneumonie contagieuse. Nous allons démontrer qu'elle est aussi un moyen curatif.

Entrons dans une étable en puissance de péripneumonie contagieuse, et rendons-nous un compte aussi exact que possible de l'état sanitaire des divers sujets dont elle se compose.

Nous pouvons diviser ceux-ci en trois catégories :

(1) Le 21 février 1864, l'affection aphtheuse, importée par une vache nouvellement achetée, sévit sur les vaches de M. L... Le second jour de l'apparition de cette maladie, nous avons vacciné deux vaches, et sur ces dernières le vaccin s'est régulièrement développé de concert avec la maladie aphtheuse. Nous avons déjà signalé à l'Académie de médecine un fait semblable.

1° Celle des malades chez lesquels les symptômes de l'affection sont évidents. Les individus de cette première catégorie peuvent être comptés.

2° Celle des sujets chez lesquels la maladie existe à l'état latent ou d'incubation. Ces sujets sont déjà sous l'influence morbide, à laquelle, plus que d'autres, ils ont probablement une certaine disposition. Dans un temps indéterminé, qui ne dépassera pas deux ou trois mois, et qui pourra être moindre, le virus se manifestera. Cependant, jusqu'ici, aucun symptôme ne trahit encore un état qui, déjà, a de la gravité. On ne peut individuellement désigner ces malades, que nos moyens d'investigation sont encore impuissants à nous faire séparer des animaux en santé; mais, de par la logique, nous sommes forcés de reconnaître que cette catégorie existe.

3° Enfin, la troisième division comprend les animaux que l'influence virulente n'a pas encore impressionnés.

Inoculons le virus puisé dans le poumon de la dernière malade, c'est-à-dire le virus qui, par le fait de contaminations successives, est arrivé à son maximum de puissance relative.

Voici quels seront les résultats obtenus :

Sur la première catégorie, c'est-à-dire celle des individus chez lesquels les symptômes sont évidents, l'inoculation sera généralement sans effets bien appréciables.

Sur les sujets de la seconde, sur ceux chez lesquels la maladie est à l'état latent ou d'incubation, l'inoculation aura des résultats curatifs.

Enfin, sur les animaux de la troisième division, l'influence de l'opération sera incontestablement préventive.

Tels seront les résultats de l'inoculation rationnelle.

Maintenant opérons différemment :

Supposons une étable où l'élément morbide soit un virus fort. Cette étable est peuplée de vingt vaches.

Une est malade; les symptômes sont appréciables. — Cinq sont sous le coup du mal à l'état latent. — Le reste est en santé.

Inoculons un virus faible comparativement à celui qui est l'agent de la maladie dans le milieu qui nous occupe; voici quels seront les résultats obtenus:

Chez la malade, l'opération sera sans effets bien marqués. — Chez les cinq sujets que nous avons supposé être sous le coup de l'affection à l'état latent ou d'incubation, l'inoculation sera sans résultat préventif. Tôt ou tard (peut-être plus tôt par le fait de l'opération), elles seront frappées de la contagion. — Enfin, les dernières seront préservées; un virus faible, du moins dans les cas que nous avons observés, leur aura suffi.

Rien n'empêche cependant que de bons résultats puissent être la conséquence de l'inoculation d'un virus puisé hors de l'étable; mais alors ce virus devra être plus fort que celui sous l'influence duquel l'étable contaminée se trouve; dans ce cas, l'habitude et la sagacité du praticien peuvent lui venir en aide.

Ce que nous venons d'exposer ne s'applique qu'à des étables contaminées, et si notre théorie, étayée de faits nombreux, démontre que l'inoculation est non-seulement un moyen préventif, mais encore un moyen curatif, elle démontre aussi la cause des insuccès signalés.

Quant aux étables saines, où l'inoculation est simplement préventive, le vétérinaire peut indistinctement inoculer avec un virus fort ou avec un virus faible. Ce dernier est peut-être préférable, en ce sens qu'il impressionne moins les inoculés, et qu'il les expose peut-être moins aussi à cette série d'accidents consécutifs, parfois graves, sur lesquels nous appellerons plus loin votre attention. Cependant, de même qu'une variole légère ne préserve pas toujours celui qui en a été atteint d'une variole plus intense, il est possible que les cas de péripneumonie observés sur des animaux déjà inoculés ne se soient manifestés que sur des sujets primitivement inoculés d'un virus faible.

Nous avons signalé plus haut des inoculations pratiquées avec le virus fourni par la dernière malade contaminée de l'étable à inoculer. Nous avons constaté l'arrêt immédiat du mal, et par conséquent les propriétés préventives et curatives de l'inoculation. Nous allons maintenant, par un exemple puisé dans notre pratique, essayer de justifier une fois de plus la règle que nous avons posée. Cet exemple aura une portée plus grande encore; il donnera la raison des insuccès souvent constatés.

Août 1864. — M. T..., nourrisseur à Boulogne, près Paris, est propriétaire de vingt-deux vaches. Depuis quatre mois, son étable est ravagée par l'épizootie, et le nombre des victimes de celle-ci est considérable. Les symptômes marchent avec une rapidité telle, qu'en peu de jours l'intervention du boucher devient une nécessité impérieuse.

Le 16 août, M. T... se décida, sur nos conseils, à l'inoculation de son bétail.

Nous l'avions prié de nous donner connaissance du premier cas de péripneumonie qui éclaterait dans son étable, afin d'inoculer le virus produit dans le poumon de cette dernière malade.

Le 20 août, à neuf heures du soir, M. T... invita l'un de nous à se rendre chez lui pour inoculer ses vingt-deux vaches; mais il n'avait pas tenu compte de notre recommandation, et le poumon qu'il mit à notre disposition était celui d'une vache à lui inconnue, tuée à Neuilly pour cause de péripneumonie contagieuse.

Nous observâmes à M. T... que nous ne répondions pas du succès de l'opération, nous fondant sur l'ignorance dans laquelle nous étions de l'origine et de la puissance du virus à inoculer.

Le résultat de l'opération fut ce qu'il devait être, le virus inoculé étant relativement faible : sept vaches, qui probablement étaient sous le coup de la maladie à l'état latent, succombèrent. Ne furent préservées que celles qui n'avaient subi aucune atteinte du mal; un virus relativement faible les sauva.

Ce fait indique combien est essentiel le choix du poumon qui doit fournir le virus; combien la provenance de ce poumon importe à l'inoculateur. Ceci posé, en admettant qu'on ait fait choix du poumon de la dernière malade de l'étable, est-on certain qu'à toutes les périodes de la maladie le virus sera le même, aura la même valeur prophylactique?

Cette question, dont l'importance est extrême, nous semble résolue; nous dirons que toutes les fois que nous avons à choisir la malade qui doit nous donner, après sa mort, le virus à inoculer, nous attendons que le poumon affecté (souvent il n'y en a qu'un) soit arrivé à cet état pathologique désigné sous le nom d'*hépatisation*, et que le souffle tubaire nous indique. Nous n'employons que les poumons où cet état pathologique date de quelques jours. Les poumons dont les deux tiers, les trois quarts sont envahis par le mal, nous ont donné la sérosité dont l'inoculation a déterminé les plus heureux résultats. Ajoutons encore que nous puisons notre sérosité à inoculer dans les parties du poumon malade où les lésions sont de date récente.

Quant à M. Willems : « Il est fondé à croire que les effets préventifs du virus, qu'il soit pris à la première, à la seconde ou à la troisième période de la pleuropneumonie, sont toujours les mêmes; cependant il a toujours remarqué que la tuméfaction et l'inflammation sont plus grandes quand le virus est pris à une période plus avancée de la maladie. » Nous ne partageons pas la confiance de M. Willems quant au virus puisé dans un poumon malade à la première période.

Le fait suivant serait de nature à faire croire que si la pustule vaccinale ne possède pas, à toutes les périodes de son évolution, une sérosité ayant un égal pouvoir prophylactique, il en est probablement de même de la sérosité contenue dans le poumon d'une vache affectée de péripneumonie contagieuse.

Le 3 avril dernier M. Pr..., nourrisseur, à Boulogne, nous prie de visiter son étable qui depuis quelques semaines est ravagée par la péripneumonie. Toutes ses vaches (quatorze) toussent. Nous conseillons l'inoculation et nous prions M. Pr... de nous prévenir aussitôt qu'il aurait une vache malade; le poumon de cette dernière devant nous fournir la sérosité virulente à inoculer.

Le 5, nous sommes avertis qu'une vache reconnue malade depuis la veille a été livrée à la boucherie et immédiatement sacrifiée. Les poumons encore chauds sont chez M. Pr..., où nous sommes attendus. A notre arrivée chez notre client nous examinons ces poumons; ils sont encore chauds.

Le quart inférieur du poumon gauche est seul malade (nous passons sous silence les altérations des plèvres); la maladie semble récente; elle est récente en effet, car le sieur Pr... nous déclare que sa bête était à peine malade et qu'il ne s'est déterminé à la livrer à la boucherie que pour éviter la perte qui devait résulter pour lui de la maigreur rapide qui s'observe chez les bêtes frappées de la maladie qui nous occupe.

Ce poumon, ne présentant que les lésions du début de la maladie, ne devait nous donner qu'un virus faible, aussi M. Pr... fut-il prévenu par nous du peu de succès que nous présagions de l'inoculation.

Les quatorze vaches furent opérées.

Le 29 avril, cinq des vaches inoculées sont mortes. L'inoculation, pratiquée sur cinq, avait déterminé des phénomènes locaux appréciables sur quatre seulement.

Le même jour (29 avril), les neuf vaches qui restent sont inoculées une seconde fois avec la sérosité recueillie dans le poumon de la dernière sacrifiée (vache inoculée le 5 avril) et encore livrée à la boucherie au début de la maladie. — Malgré cette inoculation, la mortalité a suivi son cours fatal.

Aujourd'hui M. Pr... ne possède plus que les quatre vaches sur lesquelles l'inoculation a été suivie de phénomènes locaux appréciables.

Il est probable que ce sont les seules qui, au moment de l'inoculation du 5 avril, n'étaient pas sous le coup de l'affection à la période d'incubation. Ici encore un virus faible n'a pu préserver les vaches déjà contaminées au moment de l'inoculation.

C. — Le développement de la pleuro-pneumonie contagieuse peut-il être le résultat du contact plus ou moins prolongé de bêtes non inoculées avec des bêtes inoculées depuis peu?

Le 15 novembre 1864, M. L..., nourrisseur à Auteuil, après avoir perdu trois vaches de la péripneumonie, fait inoculer les dix-huit bêtes à lait qui lui restent.

Le 23 novembre, trois vaches nouvellement achetées sont introduites dans une étable où se trouvent quatre des vaches inoculées le 15. Ces trois nouvelles arrivées semblent en santé.

Le 6 janvier 1865, l'une de ces vaches présente des symptômes évidents de la péripneumonie contagieuse.

Cette dernière malade était-elle déjà, à son arrivée chez M. L..., sous puissance de la maladie à l'état latent? Ceci est une hypothèse admissible. A-t-elle contracté l'affection pendant son séjour au milieu d'animaux nouvellement inoculés et se trouvant, par conséquent, dans un état maladif incontestable et très-probablement contagieux? Ceci est très-possible et conforme aux faits observés en médecine humaine, notamment pour la variole inoculée. Toujours est-il que cette dernière vache succomba en peu de jours aux atteintes de la maladie, qui revêtit chez elle un cachet de gravité au moins égal à celui que présenta la vache dont le poumon avait fourni le virus inoculé, le 15 novembre, aux dix-huit vaches composant alors l'étable.

D. — Quelle peut être la cause des accidents qui surviennent après l'inoculation du virus de la péripneumonie?

Bien que l'inoculation ait été pratiquée selon les règles généralement établies, il n'est pas rare de constater au point où l'opération a eu lieu une tumeur d'une nature spéciale, chaude, douloureuse à la moindre pression, se développant sur une étendue plus ou moins grande de la queue. Parfois ces engorgements, qui ne sont qu'une manifestation de la maladie, gagnent la croupe, la région sacrée. Ils sont constitués par des amas considérables de sérosité qui infiltre le tissu cellulaire sous-cutané et intermusculaire. Cette sérosité doit être virulente et pourrait probablement servir à pratiquer l'inoculation. Quelle cause doit-on assigner à ces accidents parfois graves et dont une des moindres conséquences est la gangrène de l'extrémité inférieure de la queue?

Nous ne pouvons rien préciser de positif à cet égard; cependant, deux fois entre autres, nous avons constaté ces accidents sur des vaches irritables, difficilement maintenues pendant l'opération et chez lesquelles la pointe de notre instrument avait pénétré au delà de l'épaisseur de la peau. Hâtons-nous d'ajouter aussi qu'il nous est arrivé maintes fois de blesser la peau dans toute son épaisseur, sans cependant avoir à constater plus tard des lésions de la nature de celle qui nous occupe.

Peut-être aussi l'intensité trop grande du virus, surtout quand l'inoculation est pratiquée sur une vacherie saine, joue-t-elle un rôle dans la production de ces phénomènes morbides. Il est bien entendu qu'il ne peut être question ici de ces manifestations de gangrène traumatique, signalées depuis longtemps et dues à l'inoculation de matières septiques.

Avant de terminer, nous avons cru utile d'envisager la péripneumonie contagieuse dans ses rapports avec l'hygiène publique. Personne n'ignore que les nombreuses vaches frappées de l'épizootie sont livrées à la basse boucherie et consommées soit par l'armée, soit par les habitués des petits restaurants à bon marché. La viande, vous le savez aussi, n'offre à l'observation rien de particulier, elle est généralement normale, mais il n'en est pas moins vrai que l'animal, avant d'être abattu, était en puissance d'un état virulent incontestable. Ceci compris, nous disons : La péripneumonie peut-elle se communiquer à l'homme et déterminer chez lui des accidents généraux et locaux d'une incontestable gravité? Aucune observation assez positive ne vient répondre affirmativement, mais est-on bien certain que parmi les cas de péripneumonie qui se manifestent chez les nombreux individus qui, par leur profession, manipulent des viandes provenant de vaches contaminées, il ne s'en soit jamais rencontré dont l'affection ait revêtu un cachet spécial se rapprochant du type que nous étudions? Souvenez-vous de la contagion de la morve du cheval à l'homme, il y a dans les débats soulevés par cette question un grave et utile enseignement. Songez que beaucoup d'étables des environs de Paris sont transformées en chambres de santé pour les personnes délicates qui, à tort ou à raison, cherchent la guérison d'affections plus ou moins graves dans une atmosphère dont l'analyse serait effrayante.

Nous venons de dire qu'aucune observation assez positive n'autorise à croire à la contagion de la péripneumonie des bêtes bovines à l'homme; voici cependant un fait qui, bien que très-incomplètement observé, mérite d'être pris en sérieuse considération. A la suite d'inoculations pratiquées le 6 novembre 1863 dans la vacherie infectée de la femme X..., à Auteuil, une éruption se manifeste aux mamelles de plusieurs vaches inoculées. Ce phénomène, très rare, il est vrai, a déjà été signalé. La femme X... prétendit s'être inoculée, en trayant ses vaches, le produit de cette éruption; elle eut une violente fièvre de réaction à la suite de laquelle une éruption spéciale en tout semblable, selon la malade, à celle de ses vaches, se manifesta à la main. La femme X..., âgée de 64 ans, très-vigoureuse, fut alitée pendant deux ou trois jours. Nous ne fûmes avertis de cet accident que trop tard pour être à même d'étudier les lésions des mamelles des vaches inoculées. Le docteur Auzias-Turenne vit cette malade trop tard aussi pour déterminer la nature de l'affection; cependant, il ne put reporter les phénomènes morbides par lui observés qu'aux conséquences d'une inoculation. Je dois ajouter que celle-ci n'a dû avoir rien de commun avec la vaccine ni avec l'exanthème impétigineux, si fréquent aux mamelles des vaches laitières.

Quant au séjour des personnes malades ou non dans les étables infectées, nous devons cependant à la vérité de dire que nous avons vu deux femmes de 20 à 25 ans passer impunément pendant cinq mois les nuits et la plus grande partie des jours dans une étable où régnait la péripneumonie la plus intense. Si ce dernier fait tendait à faire penser que cette maladie n'est pas infectieuse du bœuf à l'homme, le premier serait de nature à faire craindre la contagion par inoculation. Quoi qu'il en soit, nous n'avons, en publiant les faits qui précèdent, qu'un but : appeler l'attention de nos collègues sur une question d'hygiène publique dont l'importance ne peut être mise en doute un seul instant.

Nous ne terminerons pas sans vous signaler un fait qui mérite d'être noté: pendant le cours de l'enzootie, deux boucs placés successivement dans l'étable du sieur T..., à Boulogne-sur-Seine, succombèrent après avoir, au dire de leur propriétaire, présenté une série de symptômes identiques à ceux qu'il observait chez ses vaches. Nous ne nous portons pas garant de la véracité de cette assertion, mais nous n'avons pas cru devoir la passer sous silence.

Nous terminons ici les quelques notes que nous avions à vous communiquer, notre but en les livrant à votre haute appréciation a été d'apporter notre faible contingent de faits à l'étude d'une des questions médicales les plus importantes.

Pour nous, la découverte de M. Willems a l'avenir; elle est la consécration nouvelle de cette vérité: l'inoculation, comme moyen préventif et curatif, est le point le plus élevé auquel soit parvenu le génie médical.

II

UN MOT SUR L'INOCULATION

DU TYPHUS CONTAGIEUX DES BÊTES A CORNES (1).

J'ai pris avec tout le monde le plus grand intérêt aux communications de MM. Leblanc et H. Bouley sur le *typhus contagieux des bêtes à cornes*, ainsi

(1) Lecture faite à l'Académie de médecine le 16 janvier 1866.

nommé par Guersent (1), tandis que Vicq d'Azyr (2) l'avait désigné par l'expression de *peste varioleuse* (3).

Je n'ignorais presque aucune des circonstances sur lesquelles les deux membres éminents de la Section de Médecine Vétérinaire ont appelé l'attention.

Le point de départ étranger et même lointain de la maladie, sa facile propagation, son effrayante léthalité, les détails nécropsiques, y compris l'exanthème intestinal, enfin la nécessité cruelle et la merveilleuse prophylaxie de l'assommement, j'avais appris tout cela par mes lectures, sans en avoir acquis toutefois la notion pratique, que possèdent à un si haut degré les deux savants académiciens.

Il n'est pas jusqu'à l'extension de la maladie à d'autres animaux que les grands ruminants dont je n'aie eu précédemment connaissance, car elle est loin de constituer un événement aussi exceptionnel et surtout aussi récent qu'on le présume. Sans parler de faits plus anciens rassemblés par Paulet (4), Vicq-d'Azyr rapporte que l'épizootie de 1775 emporta 150 chiens dans les étables infectées, et qu'elle atteignit des chats, des *cochons* et des poules. En outre, pendant l'épizootie de 1814 on a traité 3 chèvres atteintes de la maladie, 2 à Lyon et une à Alfort (5).

L'homme lui-même n'a point toujours été considéré comme se trouvant absolument à l'abri de la contagion dans certaines circonstances. (Mercurialis, Cogrossi, Valisnieri, etc.) (6). Hurtrel d'Arboval a rassemblé des faits qui, sans être concluants d'une manière absolue, sont toutefois de nature à inspirer des inquiétudes à cet égard (7). M. H. Bouley a soupçonné un moment que Renault, de très-regrettable mémoire, pouvait en avoir été atteint et en être mort! Ce que je lui ai ouï dire un jour à ce sujet m'a impressionné vivement et n'a pas cessé de préoccuper mon esprit.

Quant au procédé expéditif, j'allais dire à l'expédient de l'extermination en masse, conseillé d'abord par Lancisi (8), il est bien plus anglais, au moins d'adoption, que ne semble le penser M. H. Bouley. Ce sont en effet nos voisins d'outre-Manche qui, les premiers, l'ont mis en pratique il y a plus d'un siècle et demi. Six mille bêtes malades furent assommées en 1713, dans les seules provinces de Middlesex, d'Essex et de Sury (9).

(1) L.-B. Guersent, ESSAI SUR LES ÉPIZOOTIES. Paris, 1815. (Article extrait du Grand Dictionnaire des sciences médicales.)

(2) EXPOSÉ DES MOYENS CURATIFS ET PRÉSERVATIFS QUI PEUVENT ÊTRE EMPLOYÉS CONTRE LES MALADIES PESTILENTIELLES DES BÊTES A CORNES. In-8°. Paris, 1776.

(3) *Petite vérole des bœufs* de Ramazzini; *peste des bœufs* de Lancisi; *maladies contagieuses* de Layard; *fièvre putride* de Camper; *maladie phlogoso-gangréneuse des bêtes à cornes* de Paulet; *fièvre putride et gangréneuse* de Gilbert; *peste bos-hongraise* de Buniva; *cachexie ou diathèse varioleuse* de Dupuy, etc.

(4) RECHERCHES HISTORIQUES ET PHYSIQUES SUR LES MALADIES ÉPIZOOTIQUES, avec les moyens d'y remédier dans tous les cas; publiées par ordre du Roi par M. Paulet, docteur en médecine des Facultés de Paris et de Montpellier. 2 vol. in-8°. Paris, 1775. *Passim.*

(5) L.-B. Guersent, *loc. cit.*, p. 24.

(6) Paulet, *loc. cit.*, t. I, p. 126.

(7) INSTRUCTION SOMMAIRE sur l'épizootie contagieuse qui vient de se déclarer parmi les bêtes à cornes dans le département du Pas-de-Calais. In-8°. Paris, 1816. Depuis la page 112 jusqu'à la page 128.)

(8) Buniva, MÉMOIRE CONTENANT LES PLUS REMARQUABLES NOTICES HISTORIQUES ET LES RÉSULTATS LES PLUS INTÉRESSANTS de mes Observations et de mes Expériences relatives à l'épizootie BOS-HONGRAISE qui a commencé ses ravages en Piémont vers la fin de l'an 1793..... Brochure in-8° de 44 pages, sans date, sans nom d'imprimeur ni lieu d'impression, p. 2.

(9) TRANSACTIONS PHILOSOPHIQUES, n° 358. — Instructions et avis aux habitants des provinces méridionales de la France sur la maladie putride et pestilentielle qui détruit

Je suis loin de méconnaître les services et de blâmer d'une manière absolue l'emploi si profitable de ce moyen héroïque, qui, paraît-il, a fait ses preuves à titre de ressource suprême. Mais sans compter qu'il n'est guère praticable dans un pays où l'épizootie s'est largement étendue et définitivement établie (1), je ne puis me résoudre à considérer la mesure extrême d'un massacre général comme l'idéal de l'art et le dernier mot d'une médecine quelconque !

Deux faits connexes sont certains :

1° Il est très-exceptionnel qu'un animal présente deux fois le développement complet de la maladie.

2° L'épizootie s'arrête d'elle-même (2), — à l'instar des épidémies qui ont épuisé les matériaux dont elles s'alimentent, — à moins que d'être entretenue par l'introduction d'un bétail étranger ; à tel point que si tous les Anglais s'imposaient un rigoureux carême, à Pâques il n'y aurait plus chez eux de typhus.

Ces deux vérités, qui se tiennent étroitement, mettent la pensée sur la voie d'une prophylaxie souveraine, en dirigeant l'esprit de recherche vers la pratique de l'inoculation. On est porté à se demander pourquoi cette pratique, patronnée par les grands noms des Haller, des Camper et des Vicq-d'Azyr, n'a pas réalisé les espérances qu'on avait fondées sur elle, et que justifient pleinement les données actuelles de la science.

C'est avec une satisfaction égale à ma surprise que j'ai trouvé, dans un ouvrage presque inconnu, mais fort intéressant, une moitié de la solution de cette question. L'autre moitié se trouve dans cette remarque : que si l'on a, comme à l'envi, exterminé en masse, on n'a presque nulle part inoculé de même. Et pourtant que de lumières et de bienfaits la médecine humaine ne pourrait-elle pas retirer d'expériences de ce genre souvent pratiquées sur une large échelle ! Il n'est pas nécessaire d'insister sur ce point de *médecine comparée* pour en faire ressortir l'importance.

L'ouvrage dont je parle a été publié, sans date, à Vesoul, sous le titre suivant : DISSERTATIONS FRANÇAISES ET LATINES SUR LES POINTS LES PLUS IMPORTANTS DE L'ART DE GUÉRIR, divisées en deux livres, ouvrage très-utile aux jeunes médecins et chirurgiens, par M. BILLARD, docteur en médecine à Vesoul, chef-lieu du département de la Haute-Saône. In-8°.

L'érudit bibliothécaire de Besançon, Weiss, fait remonter vers 1820 l'époque de sa publication (3).

Une dissertation du premier livre porte ce titre : *Méthode préservatrice des épizooties, suivie d'un essai sur la fièvre charbonneuse des porcs* (4).

On lit dans cette dissertation, qui a trait évidemment à l'épizootie actuelle désignée par les mots de *fièvre putride maligne contagieuse* (5), que l'inoculation préventive de ce typhus a été pratiquée, « avec le plus grand succès, par

le bétail ; publié par ordre du Roi. Paris, 1775, de l'Imprimerie royale. In-4°, par M. de Montigny. Paulet, *loc. cit.*, t. I, p. 141.

(1) « Dès qu'un pays entier, comme la Hollande en est un exemple, est infecté dans des milliers de villages et d'étables, les forces humaines ne suffisent plus pour déraciner une contagion. » (MÉMOIRE SUR LA CONTAGION PARMI LE BÉTAIL, mis au jour pour l'instruction du public, le 28 septembre 1773. Berne, à l'imprimerie de Leurs Excellences. Brochure in-8° de 40 pages, que je crois être de Haller.)

(2) Haller ? *loc. cit.*, p. 39.

(3) BIOGRAPHIE UNIVERSELLE ANCIENNE ET MODERNE..... Nouvelle édition, publiée sous la direction de M. Michaud..... Tome IV. Paris, 1843.

(4) Page 105.

(5) Page 108.

M. Salchow, docteur en médecine, professeur et physicien à Maldorf, dans la Dithmarcie méridionale. »

Suivent des détails touchant l'application et les résultats de la méthode.

C'est donc sur la rive droite de l'Elbe, dans un pays où la vaccine a couvé longtemps avant d'éclore en Angleterre, c'est dans ce Holstein, si tourmenté aujourd'hui, qu'a été conçu et heureusement appliqué, pour la première fois, un procédé régulier d'inoculation du *typhus contagieux des bêtes à cornes*.

Je me bornerai à donner les renseignements qui suivent, chacun pouvant, à l'avenir, en prendre à la source de plus complets.

En général, le succès est d'autant mieux garanti que le sujet de l'inoculation est plus jeune.

La matière à inoculer doit être tirée des yeux et des narines, plutôt que de la bouche d'une bête malade, à l'aide d'une grosse et longue mèche de coton qu'on en imprègne. Cette mèche est destinée à faire un séton. On place celui-ci, au moyen d'une aiguille d'emballage, à un endroit dépilé de la région de l'omoplate étendu en tous sens « *d'un demi-empan*, » c'est-à-dire d'environ 10 centimètres.

Voici comment on procède à la petite opération:

Un pli longitudinal ou antéro-postérieur est fait à la peau; l'aiguille transperce de haut en bas, à son milieu, la base de ce pli: la mèche du séton se trouve ainsi à peu près verticale et l'écoulement de la matière favorisée. Après cela, cette mèche, étant nouée à distance, forme une anse lâche et mobile. Le virus est donc placé et demeure pendant un certain temps en contact avec les parties organiques traversées par la mèche.

« Depuis le second jour jusqu'au septième, tout le traitement consiste (à part ce qui concerne l'observation des prescriptions diététiques dont l'importance ne peut être que secondaire) à élever, le matin, en haut de deux pouces le fil de l'inoculation, et à le baisser d'autant à midi et le soir. Le septième jour, on ôte entièrement ce fil..... »

Afin que l'animal ne lèche point sa blessure, on le tient lié fort court.

« Depuis le septième jour jusqu'au quinzième, chaque fois qu'on donne à l'animal sa nourriture, on presse la plaie de haut en bas pour en faire sortir le pus, qu'on essuie avec un morceau d'étoffe de laine ou une feuille de chou. On essuie aussi la matière qui pourrait s'être arrêtée à l'ouverture d'en haut; quand, au quinzième jour, il ne sort plus de pus de la plaie, mais seulement un peu de sang si l'on exprime fort, on cesse désormais d'exprimer et on laisse la plaie se cicatriser d'elle-même. »

L'animal est dès lors tout à la fois guéri et préservé.

A quelque épreuve que l'on ait soumis les bêtes ainsi traitées, elles n'ont pu contracter de nouvelle infection.

Après avoir exposé cette méthode, Billard en généralise l'emploi contre toutes les maladies contagieuses, « *avec les modifications*, — bien entendu, — *qu'exigent les circonstances*. »

Il avance même une théorie pour expliquer les succès obtenus. C'est précisément la même que lady Montagute (1) hasardait, en 1717, à propos de l'inoculation de la petite vérole. Les syphilisateurs ne la répudieraient pas s'il ne leur répugnait infiniment de subordonner des vérités de fait incontestables à des vues spéculatives beaucoup moins assurées.

(1) Lettres de milady Wortlay Montagute, écrites pendant ses voyages en diverses parties du monde; traduites de l'anglais. Nouvelle édition..... 3 vol. in-12. Londres, 1764 et 1768, t. I, p. 221.

Voici d'ailleurs les expressions textuelles de Billard : « L'inoculation peut servir à attirer le venin et son véhicule vers quelques parties extérieures du corps, au moyen de quoi les parties nobles en souffriront moins, et le foyer qui l'exhale serait éteint... Les expériences réitérées de M. Salchow lui ont réussi quand il a eu la précaution, après avoir excité la maladie, d'en favoriser l'issue aussi promptement qu'il a été possible, sans lui donner le temps, en se domiciliant dans le corps, d'y corrompre entièrement les liquides, d'attaquer les solides, et de produire des inflammations dangereuses. »

La mobilité du séton est donc spéciale au procédé de Salchow et le distingue nettement des autres. Il faut y joindre la pression expulsive, fréquemment exercée sur la plaie.

J'ajouterai, simplement par scrupule historique, que les auteurs s'accordent, abstraction faite de toute pensée d'inoculation, à considérer les exutoires, et en particulier le séton, comme étant le moins mauvais de tous les moyens curatifs de la maladie (1).

Le séton mobile et virulent, secondé par des pressions expulsives, mérite, en définitive, d'être pris en considération. Ce procédé est sans doute susceptible de perfectionnements.

Je n'ai d'autre dessein que de le tirer de l'oubli.

Si l'on m'objectait que tout cela était connu même avant la pratique de Salchow et les révélations de Billard et a souvent été répété, je n'hésiterais pas à répondre qu'on prend des mots pour les choses et des apparences pour la réalité, et je ferais appel à de nouvelles et sérieuses réflexions.

Je signalerai enfin comme ayant quelque rapport avec mon sujet, c'est-à-dire l'inoculation, une autre dissertation (2) de Billard, où il soutient, par des considérations d'un ordre élevé, l'identité des virus variolique et vaccin. Je regrette d'autant plus de ne pouvoir me ranger à sa manière de voir sur ce sujet, qu'elle se rapproche davantage de l'opinion de membres de l'Académie que j'honore profondément.

N'était mon désir de resserrer cette note dans les plus étroites limites, je ne quitterais pas la plume sans faire mention du Mémoire sur l'inoculation de la fièvre typhoïde, lu par M. Bourguignon à l'Académie des sciences, le 8 octobre 1855 (3).

Quand un soldat du progrès est obligé de rechercher l'hospitalité d'une terre étrangère, on n'en ressent que plus vivement le besoin de lui rendre justice, et l'on se prend à envier le privilége de ceux qui peuvent rappeler avec autorité ses services du haut de cette tribune, en lui renvoyant un écho de la patrie.

(1) Paulet, *loc. cit.*, t. I, *passim*, et spécialement p. 117 et 118.

(2) Observations sur l'usage et l'effet des préparations mercurielles dans la petite vérole naturelle et inoculée, extraites de différents auteurs, et notamment de cas de pratique particuliers à l'auteur de ce Mémoire, sur l'IDENTITÉ DE LA VACCINE, DE LA PETITE VÉROLE ET D'AUTRES VIRUS. (Liv. I, p. 166.)

(3) V. ci-dessus la note 6 de la page 710.

DOCUMENTS A L'APPUI

6e SÉRIE.

Critique bibliographique, par M. Auzias-Turenne.

OBSERVATIONS FAITES A L'HOPITAL SAINT-VLADIMIR, A KIEW, SUR LE CHOLÉRA DE 1848

Par M. DE HUBBENET, Correspondant de la Société médicale du XIIe arrondissement (1).

Messieurs, l'ouvrage de M. de Hubbenet, dont je vais vous rendre compte, est écrit en allemand et a pour titre : *Observations faites à l'hôpital Saint-Vladimir, à Kiew, sur le choléra de* 1848. Les études de M. de Hubbenet ont été poursuivies sur une grande échelle, puisque plus d'un millier de malades se sont trouvés confiés à ses soins dans le grand hôpital de Saint-Vladimir.

Le livre important de notre correspondant russe est divisé en quatre parties.

La PREMIÈRE PARTIE, consacrée exclusivement à la statistique du choléra, est enrichie de quatre tableaux extrêmement instructifs.

Le *premier tableau* indique dans quelle proportion, relativement aux autres maladies, se sont montrées les fièvres intermittentes dans le grand hôpital de Saint-Vladimir, durant les quinze années qui ont précédé l'invasion de l'épidémie cholérique, et il fait voir que le nombre de ces fièvres n'a pas diminué pendant l'existence de l'épidémie. Dans les années qui ont précédé l'explosion du choléra, l'époque de la plus grande intensité de ces fièvres correspondait aux mois de mai et de juin et celle de leur moindre intensité correspondait aux mois de février et de mars. Les choses se sont passées de même pendant et après le choléra. Il n'y a pas eu non plus, bien que quelques observateurs l'aient conjecturé, recrudescence des fièvres intermittentes immédiatement avant l'invasion de l'épidémie.

Le *second tableau* est un relevé très-complet du nombre des entrées et des sorties qui se sont effectuées à la porte de l'hôpital pendant ces quinze années. Une colonne spéciale est affectée à la supputation des décès. Le temps moyen de séjour des malades dans l'hôpital, le nombre de malades existants dans chaque mois, et notamment de malades atteints de fièvres intermittentes, sont indiqués avec un soin tout particulier.

Le *troisième tableau* est une statistique exacte du choléra en 1848. Il indique jour par jour les entrées, les guérisons, les morts et les personnes qui restent en traitement.

Le *quatrième tableau* est une représentation matérielle, et que l'auteur appelle *géométrique*, du tableau précédent. Trois sortes de lignes différemment nuancées indiquent par leur hauteur l'intensité du fléau au triple point de vue du nombre journalier des entrées (lignes noires), du nombre des décès (lignes rouges) et du nombre des malades en traitement (lignes jaunes). Une proportion presque constamment la même s'observe entre le nombre des décès et celui des entrées. On voit que l'époque de l'existence du plus grand nombre de malades en traitement est postérieure de quelques jours à celle de la plus grande intensité de la maladie. On voit encore par ce tableau synoptique que le nombre des nouveaux malades suit des oscillations très-irrégulières; tandis qu'il n'en est point ainsi du nombre des malades en traitement, qui ne présente pas brusquement de grandes augmentations, ni de grandes diminutions.

On constate par l'examen de ce tableau que, le 9 du mois d'août, l'épidémie paraissait complétement éteinte, et qu'elle a subitement reparu quelques jours après dans des proportions effrayantes. Ce fait s'explique par l'entrée dans Kiew de nouveaux régiments infectés. La recrudescence ne frappa d'abord que les soldats des régiments nouvellement entrés en ville; mais bientôt les malades couchés dans les lits de l'hôpital pour diverses maladies furent en grand nombre atteints par l'épidémie. Plus tard, les divers corps casernés dans la ville furent envahis par le fléau. La plus grande mortalité porta, dans cette recrudescence, sur les hommes qui étaient atteints de fièvres intermittentes, d'exanthèmes chroniques et de maladies scrofuleuses.

(1) Analyse présentée à la Société médicale du XIIe arrondissement, dans sa séance du 7 septembre 1853.

Voici les données importantes qui découlent de toutes les recherches statistiques de M. de Hubbenet :

1° Le nombre des personnes atteintes par le fléau varie beaucoup en raison des conditions dans lesquelles ces personnes se trouvent placées et de la classe à laquelle elles appartiennent, en raison surtout des règles hygiéniques et diététiques qu'elles ont pu observer.

2° L'influence de l'hygiène sur le développement de l'épidémie est telle, qu'on peut affirmer que toutes les causes générales de maladies peuvent devenir causes déterminantes de choléra.

3° On pourrait entretenir pendant plusieurs années le choléra dans un endroit par le renouvellement incessant de grandes masses d'hommes.

4° Le choléra devient incontestablement contagieux dans certaines circonstances.

5° Les hommes sont le véhicule du choléra.

6° L'organisme le plus prédisposé à la contagion cholérique est celui qui est déjà affaibli par une maladie, et surtout par la fièvre intermittente.

7° La tuberculisation n'augmente ni ne diminue chez les individus l'aptitude à contracter le choléra.

8° Toutes les méthodes de traitement ont échoué contre le choléra confirmé.

9° La mortalité pendant l'épidémie cholérique paraît dépendre moins de la malignité de l'épidémie que du défaut de conditions hygiéniques générales et particulières et du défaut de premiers soins donnés aux malades.

10° Dans certaines classes de la société, le choléra augmente le nombre des décès sans augmenter celui des malades.

La seconde partie du livre de M. de Hubbenet est consacrée à l'anatomie pathologique du choléra. Elle a pour base 200 autopsies, et justifie, d'après M. de Hubbenet, une division du choléra en *choléra spasmodique* et en *choléra paralytique;* chacune de ces deux espèces correspondrait à des altérations organiques spéciales. Ces altérations différentes ne dépendent que de différences dans le degré de la maladie. Celle-ci ne change pas d'essence, et a invariablement son siége primitif dans le tube intestinal.

Le canal intestinal étant toujours primitivement affecté, M. de Hubbenet s'élève contre l'opinion de ceux qui ont cru devoir diviser le choléra en *choléra pulmonaire* et en *choléra entérique.* Il n'admet pas non plus le *choléra sec*, dont il n'a observé aucun cas positif. La littérature médicale, dit-il avec raison, ne possède pas un exemple de ce genre vérifié par l'autopsie.

M. de Hubbenet termine le chapitre de l'anatomie pathologique du choléra par l'examen anatomique des états morbides qui lui succèdent. Ces états morbides sont des fièvres typhoïdes et des décompositions soit purulentes, soit putrides du sang.

A cette partie anatomique du travail est annexée une grande et belle planche avec des explications. Cette planche renferme six figures soigneusement dessinées.

La *première* de ces figures représente, considérablement grossie, une portion de la muqueuse intestinale d'un cholérique. On voit des globules sanguins abandonner des vaisseaux capillaires érodés et rompus.

La *seconde figure* représente, vues au microscope, les matières évacuées. On voit en abondance l'épithélium cylindrique sous différentes formes, tantôt bien intact, tantôt variablement fragmenté. Il y a de plus des globules sanguins, des matières amorphes et des cristaux réguliers de phosphate ammoniaco-magnésien.

La *troisième figure* représente un morceau de la partie inférieure de l'iléon vue à un grossissement considérable par sa face interne. La membrane muqueuse est pâle et gonflée. Les plaques de Peyer et les glandes solitaires sont très-développées.

La *quatrième figure* représente encore un morceau de la partie inférieure de l'iléon d'un autre malade, vue également par sa face interne. Cette figure a pour objet de montrer une injection vasculaire très-considérable qui existe sous forme de radicelles, particulièrement autour des glandes.

La *cinquième figure* est encore l'image de la même partie de l'iléon dans un cas de *choléra paralytique.* Les évacuations alvines du malade avaient été sanguinolentes. Ici la muqueuse est noirâtre et nullement œdémateuse. Il n'y a plus de plaques de Peyer visibles, et, si les glandes agminées sont encore nombreuses, elles sont moins grosses que dans les figures précédentes.

La *sixième figure*, enfin, représente un morceau de l'S iliaque du côlon, telle qu'on a trouvé cette partie chez les sujets morts de choléra dysentérique accompagné de ténesme avec ou sans complication de selles hémorrhagiques. L'appareil folliculaire est développé. Les glandules sont surmontées chacune d'un petit point noir. Ces points ne sont autre chose que des ouvertures par lesquelles on peut faire suinter à la pression des gouttelettes de mucus ou de pus. C'est pour ainsi dire le début de petits abcès, qui sont eux-mêmes le prélude de la forme ulcéreuse de la maladie. On voit çà et là des épanchements sanguins qui soulèvent la muqueuse. Souvent des épanchements de ce genre, venant à rompre et à détruire cette muqueuse, transforment la place qu'ils occupent en ulcérations superficielles.

La TROISIÈME PARTIE du livre de M. de Hubbenet est exclusivement consacrée à l'étude nosologique du choléra. Trois points de cette étude ont principalement préoccupé notre savant correspondant.

1° M. de Hubbenet s'attache surtout à montrer la correspondance qui existe entre certaines formes symptomatiques de la maladie et certaines altérations anatomiques.

2° Il arrête son attention sur les symptômes les plus importants du choléra au double point de vue de la sémiotique et du pronostic. C'est ici que trouve place l'examen du vomissement, de la diarrhée, de la diminution de chaleur et de phénomènes anormaux dans la circulation.

3° Enfin, M. de Hubbenet cherche à expliquer par l'anatomie pathologique les divers phénomènes de la maladie et le mécanisme de la mort.

La QUATRIÈME et dernière partie de l'ouvrage a rapport au traitement. Quoique stérile en apparence, parce qu'elle ne résout les questions que pour ainsi dire négativement, elle n'est pas la moins importante de toutes.

Au point de vue du traitement, M. de Hubbenet divise le choléra en quatre périodes, à savoir : les prodromes, l'invasion, l'état confirmé et un dernier degré qu'il appelle l'*état typhoïde*.

Pendant les deux premières périodes, il a une confiance très-grande dans différents médicaments, en tête desquels il place l'opium. Mais, quand le choléra est confirmé et grave, toutes les méthodes de traitement lui ont paru également inefficaces ; il a successivement passé en revue, et malheureusement avec un inégal insuccès, l'action des médications ou des médicaments suivants :

1° le mercure ; — 2° le quinquina ; — 3° l'eau salée en injection dans les veines ; — 4° le chloroforme ; — 5° l'électricité ; — 6° la respiration de divers gaz ; — 7° l'éther sulfurique, les autres éthers, le punch et les divers spiritueux ; — 8° l'ipécacuanha ; — 9° les acides ; — 10° l'hydrothérapie.

L'insuccès de toutes les méthodes thérapeutiques dans le choléra grave a suggéré à M. de Hubbenet le soupçon que les agents thérapeutiques n'entraient point dans la circulation d'un organisme qui avait vraisemblablement perdu la propriété d'absorber.

Il a dès lors institué des expériences, et il s'est convaincu qu'effectivement des substances introduites dans l'estomac y séjournaient sans être aucunement absorbées.

Je me suis borné, Messieurs, à une analyse succincte de l'ouvrage de M. de Hubbenet, parce que l'examen et la discussion des nombreuses questions qu'il soulève n'auraient pu trouver place dans les limites étroites d'un compte rendu. Mais quelle que soit l'opinion qu'on se forme sur les nombreux sujets qu'il a traités, on ne peut se refuser à reconnaître que le travail de notre savant correspondant est un des plus complets sur la matière, tant au point de vue de la conception qu'à celui de l'exécution. En le livrant à la publicité, il a donc bien mérité de la science et de l'humanité. Notre Société lui doit des remerçîments et des encouragements.

Messieurs, à l'heure où je vous communique ces réflexions, M. de Hubbenet, sans s'être reposé des fatigues du voyage qui nous a procuré l'avantage de le connaître et l'occasion de l'associer à nos travaux, a repris son poste périlleux au milieu d'une épidémie de choléra des plus meurtrières. Espérons que la comparaison de l'épidémie de 1853 avec celle de 1848 révélera à notre infatigable correspondant quelques notions importantes touchant l'étiologie et la thérapeutique du terrible fléau. Puisse la voix de la Société médicale du XIIe arrondissement de Paris, dont je suis fier de me trouver l'organe, réaliser le *viris acquirit eundo* du poète, et porter rapidement l'expression lointaine de notre suffrage et de nos souhaits vers notre collègue, dont la science n'est égalée que par son activité et par son dévouement pour le bien public !

LETTRES MÉDICALES D'UN VÉTÉRAN DE L'ÉCOLE DE BRETONNEAU

A M. le professeur Trousseau et autres, pour mettre un terme à des erreurs professées sur les maladies éruptives et la spécificité, par J.-F. MIQUEL, docteur en médecine à Tours et autrefois à Amboise. — Tours, librairie E. Mazereau, 1867.

Volume compacte, faits nombreux, bien observés : vues ingénieuses. Style simple, clair. Dix-neuf lettres presque toutes fort longues et qu'on trouve néanmoins trop courtes, tant elles offrent d'intérêt.

Les six premières de ces lettres sont un traité de la *Scarlatine*. Elles contiennent, en outre, des vues générales sur les maladies virulentes aiguës.

La septième lettre a pour sujet l'*Ozène*. M. Miquel préconise comme traitement de cette affection l'obturation des narines. Il en généralise l'emploi à tous les cas morbides, fréquents d'après lui, qui dépendent d'une lésion des cavités nasales. Des engorgements lymphatiques de la région parotidienne et du cou paraissent céder à ce moyen simple. Il agit sans doute en empêchant le contact de l'air, et rentre par conséquent dans la méthode de l'*occlusion pneumatique*. Avis à M. J. Guérin.

La huitième lettre a pour titre : *Sur l'inoculation*.

Vaccination, variolation, clavelisation, existence simultanée sur un individu de la vaccine et de la variole, tels sont les sujets qui ont été soumis à la pratique de l'auteur. Les réflexions auxquelles il se livre à ce propos pourraient être considérées comme classiques, s'il n'attachait pas une importance exagérée à la localisation, ou mieux à la limitation des phénomènes produits par les virus, et s'il ne considérait pas une maladie virulente faible comme aussi efficace qu'une forte, contre l'action ultérieure de son propre virus, élevé à un grand degré d'énergie. Les lecteurs du *Courrier médical* me comprendront sans que je donne de plus amples détails.

On lira comme une nouveauté des plus séduisantes, — tant la vérité à peine à se faire jour! — des expériences qui datent de plus d'un quart de siècle sur l'inoculation de la scarlatine. Elles paraissent calquées sur celles de Home (d'Édimbourg), relativement à l'inoculation de la rougeole. Cette conformité est d'un bon augure et constitue un excellent témoignage en leur faveur, car il n'y a que la vérité qui se ressemble ainsi à elle-même! Il est bien regrettable que Home et Miquel, ces deux avant-gardes intrépides du progrès, n'aient point été suivis par l'armée des travailleurs. Cet isolement ne marque pas leur erreur, mais au contraire il constate leur vaillance dans la poursuite de la vérité.

La neuvième lettre traite de la *Contagion*. Elle est courte, mais remplie de considérations fort justes. Le sujet de la spontanéité des virus y est touché de main de maître. M. Miquel soutient que les maladies virulentes ont des germes tout aussi certains quoique invisibles que ceux des insectes qui infestent et infectent nos personnes ainsi que nos appartements. *Omne virulentum ex semine*.

Dixième lettre. *Evacuations sanguines*. Idées originales, faits à l'appui.

Onzième lettre. *Sur les fièvres intermittentes*.

Anatomie pathologique : le foie, la rate et surtout les reins congestionnés.

Règles judicieuses de l'administration du quinquina : En général, il suffit d'une seule dose d'un peu moins de 1 gramme de sulfate de quinine prise dans un moment rapproché de la fin de l'accès.

La compression du ventre est un moyen succédané ou adjuvant des préparations quiniques, quelquefois même un moyen exclusivement efficace. Elle est positivement indiquée, soit après l'abus ou dans les cas d'*assuétudinisme*, soit dans ceux d'intolérance formelle à l'égard de l'écorce du Pérou. Ce traitement tout mécanique doit faire se dégorger les parenchymes et se rengorger M. Piorry.

Douzième et treizième lettres. La *Dothiénentérie*. Détails sur la contagion. Préoccupation excessive de l'éruption intestinale; abstinence d'alimention trop absolument préconisée. Toutefois, travail hors ligne. La *dothiénentérie* est le triomphe de l'École de Tours.

Quatorzième lettre. Sur la *Dysentérie* épidémique.

Dans cette lettre, qui est fort courte, se place une digression sur le traitement de la blennorrhagie. L'auteur tranche lestement et nettement la question du *modus agendi* des balsamiques dans cette affection ; sont-ils spécifiques ou substitutifs? Non, ils sont sédatifs, répond M. Miquel. Il part de cette assertion pour instituer un traitement analogue de la dysentérie. Dieu veuille qu'il ait raison !

Quinzième lettre. *Variole*. Méthode ectropique : lotions au sous-nitrate de bismuth, au sulfure de potasse, au sublimé ; succès.

Seizième lettre. *Sur le rhumatisme articulaire*. Toujours effet, suivant l'auteur, de l'existence dans le sang d'un principe organique altéré. Le rhumatisme s'abat effectivement, de préférence, sur ceux qui ne changeant pas assez souvent de linge, s'exposent à résorber les matières de leurs propres sueurs (*les militaires*, *les marins, les voyageurs, les pauvres*, *les sales*). Les statuaires, quoique ne faisant partie d'aucune de ces catégories, sont néanmoins sujets au rhumatisme à cause de l'humidité de leurs ateliers qui est un obstacle à la transpiration.

Pour calmer des douleurs arthritiques et musculaires qui l'obstruaient notre bien regretté confrère Furnari se mettait en sueur par la pratique du jardinage. Puis il laissait ses chemises mouillées sécher sur son propre corps. Il prétendait retirer de grands avantages de cette thérapeutique singulière! *similia similibus!* Mais un beau jour il succomba à ce qu'on désigne sous le nom de *rhumatisme cérébral*. C'est une opinion fort plausible de M. Miquel que le rhumatisme, à l'instar de la goutte, cause bien moins la mort par lui-même que par suite des effets d'une médication perturbatrice et inopportune.

Dix-septième lettre. *Névroses*. Que de désordres de cette catégorie sont dus, suivant M. Miquel, à la rétention et à l'altération consécutive des *excreta* et notamment des *fèces!* Les exemples abondent sous la plume de M. Miquel. Il en donne peut-être de trop nombreux. Cette lettre est, à tout prendre, une des plus curieuses et des plus pratiques. Elle renferme des détails qui seraient de nature à faire pâmer d'aise M. Piorry, si l'auteur ne paraissait pas avoir négligé l'emploi du plessimètre, sinon même tout à fait celui de la percussion.

Dix-huitième lettre. *Hydrocéphalie. Toux férine*, etc.

Importance trop grande assignée aux désordres gastro-intestinaux dans l'étiologie de la toux férine (*catarrhe sec* de Laënnec). Bretonneau et M. Miquel ont très-bien rencontré en trouvant, chacun de son côté, le même traitement que l'auteur de l'AUSCULTATION MÉDIATE, qui consiste principalement dans l'emploi du bicarbonate de soude à haute dose.

On donne trois explications qui se peuvent concilier entre elles de l'efficacité de ce médicament : 1° d'après Laënnec, il fluidifie les sécrétions, humecte les bronches et favorise l'expectoration des crachats perlés; 2° d'après M. Bazin, le catarrhe sec serait une manifestation arthritique, qui par conséquent se trouverait tributaire du sel alcalin; 3° M. Miquel pense que le sel de soude balaie le tube digestif et fait justice de matières qui pourraient s'y corrompre et devenir *peccantes*.

Au-dessus de ces théories et des plus légitimes prescriptions thérapeutiques planent les enseignements souverains de l'hygiène. Le séjour dans un air sec et tempéré, l'habitation de climats doux, l'arrivée de la belle saison, le chauffage et l'aération des appartements, en un mot, tout ce qui favorise la transpiration et éloigne l'humidité froide est préférable aux médications les mieux instituées.

Ajouterai-je que l'honorable et savant M. Boudant (de Clermont), proclame l'efficacité des eaux du Mont-Dore contre le catharre sec?

Dix-neuvième lettre. *Sur la diphthérite*. C'est moins une série de remarques qu'un traité complet de la matière.

Dans quelle classe de maladies faut-il mettre la diphthérite? Dans celle des maladies contagieuses.

Dans quel groupe? Dans celui des maladies dont le principe a une existence ou peut au moins faire un long séjour, sans être anéanti, au dehors de l'organisme. . . . . Mais comme l'espace m'est compté, je refoule ma tendance à entrer dans des considérations générales sur les virus.

En résumé, ces lettres méritent de grands éloges. Elles sont la glorification de l'école de Bretonneau, qui a produit les Velpeau, les Trousseau, les Moreau (de Tours), etc. L'auteur n'est pas un des moins lumineux de cette pléiade illustre, malgré l'oubli, sinon les dénis de justice de l'Académie de médecine à son égard.

Ces Lettres auront donc beaucoup d'acheteurs? Non, car les bons livres ne peuvent compter que sur un nombre restreint de lecteurs choisis. Ah! si un libraire de Paris avait pu pratiquer à son aise des dégâts dans le manuscrit de M. Miquel! S'il avait donné à ce livre une forme et un titre différents! Peut-être alors l'œuvre du praticien d'Amboise aurait-elle pu obtenir une certaine vogue. Le commerce n'a-t-il pas des artifices; la mode et la réclame n'offrent-elles pas des séductions?

Mais que M. Miquel n'éprouve aucun regret; car son livre fera beaucoup plus de chemin que de bruit. Un bon sillon ne demeure pas stérile.

(*Courrier médical* du 1er février 1868.)

LETTRE A M. LE PRÉSIDENT DE L'ACADÉMIE DE MÉDECINE.

Paris, le 3 mars 1868.

Monsieur le Président,

Le plus grand hommage qu'on puisse rendre à un Corps savant est de lui apporter des paradoxes appuyés de preuves. Voilà pourquoi j'offre à l'Académie ce Livre, inspiré tout entier par ses discussions (1).

Les doctrines qu'il renferme se résument aisément.

J'ai recherché les origines de la vaccine au flambeau de l'histoire, sans abandonner les sentiers de l'observation, et j'ai été conduit ainsi à formuler la manière de régénérer et de renforcer le vaccin.

J'ai démontré que la variole et la vaccine, indépendantes l'une de l'autre à leur point de départ, conservent toujours leur autonomie malgré des apparences et des propriétés

(1) LES VIRUS AU TRIBUNAL DE L'ACADÉMIE ET DANS LA PRESSE. Voir à l'Appendice l'analyse sommaire de cet ouvrage dans l'Index bibliographique.

communes, et que ces deux maladies ne deviennent jamais réductibles l'une à l'autre, lors même qu'elles se rencontrent accidentellement sur un seul organisme : il n'existe entre elles aucune parenté. — La cocote et la clavelée appartiennent aussi, chacune de son côté, à deux autres familles bien distinctes.

J'ai rattaché à une formule simple, et j'ai utilisé pour la science et pour la pratique les cas de communication de la syphilis occasionnés, non par la vaccine, mais par la vaccination. J'ai indiqué les moyens faciles d'en prévenir le retour, sans s'écarter de la grande route ouverte par Jenner.

J'ai rapporté de nouvelles preuves historiques de l'origine américaine de la syphilis, et je les ai fortifiées par des considérations neuves de pathologie virulente. J'ai montré en même temps que cette maladie n'a rien de commun, — si ce n'est de grossières ressemblances, — soit avec la lèpre tuberculeuse du moyen âge, soit avec la morve des chevaux.

J'ai précisé les circonstances et les limites dans lesquelles cette maladie humaine peut se transmettre aux animaux.

J'admets l'unité du virus de la syphilis, quoiqu'il se manifeste par des lésions et par des symptômes fort variés. Ce virus présente plusieurs modes, c'est-à-dire plusieurs manières d'être, et des degrés divers d'énergie.

Je crois avoir découvert le secret de la nature dans la guérison spontanée de la syphilis; j'ai cherché à suivre le même courant qu'elle, mais plus rapidement, malgré le choc et la résistance de ceux qui le remontent par une tradition séculaire.

J'ai saisi, comme sur le fait, les lysses ou vésicules rabiques. On a nié, selon moi, leur existence pour n'avoir pas assez tenu compte de leur précocité, de leur *superficiellité*, de leur *éphémérité*, de leur variété de siége, de leur degré de fréquence, et surtout parce qu'il leur avait été assigné en prophylaxie une importance exagérée. Elles ont donc été mises à l'écart par réaction. Telles que je les représente, au contraire, on pourra les admettre sans risque de tomber dans l'extrême.

Enfin, je ne dis rien de la tuberculose.

Recevez, etc.

LETTRES DE M. AUZIAS-TURENNE.

A M. LE DOCTEUR FARGEIX, A SAINT-ÉTIENNE-AUX-CLOS (CORRÈZE).

Paris, le 20 mars 1868.

Monsieur et honoré Confrère,

Plusieurs journaux ont annoncé que vous donniez des soins aux victimes du loup enragé qui a jeté l'effroi dans vos contrées. Je m'adresse à vous pour avoir quelques renseignements :

1° Quels sont les noms et adresses des deux vétérinaires qui ont fait l'autopsie du loup?

2° Ont-ils plus de détails que ceux qu'ils ont donnés sur les vésicules sous-linguales du loup?

3° Le plus tôt possible, s'il vous plaît, et le plus de renseignements que possible sur les personnes mordues. Que s'est-il passé aux blessures? Y a-t-il eu des vésicules, des suintements au bout d'un certain temps?

4° Après examen fait aussi souvent que possible de la bouche des blessés, y a-t-on constaté l'existence de vésicules, et surtout sous la langue?

Vous m'obligerez beaucoup si vous pouvez me donner, au courant de la plume, des détails sur ces divers sujets et si vous avez la bonté de me tenir au courant de ce qui se passera.

Votre reconnaissant confrère.

A M. LE DOCTEUR CLEDAT DE LA VIGERIE, A USSEL (CORRÈZE).

Paris, le 29 mars 1868.

Très-honoré Confrère,

M. Fargeix m'écrit que c'est vous-même qui avez signalé aux deux vétérinaires de Tulle et de Bort les lysses sous la langue du loup enragé. Je vous en félicite, car c'est a première fois que cette observation a été faite sur le loup. Votre nom restera attaché à la découverte de ce symptôme.

Je désire avoir le plus de renseignements possible là-dessus. Je compte sur votre obligeance dont je vous serai fort reconnaissant.

M. H. Bouley a d'abord nié que le loup fût évidemment enragé; mais il ne fera aucune difficulté de revenir sur cette opinion émise précipitamment.

M. Depaul a prétendu qu'*une mâchoire presque entière de brebis* n'aurait pu passer par l'œsophage d'un loup, mais j'ai répondu victorieusement en rapportant une autopsie faite par Champion d'un loup enragé dans l'estomac duquel on trouva *un pariétal et une portion de coronal avec l'orbite et l'œil d'un chien.* Voilà une masse assez respectable!

Votre dévoué confrère.

A M. LE PROFESSEUR BŒCK, A CHRISTIANIA (NORWÉGE).

Paris, le 13 janvier 1869.

Très-cher Confrère et ami,

Pardon mille fois de mon silence; j'attendais la fin d'une campagne et cette fin n'arrivait pas. Je viens de travailler, de lutter, de batailler, pour tirer du sépulcre quelques vérités utiles sur la rage. J'y ai mis autant d'ardeur que si je n'avais pas appris à mes dépens ce qu'il en coûte pour combattre l'erreur; mais je sais aussi qu'en pareille circonstance le plaisir l'emporte sur la peine. J'ai fait hier ma dernière lecture à l'Académie de médecine où j'ai trouvé une faveur exceptionnelle; M. Ricord lui-même, qui présidait l'Académie quand j'ai fait ma première lecture, a entonné mon éloge; mais je doute que cet éloge ait été très-sincère, car M. Latour m'a attaqué le lendemain. Je crois que M. Ricord a voulu agir en gentilhomme qui fait des compliments aux importuns,— sauf à les faire plus tard fustiger par un valet.

Le chef des vétérinaires, M. H. Bouley, successeur de M. Lecoq, a été bien plus *chevaleresque.* J'attaquais son camp et ses idées; mais, à deux reprises, il a revendiqué pour moi la parole. Il s'est même fait l'interprète de choses que je voulais dire à l'Académie. J'ai terminé par un éloge de sa conduite que M. Ricord a pris pour une critique. L'Académie et le public n'ont pas pu s'empêcher de rire et de m'approuver. M. H. Bouley vient d'être nommé rapporteur dans la Commission de la rage. Je crois, d'après quelques paroles que nous avons échangées, qu'il finira par se mettre de mon côté. J'ai compris que mon plaidoyer l'avait ébranlé. Vous verrez que je n'ai laissé échapper aucune occasion de revendiquer directement ou indirectement les avantages de la syphilisation.

Votre migraine est l'inverse de la mienne. Mes accès durent plus de temps, mais ils sont beaucoup moins fréquents que par le passé, et beaucoup moins violents. La migraine est une forme de la goutte. Si vous venez ici nous en causerons, et je vous dirai ma tactique contre ce tyran.

Votre retraite de l'Université de Christiania est bien légitime. Peu d'hommes auront fait autant que vous, et vous ferez beaucoup encore, quelque part que le destin vous conduise. Votre successeur Bidenkap est digne de vous. La science lui devra aussi beaucoup. Vous me parlez bien de l'année prochaine comme date de votre retraite, mais vous ne me dites pas si c'est l'année astronomique ou l'année scolaire.

J'aimerais mieux qu'au lieu d'aller en Italie vous vous arrêtassiez en France et à Paris; je suis sûr qu'il vous serait possible d'y être aussi bien en famille, et sans beaucoup plus de dépenses que partout ailleurs.

J'ai attendu longtemps de vous un résumé en français de ce qui avait été dit et conclu sur la syphilisation dans votre Société et au Congrès pour le répandre dans nos journaux; j'ai même promis à Delasiauve pour « le *Journal de médecine mentale* » le cas de *paralysie générale* ayant cédé à la syphilisation. Je suis prêt à tirer parti de ces divers documents, si vous pouvez me les fournir.

Quant à la brochure de M. Heiberg, elle m'a vivement intéressé et je le remercie beaucoup : 1° de l'avoir écrite, 2° de me l'avoir envoyée. Qu'il m'en envoie, si possible, quelques exemplaires et je la ferai reproduire dans nos journaux.

Il serait bon qu'elle fût offerte aux Académies et à la Société de chirurgie, Je suis sûr que M. Larrey se chargerait de la présenter; la meilleure voie serait que M. Heiberg le lui demandât par lettre. Ils sont tous deux chirurgiens militaires.

Quant à mon livre sur LES VIRUS il est tout écrit *ex abrupto.* L'aire n'était pas autre chose qu'une réaction. Je vous assure que cet aire n'a pas produit un mauvais effet à l'Académie à propos de la rage. Il fixe l'attention. D'ailleurs m'avez-vous entendu jamais me plaindre qu'on ait empêché mes Cours, brisé ma position, qu'on m'ait suscité des procès? Je n'ai opposé à tout cela qu'une vie modeste, de la résignation, de l'expectation, quand un autre aurait poussé les hauts cris. Pendant 20 ans on a dénigré dans les Cours les journaux, les Sociétés, etc., la syphilisation et moi. J'ai attendu que la loi me donnât la liberté de parler, et à présent je parle. Depuis le Congrès j'ai plus gagné d'adhésions que je n'ai pu faire en 15 ans.

Mon livre qui n'est d'ailleurs qu'une réunion d'articles a assez bien réussi. Mon intention était d'en supporter les frais, mais les libraires m'en ont pris pour plus que cela ne m'avait coûté. J'en ai gardé un certain nombre d'exemplaires que je donne à mes amis. Si je trouve une occasion de vous en envoyer plusieurs pour les amis de Norwége, je n'y manquerai pas.

L'étude de la rage, au point de vue de l'hérédité, m'a mis sur la voie de découvertes inattendues relativement à l'hérédité de la syphilis. Encore un peu de patience et j'expliquerai comment une syphilisée peut encore, pendant quelque temps, avoir des rejetons syphilitiques. Tout est à l'avantage de la syphilisation.

Pendant que je termine ma lettre je reçois nos journaux et je vois que ma dernière lecture a entamé les plus récalcitrants. Pour la première fois de sa vie, M. A. Latour fait mon éloge. Pourtant j'ai parlé de l'inoculation de la rage comme de la meilleure ressource que je présageais dans l'avenir.

Mes souhaits de nouvel an à vos dames et à tous nos amis, Bidenkap, Heiberg, Egebert, etc.

Votre bien dévoué ami.

A M. LE DOCTEUR A. HERBET, A CURCIAS-DONGALON (AIN).

Paris, le 8 mars 1869.

Cher Confrère,

M. H. Bouley me communique votre lettre. Il pense que les craintes à avoir ne sont pas grandes, mais que des précautions doivent être prises.

Dans mon dernier Mémoire, je préconise le traitement mercuriel s'il y a certitude d'inoculation rabique. Je dis, en outre ceci : « Si j'étais mordu demain par un animal enragé, je me soumettrais après-demain à un traitement par l'hydrothérapie énergique et longtemps continué. Je voudrais *suer*, *suer* et *suer* encore (1). »

C'est ce dernier parti que je prendrais à la place de notre Confrère qui doit être rassuré.

Le siége de l'inoculation serait brûlé s'il s'y manifestait quelque chose, ne fût-ce qu'un sentiment de gêne et n'importe quand.

Ce que je vous dis a l'adhésion de M. H. Bouley, c'est en son nom que je vous écris.

Bien à vous confraternellement.

A M. GEORGES BOYRON, A LA MAISON MUNICIPALE DE SANTÉ, A PARIS.

Paris, ... juin 1869, 5 h. 1/2 du soir.

Cher monsieur,

Votre lettre m'arrive, et je vous en remercie ainsi que M. Demarquay.

Ma réponse vous parviendra-elle assez tôt ? Il s'agirait de savoir si, sous la langue, et même aux bords, à la pointe, et à la face supérieure de cet organe, il n'y a pas de petes exulcérations arrondies, que ne pourraient simuler des lésions traumatiques. On a vu aussi des lysses sur les muqueuses génitales et sur d'autres muqueuses.

Mais il est bien rare qu'on en rencontre *post mortem*, c'est beaucoup trop tard.

A vous.

A M. W. BŒCK, HOTEL DE L'EUROPE, A HAMBOURG.

Paris, le 5 septembre 1869.

Cher ami,

Je vous trouve au niveau de tous les dévouements et de toutes les grandeurs. Mon cœur vous aurait voulu à Paris, votre gloire et le désir de propager la vérité vous portent en Amérique. Tout est au mieux. Mon admiration et mes souhaits vous suivent.

Toute votre famille part-elle avec vous? Si non, je m'emploierais de grand cœur à rendre possible une installation peu coûteuse à Paris, à soigner, à servir les vôtres.

Dévouement en tout et pour tout. Écrivez-moi bientôt de New-York.

Tout à vous.

(1) Voir ci-dessus, p. 771, Note 3.

VARIÉTÉS

SUJETS DE MÉDECINE ET DE CHIRURGIE

I

LA MIGRAINE.

THÉORIE DE LA MIGRAINE.

Paquet cacheté déposé à l'Académie des sciences par M. le Dr Auzias-Turenne (1).

La migraine résulte de la compression du nerf trijumeau et plus particulièrement de sa branche ophthalmique, par du sang accumulé dans les sinus de la base du crâne, et spécialement dans le sinus caverneux.

Cette manière de voir exclut, comme étrangères à la migraine, plusieurs affections qui ont, à tort, été confondues avec elle, et contredit une opinion, consacrée par l'étymologie du mot *migraine*, à savoir que cette affection ne peut pas exister des deux côtés de la tête à la fois.

On conçoit qu'une semblable théorie puisse et doive se passer de faits cadavériques et qu'il lui suffise pour être confirmée de concilier les phénomènes observés durant la migraine.

1° Des trois branches du nerf trijumeau, l'ophthalmique est le siége principal de la migraine. Cette branche, en effet, est située dans la paroi externe du sinus caverneux.

2° Néanmoins les deux autres branches du nerf trijumeau ne sont point exemptes de la migraine, et les mouvements spasmodiques de la mâchoire inférieure coïncident quelquefois avec cette affection. C'est parce que la compression s'étend à tout le ganglion de Gasser et à la portion motrice du nerf trijumeau.

3° Des nausées et des vomissements compliquent souvent la migraine ; c'est parce qu'alors il y a compression du pneumo-gastrique vers le golfe de la veine jugulaire interne.

4° Des contractions involontaires du sterno-mastoïdien et du trapèze s'observent quelquefois dans la migraine ; c'est parce qu'alors la compression s'étend au spinal.

5° La douleur s'étend quelquefois le long du grand nerf occipital, ou même le long de branches du plexus cervical; cela tient à la dilatation de la veine vertébrale qui communique largement avec les sinus de la base du crâne.

6° En inclinant la tête en avant, on augmente les douleurs de la migraine; on les diminue, ou même on les fait disparaître en l'inclinant en arrière, en même temps qu'on provoque souvent le besoin de vomir. C'est qu'effectivement, dans cette dernière circonstance, le sang des sinus est porté vers le golfe de la veine jugulaire interne, où il peut se dégorger, mais aussi comprimer le nerf pneumo-gastrique.

7° En interceptant la circulation dans la veine jugulaire interne d'un côté, on peut faire naître la migraine de ce côté.

8° Quand la migraine est très-forte d'un côté, l'appareil oculaire est manifestement gonflé, à cause de la difficulté qu'éprouve le sang des veines intra-orbitaires à arriver dans les sinus ophthalmique et caverneux, remplis de sang.

9° Les douleurs de la migraine augmentent dans l'expiration ; elles augmen-

(1) Dépôt du 1er décembre 1845, sous le n° 598. — Retrait du 22 octobre 1877, par les Exécuteurs testamentaires.

tent aussi quand on essaye de retenir sa respiration. Le moment de l'inspiration, au contraire, voit diminuer l'intensité de ces douleurs ; c'est que, dans l'expiration ou la respiration suspendue, le sang séjourne dans les sinus de la base du crâne, qu'il abandonne en partie au moment de l'inspiration.

10° Beaucoup de personnes, pendant la migraine, éprouvent des pandiculations et des bâillements. Les unes et les autres favorisent l'entrée de l'air dans la poitrine. Les bâillements, en particulier, chassent le sang du plexus ptérygoïdien qui peut aussitôt être remplacé par du sang venant des sinus.

11° Chez quelques personnes, la migraine passe d'un côté à l'autre ou se répand aisément à tout le crâne. Chez ces personnes, en général, la migraine est peu intense et peu tenace; c'est que chez elles les communications sont larges entre les sinus caverneux, ce qui est une garantie contre la compromission durable de la circulation intra-crânienne.

12° Enfin le peu de gravité de la migraine, les douleurs intenses qui en forment le caractère, sont parfaitement en rapport avec une action de peu de durée exercée par les agents de la circulation sur ce qu'il y a de plus impressionnable en fait d'organes, les organes nerveux sensibles.

Je me borne à ces considérations tracées à la hâte, me proposant de les compléter plus tard et d'y ajouter le traitement rationnel de la migraine.

19 novembre 1845. Dr Auzias-Turenne.

THÉORIE OU MÉCANISME DE LA MIGRAINE.

MÉMOIRE LU A L'ACADÉMIE DES SCIENCES, LE 24 AOUT 1846.

La migraine est une douleur de tête qui résulte de la compression du nerf trijumeau, et plus particulièrement de sa branche ophthalmique, par du sang accumulé, sous l'influence de causes très-diverses, dans les sinus de la base du crâne, et spécialement dans les sinus caverneux.

Cette définition précise exclut, comme étant distinctes de la migraine, des douleurs qu'on a souvent confondues avec elle, tandis qu'elle fait entrer dans l'acception du mot *migraine* d'autres douleurs qui ne sont pas bornées à un seul côté de la tête. C'est qu'en effet, contrairement au sens étymologique et usuel de ce mot, de vraies douleurs de migraine, c'est-à-dire des douleurs dépendant d'une seule et même cause (celle que je signale), et présentant les mêmes caractères, occupent tantôt une partie plus ou moins étendue et plus ou moins circonscrite de la tête, et envahissent tantôt, plus ou moins complètement, les deux côtés de la tête. Il est même de ces douleurs qui, pendant un seul accès, se généralisent et se localisent, se *latéralisent*, si je puis dire alternativement.

Cette définition de la migraine est bonne si la théorie dont elle est l'expression est elle-même l'expression des faits. Or, je ne pense pas qu'aucun fait bien constaté soit réfractaire à cette théorie. Je ne puis, dans une courte lecture, que présenter le résumé de mes recherches sous forme de propositions. Je diviserai ces propositions en deux groupes : 1° celui des faits et des raisonnements sur lesquels s'appuie la théorie que j'annonce ; 2° celui des objections qui lui ont été faites.

PREMIER GROUPE DE FAITS OU PREUVES DE LA THÉORIE.

1° Des trois branches du nerf trijumeau, la branche ophthalmique et ses ramifications sont le siége principal de la migraine. Or, cette branche et ses ramifications sont situées dans la paroi externe du sinus caverneux, à laquelle les unissent des adhérences vasculaires, et y sont séparées du sang renfermé dans ce sinus par une lame très-mince.

2° Néanmoins, les branches maxillaires supérieure et inférieure du trijumeau sont quelquefois le siége de douleurs hémicraniques, surtout lorsqu'un mouvement de la tête en arrière tend à déplacer celles qui occupent le département de l'ophthalmique. Ce mouvement dirige le sang du sinus caverneux dans un plexus veineux que j'ai décrit sous le nom de *sus-pétro-sphénoïdal*, à cause de sa situation, et vers les extrémités antérieures des sinus pétreux supérieur et inférieur. Or, ces deux extrémités de sinus et le plexus sus-pétro-sphénoïdal sont en rapport avec le ganglion de Gasser. La compression occasionnée par le sang veineux est même parfois suffisante en portant sur la portion motrice du nerf trijumeau pour provoquer des mouvements spasmodiques de la mâchoire inférieure, et surtout le serrement involontaire de cette mâchoire contre la supérieure.

3° Des nausées et des vomissements compliquent souvent la migraine. C'est parce qu'alors il y a compression de la huitième paire de nerfs dans le golfe de la veine jugulaire interne ou le long du col. Ne sait-on pas que dans cette dernière région les artères carotides primitive ou interne, le nerf pneumogastrique et la veine jugulaire interne sont dans la même gaîne aponévrotique, et que la veine peut se dilater considérablement? La compression du nerf pneumogastrique doit donc résulter de cette dilatation. Cela est si vrai, que c'est surtout en portant la tête en arrière pendant la migraine que l'on provoque les envies de vomir et les vomissements, bien que ce mouvement soit propre à diminuer l'acuité des douleurs.

4° Pendant la migraine la veine frontale est développée, les yeux ou l'œil du côté malade sont rouges, comme gonflés, douloureux, larmoyants ; quelquefois même la vue est trouble. Cela résulte de l'engorgement de la veine ophthalmique, qui se décharge difficilement dans l'extrémité antérieure du sinus caverneux (1), et de la compression qu'éprouvent vers le tronc du nerf les ramifications non encore dissociées de l'ophthalmique de Willis qui vont à l'œil, à la conjonctive, à la glande lacrymale et aux paupières.

5° Dans la migraine, chaque pulsation de la carotide interne correspond à un élancement de la douleur. C'est parce que la dilatation et le redressement de la carotide interne rétrécissent la cavité destinée au sang veineux dans le sinus caverneux.

6° Les hémorrhagies nasales sont souvent critiques de la migraine; or, les veines des fosses nasales, et plus particulièrement les veines sphéno-palatines, communiquent largement avec les sinus caverneux.

7° On a vu des migraines disparaître quand la menstruation s'établissait pour reparaître à l'âge critique. On comprend qu'un raptus sanguin vers le bassin, diminuant la quantité de sang que la veine cave inférieure conduit dans l'oreillette droite du cœur, laisse plus de place à celui qui vient des sinus dans cette même oreillette en suivant le canal des veines jugulaires et du tronc brachio-céphalique veineux. On comprend aussi que, quand ce raptus cesse, l'engorgement, les *varices* des sinus (qu'on me passe le mot) puissent et doivent reparaître. C'est dans un mécanisme analogue que se trouve l'explication des bons effets des lavements, des vomitifs, etc., contre la migraine. Ces moyens modèrent l'activité du sang qui chemine de bas en haut dans la veine cave infé-

(1) « On a vu des veines de l'extérieur de la tête se rompre dans de violentes céphalalgies. » (Bichat, ANATOMIE GÉNÉRALE, page 176, édition de l'*Encyclopédie des sciences médicales*.)

rieure, en même temps qu'ils en diminuent la quantité. Ils ont aussi fréquemment pour résultat d'améliorer l'état du tube digestif et de le placer ainsi dans des conditions bien favorables à la curation de la migraine.

8° Les hémicraniques, pendant leurs accès, sont enclins à deux actes provoqués en partie par le nerf pneumogastrique, des bâillements et des pandiculations. Eh bien! la physiologie nous démontre : 1° que les premiers de ces actes sont soumis à l'influence de la portion motrice du nerf trijumeau, et les seconds à l'influence de la portion motrice des nerfs vertébraux en rapport à leur passage par les trous de conjugaison, comme nous le dirons plus loin, avec des veines ayant elles-mêmes de larges communications avec les sinus veineux de la base du crâne; 2° qu'ils ont tous les deux pour effet l'introduction dans la poitrine d'une plus grande quantité d'air et de sang veineux. Peut-on dans ce cas méconnaître l'intervention d'un instinct salutaire dont le mécanisme s'opère sous nos yeux?

J'ajouterai aux données fournies par les physiologistes quelques remarques.

D'une part, à l'intérieur du crâne, le sinus caverneux et le plexus que j'ai nommé sus-pétro-sphénoïdal communiquent largement ensemble, d'où résulte un premier réservoir assez large de sang veineux. D'une autre part, à l'extérieur du crâne, les plexus ptérygoïdien, massétérin et alvéolaire communiquent aussi largement entre eux et constituent un second réservoir de sang veineux. Ces deux réservoirs communiquent l'un avec l'autre par des veines qui traversent la fente sphénoïdale, le trou maxillaire supérieur, le trou maxillaire inférieur, le trou sphéno-épineux (c'est la veine méningée moyenne, quelquefois double, qui traverse ce dernier trou), le canal carotidien, et enfin par d'autres veines émissaires, innominées, qui passent par des trous innominés eux-mêmes. Dès que les muscles ptérygoïdiens se contractant impriment des mouvements à la mâchoire inférieure, un vide s'effectue dans le réservoir inférieur et se trouve à l'instant comblé par du sang qui vient du réservoir supérieur et par conséquent du sinus caverneux.

9° Les douleurs de migraine diminuent pendant l'inspiration; elles augmentent pendant l'expiration ou pendant qu'on retient la respiration, c'est-à-dire qu'elles diminuent pendant que le sang veineux arrive vers le cœur et augmentent dans les circonstances opposées.

10° Je sais la réserve avec laquelle il faut accepter les récits des malades, mais ces récits deviennent précieux quand ils s'accordent avec ceux des hommes de l'art. D'un côté, plusieurs malades se plaignent de ce qu'on leur fend la tête *comme avec un coin*, disent-ils. Ce sont les lieux occupés par quelques sutures et plus particulièrement par la suture sagittale qu'ils désignent comme siéges de ces sortes d'*écartements*. D'un autre côté, des médecins ont cité des cas, et j'en ai vu moi-même deux, dans lesquels on sentait une séparation des deux pariétaux au travers du cuir chevelu et du muscle occipito-frontal. D'autres médecins ont constaté, à l'autopsie de personnes qui avaient souffert de migraines, la disjonction des pièces de cette suture et de la suture pétro-occipitale (1). S'agissait-il de sutures qui n'avaient point pu se former à cause de la dilatation des sinus ou bien de bords osseux articulaires qui avaient été résorbés? J'opterais volontiers pour cette dernière explication. Mais, quoi qu'il en soit de leur explication, les faits sont eux-mêmes positifs, concluants; ma théorie basée sur l'engorgement des sinus peut seule s'en accommoder.

(1) « Dans les douleurs invétérées, les sutures s'écartent quelquefois, comme on l'a observé au crâne du savant Pascal après son décès; on a encore des exemples dans Hippocrate, Galien et d'autres auteurs. » (Palfin, ANATOMIE CHIRURGICALE, t. I, p. 40.)

11° Sans entrer dans le détail des différentes positions de la tête qui allégent les douleurs de migraine, je dirai que ce sont celles qui désemplissent les sinus caverneux, tandis que les positions contraires aggravent ces mêmes douleurs. Ainsi, qu'on porte la tête en avant et la douleur sera vive; qu'on la porte en arrière, et qu'on l'y maintienne durant quelques minutes, et la douleur disparaîtra ou tout au moins diminuera. On la combattra plus efficacement encore si, en même temps qu'on porte la tête en arrière, on la dirige du côté douloureux, parce qu'alors le lobe moyen du cerveau cesse de peser sur le sinus caverneux de ce côté. En effet ce sinus, ainsi que tous les autres, se laisse comprimer: j'ai pu m'en assurer sur le cadavre en y faisant mouvoir le sang par de très-légères pressions.

En portant la tête en arrière avec tout le corps, comme, par exemple, quand on s'incline sur un fauteuil, on obtient un soulagement moins prompt et moins complet que quand on l'y porte par un mouvement de bascule ou d'extension qui, de l'aveu de tous les chirurgiens, fait redouter, pendant les opérations qui se pratiquent sur le cou, l'introduction de l'air dans les veines béantes, et surtout par un mouvement combiné d'extension et de rotation. C'est un fait d'observation, et, après l'avoir constaté, j'en ai justifié le résultat par l'épreuve suivante: J'ai enlevé sur la nuque d'un cadavre tous les muscles qui recouvrent les os, et j'ai ainsi mis à découvert les trous mastoïdiens et condyliens postérieurs. Cela fait, j'ai porté la tête de ce cadavre en arrière par un mouvement de totalité du tronc; mais c'est à peine si quelques gouttes de sang se sont écoulées par les trous précités. J'ai ensuite dirigé cette tête en arrière par un mouvement d'extension, et le sang a coulé abondamment par les quatre trous; il a coulé plus abondamment encore, et jusqu'à la déplétion presque complète des sinus latéraux auxquels ces trous aboutissent, lorsqu'enfin j'ai combiné ce mouvement d'extension avec un léger mouvement de rotation.

Quelle que soit l'explication qu'on doive donner de ce phénomène, il n'en demeure pas moins établi, qu'en tenant compte soigneusement de la position, de la direction, de l'inclinaison des sinus, des communications qu'ils ont entre eux et avec les veines extérieures du crâne et de leurs variétés anatomiques, on peut arriver à la détermination précise de positions et de mouvements propres à conjurer souvent, à rendre moins intenses toujours et à faire disparaître quelquefois des accès de migraine. Il ne m'est pas arrivé de manquer de réussir, lorsque j'ai voulu indiquer aux hémicraniques une ou plusieurs positions dans lesquelles ils pussent rester durant un accès sans éprouver de vives douleurs. Il m'a maintes fois paru avantageux de leur faire faire des promenades et exécuter des mouvements saccadés, dont l'influence sur le dégorgement des sinus était manifeste.

Je me contente d'indiquer ces moyens; d'autres développements m'entraîneraient hors de mon sujet actuel dans le domaine de la thérapeutique.

12° Des douleurs semblables à celles de la migraine ont été causées par un engorgement consécutif à des contusions, ou bien par la présence de boutons, de petits furoncles dans les parties voisines des ramifications du nerf ophthalmique. Une simple compression avec la pulpe d'un doigt sur l'une des ramification crâniennes du trijumeau, l'usage d'une coiffure un peu serrée, surtout pendant les chaleurs qui dilatent les tissus, occasionnent des douleurs passagères comme les causes qui les produisent, et semblables aussi à celles de la migraine. Ignore-t-on que la simple congestion dans le coryza de la membrane pituitaire, dont les rapports avec les ramifications du trijumeau sont incontestables, est suffisante pour donner une pseudo-migraine? L'accès de cette pseudo-migraine est plus rebelle que les accès de migraine ordinaire, parce qu'on ne peut pas en enlever immédiatement la cause; mais, comme cette cause est passagère ou plutôt accidentelle, l'espèce de migraine, fort modérée d'ailleurs, qui en résulte ne se reproduit pas souvent.

13° Je me suis deux fois donné la migraine par la compression établie contre la colonne vertébrale des deux veines jugulaires internes ; une autre fois, je me la suis donnée en pressant entre deux doigts une seule de ces veines. Ces migraines artificielles n'ont pu résister longtemps aux moyens gymnastiques précédemment indiqués. La migraine n'a souvent d'autre cause qu'une cravate un peu serrée. Ces faits s'expliquent d'eux-mêmes dans la théorie de la migraine considérée comme dépendant de l'engorgement des sinus.

14° Les fatigues intellectuelles, les travaux de cabinet, surtout pendant qu'on digère ; les émotions vives, profondes ; la respiration d'un air chargé d'acide carbonique, etc., provoquent l'apparition de la migraine. Toutes ces circonstances ne sont-elles pas cause d'accumulation dans la tête de sang veineux?

15° Les vieillards sont généralement exempts de migraine ; c'est parce que chez eux les sinus de la base du crâne, et en particulier les sinus caverneux, pétreux inférieur, circulaire et transverse de la selle turcique et transverse de la gouttière basilaire, sont énormément développés : il en résulte que le sang ne s'y trouve jamais à l'étroit. Les parois de ces sinus sont en outre, chez les vieillards, endurcies et parfois ossifiées. Le nerf trijumeau et sa branche ophthalmique, d'ailleurs moins sensibles à cet âge, se trouvent plus efficacement protégés.

16° La migraine a de la prédilection pour le côté gauche de la tête. C'est effectivement ce côté qui est plus susceptible de manquer de débouchés pour le sang veineux ; car les sinus latéral et pétreux inférieur et la veine jugulaire interne du côté droit sont souvent plus développés que les mêmes parties du côté opposé. Les trous condylien postérieur et mastoïdien manquent souvent à gauche, ou sont moins grands qu'à droite. Il arrive fréquemment aussi que tout le sang qui coule dans le sinus longitudinal supérieur va se jeter dans le sinus latéral droit et en précipiter la circulation. D'ailleurs, la veine jugulaire interne droite est continuée en ligne presque droite par le tronc brachio-céphalique veineux et la veine cave supérieure. Il n'en est pas ainsi du côté gauche. C'est une garantie de plus en faveur de la circulation veineuse du côté droit.

Cette prédilection de la migraine pour le côté gauche n'est pas générale, puisque même il arrive quelquefois que cette maladie sévit plus contre le côté droit. Mais on sait que les différences anatomiques que je viens de signaler entre les deux côtés de la tête peuvent manquer ou bien être transposées, de façon que ce soit du côté gauche que se trouvent les conditions plus complètes de circulation veineuse.

17° Il y a dans la migraine un contraste frappant entre l'intensité de la douleur et le peu de gravité du pronostic. Ce contraste s'explique aisément dans la théorie que je donne ; une compression bien faible, et par conséquent sans danger, est suffisante pour mettre en jeu la sensibilité de nerfs qui sont éminemment sensibles (1).

DEUXIÈME GROUPE DE FAITS OU OBJECTIONS A LA THÉORIE.

1° Les nerfs moteur oculaire commun et pathétique sont dans la paroi externe du sinus caverneux avec l'ophthalmique de Willis. Pourquoi, dans toutes

(1) Un anatomiste dont personne ne contestera la sévère exactitude, M. Blandin, a observé que les prétendues glandes de Pacchioni abondent dans les sinus crâniens des personnes qui ont souffert de migraines. Ces granulations sont-elles *cause* ou *effet*, ou bien sont-elles indifférentes et accidentelles? Dans la première supposition, c'est-à-dire si elles sont *causes*, elles doivent plonger dans l'intérieur des sinus et gêner la circulation.

les migraines, leur compression ne provoque-t-elle pas des mouvements involontaires de la part des muscles qu'ils animent? — Réponse : On l'a vu quelquefois, mais bien rarement, parce que la plus légère compression exercée sur un nerf sensible suffit pour y faire naître de la douleur, tandis qu'une compression même assez forte sur un nerf moteur n'est pas suffisante pour agiter les muscles qui reçoivent leurs ramifications de ce nerf. La pression du nerf cubital ou du nerf médian fait naître des douleurs, mais non pas des spasmes, à moins que la volonté ne perde son empire. On sait que la sensibilité est involontaire, et que le mouvement de la vie animale ne l'est pas.

2° On a vu des migraines qui étaient entretenues par des dents cariées, et qui cessaient après l'avulsion de ces dents. — Réponse : C'est que la douleur est un élément d'irritation qui, dans l'espèce, est souvent cause de fluxions. Les douleurs, surtout celles de ce genre, provoquent en outre des insomnies, causes, à leur tour, de congestions vers la tête. Souvent du reste les douleurs qu'occasionnent les dents cariées ressemblent aux douleurs de migraine sans leur être identiques. Le diagnostic de la migraine, telle que je l'ai définie, présente quelquefois des difficultés.

3° Souvent, pendant la migraine, on éprouve des bourdonnements d'oreille, des susceptibilités ou des faiblesses d'ouïe. — Réponse : Cela s'explique par les rapports du ganglion de Gasser avec le plexus sus-pétro-sphénoïdal ; par les rapports des nerfs auditif et facial avec le sinus pétreux inférieur et surtout par les rapports du glosso-pharyngien qui envoie des ramifications à la trompe d'Eustache, et à l'oreille moyenne avec le golfe de la veine jugulaire interne. Je dirai, en outre, 1° que la partie mastoïdienne du temporal est criblée de trous dont les uns aboutissent aux cellules mastoïdiennes, et dont les autres, en moins grand nombre, conduisent dans le sinus latéral; 2° qu'il existe, entre la face supérieure du rocher et la portion écailleuse du temporal, des trous livrant passage à des veines tributaires du même sinus; 3° que les conduits nommés aqueduc du vestibule et aqueduc du limaçon sont parcourus par deux veines aboutissant au golfe de la veine jugulaire interne ou très-près du golfe de cette veine dans le sinus latéral. La circulation tympanique est donc étroitement liée à celle des sinus latéraux et de la veine jugulaire interne. Les rapports du facial avec le sinus pétreux inférieur rendraient compte aussi de contractions involontaires des muscles de la face, dont quelques auteurs ont parlé.

4° On éprouve quelquefois, durant la migraine, des douleurs dans le département du grand nerf occipital et même tout le long du col et de la première moitié du membre supérieur. — Réponse : De grosses veines passent par les trous de conjugaisons cervicaux, remplissent ces trous conjointement avec les nerfs cervicaux, et ont des communications avec les sinus de la base du crâne. Pourquoi leurs rapports avec les parties sensibles des nerfs vertébraux ne donneraient-ils pas la clef de phénomènes identiques à ceux qui s'expliquent sans effort par les rapports des sinus avec les parties sensibles des nerfs crâniens? Et d'ailleurs les anostomoses nerveuses ne doivent-elles compter pour rien dans l'explication de la propagation des douleurs?

5° Puisque tout le tronc du trijumeau ou au moins de l'ophthalmique est comprimé, comment se fait-il que la douleur ne se propage pas suivant toute l'étendue des ramifications du nerf comprimé? — Réponse : Il pourrait se faire, à la rigueur, que la compression ne portât que sur les filaments nerveux non encore isolés du tronc, qui vont se distribuer à la partie douloureuse; mais d'ailleurs des faits semblables, et tout aussi inexplicables quand il s'agit d'autres maladies, abondent dans les archives de la science. Par exemple, toute la plèvre est enflammée, et il se manifeste un seul point pleurétique. La moelle épinière est malade profondément et dans une grande étendue, et pourtant la douleur se localise dans une partie d'un membre.

6° La migraine est souvent un symptôme des difficultés de digestion. — Réponse : Je pense que cela a lieu dans la majorité des cas. Mais n'admet-on pas que de mauvais aliments déposés dans l'estomac, ou que de bons aliments déposés dans un estomac malade y déterminent une stimulation anormale? Il s'ensuit un travail incomplet, d'où résulte un chyle de mauvaise nature. Or le chyle se convertit en sang. Eh bien, n'est-ce point assez d'une stimulation incomplète de l'estomac et par suite des autres organes ou d'un sang de mauvaise qualité pour frapper la circulation de langueur, et si c'est vers les sinus du crâne que cette circulation languit, pour produire la migraine? Si donc les personnes qui sont sujettes aux dérangements d'estomac ne sont point toutes sujettes à la migraine, c'est parce que chacun a ses prédispositions morbides. Ce qui chez l'un peut être cause de migraine, peut être, chez l'autre, cause d'un mal différent. Je suis donc bien loin de méconnaître les relations de la migraine avec les souffrances de l'estomac. Je ne les nie pas plus que je n'ai nié les relations de la migraine avec la susceptibilité nerveuse des individus ; je sais même que parfois la migraine éclate immédiatement ou presque immédiatement après l'ingestion d'aliments dans l'estomac; mais je ne voudrais pas affirmer que dans maintes circonstances la migraine et l'embarras gastrique ne fussent pas sous l'influence d'une même cause, et par conséquent sans rapport de causalité entre eux.

7° L'emploi à l'intérieur d'infusions de café ou d'autres excitants a chassé ou tout au moins conjuré des accès de migraine. — Réponse : C'est que ces excitants ont donné à l'estomac, et plus particulièrement aux organes circulatoires, l'activité qui leur manquait. Une congestion artérielle aurait été augmentée par eux; une congestion veineuse devait être diminuée. Les rapports des artères vertébrales, et surtout carotides avec les grands réservoirs veineux de la tête et du col, montrent au surplus combien la circulation de ces artères, accélérée par les excitants, doit réagir sur la circulation veineuse.

8° De bons aliments pris modérément et bien mâchés ont fait cesser des accès de migraine. — Réponse : C'est pour la même raison, et en outre parce que, comme je l'ai dit, les mouvements de la mâchoire inférieure produisent un vide dans le plexus veineux ptérygoïdien, vide à l'instant comblé par du sang qui vient du sinus caverneux.

9° Des narcotiques ont, dit-on, guéri des accès de migraine. — Réponse : Je croirais plutôt qu'ils ont dû soulager les douleurs en frappant les nerfs de stupeur. Ils ont dû agir sur l'effet sans modifier favorablement la cause, à moins qu'ils n'aient pu déplacer la congestion existante. Je n'ai, du reste, pas dit que tout engorgement des sinus était accompagné ou suivi de migraine; mais j'ai dit que la migraine est sous la dépendance de l'engorgement des sinus. Ce n'est pas nier l'existence dans les nerfs d'un certain état prédisposant qui pourrait être modifié par l'action des médicaments. Au surplus, les narcotiques donnent plus sûrement la migraine qu'ils ne l'enlèvent.

10° Il est des migraines qui passent d'un côté à l'autre du crâne ou de la partie antérieure à la partie postérieure de cette région, etc. — Réponse : Beaucoup d'autres espèces de douleurs sont sujettes à ces sortes de migrations, sans qu'on sache pourquoi. Ici, au contraire, les communications des sinus d'avant en arrière et d'un côté à l'autre ne laissent aucun doute sur l'explication qu'il convient de donner de la plupart des migraines erratiques. Ces migraines sont, en général, peu tenaces, parce que le déplacement facile du sang des sinus, quelle qu'en soit la cause, régularise la circulation veineuse intra-crânienne et en assure l'intégrité.

11° Le lendemain de la migraine on se sent mieux, et à l'abri du mal pour quelque temps. — Réponse : Il n'en est pas toujours ainsi ; mais d'ailleurs cela s'explique par le repos forcé et salutaire auquel se sont trouvés condamnés les organes du souffrant.

CONCLUSIONS.

1° L'idée de migraine implique celle de compression très-modérée d'un nerf sensible et du trijumeau en particulier.

2° Les agents de cette compression sont quelques réservoirs veineux gorgés de sang, et bien plus particulièrement les sinus caverneux (1).

3° Le traitement de la migraine doit donc avoir pour objet : *A*. De prévenir cette compression ; cette partie du traitement constitue la prophylaxie de la migraine ; elle emprunte à l'hygiène générale ses moyens d'action. *B*. D'en pallier les effets par des mouvements, des positions de la tête, etc. Cette partie du traitement constitue le traitement palliatif de la migraine ; elle emprunte donc à la gymnastique ses moyens d'action. *C*. De faire disparaître ces effets. On obtient ce résultat par le concours de moyens gymnastiques et de substances médicamenteuses stimulantes, évacuantes et révulsives.

4° Mais dans aucun de ces trois points de vue on ne doit négliger la cause de l'accumulation du sang dans les grands réservoirs veineux de la base du crâne.

(1) Il y a probablement, dans certains cas, une véritable congestion des troncs du trijumeau.

II

LE CHOLÉRA.

LE CHOLÉRA ET SON TRAITEMENT.

Les idées scientifiques, comme les fruits, ont besoin de temps pour mûrir. Il y a cependant des circonstances imprévues dans lesquelles nous sommes amenés à les expérimenter avant qu'elles ne soient arrivées à parfaite maturité. C'est ainsi que j'ai été conduit à vous écrire cet essai sur le choléra et sur son traitement (1).

Je suis un de ceux qui pensent que la théorie et la pratique sont placées aux deux extrémités d'une courte chaîne, et que les progrès de l'une marchent avec ceux de l'autre. Faibles quand elles sont isolées, elles deviennent puissantes dès qu'elles sont réunies, et c'est par elles deux que nous aurons un jour ou l'autre l'explication de phénomènes qui paraissent maintenant étranges et incompréhensibles. Cette indissoluble union de la pratique et de la théorie exige que j'entre dans quelques considérations théoriques avant d'aborder la question pratique du traitement du choléra.

L'étiologie du choléra est sans doute très-obscure, mais si nous étions obligés de choisir parmi les différentes explications qui ont été données de sa nature et de son mode de propagation, je crois que j'inclinerais du côté des partisans des miasmes organiques quoique, en réalité, mes idées ne soient pas en parfait accord avec aucune des opinions qui ont été exprimées. Pour justifier la préférence que je donne à l'hypothèse des miasmes organiques comme la cause du choléra, je ferai remarquer :

1° Que ces miasmes ont une évolution ; — 2° qu'ils mettent un certain temps à passer d'une place à une autre; — 3° qu'ils sont susceptibles d'acclimatation ; — 4° qu'ils changent de propriétés en passant d'un état à un autre; — 5° que l'humidité, et principalement la chaleur humide sont des conditions très-favorables à leur développement ; — 6° qu'ils marchent parfois contre le vent, traversent les mers, suivent les voies ouvertes par la civilisation, évitant un lieu à un moment et le visitant à un autre, et fuyant d'habitude les endroits qui sont élevés ou entourés de forêts ; — 7° qu'ils ne sont pas contagieux, mais qu'ils peuvent se communiquer ; — 8° qu'ils se trouvent dans des endroits où abondent des matières impures produites par la transpiration, la respiration et les *éliminations* organiques de toutes sortes.

Ces considérations et plusieurs autres que l'espace m'empêche d'indiquer, bien qu'étant toutes en concordance avec l'idée de miasmes organiques comme cause première du choléra, m'ont conduit à croire que c'est à cette source que nous devons chercher le germe des véritables principes de la prophylaxie, ou du traitement préventif du choléra.

Un fait important, au point de vue pratique, c'est que le choléra n'est pas semblable aux maladies qui lui ont été comparées; il a une intensité qui est en proportion de la quantité, et peut-être de la qualité du virus qui l'a produit.

(1) Cette notice, adressée, sous forme de lettre, à M. Frederic Bateman, membre du Collége royal des Chirurgiens de Londres, a été publiée en Angleterre, en 1849, sous ce titre : CHOLERA AND ITS TREATMENT, a short essay by Dr Auzias-Turenne of Paris, translated by Frederic Bateman, M. R. C. S. Lond., and member of the Faculty of Paris. La reproduction en français, d'après l'opuscule anglais, a été publiée à Paris en 1865.

On ne peut pas le comparer avec le virus de la variole, dont la quantité est presque indifférente, tandis que la qualité doit être prise en grande considération.

Le virus de la variole est bon ou mauvais, la plus petite quantité peut produire une maladie aussi complète que possible, dont les progrès ne peuvent être arrêtés, et qui ne saurait se répéter sur un même individu qu'après un espace de temps très-considérable.

Il n'en est pas ainsi du choléra ; la quantité et peut-être la qualité des miasmes qui le produisent ont une action marquée sur la manifestation de la maladie, dont l'action peut être arrêtée, ou est susceptible de se reproduire sur le même individu, sous l'influence des mêmes miasmes. De sorte qu'avant de chercher la *vaccine* du choléra, il est plus urgent d'en chercher le *sulfate de quinine.*

En ce qui regarde le traitement du choléra, j'ai obtenu de grands succès de l'usage de liquides donnés à larges doses, et administrés de toutes les manières possibles, mais spécialement par la bouche. J'expliquerai comment je comprends ce succès, et je dois ajouter que ce traitement n'est pas nouveau. Il a été recommandé par M. Castel, dans les discussions académiques ; c'était celui de Sydenham. M. Blatin a montré de remarquables exemples de son succès pendant l'épidémie de 1832, et M. Piorry a donné des injections par le canal de l'urèthre, et a doté la science du mot *hypohydrohémie*, qui indique et les souffrances du malade, et ce qui doit être fait pour étancher le feu qui dévore ses entrailles.

Je fais boire au malade une grande quantité d'eau à la température ordinaire ; je préfère que cette eau soit sucrée, et additionnée d'un peu de vin. Dans l'état *bleu*, je donne même un quart de vin mélangé avec trois parties d'eau. Le point essentiel est que le malade soit saturé de boisson ; de même des lavements d'eau tiède doivent être fréquemment administrés. La nature et la température du liquide sont indifférents, pourvu qu'une grande quantité en soit absorbée ; et c'est pour cette raison que je consulte le goût du malade.

Je procède comme il suit, suivant que je suis appelé lors des premiers symptômes, à la période du choléra confirmé, ou dans l'état *bleu.*

I. — Dans le premier cas nous avons affaire à la diarrhée, quelquefois séreuse ou bilieuse, quelquefois sans caractère défini, souvent accompagnée de nausées. Si la constitution est faible et épuisée, si la diarrhée est abondante et persistante, alors un cercle bleu entoure les orbites et les sourcils, et le malade se plaint de faiblesse des membres ; déjà le sang est privé de ses principaux éléments, et la seconde période se déclare rapidement. L'évacuation de l'urine, déjà rare, est entièrement supprimée.

Dans cette première période, je commence par administrer un copieux lavement d'eau tiède pour laver l'intestin, le malade le rend immédiatement. Je donne alors un petit lavement contenant une assez grande quantité de laudanum ; celui-ci est généralement gardé. Les lavements opiacés seront plusieurs fois répétés, selon l'aspect plus ou moins menaçant des symptômes prémonitoires. En général deux ou trois suffiront. Une solution d'eau amidonnée ou d'eau de riz peut être substituée à l'eau pure. Du laudanum peut aussi être donné par la bouche, dans de l'eau tiède, avec addition de trois à quatre grains de sulfate de quinine. Je donne aussi deux ou trois gouttes de laudanum, avec de l'eau sucrée, à la dose d'un verre chaque 10 minutes ou de l'eau avec un peu de vin, ou encore de l'eau de Seltz. Après quelques heures de ce traitement, quand le patient a bu cinq ou six verres de liquide, la scène change, la diarrhée cesse, et une abondante évacuation par l'urèthre et par les pores de la peau est la dernière crise de la maladie.

L'aération est d'une très-grande importance pour faciliter le traitement. Quelle que soit la température et l'état du malade, les fenêtres doivent être ouvertes jour et nuit.

Le malade, ou pour mieux dire le convalescent, peut prendre une nourriture légère, telle que bouillon, lait, et bientôt après des aliments substantiels. Il a échappé à ce qui serait devenu le choléra confirmé.

II. — Les symptômes prémonitoires persistent, et la période de choléra confirmé est arrivée. Les évacuations sont séreuses comme de l'eau de riz, abondantes, involontaires, sans douleurs; il y a des nausées, des vomissements caractéristiques, des crampes, et suppression de l'urine et de la transpiration.

Le même traitement que celui de la première période doit être adopté ici, mais plus énergique. Si les lavements opiacés ne sont pas retenus, ou n'ont pas de résultats, je les supprime et leur substitue de grands lavements d'eau tiède répétés chaque quart d'heure; ils sont rendus aussitôt que pris. J'insiste en même temps pour faire boire beaucoup, un verre plein, par exemple, toutes les dix minutes. J'ai vu des malades boire dix verres en quelques heures, et évacuer jusqu'à vingt fois et même plus souvent dans un jour. Généralement plusieurs verres sont pris sans provoquer de vomissements, jusqu'à ce que l'estomac soit plein. Quand le malade est fatigué d'un trop grand poids sur l'épigastre, il en est soulagé par d'abondants vomissements. Après quelques heures, quelquefois une journée, rarement plus longtemps, tous les symptômes sont plus faibles ou ont disparu. Les crampes cessent d'abord; l'urine, dont la présence est prouvée par la percussion, est évacuée. L'évacuation de l'urine peut être facilitée par le cathétérisme, bien avant qu'elle ne soit expulsée par les contractions de la vessie qui participe pendant plusieurs jours de l'atonie de tout le système. La convalescence se fait rapidement.

III. — La période *bleue* est déclarée; les pulsations du pouls sont imperceptibles, la voix est altérée, les évacuations supprimées, la mort est imminente. Ce n'est pas le moment d'appliquer les sinapismes, les bouteilles d'eau chaude ou la chaleur sous une autre forme; tout cela est sans résultat, parce qu'un sang figé ne peut circuler. Je donne toutes les cinq minutes un verre de liquide; celui que je préfère est composé de deux tiers d'eau sucrée et d'un tiers de vin. Le malade le boit avec avidité, car il est brûlé, dévoré de soif. Une réaction favorable ou la mort arrive au bout de quelques heures. Quand la réaction se déclare, c'est une véritable et entière réaction, sans symptômes typhoïdes et sans méningo-encéphalite. Quel organe s'enflammerait? Ils ont tous été préservés de l'inflammation par les ablutions auxquelles ils ont été soumis. La faiblesse et le manque d'action de quelques organes est remarquable; la vessie est pleine d'urine sans que le malade soit en état d'uriner; aussi de fréquents cathétérismes sont nécessaires. Tout ce que j'indique est le résultat de nombreuses observations que je n'ai pas le temps de classer et de relater.

IV. — J'ai déjà exprimé ma confiance dans l'union de la théorie et de la pratique, et en fait, c'est par elles deux que j'ai été conduit à ce traitement. J'ai déjà parlé de Sydenham, de Blatin, de Piorry, etc., et j'ai souvent entendu parler de personnes qui, attaquées du choléra et se trouvant seules, furent conduites, par un instinct salutaire, à boire incessamment jusqu'à ce qu'elles fussent guéries.

L'expérience prouve que l'action des miasmes cholériques ressemble beaucoup à celle d'un empoisonnement. Maintenant quel est le traitement d'un empoisonnement? 1° c'est de décomposer le poison, et, si nous le pouvons, de l'éliminer; — 2° de traiter les désordres organiques produits par son action.

Jusqu'à présent nous ne connaissons pas le *contre-poison* des miasmes cholériques; nous devons chercher à les éliminer en donnant des liquides de toutes les manières possibles. Les désordres organiques sont, aussi bien qu'une réaction violente, prévenus par l'action sédative et antiphlogistique de l'eau.

Quand l'urine est lente à paraître, vers la fin de la maladie, j'ai souvent excité sa sécrétion en appliquant des sinapismes ou des vésicatoires dans la région des reins. Pour obtenir le même résultat, j'ai fait usage avec succès d'injections d'une petite quantité d'eau tiède, ou d'eau tiède alcoolisée, faites dans la vessie, sans causer la moindre *cystite.* Ces injections, en excitant les reins à sécréter l'urine, produisent sur la vessie le même effet que les excitants sur l'estomac; ils provoquent la sécrétion de la bile, de même que le poivre pris par la bouche excite la sécrétion de la salive. Aussi, pour résumer, il faut donner des liquides, ensuite nourrir graduellement avec du bouillon léger et du lait pris en grande quantité, et passer enfin à une alimentation plus substantielle; je recommande surtout de faire prendre beaucoup de lait froid dès que le malade se trouve mieux.

Je sais qu'en Angleterre le mercure est à l'ordre du jour; si je n'avais pas adopté un traitement que je crois bon, j'essaierais des frictions mercurielles sur l'abdomen: certaines analogies me portent à croire que l'usage de ces frictions amènerait de bons résultats. En terminant je dois dire que je n'ai pas l'intention de prohiber tous les autres moyens dont on s'est servi pour combattre le choléra, ils peuvent être bons dans certaines circonstances; mais j'ai une ferme confiance dans mon traitement quand je vois la transpiration devenir normale, les selles changer de nature et devenir imprégnées de bile, et l'urine, arc-en-ciel de la santé, apparaître à l'horizon.

EXTRAIT D'UNE LETTRE ADRESSÉE A M. F. BATEMAN, LE 17 DÉCEMBRE 1865.

« Il y a dans notre opuscule de 1849 une partie théorique et une partie pratique. Mes idées théoriques se sont un peu modifiées, développées, mais non changées. Ce que je pense aujourd'hui n'implique rien de contradictoire avec ce que je pensais en 1849. La preuve, c'est qu'une traduction de votre brochure et une publication de cette traduction à Paris, dont je vous envoie un exemplaire, ne m'a pas du tout contrarié.

Ma pratique est restée la même. Sept succès sur huit cas, dont le cas malheureux tient à une erreur de diagnostic. Tel est le bilan de ma pratique du dernier choléra qui dure encore et se ravivera sans doute au printemps.

Avez-vous encore le manuscrit de ma lettre? Il vaudrait mieux en France qu'une traduction de la vôtre, à laquelle je n'ai pas pu d'ailleurs mettre la main, ignorant l'anglais.

Si vous pouviez me faire parvenir ce manuscrit, je vous le rendrais exactement, je pourrais y joindre quelque addition sous forme de lettre au traducteur français, et vous renvoyer le tout imprimé à Paris; vous n'auriez qu'à traduire le supplément. »

CONJECTURES SUR LE CHOLÉRA.

La cause du choléra est un principe vivant qui s'entretient dans l'Inde dont il parait originaire. Personne ne lui ayant donné de nom je l'appellerai *cholérin.*

Le cholérin est organisé car il se reproduit. — Le cholérin se reproduit car il a la même intensité à Paris, à Pétersbourg, et à New-York, qu'à Calcutta. — Le cholérin ne se reproduit pas entièrement dans le corps de l'homme, comme font le principe de la variole et celui de la syphilis, par exemple; il ne se reproduit pas non plus entièrement dans les *circumfusa :* il lui faut ces deux éléments pour se développer.

Le cholérin ne sort des sujets cholériques qu'à l'état *virtuel*, et ne peut pas, par conséquent, exercer immédiatement son action.

Les animaux sont susceptibles, quoique à un moindre degré que l'homme, d'avoir le choléra; mais on ne peut pas le leur donner artificiellement; on peut toutefois les placer, comme l'homme, dans des conditions favorables au développement de la maladie. Les singes sont friands des déjections cholériques, ils peuvent s'en nourir impunément; les lavements de ces matières ne leur font aucun mal.

On peut, sans danger, donner aux cholériques toute espèce de soins, coucher avec eux, respirer leur haleine, etc., etc., à la faveur d'une ventilation abondante. — Les cadavres de cholériques n'exhalent pas de *cholérin;* c'est pourquoi les anatomistes ont pu continuer impunément leurs travaux pendant les épidémies de choléra.

L'évolution du cholérin est favorisée par l'accumulation des hommes, le défaut de ventilation et le concours de la chaleur et de l'humidité. C'est pourquoi les épidémies de choléra s'amortissent pendant l'hiver à l'exception des pays où l'on chauffe beaucoup les appartements. Les écuries, les vacheries et les étables favorisent le développement du cholérin; c'est par suite d'une erreur d'hygiène publique que ces établissements ne sont pas placés parmi les établissements insalubres ; c'est tout au plus si leurs émanations moites et désoxygénées peuvent convenir aux poumons désorganisés de quelques phthisiques mourants.

Quand le choléra vient de sévir dans un lieu, sur une masse d'hommes, il s'éteint faute d'aliments.

Il est très-fréquent que dans deux épidémies différentes, — ou dans des temps différents de la même épidémie, le choléra sévisse presque exclusivement sur des pays différents, ou sur des localités différentes du même pays.

Les *circumfusa* et les hommes sont donc dans un autre état après l'épidémie qu'avant. On peut appeler cet état *cholérisation.* La cholérisation est complète quand le choléra ne peut plus se développer dans un lieu ou dans une masse d'hommes.

Le cholérin agit dans la production du choléra en raison de sa qualité ou en raison de sa quantité.

Le cholérin peut séjourner longtemps dans les *circumfusa*, — dans une salle d'hôpital, par exemple, sans se développer.

Quand le choléra envahit un petit pays, un village, qui a peu de communications avec les pays voisins, un certain nombre d'habitants de ce pays ont le choléra; les autres sont cholérisés sans avoir la maladie en apparence et le choléra s'éteint. Il en est de même d'une salle d'hôpital dont on ne renouvelle pas les malades; ceux-ci sont bientôt cholérisés, soit qu'ils aient la maladie, soit qu'ils ne présentent aucun phénomène apparent.

L'atmosphère et les *circumfusa* d'un lieu subissent, sous ce rapport, les mêmes modifications que les habitants.

Le choléra disparaît d'autant plus vite d'un pays qu'il y a moins de mouvements d'hommes dans ce pays.

Au début d'une épidémie les grands mouvements de l'atmosphère sont favorables ; — mais vers la fin d'une épidémie ces grands mouvements ravivent la maladie en lui donnant un aliment.

Le cholérin peut ainsi se *fortifier* par les grands mouvements d'hommes et d'atmosphère dans un pays, et par suite avoir encore prise sur les habitants de ce pays qui étaient parvenus à un certain degré d'immunité.

On pourrait entretenir longtemps le choléra dans un lieu par le renouvellement des masses d'hommes, surtout si les mouvements de l'atmosphère agissaient dans le même sens.

Les hommes et l'atmosphère provenant d'un lieu infecté n'auraient pas la moindre influence sur la continuation de la maladie.

Le cholérin agit à la fois comme un poison et comme un virus.

L'hygiène générale qui maintient le bien-être et favorise la calorification et les sécrétions est une bonne égide contre le choléra. Pendant le règne du choléra le corps doit être tenu chaudement; les appartements doivent être secs, frais et bien ventilés.

Le cholérin ne franchit pas de bien grandes distances dans une atmosphère inhabitée; on pourrait donc, théoriquement du moins, éteindre le choléra dans un pays par deux cordons sanitaires concentriques dont la zone intermédiaire serait inhabitée.

Quand deux épidémies se suivent dans un pays, à intervalles très-rapprochés, il n'est pas rare que la seconde commence par les lieux mêmes (salles, maisons, quartiers) où elle avait sévi et où étaient restés quelques germes de cholérin ; — mais bientôt elle abandonne ces mêmes lieux auxquels il reste encore plus ou moins de cholérisme, pour sévir aux endroits qu'elle avait primitivement épargnés.

Il n'y a pas de cholérine distincte du choléra ; voici, en effet, la filiation des manifestations cholériques: le sang décomposé se dépouille par les évacuations, et spécialement par les selles, de ses matières séreuses et albumineuses. De là résulte la cyanose ainsi que les crampes qui sont des contractions instinctivement protectrices de la circulation.

Il n'y a pas de diarrhée prodromique puisque la cholérine est un choléra faible ou un choléra commençant; — mais en arrêtant la diarrhée de début, on peut arrêter le choléra ; cette diarrhée est souvent, au contraire, précédée d'une constipation prodromique.

Cette diarrhée cède très-bien aux lavements d'eau albumineuse opiacés donnés *immédiatement* après chaque selle, quelque multipliées qu'elles soient; on peut y joindre d'autres moyens appropriés et suivre les indications ordinaires.

Il faut donner en même temps une grande quantité de boissons aqueuses; que ces boissons soient vomies ou rendues par les selles, il s'en absorbe toujours une très-grande quantité qui répare les pertes aqueuses du sang et prévient les crampes, la cyanose et les phénomènes de réaction, en même temps qu'elle provoque le retour des urines.

Les épidémies de choléra se multiplieront avec le temps et diminueront d'intensité. La maladie finira par devenir endémique, ou chronique avec des exacerbations.

Les guerres, les voyages, le commerce, et les grands événements généralisent et atténuent le choléra; l'humanité bénéficiera, — dans l'avenir, — des souffrances du présent.

III

LA TUMEUR ET LA FISTULE LACRYMALES.

COMMUNICATION FAITE A LA SOCIÉTÉ MÉDICALE DU PANTHÉON LE 9 MARS 1859.

Messieurs, je prends la parole dans cette discussion par respect pour la Société et par déférence pour M. Coursserant, qui m'a plusieurs fois sollicité de le faire. Je n'ai d'ailleurs eu cela qu'à suivre l'exemple de notre honorable Confrère, mon savant ami M. Béraud, bien plus autorisé que moi dans cette matière, et qui ne me paraît pas avoir connu le texte de la note que j'ai communiquée à la Société de chirurgie sur l'anatomie pathologique d'un cas de tumeur lacrymale double. J'ai du reste à cœur de provoquer de la part de M. Coursserant la communication des réflexions importantes qu'il vous a plusieurs fois annoncées. Ce n'est donc pas directement, mais à titre de cause purement occasionnelle, que je vous aurai révélé d'excellentes choses.

Il appartient à M. Béraud de vous renseigner complètement sur l'anatomie normale, sur l'anatomie pathologique, — je vous dirai pourtant quelques mots d'anatomie pathologique à propos d'étiologie, — et sur la symptomatologie de la tumeur lacrymale.

Je laisse à M. Coursserant le soin de s'acquitter envers vous et avec son habileté ordinaire du rôle qu'il s'est assigné lui-même.

Je vous parlerai, pour mon compte, de l'étiologie et du traitement de la tumeur lacrymale, après avoir dit quelques mots sur la définition du sujet.

M. Béraud ne donne aucune définition de la tumeur lacrymale. Voici celle de la dernière édition du DICTIONNAIRE DE NYSTEN : « Une tumeur qui résulte de la distension du sac lacrymal par les larmes, soit pures, soit mêlées de mucosités ou de matières purulentes. »

Cette définition n'embrasse pas toutes les espèces de tumeur lacrymale. Des quatre espèces admises par M. Béraud notamment (p. 34 de son Mémoire), elle ne s'applique qu'à la troisième.

Je proposerai une définition plus large, mais aussi, l'avouerai-je sans peine, un peu moins précise. Cette définition exigera donc des définitions secondaires, ou, pour mieux dire, se complétera par une classification (dont je vais avoir l'honneur de vous parler tout à l'heure) des différentes espèces de tumeurs lacrymales.

Je commencerai par la définition du mot TUMEUR. Je désigne par lui *une éminence organique anormale et circonscrite.* Quant à la TUMEUR LACRYMALE elle-même, c'est pour moi *une tumeur développée dans l'intérieur ou dans les parois du sac lacrymal.* Cette définition embrasse tous les cas ; elle n'exclut pas plus les quatre espèces de M. Béraud que les espèces inflammatoire et diathésiques (je fais ici allusion aux espèces que j'admets) dont je vais vous entretenir à l'instant et un instant à propos d'étiologie. Ainsi pourra-t-on dire, au point de vue de ma classification : TUMEUR LACRYMALE *inflammatoire*, soit qu'il s'agisse d'une inflammation directe du sac ou d'une de ses parties, soit qu'il s'agisse de l'extension au sac d'une phlogose de la conjonctive ou de la membrane de Schneider. On pourra dire aussi : TUMEUR LACRYMALE *varioleuse*, *véroleuse* ou *syphilitique*, *scrofuleuse*, etc.

Voyons l'étiologie : la tumeur lacrymale forme deux groupes au point de vue étiologique, c'est-à-dire qu'elle est *inflammatoire* ou *diathésique*. Il est possible que le sac s'enflamme directement, primitivement, sans inflammation préalable de la conjonctive ou de la muqueuse nasale; mais cela n'est pas démontré. On ne saurait, au contraire, contester l'existence d'inflammations du sac, de *dacryocystites* consécutives à la phlogose des muqueuses limitrophes que je viens de citer.

Là n'est pas, selon moi, la cause la plus fréquente des tumeurs lacrymales. Elle se trouve dans les états généraux, constitutionnels de l'organisme.

Les maladies virulentes aiguës, telles que la variole et la rougeole, peuvent, au récit de Hunter, être suivies de tumeurs lacrymales. Ces maladies jouent-elles alors le rôle de causes prédisposantes, de causes excitantes ou de causes déterminantes? La tumeur lacrymale elle-même joue-t-elle celui d'affection relativement à ces maladies, ou, pour mieux dire, relativement à un état constitutionnel laissé par ces maladies? La solution de ces questions est si éloignée de nous qu'il n'est pas même possible de les poser nettement (1).

Les diathèses, les maladies constitutionnelles chroniques ont une bien plus grande importance au point de vue qui nous occupe.

Les tumeurs lacrymales d'origine scrofuleuse sont connues des auteurs et spécialement indiquées par M. Bazin dans ses savantes leçons sur la scrofule.

Les tumeurs lacrymales *a lue venerea* abondent dans l'histoire de la syphilis, et notre excellent Confrère M. Lagneau fils, ici présent, n'avait certes pas besoin d'écrire une excellente monographie sur ce sujet, pour donner rang dans la science aux *tumeurs lacrymales syphilitiques*. La syphilis constitue une grande unité pathologique. Il n'est pas toujours opportun de la présenter en lambeaux pour en signaler les différents membres. Rappelez-vous à ce propos, Messieurs, que dans cette enceinte même on a nié l'existence d'affections syphilitiques de l'organe de l'ouïe, par le motif fort spécieux, selon moi, qu'on n'en rencontrait pas d'observations écrites dans les fastes de la science. C'est peut-être, au contraire, en raison de leur fréquence et de la facilité qu'on trouve à les observer, qu'on n'a pas cru devoir en faire l'objet de publications spéciales. Faudrait-il donc décrire une à une, et dans autant de monographies, les affections syphilitiques ou scrofuleuses de chaque fragment de notre organisme? Où devrait-on s'arrêter dans ce morcellement de la science?

D'autres diathèses, et notamment la diathèse cancéreuse, ne peuvent-elles pas être dans le cas de celles que je viens de citer?

Voici, à propos de cancer, la Note que j'ai présentée à la Société de chirurgie, au mois d'août 1850, sur un sujet atteint de deux tumeurs lacrymales (2).

« Il s'agit d'une femme âgée d'environ 40 ans, ayant succombé à une affection cancéreuse de la matrice. Le cancer, constaté au microscope par M. Robin, avait envahi et désorganisé la totalité de l'organe utérin. Les seins sont flétris et même atrophiés, comme ils le sont à l'âge de 60 ans. Les os et les ligaments cèdent et se rompent aisément, les muscles sont très-rouges, la graisse est abondante.

Le sujet de cette nécropsie n'a point été observé de son vivant. On constate très-bien, avant toute dissection, la tumeur du côté gauche. Elle s'offre au grand angle de l'œil, sous la peau, avec la forme et le volume d'une noisette. La moindre pression exercée sur elle fait sortir par les points lacrymaux les

(1) J'adopte à regret dans ce paragraphe la classification *classique* des causes de maladies, laquelle est détestable, à mon avis, et sans doute l'œuvre d'un *écolier*.

(2) BULLETIN DE LA SOCIÉTÉ DE CHIRURGIE, 1850, pages 446-453.

parties les plus ténues du liquide qu'elle contient. Le cathétérisme par le canal nasal n'est pas possible, du moins sans des efforts que je n'ai pas voulu tenter, dans la crainte de rien détruire.

Du côté droit tout paraît être parfaitement normal, à tel point que l'existence de la maladie n'est pas même soupçonnée.

Les téguments qui recouvrent la tumeur du côté gauche étant enlevés, on voit très-bien sa forme ovoïde et sa direction presque verticale. En avant et dans sa moitié inférieure, elle est recouverte par les fibres ascendantes du muscle orbiculaire; ces fibres se portent un peu en dedans et vont, les unes s'insérer au bord inférieur du tendon direct, les autres passer au-devant de ce tendon. En avant et dans sa moitié supérieure, elle est recouverte par le tendon direct transversalement dirigé, et par l'expansion qui se détache de la partie supérieure de ce tendon. En arrière, et dans son tiers supérieur, la tumeur est recouverte par le muscle de Horner transversalement dirigé; en arrière, et dans ses deux tiers inférieurs, elle est libre, pour ainsi dire, et ne correspond qu'à la membrane muqueuse oculo-palpébrale.

En haut, son cul-de-sac est recouvert par l'accolement du faisceau ascendant du tendon de l'orbiculaire avec le muscle de Horner. Son expansion a été d'ailleurs arrêtée dans ce sens par la résistance osseuse.

En dehors, elle correspond, mais seulement par sa partie moyenne, à l'angle interne des paupières et aux points lacrymaux.

En dedans, c'est-à-dire du côté du nez, elle n'a pas pu s'étendre, mais elle se moule sur le cadre ostéologique du sac.

On constate aisément de ce côté, à la faveur d'une déchirure, que la membrane du sac est composée d'une partie fibreuse, qui est externe, et d'une partie muqueuse, qui est interne. On s'assure aussi très-bien de l'intégrité, c'est-à-dire de l'absence de lésion pathologique de la partie fibreuse.

Le sac, étant ouvert, se vide avec difficulté d'un liquide épais et filant qu'il contenait encore en abondance. M. Robin s'assure par l'examen microscopique que ce liquide est du muco-pus dans lequel le mucus prédomine. Des lambeaux de la membrane interne de ce sac, examinés par ce micrographe habile, ne lui révèlent rien de cancéreux. C'est simplement une membrane muqueuse enflammée.

Ce qui est plus remarquable, c'est l'absence de l'orifice inférieur du canal nasal membraneux. La muqueuse nasale bouche l'orifice inférieur du canal osseux en passant comme elle ferait si cet orifice n'existait pas, et présente là une certaine résistance et une épaisseur qui est au moins de 3 millimètres.

L'examen le plus attentif ne fait constater aucune communication du sac lacrymal ni du canal nasal, soit avec les fosses nasales, soit avec l'antre d'Hygmore.

Des soies de sanglier sont introduites sans peine par les points et conduits lacrymaux; on voit que ces derniers se terminent en Y. La branche commune de ces conduits, ou inférieure de cet Y, est dilatée sous l'influence, sans doute, de l'accumulation et du reflux du muco-pus.

Après avoir disséqué, décrit et fait dessiner cette pièce, j'ai eu la pensée d'examiner la moitié de tête du côté opposé, que je croyais dépourvue d'altérations et uniquement dans le but d'avoir un moyen de comparaison avec le côté que je croyais seul malade.

J'ai ouvert le sac par sa partie antérieure: son ampleur m'a frappé. Il avait débordé dans tous les sens ou pressé ses limites osseuses. Il était au moins aussi dilaté que celui du côté gauche, mais il était vide. Des points et de petites plaques rouges existaient çà et là sur la muqueuse, qui ressemble beaucoup et en petit à la plèvre, quand, à la suite des épanchements, il y a des pseudo-membranes. Des brins de cette muqueuse, examinés au microscope, ne diffèrent aucunement de brins semblables pris de l'autre côté.

Il ne semble pas que le canal nasal, qui est parfaitement libre, ait jamais été malade. Cela explique l'état de vacuité du sac. Ce dernier n'a dû être plein que quand le muco-pus était épais et trop gluant pour s'écouler librement.

Des tentatives infructueuses sont faites pour introduire des soies de sanglier dans le sac par les points et conduits lacrymaux; un obstacle existe à l'entrée du sac. On soulève avec l'extrémité des soies; et sans pouvoir en vaincre la résistance, des pseudo-membranes fort épaisses, eu égard au volume des parties.

Sur ces deux moitiés de tête, le reste des voies lacrymales et les parties voisines paraissent jouir d'une intégrité complète.

En résumé, il y a des deux côtés phlogose de la membrane muqueuse du sac lacrymal et sécrétion d'un muco-pus épais, filant, dont les parties les plus fluides peuvent s'écouler aisément.

Il existe en outre d'un côté oblitération du canal nasal, et de l'autre oblitération des conduits lacrymaux. Or, il est probable :

1° Que des deux côtés la maladie est sous l'influence de la même cause et est la même.

2° Que l'inflammation du sac est primitive et les oblitérations consécutives.

3° Que si le sac a été trouvé vide du côté droit et plein du côté gauche, cela tient à ce que le canal nasal est un débouché plus large et plus directement soumis aux lois de la pesanteur que les conduits lacrymaux.

4° Que s'il a néanmoins existé, dans un temps de la maladie, une tumeur du côté droit (ce dont il est difficile de douter), cela peut dépendre surtout des obstacles que la plasticité du liquide mettait à son écoulement.

Voilà donc des états morbides qui se succèdent et s'enchaînent plus ou moins régulièrement : *inflammation*, *tumeur*, *oblitération*; et si ce dernier état, l'*oblitération*, s'était montré en haut, et en bas, et des deux côtés, une *fistule* n'eût pas tardé sans doute à en être la conséquence. Ne peut-on pas en conclure que, dans l'espèce pathologique dont il s'agit, l'*inflammation* de la membrane muqueuse du sac lacrymal, la *tumeur* lacrymale, l'*oblitération* des conduits lacrymaux et du canal nasal (cause à son tour d'une tumeur plus volumineuse), la *fistule lacrymale* enfin, et peut-être même au delà, la *carie* des os, constituent les phases diverses par lesquelles peut passer la maladie? Ces phases sont diverses mais non pas nécessairement successives ou isolées. Plusieurs d'entre elles peuvent coexister dans des combinaisons variées; elles peuvent même exister toutes ensemble. Or que d'états pathologiques divers, sans cesser d'avoir une source identique, dérivent de toutes ces combinaisons, et indiquent chacun une tactique thérapeutique différente; et, par conséquent, que d'insuccès doivent venir frapper de défaveur un système de traitement et une opération toujours les mêmes !

Heureusement que l'*analogie* peut nous aider dans la recherche de ce qu'il faut faire ; l'*analogie par le moyen de laquelle*, dit fort judicieusement J.-L. Petit, *nous nous émancipons pour ainsi dire à faire des choses que nous n'avons jamais faites, parce qu'elles ont quelques rapports avec d'autres que nous faisons habituellement.*

Or, que de ressemblances entre les voies urinaires et leurs maladies, d'une part, et d'autre part, les voies lacrymales et leurs maladies ! Combien la thérapeutique des unes ne doit-elle pas éclairer celle des autres !

Nous voyons en effet d'un côté l'urine sécrétée par une glande qui est le *rein*, descendre par le canal *uretère*, dans le réservoir qui est la *vessie*, sortir enfin de ce réservoir par le canal de l'*urèthre*. Nous voyons de l'autre côté les larmes sécrétées par la *glande lacrymale*, se porter par le *canal oculo-palpébral* et les *conduits lacrymaux* dans une espèce de réservoir qui est le *sac lacrymal*, sortir enfin de ce réservoir par le *canal nasal*.

Nous voyons encore ici se succéder ou se combiner, l'*uréthrite*, le *rétrécissement*, la *plénitude* de la vessie, et enfin les *fistules urinaires*, comme nous voyons apparaître là, l'*inflammation*, le *rétrécissement*, la *tumeur* et la *fistule lacrymales*, dans un même ordre ou avec des variations qui tiennent plutôt à des différences de forme et de rapports qu'à des différences de structure et de fonctions dans les réservoirs et dans les conduits. Qui doute en effet qu'on ne rencontrât, plus souvent que cela n'a lieu, dans les voies urinaires, des *oblitérations* qui ne sont en réalité qu'un degré très-avancé des *rétrécissements*, si les malheureux malades pouvaient patienter jusque-là, sans réclamer des soins et vivre sans uriner, comme on vit presque en pleine santé sans que les larmes arrivent dans les fosses nasales? Ainsi donc, la connaissance des maladies des voies urinaires, et leur thérapeutique sont plus avancées que celles des voies lacrymales, parce que la fréquence et la gravité des désordres a plus fortement piqué l'attention et excité la sagacité des chirurgiens, et surtout parce qu'en raison de cette gravité on n'a été que trop souvent à même d'allumer le flambleau de l'anatomie pathologique.

Eh bien, puisque les organes, les fonctions et les maladies se ressemblent, suivons pour ainsi dire la trace de la thérapeutique des voies urinaires, dans ce que cette thérapeutique a d'éprouvé, pour arriver à un traitement rationnel et efficace des maladies des voies lacrymales. Pouvoir en effet s'éclairer des analogies, c'est un des plus réels privilèges qui distinguent les chirurgiens encyclopédistes des chirurgiens spécialistes. Les uns s'élèvent dans les considérations générales de la science et de la pratique, tandis que les autres (les exceptions sont d'autant plus honorables qu'elles sont plus rares), ne rabaissent que trop souvent à leur niveau le plus noble des arts.

Je laisse de côté, sans la juger, la pensée de vouloir modifier les qualités malfaisantes des larmes ou de nos autres humeurs, en combattant un état général de l'économie, parce que dans les cas de diathèse ou de cachexie, surtout s'il s'agissait du cancer, le chirurgien se trouverait en face d'un ennemi trop redoutable pour ne pas absorber entièrement ses préoccupations.

De l'analyse de ce double fait de tumeur lacrymale et de sa comparaison avec ceux qui lui ressemblent et nous sont mieux connus, on peut tirer des conclusions applicables au traitement de la maladie que l'on désigne, suivant ses phases, par les noms de *tumeur lacrymale* et de *fistule lacrymale*.

Voici ces conclusions, qui ne sont d'ailleurs que l'écho et la confirmation des opinions émises par mes maîtres :

1° Les antiphlogistiques et les injections émollientes et détersives doivent convenir au début.

2° Plus tard, si le mal devient chronique, il peut être bon de combiner les résolutifs aux désobstruants. C'est ainsi que, entre autres moyens, on peut employer la compression et surtout le cathétérisme de Laforest. En effet, la sonde n'a pas pour unique avantage de désobstruer les voies et de les ouvrir, elle agit encore en comprimant de dedans en dehors. Ce que je dis de la sonde s'applique aux corps étrangers analogues et même à la canule de Dupuytren et au séton.

Mais il n'est pas sûr que leur séjour prolongé, sans en excepter le séton, puisse être généralement d'une incontestable utilité. On sait aujourd'hui, à n'en pas douter, que pour dilater l'urèthre ou en modifier la vitalité, il suffit, dans la plupart des cas, d'y faire passer des sondes qu'on retire presque aussitôt après les avoir introduites, et qu'on évite ainsi, sans renoncer à aucun avantage, l'inconvénient très-grave du séjour de ces corps étrangers.

Je ne pourrais parler ici de quelques exceptions à cette règle sans sortir de mon sujet.

Dans le cas particulier dont il est maintenant question (ai-je besoin de l'ajouter?) le cathétérisme par le canal nasal n'aurait été utile, du côté droit, que pour modifier l'état de la membrane muqueuse du sac, porter sur place des médicaments, et permettre des injections; on l'aurait du reste exécuté sans obstacle. Mais on n'aurait pas pu le pratiquer par les points et les conduits lacrymaux, puisque ces derniers étaient bouchés à leur entrée dans le sac, à moins qu'il ne se fût agi d'un cathétérisme forcé. Du côté gauche, au contraire, le cathétérisme extrêmement facile, par ces points et conduits, aurait permis de faire des injections. Il eût été très-difficile, sinon impossible, mais très-utile de le pratiquer par le canal nasal, malgré l'inconvénient de déchirer le tampon muqueux de l'orifice inférieur de ce canal, parce que cela aurait permis, indépendamment des autres avantages, le libre écoulement du muco-pus, ou du moins, facilité beaucoup le dégorgement du sac. »

Ma manière de voir n'a pas choqué l'orthodoxie de MM. les membres si compétents de la Société de chirurgie.

Le Rapport présenté par M. Vidal (de Cassis) (1), au nom d'une Commission dont MM. Lenoir, Marjolin et Morel-Lavallée faisaient également partie, concluait ainsi :

« M. Auzias ne se borne pas à un exposé lucide de l'état anatomique des parties, à une appréciation judicieuse des causes; il saisit les indications, et de ces prémisses arrive par l'analogie à des conclusions thérapeutiques qui auront l'assentiment des praticiens. Si on admet, avec M. Auzias, la phlegmasie de l'appareil excréteur des larmes, on devra, comme lui, débuter par les antiphlogistiques. Puis, quand l'inflammation aura perdu de son acuité, quand viendra l'état chronique, on aura recours aux résolutifs, aux désobstruants, à des injections qu'on variera. Enfin viendront les corps étrangers, qu'on ne devra pas laisser à demeure dans les voies lacrymales; ils exerceront une compression excentrique des voies lacrymales, comme les bougies, les sondes ordinaires exercent une compression excentrique de l'urèthre dans les cas de rétrécissement de ce canal.

Voilà un aperçu que vous trouverez peut-être fort imparfait. Dans toute autre Compagnie, le travail même de M. Auzias paraîtrait une banalité, car tous nos livres parlent des atrésies des voies lacrymales : on indique leurs différents siéges, leur nature; elles portent sur les *points*, les *conduits* lacrymaux, sur la partie supérieure, moyenne, inférieure du canal nasal. Ces atrésies sont traumatiques, par corps étranger, par exostose, par épaississement de la membrane muqueuse, etc. Le tout est parfaitement encadré, comme un tableau auquel il ne manque rien. Eh bien! Messieurs, il manque quelque chose à ce tableau; il lui manque la réalité; il lui manque d'avoir été fait d'après nature. Parcourez les classiques les plus estimés, les monographies les plus complètes qui traitent des *maladies des yeux*, vous ne trouverez rien, ou presque rien, sur l'anatomie pathologique des voies lacrymales.

On doit donc accueillir avec faveur le travail de M. Auzias. Ce travail, en effet, remplit un vide, car c'est certainement la meilleure anatomie pathologique que nous possédions de l'appareil excréteur des larmes. Je vous ai déjà dit que les auteurs admettaient un rétrécissement de la partie supérieure, un rétrécissement de la partie moyenne, et un rétrécissement de la partie inférieure du canal nasal. Mackensie, qui peut passer pour un des ophthalmologistes ayant écrit le plus sous l'inspiration des faits, admet cette division;

(1) BULLETIN DE LA SOCIÉTÉ DE CHIRURGIE, séance du 21 août 1850.

il signale comme rétrécissement le plus fréquent celui de l'extrémité inférieure du canal, précisément celui que nous trouvons au côté gauche de la pièce présentée par M. Auzias. Il est probable que Mackensie ne s'avance pas légèrement sur le siége de cette atrésie. La coïncidence de cette opinion avec le fait anatomique de M. Auzias doit donc avoir une grande valeur en ophthalmologie; mais il vaudrait mieux, pour la science, qu'il y eût coïncidence des deux faits. Malheureusement, l'auteur anglais ne cite qu'une autopsie faite par Janin, et cette autopsie établit précisément le contraire de l'opinion de Mackensie. Janin, en effet, décrit un rétrécissement de la partie supérieure du canal nasal, là ou le sac finit. Ce rétrécissement affectait la disposition du poignet d'une manche de chemise; il y avait plissement de la membrane muqueuse.

Vous avez déjà tous prévu que, si les faits de la nature de celui qui vous a été présenté ar M. Auzias se répétaient, si on constatait souvent que c'est l'extrémité inférieure du anal nasal qui est rétrécie, oblitérée, il y aurait lieu à un nouvel examen des procédés dits curatifs de la fistule lacrymale. Et, à ce point de vue, les procédés qui consistent à attaquer d'abord la partie supérieure du canal nasal perdraient de leur valeur, malgré les noms imposants qui les appuient; car vous savez que le moindre fait anatomique vaut mieux, dans certaines circonstances, que le plus grand nom. Il faudrait alors accorder plus d'importance aux procédés qui agissent de bas en haut, et qui se groupent autour de la méthode de Laforest.

Il est évident que si les rétrécissements du canal nasal portaient sur son méat inférieur, s'ils étaient diaphragmatiques, comme celui qu'on a pu constater sur la pièce que vous avez sous les yeux, il est évident qu'alors un cathétérisme par les fosses nasales, une cautérisation, une perforation par la même voie, pourraient fournir des résultats bien autrement heureux que les divers moyens qui arrivent dans le canal par le sac, c'est-à-dire de haut en bas, en sens contraire de la méthode de Laforest.

Ce qu'il y a de certain, c'est que, si on avait appliqué sur la femme disséquée par M. Auzias la méthode de Foubert ou de Dupuytren, si on avait voulu introduire dans le canal une canule, et surtout une canule très-courte, comme on l'a conseillé dans ces derniers temps, on aurait pu ne pas arriver jusqu'au rétrécissement, jusqu'à l'oblitération. Maintenant, je m'explique une circonstance que j'ai quelquefois constatée en opérant moi-même et en voyant opérer Dupuytren. Vous savez qu'après l'introduction de la canule on ferme la bouche et les narines de l'opéré, et on l'invite à faire un effort d'expiration. L'air sort alors par la partie supérieure de la canule et par la plaie du sac, qui a servi à son introduction; mais il arrive aussi, rarement à la vérité, que cet air ne sort pas. Eh bien! il est probable qu'on a affaire alors à une atrésie, à une oblitération du méat inférieur du canal nasal, et que la canule n'est pas allée jusqu'à l'obstacle.

D'autres considérations plus élevées, plus pratiques, vous seront inspirées sans doute par le Mémoire de M. Auzias, car c'est en même temps l'œuvre d'un anatomiste et d'un chirurgien.

Nous avons donc l'honneur de vous proposer :

1° Des remercîments à l'auteur;

2° L'envoi de son travail au Comité de publication;

3° De prendre bonne note de cet antécédent pour le jour où M. Auzias briguera l'honneur de faire partie de la Société de chirurgie.

M. Maisonneuve. Je me suis assuré, par des dissections assez nombreuses et surtout par la résistance que j'ai éprouvée dans l'opération, que le siége le plus fréquent de l'oblitération des voies lacrymales était à l'union du sac avec le canal nasal. Je ne crains pas de me tromper en disant qu'il en est ainsi 19 fois sur 20. Le fait de M. Auzias est donc d'autant plus intéressant qu'il est exceptionnel.

M. Chassaignac. Je ne crois pas qu'on puisse acquérir par le cathétérisme du canal nasal des notions précises sur le siége de ses rétrécissements; il y a là des arrêts, des obstacles de toute nature trop divers pour qu'on puisse toujours les distinguer avec une suffisante exactitude. On ne peut, selon moi, chercher la solution de la question que dans les autopsies.

A cette occasion, je rappellerai à la Société le cas d'atrésie congéniale des points lacrymaux que je lui ai présenté il y a quelque temps : c'est le seul que je connaisse; je n'en ai point trouvé d'autres dans les auteurs.

M. Vidal (de Cassis). Les données que l'opération a fournies à M. Maisonneuve sur ce point sont complétement opposées à celles que Mackensie a puisées à la même source. Je n'en attache que plus de prix aux dissections que M. Maisonneuve a faites des voies lacrymales à l'état pathologique; je l'engage à en consigner les résultats dans une note qui, annexée au travail de M. Auzias, serait d'une grande importance pour la solution de la question.

Les conclusions du Rapport sont mises aux voix et adoptées. »

Il y a deux ans, en 1857, j'étais demeuré fidèle à l'opinion que j'avais émise en 1850, à l'opinion de la Société de chirurgie, puisqu'à pareil jour que celui où nous sommes, c'est-à-dire le mercredi des Cendres, je vous parlais ainsi, d'après nos procès-verbaux, à l'occasion d'une communication de M. Reybard (de Lyon), et après avoir rapporté les détails de l'autopsie que j'avais faite :

« Il est bien évident qu'ici l'affection avait débuté par l'inflammation du sac, et que la première indication à remplir eût été de chercher à modifier la cause de cette inflammation. La diathèse cancéreuse se serait malheureusement présentée avec son cachet habituel de résistance opiniâtre. Mais il y a des états généraux de l'organisme qui sont bien moins rebelles. J'ai observé des tumeurs lacrymales scrofuleuses ; j'en ai vu de syphilitiques. Hunter a cité la variole et la rougeole comme pouvant être suivies de cette affection. Une bonne thérapeutique générale doit donc être, dans beaucoup de cas de fistule lacrymale, le complément indispensable, sinon le prélude obligé de toute opération chirurgicale.

L'autopsie que je viens de rapporter paraît favorable au cathétérisme de Laforest et aux procédés qui agissent dans le même sens. Mais je me hâte de reconnaître que l'opération de M. Reybard peut souvent remplir l'indication, et que la science sera redevable à notre Confrère lyonnais d'un procédé fort ingénieux. »

Je demande grâce, Messieurs, pour ces trop longues citations faites à propos d'une question d'étiologie et du récit d'un cas particulier.

Je ne quitterai pourtant pas ce chapitre, l'*étiologie*, sans vous faire remarquer que les trois dernières espèces de *tumeurs lacrymales*, admises par M. Béraud, ne sont, au point de vue de ma classification, que des variétés déterminées soit par l'altération anatomique, soit par le mécanisme de l'affection. C'est ainsi que la tumeur lacrymale, par développement d'un follicule du sac, n'est peut-être, dans certains cas, qu'une sorte d'*acné interne*, si je puis m'exprimer de cette manière. C'est encore ainsi que les deux dernières espèces de notre Confrère, celles qui résultent d'une adhérence valvulaire, peuvent être considérées comme n'étant que le résultat d'un accident. Il leur faut, à toutes trois, une cause *première*, une cause *continente*. Je suis bien loin d'ailleurs de prétendre qu'au point de vue du traitement opératoire, les distinctions admises par M. Béraud ne soient pas d'une grande utilité.

Ce que je viens de vous dire, Messieurs, n'est qu'un exorde à l'étude du traitement, mais je m'arrangerai de manière à ce que le portique soit la plus grande partie de mon édifice bien imparfait.

Le traitement est, pour moi, médical ou chirurgical.

Médical, il se base sur l'étiologie, et consiste principalement dans l'emploi, suivant les cas, de médicaments antiphlogistiques et de médicaments *antidiathésiques* ; ces derniers peuvent agir à l'égard de la tumeur lacrymale, soit comme moyens prophylactiques, soit comme moyens curatifs.

Je laisse de côté le cancer, trop redoutable adversaire, pour que nous cherchions beaucoup à nous mesurer avec lui.

Dans la partie chirurgicale du traitement, je vais vous parler du cathétérisme et dire un mot de quelques autres procédés.

Le cathétérisme, je n'ai pas besoin de le dire, se fait par en haut et par en bas. Par en haut, il permet des injections, c'est-à-dire des lavages qui sont simples ou médicamenteux. Par en bas, il explore, désobstrue, il modifie la vitalité des parties, il permet des injections liquides et des *injections solides*, — si l'on peut désigner par ces deux derniers mots l'introduction de corps solides médicamenteux, — il sert à faire des cautérisations ; il tend à effectuer des dilatations, etc.

Pour bien pratiquer le cathétérisme par en bas, il faut avoir des sondes de différentes formes. Je vous en présente ici divers échantillons. De même qu'un serrurier, — permettez-moi cette comparaison triviale, — n'ouvre pas toutes les serrures avec un seul et même crochet, le chirurgien ne doit pas avoir la prétention de pénétrer avec un seul instrument dans un canal qui, indépendamment des diversités de contexture du vestibule nasal par lequel on doit pénétrer, présente, suivant les individus, suivant les âges et suivant beaucoup de circonstances pathologiques, des différences dans la forme et dans les dimensions. Toutes ces sondes m'ont été fort utiles pour les recherches que j'ai faites sur le cadavre. Au moyen de l'un ou de l'autre de ces petits instruments et par quelques tâtonnements je pénétrais dans presque tous les canaux nasaux. L'habitude me permettait en outre de sentir, de toucher, pour ainsi dire, par l'intermédiaire de l'instrument, ce qui se passait près de son extrémité libre. J'ai exploré de cette manière les divers états des canaux d'une multitude de cadavres.

Quant au procédé opératoire classique, voici comment j'en fais la démonstration aux élèves sur le sujet.

Je me sers d'une sonde Gensoul modifiée de façon, 1° que les courbures combinées de la portion libre, à l'exception de la grande courbure, soient peu prononcées, et que la portion qui existe entre cette grande courbure et le bout de l'instrument soit un peu moins longue que de coutume ; 2° que le manche, à peu près cylindrique et non lisse, puisse aisément exécuter entre les doigts et sur son axe des mouvements de rotation (1).

J'admets dans ce cathétérisme quatre temps élémentaires. J'ai l'habitude de dire aux élèves qui l'étudient sous ma direction, qu'il est comparable à un mot composé de quatre syllabes, chaque temps représentant une de ces syllabes ; j'ajoute qu'il faut d'abord apprendre à épeler ce mot, et qu'on doit ensuite en réunir les syllabes deux à deux, trois à trois (mais toujours, bien entendu, dans leur ordre progressif ou rétrograde) jusqu'à ce qu'enfin on parvienne à les exécuter tous et facilement sur des sujets divers et de chaque côté. C'est ainsi qu'après avoir introduit la sonde je la retire un peu pour faire exécuter le dernier temps, puis un peu plus pour faire exécuter ensemble les deux derniers temps, puis encore davantage, afin que l'initié puisse réunir les trois derniers temps sous les auspices de l'initiateur. Enfin, l'élève exécute toute l'opération, lit couramment le mot, — pour reprendre ou suivre ma comparaison, — et s'exerce à le répéter en entier pendant quelques minutes, le jour même, le lendemain et les jours qui suivent. Il est rare qu'un élève, après une séance d'une demi-heure le premier jour, et une répétition de quelques minutes dans chacun des deux ou trois jours suivants, il est rare, dis-je, que cet élève ne soit pas à même d'accomplir aisément cette petite opération trop négligée, et qui est peut-être aussi utile qu'elle est délicate.

En supposant que j'opère sur le vivant, je me place ordinairement en face du sujet : un peu à droite, pour exécuter l'opération du côté droit, et je tiens alors

(1) Il est bien entendu qu'en disant cela je montrais mon instrument.

l'instrument de la main droite; un peu à gauche, pour exécuter l'opération du côté gauche, et je tiens alors l'instrument de la main gauche. Mais sans être ambidextre et sans s'astreindre scrupuleusement à la position que j'indique, on peut notamment opérer de la main droite et du côté gauche, en se plaçant de même que pour opérer du côté droit, ou bien tout en face à côté du sujet. On peut encore à la rigueur prendre toute autre position; l'essentiel est de faire agir l'instrument comme je vais l'indiquer.

Voici mes quatre temps très-succinctement expliqués :

Je suppose l'opération pratiquée du côté droit, et par conséquent aussi de la main droite. Je tiens l'instrument loin de l'extrémité libre, c'est-à-dire par le manche et comme une plume à écrire, ou bien comme un marteau.

Premier temps ou mouvement préliminaire. — J'introduis le bec, c'est-à-dire toute la portion courbe de l'instrument, dans la fosse nasale qui correspond au côté de l'opération, et je place ce bec de façon que la concavité de sa courbure générale (cette courbure est mixte ou combinée, c'est-à-dire composée de trois courbures, deux petites qui sont extrêmes, et une moyenne considérable, lesquelles n'existent pas dans le même sens) tende à s'appliquer, aussi exactement que possible, contre l'union de la paroi inférieure ou plancher avec la paroi externe de la fosse nasale (1).

Deuxième temps ou mouvement de cuiller. — C'est un triple mouvement ou un mouvement combiné de bascule, de progression et de rotation de l'instrument sur son axe, par lequel on fait comme si l'on voulait ramasser; on tend à ramasser, pour ainsi dire, l'union de la paroi inférieure avec la paroi externe de la fosse nasale.

Troisième temps ou mouvement de repère.— C'est un mouvement de retraite, ou mieux un mouvement de *vient* et quelquefois de *va et vient*, par lequel on constate la petite arête qui est en avant de l'orifice inférieur du canal nasal, et derrière laquelle on fixe ainsi la pointe de l'instrument.

Quatrième temps ou mouvement définitif. — C'est un double mouvement de bascule en bas du manche de l'instrument et de progression du bec, progression qui se fait, bien entendu, par un déplacement de totalité de l'instrument dans la direction du canal nasal, double mouvement par lequel ce bec arrive dans le sac.

Encore quelques mots, Messieurs, sur d'autres moyens opératoires et j'ai fini.

Procès a été trop bien fait à la canule par M. Béraud, dans son Mémoire et ici, pour que j'aie rien à dire de ce petit instrument.

Je n'insisterai pas non plus sur la méthode de M. Reybard, que j'ai trouvée presque tout au long dans Saint-Yves, et même dans d'autres auteurs beaucoup plus anciens.

J'arrive à l'oblitération du sac, méthode si bien à la mode aujourd'hui, que plusieurs en revendiquent, je ne dis pas la priorité d'invention, mais la priorité de résurrection. Je n'ai point assez étudié la question, au point de vue historique surtout, pour ne pas craindre de commettre, à mon grand regret, des erreurs et des injustices en la débattant devant vous; mais je puis protester de mon désir ardent, partagé, je le sais, par chacun des membres de notre Société, de voir toutes les opinions se produire dans cette enceinte, à cette tribune, dont l'accès est libre à quiconque à des droits à faire valoir, ou des idées à promulguer.

(1) Ces détails techniques sont aussi faciles à comprendre, quand on se trouve auprès d'un cadavre et qu'on a l'instrument sous les yeux, que difficiles à expliquer par la parole ou par la plume.

Bref, la méthode et les procédés paraissent bons dans certains cas. Mais, dira-t-on, pour faire cesser l'affection, vous supprimez l'organe et la fonction. Qu'importe, si la suppression de l'organe et de la fonction ne comporte aucun danger, n'implique aucun inconvénient grave? Les voies lacrymales, — depuis les points lacrymaux jusqu'aux fosses nasales, bien entendu, — ne sont pas, sans doute, d'une bien grande utilité dans l'homme. Le sein, pour citer un exemple analogue, est-il bien indispensable dans le sexe mâle?

Le fait est qu'après la destruction du sac lacrymal, les larmes ne doivent pas tarder à devenir moins copieuses, et, par suite, moins importunes sur la joue.

Puisque j'en suis à parler des larmes, je vais m'arrêter à deux phénomènes *contradictoires*, mais seulement en apparence, que je trouve signalés dans les auteurs, et dont on n'a pas donné, peut-être, de chacun une explication claire et juste. Tantôt, dit-on, chez ceux qui ont une tumeur lacrymale, le sac se remplit pendant le jour, tantôt il se remplit pendant la nuit. N'est-il pas probable qu'il s'agit là de deux cas différents de tumeur lacrymale?

La tumeur se remplit-elle pendant le jour? C'est qu'elle est formée par les larmes qui ne sont sécrétées que le jour, c'est-à-dire que l'*œil* ne *dort* pas. Peut-être aussi des larmes sécrétées nuitamment s'écoulent-elles durant la nuit, suivant une explication donnée par M. Béraud, à la faveur d'une valvule qui s'abaisse?

La tumeur, au contraire, se remplit-elle presque exclusivement pendant la nuit, n'est-ce point parce qu'il s'agit d'une tumeur inflammatoire ou diathésique qui sécrète de la matière pendant la nuit, sans qu'aucune pression, aucun mouvement, aucun mélange de larmes, vienne en provoquer, ou tout au moins en favoriser l'écoulement?

IV

LA BLENNORRHAGIE.

SUR LE TRAITEMENT DE LA BLENNORRHAGIE ET DE LA BLENNORRHÉE.

COMMUNICATION FAITE A LA SOCIÉTÉ MÉDICALE DU PANTHÉON, LE 10 AOUT 1859.

Messieurs, Montaigne a écrit quelque part : « Je voudrois que chacun escrivist ce qu'il sçait..., car tel peut avoir particulière science ou expérience de la nature d'une rivière ou d'une fontaine, qui ne sçait, au reste, que ce que chacun sçait, il entreprendra, toutesfois, pour faire courir ce petit loppin, d'escrire toute la physique ; de ce vice sourdent plusieurs grandes incommodités (1). » Les Sociétés médicales, et particulièrement la nôtre, sont une ressource efficace contre quelques-unes de ces *grandes incommodités* que signale Montaigne. Avons-nous, par exemple, un petit lopin d'idée à faire courir? Cela nous est bien facile, car nous n'avons qu'à le confier à votre bienveillante appréciation.

Il s'agit de l'écoulement chronique et rebelle de l'urêthre, de la BLENNORRHÉE, autrement appelée *suintement habituel*, *goutte militaire*, etc. C'est le *gleet* des Anglais. Cette affection n'est pas rare, d'une manière absolue, mais elle l'est, eu égard au nombre si grand des blennorrhagies. C'est donc une erreur de croire la blennorrhagie difficile à guérir, puisque sur une grande quantité de blennorrhagies beaucoup se guérissent d'elles-mêmes et qu'il en est si peu qui dégénèrent en blennorrhées. Encore faut-il défalquer de toutes ces blennorrhées celles qui tiennent à l'inobservance des soins les plus simples, des règles les plus ordinaires de l'hygiène. La jeunesse est imprudente, a-t-on dit, non sans raison. Or, est-il juste de rejeter sur le compte de la maladie ce qui vient de la faute de l'imprudent malade? Remédier à l'absence d'hygiène et de soins, c'est donc corriger le mal.

Passons en revue et écartons les obstacles qui retardent la guérison des blennorrhagies, et, *sublata causa*, abordons franchement le traitement du petit nombre des *gouttes* récalcitrantes.

Toute cause morbifique est une cause de rechute ou de récidive pour les maladies, pour les affections qui en sont susceptibles. Or, la plupart des *blennorrhagiens* ne s'exposent-ils pas sans cesse à la cause qui a produit leur mal? Que diriez-vous, par exemple, d'un homme qui, arrivé au terme heureux d'une pneumonie, braverait follement les courants d'air froid et abuserait des excitants alcooliques?

Que de *blennorrhagiens* passent leur vie dans la violation flagrante des règles générales de l'hygiène! Ils *s'échauffent*, pendant les chaleurs, par l'abus de glaces, dites à *rafraîchir*, ou ils s'abreuvent sans mesure de boissons aqueuses et *dyspeptiques*. Dans les saisons moins favorables ils s'exposent sans aucune précaution au froid humide qui est si funeste, surtout quand les pieds en souffrent. Ces contempteurs de l'hygiène passent en toute saison des nuits de fatigue, sinon de débauche. Je veux vous épargner le fatigant récit des infractions qu'ils se permettent sans cesse à des règles que chaque homme doit observer, quel que soit son état de santé.

Indépendamment de cette hygiène générale, il y a, pour les *blennorrhagiens*, une hygiène particulière dont les médecins ont bien soin de recommander les

(1) ESSAIS, l. I, ch. XXX.

règles aux malades, qui ne manquent ordinairement pas de n'en avoir nul souci.

La manie de préférer les drogues à l'hygiène règne en souveraine dans toutes les classes de la société. Il n'est pas de salon dans Paris où ne se trament et ne se commettent dix fois par jour des péchés *mortels* contre la santé.

Jetons un coup d'œil succinct sur ces règles de l'hygiène spéciale des *blennorrhagiens*.

1° *Aliments et boissons.* — Peu de boissons, excepté dans le commencement du mal, où les boissons tempérantes sont généralement indiquées, et pas du tout de bière. Arrière les liqueurs, le vin blanc, le café, etc.; manger peu et sec et ne jamais manger d'asperges, à moins que, comme je l'ai fait exceptionnellement, on ne demande à ce légume une modification particulière de l'urèthre.

2° *Bains.* — Les bains tièdes sont prescrits ordinairement au début et les bains froids quelquefois à la fin des écoulements. J'ai obtenu d'excellents effets, dans le commencement des blennorrhagies, de bains de siége aussi chauds que le malade peut les supporter. Les bains de vapeur doivent être ordinairement proscrits. Je dois dire que, *balnéairement* parlant, les malades sont assez dociles.

3° *Rapports sexuels.* — C'est tout autre affaire. Un *blennorrhéen* intarissable me consultait obstinément deux fois par semaine, lorsqu'un jour il me fit confidence de ses inconstantes et quotidiennes amours avec les Laïs *blennogènes* qui courent les rues. « Je ne puis pas m'abstenir, » répliqua-t-il à mes observations. « Et moi, lui dis-je, je ne puis plus même continuer à vous donner des soins. » La continence est, à mon avis, la première condition de tout traitement efficace. Peut-on permettre exceptionnellement, comme on prétend l'avoir fait, le rapprochement sexuel?

Je maintiens que la blennorrhagie a souvent une origine et quelquefois un résultat syphilitiques, et qu'il n'est jamais prudent d'avoir des rapports avec une femme qui a eu des symptômes de syphilis, que cette femme ait été ou non *blanchie* par le mercure. La syphilisation seule pourra donner un jour quelques garanties, en attendant que la prostitution disparaisse, comme fera l'esclavage.

Je divise les rapports sexuels en deux ordres: 1° Il y a ceux qui ne sont pas intimes et qui consistent simplement, pour les hommes, dans la société de femmes aimables; ces *conversations non criminelles* sont fréquemment nuisibles dans l'espèce, à cause de désirs et d'érections qu'elles suscitent. 2° Il y a les rapports intimes (le coït); ceux-là, ai-je dit, sont pernicieux.

Les *mauvais traitements* occupent le premier rang parmi les causes de perpétuation des blennorrhagies. J'appelle *mauvais traitements* non pas seulement ceux qui ne sauraient convenir jamais, mais encore l'emploi intempestif, irrégulier, incomplet ou insuffisant d'une médication qui pourrait être bonne en soi. La blennorrhagie est-elle au début? Les malades se prescrivent et s'administrent eux-mêmes des injections abortives que leur ignorance et surtout la douleur qu'ils ressentent les empêchent de faire aussi complètes, aussi régulières, aussi réitérées ou aussi fortes qu'il faudrait. Les malades sont-ils frappés de rechute ou de récidive, vite ils recourent *sponte sua* à un traitement qui leur a précédemment réussi, sans savoir si ce traitement est actuellement opportun.

Un grand tort des malades est de se croire trop tôt guéris. L'influence d'une médication semble-t-elle avoir mis fin à leur écoulement, ils suppriment de leur chef le traitement. Une rechute vient bientôt leur apprendre qu'ils se sont trop pressés, et ils reprennent aussi d'eux-mêmes ce traitement. Une amélioration nouvelle est bientôt suivie d'une nouvelle imprudence et d'une nouvelle rechute. Cette série se reproduit encore plusieurs fois. A force de s'être guéris souvent, les malades arrivent à ne plus pouvoir être guéris par personne, tant à cause d'une altération chronique de l'urèthre, qu'à cause d'une disposition à une sécrétion morbide contractée par le canal. Le moral finit presque toujours par s'affecter, de façon que les malades, après avoir négligé de suivre les conseils d'un seul médecin, sont pris de la manie d'en consulter plusieurs, dont ils alternent, combinent ou même négligent capricieusement les prescriptions et les conseils. Heureux quand ils ne deviennent pas les victimes de l'ignorance effrontée et du plus méprisable charlatanisme! — Je viens de tracer les principaux traits d'une des variétés les plus fréquentes de l'*hypochondrie syphiliomane.*

Parlerai-je des malades qui modifient, augmentent, combinent, etc., les espèces et les doses médicamenteuses prescrites par les hommes de l'art, qu'ils supposent sottement capables d'allonger à plaisir un écoulement, comme si le meilleur moyen de faire affluer les clients dans un cabinet médical n'était pas de les en renvoyer au plus vite satisfaits.

L'économie n'est pas le principal motif qui engage les malades syphilitiques à chercher à se passer de médecins. Il faut surtout attribuer leur conduite à un légitime sentiment de retenue. Aussi les médecins doivent-ils respecter ce sentiment s'ils veulent mériter la confiance des malades. Voltaire n'écrirait plus aujourd'hui cette phrase : « Les maladies honteuses sont à présent effrontées. »

A une époque, fort heureusement éloignée de nous, où les vérolés subissaient un ostracisme social que quelques personnes charitables, dit-on, voudraient encore faire peser sur eux, c'était une œuvre d'humanité que de créer pour eux des asiles particuliers. Mais aujourd'hui la conservation de ces hôpitaux ne laisse pas que d'avoir des inconvénients graves, dont les malades ne subissent que trop le fâcheux pressentiment. C'est pourquoi ceux-ci aiment généralement mieux se présenter à l'hôpital Saint-Louis ou ailleurs qu'à l'hôpital du Midi ou à celui de Lourcine. Ce dernier, consacré aux femmes syphilitiques, en renferme ordinairement fort peu et n'en renfermerait peut-être aucune si elles pouvaient toutes trouver ailleurs une généreuse et discrète hospitalité. J'ai vu de pauvres ouvriers et de malheureuses ouvrières subir sans se plaindre les plus cruelles étreintes de la syphilis plutôt que de s'exposer à la notoriété d'un séjour fait à l'hôpital du Midi ou à celui de Lourcine. Puissent, dans un avenir prochain, les aspirations d'une charité bien sentie répondre mieux à l'instinct de ceux qui souffrent!

J'ai l'espoir que ces considérations auront l'assentiment des praticiens éclairés et des hommes de bien. Peut-être même ne devraient-elles pas être ignorées des personnes du monde qui sont atteintes de blennorrhagies. Les gens étrangers à notre art aiment beaucoup à s'en mêler. C'est une fantaisie qu'il faut leur passer, puisqu'il s'agit de leur propre santé. Mais ne pouvons-nous pas tirer un utile parti de leur goût prononcé pour la médecine en dirigeant leur esprit vers les questions d'hygiène ? Quant à moi, je parle volontiers d'hygiène avec mes clients, mais en fait de thérapeutique j'ordonne et je ne discute pas.

Si je ne me trompe, je vous ai démontré, non pas, il est vrai, sans digression, la proposition que j'ai émise, à savoir que les écoulements rebelles de l'urèthre ne sont pas très-fréquents, sinon d'une manière absolue, du moins d'une façon relative.

Quoi qu'il en soit, ils existent en nombre encore assez considérable. Il faut donc s'en occuper. Voici ma part de contribution (1) à leur traitement. Je ne vais pas vous raconter toute ma pratique, mais je vais vous dire tout ce que j'ai fait d'à peu près inusité.

Je ne vous parlerai pas d'injections, non pas que je ne croie le moyen excellent dans beaucoup de cas ; mais je ne suis inventeur d'aucune espèce de seringue ni de procédé. Soit dit en passant, j'introduis le bec de ma seringue dans un cylindre ou cône creux qui occupe le centre d'une petite olive en ivoire que je mets préalablement dans la fosse naviculaire pour protéger les parois de cette partie de l'urèthre contre le contact de l'instrument. Cette olive est, en outre, munie d'un rebord qui emboîte la partie du gland voisine de l'entrée de l'urèthre. Un office de cette olive bordée est encore de s'opposer à l'issue du liquide injecté, lequel s'échappe trop aisément entre les parois de l'organe et celles des instruments dont on se sert d'habitude.

Je vais vous parler en revanche de deux moyens particuliers que j'emploie avec quelque succès, ce sont un ÉLECTUAIRE BALSAMIQUE et ce que j'appelle SUPPOSITOIRES URÉTHRAUX ou *injections molles*.

Qu'est-ce que l'*électuaire balsamique* et comment suis-je arrivé à le formuler tel que je le prescris aujourd'hui ? Voici : Vidal faisait grand cas d'un composé qui n'était pas nouveau, de deux tiers de cubèbe avec un tiers de copahu. J'ai prescrit plusieurs fois ce composé, mais un malade soumis à son usage s'était plaint d'érections (2), du camphre fut tout de suite incorporé à la composition pharmaceutique. Ce camphre y est resté en plus ou moins grande quantité (3). Un autre malade a-t-il été pris de diarrhée, le tartrate ferrico-potassique, le quinquina et l'opium même entrèrent ensemble ou séparément dans le mélange antiblennorrhagique. Le tartrate en question n'en est plus sorti. L'opium et le quinquina y trouvent encore quelquefois leur place.

(1) Cette communication n'ayant pas trait à la nature ni au siége de la blennorrhagie et de la blennorrhée, je me bornerai à rapporter les quelques mots que j'ai prononcés dans la séance du 13 juillet dernier :

« M. Auzias-Turenne invoque deux ordres de faits relativement au siége de la lésion dans les écoulements uréthraux.

Les faits du premier ordre établissent, conformément à l'opinion de M. Mercier, que les parties profondes de l'urèthre sont presque exclusivement affectées dans les *blennorrhées* ou écoulements chroniques. Il s'agit d'autopsies faites à l'hôpital militaire du Gros-Caillou dans une épidémie de choléra. Il est vrai que les sujets n'avaient pas été observés par M. Auzias, leur vie durant.

Les faits du deuxième ordre sont empruntés à la pratique de M. Auzias, et lui paraissent ne devoir laisser aucun doute sur le siége *naviculaire* des *blennorrhagies*, — ou écoulements aigus, — à leur début.

Quant à la question étiologique, sans nier que le principe granuleux ne puisse être la cause de certains écoulements, M. Auzias avoue que, malgré quelques recherches dans ce sens, il n'a jamais pu observer un seul cas de ce genre. »

(2) Une lame de plomb qui entoure et serre modérément la verge est un bon moyen compressif, renouvelé des Romains, à opposer aux érections nocturnes et aux pertes involontaires, — lequel produit quelquefois un bon résultat contre l'écoulement lui-même. — « L'orateur Calvus *s'appliquait pendant la nuit des lames de plomb pour empêcher l'illusion involontaire des sens assoupis,* et conserver ainsi la puissance de sa voix. » (Abbé Dinouard, DE L'ÉLOQUENCE DU CORPS, p. 212.) Il est plus que douteux que Calvus ait atteint son but par cette grande rigueur que blâmait Cicéron, au récit de Quintilien, et qui ruinait ses forces. Calvus mourut à 30 ans.

(3) Ayant souvent constaté l'inefficacité du camphre, j'ai bien plus confiance, en pareil cas, dans le suppositoire (*anal*) suivant :

Beurre de cacao.	2 grammes.
Extrait d'opium.	ãã 1 centigramme.
Extrait de belladone.	

Voici ma formule ordinaire :

Copahu.	25 grammes.
Camphre.	4
Cubèbe.	50
Tartrate ferrico-potassique.	4
Sirop de tolu.	ãã 20
Sirop de bourgeons de sapins du Nord. . .	
Essence de menthe.	2 gouttes.

F. S. A. un électuaire.

Traitement. — Le faire durer cinq jours; en prendre parties égales le matin, à midi et le soir dans du pain azyme, etc., suivant les heures des repas.

Quelquefois j'atténue les premières et les dernières doses. D'une part je tâte ainsi et je dispose les organes du malade à l'usage du médicament, en même temps que je fais prendre patience à mon client, dont je mesure bien l'état morbide; et d'autre part je confirme sa guérison. Au reste, je fais souvent refaire une ou deux fois, avec ou sans modification, l'électuaire, afin que le malade continue à le prendre un certain temps. Ce sont là des détails pratiques dans lesquels je n'ai pas besoin d'entrer devant vous.

Suivant les indications, je remplace au besoin un peu de cubèbe par de la poudre de quinquina ou de racine de gentiane, etc.

Cet électuaire convient dans la presque généralité des blennorrhagies, excepté tout à fait à leur début; mais il n'a plus toute son efficacité, ou n'en a même souvent aucune, quand il s'agit d'une lésion inflammatoire chronique localisée dans une partie de l'urèthre, d'une affection de la prostate, ou bien d'un rétrécissement, etc.

La préparation fidèle de cet électuaire est d'une grande importance. Je voudrais pouvoir le rendre un peu moins coûteux par sa confection en grand. A partir d'aujourd'hui, le concours est ouvert parmi MM. les pharmaciens. Les concurrents devront surtout rechercher les moyens de masquer le goût médiocrement agréable du médicament et d'en réduire le volume. Peut-être parviendront-ils à ce double but en utilisant les principes actifs du cubèbe et du copahu, que notre savant et très-honorable Président a déjà si habilement extraits de ces substances et introduits dans la thérapeutique. Je ne conseille pas à MM. les pharmaciens de mesurer eux-mêmes les doses du médicament dans des morceaux de cartes qui en absorbent toute la partie liquide. Je m'en rapporte à cet égard à la sagacité du malade, auquel on peut d'ailleurs faire présent d'un petit vase de la contenance du quinzième de l'électuaire. Le malade fait lui-même des boulettes de la forme et du volume qui lui conviennent. Il les avale soit dans du pain azyme qu'il mouille, soit simplement après ou même sans les avoir humectées.

Ai-je besoin d'ajouter que la quantité à prendre par jour et le nombre des doses seront réglés par le médecin conformément à la situation du malade et aux exigences de la maladie?

Le second de mes deux moyens consiste, ai-je dit, dans des *suppositoires uréthraux* ou *injections molles*. Ce sont des bougies médicamenteuses qui sont fusibles à la température du corps humain. On les introduit dans l'urèthre et on les fait séjourner, dans la partie voulue de ce canal, jusqu'à leur ramollissement complet (1).

(1) On ne voudra sans doute pas confondre ce moyen avec les *bougies dissolubles* de

Ces bougies doivent se ramollir aisément à 30 degrés du thermomètre centigrade, excepté pourtant dans les chaleurs de l'été, où elles doivent être un peu moins fusibles, et pendant lesquelles on les tient dans des éprouvettes remplies d'eau fraîche.

La longueur des suppositoires uréthraux variera suivant l'étendue et le siége (1) constatés, ou seulement présumés du mal et le rôle qu'on assigne à ce moyen topique. Il n'est pas toujours facile de conserver ces suppositoires très-longs, car ils se brisent aisément. Mais on peut en introduire au besoin plusieurs dans l'urèthre pendant la même séance. Je leur donne habituellement de 5 à 10 centimètres de longueur.

On peut les former dans des moules de papier. Mais je me sers de préférence d'un tube de verre, dans l'intérieur duquel peut se mouvoir à la manière d'un piston et presque à frottement un cylindre de même substance et un peu plus long, afin que la partie excédante fasse manche. La longueur totale de l'appareil est indéterminée; mais il est commode qu'elle soit telle qu'on puisse fabriquer d'assez longues bougies. On n'a plus ensuite qu'à les réduire en les fractionnant à la longueur voulue (2).

Le tube, préalablement enduit à sa surface interne par un peu d'huile, est bouché d'un côté par un fragment du cylindre qui doit le parcourir. Puis on le remplit à l'aide d'un petit entonnoir de la matière fondue du médicament qui ne tarde pas à se figer. C'est alors que le cylindre *pseudo-piston*, poussant immédiatement devant lui le fragment de verre, ou bien introduit par l'autre bout, expulse lentement la matière de la cavité du tube. Je fais ainsi les suppositoires uréthraux de la même manière que les pharmaciens confectionnent quelquefois les suppositoires usités ou de l'anus. Il ne reste plus qu'à couper les bougies, si elles sont trop longues, et à les placer soit dans l'eau, soit dans des enveloppes de papier de plomb.

Voici, comme exemple, deux formules de la matière de ces suppositoires:

1° Cire. . . . . . . } de chaque deux parties.
Axonge. . . . . }
Huile de cade, une partie.

Je dirai en passant que j'ai obtenu de bons résultats de l'huile de cade pure, ou atténuée par un mélange, en injections dans l'urèthre et en badigeon à la vulve et dans le vagin, etc. Mais les femmes, qui sont en général très-propres, ont de la répugnance pour ce médicament, qu'on peut alors remplacer par de la benzine.

Hecker, composées de fils de laine ou de coton, recouverts d'une couche plus ou moins épaisse de gomme arabique associée à divers principes médicamenteux. (Hecker, TRAITÉ DES DIFFÉRENTES ESPÈCES DE GONORRÉES, traduit de l'allemand par A.-J.-L. Jourdan. Paris, 1812, p. 110 à 116.) Je crois néanmoins que dans certains suppositoires uréthraux la gomme arabique pourrait être un bon excipient des principes médicamenteux. Les suppositoires seraient notamment moins fragiles et ne se fondraient point par l'action seule d'une température un peu élevée.

(1) L'uréthrite se propage ordinairement d'avant en arrière, c'est-à-dire du méat vers le col de la vessie. Si l'on presse successivement avec un ou deux doigts sous différents points de l'urèthre, à partir du col vésical, le premier point douloureux, — c'est ordinairement celui qui l'est le plus de tout le canal, — indique l'endroit où l'affection est déjà parvenue. C'est à dater de cet endroit, et en tenant compte du temps qui s'est passé depuis la dernière miction, qu'on doit comprimer ou mieux *pressurer* le canal d'arrière en avant, pour apprécier la nature et la quantité de l'écoulement.

(2) Il n'est pas besoin de dire que si on employait la gomme, le mode de fabrication et celui de conservation des bougies devraient être changés.

2° Axonge. . . . . 30 grammes.
Azotate d'argent. . . . . . . 1 gramme.

Faites un mélange parfait, et ajoutez : Cire, quantité *suffisante*, suivant la saison, la longueur qu'on croit devoir donner à la bougie, le temps pendant lequel on désire la faire séjourner dans l'urèthre, etc. On peut augmenter ou diminuer, suivant les indications, la quantité d'azotate d'argent qui peut transmettre ainsi à mes suppositoires ses diverses propriétés.

On comprend que je ne puis avoir la pensée de donner toutes les formules ni tous les détails de confection d'un médicament, qui peut autant varier, suivant les indications, que la matière des injections liquides. J'emploie souvent le suif, et particulièrement celui de mouton, qui est un excellent dessiccatif, très-usité contre le rhume de cerveau, auquel on a quelquefois comparé la blennorrhagie.

J'introduis ces bougies après que le malade a uriné ; si je n'en mets qu'une, ou mieux si je ne fais qu'une séance par jour, c'est le soir que je choisis, au moment du coucher. J'ai toujours pour but de faire garder le médicament le plus longtemps possible par le malade, qui le rend à la première miction.

Le manuel opératoire d'introduction est vraiment insignifiant par sa simplicité. On amincit avec les doigts, sous l'action desquels il se ramollit, un bout du suppositoire. On enduit ce suppositoire d'une légère couche d'huile fine, et en cas d'indication, d'huile médicamenteuse, au moyen d'un pinceau délicat; puis on introduit dans le méat le médicament qu'on pousse assez rapidement dans l'urèthre avant qu'il ne se fonde ou ne se brise. Au besoin, on met tout de suite deux ou trois suppositoires l'un après l'autre, ou bien on pousse profondément celui qui est introduit, à l'aide d'une bougie à boule ou même d'une sonde ordinaire, en tenant compte, comme je l'ai indiqué précédemment, de la profondeur à laquelle est parvenue l'affection.

Cet électuaire et ces suppositoires m'ont fourni quelques cures dans des cas difficiles. Mais je suis bien loin d'en faire des *panacées uréthrales*.

S'agit-il, par exemple, de cautériser profondément l'urèthre; surtout si le malade n'est pas méticuleux ? J'aime mieux me servir du porte-caustique de Lallemand que de mes suppositoires. Dans un cas, néanmoins, j'ai cautérisé la partie profonde de l'urèthre au moyen d'un suppositoire, dont le bec, c'est-à-dire la partie introduite la première, d'une longueur de 2 centimètres, était plus mou que le reste, et contenait une proportion bien plus forte que de coutume d'azotate d'argent.

En cas de complication d'un rétrécissement qui commence, j'introduis souvent des bougies, soit simples, soit enduites d'huiles médicamenteuses. Le traitement est en général très-long; mais la double guérison du suintement uréthral et de la stricture finit par arriver et se consolide. Les bougies, quoi qu'on en ait dit, sont, je crois, des fondants pour un rétrécissement qui commence; mais elles doivent, je le répète, être introduites pendant assez longtemps.

V

COMMUNICATION SUR LA DIPHTHÉRIE ET SES ANALOGIES

FAITE A LA SOCIÉTÉ MÉDICALE ALLEMANDE DANS SA SÉANCE DU 14 JANVIER 1861.

M. Auzias-Turenne se félicite d'avoir entendu la communication si nette de M. Sée. Elle ne laisse subsister aucun doute dans l'esprit relativement à la diphthérie considérée comme unité pathologique, et à l'existence d'une paralysie diphthérique.

M. Sée a terminé son intéressante communication par l'Observation d'un cas de diphthérie, primitivement peu grave en apparence, mais dont les accidents secondaires paralytiques, atteignant les voies respiratoires, ont mis en grand danger la vie d'un jeune malade.

La fonction respiratoire compromise a repris son mouvement régulier consécutivement à l'emploi de l'électricité, et en même temps qu'une éruption de variole venait rendre compte d'un état fébrile antécédent et accompagné d'une aggravation considérable dans la position du sujet.

M. Auzias-Turenne appelle l'attention sur le rôle qu'a rempli en cette circonstance la variole dont la période d'incubation a coïncidé avec l'aggravation de l'état du malade, tandis que la période d'éruption a coïncidé avec un amendement manifeste. L'analogie porterait à penser que ce rôle n'a pas laissé d'être important.

Quand une maladie grave s'empare d'un sujet atteint de gale, de favus, de dartres, etc., cette maladie semble absorber entièrement la scène. La gale, le favus, les dartres, etc., disparaissent ou s'amendent, et ne reprennent le terrain qu'après la disparition de la grave maladie intercurrente.

Cet antagonisme est bien plus apparent quand ce sont deux maladies générales qui sont en présence, et que surtout l'une d'elles est produite par un virus. Inocule-t-on la syphilis à un sujet qui présente un symptôme de la scrofule? L'aggravation du symptôme en question est évidente pendant la période d'incubation du virus, tandis qu'il s'amende considérablement quand l'éruption se fait, ou s'est faite. Il s'établit une sorte de balancement entre les symptômes des deux maladies qui semblent lutter l'une contre l'autre, et très-souvent au grand bénéfice du malade.

J'ai inoculé la syphilis à une dame qui avait un cancer inopérable du sein, — pour le dire en passant, je lui ai donné la syphilis par l'inoculation d'une matière qui est considérée aujourd'hui, par plusieurs personnes, comme non infectante; — j'ai d'abord vu que le cancer précipitait sa marche terrible. Une éruption syphilitique papuleuse s'est faite, et tant que cette éruption a dominé la scène, le cancer a, pour ainsi dire, battu en retraite.

On voit souvent des personnes dartreuses ou arthritiques être atteintes de manifestations cancéreuses. Chez ces personnes quelquefois le cancer se guérit. M. Bazin pense que le cancer est alors moins grave parce qu'il est, d'après lui, symptomatique de la dartre ou de l'arthritis, tandis que, d'après moi, la moindre gravité du cancer tient à la présence d'une autre diathèse qui lui dispute le terrain.

Quand deux virus sont en présence, un phénomène analogue, et souvent plus accentué, s'observe. Un sujet atteint de syphilis est-il pris de variole? les symptômes syphilitiques, d'abord exaspérés, font bientôt place à l'éruption variolique; ils reviennent ensuite. Même chose s'observe à peu près si, au lieu de la variole, il s'agit de la rougeole. Autre exemple: Que le vaccin soit inséré à un sujet syphilitique, — la période d'incubation du virus nouveau peut exaspérer les symptômes de l'autre, tandis que ces symptômes seront amortis dans la période d'éruption vaccinale; mais il peut arriver qu'à la pustule vaccinale succède sur place une poussée syphilitique dont il faut bien se garder de prendre la matière comme étant purement vaccinale.

VI

EMPLOI DE L'AIL DANS L'AFFECTION PHYMIQUE.

L'ail arrête la toux et s'élimine surtout par les aisselles et un peu par la vessie. Il n'est vraiment pas sûr qu'il n'ait rien de spécifique.

Voici, dans toute sa simplicité, une de mes ordonnances :

1° Comme premier déjeuner, 100 grammes d'huile de foie de morue brune, non épurée, arrivée récemment de Norwége. On l'avalera d'un trait en se bouchant le nez. — Si cette dose n'était pas supportée par les organes digestifs, on l'augmenterait graduellement jusqu'à 200 grammes, et même au delà. L'essentiel est que la tolérance s'établisse. On se livrera, au besoin, à des tâtonnements, pour parvenir à incorporer une quantité considérable de cette substance bienfaisante.

Cette huile étant un aliment bien plus qu'un médicament, il vaudrait mieux ne pas en boire que d'en prendre des doses insignifiantes ou de mauvaise qualité.

Des pastilles de menthe anglaise, une verrée de vin ou une cuillerée de bonne liqueur, etc., pourront en faciliter la digestion.

2° Tous les soirs, en se couchant, manger six gousses d'ail, cuites à l'eau ou sous la cendre, ou bien au goût et à la convenance du malade, et d'après les effets produits, diviser la même quantité en deux ou trois doses, à prendre à différentes heures du jour. On peut manger en même temps du pain et boire de bonne bière.

Des pastilles de cachou, des fragments de vanille mâchée, des onctions à l'eau de Cologne dans les aisselles masqueront la mauvaise odeur.

3° Du bœuf rôti, saisi au feu et saignant, du gigot de mouton rôti et saignant seront la base de l'alimentation. Les viandes réchauffées et les viandes blanches, les poissons et le gibier, sans être proscrits, ne seront jamais préférés. Il en est de même de la chair de porc. Cependant le jambon de bonne qualité peut être mangé avec avantage.

4° Le pain ne doit pas être sorti récemment du four, mais il doit être frais, cuit à point, depuis six heures environ, et jamais depuis plus de douze. Il doit être bien cuit sans être brûlé. Trop frais ou rassis, le pain est moins digestif, moins nourrissant.

5° Aliments bons : chocolat, lentilles, châtaignes, pommes de terre, laitue, cresson, dattes, figues, raisins.

6° Boire de bon vin aux repas. Suivant sa qualité, sa force, et d'après la constitution et les habitudes du malade, ce vin sera pris pur ou plus ou moins coupé d'eau. On reconnaît qu'on a bu la quantité de vin nécessaire, parce qu'il produit du bien-être et de la gaieté. Il ne doit jamais stupéfier, ni surtout griser.

7° Pas de liqueurs (si ce n'est après l'huile de foie de morue), mais on peut faire usage de quelques vins liquoreux.

8° On peut user de café et de thé après les repas, comme moyen de faciliter la digestion et l'assimilation, mais non pas s'ils produisent de l'agitation ou empêchent le sommeil. Se conduire à cet égard d'après les effets obtenus et les habitudes.

9° Fruits doux et mûrs, autant que possible, comme nourrissants et rafraîchissants. Ils valent mieux au naturel que les confitures et les compotes.

10° Le miel est bon sous toutes les formes, comme pectoral et adoucissant, s'il plaît au malade; il est toujours préférable au sucre, qui irrite et fatigue les voies respiratoires.

11° Quelque temps qu'il fasse, le malade fera matin et soir une promenade régulière d'une demi-heure à une heure. Cela est essentiel pour favoriser les fonctions des reins et de la peau, et même celles des poumons. Il sera bien couvert, le cou garanti et au besoin le nez et la bouche voilés. Il ne devra pas s'arrêter, parler, humer l'air et prendre froid. Il rentrera dans un appartement chaud, et se mettra de suite, en hiver, près d'un bon feu.

12° Le sommeil de la nuit ne doit pas durer plus de huit heures, ni le séjour au lit plus de dix, — à moins d'indisposition intercurrente. L'excès est presque aussi nuisible que la privation de sommeil. Le sommeil du soir est plus efficace, plus calmant, plus réparateur que celui du matin.

13° Sieste d'un quart d'heure dans un fauteuil, et s'il fait froid, auprès du feu, après le principal repas du jour. Plus longue, et prise dans d'autres conditions, la sieste pourrait être fatigante, au lieu de tempérer les humeurs et de réparer les forces.

14° Toutes les semaines, un grand bain salé d'une à deux heures (4 livres de sel gris). Éviter le refroidissement pendant et après ce bain.

15° Se soustraire avec soin à toutes les causes débilitantes et apporter une grande régularité en tout. Modération excessive dans les rapports sexuels.

L'usage du tabac n'est pas plus proscrit que conseillé. S'il a l'inconvénient d'irriter localement et de stupéfier l'organisme, il offre l'avantage de reposer la respiration en la ralentissant et d'activer les fonctions de la peau.

16° La rigueur dans l'exécution de cet ensemble de conseils sera subordonnée à une foule de circonstances qui ne peuvent être indiquées que d'une manière générale. Des habitudes, les saisons, la nécessité, des événement imprévus, etc., peuvent en modifier les termes et la pratique.

La direction d'un bon et honnête praticien plutôt que celle d'un savant affairé doit être recherchée : ce qu'on fait sert plus que ce qu'on sait.

17° Ne pas oublier que l'huile de foie de morue et surtout l'ail sont la base du traitement.

Il ne faudrait pas toutefois compter beaucoup sur leur efficacité, sans le concours d'une nourriture succulente et la ferme et constante soumission aux règles les plus strictes de l'hygiène.

VII

UN CAS D'EMPOISONNEMENT PAR LA BELLADONE.

Tout cas malheureux doit éclairer la science; or celui-ci en est un. Pour mon compte il m'a éclairé beaucoup après m'avoir beaucoup alarmé.

Le résultat n'a pas été funeste; la responsabilité eût été grande, mais ma faute ne l'était pas.

M. X..., après six jours de diète exigée par une hernie irréductible, est opéré par M. H... en présence de D... et de moi. La hernie était entéro-épiploïque. L'épiploon ne fut pas réduit, mais l'intestin le fut, et, quoique je n'aie pas bien compris pourquoi, des matières stercorales ont été rendues par la plaie du onzième au treizième jour après l'opération. — Mais il ne s'agit pas aujourd'hui de la hernie sur laquelle on pourra revenir.

Parmi les prescriptions faites à M. X... se trouvait celle d'un lavement de miel de mercuriale. A côté de celle-ci s'en trouvait une autre d'onguent mercuriel belladoné.

On comprend qu'une garde-malade se soit trompée et ait délayé dans un clyso-pompe l'onguent belladoné sans que moi qui devais donner le lavement à cause des difficultés de la chose, j'aie pu m'en apercevoir. Ah ! s'il y avait eu empoisonnement consommé, quel ridicule serait retombé sur le médecin. Empoisonner son malade en remplissant les fonctions de l'apothicaire ! Ni les antécédents, ni le dévouement antérieur prodigué au malade, ni ce qu'il y avait de louable par la modestie dans l'acte d'un médecin qui donne un lavement lui-même, ni... rien n'aurait sauvé le médecin ; — car, en France, le ridicule tue.

Arrivons au fait. Il est certain que je n'ai su que cinq heures après le fait de la substance toxique donnée en lavement. Il est certain que de l'extrait de belladone a été introduit par le rectum. Mais en quelle quantité ? la substance non dissoute était accumulée au fond de l'appareil dans son mélange avec l'onguent mercuriel. Elle n'a donc été ni dissoute ni ingérée en très-grande quantité. Autre circonstance : la canule qui a servi était de gomme élastique, avait une lumière fort étroite ; elle était brisée et déchirée en un point. Ensuite on l'a trouvée bouchée, et les matelas avaient été transpercés par la matière du lavement.

Maintenant quelle quantité a été absorbée par les intestins ?

Voici la chronologie des faits et des symptômes : Six jours de diète, lorsque l'opération fut faite le 20 novembre 1868, à 8 heures 1/2 du soir, sur un jeune homme de 21 ans, environ. — C'est le 21 novembre, samedi, à 10 heures du matin, que le maudit lavement fut administré. — A dater de 2 heures et jusqu'à minuit, j'ai prodigué des soins au malade. Il avait du délire, des hallucinations, dilatation des pupilles. Pouls alternativement vif, élevé, rapide, déprimé, faible, variant de 110 à 140. — Dans la nuit du 21 au 22, samedi à dimanche, je n'y étais pas. Il paraît que le délire a été fort, ayant duré de 2 à 6 heures du matin. Il y eut plusieurs personnes destinées à maintenir le malade. — Le dimanche 22, les pupilles étaient fort dilatées ; le pouls élevé, puis faible ; il y avait des hallucinations dont on ne pouvait distraire le malade qu'en détournant vivement son attention ; des sputations continuelles : impossibilité d'avaler les liquides ; facilité, au contraire, d'avaler des confitures. J'ai parfaitement remarqué et fait remarquer cela. — La nuit du 22 au 23, dimanche à lundi, n'a pas été mauvaise. — Le lundi 23 s'est aussi passé assez bien. — La nuit du 23 au 24, lundi à mardi, a été terrible ; le délire a été furieux ; le malade s'est agité, a crié, s'est déplacé ; les Sergents de ville, attirés par le bruit, sont venus voir ce qui se passait. Je n'y étais pas ; mais M. D..., qui s'y trouvait, fut tellement effrayé qu'il acheta une camisole de force destinée aux autres nuits. De l'opium avait été donné comme traitement. Je crois qu'en vertu du *duobus doloribus*, l'opium n'avait fait qu'ajourner des accidents dont son action avait pris la place, comme le mercure fait à la vérole.

La journée du mardi 24 s'est trouvée passable. — Dans la soirée du 24, fort tard, et dans la nuit du 24 au 25, l'affaissement était si grand, le pouls si filiforme que j'ai cru la mort prochaine.

Le 25, à 10 heures du matin, mercredi, il n'est plus question de rien (quatre jours révolus).

Revenons sur les symptômes signalés et marquons-en d'autres :

1° *Ventre ballonné :* Au milieu de tous les accidents, le ventre a été fort ballonné ; le malade en souffrait peu et rendait peu de vents.

Pour quelle part la hernie, pour quelle part la belladone ont-elles été dans cet accident ? la hernie en a-t-elle bénéficié ?

2° *Dilatation de la pupille :* La pupille a été constamment et fort dilatée, même en face de la plus vive lumière. Cette dilatation a été le dernier symptôme ; lui disparu, on a pu être tranquille relativement aux autres.

3° *Dilatation du rectum :* Le rectum était aussi fort dilaté ; mais il ne m'a pas été possible d'étudier en détail ce symptôme.

Je pense qu'on pourrait utiliser la belladone pour les opérations et spécialement pour les opérations exploratrices à faire dans le fondement, contre la fissure à l'anus, contre les fistules, les hémorrhoïdes, etc. La belladone paralyse les fibres circulaires et spécialement les sphincters. Le ballonnement du ventre peut tenir à cela.

4° Ensemble de symptômes rabiques qui expliquent l'emploi de la belladone contre la rage. Passons-les en revue : *a. Hallucinations. b. Délire furieux. c. Sputation*, probablement parce que la salive, qui est liquide, ne peut être avalée ; c'est une affaire de déglutition des boissons. *d. Hydrophobie*, mêmes réflexions. *e. Solides avalés.* Dans le délire de la rage les chiens et les loups avalent des choses incroyables (1).

Le pouls si variable indique des alternances dans l'action de la belladone. Je crois qu'ici il y a eu alternance de l'action de l'opium avec celle de la belladone.

Quel a été le traitement de cet empoisonnement ? presque nul, incertain. Je n'étais pas le maître, les autres ignoraient. Quelques vomitifs, quelques purgatifs. L'opium était le meilleur remède, mais il n'a été employé qu'en bien petite quantité.

Quelle a été l'action de cet empoisonnement sur la hernie qui venait d'être opérée ? 1° Le *ballonnement* du ventre a-t-il été favorable ou nuisible ? Quelle a été, dans sa production, la part respective de la belladone et de la hernie ? 2° *Dilatation* des intestins. N'a-t-elle pas été un bien ? 3° *Mouvements extrêmes.* Ils auraient pu faire beaucoup de mal, mais l'événement ne l'a pas prouvé. 4° *Arrêt des phénomènes inflammatoires et locaux.* Ceci est très-remarquable. Il est clair que la plaie est demeurée sèche tant qu'ont persisté les phénomènes de l'empoisonnement. Cela a-t-il été un bien plutôt qu'un mal ? Ne serait-il pas possible d'utiliser la belladone pour réprimer, retarder des inflammations traumatiques ?

Il ne paraît pas que l'extrait ait autant d'action que les fruits, mais l'intermittence des phénomènes qui se retrouve dans la rage et l'alternance d'action avec l'opium sont fort remarquables.

Il y aurait des expériences curieuses à faire sur le chien. On observerait sans doute une grande dilatation du rectum et une pseudo-rage.

(1) Voir ci-dessus l'histoire du loup enragé de la Corrèze, p. 757.

VIII

SUR LE SARCOPTE DE LA GALE.

COMMUNICATION FAITE A LA SOCIÉTÉ MÉDICALE ALLEMANDE, DANS SA SÉANCE DU 7 JANVIER 1861.

M. Auzias-Turenne présente un petit instrument destiné à pratiquer aisément l'extraction du sarcopte de la gale.

Il propose de nommer cet instrument *acariculteur*, parce que le mot sarcopte se prête difficilement à une terminologie euphémique.

Cet instrument consiste en une aiguille surmontée d'une petite loupe, la pointe de l'aiguille correspondant au foyer de la loupe.

M. Auzias-Turenne signale plusieurs perfectionnements dont est susceptible son petit appareil, duquel l'utilité peut s'étendre à des dissections fines et à l'inoculation des virus. Deux coudes que présente l'aiguille la rendent commode pour l'inoculation du virus chancreux sur les surfaces du corps larges et planes, le devant du thorax, par exemple.

M. Auzias-Turenne communique ensuite quelques observations et quelques réflexions sur les mœurs du sarcopte, le diagnostic et la guérison de la gale.

M. Auzias-Turenne croit à l'existence des gales sans sillons. Pendant l'été, par exemple, le sarcopte ne cherche pas toujours à s'abriter sous l'épiderme, ou tout au moins quand deux personnes couchent ensemble il s'abrite volontiers sous l'épiderme de l'une à l'exclusion de celui de l'autre. Celle-ci a des vésicules et des démangeaisons fort vives et persistantes. Peut-on dire qu'elle n'ait pas la gale ?

Ce qui se passe entre deux individus se passe, à plus forte raison, entre deux parties du même individu. Un galeux n'a souvent des sillons qu'aux doigts et au penis bien qu'il soit galeux partout, et qu'il éprouve un besoin universel de se gratter.

Les sillons peuvent manquer partout chez les galeux comme ils peuvent se trouver partout. La face elle-même n'en est pas toujours exempte, chez des enfants qui couchent avec des galeux et mettent leur tête sous les draps. M. Auzias-Turenne a pris un sarcopte en dedans d'une paupière près du bord libre, et tout récemment il en a trouvé un autre sous l'épithélium de la muqueuse labiale d'un boiteux rachitique âgé de 17 ans et dont la face présentait d'autres sillons. Ce boiteux couchait avec un galeux et se *ratatinait* dans le lit pour éviter le froid.

M. Auzias-Turenne croit que la vésicule peut suffire à la rigueur pour le diagnostic de la gale.

Cette vésicule est petite, discrète, transparente, conique, résistante, comme papuleuse à la base, souvent marquée à son sommet d'un point roux. Elle a son siége de prédilection aux doigts, l'épiderme du pénis et celui du sein étant trop mince et trop vite rompu pour soutenir longtemps la sérosité.

La gale n'est point guérie quand on a anéanti les arachnides et les larves, et qu'on a détruit les complications et calmé l'éréthisme de la peau ; encore faut-il être sûr qu'il ne reste plus d'œufs dans les vêtements ni sous l'épiderme du malade.

Les rudes frictions au savon noir de la peau, déjà ramollie par un bain, enlèvent l'épiderme du sillon et entraînent l'arachnide, les larves et les œufs. Les pommades ne sont qu'un complément de l'effet produit par ces frictions, — qu'une garantie de plus.

Les acides qui détruisent l'épiderme favorisent beaucoup l'accès des corps parasiticides. M. Auzias-Turenne a depuis longtemps remarqué que les gens qui manient le plâtre et la chaux n'ont jamais la gale aux mains. La chaux est insecticide. Un vieux praticien de Toulouse s'en servait en y joignant un peu de vinaigre pour guérir la gale, le vinaigre rompait la toiture et la chaux tuait l'habitant du sillon ; ce praticien agissait bien, — sans savoir pourquoi.

Une bonne précaution est de désinfecter les vêtements et les draps de lit. Il n'est pas très-sûr que l'arachnide, — surtout le mâle,— ne s'y loge jamais. C'est le cas de recourir à l'étuve et aux parasiticides aromatiques.

Toutes ces précautions doivent faire justice des œufs, quelque part qu'ils soient logés. Mais encore reste-t-il à s'assurer du succès. Il faut attendre l'expiration du temps voulu pour l'éclosion, lequel est assez long surtout quand les œufs sont déposés dans des hardes. Les rechutes sont fréquentes, on les prend pour des récidives ; les démangeaisons consécutives à la prétendue guérison de la gale sont très-suspectes.

Ces dernières réflexions ne s'appliquent pas exclusivement à la gale ; on peut les généraliser et les étendre aux insectes et aux végétaux parasites. On voit, par exemple, le favus se reproduire deux mois après une guérison présumée.

TRAITEMENT EXPÉDITIF DE LA GALE.

La sagacité de Delpech lui avait indiqué, il y a quarante ans, le meilleur traitement de la gale. Le célèbre professeur de Montpellier y consacre le premier article du premier numéro (janvier 1829) du *Mémorial des hôpitaux du Midi.*

Ce traitement, réduit à sa plus simple expression, consistait en une *friction générale* au savon noir interposée entre deux bains d'une demi-heure chacun et suivie dans la journée de trois onctions à l'huile d'olive.

Les malades de l'hôpital Saint-Éloy se baignaient deux à deux, et chacun prenait le soin de savonner et d'oindre son compagnon. Grâce à cette réciprocité, aucune partie du corps n'était soustraite au bénéfice de la médication.

Delpech n'oublie pas d'instruire le procès du dogme, traditionnel alors, suranné aujourd'hui, de la répercussion.

Dans le *Mémorial* de janvier 1830, il reprend ce sujet, et résume son opinion en une phrase aussi élégante que juste : « Des lotions alcalines, dit-il, peuvent être employées à détruire les points saillants de l'épiderme, éventer les *terriers* dans lesquels les insectes se logent, et une huile commune suffit pour consommer la ruine de ces hôtes incommodes. »

Que manquait-il à une formule si exacte et si nette pour fixer la science et la pratique? Une seule chose, mais elle est importante, un diagnostic assuré.

Delpech, en effet, ne s'appuie que sur la contagion et une démangeaison formicante pour instituer le traitement ; c'est le succès de ce dernier qui lui dénonce la présence du parasite. Le diagnostic n'était ainsi que rétrospectif.

Le chirurgien de Saint-Éloy n'aurait rien laissé à faire après lui s'il avait su dénicher le sarcopte et exclure *a priori* toutes les affections qu'on a longtemps confondues avec la gale. Le grand nom de Delpech doit avoir sa place marquée dans une histoire impartiale de cette maladie.

C'est à M. Bazin que revient l'honneur d'en avoir établi le traitement définitif à l'hôpital Saint-Louis. Celui-ci consiste uniquement, comme l'avait pressenti et déclaré Delpech, à exterminer un imperceptible animal.

Rien ne paraît plus simple et plus aisé. Aussi voyons-nous aujourd'hui autant de guérisseurs que de sarcoptes. Ceux-là ne sont ni les moins incommodes, ni les plus faciles à détruire.

(*Gazette des hôpitaux* du 3 décembre 1864.)

ÉPHÉMÉRIDES (1)

7 JANVIER 1834. — Le Gouvernement de Bohême expédie dans tous les Cercles du pays une circulaire pour inviter les médecins à bien observer le javart dont pourraient être atteints les chevaux de leur district. On recommande aux hommes de l'art de soumettre la matière de cette éruption à des expériences d'inoculation, avec l'injonction formelle d'apporter dans ces essais autant de circonspection que de tact, afin de ne pas exciter une méfiance nuisible aux progrès de la vaccine.

C'était donner une consécration officielle à l'idée favorite de Jenner, et ouvrir une voie nouvelle; car jusqu'alors les Gouvernements et les Académies n'avaient encouragé que la recherche du cow-pox.

Aujourd'hui la demande du Gouvernement de Bohême serait plus que satisfaite : le *grease pustuleux*, qu'on l'appelle horse-pox ou javart, est parfaitement connu. La France peut revendiquer la part la plus grande dans les travaux récents dont il a été l'objet.

Mais pourquoi la vérité est-elle lettre morte? la lumière sous le boisseau? Quand obtiendra-t-on les résultats pratiques des découvertes nouvelles ? Qu'a-t-on fait de la matière du grease pustuleux si souvent perdu et définitivement retrouvé? Pourquoi ne s'efforce-t-on pas de remonter sans cesse à la source primitive ou chevaline du vaccin? Qu'est devenu le feu sacré du Comité central ? le zèle ardent de la Commission de vaccine ? Est-ce dans le passé que nous retrouverons la flamme de l'avenir? Enfin, assistons-nous au sommeil du néant ou sommes-nous à la veille d'une résurrection ? Silence dans l'Académie, silence au dehors ! Doute et tiédeur partout !

Puisse l'esprit de libre recherche et un souffle abondant d'initiative individuelle ramener au plus tôt la vie dans ce désert !

— 26 janvier 1823.— Edouard JENNER meurt à Cheltenham. Il était né à Berkeley, le 17 mai 1749. Il nous a rachetés de la variole. C'est en 1798 qu'il a donné au monde la vaccine.

Trente années plus tôt, c'est-à-dire en 1768, un anonyme publie dans *Allgemeine unterhaltungen*, journal paraissant à Gœttingue, un article sur le *kuhpocken* (cow-pox), où il décrit avec beaucoup d'exactitude cette maladie et parle de l'opinion qu'ont les laitiers de sa propriété antivariolique. Il rapporte les recherches exactes qu'il a entreprises pour mettre hors de doute l'existence de cette propriété.

A la même date, Fewster et le célèbre Sutton préconisent et pratiquent l'inoculation du cow-pox.

En 1774, Benjamin Jesty, bravant les préjugés et les injures des habitants de sa contrée, inocule le cow-pox à tous les membres de sa famille.

Quelques années plus tard, Nash, mort en 1781, émet les propositions sui-

(1) Sous le titre d'ÉPHÉMÉRIDES, et avec la signature *Almanach du vaccinateur*, M. Auzias-Turenne a publié dans divers journaux de médecine, et notamment dans le *Courrier médical* de 1867, des notices historiques, biographiques et critiques, auxquelles d'autres devaient venir se joindre successivement, et dont l'ensemble eût formé une véritable histoire des sciences médicales. Ces morceaux détachés, déjà imprimés ou manuscrits, sont réunis aujourd'hui sous cette même rubrique : ÉPHÉMÉRIDES.

vantes : — Le cow-pox n'est pas contagieux ; — il n'est pas accompagné d'éruptions ; — il est un préservatif assuré de la variole ; — les personnes qui ne peuvent être infectées de la variole ne peuvent gagner le cow-pox ; — le cow-pox diffère de la variole en ce qu'il attaque les animaux ; — les vaches ne peuvent avoir le cow-pox qu'une seule fois, etc.

L'anonyme allemand, Fewster et Sutton, Jesty, Nash ne sont pas les seuls précurseurs de Jenner.

Pourquoi Jenner est-il exclusivement réputé l'inventeur de la vaccine ? Est-ce justice, ou bien n'est-ce qu'un *quiproquo* de la gloire ?

Quelle est la vraie marque de la priorité scientifique ?

Écoutons un grand maître : « La gloire, comme dit Newton, dans sa dispute avec Leibnitz, n'est due qu'à l'inventeur : ceux qui viennent après ne sont que des disciples. » (Voltaire.)

Voici l'avis d'un autre maître : « En matière philosophique, pour qu'il y ait appréhension, et partant propriété, il faut que l'IDÉE, non le mot seul, ait été appréhendée, c'est-à-dire comprise ; sans cela elle reste dans l'*indivision* (1). La division du travail existait apparemment quand Adam Smith l'observa chez un fabricant d'épingles : ce qui n'empêche pas qu'on ne fasse honneur à Adam Smith de la priorité de l'observation. » (Proudhon.)

Après ces deux sentences, il n'y a plus qu'à poser la question en termes exprès : Sans Jenner connaîtrions-nous la vaccine, même aujourd'hui ? Non, assurément.

Quand on songe à quel concours d'hommes et de choses, de temps et de lieu l'humanité est redevable de cette conquête, on est saisi de la crainte d'en perdre les fruits, comme on tremble encore après le danger.

Faites naître Jenner dans un pays et à une époque où l'initiative individuelle porte la chaîne d'institutions qui enlacent tous les progrès sans en jamais affranchir aucun, ce prédestiné de la gloire ne sera plus qu'un rêveur crédule, dont la voix s'éteindra dans l'ombre et sans écho. Encore supposons-nous qu'un esprit éminemment positif ait pu se condamner lui-même à poursuivre, pendant un demi-siècle, ce qui n'aurait plus semblé être alors qu'une chimère.

Quand Jenner parut, l'inoculation était une pratique commune de l'autre côté de la Manche : la brèche se trouvait donc largement ouverte. Les Anglais qui ont le culte des choses utiles et qui sont jaloux de leurs gloires, n'ont pas manqué de seconder Jenner de tous leurs efforts.

Bien plus, la vaccine qui n'aurait pas pu être trouvée avant Jenner, n'aurait pu l'être après lui nulle part, même en Angleterre.

Après Jenner, le cow-pox primitif devint extrêmement rare. On n'aurait pas même eu l'idée d'en constater les propriétés antivarioliques.

Jenner est donc venu à point pour résumer une époque et un pays. Heureuse coïncidence de temps et de lieu avec le génie ! Si l'Angleterre a produit et compris Jenner, c'est Jenner qui a compris et produit la vaccine. Il en est l'inventeur, puisque nous ne l'aurions pas sans lui.

— 27 janvier 1832. — Le choléra éclate à Édimbourg.

— 28 janvier 1695. — Poupart décrit comme une découverte, cent ans après Fallope, l'*arcade crurale* (ligament de Fallope ou de Poupart).

Ce n'est pas qu'il n'y ait aucune différence entre la description de Fallope et

(1) L'écrivain veut dire dans le *domaine commun*.

celle de Poupart, car la première se trouve plus exacte. Poupart n'a donc pas copié Fallope, quoiqu'il fût doué d'une prodigieuse mémoire.

Voici une preuve singulière du développement qu'avait acquis chez lui cette faculté.

Dans un concours de chirurgie à l'Hôtel-Dieu, il surprit ses juges par l'étendue de ses connaissances. Il les surprit ensuite bien davantage en leur apprenant qu'étranger à toute pratique il ne savait rien que par cœur. Il fallut même lui apprendre à saigner; mais il devint plus tard praticien habile et même original.

Poupart pratiqua quelques opérations qui marquèrent.

Une femme dont il avait enlevé la moitié du crâne s'en fit une sébile pour demander l'aumône. Elle aurait pu justement faire participer Poupart à la générosité des passants. Poupart en effet vécut pauvre mais honoré.

Son goût le portait à cultiver la science et son cœur à faire le bien. On peut renfermer son éloge en une seule phrase : *Il pratiqua la charité par la chirurgie et la chirurgie par charité.*

— 29 janvier 1848. — Auzias-Turenne publie dans la *Gazette médicale de Paris* une lettre où il rend compte de ses premières recherches sur la syphilis.

— 30 janvier 1816. — Le Préfet du Pas-de-Calais tente par un Arrêté de mettre obstacle au progrès du typhus contagieux des bêtes à cornes.

— 31 janvier 1801. — Trappe présente à l'École de médecine sa dissertation sur les excroissances et les pustules vénériennes.

1er FÉVRIER 1674. — Mort de Jean Pecquet, né vers 1622.

Il découvrit sur l'homme le réservoir qui porte son nom, à l'âge de 25 ans et pendant qu'il était encore étudiant en médecine à Montpellier. Il ne lui aurait point été permis plus tard de faire publiquement la démonstration de sa découverte, n'étant point Agrégé. Mais il aurait pu, même de nos jours, préconiser, suivant ses goûts et son opinion, l'usage *intus et extra* de l'alcool contre tous les maux. C'est effectivement cette panacée qui le délivra de tous les maux : conformément à ses principes, Pecquet but tant d'*eau-de-vie* qu'il en mourut.

Pecquet vif et remuant était devenu membre de l'Académie des sciences.

— 2 février 1823. — Création des Agrégés. Mesure illibérale. Moyen d'interdire l'enseignement aux docteurs en médecine, Broussais en tête. Mais le Val-de-Grâce ouvrit ses portes à Broussais et la Révolution de 1830 émancipa complètement ce grand réformateur en le portant au professorat de l'École de médecine.

— 3 février 1772. — Naissance d'Esquirol, glorieux chef de file de tous les aliénistes modernes. Il eut pour panégyriste l'inimitable et bienveillant Pariset, le premier Secrétaire perpétuel et le premier des Secrétaires perpétuels de l'Académie de médecine.

— 4 février 1809. — Fondation de la Société médicale d'Amiens. M. Courtillier, Secrétaire de cette Société, s'en est fait l'historien à la fois savant et élégant. L'histoire de la médecine en province serait bien mieux connue si chaque Société avait son Courtillier.

— 5 février 1790. — Mort de Cullen à Édimbourg.

— 9 février 1812. — Karamsim fait à la Société de Moscou une communication sur les lysses.

1er MARS 1812. — Naissance d'Auzias-Turenne à Pertuis, Vaucluse.

— 22 mars 1832. — Le choléra éclate à Dublin.

— 24 mars 1832. — Le choléra éclate à Paris.

— 30 mars 1602. — Un homme enragé étrangle un chien et arrache la queue d'un âne. (in B. G. Sage... p. 59) [sic]

3 AVRIL 1852. — M. Rogier, Ministre de l'Intérieur belge, institue une Commission pour étudier l'inoculation de la péripneumonie.

— 11 avril 1828. — La Commission de vaccine de l'Académie est convoquée extraordinairement pour prendre connaissance d'une communication ministérielle fort grave. Il ne s'agit de rien moins que du projet de retirer à l'Académie le dépôt de vaccine qu'on lui a confié depuis cinq ans et de rétablir le *Comité central.*

Quels sont donc les griefs qui pèsent sur l'Académie? Lui reproche-t-on d'avoir abandonné les destins de la vaccine à la volonté, au caprice, à l'entêtement et peut-être aux erreurs d'un seul homme? Non. — Lui reproche-t-on d'avoir des préférences parmi les destinataires, de ne donner aux uns, par exemple, que du traître vaccin, tandis qu'elle réserve aux autres le pur cow-pox? Non; car l'Académie n'a pas encore un atelier ni de l'engouement pour le cow-pox. — Lui reproche-t-on de distribuer du vaccin qui ne prend pas, ou bien encore de n'en pas distribuer du tout? Peut-être; mais ce ne sont-là que des fautes vénielles. — Lui reproche-t-on de calomnier le vaccin, d'en contester les avantages et même l'existence; de lui donner pour escorte le masque de la syphilis ou le fantôme de la fièvre typhoïde; lui reproche-t-on, enfin, de taxer la vaccine de n'être qu'une variole déguisée?

Non, non! N'allons pas si vite!

Le reproche qu'on adresse à l'Académie, pour être plus général et plus vague, n'en est pas moins clair. Le lecteur en pénétrera aisément le sens net dans les termes enveloppés de la missive officielle:

« Le Ministre de l'Intérieur a remarqué que depuis que l'encouragement de la vaccine n'est plus confié aux soins d'un Comité spécial, la pratique de cette salutaire inoculation diminue d'année en année... Il craint que l'Académie ne puisse donner à l'encouragement de la vaccine une attention aussi suivie, une impulsion aussi efficace que le faisait l'ancien Comité de vaccine. »

Le Ministre se borne à constater un résultat négatif. Il n'en rend pas l'Académie formellement responsable; mais c'est dans son sein qu'il en recherche la cause, et c'est à elle qu'il s'adresse pour en obtenir le remède. Chacun sent ce que cela voulait dire.

Le lecteur comprendra d'ailleurs sans peine ce dont il s'agissait, en cette circonstance, s'il veut bien jeter un coup d'œil sur le bref historique ci-joint.

Une Ordonnance royale du 20 décembre 1820, contre-signée par le ministre Siméon, institua l'Académie de médecine.

L'article 2 de cette Ordonnance est ainsi conçu: « Cette Académie est spécialement instituée pour *répondre aux demandes du Gouvernement sur* tout ce qui intéresse la santé publique et principalement les épidémies... *la propagation de la vaccine...* »

RÉPONDRE AUX DEMANDES DU GOUVERNEMENT SUR LA PROPAGATION DE LA VACCINE. — Rien de plus. L'Académie, dans le principe, se renferma si étroitement dans son rôle qu'elle ne fit même rien du tout.

Le *Comité central de vaccine* continua à fonctionner et à correspondre avec le Gouvernement. C'est ce Comité qui présenta au Ministre le Rapport sur les vaccinations de 1821 et 1822.

Mais en 1823, M. de Corbière, interprétant à sa guise l'Ordonnance de 1820, supprima le *Comité de vaccine*, dont il confia les attributions à l'Académie.

Que fit l'Académie, ou bien que ne fit-elle pas?..... Toujours est-il que des plaintes s'élevèrent contre l'Académie et que le Ministre la consulta elle-même pour savoir si elles étaient fondées.

L'Académie répondit qu'elle possédait dans son sein les « hommes les plus honorables et les plus illustres de la France, » et que, par conséquent, la vaccine ne pouvait être mieux livrée qu'entre ses mains. Voilà ce qui s'appelle, en termes populaires, *ne pas se moucher du pied*. C'est que les Académies n'ont pas besoin d'avoir de bonnes raisons pour avoir raison.

Effectivement, l'opinion de l'Académie de médecine prévalut dans les bureaux, et la vaccine fut définitivement rivée à ses attributions.

C'est pour enfanter cette réponse suffisante, qui reçut le baptême de l'adoption dans la séance générale du 6 mai 1828, que la Commission de vaccine, dont un accoucheur était l'âme, se réunissait à la date du 11 avril, indiquée au commencement de cet article.

Qu'a-t-elle fait de la vaccine ?..... Faut-il demander le rétablissement du *Comité central ?*

— 22 avril 1863. — La Commission instituée à Christiania pour suivre les expériences du professeur W. Bœck, déclare, après six années d'observation, que la syphilisation constitue la meilleure des méthodes de traitement de la syphilis constitutionnelle.

A Paris, l'Académie, autrement avisée, avait condamné la syphilisation sans l'expérimenter ni l'entendre. On doit supposer que cette iniquité lui pèse encore sur le cœur.

Aujourd'hui que la syphilisation a parcouru le monde, elle n'a plus qu'à rentrer dans sa patrie.

— 23 avril 1850. — M. Ricord est nommé membre de l'Académie de médecine. Rien n'était plus juste, assurément; car M. Ricord a remué les questions de syphilistique à la pelle. Qu'il lui soit autant pardonné qu'il a péché.

Voici quelle était la base de ce qu'on appelait alors sa doctrine : Le chancre (aujourd'hui *chancre mou*) est le seul point de départ de la syphilis constitutionnelle. Son apparition n'est pas précédée d'incubation. Une cautérisation pratiquée dans le délai de trois jours, à dater du moment de la contamination, en arrête le développement et prévient à coup sûr la syphilis constitutionnelle. Il n'est suivi de la syphilis constitutionnelle que s'il devient induré; mais alors cette syphilis ne peut être conjurée. L'induration et par suite l'infection générale sont exclusivement subordonnées à l'état du sujet. La qualité du virus, toujours identique à lui-même, n'y est absolument pour rien. Les accidents secondaires ne sont pas contagieux. La syphilis ne saurait pénétrer dans un organisme par la voie de la vaccination.

La syphilisation a passé sur ce système. A sa place elle a laissé des germes féconds et gravé cette inscription tumulaire : « Cet homme célèbre va se trouver debout, vivant, comme Broussais, au milieu des ruines de sa doctrine. »

L'année prochaine (1868), M. Ricord présidera l'Académie de médecine.

Il admet, à présent, les propositions suivantes : Le chancre dur (qui est devenu, d'après lui, absolument distinct du chancre mou) est l'unique source de la syphilis constitutionnelle. Il entraîne fatalement à sa suite l'infection, quel que soit l'état du sujet. Son développement est précédé d'une incubation qui est souvent de plusieurs semaines. Les accidents secondaires sont contagieux et produisent pour premier symptôme le chancre dur. La syphilis peut s'introduire dans le corps par la voie ouverte à la vaccine, etc.

Quelle transformation radicale, mais encore que de lacunes, que d'erreurs! Ah! que le revirement a été brusque, et encombré de ruines qui rendraient impossible une réédification.

Après s'être fait l'apôtre, sinon le messie, de l'inoculation syphilitique, qui flattait ses goûts en donnant satisfaction à sa curiosité et à son amour-propre, M. Ricord a renié cette méthode au moment où elle commençait à produire des fruits utiles, au moment où elle devenait féconde en enseignements physiologiques, en résultats thérapeutiques et sociaux. Il a manqué de coup d'œil et de présence d'esprit en laissant ainsi tomber de ses mains l'occasion de couronner dignement et glorieusement sa carrière.

Investigateur aussi prompt que sagace, observateur vif et judicieux, praticien habile, vulgarisateur aimable, ingénieux, coloré, entraînant; cœur ouvert et généreux, dehors séduisants, commerce agréable et facile, activité tenant du prodige, M. Ricord a été tout cela et même plus que cela. Mais son esprit souple et léger a manqué de suite et de profondeur. Après s'être égaré par défaut de réflexion et par manque de patience, il est devenu injuste par passion. Il aurait certainement laissé après lui un nom des plus considérés, si, doué d'un sens plus rassis et plus droit, et non préoccupé du désir de paraître, moins vain et plus logique, il avait pu résister aux amorces de la flatterie, aux entraînements de la popularité et se soustraire aux fumées de l'ambition.

— 24 avril 1754. — De La Condamine lit à l'Académie des sciences un Mémoire favorable à l'inoculation de la petite vérole.

— 25 avril 1790. — Premier emploi sur l'homme vivant du couperet à *amputation* de la tête, qui porte à tort le nom d'un médecin et dont la science réprouve de plus en plus l'usage.

— 26 avril 1698. — Une assemblée, tenue à l'Archevêché de Paris, décide que frère Jacques fera des opérations de taille à l'Hôtel-Dieu.

— 27 avril 1803. — Mort de Benjamin Bush, professeur au collége de médecine de Philadelphie et ami de Franklin. « Il parvint, dit Desgenettes, à adoucir le code pénal de sa patrie et eut la satisfaction de voir le Gouvernement de Pensylvanie ne plus infliger la peine de mort qu'au crime de meurtre au premier degré. » Qu'est-ce que c'est que le crime de meurtre au premier degré?

— 28 avril 1799. — L'École de médecine de Paris adopte un Rapport approbatif de l'ouvrage de Désoteux, qui traite de l'inoculation de la petite vérole.

— 30 avril 1513. — Vesale, surnommé le Christophe Colomb de l'anatomie, naît à Bruxelles. Il secoua le joug de Galien et fut persécuté. Jacques Dubois, professeur au collége royal, émule de Riolan dans son horreur pour les découvertes, disait de lui : *Vesalium non esse, sed vesanum.*

Vesale traité de fou en France, à Paris, au Collége royal!

Et pour comble, accusé d'avoir disséqué un Espagnol vivant! Condamné à mort pour ce crime imaginaire par le tribunal de la sainte Inquisition, il mourut de faim sur une côte inhospitalière, jeté par la tempête à la suite d'un voyage expiatoire et forcé en Palestine. . . . .

La statue de Vesale se dresse, à Bruxelles, sur la place Godefroy de Bouillon.

Vieux soldats de plomb que nous sommes,
Au cordeau nous alignant tous,
Si des rangs sortent quelques hommes,
Tous nous crions : à bas les fous!
On les persécute, on les tue;
Sauf, après un lent examen,
A leur dresser une statue
Pour la gloire du genre humain.

(BÉRANGER.)

1er MAI 1783. — L'Académie royale de chirurgie décerne une médaille d'or à Percy, en récompense d'un travail sur l'inoculation de la blennorrhagie.

Percy se proposait de remédier à l'*engorgement du testicule* (aujourd'hui *épididymite blennorrhagique*) par une forte révulsion déterminée sur le canal de l'urèthre. Il pratiquait cette opération en introduisant dans le canal une sonde enduite du virus d'une blennorrhagie aiguë. L'inoculation réussissait à merveille et remplissait le but.

Laurent, neveu et biographe de Percy, dit à ce propos: « Nous regrettons beaucoup que nous n'ayons pu rien retrouver de cet intéressant travail. »

Tous les écrits de Percy, relatifs à l'inoculation des maladies vénériennes, sont enfouis dans les oubliettes académiques.

L'inoculation de la blennorrhagie a été souvent mise en pratique par des élèves ou par des amis de Percy, et notamment par Larrey.

— 5 mai 1766. — Astruc meurt à Paris. Astruc a beaucoup lu et beaucoup écrit, quoique une affection des voies urinaires l'ait tourmenté pendant la plus grande partie de sa vie.

On a dit de son traité *De morbis venereis* que c'était l'*Iliade de la vérole*. C'est, en tout cas, un modèle de livre fait avec des livres.

Astruc fut trop partisan du mercure, et porta quelques jugements passionnés et injustes, surtout à l'égard des chirurgiens.

Il a commis un mauvais livre contre l'inoculation de la petite vérole.

Il a calomnié le TRAITÉ DES MALADIES DES OS de J.-L. Petit en ces vilains termes: *Quod opus, prima editione malum, et altera pejus, tertia pessimum evasit et putidæ vanitatis plenum.*

Les hommes de livres qui concentrent trop leurs regards sur le passé finissent par s'y ensevelir; et en cela ce qui les étend les borne.

— 7 mai 1771.— « Le sieur Guibert de Préval, médecin de la Faculté de Paris, homme à système, a prétendu avoir perfectionné un système venant d'Écosse, spécifique sûr, à ce qu'il dit, avec lequel on peut, sans rien craindre, se livrer aux embrassements amoureux avec quelque personne que ce soit. En conséquence, il y a quelque temps, qu'en présence de M. le duc de Chartres et de M. le prince de Condé, il s'est fait présenter une fille publique, la plus hideusement affectée du mal immonde, et s'étant, comme les anciens lutteurs, frotté de son huile miraculeuse, il s'est livré à plusieurs reprises aux actes les plus voluptueux et les plus lascifs que la passion puisse suggérer. Il est sorti sain et sauf de ce combat valeureux, et a prétendu n'en avoir éprouvé depuis aucune suite funeste. *M. le lieutenant-général de police, qui regardait cette découverte pour très-utile à son Administration*, a ordonné aussi des essais qui ont réussi. Mais ce n'est qu'avec beaucoup de temps qu'on peut prononcer sur un antidote qu'il serait peut-être à souhaiter, pour l'honnêteté des mœurs, qu'on ne connût jamais. » (MÉMOIRES SECRETS pour servir à l'histoire de la république des lettres, en France, depuis 1762 jusqu'à nos jours..... Tome cinquième. Londres, 1784, page 260.)

Nous aurions laissé croupir ces lignes infectes dans les bas-fonds de l'histoire, si elles ne portaient avec elles un enseignement et si nous n'écrivions pas exclusivement pour des médecins. Elles montrent au moins toute l'importance qu'à d'autres époques on a donné aux questions de prophylaxie vénérienne. Des princes du sang et de hauts magistrats n'ont pas jugé indigne d'eux de s'en occuper.

Tout en réprouvant les débordements de la luxure, le philanthrope, le vrai médecin ne craint pas d'envisager les plaies qui en naissent. Il cherche à les cicatriser, mieux encore, à les prévenir.

Le problème légué par les siècles précédents n'a rien perdu de son importance, et reste encore aujourd'hui tout entier à résoudre, quoique dans ces dernières années la science ait accompli de grands progrès à ce point de vue, ceux qui ont pour mission de les constater ou d'en tirer parti semblent se complaire dans le maintien d'un *statu quo* non moins déplorable pour ce qu'on appelle les mœurs qu'affligeant pour la santé publique.

Les personnages du siècle dernier qui n'ont pas détourné les regards des épaves immondes de Guilbert (et non *Guibert*) de Préval auraient certainement voulu, à notre époque, couvrir de leur faveur les discrètes manœuvres de la syphilisation, si conformes à celles de la vaccine.

Mille fois posé et toujours indécis depuis Fallope, le problème de la prophylaxie vénérienne vient de s'imposer à l'ordre du jour du Congrès médical universel. Voudra-t-on ouvrir enfin les yeux, ou bien persistera-t-on à ne pas sortir du cercle tant de fois et infructueusement parcouru des mesures d'administration, des visites préventives et des ablutions prophylactiques?

Il faut prendre, dit-on, le taureau par les cornes. N'est-ce pas aussi par les cornes qu'il faut aborder le sujet qui nous occupe? Personne n'a mieux indiqué le but à atteindre que notre grand poète national :

> Pour ce poison de Paris,
> Que n'est-il une vaccine?
> Qu'en dites-vous, mon voisin?
> — Qu'en dites-vous, ma voisine?

Quant à Guilbert de Préval, qu'on abandonne au lecteur volontiers, il était *docteur-régent de la Faculté de médecine en l'Université de Paris, conseiller, médecin consultant et correspondant de S. M. le roi de Danemark et de Norvége*, etc., et fut, de par ses collègues, dit Le Fébure de Saint-Ildefond, « rayé du tableau des médecins pour cette même liqueur anti-vénérienne préservative. »

Les Académies suivent les Facultés et leur ressemblent. Elles héritent de leur intolérance SANS *bénéfice d'inventaire*.

— 13 mai 1847. — LISFRANC meurt à Paris. — Plus exercé qu'habile, plus de bon sens que de génie, plus praticien que savant, plus vaniteux qu'altier ou fier, encore plus vantard que vanté, plus criard qu'énergique ou méchant; tour à tour fin et grossier, doux et brusque, petit et grand; plus grand au physique qu'au moral, plus de justesse dans l'esprit que de droiture dans le cœur, autant de savoir que de savoir-faire. En résumé, chirurgien consommé d'après les autres, le plus grand de tous d'après lui-même. Bon enfant et même bon homme au fond.

Il présida l'Académie de médecine, fut chirurgien en chef de la Pitié, et l'un des coryphées de l'enseignement libre. Ses cours de médecine opératoire et sa clinique chirurgicale ont obtenu un succès légitime et durable.

Ses livres, quoique pleins de bonnes choses, sont en général mal faits. Que de chirurgiens pourraient se vanter, après lui, et mieux que lui, de ne pas savoir écrire!

Il a braqué son spéculum sur des utérus par milliers, et en a décollé des centaines. Il a eu l'adresse ou la prétention de remplacer l'adresse par des règles fixes en médecine opératoire.

Il débita vingt ans, contre ses collègues, des lazzis moins spirituels que grossiers, et toujours les mêmes : son répertoire n'était pas varié et ne sentait que trop le corps de garde.

Chargé d'un Rapport de candidature à l'Académie, il avait placé en tête de sa liste deux candidats *ex equo*. On lui fit observer en séance publique qu'il aurait dû dire *ex æquo*. Mais, comme il n'avait jamais tort, il n'en voulut pas démordre, et il décocha à sès collègues la phrase suivante, une des moins mauvaise de sa collection : *C'est mon opinion qui en vaut bien une autre.*

Le nom de Lisfranc restera, mais ne grandira pas dans l'avenir. Malgré sa valeur réelle, Lisfranc n'a pu obtenir une chaire au concours. Cet échec lui fut poignant. Le même déboire a été réservé à Broc, à Beau, à Gibert, à Claude Bernard, à Dubois (d'Amiens), à Chassaignac, à Cazenave, à Gendrin, à Louis Fleury, à Maisonneuve, à Ricord, etc.

Ah! si l'on était mauvaise langue, et qu'on voulût seulement rappeler les noms de certains autres qui ont réussi! Et la liste des hommes de talent qui n'ont même jamais voulu s'exposer à l'opprobre de ces fourches caudines!

Le concours serait la meilleure institution du monde :

Si les juges étaient sans préjugés, sans faiblesses, sans passions, sans rivalités cupides ; — s'ils n'appartenaient pas à des coteries ; — s'ils n'avaient pas des amis, ni des ennemis ; — s'ils n'avaient jamais eu ou ne devaient jamais avoir à redouter un rival dans le compétiteur d'une chaire ; — s'il n'avaient à craindre aucune sorte de concurrence ; — s'ils n'avaient rien ou que fort peu de chose à attendre de personne ; — si leur ambition et leur amour-propre étaient repus ; — s'ils n'étaient pas désignés d'avance par leur titre de Professeur ; — s'ils discutaient leurs jugements en public et qu'ils les fissent précéder de considérants ; — si ces jugements n'étaient pas sans appel ; — si l'opinion publique les ratifiait en dernier ressort ; — si tout le monde, en un mot, devenait l'arbitre de quelques-uns ; — si, si, si.....

Ah! comme on serait édifié par le chapitre des anecdotes!

Ne serait-il pas préférable, à tout prendre, de plier l'échine une fois pour toutes, en face d'un Ministre du Gouvernement, sans prétention comme sans exigence en fait de doctrine médicale, que de s'avilir à tout propos devant un aréopage de mandarins irresponsables, auxquels on doit nécessairement débiter, sous peine de leur déplaire, leurs propres opinions, souvent disparates entre elles? L'un d'eux parla un jour de la sorte à un candidat : *Je lisais tout à l'heure un chapitre de mon livre; c'est encore ce qu'il y a de mieux.* L'aspirant se le tint pour dit.

Pour réussir à la Cour, disait un vieux gentilhomme à son fils, *gardez-vous bien d'avoir autant d'esprit que le Roi.* Tout beau! faites votre profit de cette maxime, aspirants que le succès allèche, apprenez à faire votre cour; soyez bénins, doux, modestes; soyez humbles, soyez souples, soyez ductiles, soyez soumis; aucune honte, aucune considération ne doit vous retenir : *qui veut la fin, veut les moyens;* courbez-vous, jetez-vous à plat ventre; vous vous redresserez après, comme Sixte-Quint, si tant est que votre échine en ait le nerf et le ressort.

— 14 mai 1815. — Laënnec fait le premier essai public du stéthoscope.

Quiconque a profondément médité l'AUSCULTATION MÉDIATE sera d'avis que l'auteur a entendu des bruits par l'oreille de l'esprit avant de les avoir constatés au moyen du cylindre. Il les a conçus, puis perçus. Les révélations du sens intime ont précédé certaines données de l'observation.

Un foyer intérieur, inconnu du vulgaire, féconde le génie.

Il tira de son instrument des sons que l'oreille seule ne peut entendre. Mais on aima mieux se passer du stéthoscope que d'apprendre à s'en servir.

Laënnec n'était pas seulement un observateur, c'était un penseur judicieux, profond, c'était une forte trempe. Malheureusement, quelque élevée que fût sa tête, il touchait à la terre par les pieds.

— 15 mai 1727. — Rœderer naît à Strasbourg. Accoucheur d'un grand mérite et d'un grand nom, comblé de titres, il fut honoré par Haller.

Écrits variés, nombreux, estimés. Voici le sujet d'une de ses dissertations : *Utrum naturalibus prœstent variolœ artificiales.* Gœttingue, 1757, in-4. Production non moins remarquable que délaissée. Exposition impartiale d'arguments pour et contre l'infection variolique ; analogies déduites de la considération de plusieurs maladies virulentes, historique tracé de main de maître, bibliographie étendue.

Rœderer s'enrôle franchement sous la bannière du progrès : il se prononce pour l'inoculation de la petite vérole, qui avait déjà gagné le suffrage de Haller.

— 16 mai 1827. — Auban, médecin français établi à Péra, vaccine dans le sérail trois enfants, — un fils et deux filles, — du Sultan Mahmud II, et trois femmes odalisques.

Il y avait alors vingt-sept ans que la vaccine avait pénétré, non chez les Turcs, mais en Turquie. Le comte d'Elgin, Ambassadeur de Sa Majesté britannique près de la Sublime Porte, avait fait vacciner, en 1800, lord Bruce, son fils aîné avec du vaccin envoyé de Vienne par De Carro. Lord Elgin payait ainsi la dette de l'Occident envers l'Orient, d'où lady Montagute avait, presque un siècle auparavant, rapporté en Angleterre l'inoculation de la petite vérole.

Depuis cette première vaccination orientale, le docteur Auban s'était fort activement occupé de la vaccine à Constantinople. Il prétendit même avoir trouvé dans cette pratique un antidote de la peste. Mais il n'avait jamais opéré que sur des Francs, des Grecs, des Juifs et des Arméniens. Sa lancette préservatrice n'avait eu aucun accès auprès des Musulmans, voués au culte aveugle du fatalisme.

La vaccination d'un sultan et de deux sultanes, pratiquée par un étranger, produisit une sensation d'autant plus vive en Turquie, que jusqu'alors aucun chrétien n'avait pu même toucher un prince impérial. Cet événement étonna l'Europe et excita en particulier l'admiration de Schelling, *ce héros de la pensée*, suivant l'expression de ses compatriotes.

Mahmud II était seul capable d'opérer un changement si profond. Après avoir organisé ses troupes, — c'est-à-dire ses moyens de destruction, — à l'européenne, il avait songé à introduire dans ses États un moyen de conserver la vie de ses sujets.

Le 14 mai 1827, un médecin du sérail communiquait au docteur un message de l'*Echim-Bachi*, par lequel le médecin français était prévenu que le Grand Seigneur lui-même l'avait désigné pour vacciner son propre fils, son héritier.

Auban devait cette distinction à son expérience, à son mérite personnel et à sa qualité de Français.

Le 16, il reçut l'ordre de se rendre au palais avec un médecin interprète. A neuf heures du matin, ils entrèrent dans la chambre désignée par l'*Echim-Bachi*, qui ne tarda pas à arriver. Celui-ci fit aussitôt prévenir Kislar Aga (chef des eunuques noirs), par lequel ils furent tous trois introduits.

Dans la première pièce, ils trouvèrent le jeune sultan, âgé de huit mois. Auban le vaccina de suite. Quelques minutes après parurent deux jeunes princesses qui furent également vaccinées sans cérémonie. Les trois dames ou odalisques subirent l'opération dans d'autres appartements.

La vérification des résultats eut lieu le 23. Tous les vaccinés se portaient bien et présentaient la plus belle vaccine.

Le 28, Auban retourna au palais pour la dernière fois. Les croûtes étaient régulièrement formées.

Alors Kislar Aga remit à notre compatriote un présent de la part du Grand Seigneur.

— 17 mai 1749. — E. Jenner naît à Berkeley, dans le Gloucester.

1er JUIN 1795. — Mort de Desault à Paris.

— 1er juin 1824. — L'Académie, récemment investie des attributions du Comité central, adopte son premier Rapport sur la vaccine. On y remarque cette phrase de triste augure : « La découverte de la vaccine compte à peine un quart de siècle, et déjà *tout est connu* sur cette maladie. »

Tout est connu ! quel décourageant optimisme pour les travailleurs !

Tout est connu ! C'est elle qui tient ce langage ! Elle, dont la mission était de provoquer, de rechercher, de constater, de récompenser, de développer les découvertes.

Tout est connu ! On a pu proférer ce blasphème sans ébranler les voûtes du temple !

Tout est connu ! L'Académie ne fera donc rien et ne permettra qu'on fasse rien.

Tout est connu ! Nihil superest agendum. Malheureuse Académie ! Malheureuse science !

Puisque *tout est connu*, qu'il n'y a plus rien à trouver, arrière les esprits chercheurs !

Il ne reste qu'à combattre les préventions qui existent contre la vaccine, et en particulier la vision de la syphilis *ex vaccina*. Le Rapport est, en effet, sans merci pour « ceux qui se persuadent que le virus vaccin est susceptible de se combiner avec d'autres principes morbifiques, et d'introduire conséquemment dans l'économie des maladies quelquefois plus funestes que celle dont on cherche à la préserver. »

Cette idée reparaît plusieurs fois comme un cauchemar dans le Rapport. « De toutes les préventions élevées contre la vaccine, c'est peut-être la plus *spécieuse* quoiqu'elle ne soit pas mieux fondée que les autres. »

« Il en est de même de tous les virus, et la question était résolue par l'analogie, longtemps avant qu'elle ne le fût par l'expérience. Chaque virus transmet la maladie d'où il provient et *rien de plus, quel que soit d'ailleurs l'état du malade*. Le virus syphilitique transmet la syphilis, le varioleux la variole, et ainsi de tous les autres. *Mais on ne les a jamais vus se confondre ou se combiner, et donner lieu à des effets combinés.* »

Il ressort de ces citations que des documents, qu'on pourrait peut-être retrouver, avaient déjà été envoyés à l'Académie. Mais on s'est bien gardé, par la suite, de lui communiquer des renseignements semblables à ceux qu'elle avait si vertement qualifiés de préjugés. C'est donc elle qui a empêché que la lumière se fît.

Le Rapport de M. Depaul, qui reconnaît enfin la communication de la syphilis par la vaccine, est de 1864. Une vérité de fait a donc été soumise aux portes de l'Académie, à une quarantaine de quarante ans. Qu'on dise encore, après cela, que les Académies ne servent pas à quelque chose!

2 juin 1800. — Les premières expériences de vaccine sont pratiquées en France ; trente enfants sont vaccinés à Vaugirard par les soins du Comité central, sous la protection de Lucien Bonaparte, Ministre de l'Intérieur.

Le zèle pour la science était dans le sang des Lucien. Nous avons vu Charles Bonaparte, quelques jours avant sa mort, dont lui-même sentait l'approche, être encore plein d'ardeur dans ses travaux d'histoire naturelle.

— 2 juin 1816. — M. Coze, Doyen de la Faculté de médecine de Strasbourg, envoie à la Société d'agriculture de *Boulogne-sur-Mer* un Mémoire qui se termine par cette conclusion : « L'usage des viandes provenant de bœufs attaqués du typhus, communément appelé épizootie, n'est nullement nuisible à la santé des personnes qui s'en nourrissent. »

— 2 juin 1861. — Giraudeau, dit de Saint-Gervais, meurt dans sa terre de Bouffemont, près Montmorency, à l'âge de 59 ans. On a dit de lui que c'était un *homme* de ROB (robe). On lui attribue les paroles suivantes : « S'il ne me restait que quatre francs dans la poche, j'en dépenserais deux pour dîner et deux pour faire des annonces. » — Il a écrit contre les charlatans !

— 3 juin 1657. — Mort de Guillaume HARVEY (1).

Socrate se promenait dans les rues d'Athènes avec ses disciples, leur enseignant la sagesse. Aspasie parut sur sa porte et fut bientôt entourée de la plupart d'entre eux. « *A quoi sert la philosophie? dit malicieusement la courtisane à Socrate, ils t'abandonnent pour me suivre! — C'est,* répond le philosophe, *parce que tu les mènes* EN BAS, *et que moi je les conduis* EN HAUT. » Et, en effet, toute vertu suppose des sacrifices pour la pratiquer, et toute vérité des efforts pour l'atteindre. Ceux qui ont trouvé la boussole, l'imprimerie, l'Amérique, la circulation du sang..... ceux-là n'étaient-ils pas de vrais disciples de Socrate, des disciples restés fidèles?

Guillaume Harvey naquit à Folkstone, le 1er avril 1578. Il étudia la médecine dans sa patrie et voyagea ensuite beaucoup pour augmenter son instruction. Il fit un long séjour à Padoue où florissait l'enseignement de Fabrice d'Aquapendente, et il y prit le bonnet de docteur, le 25 avril 1602. De retour dans son pays, il s'établit à Londres. En 1604, il entra dans le collége de médecine et fut nommé régent en 1613. Il livra à la presse en 1628 sa doctrine de la circulation du sang et mourut comblé de gloire et d'honneurs, âgé d'environ 80 ans.

Le nom de Harvey a été tour à tour bafoué et exalté à cause de la découverte de la circulation du sang.

On contesta d'abord la réalité de cette circulation ; on contesta ensuite à Harvey la gloire de l'avoir trouvée et démontrée.

La circulation du sang fut donc niée; elle le fut avec acharnement et, ce qui est peut-être pis, elle fut poursuivie par le ridicule ; son immortel auteur et ses partisans furent outragés par l'ignorance et anathématisés par le pédantisme. Longtemps après avoir été démontré, ce grand fait, orgueil de la physiologie moderne, était encore traité avec mépris dans les synagogues de la science.

(1) Quelques-uns fixent le 30 juin et d'autres l'année 1658.

En France, Jacques Primerose, Denyan et Riolan (*anatomicorum sui sæculi princeps!*); en Allemagne, Gaspard Hoffmann; en Italie, Parisanus; en Danemark, Bartholin, et en Hollande Vander-Linden, tentèrent tout pour étouffer la vérité naissante. Ces deux derniers, cependant, se résignèrent à l'admettre pourvu qu'elle ne provînt pas de Harvey. Dans le but d'écarter, sans doute, toute prétention contemporaine, Vander-Linden la faisait prudemment remonter à Hippocrate.

Quant à Denyan, il déclara, après avoir beaucoup déraisonné au nom de la Faculté, que Harvey n'était qu'un ridicule inventeur de système. Le titre de *circulateur* était alors avilissant. Harvey passait lui-même pour un méprisable disséqueur d'insectes et de grenouilles. Il se plaint, dans une lettre qu'on a conservée, de ce que sa clientèle a beaucoup diminué depuis la publication de sa découverte. On dit même que, vers la fin de ses jours, il éprouvait une grande répugnance à laisser paraître son Traité de la génération, dégoûté des tracasseries que lui avait suscitées la découverte de la circulation du sang.

Mais Willis, Rolfinc et Descartes s'étaient prononcés en faveur de Harvey, et Fagon, qui devint plus tard médecin de Louis XIV, *osa*, dit Fontenelle, *soutenir la circulation*. Les vieux docteurs trouvaient qu'il défendait avec esprit cet étrange paradoxe. Les faveurs des grands arrivèrent à Harvey. Deux rois le nommèrent leur médecin, dont l'un, Charles Ier, mit à sa disposition un grand nombre de biches pleines pour faciliter ses recherches sur la génération. Le bruit des opposants s'affaiblit enfin et ne fut plus qu'un écho, transmis seulement par l'histoire.

Vers la fin de sa carrière, Harvey publia son Traité de la génération dans lequel il s'égale lui-même et devance d'un siècle son époque, en posant les fondements de l'embryologie moderne. *Chant du cygne du grand physiologiste!*

— 3 juin 1800. — Jenner écrit de Chattenham au professeur Odier (de Genève) une lettre sur la vaccine, qui se termine en ces termes: « Nous aurons besoin d'inventer un nouveau nom pour cette maladie. Car, à présent, *il ne me reste aucun doute sur la vérité de ma première conjecture, que la vaccine vient originairement du cheval. C'est ce que je viens de démontrer complètement.* »

Cette source équine du vaccin n'est pas même encore aujourd'hui généralement admise! Des gens qui se piquent fort de rigueur scientifique auraient voulu que Jenner fût plus explicite. Nous croyons, nous, que l'inventeur de la vaccine avait des expériences positives, qu'il avait transmis le grease pustuleux directement du cheval à l'homme. Mais il n'aura pas voulu s'exprimer plus formellement, dans la crainte de compromettre sa découverte. On l'accusait, en effet, de communiquer à l'homme une maladie puante des chevaux.

Le 5 mai 1867, un médecin et un vétérinaire, familiers tous les deux avec l'observation du cow-pox et du grease pustuleux, visitaient ensemble l'Exposition de Billancourt. Ils remarquèrent un taureau qui présentait sur le corps, et surtout sur les membres, des vésico-pustules de cow-pox parvenues à une période trop avancée pour qu'il fût possible d'en inoculer la matière, mais dont les caractères n'ont laissé dans l'esprit de chacun d'eux aucun doute sur la nature de la maladie. La partie externe des membres, et non l'interne, était le siége de vésico-pustules. Or, une enquête a établi que cette partie externe avait été frottée, à l'exclusion de l'interne, avec une étrille qui servait à des chevaux.

Si l'on n'avait point fait d'enquête, on aurait pu croire facilement à l'existence d'un cow-pox spontané.

— 5 juin 1816. — Un Arrêté du Préfet du Pas-de-Calais prescrit des mesures sévères pour arrêter la propagation du typhus contagieux des bêtes à cornes.

— 7 juin 1816. — Nouvel Arrêté de ce préfet dans le même but.

— 8 juin 1755. — Michel Cullerier, fondateur de la dynastie de ce nom, naît à Angers.

— 8 juin 1763. — Arrêt du Parlement de Paris qui interdit la pratique de l'inoculation dans les *villes et faubourgs*.

— 8 juin 1832. — Le choléra éclate à Québec.

— 9 juin 1828. — CHAUSSIER meurt à Paris, âgé de 82 ans. Illustration de la Bourgogne, de la France et de la médecine. Professeur et médecin de l'École polytechnique, membre de l'Institut, de l'Académie de médecine et d'une foule de Sociétés savantes nationales et étrangères, professeur à la Faculté de médecine. Frappé, à moins de vingt-quatre heures d'intervalle, de destitution (1) et d'apoplexie.

Il fut professeur, savant, et praticien habile.

Travailleur infatigable, il en était venu à boire de l'éther pour surexciter son activité cérébrale.

Il est auteur de peu de livres, mais de beaucoup d'opuscules et de Mémoires. Son PRÉCIS SUR LA PUSTULE MALIGNE, à la composition duquel Énaux a pris part, est un petit chef-d'œuvre.

Partisan éclairé et même un peu passionné de la vaccine, il aimait à en parler dans les discours qu'il prononçait aux séances publiques de la Maternité. Il interrogea souvent les élèves sur ce sujet, et notamment dans les examens des jurys médicaux. Il a publié une NOTICE SUR LA VACCINE, 1808.

— 10 juin 1496. — Christophe Colomb, accusé de crimes imaginaires et chargé de chaînes, revient d'Amérique et débarque à Cadix. Le navire où il était prisonnier transporte avec lui deux cents soldats attaqués de la *peste américaine*. Neuf mois après le Parlement de Paris publiait une Ordonnance relative aux malades de la *grosse vérole*.

— 10 juin 1823. — Le choléra est à Laodicée.

— 10 juin 1832. — Le choléra est à Montréal.

— 11 juin 1804. — Laënnec obtient le grade de docteur en médecine. Titre de sa thèse : PROPOSITIONS SUR LA DOCTRINE D'HIPPOCRATE. Le jeune candidat n'est pas moins versé dans la connaissance de la langue grecque que nourri de la lecture des ouvrages du père de la médecine.

— 11 juin 1867. — L'Académie de médecine écoute et applaudit un Rapport sur cette question de géographie médico-syphilitique : *Que devient la syphilis suivant les lieux et les climats?*

Aucune conclusion scientifique, aucune conclusion pratique. — Il n'en pouvait être autrement.

Et, en effet, que peut-on inférer d'observations faites en différents temps, en différents lieux, par des personnes différentes, sur un sujet obscurci par des dissidences doctrinales, des réticences préméditées, des intérêts, des passions, des froissements d'amour-propre, des partis pris.

(1) Quand l'École de médecine a été désorganisée, en 1822, Chaussier s'est trouvé du nombre de ceux que la proscription atteignit.

Le rapporteur a laissé à l'écart tous les renseignements que la syphilisation et l'histoire mettaient à sa disposition.

Par exemple, il ne tient nul compte de ce double fait: 1° qu'un vérolé peut inopinément sécréter la matière du chancre mou, sans que ce chancre lui ait jamais été transmis; 2° qu'un vérolé, en l'absence de toute inoculation préalable, peut fournir cette matière par suite de sollicitations artificielles, et pour ainsi dire, au gré de l'observateur (Expériences de Bidenkap). — Le rapporteur est donc dualiste.

Mais le chancre mou s'éteindrait dans le monde si chaque vérolé n'en était un réservoir et comme l'atelier. Le coït étant douloureux pour les porteurs de ce chancre, et par suite rarement pratiqué par eux, il faut bien que cette ulcération puisse être communiquée par certains sujets qui ne l'ont qu'en puissance.

D'autres hérésies de fait et de doctrine déparent le Rapport. Ce n'est ni le lieu ni le moment de les relever. Que de contradictions! — Principes faux, faits illusoires, conclusion nulle, diction correcte, élégante, euphémisme, népotisme, maintien académique, amour constant de la vérité, rencontre souvent inévitable de l'erreur ou du néant; — c'est là notre appréciation à vol d'oiseau.

Nous y joindrons volontiers nos applaudissements pour le rapporteur: nous ne voudrions pour rien au monde troubler, par une note discordante, un concert de suffrages si harmoniques, si attendrissant, si légitime!

Quelques observations de détail présentées par des membres de l'Académie ont effleuré le Rapport et enguirlandé l'auteur du Mémoire et le rapporteur!

— 12 juin 1806. — La Société centrale, établie pour l'extinction de la petite vérole en France par la propagation de la vaccine, tient une séance générale.

Après une courte allocution de Guillotin (1), président du Comité, Husson (2), secrétaire de la Société et du Comité, présente le Rapport des vaccinations de l'année 1805.

Recherches nombreuses, exposition détaillée, méthodique des faits, vigoureuse impulsion donnée aux travaux sur la vaccine; tel est le résumé du Rapport.

Le Comité a fait des recherches multipliées sur l'inoculation du vaccin aux vaches. Il est un modèle dont l'Académie n'est aujourd'hui que la copie.

Après avoir vacciné et clavelisé beaucoup de moutons, il conclut de ses expériences que la clavelisation préserve seule du claveau, lequel est distinct de la variole, laquelle est distincte de la vaccine, laquelle est distincte aussi du claveau.

L'Académie se prépare beaucoup de besogne, si elle se met en tête de répéter toutes ces épreuves. Nous lui conseillons de sonder d'abord les reins pour savoir *quid valeant humeri, quid ferre recusent*.

L'influence de la vaccine sur la variole, les modifications réciproques de la vaccine et des affections de la peau, l'action de la vaccine sur les diverses maladies; les conséquences de la vaccine pour la santé publique, la mortalité, la population, la longévité, etc.; les différents procédés de conservation du vaccin, les méthodes de vaccination, tout est étudié avec soin, avec suite, avec zèle.

(1) Guillotin était un homme de bien et de progrès. C'est par *quiproquo* que son nom a été donné à un instrument de supplice.

(2) Homme de bien, de progrès, de passion. Il fut l'âme du Comité central et vaccina le Roi de Rome.

Mais *surtout pas trop de zèle*, disait Talleyrand. *Pas trop de zèle !* Malheureusement le Comité en a mis partout.

L'Évêque de Nancy qualifie d'*erreurs antireligieuses, antisociales*, les résistances qu'opposent à la vaccine les habitants des campagnes, ces pauvres d'esprit de l'Évangile qui sont sur la route du ciel. Le Secrétaire du Comité d'Aurillac annonce que « plusieurs ecclésiastiques ont fait du refus de la vaccination *un cas de conscience* à leurs paroissiens. »

Le Comité n'a que des bénédictions pour cette intolérance vaccinale.

Le Préfet du département de l'*Oise défend aux administrateurs des établissements de bienfaisance de distribuer des aumônes et des secours aux pères et mères assez opiniâtres pour soustraire leurs enfants à la nouvelle inoculation.*

Le Comité approuve ce genre de propagande ; *la faim* lui paraît *une* BONNE *conseillère.*

L'esprit de l'homme est jeté dans un moule. Il est le même partout, toujours. L'idée proscrite la veille devient intolérante le lendemain. Le christianisme se fait inquisition. La vaccine, persécutée, persécute.

Voici le ridicule qui se joint à l'odieux : M. Troussel, curé de Chambray, « a observé que la vaccine avait favorisé la dentition !! » Il obtient une médaille : son nom figure sur la liste des vaccinateurs récompensés, à côté des noms considérables des Barrey, des Bretonneau, des Odier, des Rigal, des Voisin.

Qui voyons-nous encore parmi les médaillés ? Le Sénateur Chaptal ! L'Archevêque de Besançon. — Décidément ce Comité remue ciel et terre !

— 13 juin 1845. — Le vétérinaire Pételard observe à Tours et décrit le *grease pustuleux*, sous le nom de *variole spontanée chez le cheval.*

M. Mathieu est chargé d'un rapport sur son Mémoire, qu'on a retrouvé récemment dans les casiers de la *Société impériale de médecine vétérinaire.*

— 14 juin 1818.— Gordon (d'Édimbourg) est enlevé à la fleur de l'âge (32 ans) par une courte maladie. Habile et célèbre anatomiste ; célèbre et habile professeur.

— 15 juin 1862. — Auzias-Turenne publie dans la *Revue médicale* une note sur JENNER ET LA VACCINE.

Il montre, à l'aide d'aperçus historiques, la réalité des idées fondamentales suivantes, qui, depuis, sont entrées la plupart dans le courant de la science par la porte de l'Académie :

1° Le *cow-pox* ou *vaccine* vient d'une maladie du cheval. — 2° Cette maladie (cow-pox elle-même ou *horse-pox*), ne se produit, c'est-à-dire ne se reproduit, qu'étant à l'état aigu. — 3° Elle est unité pathologique en ce sens qu'il n'y a pas d'autre maladie du cheval qui puisse engendrer la vaccine. Tout au plus cette maladie vaccinogène pourrait-elle admettre plusieurs formes. — 4° Elle est indépendante de la variole, c'est-à-dire qu'elle n'en vient pas et qu'elle ne la fait jamais naître. — 5° Elle est également indépendante de la clavelée, elle-même aussi indépendante de la variole et de la vaccine. — 6° La syphilis peut être transmise par la vaccination.

Tandis que ces propositions pénétraient dans le domaine public, l'article d'Auzias-Turenne, qui les y poussait, restait dans l'ombre.

— 16 juin 1658. — Fondation de la clinique de Leyde, surtout célèbre par l'enseignement de Boerhaave.

— 18 juin 1774. — Louis XVI, âgé de moins de 20 ans, Roi de France depuis un mois et quelques jours seulement, est inoculé à Marly, à huit heures du matin, *après avoir été bien préparé*. Une piqûre est faite à l'empreinte deltoïdienne de chaque bras (méthode de Sutton).

La matière variolique avait été prise d'un enfant de 2 ans dont la petite vérole était discrète et de la *meilleure espèce*.

La santé de cet enfant, *ainsi que celle du père et de la mère*, avait été constatée, avec le plus grand soin, par l'examen des médecins *et les informations les plus exactes du magistrat*. Il en avait été dressé un procès-verbal.

On n'ignorait pas, dès cette époque, que les deux sœurs virulentes (variole et vérole) pouvaient être communiquées du même coup de lancette.

Il n'y avait pas sans doute dans les écrits d'observations circonstanciées qui le prouvassent, mais ceux qui avaient observé des malheurs n'avaient-ils pas reculé devant les conséquences d'une publicité catégorique?

Guiot s'exprime, à ce sujet, dans des termes significatifs : « On nous avait dit que par des expériences faites en Angleterre, on avait observé que la matière de la petite vérole, prise d'un sujet qui avait *quelque autre maladie*, ne communiquait que la petite vérole à celui à qui on l'insérait; mais j'ai une *expérience si décisive* du contraire, que je suis convaincu que *le choix de la matière purulente est très-important*, et que j'ai résolu d'être fort scrupuleux sur cet article. » (Mémoire historique sur l'inoculation de la petite vérole, pratiquée à Genève depuis le mois d'octobre 1750 jusqu'au mois de novembre 1752 inclusivement. — Dans le tome II des Mémoires in-4° de l'Académie royale de chirurgie.)

Guiot ne pouvait faire allusion, dans ce passage, à d'autre maladie que la syphilis, et il n'est guère présumable qu'un praticien aussi expérimenté ait pu se tromper à cet égard. Quant à la bonne foi de Guiot, on ne saurait la suspecter, car lors même qu'elle ne serait pas garantie par son caractère, on ne voit pas bien par quel motif d'intérêt il se serait vanté d'un *cas niable*.

Monsieur, frère du Roi, qui devint Louis XVIII, âgé de 18 ans, Monseigneur le Comte d'Artois, qui fut Charles X, âgé de 16 ans, et Madame la Comtesse d'Artois (Marie-Thérèse de Savoie), moins âgée sans doute que son mari, sont inoculés en même temps et de la même manière que le Roi.

A dater de ce jour jusqu'à la fin du mois, des bulletins furent quotidiennement rédigés à neuf heures du matin. Ces bulletins instruisent beaucoup; on y reconnaît des observations bien faites. Ils ont pour signataires : Lieutaud, Lassone, de la Bordère, Busson, Richard, Jauberthou, Portal. On ne dit pas qui avait tenu les lancettes.

Il est utile de résumer ces observations :

19 juin (1 jour révolu après l'inoculation). — Rien d'apparent aux piqûres, et santé parfaite des quatre inoculés.

20 juin (2 jours révolus). — Les inoculés sont dans le meilleur état, et « les apparences pour la réussite sont très-belles. »

21 juin (3 jours). — Les inoculés sont dans le meilleur état, et « les progrès de l'inoculation tels qu'on avait lieu de s'y attendre. » Un purgatif est prescrit à chacun pour le lendemain matin.

22 juin (4 jours). — La quadruple médecine a été administrée. Rien de nouveau, sinon que « les apparences du succès sont plus marquées. »

23 juin (5 jours). — Le Roi a été purgé hier très-efficacement. Ses piqûres « annoncent indubitablement les succès de l'insertion. » Sa Majesté a senti hier au soir un peu de froid. Elle éprouve ce matin quelque douleur aux aisselles et du malaise, accompagnés d'un léger mouvement fébrile.

Monsieur et le Comte d'Artois ont été purgés hier très-efficacement. Leurs piqûres annoncent, comme celles du Roi, le succès de l'insertion. Chez l'un et l'autre, douleur aux aisselles avec un peu d'émotion au pouls.

Rien encore d'apparent chez la Comtesse d'Artois. Le bulletin, par pudeur ou par galanterie, ne mentionne pas l'effet de la purgation.

24 juin (6 jours). — Le Roi a passé une bonne nuit. « Sa fièvre qui annonce la prochaine éruption se soutient et est modérée. » Les autres symptômes, tels que le mal de tête, le malaise universel et la douleur des aisselles, n'ont point augmenté. « La petite vérole locale est plus marquée. »

L'état de Monsieur est semblable à celui du Roi mais un peu moins avancé.

Le Comte d'Artois est à peu près comme Monsieur, quoique hier la fièvre et les autres accidents aient été plus marqués pendant tout le jour.

Madame la Comtesse d'Artois a passé une bonne nuit. La petite vérole locale est plus marquée, mais nul autre symptôme n'annonce encore la prochaine invasion.

25 juin (7 jours). — Le Roi a eu hier un peu plus de fièvre, avec quelques frissonnements, accompagnés de quelques légers maux de cœur sans vomissements. La nuit a été bonne. La fièvre subsiste à peu près au même degré que le mal de tête. « Tout annonce une éruption prochaine. »

Monsieur a ressenti hier pareillement, et éprouve encore aujourd'hui un peu plus de fièvre. Le sommeil de la nuit a été légèrement interrompu. Ce matin, les maux de cœur ont été plus marqués, mais sans vomissements. Monsieur a eu aussi « les autres symptômes qui précèdent l'éruption. »

L'état de Monseigneur est à peu près le même que celui de Monsieur.

Madame la Comtesse d'Artois a ressenti, hier au soir, un léger mal de tête, et un très-léger mouvement de fièvre, qui subsiste ce matin.

« Le Roi, le prince et la princesse continuent à sortir et à se promener à pied dans les jardins. »

26 juin (8 jours). — La fièvre et les autres symptômes précurseurs de l'éruption ont persisté hier chez le Roi avec une rémission marquée vers le soir. La nuit a été bonne, et pendant le sommeil il s'est fait une éruption de plusieurs boutons. La petite vérole locale est en pleine suppuration.

Chez Monsieur, la fièvre, qui s'est soutenue hier tout le jour, a augmenté ce matin. La tête est plus douloureuse. Il ne paraît pas encore de boutons sur la surface du corps. La petite vérole locale a fait beaucoup de progrès. La nuit a été assez calme.

Bulletin de Monseigneur : Il y a aujourd'hui plus de fièvre, et il commence à paraître quelques boutons. Le sommeil de la nuit a été légèrement interrompu.

Madame la Comtesse d'Artois a éprouvé, hier au soir, un peu de fièvre et a passé une bonne nuit. Elle a, ce matin, quelques nausées. Il ne paraît encore aucun bouton. La petite vérole locale a fait beaucoup de progrès.

27 juin (9 jours). — Le Roi a passé une très-bonne nuit, sans avoir éprouvé ni fièvre ni aucun autre symptôme. L'éruption générale est au second jour. Elle consiste en boutons très-peu nombreux, mais très-bien caractérisés.

La nuit de Monsieur a été excellente. La fièvre est considérablement diminuée et l'éruption commence.

Monseigneur le Comte d'Artois s'est aussi trouvé très-bien pendant la nuit. Il n'y a presque plus de fièvre. L'éruption générale continue à se faire. Il ne paraît jusqu'à présent que fort peu de boutons.

La fièvre de Madame la Comtesse d'Artois est diminuée. La nuit a été très-bonne. L'éruption commence aussi à se faire.

28 juin (10 jours). — L'éruption, bien caractérisée, du Roi, suppure. Sa Ma-

jesté est dans son état ordinaire de santé. Les boutons de la petite vérole locale se dessèchent.

Monsieur et Monseigneur sont à peu près dans le même état que le Roi, mais la suppuration des boutons est moins avancée.

Il n'y a plus de fièvre chez Madame la Comtesse d'Artois. Il n'a paru que quelques boutons aux jambes. La petite vérole locale est en pleine suppuration.

29 juin (11 jours). — La suppuration des boutons du Roi est complète. Quelques-uns commencent à se dessécher.

Chez Monsieur et chez Monseigneur la suppuration des boutons est bien établie. Ceux de la petite vérole locale se dessèchent.

Chez Madame la Comtesse, les boutons de la petite vérole se dessèchent. Tout est pour le mieux.

30 juin (12 jours). — Le dessèchement de l'éruption continue chez le Roi, chez Monsieur et chez Monseigneur. Santé parfaite de tous les trois. On prescrit à chacun une purgation pour le lendemain. On ne dit pas quel en fut le résultat, car il n'y a plus eu de bulletin à partir de ce jour.

Chez Madame la Comtesse, il n'a paru de boutons varioleux qu'aux environs de la petite vérole locale et quelques-uns aux jambes.

— 18 juin 1867. — M. Depaul annonce à l'Académie qu'il a inoculé quelques enfants de la matière du *grease pustuleux*, dit spontané. C'est un progrès pour la science et une satisfaction qui nous est donnée. Voici effectivement d'après le trépied vital de la vaccine, le *trépied vaccinal :* 1° Le cow-pox, la vaccine provient du *grease pustuleux*, dit spontané du cheval. — 2° Le *grease pustuleux* est une source première à laquelle on doit puiser directement pour vacciner chaque fois qu'elle vient à jaillir. — 3° La meilleure manière de régénérer la vaccine c'est de l'inoculer au cheval.

Il ne reste qu'un pas à faire à l'Académie pour être au niveau du progrès, c'est d'instituer la *régénération du vaccin sur le cheval.*

Toutefois, si M. Depaul, que nous honorons infiniment, tient à cœur de demeurer dans de bons termes scientifiques avec nous, il ne doit plus laisser entendre qu'il considère le virus du *grease pustuleux* comme identique avec celui de la variole humaine. Nous reconnaissons volontiers qu'il a mitigé son opinion sur ce point, et qu'il ne dirait plus aujourd'hui comme autrefois : *Le vaccin n'existe pas.* Mais un aveu tacite ne saurait nous suffire ; et puisque l'Académie tout entière emboîte le pas de M. Depaul en fait de vaccine, nous voudrions voir le vaccinateur officiel plus explicite, et l'entendre déclarer formellement avec nous que : LE VACCIN EXISTE.

— 19 juin 1844. — Étienne GEOFFROY-SAINT-HILAIRE, âgé de 72 ans et 2 mois, meurt au Muséum d'histoire naturelle.

Feu Isidore Geoffroy, son fils, héritier de ses talents et de ses vertus, a élevé à sa mémoire un monument pieux ; c'est un livre qui a pour titre : VIE, TRAVAUX ET DOCTRINE SCIENTIFIQUE D'ÉTIENNE GEOFFROY-SAINT-HILAIRE.

Étienne Geoffroy-Saint-Hilaire était né à Étampes, et ses concitoyens lui ont érigé une statue.

Vastes connaissances, génie hardi, admirables qualités d'esprit et de cœur, droiture, loyauté, générosité, bonté, courage, désintéressement, ainsi se résume la vie de Geoffroy-Saint-Hilaire.

Le sillon qu'il a fécondé par la science est rempli d'actions de dévouement. Ses travaux, son enseignement, ses écrits, ses actes académiques sont le fond de sa vie publique, et appartiennent à l'appréciation de tout le monde, mais sa vie privée fit le charme de ses amis.

Étienne Geoffroy-Saint-Hilaire fut professeur à la Faculté des sciences et au Muséum d'histoire naturelle, créateur de la ménagerie de ce dernier établissement, membre de l'Institut d'Égypte, membre et deux fois Président de l'Académie des sciences, et associé libre de l'Académie de médecine, etc.

Il a trouvé l'UNITÉ DE COMPOSITION ORGANIQUE et ramené au type physiologique les anomalies de l'organisation, en établissant les lois du *balancement organique*, des *connexions organiques*, de la *théorie des analogues*, de l'*union similaire* des organes (attraction de soi pour soi), et des *arrêts de développement.*

Ces principes sont exposés dans l'ANATOMIE PHILOSOPHIQUE, son principal ouvrage, et dans un nombre considérable de Communications académiques, de Notes, de Mémoires.

En 1792, il sauva des massacres de septembre, au péril de ses jours, son maître Haüy et treize autres ecclésiastiques. En 1830, il donna asile à l'Archevêque de Paris, dont le palais venait d'être saccagé et dont la vie se trouvait en danger.

A la capitulation d'Alexandrie, il arracha par son énergie, à la rapacité d'Hamilton, la plupart des collections de l'expédition d'Égypte.

Venons à l'un des traits de sa vie qui marque le plus de désintéressement et de pénétration.

Un jeune précepteur habitant la Normandie lui envoya quelques manuscrits d'histoire naturelle qui produisirent sur son esprit la plus vive impression. Il appela ce jeune homme à Paris et lui fit partager sa table, son domicile, ses travaux. « Venez, lui avait-il écrit, venez jouer parmi nous le rôle de Linné, d'un autre législateur de l'histoire naturelle. » — Ce jeune naturaliste s'appelait Georges Cuvier.

Pour découvrir un fait, une loi dans la science, il faut de la tête. Pour découvrir un savant, un rival, il fallait de la tête et du cœur. Geoffroy était jeune alors. La vieillesse ne refroidit pas ses sentiments.

Vers la fin de sa carrière, Geoffroy était devenu aveugle et infirme. Un jeune naturaliste dont il avait remarqué les productions et encouragé les premiers essais, luttait contre la nécessité. Geoffroy n'a pas besoin qu'on le lui dise : il le devine.

Un jour qu'il avait touché ses appointements à la Sorbonne, il se rend, appuyé sur le bras de son domestique, à la demeure d'un condisciple du jeune naturaliste et lui donne un sac d'écus qu'il destine à ce dernier.

Geoffroy ne mit qu'une condition à sa générosité, c'est qu'elle serait ignorée de tous. Mais aujourd'hui, celui qui en fut le confident et l'intermédiaire se croit dégagé de sa parole après une prescription d'un quart de siècle.

Que de belles actions ne pourrions-nous pas citer ! Geoffroy était sans cesse avide du bien et du beau ! Il se mettait au service de la vérité, de quelque ordre et en quelque lieu qu'elle fût. Il l'aimait avec passion, et courait partout où il pouvait la défendre.

En voici un exemple qui se rattache à notre sujet : Il y eut une époque où la vaccine était une idole dont les adorateurs ne voulaient point qu'on signalât les imperfections. Ils ne laissaient pas dire notamment que des cas de variole s'étaient montrés sur des sujets vaccinés.

En 1819, la Société de la Faculté de médecine était le temple de cette idolâtrie : Husson, Duméril et Chaussier fonctionnaient en pontifes. Geoffroy, qui ne tenait ni comme médecin ni comme membre à cette Société, se rendit, par amour de la science, à la séance du 28 janvier (1819) et déclara, avec toute l'autorité de son nom et au risque de ne pas plaire à tout le monde, qu'un de ses neveux, vacciné depuis plusieurs années à l'âge de six mois, venait d'être atteint d'une petite vérole des plus franches. Ceci dépeint très-bien un des côtés de l'homme.

Géoffroy-Saint-Hilaire avait pour amis Daubenton, Fourier, Jomard, Savigny, Laplace, Humboldt, Gall, Cuvier, Larrey, Vauquelin, Fourcroy, Gay-Lussac, Dutrochet, Serres, Lisfranc, Pariset, Broussais, Arago, David (d'Angers), Michelet, Quinet, Jean Reynaud, Pierre Leroux, G. Sand, Lamennais, Béranger, Victor Hugo, le général Bonaparte, le général Foy, etc. Il recherchait toutes les gloires.

Il était lui-même passionné pour la gloire, cette ambition des grandes âmes.

1er JUILLET 1715. — Fondation de la première clinique de Rome par Lancisi.

— 2 juillet 1566. — Michel Nostradamus meurt à Salon, à l'âge de 62 ans, 6 mois et 17 jours. — Diseur de bonne aventure. — Il naquit à Saint-Remy, en Provence. Arrière petit-fils de médecins, des côtés paternel et maternel, il étudia la médecine à Montpellier. Il se distingua d'abord à Aix et ensuite à Lyon en combattant avec avantage des épidémies.

Il possédait le secret d'une *poudre purgative* qui paraissait faire merveille. Les médecins le tracassèrent en conséquence. Il déserta leurs rangs pour se faire astrologue. Alors il devint en fortune. Il obtint la faveur des grands.

Henri II et Catherine de Médicis ont invoqué ses oracles. Emmanuel de Savoie et Marguerite, sa femme, lui ont rendu visite. Charles IX fit plus; il le visita, lui donna 200 écus d'or et une charge de médecin du Roi avec des appointements.

On a comparé ses prophéties, à cause de leur ambiguïté, au soulier de Théramène, qui chaussait bien tous les pieds, et à la mesure lesbienne, qui s'accordait également à toutes les figures.

Étienne Jodelle, mauvais poète français, mais habile versificateur latin, lui a décoché cette épigramme retournée :

Nostra damus, cum falsa damus, nam fallere nostrum est; et cum falsa damus, nil nisi nostra damus.

— 3 juillet 1847. — PARISET meurt à Paris. Homme érudit, honnête, consciencieux, loyal, désintéressé, bienveillant, généreux. Noble cœur, esprit droit.

Étienne Pariset naquit à Grand, bourg de l'ancienne Champagne, compris aujourd'hui dans le département des Vosges; ses parents étaient de pauvres et honnêtes artisans. Ils ne purent lui donner que l'exemple des plus douces affections.

A l'âge de 9 ans, Pariset fut envoyé de Grand à Nantes, chez un oncle qui devait l'élever dans sa profession de parfumeur. On lui fit à la fois suivre les écoles primaires et travailler dans le magasin.

Pariset broyait mal ses parfums, lisait beaucoup et faisait déjà de bons vers. Son goût pour la poésie se développa ensuite. Combien de fois, à l'époque de sa verte vieillesse, n'a-t-il pas charmé des réunions d'amis en récitant des poésies, parfums de son jeune âge !

Son oncle comprit que le petit Pariset n'était pas fait pour vivre dans une boutique. Il l'envoya chez les Oratoriens. Celui qui était incapable de malaxer l'axonge et les essences devint bien vite un excellent rhétoricien, et plus tard le premier des académiciens.

La réquisition atteignit le jeune oratorien, qui devint soldat. Ensuite il quitta le métier des armes pour notre champ d'honneur et se fit élève en médecine. Au lieu de tuer les hommes, il allait apprendre à les sauver. Son dévouement fut bien vite mis à l'épreuve. A Nantes, le jeune étudiant se trouva en face d'un typhus meurtrier, aux coups duquel il faillit succomber. Plus tard il vola au-devant de la fièvre jaune et de la peste en Espagne et en Égypte. Il y brava tous les périls et montra tous les genres de dévouement.

Revenons un peu sur nos pas. Les Écoles de santé avaient été créées récemment et manquaient d'élèves. Pariset gagne aisément la palme au concours et part pour Paris comme élève pensionné par l'État. Mais ayant cédé à l'attrait de diversions littéraires, il ne devint docteur qu'à l'âge de 35 ans. Il rappelait à ce propos qu'Esculape était fils d'Apollon.

En 1808, Pariset était membre du Conseil de salubrité, médecin de Bicêtre, et médecin des épidémies de l'arrondissement de Sceaux. Plus tard il passa de Bicêtre à la Salpêtrière.

Quoiqu'il fût le plus digne, Pariset a été nommé sans intrigues Secrétaire perpétuel de l'Académie de médecine, lors de sa fondation. Après vingt ans, il y est encore vivement regretté de tous, employés et académiciens.

Pariset comptait de nombreux amis. Une dame Pourrat, dont il avait élevé le fils et dont il ne parlait jamais sans une vive effusion de cœur, lui avait légué une rente viagère de quelques milliers de francs. Mehemet-Ali qui l'avait vu en Égypte, soignant les pestiférés, lui payait aussi une rente annuelle... de quelques kilos d'excellent moka. C'était l'Hippocrène où Pariset retrempait son esprit sans cesse jaillissant. Conviait-il quelques amis à son foyer modeste, il présidait lui-même à la préparation du précieux stimulant.

Pariset travaillait avec amour aux éloges historiques des membres de l'Académie qu'il avait choisis comme les plus dignes d'un panégyrique. Il avait l'âme trop généreuse pour s'apercevoir de leurs défauts, ou bien il jetait un voile sur tout ce qui aurait pu déparer leur mérite. Avec quel art au contraire il faisait ressortir leurs qualités ! Comme la vérité s'embellissait alors sous sa plume !

Il recherchait avidement l'alliance du bien et du beau. Il était puriste sans affectation. Il n'aurait pas cité un texte sans le vérifier, et ne se serait jamais hasardé à écrire une seule ligne sur un sujet quelconque sans s'être rendu soigneusement compte de la chose dont il devait parler. Vers la fin de sa carrière il ne voulut pas entreprendre l'éloge d'Esquirol sans avoir étudié le cerveau. Retiré avec deux anatomistes, Gratiolet et l'auteur de cette notice, qui disséquaient pour lui, il émaillait des saillies de son esprit l'aridité apparente de la matière. Il s'instruisait en instruisant et en captivant les autres.

Pariset a réalisé lui-même les belles paroles qu'il appliquait à David (d'Angers) : *Il s'est immortalisé en immortalisant toutes les gloires.* David et Pariset, tous deux grands artistes, tous deux généreux et hommes de bien !

La bonté de Pariset était exquise. *Il n'y a de bon que la bonté*, disait-il avec un charme inimitable. La fille de Larrey, apprenant qu'il était mort d'hémorrhagie, prononça ces touchantes paroles : « Si l'on eût fait une quête de sang et de vie parmi ceux qu'il a servis ou qui l'ont aimé, nous le posséderions encore. »

L'esprit de Pariset était aussi éloigné de la sottise et de l'orgueil que du pédantisme et de la fatuité. Il ne lui est jamais échappé un trait de satire, ni même une intonation blessante ou un geste désobligeant, quand il remplissait ses fonctions à l'Académie. Sa loyauté était au-dessus de tout soupçon. *La vie*, disait-il, *ne vaut pas un mensonge.*

Pariset restera comme un modèle.

— 4 juillet 1843. — HAHNEMANN meurt à Paris à l'âge de 89 ans. Sa doctrine offre deux points de vue : celui de l'hygiène et celui de la thérapeutique.

Au point de vue de l'hygiène, elle a rendu de véritables services, d'abord au moyen de préceptes nettement formulés, ensuite par des observations médicales qu'il était aisé de faire sur un fond organique non tourmenté par une active médication.

Thérapeutiquement parlant, la doctrine hahnemanienne se partage en isopathie et homœopathie.

L'isopathie range notamment sous sa loi l'action prophylactique des virus.

L'homœopathie présente deux faces. Il y a : 1° le principe *similia similibus curantur*. J.-B. Porta avait dit avant Hahnemann, non pas tout à fait dans le même sens : *Ubi malum, ibi remedium;* 2° la vertu prétendue des doses atténuées ou *diluées*.

Le principe *similia similibus curantur* a ceci de vraisemblable, qu'un organe malade ne peut être guéri, ou qu'un symptôme funeste ne peut être écarté, sans une action dirigée sur cet organe et dans le sens apparent du moins de ce symptôme. Cela n'implique pas l'identité d'action ou du symptôme, ni même l'unité de siége dans le sens précis du mot.

Quant à la vertu des médicaments dilués, nous n'avons aucun motif pour y croire. Mais nous ne sommes point partisan des proscriptions d'idées en masse. Nous voudrions, au contraire, qu'il fût possible de trouver, pour tous les médecins, un terrain de conciliation.

Les loups, dit-on, ne se mangent point entre eux. Or, ne sait-on point assez que nous ne sommes pas des loups !

— 5 juillet 1832. — Le choléra éclate à Boston.

— 6 juillet 1763. — Le comte de Lauraguais lit à l'Académie des sciences un Mémoire où il propose l'inoculation à l'homme du *hog-pox* (variole de cochon).

On a dit que bien plus tard Jenner avait pratiqué cette inoculation sur l'un de ses propres fils,

— 7 juillet 1811. — Mort de Marc-Antoine Petit, à peine âgé de 45 ans. Chirurgien et poète. Sensible, humain, désintéressé, bienfaisant.

— 30 juillet 1867. — M*** lit à l'Académie de médecine un travail de statistique sur la vaccination animale.

Ce travail, court et bien écrit, n'est pas bien fait. C'est une suite d'additions portant sur des unités disparates. On n'en peut rien conclure. C'est pourquoi M*** en conclut ce qui lui plaît.

M*** parle d'une *vaccine douteuse*, variété inconnue jusqu'à présent. N'avions-nous pas assez de la *fausse*, de la *bâtarde*, etc.?

Nous prions M***, qui n'est pas médecin, et qui nous traite volontiers par-dessous jambe, de vouloir bien ne pas faire de dégâts dans nos opinions sur la vaccine : *Ne sutor ultra crepidam*.

Qu'il respecte notre doctrine de Monroe : *La médecine aux médecins.*

— 31 juillet 1866. — GIBERT meurt, dans la retraite, d'une attaque de choléra, après avoir affronté, comme chef de service, trois épidémies.

Vif, prompt et bref, ponctuel, expéditif et diligent; laconique, serré, précis et concis ; quinteux, saccadé et anguleux ; vigilant, ferme et hardi ; nerveux et vigoureux.

Il réfléchissait peu, mais il concevait et comprenait vite. Il n'était pas long dans ses discours, mais il mettait de la suite dans ses idées. Enfin, il a eu le courage de ses opinions.

1er AOUT 1811. — Le premier concours est ouvert à la Faculté de médecine de Paris.

Qu'est-ce que le concours? que doit-il être? *Cum currere*. Parcourir ensemble et au plus vite la même carrière; le concours devrait être la soumission des prétendants à des épreuves propres à mettre en évidence et sur le pavois le plus digne.

Telle est la définition vraie. Rien de plus beau en théorie, rien de plus décevant en pratique.

Comment désigner les juges du concours? Où trouver des hommes impartiaux, c'est-à-dire des hommes sans passions, sans intérêts personnels, sans préjugés, sans erreurs, sans parti pris? A défaut de bons juges le concours a périclité. La justice seule pourrait rendre cette institution immortelle.

Lisfranc, Claude Bernard, Bourgery, Broc, Gendrin, Ricord, Gibert, E. Bazin, Cazenave, Dubois (d'Amiens), Maisonneuve, Chassaignac, Robert.... tous hommes de mérites incontestables et divers n'ont-ils pas été arrêtés par le concours au seuil de l'École? Broussais, Lallemand, Civiale, Leroy (d'Étioles), Heurteloup, Sichel, Desmarres, J. Guérin, Louis, Longet, Rayer.... auraient-ils osé entrer en lice? — Donc le concours, quoique populaire, était à réformer.

Le concours aime la pénombre : la grande clarté, comme l'obscurité profonde, l'offusque. Il exclut au même degré le génie et la sottise. La médiocrité passe aisément sans choquer personne et tient peu de place. Les Malgaigne, les Bouillaud, les Rostan..... font exception à la règle.

J'ai assisté à maints concours. Les leçons étaient faites bien moins pour les élèves, qui souriaient ou bâillaient à leur aise, que pour les juges auxquels on démontrait plaisamment et complaisamment leurs idées et la suprématie de leurs talents. Bonnes leçons de professeurs faisaient mauvaises leçons d'élèves.

Dans certaines régions, où brille le concours d'un éclat inaccoutumé, les juges distribuent des points aux candidats à la suite de chaque épreuve. Méthode numérique appliquée au concours. Il en résulte parfois des répartitions singulières : Un juge donne, par exemple, le *maximum* de points, tandis qu'un autre donne le *minimum*. Une moyenne vient rétablir, tant bien que mal, l'équilibre. A la fin de toutes ces épreuves, on se remet à compter de plus belle, et la manivelle arithmétique rend aux juges eux-mêmes ébahis le nom des candidats heureux. Prodigieux concert de justice, de précision et d'indépendance!

Il n'est pas de meilleur concours qu'un concours d'élèves. Les élèves sachant suivre qui les instruit, sauraient aussi le nommer. On s'est toutefois passé de leur avis, toujours exprimé bruyamment. Les docteurs eux-mêmes n'ont jamais été consultés. Leur titre vient pourtant de *docere*, qui veut dire enseigner, et leur droit est de le faire. Tout au plus quelques Académiciens ont-ils été appelés à former une minorité parmi les juges.

Concours ou non, dès qu'il y a des juges, ceux-ci ne nomment-ils pas qui bon leur semble? Ah! s'ils votaient tout haut! s'il motivaient leur jugement en public! Mais puisqu'il est question d'arbitraire, mieux vaut l'arbitraire d'un seul homme responsable que celui de dix qui ne le sont pas! Au moins n'aurai-je pas à flatter dix maîtres ni à porter beaucoup de tempérament dans mes convictions scientifiques. Qu'importe à tout prendre, aux Villemain et aux Cousin, aux Rouland et aux Duruy ce que je pense de l'opération césarienne et de l'ovariotomie?

— 2 août 1802. — Le premier Consul décide que le nom de Bichat aura une place d'honneur à l'Hôtel-Dieu, à côté de celui de Desault.

— 4 août 1569. — Jean Roberti naît à Saint-Hubert, en Ardennes. Il se croyait jésuite.

Il combattit le médecin Rodolphe Goclenius, sectateur de Paracelse et grand partisan d'amulettes. Goclenius prétendait guérir toutes les maladies au moyen de l'aimant. *Amator adamantis !*

Il existe encore des Goclenius. Leur *aimant* a changé de nom. Il s'appelle..... Devinez, ami lecteur.

Les Roberti d'aujourd'hui, eux, ne se croient pas jésuites! mais...

— 5 août 1770. — Naissance de Pariset. Qui ne voudrait avoir l'occasion de parler sans cesse de cet homme aimant, aimable et aimé!

— 6 août 1830. — Quatre décorations sont données aux élèves de la Faculté de Paris, comme récompenses nationales, après la Révolution de Juillet.

— 7 août 1797. — Fondation de l'École pratique.

Là était le culte ardent et pur de la science. S'instruire en instruisant les autres. Concours perpétuel et suffrage universel.

Si j'étais Ministre, j'aiderais de tout mon pouvoir l'enseignement libre; je ferais de l'École pratique une pépinière, une école normale du professorat. — Qu'est-ce que l'École pratique?

C'est Broc, Blandin, Michon, Huguier, Denonvilliers, Gosselin, Jarjavay, Ch. Robin; c'est Longet, Béclard, Auzias-Turenne, Dupré, Batailhé, Thivet, Dumay, Martin-Magron, Brown-Séquard; c'est Lisfranc, Sanson, Ricord, Malgaigne, Maisonneuve, Chassaignac, Depaul, Pajot, Jobert, Robert, Nélaton; c'est Laurent, Arthault, Leroy (d'Étiolles), Philips; c'est Trousseau, Barth, Monneret, N. Guillot, Bouchut, Hardy, Empis; c'est Broca, Verneuil, Follin, Foucher, Rambaud, Trélat.....

Explication. — Paris a longtemps été renommé pour son enseignement de l'anatomie. Cet enseignement florissait sans l'éclipser à côté de l'École, qui, au contraire, en avait le lustre. Ceux qui pénétraient dans le corps officiel avaient déjà brillé par lui et pour lui. Ils obéissaient à une sorte d'attraction.

On professait l'anatomie dans des locaux particuliers. La décence et la propreté n'y régnaient pas absolument.

Cela devait changer. On ferma les amphithéâtres particuliers, et l'on promit en échange aux professeurs libres beaucoup de choses. Pavillons spacieux, bien aérés, bien éclairés, proprement tenus, chauffés en hiver et ouverts, pour le moins, depuis huit heures du matin jusqu'à quatre heures du soir. — Le grand livre de la nature ne devait jamais être fermé. — Tout s'annonçait à l'avenant. Que sont devenues ces promesses?... Les anatomistes ont subi l'implacable loi de Malthus. En 1835, on comptait 31 professeurs libres d'anatomie ou de médecine opératoire. Aujourd'hui, il y en a 3 (1).

Puisse, en raison de ces résultats, l'esprit de quelque Ministre ou d'un Doyen se piquer un jour de l'ambition d'être le restaurateur de l'enseignement libre!

— 8 août 1837. — Robert (de Marseille), informe l'Académie que la peste règne au lazaret de cette ville; il manifeste ironiquement la crainte que les anticontagionistes ne laissent échapper l'occasion de revêtir les chemises des pestiférés.

(1) Voir : LETTRE A MM. LES PROFESSEURS..... SUR L'ENSEIGNEMENT DE L'ANATOMIE, ci-après, p. 883.

— Le Dr Bailleul (de Bolbec) écrit à l'Académie qu'il obtient le cow-pox à volonté en vaccinant des vaches.

Depuis que la vaccine est vaccine, on ne lit guère que cela en toutes langues, dans les livres, les journaux, les brochures, les Rapports des Comités, des Académies, des Sociétés, etc. On le sait partout, excepté à l'Académie.

Nous donnons à M. Bouvier la mission, que lui seul peut remplir bien, de retremper la mémoire de l'Académie. M. Bouvier a quinze jours au moins devant lui pour s'acquitter de cette tâche. Nous lui recommandons instamment de rechercher avec soin pourquoi il n'a pas été donné suite à ces réussites antérieures, intermittentes, pourquoi il n'en a pas été tiré un meilleur parti. Ce renseignement nous mettra en mesure de présager le sort de la tentative actuelle. *Ab omnibus disce unum.* — Après quoi, nous déclarerons que M. Bouvier a bien mérité de la science et peut descendre de la tribune.

— Barrey (de Besançon) fait savoir à l'Académie que la vaccine réussit différemment, suivant les saisons.

Encore un point de vue dont MM. Depaul et Husson n'ont tenu aucun compte dans leurs statistiques. — Le *calcul* appliqué aux choses *incalculables* est un excellent moyen d'entraver la réflexion et de multiplier l'erreur.

— 9 août 1721. — L'inoculation est pratiquée à Londres sur sept condamnés à mort qu'on a graciés ensuite. Il y avait dans le nombre une jeune fille de 18 ans que Mead soumit à la méthode chinoise (introduction de la matière varioleuse dans les narines), et qui fut plus malade que les autres (1).

— 13 août 1826. — René-Théophile-Hyacinthe LAENNEC termine sa carrière à Kerlouarnec, près Douarnenez, dans le Finistère, à l'âge de 45 ans, emporté par une maladie dont il avait éclairé l'histoire, la phthisie pulmonaire.

Est-ce qu'une loi fatale condamne les grands médecins au genre de mort dont leurs études ont eu pour but de préserver l'humanité?

Laënnec était né à Quimper, le 17 février 1781. C'était un petit homme maigre, sec et vif. Le 1er mai 1815, Laënnec fit sa première communication sur l'auscultation, et le 14, le premier essai public du stéthoscope.

Le trait distinctif du génie de Laënnec était un esprit profond d'induction, éclairé par le flambeau d'une saine érudition et réglé par un jugement très-solide. Son intelligence inventive devançait souvent l'observation des faits, qu'il vérifiait ensuite avec soin. Il jouissait d'*une étonnante disposition à se tracer des voies jusqu'alors inconnues* (Bayle). Il suffit de méditer le traité de l'AUSCULTATION pour se convaincre que Laënnec était en possession d'un *stéthoscope intellectuel,* dont les révélations étaient presque aussi sûres et beaucoup plus pénétrantes que les données fournies par le cylindre de bois.

Deux facultés admirables, l'imagination et le raisonnement, ont été, l'une le flambeau, et l'autre le fil d'Ariane de l'inventeur de l'auscultation.

Les grands observateurs du jour les trouvent *trop vertes et bonnes pour des goujats...* de la trempe de Laënnec. Ils ne savent qu'aligner des chiffres, et quels chiffres! Il n'est plus besoin que de plumitifs; M. Husson marche en tête, toute l'Académie emboîte le pas!

L'invention de Laënnec fut d'abord méconnue. Ensuite on contesta à l'inventeur son initiative. L'injustice et l'audace ne reculèrent pas devant la fabrica-

(1) Statim a recepto naribus veneno, acutissimis capitis doloribus, cum febre ad pustularum usque eruptionem nunquam intermittente, misere discruciata. (Mead, DE VARIOLIS INCISIONE, cap. V.)

tion d'une pièce qui tendait à dépouiller Laënnec de sa glorieuse priorité. C'est là une partie stéréotypée de toutes les grandes découvertes de l'esprit humain.

Les traits de l'envie et de l'ignorance furent émoussés.

Cet homme supérieur mourut environné de toute sa gloire, dont un reflet brillant se répandit après lui sur la médecine française contemporaine.

Laënnec mourant phthisique, *Villemin inoculant le tubercule*, sont deux idées qu'on rapproche involontairement; on sait que Laënnec s'est piqué plusieurs fois en faisant l'autopsie des phthisiques.

Citons un passage des procès-verbaux du *Cercle médical* (12 avril 1814). « M. le Dr Petitot rapporte que M. le Dr Serein s'étant blessé le doigt en ouvrant un cadavre, l'inflammation s'est emparée successivement de l'avant-bras, du bras et des muscles pectoraux, et que le malade crache aujourd'hui du pus et paraît décidément phthisique. »

On se demande, non sans inquiétude, si les esprits *mal faits*, qui mettent certains cas de phthisie sur le compte de la vaccine ont toujours tort!

Les vaches sont aussi sujettes à la phthisie, écueil auquel la vaccination animale ne s'attendait pas!

Nous avons ensuite rassemblé des faits de communication de la fièvre typhoïde, de la rougeole et surtout de la variole par la vaccination.

Où est le fanal de tant d'écueils, le préservatif de tous ces dangers? DANS LE PERFECTIONNEMENT DE LA VACCINATION DE BRAS A BRAS.

2 OCTOBRE 1833. — Fiard rend compte à l'Académie de médecine de ses essais pour reproduire le cow-pox par l'inoculation à la vache de la matière des *eaux-aux-jambes* du cheval et du virus de la variole humaine.

Il conclut de ses insuccès que le cow-pox est une maladie propre à la vache et absolument *indépendante de toute affection étrangère*.

Si Fiard eût consulté la nosologie et l'histoire, il se serait gardé de s'engager dans une voie expérimentale sans issue, ou tout au moins de tirer de ses tentatives infructueuses une conclusion erronée.

Et en effet: D'une part, les *eaux-aux-jambes* représentent l'*eczéma chronique* ou l'*eczéma impétigineux* de l'homme (eczéma des cuisinières ou des épiciers). Or, n'est-il pas absurde de supposer que la matière nullement virulente de cette affection chronique puisse créer une maladie virulente aiguë, telle que le cow-pox ou la vaccine? D'autre part, après les expériences décisives de Loy, de Lafont et d'autres médecins, on devait s'abstenir de rechercher l'origine du cow-pox ailleurs que dans le virus du *grease pustuleux* du cheval (horse-pox), maladie qui est certainement distincte de la variole humaine.

Cependant Fiard a eu des imitateurs, même dans ces derniers temps, comme si la science était une toile de Pénélope sans cesse à refaire. Quand donc la vérité sera-t-elle appelée à briller de tout son éclat? Combien d'années encore devront s'écouler pour qu'il n'y ait plus d'opposants à l'opinion si vraie de Jenner: LA VACCINE A SA SOURCE DANS UNE MALADIE DU CHEVAL!

— 10 octobre 1768. — L'Impératrice de Russie, Catherine II, inaugure l'inoculation dans ses États en s'y soumettant elle-même la première. Cette opération lui fut pratiquée à Czarskozelo, par le docteur anglais Dimsdale, dans le plus grand secret et même à l'insu du premier médecin de la cour. Le public n'en a été instruit qu'après l'éruption qui ne fut pas considérable. Cette princesse courageuse, de retour à Pétersbourg, fit inoculer en sa présence son fils, le Grand-Duc Petrowitz, qui devint plus tard Paul Ier. Elle assista aussi à l'inoculation de douze enfants des principaux seigneurs. Ces événements, dont l'issue a été heureuse, furent annoncés et terminés par des fêtes et des réjouissances dans les principales villes de l'empire. Ils devinrent le signal de la propagation de la méthode dans toutes les Russies et jusque dans le fond de la Sibérie, où la variole sévissait avec rigueur.

— 13 octobre 1848. — L'Académie vote les conclusions du Rapport sur les vaccinations pratiquées en France pendant l'année 1846.

Ce Rapport traite à fond la question de savoir si la vaccine amortit la petite vérole quand les deux éruptions naissent ensemble. On sait qu'un préjugé vulgaire prétend qu'elle l'aggrave.

Le rapporteur amoncèle des faits pris de çà et de là. — Cent onze viennent de M. Clérault. Douze morts. La conclusion est que la vaccine a mitigé la variole. — M. Legendre en fournit cinquante-six. Neuf morts. Même conclusion. — M. Hérard n'en ramasse que dix-huit; mais il compte sept morts! Aïe! Que va-t-on conclure? *Que* TANTOT *la vaccine modifie la variole et* TANTOT *ne la modifie pas!!!*

Le lecteur conclut de tant de conclusions qu'il ne doit rien conclure, et rit au nez... de la statistique.

— 19 octobre 1765. — Girod (de Besançon) inocule dix enfants qui guérirent sans accident. Ce succès devint le signal d'un grand nombre d'inoculations qui furent pratiquées en Franche-Comté. Un curé de campagne se fit le Pierre l'Hermite de cette croisade contre la variole. Au bout de quelques années, le nombre des opérations de Girod s'élevait à 25,000. A peine y eut-il quelques cas de mort. *La nature nous décimait*, dit La Condamine, *l'art nous* MILLÉSIME. Les titres que Girod reçut pour récompense portaient cette inscription : VARIOLIS INCISIONE DOMITIS. On y lisait : *Mais c'est principalement en levant à force de soins, de succès et de désintéressement les obstacles multipliés que l'on opposait dans sa province à la méthode salutaire de l'inoculation, qu'il s'est placé au nombre des bienfaiteurs de son pays.*

— 20 octobre 1865. — L'enterrement de M. MALGAIGNE a eu lieu aujourd'hui vendredi au milieu d'un concours de professeurs, d'académiciens, de médecins et d'élèves en médecine.

Deux discours ont été prononcés, l'un par M. Velpeau au nom de la Faculté de médecine, et l'autre par M. Béclard au nom de l'Académie de médecine.

Qu'il me soit permis de prononcer quelques paroles d'adieu et de bénédiction au nom de ceux qui ne sont rien et qui étaient beaucoup pour Malgaigne. Il leur tendait aisément la main, parce qu'il était généreux et bon et qu'il aimait surtout à prodiguer les efforts de sa justice et ses encouragements à ceux qui en avaient le plus besoin. Son intelligence supérieure ne le trompait pas, quand il mettait sa vaillante éloquence au service des causes méconnues. Il savait qu'il était compris, parce que c'est dans le cœur que le cœur trouve son plus vif et plus fidèle écho.

Malgaigne plaçait l'amour du vrai avant tout, et il éprouvait une satisfaction infinie quand cet amour se conciliait avec les désirs ou les intérêts de ses confrères. Cette alliance du bien et du bon était son élément; il y trouvait son bonheur en réalisant la définition du grand orateur romain : *Vir probus, dicendi peritus.*

Comme tous ceux qui aiment passionnément la lumière, il s'est exposé quelquefois à mécontenter ceux que l'obscurité environne, mais non pas ceux qui désiraient en sortir.

Les hommes de la trempe de Malgaigne n'apparaissent pas d'emblée tels qu'ils sont. Il faut savoir les deviner, à moins qu'une circonstance fortuite ne les révèle. De si éminentes qualités seraient souvent profanées et perdues, si elles n'étaient dissimulées sous une enveloppe trompeuse pour quiconque ne ressent pas l'influence d'une sympathique attraction. Les pierres précieuses ne s'offrent pas à tous les regards : les connaisseurs seuls savent les découvrir dans l'écrin.

En ces quelques paroles, je n'ai pas flatté le portrait de Malgaigne; j'ai reproduit la nature, sinon avec le pinceau d'un artiste, du moins avec ce daguerréotype intime et fidèle que possèdent ceux qui aiment la droiture, admirent le talent et prennent plaisir au sentiment de la reconnaissance.

—28 octobre 1754. — Pierre-François Percy, baron, commandeur de la Légion d'honneur, ancien inspecteur général du Service de santé des armées, membre de l'Institut et de la plupart des Académies de l'Europe, ancien professeur de la Faculté de médecine de Paris; de l'ordre de Sainte-Anne de Russie, du Mérite civil de Bavière (*ici une demi-douzaine* d'etc.), naît à Montagney, en Franche-Comté (aujourd'hui département de la Haute-Saône, arrondissement de Gray).

La liste de ses titres est considérable et se trouve partout. Ne parlons que de ceux dont on ne parle pas, car on en passe et des meilleurs!

Et d'abord citons, sans ordre chronologique, un opuscule : EXPOSITION DES FAITS, etc., *concernant les effets de la vaccination* (1812) (1).

Continuons : Le 31 mai 1783, Percy reçoit de l'Académie de chirurgie une médaille d'or, couronnement d'un Mémoire relatif à l'inoculation de la blennorrhagie (2).

Percy, quoique jeune (29 ans), était fort circonspect. Il ne s'est pas jeté dans cette voie aventureuse à la légère : il avait pris vent et sondé d'avance les dispositions de l'Académie qu'il avait trouvées favorables. Comment se fait-il que le Mémoire de Percy n'ait jamais été publié en entier?

Mais voici une affaire autrement grosse; Percy n'y va pas toujours de main morte! Il ne propose ni plus ni moins que l'inoculation de la vérole comme moyen de la guérir; et c'est à l'Académie de chirurgie qu'il s'adresse! On a détruit la date de cette téméraire audace. Mais qui ne reconnaît à tant de hardiesse que le vieux monde craque et que déjà la révolution gronde? L'indépendance de la pensée précède invariablement la liberté dans les actes.

Le début de Percy couve des orages : « Tous ces secrets qu'enfante la cupidité, qu'étaie le mensonge et qu on entend annoncer avec tant d'emphase, n'ont guère d'autre succès qu'une destruction simulée de la vérole. Ils détruisent, il est vrai, ceux de ses symptômes qui frappent davantage les yeux; mais ils en laissent subsister le principe; ils lui donnent des entraves; ils suspendent ses progrès, mais le plus souvent ils la font dégénérer monstrueusement..... (3). »

Suit un vigoureux réquisitoire contre le mercure, et la proposition même déjà réalisée d'inoculer la vérole pour la modifier et la rendre mieux soumise à l'action des remèdes. « Il faudrait donc pour disposer la vérole chronique à être combattue efficacement, la rendre aiguë, il faudrait la revivifier, lui restituer

(1) Dezeimeris; DICTIONNAIRE DE LA MÉDECINE ANCIENNE ET MODERNE, t. III, p. 695.

(2) C. Laurent; HISTOIRE DE LA VIE ET DES OUVRAGES DE PERCY. Versailles, 1827, page 17.

(3) Fabre; RECHERCHES SUR DIFFÉRENTS POINTS DE PHYSIOLOGIE, DE PATHOLOGIE ET DE THÉRAPEUTIQUE..... Paris, 1783, page 321.

son premier caractère; il faudrait, en un mot, la renouveler; mais le moyen d'y réussir? Ici, j'hésite; j'ose à peine articuler celui que *j'ai mis en usage*. Une nouvelle invasion de cette maladie, l'introduction d'un nouveau virus, l'*inoculation syphilitique*, puisqu'il faut le dire, voilà celui que je crois *seul capable* de remplir cet objet (1). »

Qu'est-ce qui a pu porter l'auteur à concevoir et à exécuter cet audacieux projet? Ce sont *des expériences pratiquées sur les animaux*. Il présuma « que peut-être dans l'homme cette expérience ne serait ni plus orageuse, ni plus incertaine. » (Fabre.)

Un petit méchant résumé publié à Bâle d'un Cours fait à Lyon, manifeste un ironique pressentiment de ce qui est arrivé par l'initiative de Percy et même de ce qui arrivera plus tard. « Quelque tête bien organisée, » y dit-on, « va sans doute bientôt proposer d'inoculer la vérole pour se soustraire à ses cruelles atteintes. Un pareil système n'aura pas sans doute besoin d'une réfutation bien ample. En attendant que ce système paraisse, et que par gradation l'on prouve qu'il faille inoculer dans l'enfance toutes les maladies qui dépendent d'un virus, pour en être à jamais préservé..... (2). »

Après avoir rapporté deux Observations et une seule Expérience, le prudent Percy feint la crainte d'être allé trop avant et semble se préparer à résipiscence. « Au reste, ce n'est point une découverte que je viens déposer au tribunal de la chirurgie, c'est seulement un aperçu; c'est, si l'on veut, un délire de mon imagination. Que je m'estimerais heureux s'il pouvait ouvrir une voie de plus dans le traitement des maladies vénériennes ou du moins suggérer quelque entreprise salutaire (3)! » *E pur si muove!*

Mais, soyez tranquille, quelqu'un se chargera d'amortir ce qui se montre encore de l'enthousiasme du jeune novateur; l'éteignoir n'est pas loin du flambeau! Le boisseau à côté du candélabre!

Fabre, *nourri dans le sérail...*, est l'arbitre de la syphilis à l'Académie de chirurgie. C'est le Ricord ou le Cullerier, pour ne citer que les morts, du siècle passé. Il a été huit ans l'élève et l'ami de J.-L. Petit. Savoir et savoir-faire. L'honneur et l'argent. Les arbitres de ce genre ne manquent jamais! Fabre est nommé rapporteur. C'en est fait de l'œuvre de Percy.

Voici la substance du Rapport: Percy est plein d'avenir, il faut donc qu'il se tienne bien! Son travail renferme de bonnes choses, mais sa conclusion est mauvaise. Enfin, Fabre vante la sagesse et la réserve de Percy; il va même jusqu'à parler de son génie! C'est pour l'étouffer!

Percy n'est désormais qu'une victime couronnée de fleurs et qu'on immole. Il n'a plus été question de son idée, sur laquelle le silence du sépulcre pèse toujours. Mais certainement le Mémoire original existe quelque part, et l'heure de la renaissance est proche!

Récompense est promise à qui exhumera le travail de Percy de la poussière où il repose au milieu des papiers de l'Académie royale de chirurgie. Il est temps enfin de pénétrer dans ces catacombes de la science!

Laissé à lui-même, Percy n'aurait pas comprimé l'essor de ses aspirations. Peut-être que son esprit se serait élevé jusqu'à la perception nette des propriétés prophylactiques et curatives du virus.

Vers la fin de sa carrière, alors que les fumées de la vaine gloire s'étaient

(1) Fabre, *loc. cit.*, page 324.

(2) PORTEFEUILLE ANTIVÉNÉRIEN, par MM. L. et R., étudiants en médecine. Rédigé d'après les leçons publiques de M. d'Yvoiry..... Petit in-24; à Basle, 1785, page 211.

(3) Fabre, *loc. cit.*, page 332.

dissipées et avaient fait place à des pensées plus sereines et détachées de ce monde, Percy exprimait, en présence de ses amis, le regret d'avoir laissé éteindre cette lampe qu'il avait allumée (1). Il se glorifiait tout bas d'avoir guéri plusieurs personnes par l'application de sa méthode, et délivré deux généraux « d'une maladie qui les menait à une mort obscure et honteuse (2). »

Percy aurait tracé un sillon lumineux plus éclatant à travers la postérité, si le désir d'être utile l'eût emporté dans son esprit sur celui de ne pas déplaire; s'il eût préféré la vraie grandeur aux grandeurs, la gloire à la renommée, les suffrages de sa conscience et ceux de la postérité aux éloges de ses contemporains et aux palmes de l'Académie de chirurgie : en un mot si, élevant son caractère à la hauteur de son talent, il avait su affranchir son génie des entraves de toute pression étrangère.

Peut-être un jour exaltera-t-on la gloire de Percy pour rabaisser le mérite de ceux qui, avant de connaître ses travaux, se sont engagés dans la même voie et y ont découvert ses traces !

1er NOVEMBRE 1828. — Fondation de la *Gazette des hôpitaux*. Le journalisme médical se développera désormais entre deux écueils, celui de n'enregistrer guère que des fragments de science, et celui d'abaisser la barrière qui doit exister entre notre libérale profession et les professions industrielles.

— 3 novembre 1722. — Mort de Jean MERY à Paris. Mery était aussi exact anatomiste qu'habile chirurgien. Il signala, le premier, dans le périnée de l'homme les deux petites glandes qui, par un *quiproquo* de la gloire, ont pris le nom de l'anglais Cooper.

M. Huguier s'est fait l'historiographe le plus consciencieux et le plus complet de ces mêmes glandules chez la femme et dans les femelles des mammifères.

Mery était chirurgien de l'Hôtel-Dieu lorsque vint à Paris, porté par la renommée, un homme vêtu de bure et coiffé d'un capuchon. Père Bridaine de la lithotomie, et ni plus ni moins qu'inventeur de la taille latérale, frère Jacques, — c'était son nom régulier, — ignorait les autres, pour ainsi dire, en s'ignorant lui-même. Sa simplicité, sa candeur et son abnégation n'avaient d'égales que son inscience et la confiance modeste qu'il apportait dans sa mission. Il opérait les malades et leur disait, sans se donner le soin de les panser : *Votre opération est faite, Dieu vous guérisse !*

Mery reçut l'ordre de voir opérer frère Jacques à l'Hôtel-Dieu et d'apprécier sa méthode. Il fit un Rapport assez favorable, et se rétracta en partie dans un second Rapport, trop empreint du rigorisme de la science constituée. Il aurait dû seulement signaler les perfectionnements dont la méthode de frère Jacques était susceptible et concourir à les réaliser.

Entre temps, le hollandais Raw, peu scrupuleux, ayant régularisé l'opération de frère Jacques, sans lui en faire honneur, acquit une grande renommée et une grande fortune.

Les passions et les intérêts des hommes se trouveront-ils donc toujours à l'encontre de la vérité et de la justice !

— 19 novembre 1722. — Léopold AUENBRUGGER naît à Graetz, en Styrie. Sa biographie est courte, parce qu'il n'a été grand homme que longtemps après

(1) F. Ribes; MÉMOIRES ET OBSERVATIONS D'ANATOMIE, DE PHYSIOLOGIE, DE PATHOLOGIE ET DE CHIRURGIE, Paris, 1841 ; tome I, page 416.

(2) M. L. Fournier ; MANUEL DE SIPHILIXIE..... Paris, 1817 ; note de la page 70.

sa mort. Il nous apprend qu'il fut disciple de Van-Swieten. On ignore la date de son décès. Voici le titre de son titre de gloire :

Leopoldi Auenbrugger medicinæ doctoris in cæsareo regio nosocomio nationum hispanico medici ordinarii, Inventum novum ex percussione thoracis humani ut signo abstrusos interni pectoris morbos detegendi. Vindobonæ, 1761 (1). C'est-à-dire : NOUVELLE MÉTHODE POUR RECONNAITRE LES MALADIES DE LA POITRINE PAR LA PERCUSSION DES PAROIS DE CETTE CAVITÉ, par Léopold Auenbrugger, docteur en médecine, médecin ordinaire de l'hôpital impérial de la nation espagnole. Vienne, 1761. — In-8°, 95 pages.

C'est un livre d'or. — L'auteur déclare d'abord qu'il n'a pris la plume ni par vanité ni par ambition, mais dans le désir de mériter l'approbation des justes appréciateurs de l'art médical. Il exprime ensuite son mépris pour les envieux qui ne manquent pas de poursuivre ceux qui ont enrichi les sciences et les arts par leurs découvertes.

Il termine son ouvrage en exprimant le ferme et légitime espoir de contribuer par cette publication au soulagement des malheureux malades (*miseris* ægris (2) *in solatium*) et au perfectionnement de l'art médical.

Nous ignorerions peut-être l'existence de ce monument, s'il n'avait fixé l'attention de Stoll, et si Stoll n'avait obtenu l'admiration de Corvisart.

Cependant, un médecin de Montpellier, De Rosière de la Chassagne, en a publié en 1770 une traduction médiocre à la suite d'un traité médiocre des maladies de poitrine (3). Le prudent traducteur a bien garde de se compromettre; loin de lui le dessein de favoriser une nouveauté : *Je ne dis rien, ni pour ni contre cette méthode* (4). Il semble même essayer de dégager la propre responsabilité d'Auenbrugger; toujours est-il qu'il s'avise d'attribuer à Hippocrate la première idée de la percussion. Mais Hippocrate n'avait point pratiqué autre chose que la *succussion thoracique.*

Pouteau (de Lyon) a eu recours à la percussion en 1771. Voici un texte qui le prouve : « Les accidents toujours plus graves m'engagèrent plusieurs fois à regarder à nu la poitrine pour chercher, quoiqu'en vain, quelque différence sensible entre l'un et l'autre côté, *pour essayer la percussion recommandée par M. Awenbrugger, médecin, comme un moyen de s'assurer quel est le côté affecté* (5). »

Corvisart se fit le traducteur et le commentateur d'Auenbrugger. Il s'acquitta de ce rôle modeste et glorieux avec sagacité et délicatesse (6).

Un certain Lœillard d'Avrigni voulut faire opposition à Corvisart comme Obicius avait réfuté Sanctorius, et comme Flesselle avait dénigré Fernel. *Il n'accorde à la percussion aucune espèce de confiance. Il la croit illusoire, incertaine, et peut-être même dangereuse* (7). Mérat prit la peine de le réfuter (8).

(1) Bibliothèque de la Faculté de médecine de Paris. Dans le catalogue VIII ; II; 2;5.

(2) Corvisart a supprimé dans son texte le mot *ægris*, qui existe dans l'édition de Vienne.

(3) MANUEL DES PULMONIQUES, ou Traité complet des maladies de poitrine..... On y a joint une méthode de reconnaître ces mêmes maladies par la percussion du thorax, traduite du latin d'Auenbrugger.

(4) *Loc. cit.*, page 7 de la Préface.

(5) Pouteau, ŒUVRES POSTHUMES, 1783 ; t. I, p. 336.

(6) NOUVELLE MÉTHODE POUR RECONNAITRE LES MALADIES INTERNES DE LA POITRINE PAR LA PERCUSSION DE CETTE CAVITÉ, par Auenbrugger.....; ouvrage traduit du latin et commenté par J.-N. Corvisart..... In-8°, Paris, 1808.

(7) JOURNAL GÉNÉRAL DE MÉDECINE, t. LXVII, p. 57.

(8) Ibidem, page 252 et suivantes.

M. Piorry, en inventant le plessimètre, a agrandi et fertilisé le champ qu'avait défriché Auenbrugger; il y a recueilli une riche moisson, tandis que Corvisart n'y avait plus guère trouvé qu'à glaner.

M. Piorry a rencontré aussi des Flesselle et des d'Avrigni qui lui ont reproché son enthousiasme, j'allais dire ses exagérations, comme si l'homme était capable de grandes choses sans la passion qui anime et la conviction qui soutient. Mais il a été bien vite dédommagé par l'admiration et le concours d'écrivains intelligents et dévoués. Les noms de Maillot (1) et d'Henri Favre (2) s'offrent ici, entre autres, sous ma plume.

Quant aux titres de M. Piorry (3) qui vont avoir leur couronnement dans le TRAITÉ DE PLESSIMÉTRISME, ils ne peuvent, à cause de leur nombre, être mentionnés par occasion.

19 DÉCEMBRE 1863. — MELCHIOR ROBERT, chirurgien des hôpitaux et professeur à l'École de médecine de Marseille, vient de nous être ravi par une mort prématurée; il n'était âgé que de 43 ans.

D'un esprit juste et pénétrant, homme de conviction et par-dessus tout dévoué au progrès, Melchior Robert parvenait vite à discerner de l'erreur la vérité qu'il aimait passionnément. Il n'hésita jamais à se mettre en avant, à se sacrifier même pour la défendre. Dans une circonstance où il renia une erreur avec autant d'abnégation que de loyauté, il apporta dans sa conversion une bonne grâce et une ardeur empreintes de la plus vive et de la plus généreuse onction.

Telles étaient la délicatesse et l'aménité de son caractère, la droiture de son cœur et l'élévation de son esprit qu'il se faisait des amis de ses adversaires et des apôtres de ses amis.

Melchior Robert était bon et affectueux, d'un commerce doux et agréable; il était homme d'esprit et le modèle des hommes de cœur. Son honnêteté et sa foi dans le progrès n'avaient d'égales que la pureté et la vivacité de ses sentiments. Il ignorait ce que c'était que penser sans agir: son dévouement se trouvait à la hauteur et au bout de toutes ses convictions. Aussi est-il mort à la tâche et pour ainsi dire sur la brèche de la profession médicale et du bien public.

A toutes ses charges et à toutes ses occupations médicales, il joignait la fonction délicate et active de Conseiller municipal à Marseille. Noble cumul, que celui qui consiste à sacrifier son repos et même sa vie au bien de ses concitoyens et aux intérêts de la science!

Melchior Robert est auteur de plusieurs travaux dont le plus important est un livre sur les maladies vénériennes. Cet ouvrage, parvenu à la deuxième édition, passe avec raison pour un des meilleurs traités que nous possédions sur la matière.

Melchior Robert laisse une veuve et deux enfants auxquels il lègue un nom pur et honoré.

(1) TRAITÉ PRATIQUE DE PERCUSSION. Paris, 1843.

(2) *France médicale*, 1864, *passim*.

(3) EXPOSÉ ANALYTIQUE DES PRINCIPAUX TRAVAUX..... de P.-A. Piorry..... In-4°, Paris, 1856.

DES APPLAUDISSEMENTS

ET

DES SIFFLETS

DANS LES CONCOURS A L'ÉCOLE DE MÉDECINE.

Étant admis le concours comme le meilleur mode pour la nomination des professeurs à l'École de médecine, je ne saurais approuver la manière dont se comportent les étudiants à l'égard des compétiteurs et des juges eux-mêmes. Je réprouve en toute conviction le droit qu'ils s'arrogent de témoigner de leur approbation et de leur improbation par des applaudissements et des sifflets. Ce prétendu droit constitue un abus dont il me sera facile de faire ressortir les inconvénients, je dirai plus, les dangers.

Je ne me dissimule pas que mes idées sur ce point pourront paraître étranges à ceux qui ne fondent leur manière de voir que sur un examen superficiel; mais je dis ce que je crois être la vérité, et je préfère cent fois encourir la critique de mes condisciples plutôt que de faire taire les inspirations de ma conscience: *Amici homines, sed magis amica veritas.*

Loin de moi l'idée de porter atteinte au droit inaliénable de chacun de juger par soi-même, de se faire une opinion personnelle et de la manifester; bien au contraire. Mais je veux qu'il existe dans les concours, comme ailleurs, une limite bien tranchée entre la liberté, qui met chacun à sa place, lui prescrit des devoirs en lui concédant des droits en raison du rôle qui lui est dévolu dans la société, — et la licence, qui pervertit les attributions et confisque tous les droits en s'affranchissant de tout devoir, c'est-à-dire qui, refusant de s'astreindre aux plus petites exigences sociales, prétend, par une choquante contradiction, multiplier les obligations, après avoir violé les prérogatives d'autrui.

La liberté est pour tout le monde, la licence est pour quelques-uns contre tout le monde. Leur confusion, qui n'est que trop fréquente, est vraiment déplorable dans ses résultats.

Les concours qui m'ont suggéré ces courtes réflexions en fournissent la preuve.

En effet, si les élèves veulent jeter leur gramme dans la balance de la justice, n'en résulte-t-il pas que les juges intègres et forts sont calomniés, et que d'autres cèdent aux influences qui les assiégent; que les compétiteurs, intimidés ou enhardis par de bruyantes manifestations, avisent moins à satisfaire leurs juges que leur auditoire, dont toujours les connaissances sont imparfaites, et la capacité, comme jury, souvent en défaut? De là ces bons mots, ces lazzis et ces calembours, que la science réprouve, et qui sont souvent mieux accueillis que les résultats d'une observation patiente et judicieuse, et que les fruits mûris d'une profonde méditation. N'en résulte-t-il pas que le public extérieur, séduit par les apparences, indécis au milieu de jugements opposés, se prononce contradictoirement et à la légère, modifie à chaque moment son avis, ou s'arrête à une opinion mal assise et souvent erronée?

La science n'est pas, comme on l'a inconsidérément avancé, une république où le premier venu puisse mettre sa main dans l'urne. On n'obtient accès dans son sanctuaire qu'après un noviciat long et pénible : car, à ses yeux, ce sont les veilles surtout qui fondent les priviléges et les titres. La science, qu'on me permette cette allégorie, est une maîtresse jalouse et discrète, qui n'accorde ses faveurs qu'au dévouement absolu et irrévocable.

Qu'on ne se récrie pas si je refuse aux étudiants, si je me refuse à moi-même le *droit* de juger. Il y a ici une distinction essentielle à établir : tout le monde peut juger, c'est-à-dire former un jugement, le formuler, mais non pas en sifflant ou en frappant des mains en présence des juges qui seuls ont *droit* de juger, c'est-à-dire de prononcer une décision.

Il est bien vrai que les épreuves de concours sont des épreuves de professorat, et, m'objectera-t-on, condamner les sifflets et les claquements de mains aux concours, c'est faire le procès des applaudisssements qui, chaque année, sont prodigués aux professeurs. Je ne recule pas devant les conséquences de mon principe, et je prétends qu'on ne doit pas applaudir les professeurs : car leurs cours ne sont pas de fait obligatoires, et s'abstenir d'y assister est un sifflet qui, bien que peu bruyant, va droit à son adresse. Quant aux applaudissements, vous en avez été trop prodigues pour qu'ils aient quelque valeur; c'est une monnaie qui ne doit plus avoir cours que pour payer des comédiens. Je suis sûr que nos savants rient sous cape quand nous leur donnons des bravos *larga manu et alta voce*.

J'ajouterai, sans m'étendre davantage sur un point qui m'écarterait de mon objet, que nous allons aux cours pour apprendre, et que nous sommes rarement à même de nous prononcer *a priori* sur la qualité de la pâture intellectuelle que nous y allons chercher. Nous ne préférons que trop souvent à des mets confortables ceux qui flattent notre palais.

Eh! pourquoi, je vous prie, pour en revenir aux concours, voudriez-vous que les choses s'y passassent autrement qu'aux Chambres législatives, aux Tribunaux, aux Académies, etc.? Ici comme là sont des tribunes publiques, où l'on peut entendre en silence et se former un avis ; mais le public est-il admis à faire des lois, à porter un arrêt? Vote-t-il à l'Institut, à l'Académie de médecine? Non, sans doute, et je ne sache pas que personne ait voulu lui en reconnaître le droit. D'où vient donc une si flagrante opposition de doctrines? Si les cas ne sont pas semblables, qu'on mette le doigt sur le point qui les différencie ; qu'on m'arrête là où le raisonnement qui s'applique aux uns cesse d'être juste pour les autres.

Ce n'est guère qu'au théâtre que le public est admis à se prononcer bruyamment, pourvu qu'il ne dépasse pas certaines limites. « C'est un droit qu'à la porte on achète en entrant. » Les spectacles en effet sont surtout et peut-être exclusivement destinés à l'amusement du public. Quoi de plus juste qu'il exige qu'on l'amuse? Heureux si les cabaleurs par état ou par goût ne venaient trop souvent altérer le plaisir du paisible spectateur!

Mais je devine une objection qui m'attend : En permettant d'avoir un avis qu'on ne peut manifester bruyamment, vous faites une concession illusoire, car une opinion tacite mérite à peine d'être qualifiée de ce nom. Je concevrais facilement cette objection si nous vivions à Saint-Pétersbourg, où les étudiants ne peuvent pas juger défavorablement leurs professeurs, même en conversation, sans s'exposer à en subir la peine. Mais nous sommes en France, pays où la liberté existe, quoique limitée, pays où la presse aux cent bouches reproduit toutes les opinions qui méritent publicité. Une protestation écrite est légitime chez nous : pensez-vous qu'apostillée par des milliers de signataires elle n'aurait pas autant d'influence qu'un peu d'air agité par des sifflets? Je reviens ici à la distinction dont j'ai parlé entre la liberté et la licence. Les étudiants russes ne sont pas libres, et nous, nous franchissons les limites de la liberté ; nous nous jetons imprudemment dans le domaine de sa fausse sœur, la licence. Pour être trop exigeants sur des riens, nous provoquons à des représailles préjudiciables à la liberté : car, dans sa lutte contre la licence, le pouvoir s'arrête difficilement; le but atteint, il le dépasse, et foule aux pieds la liberté. C'est un corollaire fâcheux, et qu'il faut prévenir, de la nature de l'esprit humain, qui, dans ses oscillations, se fixe rarement au centre de gravité, et par là se trouve compromis l'équilibre des différentes classes de la société. Que tous nos efforts concourent donc à substituer au conflit incessant des idées leur salutaire combinaison.

Vous prétendez, n'est-il pas vrai, en sifflant et en frappant des mains, faire pencher la balance en faveur de ceux que vous croyez le plus dignes ; vous y trouvez, dites-vous, votre avantage. Mais vous sortez de la question, car il s'agit uniquement de savoir si votre prétention est légitime. Or, selon moi, vous empiétez sur les attributions d'autrui ; vous vous arrogez des droits qui appartiennent exclusivement à d'autres. Prenez garde qu'à leur tour les autres n'empiètent sur vos droits ; prenez garde qu'on ne vous rende solidaires de la licence que vous exploitez, et qu'on ne sacrifie, au nom de la liberté, la liberté elle-même. C'est pourtant là que vous aboutirez en méconnaissant votre devoir, en outrepassant vos droits. Vous marchez sur un terrain mouvant, sur une pente rapide ; faites une halte, rétrogradez même plutôt que de vous précipiter dans un abîme.

Combien plus dignement les choses se sont passées à un concours qui eut lieu à Montpellier pour la nomination à la chaire que Delpech, lâchement assassiné, avait laissé vacante. Les impressions de ce concours sont d'autant plus ineffaçables de ma mémoire que, commençant alors mes études médicales, j'étais pour la première fois témoin d'une lutte de ce genre.

Le compétiteur qui parla le premier fut beaucoup applaudi ; mais M. Dugès, Président du concours, déclara, séance tenante, que le jury ne souffrirait pas un empiétement sur ses attributions, et que désormais, s'il se manifestait dans l'amphithéâtre le moindre signe d'approbation ou d'improbation, le concours serait continué à huis-clos. Le public comprit ses torts, demeura, conformément aux intentions du jury, calme et décent à toutes les épreuves suivantes, et ce concours eût été pour moi le type des concours sans de fâcheuses circonstances indépendantes des élèves. Le bruit se répandit que l'un des compétiteurs était *nommé d'avance*, et les autres se retirèrent au milieu des épreuves, en lançant dans le public une protestation.

Les partisans de la bruyante manifestation de l'opinion des élèves dans un concours font valoir un singulier motif ; ils voudraient que les élèves nommassent leurs professeurs, et voient dans cette manifestation un acheminement vers l'ordre de choses qu'ils appellent de leurs vœux. Certes, je ne ferai aucuns frais de logique pour réduire à zéro cet argument, pour réfuter victorieusement cette idée paradoxale qu'il est plus facile de juger aux ignorants qu'à ceux qui savent.

Mais, ajoutent-ils, les passions des juges introduisent dans leur jugement un élément préventif. Quoi ! leur repartirai-je, les élèves sont-ils sans passions? La jeunesse n'est-elle pas au contraire l'âge des passions et des déterminations irréfléchies ? Si les jeunes gens étaient ainsi investis de la dignité de juges, combien de fois le repentir ne succéderait-il pas à un jugement précipité ? Au reste, je l'ai dit, la question consiste à savoir si, le jury étant constitué tel qu'il est, on a le droit d'applaudir ou de siffler. Je pense avoir suffisamment prouvé le contraire.

Quant à ce qui concerne le mode de nomination par concours, on a fait valoir pour et contre des raisons également très-plausibles ; mais ce n'est pas le lieu de les mettre ici en regard pour déduire de leur parallèle une conclusion.

(*L'Étudiant, journal des Écoles* du 25 février 1838.)

LETTRE

A MM. LES PROFESSEURS DE LA FACULTÉ DE MÉDECINE

SUR L'ENSEIGNEMENT DE L'ANATOMIE (1).

Messieurs et honorés Maîtres,

Les anciennes écoles faisaient jurer aux adeptes de notre profession de demeurer respectueux et reconnaissants envers leurs initiateurs; aujourd'hui l'expression de ce devoir ne passe plus par nos lèvres, mais il n'en est que plus inviolable dans nos cœurs. C'est pénétré de ce même devoir et de confiance en vos lumières et en votre bienveillance que je vais vous entretenir d'intérêts qui vous sont chers, parce qu'ils sont ceux de tous vos élèves, et par suite du corps médical entier.

Il s'agit, Messieurs, du professorat particulier de l'anatomie, dont plusieurs d'entre vous ont parcouru avec éclat la carrière, et dont l'existence est aujourd'hui frappée, au mépris de ses glorieuses traditions, et malgré la sanction expérimentale d'une utilité pratique de tous les jours et d'une féconde impulsion scientifique. Je n'ai pas la pensée de blâmer des intentions, je me borne, et mon rôle est bien assez triste, à déplorer l'erreur. Une plaie peut être dangereuse sans être envenimée et bien qu'on la dérobe aux regards, de même qu'on dissimule, sous le voile de l'intérêt des élèves, un ensemble de mesures attentatoires au libre essor des pensées scientifiques.

Ce serait abuser de vos instants que de vous détailler (d'ailleurs ne le savez-vous pas mieux que moi ?) ce qu'a été jusqu'ici l'enseignement dont je traduis en ce moment la détresse. Dans le principe, les professeurs particuliers étaient propriétaires d'amphithéâtres où ils enseignaient librement, comme on enseigne librement les mathématiques, la chimie, une science quelconque. Ils ont dû plus tard, cédant à des convenances infiniment respectables d'hygiène et de moralité publiques, échanger ces amphithéâtres contre des locaux officiellement concédés, officiellement garantis, et dans lesquels ils pussent et purent, en effet, concourir aux progrès de la science, soit en s'appliquant à des recherches originales, soit en accomplissant un rôle plus modeste, celui de *vulgarisateurs.*

Or, le professorat est un sacerdoce dont personne mieux que vous ne sent la dignité, et de tout temps il a été permis au prêtre de vivre de l'autel. Aussi, de tout temps, les professeurs d'anatomie ont-ils traité de gré à gré avec les élèves, à la satisfaction mutuelle des deux parties contractantes, aussi légitimement, aussi dignement, aussi honorablement qu'un malade acquitte ou qu'un médecin reçoit des honoraires, sans que jamais personne ait songé à désapprouver ces libres et loyales conventions, dont la condamnation serait la ruine certaine de l'enseignement qu'elles garantissent et cimentent. Oui, Messieurs, il y a là un engagement que personne n'est tenu de contracter, un engagement donc auquel l'élève ne souscrit qu'en pleine connaissance de cause, et j'y insiste, sans que rien ne l'y contraigne. Par conséquent, s'il se rapproche spontanément du professeur particulier, celui-ci le doit exclusivement à son travail, à son zèle, à son dévouement, en un mot, à ses qualités personnelles. Le libre choix de l'étudiant en médecine, l'inviolabilité de ses droits, quel que soit le

(1) Cette lettre a été écrite en 1843 à l'occasion des modifications attentatoires à la liberté de l'enseignement qui venaient d'être introduites à l'Ecole pratique avant la rentrée de la Faculté et pendant l'absence de MM. les Professeurs.

parti qu'il préfère, c'est une arche sainte qu'a constamment respectée l'enseignement particulier de l'anatomie.

Tel est l'exposé succinct et fidèle des précédents de notre professorat.

Voici maintenant la part qu'on lui a faite :

On ouvre, comme par le passé, des amphithéâtres aux professeurs particuliers, on leur concède encore, *à prix d'argent*, une modique, bien modique part de sujets, je veux dire un sujet et une ouverture par mois, afin qu'ils puissent poursuivre à leurs dépens un enseignement public. En un mot, ils sont libres d'enseigner, avec un sujet et demi *acheté* par mois, de la même façon qu'un médecin serait libre dans l'exercice de notre art si, donnant les médicaments, il ne pouvait toucher d'honoraires ; de la même façon encore qu'un Français serait libre de publier ses opinions, à la condition de payer le fisc et l'imprimeur sans mettre à contribution ses lecteurs. C'est là une bien généreuse innovation, sans doute, en fait d'interprétation de la Charte, qui promet la liberté de l'enseignement et proclame celle de la presse !

Il faudrait, Messieurs, de bien graves raisons, qui sont loin d'exister, pour arrêter au milieu de leur carrière des hommes qui ont suivi une vocation honorable, tandis qu'on voit de toute part se rétrécir les sentiers déjà bien étroits de la science et de l'honneur, et s'agrandir les voies du charlatanisme. Et c'est quand les intérêts solidaires de notre science et de l'humanité sont en souffrance, qu'on nous dénie les matières premières de l'enseignement ! Pourquoi donc notre profession, si utile, et dont le noviciat est si long, se trouverait-elle frappée d'une aussi funeste exception ? On ne veut sans doute pas disconvenir que la concurrence ne soit un des plus puissants mobiles de progrès. Mais alors de quelle valeur peut être le motif que l'on prétexte de l'inutilité et même des dangers du professorat particulier ? Inutile et dangereux, aurait-il prospéré longtemps ? Quoi ! des élèves qui se succèdent sans s'entendre, que le besoin d'instruction seul dirige, auraient, comme d'un commun accord, secondé une institution contraire à leurs vœux ! Non, sans aucun doute ; et ce qui prouve précisément la vitalité du principe de la liberté de l'enseignement, c'est qu'on est obligé, pour l'étouffer dans un cas particulier, d'innover contre lui des articles réglementaires. Il vit, puisqu'on le frappe ; il est vivace, puisqu'il résiste ; et, si vous souffrez qu'il succombe aujourd'hui, il ressuscitera demain, parce que les principes sont éternels !

S'il ne me convient pas d'insister sur ce qui nous concerne, mes collègues et moi, je puis et je dois le faire dès qu'il s'agit des intérêts d'autrui. Or, vous n'ignorez pas, vous, Messieurs, que des médecins instruits, que des notabilités même, soit de Paris, soit de la province et de l'étranger, sont venus, à la veille d'un concours, d'une opération, d'un travail quelconque, ou bien dans un pur intérêt de science, demander pour des heures, des jours, des époques particulières, des renseignements, et souvent même des leçons à ceux qui se livrent à la pénible et utile carrière de l'étude cadavérique. Ai-je besoin, en un mot, de vous dire ce que nous vous devons en partie, à savoir que l'école de Paris est le centre de tout enseignement médical en Europe, et que les étrangers, gradués ou non, viennent dans le sein de l'École pratique apporter ou chercher des lumières, comme ils viennent le faire dans les hôpitaux. Faut-il donc, en les mal accueillant, répudier une partie de notre gloire nationale, et déroger (puisse n'être point par système) aux généreuses traditions qui depuis Louis XIV n'ont cessé d'étendre sur le monde la suprématie de la France ? Pardonnez-moi la digression et peut-être l'exagération de cette dernière phrase, à cause de la probité de mes sentiments et de la sincérité de mes convictions.

Au reste, Messieurs, il n'est malheureusement pas besoin de chercher ailleurs que parmi les élèves français les victimes des mesures que je vous dénonce. Vous multipliez tous les jours, et avec raison, les barrières que doivent franchir les futurs docteurs ; or, n'est-ce pas pour les candidats être mis à l'épreuve de la plus amère dérision, que de voir s'accroître votre exigence, en même temps que se resserrer le cercle des moyens auxquels ils peuvent recourir pour y satisfaire? Quel parti seront-ils contraints d'adopter pour apprendre l'anatomie? Ils préfèreront à l'antique quartier latin, pour y fixer leur demeure, le voisinage d'un autre amphithéâtre et d'autres pavillons d'où il ne leur sera pas possible de venir, plusieurs fois dans le jour, assister aux cours et aux examens de l'École de médecine. Mais, objectera-t-on peut-être, nous préviendrons ces déplacements en rendant obligatoires les exercices de l'École pratique. Comme si l'on pouvait concilier une pareille contrainte avec les libérales allures de votre enseignement! Quoi donc! vos élèves, vos aides d'anatomie dirigeront des exercices obligatoires, quand vos cours, vos cliniques ne le sont pas! Je m'arrête..... J'ai touché une corde qu'un sentiment de délicatesse ne me permet pas de faire vibrer plus fort. Et puis, Messieurs, ne doit-on pas tenir compte, dans nos institutions médicales actuelles, de positions exceptionnelles où se trouvent un grand nombre d'élèves, positions qu'on pourrait sans doute modifier en changeant tout, mais qui n'en sont pas pour cela moins respectables?

Voici quelques-uns de ces élèves. Ce sont : — Ceux qui ont été malades. — Ceux qui suivent deux enseignements différents. J'en connais, par exemple, et dans l'élite des jeunes gens, qui aspirent au double honneur du doctorat en Sorbonne et du doctorat en médecine. — Ceux qui fréquentent des hôpitaux ou hospices très-éloignés, tels que l'hôpital Saint-Louis et l'hospice de Bicêtre. — Ceux qui habitent des maisons de santé, ou bien d'autres établissements particuliers où ils rendent des services. — Ceux qui sont chirurgiens militaires et qui viennent en congé pour subir des examens. — Ceux qui se livrent à un professorat particulier quelconque, ou bien remplissent des fonctions dans des établissements universitaires ou nationaux. — Ceux qui sont pressés par leurs parents, par des affaires. — Ceux qui ont échoué à leur deuxième examen. — Ceux qui n'ont point renoncé à l'anatomie après avoir subi honorablement le deuxième examen. — Ceux qui désirent travailler pendant les vacances. — Ceux dont l'intelligence ne répond pas au désir ou au besoin d'apprendre. — Ceux qui veulent pousser leur instruction sur une partie spéciale plus loin qu'on ne le fait habituellement. — Ceux qui sont autorisés par la loi et les règlements à subir des examens pour obtenir le grade d'officiers de santé sans être bacheliers ès lettres, et par conséquent sans avoir pris d'inscriptions.

Il serait facile de multiplier les exemples de ce genre. Le professorat particulier est indispensable à tous les élèves que je viens de passer en revue, ainsi qu'à beaucoup d'autres, en supposant qu'il soit inutile à la majorité des étudiants; et je soutiens que les nouvelles mesures nous rendront désormais impossible, non-seulement l'enseignement pratique, mais encore l'enseignement théorique.

Que pouvons-nous faire en effet, relégués et isolés (car on nous conteste jusqu'au nombre de nos prosecteurs!) avec un sujet et demi par mois, dans un pavillon qui ne reçoit le jour que d'un côté? Si je ne craignais de parler de moi, je vous dirais, Messieurs, que dans mon cours de l'hiver dernier, sans d'autres jours d'intermission que les jeudis et les dimanches, j'ai fait quatorze leçons sur les centres nerveux. Où aurais-je pris la *matière* de cet enseignement, sans les sujets des élèves que je dirigeais, et même de ceux qui, sachant mes démonstrations gratuites, s'empressaient de contribuer à les rendre le plus complètes qu'il fût possible? Ce seul exemple suffit pour montrer avec toute évidence qu'un sujet et une ouverture ne sauraient satisfaire aux exigences d'un enseignement quotidien, et me dispense d'invoquer, à l'appui de cette opinion, le relevé de la consommation des cours officiels.

Toutefois, Messieurs, je veux bien admettre que nous ayons assez de cette minime part de sujets, en recourant à des artifices conservateurs que nous avons été bien des fois contraints de mettre en usage. Eh bien! lorsque nous aurons soigné et conservé des préparations pour une leçon publique dans laquelle nous n'aurons pu tout montrer, serons-nous condamnés, nous à anéantir, les élèves à voir détruire des pièces anatomiques susceptibles d'être encore utilisées pour des démonstrations privées, mais néanmoins frappées d'ostracisme parce qu'elles nous auront appartenu? Ira-t-on jusqu'à persécuter le travailleur intellectuel dans la plus pure, la plus noble de ses jouissances, celle de prodiguer aux autres le bénéfice de ses travaux? Osera-t-on flétrir, démoraliser le sentiment du jeune adepte par des exemples révoltants de vandalisme scientifique? Ajoutera-t-on, en plein XIXe siècle, et dans la capitale du monde, la répugnance morale aux dégoûts physiques déjà si grands qu'inspire la science anatomique? Si l'on veut, en agissant ainsi, diminuer le nombre de ceux qui s'adonnent à son étude, on réussira au delà des espérances qu'on a conçues, car je ne pense point que désormais cette science soit accessible, je ne dis pas seulement à ceux qui ont besoin d'une juste rémunération de leurs travaux, mais encore à ceux qui peuvent se passer d'un tribut aussi légitime.

Ce n'est pas tout encore : le contre-coup de ces étranges innovations atteint au cœur l'institution du concours. Comment, en effet, se présenter dans la lice, si l'on est privé des moyens de se préparer à la lutte en professant! Oui, vraiment, ils seraient fort généreux et se ménageraient un triomphe bien suave et bien éclatant ceux qui accepteraient le privilége du noviciat professoral!

Permettez-moi, Messieurs, avant de terminer cette lettre, déjà bien longue, de vous exprimer ce qui m'a le plus vivement affecté dans les mesures qui m'arrachent à mes habitudes de paix et de travail. Il y a six ans que je me livre à l'enseignement particulier. Un commerce de sympathie et d'habitude s'est formé entre beaucoup d'élèves et moi. Vivre au milieu d'eux et mériter leur reconnaissance, c'est un besoin, non seulement de mon intelligence, mais de mon cœur. Contrarier le contentement de ce double besoin, au mépris de liens resserrés par six années de communion scientifique, c'est à la fois révolter l'une et meurtrir violemment l'autre.

Fort heureusement qu'on ne saurait me priver d'un dédommagement bien complet de toutes ces tribulations, je veux dire de la satisfaction d'être demeuré fidèle à mon devoir pendant les six années dont je viens de parler. Oui, Messieurs, de quelque amertune qu'on nous abreuve, quelque persécution qu'on nous inflige, quelque calomnie qu'on nous réserve, rien ne peut troubler la quiétude, altérer la sérénité d'une conscience honnête.

Je finis, Messieurs, en vous rendant grâce pour l'instruction que vous m'avez donnée, et la bienveillance que vous m'avez marquée.

Je suis, Messieurs et honorés maîtres, votre très-humble et très-obéissant serviteur,

Dr AUZIAS-TURENNE, *Professeur d'anatomie.*

APPENDICE

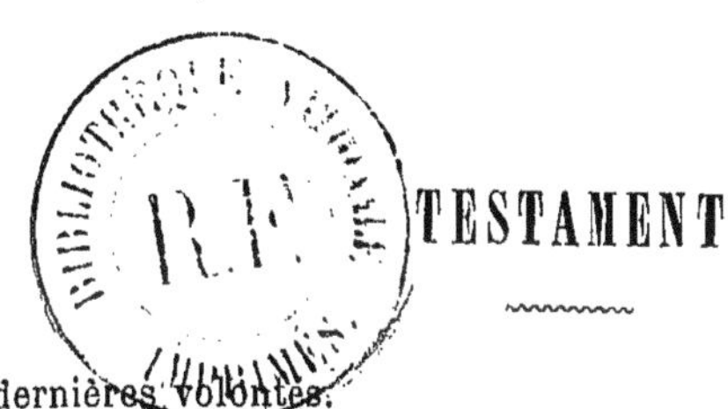

TESTAMENT

Mes dernières volontés.

J'écris à la hâte ce testament sommaire parce que le choléra pourrait d'autant plus facilement m'enlever que mon intention est de faire des expériences sur moi-même dans le but de l'étudier.

On fera peut-être bien de me disséquer parce que je suis le plus ancien syphilisé du monde.

Mes amis, nommés plus bas, auxquels je ne veux causer aucun tracas inutile, décideront de l'opportunité de le faire.

A l'occasion, je voudrais que mon squelette appartînt à l'Université de Christiania, pour un motif déclaré plus loin.

Je veux que mon enterrement soit des plus simples. Il ne sera dirigé par aucun prêtre ; mon corps ne sera pas porté à l'église. La mort n'est qu'une fonction, la dernière et la plus tranquille de toutes. Pourquoi faire du bruit autour d'elle ?

Je ne dois rien à personne. Mon avoir modique, y compris le prix de la vente de mon mobilier, sera destiné : 1° à la réimpression de ce que j'ai écrit et dispersé dans divers journaux et brochures ; 2° à la publication immédiate et tardive de ceux de mes manuscrits qui en vaudront la peine aux yeux de mes amis. Le reste sera anéanti, ainsi que mes papiers, s'ils le jugent à propos.

Mes amis que j'ai déjà désignés et qui devront s'entendre à ce sujet sont :

MM. Bœck, de Christiania;
Mathieu, vétérinaire à Sèvres;
Montarlot, vétérinaire;
Dupont (de Bussac), avocat;
D'Andecy, secrétaire du Conseil du Crédit foncier;
Butat, typographe.

Je lègue ma collection de syphiliologie et de vaccine, mes instruments, mes tableaux, mes pièces anatomiques, et tout ce qui tient à ma profession, à l'Université de Christiania, en considération du professeur Bœck;

Cependant tout ce que désirera monsieur Mathieu (de Sèvres), sur la vaccine et l'inoculation devra lui être préalablement donné.

Les deux jeunes Castro m'ont été confiés par leur père qui habite la Trinidad de Cuba. On trouvera, dans mon tiroir, un petit registre de dépenses avec ce titre : *Intérêts des Castro.* Ce registre, l'administration des fonds, s'il en reste, et la direction des jeunes Castro seront remis à monsieur Mintegguiaga, demeurant rue Soufflot, n° 13, ou, à son défaut, à monsieur Delacour, chef d'Institution, demeurant 13, rue des Fossés Saint-Victor.

Ma montre doit être rendue à la famille Geoffroy-Saint-Hilaire que j'aime de tout mon cœur.

Je lègue 100 francs (cent) à la domestique qui m'aura assisté dans mes derniers moments.

Je m'en rapporte à mon frère pour tout ce qui n'est pas spécifié ici.

11 octobre 1865.

AUZIAS-TURENNE.

PROCÈS-VERBAL D'AUTOPSIE

AUTOPSIE DU DOCTEUR AUZIAS-TURENNE, faite en son domicile, 22, rue Racine, à cinq heures du soir, le 28 mai 1870.

Aujourd'hui, 28 mai 1870, en présence de Messieurs les docteurs BROCA, membre de l'Académie de médecine, professeur de clinique chirurgicale à la Pitié, demeurant rue des Saints-Pères, 1; — VERNEUIL, membre de l'Académie de médecine, professeur de pathologie externe à l'École de médecine, chirurgien des hôpitaux, demeurant boulevard Sébastopol, 100 ; — FERDUT, professeur libre d'anatomie à l'École pratique, demeurant boulevard Saint-Michel, 65; — de Monsieur PASCAL, rédacteur en chef du journal le *Mouvement médical*, rue Garancière, 5 ; — LECLERC, étudiant en médecine, demeurant avenue Wagram, 53; — MATHIEU, père, vétérinaire à Sèvres; — MONTARLOT, vétérinaire, rue de Moussy, 6, à Paris; — MATHIEU (Édouard), étudiant en médecine, 71, boulevard Saint-Michel; — BUTAT, typographe;

Il a été procédé à l'autopsie de M. Auzias-Turenne, trente heures après la mort, par Monsieur LASKOWSKI, professeur libre d'anatomie, rue de Tournon, 12 :

Aspect extérieur du cadavre. — Rigidité cadavérique, le corps est absolument froid. Le cadavre est pourvu d'un embonpoint assez considérable. Les membres sont bien charnus. Le ventre ballonné et fortement tendu donne à la percussion une résonnance tympanique.

La peau est blanche, surtout sur les membres. Sur la partie postérieure des épaules, ainsi que sur la partie postérieure du tronc et des fesses, la peau est marbrée, bleuâtre, et présente des vergetures le long des veines sous-cutanées. Les veines superficielles de l'abdomen, malgré le ballonnement, ne sont pas gonflées.

Sur la partie antérieure de la poitrine, qui est garnie de poils, on observe des eschares, couleur brun noirâtre, de forme à peu près circulaire, indiquant probablement l'emploi d'une pommade au tartre stibié.

La face est froide, peu œdématiée, et présente quelques suffusions bleuâtres. Le front et le sinciput sont presque dépourvus de cheveux. De la bouche et des narines s'échappe une grande quantité de liquide séro-sanguinolent. L'expression de la face est absolument tranquille et sereine. La tête et le cou ne présentent pas de marques particulières.

Sur la partie antérieure du thorax, on trouve des cicatrices très-nombreuses qui ressemblent à des cicatrices d'ulcères, avec perte de substance, et qui n'affectent pas toujours une forme déterminée. Ces cicatrices sont disséminées surtout à six centimètres en dedans et en haut des mamelons. Elles sont disposées uniformément des deux côtés du sternum. On les aperçoit plus visiblement quand on plisse la peau. La surface de ces cicatrices offre un aspect légèrement gauffré, très-semblable à celui que nous avons constaté simultanément sur des cicatrices que nous ont présentées deux sujets manifestement syphilisés (1). Cette surface est blanche et s'accentue malgré la blancheur de la peau.

(1) Une des personnes assistant à l'autopsie a demandé que ces mots « manifestement syphilisés » fussent remplacés par ceux-ci : « l'un manifestement syphilisé, l'autre n'ayant vu apparaître aucun accident secondaire à la suite de nombreuses inoculations faites avec du virus chancreux. »

Sur la partie latérale gauche du thorax, dans la direction d'une ligne allant du mamelon gauche à l'angle inférieur de l'omoplate, on observe un groupe de cicatrices semblables à celles précédemment décrites, blanches, et présentant une perte de substance profonde.

A la partie supérieure et interne de chaque cuisse, à peu près symétriquement placées, existent deux cicatrices larges, semblables entre elles, et semblables aux précédentes.

On remarque encore sur les deux jambes, à partir des genoux, des cicatrices dont l'aspect et la disposition font naître l'idée d'une éruption plutôt que celle d'une inoculation, mais qui, d'ailleurs, n'offrent pas des caractères bien tranchés.

Sur la verge, rien.

Sur le scrotum existe un certain nombre de cicatrices dont quelques-unes sont recouvertes d'un épiderme brunâtre; d'autres, dont l'épiderme a été enlevé par la décomposition cadavérique, laissent apercevoir un derme déprimé, à fond blanc et à bords rosés.

Aspect intérieur du cadavre. — A l'ouverture de l'abdomen, on reconnaît que la couche de graisse sous-cutanée a trois centimètres d'épaisseur.

Le foie présente une couleur normale. Le volume du lobe droit est normal. Quant au lobe gauche, il est, dans ses deux tiers gauches, réduit à une mince languette dont l'épaisseur varie entre trois et quatre millimètres.

La rate est petite dans toutes ses dimensions. Elle ne semble pas altérée, mais son état de décomposition est assez avancé.

Les reins sont d'un volume médiocre et la substance en est saine.

Les poumons ont un volume normal, et crépitent dans une partie de leur étendue. Le poumon gauche adhère à la plèvre costale par de nombreux points de sa surface. Le sommet de ce même poumon présente une teinte violacée. Il crépite moins et offre quelques tubercules calcaires et disséminés.

Sur la proposition de MM. les docteurs Broca et Verneuil, le foie, la rate, le poumon gauche, le rein gauche, le testicule gauche, ont été confiés à M. le docteur Robin, professeur d'anatomie générale à l'École de médecine de Paris, pour qu'il en soit fait l'examen histologique.

Le cerveau, à sa sortie de la boîte cranienne, pèse douze cent quatre-vingt-cinq grammes. Sa consistance est normale. Il a été remis à Monsieur Broca qui a manifesté le désir de le conserver.

Dr Laskowski, 12, rue de Tournon. — Broca, 1, rue des Saints-Pères. — Verneuil, 100, boulevard Sébastopol. — E. Ferdut, d. m. p., 65, boulevard Saint-Michel. — G. Montarlot, 6, rue de Moussy. — N. Pascal, 128, rue du Cherche-Midi. — Eugène Mathieu. — E. Mathieu, 71, boulevard Saint-Michel. — P. Butat. — Ch. Robin.

INDEX BIBLIOGRAPHIQUE

PUBLICATIONS DU Dr AUZIAS-TURENNE

PAR ORDRE CHRONOLOGIQUE.

CONCORDANCE AVEC L'ÉDITION DE 1878.

THÈSE POUR LE DOCTORAT EN MÉDECINE [Faculté de médecine de Paris], présentée et soutenue le 19 novembre 1842, par Joseph-Alexandre Auzias-Turenne, né à Pertuis (Vaucluse). — I. Des causes des scrofules. — II. Des luxations, des causes qui les déterminent, et du mécanisme suivant lequel elles se produisent. — III. Quelles sont les diverses substances qui entrent dans la composition du cervelet? Quelle est leur situation respective, et dans quelles proportions concourent-elles à la formation de l'organe? — IV. Quelles sont les préparations dont l'aconit fait la base? Décrire ces préparations, les comparer entre elles.

Paris, imprimerie... de Rignoux... 1842. Brochure in-4o de 64 pages.

[Non réimprimée dans l'*Édition de* 1878.]

LETTRE A MM. LES PROFESSEURS DE LA FACULTÉ DE MÉDECINE DE PARIS, SUR L'ENSEIGNEMENT DE L'ANATOMIE. 8 pages in-8o.

Paris, imp. de Hauquelin et Bautruche, r. de la Harpe, 90 [1843].

[*Édition de* 1878 : p. 883.]

CHOLERA AND ITS TREATMENT, a short essay by Dr Auzias-Turenne of Paris, translated by Frederic Bateman, M. R. C. S. Lond. and member of the Faculty of Paris.

London : Simpkin. . Norwich : J. Fletcher. 1849. Brochure in-12 de 12 pages.

Cette notice, adressée à M. F. Bateman, sous forme de lettre, a été traduite en anglais et publiée à Londres en septembre 1849.

[*Édition de* 1878 : Voir ci-après LE CHOLÉRA ET SON TRAITEMENT, 1865.]

THÉORIE OU MÉCANISME DE LA MIGRAINE, par M. le Dr Auzias-Turenne, professeur particulier d'anatomie et de médecine opératoire. (Mémoire lu à l'Institut.) Extrait de la *Gazette des hôpitaux* du 14 février 1849.

Paris, imprimerie de Plon frères... Brochure in-8o de 14 pages.

[*Édition de* 1878 : p. 808-815.]

DE LA SYPHILISATION OU VACCINATION SYPHILITIQUE, par le Dr Auzias-Turenne. Extrait des *Archives générales de médecine*, numéro de juin 1851 et suivants.

Paris, Rignoux... 1851. Brochure in-8o de 83 pages.

[*Édition de* 1878 : p. 5-60.]

LOIS DE SYPHILISATION lues à l'Académie des sciences, séance du 17 novembre 1851, par M. Auzias-Turenne.

Imprimé par E. Thunot et Ce. 8 pages gr. in-8o.

[*Édition de* 1878 : p. 73-77.]

COURS DE SYPHILISATION fait à l'École pratique de la Faculté de médecine de Paris, par M. Auzias-Turenne. Extrait de la *Gazette médicale de Toulouse.*
Toulouse, imprimerie de Bonnal et Gibrac, 1852. Brochure in-8° de 141 pages, plus un tableau.

[*Édition de* 1878 : p. 79-167.]

LETTRE A MONSIEUR LE PRÉFET DE POLICE SUR LA SYPHILISATION, par le Docteur Auzias-Turenne.
Paris, chez tous les libraires, 1853. Brochure in-8° de 28 pages.

[*Édition de* 1878 : p. 189-202.]

BULLETIN SYPHILOGRAPHIQUE. [A la fin :] Paris, 5 juillet 1855. Auzias-Turenne.
Paris, imprimerie de Dubuisson et Ce... 8 pages in-12.

[*Édition de* 1878 : p. 308-311.]

(Extrait des procès-verbaux de la Société médicale du Panthéon (XIIe arrondissement), présidence de M. Dublanc.)

DISCUSSION SUR LA SYPHILIS. — Y a-t-il deux virus chancreux ? — Qu'est-ce que le chancre induré ? — La syphilis secondaire est-elle contagieuse ?
[Sur la dernière page :] (Extrait de la *Revue médicale*, juillet 1856.)
Paris, imprimerie de Moquet... 1856. Brochure in-8° de 24 pages.

[*Édition de* 1878 : p. 353-364.]

COMMUNICATION SUR LA TUMEUR ET LA FISTULE LACRYMALES, faite à la Société médicale du Panthéon, le 9 mars 1859, par le Dr Auzias-Turenne. Extrait des procès-verbaux de la Société publiés par le *Courrier médical.*
Paris, imprimerie Bailly, Divry et Ce... 1859. Brochure in-8° de 16 pages.

[*Édition de* 1878 : p. 822-832.]

COMMUNICATION SUR LE TRAITEMENT DE LA BLENNORRHAGIE ET DE LA BLENNORRHÉE, faite à la Société médicale du Panthéon, le 10 août 1859, par le Dr Auzias-Turenne.
Paris, Louis Leclerc... 1860. Brochure in-8° de 16 pages.

[*Édition de* 1878 : p. 833-839.]

CORRESPONDANCE SYPHILIOGRAPHIQUE par le Dr Auzias-Turenne, Professeur libre de syphilistique et de médecine opératoire, Chevalier de l'Ordre de l'Étoile polaire, Secrétaire général de la Société médicale du Panthéon, Associé libre de la Société médicale de Clermont-Ferrand, etc. Suivi du Rapport fait par M. Gibert à l'Académie impériale de médecine et adopté par la savante Compagnie.
Paris, Louis Leclerc... 1860. Brochure in-8° de 112 pages.

L'AVIS suivant (février 1860) est placé en tête de la brochure :

« J'ai traité dans ces lettres intimes, et jusqu'à un certain point résolu, deux questions fondamentales, la syphilisation, et, si l'on veut bien me passer un mot hybride, la *deuto-contagion.*

La première a suivi la marche pénible et sûre de tous les progrès. Si elle nous est revenue par l'étranger, cette restauration n'a rien de mortifiant pour ceux qui ont déploré son exil. Ils n'éprouvent donc aucun embarras à constater ce résultat. De plus, il remercient bien sincèrement ceux qui se sont faits les apôtres de la vérité, après l'avoir longtemps méconnue.

La seconde question était moins neuve et moins radicale. Aussi a-t-elle marché très-rapidement. En la soulevant, j'ai remué des cendres qui couvraient un feu mal éteint. La scène s'est bientôt trouvée agrandie et vivement éclairée. On eût même pu croire un moment que le lieu en était complètement changé, grâce à l'intervention plus ou moins bruyante de quelques personnages pour le moins aussi importuns qu'importants.

Deux hommes se sont tenus à l'écart depuis que le gros du débat a paru fini : celui dont le Rapport de M. Gibert avait marqué l'isolement et la déchéance, et qui abdiquait au 31 mai, et celui qui a été la cause déterminante, la cause, comme on l'a dit, *volontaire*, et j'ajouterai *impénitente*, de tous ces orages purificateurs de l'atmosphère syphiliographique.

Je m'empresse de l'exprimer. Une retraite honorable et sans éclat, en face d'événements irrésistibles, d'inexorables nécessités, était de bon goût et une marque de sagesse. Dans ces solennels moments d'épreuve où l'on n'entend plus guère résonner que la triste et salutaire sentence du poète : *Donec eris felix*, on se livre à un recueillement suprême, et l'on apprécie bien mieux qu'auparavant les hommes et les choses. Que le chirurgien illustre de l'hôpital du Midi se montre donc au niveau de son destin ; qu'il accepte sans arrière-pensée et sans plus d'ostentation qu'il n'en a mis dans sa défaite les faits accomplis, qu'il les groupe avec les débris épars et purifiés de sa doctrine, désormais exclusivement historique, et qu'il cimente tous ces matériaux réunis par les enseignements de sa vaste et spéciale pratique. . . . . On ne tarderait pas à voir s'élever, à la place de ruines trop vantées, un monument durable et digne de l'admiration de la postérité. M. Gibert ne s'est-il pas grandi en adorant, avec non moins d'ardeur que de courageuse franchise, ce qu'il avait d'abord dédaigneusement brûlé? C'est que les grandes idées sont un piédestal aussi bien qu'une épreuve pour les hommes qu'elles adoptent.

Je publierai les résultats de mon observation et de mes réflexions sur la *deuto-contagion*, que j'ai appelée ailleurs et que je n'appellerai plus dorénavant que *deuto-syphilisation*. Le fait brut et désormais très-largement acquis de la possibilité de transmission des accidents secondaires ne ressortira pas seul, je l'espère, des détails que je fournirai. Peut-être même le lecteur se trouvera-t-il surpris par quelques conclusions inattendues. Toutefois, je ne veux pas me hâter d'ouvrir trop largement la main. Sans laisser mes impressions s'effacer, ni mes souvenirs se perdre, j'attendrai que les passions se soient un peu apaisées. On me saura quelque gré sans doute de l'intention de ne pas borner mon rôle à la production d'une œuvre éphémère, sinon irritante, de polémique et d'actualité. Il sera d'ailleurs bien permis à celui qui a ouvert l'arène de clore le débat.

En fait de syphilis, comme en bien d'autres choses, le temps est le plus grand des maîtres ; il convient d'observer les malades longtemps et souvent après les épreuves auxquelles on les a soumis. Or, dans le principe de l'expérimentation, j'ai suivi les miens jour par jour, et quelquefois heure par heure. Je ne les ai jamais ensuite perdus de vue. Mes observations auront donc au moins le mérite d'une minutieuse exactitude. Ce n'est pas à ce seul point de vue que j'ai lieu de me trouver satisfait d'avoir été patient.

Ai-je besoin d'ajouter que je n'ai jamais fait la plus légère *exépidermation*, sans avoir préalablement instruit les malades de mon but officieux et acquis leur complète adhésion ?

J'attendrai donc, pour soulever le coin d'un voile qui cache quelque vérité, que les autres aient parlé. Je profiterai sans doute de leurs écrits. Peut-être me livrerai-je alors à quelque critique. Peut-être me permettrai-je aussi de reprendre quelquefois mon bien. Les idées, dont la paternité m'était autrefois si vivement reprochée, sont à présent bienvenues presque partout; presque partout aussi, — chose plus triste que singulière! — je me trouve artificieusement désavoué par elles. Faut-il donc que je fasse affront à ceux qui les recèlent? Eh quoi! après avoir été proscrit avec elles et pour elles, n'ai-je pas droit à partager la faveur qui les accueille aujourd'hui?

Je me borne à constater, pour le moment, qu'elles ont pénétré jusque dans le sanctuaire de l'Académie. Je n'en veux rapporter d'autres preuves que le succès du Rapport de M. Gibert, et la courte et significative publication dont ce savant académicien n'a pas tardé à le faire suivre. Soudainement épris d'admiration pour les vertus de la sœur cadette et inexpérimentée de la syphilisation, M. Gibert s'en est fait le féal et vaillant défenseur. Personne plus que moi peut-il en savoir gré à M. Gibert? Le ciel en soit donc béni. Mais puisque nous sommes à une époque de résipiscences aussi éclatantes qu'imprévues et de conversions presque inespérées, pourquoi M. Ricord n'adopterait-il pas à son tour, bien qu'avec infiniment plus de réserve et de maturité, l'engageante et raisonnable sœur aînée? Il aurait, à tout prendre, et sans commettre aucune infidélité, beaucoup moins d'avances et de démarches à risquer que M. Gibert. Il lui suffirait même de faire quelques pas en arrière pour trouver le sentier que suit honorablement son meilleur élève, M. Melchior Robert. Ainsi soit-il!

Je sais attendre que la vérité devienne une réalité. »

L'analyse du Livre, donnée dans l'article bibliographique suivant de la *Revue médicale* du 15 juin 1860, permet d'établir, pour chaque Lettre, la concordance avec l'Édition de 1878 :

« Quelque opinion que l'on adopte sur la portée des travaux syphiliographiques de M. Auzias-Turenne, on ne saurait disconvenir que ce Confrère, aussi persévérant dans ses recherches qu'infatigable dans sa polémique, n'ait ouvert la brèche par laquelle a commencé la destruction de l'édifice, qu'on disait si parfait, de M. Ricord. Le Livre que nous analysons aujourd'hui est un résumé aussi complet que succinct, et écrit sous une forme attrayante, des principaux travaux de l'auteur. M. Auzias déploie dans cet ouvrage un grand talent d'écrivain; les détails techniques les plus abstraits y sont rendus avec autant de précision que de clarté, tandis que les discussions doctrinales, animées par une grande vigueur de style, y sont toujours dignes et invariablement marquées au coin de la plus ferme, comme de la plus entière conviction.

M. Auzias-Turenne a condensé dans quatorze lettres une grande quantité de matériaux.

La première de ces lettres [*Édition de* 1878 : p. 326] est une introduction ou plutôt un programme. Si l'auteur n'a pas exactement rempli ce programme, on doit sans aucun doute expliquer cette espèce de déficit par la disparition du journal qui recevait ses communications.

La seconde lettre [*Édition de* 1878 : p. 403-410] envisage la blennorrhagie à un point de vue, sinon nouveau, du moins renouvelé, et sous une forme très-originalement exprimée. L'auteur cherche à prouver que la blennorrhagie contagieuse, — qui peut être une expression symptomatique de la syphilis, — a très-souvent une source, et quelquefois des conséquences syphilitiques. M. Auzias pense qu'on a méconnu la nature syphilitique, ou, comme il le dit, la *syphilicité* de certaines blennorrhagies, parce qu'on aurait voulu que les choses se passassent constamment après les blennorrhagies, comme à la suite des autres sources d'infection (chancres, accidents secondaires, etc.), tandis qu'au contraire des exostoses, pour ne citer qu'un exemple, peuvent apparaître longtemps après une blennorrhagie, sans qu'il se soit montré aucun autre symptôme syphilitique intermédiaire. Mais M. Auzias n'institue pas un traitement antisyphilitique contre la blennorrhagie quand elle est isolée d'autres signes d'infection. — On lira avec curiosité cette lettre où se révèle dans tout son jour un des principaux attributs de M. Auzias, qui est de faire entrevoir un grand nombre de germes d'idées neuves, dans un champ qu'on avait cru épuisé depuis longtemps.

La troisième lettre [*Édition de* 1878 : p. 498-502] est adressée à un élève en médecine qui demandait des conseils à l'auteur sur la manière d'étudier la syphilis. On trouvera dans cette lettre, entre autres considérations, une appréciation piquante et vraie de quelques cliniciens, et notamment des dermatologistes de l'hôpital Saint-Louis.

La quatrième lettre [*Édition de* 1878 : p. 245-251] est une sorte d'apologie de l'auteur adressée à l'Académie royale de médecine de Belgique, dans laquelle il avait été violemment attaqué, Examen rapide, — suivi d'une réponse vive et néanmoins courtoise, — des principales objections faites à la syphilisation. Le talent de M. Auzias comme polémiste se déploie tout entier dans cette lettre.

La cinquième lettre [*Édition de* 1878 : p. 252-255] traite succinctement, et sans ordre bien apparent, de plusieurs sujets syphiliologiques. C'est un vrai type de style épistolaire scientifique.

La sixième, la septième, la huitième et la neuvième lettres [*Édition de* 1878 : p. 281-304] sont consacrées à une exposition dogmatique de la syphilisation. Nous y avons remarqué une étude détaillée et très-bien faite du virus syphilitique et du chancre, mais nous reprocherions bien certainement à l'auteur des considérations singulièrement risquées touchant la syphilis congénitale, s'il ne nous avertissait lui-même que ce sont là des hypothèses qui ont besoin de vérification.

La dixième lettre [*non réimprimée dans l'Édition de* 1878] est à peu près étrangère à la syphilis, et n'est d'ailleurs pas écrite par la plume de M. Auzias. Elle a pour objet une communication du docteur Bruno Claus, sur un perfectionnement dans le manuel opératoire de l'amputation du pénis.

La onzième lettre [*Édition de* 1878 : p. 364-367] est adressée au Ministre de l'Agriculture, du Commerce et des Travaux publics ; c'est celle qui, renvoyée par ce ministre à l'Académie de médecine, a été l'occasion du Rapport de M. Gibert et du vote académique que tout le monde connaît.

La douzième lettre [*Édition de* 1878 : p. 367-374] contient les opinions de l'auteur sur le chancre induré. C'est un petit Mémoire compacte et précis, qu'il faut lire avec beaucoup de soin. Ce Mémoire, qui n'a presque été cité nulle part, est pourtant devenu l'occasion de beaucoup de recherches et d'éclaircissements dans le champ de la science et le prétexte ou la cause de plusieurs palinodies dans le personnel syphiliographique. Cette lettre renferme en outre des considérations apologétiques et critiques sur l'observation médicale telle qu'on la comprend, et telle qu'on la pratique diversement, sinon contradictoirement, à l'hôpital Saint-Louis et ailleurs. Elle se termine par des réflexions sur la cautérisation abortive du chancre.

La treizième et la quatorzième lettres [*Édition de* 1878 : p. 374-387] sont consacrées à la contagion secondaire. Le sujet y est traité complètement, surtout au point de vue historique.

Ces Lettres sont comme encadrées entre un Avis au lecteur [*Édition de* 1878 : p. 893] et le Rapport académique de M. Gibert [*Édition de* 1878 : p. 387-390].

Dans cet AVIS au lecteur, M. Auzias semble tendre la main à M. Ricord et lui offrir la paix, en lui rendant le chancre, — cet unique pivot des ex-doctrines et des leçons de l'hôpital du Midi, — a condition qu'il s'en servira comme lui et comme MM. Gibert et Melchior Robert, c'est-à-dire en syphilisateur.

Nous résumerons notre impression sur les lettres de M. Auzias en disant que l'auteur ne perd jamais son but de vue, et qu'il sacrifie tout, y compris même la réussite du moment au désir de l'atteindre un jour. Peut-être est-ce là en partie le secret de son succès réel et définitif ; car il faut avouer que M. Auzias gagne tous les jours du terrain et des convictions chez ses adversaires. Bref, cet ouvrage d'un homme qui a l'habitude de l'enseignement se distingue éminemment par l'originalité des pensées et par les qualités du style. On voit enfin que M. Auzias n'est pas un inventeur fortuit, et qu'il est parfaitement à la hauteur de sa fortune et de sa mission..... »

DE LA CONTAGION SYPHILITIQUE, à propos de la Thèse de M. Fournier.
[A la fin :] Auzias-Turenne, 1er avril 1860.
Imprimerie de Moquet, rue des Fossés-Saint-Jacques, n° 11. 8 pages in-8°.

Tirage à part d'un article publié dans la *Revue médicale*, du 1er avril 1860.

[*Édition de* 1878 : p. 493-495.]

DISCOURS SUR LA SYPHILISATION prononcés à la Société médicale du Panthéon dans les séances du 10 octobre et du 14 novembre de l'année 1860, par le Dr Auzias-Turenne, Professeur libre de syphilistique et de médecine opératoire, chevalier de l'Ordre de l'Etoile polaire, Secrétaire général de la Société médicale du Panthéon, Associé libre de la Société médicale de Clermont-Ferrand, Membre correspondant de la Société des sciences médicales de Lisbonne, Membre de la Société médicale allemande, etc.

(Extrait des procès-verbaux de la Société médicale du Panthéon). Paris, imprimerie Bailly, Divry et Cº. 1861. Brochure in-8º de 32 pages.

L'AVIS suivant (février 1861) est placé en tête de la brochure :

« Ces discours ont valu à l'auteur un amas d'injures qu'il considère comme le meilleur engrais de la syphilisation.

Il ne récrimine donc pas contre ceux qui ont rempli bravement une besogne qui aurait répugné à des gens plus délicats.

Et en effet, tout contribue au perfectionnement d'une idée : bon ou mauvais, chacun prend le rôle qui lui convient. »

[*Édition de* 1878 : p. 255-268.]

JENNER ET LA VACCINE, par le Dr Auzias-Turenne, Professeur libre de Syphilistique et de médecine opératoire, Chevalier de l'Ordre de l'Etoile polaire, Secrétaire général de la Société médicale du Panthéon, Associé libre de la Société médicale de Clermont-Ferrand, Membre correspondant de la Société des sciences médicales de Lisbonne, Membre correspondant de la Société médicale allemande, etc.

Paris, imprimerie Divry et Ce... 1862. Brochure in-8º de 16 pages.

[*Édition de* 1878 : p. 521-528.]

LE CHOLÉRA ET SON TRAITEMENT. Paris. Se trouve chez Jondé, éditeur... 1865. 8 pages in-8º.

En tête sont placés les avis du traducteur anglais F. Bateman (Voir ci-dessus CHOLERA AND ITS TREATMENT) et du traducteur français Paul Butat :

« La notice ci-jointe me fut adressée sous forme de lettre, ce qui explique le ton familier du style. Il m'a semblé cependant que le terrible fléau qui décime non-seulement cette cité, mais beaucoup d'autres, est un motif suffisant pour livrer à la publicité cette communication.

Norwich, St. Georges, 19 sept. 1849. F. BATEMAN. »

« Cet opuscule, publié en Angleterre, en 1849, sous le titre *Cholera and its treatment, a short essay, by Dr Auzias-Turenne, of Paris*, translated by Frederic Bateman, M. R. C. S., Lond., and member of the Faculty of Paris, m'est tombé dernièrement entre les mains. Le nom de son savant auteur, si connu par sa belle découverte de la syphilisation et ses nombreux travaux sur les virus, me fait espérer que cette reproduction française, dans les circonstances actuelles, trouvera son utilité.

Nous avons été très-heureux, en l'absence et avant l'arrivée d'un médecin, de connaître ce traitement et de pouvoir l'appliquer à une personne qui nous est très-proche ; le succès a vite couronné notre entreprise.

P. B. »

[*Édition de* 1878 : p. 816-819.]

RÉFLEXIONS SUR LES RAPPORTS QUI EXISTENT ENTRE LA VARIOLE ET LA VACCINE, par le Dr Auzias-Turenne.

Paris, imprimerie de Pillet fils aîné, 1865. Brochure in-12, de 24 pages.

[*Édition de* 1878 : p. 649-656.]

La variole et la vaccine ne sont pas produites par un même principe virulent, par le Dr Auzias-Turenne. 12 pages in-8°. Tirage à part extrait d'un Recueil [?] et portant la pagination [101] à 112.

[*Édition de* 1878 : p. 657-662.]

Les virus au tribunal de l'Académie et dans la presse, par le Dr Auzias-Turenne. Paris, 1860. 1 vol. in-8° de 366 pages.

[Dédicace] « A W. Bœck, Professeur de médecine à l'Université de Christiania, et Mathieu, Vétérinaire à Sèvres. »

L'Avis suivant (janvier 1868) est placé en tête de la brochure :

« Rien de plus médité, rien de moins prémédité que ce livre. Solidement réfléchi, improvisé dans la forme, il constitue un tout et exprime une doctrine.

Feuilles détachées çà et là en divers temps de la même souche, elles ont été rassemblées de même par occasion. On pourra s'en servir commodément.

L'auteur retire volontiers quelques pointes de style qui ont jailli dans l'ardeur du débat et de l'improvisation. Heureux s'il est parvenu à inoculer des dogmes qui ne pénètrent pas toujours sans aiguillon.

La première page a suivi d'autres pages, d'autres pages ont suivi la dernière. Le lecteur jugera s'il doit désirer de connaître le commencement et la fin de ce livre.

Enfin, les idées éparses dans ces feuillets ont reçu plusieurs suffrages compétents dont l'auteur s'est trouvé flatté. C'est un témoignage non équivoque de leur justesse et de leur maturité. »

[*Édition de* 1878 : Considérations sur la syphilisation, Mémoire de M. le Professeur Simpson, d'Édimbourg, p. 345-349. — Sujet de médecine légale. Nourrices et nourrissons, p. 392-393. — Coup d'œil rétrospectif sur la question de la contagion secondaire, p. 394-403. — Sur la syphilis des animaux, p. 412-419. — Sur l'origine de la syphilis en Europe, p. 486, 487, 492.— Des syphilides malignes précoces, par M. le Dr Alfred Dubuc, p. 496-497. — Origine et régénération du vaccin. Appréciation des séances de l'Académie de Médecine, p. 529-610. — Variole et vaccine, p. 657-662. — Syphilis ex vaccina, p. 667-674. — Vaccination animale, p. 684-685. — Discussion sur la pustule maligne. Appréciation des séances de l'Académie de Médecine, p. 718-750. — Des lysses ou vésicules rabiques, p. 754-756. — Un mot sur l'inoculation de l'épizootie régnant en Angleterre, p. 792.]

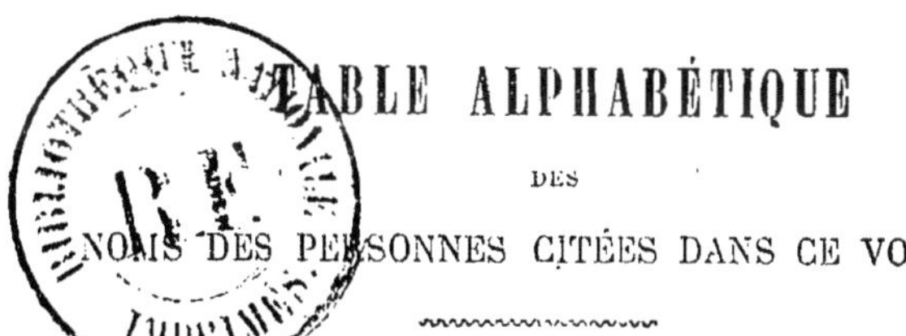

TABLE ALPHABÉTIQUE

DES

NOMS DES PERSONNES CITÉES DANS CE VOLUME.

NOTE DES ÉDITEURS.

Le Docteur Auzias-Turenne a écrit dans son Testament :

« Mon avoir modique, y compris le prix de la vente de mon mobilier, sera destiné : 1° à la réimpression de ce que j'ai écrit et dispersé dans divers journaux et brochures ; 2° à la publication immédiate et tardive de ceux de mes manuscrits qui en vaudront la peine aux yeux de mes amis. Le reste sera anéanti s'ils le jugent à propos.

« Mes amis, que j'ai déjà désignés et qui devront s'entendre à ce sujet, sont :

« MM. Bœck (de Christiania).
Mathieu, Vétérinaire à Sèvres.
Montarlot, Vétérinaire.
Dupont (de Bussac), Avocat.
D'Andecy, Secrétaire du Conseil du Crédit foncier.
Butat, Typographe. »

Les dispositions du Docteur Auzias-Turenne n'ont reçu qu'une exécution incomplète :

D'une part, les ressources pécuniaires affectées à la publication ont été sensiblement réduites ;

D'autre part, trois des amis désignés dans le Testament n'ont pu donner aucun concours à l'œuvre. Ce sont : 1° M. W. Bœck, mort le 10 décembre 1875 ; 2° M. Gaëtan Montarlot, mort le 16 avril 1876, mais qui avait été remplacé. dès 1870, par M. Edouard Mathieu, porteur de sa procuration ; 3° M. Dupont (de Bussac), mort le 22 septembre 1873.

Simples exécuteurs de la volonté d'un ami, les survivants ont réuni leurs efforts pour donner, autant qu'il dépendait d'eux, satisfaction au désir du Docteur Auzias-Turenne.

Paris, le 27 mai 1878.

EUGÈNE MATHIEU, Vétérinaire. — Docteur EDOUARD MATHIEU. — POULAIN D'ANDECY. — PAUL BUTAT.

PARIS. — TYPOGRAPHIE A. PARENT, RUE MONSIEUR-LE-PRINCE, 29-31.

Paris — Typographie A. PARENT, rue Monsieur-le-Prince, 29-31.

www.ingramcontent.com/pod-product-compliance
Ingram Content Group UK Ltd.
Pitfield, Milton Keynes, MK11 3LW, UK
UKHW020257200726
13857UKWH00001B/12

9 782012 8578